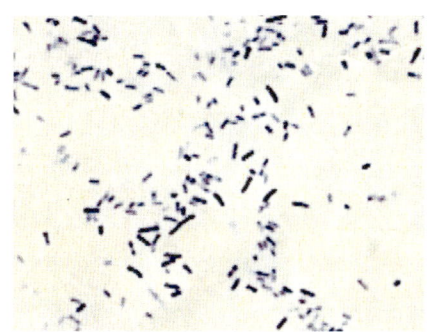

1. *Escherichia coli* の単染色

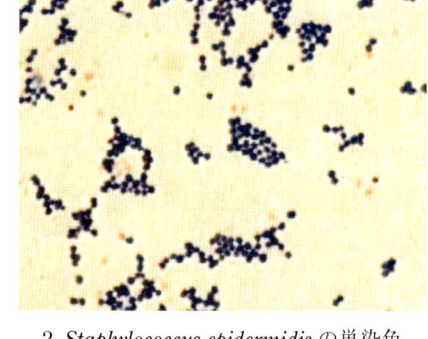

2. *Staphylococcus epidermidis* の単染色

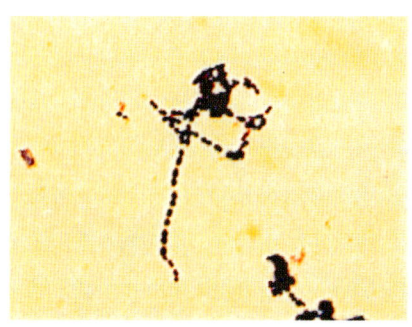

3. *Streptococcus pyogenes* の単染色

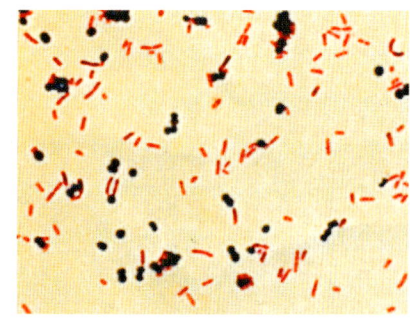

4. *E. coli* と *S. epidermidis* のグラム染色

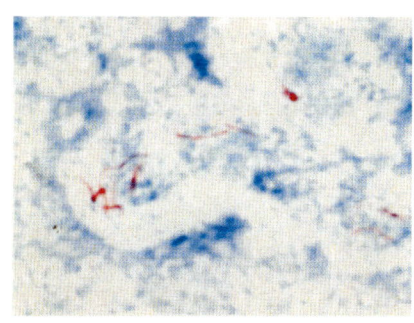

5. 結核患者喀痰の抗酸菌染色
（*Mycobacterium tuberculosis* は赤色に染まっている）
（写真は，国立感染症研究所　山崎利雄博士より提供）

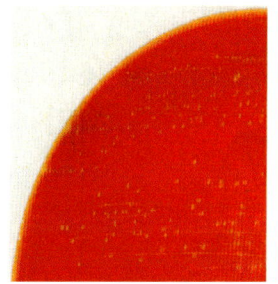

7. 綿羊血液寒天培地を用いた *S. pneumoniae* の
α 溶血（左）と *S. pyogenes* の β 溶血（右）

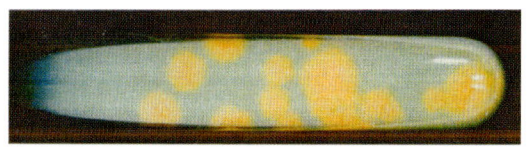

6. 小川培地上の *M. tuberculosis* の集落
（写真は，国立感染症研究所　山崎利雄博士より提供）

A. 未接種

a　b　c　d　e

B. *Escherichia coli*

a　b　c　d　e

C. *Klebsiella pneumoniae*

a　b　c　d　e

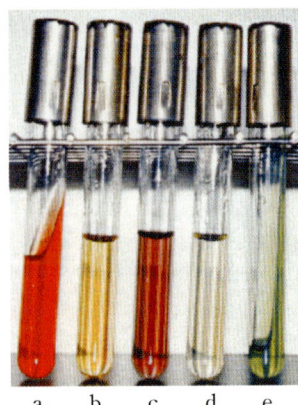

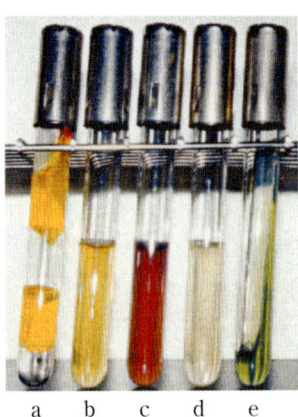

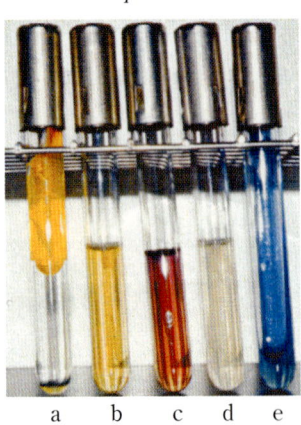

D. *Salmonella* Typhimurium

a　b　c　d　e

E. *Sigella flexneri*

a　b　c　d　e

F. *Proteus vulgaris*

a　b　c　d　e

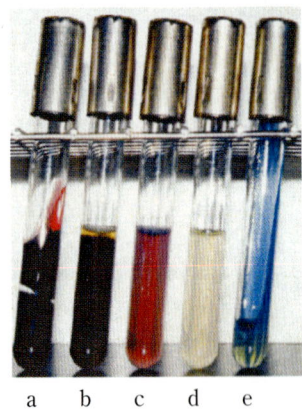

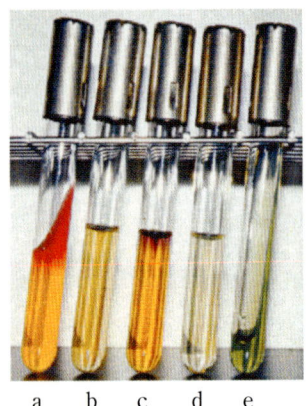

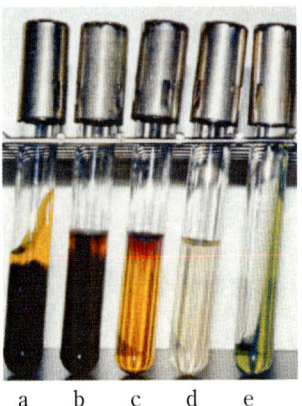

8. 確認培地を用いた腸内細菌の生化学的性状の観察

5 菌種の腸内細菌を確認培地を用いて，37 ℃，18 時間培養した．
（a）TSI（triple-suger-iron）培地，（b）SIM（sulfide-indole-motility）培地，
（c）LIM（lysine-indole-motility）培地，（d）VP（Voges Proskauer）半流動培地，
（e）シモンズ・クエン酸（Simmons citrate）培地

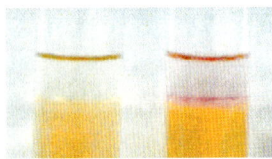

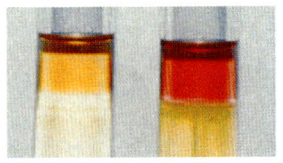

陰性　　陽性

9. SIM 培地におけるインドール反応

陰性　　陽性

10. VP 半流動培地における VP 反応

基礎病原微生物学

北里大学教授　　北里大学名誉教授
檀原宏文　　田口文章

編　集

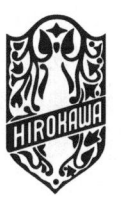

東京 廣川書店 発行

―――― 執筆者一覧（五十音順）――――

猪 腰 淳 嗣	北里大学薬学部講師・薬学博士
井 上 松 久	北里大学医学部教授・医学博士
岡 田 信 彦	北里大学薬学部助教授・農学博士
岡 本 了 一	北里大学医学部講師・医学博士
川 原 一 芳	北里研究所基礎研究所室長
	（現，関東学院大学工学部教授・農学博士）
菊 池 雄 士	北里大学北里生命科学研究所助教授・医学博士
久 米 　 光	北里大学医学部講師・医学博士
後 藤 英 夫	北里大学薬学部助手・薬学博士
駒 瀬 勝 啓	北里研究所生物製剤研究所副所長・医学博士
関 矢 加智子	北里大学薬学部講師・医学博士
滝 　 龍 雄	北里大学医療衛生学部助教授・医学博士
田 口 文 章	北里大学医療衛生学部教授・医学博士
	（現，北里大学名誉教授）
田 中 晴 雄	北里大学薬学部教授・農学博士
	（現，北里大学名誉教授）
檀 原 宏 文	北里大学薬学部教授・医学博士
長 井 正 昭	北里研究所生物製剤研究所副所長・薬学博士
長谷川 勝 重	北里大学医療衛生学部講師・医学博士
羽 田 　 健	北里大学薬学部助手・薬学博士
原 　 和 矢	北里大学医療衛生学部講師・医学博士
松 井 英 則	北里大学北里生命科学研究所講師・薬学博士
三 木 剛 志	北里大学薬学部助手・薬学博士

序　文

　この「基礎病原微生物学」は，医療系学部の学生や大学院生または今は社会人として医療系分野で活躍中の方々を頭に思い描きながら作成しました．

　最初に考えたことは，学生や大学院生の皆さんには，「これだけは勉強してから社会に出て欲しい」ということであり，すでに社会に出ている方々には，現場で困ったときに，「これはあそこに出ていたな．もう一度読んでみよう」と思っていただけるような教科書にしたいということでした．
　また，その一方では，医療系の皆さんでも学部や専門によって，重視されるところや興味をもつところは違っています．したがって全ての人に全ての章が必要というわけではありません．しかし，この場合でも，必要な箇所については必要なことが一応すべて述べられているような教科書にしたいという思いも強くありました．そして，感染症を考える土台となる教科書にしたいという思いが「基礎病原微生物学」のタイトルにつながりました．
　このような考えのもとに基本項目を洗い出した時点ではおよそ500頁位の教科書になると想定していました．しかし，出来上がってみると800頁にもなっていました．何故，1.5倍以上にも膨れ上がったのか．最大の理由は，基本項目の数が増えたのではなく，それぞれの基本項目の理解をサポートするサブ項目が自然に増えていったこと，また各執筆者には箇条書きにしたような記述はさけてできるだけ著者の考え方が表れるような血の通った記述をお願いしたからです．
　本書は20人の執筆者による共著です．編集に当たって統一性に努め著者には訂正をお願いしたり編者の判断で追加または削除した所もあります．それでもまだオーバーラップや欠落また長短当を得ずある章は繁に過ぎたところもあります．

　本書は6編で構成されています（5編の積りで書き始めましたが，後から第6編を加えました）．第1編（基礎微生物学）では，現存する生物の「モデル生物」として微生物を扱うよう心掛けました．微生物を材料にして行われた研究成果からヒトなど生物が共有する生命体としての基本原理を浮き上がらせたいと思いました．
　第2編（病原微生物学総論）では，感染症の病原体としての微生物の特性を強調しました．このことで，何百万種も存在する微生物の中で何故100〜200種だけが病原体になり得るのだろうかということを考える材料が提供できると考えたからです．願わくは病原微生物が進化の過程で獲得した病原性因子の多様性とその裏に見え隠れする生き残り戦術の規則性を理解するための一助とならんことを．
　第3編（病原微生物学各論）では，臨床検査学または感染症の症状や診断，予防と治療など臨床微生物学に重点をおくよう努めました．病原細菌，病原真菌，病原原虫，病原ウイルス，プリオンについて実際の医療現場でどのようにこれらを取り扱うかということを述べました．
　第4編（病原微生物学実習総論）と第5編（病原微生物学実習各論）では，病原微生物学の実習に必要な基本的な技術と医療系微生物学で重要と思われる実習を病原細菌，病原真菌，病原ウイルスについて取り上げました．講義編と実習編を同冊とすることで相互の理解が深まると考えました．
　第6編（細菌學者歴傳）では，微生物学の黄金時代を築いた人々が細菌学者志賀潔の目を通して描か

れています．普通，教科書では偉人の業績があたりまえのように書かれていて私たちはその凄さに圧倒され萎縮してしまいます．自分とは関係のない別世界の出来事になります．しかし，志賀潔は私たちも努力によっては彼等と同等の資格をもてるよう元気づけてくれます．第6編を追加した理由です．

　Box欄は日頃の講義の中で気分転換の積りで話したことの一部をまとめたものです．箸休めに読んでみて下さい．

　医療系学部のほとんどの学生は，国家試験という出口を通って社会に出ます．そして，社会では尊い人命に直接関わった仕事に就きますので，微生物学領域に限っても国家試験で要求される基礎知識は少なくありません．そして，これは生きた知識でなければなりません．生きた知識は機械の部品に似ていると思います．部品が無くてはまたはこれがうまく機能しなければ機械は動きません．我々が考える機械と部品との関係について少し具体的に述べてみます．

　ある日，友人から電話がありました．『バイク事故を起こしてけがをした．でも，たいしたことはなさそうだ』という内容でした．1週間して下宿を訪ねてみますと友人は苦しんでいました．体が弓状に反り返っています．何かを叫ぼうとしているようですが口が硬直して言葉になりません．直ぐ友人を救命救急センターに担ぎ込みました．そこでは常備の抗毒素が打たれ友人は一命をとりとめることができたのです．これを機械が動いたといいます．もし，普通の病院に連れて行って友人を救えなかった場合は機械は動かなかったといいます．何故あなたは友人を救えたのか（機械が動いたのか）．あなたは友人が破傷風に罹っていると判断できたからです．あなたの頭の中では，破傷風の原因，症状，応急処置法という知識の部品が絡み合って救命救急センターを迷わず選択できたのです．生きた知識とはこのようなものを指します．

　どうしたら生きた知識をもてるようになるのでしょうか．方法は一つ，そしてこれは全ての人に共通したものです．こつこつとやることです．教科書に書かれている項目について勉強していると疑問がでてきます．それが知りたくてさらに勉強するとまた疑問がでてきます．こういう作業を地道にこつこつと続けていくうちに（耕しているうちに）知識はいつの間にか自分のものになり生かせるものになっています．

　暗記という言葉があります．そらでおぼえることです．生きた知識は暗記に似て何時でも何処でも自然に出てきます．そうしてやっぱり解らないこと，これが皆さんに託された研究テーマとなります．歴史上のどの研究者も皆このようにして専門家になったのです．皆さんにとってどの部品が必要かはそれぞれ異なると思います．必要な部品は皆さん自身が本書から選び出して使ってください．考えられるだけの部品は用意した積りです．

　本書は，廣川書店の「初歩微生物学」，「微生物学実習の手引」，「実習微生物学」をルーツとしています．当時の編集または執筆に関わった，石原丈之（故人），久保田好之，合田朗，柴田政俊，中瀬安清，松前昭廣，山本満諸先輩には厚くお礼を申し上げます．また，中瀬安清先生（北里大学名誉教授）には引き続き温かく見守りご指導頂きましたこと感謝致します．培風館の「基礎生物学」からは進化学的なまとめ方のヒントを得ることができました．著者の中村運先生（甲南大学名誉教授）には深謝致します．また，南江堂の「医科細菌学」は病原性因子のまとめ方に大きな示唆を与えて下さいました．編著者の恩師吉川昌之介先生（東京大学名誉教授，故人）および笹川千尋先生（東京大学教授）には厚くお礼申し上げます．その他，本書の作成に当たり多くの図書や文献を参考にさせて頂きました．これらは巻末

に記して編著者の先生方にはお礼を申し上げます．

　社団法人北里研究所は本書のために歴史的な写真や資料の掲載をお許し下さいました．敬愛する理事所長大村智先生には心からお礼申し上げます．また快く仲介の労をとって頂きました北里柴三郎記念室の宇津野秀雄理事と大久保美穂子様，学術的なご教示を頂きました大岩留意子博士には感謝致します．

　Box欄には親友横山司甫君（コラーゲン技術研修会代表）の日記があります．これは克明な臨床記録として学術的に高い価値をもつものと懇願し公開に至ったものです．感謝します．

　本書が企画されて執筆が始まるまでに10年，そして発行に至るまでには3年を要しました．この間，当時は熱心な学生であり現在では社会でご活躍中の方々や現役の学生諸君にはお世話になりました．例えば，本書に見られるイラストや図の中には，石川暁志博士，加邊裕子，古西由美子，武丸絵美，檀原菜々美，萬羽薫美子，吉川泰代各学士によるものがあります．これらの方々は著者の意図を汲んで本書に色合いを付けて下さいました．市川彩佳学士には A. Laveran のマラリア原虫に関するフランス語の翻訳をお願いしました．金倫基博士には第5編の一部を担当して頂きました．また，講義室や実習室で聞かせて呉れた貴重な質問や意見は本書に生かすことができました．ありがとうございました．今後も皆さんの声を参考にしてよりよいものに仕上げていきたいと思っています．

　廣川書店の野呂嘉昭取締役には企画から発行に至るまで我々を長い間支えて頂きました．荻原弘子課長をはじめ編集部の皆様には何回にもおよぶ複雑な校正作業を辛抱強く行って下さいました．合わせてお礼を申し上げます．

　本書が病原微生物学を勉強する1人でも多くの方のお役に立てれば著者の喜びであります．

2005年5月15日

編著者を代表して
檀 原 宏 文

目 次

第1編 基礎微生物学　　*1*

第1章 微生物とヒトの進化 ……………………………………………………檀原宏文 *3*

 1-1 生物の進化 …………………………………………………………………………… 3
  1-1-1 細菌の進化　3
  1-1-2 藻類，原虫，真菌の進化　4
  1-1-3 陸上生物の進化　4
  1-1-4 細胞内寄生体の進化　5
  1-1-5 ヒト（ホモ・サピエンス）の進化　5
 1-2 進化の系統分類 ……………………………………………………………………… 5
  1-2-1 五界分類法　5
  1-2-2 原核生物と真核生物　6
  1-2-3 古細菌と真正細菌　7
  1-2-4 独立栄養生物と従属栄養生物　8

第2章 微生物とヒトの生活 ……………………………………………………檀原宏文 *10*

 2-1 生態系の維持と微生物 ……………………………………………………………… 10
  2-1-1 炭素循環　11
  2-1-2 窒素循環　12
  2-1-3 バイオレメディエーション　12
 2-2 生体の常在微生物 …………………………………………………………………… 12
  2-2-1 腸内の常在細菌　12
  2-2-2 腟や皮膚の常在細菌　13
 2-3 食品や医薬品と微生物 ……………………………………………………………… 14
  2-3-1 発酵食品など　14
  2-3-2 医薬品など　14

第3章 微生物の概観 …………………………………檀原宏文 *16*

3-1 微生物の大きさ …………………………………………………… 16
3-2 細 菌 ……………………………………………………………… 17
    3-2-1 細菌とは 17
    3-2-2 細菌の形態 19
3-3 真 菌 ……………………………………………………………… 20
    3-3-1 真菌とは 20
    3-3-2 真菌の形態 20
3-4 原 虫 ……………………………………………………………… 23
    3-4-1 原虫とは 23
    3-4-2 原虫の形態 23
3-5 藻 類 ……………………………………………………………… 24
    3-5-1 藻類とは 24
    3-5-2 藻類の形態 24
3-6 ウイルス，ファージ ……………………………………………… 24
    3-6-1 ウイルス，ファージとは 24
    3-6-2 ウイルス，ファージの形態 25
3-7 プリオン …………………………………………………………… 26
    3-7-1 プリオンとは 26
    3-7-2 プリオンの構造体 26
3-8 微生物学的用語の区別 …………………………………………… 27

第4章 微生物の分類学 ……………………………久米 光，田口文章，檀原宏文 *30*

4-1 分 類 ……………………………………………………………… 30
    4-1-1 分類の基準 30
    4-1-2 分類群 31
    4-1-3 ドメイン 32
    4-1-4 種の規定要素 32
    4-1-5 病原細菌の種 33
4-2 同 定 ……………………………………………………………… 33
4-3 命 名 ……………………………………………………………… 34
    4-3-1 種の学名の表記規則 35
    4-3-2 真菌の学名 35
    4-3-3 ウイルスの学名 35
4-4 病原微生物の分類 ………………………………………………… 36
    4-4-1 病原細菌の分類 36

4-4-2　病原真菌の分類　37
　　　4-4-3　病原原虫の分類　38
　　　4-4-4　病原藻類の分類　39
　　　4-4-5　病原ウイルス，大腸菌ファージの分類　39
　　　4-4-6　プリオンたん白質の分類　40

第5章　微生物を構成する化合物 ……………………………………檀原宏文 *42*

　　5-1　元　素 …………………………………………………………………………… 42
　　5-2　無機化合物と有機化合物 ………………………………………………………… 42
　　5-3　化学結合 …………………………………………………………………………… 43
　　　5-3-1　イオン結合　43
　　　5-3-2　共有結合　43
　　　5-3-3　水素結合　43
　　5-4　糖　質 …………………………………………………………………………… 44
　　　5-4-1　単糖類　44
　　　5-4-2　二糖類，多糖類　45
　　5-5　脂　質 …………………………………………………………………………… 45
　　　5-5-1　単純脂質　46
　　　5-5-2　複合脂質，ステロイド　47
　　5-6　たん白質 …………………………………………………………………………… 48
　　　5-6-1　アミノ酸　48
　　　5-6-2　たん白質（ポリペプチド）　49
　　5-7　核　酸 …………………………………………………………………………… 50
　　　5-7-1　ヌクレオチド　50
　　　5-7-2　DNA，RNA　51

第6章　微生物の構造体 …………………………………久米　光，田口文章，檀原宏文 *55*

　　6-1　微生物の微細構造 ………………………………………………………………… 55
　　　6-1-1　細菌細胞の微細構造　55
　　　6-1-2　真核細胞の微細構造　55
　　　6-1-3　ウイルス粒子の微細構造　55
　　6-2　ゲノム ……………………………………………………………………………… 57
　　　6-2-1　細菌のゲノム　57
　　　6-2-2　真核生物のゲノム　59
　　　6-2-3　ウイルスおよびファージゲノム　60
　　　6-2-4　遺伝子の機能的分類　61

- 6-3 莢膜 ……………………………………………………………………… 61
  - 6-3-1 莢膜の化学組成　61
  - 6-3-2 莢膜の機能　62
- 6-4 細胞壁 …………………………………………………………………… 62
  - 6-4-1 細胞壁の化学組成　61
  - 6-4-2 細胞壁の機能　66
- 6-5 細胞質膜 ………………………………………………………………… 67
  - 6-5-1 細胞質膜の化学組成　67
  - 6-5-2 細胞質膜の機能　68
- 6-6 鞭毛 ……………………………………………………………………… 72
  - 6-6-1 細菌の鞭毛　72
  - 6-6-2 原虫や真菌の鞭毛　74
- 6-7 線毛（フィンブリア，ピリ）…………………………………………… 75
- 6-8 リボソームと顆粒 ……………………………………………………… 76
- 6-9 芽胞 ……………………………………………………………………… 77
- 6-10 オルガネラ …………………………………………………………… 77
  - 6-10-1 核　78
  - 6-10-2 ミトコンドリア，葉緑体　78
  - 6-10-3 小胞体　79
  - 6-10-4 ゴルジ体　79
  - 6-10-5 リソソーム，ペルオキシソーム，液胞，封入体　79

第7章　微生物の代謝 ……………………………… 久米　光，田口文章，檀原宏文 *81*

- 7-1 異化と同化 ……………………………………………………………… 81
- 7-2 発酵と呼吸 ……………………………………………………………… 82
- 7-3 酵素 ……………………………………………………………………… 82
  - 7-3-1 補酵素　83
  - 7-3-2 変性，競合阻害，アロステリック阻害　83
- 7-4 ATPの産生 ……………………………………………………………… 85
  - 7-4-1 基質レベルのリン酸化　85
  - 7-4-2 酸化的リン酸化　85
  - 7-4-3 光リン酸化　87
- 7-5 グルコースの異化 ……………………………………………………… 87
  - 7-5-1 発酵　87
  - 7-5-2 呼吸　91
- 7-6 脂質の異化 ……………………………………………………………… 93
- 7-7 たん白質，核酸の異化 ………………………………………………… 94

7-8 生体高分子の同化 ………………………………………………………………… 94
 7-8-1 多糖，脂質，たん白質，核酸の生合成 94
 7-8-2 ペプチドグリカンの生合成 97
 7-8-3 リポ多糖の生合成 99
 7-8-4 莢膜の生合成 99

第8章 微生物の増殖と培養 ……………………………久米 光，田口文章，檀原宏文 *101*

8-1 微生物の増殖に必要な条件 …………………………………………………… 101
 8-1-1 化学的条件 101
 8-1-2 物理的条件 104
 8-1-3 環境変化への対応 106

8-2 細菌の分裂と増殖 ……………………………………………………………… 111
 8-2-1 二分裂 111
 8-2-2 細菌の増殖 111
 8-2-3 芽胞の形成 114

8-3 真核生物の分裂と増殖 ………………………………………………………… 115
 8-3-1 有糸分裂と減数分裂 115
 8-3-2 真菌の増殖 116
 8-3-3 原虫の増殖 117

8-4 ファージ，ウイルスの増殖 …………………………………………………… 119
 8-4-1 一段増殖 119
 8-4-2 ファージの増殖 120
 8-4-3 ウイルスの増殖 122

8-5 微生物の培養法 ………………………………………………………………… 125
 8-5-1 細菌の培養法 125
 8-5-2 真菌の培養法 126
 8-5-3 ファージの培養法 127
 8-5-4 ウイルスの培養法 127
 8-5-5 難培養性微生物 128

第9章 微生物の遺伝 …………………………………………………………檀原宏文 *131*

9-1 微生物遺伝学の歴史 …………………………………………………………… 131
 9-1-1 遺伝学の興り 131
 9-1-2 進化説と遺伝学の融合 131
 9-1-3 遺伝子の実体 133
 9-1-4 分子遺伝学から分子生物学へ 134

9-1-5 遺伝子操作と生命倫理　135
9-2 遺伝子の転写　136
　9-2-1 細菌の遺伝子と転写　130
　9-2-2 真核生物の遺伝子と転写　137
　9-2-3 転写の調節　138
9-3 遺伝子の翻訳　139
　9-3-1 細菌遺伝子の翻訳　139
　9-3-2 真核生物遺伝子の翻訳　142
9-4 ゲノムの複製　143
　9-4-1 細菌ゲノムの複製　143
　9-4-2 プラスミドの不和合性　145
　9-4-3 真核生物ゲノムの複製　145
9-5 ウイルスゲノムの転写，翻訳，複製　145
　9-5-1 DNAウイルス（SV40ウイルス）　145
　9-5-2 RNAウイルス　146
9-6 突然変異　150
　9-6-1 自然突然変異　150
　9-6-2 誘発突然変異　152
　9-6-3 突然変異の修復　153
　9-6-4 突然変異体の選択　154
　9-6-5 エイムス試験　154
9-7 DNAの移行　155
　9-7-1 形質転換　155
　9-7-2 形質導入　156
　9-7-3 接合　158
　9-7-4 転位　159
9-8 遺伝子クローニング　159
　9-8-1 制限酵素　160
　9-8-2 ベクタープラスミド　162
　9-8-3 DNAリガーゼ　162
　9-8-4 クローン株の作成　162

第2編　病原微生物学総論　*165*

第1章　病原微生物学の歴史　檀原宏文　*167*

1-1 病原微生物学の始まり　167

- 1-1-1 微生物の観察　167
- 1-1-2 コンタギオンとミアズマ説　168

1-2 ミアズマ説からの脱却 ……………………………………………………………… 169
- 1-2-1 痘瘡の予防　169
- 1-2-2 産褥熱の予防　169
- 1-2-3 コレラの予防　170

1-3 自然発生説の否定 …………………………………………………………………… 171
- 1-3-1 Redi の実験　171
- 1-3-2 Spallanzani の実験　171
- 1-3-3 Pasteur の実験　172
- 1-3-4 Tyndall の実験　172

1-4 病気の微生物原因説への過渡期 …………………………………………………… 173
- 1-4-1 発酵の微生物原因説　173
- 1-4-2 無菌手術法　174

1-5 病気の微生物原因説への到達 ……………………………………………………… 174
- 1-5-1 カイコの硬化病　174
- 1-5-2 ワインの病気　175
- 1-5-3 ヘンレの病因論　175
- 1-5-4 コッホの原則　176

1-6 病原微生物学の誕生 ………………………………………………………………… 176
- 1-6-1 パストゥール学派　177
- 1-6-2 コッホ学派　177

1-7 病原微生物学の発展 ………………………………………………………………… 178
- 1-7-1 ウイルス学　178
- 1-7-2 免疫学　178
- 1-7-3 化学療法剤学　180
- 1-7-4 生化学，遺伝学，分子生物学　180

1-8 わが国における病原微生物学の興りと発展 ……………………………………… 181

1-9 21世紀の病原微生物学 ……………………………………………………………… 183

第2章　感染症の概念 …………………………………………………… 檀原宏文 *187*

2-1 感染症と伝染病 ……………………………………………………………………… 187
- 2-1-1 歴史的背景　187
- 2-1-2 伝播様式　188

2-2 感染症の発生 ………………………………………………………………………… 188
- 2-2-1 感染症発生の3条件　188
- 2-2-2 付着から保菌まで　188

2-2-3　感染の様式　191
　2-3　病原体 …………………………………………………………………… 193
　　　2-3-1　寄生体と病原体　193
　　　2-3-2　細胞外寄生体と細胞内寄生体　193
　　　2-3-3　日和見病原体と病原体　194
　　　2-3-4　病原体の認識と証明　194
　　　2-3-5　コッホの4条件とその代替条件　195
　　　2-3-6　病原性，ビルレンス　195
　2-4　伝播経路 ………………………………………………………………… 197
　　　2-4-1　病原巣，感染源　197
　　　2-4-2　ベクター　199
　　　2-4-3　水平伝播，垂直伝播　199
　　　2-4-4　流　行　200
　2-5　宿　主 …………………………………………………………………… 201
　　　2-5-1　宿主-寄生体相互関係　201
　　　2-5-2　生体防御因子　201
　　　2-5-3　易感染性宿主　201
　　　2-5-4　感染に影響を及ぼす宿主因子　202
　2-6　感染症の防止法 ………………………………………………………… 203
　　　2-6-1　病原体の排除　203
　　　2-6-2　伝播経路の遮断　204
　　　2-6-3　感染抵抗性の賦与　204

第3章　病原体の病原性因子 …………………久米　光，田口文章，檀原宏文　**207**

　3-1　病原性因子の概説 ……………………………………………………… 207
　3-2　病原性遺伝子 …………………………………………………………… 208
　3-3　毒素性因子 ……………………………………………………………… 208
　　　3-3-1　非たん白質毒素　210
　　　3-3-2　たん白質毒素　211
　3-4　生体防御因子からのエスケープ ……………………………………… 215
　　　3-4-1　抗体からのエスケープ　215
　　　3-4-2　サイトカイン作用の阻害　219
　　　3-4-3　食作用抵抗性　220
　　　3-4-4　補体抵抗性　221
　　　3-4-5　リンパ球の機能撹乱　221
　3-5　細菌の病原性因子 ……………………………………………………… 224
　　　3-5-1　エンドトキシンによる発熱と血液凝固　224

3-5-2　エンドトキシンの検出法　225
　　　3-5-3　主なたん白質毒素の作用メカニズム　226
　　　3-5-4　鞭毛の相変異　229
　　　3-5-5　III型分泌システムによる細胞侵入性　229
　　　3-5-6　シデロフォアによる鉄の獲得　231
　　　3-5-7　環境適応型の病原性因子　232
　3-6　真菌の病原性因子 ……………………………………………………… 239
　3-7　原虫の病原性因子 ……………………………………………………… 241
　　　3-7-1　原虫感染の特徴　241
　　　3-7-2　原虫の生活環　242
　　　3-7-3　*Leishmania* の表層成分（gp63, LPG, GILP）　243
　　　3-7-4　*Trypanosoma* の外被成分（VSG）　244
　　　3-7-5　*Plasmodium falciparum* 感染に対する自然免疫　245
　3-8　ウイルスの病原性因子 ………………………………………………… 245
　　　3-8-1　ウイルス粒子に特徴的な成分　246
　　　3-8-2　ウイルスが感染した細胞に現れる特徴　248
　　　3-8-3　ウイルスによる干渉現象　253
　　　3-8-4　ウイルスの感染　255

第4章　宿主の感染防御因子 ……………………………………… 菊池雄士, 檀原宏文　*261*

　4-1　脊椎動物における免疫システムの発達 …………………………… 261
　　　4-1-1　脊椎動物の免疫システム　261
　　　4-1-2　ヒトの免疫システム　262
　4-2　免疫系の器官 …………………………………………………………… 262
　　　4-2-1　骨髄, 胸腺　263
　　　4-2-2　脾臓, リンパ節　263
　　　4-2-3　リンパ組織, リンパ管　263
　4-3　免疫系の細胞 …………………………………………………………… 264
　　　4-3-1　血液幹細胞の分化と成熟　264
　　　4-3-2　免疫系細胞の種類と機能　264
　4-4　自然免疫 ………………………………………………………………… 267
　　　4-4-1　バリアー　267
　　　4-4-2　補　体　268
　　　4-4-3　食細胞　272
　　　4-4-4　Toll様レセプター　273
　4-5　獲得免疫 ………………………………………………………………… 274
　　　4-5-1　液性免疫　274

　　　　4-5-2　細胞性免疫　279
　4-6　抗　原 ……………………………………………………………………… 280
　　　　4-6-1　抗原の特徴　280
　　　　4-6-2　抗原の種類　281
　　　　4-6-3　アジュバントとマイトジェン　283

第5章　免疫病と移植免疫 ……………………………………… 檀原宏文 *286*

　5-1　アレルギー ……………………………………………………………… 286
　　　　5-1-1　Gell と Cooms の分類　286
　　　　5-1-2　アレルゲン　287
　　　　5-1-3　I 型〜IV 型, V 型アレルギー疾患　288
　　　　5-1-4　薬物アレルギー　291
　5-2　自己免疫病 ……………………………………………………………… 292
　　　　5-2-1　免疫の自己寛容　293
　　　　5-2-2　自己免疫病の発生要因　294
　　　　5-2-3　全身性自己免疫病　294
　　　　5-2-4　器官特異的自己免疫病　295
　5-3　移植免疫 ………………………………………………………………… 297
　　　　5-3-1　移植抗原　297
　　　　5-3-2　臓器移植　298
　　　　5-3-3　輸　血　298
　　　　5-3-4　免疫抑制剤　299
　5-4　免疫不全症 ……………………………………………………………… 299
　　　　5-4-1　原発性免疫不全症　300
　　　　5-4-2　続発性免疫不全症　303

第6章　病原微生物の滅菌と消毒 …………………………… 檀原宏文 *306*

　6-1　滅菌, 消毒の定義 ……………………………………………………… 306
　6-2　滅菌条件の求め方 ……………………………………………………… 306
　　　　6-2-1　無菌性保証水準　306
　　　　6-2-2　D 値の概念　307
　　　　6-2-3　バイオバーデン, 指標菌　307
　6-3　滅菌法 …………………………………………………………………… 307
　　　　6-3-1　加熱法　307
　　　　6-3-2　照射法　308
　　　　6-3-3　ガス法　309

6-3-4　ろ過法　310
　6-4　消毒法 ··· 310
　　　6-4-1　物理的消毒法　310
　　　6-4-2　化学的消毒法　312
　6-5　消毒と滅菌に影響する因子 ··· 318
　　　6-5-1　物理的,化学的因子　318
　　　6-5-2　微生物の種類　319
　6-6　保存剤,防腐剤 ··· 321

第7章　感染症の予防と治療　………井上松久,猪腰淳嗣,岡本了一,駒瀬勝啓,田中晴雄,檀原宏文　*323*

　7-1　生物学的製剤による感染症の予防と治療 ······································· 323
　　　7-1-1　生物学的製剤と生物由来製品　323
　　　7-1-2　生物学的製剤の種類　324
　　　7-1-3　単価ワクチン,多価ワクチン,混合ワクチン　326
　　　7-1-4　不活化ワクチンおよび弱毒生ワクチンの特徴　326
　　　7-1-5　予防接種　327
　　　7-1-6　予防接種による副反応　329
　　　7-1-7　予防接種の接種不適当者,接種要注意者　330
　　　7-1-8　これからのワクチン　331
　　　7-1-9　予防接種による根絶が可能な感染症　333
　7-2　化学療法 ·· 334
　　　7-2-1　化学療法薬の作用機序　334
　　　7-2-2　化学療法薬の分類と選択　337
　　　7-2-3　化学療法薬の副作用　342
　7-3　化学療法薬に対する耐性 ·· 342
　　　7-3-1　耐性遺伝子と耐性の機序　343
　　　7-3-2　薬剤耐性菌感染症　348
　　　7-3-3　化学療法薬の適正な使用　351
　7-4　化学療法薬による併用療法 ··· 351

第8章　感染症概説 ···檀原宏文　*354*

　8-1　世界の感染症 ··· 354
　8-2　日本の感染症 ··· 355
　8-3　21世紀の感染症 ··· 355
　　　8-3-1　新興感染症　355
　　　8-3-2　再興感染症　357

　　　　8-3-3　薬剤耐性感染症　　358
8-4　経口感染症 ……………………………………………………………………… 360
　　　　8-4-1　細菌感染症と病原体　　360
　　　　8-4-2　ウイルス感染症と病原体　　362
　　　　8-4-3　真菌症と病原体　　364
　　　　8-4-4　原虫感染症と病原体　　364
8-5　気道感染症 ……………………………………………………………………… 364
　　　　8-5-1　細菌感染症と病原体　　364
　　　　8-5-2　ウイルス感染症と病原体　　368
　　　　8-5-3　真菌症と病原体　　372
8-6　尿路感染症，性行為・血液感染症 …………………………………………… 372
　　　　8-6-1　細菌感染症と病原体　　372
　　　　8-6-2　ウイルス感染症と病原体　　374
　　　　8-6-3　真菌症と病原体　　377
　　　　8-6-4　原虫感染症と病原体　　378
8-7　接触，創傷感染症 ……………………………………………………………… 378
　　　　8-7-1　細菌感染症と病原体　　378
　　　　8-7-2　ウイルス感染症と病原体　　380
　　　　8-7-3　真菌症と病原体　　381
　　　　8-7-4　プリオン病　　381
8-8　人獣共通感染症 ………………………………………………………………… 381
　　　　8-8-1　細菌感染症と病原体　　381
　　　　8-8-2　ウイルス感染症と病原体　　384
　　　　8-8-3　真菌症と病原体　　386
　　　　8-8-4　原虫感染症と病原体　　386
8-9　節足動物が媒介する感染症 …………………………………………………… 386
　　　　8-9-1　媒介節足動物の種類　　386
　　　　8-9-2　細菌感染症と病原体　　386
　　　　8-9-3　ウイルス感染症と病原体　　389
　　　　8-9-4　原虫感染症と病原体　　390
8-10　食中毒 …………………………………………………………………………… 391
　　　　8-10-1　細菌性食中毒と原因細菌　　391
　　　　8-10-2　ウイルス性食中毒と原因ウイルス　　395
　　　　8-10-3　自然毒食中毒と原因自然毒　　396
8-11　先天性異常疾患 ………………………………………………………………… 397
　　　　8-11-1　先天性トキソプラズマ症と *Toxoplasma gondii*　　397
　　　　8-11-2　先天性梅毒と *Treponema pallidum*　　398
　　　　8-11-3　先天性風疹症候群と rubella virus　　398

8-11-4　先天性巨細胞性封入体病と cytomegalovirus　399
  8-11-5　先天性単純ヘルペスと herpes simplex virus　399

第9章　感染症に関係する法律など　　　　　　　　　　　　　　　　　　　　長井正昭　401

  9-1　感染症の予防及び感染症の患者に対する医療に関する法律（感染症法）　401
  9-2　予防接種法　405
    9-2-1　予防接種法の施行　405
    9-2-2　予防接種法の改正　405
  9-3　結核予防法　407
  9-4　食品衛生法　407
  9-5　B型肝炎母子感染防止事業　409
  9-6　薬事法　409

第3編　病原微生物学各論　　　　　　　　　　　　　　　　　　　　　　　　411

第1章　病原細菌学　　　　　　　　　　　岡田信彦，川原一芳，檀原宏文，長井正昭，松井英則　413

  1-1　グループ1（グラム陰性，スピロヘータ）　414
    1-1-1　Genus *Leptospira* レプトスピラ属　414
    1-1-2　Genus *Borrelia* ボレリア属　415
    1-1-3　Genus *Treponema* トレポネーマ属　417
  1-2　グループ2（グラム陰性，運動性，微好気性，らせん・ビブリオ状桿菌）　419
    1-2-1　Genus *Arcobacter* アルコバクター属　419
    1-2-2　Genus *Campylobacter* カンピロバクター属　419
    1-2-3　Genus *Helicobacter* ヘリコバクター属　420
    1-2-4　Genus *Spirillum* スピリラム属　422
  1-3　グループ4（グラム陰性，好気性，桿菌）　422
    1-3-1　Genus *Bartonella* バルトネラ属　422
    1-3-2　Genus *Bordetella* ボルデテラ属　423
    1-3-3　Genus *Burcella* ブルセラ属　427
    1-3-4　Genus *Flavobacterium*, Genus *Chryseobacterium* フラボバクテリウム属，クリセオバクテリウム属　429
    1-3-5　Genus *Francisella* フランシセラ属　429
    1-3-6　Genus *Legionella* レジオネラ属　430
  1-4　グループ4（グラム陰性，好気性，非発酵性，桿菌）　431
    1-4-1　Genus *Alcaligenes* アルカリゲネス属　431

- 1-4-2　Genus *Burkholderia* バークホルデリア属　432
- 1-4-3　Genus *Acinetobacter* アシネトバクター属　434
- 1-4-4　Genus *Moraxella* モラクセラ属　434
- 1-4-5　Genus *Agrobacterium* アグロバクテリウム属　435
- 1-4-6　Genus *Pseudomonas* シュードモナス属　435
- 1-4-7　Genus *Stenotrophomonas* ステノトロフォモナス属　437
- 1-4-8　Genus *Sphingomonas* スフィンゴモナス属　437

1-5　グループ4（グラム陰性，好気性，球菌）……………………………………438
- 1-5-1　Genus *Neisseria* ナイセリア属　438

1-6　グループ5（グラム陰性，通性嫌気性，桿菌）……………………………439
- 1-6-1　Genus *Aeromonas* エロモナス属　440
- 1-6-2　Genus *Haemophilus* ヘモフィラス属　441
- 1-6-3　Genus *Pasteurella* パスツレラ属　442
- 1-6-4　Genus *Vibrio* ビブリオ属　442

1-7　グループ5（グラム陰性，通性嫌気性，桿菌，腸内細菌科）……………445
- 1-7-1　Genus *Escherichia* エシェリキア属　445
- 1-7-2　Genus *Klebsiella* クレブシエラ属　448
- 1-7-3　Genus *Plesiomonas* プレジオモナス属　448
- 1-7-4　Genus *Proteus* プロテウス属　449
- 1-7-5　Genus *Salmonella* サルモネラ属　449
- 1-7-6　Genus *Serratia* セラチア属　452
- 1-7-7　Genus *Shigella* シゲラ属　453
- 1-7-8　Genus *Yersinia* エルシニア属　454

1-8　グループ6（グラム陰性，嫌気性，桿菌）……………………………………456
- 1-8-1　Genus *Bacteroides* バクテロイデス属　456
- 1-8-2　Genus *Fusobacterium* フソバクテリウム属　457

1-9　グループ8（グラム陰性，嫌気性，球菌）……………………………………457
- 1-9-1　Genus *Veillonella* ベイヨネラ属　457

1-10　グループ9（グラム陰性，偏性細胞内寄生性細菌）………………………458
- 1-10-1　Genus *Chlamydia* クラミジア属　458
- 1-10-2　Genus *Coxiella* コクシエラ属　461
- 1-10-3　Genus *Orientia* オリエンチア属　462
- 1-10-4　Genus *Rickettsia* リケッチア属　462

1-11　グループ17（グラム陽性，球菌）……………………………………………464
- 1-11-1　Genus *Enterococcus* エンテロコッカス属　464
- 1-11-2　Genus *Peptococcus* ペプトコッカス属　465
- 1-11-3　Genus *Peptostreptococcus* ペプトストレプトコッカス属　465
- 1-11-4　Genus *Staphylococcus* スタフィロコッカス属　466

- 1-11-5　Genus *Streptococcus* ストレプトコッカス属　469
- 1-12　グループ 18（グラム陽性，芽胞形成性，桿菌）……………………………… 475
  - 1-12-1　Genus *Bacillus* バシラス属　475
  - 1-12-2　Genus *Clostridium* クロストリジウム属　477
- 1-13　グループ 19（グラム陽性，非芽胞形成性，桿菌）…………………………… 484
  - 1-13-1　Genus *Erysipelothrix* エリジペロトリックス属　484
  - 1-13-2　Genus *Lactobacillus* ラクトバシラス属　485
  - 1-13-3　Genus *Listeria* リステリア属　486
- 1-14　グループ 20（グラム陽性，芽胞非形成性，桿菌）…………………………… 488
  - 1-14-1　Genus *Bifidobacterium* ビフィドバクテリウム属　489
  - 1-14-2　Genus *Corynebacterium* コリネバクテリウム属　490
- 1-15　グループ 21（グラム陽性，抗酸菌）………………………………………………… 492
  - 1-15-1　Genus *Mycobacterium* マイコバクテリウム属　493
- 1-16　グループ 22（グラム陽性，ノカルジア型放線菌）………………………………… 500
  - 1-16-1　Genus *Nocardia* ノカルジア属　500
- 1-17　グループ 30（細胞壁欠如性細菌，マイコプラズマ）…………………………… 500
  - 1-17-1　Genus *Mycoplasma* マイコプラズマ属　501
  - 1-17-2　*Ureaplasma urealyticum* ウレアプラズマ・ウレアリチカム　503

第2章　病原真菌学 ……………………………………………………………久米　光 *504*

- 2-1　Division *Zygomycota* 接合菌門 ……………………………………………………… 504
  - 2-1-1　*Absidia corymbifera* アブシジア・コリムビフェラ　504
  - 2-1-2　*Rhizopus oryzae* リゾプス・オリザエ　507
  - 2-1-3　*Mucor ramosissium* ムコール・ラモシッシムス　507
- 2-2　Division *Ascomycota* 子嚢菌門 ……………………………………………………… 507
  - 2-2-1　*Pneumocystis carinii* ニューモシスチス・カリニ　509
- 2-3　Division *Deuteromycota* 不完全菌門 ……………………………………………… 511
  - 2-3-1　*Aspergillus fumigatus* アスペルギルス・フミガーツス　511
  - 2-3-2　*Candida albicans* カンジダ・アルビカンス　515
  - 2-3-3　*Cryptococcus neoformans* クリプトコックス・ネオフォルマンス　518
  - 2-3-4　*Trychophyton rubrum* トリコフィトン・ルブルム　520

第3章　病原原虫学 ……………………………………………………………田口文章 *523*

- 3-1　Order *Amoebida* アメーバ目 ………………………………………………………… 523
  - 3-1-1　*Acanthamoeba culbertsoni* カルバートソニアメーバ　523
  - 3-1-2　*Entamoeba histolytica* 赤痢アメーバ　524

3-1-3 *Naegleria fowleri* ネグレリア・フォーレリ　525
3-2　Order *Kinetoplastida* キネトプラスト目 ……………………………………………… 525
　3-2-1 *Leishmania donovani* ドノバンリーシュマニア　526
　3-2-2 *Trypanosoma burcei* ブルーストリパノソーマ　526
　3-2-3 *Trypanosoma cruzi* クルーズトリパノソーマ　527
3-3　Order *Diplomonadida* ジプロモナス目 ……………………………………………… 527
　3-3-1 *Giardia lamblia* ランブル鞭毛虫　527
3-4　Order *Trichomonadida* トリコモナス目 ……………………………………………… 528
　3-4-1 *Trichomonas vaginalis* 腟トリコモナス　528
3-5　Order *Eucoccidida* 真コクシジウム目 ……………………………………………… 529
　3-5-1 *Cryptosporidium parvum* クリプトスポリジウム・パルバム　529
　3-5-2 *Plasmodium falciparum* 熱帯熱マラリア原虫　529
　3-5-3 *Toxoplasma gondii* トキソプラズマ・ゴンディ　530

第4章　病原ウイルス学 ……………………………………………… 田口文章, 原　和矢 532

4-1　呼吸器系疾患ウイルス ……………………………………………………………… 533
　4-4-1 adenovirus アデノウイルス　533
　4-1-2 coronavirus コロナウイルス　535
　4-1-3 influenza virus インフルエンザウイルス　535
　4-1-4 mumps virus ムンプスウイルス　538
　4-1-5 parainfluenza virus パラインフルエンザウイルス　539
　4-1-6 reovirus レオウイルス　540
　4-1-7 respiratory syncytial virus（RSV）RS ウイルス　540
　4-1-8 rhinovirus ライノウイルス　541
　4-1-9 SARS corona virus 重症急性呼吸器症候群ウイルス　541
4-2　消化器腸管系疾患ウイルス ……………………………………………………… 542
　4-2-1 astrovirus アストロウイルス　542
　4-2-2 Coxsackie virus コクサッキーウイルス　542
　4-2-3 echovirus エコーウイルス　543
　4-2-4 enterovirus エンテロウイルス　544
　4-2-5 Norwalk virus ノーウォークウイルス　544
　4-2-6 rotavirus ロタウイルス　546
4-3　神経系疾患ウイルス ………………………………………………………………… 546
　4-3-1 B virus B ウイルス　546
　4-3-2 Japanese encephalitis virus（JEV）日本脳炎ウイルス　546
　4-3-3 JC virus（JCV）JC ウイルス　548
　4-3-4 lymphocytic choriomeningitis（LCM）virus リンパ球性脈絡髄膜炎ウイルス　549

  4-3-5 Nipah virus ニパウイルス 549
  4-3-6 poliovirus ポリオウイルス 550
  4-3-7 rabies virus 狂犬病ウイルス 552
 4-4 リンパ系疾患ウイルス ……………………………………………………………… 553
  4-4-1 human immunodeficiency virus（HIV） ヒト免疫不全ウイルス 553
  4-4-2 human T cell leukemia virus-1（HTLV-1） ヒトT細胞白血病ウイルス-1 555
 4-5 肝炎ウイルス ……………………………………………………………………… 555
  4-5-1 hepatitis A virus（HAV） A型肝炎ウイルス 556
  4-5-2 hepatitis B virus（HBV） B型肝炎ウイルス 557
  4-5-3 hepatitis C virus（HCV） C型肝炎ウイルス 559
  4-5-4 hepatitis D virus（HDV） D型肝炎ウイルス 559
  4-5-5 hepatitis E virus（HEV） E型肝炎ウイルス 560
  4-5-6 hepatitis G virus（HGV） G型肝炎ウイルス 561
  4-5-7 transfusion-transmitted virus（TTV） TTウイルス 561
 4-6 腫瘍ウイルス ……………………………………………………………………… 561
  4-6-1 Epstein-Barr virus（EBV） エプスタイン・バーウイルス 563
  4-6-2 human papilloma virus（HPV） ヒトパピローマウイルス 564
  4-6-3 simian virus 40（SV40） サルウイルス40 565
 4-7 ウイルス性出血熱ウイルス …………………………………………………… 566
  4-7-1 Crimean-Congo hemorrhagic fever virus クリミア・コンゴ出血熱ウイルス 566
  4-7-2 dengue fever virus デング熱ウイルス 566
  4-7-3 Ebola virus エボラウイルス 567
  4-7-4 Hantaan virus ハンターンウイルス 567
  4-7-5 Lassa fever virus ラッサ熱ウイルス 567
  4-7-6 Marburg virus マールブルグウイルス 568
  4-7-7 West Nile virus ウエストナイルウイルス 568
  4-7-8 yellow fever virus 黄熱ウイルス 568
 4-8 発疹性疾患ウイルス ……………………………………………………………… 569
  4-8-1 human cytomegalovirus（HCMV） ヒトサイトメガロウイルス 570
  4-8-2 herpes simplex virus（HSV） 単純ヘルペスウイルス 571
  4-8-3 human herpesvirus（HHV） ヒトヘルペスウイルス 573
  4-8-4 human parvovirus B 19 ヒトパルボウイルスB19 574
  4-8-5 measles virus 麻疹ウイルス 575
  4-8-6 rubella virus 風疹ウイルス 576
  4-8-7 varicella-zoster virus（VZV） 水痘・帯状疱疹ウイルス 577
  4-8-8 variola virus 痘瘡ウイルス 578

第5章 プリオン　　　　　　　　　　　　　　　　　　　　　　　　　檀原宏文，原　和矢 *581*

- 5-1　プリオン研究の歴史 …………………………………………………… 581
- 5-2　プリオン病の種類 ……………………………………………………… 581
- 5-3　プリオン病の伝染 ……………………………………………………… 582
- 5-4　プリオンたん白質の性状 ……………………………………………… 582
    - 5-4-1　正常型プリオンたん白質　582
    - 5-4-2　異常型プリオンたん白質　582
- 5-5　異常型プリオンたん白質の形成 ……………………………………… 583
    - 5-5-1　孤発性プリオン病　583
    - 5-5-2　後天性プリオン病　584
- 5-6　プリオンたん白質の機能 ……………………………………………… 584
- 5-7　プリオンたん白質の体内分布 ………………………………………… 585
- 5-8　ヒトのプリオン病 ……………………………………………………… 585
    - 5-8-1　クールー kuru　585
    - 5-8-2　クロイツフェルト・ヤコブ病 Creutzfeld-Jakob disease（CJD）　585
    - 5-8-3　変異型クロイツフェルト・ヤコブ病 variant CJD（vCJD）　585
    - 5-8-4　ゲルストマン・ストロイスラー・シャインカー症候群 Gerstman-Sträussler-Scheinker syndrome（GSS）　586
    - 5-8-5　致死性家族性不眠症 fatal familial insomnia（FFI）　586
- 5-9　家畜のプリオン病 ……………………………………………………… 586
    - 5-9-1　スクレイピー scrapie　586
    - 5-9-2　ウシ海綿状脳症 bovine spongiform encephalopathy（BSE）　586
    - 5-9-3　その他の動物のプリオン病　587
- 5-10　プリオン病の診断 …………………………………………………… 587
- 5-11　プリオン病の治療 …………………………………………………… 587
- 5-12　プリオン病の予防 …………………………………………………… 588

第4編　病原微生物学実習総論　　　　　　　　　　　　　　　　　　　　　*589*

第1章　微生物学実習の特色　　　　　　　　　　　　　　　　　　　　　岡田信彦 *591*

- 1-1　バイオハザードの防止 ………………………………………………… 591
- 1-2　バイオセーフティの認識 ……………………………………………… 591
- 1-3　病原微生物を取扱う上での基本的心得 ……………………………… 592

第 2 章　基本操作 ……………………………………………………岡田信彦 *594*

2-1　滅菌と消毒 …………………………………………………………… 594
2-1-1　滅菌法　594
2-1-2　消毒法　596

2-2　無菌操作 …………………………………………………………… 598
2-2-1　クリーンベンチと安全キャビネット　598
2-2-2　基本的な無菌操作　598

第 3 章　形態観察 ……………………………………………………関矢加智子 *601*

3-1　光学顕微鏡 …………………………………………………………… 601
3-1-1　光学顕微鏡の構造　601
3-1-2　取扱い　602
3-1-3　種々の光学顕微鏡　603

3-2　電子顕微鏡 …………………………………………………………… 606
3-2-1　透過型電子顕微鏡　606
3-2-2　走査型電子顕微鏡　609

3-3　走査プローブ顕微鏡 ………………………………………………… 610
3-3-1　原　理　610
3-3-2　構　造　610

第 5 編　病原微生物学実習各論　　*613*

第 1 章　細菌学実習 ……………………………岡田信彦，後藤英夫，羽田　健，三木剛志 *615*

1-1　染色法 ………………………………………………………………… 615
1-1-1　色素原液の調製　615
1-1-2　普通染色法（単染色法）　616
1-1-3　グラム染色法　616
1-1-4　特殊染色法　617

1-2　培地の調製法 ………………………………………………………… 620
1-2-1　基礎培地　620
1-2-2　培地の種類　623
1-2-3　各種培地の調製法　625

1-3　細菌の培養法 ………………………………………………………… 637
1-3-1　分離培養法　637

1-3-2　純培養法　639
　　　1-3-3　嫌気性菌の培養法　642
　1-4　菌量の測定法 ……………………………………………………………………… 646
　　　1-4-1　秤量法　647
　　　1-4-2　比濁法　647
　　　1-4-3　生菌数測定法　648
　1-5　菌株の保存 ………………………………………………………………………… 649
　　　1-5-1　微生物保存の目的および意義　649
　　　1-5-2　保存方法　649
　1-6　細菌の分離培養と同定 …………………………………………………………… 651
　　　1-6-1　細菌同定の基本的手順　651
　　　1-6-2　生物学的性状試験　653
　　　1-6-3　生化学的性状試験　655
　　　1-6-4　免疫学的試験　661
　　　1-6-5　分子遺伝学的試験法　665
　　　1-6-6　腸内細菌科細菌の分離培養と同定　669
　1-7　細菌成分の分画法 ………………………………………………………………… 676
　　　1-7-1　染色体DNAの抽出法　676
　　　1-7-2　プラスミドDNAの抽出法　677
　　　1-7-3　リポ多糖成分の抽出法　679
　1-8　遺伝子の導入法 …………………………………………………………………… 680
　　　1-8-1　接　合　680
　　　1-8-2　形質導入　681
　　　1-8-3　形質転換　682
　1-9　薬剤感受性の測定法 ……………………………………………………………… 683
　　　1-9-1　拡散法　684
　　　1-9-2　希釈法　684
　1-10　細菌を用いた各種試験法 ………………………………………………………… 687
　　　1-10-1　日本薬局方に基づく試験法　687
　　　1-10-2　衛生試験法に基づく試験法　691
　1-11　免疫学的実験法 …………………………………………………………………… 695
　　　1-11-1　補体による殺菌作用　695
　　　1-11-2　マクロファージの食作用　697
　　　1-11-3　アポトーシスの検出　697

第2章　真菌学実習 ……………………………………………………………………久米　光 **700**

　2-1　検体の直接検査法 ………………………………………………………………… 700

- 2-2 培養 ……………………………………………………………………………… 702
- 2-3 同定 ……………………………………………………………………………… 703
- 2-4 *Candida* 属 …………………………………………………………………… 704
  - 2-4-1 集落の観察　704
  - 2-4-2 グラム染色性と真菌の形態　705
  - 2-4-3 仮性菌糸および厚膜胞子の観察　705
  - 2-4-4 ジャームチューブ形成試験（発芽管形成試験）　706
  - 2-4-5 糖利用能試験（糖資化性試験）（auxanographic 法）　707
  - 2-4-6 糖発酵試験（Guerra 法）　708
  - 2-4-7 血清学的分類　708
- 2-5 *Cryptococcus neoformans* ……………………………………………………… 710
  - 2-5-1 集落の観察　710
  - 2-5-2 莢膜の観察（墨汁法）　710
  - 2-5-3 硝酸カリウム利用能試験　710
  - 2-5-4 殿粉様物質形成試験　711
  - 2-5-5 尿素分解試験　711
- 2-6 *Aspergillus* 属 ………………………………………………………………… 711
  - 2-6-1 集落の肉眼的および顕微鏡的観察　711
  - 2-6-2 分生胞子の観察：のせガラス　712

第3章　ウイルス学実習 ……………………………… 滝　龍雄，長谷川勝重　**714**

- 3-1 ウイルスの培養 ………………………………………………………………… 714
  - 3-1-1 孵化鶏卵によるインフルエンザウイルスの培養（漿尿膜腔内接種培養法）　714
  - 3-1-2 培養細胞によるポリオウイルスの培養　718
- 3-2 ウイルスの定量 ………………………………………………………………… 719
  - 3-2-1 プラーク形成法によるウイルスの定量　719
  - 3-2-2 細胞変性によるウイルスの定量　722
  - 3-2-3 赤血球凝集反応によるインフルエンザウイルスの定量　724
  - 3-2-4 インフルエンザウイルスの酵素活性の測定によるウイルスの定量　725
- 3-3 抗ウイルス抗体の検出と定量 ………………………………………………… 726
  - 3-3-1 赤血球凝集抑制反応による抗インフルエンザウイルス抗体の定量　726
  - 3-3-2 中和反応による抗体の定量〔マイクロプレート法〕　728
  - 3-3-3 補体結合反応による抗体の定量（微量法）　730
- 3-4 細胞培養（組織培養） ………………………………………………………… 732
  - 3-4-1 鶏胚細胞の初代培養　732
  - 3-4-2 株化細胞の継代培養　735
- 3-5 ウイルスの核酸 ………………………………………………………………… 736

3-5-1 ウイルス核酸の型別　736
3-5-2 ウイルスDNAの電気泳動　737
3-5-3 培養細胞への外来遺伝子の導入と発現　738

第6編　細菌學者歷傳　741

細菌学を創ったひとびと　～大発見にまつわるエピソード～ ……… 志賀潔著，田口文章編　743

1　レーウェンフック　Leeuwenhoek, A.
2　スパランツァニー　Spallanzani, L.
3　パストゥール　Pasteur, L.
4　コッホ　Koch, R.
5　浅川　範彦
6　ライト　Wright, A.E.
7　メチニコフ　Metschnikoff, E.
8　ポレンダー　Pollender, A.
9　ダーバイン　Davaine, C.J.
10　北里　柴三郎
11　ベーリング　Behring, E.A.
12　ルー　Roux, E.
13　ハンセン　Hansen, G.H.A.
14　セリ　Celli, A.
15　クルーズ　Kruse, W.
16　ペッテンコッファー　Pettenkofer, M.
17　野口　英世
18　ブルース　Bruce, D.
19　ショウダン　Schaudinn, F.R.
20　ワイル　Weil, A.
21　ラベラン　Laveran, A.
22　ロス　Ross, R
23　グラッシー　Grassi, G.B.
24　スミス　Smith, T.
25　マンソン　Manson, P.
26　ジェンナー　Jenner, E.
27　梅野　信吉
28　リケッツ　Ricketts, H.T.
29　エールリッヒ　Ehrlich, P.
30　秦　佐八郎
31　リード　Reed, W.
32　プロプァゼック　Prowazek, S.
33　パァイフェル　Pfeiffer, R.
34　コール　Kolle, W.
35　遠藤　滋
36　志賀　潔（追記）

付　表　789

1　病原細菌の系統的分類 …………………………………… 檀原宏文　789
2　病原ウイルスの分類 ……………………………………… 檀原宏文　793
3　微生物のバイオセーフティレベル ……………………… 岡田信彦　797

参考文献　807

索　引　811

BOX

1 学生の心得-医道論にみる学生の風調- 9
2 二人の自由人-レーウェンフックと國友藤兵衛- 15
3 キッチンからラボへ-寒天培地の起こり- 29
4 科学と報道-サルモネラの学名- 41
5 求める心-志賀潔とコッホの条件- 54
6 生れ合わせ-野口英世の不幸- 80
7 客死-フランスとドイツのもう1つの戦い- 100
8 人体実験-大原八郎と妻りき- 130
9 心安まる場所-稲村ヶ崎のコッホ碑- 163
10 10坪からの出発-伝染病研究所の発祥- 186
11 汚れた手-150年前の院内感染- 206
12 「土」-長塚節と破傷風- 260
13 死からの生還-石神亨の遺書- 285
14 シガテラ中毒顛末記-お父の日記より(その1)- 305
15 シガテラ中毒顛末記-お父の日記より(その2)- 322
16 微生物と話ができる人-パストゥールとプラスミド- 353
17 「感作ワクチン」-研究の風土色- 400
18 プロの奥意-北里柴三郎によるペスト菌の分離- 410

1

基礎微生物学

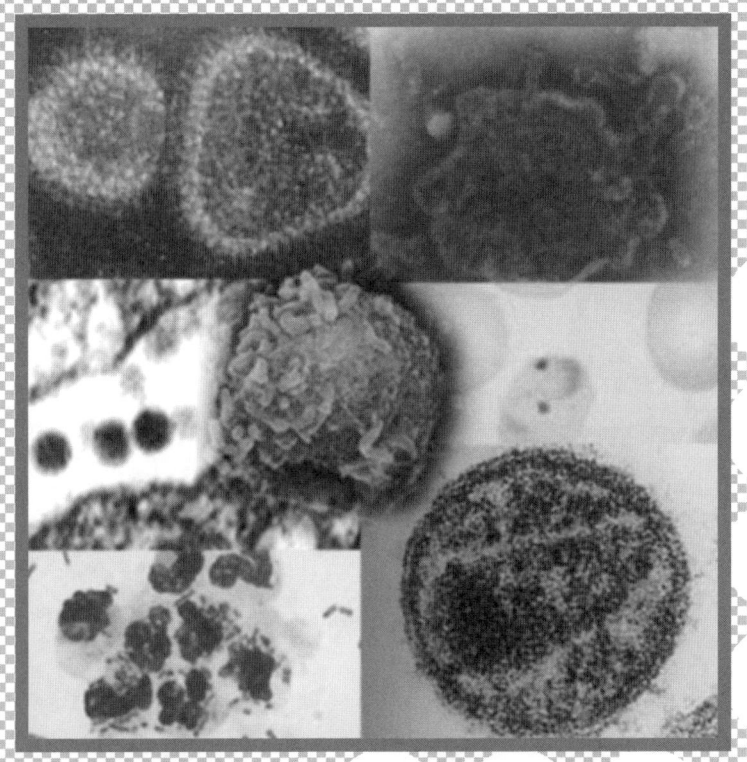

1 微生物とヒトの進化

　我々，現代人は今からおよそ10万年前にアフリカに進化したホモ・サピエンスを先祖とする動物である．そしてホモ・サピエンスの起源をたどれば，35億年前のはるか昔，地球上に誕生した1つの生物，細菌にたどりつく．地球上に生命体が生まれたのはこの一回だけであり，すべての生物はこの細菌にルーツがある．この生物は長い時間をかけて，藻類や原虫または真菌に進化し，さらにこれらがもつ遺伝子は種々の植物や動物にバトンタッチされながら，最後にヒト，すなわちホモ・サピエンスに受け渡された．本章を学ぶ目的は，これから病原微生物学の勉強を始める前に，一度，ホモ・サピエンスとしての我々を生物進化の中で位置づけてみることにある．

1-1 生物の進化

1-1-1 細菌の進化

　図1-1は地球が誕生し，そこに初めて細菌という微生物が進化し，それがさらにヒトにまで進化して現在に至る進化的な時間経過を午前0時から午前12時の12時間にまとめたものである．この図からは，細菌は午前3時にはすでに地球上に現れて生命活動を開始してい

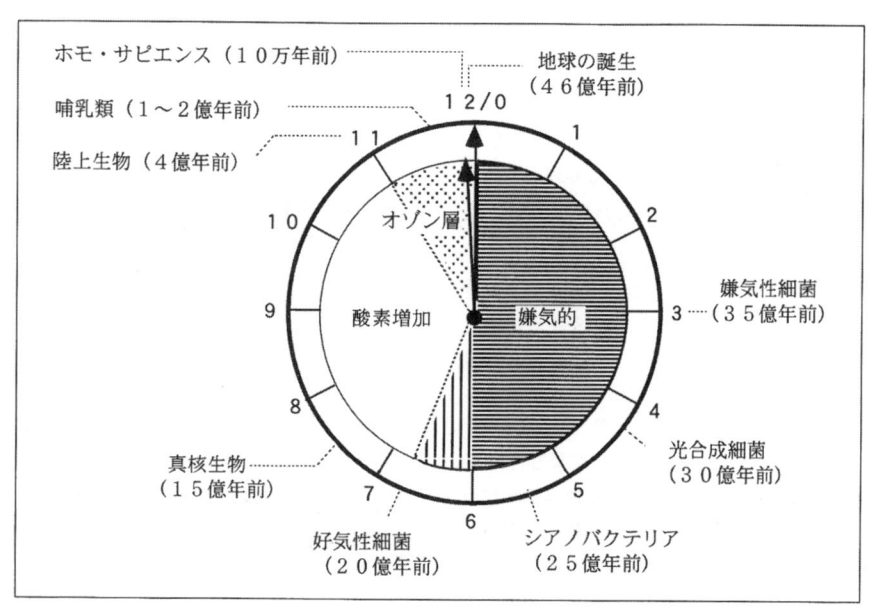

図1-1　生物の進化
地球上の始原生物は嫌気性細菌であり，ヒト（ホモ・サピエンス）は生物界での最も新しい生物種である．

る．これに対して，我々の先祖であるホモ・サピエンス（ヒト）の活動が始まったのは午前11時59分40秒，お昼の20秒前と計算される．これからも，細菌の歴史が如何に長いものであるかがわかる．

地球は約46億年前に誕生した．しかし，そこに生命体が出現するまでには11億年という長い空白がある．この期間では糖質や脂質，またアミノ酸やたん白質，塩基やヌクレオチドなど生命体を構成する基本的な物質が**化学進化**と呼ばれる自然現象によってゆっくりと合成され続けていた*1．そして，これらは海に流され，そこで濃縮されていった．海はさながら大鍋のスープのようであったと考えられている．海洋中でこれらの有機化合物は凝集し組織化され，遂には自己複製能を有する生命体が形成された．これが35億年前であり，細菌（**嫌気性細菌** anaerobic bacteria）はこのようにして地球上に誕生した最初の生命体となった*2．そして，この細菌がその後地球上に進化したすべての生物の始原になるのである．この時期，地球にはまだ酸素が存在せず，したがってこのような環境で進化する生物は生存に酸素を必要としないものに限られていた．しかし，そのおよそ10億年後に進化した**光合成細菌** photosynthetic bacteriaや**シアノバクテリア** cyanobacteria は地球上での生物進化の様相を劇的に変化させた．すなわち，これらは太陽光のエネルギーから酸素を産生する生物であり，特にシアノバクテリアの繁殖は，大気中の酸素濃度を高め，好気性生物の出現が可能になる地球環境を形成するために重要であった．このような環境で新たに進化した最初の好気性生物もやはり細菌（**好気性細菌** aerobic bacteria）であったが，これは進化上での真核生物の誕生の第一歩であり，またヒトの誕生のはるか昔の第一歩といえる．

*1　1953年，S. Miller と H. Urey は原始地球の大気に似せたガスの混合物（H_2O, CH_4, NH_3, H_2 など）を過熱循環させて1週間ほど放電すると，アミノ酸や有機酸が生成することを示した．この実験は地球上で起こった化学進化のシミュレーション実験と考えられている．

*2　グリーンランド，イスア地方には地球上で最も古い38億年前の岩石が露出しており，そこに細菌に似た化石が見つかっている．もしこれが最古の生物化石であるなら，生命の起源は40億年前にもさかのぼることになる．また，西オーストラリアのハメリン湾では30～35億年前の岩石塊（ストロマトライト）にシアノバクテリアの化石が見出されている．

1-1-2　藻類，原虫，真菌の進化

この時期までの生物は，すべてが細菌であり，核をもたない原核生物であった．しかし，これらは徐々にその生体膜を複雑に発達させ，約15億年前には遺伝子や細胞質成分がこの膜に取り囲まれ，オルガネラをもつ**藻類** algae や**原虫** protozoa，**真菌** fungi が海洋中で進化した．このような生物を総称して真核生物というが，この新しいタイプの生物の出現は生物が多細胞化していく前段階であった．原虫は原生動物ともいわれるように動物への進化の起源生物と考えられている．また藻類は光合成能をもちセルロースを細胞壁成分とするなど植物との類似性が高い．したがって，藻類はより複雑な体制をもつ植物の起源生物と考えてもよいのかも知れない．

多細胞生物の出現は生物進化の歴史における大事件であった．多細胞生物は，一個の細胞がもつ機能が量的に増えるとともに，それぞれの細胞の機能分化によって，体制の変化とさらに生物としての質的な変化を可能にした．初期の多細胞生物のうち，現生するものはカイメン（海綿）である．やがてこのような多細胞生物から最初の脊椎動物である魚類が進化し，さらに魚類の中から空気中の酸素を取り込める肺魚のような動物が現れた．こうして陸に上がれる先祖動物が海洋に誕生し，生物のヒトへの進化の準備は徐々に整ってきた．しかし大気中には有害な紫外線があり，これが障壁となって，生物の陸上への進出は依然として阻まれていた．

1-1-3　陸上生物の進化

この問題を解決したのは光合成細菌やシアノバクテリア，または藻類であった．これらの微生物が産生し，大気中に放出した酸素は紫外線の作用で**オゾン**（O_3）に変わり，それが大気圏で厚いオゾン層を形成し始めた．そして，大気中の紫外線は生物の陸上への進出が可能になる程にさえぎられてきた．初めて陸に上がった生物は**植物標準体**であり，約4億年前にコケ類やシダ植物などが上陸した．動物では，植物が上陸してから1億年後，今から約3億年前に，魚類から進化したカエルまたはイモリなどの両生類が最初に上陸した．この頃，繊

毛虫類であるゾウリムシなどの動物も陸上で進化した．これらは栄養を摂取するために動くことができたので，生物進化の多様性と速度は急激に速まり，生物の種は爆発的に増加した．また，それぞれはその体制と器官を発達させ，短期間のうちに現生する生物の主な系統への分岐が開始された．そして約2億5千万年前には，両生類の中から爬虫類が現れ，さらに爬虫類から哺乳類が現れた．

1-1-4　細胞内寄生体の進化

生物種の多様化は既存生物の進化にも大きな影響を与えるようになった．細菌のうち，**リケッチア** rickettsia や**クラミジア** chlamydia は偏性細胞内寄生体と呼ばれ，動物の細胞内でしか自己増殖できない特殊な生物である．これらの先祖は，始原生物として，細胞に頼らず，海洋中に豊富に存在していた有機化合物の代謝によってエネルギーを獲得して自己増殖していた．しかし，生物種が多様化してきた時期に，ある種のグラム陰性細菌が動物に寄生または共生して生活するようになり，その結果，エネルギー代謝を寄生宿主に依存し，自身の代謝系の一部が欠如してしまった．このいわば，後ろ向きの進化（退化的進化）をしたものがリケッチアやクラミジアと考えられる．

ウイルス virus や**ファージ** phage も偏性細胞内寄生体であり，それぞれ原核生物や真核生物の細胞内でしか自己増殖できないが，これらはリケッチアやクラミジアのような進化の歴史をもつとは考えにくい．ウイルスやファージは分類学的には「無生物」である．これらは，おそらく，生物の DNA や RNA が切り出されて細胞外で粒子を形成したものであろう．そして，これがもとの生物の細胞へ感染と増殖または共存を繰り返す過程で，ウイルスやファージ自体がさまざまに進化するとともに，また宿主生物の進化にも影響をおよぼしてきたと考えられる．

1-1-5　ヒト（ホモ・サピエンス）の進化

ヒトにつながる哺乳類の進化は約1～2億年前に開始したと考えられている．ヒト属は霊長類のチンパンジーから分岐し，猿人類（約500万年前），猿人（約200万年前），原人類（ジャワ原人，北京原人など，約160万年前）へと進化した．そして，原人類からは旧人類（ネアンデルタール人など，約20万年前）と新人類（クロマニヨン人など，約10万年前）が派生した[*1]．このうち，新人類は**ホモ・サピエンス** Homo sapiens とよばれ，これが我々現生人の先祖である．新人類はアフリカで進化し，ほどなくユーラシア大陸に渡っている．

オーストラリアでは，4万年前には既にヒトが住んでいた．アジア大陸から渡った現在のアボリジニ人の祖先である．日本列島でも，3万年前にはすでにアジア大陸からの新人類が生活していた．そして，新人類は3万年前以降は南極を除く地球の全大陸に分布を広げた．アメリカ大陸へ新人類が進出したのは，1万2000年前とされており，最終氷河期に現在のアメリカインディアンの祖先がベーリング陸橋を渡ったと考えられている．地球は1万年前から温暖化し，北方の氷床が融けて海面が130 m も上昇したといわれている．このような恵まれた風土の中で，ホモ・サピエンスは文明を築き上げ今日に至っている．

*1　猿人類（*Australopithecus afarensis* アウストラロピテクス・アファレンシス），猿人（*Homo habilis* ホモ・ハビリス），原人類（*Homo erectus* ホモ・エレクトゥス），旧人類（*Homo neanderthalensis* ホモ・ネアンデルターレンシス），新人類（*Homo sapiens* ホモ・サピエンス）．

1-2　進化の系統分類

1-2-1　五界分類法

生物の系統発生学的分類法には，二界分類法，三界分類法，および五界分類法がある[*1]．この**界** Kingdom とは，生物の系統発生学的分類に用いられる分類群のうちの最高位の分類群に用いる言葉である（4-1-2 参照）．これらのうちでもっともよく汎用される分類法は**五界分類法** five-Kingdom system である．この分類法では生物を，動物界 Kingdom *Animalia*，植物界 Kingdom *Plantae*，菌界 Kingdom *Fungi*，原生生物界 Kingdom

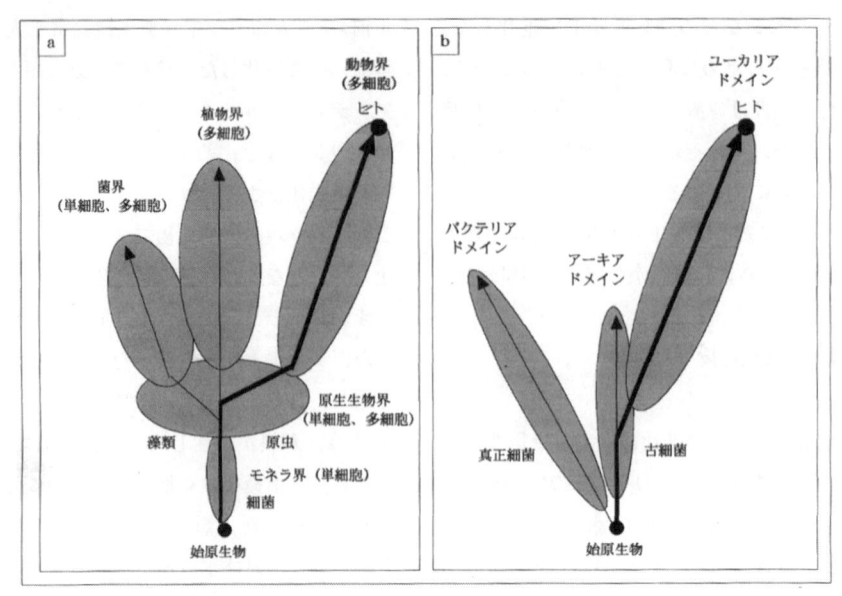

図 1-2　五界分類法（a）と rRNA 遺伝子の相同性（b）による生物の分類
五界分類法では生物を，モネラ界，原生生物界，菌界，植物界，動物界の五界に分類する．一方，rRNA 遺伝子の相同性に従うと生物は，真正細菌（バクテリアドメイン），古細菌（アーキアドメイン），真核生物（ユーカリアドメイン）の三ドメインに分類できる．

Protista，およびモネラ界 Kingdom *Monera* の五界に大別する（図 1-2a）．五界分類法は原生生物界に雑多な生物群が押込まれているという批判もあるが，これは現在正しいと考えられている生物進化における系統発生的な近縁関係をよく反映している．すなわち，すべての生物はモネラ界の細菌を始原生物とし，これから原生生物界（藻類と原虫）が進化した．そしてこの原生生物界は，いわば生物の多細胞化の前段階であり，生物はこれから大きく菌界（酵母と糸状菌からなる真菌），植物界（コケ植物とシダ植物，裸子植物，被子植物など），および動物界（カイメン，サンゴ，ヒトデ，昆虫などの無脊椎動物と魚類，両生類，爬虫類，鳥類，哺乳類からなる脊椎動物）へと系統進化したことがわかる．モネラ界の生物には，外界の栄養を**吸収** absorption または**光合成** photosynthesis によって獲得するものが混在している．これは原生生物界の生物も同じである．しかし，菌界，植物界の生物は，それぞれ吸収，光合成によってのみ栄養を獲得する．また同様に，動物界の生物の栄養獲得法も**摂取** ingestion に限られている．このように，五界分類法は，生物が栄養の獲得法を単純化させる方向に進化していることも示している．

*1　C. von Linné リンネは生物を植物界と動物界に分類した（1735〜1759 年）．その後，E. H. Haeckel ヘッケルは細菌，藻類，原虫，真菌をひとまとめとし，生物を動物界（動物），植物界（植物）および原生生物界（細菌，藻類，原虫，真菌）からなる三界分類法で分類した（1861〜1868 年）．さらに，R. H. Whittoker ホイッタカーは真菌と細菌をそれぞれ菌界とモネラ界とする五界分類法を提唱した（1969 年）．

1-2-2　原核生物と真核生物

生物はその細胞が細胞質中にオルガネラをもつか否かによって 2 種類に大別できる．**オルガネラ** organelle とは，細胞質に存在する核，小胞体，ゴルジ体，リソソーム，ミトコンドリア，葉緑体など膜構造を有する細胞小器官のことである（6-9 参照）．そして，オルガネラをもつ生物を**真核生物** eukaryote とよび，オルガネラをもたない生物を**原核生物** prokaryote とよぶ[*1]．この分類法では，オルガネラの有無に，細胞の体制，増殖形態，細胞壁成分，リボソームの大きさ，染色体遺伝子の構造など生物の細胞学的特徴を相関させることができ，優れた分類法といえる．原核生物と真核生物の特徴を表 1-

表 1-1 真核生物，原核生物の比較

特　徴	原核生物	真核生物
代表的な生物	細菌	原虫，藻類，真菌，植物，動物
オルガネラ	なし	核，小胞体，ゴルジ体，リソソーム，ミトコンドリア，葉緑体（植物のみ）
細胞	単細胞	単細胞（原虫，藻類，真菌），多細胞（藻類，真菌，植物，動物）
増殖	二分裂	二分裂（有糸分裂，減数分裂），出芽
細胞壁成分	ペプチドグリカン	キチン，グルカン，マンナン（真菌），セルロース（藻類，植物） 細胞壁なし（原虫，動物）
リボソーム	細胞質に散在 （70 S）	小胞体に結合 （80 S）
染色体遺伝子	環状 DNA （一倍体）	線状 DNA （二倍体）
染色体外遺伝子	プラスミド	ミトコンドリア，葉緑体（植物のみ）

1 にまとめた．

*1 生物を真核生物と原核生物に分類する方法は E. Chatton チャットンによって提唱された（1937年）．eukaryote, prokaryote はギリシャ語に由来し，eu は true（真の），pro は primitive（原始の），また karyote は nut（クルミやアーモンドなど硬い殻で覆われたナット）を意味する．

1-2-3 古細菌と真正細菌

遺伝子上の塩基配列の比較は，進化的な分岐（類縁性）を判定するには有効な手段である．近年，rRNA 遺伝子の塩基配列に注目し，その相同性によって生物を分子進化学的に分類する試みがなされている．

この方法で細菌を分類すると，海底火山や深海底熱水孔周辺から分離される超好熱細菌など特殊な環境に生息している一群の細菌が 1 つの分類単位としてほかの細菌と区別できることがわかった．そして，これら一群の細菌を**古細菌** archaebacteria（アーキアバクテリア，ancient bacteria）とよび[*1]，その他の細菌を**真正細菌** eubacteria（ユーバクテリア，true bacteria）とよぶことが提唱された．すなわち，現生生物は，原核生物と真核生物に二分されるのではなく，古細菌，真正細菌，および真核生物に三分されるという考え方である．そしてこの仮説のもとに，界 Kingdom に代わって，**ドメイン** Domain（座）という新しい分類群が提唱された．そし て，古細菌を Domain *Archeae*（アーキアドメイン），真正細菌を Domain *Bacteria*（バクテリアドメイン），真核生物を Domain *Eucarya*（ユーカリアドメイン）とする（図 1-2b）[*2]．

この分類法によって，興味あることが明らかにされた．生物の rRNA 遺伝子を比較した場合，古細菌の 5S rRNA の塩基配列は，真正細菌よりも，真核生物のものと相同性が高いことがわかったことである．これは，真核生物は古細菌から分岐したことを示唆している．そして，ヒトなどの真核生物は古細菌を先祖として進化したという仮説が提唱された[*3]．事実，rRNA 遺伝子の相同性以外にも，いくつかの点で古細菌と真核生物には類似性がみられる．しかし，古細菌に核はなく，染色体は環状であり，リボソームは 70 S である．古細菌の進化系統上の位置については問題を残している．

*1 古細菌とは，メタン産生細菌，高度好塩細菌，高度好酸性好熱細菌，および超好熱細菌を総称したものである．このうち，超好熱細菌 hyperthermophile は，好熱細菌のうち，特に高熱（通常，80～90℃以上）で生育できる細菌のことで，*Thermotoga* サーモトガ属（1属のみ）を除いたすべての好熱細菌は古細菌に分類されている．古細菌とよんだ理由は，これら一群の生息環境が地球誕生当時の環境に似ていると考えるからである．これは，始原生物が古細菌の直接的な先祖であるという印象を与える．地球上の始原生物を，海洋の高温環境で生育が可能であった細菌とするのは定説である．しかし，この始原生物が現生する古細菌に近い

ATPの産生源	有機化合物の炭素源	生物の例
化学合成生物	独立栄養生物 (CO₂)	細菌*1
	従属栄養生物 (有機化合物)	細菌*2 原虫 真菌 動物

ATPの産生源	有機化合物の炭素源	生物の例
光合成生物	独立栄養生物 (CO₂)	細菌*3 藻類 植物
	従属栄養生物 (有機化合物)	細菌*4

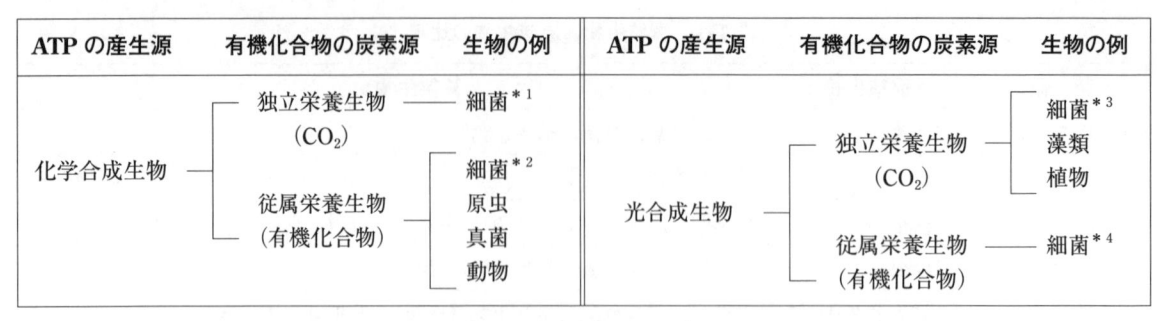

図1-3 ATPの産生源および有機化合物の炭素源による生物の分類

*1 硫酸塩還元細菌，メタン産生細菌，硫黄酸化細菌，硝化細菌など．
*2 菌種は多い．病原細菌はこれに属する．
*3 緑色硫黄細菌，紅色硫黄細菌，高度好塩細菌など．
*4 緑色非硫黄細菌，紅色非硫黄細菌など．

のか、あるいは真正細菌に近いのかは不明である．何故なら、「始原生物」は仮定的な生物であるからである．

*2 この分類法は Carl R. Woese ウーズらによって提唱された（1978年）．

*3 この仮説は大沢と堀によって提唱された（1979年）．内生共生説を唱えた L. Margulis マーグリスも、古細菌をミトコンドリアや葉緑体の共生宿主と仮定している（7-9参照）．

1-2-4 独立栄養生物と従属栄養生物

生物は代謝に必要な ATP の産生源と生体を構成する有機化合物の炭素源とによって、それぞれ2種類、合計4種類に分類される（図1-3）．ATP の産生源による分類では、**化学合成生物** chemotroph と **光合成生物** phototroph に分類される．化学合成生物は無機化合物または有機化合物を分解するときに生じる化学エネルギーを ATP の産生源とする生物であり、光合成生物は太陽光などの光エネルギーを ATP の産生源とする生物である．一方、炭素源による分類では、**独立栄養生物** autotroph と **従属栄養生物** heterotroph に分類される．独立栄養生物は大気中の炭酸ガス（CO_2）を炭素源として有機化合物を合成する生物であるのに対して、従属栄養生物はこのような能力をもたず、独立栄養生物が合成した有機化合物を分解してそれを炭素源とする生物である．これらを組み合わせると、生物は、化学合成独立栄養生物 chemoautotroph, 化学合成従属栄養生物 chemoheterotroph, 光合成独立栄養生物 photoautotroph, 光合成従属栄養生物 photoheterotroph の4種類に分類に分類される．

細菌はこれら4種が混在した生物集団である．しかし原虫、真菌、動物はすべてが化学合成従属栄養生物である．また、藻類と植物もすべてが光合成独立栄養生物からなっている．現生の生物は化学合成従属栄養生物が最も多い．これを支えているのは藻類や植物など地球上に豊富に存在する太陽エネルギーと水を使って炭酸ガスを糖質に同化できる光合成独立栄養生物である．これらのうち、病原微生物学の対象になる真菌、原虫、細菌などのほとんどものは化学合成従属栄養生物に分類される．

Box 1　学生の心得 – 医道論にみる学生の風調 –

北里柴三郎記念室に入ると，左手前に「医道論」と書かれた和紙の綴りが展示されている．これには，北里柴三郎が生涯を予防医学の普及にかけようとした学生時代の決意がみられる．

明治11年（1878年），北里柴三郎は東京医学校の予科から本科へ昇級して間もない25歳であった．当時北里は，「同盟社」と称する自治組織をつくり，毎土曜，演説会を開いて政治，外交，教育などあらゆる問題に激論熱弁を奮い，互いに憂国の士と自認し合っていたようである．「医道論」はその演説草稿である．

「医道論」では，最初に医道（医の営みの在るべき姿）について，「医道の真の在り方は，人民に摂生保健法を説いて身体の大切さを知らせ，病を未然に防ぐのが基本である」と，自分の信念を述べている．次に，医者について，「今の医者は病気を治すことだけに勤め，甚だしきは自分の栄華だけを祈る」，「そうなると病気が減るより，むしろ増えるのを慫するようになり，仁術どころか医道の賊である」と，当時の医者を厳しく批判し，医道が衰微していることを悲嘆している．

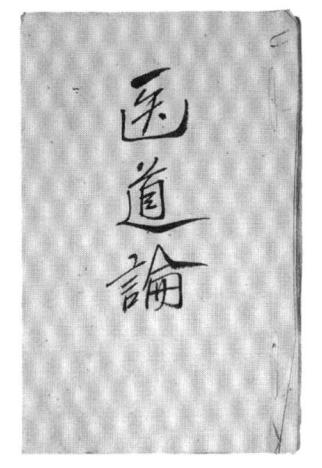

また，「人民の訟を聴きこれを裁断するのに私は他人と変わることはないが，私なら人民を教化して訟を起こさせないようにする」と，孔子の言葉を引用している．そして，摂生保健して病気を未然に防ぐには，「当然，病気の原因と治療，すなわち，医術の徹底的理解が重要であり」，医学を志す者は，「理論技術共，甲乙無く徹底的に研究する必要がある」と，技術と理論の重要性を強調している．

さらに，当時の学生に矛先を向け，「東大生もその半数は人民の血税を学費としている．その人民は日夜辛苦し1日も休む暇もなく困窮の中で納税した金なのに，それを無駄遣いして知らぬ顔をし，自分の実力で学問が進歩するのだから国が資金を与えるのは当たり前と思い違いしたら，これはとんでもないことだ」，「自費学生も，その金は全て父母親戚の辛苦で得たもの，この貴重な金を無駄遣いするのは決して父母親戚の本意ではない」，そして，「前者は人民の厄介者」，「後者は父母の臑齧（すねかじ）り」であると，学生に対して切磋琢磨を説いている．また就職したときのことに言が及んで，「幸に修業して就職すると，只自分の栄華のみ祈るようでは我慢ならない」，「自分に同感の有志は一緒に憤激し，この通弊を今や洗いさろうではないか」と，檄を飛ばしている．

北里柴三郎の演説原稿

我々が明治初期の学生に抱くイメージから，北里の憤慨は少し意外な感じがする．また，北里が嘆く学生の風調は，驚くほど現代の学生に似ているような気がしてならない．いつの時代でも，学生とはこういうものなのか．それとも，歴史は一定の周期で繰り返しているのか．

参考資料；中瀬安清，北里柴三郎先生の医道論，The Kitasato, 2000年, No. 25, 北里研究所発行

2 微生物とヒトの生活

　我々はしばしば微生物をバイキン（有害なもの）などといい，ヒトと対極または敵対する位置に置く．しかし，これは微生物の一面を見ているのに過ぎない．微生物は物を腐らせそれを土に還し，土を肥やす．植物はそれで生長し，ヒトに食料を与える．ヒトは生を受けるとすぐ微生物との生活が始まる．そして体に微生物を住まわせる代わりに，ビタミンを作ってもらう．また有害微生物からの感染を防いでもらう．微生物の自然発酵でできたアルコール飲料はヒトの歴史とともにある．ヒトは誰でも病気になり，微生物が作り出した薬でそれを治す．このように，ヒトの生活には微生物が必要で，また微生物もヒトを必要としている．本章を学ぶ目的は，我々は，身の回りにいながらそれに気付かずにいる微生物と，どのように共存し，生活の中で如何に多くのものを微生物に依存しているかを再認識することである．

2-1　生態系の維持と微生物

　現在，地球上には約130〜140万種の生物の存在が確認されている．動物と植物で全体の91％を占め，こ

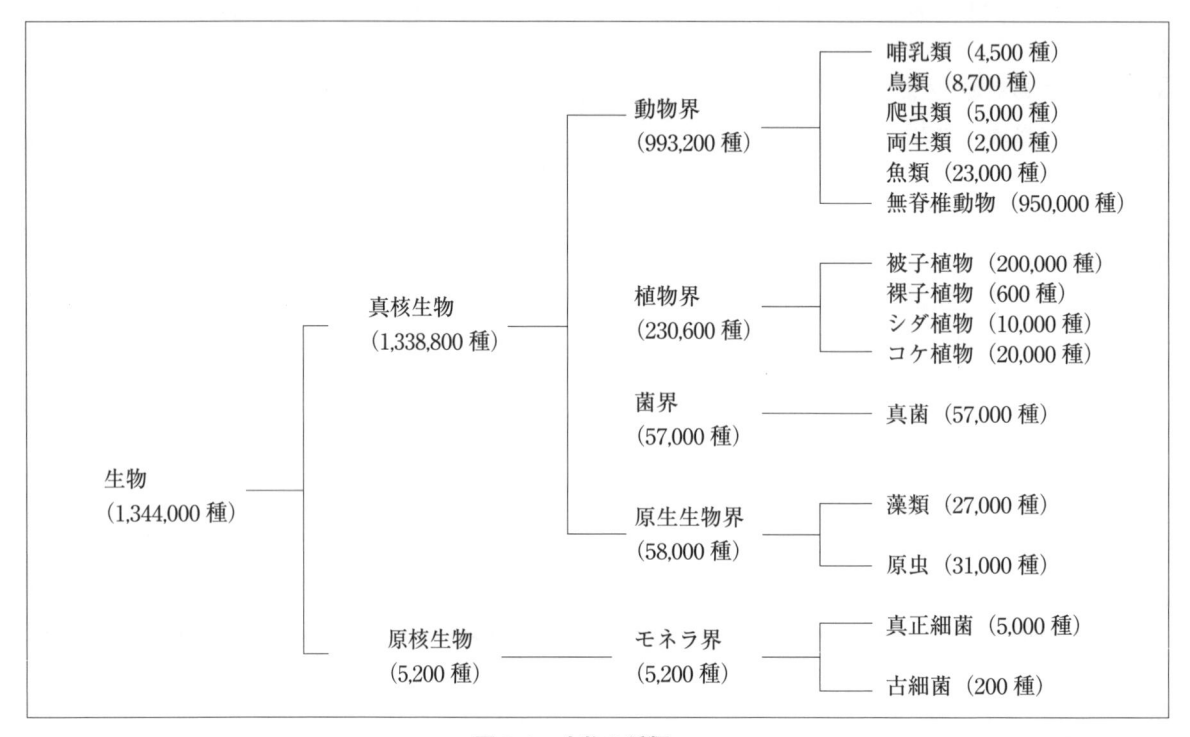

```
生物            ┬─ 真核生物         ┬─ 動物界          ┬─ 哺乳類（4,500種）
(1,344,000種)   │  (1,338,800種)    │  (993,200種)    ├─ 鳥類（8,700種）
                │                   │                 ├─ 爬虫類（5,000種）
                │                   │                 ├─ 両生類（2,000種）
                │                   │                 ├─ 魚類（23,000種）
                │                   │                 └─ 無脊椎動物（950,000種）
                │                   │
                │                   ├─ 植物界          ┬─ 被子植物（200,000種）
                │                   │  (230,600種)    ├─ 裸子植物（600種）
                │                   │                 ├─ シダ植物（10,000種）
                │                   │                 └─ コケ植物（20,000種）
                │                   │
                │                   ├─ 菌界           ── 真菌（57,000種）
                │                   │  (57,000種)
                │                   │
                │                   └─ 原生生物界      ┬─ 藻類（27,000種）
                │                      (58,000種)     └─ 原虫（31,000種）
                │
                └─ 原核生物         ── モネラ界        ┬─ 真正細菌（5,000種）
                   (5,200種)          (5,200種)       └─ 古細菌（200種）
```

図2-1　生物の種類

のうちで昆虫など無脊椎動物（95万種）と被子植物（20万種）が多い．真菌，藻類，原虫，真正細菌，古細菌からなる微生物は約12万種が同定されている（図2-1）．しかし，微生物は実際にはこの100倍もが地球上に生息していると考えられており，これらは地球の生態系の維持に重要な働きをしている．

2-1-1 炭素循環

表2-1には生態系の維持やヒトの健康に寄与する微生物をまとめて示した．大気中の炭酸ガス（CO_2）や窒素ガス（N_2）は，微生物によって，動物や植物が炭素源や窒素源として利用できるように変換されている．たとえば，海水や湖水，河川中の浮遊生物（プランクトン，藻類）は光合成によって大気中の炭酸ガスからグルコースなどの糖質を合成（$CO_2 \rightarrow C_6H_{12}O_6$）してそれを体内に蓄積するが，これらは魚介類に摂取され，魚介類の炭素源として利用される．また，これらの小さな魚介類はさらに大きな魚介類の栄養となる．このような**食物連鎖** food chain の過程で分解・消化された糖質は炭酸ガスとなって大気中に放出され（$C_6H_{12}O_6 \rightarrow CO_2$），この炭酸ガスは再び浮遊生物によって糖質に変換される．このよ

表2-1 生態系の維持やヒトの健康に寄与する微生物

微生物の関わり	代表的な微生物		
生態系の維持			
炭素循環	*Noctiluca miliaris*	藻　類	（プランクトン）
	Gonyaulax catanella	藻　類	（プランクトン）
	Gambierdiscus toxicus	藻　類	（プランクトン）
窒素循環	*Rhizobium*	細　菌	（硝化細菌）
	Azobacter	細　菌	（根瘤形成細菌）
バイオレメディエーション	*Zoogloea ramigera*	細　菌	（下水の浄化）
	Sphingomonas	細　菌	（殺虫剤などの分解）
微生物学的拮抗			
腸　管	*Bifidobacterium bifidum* など	細　菌	（食物の消化・吸収）
腟	*Lactobacillus acidophilus*	細　菌	（子宮頚部での粘膜栓）
皮　膚	*Propionibacterium acnes*	細　菌	（皮膚の酸性化）
飲食物など			
パン，アルコール飲料	*Saccharomyces cerevisiae*	真　菌	
しょうゆ	*Aspergillus orizae*	真　菌	
納　豆	*Bacillus subtilis*	細　菌	
チーズ	*Lactobacillus bulgaricus* など	細　菌	
ヨーグルト	*Lactobacillus casei* など	細　菌	（プロバイオティクス）
医薬品			
ペニシリン	*Penicillium chrysogenum*	真　菌	
グルクロン酸，クエン酸	*Aspergillus niger*	真　菌	
アミラーゼ，プロテアーゼ	*Aspergillus orizae*	真　菌	
B型肝炎ワクチン	*Saccharomyces cerevisiae*	真　菌	（遺伝子操作したもの）
ストレプトマイシン	*Streptomyces griseus*	細　菌	
シアノコバラミン	*Pseudomonas*	細　菌	
リボフラビン	*Ashbya gossypii*	細　菌	
ステロイドホルモン	*Rhizopus nigricans*	細　菌	
植物成長因子ジベレリン	*Gibberella fujikuroi*	細　菌	
ペクチナーゼ	*Clostridium*	細　菌	
リシン	*Corynebacterium glutamicum*	細　菌	
乳　酸	*Lactobacillus bulgaricus*	細　菌	
酢　酸	*Acetobacter aceti*	細　菌	
インシュリン	*Escherichia coli*	細　菌	（遺伝子操作したもの）

うな生態系での炭素の循環を**炭素循環** carbon cycle という．

2-1-2 窒素循環

　土壌は最も多くの微生物を保有している生態系である．動物の死体や枯れた植物などの核酸やたん白質は，土壌中の細菌や真菌によってアンモニア（NH_4^+）に分解され，このアンモニアは硝化細菌によってさらに亜硝酸塩や硝酸塩に変換される（$NH_4^+ \rightarrow NO_2^-$，$NO_2^- \rightarrow NO_3^-$）．そして，この窒素化合物は植物の窒素源として使用される．また，その一部は土壌中の細菌によって窒素ガスとして大気中に遊離されるが（$NO_3^- \rightarrow N_2$），マメ科植物に共生して根瘤を形成する細菌によって，再び土壌に取り込まれて植物の生育に使われる．このような窒素の循環を**窒素循環** nitrogen cycle という．

2-1-3 バイオレメディエーション

　下水や工場排水は多種類の有機化合物を含み，**BOD**（生物化学的酸素要求量 biochemical oxygen demand）や**COD**（化学的酸素要求量 chemical oxygen demand）が高い．これを，そのままで河川に流せば，衛生上有害であるばかりでなく，水棲動物にも悪影響を与える．これを防ぐために，汚水は細菌や原虫を含む**活性汚泥** activated sludge を入れた曝気槽で通気撹拌される．この細菌は有機物を酸化分解して BOD や COD を下げる．また，その細菌は原虫によって食菌・殺菌されるので，汚水は浄化される．また土壌中には，蓄積された肥料や DDT（殺虫剤）など，有毒な化学物質を分解して炭素源にできる *Sphingomonas* スフィンゴモナス属が存在しており，環境はこれらの微生物によって浄化されている．しかし，ダイオキシンやトリクロロエチレンなどの分解は困難であり，近年では，特殊な真菌などによってこれらを分解する試みもなされている．このような微生物による環境の修復を**バイオレメディエーション** bioremediation という．

2-2　生体の常在微生物

2-2-1　腸内の常在細菌

　ヒトは生まれるとすぐ微生物との共存が始まる．健康なヒトや動物の生体を生息場所とする微生物を**常在微生物** indigenous microbe とよび，その集団を**正常微生物叢** normal-microbial flora という．小腸や大腸，泌尿器・生殖器，皮膚などには多くの常在微生物が生息しており，これらとヒトとの間には一種の生態系が形成されている．

　胎児の大便には微生物はいない．しかし，生後3〜4時間もすると早くもその中に細菌が見られ，およそ一週間経つとその菌種と菌数は成人のものとほとんど変わらなくなるまで増加する．そして，成人の小腸や大腸には総数で何千兆個もの常在細菌が生息するようになる．腸内常在細菌はヒトに有益作用をもつものが多いが，有害的に働くものもある（表2-2）．一般に，その菌数が多い常在細菌ほど，ヒトはこれらと**共生** symbiosis または**相利共生性** mutualism を保っている．たとえば，俗にビフィズス菌といわれる *Bifidobacterium* ビフィドバクテリウム属（*B. bifidum* ビフィドバクテリウム・ビフィダムなど）はその典型的なものである．これは腸管内の内容物からその増殖に必要な栄養を得る一方で，ヒトに対しては食物の消化・吸収を助け，またヒトが合成できないビタミン（ビタミンB_1，ビタミンB_2，ビタミンB_6など）を産生してこれをヒトに供給している．これによって我々の健康は維持されている．また，この *Bifidobacterium* は増殖に伴って乳酸や酢酸，またはプロピオン酸などを産生するが，これらの有機酸はヒトの腸管を酸性にして病原微生物の感染を防いでいる．また，菌体成分による腸管免疫系の活性化や腸管粘膜への付着性も有害細菌の感染防御に重要な働きをしている．このように，1つの微生物の増殖が周辺の微生物の発育を阻止する現象を**微生物学的拮抗** microbial antagonism という．

　しかし，菌数が比較的多い常在細菌でも，*Bacteroides*

表 2-2 腸内常在細菌の有益作用と有害作用

		有益作用			有害作用		
		ビタミン合成	消化・吸収	感染防御	腸内腐敗	毒素産生	発がん物質産生
Ⅰ群	*Bifidobacterium*	○	○	○			
	Eubacterium			○			
	Peptostreptococcus			○			
	Bacteroides	○		○	○		○
Ⅱ群	*Escherichia*	○		○	○	○	○
	Enterococcus			○	○	○	
	Lactobacillus			○			
	Veillonella						○
Ⅲ群	*Clostridium*				○	○	○
	Proteus				○	○	
	Staphylococcus				○		
	Pseudomonas				○		

1 g の糞便中から分離される細菌の生菌数（CFU）によって，Ⅰ群，Ⅱ群，Ⅲ群に分類した．
Ⅰ群（$10^9 \sim 10^{11}$ CFU/g） Ⅱ群（$10^5 \sim 10^8$ CFU/g） Ⅲ群（$0 \sim 10^4$ CFU/g）

バクテロイデス属や *Escherichia* エシェリキア属のように有害作用をもち，**寄生** parasitism または**片利共生性** commensalism をもつものもある．この傾向は菌数の少ない常在細菌ほど強くなる．たとえば，*Clostridium* クロストリジウム属の中には，腸内の腐敗や腸管毒素の産生，またはニトロソアミン，トリプトファン代謝産物など発がん性物質の産生に関わるものもある．また，このようなⅢ群細菌はⅠ群の常在細菌が減少する老年期に増加する傾向がある．

2-2-2 腟や皮膚の常在細菌

健常人の尿道（および尿）は無菌的である．しかし，健康な成人女性の腟には**デーデルライン桿菌** Döderlein bacillus と呼ばれるグラム陽性桿菌が常在し，これによって子宮や腟への感染が防がれている．たとえば乳酸桿菌属の *Lactobacillus acidophilus* ラクトバシラス・アシドフィルスは，その**グリコカリックス** glycocalix（6-3-2参照）によって菌体がからみ合い，子宮頸部に粘膜栓を形成し，これは子宮を外来微生物の感染から防御している．またこの細菌は，グリコーゲンを分解して乳酸を産生する．この乳酸は腟内を酸性に保ち，他の微生物の増殖を防ぐ．グリコーゲンの産生はエストロゲンによって促進されるため，デーデルライン桿菌は女性ホルモンの分泌が盛んな思春期に多くなる．しかしこの分泌が減退すると，菌交代現象によって，有害細菌が増加して腟内は汚染される．

皮膚は大腸に次いで常在細菌の多い部位であり，その総数は 10^{12} 個（10兆個）にものぼる．そのうち *Propionibacterium acnes* プロピオニバクテリウム・アクネスや *Staphylococcus aureus* 黄色ブドウ球菌は菌体外にリパーゼを分泌し，皮脂を分解して脂肪酸を産生する．その結果，皮膚の表面が酸性になり，皮膚での細菌の増殖を防ぐ．これら皮膚の常在細菌は皮質の生成が盛んな思春期の青少年に多い．

2-3　食品や医薬品と微生物

2-3-1　発酵食品など

我々は多くの食品を微生物に依存している．ぶどう酒はブドウ果実に自然付着した *Saccharomyces cerevisiae* サッカロミセス・セレビシエ（酵母真菌）のアルコール発酵を利用したものである．ビール，シェリー酒，ブランディ，ウイスキーなど種々のアルコール飲料の製造にもこの酵母が用いられる．またこのアルコール発酵にともなう炭酸ガスの放出は，生地の膨張用として広く製パンに利用され，*S. cerevisiae* はパン酵母または食用酵母として市販もされている．

アルコール飲料と共に，ヨーグルト yogurt も牧畜の盛んなヨーロッパを中心に古くから食されていたが，これが健康上に有用であるとする E. Metchnikoff メチニコフの不老長寿説によって世界中に広まった．ヨーグルトは乳（牛乳，水牛乳，山羊乳など）を *Bifidobacterium* ビフィドバクテリウム属や *Lactobacillus* ラクトバシラス属，*Streptococcus* ストレプトコッカス属などの細菌で発酵させたものである．また，このような発酵乳に糖や香料などを加えたものが乳酸菌飲料である*1．同様に，乳のカゼインを発酵させたものがチーズ cheese であり，種々の細菌が発酵に使用される．

わが国には発酵食品が特に豊富である．これは高温多湿の気候が微生物の繁殖に適しているためである．たとえば，日本酒，みそ，しょうゆは *Aspergillus orizae* アスペルギルス・オリゼなどの真菌，またイズシや漬け物は *Lactobacillus* の発酵を利用したものである．納豆は *Bacillus subtilis* 枯草菌の莢膜を含む食品である（納豆の1粒には 100 億個以上の *B. subtilis* が入っている）．これら発酵や食品に利用される細菌はすべてがグラム陽性細菌である．グラム陰性細菌はエンドトキシンとよばれる毒素をもっている．そこで，我々はグラム陽性細菌だけを食べる知恵を経験的に身につけてきたものと思われる．

コンブ，ワカメ，ヒジキ，ノリ，モズクなどは藻類を食品に加工したものである．調味料として使用されるグルタミン酸は *Corynebacterium* コリネバクテリウム属や *Micrococcus* ミクロコッカス属などの細菌，またかつお節の旨味成分であるイノシン酸は *Aspergillus* アスペルギルス属，*Penicillium* ペニシリウム属などの真菌の発酵性を利用して生産される．このようなアミノ酸発酵は日本人によって工業化されたものが多い．

*1　発酵乳（ヨーグルト，ケフィヤ kefir，クミス kumiss など）や乳酸菌飲料のように常在細菌を含んだ機能性食品をプロバイオティクス probiotics という．

2-3-2　医薬品など

我々は微生物の第二次代謝産物を医薬品として利用している．微生物間の拮抗現象は抗生 antibiosis とよばれ，微生物代謝産物の中から取り出したこの拮抗因子が**抗生物質** antibiotics である．

我々が抗生物質を医薬品として利用し始めた 1940 年代以降，感染症による死亡者は各国で急減した．医薬品としての最初の抗生物質は *Penicillium chrysogenum* ペニシリウム・クリソゲナム（真菌）から分離された**ペニシリン** penicillin である．その後，*Streptomyces griseus* ストレプトマイセス・グリセウス（細菌）から**ストレプトマイシン** streptomycin，また *S. kanamyceticus* ストレプトマイセス・カナマイセティカス（細菌）から**カナマイシン** kanamycin など，今日までに 200 種類もの抗生物質が実用化された．最も多くの抗生物質が生産されたのは 1980 年代であり，たとえば 1982 年には，わが国だけでも年間 1,000 トンもの抗生物質が生産された．

微生物は小さな化学工場にたとえることができる．抗生物質のような複雑な化合物を化学合成するためには多くの反応ステップが必要で，これには広大な土地と大規模な施設を必要とする．しかし，微生物は複雑な化学反応を小さな細胞の中で効率よく行う．そして，微生物はタンクで培養できる．微生物が有するこのような特徴は，医薬品，ビタミン，有機酸，酵素など，我々の生活に欠かせない物質の工業的な生産を可能にした．これらを以下に列記すると，コルチゾンやステロイドホルモン，インシュリン，B 型肝炎ワクチン，植物成長因子ジベレリ

ン，リシン，リボフラビン，シアノコバラミン，クエン酸，乳酸，グルクロン酸，酢酸，アミラーゼ，ペクチナーゼ，プロテアーゼなどがあげられる．

Box 2　二人の自由人 – レーウェンフックと國友藤兵衛 –

　デルフトのレーウェンフックがレンズなら，近江の國友藤兵衛は夢中になって反射鏡を磨いた．そして，レーウェンフックは口の中の小さな生き物を観察し，國友は天体の大きな世界を探求した．ほとんど無名に近かったこの二人に現代の人は多くの恩恵をこうむっているのである．

1684年，Antony van Leeuwenhoek レーウェンフック（1632～1723, オランダ，デルフト出身）は自分の歯垢に躍動する生き物の世界を見た．この研究（彼自身は研究とは考えていなかったが）には2つの意味が含まれている．第一は，目には見えない珍奇な生き物がこの世にいるとしても，それは何の役にもたたず，したがって当時の人々には何の関心もなかった．ただレーウェンフックだけが毎日，レンズの向こうの世界に夢中になっていたこと，それにもかかわらず，これは人々の最大の関心事である病気を克服するための幕開けになったことである．第二は，レーウェンフックはレンズを磨くことに才能があり，顕微鏡という道具を持っていたからこそ微生物を見つけだせたということで，自然科学における命題解決は新しい道具（技術）の導入によって突破口が見つかることが多いということである．

星を見る少年

天保6年（1835年），國友藤兵衛（1778～1840, 滋賀県長浜市国友町出身）は日本人として初めて太陽の黒点の移動を観察した人物である．國友は，その年の1月から翌年の2月までの15か月間，総観測日数150日，総回数216回にわたって太陽の黒点を観察し続けた．そして黒点は，「太陽面上のなかでも温度が低く，燃えていない箇所」であり，「同じ黒点は2度見受けることはなく，黒点が多いことも少ない時もある」と記録している．

　國友はくり返しくり返し望遠鏡に改良を加え，同じようにレーウェンフックは何百台という顕微鏡を作った．二人は時代も場所も社会的な地位も異なっていた．レーウェンフックは市庁舎の門番であり，國友は鉄砲鍛冶職人であった．しかし，名誉欲も金銭欲もなく，ただ知を愛し，自分を満足させたことは同じであった．そして何よりも二人は共に大いなる自由人であった．後世の人は彼らの良識から多くの教訓をくみとることができるのである．

参考資料；（1）T. D. Brock, Milestones in Microbiology, 1961, Prentice–Hall, Inc., （2）吉村正義著，日本で初めて宇宙を見た男，1995年，三栄社

図は，滋賀県長浜市国友町のメインストリートにある像をスケッチしたものである（いろいろ，ご配慮頂いた長浜市役所商工観光課，社団法人長浜観光協会，山崎悠個司様に感謝する）

3 微生物の概観

同じ「菌」の字がつくのに放線菌と糸状菌は，放線菌が細菌で，糸状菌は真菌である．リケッチアやクラミジア，またマイコプラズマには「菌」の字はつかないが，これは細菌である．芽胞と胞子はどこが同じでどこがちがうのかなど，微生物学を初めて学ぶ時に誰もが混乱することがある．ラン藻と藻類はどう区別するのか，ウイルスとプリオンはどう違うのかなども同様である．すべての物には形がある．生物も同じである．小さな点のように見える微生物でもそれなりの形をもっている．ヒトとチンパンジーは形を見れば区別できるように，顕微鏡下の微生物もそれが細菌であるか真菌であるか，または原虫であるかは，その大きさと形態によっておおよその見当がつく．本章を学習する目的は，細菌，真菌，原虫，藻類，ウイルスとファージ，およびプリオンを概観して，それぞれの全体像をおおまかに理解することである．基礎微生物学の序論は本章で終わる．

3-1 微生物の大きさ

微生物 microorganism, microbe の大きさは，ミリメートル mm（10^{-3} m），マイクロメートル μm（10^{-6} m），ナノメートル nm（10^{-9} m）など，メートル法で表す．センチメートル cm（10^{-2} m）やオングストローム Å（10^{-10} m）が使われる場合もある．

微生物の大きさを，それぞれの体制を構築する細胞，粒子または分子の大きさに従って小さい順に並べると，プリオン（5 nm）＜ウイルス，ファージ（50～100 nm）＜細菌（1～2 μm）＜真菌（3～5 μm）＜原虫（10～30 μm）＜藻類（30～50 μm）となる（図3-1）．肉眼の分解能はおよそ 0.1 mm（100 μm）であり，肉眼で微生物を見ることはできない．ウイルス，ファージ，プリオンは電子顕微鏡で観察し，細菌，真菌，原虫，藻類は光学顕微鏡で観察する．

藻類や真菌の大きさには種によるばらつきが見られる．たとえば，藻類の *Noctiluca miliaris* ノクティルカ・ミリアリス（夜光虫）は 1～2 mm で，注意すれば肉眼でも見えるし，*Macrocystis pyrifera* マクロシスティス・ピリフェラ（オオウキモ）は巨大で，長さが 60 m 以上にもなる．また，真菌の糸状菌は発育条件が良ければ 1 mm～数十 mm にも達する．原虫は動物細胞とほぼ同じ大きさであり，これは肉眼では見えない．

細菌はミトコンドリアや葉緑体と似た大きさである．これは，ミトコンドリアと葉緑体の起源に関して，それぞれ好気性細菌とシアノバクテリアが真核細胞に共生したとする説（内部共生説）の根拠の一つになっている．細菌のうち，リケッチア（0.8 μm）やクラミジア（0.5 μm）は小さく，マイコプラズマはさらに小さい（0.3 μm）．マイコプラズマは地球上の最も小さな生物である．

ウイルスやファージは細菌のおよそ 1/10 の大きさである．最大の smallpox virus 痘瘡ウイルス（300 nm）はマイコプラズマとほぼ同じ大きさであり，最小の foot-and-mouth disease virus 口蹄疫ウイルスや poliovirus ポリオウイルス（20 nm）はプリオンたん白質や高分子とほとんど変わらない程に小さい．

細菌の細胞は小さく，細胞内に限られた種類と量の化合物しかもてない．これに対して，真菌や原虫，藻類の細胞は大きい．大きい細胞は容積も大きくなり，細胞に多種多様な化合物を多く含有できる．真菌や原虫，藻類

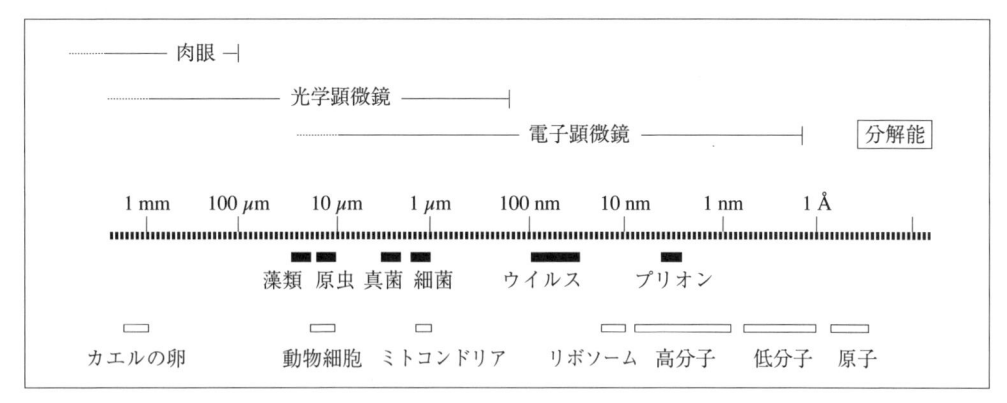

図3-1 微生物の大きさ

が細菌に比べて複雑な代謝様式と形態をもつのは，その細胞が大きいからである．しかし反対に，細菌など容積に対する細胞表面積が大きい細胞は，環境中の栄養を細胞表面から効率良く**吸収** absorption し，それを速やかに細胞のすみずみにまで拡散できるという利点をもつ．細菌が地球上の至る所に生息しているのは，環境中の限られた栄養を効率良く吸収・拡散できるからであろう．

3-2 細　菌

3-2-1 細菌とは

細菌 bacteria（単数形；bacterium）は，微生物または生物全体の中でも最も多様な代謝様式をもつ生物である（1-2-4参照）．たとえば，細菌は炭酸ガスまたは有機化合物のどちらも炭素源に利用でき（それぞれ，独立栄養生物または従属栄養生物），また太陽光のエネルギーまたは物質の分解過程で生じるエネルギーのどちらからでも ATP を産生することができる（それぞれ，光合成生物または化学合成生物）．このため，細菌は，生体（植物や動物），土壌，河川，海水，また高温・低温，強酸・強アルカリ，火山・海底などなど，地球上のあらゆる場所に分布して生息している．そして多くのものが，そこで，炭素循環や窒素循環などを行い，地球上の生態系の維持に不可欠な役割をしている．

生体で増殖する細菌の一部が病原細菌となる．真正細菌と古細菌のうち，ヒトの病原細菌は真正細菌のみであり，病原性をもつ古細菌は今のところ報告されていない．自然界における細菌の種類は，他の微生物（原虫，藻類，真菌）に比べて少ないが（図2-1参照），病原性をもつ微生物の中で細菌の占める割合は高く，病原細菌は病原微生物学において中心的な存在である．以下に述べるものは，通常の細菌には見られない特徴をもつ細菌である．

1 リケッチア

リケッチア rickettsia は，発疹チフスや恙虫（つつがむし）病，また Q 熱の病原体としてなじみのあるものである[*1]．リケッチアの特徴は，動物の生体または動物の培養細胞中でしか増殖できないことである．このような絶対的な細胞寄生性をもった微生物を**偏性細胞内寄生体** obligate intracelullar parasite という．リケッチアがもつもう1つの特徴は，その感染様式にある．ほとんどの病原細菌の感染は，食物や水の摂取，飛沫の吸入，または接触など直接的な感染である．これに対してリケッチアの感染には，**ベクター** vector とよばれる運び屋（シラミやダニなどの節足動物）が介在する．

2 クラミジア

クラミジア chlamydia は，古くからトラコーマやオウム病の病原体として知られていたものである．また最近では，非りん菌性尿道炎など性病の病原体として我々の生活に深く入り込んでいる[*2]．リケッチアと同様に，

クラミジアは偏性細胞内寄生体であるが，偏性細胞内寄生体として初めて認識されたものはウイルスである（リケッチアやクラミジアはウイルスの一種と考えられていた時期があった）．リケッチアは通常の細菌に比べて小さいが，クラミジアはリケッチアよりさらに小さい．そして，クラミジアよりももっと小さいのがマイコプラズマである．

③ マイコプラズマ

"クラミジアの一寸法師"との異名をもつものが**マイコプラズマ** mycoplasma である．これは細菌ろ過器を通過してしまうため，実験室での培養細胞用の培地を汚染しやすい細菌として研究者には嫌われている．他の細菌にはないマイコプラズマの特徴は**細胞壁** cell wall をもたないことである．このため，マイコプラズマはペニシリンに対する感受性がない（ペニシリンは細胞壁の生成を阻害する）．マイコプラズマの中には，3～4年毎の周期で流行を繰り返し，特に，オリンピックの年に世界的な流行をするといわれる肺炎の病原体も含まれる[*3]．

④ 芽 胞

先史時代のミイラから細菌が生きて分離されることがある．これは細菌の芽胞が発芽して増殖を始めたものである．ある種の細菌は，栄養や水分の枯渇，または嫌気性細菌における好気状態など，化学的または物理的条件がその増殖に不利になると特殊な細胞に変化して，休眠状態 dormant になる．このような細胞は**芽胞** spore（または**内生胞子** endospore）とよばれる．芽胞は熱や放射線，酸やアルカリ，消毒剤，またはリゾチームなどの消化酵素では殺菌されにくい．このため，芽胞は休眠状態のままで長期間生存し続けることができる．芽胞は栄養の回復や芽胞殻の傷害などによって休眠から醒め，再び分裂を始める．これを**発芽** germination という．破傷風や炭疽の病原体は芽胞を形成する[*4]．

⑤ シアノバクテリア

夏になると，湖沼や池の水面がペンキを流したように鮮やかな青緑色に染まることがある．これは**水の華**（または青粉）water bloom とよばれ，生活排水などの汚染によって水が富栄養化して，**シアノバクテリア**（藍色細菌）cyanobacteria が異常に増殖して引き起こされる現象である．

シアノバクテリアはラン藻（藍藻）blue-green-algae とよばれてきた細菌であるが，この名前はシアノバクテリアが藻類の一種であるという間違いを起こさせやすい．このため，現在ではこの言葉を避けてシアノバクテリアとよぶのが一般的である．確かに，シアノバクテリアも藻類も光合成色素をもち，光合成を行うなど，両者は似ているところがある．しかし，藻類は原生生物界の生物であり，シアノバクテリアはモネラ界の細菌である．また藻類が真核生物であるのに対して，シアノバクテリアは原核生物であるなど，両者の分類学的，生物学的な位置づけは異なっている．

シアノバクテリアにはスイゼンジノリ，ハッサイ（髪菜），スピルリナなど食用に利用されるものがあるが，肝毒性をもつ毒素（**ミクロシスチン** microcystin）を産生するものもあり[*5]，このようなシアノバクテリアで汚染された水を飲んだ家畜や野生動物が大量に死亡した例が報告されることもある．

⑥ 放線菌

いわゆる"土の匂い"は放線菌が産生するガス様物質（ゲオスミン geosmin）の香りである．細菌のうち，**菌糸** hypha を形成する一群を**放線菌**（または放線菌類）actinomycetes とよぶ[*6]．**抗生物質** antibiotics の多くは放線菌から作られており，我々にとって放線菌の存在は重要である．

放線菌の形態は糸状菌（真菌）に似ている．また，培地中には栄養菌糸を形成し，空気中には気中菌糸を形成する点でも互いに似ており，放線菌は真菌に分類されていた時期があったほどである．しかし，糸状菌に比べて放線菌の菌糸は短く，分化の程度も低い．また糸状菌が真核生物であるのに対し，放線菌は原核生物であるなど，両者ははっきりと区別される．ヒトに病原性をもつ放線菌は一部の *Actinomyces* アクチノマイセス属または *Nocardia* ノカルジア属に限られている[*7]．

[*1] *Rickettsia prowazekii* 発疹チフスリケッチア（発疹チフスの病原体），*Orientia tsutsugamushi* オリエンチア・ツツガムシ（恙虫病の病原体），*Coxiella burnetii* コクシエラ・バーネッティ（Q熱の病原体）．

*2 *Chlamydia trachomatis* トラコーマクラミジア（トラコーマ，非りん菌性尿道炎，鼠径リンパ肉芽腫などの病原体），*Chlamydia psittaci* オウム病クラミジア（オウム病の病原体）．

*3 *Mycoplasma pneumoniae* 肺炎マイコプラズマ（原発性非定型肺炎，別名非定型肺炎，の病原体）．

*4 *Clostridium tetani* 破傷風菌（破傷風の病原体），*Clostridium perfringens* ウエルシュ菌（ガス壊疽の病原体），*Bacillus anthracis* 炭疽菌（炭疽の病原体）など．

*5 *Microcystis aeruginosa* ミクロシスティス・エルジノーザなど．

*6 放線菌 actinomycetes という名前は，動物の病巣で繁殖した様子が放射状光線 aktinos のカビ mykes に似ていることに由来する．

*7 *Actinomyces israelii* アクチノマイセス・イスラエリ，*Nocardia asteroides* ノカルディア・アステロイデスなど．

3-2-2 細菌の形態

細菌は最も単純な形態をもつ微生物である．細菌の基本形態は，桿状，球状，またはらせん状である．このうち，桿状の細菌を**桿菌** bacillus（複数形；bacilli）という．桿菌には，単桿菌 monobacillus，双桿菌 dibacillus，レンサ桿菌 streptobacillus，コリネ菌 corynebacillus（桿菌が柵状に連なったもの），放線菌 actinomycetes（桿菌状の菌糸が放射状に分岐した）などが含まれる．

単桿菌の代表として *Escherichia coli* 大腸菌を示した（図3-2 a，菌体の表層に多数の線毛と長いフィラメント状の鞭毛も観察される）．芽胞を形成した桿菌が発芽している様子として *Bacillus anthracis* 炭疽菌を示した（図3-2 b，セミが脱殻しているようにも見える）．桿状の細胞がらせん状に回転しながら折れ曲がったようなものを**らせん菌** spiral といい，これにはコンマ状に彎曲した**ビブリオ** vibrio と回転数が少なく菌体が太い**らせん体** spirillum，また細長く回転数の多い**スピロヘータ** spirochete が含まれる．ビブリオのうち，*Vibrio* ビブリオ属（コレラの病原体 *V. cholerae* コレラ菌など）は桿菌として扱われる．スピロヘータの例として *Treponema pallidum* 梅毒トレポネーマを示した（図3-2 c）．

球状の細菌を**球菌** coccus（複数形；cocci）といい，これには単球菌 monococcus，双球菌 diplococcus，四連

Escherichia coli（桿菌，長い鞭毛と多数の線毛をもつ）

Bacillus anthracis（芽胞，発芽中の様子）

Treponema pallidum（らせん菌，スピロヘータ）

Staphylococcus aureus（球菌，ブドウの房状）

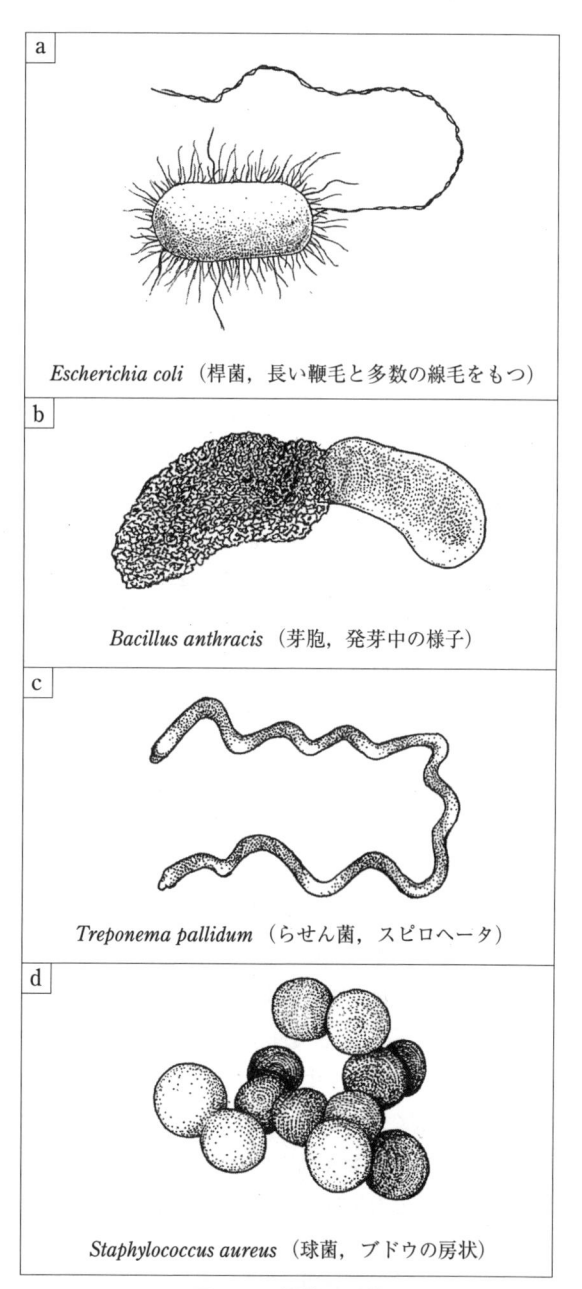

図3-2 細菌の形態

球菌 tetracoccus，レンサ球菌 streptococcus，ブドウ球菌 staphylococcus などがある．ブドウ球菌の例として *Staphylococcus aureus* 黄色ブドウ球菌を示した（図3-2 d）．

シアノバクテリアの形態は，球状の単細胞が単独または群体を作るもの（球形目），基物に固着して基部と頂端の分化があるもの（カマエシフォン目），糸状のもの（ユレモ目）などに分かれる．

3-3 真菌

3-3-1 真菌とは

俗にいうカビ mold, mould や酵母 yeast, また, キノコ mushroom やタケ（茸）puffball は真菌である. すなわち, 菌界に分類される生物群の総称を**真菌** fungi（単数形；fungus）という[1]. 真菌と細菌は同じ「菌」の字をもつが, 細菌が原核生物であるのに対して, 真菌は真核生物であるなど, 両者の性質は大きく異なる[2].

真菌は我々に身近な生物である. わが国のおよそ一割の者が悩んでいる白癬（ミズムシ, タムシなど）は, 真菌症の一種である. また梅雨期になると, 食品や家屋, 日用品などにウドン粉状（白色）, さび状（赤色）, すす状（黒色）のコロニーを形成してこれらを腐敗, 変質, 劣化させるのも真菌である. 一方, 人類は古くからアルコール飲料, パン, みそ, しょうゆなど多種多様な食品を作り出してきたが, これも真菌の発酵性を利用したものである（2-3-1参照）.

真菌のほとんどは, 栄養を生物の死体から吸収して生育する**腐生菌** saprophyte, saprobe であり, 細菌と同様に, 有機物の分解者として植物や動物, 水や土壌中などの自然環境に広く分布している. しかし真菌種の分布には, 栄養源となる植物や動物の分布, 温度, 湿度など, 生育環境に依存した地域性が多く見られる.

真菌は農作物に大きな被害をもたらすものとして古くから恐れられており, 植物病原体としての真菌は何千種にも及ぶ. しかし, ヒトの病原真菌は比較的少なく, 数十種に限られている. ヒトの真菌症は, 皮膚真菌症（白癬など[3]）, 全身性真菌症（カンジダ症, アスペルギルス症, クリプトコックス症など[4]）, 接合菌症（ムーコル症[5]）に大別される. このうち全身性真菌症は, 易感染性宿主が増加するこれからの社会では日和見感染症として, 今まで以上に重要な感染症となることが予想される. また, アフラトキシンや麦角アルカロイドなどのマイコトキシン mycotoxin（カビ毒）を産生する真菌は食中毒の原因になる[6].

[1] 粘菌類 slime mold（または変形菌類 myxomycetes）は真菌である. この栄養体は, 細胞質が裸出し, アメーバ状の偽足を延ばして陰湿な腐食質の表面にはびこる. また, 地衣類 lichen は, 単独の生物ではなく, 子囊菌類（真菌）や担子菌（真菌）と緑藻（藻類）, シアノバクテリア（細菌）との共生体である.

[2] 生物の三界分類法では, 細菌 small fungi と真菌 true fungi はどちらも菌 fungi とよばれ, 原生生物界に分類されていた（1-2-1脚注参照）. しかしその後, 細菌（原核生物）と真菌（真核生物）は生物学的に異なった生物であることが明らかにされ, 五界分類法では, これらはそれぞれモネラ界と菌界に分類された.

[3] *Trychophyton rubrum* トリコフィトン・ルブラム（皮膚糸状菌症の病原体）.

[4] *Candida albicans* カンジダ・アルビカンス（カンジダ症の病原体）, *Aspergillus fumigatus* アスペルギルス・フミガーツス（アスペルギルス症の病原体）, *Cryptococcus neoformans* クリプトコックス・ネオフォルマンス（クリプトコックス症の病原体）.

[5] *Absidia corymbifera* アブシディア・コリムビフェラ（ムーコル症の病原体）.

[6] *Asperugillus flavus* アスペルギルス・フラーブス（アフラトキシン産生性, ピーナッツなどの農産物に寄生する）, *Claviceps purpurea* クラビセプス・パープレア（麦角アルカロイド産生性, 小麦などイネ科植物に寄生する）.

3-3-2 真菌の形態

真菌は, その外観がフィラメント状のものを**糸状菌** filamentous fungi, mycelial fungi といい, レモン形のものを**酵母** yeast という[1]. 糸状菌は多細胞性であり, 酵母は単細胞性である. また, 発育条件に依存して糸状菌形と酵母形の両形態をとるものを**二形性真菌** dimorphic fungi という. 二形性真菌は, 自然界や培地など腐生的条件下では糸状菌として発育し, 生体などの寄生の条件下では酵母として発育する. 病原真菌には二形成真菌が最も多く, それに次いで酵母が多い. 糸状菌の占める割合は低い.

糸状菌の例として *Aspergillus niger* アスペルギルス・ニガーを示した（図3-3a, 菌糸の先端に分生子とよばれる多数の胞子がみえる）. また, 酵母の例として *Saccharomyces cerevisiae* サッカロミセス・セレビシエを

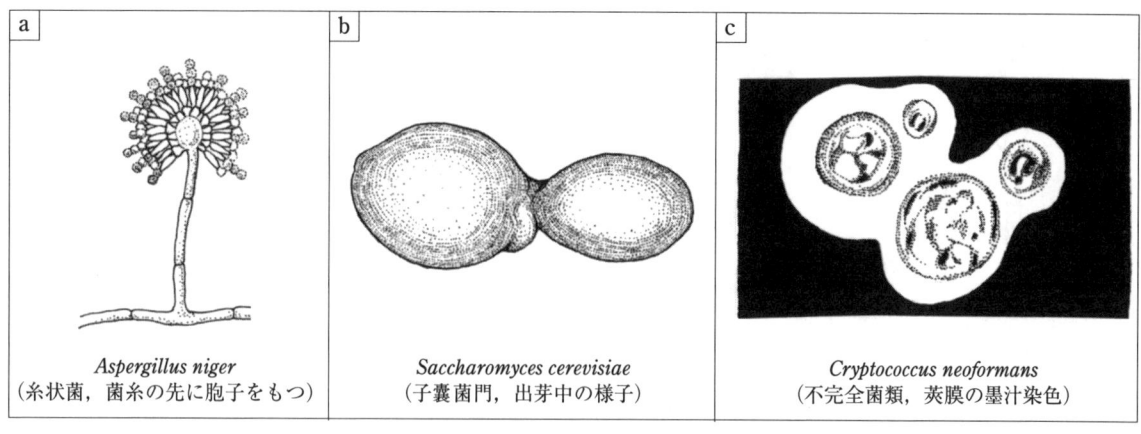

図3-3 真菌の形態

a: *Aspergillus niger*（糸状菌，菌糸の先に胞子をもつ）
b: *Saccharomyces cerevisiae*（子嚢菌門，出芽中の様子）
c: *Cryptococcus neoformans*（不完全菌類，莢膜の墨汁染色）

示した（図3-3 b，出芽中であり，大小2つのレモンをくっつけたようにみえる）．酵母には莢膜をもつものがあり，その典型的な例として *Cryptococcus neoformans* クリプトコックス・ネオフォルマンスを示した（図3-3 c，墨汁染色したもので細胞の周りに厚い莢膜層がみえる）．真菌の基本形態は菌糸と胞子からなっている．

1 菌 糸

細長い糸状の細胞を**菌糸** hypha とよび，その集合したものを**菌糸体** mycerium とよぶ．また，真菌は培養法の違いや感染組織内で菌糸様の形態をとることがあり，このような菌糸を**仮性菌糸** pseudohypha とよぶ．

菌糸には，基質に付着または侵入してこれから取り込んだ栄養を菌糸の根元からその先端部へ輸送する役目をもつ**栄養菌糸** vegetative hypha と，空気中に伸長して増殖や生殖の役目をする**気中菌糸** aerial hypha がある．いずれもフィラメント状で，また管状に伸長して分岐するが，成長するにつれて菌糸に一定の間隔で**隔壁** septum（仕切り）を生じるものが多く，これを**有隔菌糸** septate hypha という（図3-4 a）．しかし，菌糸のなかには隔壁をもたないものもあり，これを**無隔菌糸** aseptate hypha という（図3-4 b）．仮性菌糸は出芽によって生じた娘細胞が母細胞とともに伸長し，さらにその先端から新しい娘細胞が出芽して伸長する．この繰り返しによって形態は菌糸様になる（図3-4 c）．無隔菌糸内では細胞質成分が自由に移動して，核は菌糸全体に分散する．また，有隔菌糸でも隔壁の中心部には小孔があるので，細胞質成分は菌糸内を自由に移動する（図3-4 d，図3-4 e）．

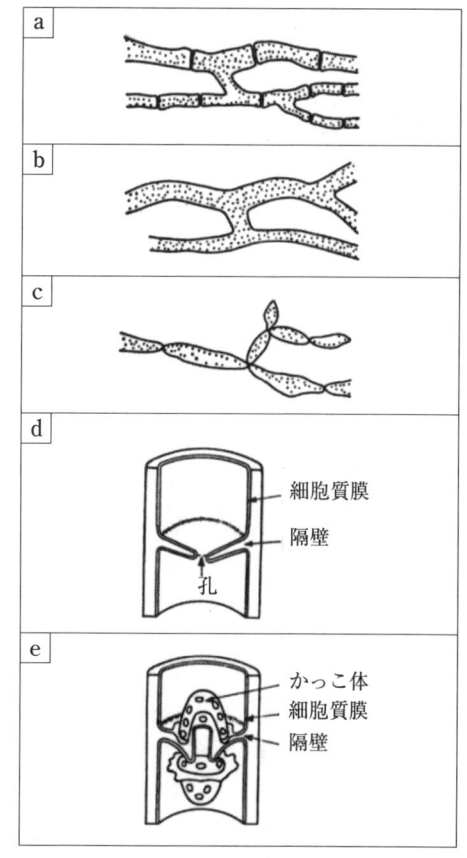

図3-4 真菌の菌糸と隔壁

a：隔壁のある菌糸，　b：隔壁のない菌糸，
c：仮性菌糸，　　　　d：典型的な隔壁孔，
e：たる形隔壁孔

2 胞子と分生子

胞子 spore とは，休止状態の細胞を総称したものである．胞子は，適切な温度と湿度のある栄養条件では発芽 germination して，増殖状態の**栄養形** vegetative form に変化する（酵母の発芽は，特に出芽 budding とよぶ）．雌雄配偶子の核の融合を伴う有性生殖（減数分裂）によって形成される胞子を**有性胞子** sexual spore とよび，無性的に細胞分割によって形成される胞子を**無性胞子** asexual spore とよぶ．有性胞子には真菌の分類に従って，接合胞子 zygospore（接合菌），子嚢胞子 ascospore（子嚢菌），担子胞子 basidiospore（担子菌）などに分かれる．

一方，無性胞子は**内生胞子** endospore と**外生胞子** exospore に大別される．内生胞子は**胞子嚢胞子** sporangiospore ともよばれ，菌糸の先端が膨らんでできた胞子嚢の内部で細胞質が分画されて胞子となるものである．外生胞子は菌糸の外側に外生するもので，**分生子** conidium と総称される外生胞子をさすことが多い．分生子は不完全菌類のうち，特に糸状菌に多く見られ，その形成様式の違いによって，**出芽型分生子** blastospore，**アレウロ型分生子** aleuriospore，**フィアロ型分生子** phialospore，**ポロ型分生子** porospore などのタイプに分かれる（図3-5）．

分生子は多くの場合，それぞれのタイプの分生子形成細胞（分生子柄 conidiophore，フィアライド phialide など）から生じる．また無性胞子は一般に薄膜であるが，真菌種によっては，菌糸や仮性菌糸の一部が球状に膨大して菌糸とは形態的に区別される厚い膜を形成するものがある．これを**厚膜胞子** chlamydospore（または厚膜分生子 chlamydoconidium）といい，環境条件の悪い時や特殊な培養を行うと形成される．厚膜胞子は物理化学的な諸因子に抵抗性である[*2]．

[*1] 酵母には，レモン形のほか，円形，卵形，楕円形，徳利形のものもある．
[*2] *Candida albicans* カンジダ・アルビカンス，*Histoplasma capsulatum* ヒストプラズマ・カプスラタムなど．

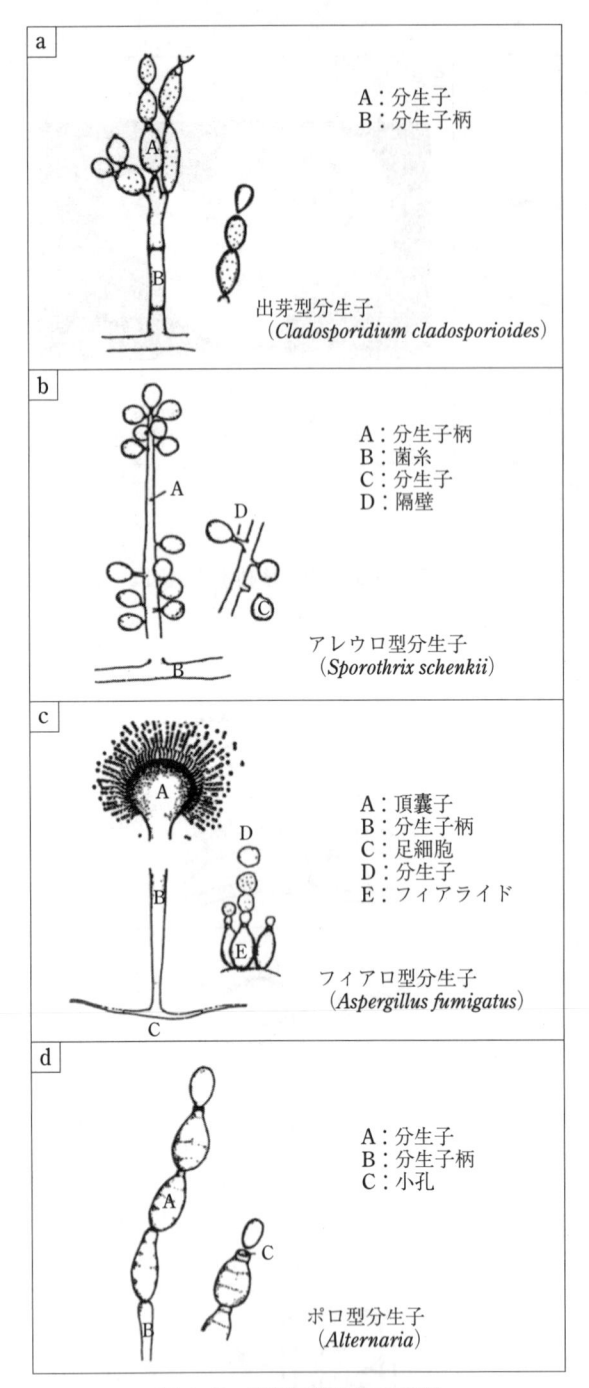

図 3-5　真菌の分生子の種類

a：出芽型分生子（分生子は，分生子柄または菌糸の先端に1個または多数形成される．また，出芽により形成された各々の分生子がさらに遠心的に分生子を形成して分生子連鎖を作ることもある．）
b：アレウロ型分生子（分生子は，分生子柄の先端または側壁から切断により形成される．分生子は単独または求心的に分生子連鎖を作る．）
c：フィアロ型分生子（分生子は，内生的に形成され，分生子柄またはフィアライドの先端に求心的に連鎖して作られる．）
d：ポロ型分生子（分生子は，分生子柄または菌糸の先端あるいは小孔からしぼり出すように形成される．分生子は単独または求心的に分生子連鎖を作る．）

a：
A：分生子
B：分生子柄
出芽型分生子
(*Cladosporidium cladosporioides*)

b：
A：分生子柄
B：菌糸
C：分生子
D：隔壁
アレウロ型分生子
(*Sporothrix schenkii*)

c：
A：頂嚢子
B：分生子柄
C：足細胞
D：分生子
E：フィアライド
フィアロ型分生子
(*Aspergillus fumigatus*)

d：
A：分生子
B：分生子柄
C：小孔
ポロ型分生子
(*Alternaria*)

3-4 原虫

3-4-1 原虫とは

　原生生物界を構成する生物群として原虫と藻類がある．このうち**原虫** protozoa（単数形；protozoan）は原始的な動物としての性質をもつことが特徴である．たとえば，原虫は偽足や波動膜，鞭毛や繊毛などの運動器官を使って，動物と同じように，自由に動きながら栄養を**摂取** ingestion する．また，原虫細胞には細胞壁が存在しないこと，化学合成従属栄養生物であることなどの特徴も動物と同じである．原虫が**原生動物**（生物進化の最初に現れた原始的な動物）ともよばれる理由はこのような性質によっている．しかし，動物が多細胞からなり複雑な体制をしているのに対して，原虫は単純な単細胞生物である．

　原虫はあらゆる淡水域，海水域，土壌中に生息して，生態系の維持に役立っている．ヒトに病原性をもつ原虫は比較的少ないが，淡水域に生息して経口的に感染するもの，カなどの昆虫が媒介するもの，ネコが終宿主となるもの，また性行為によって感染するものなど，原虫の感染経路は多彩である[*1]．

　原虫は，蠕虫（ぜんちゅう）（暁虫，吸虫類，条虫類など）と共に，**寄生虫学** parasitology 領域で扱われることもある．しかし，蠕虫は肉眼での観察が可能な多細胞生物で分類学的には動物界に属するなど，原虫とは明らかに異なっている．したがって，この教科書でも原虫は微生物として扱う．

[*1] *Entamoeba histolytica* 赤痢アメーバ（経口感染，アメーバ赤痢の病原体），*Cryptosporidium parvum* クリプトスポリジウム・パルバム（経口感染，クリプトスポリジウム症の病原体），*Plasmodium falciparum* 熱帯熱マラリア原虫（カが媒介する感染，熱帯熱マラリアの病原体），*Toxoplasma gondii* トキソプラズマ・ゴンジ（ネコが終宿主となる感染，トキソプラズマ症の病原体），*Trichomonas vaginalis* 腟トリコモナス（性行為感染，トリコモナス症の病原体）．

3-4-2 原虫の形態

　原虫の形態は，**胞子虫** sporozoea（有性生殖後にオーシストとよばれる胞子を形成して，その中に感染性のあるスポロゾイトを含むもの），**鞭毛虫** phytoflagellate（細胞周囲に一定数の鞭毛を有しているもの），**繊毛虫** ciliate（細胞の周囲に多数の繊毛をもつもの），**根足虫** rhizopoda（葉状の仮足をもつもの）に分類される．

　胞子虫の代表として，*Toxoplasma gondii* トキソプラズマ・ゴンジの急増虫体を示した（図3-6 a，三日月形をして，細菌の芽胞に似ている）．胞子虫には，このほかにも *Plasmodium* プラスモジウム属のマラリア原虫や *Cryptosporidium palvum* クリプトスポリジウム・パルバムなど病原原虫として重要なものが多い．鞭毛虫の代表として，*Trichomonas vaginalis* 腟トリコモナスを示した（図3-6 b，卵または西洋梨の形をしている）．また根足虫の代表として，*Entamoeba histolytica* 赤痢アメー

Toxoplasma gondii（胞子虫，急増虫体）

Trichomonas vaginalis（鞭毛虫，西洋梨形）

Entamoeba histolytica（根足虫，多く仮足をもつ）

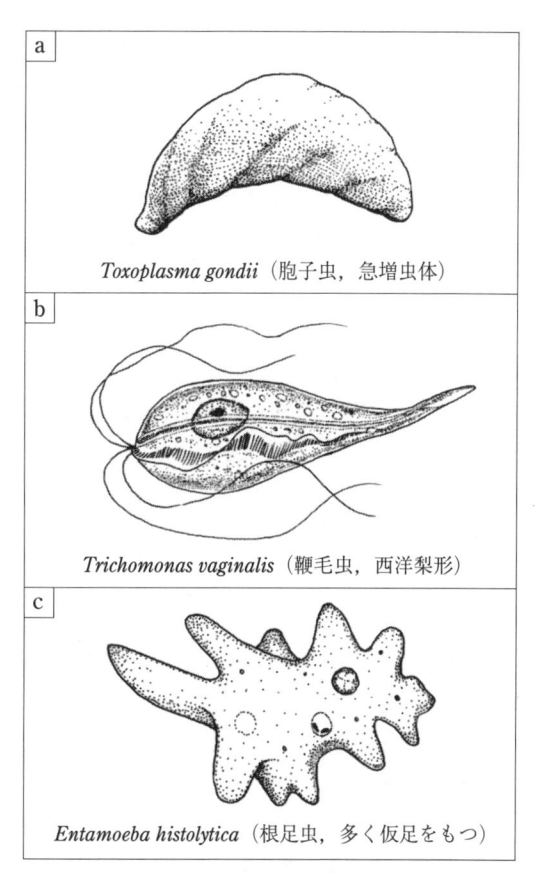

図3-6　原虫の形態

バを示した（図3-6 c，これが仮足をのばしながら栄養源に向かってアメーバ運動している様子は動物的である）．

3-5 藻類

3-5-1 藻類とは

原生生物界を構成する原虫以外の生物群が**藻類** alga（複数形；algae）である．セルロースを細胞壁の主成分とすること，光合成独立栄養生物であることなど，藻類は植物に似た性質をもっている．藻類とは，すべての光合成独立栄養生物から植物と光合成独立栄養細菌を除いた生物群と定義することもできる．

藻類の生息場所は主として海中と淡水中であるが，空中に露出した岩や樹皮，あるいは土壌，または地衣類やサンゴ虫に共生しているものもある．藻類には食用として利用され，我々の身近にあるものが多い（海苔，昆布，ワカメ，ヒジキ，クロレラ，寒天など）．また，珪藻土 diatomaceous earth（藻類の一種である**珪藻類** diatom の化石が堆積したもの）は断熱材やろ過材などに利用される．藻類は有機化合物の一次生産者として食物連鎖のスタートとなる水系での重要な生物群（プランクトン）である．しかし，**渦鞭毛藻類** dinoflagellate の異常繁殖は赤潮 red tides の原因になり，魚介類に大きな被害をもたらす．

渦鞭毛藻類には食中毒の原因になるものもある．たとえば，*Alexandrium* アレキサンドリウム属は食物連鎖によって二枚貝（ホタテガイ，アサリなど）や巻き貝の中腸腺で濃縮される．ヒトがこのような貝を摂食した場合には，サキシトキシン saxitoxin（神経毒素）による**麻痺性貝毒**を起こす．また，*Gambierdiscus toxicus* ガンビアディスカス・トキシカスも小さな魚から順次大きなサメなどに食物連鎖され，これをヒトが摂食するとシガトキシン ciguatoxin による**シガテラ食中毒** ciguatera fish poisoning の原因となる（第2編，3-3-1参照）．

3-5-2 藻類の形態

藻類の形態は多様である（単細胞，糸状体，葉状体，また外見上は根，茎，葉の区別がつく茎葉体など）．最も分化した体制をもつ藻類は褐藻類の *Sargassum* ホンダワラ属で，これは植物を思わせる外形を示し，上部にガスを充満した球形や楕円形の気胞を多数つけ，これによって海中に直立して生育する．また，渦鞭毛藻類は鞭毛をもち，これを回転させて水中を運動する．渦鞭毛藻類の例として *Peridinium* ペリディニウム属を示した（図3-7，空に舞う凧のようである．*Gambierdiscus toxicus* もこれに似ている）．

Peridinium（渦鞭毛藻類，鞭毛をもつ）

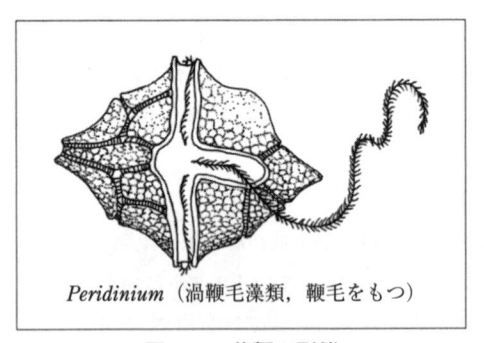

図3-7 藻類の形態

3-6 ウイルス，ファージ

3-6-1 ウイルス，ファージとは

自然界に存在するすべての生物は**ウイルス** virus が寄生していると考えてよい．したがって，ウイルスの種類は生物の種類といってよいほど膨大である．ウイルスが寄生すればその宿主に常に病気が起こるわけではなく，ほとんどの場合は，互いの進化に影響しあいながら共存関係を保っている．しかし，それでもヒトに寄生して病原性を示すものは多く，ウイルスは病原微生物学での中心的な病原体である[*1]．

ウイルスはそれが寄生する宿主によって，動物ウイル

表 3-1 ウイルスの特徴

	ウイルス	リケッチア	クラミジア	マイコプラズマ	一般細菌
ゲノム核酸の種類	DNA または RNA	DNA	DNA	DNA	DNA
リボソーム	−	＋	＋	＋	＋
人工培地での増殖性	−	−	−	＋	＋[*1]
抗生物質感受性	−	＋	＋	＋	＋
インターフェロン感受性	＋	−	−	−	−

[*1] ただし，*Treponema pallidum* 梅毒トレポネーマ（梅毒の病原体），*Mycobacterium leprae* マイコバクテリウム・レプレ（ハンセン病の病原体）などは人工培地での増殖性はない．＋または−は，それぞれ，ありまたはなし，を表す．

ス，植物ウイルス，細菌ウイルス，原虫ウイルス，真菌ウイルスなどと総称する．ヒトの病原ウイルスは動物ウイルスの一種である．細菌ウイルスは特別に，**バクテリオファージ** bacteriophage（または単に**ファージ** phage）とよばれる．

ウイルスは，そのゲノム核酸が DNA または RNA であること，リボソームをもたないこと，人工培地での増殖性をもたないこと（偏性細胞内寄生性）など，他の微生物には見られない特質をもっている（表3–1）．このうちで偏性細胞内寄生性は，ウイルスはリボソームをもたないことに原因がある．リケッチアやクラミジアなど，偏性細胞内寄生性の細菌は存在するが，これらはエネルギー代謝系の一部に欠損があるものであり，ウイルスのように，リボソームの欠如によってエネルギー代謝系そのものが完全に欠落しているのとは本質的に異なっている．

ウイルスは生物か無生物かという議論がある．エネルギー代謝系と自己増殖能が備わっているものを生物と定義するならば，ウイルスは「無生物 nonliving things」である．

[*1] 微生物学の歴史上，ウイルス（ろ過性病原体 filtable agent）という言葉は 2 通りの使われ方をしてきた．当初は細菌ろ過器上に残らない，顕微鏡で見えない，培養できないというような病原体（ろ過性病原体 filtable agent）をさしていた．しかし，徐々に，「炭疽ウイルス」や「結核ウイルス」など，すべての病原微生物をウイルスとよんだ時期があった（現在，「カゼ菌」，「エイズ菌」などと言ったりするのと反対の現象である）．そして，核酸とたん白質からなるウイルス粒子の実体が明らかにされて以降は，学術用語として，再び本来のろ過性病原体に対してのみウイルスという言葉が使われるようになった．

3-6-2 ウイルス，ファージの形態

ウイルスは，**カプソメア** capsomere とよぶ単位たん白質が一定数，規則正しく配列した高分子または粒子 particle である．ゲノム核酸はこの粒子内部に包みこまれている．

ウイルスの形態は，カプソメアの配列によって決まり，球状（カプソメアが正二十面体を形成するように配列した**正二十面体対称体** icosahedral symmetry）と，棒状（カプソメアがらせん状に配列した**らせん対称体** helical symmetry）が基本型である．れんが状，砲弾状など複合体型のものもある．

球状型ウイルスの代表としてアデノウイルス adenovirus を示した（図3-8 a，カプソメアが正二十面体対称になるように規則正しく並んでおり，電子顕微鏡で観察するとゴルフボールのように見える）．また，棒状型ウイルスの代表としてタバコモザイクウイルス tabacco mosaic virus を示した（図3-8 b，カプソメアがらせん状に並び，ファージ粒子はトウモロコシのように見える．粒子の芯部には，ゲノム核酸がやはりらせん状に配置されている）．

ファージの基本形態もウイルスと同じである．複合型のものにはゲノム核酸を包む頭部のほかに，収縮性の尾部をもった複雑な形態をもつものもある．その代表として T4 ファージの例を示した（図3-8 c，月面に着陸した宇宙船のように見える）．

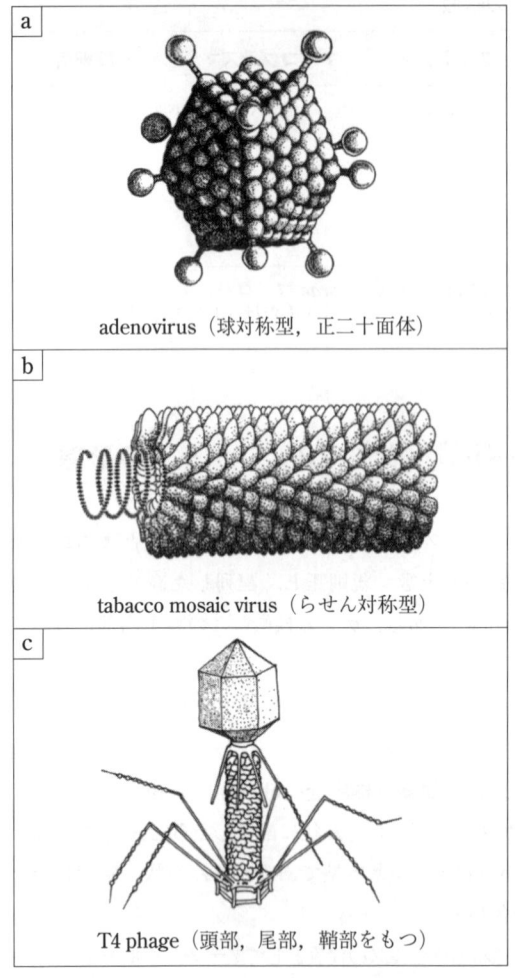

図 3-8 ウイルス，ファージの形態

a　adenovirus（球対称型，正二十面体）
b　tabacco mosaic virus（らせん対称型）
c　T4 phage（頭部，尾部，鞘部をもつ）

3-7 プリオン

3-7-1 プリオンとは

ニューギニア東部高地のフォア Fore 族には，死者を弔うために肉親の遺体を食べたり血を身体に塗りつけたりする習慣があり，これらの人々の間では脳がスポンジ状になって痴呆を呈する**クールー** kuru とよばれる奇病があった．これはヒツジの海綿状脳症として知られていた**スクレイピー** scrapie と同様に，ウイルス感染症（スローウイルス感染症）の 1 種と考えられていた．しかしこれらの脳症は，ウイルスとは異なる．核酸をもたないたん白質粒子の感染が原因になることが明らかにされた．そして，このような粒子を**プリオン** prion とよび，プリオンによる海綿状脳症は**プリオン病** prion disease とよばれるようになった[*1]．

プリオンと相同性の高いたん白質は，酵母からヒトまで真核生物には幅広く存在している．そこで，プリオン病患者のプリオンを異常型プリオンたん白質とよび，健常人のプリオンを正常型プリオンたん白質とよんで両者を区別する．異常型プリオンたん白質のアミノ酸配列は正常型プリオンたん白質と同じであるが，高次構造に違いが見られるものが多い（正常型プリオンたん白質は α らせんに富み，異常型プリオンたん白質は β シートに富む）．

異常型プリオンたん白質は，正常型プリオンたん白質に比べて，proteinase K などのたん白質分解酵素に抵抗性で，また，熱，紫外線，酸，ホルマリンにも抵抗性を示す．

食人儀式の禁止によってクールーは姿を消したが，現在では新たなヒトのプリオン病が問題になっている[*2]．

[*1] プリオン prion という言葉は，S. B. Prusiner プルシナーによる造語であり，proteinaceous infectious particle，すなわち，たん白質 protein と感染 infection を組合わせたものである．

[*2] プリオン病にはクロイツフェルト・ヤコブ病 Creutzfeldt-Jakob disease（CJD），ゲルストマン・シュトロイスラー・シャインカー症候群 Gerstmann-Straussler-Scheinker syndrome，致死性家族性不眠症 fatal familial insomnia，医原性クロイツフェルト・ヤコブ病 iatorogenic CJD，変異型クロイツフェルト・ヤコブ病 variant CJD などがある．変異型クロイツフェルト・ヤコブ病は，ウシ海綿状脳症（BSE）の牛肉の摂食との関係が疑われている．

3-7-2 プリオンの構造体

スクレイピーを発症したヒツジの脳乳剤を界面活性剤で処理した後に遠心分画し，さらに proteinase K 処理してから電子顕微鏡で観察すると，直径 25 nm，長さ 10～100 nm の繊維状または棒状の構造体が見える（図 3-9）．これは**スクレイピー随伴繊維** scrapie-associated

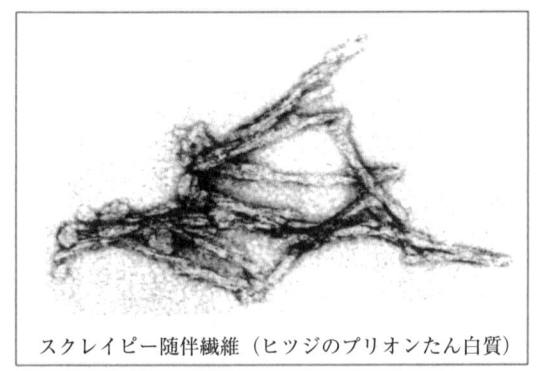

図3-9 プリオンのSAFの構造
死の病原体プリオン（R. Rhodes 著，桃井健司，網屋慎哉訳，草思社，1998年）より

fibril（SAF，または prion rod）とよばれ，プリオンたん白質分子が多数凝集したものと考えられている[*1]．

[*1] スクレイピーで見られるプリオンの構造体を，P. A. Merz マーツは SAF とよび（1981年），S. B. Prusiner プルシナーは prion rods とよんだ（1982年）．SAF と prion rods は，化学的に同一のものである．しかし，この構造体そのものに"感染性"があるか否かは不明である．プルシナーは，prion rods の精製に関する論文（Cell, 1984年）に，次のような一文を，さりげなく挿入している．「最終的に精製した prion rods に感染性はなかった」．これは精製中に，たん白質の高次構造（βシート）が壊れたものと思われるが，現在でも，SAF または prion rods を接種して実際にプリオン病を起こせるという証明はない．

3-8 微生物学的用語の区別

微生物学的用語には，その内容や言葉そのものが似ていて紛らわしいものがある．たとえば，

(1) 放線菌 actinomycetes（細菌）と，糸状菌 mycelial fungi（真菌）
(2) 糸状菌 mycelial fungi（真菌）と，酵母 yeast（真菌）
(3) 芽胞 spore（細菌）と，胞子 spore（真菌）
(4) 胞子 spore（真菌）と，分生子 conidium（真菌）
(5) 発芽 germination（細菌）と，出芽 budding（真菌，原虫，ウイルス）

などは，微生物学の勉強を始める時，混乱しやすい用語と思われる．これらの区別を表3-2に概説した．

初心者にとって，特に紛らわしいものの1つが，真菌が分散して繁殖（増殖）するときの繁殖体単位に与えられる，「**胞子 spore**」と「**分生子 conidium**」であろう．胞子には，雌雄両配偶子の融合によって形成される有性胞子と，細胞分割によって形成される無性胞子がある．分生子は，このうちの無性胞子に関連した用語である．無性胞子には，菌糸の内部に形成される内生胞子と，菌糸の外側に形成される外生胞子がある．分生子は，このうちの外生胞子を総称したものである．

したがって，真菌のうち，有性生殖と無性生殖の増殖世代をもつ完全菌（*Absidia*，*Rhizopus*，*Mucor* など）の繁殖体は，有性胞子，内生胞子，外生胞子（＝分生子）であり，一方，まだ有性世代が確認されていない不完全菌（*Aspergillus* など）の繁殖体は，内生胞子，外生胞子（＝分生子）であるということができる．

原虫には，有性生殖後に，その中に感染性をもったスポロゾイト sporozoite（急増虫体）を含む，オーシスト oocyst（胞子に似ている）を形成するものがある（*Toxoplasma gondii*，*Plasmodium falciparum* など）．このような原虫を**胞子虫**という．

細菌のうち，*Clostridium tetani* 破傷風菌や *Bacillus anthracis* 炭疽菌などは，休眠状態の細胞を形成する．このような細胞は，**芽胞**とよぶのが一般的である．これは，栄養形細胞の中に形成されるので，内生胞子ということもある．以上をまとめると，「spore」には芽胞（細菌）と胞子（真菌または原虫）が含まれ，「endospore」には細菌の芽胞または真菌の繁殖体が含まれる．

胞子を内部に形成する嚢状の生殖器官を**胞子嚢 sporangium** という．胞子嚢は，真菌以外にも，原虫（*Toxoplasma gondii*，*Plasmodium falciparum*）や，藻類（褐藻；コンブ *Laminaria*，緑藻；アオサ *Ulva*）など，多くの生物に見られる．コンブやアオサの胞子嚢は，遊走子（泳ぐ胞子）を形成するので，特に遊走子嚢 zoosporangium とよばれる．

表3-2 微生物学的用語の区別

用　語	関連微生物	用語の説明	代表的な微生物
放線菌 actinomycetes	細菌	菌糸を形成する細菌	*Actinomyces, Nocardia*など
糸状菌 mycelial fungi	真菌	菌糸(真性菌糸，仮性菌糸)を形成する真菌	*Aspergillus, Penicillium*など
酵母 yeast	真菌	菌糸(真性菌糸)を形成しない真菌	*Candida, Cryptosporidium*など
芽胞 spore	細菌	休眠状態の細菌	*Clostridium, Bacillus*など
内生胞子 endospore	細菌	休眠状態の細菌（芽胞と同義語）	*Clostridium, Bacillus*など
	真菌	胞子嚢中に内生された真菌の胞子	*Absidia, Rhizopus, Mucor*など
胞子 spore, oocyst	真菌	真菌の繁殖体（有性胞子，内生胞子，外生胞子）	*Absidia, Rhizopus, Mucor*など
	原虫	内部に急増虫体をもつ細胞(オーシスト)	*Toxoplasma gondii*など
分生子 conidium	真菌	真菌の繁殖体（外生胞子）	*Aspergillus*（フィロア型分生子）など
鞭毛 flagellium	細菌	単毛菌，叢毛菌，両毛菌，周毛菌	*Vibrio cholerae*(単毛菌)など
	真菌	接合菌；有鞭毛胞子を形成する真菌	*Absidia, Rhizopus, Mucor*など
	原虫	鞭毛虫；細胞周囲に鞭毛を有する原虫	*Trichomonas vaginalis*など
発芽 germination	細菌	休眠状態の芽胞が分裂を開始すること	
	真菌	糸状菌が繁殖を開始すること	
出芽 budding	真菌	酵母が繁殖を開始すること	
	原虫	胞子虫類の増殖法	
	ウイルス	成熟粒子が宿主細胞から放出されること	

Box 3　キッチンからラボへ －寒天培地の起こり－

　寒天培地はゼラチン培地に代わる画期的な固形培地として，コッホの論文に初めて現れたものである．細菌学の発展に大きく寄与したこの培地が，実際にはコッホのもとで細菌学を研修中のヘッセによって開発されたものであることは知られていない．

　Walther Hesse ヘッセ（1846～1911）は南ドイツにある鉱山都市の医者であり，鉱夫の健康管理が彼の任務であった．鉱夫は鉱山病を患うものが多かった．後年，鉱山病は放射性ウランによる肺がんであることが明らかにされたが，当時では得体の知れなかったこの病気はヘッセに衛生学と細菌学を習得する必要性を感じさせた．そこで，ミュンヘンの Max von Pettenkofer ペッテンコファー（1818～1901）に衛生学を学んだ．そして，寒天培地のアイディアが生まれたのは，ベルリンのコッホについて細菌学を研修中のことであった．

　結核病原体の分離は何週間もかかり，この間にゼラチン培地が溶けてしまうことがあった．培地に植え付けた患者の痰にはゼラチンを分解する細菌が混じっていたり，ゼラチンは孵卵器の温度に耐えなかったのである．ヘッセはこの悩みを妻のアンゲリナに相談した．妻が作るプリンは，夏場でも，固まったまま日持ちがするのを不思議に思っていたからである．

　秘密はヘッセ家の agar（寒天）にあった．少女時代，アンゲリナは，隣に住んでいるジャワ人から，暑い国では食べ物を固める時に寒天を使うことや，中華料理のスープはツバメがテングサを集めて作った巣を原料にしていることを聞いていたのである．次の朝，ヘッセは台所から1本の寒天を研究室に持ち込んで培地を作った．これが，1882年にコッホが結核の病因論と題する論文中で「agar-agar」として紹介した寒天培地である．

　コッホが開発したゼラチン固形培地は，微生物学の発展に寄与した．ゼラチンの代わりに寒天を用いたことは，重要ではあるがささいな改良であったという意見もある．結核病因論の論文中で寒天培地にはほんの2, 3行触れているに過ぎないことから，コッホも寒天培地の重要性を認めていなかったのかもしれない．これは，その1年後，エジプトとインドでのコレラの調査にも寒天培地は携行していないことからもうかがえる．しかし，このことが熱帯地でのコレラ病原体の純粋分離を難しくしたのであったが…．

アンゲリナ・ヘッセ　ヴァルター・ヘッセ
（参考資料より）

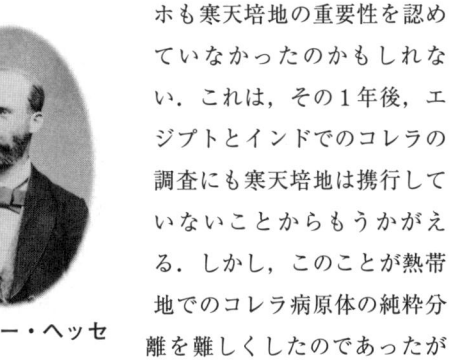

　ヘッセ夫妻は控えめで，謙虚な性格の持ち主であったといわれている．ヘッセの寒天培地は商品化され，この手軽な培地は多くの研究者に使われた．これで利益を上げた商店の経営者に，ヘッセが経済的な見返りを要求することはなかった．また，コッホの論文にはヘッセの名前は出てこない．これにもヘッセは苦情をいうこともなく，淡々と研究を続けた．コッホは，一言ヘッセ夫妻への謝辞を論文に入れるべきであった．

参考資料；Wolfgang Hesse, Walther and Angelina Hesse - Early contributions to bacteriology, ASM News, **58**, 425 - 428, 1992

4 微生物の分類学

何か生き物が飛んでいる．我々はそれを昆虫と見る．そして，瞬間にハチだと身構える．これは無意識のうちに生物を分類した結果の行動である．分類とはある基準に従って物質や生物をグループ分けすることであり，そのグループがわかれば，それに対する姿勢が自然に決まる．分類学は病原微生物学において特に高い実用性をもっている．たとえば，目の前の感染症患者の治療法を選択する場合，あなたはまず患者から分離された微生物についていろいろ検査し，これを微生物リストの特徴と照らし合わせて微生物を決めるだろう．これによって，病名と患者を悩ましている微生物が特定され，有効な抗生物質など治療法は自然に決まるのである．本章では，微生物の分類，同定，命名の概要を学習した後で，それぞれの微生物の分類の実際を見る．

4-1 分類

分類学 taxonomy (low and arrangement) は，紀元前4世紀頃に Arristotelēs アリストテレスによって行われた生物の類別に起源をもつが，現代の分類学はスウェーデンの植物学者 Carl von Linné リンネによって18世紀の中頃に創始された．

分類学には，**系統分類学** phylogenetic taxonomy と**数値分類学** numerical taxonomy がある．系統分類学は，生物を進化を反映した特徴に基づいて分類する学問である．これに対して，できるだけ多くの形質（100～200形質）を調べてそれらを等価とみなし，その相似値（共通する形質数/比較した形質数）で生物を一定の集合体に分類する学問を数値分類学という．

分類学は，分類，同定，命名から構成されている．このうち，**分類** classification とは，生物をいろいろな特徴（形質と遺伝型）によってグループ分けし，また，各グループの段階的な再分類（分類群へのグループ分け）によって生物界を秩序立てることである．

分類の歴史は，個々の生物を，その形態や形状，有毒か無毒か，また分布圏の地理的特殊性などによって鑑別することから始まった（このため，分類は同定と混同されることがある）．このような分類は，今日では**人為分類** artificial classification とよばれているものの一種である（微生物を有用微生物または病原微生物に分類するのは典型的な人為分類である）．人為分類は，数値分類学に用いる形質の中から何かの目的に基づいて特別な形質を選び出したものである．これに対して，進化を反映していると考えられる形質と遺伝子型の特徴を重視し，その相互関係から生物を分類することを**自然分類** natural classification という．自然分類は主に系統分類学を基盤としている．近年の分類の主流は，系統分類学に基づいた自然分類であるが，分類学は自然分類と人為分類が相互に関係し合いながら発展してきた．特に病原微生物の場合，生物の系統進化と直接的には関係ないと考えられる病原性という形質が重要であることから，人為分類は今日でもなお無視できない．

4-1-1 分類の基準

分類に形態の比較が有効な動物や植物に対して，単純な形態をもつ細菌や真菌，原虫，または藻類にはその系統を区別できる形態学的特徴は少ない．そこでこれらの

表4-1 微生物の分類または同定基準

基　準	分　類	同　定
オルガネラの有無	○	×
リボソームの大きさ(70Sまたは80S)	○	×
細胞壁や細胞質膜の化学組成	○	×
特別なたん白質のアミノ酸配列	○	×
DNAのGC含量	○	×
DNA/DNAハイブリッドの形成性	○	×
rRNA遺伝子の塩基配列	○	○
形態学的な特徴	○	○
生化学的性状(糖やアミノ酸の分解性)	○	○
各種培地での発育状態	×	○
増殖の酸素要求性	×	○
運動性,莢膜,芽胞形成性の有無	×	○
染色性(グラム染色,抗酸染色など)	×	○
溶血性の有無	×	○
血清学的性状(O, H, K抗原性など)	×	○
ファージや抗菌薬に対する感受性	×	○

　微生物の分類には,オルガネラの有無や,リボソーム粒子の大きさ,rRNA遺伝子の塩基配列の相同性,または,細胞壁や細胞構成成分の化学組成,特別なたん白質のアミノ酸配列,DNAのGC含量,DNA/DNAハイブリッドの形成性の相違などが重視される(表4-1).

　これらのうち,オルガネラの有無やリボソームの大きさは,生物の原核生物と真核生物への大別に用いられている指標である.一方,生物の進化的類縁関係をよく反映していると考えられている16S rRNA遺伝子の塩基配列は,属またはこれより高位の分類群への生物の分類指標として有効である.現在では,**プライマー** primer を用いて16S rRNA遺伝子(1,500塩基)を増幅すること,また増幅したDNAの塩基配列を決定することは容易になっている.細胞壁や細胞構成成分の化学組成,特別なたん白質のアミノ酸配列,DNAのGC含量などは生物の属レベルへの分類に用いられ,また細胞の種レベルへの分類には,糖やアミノ酸の分解性,特に染色体DNAの定量的DNA/DNAハイブリッド形成法は重要である.

4-1-2　分類群

　生物を自然分類によってグループ分けする場合の単位を**分類群** taxon(タキソン)という.分類群は,**界** Kingdom,**門** Phylum,**綱** Class,**目** Order,**科** Family,**属** Genus,および**種** Species の6群からなる.界は最高位の分類群であり,種は分類群の基本単位である(表4-2).また,種の下位に亜種 subspecies や血清型 serovar,株 strain を置くこともある.細菌の株は,生物型 biovar,ファージ型 phagevar,毒素産生性,パルスフィールドゲル電気泳動 pulse field gel electrophoresis(PFGE)パターンなどによって分類する.ウイルスの場合は,科を最高位として,科,属,種に分類する.

　細菌を例にして分類群の成り立ちを説明する.たとえば,ヒトの大腸には *Escherichia coli*(大腸菌)という細菌が常在している.この細菌種(Species)は,ゴキブリの腸管に常在する *Escherichia blattae* と性質が似ている.そこで,これらは *Escherichia* エシェリキアという1つの属(Genus)にまとめる.同様に,細菌性赤痢の原因にもなる *Shigella flexneri*(フレクスナー赤痢菌)と *Shigella dysenteriae* はよく似た性質をもつので,これらは *Shigella* シゲラ属(Genus)にまとめる.*Escherichia* と *Shigella* に分類された細菌は,*Escherichia* に分類された細菌は乳糖を分解するが,*Shigella* に分類された細菌は乳糖を分解しないなど,両者の性質は異なっている.しかし一方では,増殖における酸素要求性はどちらも通性嫌気性であるなど,共通した性質をもっているので,これらは *Enterobacteriaceae* 腸内細菌科(Family)という1つの分類群にまとめる.同様に,この科の細菌は近縁関係にある他の科の細菌と共に *Enterobacteriales* 腸内細菌目(Order)に,この目の細菌は近縁する目の細菌と共に *Gammaproteobactereia* ガンマプロテオバクテリア綱(Class)に,この綱の細菌は近縁の綱の細菌と共に *Proteobacteria* プロテオバクテリア門(Phylcum)にまとめる.最後に,この門の細菌は近縁の門の細菌と共に *Monera* モネラ界(Kingdom)にまとめるのである.このようにして,モネラ界を構成するおよそ5,200種の細菌は,940の属,203の科,89の目,40の綱,および25の門に分類されている.

　微生物は,モネラ界,菌界,および原生生物界からなる生物集団である(1-2-1参照).細菌と同様にして,およそ57,000種の真菌は Kingdom *Fungi* 菌界に分類され,27,000種の藻類と31,000種の原虫は Kingdom

表 4-2 生物の分類群

分類群		動物界	菌　界	モネラ界	
界	Kingdom	*Animalia*	*Fungi*	*Monera*	*Monera*
門	Phylum	*Chordata*	*Ascomycota*	*Proteobacteria*	*Proteobacteria*
綱	Class	*Mammalia*	*Ascomycottes*	*Gammaproteobacteria*	*Gammaproteobacteria*
目	Order	*Primata*	*Saccharomycetales*	*Enterobacteriales*	*Enterobacteriales*
科	Family	*Hominidae*	*Saccharomycetaceae*	*Enterobacteriaceae*	*Enterobacteriaceae*
属	Genus	*Homo*	*Saccharomyces*	*Escherichia*	*Shigella*
種	Species	*Homo sapiens*	*Saccharomyces cerevisiae*	*Escherichia coli*	*Shigella flexneri*
		ホモ・サピエンス	サッカロミセス・セレビシエ	エシェリキア・コゥリ	ジゲラ・フレクスネリ

Protista 原生生物界に分類される（図 2-1 参照）．

4-1-3　ドメイン

生物を，モネラ界，原生生物界，菌界，植物界，および動物界からなる 5 つの界に分類する五界分類法（1-2-1 参照）とは別に，rRNA 遺伝子の相同性によって分類する方法も提唱されている（1-2-3 参照）．この分類法では**ドメイン** Domain を最高位の分類群とし，自然界の生物を**バクテリアドメイン** Domain Bacteria（真正細菌），**アーキアドメイン** Domain Archeae（古細菌），**ユーカリアドメイン** Domain Eucarya（真核生物）の 3 ドメインに大別する．すなわち rRNA 遺伝子による分類では，細菌はバクテリアドメインとアーキアドメインに細分され，藻類，原虫，真菌，および植物，動物は 1 つのユーカリドメインに統合される．

4-1-4　種の規定要素

分類学上，種は分類群の基本単位であると定義されている．しかし，何をもって同種，または異種とするか(種の概念)は，その生物が分類された時代背景や，分類対象の進化的な位置などによって異なっている．現在では，以下の 3 点を主な種の規定要素としている．

(1) 形態などの形質の相違（形質種）
(2) 生殖の可，不可(生物学的種)
(3) DNA の相同性（遺伝学的種）

種の概念は，18 世紀の中頃，Linné によって提出されたものである．Linné の時代，生物は神によって創造されたものであり（創造説），個々の生物はその子孫で，これは形態を変化させることなく存続してきたと考えられていた．したがってこの時代の種は，形態など形質の相違を種の規定要素とした**形態種**（または**リンネ種**）であった．Linné はこれによって，生物の植物界と動物界への分類体系を確立した．

その後，Darwin ダーウィンによって提唱された生物の進化説が定着し，また，Mendel メンデルらによって生物の遺伝の法則が確立した．そこで，2 群生物間での生殖の可，不可を種の規定要素とする，**生物学的種**の概念が提唱された．これによって，減数分裂を伴った有性生殖する生物は，「交配または交尾によって子孫を得ることができる範囲のものを同一種」とすることが定義された[*1]．しかし，微生物では，植物や動物のような減数分裂を伴った真の意味での有性生殖のないもの，有性生殖はあってもまれにしか起こらないもの，また無性生殖で増殖する生物も多く，この定義をすべての生物に適用することは不可能である．

細菌は無性生殖で増殖する生物であり，これに生物学的種の概念を適用することはできない．したがって細菌では，従来から形態学的特徴や細胞構成要素などの形質の違いを種の規定要素としてきた．しかし，細菌の国際命名規約委員会は DNA の相同性を種の規定要素とする勧告を出した（1987 年）．これでは，「染色体 DNA のハイブリッド形成法で 70 % 以上の相同性があり，ハイブリッドの安定度（ΔT_m）が 5 ℃ 以内に収まる菌株の集団を同一種」と定義している．今日ではこのような**遺伝学的種**の概念も一般に受け入れられている．

表 4-3 染色体 DNA のハイブリッド形成法で同一種となる細菌

属	同一種
Salmonella	*S. choleraesuis*, *S. enteritidis*, *S. typhi*, *S. typhimurium*, *S. paratyphi* A など
Brucella	*B. abortus*, *B. canis*, *B. meliensis*, *B. neomatomaes*, *B. suis* など
Clostridium	*C. botulinum*, *C. putrificum*, *C. sporogenes*
Mycobacterium	*M. tuberculosis*, *M. bovis*
Yersinia	*Y. pestis*, *Y. pseudotuberculosis*
Escherichia, *Shigella*	*E. coli*, *S. flexneri*

4-1-5 病原細菌の種

染色体 DNA のハイブリッド形成法による分類と，従来法による分類との比較が行われた．その結果，従来法で独立した種として分類されていたほとんどの病原細菌間での染色体 DNA のハイブリッド形成性は 70％以下であった（従来法と遺伝学的種の分類の一致）．しかし，従来法では独立種であった一部の病原細菌間には，染色体 DNA のハイブリッド形成性が 70％以上を示し，定義上，同一種と考えられるものも存在することがわかってきている（従来法と遺伝学的種の分類の不一致）．その代表が *Salmonella* サルモネラ属細菌である（表 4-3）．

Salmonella は，O 抗原と H 抗原との組合せで，2,000 以上の種に分類されていた（Kauffmann の分類）．しかし，これらのほとんどが，染色体 DNA のハイブリッド形成法では 70％以上の相同性をもつ同一種となる．そこで現在では，*Salmonella enterica* という種名を設けて，これらをこの新しい種に一括分類し，従来の種は血清型の違いとして区別している（第 3 編，1-7-5 参照）．

同様な例が *Brucella* ブルセラ属（*B. abortus*, *B. canis*, *B. meliensis*, *B. neomatomaes*, *B. suis* など）や *Clostridium* クロストリジウム属（*C. botulinum*, *C. putrificum*, *C. sporogenes*），*Mycobacterium* ミコバクテリウム属（*M. tuberculosis*, *M. bovis*），*Yersinia* エルシニア属（*Y. pestis*, *Y. pseudotuberculosis*）でも見られる．また，*Escherichia coli* と *Shigella flexneri* は，属も異なる種で，前者はヒトの正常細菌叢であり，後者は細菌性赤痢の病原体であるが，これらの染色体 DNA には 70％以上の相同性が見られ，染色体 DNA のハイブリッド形成法による分類では同一種となる．

従来，病原細菌の分類は，感染宿主の違いや毒素産生性の有無などの形質を重要な分類要素としてきた．しかし，染色体 DNA のハイブリッド形成法など進化に重点を置いた系統分類は，このような病原性の違いを DNA の類似性の裏に隠してしまう危険性がある．現在の分類学は系統分類に重きを置く傾向にあるが，病原細菌など病原微生物の分類に，病原形質は無視することはできない．

*1 子孫とは文字通り，「子」だけでなく「孫」，またそれ以後も意味している．ウマ *Equus caballus* とロバ *Equus asinus* は異種であるにもかかわらず交尾してラバを生む．しかし，ラバ同士では子孫ができないので，毎回ウマとロバをかけあわせなければならない．ライオンとヒョウとの間のレオポンも同じである．

4-2 同 定

同定 identification とは，分類学的に不明な生物について，これをすでに分類されている生物の特徴と対比し，これがどの分類群の生物と同じであるかを決定することである．同定と分類は混同されやすいが，同定は同一性を確かめることであり，分類は違いを確かめることである．分類は常に同定に先行して行われる．

同定の基準には，迅速性，簡便性，経済性，再現性などの観点から，それが属する分類群の生物間で共通する特徴のうちの少数のものが選ばれ，分類に用いられる基準とは異なっているものが多い（表 4-1）．たとえば，細菌の同定には，その形態学的特徴（桿菌，球菌，スピロヘータなど），染色性（グラム染色，抗酸染色など），

種々の生化学的性状（糖や有機酸，アミノ酸の分解性など），血清学的性状（O抗原性，H抗原性，K抗原性など），ファージや抗菌薬に対する感受性などが調べられる．最近では，rRNA遺伝子の塩基配列の相同性など，分子遺伝学的手法を同定に利用することも多い．

微生物の同定には，純培養された細胞や粒子を用いることが重要である．また，常に基準株を試験対照とする．このように注意深く行われた同定において，ある生物が既に分類されている生物のどれにも相当しない場合，これは今までに報告されていない新しい生物であり，これに対しては新たな種や属などの分類群が与えられ，その分類群には新たな学名がつけられる．

4-3 命名

命名 nomenclature とは，生物に**学名** scientific name をつけること，またそれによって生物に分類学的な位置を与えることである．命名は分類学の終着点であり，分類または同定が終わったすべての生物には，それが帰属された各々の分類群に学名がつけられている．

国際命名規約によって，学名に用いられる言語はラテン語または他の言語をラテン語化したもので，それが学名であることを示すために，イタリック体で記載すると定められている．手書きの場合，立体として必ずアンダーラインを付す．

たとえば細菌の場合，分類群の種に対する学名（種名 name of species）は，分類群の属に対する学名（属名 generic name）の後に種の特徴を示す形容詞（種形容語 specific epithet）を並べた二語組合せでつくられる．属名の頭文字のみ大文字で書き，種形容語はたとえそれが固有名詞に由来していてもすべてを小文字とする．このような命名法を**二名法** binominal system という．現在では，分類学的に種名を記載する場合，すべての生物（ウイルスも含める）にこの原則が適用される．また，属より高位の分類群の学名は，名詞扱いとし，頭文字が大文字の単一名で記載する．

生物の種名は，*Escherichia coli* や *Staphylococcus aureus* など，二名法のローマ字綴りで記載するのが国際ルールである．しかし，わが国では，これら古くから知られている学名は日本語に翻訳されて，それぞれ大腸菌や黄色ブドウ球菌などの和名がつけられている．我々にとって，学名より和名表現のほうが容易であるが，微生物学を科学として勉強する者はできるだけ学名で綴り，また，学名を発音する習慣をつけるのが望ましい．たとえば，*Escherichia coli* はエシェリキア・コゥリ（esh-ėr-i'kē-ă kō'lī），*Staphylococcus aureus* は，スタフィロコックス・オーレウス（staf-i-lō-kok'kus ô're-us）などである．何故なら，学名は世界のどこでも通用する共通言語であるからであり，また，学名には，その形態，分離部位，分離または研究した者の名前，原因となる病気の名前などの特徴が盛り込まれており，和名以上にその生物の特徴を示す情報が盛り込まれているからである

表4-4 学名の由来

	学 名	由 来
細菌	*Escherichia*[1] *coli*[2]	大腸で見つかった[2]，Theodor **Escherich** の**細菌**[1]
細菌	*Legionella*[1] *pneumophila*[2]	肺を好み[2]，在郷軍人会の参加者に感染した細菌[1]
細菌	*Staphylococcus*[1] *aureus*[2]	黄色の色素を産生する[2]，ぶどうの**房**状に集合した球状の細菌[1]
細菌	*Helicobacter*[1] *pylori*[2]	胃の**幽門**で見つかった[2]，ヘリコプター状の**細菌**[1]
原虫	*Entamoeba* *histolytica*[2]	組織を溶解する[2]，腸内のアメーバ[1]
真菌	*Saccharomyces*[1] *cerevisiae*[2]	ビールを発酵する[2]，糖のカビ[1]
真菌	*Aspergillus*[1] *flavus*[2]	黄色の胞子を[2]，一面にまき散らす物[1]
真菌	*Trichophyton*[1] *rubrum*[2]	赤い色をした[2]，毛髪状の植物[1]
ヒト	*Homo*[1] *sapiens*[2]	知恵のある[2]，ヒト[1]

(表4-4).

4-3-1 種の学名の表記規則

以下に，*Escherichia coli* を例にして，二名法による学名の表記規則を要約する．

(1) 属名の頭文字は大文字で書く（Escherichia）.
(2) 種名はすべて小文字で書く（coli）.
(3) 属名と種名との間は半角分のスペースを空ける（Escherichia coli）.
(4) 属名と種名はイタリック体で記載する（*Escherichia coli*）.
手書きの場合は，立体としてアンダーラインを付す（Escherichia coli）.
(5) 同一の種を何回も記載する場合は，二回目からの属名は頭文字のみを記し，その直後にピリオドを打ち，半角分のスペースを空けてから種名を書く（*E. coli*）.

4-3-2 真菌の学名

真菌にはテレモルフ（有性世代の形態）とアナモルフ（無性世代の形態）をもつものがある．これらは同一真菌種でありながら，異なる種名をもつ（表4-5）.

真菌の命名規約では，テレモルフの種名をアナモルフの種名に優先する規則になっている．しかし，病原真菌の多くはアナモルフとしてまず分離され，学名が与えられてきた．そしてその後，有性世代が見つかった場合には，テレモルフに対して新たな学名をつけてきた．このようなことから，真菌症は，*Cryptococcus neoformans* による感染症をクリプトコックス症，*Aspergillus fumigatus* アルペルギルス・フミガートスによる感染症をアスペルギルス症とよぶなど，アナモルフの属名でよばれる．したがって病原真菌には，有性世代が見つかった後でも，不完全菌として扱い，慣例的にアナモルフの種名が用いられる．

4-3-3 ウイルスの学名

非生物としてのウイルスに二名法は適用されるか否かなどを含め，ウイルスの分類は長い間混乱していた．しかし，2002年の国際ウイルス学会で統一的な命名法が決定された．ウイルスの分類群は上位から科，属，種，株として，科名，属名，種名は正式に名称として確立したときに大文字で始まるイタリック体で記述することになった[*1]．生物の命名法がウイルスにも適用されたのである．たとえばノロウイルスは，*Caliciviridae* カリシウイルス科，*Norovirus* ノロウイルス属，*Norwalk virus* ノーウォークウイルス種となる．

*1 ただし，イタリック体での記載が必要なのは分類学的な記述を行う場合だけとされている．したがって本書では，既に慣習になっていた科名と属名のみを大文字で始まるイタリック体とし，種に相当するウイルス名は小文字の標準体で記載した．

表4-5 アナモルフとテレモルフの種名をもつ真菌

アナモルフの種名	テレモルフの種名（有性世代の分類）
Cryptococcus neoformans（不完全菌）	*Filobasidiella neoformans*（担子菌）
Aspergillus fumigatus（不完全菌）	*Neosartorya fumigata*（子嚢菌）
Candida guilliermondii（不完全菌）	*Pichia guilliermondii*（子嚢菌）
Trichophyton ajelloi（不完全菌）	*Arthroderma uncinatum*（子嚢菌）
Microsporum fulvum（不完全菌）	*Nannizzia fulva*（子嚢菌）
Histoplasma capsulatum（不完全菌）	*Emmonsisella capsulatus*（子嚢菌）
Blastomyces dermatidis（不完全菌）	*Ajellomyces dermatidis*（子嚢菌）

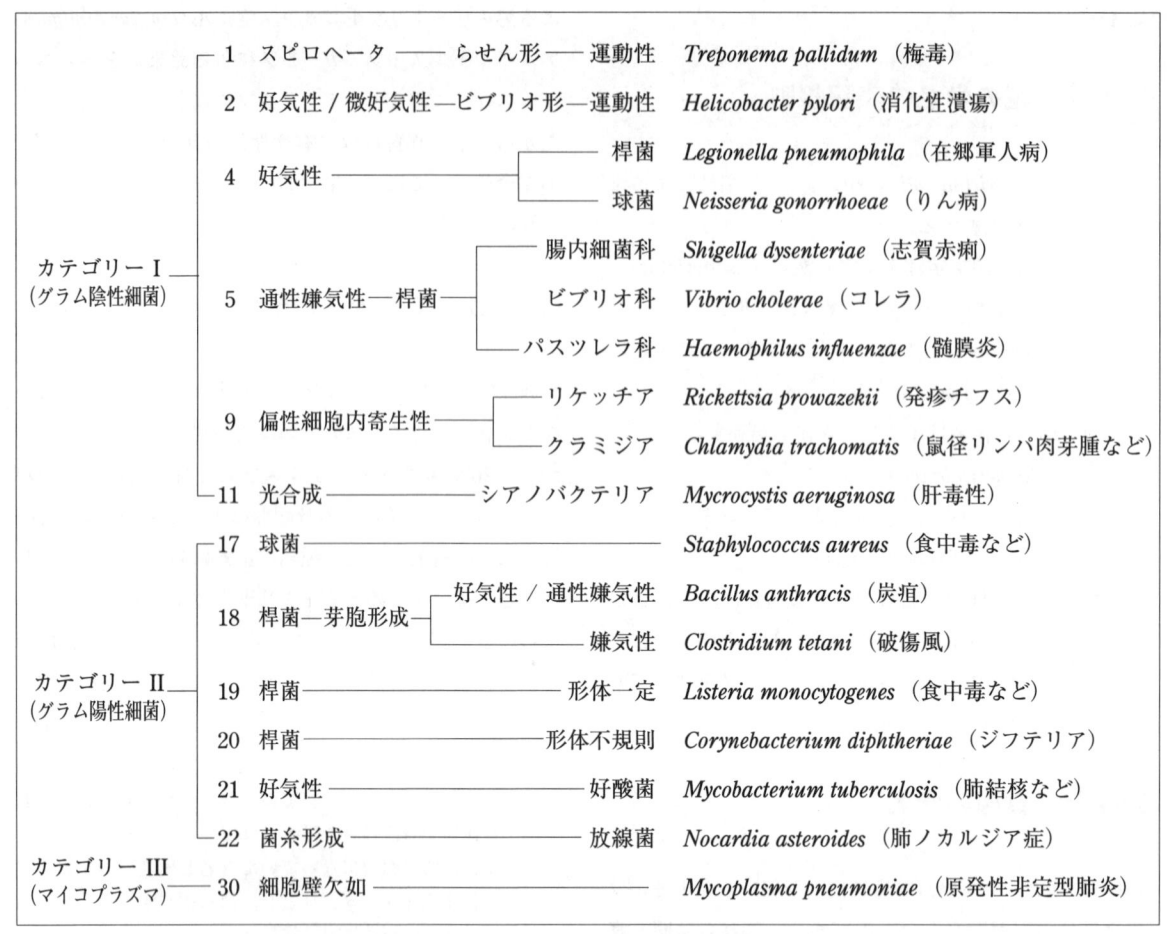

```
カテゴリーⅠ      ┌1 スピロヘータ ──── らせん形 ── 運動性  Treponema pallidum（梅毒）
(グラム陰性細菌) │2 好気性/微好気性 ── ビブリオ形 ── 運動性  Helicobacter pylori（消化性潰瘍）
                  │                        ┌ 桿菌  Legionella pneumophila（在郷軍人病）
                  │4 好気性 ────────┤
                  │                        └ 球菌  Neisseria gonorrhoeae（りん病）
                  │                        ┌ 腸内細菌科  Shigella dysenteriae（志賀赤痢）
                  │5 通性嫌気性 ── 桿菌 ─┼ ビブリオ科  Vibrio cholerae（コレラ）
                  │                        └ パスツレラ科  Haemophilus influenzae（髄膜炎）
                  │                        ┌ リケッチア  Rickettsia prowazekii（発疹チフス）
                  │9 偏性細胞内寄生性 ─┤
                  │                        └ クラミジア  Chlamydia trachomatis（鼠径リンパ肉芽腫など）
                  └11 光合成 ──────── シアノバクテリア  Mycrocystis aeruginosa（肝毒性）

カテゴリーⅡ      ┌17 球菌 ──────────────────  Staphylococcus aureus（食中毒など）
(グラム陽性細菌) │                        ┌ 好気性/通性嫌気性  Bacillus anthracis（炭疽）
                  │18 桿菌 ── 芽胞形成 ─┤
                  │                        └ 嫌気性  Clostridium tetani（破傷風）
                  │19 桿菌 ──────── 形体一定  Listeria monocytogenes（食中毒など）
                  │20 桿菌 ──────── 形体不規則  Corynebacterium diphtheriae（ジフテリア）
                  │21 好気性 ─────── 好酸菌  Mycobacterium tuberculosis（肺結核など）
                  └22 菌糸形成 ────── 放線菌  Nocardia asteroides（肺ノカルジア症）

カテゴリーⅢ      └30 細胞壁欠如 ──────────────  Mycoplasma pneumoniae（原発性非定型肺炎）
(マイコプラズマ)
```

図 4-1 代表的な病原細菌の分類

図中の数字1～30は，「同定細菌学・バーギィーマニュアル」でのグループ番号を示す．また，（ ）内は感染症名を示す．

4-4 病原微生物の分類

4-4-1 病原細菌の分類

D. H. Bergey バーギィー（1860～1937，米国の細菌学者）を記念した2種類の専門書がある．1つは，細菌の系統分類を体系化した「系統細菌学・バーギィーマニュアル」であり，もう1つは，細菌の同定手引書としての「同定細菌学・バーギィーマニュアル」である．

「系統細菌学・バーギィーマニュアル（2001年，第2版）」では，真正細菌をバクテリアドメイン，また古細菌をアーケアドメインとし，それぞれバクテリアドメインを，23門，32綱，77目，182科，871属，および5007種，アーケアドメインを，2門，8綱，12目，21科，69属，および217種に系統分類している．

一方，「同定細菌学・バーギィーマニュアル（1994年，第9版）」では，細菌をカテゴリーⅠ～Ⅳに大別している．すなわち，カテゴリーⅠ（バクテリアドメインに属し，細胞壁を有するグラム陰性の真正細菌），カテゴリーⅡ（バクテリアドメインに属し，細胞壁を有するグラム陽性の真正細菌），カテゴリーⅢ（バクテリアドメインに属し，細胞壁をもたない真正細菌），カテゴリーⅣ（アーケアドメインに属する古細菌）である．そしてさらに，個々の細菌を，形態，酸素要求性，運動性，細胞

寄生性や、芽胞形成性、抗酸性、菌糸形成性、またメタン産生性、硫酸塩還元性、高度好塩性、高度耐熱性などの形質に基づいて35のグループに細分し、それぞれのカテゴリーに振り分けている.

図4-1は、代表的な病原細菌を「同定細菌学・バーギィーマニュアル」に基づいて分類したものである.すべての病原細菌は、カテゴリーⅠ（**グラム陰性細菌 gram negative bacteria**）、カテゴリーⅡ（**グラム陽性細菌 gram positive bacteria**）、およびカテゴリーⅢ（**マイコプラズマ mycoplasma**）からなる真正細菌に属している（病原性をもつ古細菌は知られていない）.

このような同定細菌学的な細菌の位置づけは、ほとんどのものが、16S rRNA遺伝子の塩基配列の相同性による観点からの系統分類学的位置づけと合致している.しかし、両者の位置づけに矛盾する病原細菌も存在する.たとえば、グラム陰性である*Chlamydia*クラミジア属の細菌（グループ9）は、系統分類学的には、グラム陰性およびグラム陽性グループとはかけ離れた1つのグループを形成する.同様に、同定細菌学的にはグラム陰性細菌である*Mycoplasma*マイコプラズマ属細菌（グループ30）は、系統分類学的にはグラム陽性細菌のグループに分類される.すなわち、同定細菌学的に近縁グループに分類される細菌のそれぞれが、必ずしも、系統発生学的に近縁関係にあるとはいえないことは留意すべきである（病原細菌の系統分類は付表1を参照）.

4-4-2 病原真菌の分類

真菌の分類には統一性が見られない時期が続いていたが、最近になって、系統分類が導入されるようになった.図4-2はAinsworth & Bisby's Dictionary of the Fungi（8版、1995年 D. L. Hawksworthら）に基づいて、代表的な病原真菌を分類したものである.この分類法では、まず有性生殖する真菌を**接合菌門** *Zygomycota*、**子囊菌門** *Ascomycota*、**担子菌門** *Basidiomycota*、および**ツボカビ門** *Chytridimycota* の4門に分類し、これらを**完全菌（完全真菌）** perfect fungiとする.そして、有性世代がまだ見つかっていない真菌は便宜的に一括して**不完全菌（不完全真菌）** imperfect fungi, Deuterimycetesに分類する.ヒトまたは動物の病原真菌は不完全菌に分類されるものが多い.

また、このような系統的分類とは別に、その発育形態によって糸状菌と酵母に分類することもある.**糸状菌** filamentous fungi, mycelial fungiとは、生活環のすべての時期を通して真正菌糸 true hyphaとよばれるフィラメント状で多細胞性の発育形態をとるものである.一方、**酵母** yeastとは、生活環のすべての時期を通して、仮性菌糸 pseudohyphaをつくることはあっても、真正菌糸はつくらない単細胞性の発育形態をとる真菌である.酵母には有性生殖または無性生殖あるいはその両方で増殖するものが含まれる.また、酵母と同様に真正菌糸はつくらず単細胞性の発育形態をとるが、無性生殖でのみ増殖するものを**酵母様真菌** yeast-like fungiという.酵母

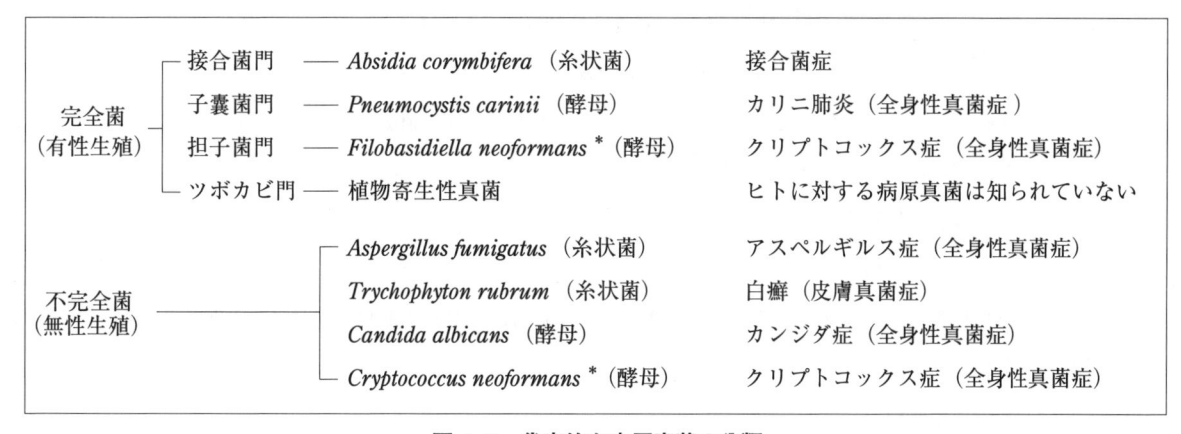

```
完全菌       ┌ 接合菌門 ── Absidia corymbifera （糸状菌）        接合菌症
（有性生殖）├ 子囊菌門 ── Pneumocystis carinii （酵母）          カリニ肺炎（全身性真菌症）
              ├ 担子菌門 ── Filobasidiella neoformans* （酵母）  クリプトコックス症（全身性真菌症）
              └ ツボカビ門 ── 植物寄生性真菌                       ヒトに対する病原真菌は知られていない

不完全菌     ┌ Aspergillus fumigatus （糸状菌）                    アスペルギルス症（全身性真菌症）
（無性生殖）├ Trychophyton rubrum （糸状菌）                       白癬（皮膚真菌症）
              ├ Candida albicans （酵母）                            カンジダ症（全身性真菌症）
              └ Cryptococcus neoformans* （酵母）                   クリプトコックス症（全身性真菌症）
```

図4-2 代表的な病原真菌の分類

* *Filobasidiella neoformans*（テレモルフの種名）と *Cryptococcus neoformans*（アナモルフの種名）は同一真菌種である.

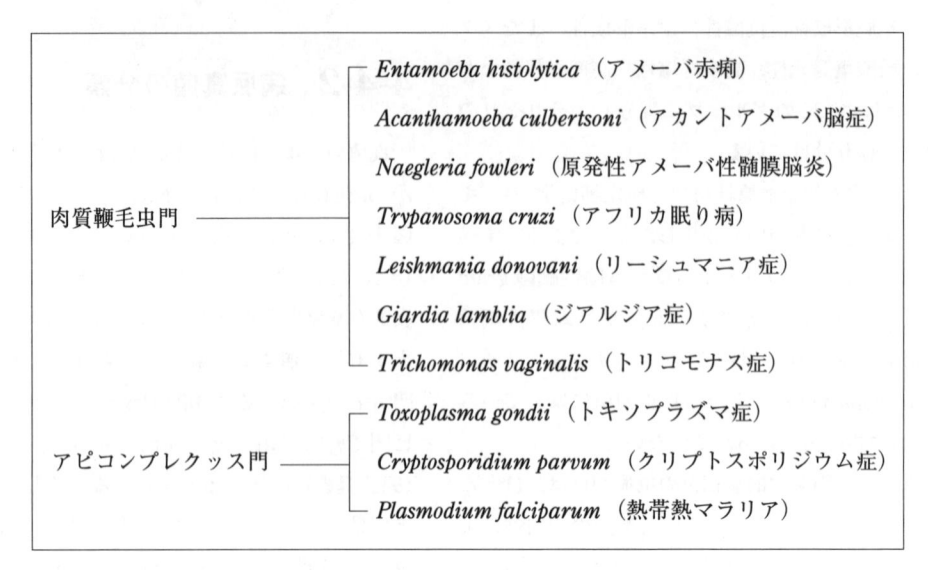

```
                ┌─ Entamoeba histolytica（アメーバ赤痢）
                ├─ Acanthamoeba culbertsoni（アカントアメーバ脳症）
                ├─ Naegleria fowleri（原発性アメーバ性髄膜脳炎）
肉質鞭毛虫門 ──┼─ Trypanosoma cruzi（アフリカ眠り病）
                ├─ Leishmania donovani（リーシュマニア症）
                ├─ Giardia lamblia（ジアルジア症）
                └─ Trichomonas vaginalis（トリコモナス症）

                  ┌─ Toxoplasma gondii（トキソプラズマ症）
アピコンプレックス門 ──┼─ Cryptosporidium parvum（クリプトスポリジウム症）
                  └─ Plasmodium falciparum（熱帯熱マラリア）
```

図4-3　代表的な病原原虫の分類
( ) 内は感染症名を示す．

4-4-3 病原原虫の分類

原虫の分類体系は真菌と同様に流動的であり，以前は原虫を鞭毛虫類，肉質虫類，胞子虫類，および繊毛虫類の4門に分類していた．しかし1980年国際原生動物学会において，真菌は原生動物界の亜界 Subkingdom *Protozoa* に格上げされ，これを**肉質鞭毛虫門** *Phytomastigophorea*（門Ⅰ），**ラブリントモルフォア門** *Labyrinthomorpha*（門Ⅱ），**アピコンプレックス門** *Apicomplexa*（門Ⅲ），**微胞子虫門** *Microsporea*（門Ⅳ），**アセトスポラ門** *Ascetospora*（門Ⅴ），**ミクソゾア門** *Myxozoa*（門Ⅵ），および**繊毛虫門** *Ciliophora*（門Ⅶ）の7門に分類する新しい分類体系が確立された．

重要な病原原虫のほとんどは肉質鞭毛虫門（運動器官として鞭毛や偽足，または波動膜をもつ）とアピコンプレックス門（生活史のいずれかの段階で虫体の前端寄りにアピカルコンプレックスとよばれる構造をもつ）に分

や酵母様真菌の多くは子嚢菌/担子菌または不完全菌である．

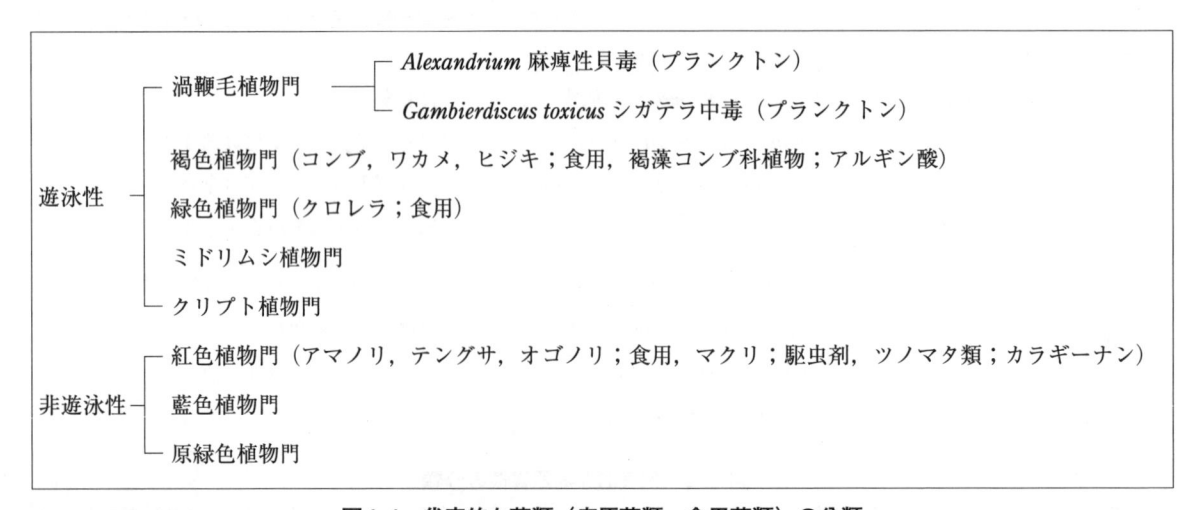

```
           ┌─ 渦鞭毛植物門 ─┬─ Alexandrium 麻痺性貝毒（プランクトン）
           │               └─ Gambierdiscus toxicus シガテラ中毒（プランクトン）
           ├─ 褐色植物門（コンブ，ワカメ，ヒジキ；食用，褐藻コンブ科植物；アルギン酸）
遊泳性 ───┼─ 緑色植物門（クロレラ；食用）
           ├─ ミドリムシ植物門
           └─ クリプト植物門

             ┌─ 紅色植物門（アマノリ，テングサ，オゴノリ；食用，マクリ；駆虫剤，ツノマタ類；カラギーナン）
非遊泳性 ──┼─ 藍色植物門
             └─ 原緑色植物門
```

図4-4　代表的な藻類（病原藻類，食用藻類）の分類

類されている．図4-3には代表的な病原原虫を示した．

4-4-4 病原藻類の分類

　藻類は主要な光合成色素によって8門に分類される．図4-4は藻類をまず遊泳性と非遊泳性に大別し，病原藻類と食用や駆虫剤などに用いられる藻類を分類したものである．渦鞭毛植物門の藻類は，海水，淡水中の生態系で有機物生産者（プランクトン）として重要な位置を占める．麻痺性貝毒やシガテラ中毒の原因になる病原藻類は**渦鞭毛植物門**に属する．また藻類には，食物や医薬品などとしてヒトに利用されるものが多い．

4-4-5 病原ウイルス，大腸菌ファージの分類

　ウイルスやファージは偏性細胞内寄生体であるため，これを系統進化に基づいて体系的に分類するのは困難であった．それでも，国際ウイルス学会のInternational Committee on Nomenclature of Viruses（ICNV, 1993年）において，ウイルスの分類体系の基本が作られた．これによるとウイルスは，まず寄生宿主によって**動物ウイルス** animal virus，**植物ウイルス** plant virus，**ファージ** phage に大きく分類する．次にそれぞれを粒子の性状，たとえば，エンベロープの有無，カプシドの対称性，カプソメアの数などや，ゲノム核酸の性状，たとえば，

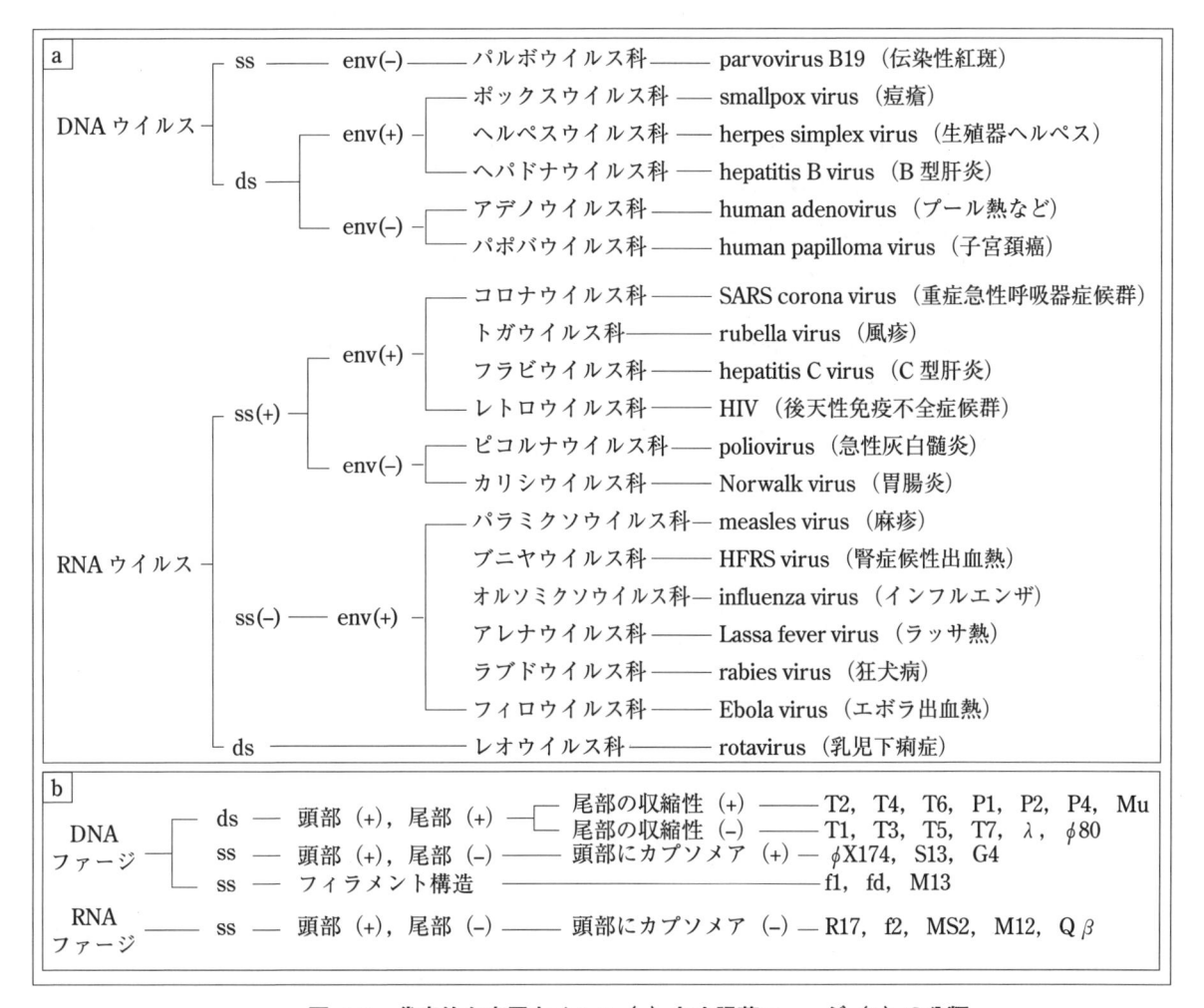

図4-5　代表的な病原ウイルス（a）と大腸菌ファージ（b）の分類

ss：一本鎖ゲノム，ss(+)：プラス鎖の一本鎖ゲノム，ss(-)：マイナス鎖の一本鎖ゲノム，ds：二本鎖ゲノム，env(+)：エンベロープあり，env(-)：エンベロープなし（ファージはエンベロープをもたない）．ウイルスの分類における（　）内は感染症名を示す．

```
正常型
プリオンたん白質 ──────── すべての真核生物が保有（小脳プルキンエ細胞の維持？）
                    ┌─ クロイツフェルト・ヤコブ病（CJD）
                    ├─ 変異型クロイツフェルト・ヤコブ病（変異型CJD）
              ┌ ヒトプリオン病 ─┼─ 医原性クロイツフェルト・ヤコブ病（iatorogenic CJD）
              │     ├─ ゲルストマン・シュトロイスラー・シャインカー症候群（GSS）
              │     ├─ 致死性家族性不眠症（FFI）
異常型          │     └─ クールー
プリオンたん白質 ┤ ウシプリオン病 ──── ウシ海綿状脳症（BSE）
              ├ ヒツジプリオン病 ─── スクレイピー
              ├ ミンクプリオン病 ─── 伝染性ミンク脳症
              └ ヘラジカプリオン病 ── 慢性疲労病
```

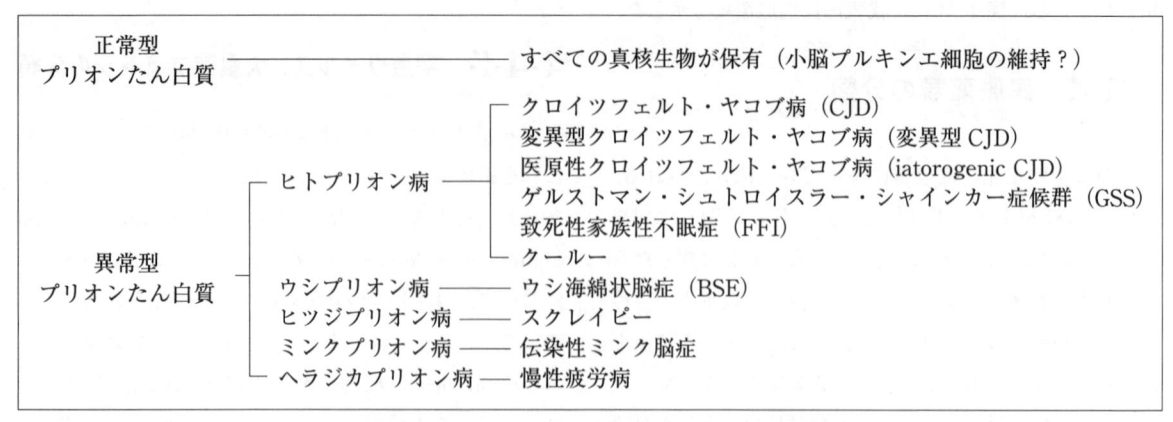

図 4-6　プリオンたん白質とプリオン病の分類

DNA または RNA, 一本鎖 (ss) または二本鎖 (ds), 一本鎖 RNA の場合は, ゲノムがそのまま mRNA になる（＋）鎖またはゲノム RNA との相補的な RNA が mRNA になる（－）鎖などによって分類する. そして, すべてのウイルスやファージを分類群の科 Family と属 Genus に分類する試みがなされた. 図 4-5 はこれらを基にしてヒトの病原ウイルスと大腸菌ファージを分類したものである（病原ウイルスの系統分類は付表 2 を参照）.

4-4-6　プリオンたん白質の分類

ヒトと動物のプリオンたん白質を図 4-6 に示した. ヒト, ウシ, ヒツジ, ミンク, ヘラジカなどのプリオンたん白質は高いアミノ酸配列の相同性をもつ. 健常人の細胞には少量の正常型プリオンたん白質が存在し, クロイツフェルト・ヤコブ病（CJD）, ゲルストマン・シュトロイスラー・シャインカー病（GSS）, 致死性家族性不眠症（FFI）, クールー kuru 患者の細胞には異常型プリオンたん白質が大量に蓄積している（正常型プリオンたん白質の約 10 倍）. ウシ海綿状脳症（BSE）, スクレイピー scrapie などのそれぞれウシ, ヒツジ細胞でも同様である. 正常細胞の正常型プリオンたん白質と CJD およびスクレイピー由来細胞の異常型プリオンたん白質のアミノ酸配列は同じであるが, GSS 由来細胞の異常型プリオンたん白質にはアミノ酸置換が見られる.

第 4 章　微生物の分類学

Box 4　科学と報道 – サルモネラの学名 –

　学名はその生物に固有で唯一の名前であり，世界のどこでも通用する共通語である．微生物学を教科として勉強する学生諸君は微生物を学名で記載し，学名が発音できるよう訓練して欲しい．

　学名の記載はラテン語を用いる規則になっている．何故，わざわざなじみの薄い言語を使うのか．それは，現在ではラテン語を母国語とする国はなく，こうすれば，どの国の人にも不利にはならないという考え方からである．我々は *Escherichia coli* （発音はエシェリキア・コリ）を，その和名で「大腸菌」と書き，「だいちょうきん」と言うことが多い．しかし当然ながら，和名は日本語がわかる人にしか通用しない．*Escherichia coli* と書いて，エシェリキア・コリと言えば，世界中で通じる．

　メディアが和名を使用するのはやむを得ない．しかし，誤った書き方や言い方は許されない．よくある間違いは，*Salmonella*（和名；サルモネラ）を「サルモネラ菌」としたり，*Vibrio parahaemolyticus*（和名；腸炎ビブリオ）を「腸炎ビブリオ菌」とすることである．

　これらはメディアの造語であろう．新聞の社会面ではほとんどがこれであり，科学番組でのアナウンサーも間違って言っていることがある．「菌」をつけず，サルモネラや腸炎ビブリオでは，一般の人には何のことか見当がつかないとメディアはいう．

　「人喰いバクテリア」とメディアが言うことがある．*Streptococcus pyogenes*（和名；化膿レンサ球菌）にメディアが付けたニックネームであるが，これはよくできたメディア語である．ニックネームはヒトや物の性質をうまく伝えることができるからである．

　メディアが，「サルモネラ菌」や「腸炎ビブリオ菌」を「サルモネラ」や「腸炎ビブリオ」のニックネームと考えているのではない．サルモネラや腸炎ビブリオという細菌と言いたいのである．しかし，こういう言い方は，大腸菌と同じように，視聴者や読者に，「サルモネラ菌」や「腸炎ビブリオ菌」という細菌が実在するかのような誤解を与えている．

　正しく，「サルモネラ」，「腸炎ビブリオ」とすべきである．報道には解りやすさが必要かも知れないが，間違いを伝えてはならない．

サルモネラ菌で小学生女児死亡

横浜で 8 月，食中毒

　横浜市衛生局は 24 日，市内に住む小学校低学年の女児がサルモネラ菌による食中毒で 8 月末に死亡したと発表した．家庭の食事で感染した可能性が高いとみられるが，原因となった食品は不明という．

　同局によると，女児は 8 月 26 日に腹痛や発熱などを訴え，治療を受けたが同 28 日午後に死亡．母と弟も同様の症状を訴え，通報を受けた同局で調べたところ，3 人から検出されたサルモネラ菌が同型と確認され，食中毒と断定した．

ある新聞がサルモネラ食中毒を報道した時の記事
平成 14 年 10 月 14 日の夕刊から，原文をそのまま抜粋したもの

5 微生物を構成する化合物

130万種にも及ぶどの生物も，その細胞はごく限られた元素から作られている．また，脂質と糖質とたん白質からなる生体膜が，生命の根源ともいえる水と核酸を包み込んでいることも共通している．核酸，脂質，糖質，たん白質はどれも細胞には欠くことのできない高分子であるが，生物はこれをレンガの積み上げ方式に似た美しい手順で作り上げる．使われるレンガの種類や数，それをつなぎ留めるセメントは少しずつ違っているものの，どれも規則的に積み上げられている．原始の細菌が考え出したこの技術は種々の生物にバトンタッチされてきて，そしてヒトもこれを受け継いだ．本章の目的は，細胞が保有する基本的な化合物の構成単位やそれが高分子にまで重合されるメカニズムを学習することにある．

を占めている．たとえば，一般的な細菌細胞でこれらの割合は，C（50％），O（20％），N（15％），H（8％）である．また，動物細胞では，O（65％），C（18％），H（10％），N（3％）である．原核細胞と真核細胞ではその比率は違うが，この4元素の占める割合が圧倒的に高いことは同じである．この他，細胞には少量のナトリウム Na，マグネシウム Mg，リン P，硫黄 S，塩素 Cl，カリウム K，カルシウム Ca が検出される（0.25〜0.01％）．また，微量（0.00001％以下）ではあるが，ホウ素 B，フッ素 F，マンガン Mn，鉄 Fe，コバルト Co，銅 Cu，亜鉛 Zn なども検出される．これらの微量元素は，酵素やホルモンなどの機能発現に重要な役割を果たしている．

5-1 元素

自然界には最も軽い水素から最も重いウランまで，92種類の元素が存在する．このうち細胞の成分として使われるのは20種程度であり，それは軽い元素である．特に，核酸やたん白質，糖質，脂肪などの高分子は水素 H，炭素 C，窒素 N，酸素 O など周期表の第1〜第2周期までの原子量の小さい元素を主要成分としている．これは，最初の生命体（細胞）が，大気ガス中に存在する元素を材料として，海洋中で進化したことと関係がありそうである．細胞を構成する元素の割合は，海水が占める元素の割合と似ていることもこれを裏付けている．

細胞を構成する元素は，水素，炭素，窒素，酸素の4元素が最も多く，これだけで乾燥細胞重量の90％以上

5-2 無機化合物と有機化合物

炭素を含まない化合物を総称して**無機化合物** inorganic compound という．水は細胞を構成する無機化合物の代表である．また，炭素化合物でも一酸化炭素，二酸化炭素などの低分子は無機化合物として扱う．細胞中の無機化合物は有機化合物と結合して存在するもののほかに，イオンとして単独で存在するものも多い．たとえば，水素イオン（H^+），ナトリウムイオン（Na^+），カルシウムイオン（Ca^{2+}），マグネシウムイオン（Mg^{2+}），塩素イオン（Cl^-），水酸イオン（OH^-），炭酸水素イオン（HCO_3^-），硫酸イオン（SO_4^{2-}），リン酸イオン（PO_4^{3-}）などである．

炭素を骨格とし，それに水素，酸素，窒素，硫黄など

が結合した化合物を総称して**有機化合物** organic compound という．有機化合物のうち，たん白質，脂質，核酸，糖質は**モノマー** monomer（単量体）とよばれる単位分子が連続的に共有結合して形成されることが特徴である．このような高分子を**ポリマー** polymer（重合体）という．ポリマーが合成される時には，モノマー同士の間で**脱水** dehydration（**縮合** condensation）が共役的に起こって水が除かれる．逆に反応系に水が加えられた時には，ポリマーは**加水分解** hydrolysis によって，モノマーに分解される（X-OH + H-Y ⇌ X-Y + H$_2$O）．

5-3 化学結合

ヘリウム He，ネオン Ne，およびアルゴン Ar 以外の原子は，2個以上の同種または異種の原子が反応して，より安定な化合物を形成する．化合物を構成する原子を結び付けている結合力を**化学結合** chemical bond という．化学結合のうち，イオン結合，共有結合，水素結合は細胞を構成する分子や化合物の形成に重要な働きをしている．

5-3-1 イオン結合

イオン結合 ionic bond とは，正負両イオン間の電気的引力に基づく結合力のことである．食塩分子や抗原-抗体複合体はイオン結合が関与した物質である．食塩の場合，Na 原子は外殻電子を1個放出することによって安定化し，正に荷電したナトリウムイオン（Na$^+$）となる．反対に，Cl 原子は外殻に電子を1個獲得することによって安定化し，負に荷電した塩素イオン（Cl$^-$）となる．Na$^+$ と Cl$^-$ はその電気的引力によって NaCl 分子（食塩）を形成する．正に荷電したイオンは**カチオン** cation，また負に荷電したイオンを**アニオン** anion という．

5-3-2 共有結合

共有結合 covalent bond とは，2つの原子が外殻の電子を共有することによって生じる結合力のことである．共有結合は生体分子の形成に最も重要な化学結合で，細胞を構成する主要な元素（炭素，酸素，水素，窒素など）は互いに共有結合し，また細胞を構成するほとんどすべての有機化合物は炭素原子を中心とした共有結合によって形成される．メタン CH$_4$ の C-H 間の結合力は典型的な共有結合である．メタンの炭素原子の外殻電子8個のうちの4個は，4つの水素原子のそれぞれの外殻電子1個ずつと共有し，これによって炭素原子と水素原子は互いに安定化している．エタン CH$_3$-CH$_3$ における C-C 結合や C-H 結合も同様である．このほか，共有結合には C-N などと書かれる単結合，また，C=O や C≡C と書かれる二重結合や三重結合がある．共有結合とイオン結合を厳密に区別することはできない．

5-3-3 水素結合

水素結合 hydrogen bond とは，水素原子を仲介にして行われる非共有結合のことである．負への荷電性の大きいフッ素 F，酸素 O，窒素 N などの原子と結合している水素原子（H$^+$）が分子内または分子間で，他の負への荷電性の大きい原子に接近して安定化する際に生じる結合力をいう．水分子（H-O-H）の分子内または水分子間の結合は，典型的な水素結合で，分子内で負への荷電性の大きい酸素原子（O$^-$）と結合している水素原子（H$^+$）が，別の水分子の酸素原子（O$^-$）と水素結合して分子間で水の編目構造をつくる．また，ポリペプチド（たん白質）のαヘリックスやβシート，DNA のαヘリックスには，それぞれペプチド間の水素結合や塩基間の水素結合が関与している．

共有結合とイオン結合は，強い力で原子を結合して分子や化合物の安定性に寄与している．したがって，これらの結合を壊すためには大きなエネルギーが必要になる．一方，水素結合は原子と原子を橋渡しする程度の弱い結合である．このため，水素結合は分子や化合物同士の一時的な結合や，その結果生じた物質の構造的な柔軟性を可能にしている．

5-4 糖質

炭素と水素および酸素から構成され，$C_m(H_2O)_n$ の組成式で表される有機化合物を**糖質** saccharide とよぶ（ギリシャ語の糖または甘いもの saccharon に由来）．糖質は炭水化物 carbohydrate，または含水炭素 hydrated carbon ともよばれる．しかし，H-C-OH 結合がこの化合物群の基本骨格であり，$C_m(H_2O)_n$ の組成式に合わないものも多い．したがって，現在ではこのような有機化合物をたん白質や脂質に合わせて，糖質とよぶのが一般的である．

糖質は単糖，二糖，多糖などに分類される．多糖は単糖を基礎単位とするポリマーである．細胞は単糖を糖新生で合成することもあるが（7-8-1 [1]参照），ほとんどは細菌や藻類，または植物など，光合成独立栄養生物が光合成した糖質を細胞内に取り込んでいる．糖質は細胞のエネルギー源として利用されるほかに，細胞壁などの構成成分としても重要である．

5-4-1 単糖類

単糖 monosaccharide は分子中の炭素原子の数によって，**三炭糖**（トリオース triose：グリセルアルデヒド，ジヒドロキシアセトンなど），**四炭糖**（テトロース tetrose：エリトロースなど），**五炭糖**（ペントース pentose：リボース，アラビノース，キシロース，リブロースなど），**六炭糖**（ヘキソース hexose：グルコース，マンノース，ガラクトース，フルクトースなど），および**七炭糖**（ヘプトース heptose：グリセロ-マンノ-ヘプトースなど）に分類する．

五炭糖以上の単糖は水溶液中で環状構造をとる（図5-1）．たとえばグルコース（六炭糖）の場合，アルデヒド基（-CHO）をもつ C1 炭素は C5 炭素に結合した水酸基（-OH）の酸素と共有結合して環状型になる．これは，六員環化合物であるピランに合わせて**グルコピラノース** glucopyranose とよばれる．グルコピラノースは C1 炭素に関して α と β とよばれる 2 種類の立体異性体（**アノマー** anomer）が形成される．単糖の環状構造はハース式（ハース投影式）で表す．

すべての単糖には互いが光学立体的な鏡像体関係にある D 型と L 型の**異性体** isomer（**鏡像異性体** enantiomer）が存在する．しかし，細胞中では D 型の単糖がほとんどである．これは，アミノ酸が L 型のみからなることとは対照的である．また，アルデヒド基をもつグルコース（**アルドース** aldose と総称）と，ケトン基をもつフルクトース（**ケトース** ketose と総称）も異性体である．

五炭糖と六炭糖は細胞に最も重要な単糖である．リボースやデオキシリボースはそれぞれ RNA や DNA の構成要素であり，グルコースは生物の主要なエネルギー源である．また，グルコースの C2 の水酸基がアミノ基に置換したものを**グルコサミン** glucosamine という．そしてグルコサミンのアミノ基が酢酸と縮合したものが ***N*-アセチルグルコサミン** *N*-acetylglucosamine で，この C3 炭素に乳酸がエーテル結合したものが ***N*-アセチルムラミン酸** *N*-acetylmuramic acid である（図5-1）．これらはともに細菌細胞壁の構成成分として重要である．

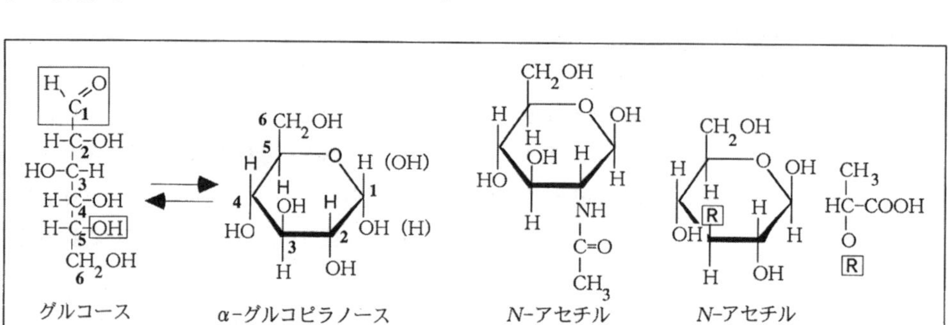

図 5-1 単糖の構造

図 5-2 二糖類の構造

5-4-2 二糖類，多糖類

二糖類 disaccharide は，単糖同士が**グリコシド結合** glycosidic linkage（C-O-C）したものである（図5-2）．マルトース maltose（麦芽糖）は2分子のグルコースからなり，ラクトース lactose（乳糖）はグルコースとガラクトース，またスクロース sucrose（しょ糖）はグルコースとフルクトースからなる二糖である．

多糖類 polysaccharide は単糖のポリマーである（図5-3）．これは単糖や二糖とは異なり，水に溶けず甘味もない．アミロースやアミロペクチンなど，デンプン（澱粉）starch はグルコースが α（1→4）結合したものである．アミロペクチンの主体は α（1→4）結合であるが，24～30個のグルコース残基ごとに α（1→6）結合で枝分かれしている．**グリコーゲン** glycogen はアミロペクチンと一次構造は同じであるが分枝が多い．デンプンとグリコーゲンは生物の重要な栄養貯蔵物質である．また**セルロース** cellulose はグルコースが β（1→4）結合したもので，植物の細胞壁構成成分である．**キチン** chitin は，N-アセチルグルコサミンが多数 β（1→4）結合したもので，真菌の細胞壁成分である．**ヒアルロン酸** hyaluronic acid はグルクロン酸と N-アセチルグルコサミンが β（1→3）結合し，これらがさらに多数 β（1→4）結合したもので，細菌の莢膜成分として重要である．また，**リポ多糖** lipopolysaccharide（LPS）は，六炭糖や七炭糖からなる多糖にグルコサミンと脂肪酸が結合した複合多糖であり，グラム陰性細菌の外膜を構成する成分である（6-4-1③参照）．

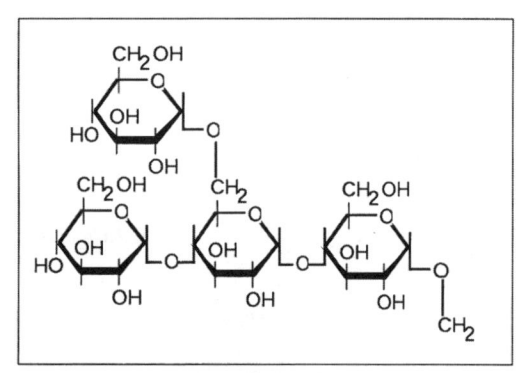

図 5-3 多糖の構造

5-5 脂　質

脂質 lipid（ギリシャ語の脂肪 lipos に由来）は，非極性の溶媒（クロロホルム，エーテルなど）には溶けるが，水にはほとんど，またはまったく溶けない有機化合物で

ある．脂質は，糖質と同様に，炭素，水素および酸素を構成主成分とするが，リンや硫黄を含むものも多い．しかし水素と炭素の占める割合が圧倒的に高いのが特徴で，また糖質とは異なり，水素：酸素は 2：1 の割合をとっていない（水素の割合が圧倒的に高い）．

脂質は単純脂質，複合脂質，ステロイドに分類される．このうち，単純脂質は細胞のエネルギーの貯蔵体として重要である．また，複合脂質は細胞質膜やオルガネラの膜支持体として機能しており，細胞の脂質量のほとんどはこのような複合脂質で占められている．また CoA（補酵素），バクテリオクロロフィル，カロチノイド（光合成色素），ガングリオシド（細胞表面上のレセプター）などを構成する複合脂質もある．

5-5-1 単純脂質

単純脂質 simple lipid（脂肪 fat ともよばれる）は炭素，水素，酸素のみから構成され，この構成成分はグリセロールと脂肪酸である．**グリセロール** glycerol はグリセリンともいい，3 個の水酸基（-OH）をもつ三価アルコールの一種である（図 5-4a）．脂肪酸は炭素数が 12～18 個の炭化水素鎖の末端にカルボキシル基（-COOH）をもつ．

脂肪酸には，**飽和脂肪酸** saturated fatty acid と**不飽和脂肪酸** unsaturated fatty acid がある（図 5-4b）．脂肪酸のうち，$CH_3(CH_2)_{10}COOH$ の示性式で表されるラウリン酸（C_{12}）のように，炭化水素鎖の炭素原子のすべてが水素原子で飽和されているものを飽和脂肪酸という．ミリスチン酸（C_{14}），パルミチン酸（C_{16}），ステアリン酸（C_{18}）も飽和脂肪酸である．一方，$CH_3(CH_2)_5CH=CH(CH_2)_7COOH$ で表されるパルミトレイン酸（$C_{16:1}$）のように，炭化水素鎖の中に二重結合をもつものは不飽和脂肪酸という．オレイン酸（$C_{18:1}$），リノール酸（$C_{18:2}$），リノレン酸（$C_{18:3}$），アラキドン酸（$C_{20:4}$）も不飽和脂肪酸である（括弧内の数字は分子内での炭素と二重結合の数を表す）．

細胞が含有する脂肪酸の炭素数は必ず偶数である．これは脂肪酸合成がアセチル CoA（$CH_3CO-CoA$）が還元をうけながら C_2 単位で起こるからである．脂肪の水への不溶性は脂肪酸の疎水性に由来している．飽和脂肪酸の融点は高く，反対に不飽和脂肪酸の融点は低い．したがって，飽和脂肪酸を多く含む動物由来の脂肪は固体となり，植物油は不飽和脂肪酸の含量が高いため，常温では液体である．

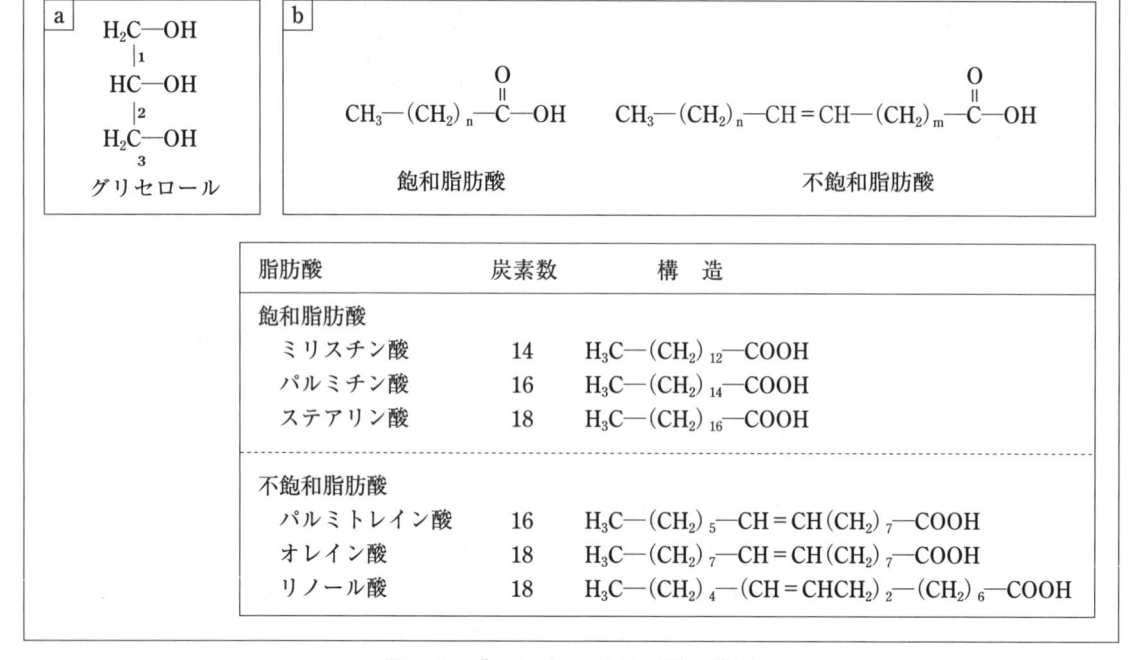

脂肪酸	炭素数	構造
飽和脂肪酸		
ミリスチン酸	14	$H_3C-(CH_2)_{12}-COOH$
パルミチン酸	16	$H_3C-(CH_2)_{14}-COOH$
ステアリン酸	18	$H_3C-(CH_2)_{16}-COOH$
不飽和脂肪酸		
パルミトレイン酸	16	$H_3C-(CH_2)_5-CH=CH(CH_2)_7-COOH$
オレイン酸	18	$H_3C-(CH_2)_7-CH=CH(CH_2)_7-COOH$
リノール酸	18	$H_3C-(CH_2)_4-(CH=CHCH_2)_2-(CH_2)_6-COOH$

図 5-4 グリセロールと脂肪酸の構造

図 5-5　単純脂質の構造

単純脂質は，グリセロールと脂肪酸がそれぞれの水酸基とカルボキシル基で縮合し，両者がエステル結合（RCOOR´）したものである（図5-5）．脂肪酸の数によって，モノグリセリド monoglyceride（脂肪酸1分子），ジグリセリド diglyceride（脂肪酸2分子），トリグリセリド triglyceride（脂肪酸3分子）という．単純脂質を構成する脂肪酸の種類は，同種または異種，さまざまである．

5-5-2　複合脂質，ステロイド

複合脂質 complex lipid は炭素，水素，酸素以外に，リン，硫黄，窒素なども含む脂質である．リンを含む脂質を**リン脂質** phospholipid といい，これは生体膜の主要な構成成分として細胞には必須の複合脂質である．リン脂質は，グリセロールのOH基の1つに親水性のリン酸基がエステル結合しているため，極性部（リン酸基）と非極性部（脂肪酸）をもつ**両親媒性** amphipathic を示すようになる．この結果，水中のリン脂質は，リン酸基が水分子の方を向き，脂肪酸が互いに向かい合うように2分子の層をつくる．生体膜はこの2分子層が基本となって形成される（図5-6，非極性部がパルミチン酸とオレイン酸からなり，極性部はコリンからなるホスファチジルコリンの構造）．

コード因子 code factor は，長鎖のミコール酸（$C_{70～80}$）を脂肪酸にもつリン脂質である．ミコール酸は

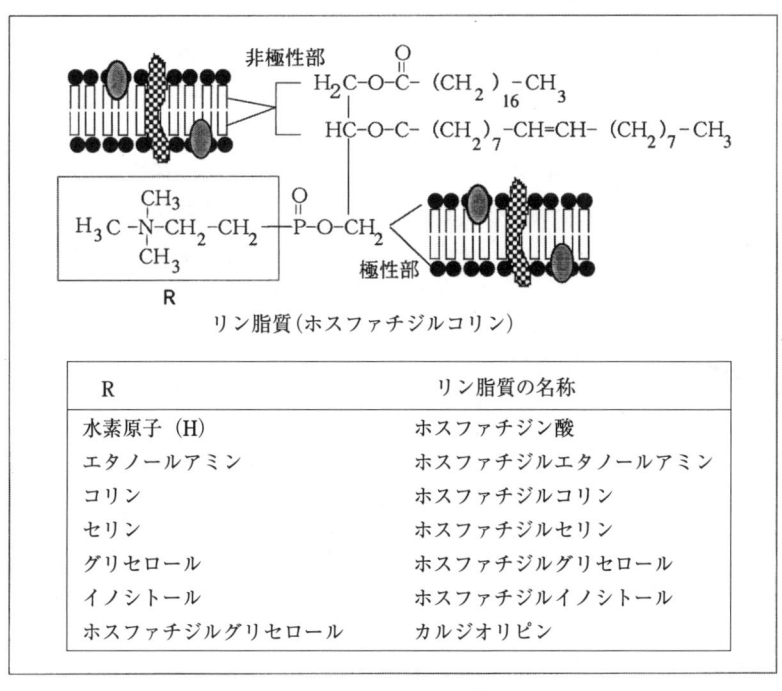

R	リン脂質の名称
水素原子（H）	ホスファチジン酸
エタノールアミン	ホスファチジルエタノールアミン
コリン	ホスファチジルコリン
セリン	ホスファチジルセリン
グリセロール	ホスファチジルグリセロール
イノシトール	ホスファチジルイノシトール
ホスファチジルグリセロール	カルジオリピン

図 5-6　リン脂質

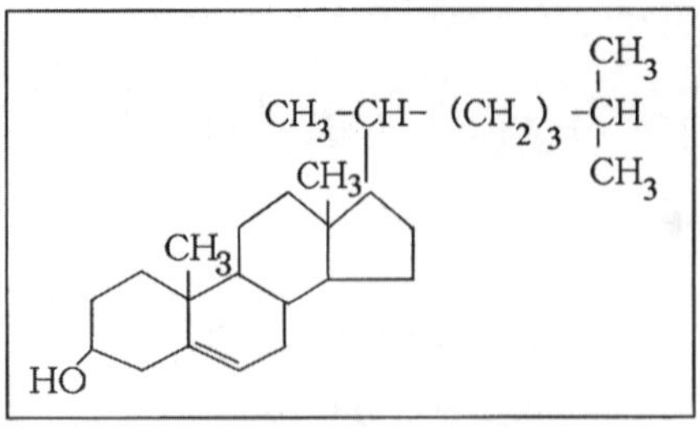

図5-7 ステロイド（コレステロール）の構造

Mycobacterium マイコバクテリウム属の細菌を同定するための有用なマーカーとなる．また，糖を含む複合脂質を**糖脂質** glycolipid という．糖脂質のうち，スフィンゴ糖脂質 sphingoglycolipid は糖と脂肪酸のほかに，長鎖の塩基である**スフィンゴシン** sphingosine などを含む．スフィンゴ糖脂質のうち，**ガングリオシド** ganglioside は細胞質膜の表層に存在して細胞の認識機構に関与している．またガングリオシドは細菌毒素のレセプターとなる（第2編，3-3-2⑥参照）．

6個の炭素原子からなる環が3つと，5個の炭素原子からなる環が1つからなるステロイド環（$C_{17}H_{28}$）をもつ炭化水素を総称して**ステロイド** steroid という（図5-7）．ステロイドのうちでC3位に水酸基とC17位にアルキル基側鎖をもち，炭素数$C_{27～30}$のステロイドアルコールを**ステロール** sterol と総称し，そのうちC27のステロールを**コレステロール** cholesterol という．ステロールは真核生物の細胞質膜を構成する成分として重要である．ステロイド環はC-C結合間で回転することができない．そのためステロールの構造は強固であり，これが細胞質膜に強度を与えるために重要な働きをしている．

5-6 たん白質

たん白質 protein[*1]は炭素，水素，窒素，および硫黄を含む有機化合物で，アミノ酸のポリマーである．細胞成分の約70％はたん白質で占められている．たん白質は，脂質とともに，生体膜の支持体として不可欠である．また，酵素，ホルモン，物質輸送の担体，細胞表面でのレセプターなどとして細胞の代謝にも関わる．さらに，毒素や付着線毛など，細菌の病原性因子や宿主への感染に重要な働きをもつものもある．

*1 proteinはギリシャ語のprotos（第一人者）に由来し，生命を担う一義的な物質という意味である．proteinという英語はドイツ語のEiweis（卵白，たん白）に対応している．一方，たん白質は，Eiweisの日本語訳で，外来語ではなく日本語である．したがって，本書ではタンパク質（カタカナ）とはせず，たん白質と記載することとした．

5-6-1 アミノ酸

アミノ酸 amino acid は，R-CH（NH_2）COOHの示性式で表され，アミノ基（-NH_2）とカルボキシル基（-COOH）が同一の炭素原子（$C\alpha$）に結合したα-アミノ酸の総称である（図5-8）．

アミノ酸は，R（側鎖）の違いによって区別される（図5-9，プロリンはイミノ基（=NH）をもつイミノ酸である）．これらのうち，脂肪族アミノ酸（グリシン，アラニン，バリン，ロイシン，イソロイシン，セリン，トレオニン），含硫アミノ酸（システイン，メチオニン），芳香族アミノ酸（フェニルアラニン，チロシン，トリプトファン），アミド（アスパラギン，グルタミン），イミノ酸（プロリン）はすべて中性アミノ酸である．一方，$C\alpha$以外にカルボキシル基またはアミノ基をもつものは，それぞれ酸性アミノ酸（アスパラギン酸，グルタミン酸）または塩基性アミノ酸（ヒスチジン，リシン，アルギニン）である．酸性アミノ酸および塩基性アミノ酸は極性をもち，酸性アミノ酸は正に，また塩基性アミノ酸は負に荷電している．また，中性アミノ酸のうち，セリン，スレオニン，アスパラギン，グルタミン，チロシン，トリプトファン，システインも極性をもつ．アミノ酸の極性はたん白質の高次構造に影響を与える．

グリシンを除き，アミノ酸はL型とD型の鏡像異性体

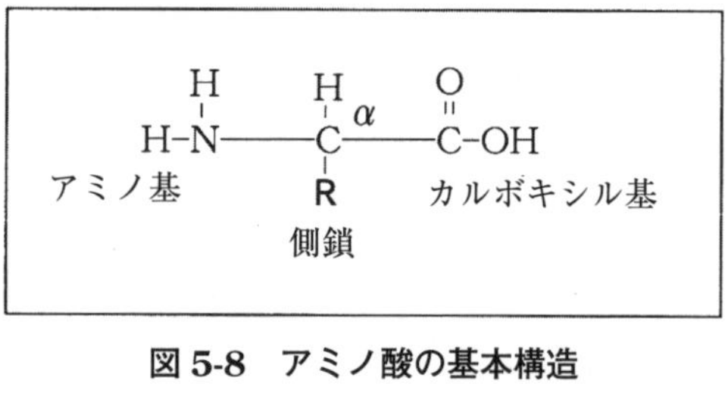

図5-8 アミノ酸の基本構造

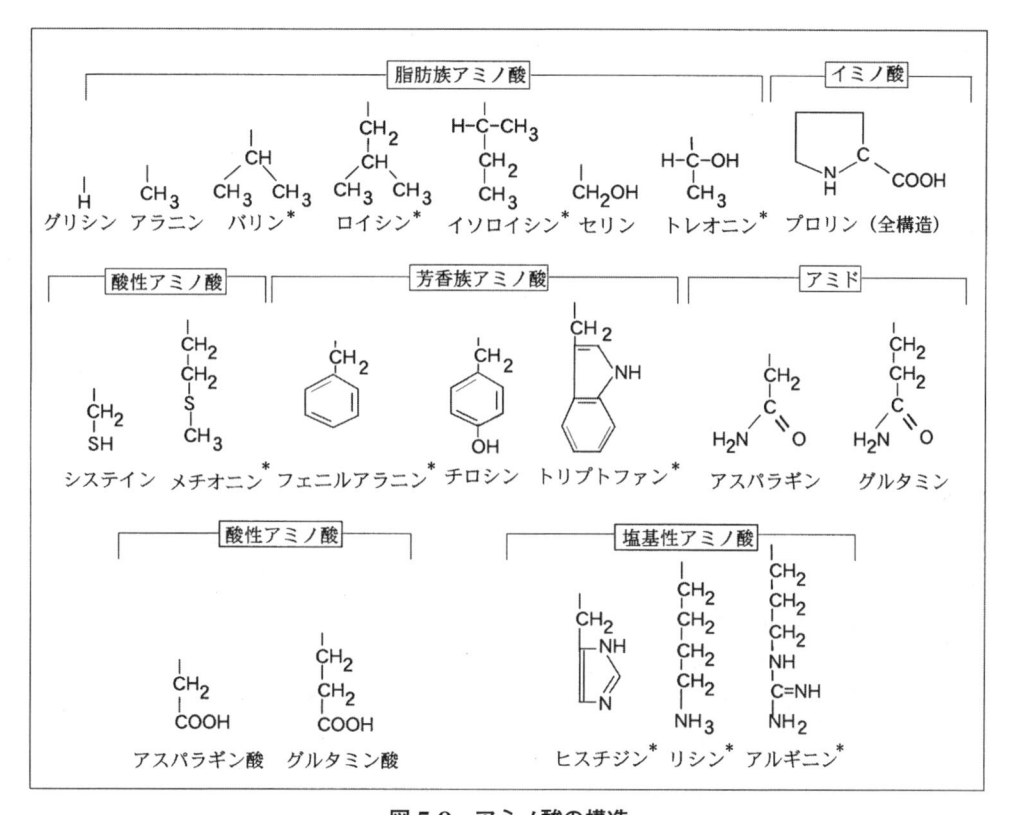

図 5-9 アミノ酸の構造
アミノ酸の構造は側鎖のみを示した．＊は必須アミノ酸（10アミノ酸）

が存在するが，細胞のたん白質を構成するアミノ酸はすべてがL型である．しかし，細菌には細胞壁を構成するペプチドグリカンにD型のアミノ酸（D-グルタミン酸，D-アラニンなど）が例外的に含まれている（6-4-1 [1] 参照）．ほとんどの細菌は，20種類のアミノ酸のすべてを生合成できる．これに対して，哺乳類はこれらの半分を合成できるだけである．哺乳類が生合成できるアミノ酸は，これらが食品に入っている必要がないという意味で，**非必須アミノ酸** nonessential amino acid とよばれる．一方，哺乳類は合成できず，食品から摂取する必要のあるアミノ酸を**必須アミノ酸** essential amino acid （バリン，ロイシン，イソロイシン，トレオニン，メチオニン，フェニルアラニン，トリプトファン，ヒスチジン，リシン，アルギニン）とよぶ．

5-6-2 たん白質（ポリペプチド）

たん白質 protein はアミノ酸のポリマーであり，アミノ酸の共有結合によって形成される．この場合，第1のアミノ酸のカルボキシル基からはOH$^-$が，また第2のアミノ酸のアミノ基からはH$^+$が供給され，両者間で縮合が起こる．同様に，第3のアミノ酸もそのアミノ基を介して第2のアミノ酸のカルボキシル基と結合する．このようにしてできるアミノ酸のつながりを**ペプチド** peptide といい，アミノ酸間でのO=C-N-H結合を**ペプチド結合** peptide bond という（図5-10）．したがって，たん白質は**ポリペプチド** polypeptide ともよばれる．完成したたん白質分子中にはペプチド結合に関与していないアミノ基とカルボキシル基が必ずそのまま残っている．たん白質分子のアミノ基側を**N末端** N-terminal，またカルボキシル基側を**C末端** C-terminal という．

平均的なたん白質は300〜700のアミノ酸からなっており，これらアミノ酸の直線的な配列を**一次構造** primary structure という．一次構造は遺伝子のヌクレオチド配列によって決められる．機能をもつたん白質はポリ

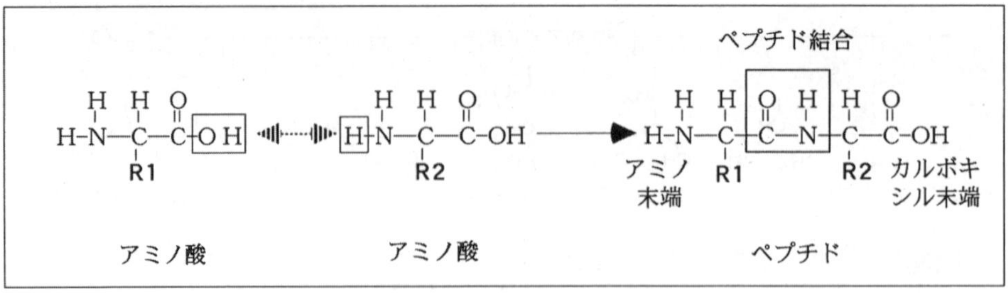

図 5-10　ペプチドの基本構造

ペプチド鎖が折れ曲がった立体的な高次構造をとっている．

たん白質が高次構造をとる理由の第一は，分子内のペプチド結合間で水素結合（O＝C-N-H…O＝C-N-H）が形成されることによる．その結果，ポリペプチド鎖は**αヘリックス** α helix（右回転の渦巻き状），または**βシート** β sheet（互いが平行な板状）をとるようになる．これを**二次構造** secondary structure という．第二は，ポリペプチド鎖は極性アミノ酸の側鎖間で引き合ったり反発し合ったりして変形したり，システイン間にできるジスルフィド結合（S-S結合）は，さらに大きくポリペプチド鎖を折り曲げることによる．その結果生じる高次構造を**三次構造** tertiary structure という．第三は，複数のポリペプチド鎖がサブユニットとなり，これらの間での水素結合によってさらに高分子のたん白質が形成されることによる．これを**四次構造** quaternary structure ということもある．高次構造は，基質と結合した酵素たん白質はその活性部位が表面に露出するなど，さらに高次化する．

単純たん白質の高次構造はその一次構造によって決められる．したがって，遺伝子の変異によってアミノ酸配列が変化すると，高次構造も自動的に変化してたん白質の機能が失われることがある．特に，極性アミノ酸から非極性アミノ酸への置換，またこの逆は，たん白質の機能に影響を与える構造変化をする場合が多い．加熱やホルマリン添加，pH や塩濃度の変化なども高次構造を変化させる．このようにして，たん白質の機能が失活することを**変性** denaturation という．

複合たん白質 conjugated protein とは，アミノ酸以外に，無機または有機化合物が分子中に含まれるたん白質のことである．細胞は，糖たん白質 glycoprotein（ムチンの主成分や HIV の gp120 など），核たん白質 nucleoprotein（ウイルスのゲノムとヌクレオカプシド複合体や，リボソームたん白質など），金属たん白質 metalloprotein（金属酵素，トランスフェリン，シトクロムなど）などの複合たん白質を有している．

5-7　核　酸

形質を決める遺伝子の化学的本体は核酸（DNA，RNA）である．細胞の遺伝子は例外なく DNA であり，DNA ウイルスも DNA がその形質を決める．RNA ウイルスの場合は RNA である．DNA は単一分子としては細胞内で最大の大きさをもつ．たとえば大腸菌（細菌）の DNA は，462万個以上ものヌクレオチドが対合してらせん状に並んでおり，分子量300億にも相当する巨大分子である．遺伝子は 300～2,000個のヌクレオチドからなる DNA の分節である．細菌 DNA の場合，それぞれが有する特異的なヌクレオチド配列は，mRNA を仲介にして，およそ4,300種のたん白質に翻訳される（6-2，表6-1参照）．細菌はこのようなたん白質を使って，その形質を娘細胞に遺伝する．DNA はたん白質の「貯蔵庫」である．

5-7-1　ヌクレオチド

DNA と RNA は**ヌクレオチド** nucleotide のポリマーである．ヌクレオチドは，塩基，ペントース，およびリン酸の各分子がこの順序で結合したものである（図5-11）．RNA ヌクレオチドのペントースはリボースであり，

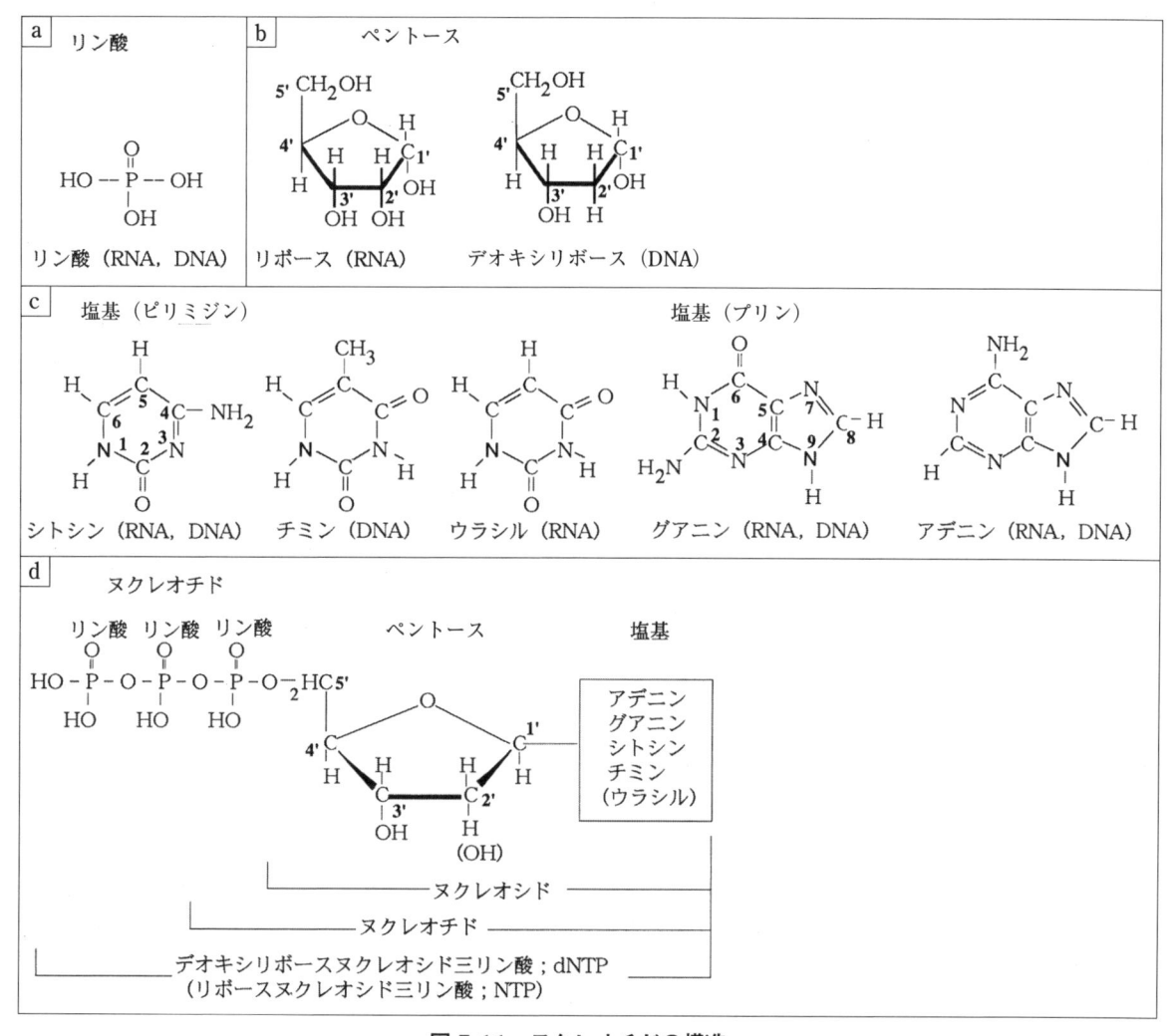

図5-11 ヌクレオチドの構造

塩基はアデニン（A），グアニン（G），シトシン（C），またはウラシル（U）である．また DNA のペントースはデオキシリボースであり，塩基はアデニン（A），グアニン（G），シトシン（C），またはチミン（T）である．すなわち，リボースとウラシルは RNA に特異的であり，デオキシリボースとチミンは DNA ヌクレオチドに特異的である．塩基のうち，C, T, および U は**ピリミジン塩基** pyrimidine base，A と G は**プリン塩基** purine base と総称する．プリン塩基はピリミジン環にイミダゾール環が縮合したものであり，その分子量はピリミジン塩基より大きい．

ヌクレオチドは 2 段階で形成される．まず，塩基とペントースが縮合した**ヌクレオシド** nucleoside が形成され，次いで，これが ATP によってリン酸化されてヌクレオチドとなる（図5-11d）．ヌクレオシドはペントース C1′ の －OH 基と塩基の －NH（ピリミジン塩基 N1 またはプリン塩基 N9）が N-グリコシド結合したものであり，ヌクレオチドはこれのペントース C5′－OH 基と ATP のリン酸基が**ホスホジエステル結合** phosphodiester linkage したものである（図5-12）．

5-7-2　DNA，RNA

DNA（デオキシリボ核酸 deoxyribonucleic acid）は，DNA ヌクレオチドのポリマーが相補的に結合した 2 本鎖ポリヌクレオチドである．細胞内での DNA の合成は

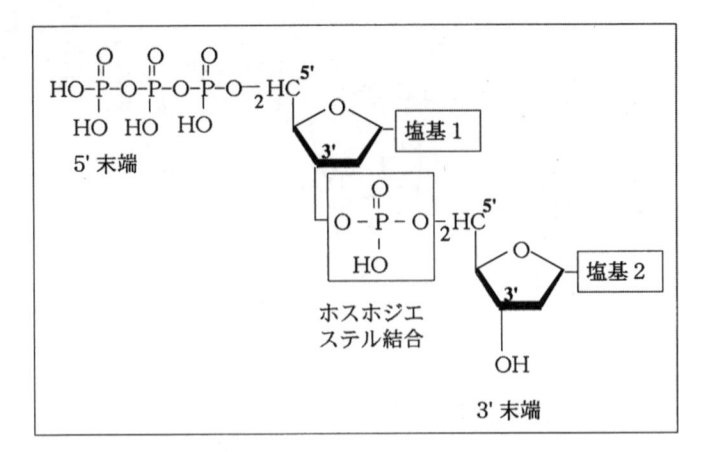

図5-12 ヌクレオチドの結合

単純であるが，厳密な規則が存在する．

(1) ポリヌクレオチドは必ず5′→3′の方向に合成される（図5-13 a）．ポリヌクレオチドの合成は，1番目のヌクレオチドのC3′-OH基と2番目のヌクレオチドのC5′リン酸基との縮合反応から始まる．そして，この-OH基とリン酸基から水が除かれ，2つのヌクレオチド間にホスホジエステル結合が形成される．同様に，2番目のヌクレオチドのC3′-OH基をめがけて3番目のヌクレオチドのC5′リン酸基が接近して，2番目のヌクレオチドと3番目のヌクレオチドの間にはホスホジエステル結合が形成される．このようにして形成されたポリヌクレオチド鎖の両端には，ホスホジエステル結合に参加していないリン酸基と水酸基がそれぞれ，C5′端とC3′端にそのまま残っている．ポリヌクレオチド鎖でのこのようなリン酸基側を **5′末端**といい，-OH基側を **3′末端**という．

(2) 2本鎖ポリヌクレオチドの塩基同士の結合は相補的である（図5-13 b）．互いに逆方向に走る2本のポリヌクレオチド鎖は，常にプリン塩基とピリミジン塩基が対合し，アデニンとチミン（A：T対），またはグア

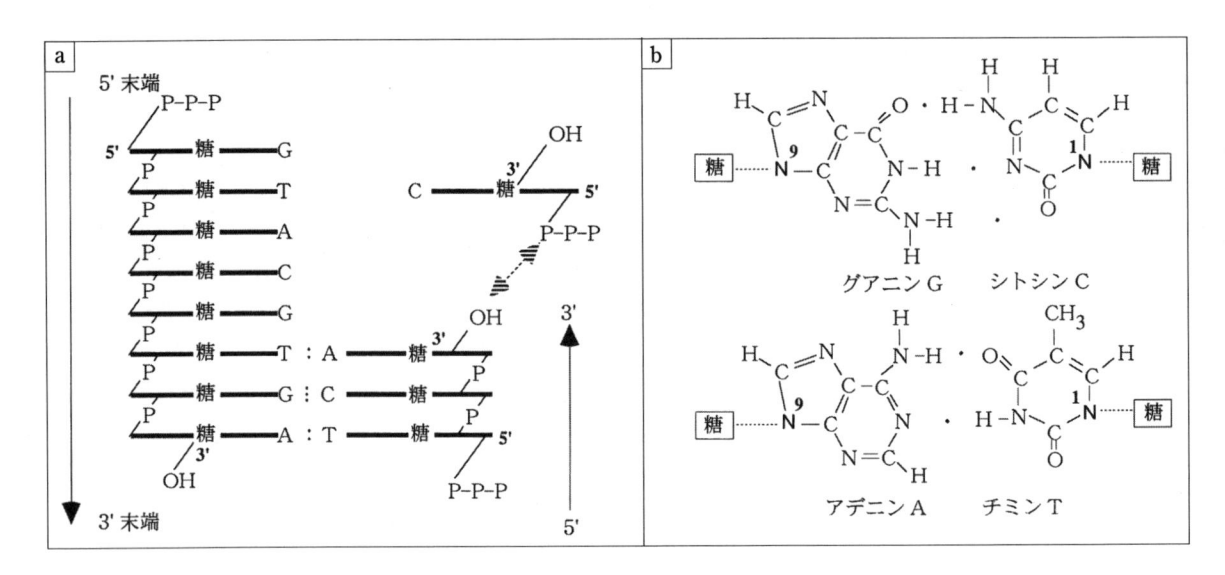

図5-13 ヌクレオチドの相補的結合
a；DNAは1本のポリヌクレオチド鎖を鋳型にして，この塩基と相補的な塩基をもつヌクレオチドが5'→3'の方向にホスホジエステル結合することで合成される．
b；DNAの2本鎖ポリヌクレオチドはそれぞれの塩基同士が相補的（A：T，G：C）に結合することで形成される．

ニンとシトシン（G：C 対）が結合している．この塩基間の結合は水素結合である．2本鎖ポリヌクレオチドがその塩基間で水素結合する結果，DNA は規則的な α ヘリックス α helix をとるようになる．この構造は，ホスホジエステル結合でつながったデオキシリボースを「手すり」とし，塩基対を「ステップ」とするらせん階段にたとえられる．α ヘリックスの 1 回転は 10 塩基対で構成され，その全長は 34 オングストローム（Å）である．

RNA（リボ核酸 ribonucleic acid）は RNA ヌクレオチドのポリマーであり，その基本的な構造は DNA と同じである．しかし，デオキシリボースの代わりにリボースが使われていること，チミンの代わりにウラシルが使われていること，ポリヌクレオチドは 2 本鎖ではなく 1 本鎖であることは DNA と異なっている．特に C2′ に水酸基をもつリボースが使われることでポリヌクレオチド鎖は直線状となるため，RNA は DNA に比べて化学物質や酵素に対する感受性が高い．細胞中の RNA は，メッセンジャー RNA messenger RNA（mRNA），転移 RNA transfer RNA（tRNA），リボソーム RNA ribosome RNA（rRNA）として存在する．これらは DNA を鋳型として相補的に合成されたものである．したがって，G：C 対が形成されることは DNA の相補鎖と同じであるが，A：T 対は RNA では A：U 対となる．DNA の塩基配列はいったん mRNA に転写され，mRNA の塩基配列がたん白質に翻訳される．

Box 5　求める心 − 志賀潔とコッホの条件 −

研究の成就には求める心が必要である．志賀潔による細菌性赤痢の病原体分離の過程にもそれを見て取れる．

わが国の赤痢（細菌性赤痢）患者は，明治26年，27年の2年間だけで，九州や関西を中心に30万人を超え，死亡率も25％に達し，明治30年（1897年）になると，流行は遂に関東にまで北上した．北里柴三郎は，細菌学を研修中の当時27歳の志賀潔（1871〜1955）に，研究テーマ「赤痢患者の排泄物中に存在せる細菌中学理上赤痢菌と認むべき細菌の存否」を与えた．志賀は伝染病研究所の隔離病舎患者から分離した細菌を虱潰しに検鏡した．そして1か月後には早くも，赤痢の病原体とほぼ断定できる桿菌を患者の糞便に見いだした．しかし，動物での赤痢の再現試験に困難を極め，病原体決定に必要なコッホの条件を満たし得ず焦慮に駆られていた．

或る日，志賀は図書室でG. F. Widalヴィダールの論文を目にした．それには，患者から細菌が分離できなくても，その患者血清がチフス病原体と凝集すれば腸チフスと診断できると書かれていた．この時，志賀には逆ヴィダール反応のアイディアが浮かんだ．そこで，隔離病舎の患者34人の桿菌を赤痢患者の血清と混ぜてみると，全てが見事に凝集した．志賀はコッホの条件に加えて，「病名の確定した患者血清とある病原体が凝集する場合，これはこの病気の病原体である」という病原体決定のための新たな条件を提案した．この桿菌は赤痢の病原体として認められ，「志賀赤痢菌 *Shigella dysenteriae*」と命名された．半年足らずで論文になったのは幸運が重なったと，志賀は繰り返し振り返っている．幸運の第1は，当時流行していた赤痢はその臨床症状が激しく赤痢の診断が容易であったことで，これが *Shigella flexneri* や *Shigella boydii*，または *Shigella sonnei* などによる症状の穏やかなものであったら，そう簡単ではなかったのではないか．第2に，病原体とそれによる患者の免疫血清との間には特異的な凝集反応があることはすでに明らかにされており，将来この種の免疫反応が病原体の確定に決め手になるであろうことを北里から聞かされていたことである．第3は，実際にWidalの論文が世に出て志賀の目に触れたことである．

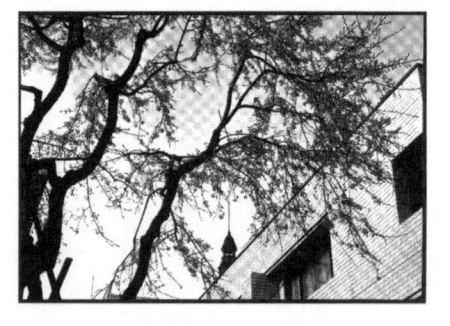

志賀潔手植えのしだれ桜

志賀は謙遜に「幸運」といっているが，第1は本当の幸運であろう．しかし，第2と第3は求める心を持った者だけが巡り合える幸運である．志賀は，マウス，モルモット，ウサギなどを実験動物にしてコッホの条件を満たそうとしたが果たせず，迷路に陥った．迷路には梅雨の前にはまり，盛夏をこえ，残暑を過ぎようとしているのに，そこから抜け出せなかった．そして，9月のある日，気分転換のために図書室に入って新着の雑誌をあれこれめくっているうちにWidalの論文が目に入ったのである．毎日毎日，問題について考えている者だけに与えられる幸運である．Pasteurパストゥールは，これを，『幸運の女神は準備された心に微笑む』と言っている．

参考資料；志賀潔，或る細菌学者の回想，日本図書センター，1997年

6 微生物の構造体

　微生物の微細構造は電子顕微鏡技術の進歩によって明らかにされた．そして，微生物学領域に導入された超遠心分離機の開発は微生物を構成する構造体の単離を可能にし，それらがもつ特異的な機能を明らかにした．本章では原核生物（細菌）と真核生物（真菌，原虫，藻類）の構造体を一括して学習する．

　本章はおよそ100年にもわたる研究の成果をまとめたもので，ボリュームの大きい章となった．これらの研究では細菌を用いた研究が最も多く，したがって微生物の構造体に関する記述も細菌に関するものが多くなった．しかし，一括方式の原則にこだわり，ヒトなどの細胞が有する構造体も合わせて述べ，その対比によって微生物の構造体の特徴を浮き彫りにするよう努めた．

6-1 微生物の微細構造

6-1-1 細菌細胞の微細構造

　細菌細胞 bacterial cell を構成する基本構造体は，染色体，リボソーム，細胞質膜，および細胞壁の4つである．代表的な桿菌の構造を図6-1aに示した．染色体とリボソームが存在する細胞質を細胞質膜が包み，さらに細胞壁が細胞質膜を取り囲んでこれを補強している．また，細胞質にプラスミドをもち，莢膜が細胞壁を覆い，さらに細胞質膜から線毛やフィラメント状の鞭毛を菌体外に突起させているものも見られる．

6-1-2 真核細胞の微細構造

　真核細胞 eucaryotic cell を構成する基本構造体は，染色体，リボソーム，細胞質膜，オルガネラ（核，ミトコンドリア，小胞体，ゴルジ体，リソソームなど）および細胞骨格（微小管，中心体など）の5つである．動物細胞の構造を図6-1bに示した．

　真核細胞は，細菌細胞に比較して，細胞質膜およびその外層構造が単純化している．植物細胞は細胞壁をもつが，動物細胞には細胞壁がない．また微生物のうちで細胞壁をもつものは真菌と藻類であり，原虫には細胞壁がない．また莢膜は一部の酵母型真菌に見られるのみである．

　真菌細胞は，細胞質内に膜構造をもつオルガネラが発達している．オルガネラのうち，葉緑体は植物と藻類にのみ存在し，真菌と原虫は葉緑体をもたない．また細菌では細胞質に散在しているリボソームが，真核細胞では小胞体と結合して粗面小胞体を形成している．

6-1-3 ウイルス粒子の微細構造

　ウイルス粒子（**ビリオン** virion）は，ゲノム，カプシド，およびエンベロープの3つからなり，この基本構造体の組み合わせによって3つのタイプに分類される．第1は，カプシドがゲノムを包み込んでヌクレオカプシドを形成した型で，これがウイルス粒子の基本形である．第2は，基本形にエンベロープが加わり，ヌクレオカプシドをエンベロープが包み込んだ型である．第3は，第2の構造体にさらに構造体が加わった型で，HIV

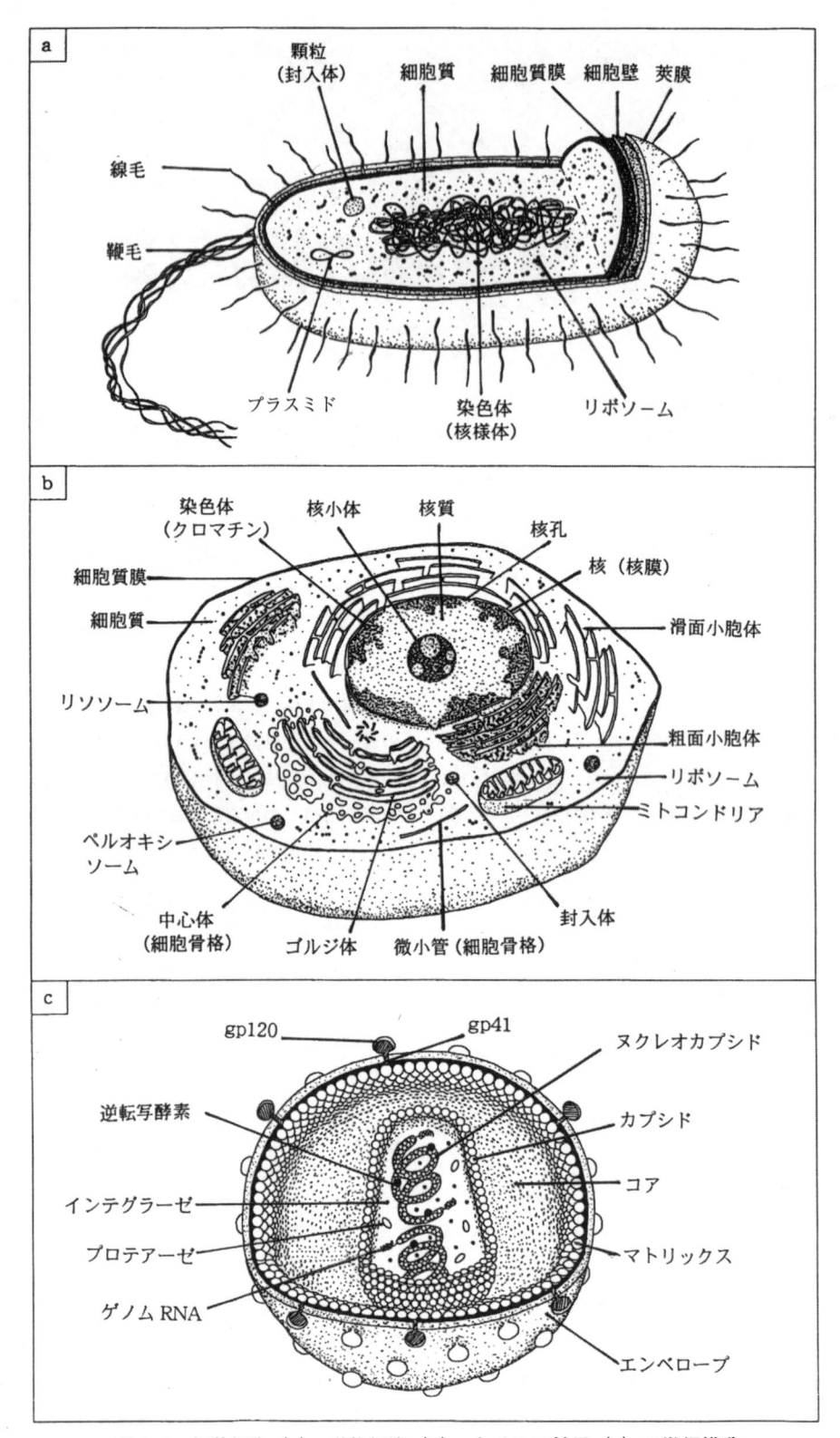

図6-1 細菌細胞（a），動物細胞（b），ウイルス粒子（c）の微細構造

の例を図6-1cに示した.

HIV粒子では，ゲノム，カプシド，エンベロープのほかに，たん白質性のコア core およびマトリックス matrix が存在する．コアはヌクレオカプシドを包み，その中に HIV に特異的な酵素（逆転写酵素，インテグラーゼ，プロテアーゼ）を含有している．マトリックスはコアとエンベロープとの間にあって両者を結合してエンベロープの強度を裏打ちしている．

6-2 ゲノム

遺伝形質を支配する物質を総称して**ゲノム** genome という．その化学的本体は核酸である．ゲノムは自己の増殖には根源的な構造体であり，ゲノムをもたない細胞やウイルス粒子はセミの抜け殻と同じであり，それから細胞や粒子が再生されることはない．真核生物と細菌の染色体ゲノムおよびウイルスゲノムのうち，現在までに全塩基配列が決定されているものの一部を表6-1に示した．

ゲノムに存在する塩基数（ゲノムサイズ）は，真核生物＞細菌＞ウイルスの順に大きい．ゲノムのうち，たん白質や RNA をコードしている塩基配列を**遺伝子** gene といい，ウイルスや細菌の遺伝子は平均1,000塩基対（1キロベース，1kb）で1つのたん白質をコードしている．しかし，真核生物は後述する理由で，1個の遺伝子を構成する塩基数は多くなる．遺伝子の一部はrRNA や tRNA が最終産物となるが，大部分のものはmRNA への転写を経て，これから翻訳されるたん白質を最終産物とする．

6-2-1 細菌のゲノム

1 染色体ゲノム

染色体 chromosome とは，元来真核細胞が有糸分裂する際に出現し，塩基性色素で濃染される棒状のクロマチン構造をさしていた．しかしその本体が DNA であることが明らかにされて以来，染色体という言葉は遺伝情報の担い手という広い意味で用いられている．たとえば，細菌の DNA には真核細胞のようなクロマチン構造は見られないがこれも染色体という（図6-1a）．また，細菌の染色体を**核様体** nucleoid ということもある．これは，長い染色体 DNA が何重ものコイルをつくって細胞質内でコンパクトに凝縮している様子が真核細胞の核と似ているからである（たとえば，*Escherichia coli* 大腸菌の全長は1.3mmもあり，菌体の約850倍にも相当する）．

細菌の染色体ゲノムは二本鎖の DNA である．また細菌染色体ゲノムの多くは環状であるが，*Borrelia burgdorferi* ライム病ボレリアや放線菌の一種 *Streptomyces avermitilis* ストレプトマイセス・エバミティリスなど例外的に線状のものもある．細菌の染色体ゲノムは連続した1コピーからなる**一倍体** haploid である．またこれらは真核生物とは異なって1種類であるが，*Vibrio cholerae* コレラ菌のように大小2種類の染色体ゲノムをもつものもある．

細菌ではプラスミドやファージゲノムが染色体に組み込まれることによって，染色体のゲノムサイズは増加し，その構造も複雑になる．また，細菌ではゲノム全体が重複することもあり，たとえば *E. coli* の染色体ゲノムは過去に少なくとも2回は重複を起こして現在に至っていると考えられている．

2 プラスミドゲノム

プラスミド plasmid とは，染色体とは物理的に独立して複製することが可能な細菌 DNA をいう（図6-1a, 図6-2a）．染色体ゲノムは細菌の増殖に必須な遺伝情報をコードするが，細菌が特別な増殖環境に置かれたときに必要なたん白質はプラスミドにコードされていることが多い．代表的なプラスミドを表6-2に示した．プラスミドゲノムは染色体ゲノムと同様に二本鎖の環状DNA である．そのゲノムサイズは2〜300kbであり，一般的にゲノムサイズが小さいものほどコピー数は多い．

接合によってプラスミド自身または染色体を受容菌に移行させるプラスミドを**接合性プラスミド** conjugative plasmid という（9-7-3参照）．ゲノムサイズが30kb以上のプラスミドは接合性であるものが多い．プラスミ

表6-1 真核生物，細菌，ウイルスのゲノム

生物種またはウイルス種	塩基数(kb)	DNA/RNA	一本鎖/二本鎖	線状/環状	一倍体/二倍体	種類	遺伝子数
真核生物							
Homo sapiens（ヒト，哺乳類）	3,000,000	DNA	二本鎖	線状	二倍体	23	30,000
Drosophila melanogaster（ショウジョウバエ，昆虫）	122,803	DNA	二本鎖	線状	二倍体	4	14,068
Arabidopsis thaliana（ナズナ，植物）	119,403	DNA	二本鎖	線状	二倍体	6	28,425
Caenorhabditis elegans（線虫，動物）	100,096	DNA	二本鎖	線状	二倍体	6	16,384
Plasmodium falciparum（マラリア原虫）	21,848	DNA	二本鎖	線状	二倍体	14	5,342
Saccharomyces cerevisiae（酵母型真菌）	12,071	DNA	二本鎖	線状	二倍体	16	6,298
細 菌							
Streptomyces avermitilis（放線菌）	9,026	DNA	二本鎖	線状	一倍体	1	7,677
Escherichia coli（腸内細菌科）	4,639	DNA	二本鎖	環状	一倍体	1	4,289
Vibrio cholerae（ビブリオ科）	4,034	DNA	二本鎖	環状	一倍体	2	3,885
Clostridium tetani（芽胞形成細菌）	2,799	DNA	二本鎖	環状	一倍体	1	2,445
Prochlococcus marinus（シアノバクテリア）	1,751	DNA	二本鎖	環状	一倍体	1	1,928
Methanococcus jannaschii（古細菌）	1,740	DNA	二本鎖	環状	一倍体	1	1,770
Chlamydia pneumoniae（クラミジア）	1,227	DNA	二本鎖	環状	一倍体	1	1,108
Rickettissia prowasekii（リケッチア）	1,112	DNA	二本鎖	環状	一倍体	1	871
Borrelia burgdorferi（スピロヘータ）	910	DNA	二本鎖	線状	一倍体	1	853
Mycoplasma pneumoniae（マイコプラズマ）	580	DNA	二本鎖	環状	一倍体	1	480
ウイルス							
vaccinia virus（ポックスウイルス科）	192	DNA	二本鎖	線状	一倍体	1	273
human adenovirus A（アデノウイルス科）	34	DNA	二本鎖	線状	一倍体	1	29
influenza A virus（オルソミクソウイルス科）	14	RNA	一本鎖	線状	一倍体	8	10
HIV（レトロウイルス科）[1]	9	RNA	一本鎖	線状	二倍体	1	9
HPV type 10（パポバウイルス科）[2]	8	DNA	二本鎖	環状	一倍体	1	7

[1] HIV（human immunodeficiency virus ヒト免疫不全ウイルス）
[2] HPV（human papilloma virus ヒトパピローマウイルス）

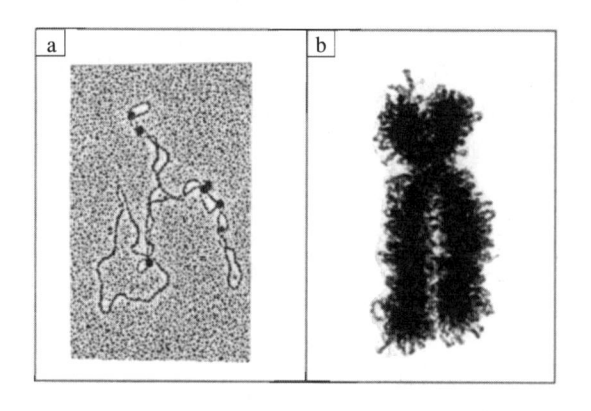

図6-2 ゲノム

a：細菌のプラスミドゲノム（スーパーコイル状のDNAと，DNAに結合した6分子のRNAポリメラーゼ，R. Lurzら，Mol. Gen. Genet., 1981 より）

b：ヒト細胞の染色体（有糸分裂の中期に見られる二倍体，A. Kornberg, DNA replication, W. H. Freeman and Company, 1980 より）

表6-2 プラスミドの種類

プラスミド （宿主細菌）	サイズ kb （コピー数）	性　質
接合伝達性		
稔性プラスミド（F） *Escherichia coli*	90（1～2）	性線毛
薬剤耐性プラスミド（R100） *Shigella flexneri*	100（1～2）	薬剤耐性，性線毛
ビルレンスプラスミド（ENT） *Escherichia coli*	80（1～2）	腸管毒素産生性，性線毛
資化プラスミド（SAL） *Pseudomonas aeruginosa*	76（1～2）	サリチル酸分解性，性線毛
腫瘍原性プラスミド（Ti） *Agrobacterium tumefaciens*	230（1～2）	植物の腫瘍誘発性，性線毛
非接合伝達性		
バクテリオシンプラスミド（ColE1） *Escherichia coli*	6.4（10～155）	コリシン E1 産生性
組換えプラスミド（pUC18） *Escherichia coli* など	2.7（200～500）	ColE1 複製変異（多コピー）

ドはそれがコードする形質によって，**F プラスミド** fertility plasmid（接合），**R プラスミド** drug resistance plasmid（薬剤耐性），**ビルレンスプラスミド** virulence plasmid（毒素産生など），**資化プラスミド** degradative plasmid（サリチル酸などの分解），**バクテリオシンプラスミド** bacteriocinogenic plasmid（コリシン E1 などの産生），**腫瘍原性プラスミド** tumorogenic plasmid（植物に対する腫瘍原性，図6-3）などに分類される．また，試験管内で人工的に作成したプラスミドは組換えプラスミドとよばれ，遺伝子クローニングの**ベクター** vector として用いられる（9-8-2参照）．これらはコピー数が多いことが特徴である．R プラスミドやビルレンスプラスミドの薬剤耐性遺伝子やビルレンス遺伝子はトランスポソンの**転位** transposition によって形成されたものが多い（9-7-4参照）．

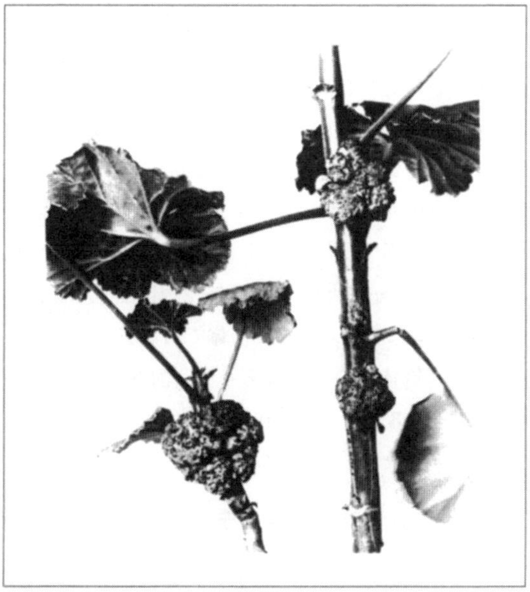

6-2-2　真核生物のゲノム

1 クロマチン

真核生物の染色体ゲノムは二本鎖で線状の DNA である．また，同一 DNA が 2 コピーずつ対をなした**二倍体** diploid であり，長短複数の分断 DNA からなる（図6-2b）．この分断 DNA の数は生物種に固有であり，たとえばヒトのゲノムは 23 対の二倍体である．真核細胞の

図6-3　クラウン・ゴール

Agrobacterium tumefaciens アグロバクテリウム・ツメファシエンスの腫瘍原性プラスミド（T-DNA）によって形成された植物の瘤（朝井勇宣監修，現代生物学大系8，微生物，中山書店，1972年より）

染色体ゲノムは，**ヒストン** histone たん白質と結合して**ヌクレオソーム** nucleosome とよばれる複合体を形成し，核の中でコンパクトに折りたたまれている．このような構造を**クロマチン** chromatin という（図 6-1 b）．真核生物の染色体はクロマチン構造をとることによって，DNA の複製や娘細胞への分配において，ゲノムのもつれや切断を防いでいると考えられている．

真核生物ではゲノムサイズに対する遺伝子数の割合が低い．たとえば，ウイルスや細菌では塩基数のおよそ 1/1,000 が遺伝子の数に相当するが，酵母型真菌では 1/2,000，マラリア原虫では 1/5,000，ヒトでは 1/100,000 である．これは真核生物のゲノムには遺伝子内に非コード配列が存在したり，遺伝子と遺伝子の間に意味不明の非コード配列が数多く反復していることによる．また**偽遺伝子** pseudogene とよばれるものや遺伝子断片様の塩基配列も多く見られる．このうちで，遺伝子内の非コード配列を**イントロン** intron とよぶ．これに対しコード領域を**エキソン** exon という（9-2-2，図 9-5 参照）．

2 反復，重複構造

真核生物のゲノム塩基数に対するコード配列が占める割合は，ウイルスや細菌の場合を 100 % とすると，酵母型真菌では 50 %，マラリア原虫では 20 %，ヒトでは 1 % に過ぎない．真核生物では進化に伴って遺伝子間の意味不明の**反復** repeat した配列が多くなる．たとえば，反復配列の例として哺乳類における Alu 配列がある．Alu 配列は約 300 塩基からなる配列で，進化とともに増幅し，ヒトのゲノムには 100 万回の反復がある．ヒトではこのような反復配列が全ゲノムの 50 % 以上を占めている．また，抗体遺伝子や TCR 遺伝子 T cell receptor gene のように相同性の高い塩基配列が**重複** duplication している例もある．

3 ミトコンドリアと葉緑体のゲノム

真核生物の細胞小器官のうちでミトコンドリアと葉緑体は DNA ゲノムをもっている．ミトコンドリアや葉緑体のゲノムは，二本鎖の環状である点は細菌のゲノムと同じであるが，ゲノムサイズは小さく，ウイルスとほぼ同じ大きさである（ヒトのミトコンドリア DNA はおよそ 16.6 kb）．これらは細菌のプラスミドに相当するものであるが，ミトコンドリアゲノムおよび葉緑体ゲノムはそれぞれ酸化的リン酸化および光合成に関わる遺伝子がコードされているなど，細胞にとってこれらがもつ重要性はプラスミドより格段に大きい．

6-2-3　ウイルスおよびファージゲノム

1 分節ゲノム

ウイルスは，宿主細胞内でのセントラルドグマの一連の過程に割り込んで自身の転写，翻訳，複製を行う．したがって，そのゲノムサイズは宿主依存度の高いものは小さく，自前の転写・複製酵素をもつものやエンベロープをもつものなどは大きくなる．ヒトに病原性をもつウイルスのうち，DNA ウイルスのゲノムは *Poxviridae* ポックスウイルス科が最も大きく（192 kb），*Parvoviridae* パルボウイルス科が最も小さい（5.6 kb）．また RNA ウイルスの場合は，*Coronaviridae* コロナウイルス科が最も大きく（30 kb），*Picornaviridae* ピコルナウイルス科が最も小さい（7.4 kb）．

DNA ウイルスのゲノムはパルボウイルス科を除いてすべてが二本鎖の線状であり，また RNA ウイルスは *Reoviridae* レオウイルス科以外はすべてが一本鎖の線状である．RNA ウイルスのレオウイルス科，*Orthomyxoviridae* オルソミクソウイルス科，*Bunyaviridae* ブニヤウイルス科，*Arenaviridae* アレナウイルス科のゲノムは複数のセグメントに分節しており，これを**分節ゲノム** segmented genome という（9-5-2 2 参照）．ウイルスゲノムは 1 コピーからなる一倍体であるが，レトロウイルス科は二倍体型のゲノムをもつ（図 6-1c，6-2b）．また，ウイルスゲノムは真核生物のゲノムと同様にエクソンとイントロン構造をもつものがある．

2 ビルレントファージとテンペレートファージ

ファージゲノムは，ウイルスと同様に，ファージの種類によって，DNA または RNA であり，一本鎖または二本鎖，線状または環状である．またその大きさもウイルスと同様に 3〜170 kb である．ファージには**ビルレントファージ** virulent phage と**テンペレートファージ**

temperate phage が存在する（8-4-2参照）．テンペレートファージのゲノムは宿主細菌の染色体に組み込まれて**溶原化** lysogenization してプロファージとなる．また，レトロウイルス科の RNA ゲノムも DNA に逆転写された後で宿主細胞の染色体に組み込まれてプロウイルスとなる．プロファージやプロウイルスは染色体と挙動をともにする．

6-2-4　遺伝子の機能的分類

遺伝子の機能は，① 粒子や細胞の構築，② DNA の転写，翻訳，複製，③ 糖質や脂質などの物質代謝，④ 細胞内での物質輸送，⑤ 細胞と細胞との情報伝達，⑥ 細胞の骨格形成，⑦ 機能がまだ不明なもの，に分類される．ウイルス（やファージ）ゲノムに含まれる遺伝子は細菌や真核生物に比べて極端に少なく，またその機能は①と②の一部（DNA の転写と複製）だけで，ゲノムの翻訳や物質代謝などに関わるものは一切含まれていない．これがウイルスやファージが自己増殖能のない偏性細胞内寄生体（無生物）である理由である．細菌の遺伝子は，①～④のもので約 50％ を占める．真核生物の遺伝子には①～④に⑤と⑥が加わる．細菌や真核生物の遺伝子には機能が不明なものがまだ多く残されている．

6-3　莢　膜

細菌や真菌には，細胞壁を覆って，菌体の最外層に膜に似た構造体をもつものがある．糖質，アミノ糖，酸性糖，あるいはアミノ酸のポリマーからなるこの構造体を**莢膜** capsule とよぶ（図6-1a，図6-4）．細菌の莢膜は多様で，その構造によっては，**微小莢膜** microcapsule，**粘液層** slime layer，**結晶性表層** crystalline surface layer ともよばれる[1]．

[1] 莢膜が不明瞭で薄いものは微小莢膜，細胞壁との間に少し間隙を空けて菌体を取り囲んでいるゼラチン様の構造体は粘液層，また分子量が 50,000～200,000 のたん白質または糖たん白質のポリマーからなるものは結晶性表層（または S 層 surface layer）とよばれる．

6-3-1　莢膜の化学組成

真菌の莢膜は *Cryptococcus neoformans* クリプトコックス・ネオフォルマンスのものがよく知られている．これは酸性ヘテロ多糖のグルクロノキシマンナンからなるもので，*C. neoformans* の菌体を墨汁と混ぜてスライドグラスに広げ，光学顕微鏡で観察すると，菌体を取り囲んで厚い層をなして見える（図3-3c参照）．

細菌のうち *Escherichia coli* 大腸菌の莢膜はフコース，ガラクトースおよびヘキスロン酸を成分とする多糖体である．また，*Pseudomonas aeruginosa* 緑膿菌の莢膜は D-

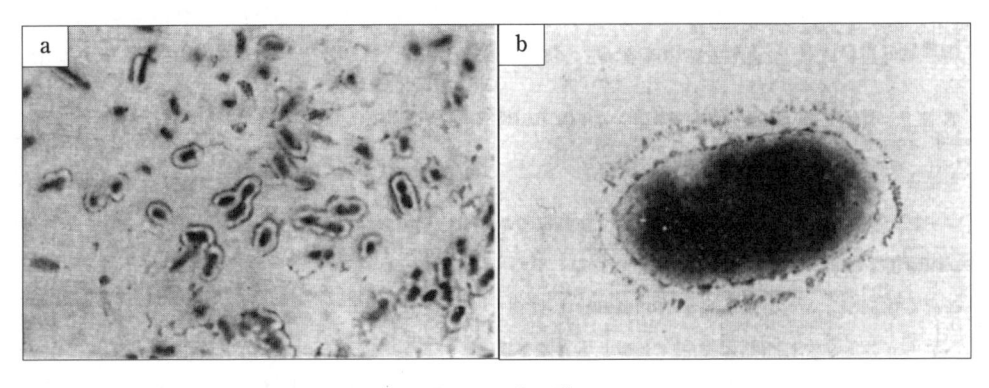

図6-4　莢　膜
Haemophilus influenzae インフルエンザ菌の莢膜像を示す．a（莢膜染色像），b（電子顕微鏡像）共に，黒く染まった菌体の周囲を膜状に覆っているように見える構造体が莢膜である．

マンヌロン酸とL-グルクロン酸が重合した**アルギン酸** alginic acid であり，*Salmonella* Typhi チフス菌の微小莢膜は*N*-アセチルガラクトサミヌロン酸からなる．莢膜には，生体ではまれにしか存在しないD体のアミノ酸からなるものもある．たとえば，*Bacillus anthracis* 炭疽菌の莢膜はD-グルタミン酸，また*Bacillus subtilis* 枯草菌の粘液層はD-，L-グルタミン酸のポリペプチドである．また，*Streptococcus pyogenes* 化膿レンサ球菌はたん白質性の微小莢膜（Mたん白質という）のほかに，*N*-アセチルグルコサミンとD-グルクロン酸からなる**ヒアルロン酸** hyaluronic acid を成分とする莢膜も保有している．

莢膜には抗原性があり，細菌の莢膜抗原を**K抗原** K antigen とよぶ（K抗原のKは，ドイツ語のKapsel, 莢膜に由来）．また，*S.* Typhi の微小莢膜を**Vi抗原** virulence antigen という．

6-3-2 莢膜の機能

莢膜は，食菌抵抗性や細胞への付着性に関わる細菌や真菌の重要なビルレンス因子である．莢膜をもつ細菌は寒天培地上で**スムーズ型** smooth type（S型）のコロニーを形成するが，莢膜を喪失したものは**ラフ型** rough type（R型）に変化してビルレンスも減弱する．結晶性表層は環境に生息する *Campylobacter* カンピロバクター属や *Aeromonas* エロモナス属などによく観察される．このことから，これらの細菌は結晶性表層をバリアーとして有害物質の菌体内への透過を防いでいると考えられている．

莢膜のうち，細胞外へ微小線維を広げて粗い網目状構造を形成する多糖体莢膜は，特別に**グリコカリックス** glycocalyx（糖衣）とよばれることもある．グリコカリックスは粘着性に富んでおり，細菌はグリコカリックスを介して菌体同士が接着する．このようにして形成された細菌の膜を**バイオフィルム** biofilm という．流水中での細菌はバイオフィルムを形成して岩などの表面に付着して生息している．一方，生体内でのバイオフィルムの形成は細菌の感染を容易にし，また感染症の治療を困難にする要因となる（第2編，3-5-7 3 参照）．

6-4 細胞壁

細胞壁 cell wall は，莢膜をもたない細菌や真菌細胞の最外層にある構造体である（図6-1 a）．細菌は細胞壁の構造によって，**グラム陽性細菌** gram positive bacteria と**グラム陰性細菌** gram negative bacteria に大別され，それぞれの細胞壁の化学組成には特徴がみられる（図6-5）．グラム陽性細菌は厚いペプチドグリカン層とタイコ酸をもつ．グラム陰性細菌のペプチドグリカン層は，グラム陽性細菌に比べて薄いが，その外側にはさらに外膜をもつ．外膜は脂質二重層を主成分とし，ポーリンたん白質とリピドAなどを含んでいる．

一方，真核生物の細胞壁はキチン，グルカン，マンナン（真菌），またはセルロース（藻類）など単糖のホモポリマーからなり，ペプチドグリカンに比べて化学組成は単純である．また植物細胞は，藻類と同様にセルロースからなる細胞壁をもつが，動物細胞には細胞壁がない．

6-4-1 細胞壁の化学組成

1 ペプチドグリカン

細菌の細胞壁の主成分は**ペプチドグリカン** peptidoglycan である．ペプチドグリカンは**ムレイン** murein（ラテン語の *murus*, 壁に由来）ともよばれる．ペプチドグリカンは，*N*-アセチルグルコサミン *N*-acetylglucosamine（NAG）と *N*-アセチルムラミン酸 *N*-acetylmuramic acid（NAM）が交互に$\beta(1 \rightarrow 4)$結合したグリカン鎖が横糸になり，この糸を，NAMに結合したテトラペプチド同士の架橋が縦糸となって，つなぎ合わせたような網目構造をしている（図6-6a, ペプチドグリカンの生合成経路は7-8-2を参照）．

テトラペプチドを構成するアミノ酸，またその架橋のされ方は菌種によって異なる．多くのグラム陰性細菌はテトラペプチド側鎖のジアミノピメリン酸がもう一方のテトラペプチド側鎖末端のD-アラニンとペプチド結合でつながっている．しかし，*Staphylococcus aureus* 黄色

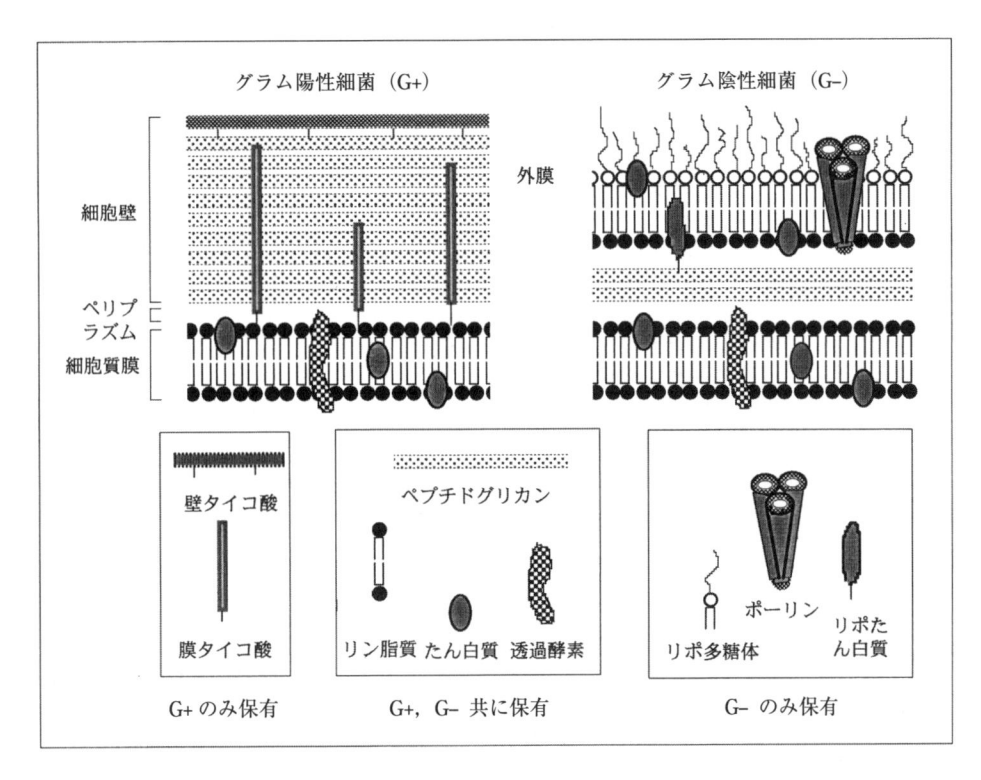

図 6-5 細菌の細胞壁

ブドウ球菌では5つのグリシンによってテトラペプチド側鎖が架橋されている．テトラペプチド中の**ジアミノピメリン酸** diaminopimelic acid（DAP）は真正細菌の細胞壁にしか存在しないアミノ酸である．また，生体のたん白質のほとんどはL体のアミノ酸から構成されているが，テトラペプチドにはD-アラニンやD-グルタミン酸などD異性体アミノ酸が存在する．マイコプラズマは細胞壁をもたない特殊な細菌である．古細菌にも細胞壁をもたないものがあり，また細胞壁をもつ場合でもその成分はペプチドグリカンとは異なったものである．

グラム陽性細菌では，ペプチドグリカンが40層にも重なり，これが乾燥細胞壁重量の50％以上を占めている．一方，グラム陰性細菌ではペプチドグリカン層が薄く，細胞壁の10％以下である．抗酸菌 acid-fast bacteria では**ミコール酸** mycolic acid が細胞壁の主成分であり，ペプチドグリカンは通常のグラム陽性細菌より少ない．

2 タイコ酸

グラム陽性細菌の細胞壁は，ペプチドグリカンのほかに，**タイコ酸**（テイコ酸）teichoic acid（ギリシャ語の teichos，膜に由来）を有している．タイコ酸は細胞壁の総重量の30～50％を占めることがある．タイコ酸はリビトールまたはグリセロールがリン酸ジエステル結合で重合した直鎖状ポリマーに糖質やアラニンが結合したものである．それぞれを**リビトールタイコ酸** ribitol teichoic acid（壁タイコ酸）または**グリセロールタイコ酸** glycerol teichoic acid（膜タイコ酸）という（図6-6b）．

グリセロールタイコ酸（膜タイコ酸）はその一端で細胞質膜と共有結合し，他方はペプチドグリカン層の中に入り込んでいる．また，リビトールタイコ酸（壁タイコ酸）はペプチドグリカン層の外側でこれと結合している．タイコ酸はグラム陽性細菌の細胞壁にのみ存在する特異的な物質である．リビトールタイコ酸を欠くグラム陽性細菌もある．タイコ酸はそれを保有しているグラム陽性細菌の主要な表層抗原を構成しており，*Streptococcus pneumoniae* 肺炎レンサ球菌のタイコ酸は **Forssman抗原**とよばれる．

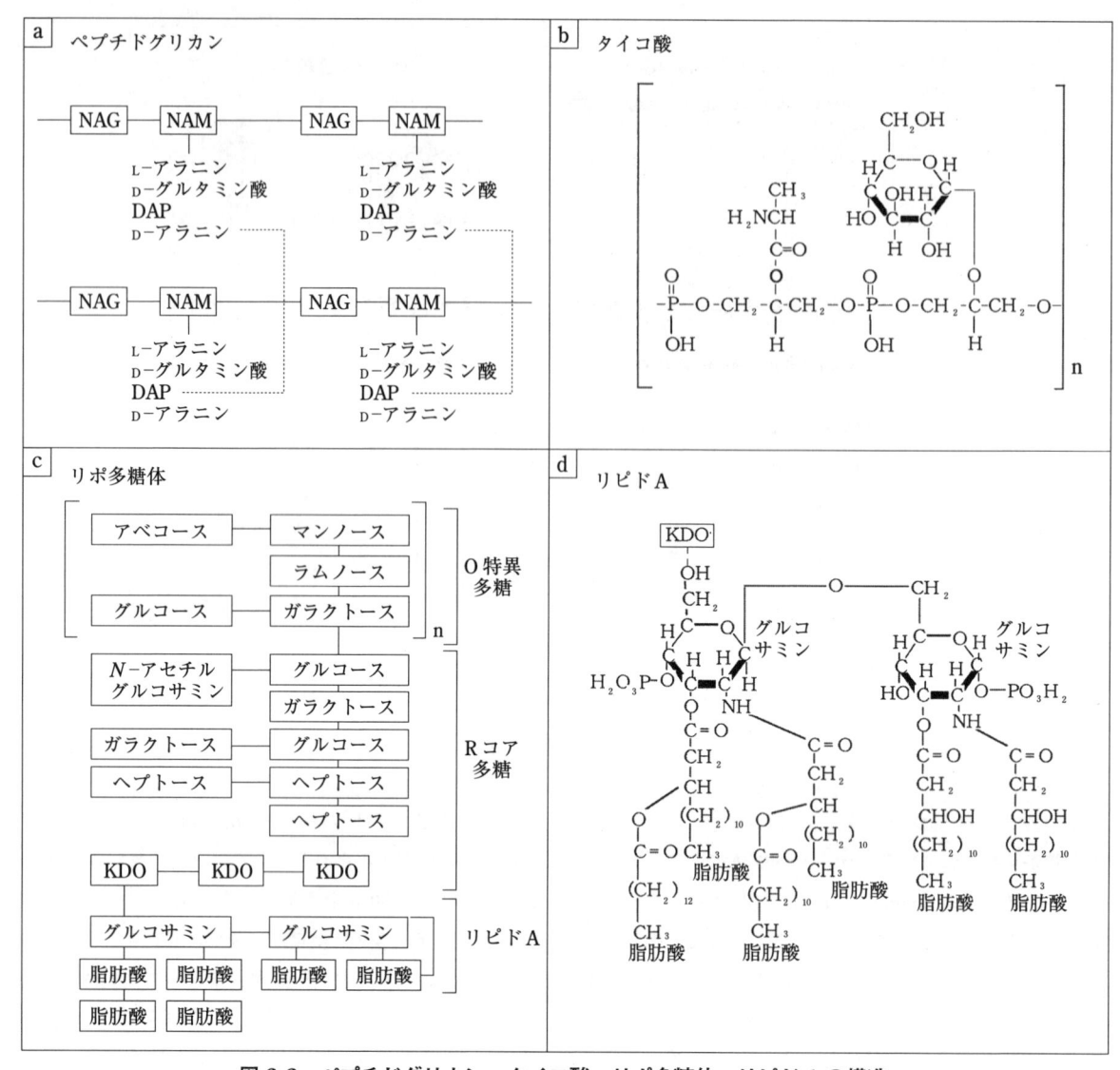

図6-6 ペプチドグリカン，タイコ酸，リポ多糖体，リピドAの構造

(a) はグラム陰性細菌（*Escherichia coil*）のペプチドグリカンを示す．D-アラニンとDAP（ジアミノピメリン酸）がペプチド結合で架橋されている．NAGは*N*-アセチルグルコサミンを，NAMは*N*-アセチルムラミン酸を示す．グラム陽性細菌（*Staphylococcus aureus*）では，*E. coli*の［L-アラニン-D-グルタミン酸-DAP-D-アラニン］が，［L-アラニン-D-イソグルタミン酸-L-リシン-D-アラニン］に置き換わっている．*S. aureus*では，D-アラニンとL-リシンが架橋され，このD-アラニンとL-リシンの間にペプチド結合した5分子のL-グリシンが挿入されている．(b) はグリセロールタイコ酸を示す．(c) は*Salmonella*（*S.* Typhimurium）のリポ多糖体を示す．(d) は，*E. coli*のリピドAを示す．

3 リポ多糖体

グラム陰性細菌は，細胞質膜のほかにも，ペプチドグリカンの外側に**外膜** outer membraneとよばれる脂質二重層をもつ（図6-5）．すなわち，グラム陰性細菌細胞には2種類の生体膜をもつことになり，外膜に対して細胞質膜を**内膜** inner membraneということもある[*1]．外膜には，リポ多糖体やリポたん白質，ポーリンたん白質などが含まれている．

リポ多糖体 lipopolysaccharide（LPS）はO特異多糖，Rコア多糖およびリピドAからなる（図6-6c）．このうち，**O特異多糖** O-specific polysaccharideはグラム陰性細菌の主要な菌体抗原である**O抗原** O antigenの化学的本体である（O抗原のOはドイツ語のohne

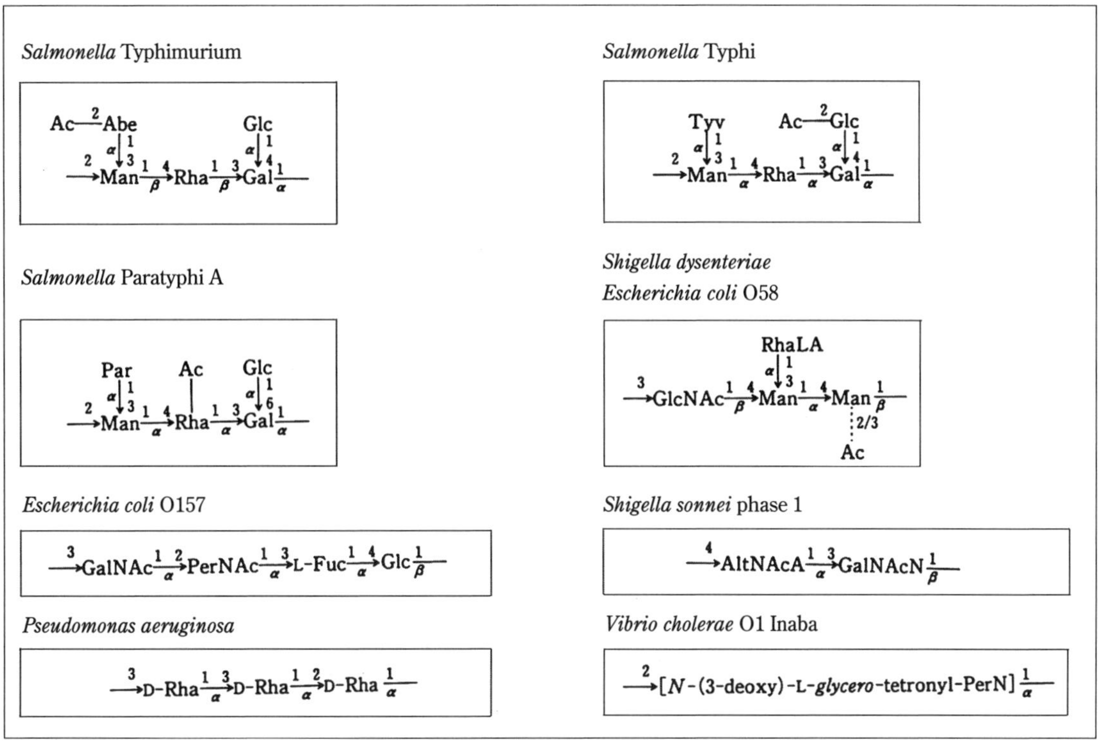

図 6-7　O 特異多糖を構成する糖鎖ユニット

Rha：L-ラムノース，D-Rha：D-ラムノース，Abe：アベコース（3,6-ジデオキシ-D-ガラクトース），Tyv：チベロース（3,6-ジデオキシ-D-マンノース），Par：パラトース（3,6 ジデオキシ-D-グルコース），RhaLA：ラムノ乳酸（3-*o*-（1′-カルボキシルエチル）-L-ラムノフラノース），PerN：ペロサミン（4-アミノ-4,6-ジデオキシ-D-マンノース），PerNAc：*N*-アセチルペロサミン，Ac：アセチル，Glu：グルコース，Man：マンノース，Glc：グルコース，GlcNAc：*N*-アセチルグルコサミン，Gal：ガラクトース，GalNAc：*N*-アセチルガラクトサミン，GalNAcN：2-アセトアミド-4-アミノ-2,4,6-トリデオキシ-D-ガラクトース，AltNAcA：2-デオキシ-2-アセトアミド-L-アルトルロン酸，L-Fuc：L-フコース
（竹田美文，林　英生（編）（2002）細菌学；内毒素（川原一芳，金ヶ崎士郎）朝倉書店を改変）

Hauchbildung, 曇り形成をしない，に由来）．O 特異多糖は数種類の単糖からなる単位ユニットが多数重合して糖鎖を形成したものであり（図 6-7），その糖鎖は外膜から菌体外へ伸長している（6〜10 nm）[*2]．

　O 特異多糖の単位ユニットの多い細胞は，補体の溶菌作用を受けにくくなるなど，グラム陰性細菌の病原性因子の 1 つである．また，多数の単位ユニットをもつ細菌は培地上でスムーズ型のコロニー（周辺が丸く滑らかな集落）を形成するが，この重合酵素遺伝子に変異が起こったようなものはラフ型となる（集落はその周辺がギザギザしている）．O 特異多糖の繰り返し単位を 1 個もつものはセミラフ型とよばれ，スムーズ型とラフ型の中間的なコロニーを作る．

　リポ多糖体は段階的に合成される．すなわち，(1) R コア多糖の合成とリピド A への結合，(2) O 特異多糖の合成，(3) 合成された R コア多糖と O 特異多糖のアセンブリーの 3 つのステップで合成される．それぞれのステップは遺伝的に異なった制御を受けており，それぞれは独立に行われる（7-8-3 参照）．

　外膜のリポたん白質 lipoprotein は，そのたん白質部分でペプチドグリカンのテトラペプチド側鎖のジアミノピメリン酸とペプチド結合を形成して，外膜をペプチドグリカン層に連結する役目をしている．

　リピド A lipid A は，D-グルコサミル-β（1→6）-D-グルコサミンの 1, 4′-ジリン酸エステルの基本骨格に数種の脂肪酸が結合したものである（図 6-6d）．これは外膜のリン脂質二重層の一部を形成している（約 1 nm）．リピド A-KDO は細菌の生育にとって必須な成分である．

[*1]　真核細胞のミトコンドリアや葉緑体の内外の膜に対し

ても，それぞれ内膜，外膜とよぶことがあるので，混乱しないように注意を要する．
*2 *Neisseria meningitidis* 髄膜炎菌，*Haemophilus influenzae* インフルエンザ菌，*Bordetella pertussis* 百日咳菌，*Vibrio parahaemolyticus* 腸炎ビブリオなど O 特異多糖をもたないグラム陰性細菌もある．

4 グルカン，キチン，マンナン

真菌の細胞壁は多糖が大部分を占め（80 ～ 90 ％），そのほかに少量のたん白質（2 ～ 13 ％），脂質（2 ～ 8 ％）および無機イオンからなっている．多糖の種類は真菌の種類によって異なるが，大多数はグルカン（酵母）とキチン（糸状菌）である．

グルカン glucan は，$\beta(1\rightarrow3)$ 結合と $\beta(1\rightarrow6)$ 結合からなるグルコースのホモポリマーである．**キチン** chitin は，$\beta(1\rightarrow4)$ 結合した N-アセチルグルコサミンのホモポリマーである．また，真菌の接合菌では**キトサン** chitosan が細胞壁の主成分である．キトサンはキチンの脱アセチル化物であり，$\beta(1\rightarrow4)$ 結合した N-グルコサミンのホモポリマーである．これらの多糖は不溶性で，網目状に配列する．こうした網目構造の間隙は，さらに糖たん白質を主体とする無構造のマトリックス（間質）で埋められている．

酵母のマトリックスを構成する多糖は**マンナン** mannan であり，糸状菌の場合は**ガラクトマンナン** galactomannan である．*Candida albicans* カンジダ・アルビカンスのマンナンは，$\alpha(1\rightarrow6)$ 結合からなる主鎖と $\alpha(1\rightarrow2)$ および $\alpha(1\rightarrow3)$ 結合の側鎖をもつ D-マンノースのホモポリマーである．グルカン，キチン，マンナンなどは真菌の細胞壁に特有な成分であり，真核細胞でもヒトなどの動物細胞には存在しない．またこれら細胞壁マンナンは，感染の宿主細胞への接着に重要な役割を果たしている．

6-4-2 細胞壁の機能

1 細胞質膜の保護

細胞質は水を溶媒として，多種類の溶質を溶解している．そのため，細胞質内の浸透圧は非常に高い（5 ～ 20 気圧）．ペプチドグリカンやグルカン，キチンなどの高分子は網目構造をとることで，細胞壁に機械的な強度と剛性を与え，浸透圧ショックから細胞質膜を保護している．マイコプラズマは細胞壁をもたない特殊な細菌であるが，この場合はステロールが細胞質膜に強度を与えている．細胞壁はとくに真菌では重要な構造体であり，乾燥細胞重量の約 90 ％を占めている．この場合，グルカンやキチンの網目構造の間隙に存在する糖たん白質からなるマトリックスが細胞壁の強度をさらに強める役目をしており，これによって菌糸体の長い構造が保たれていると考えられる．

細菌細胞のペプチドグリカンを構成するグリカン鎖がリゾチーム lysozyme で切断されたり，テトラペプチドの架橋形成がペニシリンによって阻害されると，細菌は細胞質膜のみからなる球状の細胞に変化する．このようなもののうち，グラム陽性細菌に由来するものを**プロトプラスト** protoplast といい，グラム陰性細菌に由来するものを**スフェロプラスト** spheroplast という[*1]．プロトプラストやスフェロプラストが低張液中に置かれると，細胞質は膨張して細胞質膜が簡単に破れて細胞質成分が溶出する．これを**浸透圧ショック** osmotic shock といい，細胞を破壊するときにはこの方法がよく使われる．グラム陽性細菌のタイコ酸は，Mg^{2+} イオンと結合してこれを細胞に取り込み，自己融解素 autolysin による細胞壁の融解を防ぐと考えられている．

*1 プロトプラストやスフェロプラストは増殖能をもたない．しかし，L 型菌 L-form bacteria とよばれるものは，増殖が可能である．細菌の中には自然発生的に L 型菌を産生するものもある．L 型菌の L は，Lister 研究所の研究者（Klieneberger）によって分離されたことに由来する．

2 透過性の制限

グラム陰性細菌の外膜には基本たん白質の 3 量体からなる**ポーリン** porin とよばれるたん白質群（OmpF, OmpC など）がある（図 6-5）．ポーリンの基本たん白質には小孔があり，この孔を通過できる物質のみが菌体内に取り込まれる．そのため，ポーリンをもたないグラム陽性細菌の物質透過性は一般的に高い．親水性の低分子（分子量が数百の糖やアミノ酸）はポーリンの小孔を通るが，疎水性の高分子はこれを通過できない．たとえば，疎水性のデオキシコール酸など胆汁酸や，メチレン

ブルーやブリリアントグリーンなど塩基性色素は外膜を通過しないが，グラム陽性細菌には取り込まれてその増殖を阻止する[*1]．

分子量の大きいマクロライド系抗生物質などは，ポーリン孔を通過できないためにグラム陰性細菌には効果が低い．またペニシリンも外膜の透過性が低いが，その誘導体であるアンピシリンは，外膜を通過するためにグラム陰性細菌にも高い抗菌作用をもつ．またグラム陰性細菌でも，細菌種によってポーリンの種類が異なり，それに依存して物質の透過性も異なっている．たとえば，*Pseudomonas aeruginosa* 緑膿菌はポーリン孔が小さいため薬剤の透過効率が低い．これが *P. aeruginosa* では多くの抗生物質に自然耐性を示す原因の1つと考えられている．

[*1] SS培地は，このような原理に基づいて，*Salmonella* サルモネラ属や *Shigella* シゲラ属のようなグラム陰性細菌を選択的に分離するものである（8-5-1 ③参照）．

③ ペリプラズムの形成

細胞壁をもつ細胞は，ペプチドグリカン層と細胞質膜との間に狭い間隙ができる．この間隙を**ペリプラズム** periplasm，または**ペリプラズム間隙** periplasmic space という（図6-5参照）．ペリプラズムはゲル状の物質で満たされており，この中には細胞質膜での能動輸送に関わる結合たん白質や，種々の加水分解酵素が存在する．加水分解酵素は，細胞壁を通過した物質を小さく消化する役目をしている．これらのたん白質は，ゲル内で自由に動きながらその機能を果たしている．

④ 病原性因子

内毒素（エンドトキシン endotoxin）ともよばれるリピドAは，グラム陰性細菌の重要な病原性因子である．内毒素には発熱作用や血液凝固促進作用などがあり，エンドトキシンショックの原因になる（第2編，3-5-1参照）．また，グラム陽性細菌の *Streptococcus pyogenes* 化膿レンサ球菌のタイコ酸は，Mたん白質と協同して菌体の感染細胞への付着に関与すると考えられている．*Candida albicans* カンジダ・アルビカンスなどでも，細胞壁表層に存在する一部の糖たん白質に細胞付着性があり，これも病原性因子として働く．また真菌のペリプラズムには，マンナンインベルターゼや酸性ホスファターゼが存在する．これらは外部から栄養素を取り込む役目をすると同時に病原性因子にもなる．

6-5 細胞質膜

生物の細胞に見いだされる膜を生体膜 biomembrane という．生体膜とは，リン脂質とたん白質を主成分とする構造体と定義されている．したがって，今まで述べてきた莢膜や細胞壁は，形態的には膜に似ているがリン脂質を含まず，化学組成の観点からは膜とはいえない．細胞は細胞質膜とオルガネラ膜，またビリオンのエンベロープはリン脂質をもち，これは生体膜である．

細胞質膜は細胞膜といわれることもある．しかし，細胞膜 cell membrane とすると，これは細胞のあらゆる膜系（細胞質膜とオルガネラ膜）をさす．このようなあいまいさを避けるために，細胞質を包んでいる生体膜（いわゆる細胞膜）は**細胞質膜** cytoplasmic membrane（または**原形質膜** plasma membrane）とよぶ（図6-1a参照）．細胞質膜は生物の本質に関わる重要な役割をになっており，細菌，真菌，藻類，原虫などの微生物を含め，すべての生物の細胞には細胞質膜が存在する．

6-5-1 細胞質膜の化学組成

細菌および真核の細胞質膜は，リン脂質分子が平行に多数集合して形成された**リン脂質二重層** phospholipid bilayer からなる単位膜を基本構造とし，これに種々のたん白質が含まれている[*1]．リン脂質分子を水中に置くと，その親水性の極性部位（リン酸基とグリセロール）を外に向け，疎水性の非極性部位（脂肪酸）で向き合ったように配列して，自然に二重の層（リン脂質二重層）ができる（図5-6参照）．細胞質膜中でのリン脂質二重層は粘張性と流動性に富んでおり，たん白質は細胞質膜中を自由に移動できる．これを細胞質膜の**流動モザイクモデル** fluid mosaic model という．

真核細胞の細胞質膜にはリン脂質とたん白質のほかに，**ステロール** sterol とよばれる脂質を含んでいる（マ

表6-4 細胞質膜のたん白質と脂質の含有率比

細胞質膜の由来	たん白質(%)	脂質(%)	たん白質/脂質
細菌細胞			
Micrococcus luteus（ミクロコッカス）	64	20	3.2
Halobacterium gomorrense（好塩細菌）	75	25	3.0
Bacillus licheniformis（ロープ菌）	74	26	2.8
真核細胞			
Amaeba proteus（原虫）	54	42	1.3
ヒト赤血球（動物）	49	43	1.3
ラット肝細胞（動物）	58	42	1.4

（微生物からみた生物進化学（中村運著，1983，培風館）を改変）

イコプラズマは細胞質膜にステロールを含む例外的な細菌である）．ステロールは，細胞質膜の流動性を調節していると考えられている．真核生物でも動物細胞のステロールは**コレステロール** cholesterol であるが，真菌はその大半が**エルゴステロール** ergosterol である．酵母細胞のリン脂質は，主としてホスファチジルコリン，ホスファチジルアミン，ホスファチジルイノシトールからなる．このホスファチジルイノシトールの脂肪酸は，同じ真核細胞でも，動物細胞のアラキドン酸には存在しない．

真核生物の細胞は，細菌細胞に比べて大きく，また多細胞性のものが多い．細胞が大きくなって多細胞化するためには，細胞内での代謝速度が速まり，また代謝効率も高まる必要がある．真核細胞には，細胞質膜のほかにも生体膜をもった種々のオルガネラが発達している（6-10参照）．そして，細菌では細胞質膜が一括して受けもっている機能の多くは，オルガネラに分担されている．たとえば真核細胞では，DNAの複製は核で，また酸化的リン酸化による ATP 産生はミトコンドリアで行われる．したがって，DNA の複製や ATP の産生に関わるたん白質は細胞質膜に存在する必要がなく，真核細胞では細菌細胞に比べて細胞質膜に占めるたん白質の含量比は少ない（表6-4）．

＊1 フリーズ・フラクチャー freeze fructure とよばれる電子顕微鏡の観察法を用いると，リン脂質二重層は真ん中で割れ，この膜には多種類のたん白質が埋め込まれている様子が観察される．

6-5-2 細胞質膜の機能

細胞質膜の機能は，(1) 細胞質成分の保持，(2) 物質の取込み，(3) たん白質の分泌，(4) 外部シグナルの伝達，(5) 生合成，(6) 酸化的リン酸化による ATP の合成，(7) 食作用や飲作用，(8) 自己と非自己の認識（免疫）などである．(1) ～ (5) は，細菌と真核生物の細胞質膜に共通した機能である．(6) は細菌の細胞質膜にのみ見られ，真核生物ではミトコンドリア膜または葉緑体膜に機能分担されている．また，(7)，(8) は真核細胞にのみ見られる機能である．細胞質膜を構成する成分のうち，(1) は主にリン脂質二重層の役割であり，(2) ～ (8) はリン脂質二重層中のたん白質が受けもっている．ここでは，(1) ～ (7) について説明する．(8) については，免疫（第2編第4章）に関連して述べる．

1 細胞質成分の保持

細胞質膜の基本的な機能は，細胞質成分を膜に包み込むことである．これによって，細胞質成分の細胞外への流出が防がれ，同時にたん白質や核酸など細胞質成分が一定容積の中に濃縮される．そしてこれは細胞質内の代謝反応を効率よく，また速やかに進行させる．

2 物質の取込み

細胞質膜の物質透過性は半透過性 semipermeable である．すなわち，多糖やたん白質などの高分子は通さないが，水や無機化合物（無機塩類），単糖，アミノ酸，

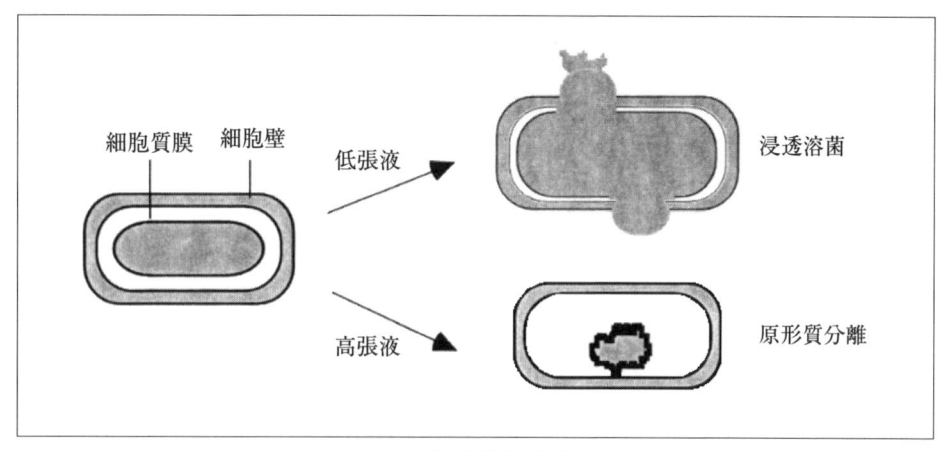

図 6-8　浸透溶菌と原形質分離
細胞質の内部浸透圧（5〜20気圧）による細胞質膜の破壊は細胞壁によって保障されている．細胞が低張液中に置かれると外部から水が浸透するため細胞質の容積は増加し，細胞質膜は破壊する（浸透溶菌）．一方，高浸透圧に置かれた場合は細胞質から外部へ水が浸透して細胞質の容積は減少するため細胞質膜は細胞壁から隔離する（原形質分離）．

また酸素，炭酸ガスなどの低分子は容易に細胞質膜を透過する．この透過性は濃度勾配に従った**単純拡散** simple diffusion によって行われ，このような物質の通過を**浸透** osmosis という．

細胞が細胞質と外界との浸透圧差のない**等張液** isotonic solution（iso；equal）中に置かれたときには，細胞質内外への水の浸透は起こらない．しかし，**低張液** hypotonic solution（hypo；under）中に置かれた場合，細胞外から細胞内への水の流入によって，細胞質は膨張して細胞質膜や細胞壁が破れて細胞は破壊する．これを**浸透溶菌** osmotic lysis という（図6-8上）．反対に**高張液** hypertonic solution（hyper；above）中に置かれると，細胞質の水分は細胞外に流失する．その結果，細胞質は収縮して細胞質膜が細胞壁から剥離してしまう．これを**原形質分離** plasmolysis という（図6-8下）．原形質分離が起こると，細胞質膜やペリプラズム中の酵素が機能しなくなり，細胞の代謝反応は停止する．原形質分離の原理は塩漬け，砂糖漬けなどによる食物の保存に利用されている．

細胞は，細胞外の栄養など溶質を濃度勾配に逆らって細胞内に取り込むこともできる．このような輸送系を**能動輸送** active transport とよぶ．単純拡散にはエネルギーが不要であるが，能動輸送には ATP やホスホエノールピルビン酸からのエネルギーが必要であり，さらにペリプラズム中の結合たん白質や細胞質膜上の**透過酵素** permease なども関与する．結合たん白質から物質を受け取った透過酵素は，ATP の加水分解によって得たエネルギーで，酵素たん白質のチャネルを開いてこれを細胞質内に送り込む．

能動輸送には，糖の取り込みによく使われる**グループ転移** group translocation とよばれる反応が共役して起こることがある．単純拡散や通常の能動輸送では，膜の透過前後で物質の化学構造は変化しない．しかしグループ転移によって取り込まれたグルコースやマルトースは，細胞質内ではリン酸化されて化学構造の変化が起こっている．この場合のリン酸基の供与体はホスホエノールピルビン酸である（*Escherichia coli* 大腸菌のホスホエノールピルビン酸依存性ホスホトランスフェラーゼ系がよく知られている）．グルコースは，この輸送系でグルコース 6-リン酸（G6P）として取り込まれ，G6P はグルコースの EM 経路で代謝される（7-5-1 [1]参照）．

3　たん白質の分泌

多くの細菌は**菌体外酵素** extracellular enzyme（アミラーゼ，プロテアーゼ，ヌクレアーゼ，リパーゼ，ホスファターゼなどの加水分解酵素）をペリプラズムまたは菌体外に分泌する．グラム陽性細菌の場合，細胞質膜を覆うものは網目構造のペプチドグリカン層だけであり，細胞質で合成されたたん白質の分泌は比較的容易である．これに対して，グラム陰性細菌はペプチドグリカン

表6-5 グラム陰性細菌のたん白質分泌システム

タイプ	Sec 依存性 / シグナル配列	分泌部位	例
I型	なし / あり[*1]	菌体外	たん白質毒素 　α溶血素（*E.coli*） 　アデニル酸シクラーゼ（*B.pertussis*）
II型	あり / あり	菌体外	菌体外酵素 　アミラーゼ，プロテアーゼ，リパーゼなど たん白質毒素 　コレラ毒素（*V. cholerae*）
III型	なし / なし	感染細胞	細胞侵入性エフェクターたん白質 　SopE，SptP など（*Salmonella*） マクロファージ抵抗性エフェクターたん白質 　YopE，YopH など（*Yersinia*） 上皮細胞付着性エフェクターたん白質 　Tir （EPEC）
IV型	あり / あり[*1]	感染細胞	たん白質毒素 　CagA （*H.pylori*） 腫瘍原性 DNA 　T-DNA[*2]（*A.tumefaciens*）

[*1] シグナル配列としての共通なアミノ酸配列（コンセンサスシーケンス）はもたない．
[*2] VirDトランスフェラーゼ（核移行シグナルをもつたん白質）と共に分泌される．

層の外側にさらに外膜をもつため，菌体外酵素のようなたん白質を細胞質膜外に分泌させるためには特殊な機構が必要となる．グラム陰性細菌には4種類（I～IV型分泌システム）のたん白質分泌機構が知られている（表6-5参照）．

これらのうち，菌体外酵素の分泌にはII型分泌システム type II secretion system が使われる．このシステムで分泌されるたん白質の特徴は，そのN末端に20～30アミノ酸からなる疎水性のペプチド（シグナルペプチド signal peptide）をもつことと，Sec（secretion）とよばれる複数のたん白質が介在してペリプラズムに分泌されることである．シグナルペプチドは細胞質膜を通過するときに重要である．Sec たん白質のうち，SecA は，ATPase 活性をもち，ATP を分解して得たエネルギーがたん白質の細胞質膜の通過に使われる．また SecB は，たん白質の折りたたみを防ぎ，分泌たん白質を細胞質から細胞質膜へ安定に導く役割をもつ．SecB のようなたん白質をシャペロン chaperon[*1]とよぶ．ペリプラズムではシグナルペプチダーゼによってシグナルペプチドが取り除かれた後（これをプロセッシングという），細胞質膜と外膜に局在するたん白質が介在して菌体外に分泌される．

菌体外酵素の分泌がII型分泌システムによるのに対し，細菌のたん白質毒素の分泌には，I型，II型，およびIV型分泌システムが関わる．このうち，I型およびIV型分泌システムは Sec 依存性のたん白質分泌システムである（I型；*Escherichia coli* 大腸菌の α 毒素，*Bordetella pertussis* 百日咳菌のアデニル酸シクラーゼなど，IV型；*Helicobacter pylori* ヘリコバクター・ピロリの CagA たん白質）．しかしこれらのたん白質のシグナルペプチドは，II型分泌システムに見られたような，共通したアミノ酸配列（コンセンサスシーケンス）をもたないのが特徴である（シグナルペプチドの機能は不明）．III型およびIV型分泌システムの特徴は，たん白質の分泌過程において，菌体と感染宿主細胞との接触が起こること，またそれによって，たん白質は感染細胞中に直接的に分泌（注入）されることである．宿主細胞へのたん白質の分泌には，菌体表面に形成される分泌装置が関わっている．III型分泌システムによって感染宿主細胞に注入されるたん白質の例として，*Salmonella* サルモネラ属の細胞侵入性エフェクターたん白質（SopE，SptP など，第2編，3-5-5参照），*Yersinia* エルシニア属のマクロファージ抵抗性エフェクターたん白質（YopE，YopHなど），enteropathogenic *E. coli*（EPEC）の上皮細胞付

着性エフェクターたん白質（Tir）がある．IV型分泌システムでは，たん白質と共に，DNA が感染細胞に注入されることもある．たとえば，植物の病原細菌である *Agrobacterium tumefaciens* アグロバクテリウム・ツメファシエンスの T-DNA（transferred DNA, プラスミド）は，VirD トランスフェラーゼと共に，植物細胞に注入される．VirD トランスフェラーゼには核移行シグナル配列が含まれており，T-DNA は核に運ばれて，植物細胞にクラウン・ゴール crown gall とよばれる瘤（腫瘍）を形成する（図 6-3 参照）．

＊1　chaperon（付き添い）とは，若い娘が社交界にデビューするときに付き添って世話をする年輩の婦人のことである．

4 外部シグナルの伝達

細菌の細胞質膜には多くの（200 種類もの）たん白質が存在し，増殖環境のシグナルを細胞に伝達する役割をしている．これらは菌種間でその種類や量が異なり，細菌と真核生物間，また真核生物間でも大きく異なる．しかしどの生物種にも共通した特徴は，細胞質膜たん白質の一部が細胞質膜を貫通して，細胞質膜外または細胞質内に突出していることである．またこのような膜貫通型たん白質は分子中に親水性と疎水性に富んだ2つの部位をもつことも特徴である．

疎水性部位は細胞質膜中に埋め込まれ，リン脂質の疎水性部位と相互になじみ合って安定した α らせん構造をとるために役立っている．そして，膜から突出した両端の親水性部位が膜外部シグナルの伝達に重要な働きをしている．たとえば，*Salmonella* サルモネラ属の PhoQ たん白質は膜貫通型であり，細胞質膜外に突出した部位では Mg^{2+} 濃度の変化などを感知する．そして，細胞質内に突出した部位がキナーゼとして PhoP たん白質をリン酸化する．リン酸化された PhoP は *pagC* 遺伝子を活性化させる（第2編，3-5-7 2 参照）．

また，膜貫通型たん白質には細胞質側で他のたん白質と水素結合などで緩く結合しているものもあり，これも細胞外のシグナルを細胞に伝達する．真核細胞の細胞質膜にはこのようなたん白質が特に多く見られ，これらは細胞接着や細胞認識など細胞間での情報伝達に関わっている．

5 生合成

細胞質膜はキャリアー脂質の存在部位である．また細胞壁やリポ多糖体の生合成に関わる酵素も細胞質膜に存在し，これらの合成は細胞質膜で行われる（7-8-2, 7-8-3 参照）．細菌ではリン脂質の合成も細胞質膜で行われる．さらに，細菌の染色体 DNA 複製やその分配にも細胞質膜が関与している（真核生物の場合は核膜が関与する）．

Bacillus subtilis 枯草菌など一部の細菌では，**メソソーム** mesosome とよばれ，細胞質膜が細胞質内に陥入した電子顕微鏡像（渦巻き状，小管状，小胞状など）がよく観察される．メソソームは超薄切片作成時の人工的産物とする説と，細胞質膜の延長として，電子伝達や細胞分裂の制御または DNA 複製の制御装置に関与しているとする説があるが，どちらも確証に乏しい．

6 酸化的リン酸化による ATP の合成

細胞は ATP を基質レベルのリン酸化および酸化的リン酸化によって合成する．このうち，酸化的リン酸化による ATP の合成に生体膜が関与する電子伝達反応が必要である．通常の細菌は細胞質膜上で呼吸鎖電子伝達反応が進行して ATP を合成する（7-4-2 参照）．細菌でも光合成細菌やシアノバクテリアでは，細胞質膜から派生した**クロマトフォア** chromatophore（光合成細菌），また**チラコイド** thylakoid（シアノバクテリア）とよばれる膜系が細胞質内に充満している．これらは細胞質膜上での呼吸鎖電子伝達反応のほかに，クロマトフォア，またチラコイド上での光合成電子伝達反応による ATP の合成も行われる．これに対して，真核生物の呼吸鎖電子伝達反応は，ミトコンドリアの内膜で起こる．また真核生物のうち，植物や藻類の光合成電子伝達反応は葉緑体のチラコイド膜上で起こる（6-10-2 参照）．

7 食作用，飲作用

真核細胞では，単純拡散と能動輸送に加えて，食作用や飲作用でも細胞外の物質を細胞内に取り込む．すなわち，真核生物は食作用や飲作用で，高分子を丸ごと取り込むこともできる．**食作用** phagocytosis（貪食ともいう）とは細胞が顆粒状の固体を取り込むこと，また**飲作用**

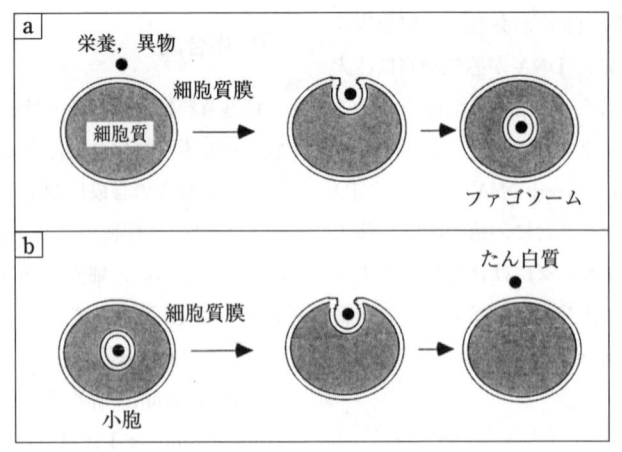

図6-9 エンドサイトーシス（a），エキソサイトーシス（b）

pinocytosis とは細胞が液体を取り込むことをいい，食作用や飲作用のように細胞質膜による外部から内部への物質の輸送を**エンドサイトーシス** endocytosis という（図6-9）．

エンドサイトーシスでは，まず細胞質膜の表面がくぼみ（凹み），そこに固体や液体が取り込まれる．そして細胞質膜が融合すると，それまで外にあった物質が細胞質膜内に取り込まれる．これとは反対に，たとえばゴルジ小胞によって細胞質膜まで運ばれてきたたん白質は，このゴルジ小胞と細胞質膜との融合によって細胞の外へ分泌（排出）される．このような細胞内部から外部への物質の輸送を**エキソサイトーシス** exocytosis という（図6-9）．

エンドサイトーシスやエキソサイトーシスは真核細胞に特有の物質輸送形式である．これら細胞質膜の運動は，細胞質膜直下の細胞質にある**細胞骨格** cytoskeleton（チューブリン分子からなる微小管 microtubule（図6-1b参照）と，球状アクチンが重合してできた繊維状アクチンからなる微小繊維 microfilament）によって ATP の消費のもとに行われる．

6-6 鞭 毛

細菌は菌体から突出して存在する鞭毛および線毛とよばれる2種類の構造体をもつ．**鞭毛** flagella はフィラメント状の長い構造体であり，これは細菌の運動器官である．鞭毛は栄養に富んだ場所に菌体を移動させるために発達させたものと考えられる．動物の足に相当する．**線毛** pili, fimbriae はファイバー状の構造体で，鞭毛より細くて短いが，菌体当たりの数は鞭毛より多い．線毛はその機能によって性線毛と付着線毛に分類される．性線毛は細菌間での遺伝子の移行に関わるもので，これによって細菌は進化上，突然変異とは別の方法で，ゲノムの多様化を行ってきた．動物の生殖器に当たる．一方，付着線毛は，自然環境や生体中で菌体を一定の場所に固定してそこで増殖するために発達させた器官と考えられる．動物の手，または船の錨にたとえられる．

6-6-1 細菌の鞭毛

1 形態形成

細菌の鞭毛は，その菌体への付着様式によって，**単毛** monotrichous, **叢毛** lophotrichous, **両毛** amphitrichous, **周毛** peritrichous などに分類される．**無鞭毛** atrichous の細菌も存在する（図6-10）．グラム陰性細菌の多くは鞭毛をもつが，鞭毛をもつグラム陽性細菌はまれである．無鞭毛の細菌はそれ自身では運動性をもたないが，*Shigella* シゲラ属のように，感染細胞の細胞質内で宿主のアクチンを菌体に付着させて運動するものもある．鞭毛は**フラジェリン** flagellin たん白質が重合してフィラメント状になったもので，これには **H 抗原** H antigen と

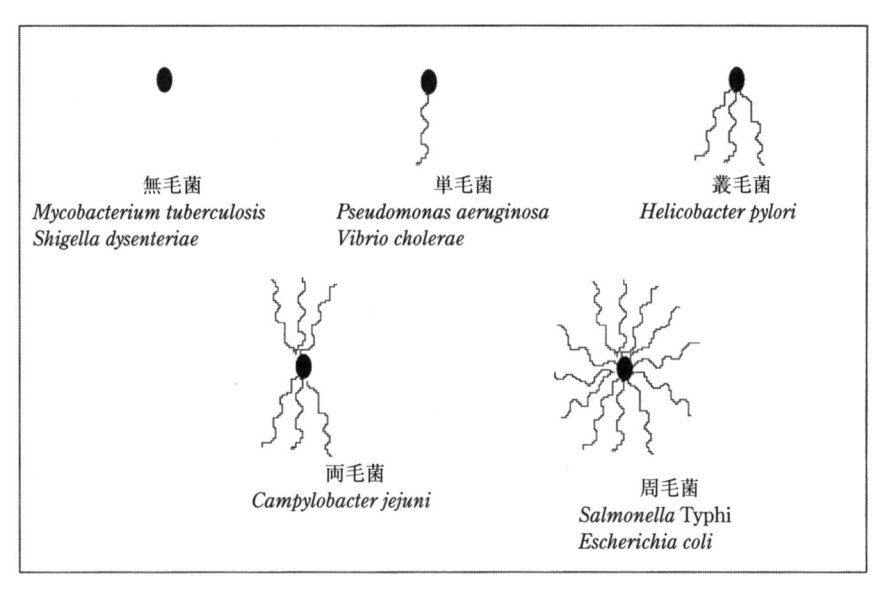

図 6-10　細菌鞭毛の付着様式

- 無毛菌　*Mycobacterium tuberculosis*　*Shigella dysenteriae*
- 単毛菌　*Pseudomonas aeruginosa*　*Vibrio cholerae*
- 叢毛菌　*Helicobacter pylori*
- 両毛菌　*Campylobacter jejuni*
- 周毛菌　*Salmonella* Typhi　*Escherichia coli*

よばれる強い抗原性がある．

一般的に，鞭毛はそのままで菌体外に突出している．しかし，*Vibrio* ビブリオ属のように，外膜に由来する鞘状の構造物に包まれている鞭毛もある．また，*Treponema* トレポネーマ属などは**細胞内鞭毛** endoflagella とよばれる特殊な鞭毛をもっている．この鞭毛は**軸糸** axial filament（フィラメントの束）からなり，これが細胞の最外層にある被膜でおおわれている．軸糸は菌体の両端から菌体をらせん状に取り巻くように内側に向かって延び，菌体の中央で重なっている．

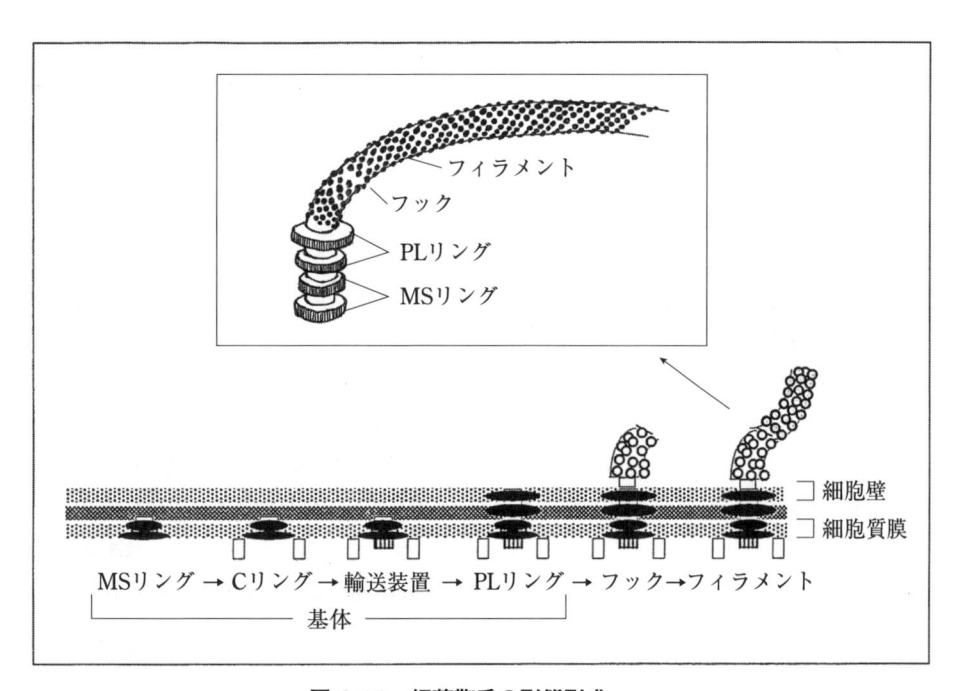

図 6-11　細菌鞭毛の形態形成
鞭毛の形態形成はグラム陰性細菌について示した．グラム陽性細菌の鞭毛は PL リングをもたない．
(R. M. Macnab, Type Ⅲ pathway exports *Salmonella* flagella, 738-745, ASM News, 66, American Society for Microbiology (2000))

細菌の鞭毛は，**基体** basal body，**フック** hook，およ
び**フィラメント** filament からなる3つの基本単位で構成
されている（図6-11）．フィラメントが鞭毛の運動器
官としての機能的な中枢であり，これはフラジェリン
（分子量；30,000～70,000）がらせん状に多数重合した
ものである．フラジェリンの分子量は菌種によって異な
る．一般的な細菌では，基体は細胞質膜と細胞壁に埋め
込まれ，フックとフィラメントは菌体外に突出している
（外径；10～20 nm，長さ；10～20 μm）．

鞭毛はその基体が，MSリング，Cリング，輸送装置，
PLリングの順序で集合した後で，フックが形成され，
最後にその上部にフィラメントが形成される．これらの
うち，フックたん白質とフラジェリンたん白質は中空状
の基体を通って菌体外に分泌されて重合する（図6-
11）．このようなたん白質の分泌機構を**III型分泌システ
ム** type III secretion system とよぶ（表6-5，第2編，3
-5-5参照）．鞭毛の形態形成には，各パーツの構造遺
伝子と，その分泌や重合に関与する40種類以上の遺伝
子が関わっている．どれか1個の遺伝子が突然変異す
ると，機能的な鞭毛の形態形成は失われる．

2 化学走化性

鞭毛の回転運動は細胞質膜のプロトンポンプに依存し
た運動であり，この運動にはATPのエネルギーを必要
としない．プロトン（H^+）が細胞質膜を勢いよく流れ
ると，鞭毛基部がそれによって回転し，その回転がフッ
クに伝えられる．フィラメントはフックの回転に連動し
てプロペラのように回転する．そして菌体は，その回転
力で糖やアミノ酸などの**誘引物質** attractant に集合し，
酸，アルカリなどの**回避物質** repellent からは遠ざかる．
このような運動性を**化学走化性** chemotaxis という．周
毛性鞭毛をもつ *E. coli* 大腸菌や *S.* Typhi チフス菌など
の遊走速度は2 μm/秒くらいであるが，*V. cholerae* コ
レラ菌など単毛性の鞭毛をもつものは200 μm/秒と非
常に早い運動をする．

通常の運動ではフックは反時計回りに回転する（左回
転）．しかし，誘引物質が減少するか，回避物質が存在
すると，フックを逆回転（右回転）させて菌体の運動を
方向転換させる．そして再び反時計周りの回転によって，
前進運動を始める．細菌はこのような旋回運動と遊走運
動を繰り返し，ジグザグ運動をしながら増殖するので，
鞭毛をもつ細菌を軟寒天培地で培養したときにはコロニ
ーが広がって，培地は不透明で曇ったようになる[*1]．

シアノバクテリアや口腔内の *Capnocytophaga* キャプ
ノサイトファガ属などの運動は**滑走運動** gliding motility
とよばれる．これは，鞭毛による運動とは異なり，菌体
から粘液物質を固形培地などに分泌し，菌体がその表面
をはいながら滑るように移動するので匍匐（ほふく）運動ともよば
れる．滑走運動のための運動器官はまだ見つかっていな
い．

Treponema トレポネーマ属の鞭毛は，通常の細菌鞭
毛と同じ原理で，フックが回転すると軸糸が被膜の中で
回転する．この回転力によって菌体はコルクの栓抜き状
の回転運動を行う．このような運動は尿道の粘膜など粘
液質に潜り込むために有効な運動になる．

鞭毛による化学走化性は，自然界において細菌が栄養
を獲得するための移動手段と考えられており，水中に生
息する細菌は鞭毛をもつものが多い．また感染宿主の生
体では，腸管管腔などにおいて栄養の濃度勾配を感知し
て運動しながら増殖し，細菌が最終的には腸管の上皮細
胞にたどり着くための重要なビルレンス因子でもある
（第2編，3-5-4参照）．

[*1] このような現象をドイツ語でHauchbildung（曇り形成）
という．H抗原のHは，このHauchbildungに由来し
ている．

6-6-2 原虫や真菌の鞭毛

真核生物の原虫や真菌などには**鞭毛** flagella または**繊
毛** cilia（シリア）とよばれる運動器官をもつものがある．
また，ヒトなどの気道の上皮細胞には多数の絨毛 villi
が密生している．しかし，これらは細菌の鞭毛とは大き
く異なっている．細菌の鞭毛がフラジェリンのポリマー
であるのに対して，真核生物の鞭毛はチューブリンのポ
リマーである．このポリマーは細胞骨格としての**微小管**
microtubule を形成し，この微小管がいわゆる9＋2構
造で集合したものが真核生物の鞭毛である．この微小管
には**ダイニン** dynein とよばれるATPase活性をもった
たん白質が結合している．ダイニンによって分解された
ATPのエネルギーは，微小管にすべり現象を引き起こ

す．そして真核細胞の鞭毛や繊毛，また絨毛は，細菌の回転運動とは異なって，上下に動く波打ち状（鞭打ち状）の運動を起こす．

6-7 線毛（フィンブリア，ピリ）

線毛にはその構造と機能を異にする2種類のものがある（図6-12）．1つは**フィンブリア** fimbria（複数形；fimbriae）とよばれる房毛状の線毛であり（直径4〜10 nm，長さ0.5〜2 μm），菌体の表面に100〜200本も密生している．もう1つは**ピリ** pili（単数形；pillus）とよばれる毛髪状の線毛であり，菌体の表面に数本まばらに見える．どちらも，フィンブリン fimbllin またはピリン pilin たん白質（分子量およそ20,000）が重合したものである．

フィンブリアは細菌の感染細胞への付着に関与する線毛である．これは付着線毛ともよばれ，細菌の重要なビルレンス因子である（第2編，3-4-1 [1]参照）．細菌の付着は菌体側の付着素または**アドヘジン** adhesin とよばれるたん白質と宿主細胞のレセプターとの結合によって起こる．この場合，フィンブリンそのものがアドヘジンであるものと，フィンブリン以外の線毛構成たん白質がアドヘジンとなるものがある．フィンブリアはアドヘジンに対するレセプターの種類によって，タイプI〜タイプIVフィンブリアの4種類に分類される．また，P型血液抗原，M型血液抗原，糖脂質をレセプターとするものは，それぞれP，M，Sフィンブリアとよばれる（表6-6）．タイプIフィンブリアは，その付着性がマンノースの添加によって阻害されるので，特にMSフィンブリア（マンノース感受性フィンブリア mannose

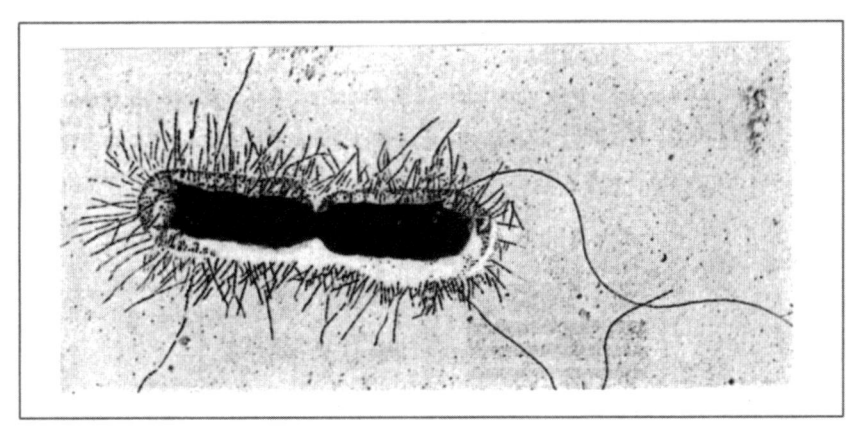

図6-12 細菌の線毛
分裂または接合しているような *Pseudomonas aeruginosa* 緑膿菌には，長短2種類の線毛が見られる．菌体の周囲一面に多数見られる短い線毛はフィンブリアであり，数本〜十数本がまばらに見えるのはピリである（右側の菌体は，2本のフィラメント状構造体が見られるが，これは鞭毛である）．

表6-6 レセプターによるフィンブリアの分類

フィンブリアの種類		レセプター
タイプIフィンブリア	（MS）	マンノース
タイプIIフィンブリア	（MR）	ガラクトース
タイプIIIフィンブリア	（MR）	ノイラミン酸
タイプIVフィンブリア	（MR）	MCPたん白質
Pフィンブリア	（MR）	P血液型抗原（ガラクトース）
Mフィンブリア	（MR）	M血液型抗原（グリコホリンA）
Sフィンブリア	（MR）	糖脂質のシアル酸

sensitive fimbriae）ともいわれる．タイプⅠフィンブリア以外はMRフィンブリア（マンノース耐性フィンブリア mannose resistant fimbriae）である．

ピリは**性線毛** sex pili ともよばれ，細菌間での**接合** conjugation に関与する線毛である（9-7-3参照）．Fプラスミドに由来するものをF型性線毛，ColIbプラスミドに由来するものをⅠ型性線毛という．薬剤耐性プラスミド（Rプラスミド）またはビルレンスプラスミドはF型性線毛をコードするものが多い．F型性線毛はfdファージ，またⅠ型性線毛はf1ファージに対するレセプターをもつ．

6-8　リボソームと顆粒

リボソーム ribosome はたん白質の合成が行われる場である．すべての生物は細胞質にリボソームをもつ．また，真核生物のミトコンドリアや葉緑体もそれぞれのマトリックスやストロマ内にリボソームをもち，これらは独自のたん白質合成能をもつ．ウイルスやファージはリボソームをもたない．

リボソームは，直径が10～20 nmの粒子であり，リボソームRNA（rRNA）とリボソームたん白質からなる（rRNAとリボソームたん白質の重量比はおよそ6：4である）．細菌と真核生物のリボソームは沈降係数がそれぞれ69～72Sと77～87Sの範囲にあるが，これをそれぞれ70S（分子量約2.7×10^6）と80S（分子量約4.5×10^6）とする[*1]．70Sリボソームおよび80SリボソームはMg^{2+}イオン濃度を下げると，それぞれ（50S＋30S）および（60S＋40S）からなる大小2つのサブユニットに解離する（図6-13）．真核生物のミトコンドリアおよび葉緑体のリボソームも生物種によって多少の違いはあるが，どちらも細胞質のリボソームよりは小さく，細菌のリボソームとほぼ同じ（70S）である．

細菌の場合，細胞当たり約15,000個のリボソームが存在している．細胞は分裂ごとに大量のたん白質を合成する必要があるので，リボソーム遺伝子のコピー数も多い（*E. coli* 大腸菌は7コピー，ヒトはおよそ200コピーのrRNA遺伝子が存在する）．細菌のリボソームは大部分が細胞質内に散在しているが，たん白質合成に関わっているものは数個がmRNAに結合して**ポリソーム** polysome を形成している．真核細胞のリボソームの多くは小胞体膜と結合して**粗面小胞体** rough endoplasmic reticulum を形成している（図6-1b参照）．

細菌の細胞質には種々の**顆粒** granule（ボルチン顆粒 volutin granule，ポリ-β-ヒドロキシ酪酸顆粒 poly-β-hydroxybutyrate granule，グリコーゲン顆粒 glycogen granule など）が存在している．ボルチン顆粒は，異染小体といわれる．*Corynebacterium diphtheriae* ジフテリ

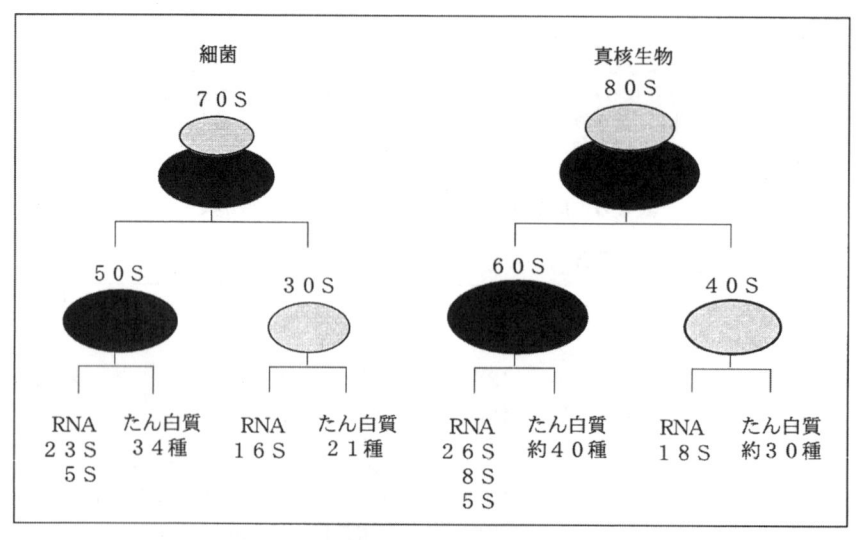

図6-13　リボソーム

ア菌のボルチン顆粒は，ポリリン酸からなるエネルギー源やリン酸源の貯蔵場所と考えられている．*C. diphtheriae*には特にボルチン顆粒が多く見られる．これは菌体に局在して観察される特徴があるので，本菌の同定に用いられる．ボルチン顆粒はその他種々の細菌や酵母真菌，藻類などで観察され，RNA，たん白質，脂質，Mg^{2+}を含むものが知られているが，その機能は不明である．

*1 S値は，溶液を遠心したとき，溶質の沈降速度の指標であり，超遠心機を作製した（1923年）スウェーデンのT. Svedbergに由来する．

6-9 芽胞

細菌の芽胞は，芽胞膜，芽胞壁，皮層，芽胞殻，外膜が染色体DNAを含む芯部を取り囲んでいる（図6-14）．細胞の細胞質に相当する芯部には，芽胞に特有な**ジピコリン酸** dipicolinic acidが存在する．ジピコリン酸は，カルシウムと結合し，芯部を高度の脱水状態に保ち，芽胞の耐熱性に関与している．**芽胞膜** spore coatは栄養形細胞の細胞質膜に由来する．**芽胞壁** spore wallはペプチドグリカン性の層で，発芽の後には栄養形細胞の細胞壁になる．**皮層** cortexは特殊なムラミン酸からなるペプチドグリカンをもち，芽胞のリゾチーム耐性に関与している．**芽胞殻** spore membraneは，システインに富んだ物質透過性の低いたん白質を主成分とし，芽胞の化学物質耐性に関与している．**外膜** exosporiumは線毛様構造をもつ膜層で，リポたん白質を主成分とする．

芽胞の形成には多くの遺伝子が関与している．たとえば，染色体ゲノムの全塩基配列が決定されている*Bacillus subtilis*枯草菌の場合，総数4,100遺伝子のうちで139個もの遺伝子が胞子形成に関わると考えられている．これは，物質輸送，糖質代謝，RNA合成，アミノ酸代謝に関わる遺伝子群に次いで遺伝子数が多い．

6-10 オルガネラ

真菌，原虫，藻類など真核生物が有する細胞の細胞質には膜構造をもつ種々の構造体が存在する．これらは，**オルガネラ** organelleと総称される細胞小器官であり，細菌細胞には見られない．これらのうち，核，ミトコンドリア，小胞体，ゴルジ体，リソソームなどはすべての真核細胞にみられる．藻類はこのほかにも，葉緑体や液胞などのオルガネラをもつ．

ミトコンドリアと葉緑体の起源に対して2つの説が提唱されている．第1は**内性共生説** endosymbiotic theoryである．この説では，ミトコンドリアおよび葉緑体は古細菌へ共生したそれぞれ好気性細菌およびシアノバクテリアであると考える．そして，このような内性共生体の宿主である古細菌は時間をかけて真核生物にまで進化したと考える*1．第2は**自己発生説** autogenous theoryである．これは，シアノバクテリアの進化によって真核生物が生じたと考える説である．シアノバクテリアは細菌の中でも細胞質膜が特に発達しており，染色体DNAは細胞質膜と結合して複合体を形成している．この複合体は，ある時期に，ごく小さなDNAと残りの大きなDNAに分断され，細胞質膜がこれらのDNAを包

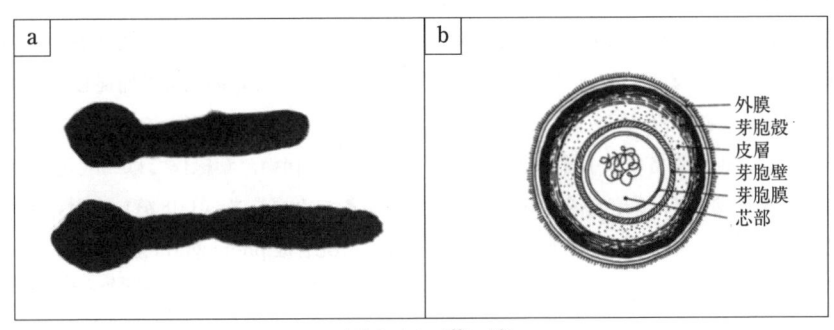

図6-14 芽 胞
a：棍棒状に見える*Clostridium tetani*破傷風菌の芽胞（電子顕微鏡像），b：断面構造（模式図）

み込んだと考える．そして，小さな DNA を包み込んだ膜系がミトコンドリアまたは葉緑体であり，大きな DNA を包み込んだ膜系が核と考えている[2]．

[1] 真核生物の起源は *Giardia*（原虫）であるとする説もある．*Giardia* は真核生物であるが，ミトコンドリア，小胞体，ゴルジ体をもたない．

[2] 内性共生説は L. Margulis によって提唱された（1970年）．これに反対して，中村運は自己発生説（膜進化説）を提唱した（1975年）．

6-10-1　核

核 nucleus は球状の構造体で，真核細胞のオルガネラの中心をなすものである．通常，細胞当たり1個の核が存在する．核質は核膜で包まれている．**核膜** nuclear membrane は脂質二重層からなる単位膜が二層になり，これが外膜と内膜を形成している．核膜の外膜は粗面小胞体とつながっている（図6-1b）．

核質には染色体（クロマチン）と核小体がある（図6-1b）．核には，1～数個の**核小体** nucleolus（仁）とよばれるたん白質と RNA からなる構造体が存在する．核小体はリボソームが形成される場所である．核小体には染色体上のリボソームの形成に関わる領域のうちの rRNA 遺伝子領域が存在し，ここで rRNA が合成される．リボソームたん白質は細胞質で合成され，核小体に輸送されてきて，ここで rRNA と結合してリボソーム粒子が形成される．

核膜には**核孔** nuclear pore があり（図6-1b），その孔から細胞質で合成されたたん白質が核に輸送され，これが DNA の複製，転写などを行う．また，核からは mRNA の前駆体やそれに付随する翻訳に必要なたん白質が細胞質に輸送される．

核は細胞分裂時に一時消失するが，これは核膜が細胞質に分散して見えなくなっているだけである．しかし，真菌の核膜は細胞分裂中継続的に存続し，消失しない．真核細胞の細胞分裂では，細胞骨格の微小管が星状体や紡錘体，または中心体を形成して，染色体を両極に引っ張り核分裂を進める．

6-10-2　ミトコンドリア，葉緑体

ミトコンドリア mitochondria は，核と同じように，脂質二重層からなる単位膜が二層になり，これが外膜と内膜を形成している．**クリステ** cristae（複数形；crista）とよばれる内膜はマトリックス[1]側に向かって多くのヒダを形成しており，その超薄切片像はワラジのように見える（図6-1b）．ミトコンドリアは独自の DNA 複製と RNA 合成系をもつ．しかし，それに必要な DNA ポリメラーゼや RNA ポリメラーゼなどは染色体 DNA にコードされており，これらは細胞質で合成されたものがミトコンドリアに輸送されてくる．

EM 経路で作られたピルビン酸は，ミトコンドリアのマトリックスに入り，そこでクエン酸回路が開始する．また，脂肪酸の β 酸化経路もミトコンドリアのマトリックスで起こる．そして，クリステでは酸素の存在下で呼吸鎖電子伝達反応によって ATP が合成される．このように，ミトコンドリアは酸素存在下で機能する構造体であるので，真核生物でもそれを嫌気的に培養すると，発酵による代謝が行われ，その数は一時的に減少する（酵母真菌など）．また，*Trichomonas* トリコモナス属や *Entamoeba* エントアメーバ属の原虫はミトコンドリアを完全に欠いている．これらは退化的な進化をたどった真核生物と考えられている．

葉緑体 chloroplast の構造，代謝の独立性と染色体依存性はミトコンドリアと基本的に同じである．しかし，葉緑体の内膜はヒダを作らず，また内膜ではミトコンドリアのクリステとは違って電子伝達反応は起こらない．葉緑体の電子伝達反応は，内膜とは物理的に完全に独立して，閉鎖系の袋状構造を形成している**チラコイド** thylakoid の膜上で起こる．また葉緑体の電子伝達反応は，クロロフィルなどの色素で捕捉した光エネルギーを利用した光合成電子伝達反応である．このようにして合成した ATP を使い，葉緑体では二酸化炭素を還元してデンプンやスクロース（しょ糖）などの糖質が合成される．これを**光合成** photosynthesis という．

[1] マトリックス matrix は礎質，内区画ともよばれる．ミトコンドリアの内膜に囲まれ，クリステの間を埋める部分．

6-10-3　小胞体

小胞体 endoplasmic reticulum は一層の単位膜からなる扁平な構造体で，細胞質中に水路のように張りめぐらされ，核膜やゴルジ体とネットワークを形成している．小胞体にはリボソーム粒子が付着した**粗面小胞体** rough endoplasmic reticulum と，リボソームの見られない**滑面小胞体** smooth endoplasmic reticulum とがある（図6-1b）．粗面小胞体ではたん白質が合成され，これは小胞体の膜腔（内腔）にすぐ取り込まれ，ゴルジ体に輸送される．滑面小胞体では主に脂質が合成される．

6-10-4　ゴルジ体

ゴルジ体 Golgi body は，一重の単位膜からなること，また扁平な袋が重なりあった層状の構造体であることなど小胞体に似ているが，リボソームは付着していない（図6-1b）．ゴルジ体は小胞体からのたん白質を受け取り，そこで糖を付加する．そして，この糖たん白質を細胞質膜たん白質として細胞質膜に輸送する．またゴルジ体は，小胞体で合成された加水分解酵素を膜に包んで小胞とし，リソソームの形に変えて細胞質に送り出す．さらに分泌たん白質をエキソサイトーシスによって細胞外に分泌するのもゴルジ体の役割である．

6-10-5　リソソーム，ペルオキシソーム，液胞，封入体

リソソーム，ペルオキシソーム，液胞，封入体はすべて一層の単位膜からなる構造体である．**リソソーム** lysosome は，小胞体→ゴルジ体→リソソームというオルガネラのネットワークの中で形成された**小胞** small vesicle（図6-1b）である．細胞質には多数のリソソーム小胞が見られる．リソソームの内部は酸性に保たれ，ここには酸性側に至適をもつ40種類もの加水分解酵素が濃縮されている（たん白質分解酵素，糖分解酵素，脂質分解酵素，核酸分解酵素など）．リソソームは食作用や飲作用で取り込んだ細胞外の物質を含んだ小胞（**ファゴソーム** phagosome）と融合して**ファゴリソソーム** phagolysosome を形成する．そして，ファゴリソソーム内では，これらの加水分解酵素がファゴソームに取込んだ物質を消化する．またリソソームは古くなって小胞体に包まれたミトコンドリアなどを分解するなど，細胞質成分の自己消化にもあたっている．

ペルオキシソーム peroxisome はペルオキシダーゼやカタラーゼなど活性酸素や過酸化物を除去するための酸化酵素を含む．酸素存在下での生存には，これら毒性物質の除去が大きな役割をもつ．

液胞 vacuole は植物細胞に含まれる小胞であり，無機塩類，有機酸，糖質，たん白質，アミノ酸などを含んでいる．動物細胞では空胞とよばれ，リソソームに相当して各種の加水分解酵素を含んでいる．液胞は動物細胞ではあまり発達していないが，植物では膨圧により植物体に力学的強度を与えるもので，細胞容積の大部分を占めるほどに発達している，

封入体 inclusion には種々のエネルギー源が貯蔵されている．

Box 6　生れ合わせ － 野口英世の不幸 －

野口英世には死が迫っていた．『何がなんだか，わからない‥』．これが最後の言葉になった．

1928年，野口英世（1876～1928）は，アフリカのアクラにいた．野口が唱える，黄熱病＝スピロヘータ原因説への反論は日増しに高まり，黄熱病＝ろ過性病原体原因説が，これにとって代わろうとしていた時期である．以前，南米のエクアドルに赴き，黄熱病患者から分離したのはスピロヘータであり，野口はこれをレストスピラ・イクテロイデスと命名して発表した．その後，メキシコ，ペルーでも患者に同じ細菌を確認できていた．

「スピロヘータ説」を疑問視する論文が目立つようになった．「南米の患者は果たして本当に黄熱病であったのだろうか」，「自分は間違ったのだろうか」．不安に追いつめられていた野口は，どうしてもアフリカに行き，真正黄熱病患者で自説を確かめる必要があったのである．しかし，野口はスピロヘータを見つけることができなかった．その上に，「ろ過性病原体説」の正当性を確認することになってしまった．この時，失意の野口は体の奥深く黄熱病ウイルスに襲われていたのである．『何がなんだか，わからない‥』，意識朦朧とする野口の最後の言葉であった．野口をアメリカに受け入れ，世界の細菌学者に育てあげた S. Flexner フレクスナー（1863～1946）は，野口の最期を看取るマハッフィーに電報を打った．『全力を尽くされたし．ひたすら神に祈る．

ロックフェラー医学研究所所員
前列右から2人目（野口英世），中列右から4人目（フレクスナー）
（参考資料（1）より）

ドクター・ノグチになお一層の愛を』．

研究者としての野口は不幸な時代に生れ合わせたのかも知れない．1900年，野口はアメリカに渡った．そこでは驚くべき勤勉さで蛇毒の研究に成果をおさめ，新天地での足場を築いた．そして1919年，野口が黄熱病の研究に取りかかった時には細菌感染症の病原体はほとんど出つくしていた．若い微生物学者はろ過性病原体（ウイルス）という細菌とは全く異なる新しい病原体に真正面から立ち向かっていた．野口はどうであったか．細菌学者として油の乗りきった年齢ではあったが，これがかえって新興微生物学（ウイルス学）への対応を鈍らせた．また，自説の過ちを認めるには野口の名声は高すぎた．際立って頭脳明晰であった野口も，やはり時代の子であった．不幸な時代に生れ合わせたとしか言いようがない．

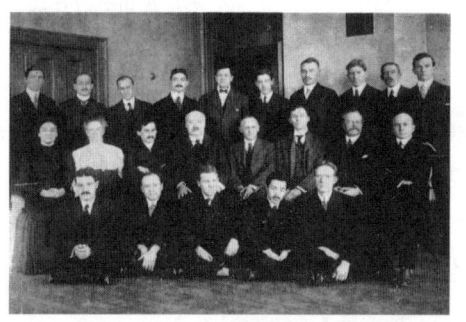

ロックフェラー大学医学部図書館の正面玄関の左右には，今もロックフェラー一世の胸像と向かい合って野口の胸像が並んでいる．

参考資料；（1）奥村鶴吉，野口英世，岩波書店，1933年，（2）渡辺淳一，遠き落日，角川書店，1979年

7 微生物の代謝

原核生物から真核生物への進化は代謝様式の進化であった．生物の歴史の中で，細菌が地球を独占していた時代は30億年以上にもわたる．この時代にあって，細菌の代謝は多彩な進化を遂げ，そこで完成した代謝の基本型は真核生物に引き継がれている．このことは，我々がヒトの代謝を知るためにはまず細菌など微生物の代謝を知らなければならないことを意味している．代謝は生物の基本要素であり，代謝を理解することは医療上の種々の問題を考え，それを解決するために重要な手段になる．この章では，代謝進化の過程を念頭におきながら，細菌と真核生物の双方に関連性が深い基本的な代謝様式について学ぶ．

7-1 異化と同化

増殖している細胞では細胞分裂に必要な一連の化学反応が連続的に起こっている．しかし細胞が破壊されると，これら個々の反応は起こるものの，その連続性が絶たれて，細胞は増殖性を失う．生細胞が有するこのような化学反応の秩序ある連続性を**代謝** metabolism という．代謝はエネルギーの授受を伴った2種類の化学反応（異化と同化）からなっている．**異化** catabolism とは，糖質，脂質，たん白質など化学的に複雑な高分子を単純な物質に分解する反応をいう．反対に，単純な低分子化合物を寄せ集めて，これを複雑な高分子へと構築する反応を**同化** anabolism という（図7-1）．高分子は多くの化

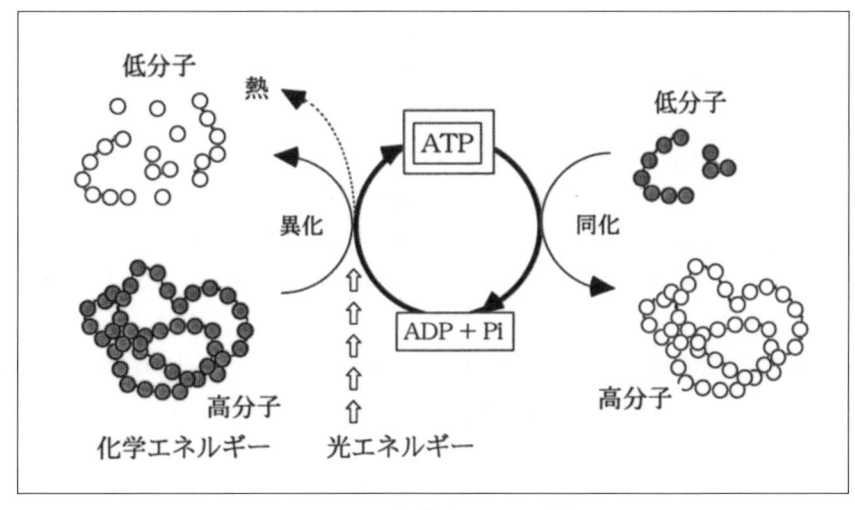

図7-1　代謝（異化と同化）

学エネルギーを含んでおり，異化によってエネルギーが放出される．そして，このエネルギーの多くはATPに変換される．

同化に要するエネルギーには異化反応の過程で合成されたATPが使用される．ATP分子には多くのエネルギーが蓄えられており，これがADPに分解されるときに放出される化学エネルギーが同化反応に使用される．しかし異化で放出されたエネルギーのすべてがATPに変換されることはなく，異化には必ずエネルギーの損失を伴う．したがって細胞全体では，異化から過剰なエネルギーの放出がないと同化は起こらない．同化は常に異化と組み合わせる形で進められ，異化の中間産物が同化の材料として利用されることが多い．

7-2 発酵と呼吸

酸素（分子状酸素O_2）のない嫌気的な条件下での異化を**発酵** fermentation といい，酸素が存在する好気的な条件下での異化を**呼吸** respiration という．グルコースの発酵では，有機化合物の電子はピルビン酸やエタノール，乳酸など代謝の最終産物に渡される．一方呼吸では，酸素を最終的な電子受容体とするのが一般的である．しかし硫黄酸化細菌や硝化細菌などは，硫酸（SO_4^{2-}）や硝酸（NO_3^-）などの無機化合物を最終電子受容体とし，酸素を用いない呼吸を行うものもある．そこで呼吸を2つに分けて，前者を**好気的呼吸** aerobic respiration，後者を**嫌気的呼吸** anaerobic respiration ということもある．

発酵は，地球上に初めて出現した嫌気性の化学合成従属栄養生物が獲得した異化様式である．EM経路にみられるように，これは細菌から真核生物まで，現存する化学合成従属栄養生物によく保存されている異化様式である．一方，呼吸は大気中に酸素が蓄積した後に進化した，好気性の化学合成従属栄養生物が獲得した異化様式である．クエン酸回路や呼吸鎖など，現存の好気性化学合成従属栄養生物もこの基本型を呼吸に用いるが，それぞれの生物種に特有な経路を合わせもっている．

ヒトなど真核生物は原則的に好気性の異化様式をも

つ．しかし細菌を始めとして，真菌や原虫など微生物には好気性のものと嫌気性のものがある．嫌気性を示すもののうち，好気性条件下に置かれた場合には呼吸も行えるものを**通性嫌気性体** facultative anaerobe といい，完全に嫌気性で発酵しかできないものを**偏性嫌気性** obligate anaerobe という．後述するように，呼吸は発酵に比べて大量のATPを生成でき，呼吸による異化は生存に有利である．したがって通性嫌気性体は，好気的な存在下ではその異化様式を発酵から呼吸に切り換えることができる．これを**パストゥール効果** Pasteur effect という．

7-3 酵 素

異化および同化反応には**酵素** enzyme が関与している．酵素はたん白質性の生体触媒である．酵素にはそれぞれの化学反応の活性化エネルギーを低下させる働きがあり，この働きによって，一連の化学反応は短時間のうちに完了する．このような化学反応において，酵素の作用を受ける物質を**基質** substrate という．酵素には基質特異性があり，ある酵素はある特定の基質にのみ作用する．

触媒作用に関わる酵素の部位を**活性部位** active site（または**触媒部位** catalytic site）という．酵素の基質特異性は，酵素たん白質と基質との間の構造的な特異性に依存している[*1]．酵素と基質は一時的に酵素-基質複合体を形成し，反応が終了すると酵素はその反応系から遊離する．酵素は何回も使用され，遊離した酵素は再び基質に作用する．

酵素はそれが触媒する化学反応の種類によって，(1) **オキシドレダクターゼ** oxidoreductase（酸化還元酵素），(2) **トランスフェラーゼ** transferase（転移酵素），(3) **ヒドロラーゼ** hydrolase（加水分解酵素），(4) **リアーゼ** lyase（開裂酵素），(5) **イソメラーゼ** isomerase（異性化酵素），および (6) **リガーゼ** ligase（合成酵素）の6種類分類される（表7-1）．

*1 基質特異性は，酵素と基質が本来有している分子構造の特異性として説明する鍵と鍵穴説 lock and key theory（E. Fisher, 1894），または基質分子と酵素分子との

表7-1 酵素の分類

酵素の系統名	触媒する化学反応	代表的な酵素
オキシドレダクターゼ（酸化還元酵素）	$AH_2 + B \rightleftharpoons A + BH_2$ で表される反応	オキシダーゼ，デヒドロゲナーゼ，オキシゲナーゼ，ヒドロペルオキシダーゼ
トランスフェラーゼ（転移酵素）	水以外の化合物に，ある基を転移する反応	メチルトランスフェラーゼ，アミノトランスフェラーゼ，ホスホトランスフェラーゼ
ヒドロラーゼ（加水分解酵素）	$AB + H_2O \longrightarrow AOH + BH$ で表される反応	グリコシダーゼ，リパーゼ，ペプチダーゼ
リアーゼ（開裂酵素）	基質から，ある基を脱離させて二重結合を残す反応	デカルボキシラーゼ，デアミナーゼ
イソメラーゼ（異性化酵素）	異性体間の転換を触媒する反応	ラセマーゼ，エピメラーゼ，シス-トランスイソメラーゼ
リガーゼ（合成酵素）	ATPなどのリン酸結合の開裂に共役して2つの分子を結合させる反応	DNAリガーゼ，アシルCoAシンテターゼ，アミノアシルtRNAシンテターゼ

接触によって生じる活性部位の変化が結果として基質と特異的に結合するようになるという誘導適合仮説 induced - fit hypothesis (D. E. Koshland, 1968) によって説明されている．

7-3-1 補酵素

酵素はそれ自身で触媒活性をもつものもあるが，活性発現に非たん白質性の補助成分を必要とするものが多い．このような酵素を**アポ酵素** apoenzyme，補助成分を**補因子** cofactor，**補酵素** coenzyme，またアポ酵素と補助成分を合わせて**ホロ酵素** holoenzyme という．補因子と補酵素は同義的に用いられることも多いが，一般的には金属イオン性の補助成分（Fe^{2+}，Mg^{2+}，Ca^{2+} など）を補因子といい，有機化合物からなる補助成分を補酵素という．

補酵素には，**CoA** (coenzyme A)，**NAD** (nicotinamide adenine dinucleotide)，**NADP** (nicotinamide adenine dinucleotide phosphate)，**FAD** (flavin adenine dinucleotide)，**FMN** (flavin mononucleotide) などがあり，ニコチン酸，フラビン（リボフラビン），パントテン酸ビタミンB群が分子の一部を構成しているものが多い（図7-2）．これらの補酵素はアポ酵素の補助成分としての機能のほかに，自身は基質から電子を奪い取って還元型（NADH，NADPH，$FADH_2$）となり，好気性生物の呼吸鎖によるATPの産生に重要な役目を果たす．

7-3-2 変性，競合阻害，アロステリック阻害

酵素は至適pH（通常はpH 6～7）または至適温度（通常は37℃）をもち，この状態で酵素分子の高次構造は活性に最も適している．しかし，非生理的なpHや温度条件では**変性** denaturation して，酵素は不可逆的に酵素活性を失う．γ線（^{60}Coや^{137}Csなど）や高周波照射による熱変性，またアルコール，アルデヒド，フェノール，重金属イオン（鉛，ヒ素，水銀，ヨウ素など）などの処理でも酵素は失活する．これらは消毒 disinfection や滅菌 sterilization に用いられる（第2編，第6章参照）．

酵素は，その基質結合部位が基質以外の物質によって塞がれると酵素反応が阻害される．たとえば，コハク酸デヒドロゲナーゼとコハク酸との反応にマロン酸を加えると，本来の酵素反応は阻害される．これは，分子構造が類似しているコハク酸とマロン酸がコハク酸デヒドロゲナーゼの基質結合部位を奪い合うことによる．このような酵素阻害を**競合阻害** competitive inhibition という．競合阻害は可逆的であり，競合物質を除くと酵素作用は回復する．また，基質結合部位とは異なる部位に，ある物質が結合することによって酵素分子の構造が変化して酵素阻害を起こすこともあり，これを**アロステリック阻**

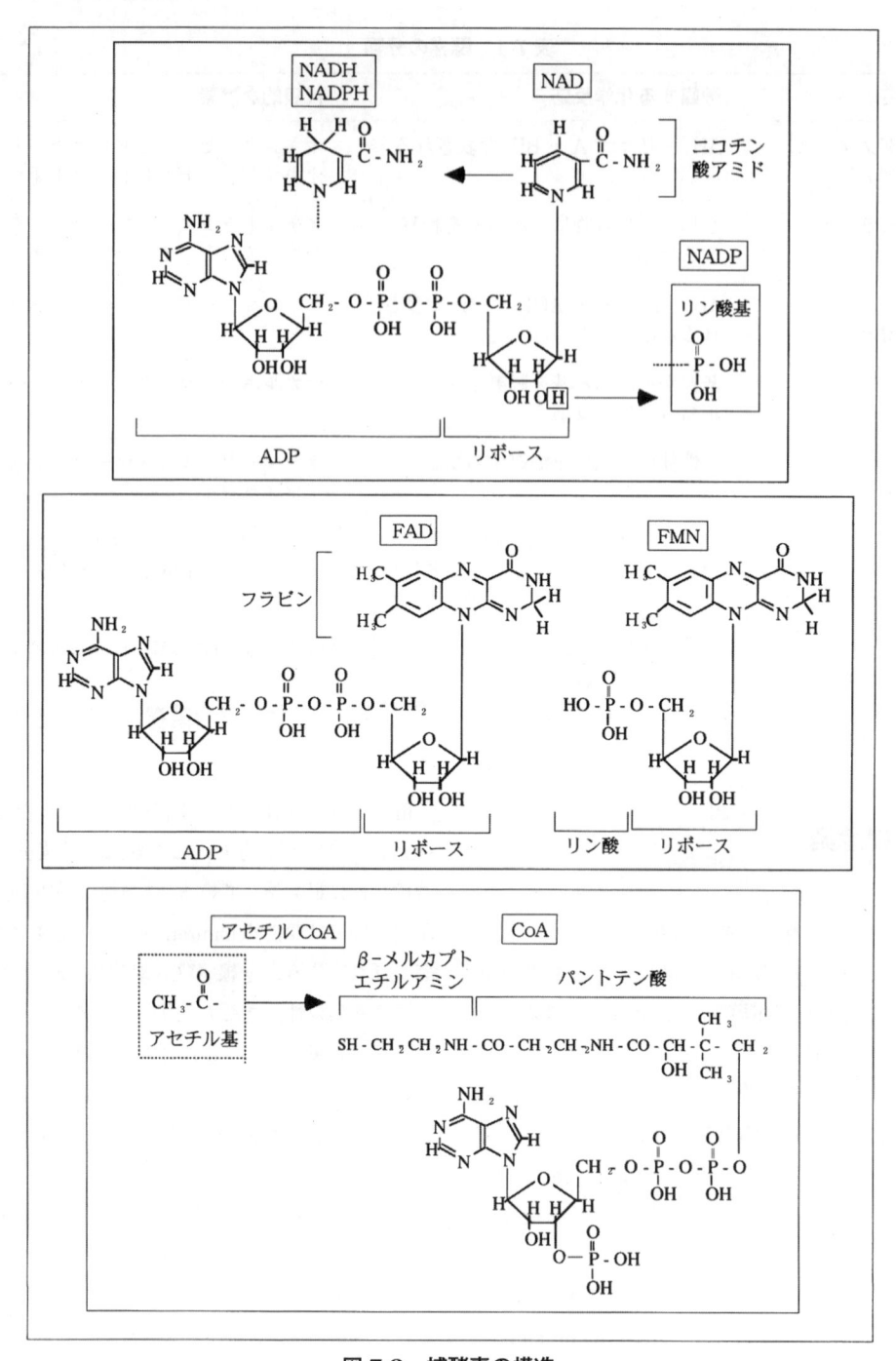

図 7-2 補酵素の構造
補酵素には，ADP や ADP-リボースの基本骨格にニコチン酸アミド，フラビン，パントテン酸などのビタミン B 群が結合したものが多い．

害 allosteric inhibition という．アロステリック阻害物質には可逆的なものと非可逆的なものがある．たとえば，キレート試薬は金属イオンを要求する酵素を可逆的に阻害する．また，鉄含有酵素に対するシアン化物またはカルシウム含有酵素に対するフッ化物は不可逆的な阻害剤である．

可逆的なアロステリック阻害に**フィードバック阻害** feedback inhibition とよばれるものがある．フィードバ

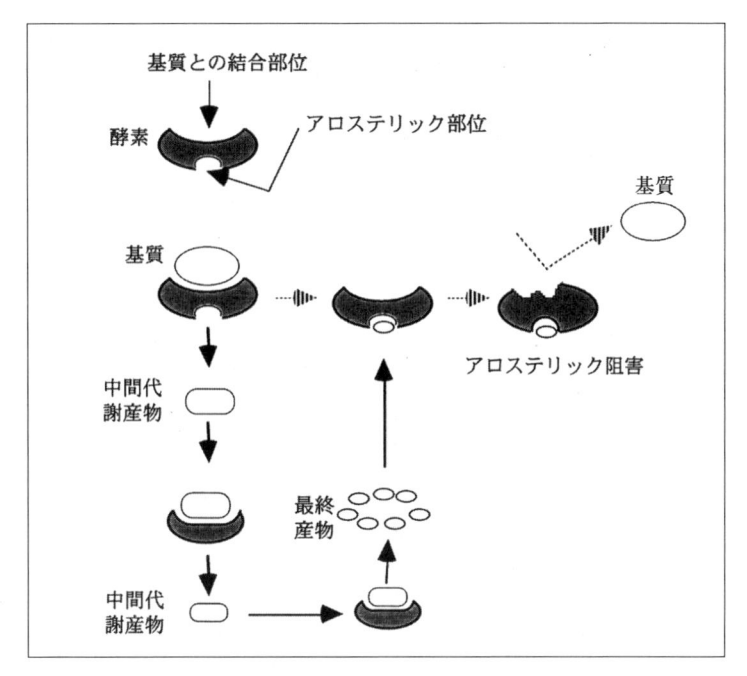

図 7-3　酵素のアロステリック阻害

ック阻害は，ある物質の生合成経路において，その物質が必要以上に合成されて蓄積してくると，この最終産物によって代謝経路の最上流の酵素活性がアロステリック阻害を受ける現象である（図7-3）．

7-4　ATPの産生

細胞内のATPは，リン酸転移反応により，ADPにリン酸が転移されることで生成する．リン酸転移反応は，基質レベルのリン酸化，酸化的リン酸化，および光リン酸化の3種に分類される（図7-4）．基質レベルのリン酸化と酸化的リン酸化は微生物をはじめ，ヒトなど化学合成生物に広くみられるATPの生成法である．光リン酸化は，光合成細菌や藻類または植物など光合成生物に特有なATPの生成法である．

7-4-1　基質レベルのリン酸化

基質レベルのリン酸化 substrate-level phosphorylation は，キナーゼ kinase によるリン酸転移反応であり，細胞質で行われる．キナーゼの基質となるリン酸化合物には1,3-ビスホスホグリセリン酸，ホスホエノールピルビン酸，アセチルリン酸などがある．前者2者を基質とする基質レベルのリン酸化の例は，グルコースのEM経路で見られる（図7-6，ステップ7，10）．また，アセチルリン酸を基質とする例はいくつかの細菌に特有のもので，これに酢酸キナーゼが作用して酢酸を生成する反応と共役して起こる．

7-4-2　酸化的リン酸化

酸化的リン酸化 oxidative phosphorylation は，基質レベルのリン酸化が細胞質で起こるのとは異なり，細菌では細胞質膜，真核生物ではミトコンドリア膜上で行われる．また，基質レベルのリン酸化ではリン酸化合物のリン酸基がADPに転移されたが，酸化的リン酸化では遊離のリン酸が使われ，いわゆる F_0–F_1 構造をもつ**ATP合成酵素** ATP synthetase [1] がこれに関わる．

ATP合成酵素の活性化には，**呼吸鎖** respiratory chain とよばれる電子伝達系が関与している．種々の異化過程での酸化反応で生じた水素原子は，NADHやNADPHまたは $FADH_2$ など還元型補酵素にプールされる．これ

図 7-4　ATP の生合成

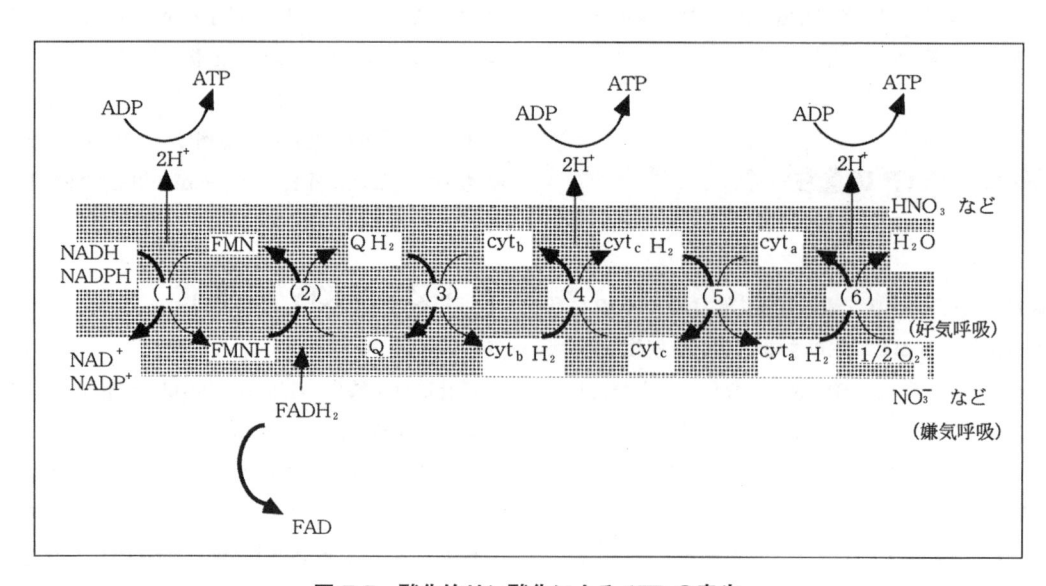

図 7-5　酸化的リン酸化による ATP の産生

らは高エネルギーの水素化合物であり，これが電子供与体となって，その電子が膜に存在する FMN，**ユビキノン** ubiquinone（Q，イソプレノイド側鎖をもつベンゾキノン誘導体．イソプレノイド側鎖は生物の種によって異なる），**シトクローム** cytochrome（cyt，ポルフィリンと 2 価の鉄からなるヘムを補欠分子族とするヘムたん白質．チトクローム，サイトクロームともよばれる）などの電子運搬体に連続的に渡されながら，最終的に，好

気呼吸では O_2，また嫌気呼吸の場合は NO_3^-，SO_4^{2-}，CO_3^{2-} などの最終電子受容体まで電子が流れていく（図7-5）．

この電子伝達過程では，H^+（プロトン）が発生するが（ステップ1，4，6），これは膜中のプロトンポンプによっていったん膜外（細菌では細胞質膜の外のペリプラズム，真核生物ではミトコンドリアの内膜と外膜との間の膜間腔）にくみ出された後，再び膜内に流れ込む．この流れによって，ATP合成酵素が活性化されてATPが産生する．還元型補酵素のうちで，NADHとNADPHからは3分子のATPが産生され，$FADH_2$ からは2分子のATPが生成される．

細菌と真核生物の呼吸鎖を比較した場合，電子運搬体の種類およびそれが電子伝達に関わる順序は類似している（たとえば NADH → FMN → Q → Cyt系）．偏性嫌気性細菌（*Clostridium* クロストリジウム属など）のようにシトクロムをもたないものもあるが，NADH → FMN → Q まではすべての生物に共通している．細菌間，真核生物間または細菌と真核生物間に見られる呼吸鎖の多様性は，シトクロム系を構成するシトクロムの多様性である．

＊1　細菌のATP合成酵素は F_0（a，b，cサブユニット）と F_1（α，β，γ，δ，ϵ サブユニット）からなる．真核細胞のATP合成酵素も基本構造は同じであるが，F_0 の（a，b，cサブユニット）に他のサブユニットが加わる．ATP合成酵素の活性部位は，F_1 の α，β サブユニットに存在し，それぞれが交互に3量体を形成している（$\alpha_3\beta_3$）．α，β サブユニットにはOサイト（これからADPとPiが結合する部位），Lサイト（ADP + Piが結合した部位），およびTサイト（生成したATPが結合した部位）の3つのサイトがある．F_0 部分は膜に埋め込まれ，F_1 部分は膜の外にある．また，F_0 と F_1 はcと γ サブユニットで連結されている．この（c-γ）複合体は分子的な回転子となる．プロトンが F_0 のaとcサブユニットとの間を通り抜けるとき，cサブユニットが回転する．これに伴って γ サブユニットが回転し，さらにこれに伴って $\alpha_3\beta_3$ サブユニットも回転する．これによってADPからATPが次々と生成される．

7-4-3 光リン酸化

光リン酸化 photophosphorylation は，光合成＊1 中に起こるリン酸転移反応である．光リン酸化にも生体膜系が関与している．光合成栄養生物は光を吸収する色素たん白質をその生体膜系に有している．光合成細菌は**クロマトフォア** chromatophore とよばれる膜中に色素（バクテリオクロロフィル bacteriochlorophyll）をもつ．この色素が太陽光を吸収した場合，光エネルギーの励起によって電子が放出される．そして，この電子が，クロマトフォア中のユビキノン，シトクロムなどの電子運搬体に連続的に渡される過程で，酸化的リン酸化と同様に，ATP合成酵素が活性化され，ADPへのリン酸転移反応が起こる．光リン酸化と呼吸は同類のエネルギー代謝であり，これは通常の病原微生物など多くの化学合成従属栄養生物の呼吸鎖の原型とも考えられている．

＊1　光合成とは，光合成細菌や藻類または植物など光合成生物が保有し，太陽光などの光エネルギーを用いて CO_2 から糖質を合成する代謝のことである．光合成は明反応 light reaction（ATPの合成反応）と暗反応 dark reaction（糖質の合成反応）からなる．光リン酸化は光合成の明反応中に起こる．紅色硫黄細菌，緑色硫黄細菌，紅色非硫黄細菌は代表的な光合成細菌であり，シアノバクテリアも光合成細菌に含める．

7-5　グルコースの異化

グルコースの異化は，生物の中心的なATP源であり，嫌気的な発酵または好気的な呼吸によって行われる．グルコースの発酵経路（エムデン・マイヤーホフ経路，ペントースリン酸経路，エントナー・ドウドロフ経路など），また呼吸経路（クエン酸回路や呼吸鎖など）は細菌から真核生物まで多種類の生物に保存されている．呼吸では発酵に比べてグルコースから大量のATPを産生することができる．したがって，呼吸を行う生物はその生存にとって有利であり，呼吸による代謝系をもつようになった生物は進化的な発展を遂げた．

7-5-1　発　酵

1 エムデン・マイヤーホフ経路（EM経路）

生物が有するグルコースの異化経路のうち，グルコースをピルビン酸にまで分解するための主要な過程はエム

デン・マイヤーホフ経路（**EM 経路**，または **EMP 経路**）とよばれる[*1]．EM 経路は原核生物や真核生物すべてに分布し，グルコースから ATP を生成する経路である．EM 経路で働く酵素群は，細菌および真核生物ともに，細胞質中に存在する．これには進化的な意味があり，発酵代謝系はオルガネラがまだ分化していない原核細胞時代に発生し，細胞が真核化した後もそのまま細胞質中に保存されているものと考えられる．EM 経路は 10 段階の反応から成っている（図7-6）．EM 経路では，グルコースは 5 段階のステップを経てグリセルアルデヒド 3-リン酸に分解される．そしてこのグリセルアルデヒド 3-リン酸はさらに 5 段階のステップを経てピルビン酸に代謝される．この経路では NADH（2 分子）が産生され，これは EM 経路に続いて起こるアルコールや有機酸の生成段階の還元剤として使用される．後述するように，EM 経路でのグリセルアルデヒド 3-リン酸は，ペントースリン酸経路やエントナー・ドウドロフ経路などの糖代謝，また脂質代謝にも関係する重要な中間代謝物である．

EM 経路では 2 分子の ATP が消費されるが（ステップ 1, 3），基質レベルのリン酸化によって 4 分子の ATP が生成される（ステップ 7, 10）．したがって，この経路全体では差し引き 2 分子の ATP が産生される（表7-2）．

[*1] EM 経路は，この経路の発見者である G. Embden と O. Meyerhof に因んでいる．EMP 経路はそれに，J. Parnas の名前を加えたものである．この経路は 1940 年までに完全に解明されている．EM 経路は発酵と呼吸に共通している．また，この経路は筋肉の嫌気的な収縮運動の際に，グルコースから乳酸を生成する経路，すなわち解糖経路 glycolysis pathway と基本的に同じである．

2 アルコール発酵，乳酸発酵など

多くの細菌は嫌気的な条件下で，EM 経路の最終産物ピルビン酸からアルコールや有機酸などを生成する経路を有している（表7-3, 図7-7）．たとえば，ピルビン酸はピルビン酸デカルボキシラーゼによる脱炭酸反応でアセトアルデヒドになり，それがアルコールデヒドロゲナーゼによって還元されてエタノールとなる（**アルコール発酵**）．同様に，ピルビン酸が，NADH の存在下で乳

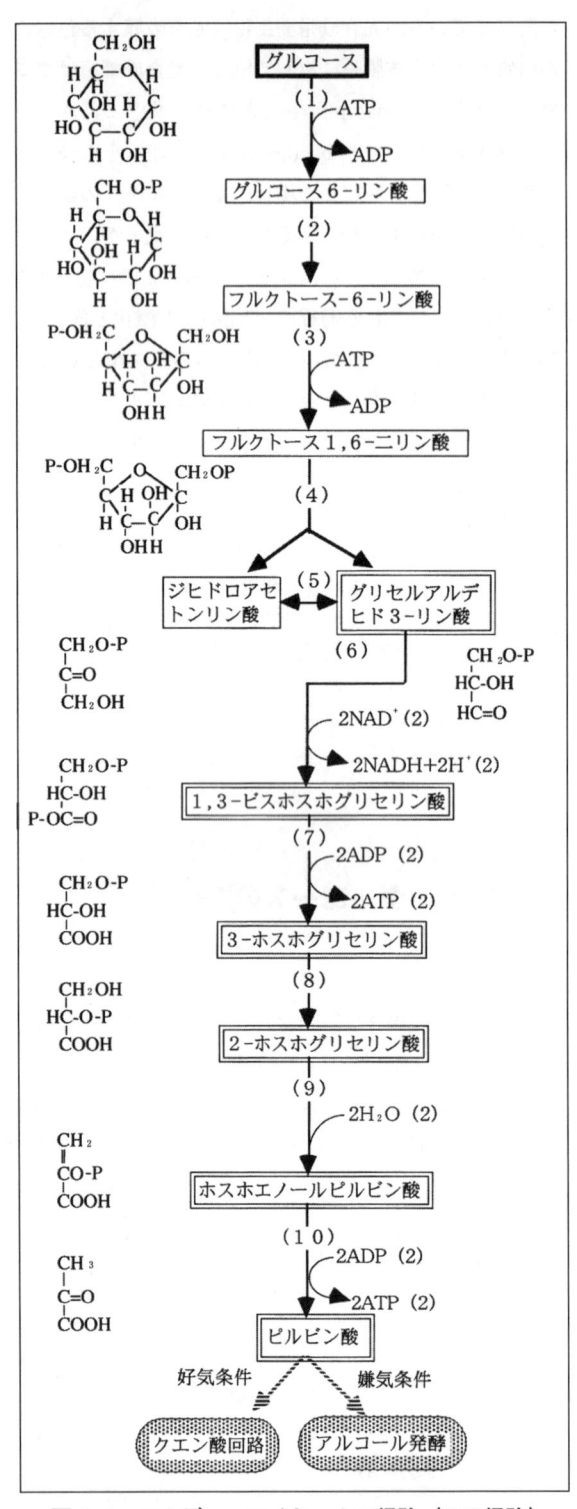

図7-6 エムデン・マイヤーホフ経路（EM 経路）

表7-2 グルコースとパルミチン酸の異化によるATP産生量の比較

異化経路		ATPの産生 基質レベルのリン酸化	ATPの産生 酸化的リン酸化	ATPの消費	ATPの総量
グルコース (MW；180)	発酵 EM経路	＋4ATP	なし	－2ATP	2ATP
	乳酸発酵	なし	なし	なし	なし
	（合計）	＋4ATP	なし	－2ATP	2ATP
	呼吸 EM経路	＋4ATP	＋6ATP	－2ATP	8ATP
	クエン酸回路	＋2ATP	＋28ATP	なし	30ATP
	（合計）	＋6ATP	＋34ATP	－2ATP	38ATP
パルミチン酸 (MW；256)	呼吸 β酸化	なし	＋35ATP	－2ATP	33ATP
	クエン酸回路	＋8分子	＋88ATP	なし	96ATP
	（合計）	＋8ATP	＋123ATP	－2ATP	129ATP

表7-3 微生物の発酵産物

微生物	発酵産物
Lactobacillus, *Streptococcus*, *Bacillus*	乳酸
Saccharomyces（*S. cerevisiae*）	エタノール（CO_2）
Propionibacterium	プロピオン酸，酢酸（CO_2，H_2）
Clostridium	酪酸，ブタノール，アセトン，イソプロピルアルコール（CO_2）
Salmonella, *Escherichia*（*E. coli*）	エタノール，乳酸，コハク酸，酢酸（CO_2，H_2）
Enterobacter	エタノール，乳酸，ギ酸，ブタンジオール（CO_2，H_2）

酸デヒドロゲナーゼによって還元されると乳酸を生じる（**乳酸発酵**）．このNADH（還元剤）はEM経路におけるグリセルアルデヒド3-リン酸の酸化反応に由来するものである．このように，EM経路とアルコール発酵や乳酸発酵では，$NAD^+ \rightleftarrows NADH$反応が起こり，双方の酸化還元バランスが保たれている．

嫌気的な条件下で，*Saccharomyces cerevisiae* サッカロマイセス・セレビシアはグルコースをエタノールに，また *Lactobacillus* ラクトバシラス属はグルコースを乳酸に変換する．しかし，このように発酵産物が純粋なものは例外的である．たとえば *Escherichia coli* 大腸菌の場合はエタノール，乳酸，コハク酸，酢酸などアルコールやさまざまな有機酸を産生する（表7-3）．また，好気性生物でも酸素が十分存在しないときには，EM経路によるピルビン酸の生成の後，これは乳酸発酵によって乳酸に変換される．この反応は筋肉細胞にみられる代謝である．

ピルビン酸の発酵過程ではATPは産生されない．したがって，1分子のグルコースから2分子のエタノールまたは乳酸が生成する過程では，EM経路に由来した2分子のATPが産生されるのみである．

3 ペントースリン酸経路，エントナー・ドウドロフ経路

グルコースのピルビン酸への異化には，EM経路の他に，ペントースリン酸経路やエントナー・ドウドロフ経路なども関与している．**ペントースリン酸経路** pentose phosphate pathway（PP経路，図7-8）では，まずグルコースのリン酸化によって生成したグルコース6-リン酸（G6P）は，酸化と脱炭酸反応を通して，リブロース

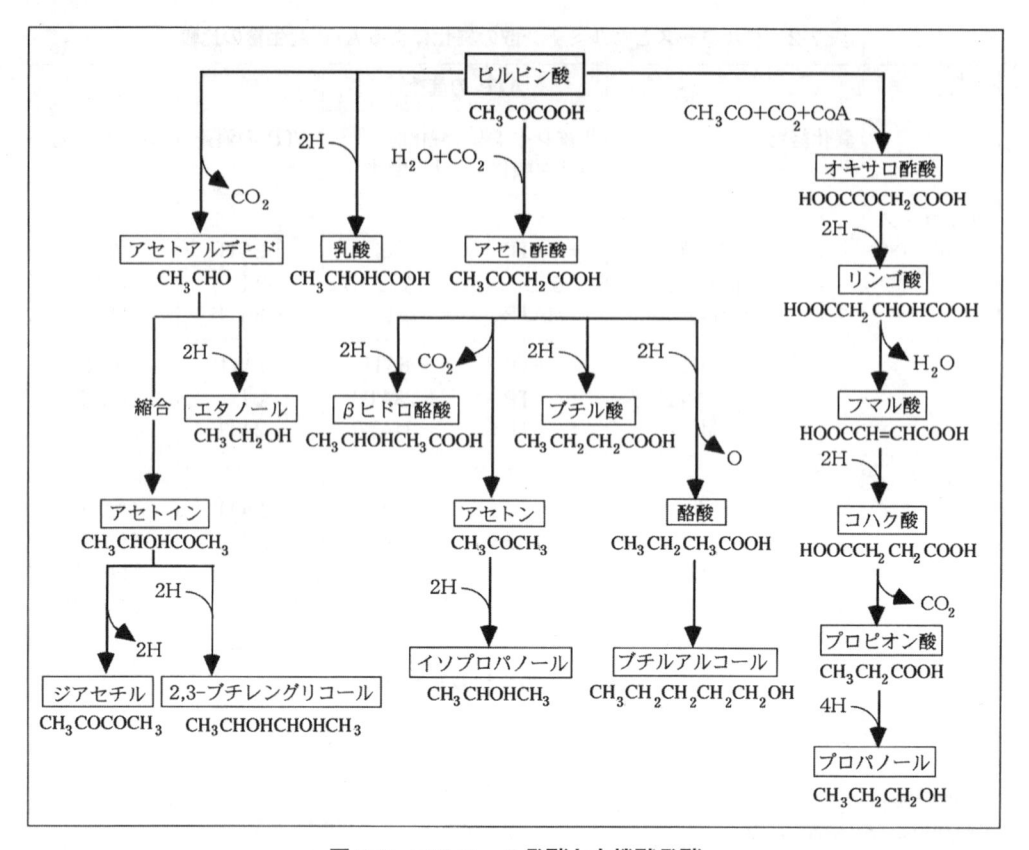

図 7-7　アルコール発酵と有機酸発酵

5-リン酸に変化する．次いで一連の反応を経て，リブロース 5-リン酸はフルクトース 6-リン酸（F6P）とグリセルアルデヒド 3-リン酸（GAP）へと変化する．そしてこれらは EM 経路に流れ込む．ペントースリン酸経路は，複雑ながら，回路をなすので**ペントースリン酸回路** pentose phosphate cycle（PP 回路）とよばれることもある．ペントース経路の全反応は次式で示される．

$3G6P + 6NADP + 3H_2O \rightleftarrows$
$6NADPH + 6H^+ + 3CO_2 + 2F6P + GAP$

PP 経路では ATP の生成反応はない．しかし，この経路では多量の NADPH が産生され，これは脂肪酸などの合成に，還元剤として使用される．また PP 経路は 6 炭糖を 5 炭糖（ペントース）に変換することが特徴であり，その中間代謝物である D-リボース 5-リン酸は，RNA のリボースヌクレオチドや DNA のデオキシリボースヌクレオチドの前駆体になる．PP 経路は核酸代謝にも重要な経路である．

エントナー・ドウドロフ経路 Entner-Doudoroff pathway（ED 経路，図 7-8）では，まずグルコースのリン酸化によって生成したグルコース 6-リン酸が脱水素反応を受けたのち，6-ホスホグルコン酸に酸化される．次いで，この経路の特徴的な中間代謝物である 2-ケト 3-デオキシ 6-ホスホグルコン酸が生成したのち，これが分子開裂反応によってピルビン酸とグリセルアルデヒド 3-リン酸となり，後者は EM 経路に流れ込む．2 分子の ATP が作られる EM 経路とは違って，ED 経路では 1 分子のグルコースから，基質レベルのリン酸化によって 1 分子の ATP しか作られない．

EM 経路および PP 経路は現存する嫌気性および好気性生物のほとんどに広く分布している．これに対して，ED 経路は一部のグラム陰性細菌（*Agrobacterium* アグロバクテリウム属，*Pseudomonas* シュードモナス属，*Rhizobium* リゾビウム属，*Zymomonas* ザイモナス属など）に特有のグルコース異化経路である．ED 経路をもつ細菌は EM 経路または PP 経路によるグルコースの異化経路をもたない．

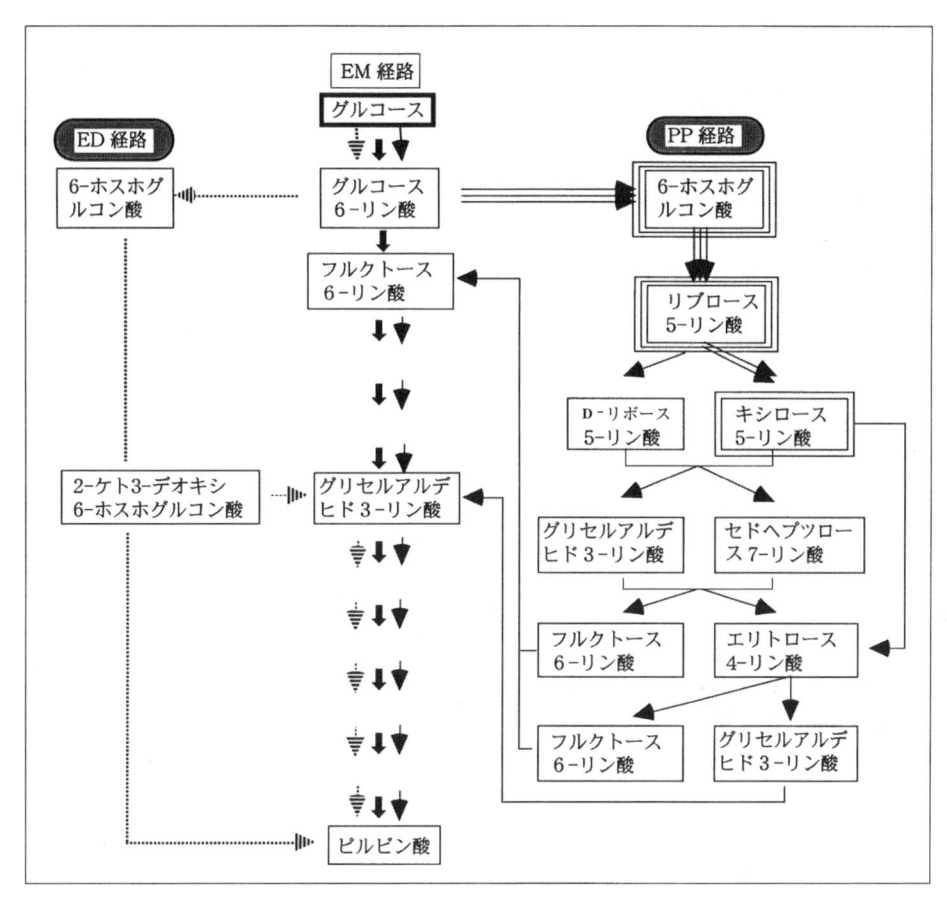

図7-8 エントナー・ドウドロフ経路(ED経路)とペントースリン酸経路(PP経路)

7-5-2 呼吸

呼吸とは，発酵の中間代謝物であるピルビン酸が，アルコールや乳酸を生成する反応に流れないで，クエン酸回路のほうに流れる経路のことである．グルコースの呼吸代謝の主要な経路は，EM経路とクエン酸回路からなり，このそれぞれは呼吸鎖と連結している．呼吸代謝では，グルコースはまずEM経路によってピルビン酸にまで分解された後，次に呼吸に特有なクエン酸回路に入って酸化される．そして，EM経路とクエン酸回路で生産された水素は，呼吸鎖の電子伝達系の呼吸鎖に渡され，呼吸鎖で行われる連続的な酸化還元反応によって大量のATPが合成される．

1 クエン酸回路

グルコース(糖質)や脂肪酸，またはアミノ酸などの炭素骨格を最終的に完全に酸化するためのサイクルをクエン酸回路 citric acid cycle [*1] という(図7-9a)．クエン酸回路に関わる酵素群は，細菌では細胞質膜に存在する．また，真核細胞ではミトコンドリア(内膜とマトリックス)に存在している．EM経路でグルコースから産生されたピルビン酸は，1つの炭素原子がCO_2として除かれた後，CoAと結合してアセチルCoAが形成される．このアセチルCoAがオキサロ酢酸と結合することによってクエン酸回路は開始する．すなわち，クエン酸回路に入ったアセチルCoA (C_2) は，オキサロ酢酸 (C_4) と縮合してクエン酸 (C_6) を形成する．このクエン酸は，種々の酵素の関与のもとで次々と酸化(脱水素)と脱炭酸を受けながら，8ステップの反応で最終的にオキサロ酢酸にもどる．オキサロ酢酸はここでアセチルCoAと反応して，クエン酸回路は再び開始する．

クエン酸回路では，ピルビン酸のアセチルCoAへの代謝過程を含めて合計5ステップもの反応(ピルビン

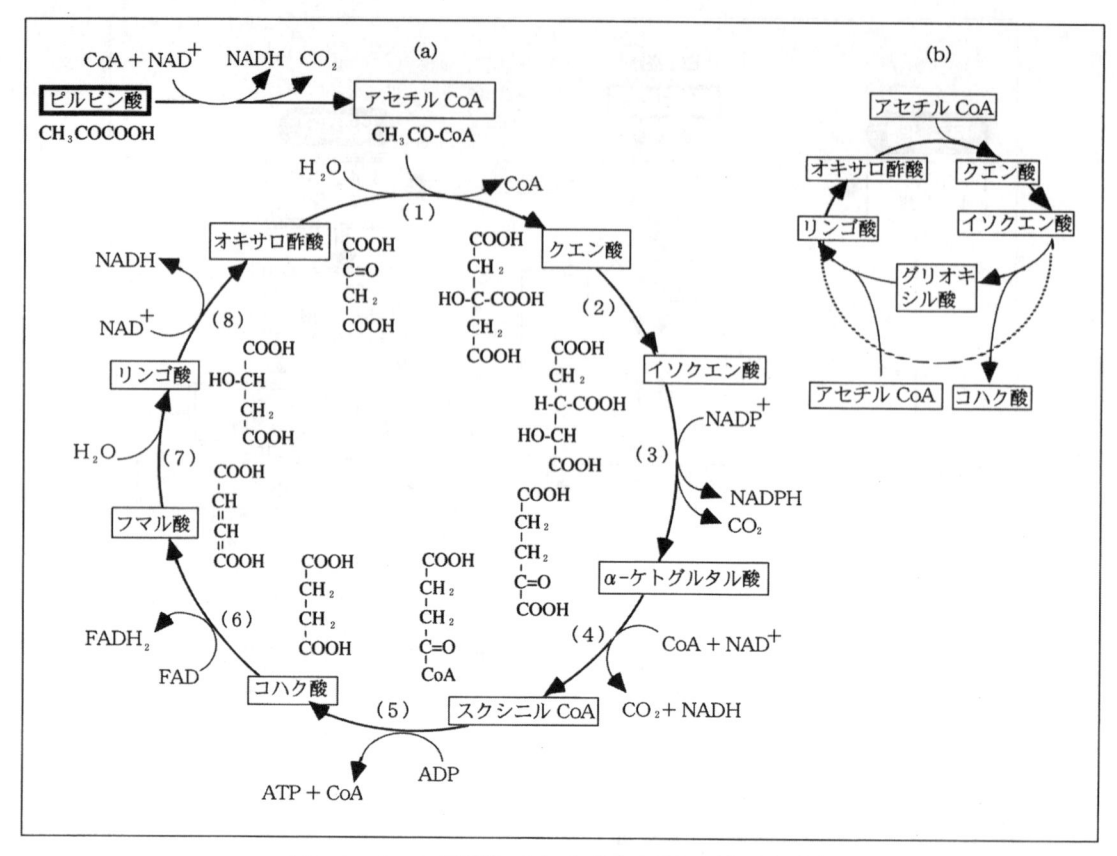

図7-9 クエン酸回路(a)とグリオキシル酸回路(b)

酸からアセチルCoAへのステップ，ステップ3，4，6，8)で水素が産生される．この水素はプロトン(H^+)と電子(e^-)に分解された後，電子はNADPH，$FADH_2$およびNADHに集められ，さらにこの電子は呼吸鎖での電子伝達系に渡されて大量のATPが産生される．したがって，クエン酸回路は産生した水素の電子を還元型の補酵素に集めるために存在するともいえる．基質レベルのリン酸化によるATPの産生源としてのクエン酸回路の意義は低い．クエン酸回路で生成されるATPは，基質レベルのリン酸化による1分子のみである（ステップ5).

クエン酸回路のステップ3およびステップ5は細菌と動物細胞では異なる．ステップ3のイソクエン酸のα-ケトグルタル酸への酸化的な脱炭酸反応に関わるデヒドロゲナーゼは，細菌では$NADP^+$を補酵素とするが，動物細胞ではNAD^+が補酵素となる．また，ステップ5における基質レベルのリン酸化は，動物細胞ではGDP⟶GTP，GTP + ADP⟶GDP + ATPの反応を通してATPが産生される．しかし，多くの細菌ではADP⟶ATPの直接的な反応が起こる．

1分子のグルコースはクエン酸回路を2回転させる．その過程で基質レベルのリン酸化によって2分子のATPが産生される．また，6分子のNADH（ピルビン酸からアセチルCoAへの代謝を含む）と，NADPHと$FADH_2$がそれぞれ2分子産生される．すなわち，1分子のグルコースに由来するクエン酸回路では34分子のATPが産生される（表7-2).

*1 クエン酸回路は，クレブスサイクル Krebs cycle（1937年にこの回路を提唱した H. A. Krebs に因んで），またはTCAサイクル tricarboxylic acid cycle ともよばれる．

2 グリオキシル酸回路

細菌と，真核生物のうちでは真菌，原虫，植物にはクエン酸回路の変形ともいうべき**グリオキシル酸回路** glyoxylate cycle が存在する（図7-9b）．グリオキシル酸回路は，クエン酸回路のイソクエン酸をコハク酸とグリオキシル酸へ分解する反応と，このグリオキシル酸とアセチルCoAからリンゴ酸を生産する反応である．この2つの反応を組み合わせると，クエン酸回路のステップ4と5を経由しないでコハク酸とリンゴ酸を生産できる回路ができあがる（クエン酸回路の迂回路）．グリオキシル酸回路で生じたコハク酸は，オキサロ酢酸を経由して，多糖の生合成に使われる（**糖新生** gluconeogenesis）．アセチルCoAは，オキサロ酢酸と結合して再びグリオキシル酸回路を回転させるために使用される．生物がこの回路を進化させた理由は，アセチルCoAを二酸化炭素に完全に分解することなく，脂肪酸や酢酸から糖新生のためのコハク酸を効率よく得る必要性があったからかも知れない．

7-6 脂質の異化

細胞は，細胞外の脂質をリパーゼによってグリセロールと脂肪酸に分解してこれらを細胞内に取り込む．グリセロールは，ジヒドロキシアセトンリン酸に代謝された後でEM経路に入る．一方の脂肪酸は，β位ごとにアセチル基が連続的に切断されながらアセチルCoAとなってクエン酸回路に注がれる（図7-10）．この**β酸化** β oxidation とよばれる脂肪酸の異化反応は，細菌では細胞質で行われ，真核生物ではミトコンドリアで行われる．

脂肪酸分子には水素含量が多いため，その異化過程では，大量の還元型補酵素が作られる．したがって，酸化的リン酸化によるATPの産生効率は，同量のグルコースなど糖質と比べてはるかに高い．パルミチン酸（C_{16}）を例にとると，これは7回のβ酸化によって8分子のアセチルCoAに分解される．そして，これらのアセチルCoAはクエン酸回路を8回転させる．β酸化経路では基質レベルのリン酸化は起こらない．しかし，1回のβ酸化ごとに1分子ずつのNADHとFADH$_2$が産生され，合計7分子のNADHとFADH$_2$から，酸化的リン酸化によって35分子のATPが産生する．またアセチルCoAのクエン酸回路の代謝では，8分子のATPが基質レベルのリン酸化によって作られ，また24分子のNADHと8分子のFADH$_2$が生成するので，これからは88分子のATPが酸化的リン酸化によって産生する．しかし，β酸化経路の最初でパルミチン酸がパルミトイルCoAに代謝される過程で2分子のATPが消費される．

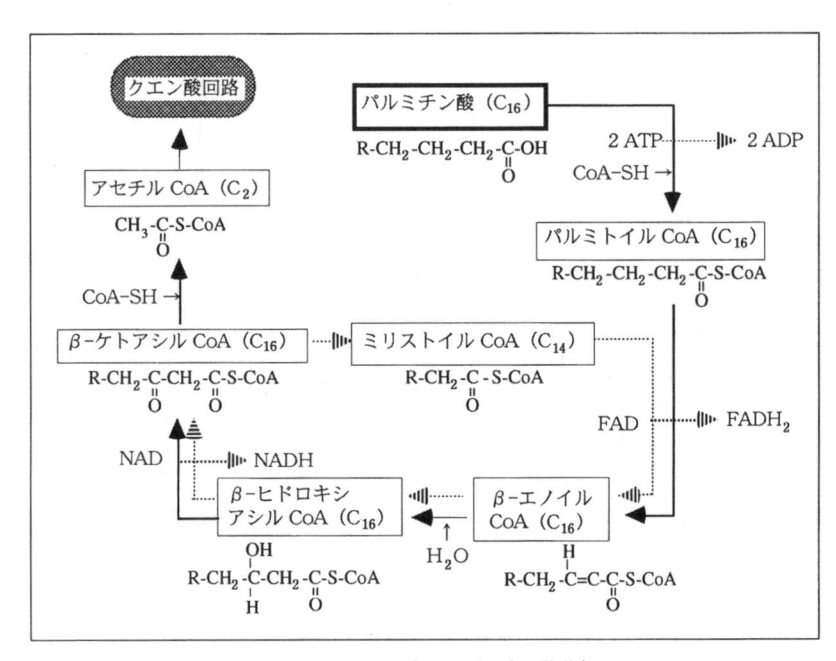

図7-10 脂肪酸の異化（β酸化）

これを差し引きすると，パルミチン酸の異化では129分子のATPが産生されることになる．これは同量のグルコースの異化に比べて2倍以上のATP産生量である（表7-2）．

7-7 たん白質，核酸の異化

細胞は，細胞外のたん白質をたん白分解酵素（プロテアーゼ）によってアミノ酸に分解してこれらを細胞内に取り込む．このアミノ酸は，**脱アミノ反応** deaminationによってアミノ基が除かれ，有機酸に代謝される（図7-11）．そしてこれらの有機酸は，種々の場所からクエン酸回路に入る．その過程でATPが産生される．

DNAやRNAはヌクレアーゼによってヌクレオチド，さらにプリンやピリミジンにまで分解される．プリンやピリミジンは，これ以上の分解を受けると，尿酸および尿素回路を経て尿素として細胞外に排出されるが，実際にはそのほとんどがリボース5-リン酸まで分解された後，核酸合成の材料として再び使用される．

7-8 生体高分子の同化

7-8-1 多糖，脂質，たん白質，核酸の生合成

グルコースは異化反応によってCO_2とH_2Oにまで小さく分解される．化学合成従属栄養生物は，光合成独立栄養生物とは異なり，CO_2から有機化合物を同化できないので，多くの病原微生物や哺乳類は，異化過程の**代謝中間体** metaboliteを前駆体とする生体高分子の合成経路（同化経路）を発達させてきた．多糖，脂質，たん白質，核酸の主な同化経路を図7-12に示した．

生物種によって同化経路の詳細は異なるが，限られた種類の代謝中間体が同化反応の前駆体として使用されるなど，その基本型は類似している．代謝中間体のうち，**グルコース6-リン酸**（多糖，核酸などの前駆体），**ホスホエノールピルビン酸**（多糖，脂質などの前駆体），**ピルビン酸**（アミノ酸の前駆体），**アセチルCoA**（脂質，アミノ酸などの前駆体），**オキサロ酢酸**（核酸，アミノ酸などの前駆体），**α-ケトグルタル酸**（アミノ酸などの前駆体）は同化反応の重要な前駆体である．

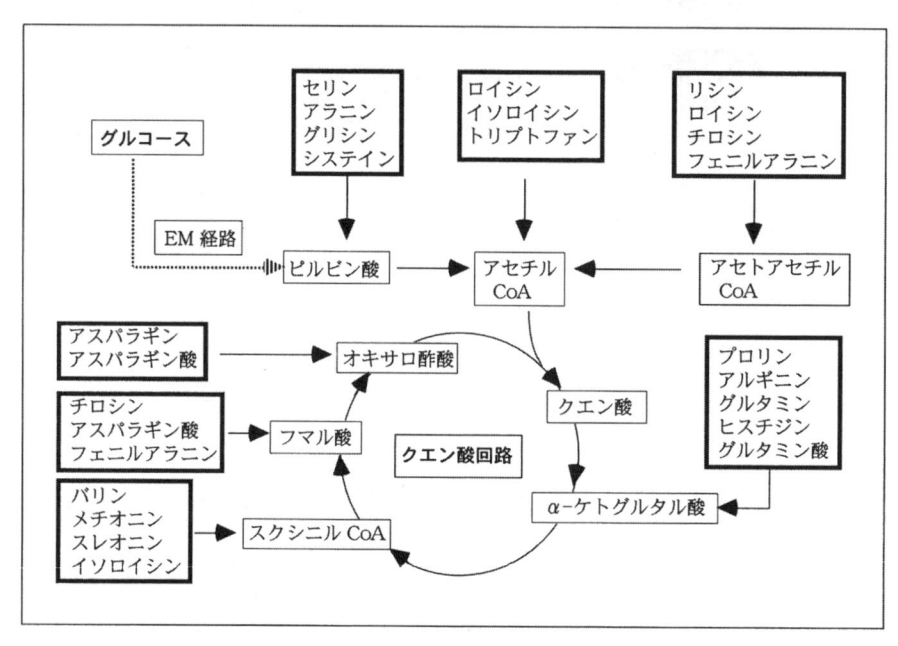

図7-11 アミノ酸の異化

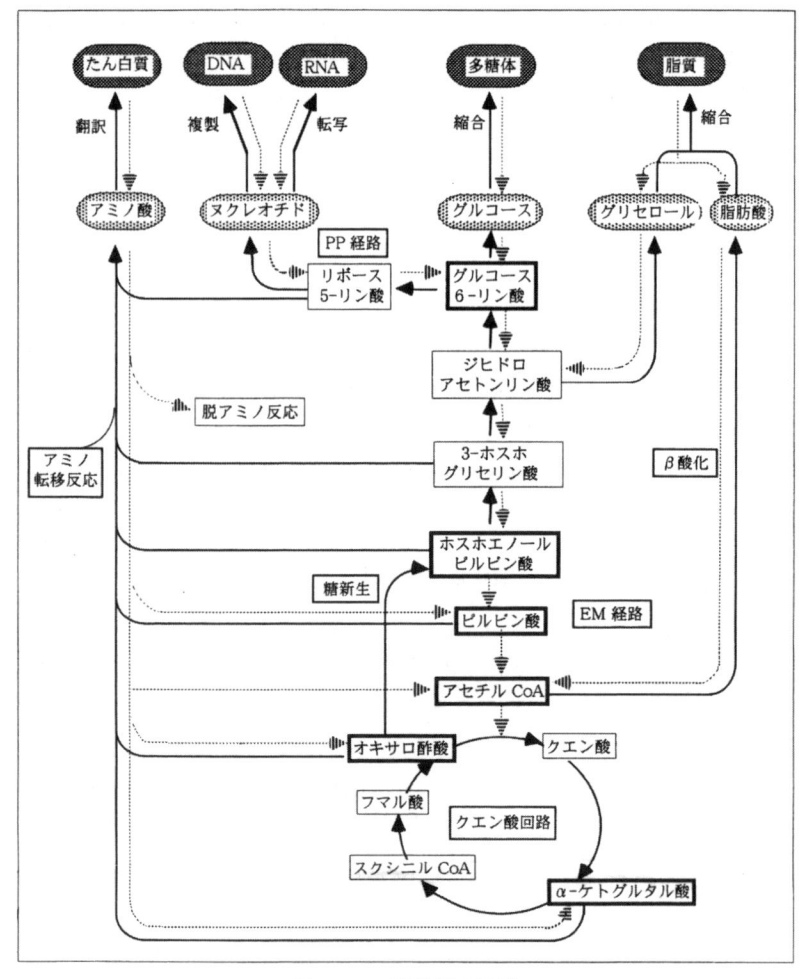

図 7-12 高分子の同化
実線（——）は同化経路，点線（………）は異化経路を示す．同化反応の前駆体となる重要な代謝中間体を太枠で囲んだ．

1 多糖の生合成

　グリコーゲンなど多糖の生合成には，グルコースまたはグルコース以外の乳糖やアミノ酸を前駆体とする．細胞内に十分のグルコースがある場合は，それを一旦，グルコース 6-リン酸としてからグリコーゲンに重合する．しかし利用できるグルコースがないときは，乳酸やアミノ酸などから**糖新生** gluconeogenesis を行う．たとえばアミノ酸は，クエン酸回路を介してオキサロ酢酸となり，GTP を消費してホスホエノールピルビン酸に転換され，EM 経路を逆にさかのぼってグルコース 6-リン酸になる．そして，このグルコース 6-リン酸は UDP グルコースを介してグリコーゲンとなる．

2 脂質の生合成

　脂質の生合成にはアセチル CoA を前駆体とする．この場合，アセチル CoA は一旦，C_3 の**マロニル CoA** malonyl CoA になった後で脱炭酸によってアセチル CoA となり，これにアセチル CoA のアセチル基が次々に付加されて C_2 単位で伸びていく．そしてこのアシル CoA がグリセロール 3-リン酸と結合してホスファチジン酸となり，CTP を利用して CDP アシルグリセロールを介して脂質に合成されていく．真菌（特に糸状菌）は多種の二次代謝産物を作る．この場合，マロニル CoA はアフラトキシンの前駆体になる．アセチル CoA はまた，アセチル CoA が 2 分子縮合した**メバロン酸** mevalonic acid の二次代謝産物産生経路のほか，細胞質膜を構成するステロール合成の開始点となる．

3 アミノ酸の生合成

すべてのアミノ酸の生合成は，EM 経路，クエン酸回路，および PP 経路（ペントースリン酸経路）の代謝中間体を前駆体する（表7-4）．およそ半数のアミノ酸の生合成経路は単純であり，1～数段階の酵素反応で合成される（アラニンは，1段階のアミノ転移反応でピルビン酸から生合成される）．芳香族アミノ酸など残りの半数は，数段階～十数段階もの経路が必要である（トリプトファンは，ホスホエノールピルビン酸を前駆体として，12段階の酵素反応を経て生合成される）．

このうち，**オキサロ酢酸** oxaloacetic acid または**α-ケトグルタル酸** α-ketoglutaric acid を前駆体として生合成されるアミノ酸の例を図7-13に示した（中間の反応は省略している）．微生物にはリシンの生合成経路が2通り存在する．ほとんどのものは，オキサロ酢酸を前駆体として，**ジアミノピメリン酸** diaminopimelic acid（DAP）を経由する経路でリシンを生合成する（DAP 経路）．しかし真菌の場合は，α-ケトグルタル酸を前駆体として，**α-アミノアジピン酸** α-aminoadipic acid（AAA）を経由する独特の経路で合成するものがほとんどである（AAA 経路）．DAP 経路には，最終産物としてのアミノ酸以外にも，中間産物に重要なものが2つある．1つはジアミノピメリン酸であり，これはペプチド

表7-4 アミノ酸生合成の前駆体としての代謝中間体

リボース-5-リン酸 （PP経路） ヒスチジン*	3-ホスホグリセリン酸 （EM経路） グリシン システイン セリン	ホスホエノールピルビン酸 （EM経路） チロシン トリプトファン* フェニルアラニン*
ピルビン酸 （EM経路） アラニン バリン* ロイシン*	α-ケトグルタル酸 （クエン酸回路） グルタミン グルタミン酸 プロリン アルギニン*	オキサロ酢酸 （クエン酸回路） アスパラギン アスパラギン酸 イソロイシン* トレオニン* メチオニン* リシン*

＊：必須アミノ酸
（山科郁男監修（1995）レーニンジャーの新生化学（第2版），廣川書店を改変）

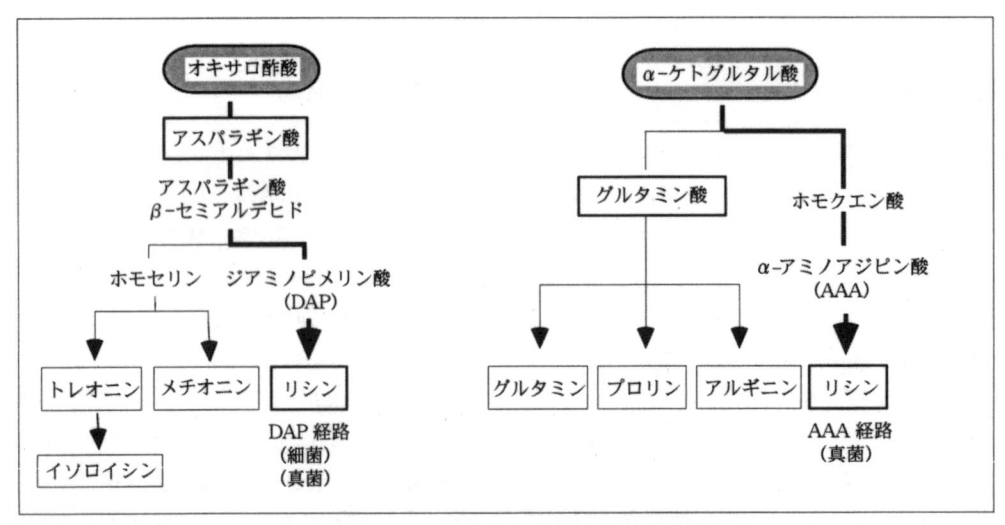

図7-13 真菌と細菌のリシン生合成経路
細菌は DAP 経路でリシンを生合成する．真菌には，これ以外に，AAA 経路でリシンを生合成するものが多い．

グリカンのテトラペプチドを構成している（6-4-1 ①参照）．もう1つは**ジピコリン酸** dipicolic acid である．これは胞子の芯部に存在して，芯部を高度の脱水状態に保つ役割をしている（6-9参照）．ジアミノピメリン酸とジピコリン酸は，共に，細菌にだけ見られる細胞構成成分である．このようにして生合成されたアミノ酸はリボソーム上で mRNA の情報に従ってたん白質に重合する（翻訳，9-3参照）．

④ ヌクレオチドの生合成

ヌクレオチドの生合成にはペントースリン酸経路の中間代謝産物である D-リボース 5-リン酸が前駆体として使われ，これからデオキシリボヌクレオチドとリボヌクレオチドが作られる．そして，デオキシリボヌクレオチドは DNA ポリメラーゼによって鋳型 DNA と相補的に親 DNA 鎖に取り込まれる（複製，9-4参照）．また，リボヌクレオチドからは RNA ポリメラーゼによって mRNA の合成に使用される（転写，9-2参照）．

7-8-2 ペプチドグリカンの生合成

細菌細胞壁の主要な構成成分であるペプチドグリカンの生合成は3段階からなる（図7-14）．

第1段階（1～7）は，ペプチドグリカン前駆体の合成ステップである．このステップは細胞質で起こる．まず，NAG-1-P（N-アセチルグルコサミン-1-リン酸）と UTP から，**UDP-NAG**（UDP-N-アセチルグルコサミン）が生成する[*1]．次にこれは，ホスホエノールピルビン酸と反応して，**UDP-NAM**（UDP-N-アセチルムラミン酸）となる．そして，この UDP-NAM には，順次，L-アラニン，D-グルタミン酸，m-ジアミノピメリン酸（DAP），D-アラニル-アラニンが結合して，UDP-NAM-pentapeptide（UDP-N-アセチルムラミン酸ペンタペプチド）が生成する．この UDP-NAM-pentapeptide とすでに生成されていた UDP-NAG がペプチドグリカン前駆体となる．

第2段階（8～11）は，ペプチドグリカン構成単位の合成ステップである．このステップは細胞質膜の内側（細胞質側）で起こる．まず，C_{55}-P-P（イソプレノイド二リン酸）が脱リン酸して C_{55}-P となる．そしてこれは，UDP-NAM-pentapeptide と複合体を形成し，C_{55}-P-P-NAM-pentapeptide は膜結合型となる[*2]．この複合体に，第1段階で生成されていた UDP-NAG の NAG が転移して，C_{55}-P-P-NAG-NAM-pentapeptide（イソプレノイド二リン酸-N-アセチルグルコサミル-N-アセチルムラミン酸ペンタペプチド）が形成される．これがペプチドグリカン構成単位である．

第3段階（12～14）は，ペプチドグリカン形成の最終ステップである．このステップは細胞質膜の外側（ペリプラズム）で起こり，トランスグリコシラーゼ transglycosylase（TG），トランスペプチダーゼ transpeptidase（TP），および カルボキシペプチダーゼ carboxypeptidase（CP）が関与する．TG と TP は第2段階の最終産物に直接作用し，TG 反応と TC 反応は同時に進行する[*3]．TG によって，C_{55}-P-P-NAG-NAM-pentapeptide から C_{55}-P-P が切り出され，**NAG-NAM-pentapeptide**（N-アセチルグルコサミル-N-アセチルムラミン酸ペンタペプチド）が形成される．また TG は，この NAG-NAM-pentapeptide 単位をグリコシド結合させ，NAG と NAM は β（1→4）結合によって伸長する．一方，TP によって，ペンタペプチドの（D-ala - D-ala）はペプチド結合が開裂され，生じた D-ala と伸長点ペンタペプチドの DAP がペプチド結合により架橋される．最後に CP が，架橋しなかった C 末端の D-ala を除去して，ペンタペプチドはテトラペプチドとなり，ペプチドグリカンが完成する．

以上のペプチドグリカンの生合成ステップにおいて，**ホスホマイシン** fosfomycin（FOM）と**サイクロセリン** D-cycloserine（CS）はその初期過程を阻害し，**ペニシリン** penicillin（PC）などの β-ラクタム系抗菌薬は最終過程を阻害する．すなわち，ホスホマイシンは，UDP-NAG が UDP-NAM に変換する過程（2→3）を阻害し，サイクロセリンは，D-ala が D-ala-D-ala になる過程を阻害する．また，β-ラクタム系抗菌薬は，ペンタペプチドの架橋反応（13→14）を阻害する（第2編，7-2-1 ①参照）．

真菌の細胞壁はキチンからなる．キチンは，ポリ β（1→4）-N-アセチルグルコサミンであり，UDP-N-アセチルグルコサミンに N-アセチルグルコサミンが β

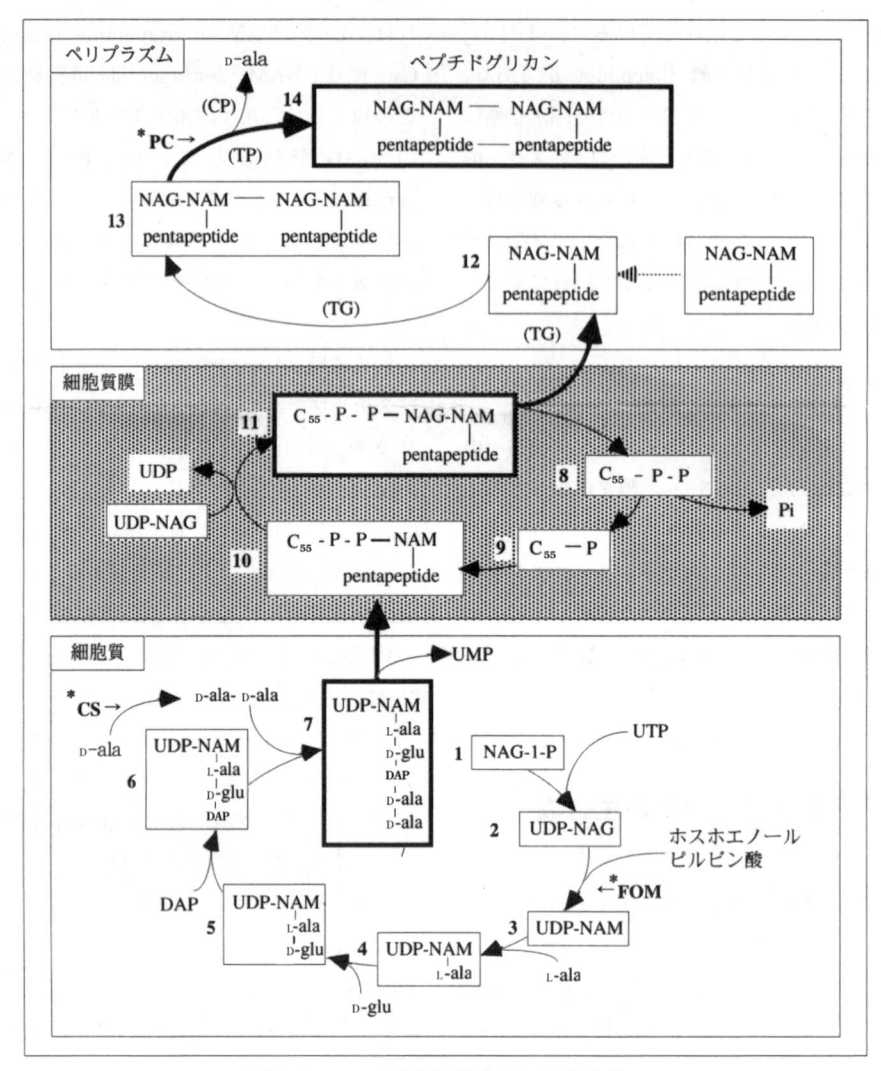

図 7-14 ペプチドグリカンの生合成

図中，太枠で囲んだ化合物はそれぞれのステップでの最終産物である．L-ala-D-glu-DAP-D-ala-D-ala と L-ala-D-glu-DAP-D-ala を，それぞれ pentapeptide と tetrapeptide という．また，NAM と NAG は，それぞれ N-アセチルムラミン酸，N-アセチルグルコサミンを示す．DAP はジアミノピメリン酸を，C_{55} はイソプレノイドを示す．* FOM (ホスホマイシン) →，* CS (D-サイクロセリン) →，* PC (ペニシリン) → は，それぞれの抗菌薬の作用点を示す．

(1 → 4) で多数重合したものである．

* 1 ここで生じた UDP-NAG は，N-アセチルグルコサミンの供給源として，ペプチドグリカンの他にも，タイコ酸，タイクロン酸，リポ多糖体，ヒアルロン酸などの前駆体になる．
* 2 イソプレノイド (C_{55}) は，バクトプレノール bactoprenol ともよばれ，11 個のイソプレン単位をもっている．イソプレノイドは，ペプチドグリカンやリポ多糖体の生合成に際して，これらのオリゴ糖の転移反応を仲介する．また，完成したペプチドグリカンやリポ多糖体が細胞質膜を通過するためにも必要と考えられている．
* 3 N-アセチルグルコサミン鎖と N-アセチルムラミン酸鎖の伸長反応とペンタペプチドの架橋反応は，トランスグリコシラーゼ transglycosylase (TG) とトランスペプチダーゼ transpeptidase (TP) の両活性をもつ二機能酵素によって触媒される．ペニシリン結合たん白質 penicillin binding protein (PBP) のうち，PBP-1A，PBP-1B，PBP-1C は，TG と TP 活性をもつ二機能酵素（双頭酵素）である．

7-8-3 リポ多糖の生合成

グラム陰性細菌の外膜を構成するリポ多糖は，リピドA，Rコア多糖，およびO特異多糖からなる（6-4-1 ③参照）．リポ多糖体の生合成は，(1) リピドAとRコア多糖からなる複合体の形成，(2) O特異多糖の合成，(3) O特異多糖のRコア多糖-リピドA複合体への集合（アセンブリー），からなる3段階で合成される（図7-15）．各ステップは遺伝的に異なった制御を受けている．

第1段階（1'～3'）では，リピドAが生合成され，このリピドAにRコア多糖を構成する糖が順次転移して，Rコア多糖-リピドA複合体が形成される．Rコア多糖の生合成には，各構成糖の合成と各糖からの糖ヌクレオチドの生成，さらにそれらの転移反応が必要である．

第2段階（1～6）では，$C_{55}-P-P$が脱リン酸して$C_{55}-P$となり，この$C_{55}-P$に糖が次々に転移して，O特異多糖単位の繰り返し配列が形成される．これは，ペプチドグリカンの構成単位の合成と同様に，細胞質膜に結合した形で行われる．この場合，O特異多糖単位は細胞質膜に最も近い部位に挿入される．すなわち，新しく合成されたO特異多糖単位は，イソプレノイド二リン酸とすでに合成されているO特異多糖単位の繰り返し配列の間に挿入される（ステップ5～6）．

第3段階（6～7）では，O特異多糖の繰り返し配列が，Rコア多糖の非還元末端糖に転移される．完成したリポ多糖体が，細胞質膜から外膜へ移送される機構は不明である．

7-8-4 莢膜の生合成

莢膜は，糖質，アミノ酸，酸性糖などからなるサブユニットが重合したもので（6-3参照），活性化されたこれらサブユニットから酵素的に生合成される．ペプチドグリカンやリポ多糖体とは異なり，この過程に膜結合脂質担体（C_{55}イソプレノイドなど）は関与していない．

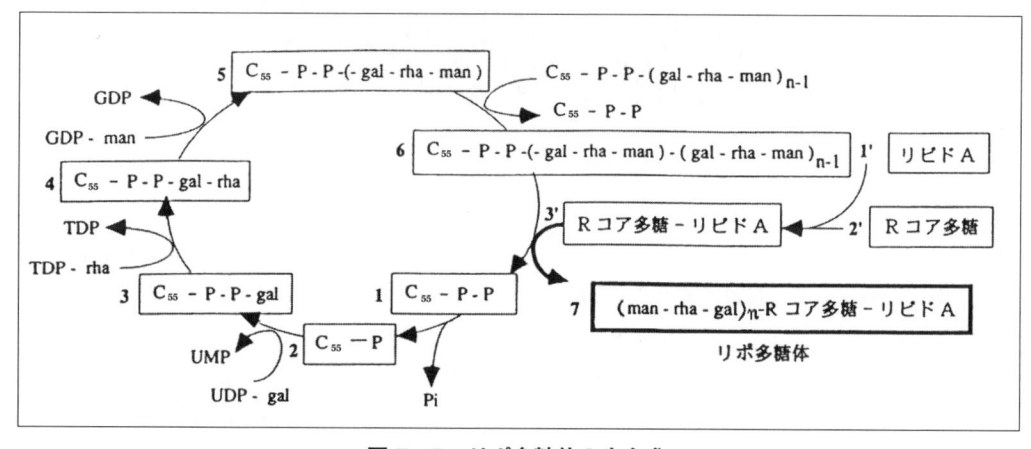

図7-15 リポ多糖体の生合成
1～6は，O特異多糖単位の生合成過程を，1'～3'はRコア多糖-リピドAの生合成過程を，また6～7および3'～7はリポ多糖体の生合成過程を示す．リピドA，Rコア多糖およびO特異多糖は，それぞれが独立に生合成された後で，集合する．C_{55}はイソプレンを示す．本図は，O特異多糖にガラクトース-ラムノース-マンノース（gal-rha-man）の繰り返し配列をもつサルモネラ（*Salmonella* Newington）のリポ多糖体生合成過程を示したものである．
（小松信彦，大谷 明監訳（1990）ジャウェツ微生物学17版，廣川書店を改変）

Box 7　客死－フランスとドイツのもう1つの戦い－

　1871年，フランスはドイツとの普仏戦争に破れ，帝政は崩壊した．これにかわって誕生した臨時政府はアルザス・ロレーヌを割譲するほか，莫大な賠償金をドイツに支払った．屈辱的な講和に反対するパリ市民はパリ＝コミューンを結成したが，敵国ドイツの支援を受けた政府軍によって，これは72日間で壊滅した．

　そのおよそ10年後の1883年，L. Thuillierチェイリエール（1856～1883）はエジプトのアレキサンドリアにいた．フランスとドイツの国威をかけたもう1つの戦い，コレラの病原体狩りに参戦していたのであった．フランスのパストゥールは，チェイリエールとルーら4人をアレキサンドリアに派遣した．一方，ドイツのコッホは，ガフキーら4名を引き連れて自らエジプトに乗り込んだ．

　フランス隊は病原体を見つけることができないまま，チェイリエールがコレラに倒れた．『われわれは見つけたのでしょうか‥』と問うチェイリエールに，『そうです，あなた方は発見したのです』とコッホは答えた．そして，『粗末ではありますが，それでも勇者に贈る慣わしどおり，月桂樹でできております』．ドイツ隊は棺に花束を献げた．

　この戦争はフランスにもそしてドイツにも勝利はなかった．それでも，ドイツ隊には勝利の確信があった．何故なら，コッホはコレラ患者の糞便にコンマ状の細菌を見つけており，逆にチェイリエールは患者の血液に見た小体は血小板に過ぎないと考えていたからである．

　チェイリエールの棺を見送ったコッホは，ベルリンには帰らず，そのままインドのカルカッタへ向かった．そこで遂にコンマ状細菌を分離した．動物でのコレラの再現はできなかったが，この細菌が見つかるタンクの水を飲んでいる地域には多くのコレラ患者が発生することを確認した．これによって，コッホの条件は満たされた．そして，普仏戦争に続いて，コレラ病原体狩りもドイツの勝利で決着がついた．

　パストゥールとコッホは一時期不和であった．この原因の一部にはフランスとドイツの敵対関係が反映され，パストゥールのコッホへの確執は，コッホが開発した固形培地のパストゥール学派への導入を阻む動きにあらわれていた．事実，フランス隊の荷物にコッホの固形培地は見られなかった．今からみれば，固形培地を自由に使ったドイツ隊がこの病原体狩り競争に勝利したのは必然に思える．

ドイツコレラ調査団
左から，ガフキー，トレスコウ，コッホ，フィッシャー
（参考資料より）

参考資料；T. D. Brock，Robert Koch, ASM Press, Washington, D. C.,1998,

第8章 微生物の増殖と培養

生物がその細胞や個体数を増加させることを増殖という．細胞や個体の容積や重量の増大を意味する発育，生育，生長という言葉も，増殖と同義語的に使用される．英語では，これらを growth という．ウイルスやファージは生物のようには増殖しない．書画などを原型のままに模したものを複製品（レプリカ）というように，ウイルスやファージの粒子が増えることも複製というのが正しいが，これも一般的には増殖といい，英語では，replication, propagation と表現する．一方，人工的な増殖環境で生物やウイルス，ファージを増殖させることは培養といい，英語の cultivation に対応する．

本章では微生物の増殖法と培養法の基本を学ぶ．増殖の仕方がわかると，増殖を許さないための方法がわかり，また感染症の予防原理がわかる．培養に用いる培地は，自然界における微生物の増殖環境をシミュレーションしたものである．自然界で増殖した微生物と培養した微生物は，野生のライオンと動物園のライオンの関係に似て，両者の代謝反応は必ずしも同一でない．実験室で微生物を手にして感染症を考えるとき，これは知っておくべきことである．

8-1 微生物の増殖に必要な条件

微生物の増殖に影響を与える環境因子には，化学的因子（水，栄養素，酸素など）と，物理的因子（温度，水素イオン濃度，浸透圧，光など）がある．水は微生物が増殖するための絶対条件である．また，栄養素として，炭素源（糖質，脂質），窒素源（アミノ酸，たん白質，有機酸），リン源や硫黄源（種々の無機塩），また金属イオンや発育因子も必須である．酸素はすべての生物に必須なものではなく，嫌気性細菌など遊離酸素の存在下では増殖できないものもある．藻類や真菌，原虫など，ほとんどの真核生物は，温度は 37 ℃，pH は中性付近を至適増殖条件としている．また，0.85～0.9％の食塩水がつくるような等張液でよく増殖する．しかし，細菌はその種によってこれら物理的な至適増殖条件の幅は広い．植物と藻類，また光合成細菌を除き，他の生物は増殖に光を必要としない．

これら化学的，物理的因子は，増殖環境によって刻々変化して微生物にストレスを与えるが，微生物はその都度この変化に対応してストレスを回避する手段を有している．

8-1-1 化学的条件

1 水

生物が存在しうる絶対条件は水が存在することである．ヒトや微生物の細胞は 60～90％（w/w）が水で占められている．ヒトは体重の 3％の水が失われると脱水状態におちいり，運動機能が低下する．また，10～15％を失うと死ぬといわれている．細胞が盛んに分裂，増殖しているということは，その細胞中で活発な代謝（化学反応）が起こっていることを意味する．水分が欠乏すると代謝は弱って増殖は停止し，水がなくなれば細胞は死滅する．

増殖に及ぼす水の重要性は 2 つある．第 1 は，細胞内では加水分解など，水分子そのものが関わる代謝が起

こっているためである．第2は，水が**極性分子** polar molecule であることによる．水は分子全体としては電気的に中性であるが，その水素原子と酸素原子はそれぞれわずかに正と負に荷電している（$H^+ - O^- - H^+$）．これによって水は，溶媒として，極性分子を溶解することができる．多くのたん白質は水溶液中で活性に適した高次構造をとっている．この構造は脱水または乾燥によって壊れ，たん白質は不可逆的に変性する．

グラム陽性細菌は，グラム陰性細菌に比べて，乾燥に対する抵抗性が強く，真菌はさらに乾燥に強い．真菌は含湿度 8％ の物質であれば，極めて乏しい栄養条件でも増殖できる．そのため，金属片やレンズの上でも増殖する．また，水がなくなれば，真菌や原虫の胞子または細菌の芽胞は休眠状態に入る．細菌の場合，細胞を瞬間的に凍結させ，そのままの状態で減圧して細胞から速やかに水と昇華性物質を除くと，代謝活性を残したまま半永久的に保存できる．これを**凍結乾燥** lyophilization, freeze-drying という．胞子や芽胞，または凍結乾燥させた細菌は水分と栄養を得ると，代謝を再開させて分裂と増殖を始める．

2 栄養素

炭素は細胞を構成するすべての有機化合物に含まれる元素である．また窒素も，たん白質，核酸など多くの細胞成分に含まれている．したがって**炭素源** carbon source と**窒素源** nitrogen source は，細胞がその体制そのものを形成するために欠くことのできないものである．さらに病原微生物のほとんどは，これら有機化合物から代謝に必要な ATP を産生する（化学合成従属栄養生物）．糖質，脂質やたん白質，アミノ酸，硝酸塩は，それぞれ効率のよい炭素源や窒素源となる．しかし，炭素源や窒素源には至適濃度があり，濃度が高ければよいというものではない．たとえば，水中などの自然環境で生息している細菌には偏性低栄養細菌が多い．これらは高濃度のアミノ酸（窒素源）存在下では増殖が不能になる．

生物は**独立栄養生物** autotroph と**従属栄養生物** heterotroph に分類される（1-2-4 参照）．病原微生物のうち，すべての細菌，真菌，原虫（病原細菌，病原真菌，病原原虫）は従属栄養生物である．これらは，自然界では独立栄養生物が合成した有機化合物を炭素源とし，生体では感染宿主に由来する有機化合物を炭素源とする．一方，藻類（病原藻類）は独立栄養生物であり，大気中の炭酸ガス（CO_2）を炭素源として増殖する．

無機塩類のうち，リンは核酸や ATP などの構成成分として，また硫黄は含硫アミノ酸の合成材料として不可欠である．微生物は，リン酸第一塩やリン酸第二塩をリン源とし，硫酸塩を硫黄源とする．金属イオン（Na^+, K^+, Mg^{2+}, Mn^{2+}, Ca^{2+}, Fe^{2+}, Cu^{2+}, Zn^{2+}, Co^{2+} など）は，浸透圧や水素イオンの濃度の調節，また補酵素成分や酵素の活性化因子として不可欠である．

3 発育因子

天然培地ではよく増殖する微生物でも，合成培地では増殖しないか極めて増殖の悪いものがあり，これにある物質を少量加えると増殖性が回復する場合がある．このような，増殖に必須な微量物質を**発育因子**（生育因子） growth factor という．発育因子として最も重要なものは，**ビタミン B 複合体** vitamin B complex とよばれる，ビタミン B_1，ビタミン B_2（リボフラビン），ビタミン B_6（ピリドキシン），ビタミン B_{12}，ニコチン酸，パントテン酸，葉酸，ビオチン，パラアミノ安息香酸などである．これらのうちニコチン酸とビオチンは，ほとんどの微生物の発育因子となる．*Lactobacillus* ラクトバシラス属（*L. casei* など）や *Clostridium tetani* 破傷風菌は発育因子の要求性が高く，ほとんどすべてのビタミン B 複合体が必要である．*Streptococcus pyogenes* 化膿レンサ球菌の発育因子要求性も高い．また *Haemophilus influenzae* インフルエンザ菌は，V 因子（NAD またはその前駆体で代用可能）および X 因子（ヘミンまたは鉄ポルフィリンで代用可能）を発育因子として要求する．

以上はこれまでによく知られている発育因子であるが，近年ではこれ以外にも *N*-acetyl homoserine lactone（**AHL**）や cyclic AMP（**cAMP**），または resuscitation-promoting factor（**Rpf**）などが新たな発育因子として報告されている．これらの中には，後述する AHL のように，自然環境中の細菌同士が相互にやり取りを行いながらバイオフィルムの形成性など病原性因子の発現を高める役割をしているものもある．

4 酸 素

酸素（O_2，分子状酸素，遊離酸素）は，酸化的リン酸化過程で生じる電子の最終受容体として ATP の産生に関わる（好気的呼吸，7-4-2 参照）．大部分の分子状酸素はこの過程で水に還元されるが，少量の酸素は**オキシゲナーゼ** oxygenase の基質と反応して種々の物質に取り込まれる（$S + O_2 + AH_2 \rightarrow SO + A + H_2O$, $S + O_2 \rightarrow SO_2$ など．S はオキシゲナーゼの基質を示し，AH_2 は水素供与体を示す）．

一方，酸素は代謝反応の過程で**スーパーオキシドアニオン** superoxide anion（O_2^-）や**過酸化水素** hydrogen peroxide（H_2O_2），または**ヒドロキシルラジカル** hydroxyl radical（OH・）などに変換される．O_2^-，H_2O_2，OH・は非常に反応性に富んだ酸素化合物であり，これらを**活性酸素** active oxygen と総称する．活性酸素は不安定であり，周辺の化合物から電子（水素）を奪い取って安定化する（$O_2^- + e^- + 2H^+ \rightarrow H_2O_2$, $H_2O_2 + e^- + H^+ \rightarrow H_2O + OH\cdot$, $OH\cdot + e^- + H^+ \rightarrow H_2O$）．一方，電子を奪われた化合物は生理活性を失い，代謝反応に混乱が生じて細胞は傷害を受ける．

活性酸素は生体が病原体を排除するときの重要な生体防御因子であるが，過剰な活性酸素は生体自身も傷害する．したがって生物は，活性酸素を消去（分解）するための酵素系も同時に発達させている．たとえば，**スーパーオキシドジスムターゼ** superoxide dismutase（SOD）はスーパーオキシドアニオンを酸素と過酸化水素に変換し（$2O_2^- + 2H^+ \rightarrow H_2O_2 + O_2$），**カタラーゼ** catalase は過酸化水素を酸素と水に変換する（$2H_2O_2 \rightarrow 2H_2O + O_2$）．こうして，活性酸素は無害な分子状酸素に変換される．しかし，カタラーゼや SOD 活性をもたない細胞，特に SOD 活性をもたない細胞にとって酸素は有害である．このような活性酸素の産生と除去システムは好気性細菌が進化の過程で獲得したもので，我々ヒトもこのシステムを生体防御反応として受け継いでいる．

生物は，好気的呼吸への依存度と活性酸素を消去する酵素系の有無によって，**好気性生物** aerobe，**通性嫌気性生物** facultative anaerobe，**嫌気性生物** anaerobe に大別できる（表8-1）．好気性生物は好気的呼吸への依存度が高い生物であり，酸素が絶対的に必要な**偏性好気性生物** obligatory aerobe と，一定の酸素濃度以下でしか増殖できない**微好気性生物** microaerophile に細分される．通性嫌気性生物は，酸素存在下では好気的呼吸を行い，酸素のない状態では発酵または嫌気的呼吸を行うものである．これらのうち，偏性好気性，好気性，および通性嫌気性生物は，ほとんどのものが SOD とカタラーゼ活性を有している．しかし，偏性好気性生物と通性嫌気性生物にはカタラーゼが欠損しているものもあり，微好気性生物はカタラーゼをもたないものが多い．嫌気性生物は，発酵または嫌気的呼吸のみを行うものである．嫌気性生物には SOD とカタラーゼ活性が存在しないため，これらにとって酸素は有害である．

真核生物は基本的に好気性であり，すべての病原藻類は好気性である．また，病原真菌や病原原虫もほとんどが好気性であるが，一部のものは通性嫌気性である．これに対して，原核生物（細菌）には，偏性好気性〜偏性嫌気性まで，すべてのタイプの菌種が存在する．このうち，病原細菌は通性嫌気性のものが多い．

図8-1に，チオグリコール酸培地を用いて代表的な病原細菌を穿刺培養したときの様子を示した．好気性細菌（*Bordetella pertussis* 百日咳菌，*Mycobacterium tuberculosis* 結核菌，*Pseudomonas aeruginosa* 緑膿菌など）

表8-1 酸素要求性による生物の分類

好気性，通性嫌気性，嫌気性生物 （病原微生物の種類）	異化様式			活性酸素分解酵素	
	好気的呼吸	嫌気的呼吸	発酵	SOD	カタラーゼ
好気性生物（細菌，真菌，原虫，藻類）	○	×	×	○	○
通性嫌気性生物（細菌，真菌，原虫）	○	○	○	○	○
嫌気性生物（細菌）	×	○	○	×	×

○：あり，×：なし

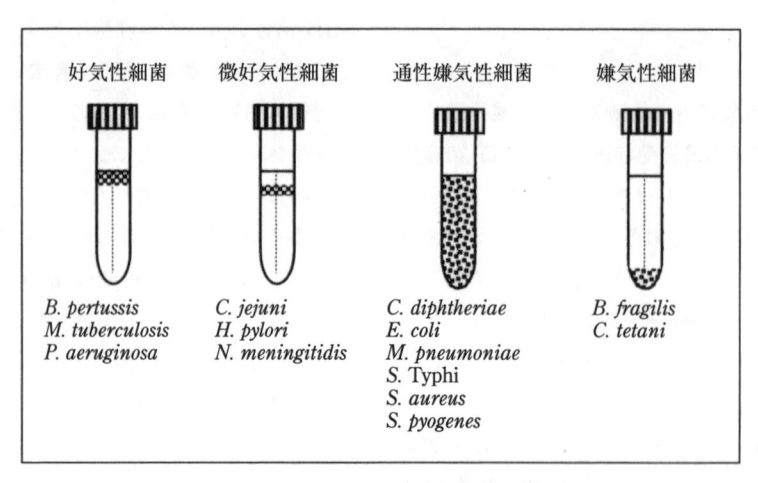

図 8-1　病原細菌の酸素要求性

は培地の表面でのみ増殖し，微好気性細菌（*Campylobacter jejuni* カンピロバクター・ジェジュニ，*Helicobacter pylori* ヘリコバクター・ピロリ，*Neisseria meningitidis* 髄膜炎菌など）は培地の表面下数 mm の位置に層状に増殖する．これに対して，嫌気性細菌（*Bacteroides fragilis* バクテロイデス・フラジリス，*Clostridium tetani* 破傷風菌など）は培地の底部にのみ増殖する．一方，通性嫌気性細菌（*Corynebacterium diphtheriae* ジフテリア菌，*Escherichia coli* 大腸菌，*Mycoplasma pneumoniae* 肺炎マイコプラズマ，*Salmonella* Typhi チフス菌，*Staphylococcus aureus* 黄色ブドウ球菌，*Streptococcus pyogenes* 化膿レンサ球菌など）は培地全体で増殖する．

8-1-2　物理的条件

1　温　度

酵素の高次構造や生体膜の液晶構造は細胞の代謝反応に大きな影響を与える．自然界では，低温を好むものから高温を好むまで，多様な生物が生息している．これは個々の生物が有する酵素の高次構造や生体膜の液晶構造が，それぞれの生息場所での温度に最も適しているからである．

生物は増殖の至適温度によって，5～20 ℃を至適温度とする**低温生物**（好冷生物）psychrophile，25～40 ℃を至適温度とする**中温生物**（好温生物）mesophile，または 50～60 ℃を至適温度とする**高温生物**（好熱生物）thermophile に分類される（図 8-2）．好熱細菌の

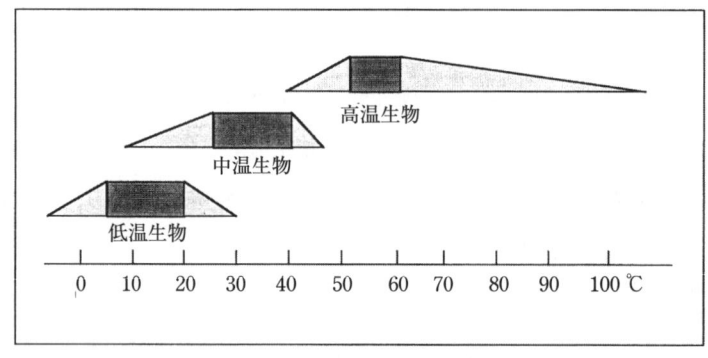

図 8-2　細菌の増殖至適温度

うち、特に 80～90 ℃以上でも増殖できるものは超好熱細菌とよぶ。超好熱細菌は古細菌の一種である（1-2-3 参照）。

他の生物に比べて微生物の増殖温度の幅は広い。たとえば、*Escherichia coli* 大腸菌（中温細菌）は、8～45 ℃までの範囲で増殖が可能である。そして、この範囲では温度の上昇とともに増殖は速くなる。たとえば、15 ℃での世代時間はおよそ 180 分であるが、25 ℃では 40 分、35 ℃では 20 分、40 ℃では 17 分に短縮される。

多くの病原微生物は中温生物に属し、その至適増殖温度はヒトの標準体温（37 ℃）に近い。しかし、本来は水中に生息している病原細菌は低温性である（淡水の *Pseudomonas* シュードモナス属、また海水の *Vibrio* ビブリオ属、*Aeromonas* エロモナス属、*Alcaligenes* アルカリゲネス属など）。一般に病原細菌は低温抵抗性であり、多くのものは 0～7 ℃では長期間生存できる。このことは、冷蔵庫で保存している食品を *Staphylococcus aureus* 黄色ブドウ球菌などが汚染して食中毒の原因になったり、*Streptococcus* ストレプトコッカス属が牛乳を腐敗させることからもわかる。しかし、高温には感受性であり、多くの病原細菌は 60 ℃、30 分の加熱によって容易に死滅する。しかし、*Bacillus* バシラス属や *Clostridium* クロストリジウム属などの芽胞は高温抵抗性である。

病原真菌にも中温性のものが多い。しかし、*Candida* カンジダ属、*Cryptococcus* クリプトコックス属などは低温性である。また病原性はないが、snow fungi とよばれ、-5～-10 ℃で増殖する真菌も存在する。病原真菌も熱に弱く、55 ℃の加熱で 12 時間以内、また 65～70 ℃の加熱では 10 分以内で大部分は死滅する。しかし厚膜胞子は比較的耐熱性であり、これを死滅させるためには 75～100 ℃の加熱が必要である。

2 水素イオン濃度（pH）

水素イオン濃度は、生体膜の電位勾配を保持するために重要な因子である。また生体を構成する化合物は極性をもつものが多く、水素イオン濃度は酵素分子などの高次構造に大きな影響を与える。通常、水素イオン濃度は水素イオン指標 hydrogen-ion exponent（pH）で表す。pH は水素イオン濃度の常用対数値に負号を付けたものである（pH = $-\log \times [\mathrm{H}^+]$）。pH 7 を中性、pH＜7 を酸性、pH＞7 をアルカリ性とする。

pH は温度と異なり、増殖の至適 pH がそのまま細胞内の pH にはならない。たとえば細菌の場合、pH 2～4 で増殖する**好酸性細菌** acidophile（至適 pH は 5 以下）の細胞内は pH 6 付近に保たれ、pH 8.0～11.5 で増殖する**好アルカリ細菌** alkaliphile（至適 pH は 9 以上）の細胞内も pH 9.0 以下に保たれている。このような pH の恒常性は、プロトンポンプ、K^+ 対向輸送系、Na^+ 対向輸送系で調節されている。

ほとんどの病原微生物の至適 pH は pH 6.5～7.5 である。しかし、真菌の至適 pH は、他の病原微生物に比べて低く、pH 4～6 でよく増殖する。また、pH が 2～4 以下、反対に pH が 8 以上で増殖する真菌もある。大腸には *Lactobacillus* ラクトバシラス属や *Streptococcus* ストレプトコッカス属など多くの耐酸性の細菌が常在している。一方、*Bacillus* バシラス属や *Micrococcus* ミクロコッカス属、*Pseudomonas* シュードモナス属、*Clostridium* クロストリジウム属などの細菌はアルカリ側に至適 pH をもつ。

3 浸透圧

浸透圧とは、半透膜を境として濃度の異なる溶液が存在するとき、この膜に生じる力である（6-5-2 ②参照）。浸透圧に大きな影響を与える溶質は無機塩類や単糖、アミノ酸など低分子化合物である。

病原微生物は、一般に、0.85～0.9 ％の食塩水がつくるような浸透圧を等張液とし、等張液中でよく増殖する。しかし、海水由来の病原細菌には、*Vibrio cholerae* コレラ菌や *Vibrio parahaemolyticus* 腸炎ビブリオなど、2～4 ％の食塩溶液を至適とする**好塩細菌** halophile が多い。また *Staphylococcus aureus* 黄色ブドウ球菌など、等張液を至適浸透圧とするものの、7～10 ％食塩存在下でも増殖可能な**耐塩細菌** halotolerant も存在する。真菌には、塩濃度または糖濃度が高い環境でも増殖できるものがあり、これらを**好張性真菌** osmophilic fungi とよぶ。

4 光

植物や藻類、また光合成細菌は、ATP の産生に太陽光などのエネルギーを必要とし、その増殖に光（可視光）

が必須である（1-2-4参照）．しかし，病原微生物には，病原藻類を除いて，増殖に光を必要とするものはない．逆に，**紫外線** ultraviolet light（UV）には細胞傷害性があり，短波長の光は増殖に有害となることがある．特に，波長が254 nmの紫外線は，DNAに吸収されやすく，チミンダイマーの形成による変異を誘発しやすい．この原理を応用して，紫外線は微生物の殺滅や不活化に汎用される（第2編，6-4-1 [4]参照）．

8-1-3　環境変化への対応

生物が示す環境変化への対応策は生物進化の一断面である．特に細菌は増殖環境の多様な変化に適応して増殖を維持できる代表的な生物であるが，これを可能にしているのは，細菌が環境の変化に応じた対応分子を産生できるからである．環境の変化には大小あり，それによって細菌も大小のストレスを受ける．小さな変化には**構成的** constitutive な遺伝子発現で生体の恒常性を保つが，大きく環境が変化した場合には，今まで眠っていた緊急避難用の遺伝子を**誘導的** inducible に発現させてこれに対応する（表8-2）．

このような緊急避難用遺伝子の発現にはいくつかの特徴がある．第一は，共通した対応分子が異なった環境変化によって交差的または重複的に発現されることが多いことである．たとえば熱ショックたん白質には，低pH，高浸透圧などの変化への対応分子も含まれている．第二は，これら対応分子は，レギュロン（cAMP-CRP，NtrB/NtrC，PhoB/PhoR，σ^{38}，σ^{32} レギュロンなど）やオペロン（*cadA/cadB* オペロンなど），または二成分制御系（OmpR/EnvZ，PhoP/PhoQ 二成分制御系など，第2編，3-5-7 [2]参照）が単位となって，共役的または同調的な遺伝子発現によって産生されるものが多いことである．このような一連の代謝反応は，始原生物としての細菌が長い進化過程で生き残り戦略として獲得し，現在も保存しているものである．当然，真菌や原虫，藻類はこれらを受け継ぎ，または我々ヒトにもその一部が受け継がれている．

[1] 乾燥への対応

細菌や酵母真菌は，環境の水分が少なくなって細胞が乾燥し始めると，**トレハロース** trehalose（2分子のD-グルコースが $1,1-\alpha,\alpha$ 結合した非還元性二糖，図8-3a）を大量に細胞内に産生し，生体膜やたん白質や高

表8-2　細菌の環境変化への対応

増殖環境の変化	対応分子	対応分子の発現調節因子
乾燥	トレハロース	RpoS（σ^{38}）
浸透圧の上昇	トレハロース ベタイン（グリシンベタインなど） ポーリンたん白質 グルタミン酸，プロリン	RpoS（σ^{38}） RpoS（σ^{38}） OmpR/EnvZ（二成分制御系）
定常相	Pexたん白質 グリコカリックス	RpoS（σ^{38}） RpoS（σ^{38}）
温度の変化	熱ショックたん白質 寒冷ショックたん白質 飽和脂肪酸（高温） 不飽和脂肪酸（低温） ジピコリン酸（高温）	RpoH（σ^{32}），RpoE（σ^{24}）
pHの低下	アンモニア Fur カダベリン 酸ショックたん白質	ウレアーゼ PhoP/PhoQ（二成分制御系） *cadA/cadB*（オペロン）

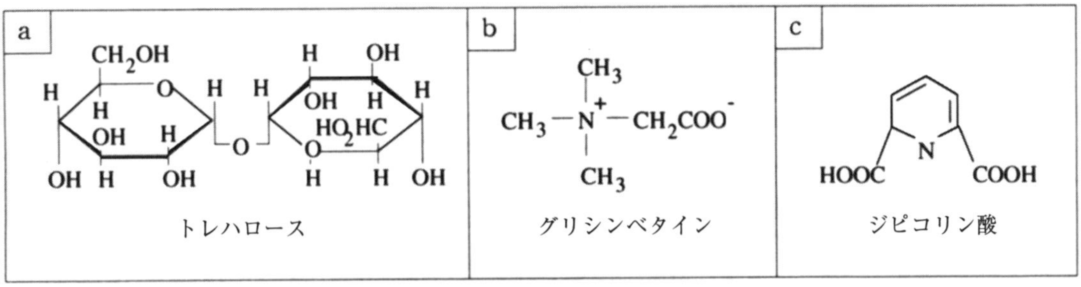

図8-3 増殖環境の変化への対応分子

次構造を保持する．トレハロースは，細胞の水分活性が低下して糖濃度が一定の閾値を超えると，水に代わる適合溶媒として生体膜やたん白質の表面に結合してこれらの高次構造の崩壊を防ぐ．これを**水置換モデル**という．さらに乾燥が進むと，過剰のトレハロースはガラス化し，生体構成成分をカプセルのように包み込んでこれを機械的に保護する．これを**ガラス化モデル**という．RpoS が転写因子となって産生されるトレハロースは，乾燥以外にも，浸透圧の変化，凍結，高温，低 pH など，多様な環境変化に対応する分子である．

2 高浸透圧への対応

急激な浸透圧の上昇または低下はそれぞれ原形質分離または浸透溶菌を起こし，どちらの場合も細菌は増殖不能となる（6-5-2 ②参照）．浸透圧への対応は，細菌が高浸透圧の環境に置かれた場合に，細胞質内の浸透圧を如何に調節し，それが細胞壁に与える力（**膨圧 turgor pressure**）を如何に一定に（高く）保つかという観点からよく研究されている．膨圧の維持には細胞内の K^+ イオン濃度の調節が特に重要であり，この調節にはプトレッシン，トレハロース，アミノ酸（グルタミン酸，プロリンなどとその誘導体），ベタイン（グリシンベタインなど）が関与している．

細菌が高浸透圧下の環境に置かれたときには，細胞質内の K^+ イオンの濃度が上昇する．そして，**グルタミン酸 glutamate**（アニオン）の濃度も同時に上昇し，細胞質内の電気的中性 electroneutrality が保たれる．また高浸透圧下では，トレハロースも細胞質内に蓄積され，これに伴って一時的に上昇した K^+ イオンとグルタミン酸濃度は低下する．また，K^+ イオンと**プトレシン putrescine**（1,4-diaminobutane, $NH_2(CH_2)_4NH_2$）は同じ極性（カチオン）をもつため，互いに細胞内の濃度を抑制し合う．以上，細菌は外界の高浸透圧に対応してトレハロースを細胞質内に蓄積し，これによって膨圧が高く維持される．同時に細胞内のイオン強度は低下する（後述するように，イオン強度の低下は代謝反応に好影響を及ぼす）．またトレハロースには，脂質二重層を構成するリン脂質のリン酸基と反応して，細胞質膜を安定化させる作用もある．

Escherichia coli 大腸菌では，OmpR/EnvZ 二成分制御系が外界の高浸透圧に対応し，OmpF および OmpC たん白質の産生を制御する．これらはグラム陰性細菌の外膜を形成するポーリンたん白質群を構成する（6-4-2 ②参照）．細菌が高浸透圧に遭遇すると，細胞質膜の EnvZ たん白質は自己リン酸化され，次いでこのリン基は OmpR たん白質に転移される．リン酸化された OmpR は *ompF* 遺伝子の転写を抑制し，反対に *ompC* 遺伝子の転写を脱抑制する．これによって，外膜の OmpF 量は減少し，OmpC 量は増加する．これらは外界に存在する溶質の透過を制限しており，OmpF は直径が 1.16 nm の分子，OmpC の場合は直径が 1.08 nm の低分子しか外膜を通過させない．OmpF たん白質の減少によって外膜の透過性はさらに制限され，これは細胞質内の浸透圧と細胞壁への膨圧を維持するように働く．外界の酸性化（pH の低下）も OmpF の産生を抑制する．すなわち，OmpR/EnvZ 二成分制御系は水素イオン濃度の変化にも対応している．

一方，極度の高浸透圧下に置かれた細菌は特別な**浸透圧保護物質 osmotic protectant** でこれに対応する．**プロリン**は古くから知られた浸透圧保護物質である．プロリン以外のアミノ酸にはこのような効果はなく，またプロリンがどのようなメカニズムで細胞外の高浸透圧に対応

しているのかは不明である．もう1つのよく知られた浸透圧保護物質はグリシンベタイン glycine betaine（トリメチルグリシン，図8-3b）である．グリシンベタインはコリン choline の脱水素反応によって産生される．コリンはコリンデヒドロゲナーゼによってベタインアルデヒドに転換され（酸素依存的），ベタインアルデヒドはベタインアルデヒドデヒドロゲナーゼによってグリシンベタインに転換される（NADP 依存的）．両酵素は細胞質膜に存在し，細胞外浸透圧の上昇に伴って活性化される．グリシンベタインの濃度が上昇するとトレハロース濃度が低下することから，グリシンベタインもトレハロースと同様に細胞質内のイオン強度を低下（K$^+$イオン，グルタミン酸，プトレシン濃度を低下）させているものと思われる．高浸透圧下では，イオン強度の増加によって，一時的な酵素反応の阻害が起こる．しかし，一連の共役的反応によってイオン強度は正常に戻され，停止していた代謝反応が再開されて細胞の増殖は維持される．

3 低浸透圧への対応

増殖環境が低浸透圧になると外界の水は細胞質に流入する．その結果，細胞壁にかかる膨圧は増加して浸透溶菌を起こす．したがって，細菌は細胞質内の溶質を外界に排出（拡散）させる必要がある．この場合，細胞内への溶質の取込み（6-5-2 ②参照）とは逆の方法が用いられる．すなわち，膨圧の増加が急激でまたその程度が大きい場合には，まず単純拡散が可能な単糖やアミノ酸など比較的低分子物質を排出し，次いで特異的な輸送システムを使ってそれぞれの溶質を排出する．

4 定常相への対応

後で述べるように（8-2-2 ②），増殖の定常相では，炭素源，窒素源，リン源など栄養素の枯渇のほか，浸透圧や pH の変化，酸化的ストレスなど増殖環境は多様に変化する．細菌のうち，*Bacillus* バシラス属や *Clostridium* クロストリジウム属などは芽胞という特殊な細胞に分化することでこのような環境変化に耐える

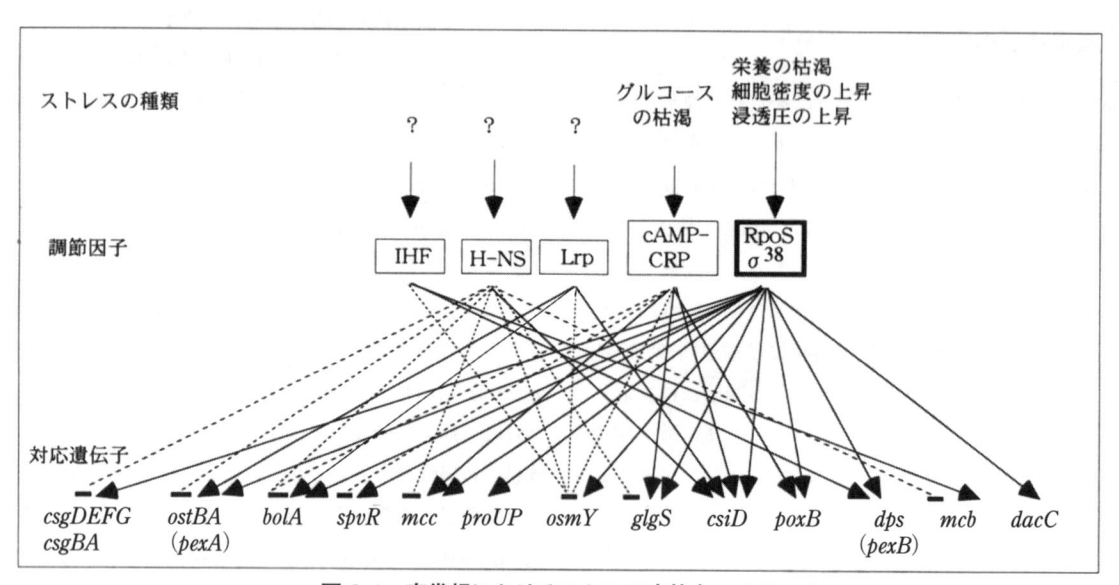

図8-4　定常相におけるストレス応答ネットワーク
調節因子：IHF（塩基配列特異的ヒストン様たん白質），H-NS（ヒストン様たん白質），Lpr（ロイシン反応性たん白質），cAMP-CRP（cAMP と cAMP レセプターたん白質複合体），RpoS（σ^{38}）
対応遺伝子：*csgDEFG/csgBA*（フィンブリアの合成），*ostBA, pexA*（トレハロースの合成），*bolA*（ペニシリン結合たん白質の合成），*spvR*（サルモネラプラスミド性ビルレンスの発現調節），*mcc*（ミクロシンの合成と分泌），*proUP*（グリシンベタインの透過と輸送），*osmY*（不明），*glgS*（グリコーゲン合成），*csiD*（定常相における耐熱性の発現調節），*poxB*（酢酸の合成），*dps, pexB*（DNA の保護），*mcb*（ミクロシン B$_{17}$の合成と輸送），*dacC*（ペプチドグリカンの安定性）
矢印（→）および横棒（—）は，それぞれ正および負の調節を示す．
(R.Hengge-Aronis, Regulation of gene expression during entry into stationary phase, in F. C. Neidhardt (ed.), *Escherichia coli* and *Salmonella*, ASM Press, Washington, D. C.を改変)

が，それ以外の細菌はこれとは別の2段階の方法で多様で厳しいストレス環境をやり過ごしている．

第1段階は特異的な栄養枯渇に対応する方法である．たとえば，炭素源として効率のよいグルコースやグルコースポリマーなどが枯渇した場合は，cAMPとCRP（cAMP receptor protein）の複合体が関与する**cAMP-CRPレギュロン**を活性化させてこれ以外の化合物を炭素源とするようになる．同様に，窒素源の枯渇には**NtrB/NtrCレギュロン**（σ^{54}レギュロン）が，リン源の枯渇には**PhoB/PhoRレギュロン**が活性化して，アミノ酸やたん白質または核酸やATP以外の代替化合物を窒素源またはリン源とする代謝反応を開始する．

しかし，これら栄養源に特異的な方法で対応しきれない場合には第2段階に入る．*Eschreichia coli* 大腸菌の場合，この第2段階では50種類以上のストレスたん白質が発現されるが，これにはσ^{38}**レギュロン**が重要な働きをしている（図8-4）．σ^{38}レギュロンとは，σ^{38}（RpoS）を転写開始因子とするRNAポリメラーゼによって転写される遺伝子群のことであり，σ^{38}レギュロンの活性化のためには，当然，これに先立ってσ^{38}をコードするrpoS遺伝子の活性化が必要である．rpoSの活性化には，**ppGpp**（guanosine-3',5'-tetraphosphate），UDP-グルコース，ホモセリンラクトン homoserine lactone（HSL）などがシグナル分子となる．そして，たとえばppGppをシグナル分子とする場合には，これをコードするrelA遺伝子とspoT遺伝子が活性化されなければならない（第2編，3-5-7①参照）．すなわち，定常相における種々のストレスには，まずrelA，spoTを活性化してppGppを産生し，次にこのppGppによってrpoSを活性化してσ^{38}を産生し，最後にこのσ^{38}を転写開始因子とするRNAポリメラーゼによって多数の遺伝子群（σ^{38}レギュロン）を活性化させるという一連の代謝反応が共役的に進行している．

このような第2段階目のストレスへの対応では，細菌は増殖を断念して，ペプチドグリカンの安定化，グリコーゲンの貯蔵，DNAの保護など休眠状態 dormant の準備に入る（dacC, glgS, dps などが対応）．また，特殊な増殖形態をとるようになる細菌もある．たとえば*Pseudomonas aeruginosa* 緑膿菌では，ホモセリンラクトンの一種である**3-oxo-C$_{12}$-HSL**（3-oxo-decanoate homoserine lactone）がRpoSの発現を活性化する．その結果，菌体表面には付着性の強い**グリコカリックス** glycocalyx（糖衣，糖被）の産生が促進される．細胞外に分泌されて蓄積された3-oxo-C$_{12}$-HSLは，自己誘導性物質として産生細胞自身に再流入するとともに，周囲の同種細菌細胞にも流入してこれらにグリコカリックスを産生させる．また，細菌はグリコカリックスを介して菌体同士が接着して**バイオフィルム** biofilm とよばれる網目様の膜構造を形成する．バイオフィルムは増殖環境での個体表面への付着をさらに強固なものとし，また食細胞や抗菌薬，消毒剤による殺菌作用にも抵抗する．3-oxo-C$_{12}$-HSLはさらに，エラスターゼなどの病原性因子の産生を促進し，これも増殖環境を細菌に有利な方向へ導く（第2編，3-5-7③参照）．

σ^{38}レギュロンに属する遺伝子産物にはトレハロースやグリシンベタインなど乾燥や浸透圧の上昇に対応する分子も含まれている（ostBA, proUP などが対応）．熱ショックたん白質も含まれている（csiD などが対応）．これは，ある環境変化によって産生された遺伝子産物は，それ以外の複数の環境変化の変化にも対応し得ることを示すものである．一方，σ^{38}レギュロンに属する遺伝子産物にはそれがどのようなメカニズムで定常相へ対応しているか不明なものも多い．また，IHF（塩基配列特異的ヒストン様たん白質），H-NS（ヒストン様たん白質），Lpr（ロイシン反応性たん白質），cAMP-CRPなどもσ^{38}レギュロンに属する遺伝子の活性化または抑制に関与し，定常相では遺伝子発現の複雑なネットワークが形成されている．

5 温度変化への対応

温度は酵素など代謝反応にたん白質の高次構造に重要な影響を与える．したがって，温度変化は増殖の大きな障害になる．細菌はこのような温度変化に対して，**熱ショックたん白質** heat-shock protein（HSP）または**寒冷ショックたん白質** cold-shock protein（CSP）と総称される多種のストレスたん白質を産生してこれに対応している．

たとえば*Escherichia coli* 大腸菌では，増殖温度を37℃から42℃に急に上昇させると多く（20種類以上）のHSPが産生される．これらはRpoHの制御下に産生さ

れるσ^{32}レギュロンを構成する遺伝子群の産物であり，そのほとんどがたん白質の高次構造の修復に関係するシャペロン分子（DnaK, DnaJ, GroEL, GroES など）やプロテアーゼ（Lon, ClpP, ClpX など）で占められている．これらは，温度によって変化した高次構造を修復したり（シャペロン），修復不能となったたん白質を除去する（プロテアーゼ）役割をしている．その機能がまだ不明なものもある．RpoH は RpoE（σ^{24}）を転写開始因子とする RNA ポリメラーゼによって産生される HSP でもある．

37℃から10℃に移した場合も多く（10種類以上）の CSP が産生される．これらには，DNA の複製に関係するもの（GyrA のサブユニット），DNA の組換えと修復に関係するもの（RecA），転写に関係するもの（CS7.4, NusA），翻訳に関係するもの（translation initiation factor 2α, 2β）などがある．

これら HSP または CSP は，他の細菌種または真核生物でも普遍的に見られ，またその遺伝子やたん白質の相同性は高い．したがって，Escherichia coli 大腸菌で見られた HSP や CSP は，生物の種類に関わらず共通のメカニズムで温度変化に対応する分子と思われる．

温度は，また生体膜が有する脂質二重層の液晶構造（流動性）にも影響を与えている．脂質二重層の流動性は，融点の高い飽和脂肪酸と融点の低い不飽和脂肪酸の含量によって調節されている．これを反映して，高温細菌や好熱菌の細胞質膜には飽和脂肪酸が多く含まれ，反対に低温細菌には不飽和脂肪酸が多い（環境温度の変化に応じて脂肪酸の構成を変える細菌もある）．すなわち，高温でも沸騰することなく脂質二重層を一定の硬さに保持できるものが高温細菌や好熱細菌として進化し，反対に低温でも硬く固まることなく脂質二重層を一定の軟らかさに保持できるものが低温細菌として進化したものと思われる．

6 水素イオン濃度の変化への対応

水素イオン濃度は，温度と同様に，たん白質の高次構造を保つために重要である．通常の細菌はおよそ pH 4 までは生存可能である．この場合は，生理的な pH 平衡化システム，すなわちプロトンポンプ，K$^+$ 対向輸送系，Na$^+$ 対向輸送系が作動して，細胞内の過剰な水素イオンが排出される．pH 4 以下になるとこのシステムでは対応できず，**酸ショックたん白質** acid shock protein (ASP) を産生して変性されたたん白質を修復する（たとえば，Escherichia coli 大腸菌や Salmonella Typhimurium ネズミチフス菌では 40 種類以上もの ASP が産生される）．Helicobacter pylori ヘリコバクター・ピロリは特殊な細菌であり，そのウレアーゼ産生能によって尿素からアンモニア（NH$_3$）を産生して胃酸を中和し，強酸性環境下（pH 2～3）の胃での増殖を可能にしている．

また，抗酸性物質または抗アルカリ物質を細胞外に分泌して外界の水素イオン濃度に対抗するシステムもある．たとえば E. coli が酸性環境に置かれると，***cadA/cadB* オペロン**が活性化され，**カダベリン** cadaverine（1,5-ジアミノペンタン，H$_2$H (CH$_2$)$_5$NH$_2$）が細胞外に分泌される．そして，これが抗酸性物質として細胞外の酸性を中和する．*cadA/cadB* オペロンの転写産物 CadA はリシン脱炭酸酵素であり，これはリシンを分解してカダベリンに換える．また，CadB は輸送担体であり，産生されたカダベリンを細胞外に分泌する．また CadB は細胞外のリシンを細胞内に取込むための輸送担体としても働く．このような水素イオン濃度の変化への対応は多くの細菌において見られる．

多くの細菌には水素イオン濃度の変化に適応（馴化）する現象が見られる．たとえば，pH 6 でしばらく培養した後であれば，pH 3 のような厳しい酸性条件でも生存が可能である．このような耐酸性を**耐酸寛容応答** acid tolerance response (ATR) とよぶ．この耐酸寛容応答性には Mg^{2+} 依存性プロトン ATPase による水素イオンの排出が関わっている．この他，S. Typhimurium の耐酸寛容応答には **Fur**（Fe uptake repressor）が必要である．Fur は，鉄の取込みを調節するたん白質であり，細胞内の鉄が過剰になると鉄と結合し，鉄と結合した Fur が細胞内への鉄獲得性遺伝子の発現を抑制する（第 2 編，3-5-6 参照）．

Fur の鉄結合性は pH 依存的である．細胞に侵入した S. Typhimurium はマクロファージのファゴソームに取込まれこのファゴソームはリソソームと融合してファゴリソソームを形成する．この場合 S. Typhimurium は，ファゴソームで鉄を取込み，その濃度が十分になると，Fur は鉄と結合して鉄の取込みを抑制する．そして，フ

ァゴリソームが形成されるとその低 pH によって Fur の鉄結合性は強化される．そしてこの鉄と結合した Fur がファゴリソーム内での耐酸性に関わる（Fur がどのように耐酸性に関わるかは不明）．また一方では，ファゴリソーム内の低 pH（または低 Mg^{2+}，低 Ca^{2+} 濃度）によって **PhoP/PhoQ** 二成分制御系が活性化され，この制御下で PagC が産生される．PagC は，**デフェンシン** defensin による殺菌作用に抵抗し，マクロファージ抵抗性因子として働く（第2編，3-5-7 [2]参照）．すなわち，S. Typhimurium は，Fur による耐酸寛容応答と PagC によるデフェンシン抵抗性が協調的に働いて，マクロファージ抵抗性を強化していると考えられる．

その細胞や個体数を増加させるときに用いる基本的な分裂様式である．細菌は単細胞生物であり，二分裂による細胞数の増加は個体数の増加を意味している．

細菌の場合，染色体 DNA の複製開始点は細胞膜に結合している．細胞構成成分の合成が進むと，複製開始点から染色体は両方向に複製を開始する．また，細胞壁の合成も細胞の中心面（赤道面）から両方向に始まり，古い細胞壁は双極へ押しやられる．さらに細胞質膜の伸長に伴って，新旧細胞壁の境界直下の細胞質膜に結合している染色体は複製しながら徐々に赤道面から離れ始める．そして，リボソームや酵素たん白質など細胞質成分もほぼ倍加した時点で，赤道面に沿って細胞壁が内部へ嵌入し，染色体と細胞成分が二等分されて娘細胞が生じる．細菌の場合，このような細胞の分裂と増殖に関わる遺伝子は染色体上でクラスターを形成して存在し，またゲノムの大半を占める．

8-2 細菌の分裂と増殖

8-2-1 二分裂

細菌は，細胞を構成している成分がほぼ倍加した時点で分裂して，親細胞と同一な娘細胞を1つ新生させる．このような細胞の分裂様式を**二分裂** binary fission という（図8-5）．二分裂は，細菌を始め，すべての生物が

8-2-2 細菌の増殖

[1] 増殖曲線

1個体が増殖して2個体になるまでに要する時間を**世代時間** generation time という（細菌の場合は後述するように，対数増殖相における細胞が1回分裂するため

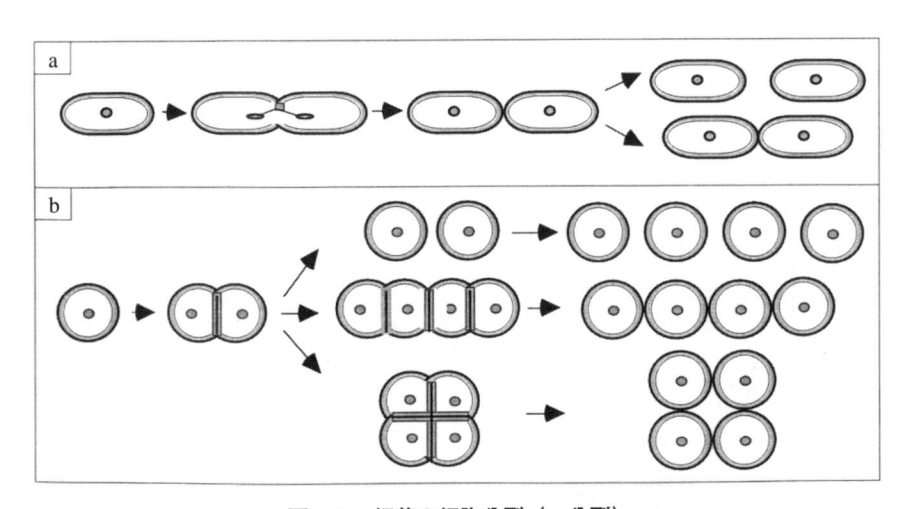

図 8-5 細菌の細胞分裂（二分裂）
細菌は，細胞壁や細胞質膜，また染色体 DNA などの細胞質成分が倍加した後に，細胞が二分裂する．細胞質内の高い浸透圧が細胞壁に膨圧 turgor pressure をかけ，この力によって細胞壁は伸長するという考えがある．図 a は桿菌（上は単桿菌，下は連鎖桿菌），図 b は球菌（上は単球菌，中はレンサ球菌，下は四球菌）の細胞分裂を示した．桿菌となるか球菌となるか，また，単菌となるか連鎖菌となるかは遺伝的に決まっている．図 a は 1 回の分裂を，図 b は 2 回の分裂を模式的に示した．

に必要な倍加時間 doubling time を世代時間とする）．世代時間は細菌の種によって異なり，また培地の種類など増殖環境によって変動する（表8-3）．

世代時間 g の細菌が対数増殖相で二分裂を正確に繰り返した場合，最初の細胞数が N_0 であった細菌の t 時間後の細胞数 N_t は，$N_t = N_0 \times 2^{t/g}$ となる．

今，世代時間が20分の細菌（1個）が二分裂を続けた場合，その細胞数は，培養開始直後では 2^0（1個），1時間40分で 2^5（64個），3時間20分で 2^{10}（1,024個，約 10^3 個），6時間40分で 2^{20}（1,048,576個，約 10^6 個），10時間で 2^{30}（1,073,741,824個，約 10^9 個）となる．このような細菌の増殖過程を通常のグラフ（相加グラフ）で表すと，分裂の開始から7〜8時間までの間（およそ25回分裂するまでの間），細胞の増殖曲線はベースラインからほとんど離れず，この間の細胞数の変化を図示することは困難である（図8-6，実線）．もし，この期間の変化を図示しようとすれば，非常に大きなグラフが必要になる．このような理由から，細菌総数は相加値の対数値（$\log_{10} N_t = \log_{10} N_0 + \log_{10} 2^{t/g}$）で表し，細菌の増殖曲線は対数グラフで図示するのが一般的である（図8-6，破線）．

2 増殖相

細菌の増殖は，誘導相，対数増殖相，定常相，および死滅相からなる4つの**増殖相**（増殖期）growth-phase を示す（図8-7）．細菌が新たな増殖環境に置かれた場合，その直後の細胞数の増加は緩慢である．また対数増殖曲線は直線性を示さない．このような増殖相を**誘導相**（遅滞相）lag phase という（図8-7，A〜B）．培地中での誘導相は，通常1〜2時間持続する．誘導相の存

表8-3　細菌の世代時間

細菌種	増殖環境	世代時間（分）
Vibrio parahaemolyticus 腸炎ビブリオ	アルカリペプトン水（天然培地）	7
Pseudomonas aeruginosa 緑膿菌	普通ブイヨン（天然培地）	10
Escherichia coli 大腸菌	普通ブイヨン（天然培地）	20
Streptococcus lactis ストレプトコッカス・ラクチス	ミルク	25
Streptococcus lactis ストレプトコッカス・ラクチス	乳糖ブイヨン（天然培地）	50
Lactobacillus acidophilus ラクトバシルス・アシドフィラス	ミルク	80
Mycobacterium tuberculosis 結核菌	小川培地（合成培地）	860
Treponema pallidum 梅毒トレポーマ	ウサギ精巣（生体）	1,890

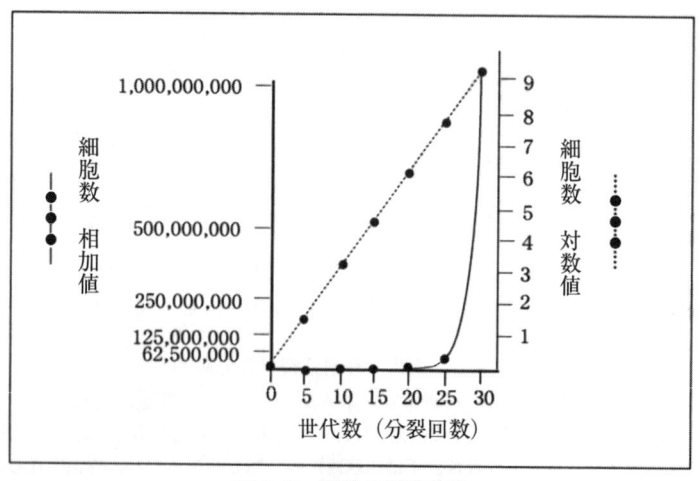

図8-6　細菌の増殖曲線

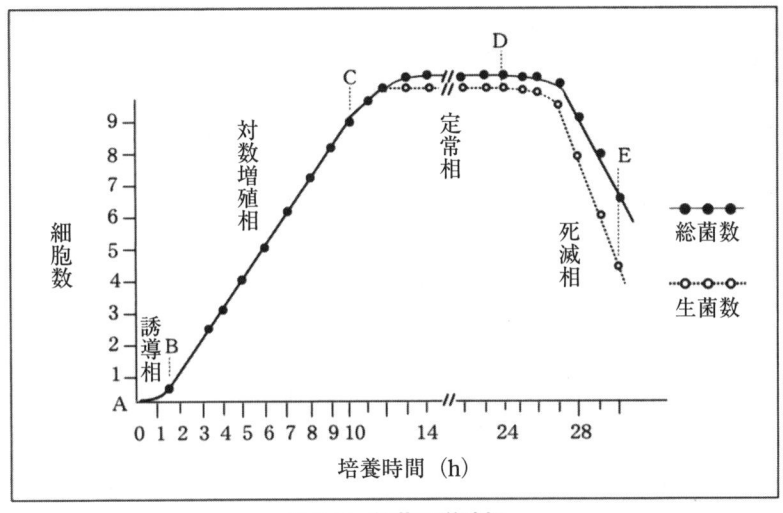

図8-7 細菌の増殖相
A～B：誘導相，B～C：対数増殖相，C～D：定常相，D～E：死滅相

在は，新しい増殖環境に適応して細胞の代謝反応（DNAの複製，細胞成分の合成など）が活発になるためには時間を要すること，またそれまでは倍加時間が長く，不規則な二分裂が起こっていることを示している．さらに，このような環境に適応できずに死滅する細胞集団もあることが考えられる．

誘導相が終わると，細菌は，最短の倍加時間で二分裂を繰り返す増殖相に入り，対数グラフでの細胞数は直線的に増加し始める．このような増殖相を**対数増殖相** logarithmic phase（log phase）という（図8-7，B～C）．この時期，細胞の死滅はまだ起こらず，総菌数と生菌数は一致している．この増殖相での細胞の倍加時間を細菌の世代時間とする．対数増殖相は細胞の代謝反応が最も活発な時期である．また，その細胞集団は，種々の性状が均質であるため，細菌の代謝や生理的，生化学的反応の解析に適している．

対数増殖期はいつまでも続かず，倍加時間の長い不規則な二分裂が再び起こり始める．細菌の平均重量は 9.5×10^{-13} g/細胞であり，世代時間20分の細菌が対数増殖相で24時間増殖を続けたと仮定すると，その重量は80,000トンにも達すると計算される（$2^{72} \times 9.5 \times 10^{-13}$ g）．対数増殖相が過ぎると，死滅する細胞が現れ始め，分裂によって新生する細胞数と死滅する細胞数がほぼ同数になる．したがって，対数グラフでの細胞数は緩やかに増加を続けるが，次第にプラトーとなる．このような増殖相を**定常相**（静止相）stationary phase という（図8-7，C～D）．液体培地で培養した場合，生菌数が $10^8 \sim 10^9$/mL に達すると定常相を示す細菌が多い．しかし，酸素や新鮮な培地の補給，pHの補正，有害な代謝産物の除去などを行うと，対数増殖相を持続することができる．このような培養方法を**連続培養** continuous cultivation という．

定常相が一定時間続くと，総菌数および生菌数が減少し始める．このよう増殖相を**死滅相** death phase という（図8-7，D～E）．死滅相における総菌数や生菌数の減少は細胞の**自己融解** autolysis が主な原因と考えられている．定常相や死滅相の長さは，細菌の種や増殖条件によって異なる．

芽胞形成細菌には定常相や死滅相で芽胞形成サイクルに入って休眠状態となる細胞集団が現れる．一方，芽胞を形成しない細菌にも，この増殖相では，分裂と増殖を停止させて休眠状態に入るものがあるという考えが提唱されている．このような細胞は，死滅しているのではなく，通常の方法では培養が困難な，いわゆる **viable but non-culturable**（VNC）状態となっているものである（8-5-5参照）．

3 感染と増殖相

誘導相は，自然界の細菌（または人工培養の細菌）が生体に感染して，増殖環境の変化（栄養素，酸素濃度，

温度，pH，浸透圧などの変化）が起こったときによく見られる．特に低栄養環境下に生息していた細菌にとって，生体への感染が成功するか否かは，これが生体の増殖環境に適応して誘導相から対数増殖相へと如何に移行するかにおいて重要になる．すなわち，誘導相は細菌が，粘膜に付着して増殖を始め，感染の足場をつくる時期である．感染の潜伏期の長さは誘導相の長さに比例する．対数増殖相は細胞の代謝反応が活発な時期である．これは，この時期の細菌細胞は，抗生物質など抗菌薬に対する感受性が最も高いことを意味している．したがって，対数増殖相に化学療法を行うのが理想であるが，この時期，患者の自覚症状が乏しいため，治療は遅れるのが普通である．病気の症状は対数増殖相の後期から定常相に顕著になる．

定常相は，細菌にとって，増殖環境（有害な代謝産物の蓄積，栄養の枯渇，pHの低下，酸素の不足など）が悪化する時期である．分裂能が弱まるこの時期，細菌は誘導相とは質的に異なった生体環境への適応，すなわち，増殖への適応から，生体防御因子への適応（食作用抵抗性，補体抵抗性，抗原変異，バイオフィルムの形成，毒素の産生など）へと，遺伝子発現を切り替える．定常相では病気の症状が顕著になり，多くの場合はこの時期に治療が始められる．そして，化学療法薬や細菌細胞自身の自己融解，また感作によって高められた生体の免疫応答などによって細菌の増殖相は死滅相になり，病気は治癒に向かう．

8-2-3　芽胞の形成

ある種の細菌は，その増殖にとって不利な環境（栄養の枯渇，水分の欠乏，嫌気性細菌における好気状態や好気性細菌における嫌気状態）になると，いままで**栄養サイクル** vegetative cycle で増殖していた細胞が**芽胞形成サイクル** sporulation cycle に入る（図8-8）．

細菌が芽胞形成サイクルに入ると，複製された染色体の一方のDNA周辺に芽胞膜や芽胞壁，皮層，芽胞殻，外膜が形成される．次いで，芽胞膜の破壊が起こって1つの**芽胞** spore（内生胞子 endospore）が遊離する．もう一方のDNAは細胞外に放出され消化される．芽胞サイクルでは，1個の親細胞から1個の芽胞細胞が形成されるのみで，細胞数は増加しない．また，このような芽胞細胞の代謝は停止しており，芽胞は休眠状態となって長期間生存する．芽胞は，増殖条件が回復すると**発芽** germination して，栄養サイクルに入り再び増殖を始める（L-アラニンは人工的な発芽誘発剤である）．

芽胞を形成する病原細菌としては *Clostridium* クロストリジウム属（*C. tetani* 破傷風菌，*C. botulinum* ボツリヌス菌など）や *Bacillus* バシラス属（*B. cereus* セレウス

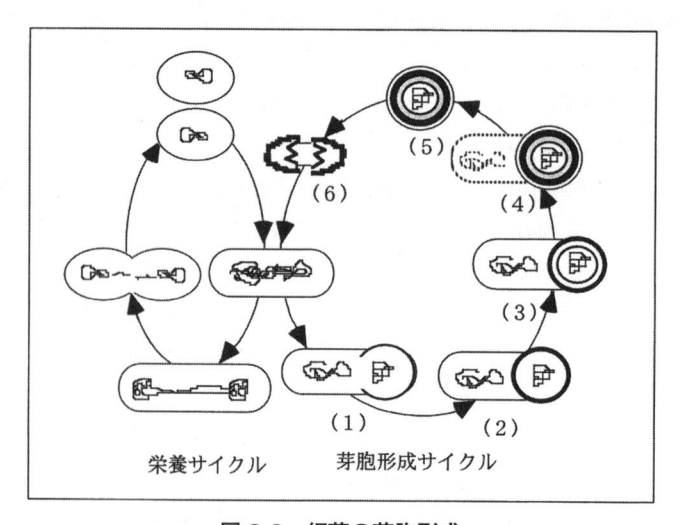

図8-8　細菌の芽胞形成

Clostridium クロストリジウム属や *Bacillus* バシラス属などの細菌は，増殖条件が悪化すると栄養サイクルから芽胞形成サイクルに入る．芽胞形成サイクルでは，(1) 芽胞膜の形成，(2～3) 芽胞壁，皮質，芽胞殻，外膜の形成，(4) 細胞質膜の破壊過程を経て，(5) 芽胞の形成が起こる．芽胞は，増殖条件の回復などによって，(6) 発芽する．発芽した芽胞は再び栄養サイクルに入って増殖する．

菌，*B. anthracis* 炭疽菌など）が重要である．芽胞形成細菌にはグラム陽性細菌が多いが，*Coxiella burnetii* Q熱リケッチアは例外的に芽胞様の細胞を形成するグラム陰性細菌である．

8-3 真核生物の分裂と増殖

8-3-1 有糸分裂と減数分裂

真核生物が二分裂でその細胞数や個体数を増加させるのは細菌の増殖とまったく同じである．しかし細菌に比べて，真核生物のゲノムサイズは圧倒的に大きく，これを娘細胞に正確に分配するためには，有糸分裂という細菌には見られない分裂様式が必要である．また真核生物のうちで，有性生殖を行うものは，減数分裂というゲノム染色体の複製を伴わない分裂で生殖細胞をつくる．

1 有糸分裂

有糸分裂 mitosis とは，細胞分裂に先立って，複製された染色体やこれを細胞の両端に移動させるための**紡錘体** spindle body が糸状構造に見えるような分裂様式のことである．真核生物の細胞分裂は，G1 相，S 相，G2 相，M 相の 4 相からなるサイクルを繰り返す（図 8-9）．S 相は DNA の複製相，M 相は細胞分裂相であり，G1 相，G2 相はそれぞれ S 相と M 相の準備相である．有糸分裂は M 相で現れる．また，G1 相，S 相，G2 相をまとめて間期という．間期の長さなどで生物種によって細かな違いはあるが，この分裂サイクルは，すべての真核細胞に共通して見られる．また細菌細胞でも，実際には真核細胞と同様な分裂サイクルを繰り返しているが，細菌の G1 相と G2 相は短時間で終わるために，見かけ上は DNA の複製相と細胞分裂相が交互に現れているように見えると考えられている（しかし，細菌には有糸分裂相はない）．一般的な真核細胞がこの分裂サイクルで二分裂するためには 24 時間も必要とするが，そのうち有糸分裂の時間はおよそ 30 分間に過ぎない[*1]．

*1 有糸分裂は，G2 相において，M サイクリンと Cdk

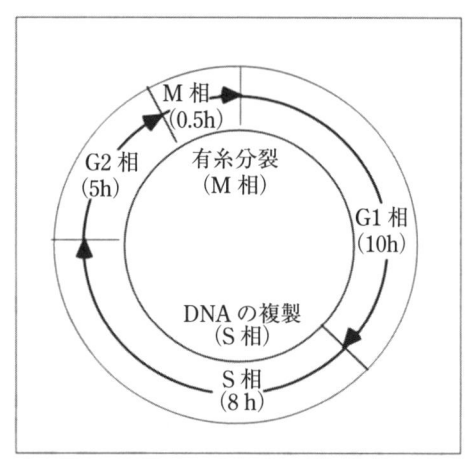

図 8-9 真核細胞の分裂
カッコ内の数字は，動物細胞での各相に要する時間を示す．これらの時間は生物種によって異なる．
（中村運，基礎生物学，培風館，2000 年を改変）

（サイクリン依存性キナーゼ cycline-dependent kinase）の複合体が形成されることによって開始する．同様に，染色体の複製は，G1 相において，G1 サイクリンと Cdk との複合体が形成されることによって開始する．

2 減数分裂

減数分裂 meiosis とは，染色体の複製を伴わない細胞分裂のことである．真核生物の体細胞は，G2 相において，通常の分裂（二分裂）に向かうか，減数分裂に向かうかが決定される．どのような機構でこれが決定されるのかは未知である．生殖細胞は減数分裂によって形成される（図 8-10）．母細胞となる体細胞の染色体は，G2 相では一時的に四倍体（4n）となっている．この細胞が減数分裂に向かうときには，2 回の有糸分裂が起こるが，この過程で染色体は一度も複製されない．染色体は細胞分裂のたびにそれぞれの細胞に分離されるだけである．その結果，1 個の体細胞から，第一減数分裂では 2 個の二倍体（2n）が生じ，第二減数分裂では 4 個の一倍体（n）が生じて，これが生殖細胞となる．そして，精子細胞と卵細胞との受精によって二倍体の体細胞が形成される．

哺乳動物での一倍体細胞の寿命は短いが，真核生物でも，真菌，原虫，または藻類の一倍体はこの状態でも長期間生存し，また分裂することもできる．当然，接合に

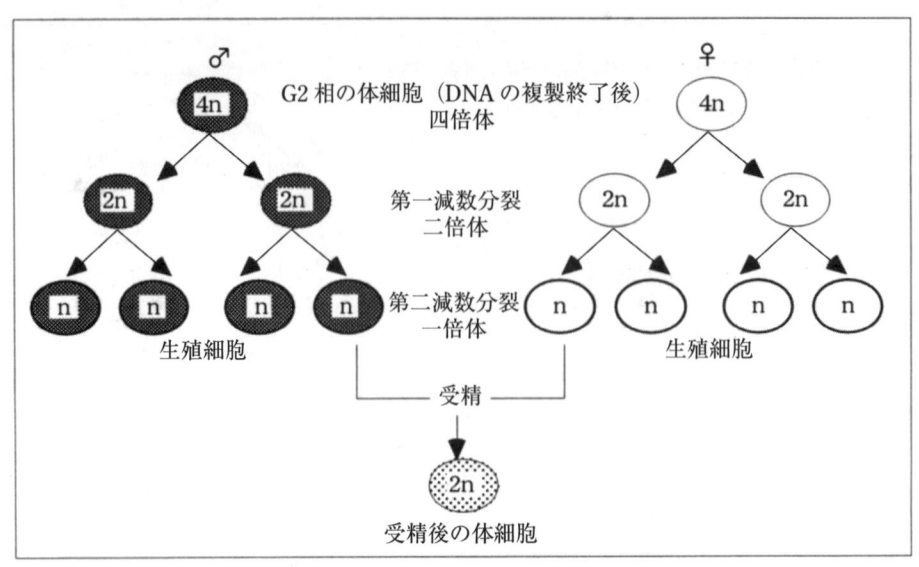

図8-10 体細胞の減数分裂と生殖細胞の形成

よって形成された二倍体細胞も分裂が可能であるが,これが分裂に不利な環境に置かれると,減数分裂に入って,一倍体となって長期間生存する.

8-3-2 真菌の増殖

1 酵母または酵母様真菌

酵母 yeast（または,酵母様真菌 yeast-like fungi）には,二分裂によって増殖するものもあるが（*Schizosaccharomyces* シゾサッカロミセス属）,ほとんどは出芽 budding による単細胞性の増殖を示す.すなわち酵母や酵母様真菌は,親細胞から出芽した娘細胞が徐々に膨化して,ある程度の大きさに成長すると,親細胞と娘細胞との接合部（出芽部）に隔壁が形成されて両者が分離し,それぞれ独立した細胞となる（3-3-2参照）.その各々は,さらに独自の出芽を繰り返す.また,親細胞の異なる部位から多極性に出芽するもの（*Candida* カンジダ属,*Cryptococcus* クリプトコックス属,*Rhodotoula* ロードトウラ属 など),ほぼ対称的な2つの部位から出芽して,いわゆる二極性出芽を示すもの（*Saccharomyces* サッカロミセス属など),あるいは単極性出芽を示すもの（*Malassezia* マラセチア属）など,出芽法は真菌の属によってさまざまである.

2 糸状菌

菌糸を形成して多細胞状の発育を示す糸状菌 filamentous fungi, mycelial fungi の多くは,無性生殖によって増殖する（有性世代がまだ見つかっていない),いわゆる**不完全菌** imperfect fungi である.これらはその増殖法によって次の4種に大別される.

1. 分生子を柄子器 pycnidium に内生する**柄子殻菌** Sphaeropsidales
2. 分生子を分生子層 acervulus 上に外生する**分生胞子菌** Melanconiales
3. 分生子を菌糸側壁やその先端あるいは菌糸束に外生する**糸状菌** Miniliales
4. 菌糸のみで,分生子を形成しない**無胞子菌** mycelia sterilia

これらのうち,ヒトへの病原性が確認されているのは3.だけである.

糸状菌では,酵母と異なり,娘細胞は親細胞から分離せずに,さらに次の世代の細胞をその先端に形成する.このような増殖を繰り返す結果,多数の細胞からなる,分岐した糸状の細長い,いわゆる菌糸 hypha を形成する.そして,この菌糸に直接分生子を形成したり,種によって異なる形態を示す繁殖体を形成して,それに特徴的な方法で分生子を形成する.図8-11に *Aspergillus* アスペルギルス属に類似した真菌の基本的な増殖形態を示

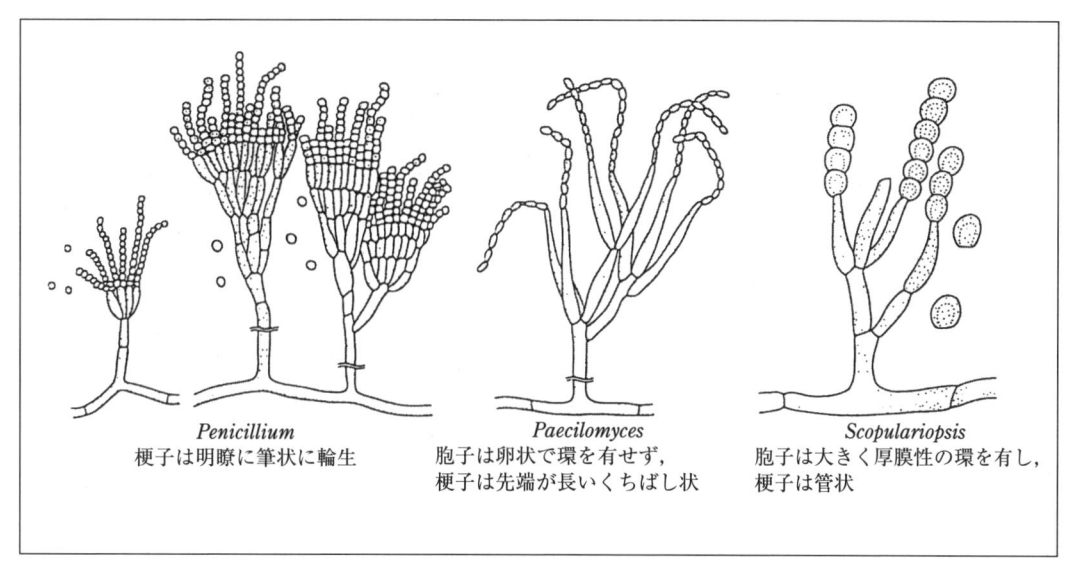

図8-11　*Aspergillus* に類似する真菌の増殖形態

Penicillium
梗子は明瞭に筆状に輪生

Paecilomyces
胞子は卵状で環を有せず，梗子は先端が長いくちばし状

Scopulariopsis
胞子は大きく厚膜性の環を有し，梗子は管状

梗子：菌糸より発生した分生子柄の先端が球根状に膨れて頂嚢となり，その表面に放射状に徳利状の梗子を生じ，梗子の先端に分生子が連鎖状に着生する．梗子には1段のものと2段のものがあり，種によって異なる．

した．なお，栄養条件や増殖環境条件によって，酵母型または糸状菌型の増殖を示すものがあり，これらは**二形性真菌** dimorphic fungi とよばれている．

3　有性生殖する真菌

真菌には有性生殖によって増殖する1群がある．すなわち，菌糸を形成する真菌でも，雌雄を異にする菌糸の接合によって，特殊な胞子造成器官である子嚢 ascus を形成し，その子嚢内に子嚢胞子 ascospore を形成する**子嚢菌** Ascomycetes，有性生殖によって形成された担子器 basidium 内で子嚢菌と同様に減数分裂によって一倍体の担子胞子 basidiospore を形成する**担子菌** Basidiomycetes などである．これらは**完全菌** perfect fungi とよばれ，真菌症の起因菌となる真菌種も存在する．しかし，真菌症は不完全菌名の後に -osis をつけて病名とするのが通例であり（*Candida* による candidosis など），本書ではこれらをすべて不完全菌として取り扱う（4-3-2参照）．

8-3-3　原虫の増殖

1　一般的特徴

原虫は従属栄養生物であり，外から摂取した有機化合物を炭素源とする．炭素源や窒素源など栄養の摂取法は，細胞膜からの吸収によるものと，食物として偽足で取り込むものがある．ほとんどのものは吸収によるが，アメーバ（*Entamoeba* エントアメーバ属，*Acanthamoeba* アカントアメーバ属[*1]，*Naegleria* ネグレリア属）は，**食作用** phagocytosis や**飲作用** pinocytosis のようなエンドサイトーシスでも摂取することができる．エンドサイトーシスで取り込んだ食物は，食胞で消化された後で，グリコーゲンや脂肪などとして細胞質の顆粒に保存される．そして，老廃物は再び拡散やエキソサイトーシスによって体外に排出する（6-5-2 7 参照）．

原虫は基本的に好気性生物である．しかし，腸管や腟などの生殖器に感染するものは，好気性と嫌気性，両方の代謝系をもっている（腸管感染；*Cryptosporidium* クリプトスポリジウム属や *Entamoeba* エントアメーバ属，生殖器感染；*Trichomonas* トリコモナス属など）．

原虫は，生活環の中で，**栄養型** trophozite と**嚢子** cyst

の2形態をとるのが一般的である（*Trichomonas vaginalis* 腟トリコモナスは栄養型のみ）．栄養型とは，摂食と活動をして分裂と増殖をしている時期の形態である．一方，囊子とは，栄養型が被膜に包まれたもので，増殖環境が悪くなると生じる形態である．囊子は，摂食，活動，分裂，増殖はしないが，高温または乾燥に耐える．このため，囊子は長期間の生存能をもち，原虫の経口感染には囊子が関わる場合が多い．

2 無性生殖，有性生殖

原虫の増殖様式には無性生殖と有性生殖がある．この増殖様式によって，原虫は，有性生殖と無性生殖の両方で増殖するものと，無性生殖でのみ増殖するものに分類される．無性生殖でのみ増殖する原虫が多い．

無性生殖による増殖様式は，二分裂，多数分裂，内部出芽などである．二分裂では，核分裂と細胞質分裂が同調して起こり，倍々に増殖するが，多数分裂では，始めに核分裂が起こって多核状態となり，次いで核の数に見合った細胞質分裂が起こって多数の虫体が同時に形成される．内部出芽とは，1個の親虫体の体内で2個の娘虫体が形成され，娘虫体が親虫体の体を破って放出するような増殖法をいう．

有性生殖は，2個体が融合する融合生殖のことで，これは同形融合と異形融合に分かれる．同形融合とは形態または大きさが同じ個体が融合することであり，異形融合とは異なる個体の融合である．このうち，異形融合は高等動物の精子にあたる雄性生殖体と卵子にあたる雌性生殖体との配偶子細胞 gametocyte が合体して，受精体 zygote（融合体）となる．この受精体をオーシスト oocyst とよび，オーシストが分裂して多数の**スポロブラスト** sporoblast ができ，それらは皮膜に覆われてスポロシスト sporocyst となる．さらに，スポロシストの中に数個のスポロゾイト sporozoite（胞子体）が形成される．マラリア原虫の場合，このスポロゾイトがカの唾液腺に集まって，その刺咬によってヒトに感染する．

原虫には無性生殖でのみ増殖するものが多い．たとえば，*Entamoeba* エントアメーバ属，*Acanthamoeba* アカントアメーバ属，*Naegleria* ネグレリア属，*Trichomonas*

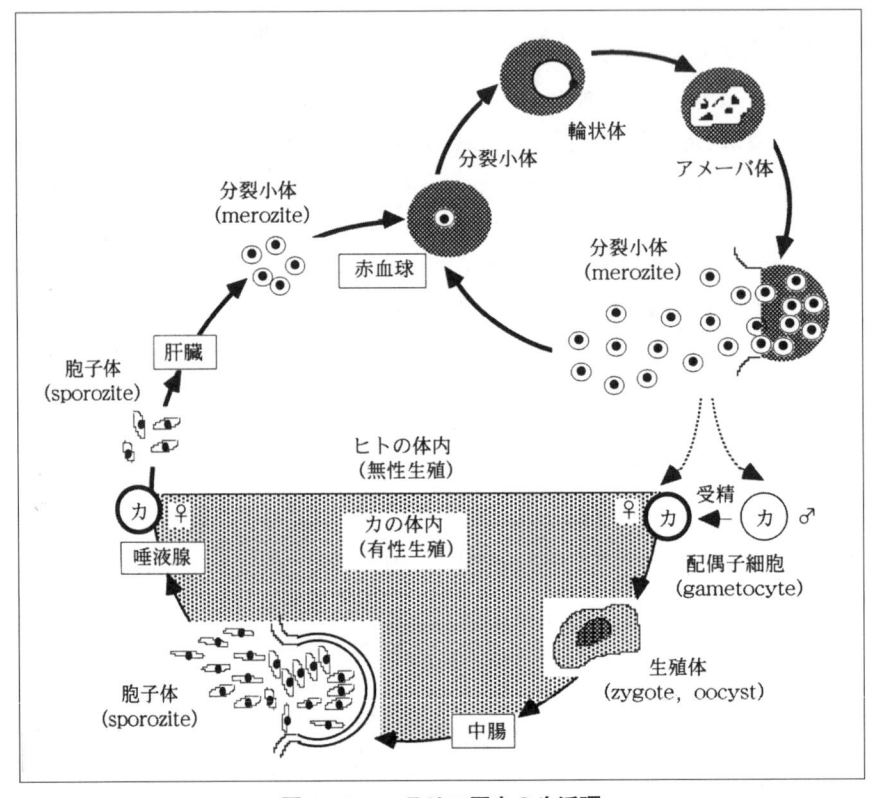

図 8-12　マラリア原虫の生活環
（I.E. Alcamo, Fundamentals of Microbiology, The Benjamin / Cummings Publishing Company, Inc., 1987 年を改変）

トリコモナス属，*Trypanosoma* トリパノソーマ属，*Leishmania* ライシュマニア属などは，無性生殖のみの増殖形態をもつ．これに対して，*Plasmodium* プラスモジウム属，*Toxoplasma* トキソプラズマ属，*Cryptosporidium* クリプトスポリジウム属は，有性生殖および無性生殖の2つの増殖様式をもつ．図8-12に，*Plasmodium*（マラリア原虫）の生活環を示した．

3 接 合

Trichomonas，*Trypanosoma*，*Leishmania* には，接合という生殖過程がある．これは，原虫の2個体が一時的に接合し，核の交換を行い，その後で分裂するという現象である．分裂後は，無性的な二分裂が繰り返される．接合しない虫体は分裂増殖しなくなり，老化現象が見られる．

*1 近年，湖沼，河川などの自然界に生息して自由生活している *Acanthamoeba* や *Naegleria* による感染症が報告されるようになっている（*A. culbertsoni* によるアメーバ性肉芽腫性脳炎，*A. castellani* による眼の角膜炎，*N. fowleri* による原発性アメーバ性髄膜脳炎など）．これらのアメーバは環境によって栄養型，鞭毛型と移行し，嚢子となって乾燥などに抵抗性を示す．

8-4 ファージ，ウイルスの増殖

8-4-1 一段増殖

ファージやウイルスは**偏性細胞内寄生体** obligate intracellular parasite であり，その増殖様式は既に述べた，細菌や真菌，原虫などの増殖様式とは本質的に異なっている．すなわち，ファージやウイルスは，外界から栄養を取り込んで増殖するためのエネルギー代謝系の酵素もたん白質合成の場であるリボソームももたない．これが増殖するためには，生きた細胞に寄生し，粒子合成のために必要な素材を合成する場をこの細胞に依存しなければならない．

ファージやウイルスは**一段増殖** one-step growth とよばれる増殖様式をとる（図8-13）．この増殖パターンは細菌などの二分裂様式とは明らかな違いがある（図8-7参照）．後述するように，宿主細胞に吸着したファージは，粒子からゲノムを切り離し，そのゲノムを細胞に注入する．ウイルスの場合も，粒子全体を宿主細胞に取り込ませた後で，粒子をバラバラに解体してゲノムを細胞内に遊離させる．そして，ファージもウイルスも，宿

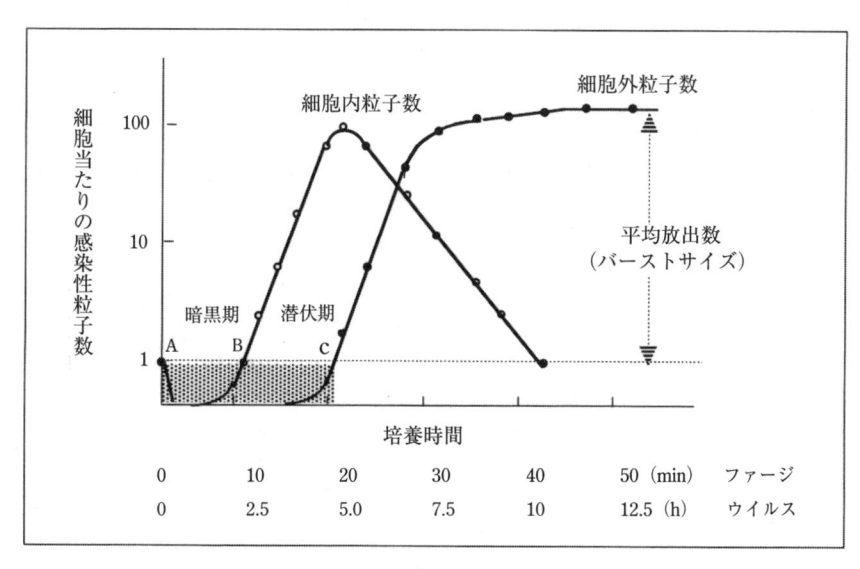

図 8-13 ファージ，ウイルスの一段増殖

主のたん白質合成システムとエネルギー代謝系を利用し，ゲノムやカプシドなどを合成する．このようにして合成された多コピーの粒子構成素材は再び集合して，感染性をもつ粒子が多数形成され，最後にこれらは一度に細胞外に放出される．

一段増殖と二分裂の最も大きな違いは，二分裂では細菌細胞などはその形態を保ったままで倍々に増えていくが，ファージやウイルスの一段増殖では，粒子の形態は一旦消失した後で多数の粒子が一度に形成されることである．このように，ファージやウイルスの増殖過程では，粒子が宿主細胞に感染した後，ゲノムやカプシドなど粒子素材の合成が進行してそれらが再び集合するまでには，一時期，細胞内に感染性をもった粒子が見いだせなくなる期間が存在する．この期間を**暗黒期** eclipse period（または**陰性期**）という（図8-13，A～B）．暗黒期を過ぎると，細胞内の感染性粒子は細胞外へ放出され始める．粒子の感染から細胞外への放出までの期間を**潜伏期** latent period といい（図8-13，A～C），細胞外に放出されるファージやウイルス粒子数の平均を**バーストサイズ** burst size という．ファージとウイルスの潜伏期は，それぞれおよそ20分と5時間であり，細菌または真核細胞の世代時間より短い．

8-4-2 ファージの増殖

1 溶菌サイクルと溶原化サイクル

ファージにはビルレントファージ（毒性ファージ）とテンペレート（穏和ファージ）があり，その増殖サイクルには溶菌サイクルと溶原化サイクルがある．ビルレントファージは溶菌サイクルのみをもち，テンペレートファージは溶菌サイクルと溶原化サイクルをもつ．

ビルレントファージ virulent phage は，細菌に吸着したファージ粒子が細胞内で子孫ファージを産生して宿主細胞を溶菌させる．そして，細胞外に放出されたファージ粒子は，再び同じサイクルを繰り返す．このようなファージの増殖サイクルを**溶菌サイクル** lytic cycle という（図8-14，左図）．

これに対して**テンペレートファージ** temperate phage は，宿主細菌に注入されたファージゲノムが染色体に組み込まれて宿主染色体の複製系の支配下におかれる．この状態では，ファージ遺伝子に由来するレプレッサーによって粒子産生性は抑制されているので子孫ファージは産生されず，宿主細胞も溶菌されない．しかし，まれにこの抑制が解除されることがあり，この場合は溶菌サイクルに入るため，子孫ファージが産生され，宿主細胞も溶菌される．またテンペレートファージは，始めから溶

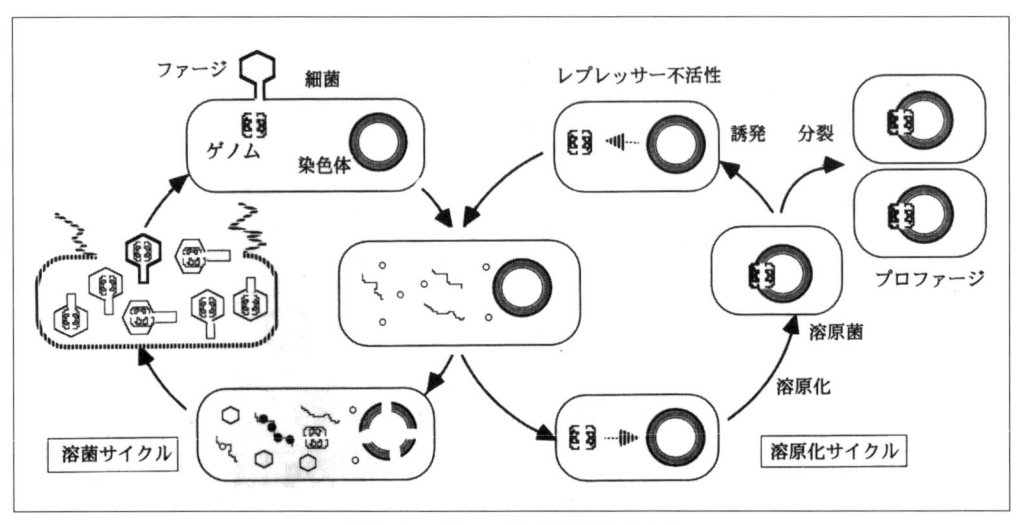

図8-14 ファージの増殖サイクル

菌サイクルに向かう場合もある．テンペレートファージが示すこのような増殖サイクルを**溶原化サイクル** lysogenic cycle という（図8-14，右図）．

大腸菌ファージのうちで，T2，T4，T6などT偶数系ファージはビルレントファージである．一方，λ，φ80，P1，P2，Muファージはテンペレートファージである．テンペレートファージはすべてが二本鎖DNAファージである．

2 ビルレントファージの増殖

ビルレントファージの増殖は，粒子の吸着，ゲノムの侵入，ゲノムおよびファージ成分の合成とそれらの集合，粒子の放出の過程を経る．図8-15には，二本鎖のDNAゲノムをもつビルレントファージの増殖過程を示した．

ファージが感受性菌と接触すると，ファージは細胞表面のレセプターを介して細菌に吸着する（a）．続いて，ファージのゲノムが細胞質内に注入される（b）．ファージゲノムが注入されると，宿主のRNAポリメラーゼによってファージゲノムのmRNAが合成され，宿主のリボソーム上でこのmRNAからファージのDNAポリメラーゼが作られ，それを使ってファージゲノムが複製される．また，殻や尾部たん白質なども合成される（c）〜（d）．次に，ファージの構成成分が細胞質内で集合してファージ粒子が形成されると（e），合成されたファージのリゾチーム酵素によって細菌の細胞壁が消化され，ファージが細胞外に放出され，宿主の細菌は溶菌す

る（f）．細胞外に放出されたファージは再び細菌に感染して増殖を繰り返す．

ファージと感受性菌を混合して寒天培地にまくと，ファージが増殖した部分の細胞が溶菌するため，そこに丸い透明な領域ができる．この透明領域を**溶菌斑**（プラーク plaque，図8-19参照）とよび，溶菌斑のもとになる細胞を**感染中心** infective center という．

3 テンペレートファージの増殖

テンペレートファージはファージのゲノムが染色体の一部（**プロファージ** prophage）となって複製され，宿主細菌は通常の分裂を繰り返すために宿主の溶菌は起こらない．このように，ファージゲノムが宿主細菌の染色体の一部となる（プロファージ化する）ことを**溶菌化** lysogenization といい，溶原化した細菌は**溶原菌** lysogenic bacteria という（図8-14，右図）．溶原菌は免疫性をもち，同一のファージはこの溶原菌に感染できない．これはプロファージのレプレッサー作用による．

溶原菌では，プロファージのレプレッサー遺伝子（*cI*遺伝子）が発現されて，ファージの初期たん白質などの転写は抑制されている．しかし，紫外線照射やマイトマイシン処理などによってアンチレプレッサー遺伝子（*cro*遺伝子）が活性化されて，レプレッサーの機能が抑制されると溶菌サイクルに入る．これを**誘発**または**誘導** induction という．また，プロファージは，宿主細胞の分裂中に脱落してしまうこともある．これを**除去** curing という．除去を起こした細菌は免疫性をなくし，

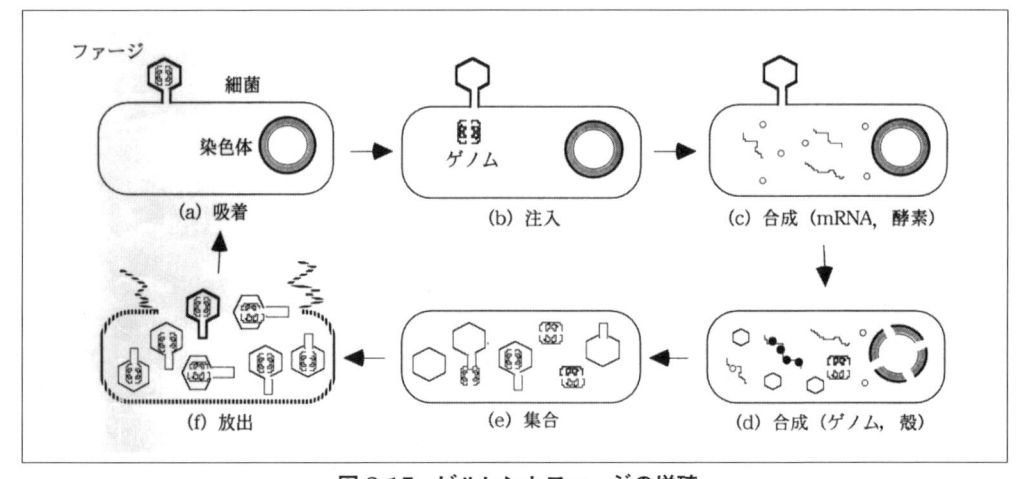

図8-15 ビルレントファージの増殖

同じファージが感染すると，再度，溶原化するか，または溶菌する．

テンペレートファージは，ファージゲノムの染色体への挿入のされ方によって，2つのタイプに分類される．1つは宿主の染色体の特定の部位に挿入されやすいもので，例えば，λファージは *gal* 遺伝子近傍に，φ80 ファージは *trp* 遺伝子近傍に挿入されやすい．もう1つは，染色体の不特定の部位に挿入されるものである．例えば，Mu ファージは染色体のいろいろな場所に溶原化して挿入変異を起こす．また Mu ファージは**トランスポゾン** transposon としても働く（9-7-4参照）．

8-4-3 ウイルスの増殖

ウイルスの基本的な増殖過程はファージと同じであるが，ウイルスに特徴的なステップもある．第一は，ファージはゲノムのみが宿主細菌に注入されるが，ウイルスの場合はビリオン（ウイルス粒子）全体が宿主細胞に侵入することである．第二は，ウイルスには**脱殻** uncoating 過程が存在することであり，この過程を経てゲノムはカプシドから遊離する．第三は，ウイルスはエンベロープをもつものが多いことである．エンベロープはウイルスゲノムにコードされたたん白質以外に，糖質や脂質を含有している．これは粒子が宿主細胞から放出されるとき，宿主の細胞質膜や核膜成分を被って出てきたものである．

ウイルスは DNA ウイルスと RNA ウイルスに大別され，それによってゲノムの複製と転写またはカプシドの合成やウイルス粒子が形成される宿主細胞内での部位がおよそ決まっている（表8-4）．一般的に DNA ウイルスは，ゲノムの複製と転写またはカプシドの合成やウイルス粒子の形成などすべてを核（または核膜）で行う．しかし，*Poxviridae* ポックスウイルス科（ワクシニアウイルスなど）はこれらの全過程を細胞質で行う例外的な DNA ウイルスである．DNA ウイルスに対して RNA ウイルスは，*Orthomyxoviridae* オルソミクソウイルス科（インフルエンザウイルスなど）と *Retroviridae* レトロウイルス科（HIV など）を除いて，ウイルスの増殖は細胞質で行われ，エンベロープをもつウイルスは細胞質膜または小胞体膜で粒子が完成する．

インターフェロン interferon（IFN）は，ウイルス感染細胞が産生する分子量が 20,000～40,000 の糖たん白質であり，ウイルスの未感染細胞に働いてこの細胞へのウイルスの感染を阻止する．インターフェロンは産生細胞の種類により，白血球が産生する IFN-α，線維芽細胞が産生する IFN-β，リンパ球が産生する IFN-γ の3種に大別される．インターフェロンの抗ウイルス作用は，ウイルスに特異的ではなく，またインターフェロンの種類にも特異性はない．しかし，抗ウイルス作用を示す細胞の種には特異性がある．例えば，ヒトの細胞に由

表8-4 ウイルスの増殖部位

ウイルス	エンベロープの有無	合成部位 複製・転写	合成部位 カプシド	合成部位 粒子	増殖時間
DNA ウイルス					
ヒト単純ヘルペスウイルス	＋	核	核	核（膜）	12 h
ヒトアデノウイルス	－	核	核	核	30 h
BK ウイルス	－	核	核	核	24 h
ワクシニアウイルス（痘瘡ウイルス）	＋	細胞質	細胞質	細胞質	10 h
RNA ウイルス					
日本脳炎ウイルス	＋	細胞質	細胞質	小胞体（膜）	6 h
ポリオウイルス	－	細胞質	細胞質	細胞質	5 h
ヒトレオウイルス	－	細胞質	細胞質	細胞質	10 h
水疱性口内炎ウイルス	＋	細胞質	細胞質	細胞質（膜）	6 h
インフルエンザウイルス	＋	核	核	細胞質（膜）	8 h

来するインターフェロンは，他の動物細胞に対して抗ウイルス作用は示さない．この逆も同じである．

以下に，ウイルスの代表的な増殖法について述べる．

1 human herpes simplex virus
ヒト単純ヘルペスウイルス（DNAウイルス）

ヒト単純ヘルペスウイルスなど *Herpesviridae* ヘルペスウイルス科のDNAウイルスの転写と複製は核内で起こる（図8-16a）．脱殻して粒子から遊離したゲノムDNAは核に移行して初期の転写が起こる．このmRNAからDNAポリメラーゼが合成されてゲノムDNAが複製される．このDNAを鋳型として後期の転写が起こり，合成されたmRNAは細胞質に移行してカプシドなどウイルスたん白質が合成される．これらのたん白質は再び核に移行してウイルスのゲノムDNAと集合してビリオンが組み立てられる．このビリオンは小胞体を経由して

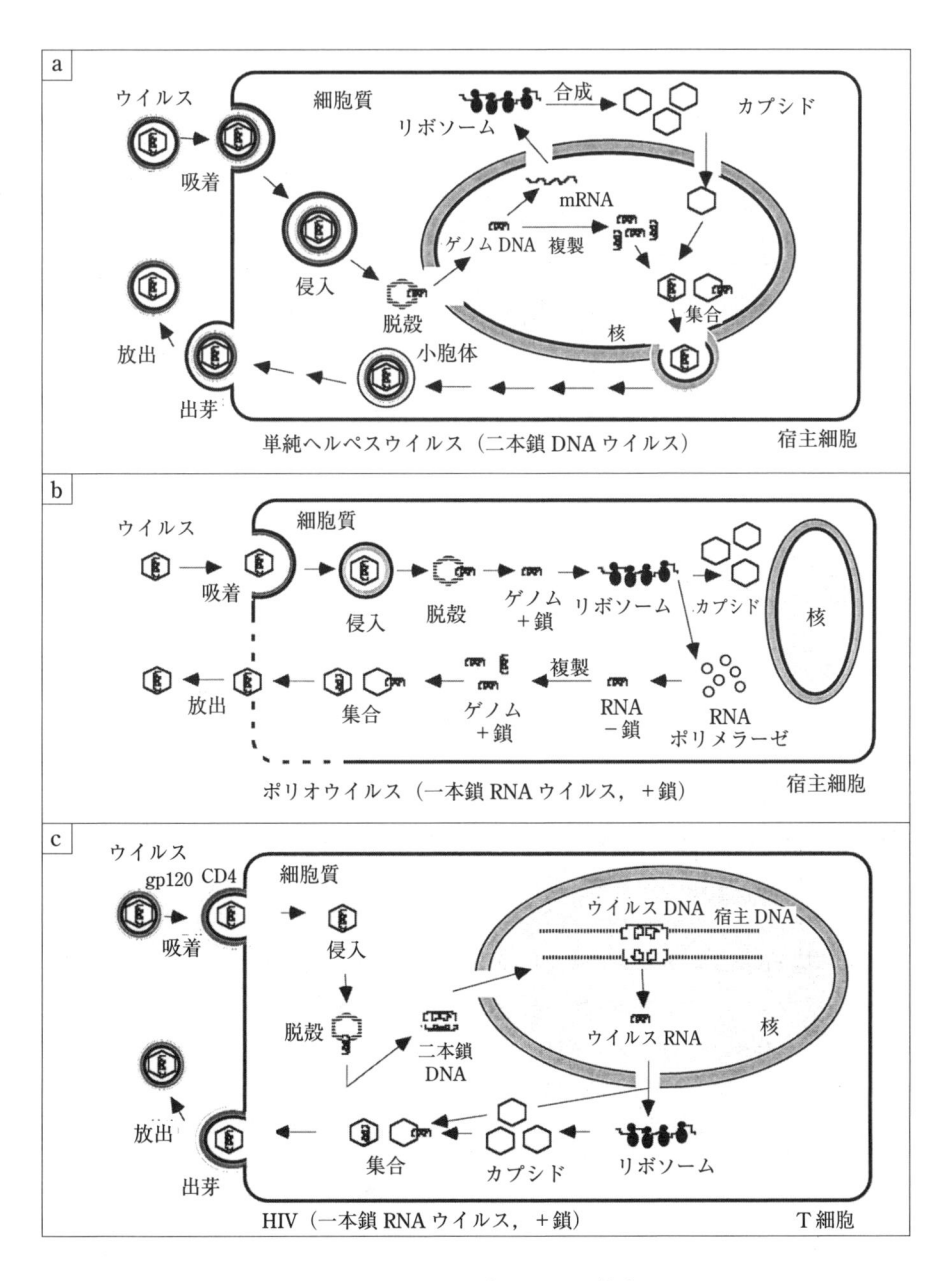

図8-16 ウイルスの増殖

細胞質膜に輸送されて，細胞外に放出される．ウイルスは細胞質膜を破って出芽するときに細胞質膜の脂質やたん白質の一部を被ってカプシドを包みエンベロープを形成する．

2 vaccinia virus ワクシニアウイルス（DNA ウイルス）

DNA ウイルスの中で，vaccinia virus ワクシニアウイルス（variola virus 痘瘡ウイルス）などの Poxviridae ポックスウイルス科のウイルスは例外的であり，ウイルス DNA の複製や転写がすべて細胞質内で起こる．細胞は細胞質に RNA ポリメラーゼをもたないが，このウイルスはビリオン内に自前の RNA ポリメラーゼを内蔵しており，この酵素によってゲノム DNA から mRNA を転写する．この mRNA から合成された脱殻酵素によってゲノム DNA が細胞質に遊離される．この DNA を mRNA に転写し，初期たん白質として DNA ポリメラーゼを合成してゲノム DNA を複製する．複製された DNA から mRNA が転写され，カプシドなど後期たん白質が合成される．このカプシドはゲノム DNA と集合してビリオンが形成される．

3 influenza virus インフルエンザウイルス（(−)鎖 RNA ウイルス）

脱殻したインフルエンザウイルスの一本鎖(−)RNA ゲノムは核内に移行し，ビリオン中に存在している RNA 依存 RNA ポリメラーゼによって自己の(−)鎖 RNA を鋳型として(＋)鎖 RNA を合成する．この RNA は細胞質に移行して mRNA として働き，DNA ウイルスの場合と同様に，カプシドなどウイルスたん白質が合成される．一方，核内では(＋)鎖を鋳型として再び(−)鎖が複製される．細胞質で合成されたカプシドは核内に移行してウイルスのゲノム(−)鎖 RNA と集合してビリオンが組み立てられる．このビリオンは，DNA ウイルスの場合と同様に，小胞体を経由して細胞質膜に輸送されて，細胞外に放出されるときにエンベロープを被って出芽する．

一本鎖(−)ウイルスは，インフルエンザウイルスのように，ゲノムが**分節** segment しているものと（インフルエンザウイルスは，ゲノムが 8 分節しており，それぞれの分節上には，異なった遺伝子がコードされている），ゲノムが分節していないもの（麻疹ウイルス，狂犬病ウイルスなど）に分類される．インフルエンザウイルスの吸着は，エンベロープのスパイクを構成する**赤血球凝集素** hemagglutinin（HA）が宿主細胞表面のレセプターである**シアル酸** sialic acid と結合することによって開始する．同様に，スパイクを構成する**ノイラミニダーゼ** neuraminidase は，シアル酸を切断する加水分解酵素であり，ウイルスの出芽の段階で赤血球凝集素とシアル酸との結合を切り放してウイルス粒子の細胞からの遊離を容易にしている．

4 poliovirus ポリオウイルス（(＋)鎖 RNA ウイルス）

ポリオウイルスなど多くの一本鎖(＋)ウイルス（および二本鎖 RNA ウイルス）の複製およびカプシドの合成はともに細胞質内で行われる（図 8-16b）．脱殻したポリオウイルスのゲノム RNA は直ちに mRNA として機能し，カプシドや RNA 依存 RNA ポリメラーゼを合成する（ビリオン中には，RNA 依存 RNA ポリメラーゼをもたない）．(＋)鎖 RNA を鋳型として(−)鎖 RNA が合成され，さらにこの(−)鎖 RNA を鋳型として(＋)鎖 RNA を合成する．この(＋)鎖 RNA はカプシドに包まれて細胞外に放出される．以上のすべての過程は細胞質で行われる．

ポリオウイルスの増殖には 2 つの特徴がある．第 1 はポリオウイルスのように，エンベロープをもたないウイルスが放出されるときには，細胞膜が破壊されて，宿主細胞は死に至ることである．エンベロープをもつウイルスが出芽によって放出されるときは，宿主細胞の細胞膜はそのまま維持されて宿主細胞は生き残る．第 2 はポリオウイルスのように(＋)鎖のゲノムをもち，また RNA 依存 RNA ポリメラーゼはゲノムにコードされて感染後に合成されるためにゲノム自身に感染性があることである．このようなゲノムを**感染性核酸** infectious nucleic acid という．

5 human immunodeficiency virus ヒト免疫不全ウイルス（一本鎖(＋)RNA ウイルス）

(＋)鎖 RNA ウイルスのうちで，Retroviridae レトロ

ウイルス科のヒト免疫不全ウイルス（HIV）などの増殖法は例外的である（図8-16 c）．HIVのエンベロープたん白質 gp120 が T 細胞の CD4 分子に結合すると，ウイルスと細胞の脂質二重膜との融合が引き起こされてウイルスは細胞内に侵入する．ウイルスゲノムはビリオン中に存在する RNA 依存 DNA ポリメラーゼ RNA dependent DNA polymerase（**逆転写酵素** reverse transcriptase）によって細胞質内で DNA に転写される．このウイルス DNA は核に移行し，細胞の染色体 DNA に組み込まれてプロウイルスになる．ウイルスの産生はウイルス DNA が細胞の酵素系によって転写されて mRNA（ウイルスゲノム）やウイルスたん白質の合成が進行することによる．

8-5 微生物の培養法

8-5-1 細菌の培養法

1 天然培地と合成培地

天然培地 natural medium（普通ブイヨンなど，図8-17 a）は，**肉エキス** meat extract（炭素源や窒素源，リン源，発育因子，無機塩類などが含まれている）や**ペプトン** peptone（窒素源，たん白質をペプチドやアミノ酸に加水分解したもの），塩化ナトリウム（培地に適度な浸透圧を与えるもの）を用いて調製する．天然培地は，ほとんどの細菌の培養が可能であり，一般的な増殖用培地として繁用される．また 固形（寒天）培地や分離培地，鑑別（確認）培地の基礎培地としても使用される．

合成培地 synthetic medium（M9 寒天培地など，図8-17 b）は，グルコース（炭素源），塩化アンモニウム（窒素源），リン酸一水素ナトリウム・12水塩およびリン酸二水素カリウム（リン源，pHの緩衝剤），硫酸マグネシウム（硫黄源），塩酸チアミンやNAD（発育因子），塩化ナトリウム（浸透圧調整剤）を用いて調製する．これは，主として遺伝学的研究に用いられる．

a 普通ブイヨン（天然培地）

肉エキス	3 g
ペプトン	10 g
塩化ナトリウム	5 g
（以上を1Lの水に溶解して滅菌）	

b M9 寒天培地（合成培地）

リン酸一水素ナトリウム	17.64 g
リン酸二水素カリウム	3 g
塩化ナトリウム	0.5 g
塩化アンモニウム	1 g
塩酸チアミン	5.6 mg
NAD	0.1 mg
硫酸マグネシウム	0.12 g
グルコース	2 g
寒天	15 g
（以上を1Lの水に溶解して滅菌）	

c セレナイト培地（増菌培地）

ペプトン	5 g
亜セレン酸ナトリウム	4 g
乳糖	4 g
リン酸一水素ナトリウム	7.5 g
リン酸二水素ナトリウム	2.5 g
（以上を1Lの水に加温溶解）	

d マンニット食塩培地（分離培地）

肉エキス	2.5 g
ペプトン	10 g
マンニット	10 g
塩化ナトリウム	75 g
フェノールレッド	25 mg
寒天	15 g
（以上を1Lの水に溶解して滅菌）	

e TSI 寒天培地（確認培地）

肉エキス	4 g
ペプトン	15 g
乳糖	10 g
白糖	10 g
ブドウ糖	1 g
塩化ナトリウム	5 g
チオ硫酸ナトリウム	0.2 g
クエン酸鉄アンモニウム	0.2 g
フェノールレッド	0.02 g
寒天	15 g
（以上を1Lの水に溶解して滅菌）	

図 8-17 細菌の培地

2 液体培地と固形（寒天）培地

液体培地 liquid medium には普通ブイヨン，ペプトン水，セレナイト培地，胆汁培地などがある．普通ブイヨンやペプトン水は細菌を大量に培養するときに用いられ

る．またセレナイト培地，胆汁培地は特定の細菌を増菌する場合に用いられる．

固形培地 solid medium は普通寒天培地，SS 寒天培地，マッコンキー寒天培地，EMB 培地，BTB 乳糖寒天培地（ドリガルスキー改良培地）など，液体培地に寒天を加えた培地である．普通寒天培地は広範な細菌の純粋培養には必須の培地である．一方，SS 寒天培地やマッコンキー寒天培地は，グラム陽性細菌や *Escherichia coli* 大腸菌の増殖を阻止することで，腸内の病原細菌を選択的に分離するための培地である．また，EMB 培地や BTB 乳糖寒天培地は，腸内細菌分離用の非選択培地であるが，乳糖非発酵性の病原細菌（*Salmonella* サルモネラ属，*Shigella* シゲラ属など）はこれらの培地上でコロニー（集落）が透明になる．

3 増菌培地，分離培地，確認培地

増菌培地 enrichment medium と**分離培地** selective medium は，前者が液体培地であり後者が固形培地である点は異なっているが，どちらでも，多種類の細菌が混在している糞便などの検体から，特定の細菌のみを選択的に増殖させる培地であることは同じである．この目的のために，これらの培地には特殊な成分が加えられている．例えば，増菌培地である**セレナイト基礎培地** selenite medium（図 8-17 c）には亜セレン酸ナトリウムが加えられており，この培地に糞便を入れて培養した場合，この亜セレン酸ナトリウムの作用で *E.coli* や *Shigella* などの増殖は抑えられ，*Salmonella*，特に *S. Typhi* チフス菌や *S. Paratyphi A* パラチフス菌などが特異的に増殖・濃縮されるようになる．また，分離培地である**マンニット食塩培地** mannitol salt medium（図 8-17d）には高濃度の食塩（7.5％）が含まれているため，この培地上では耐塩菌である *Staphylococcus* ブドウ球菌属のみが選択的に増殖してコロニーを形成する．同様に，サルモネラ・シゲラ寒天培地 *Salmonella Shigella* medium（SS 培地）中の胆汁酸やブリリアントグリーンにはグラム陽性菌の増殖を抑える作用があり，クエン酸ナトリウムやチオ硫酸ナトリウムにはその相乗作用があるため，*Salmonella* や *Shigella* が選択的に増殖する．

確認培地 differential medium は純粋培養した細菌の増殖性の違いを培地の色の変化などで互いに鑑別する（区別する）ことを目的とした培地であり，確認培地にも固形培地を用いる．代表的な確認培地に **TSI 寒天培地** triple sugar ion agar がある（図 8-17 e）．この培地には 3 種類の糖（乳糖，白糖，ブドウ糖）が含まれている．糖の発酵性の違い，またチオ硫酸ナトリウムとクエン酸アンモニウムとの組合せによる H_2S 産生性の違いによって細菌を鑑別する．

分離培地と確認培地とは便宜的な分類であり，厳密な区別はできない．例えば，SS 寒天培地上で増殖した乳糖非分解性の *Salmonella* や *Shigella* は透明の集落を形成するが，*E. coli* は乳糖を分解するために集落が赤色になる．したがって，この培地を用いることによって，*Salmonella* および *Shigella* と *E. coli* を大まかに鑑別できる．また，マンニット食塩培地上で増殖した *Staphylococcus* のうちで，マンニット分解性の *S. aureus* 黄色ブドウ球菌の集落の周辺は培地が黄色に変化するが，マンニット非分解性の *S. epidermidis* 表皮ブドウ球菌の場合は変化せず，これら 2 種類の *Staphylococcus* を鑑別できる（細菌培地の詳細は，第 5 編 1-2-3 参照）．

8-5-2 真菌の培養法

真菌の培養に用いられる代表的な培地，サブロー寒天培地 Sabouraud's glucose agar の組成を図 8-18 に示し

サブロー寒天培地（増殖用培地）	
ペプトン	10g
グルコース	40g
寒天	15g
（以上を 1 L の水に溶解して滅菌後，pH を 6.0 に調整）	

図 8-18 真菌の培地

た．高糖濃度と低 pH がこの培地の特徴である．これによって細菌の増殖を阻止する．また，これにペニシリン（20～100 U/mL）とストレプトマイシン（30～100 μg/mL）を加えることで，真菌の選択的な分離培養が可能になる．

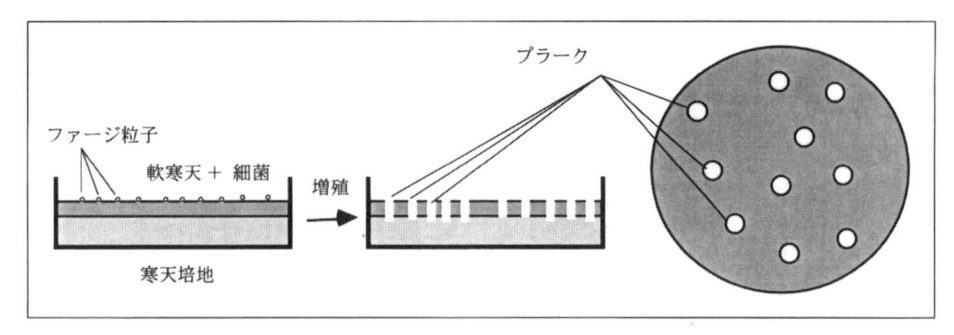

図8-19 ファージのプラーク

8-5-3 ファージの培養法

ファージの増殖には，ファージと感受性細菌を混合し，これを液体培地または寒天培地で培養する．例えば，寒天培地を使用する場合，ファージと細菌を混合し，これを更に軟寒天 soft agar に混合して通常の寒天培地に重層して培養する．細菌の細胞表面上のレセプターに吸着したファージは，そのゲノムを細菌細胞内に注入する．増殖したファージは細胞を溶菌して細胞外に遊離する．このファージ子孫は周囲の細菌に再感染して子孫をつくり続ける．この結果，ファージが増殖した周囲の細菌が溶菌して**プラーク** plaque とよばれる透明の溶菌斑を形成する（図8-19）．1個のプラークには 10^7 個ものファージ粒子が含まれているが，これは最初は1個のファージが溶菌を繰り返しながら増殖したものである．

ファージの感染に際して，細菌細胞1個当たりに加えたファージ粒子の数（ファージ粒子数/細菌数）を**感染多重度** multiplicity of infection（moi）という．moi を低くしてファージを細菌に感染させ（例えば，moi 0.1～0.01），これからプラーク数を求めれば，1回の一段増殖で増殖するファージ粒子の数（バーストサイズ）を計算することができる．

8-5-4 ウイルスの培養法

1 実験動物を用いた培養

動物を用いてウイルスを培養するためには，マウス，モルモット，ラット，ハムスター，ウサギ，サルなど実験動物 experimental animal を用い，これらの動物の脳内，腹腔内，皮下，皮内，静脈内などにウイルスを接種する．しかし，一般的にウイルスの感染は動物の種特異性が高く，ヒトに感染するウイルスが必ずしも実験動物で増殖するとは限らない．また，動物の個体差やほかの微生物感染によるウイルス増殖性への影響，ウイルス接種した動物による感染事故の危険性などから，動物を用いたウイルスの培養は現在ではあまり用いられなくなっている．

2 培養細胞を用いた培養

培養細胞を用いてウイルスを培養するときには，**初代培養細胞** primary cultured cell（サル腎，ヒト胎児腎や肺，マウス胎児，ニワトリ胚などの組織をトリプシンやプロテアーゼなどのたん白質分解酵素でばらばらにした細胞）や**株化細胞** established cell line（ヒト癌由来細胞；HeLa 細胞，HEp2 細胞，サル腎由来細胞；Vero 細胞など）が用いられる．初代培養細胞は，分裂・増殖に限度があるので数代しか継代培養できない．一方，株化細胞は無限に分裂・増殖する．細胞を培養するためには，ウシ胎児血清やニワトリ胎児抽出液を加えた Eagle's MEM 培地や YLE 培地などのような人工培地が用いられる．

ウイルスの増殖が起こると細胞は形態的な変化を示し死滅する．増殖したウイルスは周囲の細胞に感染を繰り返して，その変化は拡大する．このような細胞の変化を**細胞変性** cytopathic effect（CPE）という．CPE の出現を指標として，ウイルス液の希釈限度との関係より **50％感染量**（50％ tissue culture infective dose）を算出する．この感染単位を $TCID_{50}$ という．

寒天やメチルセルロースなどを含む培地で培養すると，増殖したウイルスの拡散が抑えられ，限局したプラーク（死細胞斑）ができる．寒天重層培地でプラークを形成させることでウイルスを定量する方法をプラーク法という．このとき，プラーク1個を形成するウイルス量をプラーク形成単位 plaque forming unit（PFU）という．

で保温すると，通常，7～12日目になると**鶏胚** chick embryo の組織が発育して活発に代謝を行う（21日目には孵化する）．このような時期の発育鶏卵の漿尿膜腔内などにウイルスを接種すると，接種されたウイルスは盛んに増殖する（図8-20）．

8-5-5 難培養性微生物

表8-5に，既に同定されている生物種とまだ同定されていないが存在が予想される生物種の比を示した．この表は，まだ多くの生物ウイルスが地球のどこかで生息していることを示している．たとえば，ウイルス，真菌，細菌は，存在が予想される種の10％またはそれ以下のものが同定されているにすぎない．また原虫もまだ70％が未知のままである（動物界では昆虫に未同定のものが多い）．何故，微生物には未同定ものが多いのか．第1の理由は，同定されている微生物のほとんどは，病原微生物またはヒトに有用なものに限られているからであり，第2の理由は，これが主な原因と考えられるが，我々は自然界に存在するほとんどの微生物の人工的な培養法をまだ知らずにいるからである．培養ができないものを我々は知るすべをもたない．

例えば海水を調べてみると，mRNAの合成やエネルギー代謝が活発で，明らかに生きていることを示してい

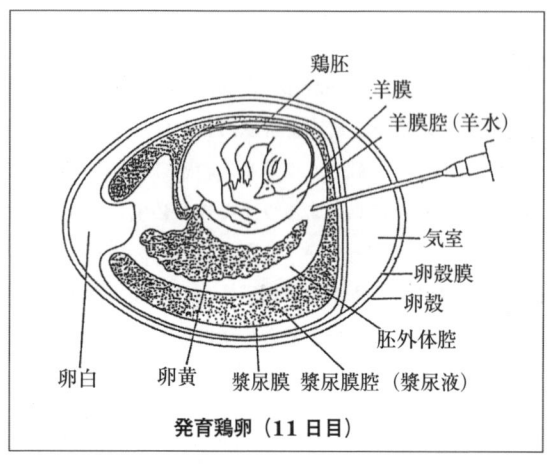

図 8-20 発育鶏卵を用いたウイルスの増殖

③ 発育鶏卵を用いた培養

受精卵は，37℃，高湿度（湿度60％程度）のもと

表 8-5 存在が予想される生物種の数

生物の種類	同定されている生物種の数（a）	存在が予想される生物種の数（b）	a/b（％）
微生物			
ウイルス	5,000	130,000	4
真菌	57,000	1,140,000	5
細菌	5,200	43,300	12
原虫	31,000	100,000	31
藻類	27,000	40,300	67
動物			
昆虫	800,000	8,000,000	10
魚類	23,000	25,600	90
鳥類	8,700	～8,700	～100
哺乳類	4,500	～4,500	～100

(A. T. Bull, Biodiversity as a source of innovation in biotechnology, *Annu. Rev., Microbiol.*, 1992, **46**, 219-252 を改変)

るにもかかわらず，どのような培養法でも培地上にコロニーを形成しない細菌が多くいる．そしてこれらは，コロニーを形成する細菌より 1,000 倍も多いというデータがある．このような状態は，「生きてはいるがコロニーを形成しない状態（viable but non-culturable, **VNC**）」とよばれる．

液体培地で培養している試験管中の細菌でも同様な現象が見られる．例えば，対数増殖相の後期から定常相，または死滅相に至る細菌細胞の中には，明らかに生きてはいるがコロニーの形成能の観点からは死滅していると判断されるものがある．このように，歴史的には，自然界で生息している**難培養性微生物**の状態を表すものとして提唱された VNC の概念には，もう 1 つの VNC の概念が追加されている．すなわち現在では「2 つの VNC」があり，VNC とは，①未知の微生物が自然界で生息する状態，②既知の微生物が増殖環境のストレスに対応して生き延びる状態，をさす．

VNC 状態を示すものとして，*Vibrio cholerae* コレラ菌，*Helicobacter pylori* ヘリコバクター・ピロリ，*Legionella pneumophila* レジオネラ・ニューモフィラ，entero-hemorrhagic *Escherichia coli* 腸管出血性大腸菌，*Campylobacter* カンピロバクター属，*Salmonella* サルモネラ属，*Shigella* シゲラ属など重要な病原細菌が知られている．これらのうち，*V. cholerae* や *H. pylori* は，アンモニア塩が存在する培地で 45 ℃，1 min の熱ショックを与えると VNC 状態から脱してコロニー形成能を回復する．また，鉄キレート剤である ferrioxamine E の添加（*Salmonella*），アメーバとの混合培養（*L. pneumophila*），乳酸の添加（*Micrococcus luteus* ミクロコッカス・ルテウス），カタラーゼやピルビン酸の添加（*Vibrio vulnificus* ビブリオ・バルニフィカス）にも VNC 状態からの回復効果がある．

以上の事実は，微生物は生きていれば培養できる，逆に，培養できなければ微生物は存在しないか死んでいるという考えに再考を促すものである．また培養可能な病原微生物の中には，我々が人工培地上の培養で知り得た常識とは異なった状態で生息している可能性も示唆している．このような難培養性微生物の存在を認識することは，感染症の発生，予防，診断，治療を考える上で重要なことである．

Box 8　人体実験 − 大原八郎と妻りき −

　弘化4年（1848年，江戸時代），本間棗軒は「瘍科秘録」を著し，「食兎中毒」なる病気を記述した．その後80年近くもの間，わが国の医学界では埋もれたままであったこの病気は，大原八郎によって掘り起こされた．

　昭和49年（1974年）に開催された第47回日本細菌学会総会の前日，医学史の講演会が公開された．総会長は大阪医科大学微生物学教室，山中太木教授であり，演者は，緒方富雄（幕末の疫病と緒方洪庵），藤野恒三郎（明治時代の細菌学教科書について），中島健蔵（日本の野兎病研究の初期）であった．

　緒方，藤野に続いて壇上に立った中島は，まず山中教授に謝辞を述べ，次いで，演壇後方の垂れ幕に「中島健蔵博士」と大きく書かれた自分の肩書きについて，『有難いことですが，私は博士ではありませんので』と丁重に訂正された．それから，大原八郎がその妻りきに行ったおよそ50年前（1925年）の人体実験について静かに語り始めた．

　『後年，義父が直接わたしに語った当時の心境は，一篇の心理小説のようにきめ細かいものでした・・・』．講演では，阿武隈山系を中心に起こる奇妙な風土病のこと，患者のリンパ腺の摘出だけに明け暮れる臨床医としての空しさ，人体実験でこの病気の重大さを世間に知らせたいと思うに至った経過を述べた後，当時40歳であった妻がその被験者になることを申し出た時の心境をこう語った，『経験から，この病気で生命が危険になるという心配はまずないと思うが，万一ということもある』，『いっそ妻があっさり断ってくれた方がよかった・・』．そして，斃死した野兎が届けられ，その有毒血液を妻に塗り付ける時の心境，また，妻に再現された病気の臨床経過などが，文学者でもある，大原の娘婿によって見事に紹介された．

　人体実験の翌年，E. Francis フランシスは，この病気が米国ではツラレミア Tularemia（野兎病）として知られているものと同じであることを確認し，日本のツラレミアをその発見者の功績を認める意味で，「大原病」として紹介した．

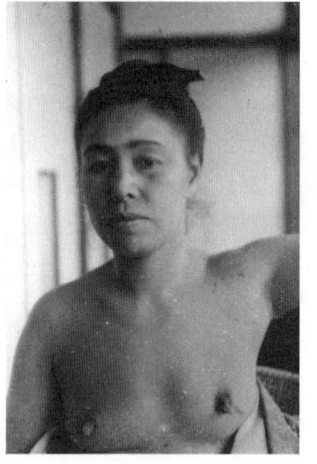

大原りき

　会場を後にする学生の中には，大原八郎なる福島の一医師の真摯な姿勢に身震いし，将来は微生物の研究に捧げようと決心した者がいた．

参考資料；（1）中島健蔵，日本の野兎病研究の初期，山中太木編，日本細菌学外史，1975年，（2）E. Francis and D. Moore, Identity of Ohara's Disease and Tularemia., J. A. M. A., 1, 1329 - 1332, 1926

写真は財団法人大原総合病院附属大原研究所より提供されたもの．藤田博己先生に感謝する．

第9章 微生物の遺伝

すべての生物は親から生まれて親に似る，すなわち親のもつ形質は子に引き継がれる．この現象を遺伝といい，遺伝のメカニズムを研究する科学を遺伝学という．遺伝学はメンデルやモルガンによってその幕が開かれた．それは植物や昆虫などを実験材料としてスタートしたものであったが，形質転換や接合現象が見つかったことによって，世代時間が短く，また多数の個体を試験管内で取り扱える細菌やファージを実験材料とした微生物遺伝学が興った．そしてDNAの二重らせん構造が解明されると，微生物遺伝学は複製，転写，翻訳など遺伝現象を支えるメカニズムを次々と明らかにしていった．微生物遺伝学がいかに科学の進歩に貢献してきたか，それは例えば1950～80年代にかけて25人ものノーベル医学生理学賞がこの領域の研究者に授与されていることからも知ることができる．本章を学習する目的は，生物の特質ともいえる遺伝がどのようなメカニズムで行われているか，またそれは細菌と真核生物とではどこが同じでどの点が異なっているかを理解することである．本章をもって第1編基礎微生物学を終える．

9-1 微生物遺伝学の歴史

9-1-1 遺伝学の興り

G. J. Mendel メンデル は，エンドウの種子の形や色など形質を決める単位として element（エレメント）という概念を想定した．そして，エレメントは互いに異なる対立形質をもつ純系同士の交配によって，その一方がそれぞれの親から一定の法則性をもって雑種に伝達されるという考えを示した（1865年）．この考え方は世の中に知られることがなく長く放置されたままになっていたが，de Vries ド・フリース は，オオマツヨイグサ を使った実験によってメンデルの法則を再発見し，遺伝形質を決定する因子を pangene（パンゲン）と名づけた（1889年）．そして，W. L. Johansen ヨハンセンは，これら element，pangene に対して gene（ゲン，ジーン）という言葉を与えた（1909年）．これを日本語では**遺伝子**と訳した．

このように遺伝現象を遺伝子の問題として考える基盤は徐々に確立されてきた．T. H. Morgan モルガンは，ショウジョウバエの眼の色に着目した遺伝学によって，遺伝子は染色体上に一定の順序で連関して配置されていること，またその連関群は交雑によって部分的に組換えを起こすことを明らかにして，遺伝学を科学のレベルにまで引き上げた（1915年）．一方，遺伝子は核の染色体以外に細胞小器官内にも存在することも明らかにされ，H. Winkler ウインクラーは，これらすべての遺伝子に対して**ゲノム** genome という言葉を与えた（1920年）．そして現在では，細胞が保有するDNA（染色体，ミトコンドリア，葉緑体，プラスミド）とファージまたはウイルス粒子中のDNAおよびRNAに対してゲノムという言葉が用いられている．

9-1-2 進化説と遺伝学の融合

遺伝子の突然変異と形質の遺伝が生物の特質であり，また生物の進化は突然変異の産物である．遺伝子の突然変異と形質の遺伝の科学，すなわち**遺伝学** genetics は

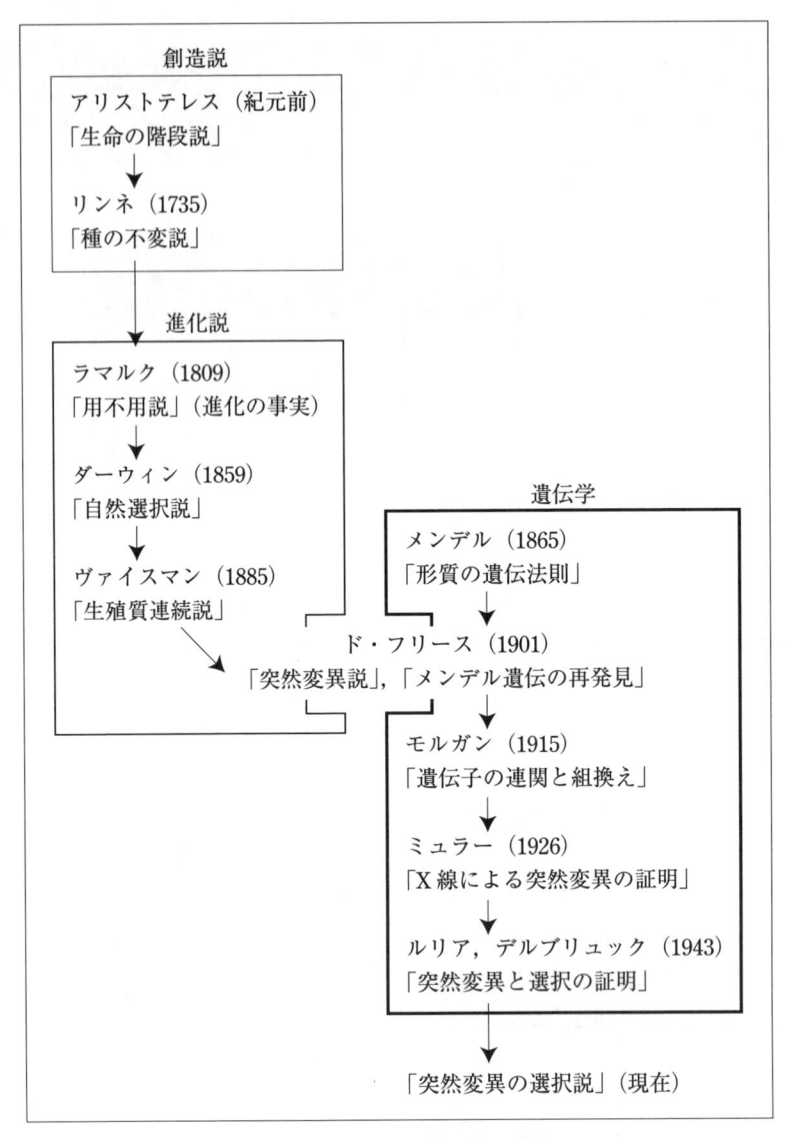

```
                    創造説
        ┌─────────────────────────┐
        │  アリストテレス（紀元前）    │
        │  「生命の階段説」          │
        │         ↓               │
        │  リンネ（1735）          │
        │  「種の不変説」           │
        └─────────────────────────┘
                    ↓
                   進化説
┌──────────────────────────────────────────────┐
│  ラマルク（1809）                              │
│  「用不用説」（進化の事実）                     │
│         ↓                                     │
│  ダーウィン（1859）              遺伝学        │
│  「自然選択説」          ┌──────────────────┐ │
│         ↓              │  メンデル（1865）  │ │
│  ヴァイスマン（1885）    │  「形質の遺伝法則」│ │
│  「生殖質連続説」        │        ↓         │ │
│                        │  ド・フリース（1901）│
│                        │ 「突然変異説」,「メンデル遺伝の再発見」│
│                        │        ↓         │ │
│                        │  モルガン（1915） │ │
│                        │ 「遺伝子の連関と組換え」│
│                        │        ↓         │ │
│                        │  ミュラー（1926） │ │
│                        │ 「X線による突然変異の証明」│
│                        │        ↓         │ │
│                        │ ルリア，デルブリュック（1943）│
│                        │ 「突然変異と選択の証明」│
│                        └──────────────────┘ │
└──────────────────────────────────────────────┘
                           ↓
                 「突然変異の選択説」（現在）
```

図9-1　進化説と遺伝学の融合

生物の進化に対する考え方と密接に関係しながら進展した（図9-1）．

Aristotelēs アリストテレスの「生命の階段説」や，分類学の創始者として有名である C.von Linnè リンネの「種の不変説」は，どちらも生物の種は神の必要と目的に応じて個々につくられたとする創造説に根ざした考え方である．これに対して，地球上の生物はある始原生物が長い時間の経過とともに，複雑で多種多様なものへと変化したとするのが進化説である．進化説の歴史は，「用不用説」や「獲得形質の遺伝説」など進化の説明としては明らかに間違っていたものの，種は変化することの事実を生物の観察によって唱えた Lamarck ラマルクに始まる（1809年）．そして種々の進化説が唱えられたが，これらは形質を決めるのは遺伝子であるという考えのなかった時代のものであり，形質の変異に対する説明の論点には食い違いや間違いがあった．

そのなかにあって，C. R. Darwin ダーウィンの「**自然選択説** natural selection theory」（1858年），A. F. L. Weismann ヴァイスマンの「**生殖質連続説**」（1885年），de Vries ド・フリースの「**突然変異説** spontaneous mutation theory」（1901年）は，細部での間違いはあるものの，全体としては現在でも受け入れられている仮説

であった．特に突然変異説は，de Vries 自身がメンデル遺伝学の再発見者であったように，形質の変化を遺伝子の突然変異の観点から論じているものとして異質であった．この説は，de Vries がオオマツヨイグサを用いた実験中に遺伝子の突発的な変化によって，形質が一足飛びに変化することを見つけたことによる．ところが，これは染色体数の変化を見ていたのであり，突然変異の定義としての遺伝子の構造変化ではなかった．しかし，そうであってもこの説は進化説と遺伝学とを融合させる大きな力をもっていた．

その後 H. J. Müller ミュラーは，ショウジョウバエに X 線を照射して実際に遺伝子が突然変異することを明らかにした（1926 年）．そして，遂に S. E. Luria ルリアと M. Delbrück デルブリュックは，ファージ耐性菌が出現するメカニズムを**彷徨試験** fuctuation test という遺伝学的手法によって明らかにし，遺伝形質の変化を**突然変異の選択説** mutation and selection theory という考えで結論づけた（1943 年）．

これらを総合すると，現在広く受け入れられている遺伝形質の変化と生物進化に対する考え方は次のようにまとめられる．

1. 遺伝する形質は遺伝子によって決められる．
2. 環境の影響により生じた形質の変化は遺伝子を変化させず，したがってこのような獲得形質は遺伝しない．
3. 遺伝子は環境に関係なく偶発的にあらゆる方向に突然変異する．
4. 突然変異体は生存に適したものだけが自然環境に選択されて生き残る．
5. 生物の進化は突然変異と自然選択の結果として起こる．

9-1-3 遺伝子の実体

概念として確立された遺伝子の実体は何か．*Streptococcus pneumoniae* 肺炎レンサ球菌のコロニー形態は遺伝的に決定された形質である．それには観察しやすい 2 つの形質がある．1 つは細菌が莢膜をもつためにコロニーの周辺が滑らかになるスムーズ型（S 型）であり，もう 1 つは反対に莢膜の欠失によってコロニー周辺がギザギザになるラフ型（R 型）である．そして，S 型は強毒株であり R 型株は弱毒株である．F. Griffith グリフィス（1928 年）と O. Avery アベリーら（1944 年）は，これらの形質に着目して遺伝子の実体に迫る重要な実験を行った．

1 Griffith の実験

まず F. Griffith は，R 型株の生菌または S 型株の加熱死菌をそれぞれ単独でマウスに投与した場合にはマウスに変化がみられず，またマウスからは投与菌が分離されないことを確かめた後で，今度は S 型株の加熱死菌と R 型株の生菌の混合物を投与したところ，マウスは死亡してその体内からは S 型株が分離された（図 9-2，グリフィスの実験）．この現象は S 型株由来の何かが R 型株を S 型の形質に変化させたものと説明された（**形質転換** transformation）．それでは S 型株の何が R 型株を S 型に形質転換させたのか．

2 Avery の実験

O. Avery は次のようなことを明らかにした．まず S 型株から DNA やたん白質，RNA，多糖を抽出して，これらを別々に R 型菌に混ぜてから寒天培地で培養すると，DNA と混合したものの中からのみ S 型株の形質転換体が現れること，しかしこの DNA を DNase で消化分解するとこの現象はみられなくなること，更にたん白質，RNA，多糖にはこのような形質転換能がないことであった（図 9-2，アベリーの実験）．この 2 人の実験は，*S. pneumoniae* のコロニー形態と病原性という形質を決めるものは S 型菌の DNA であること，すなわち DNA こそが遺伝子の実体であることを証明したものであった．

3 Hershey, Chase の実験

同様な実験がファージを用いて，A. D. Hershey ハーシーと M. Chase チェイスによって行われた（1952 年）．ファージは細菌に感染してその細胞内で子孫のファージ粒子をつくる．かれらは T2 ファージを ^{32}P と ^{35}S で標識して ^{32}P-DNA（ゲノム）と ^{35}S-たん白質（カプシド）とし，それを *Escherichia coli* 大腸菌に感染させた．そして宿主細菌と子孫ファージ粒子のそれぞれに取り込ま

マウスに投与 した細菌	マウスから分離 される細菌	マウスの生死
S型菌	S型菌	死
R型菌	分離されず	生
S型菌（死菌）	分離されず	生
S型菌（死菌）＋R型菌	S型菌	死

グリフィスの実験

受容菌と混合した S型菌の成分	受容菌	混合後の 受容菌
DNA	R型菌	S型菌
DNA＋DNase	R型菌	R型菌
RNA	R型菌	R型菌
たん白質	R型菌	R型菌
多糖体	R型菌	R型菌

アベリーの実験

図9-2　グリフィスとアベリーの実験

れる放射能を調べた．その結果，細菌とファージ粒子からはDNAだけが検出されて ^{35}S は検出されなかった．これは，宿主細菌にはファージのDNAのみが注入されること，また孫ファージは親ファージのたん白質ではなくDNAからつくられていることを示すものであった．このように，遺伝子の物質的な本体がDNAであるという遺伝学の基礎は細菌やファージを用いて証明された．

9-1-4　分子遺伝学から分子生物学へ

細菌の**接合** conjugation が J. Lederberg レーダーバーグらによって明らかにされた（1946年）．接合は細菌の生殖ともいえる現象であった．J. Lederberg らは，K-12株という *Escherichia coli*（供与菌）を通常の *E. coli* 株（受容菌）と試験管内で混合すると，供与菌のDNAの一部が受容菌に伝達されて受容菌の形質を変化させることを見いだした．これは植物や昆虫など真核生物での交配実験が，細菌を使っても試験管内で短時間に行えることを示したものであり，この接合現象の発見は微生物遺伝学を飛躍的に発展させた．

また J. D. Watson ワトソンと F. H. C. Crick クリックらによる DNA の**二重らせん構造** double-helix structure モデル（1953年）は，微生物遺伝学を分子遺伝学や分子生物学へと発展させた．このモデルはさらに**セントラルドグマ** central dogma（生命の中心的教理，図9-3）の提唱につながった．

これは，

(1) DNAの遺伝情報はまずRNAに写しとられ（**転写** transcription），

(2) RNAに写された遺伝情報を基にしてたん白質が合成され（**翻訳** translation），

(3) このたん白質は酵素または細胞構成たん白質として再びDNAの合成と生物個体の再生に用いられる（**複製** replication）

とする，遺伝情報のDNAの塩基配列（**遺伝子型** genotype）からたん白質（**表現型** phenotype）への流れを提唱したものであった．

その後，RNAからDNAへの遺伝情報の流れ，すなわち逆転写を触媒する酵素が *Retroviridae* レトロウイルス科で発見されたことによって一部は修正されたものの，セントラルドグマは 転写，翻訳，複製研究の基盤となり，その後の生命科学の研究を飛躍的に進展させた．例えば，F. Jacob ジャコブと J. Monod モノーらによって提唱された**オペロン説** operon theory（1961年）で，遺

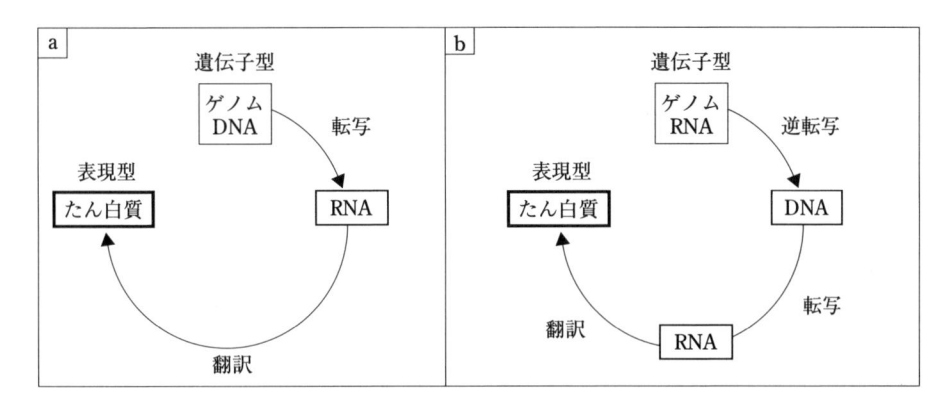

図 9-3　遺伝情報の流れ（セントラルドグマ）

伝子の発現調節に関わるものとして mRNA とレプレッサーたん白質の存在が予見されていたが，M. W. Nierenberg ニーレンバーグと H. G. Khorana コラーナらによる**遺伝暗号** genetic code の研究過程でまず mRNA の存在が証明され（1965 年），続いてレプレッサーたん白質は W. Gilbert ギルバートと B. Müller-Hill ミュラー・ヒルによって実際に単離された（1967 年）．

このように従来は概念的傾向の強かった遺伝学は，生化学と融合することによって遺伝現象を分子のレベルで説明する分子遺伝学に発展した．さらに微生物で明らかにされた生命現象の基本原理は真核生物にまで演繹され，そこからはすべての生物の生命現象を生命科学として統一的に扱う分子生物学が生まれた．

9-1-5　遺伝子操作と生命倫理

W. Aber アーバーによる細菌の**制限と修飾現象**の発見（1965 年），H. Smith スミスらによる**制限酵素**の単離（1970 年），S. Choen コーエンらによる試験管内での**遺伝子組換え技術**の開発（1973 年）は遺伝子クローニング技術の基礎をつくった．さらに A. M. Maxam マキサムと W. Gilbert ギルバートらによる **DNA 塩基配列**の決定法（1977 年），K. Mullis ムリスらによる耐熱性 DNA ポリメラーゼを用いた試験管内での **DNA 増幅法** polymerase chain reaction（PCR，1985 年）の開発は遺伝子の塩基配列を短時間に明らかにすることを可能にした．

そして，*Haemophilus influenzae* インフルエンザ菌の染色体 DNA の全塩基配列が決定されたのを皮切りに（1995 年），1900 年代にはゲノムプロジェクトが開始して，細菌以外にも，真菌，原虫，藻類，植物，昆虫，ヒトなど真核生物の遺伝子 DNA の塩基配列が次々と明らかにされるようになった．その結果，生物の遺伝子とその産物であるたん白質のデータベースが作成され，**ゲノム科学** genomics や**プロテオミックス** proteomics という新しい科学が興った．そして，個々の生物が有する遺伝子やたん白質の普遍性と多様性が一覧できるようになってきた．

これは生物の分子進化学という基礎科学を発展させると共に，医療技術として遺伝病の出生前診断（フェニルケトン尿症など），遺伝子治療（ADA 欠損免疫不全症など），さらに一塩基多型 single nucleotide polymorphism（SNP）に基づいたテーラーメイド tailor-made 医療などにも応用されるようになっている．さらにこれらの総合技術は，**トランスジェニックアニマル**（形質転換動物）や**胚性幹細胞** embryonic stem cell（ES 細胞）を用いて，有性生殖に依存しないでクローン動物を作出することも可能にした（クローンヒツジのドリー，1997 年）．さらに，これらの技術はクローン人間の作出にも及びつつあり，生命倫理という新たな問題を提起している．

9-2 遺伝子の転写

9-2-1 細菌の遺伝子と転写

　DNAがもつ遺伝情報は，DNA→RNA→たん白質の方向に伝達される．この場合，DNAを鋳型としてRNAが合成される過程を**転写**といい，転写産物のうちmRNAを鋳型としてたん白質（ポリペプチド）が合成される過程を**翻訳**という．細菌の遺伝子配列と転写，翻訳の概略を図9-4に示した．

　遺伝子は**プロモーター** promoter，**構造遺伝子** structural gene，および**転写終了領域** terminator（ターミネーター）を構成要素とする．構造遺伝子は**オープンリーディングフレーム** open reading frame（ORF）ともよばれ，コドンに対応する3つの塩基の連続した並びである．

　プロモーターは **RNAポリメラーゼ**（DNA依存RNAポリメラーゼ）が結合する領域である．細菌では，ヘテロ多量体たん白質の各サブユニット遺伝子や一連の代謝経路を触媒する酵素遺伝子など関連した遺伝子は隣り合って遺伝子クラスターをなしていることが多い（図9-4，遺伝子1，2，3）．また共通のプロモーターに支配されて1つのmRNAとして転写される**オペロン** operon 構造をとるものも多い（図9-4，遺伝子2，3）．オペロン構造に由来するmRNAを**ポリシストロン** polycistron という．ポリシストロンからのたん白質は翻訳の後にそれぞれのたん白質に切断される．これを**翻訳後切断** post-translational cleavage という．

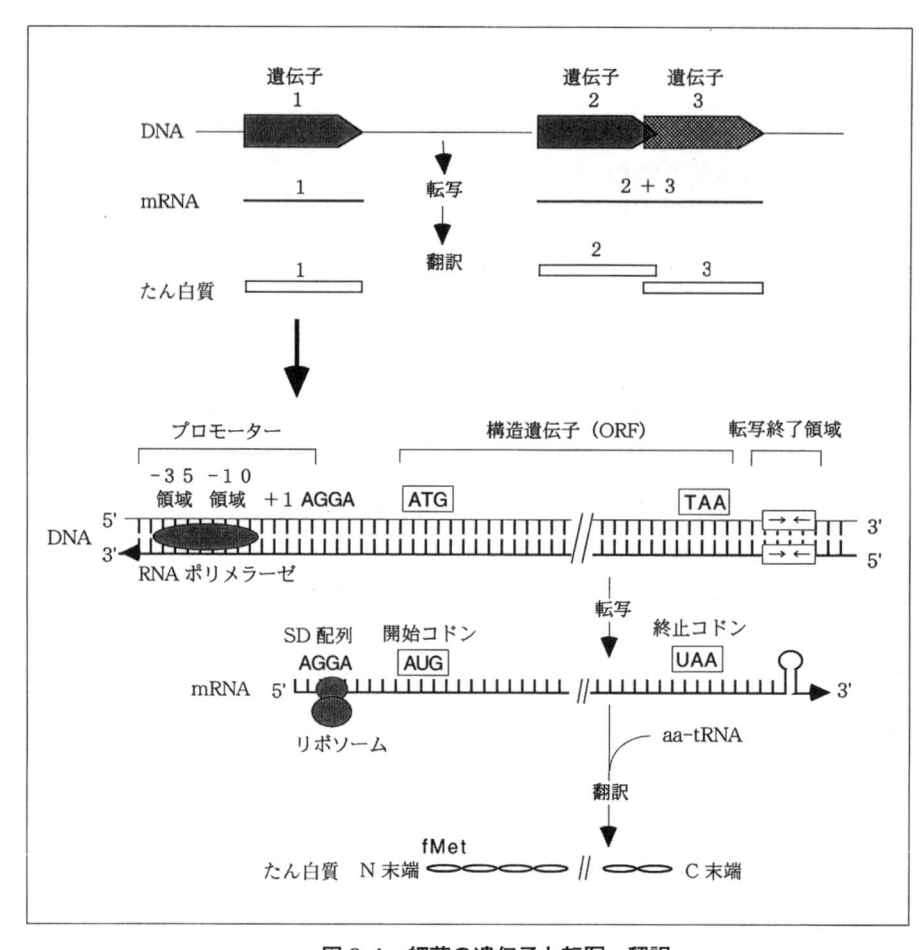

図9-4　細菌の遺伝子と転写，翻訳

表9-1 *E. coli, Salmonella* Typhimurium のシグマ因子

シグマ因子	遺伝子	機能
σ^{70} (σ^D)	rpoD	構成的に発現される遺伝子の転写に使われるシグマ因子
σ^{54} (σ^N)	rpoN, ntrA, glnF	窒素代謝, ギ酸の分解やファージショック応答などに使われるシグマ因子
σ^{38} (σ^S)	rpoS, katF	増殖の定常相で使われるシグマ因子（酸化的ストレス，浸透圧ストレス，栄養枯渇, *Salmonella*, *Yersinia* の病原性遺伝子の発現などに対応）
σ^{32} (σ^H)	rpoH, htpR	熱ショックたん白質の発現に使われるシグマ因子
σ^{28} (σ^F)	fliA, flaD	鞭毛形成（フラジェリンの合成）に使われるシグマ因子
σ^{24} (σ^E)	rpoE	ペリプラズマ内のショック応答に使われるシグマ因子
σ^{19} (FecI)	fecI	鉄クエン酸の輸送系たん白質の発現に使われるシグマ因子

シグマ因子に付された数字は，それぞれのシグマ因子の分子量×1,000を示す．たとえば，σ^{70}の分子量はおおよそ70,000である．また，シグマ因子に付されたアルファベットは *E. coli*, *S.* Typhimurium のものであり，他の細菌では類似の機能をもつシグマ因子に異なったアルファベットが付されているものもある．たとえば *E. coli*, *S.* Typhimurium のσ^E，σ^Fは *Bacillus subtilis* のσ^H，σ^Dとほぼ同じ機能をもつ．

(M. A. Lonetto, C. A. Gross, Nomenclature of sigma factors from *Escherichia coli* and *Salmonella typhimurium* and relationship to sigma factors from other organisms, in F.C.Neidhardt (ed.), *Escherichia coli* and *Salmonella*, ASM Press, Washington, D. C. を改変)

RNAポリメラーゼ RNA polymerase は，リボヌクレオチドの重合を触媒するサブユニット（α_2，β，β'）の集合体（コア酵素）に，転写開始因子としてのσ（シグマ）サブユニットが加わったホロ酵素 holoenzyme である．

RNAポリメラーゼは，このσサブユニットを介してプロモーターの-35領域にゆるく結合した後に-10領域に移動する．その結果，二本鎖DNAは一時的に開裂し，4種類のリボヌクレオシド三リン酸（ATP, GTP, UTP, CTP）の存在下で鋳型DNAに相補的なmRNAの合成が始まる．転写が開始する塩基を+1塩基という．

DNAの二本鎖はどちらもmRNAの鋳型になるが，同一領域の二本鎖はどちらか一方しか鋳型として使われない．どれを鋳型とするかはRNAポリメラーゼがどちらの鎖のプロモーターに結合するかによって決まる．図9-4ではRNAポリメラーゼが3´→5´方向のDNA鎖に結合し，それを鋳型として右方向に転写される様子を示している．もし5´→3´方向のDNAが鋳型として使われる場合は転写は左向きに進行する．すなわち，転写はいかなる場合も常に5´→3´の方向に進行する．*Escherichia coli* 大腸菌では，構成的に発現される通常の遺伝子の転写にはσ^{70}が使われるが，σ^{38}など増殖環境に応じて異なるσ因子が使われる（表9-1）．σ因子の使い分けによって酵素が結合するプロモーターの特異性が変化し，転写される遺伝子が選択される．

RNAポリメラーゼが転写終了領域に到達すると，RNAポリメラーゼがDNAから離れて転写は終了する．転写終了領域は**逆位繰返し配列** inverted repeat sequence（IR配列，回文 palindrome 様配列）を含んでいる場合が多い．IR配列が転写されると，この領域のmRNAは塩基対を形成してステム構造 stem structure（ヘアピン構造）をとるためにRNAポリメラーゼは先へ進めなくなる．IR配列の下流にA（デオキシアデノシン）が十数個続くと転写の終結は決定的となる．このような配列を**内在性転写終了領域** intrinsic terminator という．IR配列またはポリA配列が完全でない場合，ρ（ロー）因子とよばれるたん白質がRNAポリメラーゼに結合することによって転写は終了する．

9-2-2 真核生物の遺伝子と転写

図9-5に真核生物の遺伝子構造と転写，翻訳様式を示した．この基本型は細菌のそれと同じであるが，真核生物に特有な点もある．以下にそれを列記する．

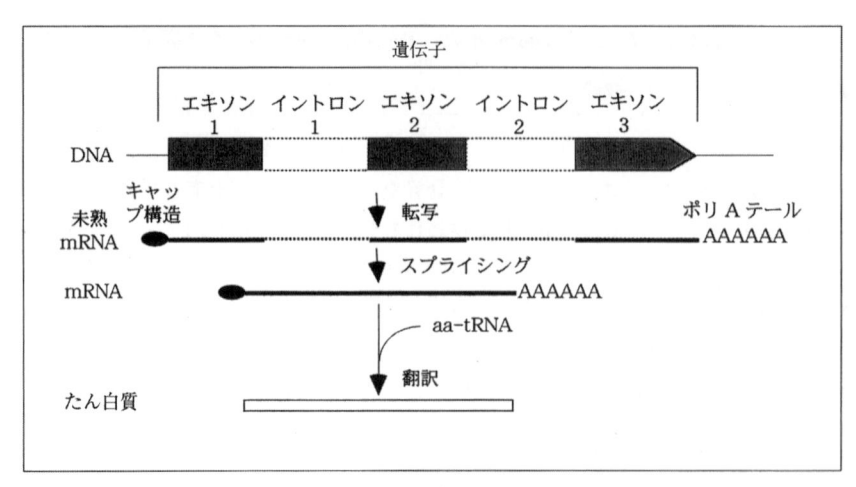

図 9-5 真核生物の遺伝子と転写，翻訳

（1）細菌の遺伝子はオペロン構造をとるものが多いが，真核生物の遺伝子は単一遺伝子（1遺伝子-1ポリペプチド）構造で，mRNAも**モノシストロン** monocistron である場合が多い．

（2）真核生物の遺伝子は，細菌の遺伝子と同様に，プロモーター，構造遺伝子，転写終了領域からなるが，プロモーター領域は転写開始点+1の上流数百塩基にまで広がっている．例えば，-25領域にはTATAボックス，-75領域にはCAATボックス，-310領域にはGCボックスがあり，さらに転写活性を増強する**エンハンサー** enhancer 配列も存在する．また転写因子も細菌より複雑である．

（3）構造遺伝子は非コード領域であるイントロンによって分断されている．そして，真核生物のmRNAは，まずイントロンも含んだ未熟なmRNAとして転写され，さらに5′末端に**キャップ構造**とよばれる7-メチルグアノシン三リン酸（m^7Gppp-Xmp-Ymp-）と3′末端には**ポリAテール**とよばれるおよそ200個のアデノシンが付加される．その後，この未熟mRNAからはイントロン部分が**プロセシング** processing によって取り除かれ，さらにエキソン部分が**スプライシング** splicing によってつなぎ合わされて成熟mRNAとなる．このようなRNAのプロセシングとスプライシングは**リボザイム** ribozyme とよばれ触媒活性をもつRNA酵素によって行われる．

（4）細菌では1種類のRNAポリメラーゼ（RNAポリメラーゼⅠ）によってすべてのRNAの転写が行われるが，真核生物の場合は3種類のRNAポリメラーゼを使い分ける．RNAポリメラーゼⅠはrRNAの転写，RNAポリメラーゼⅡはmRNAの転写，またRNAポリメラーゼⅢはtRNAや各種低分子RNAの転写を担当する．

（5）細菌のmRNAの半減期は2～3分と短いが，真核生物のmRNAの半減期は数時間～数日と長い．

9-2-3　転写の調節

遺伝子は**構成的** constitutive または**誘導的** inducible な遺伝子に大別される．構成的な遺伝子とは，細胞の構築に関わる遺伝子など細胞の増殖過程で常に転写と翻訳（発現）が起こっているような遺伝子のことである．一方，誘導的な遺伝子とは，細胞の栄養状態（糖質やアミノ酸の細胞内濃度など）や増殖環境（温度，鉄，炭素源，浸透圧，pH，CO_2の変化など）に応じて発現を増減させているような遺伝子のことである．誘導的な遺伝子の構造を図9-6に示した．

誘導的な遺伝子はプロモーターの近傍に転写の**調節因子** regulator が結合する**オペレーター** operator 領域をもち，プロモーター/オペレーター（P/Op）構造を形成している（**単一遺伝子型**）．また誘導的な遺伝子は，複数の構造遺伝子が1個のプロモーターの支配下にあるようなオペロン構造をもち，それらの発現が1つの調節因子によって支配されているような遺伝子単位（**オペロン** operon **型**），また1つの調節たん白質によって異

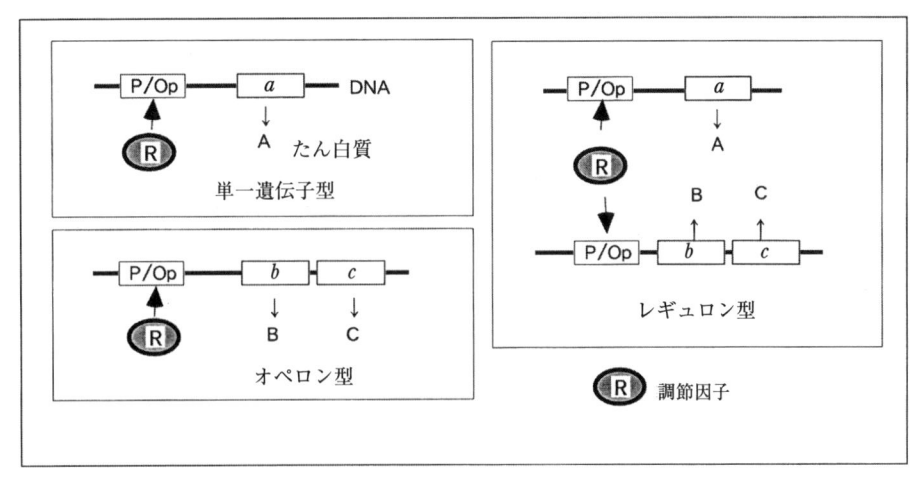

図 9-6 誘導的な遺伝子の構造

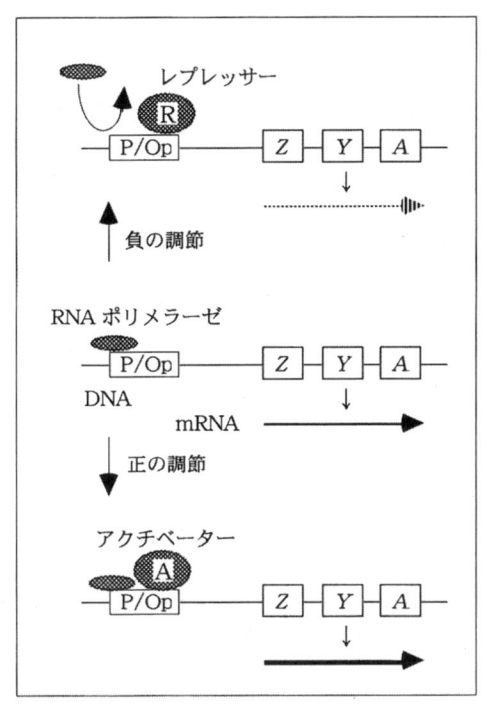

図 9-7 ラクトースオペロンの転写調節

ラクトースオペロンは，ラクトースの透過と分解に関する構造遺伝子（lacZ, lacY, lacA）とレプレッサーの構造遺伝子（lacI，図中には表示せず）から構成されている．lacI 産物はレプレッサー（R）としてオペレーター部位に作用し，細菌細胞内へのラクトースの透過性とその分解産物であるグルコース濃度を低下させる働きをしている（負の調節）．一方，細胞内で形成される cAMP とそのレセプターたん白質との複合体（cAMP–CRP）はアクチベーター（A）として機能して，ラクトースの透過性とグルコース濃度を高める働きをしている（正の調節）．またラクトースそのものがレプレッサーに結合することによって，ラクトースオペロンの転写を活性化する正の転写調節法もある．

なった場所に存在する遺伝子の発現を同時に調節しているような遺伝子単位（**レギュロン regulon 型**）をもつものもある．

調節因子による遺伝子の発現調節には正と負の様式がある．負の調節では，オペレーターに**レプレッサー repressor** とよばれる調節因子が結合する．その結果，RNA ポリメラーゼがプロモーターに結合できなくなったり，転写開始点まで移動できなくなったりしてmRNA の転写活性が弱くなる．一方，正の調節では，**アクチベーター activator** と呼ばれる調節因子がオペレーターに結合して，mRNA の転写活性が強められる．転写の調節機構のうち，**ラクトースオペロン lactose operon** は最もよく研究されているものである（図 9-7）．

9-3 遺伝子の翻訳

9-3-1 細菌遺伝子の翻訳

翻訳には，リボソームのほかに，3 種類の RNA が関わる．**mRNA** messenger RNA（メッセンジャー RNA）は，たん白質のアミノ酸配列を決めるものであり，3 つの塩基からなる**コドン codon** が連続的に並んだものである（表 9-2）．**rRNA** ribosome RNA（リボソーム

表9-2　mRNAのコドン

1番目の塩基 (5´末端)	2番目の塩基				3番目の塩基 (3´末端)
	U	C	A	G	
U	Phe Phe Leu Leu	Ser Ser Ser Ser	Tyr Tyr None None	Cys Cys None Trp	U C A G
C	Leu Leu Leu Leu	Pro Pro Pro Pro	His His Gln Gln	Arg Arg Arg Arg	U C A G
A	Ile Ile Ile [Met]	Thr Thr Thr Thr	Apn Apn Lys Lys	Ser Ser Arg Arg	U C A G
G	Val Val Val [Val]	Ala Ala Ala Ala	Asp Asp Glu Glu	Gly Gly Gly Gly	U C A G

AUG (Met) は翻訳の開始コドンでもあり，細菌の場合これが最初に使われるときは fMet に翻訳される．GUG (Val) が翻訳の開始コドンとして使われる遺伝子もある．UAA, UAG, UGA は翻訳の終止コドンであり，それぞれの遺伝子はどれか1つの終止コドンをもつ．Met と Trp 以外は複数のコドンをもっている．

RNA) は，リボソームたん白質（6-8参照）とともにリボソームを構成する因子である．細菌の 16S rRNA は 30S サブユニット，5S rRNA と 23S rRNA は 50S サブユニットのリボソームを構成する．**tRNA** transfer RNA（トランスファー RNA）は，アミノ酸の運搬を行う RNA である．メチオニンとトリプトファン以外のどのアミノ酸にも複数のコドンが対応するから，あるアミノ酸に対応する tRNA の種類も複数存在することになる．

tRNA は 73～93 個の塩基からなる．tRNA の 3´末端は必ず CCA で，ここに対応するアミノ酸が結合する（図9-8）．それぞれのアミノ酸はアミノ酸-AMP 複合体の形成過程を経て tRNA に結合する．これらの反応にはアミノアシル tRNA 合成酵素が関わる．tRNA は 1本鎖 RNA であるが，分子内で水素結合しやすい相補的な塩基配列をもつため，どの tRNA もクローバー状の二次構造をとる．2番目のループにある**アンチコドン** anticodon によって aa-tRNA が mRNA のコドンと水素結合する．

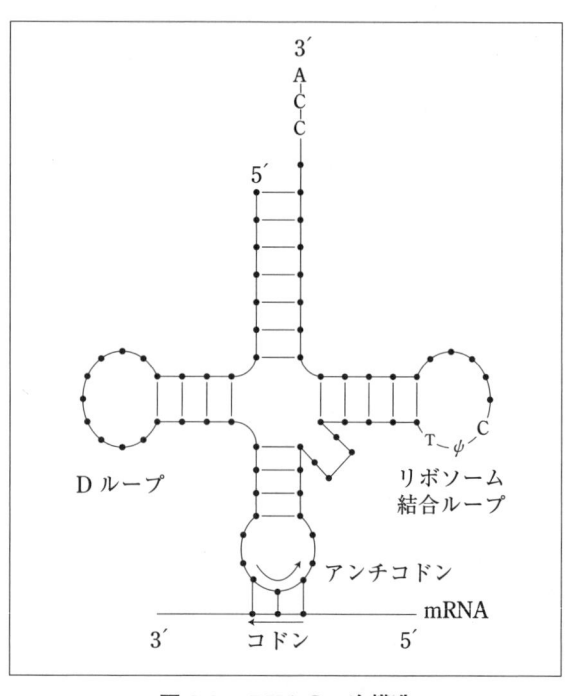

図 9-8　tRNA の二次構造

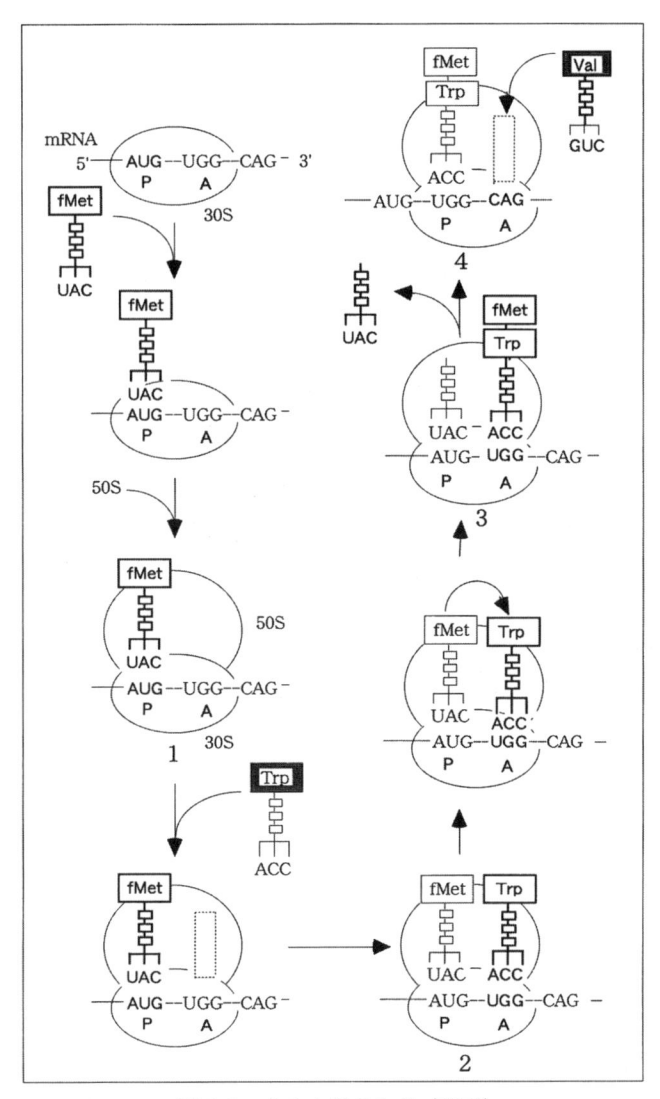

図9-9 たん白質の合成（翻訳）

遺伝子の翻訳過程を図9-9に示した．以下にそれを説明する．

(1) 翻訳はmRNAとリボソームが翻訳の開始装置を形成することで始まる．まず**リボソーム** ribosome の30Sサブユニットが mRNA の5′末端近傍の **SD配列** Shine-Dalgarno sequence（シャイン・ダルガーノ配列とよばれる AGGA などプリンに富んだ配列）に結合する．次にこの mRNA の翻訳開始コドン AUG（まれにGUG）へ fMet-tRNA が結合して 30S 開始複合体が形成される．この 30S 開始複合体の形成には開始因子 1, 2, 3 (**IF1, 2, 3**) と GTP が必要である．また，最初のメチオニンだけは必ずホルミル化されている．この複合体に，さらに 50S サブユニットが結合すると翻訳の開始装置としての 70S 開始複合体が完成する．70S 開始複合体には **P部位**（peptidyl tRNA の結合部位）と **A部位**（aa-tRNA の結合部位）が形成される（図9-9, 1）.

(2) 次に，mRNA上の2番目のコドンに対応する aa-tRNA（図では Trp-tRNA）が 70S 開始複合体のリボソームの A 部位に結合するとペプチドの伸長が開始する．この反応にはペプチド鎖伸長因子（**EF-Tu** と **EF-Ts**）と GTP が関与する（図9-9, 2）.

(3) この後，P 部位の fmet-tRNA のホルミルメチオニン部分が A 部位の aa-tRNA のアミノ酸（図では

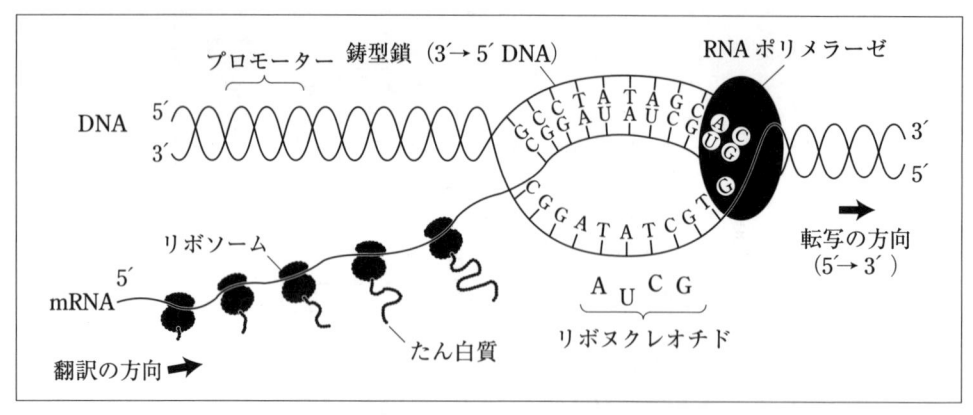

図9-10　細菌における転写と翻訳の同時進行

(G. J. Tortora, B. R. Funke, C. L. Case (ed.) (1992) Microbiology−An Introduction, 4th edition, The Benjamin/Cummings Publishing Company, Inc.を改変)

Trp−tRNAのトリプトファン）へ転移してペプチジルtRNAが形成される．この転移には50Sリボソームの構成たん白質である23S RNAのリボザイムがペプチド転移酵素として働く（図9−9，3）．

（4）さらに，このペプチジルtRNAがPサイトに転座すると，リボソームは1コドン分だけmRNA上を移動してPサイトに結合していたtRNAは遊離し，次のコドンに対応したaa−tRNA（図ではVal−tRNA）がリボソームに結合する．A部位のペプチジルtRNAのP部位への転座にはペプチド伸長因子（**EF−G**）とGTPが必要であり，またtRNAをペプチド鎖から切り離す反応には解離因子（**RF**）が関与する（図9−9，4）．

（5）同様なサイクルを繰り返し，リボソームはポリペプチド鎖を延ばしながら，mRNA上を3′末端方向へ移動し，mRNAの翻訳停止コドン（UAG，UAA，またはUGA）がリボソームのAサイトに現れるとポリペプチドはリボソームから遊離し，またtRNAとリボソームもmRNAから離れてリボソームは30Sと50Sサブユニットに解離する．**RF−1**はUAGとUAAを認識し，**RF−2**はUAGとUGAを認識する．また，**RF−3**はRF−1とRF−2のリボソームへの結合を促進させる．これらの反応は早く，300〜400個のアミノ酸からなるポリペプチドを合成する翻訳反応はわずか20秒で終了する．転写とは異なって，翻訳過程での制御機構は存在せず，翻訳速度や効率が環境因子には左右されることはない．

（6）細菌ではmRNAの合成が始まると，すぐにそのSD配列にリボソームが結合し始めてたん白質の合成が開始する．また同一のmRNAに次々とリボソームが結合した**ポリソーム** polysomeが形成されて，それぞれのリボソーム上でたん白質の合成が起こる．すなわち，細菌では転写と翻訳が同時進行する（図9−10）．

9−3−2　真核生物遺伝子の翻訳

真核細胞における翻訳の基本的なしくみは細菌と同じであるが，真核生物に特有な過程もある．以下にそれらを列記する．

（1）細菌の転写と翻訳は細胞質で同時進行する．しかし，真核生物の場合，転写は核内で起こり，mRNAは核から細胞質に移行して，翻訳は細胞質で起こる．したがって，真核生物の転写と翻訳は別々に行われる．

（2）真核生物のmRNAはすべてがモノシストロンであり，また，翻訳は常にAUGから始まる．したがって，真核生物のmRNAにはSD配列が存在しない．

（3）細菌の翻訳開始複合体は70Sであるが，真核生物の場合は80Sである．また細菌も真核生物も翻訳の開始コドンはメチオニンに対応するが，真核生物のメチオニンはホルミル化されていない．

（4）真核生物の翻訳因子には，eukaryoteを表すeを頭に付ける．翻訳の開始因子は細菌に比べて多く，ある種の真核生物では10種類を超える（eIF1〜eIF−10）．

(5) 細菌の EF-Tu と EF-Ts の機能を真核生物では eEF-1 が行い, EF-G の働きは eEF-2 が行う.

(6) 真核生物の eEF-2 には**ジフタミド** diphthamide とよばれる修飾型のヒスチジンが存在する. ジフテリア毒素は eEF-2 を ADP リボシル化して, 真核生物のたん白質合成を特異的に阻害する.

(7) 細菌の翻訳は細胞質で行われるのに対して, 真核生物では粗面小胞体上で行われる. そして, それが分泌性のものであるときは, たん白質は小胞体膜から小胞体内腔に入り, そこで小胞に包まれてエキソサイトーシスによって細胞外に分泌される. また, 場合によってはゴルジ体や他の細胞小器官に輸送されることもある. これらの過程で, 真核生物のたん白質は糖質などが付加されることが多い.

9-4 ゲノムの複製

9-4-1 細菌ゲノムの複製

1 複製開始点

細菌におけるゲノム DNA の複製様式を図 9-11 に示した. DNA 上にはおよそ 300 ヌクレオチドからなる複製開始点 (*ori*) がある. これは細胞質膜に結合している. 複製はこの *ori* を起点として両方向に進行して複製終結点で終了する (図 9-11a). まず *ori* に**トポイソメラーゼ** topoisomerase が働き, DNA のスーパーコイルを巻き戻し, 次いで**ヘリカーゼ** helicase が二本鎖 DNA を開裂する. そして, **安定化たん白質** stabilizing protein がこの開裂状態を一次的に固定することで複製は開始する (図 9-11b).

2 複製の開始 (先導鎖の合成)

DNA の複製は, 親二本鎖 DNA のうちの 3′→5′ 方向の DNA 鎖を**鋳型** template として開始し, 5′→3′ 方向の娘 DNA が連続的に合成される. このような娘 DNA を**先導鎖** leading strand という (図 9-11c).

(1) 先導鎖の合成は, 開裂した 3′→5′ 方向の DNA 鎖を鋳型として, **プライマーゼ** primase が **RNA プライマー** RNA primer (3〜5 ヌクレオチド) を合成することからスタートする.

(2) 次に, この RNA プライマー末端の 3′ OH と親 DNA と相補的なデオキシリボヌクレオチド (dNTP) の 5′ α-リン酸との間でホスホジエステル結合が形成され, 5′→3′ 方向の娘 DNA が伸長する. この反応には **DNA ポリメラーゼⅢ** DNA polymerase Ⅲ (Pol Ⅲ) が関与し, 1 秒間におよそ 1,500 ヌクレオチドからなる DNA が合成される.

3 複製の進行 (遅滞鎖の合成)

先導鎖の合成から少し遅れて, 5′→3′ 方向の親 DNA 鎖を鋳型として 5′→3′ 方向の娘 DNA が不連続的に合成される. このような娘 DNA を**遅滞鎖** lagging strand という (図 9-11c).

(1) まず, 先導鎖の場合と同様に, 開裂した 5′→3′ 方向の DNA 鎖を鋳型として RNA プライマーが合成され, 続いて Pol Ⅲ によって**岡崎フラグメント** Okazaki fragment とよばれる約 2,000 塩基からなる短い DNA 断片が合成される.

(2) 後から合成された岡崎フラグメントが最初の岡崎フラグメントに結合した RNA プライマーに到達すると, 最初の岡崎フラグメントに結合した RNA プライマーが除かれる. これには **DNA ポリメラーゼⅠ** DNA polymerase Ⅰ (Pol Ⅰ) の 5′→3′ エキソヌクレアーゼ exonuclease 活性が関与する.

(3) RNA プライマーが取り除かれた部分に親 DNA と相補的な DNA の合成が起こる. この DNA の合成は**ニックトランスレーション** nick translation とよばれ, この反応も Pol Ⅰ が行う. すなわち, Pol Ⅰ には 5′→3′ エキソヌクレアーゼ活性と DNA ポリメラーゼ活性がある.

(4) 前の岡崎フラグメント 5′ α-リン酸と後の岡崎フラグメント 3′ OH とに **DNA リガーゼ** DNA ligase が作用する. その結果, 両者の間にホスホジエステル結合が形成され, 岡崎フラグメントが連結する. 遅滞鎖は全体として 3′→5′ 方向に複製が進行するようにみえるが, これは 5′→3′ 方向に合成された岡崎フラグメン

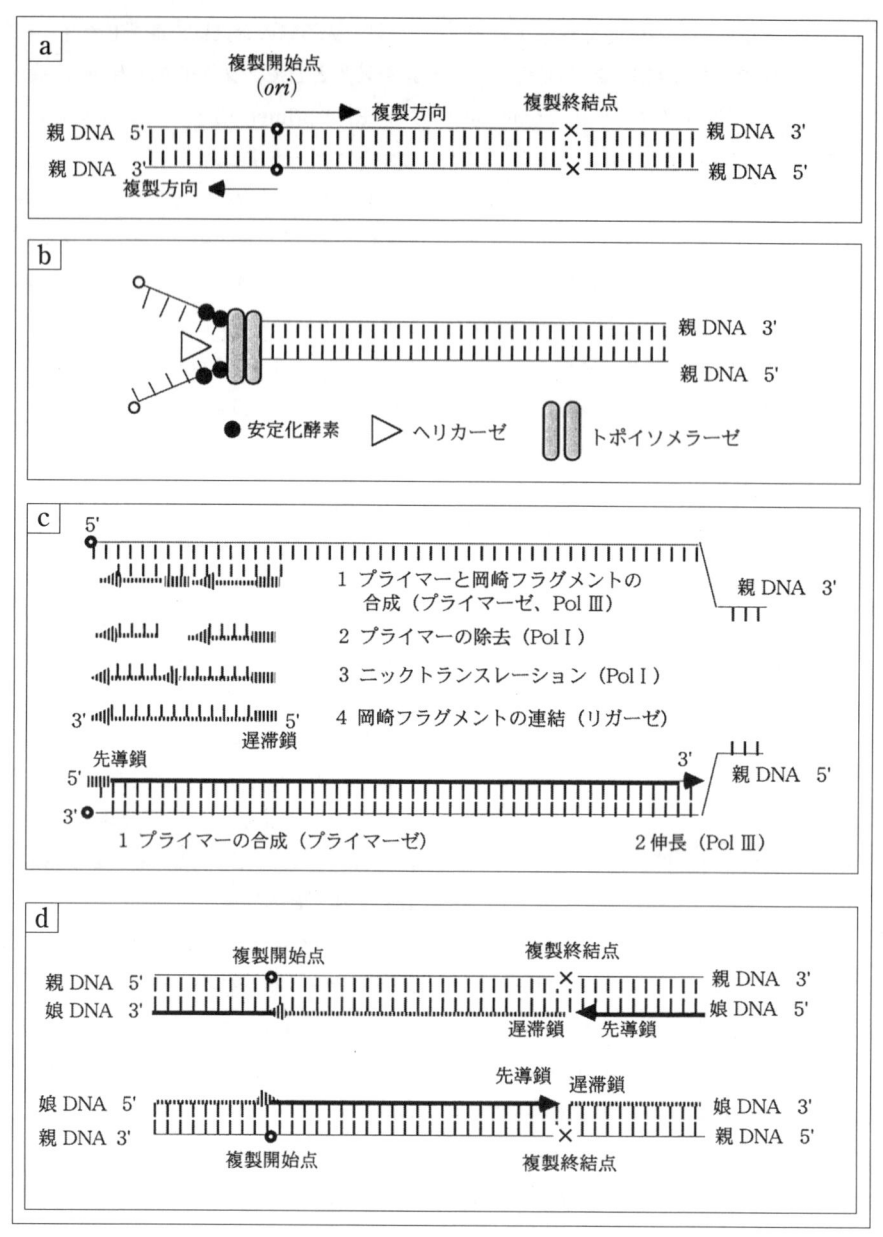

図 9-11　DNA の複製

トが連結されたものである．

4　複製の完了（遅滞鎖と先導鎖との結合）

　先導鎖と遅滞鎖の岡崎フラグメントの合成は複製終結点において終了し両鎖は連結する（図 9-11d）．これは遅滞鎖での岡崎フラグメント同士の連結と同様なメカニズムで行われる．まず，遅滞鎖の岡崎フラグメントと先導鎖の合成が複製終結点で停止すると，遅滞鎖の RNA プライマーの除去とニックトランスレーションが Pol I によって行われる．次に DNA リガーゼによって岡崎フラグメントと先導鎖とが連結すると遅滞鎖と先導鎖とが連結する．同様なことは複製開始点で起こって，遅滞鎖と先導鎖との連結は既に完了している．複製によってできた二本鎖 DNA のうちの一本鎖は常に親 DNA に由来したものである．このような複製様式を **半保存的複製** semiconservative replication という．

9-4-2 プラスミドの不和合性

2種類のプラスミドが同一の宿主細胞内で安定に共存できるような性質をプラスミドの**和合性** compatible といい，反対に共存できないような性質を**不和合性** incompatible という（図9-12）．不和合性のプラスミドは両者の複製様式が互いに似通っている．そのために，プラスミドのコピー調節因子が自身だけでなく他方の複製調節にも影響を与え，それぞれのプラスミドに特別な選択圧が存在しない場合は，どちらかが細胞分裂中に脱落する．腸内細菌科の細菌を宿主とするプラスミドは不和合性によって多くの種類に分類される（第2編，7-3-1参照）．

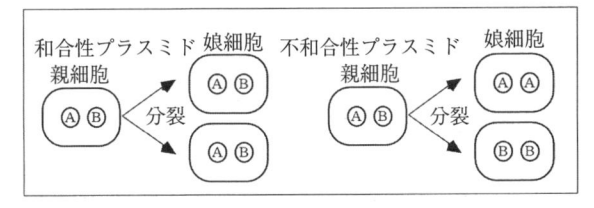

図9-12 プラスミドの不和合性

9-4-3 真核生物ゲノムの複製

真核生物におけるゲノムの複製は，それに関わる因子が多く，また真核生物の染色体ゲノムはクロマチン構造をとるなど細菌に比べて複雑であるが，基本様式は細菌と同じで半保存的複製をする．細菌のDNA複製に要する時間は通常の細菌ではおよそ20分である．ゲノムサイズは複製に要する時間を決める1つの因子になる．真核生物のゲノムサイズは細菌に比べて大きいので，当然複製時間も長くなる．たとえば，*Escherichia coli* 大腸菌のゲノム全長は1.3 mmであり，ヒトの染色体中の平均ゲノム長は50 mmである．したがって，ヒトの各染色体ゲノムの複製に要する時間はおよそ13時間（50 mm / 1.3 mm × 20分）と計算されるが実際には数時間である（8-3-1参照）．ヒト以外の真核生物の染色体DNAの複製時間もおよそこの程度であり，ゲノムサイズから計算される複製時間よりは短い．これは真核生物のDNAには複数の複製開始点をもつことが理由の1つ

と考えられているが，複製に要する時間のほとんどは複製の準備に費やされるのであって，ゲノムの長さには依存しないという考えもある．

9-5 ウイルスゲノムの転写，翻訳，複製

細菌と同様に，ウイルスがもつ遺伝子の数はそのゲノムサイズに比例している．ウイルスのうち，*Poxviridae* ポックスウイルス科のvaccinia virus ワクシニアウイルスは例外的に多くの遺伝子をもつ（192個）．しかし，その他のものは数個または20～30個の遺伝子しかもたず，これらにはエネルギー産生，物質代謝，たん白質合成に関わる遺伝子はまったく存在しない．また自前のDNAポリメラーゼやRNAポリメラーゼをもたないウイルスも少なくない．したがって，その転写と複製因子は宿主細胞に大きく依存し，また翻訳因子は宿主のものをそのまま利用する．以下，simian virus 40 SV40 ウイルス（DNAウイルス），poliovirus ポリオウイルス（＋鎖RNAウイルス），chicken leukosis virus ニワトリ白血病ウイルス（＋鎖RNAウイルス），influenza virus インフルエンザウイルス（－鎖RNAウイルス），Rous sarcoma virus ラウス肉腫ウイルス（*Retroviridae* レトロウイルス科）の転写，翻訳，複製の概要を述べる．

9-5-1 DNAウイルス（SV40ウイルス）

SV40ウイルス（40番目に分離されたサルのウイルスsimian virus, *Papovaviridae* パポーバウイルス科）のゲノムは5,234塩基からなる二本鎖で環状のDNAである．5個の遺伝子をもち，複製と転写の補助因子（large T抗原，small T抗原）と3種のカプシドたん白質（VP1, VP2, VP3）をコードする．遺伝子にはイントロンとエキソン領域が存在する．複製は複製開始点から両方向へ進行する（図9-13）．

SV40ウイルスはDNA依存RNAポリメラーゼ（RNAポリメラーゼ）もDNA依存DNAポリメラーゼ（DNAポリメラーゼ）ももたず，転写および複製はどちらも宿主のRNAおよびDNA合成系を利用する．ウイルスは

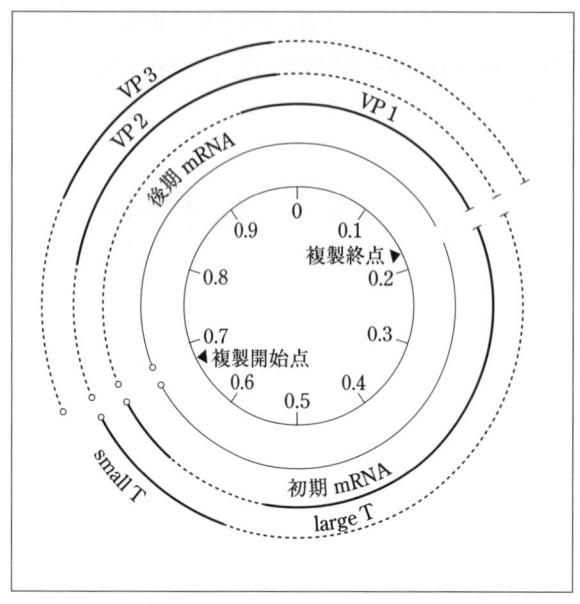

図9·13 SV40のゲノム構造

初期の転写・翻訳→複製→後期の転写・翻訳を経て増殖する．

　ウイルスゲノムは宿主のRNAポリメラーゼ（RNAポリメラーゼII）によって初期転写が起こる．DNAゲノムから転写された1本の前駆体mRNAは5´末端にキャップ構造，また3´末端にポリAテールが付加された後，細胞質に移行する過程でプロセッシングとスプライシングを受けて大小2種類のmRNAに成熟し，それぞれからlarge T抗原とsmall T抗原が翻訳される．

　このうちのlarge T抗原が宿主のDNAポリメラーゼの補助因子として働く．small T抗原は複製の効率をあげる因子であり，複製に必須なものではない．先導鎖および遅滞鎖の合成には，それぞれ宿主のDNAポリメラーゼδおよびαが関わる．

　複製が終了すると後期転写が始まる．複製開始点にはDNAの複製のみならず転写の開始と転写のエンハンサー領域が存在し，後期転写でも前駆体mRNAは，キャップ構造とポリAテールが付加された後に，プロセッシングとスプライシングを受けて成熟したmRNAからはVP1，VP2，VP3からなるカプシドたん白質が翻訳される．これらは核に移行してゲノムDNAを包み，ウイルス粒子が完成する．

　DNAウイルスの中でPoxviridaeポックスウイルス科は多くの点で例外的である．これはRNAポリメラーゼをゲノムにコードし，また自前のDNAポリメラーゼを使用して複製を行う．そして，DNAウイルスの多くは複製と転写および粒子の形成は宿主の核で行うが，ポックスウイルス科はこれらすべてを細胞質で行う．なお，DNAポリメラーゼの宿主依存性はPapovaviridaeパポーバウイルス科（SV40やhuman papilloma virusヒトパピローマウイルスなど）やParvoviridaeパルボウイルス科（human parvovirus B19ヒトパルボB19ウイルスなど）が例外的に宿主のものを利用し，それ以外のウイルスはゲノムにコードしている．

9-5-2　RNAウイルス

　RNAウイルスはそのゲノムを鋳型としてRNAを合成して増殖する．しかし，宿主細胞はRNAからRNAを合成する系をもたない．したがって，RNAウイルスはその転写と複製のためにRNA依存RNAポリメラーゼ（RNA合成酵素）をゲノムにコードしたり，粒子中に内蔵したりしている．

　RNAウイルスはゲノムRNAそのものがmRNAとして機能しうるプラス鎖（＋鎖 positive strand）ウイルスと，ゲノムを一度これと相補的なRNAとしてそれをmRNAとして機能させるマイナス鎖（－鎖 negative strand）ウイルスに大別される（図9-14）．

　Picornaviridaeピコルナウイルス科（poliovirusポリオウイルスなど）などの＋鎖ウイルスは，感染後にまずそのゲノムをmRNAとしてRNA合成酵素を翻訳する．そして，この酵素を用いて－鎖を合成し，さらにこれを鋳型として＋鎖のゲノムRNAを複製する．一方，Orthomyxoviridaeオルソミクソウイルス科（influenza virusインフルエンザウイルスなど）などの－鎖ウイルスは，それ自体はmRNAとなることはできないが，その代わりにRNA合成酵素を始めから粒子に内蔵しており，これを用いてまずゲノムに相補的な＋鎖を合成する．そして同じ酵素を用いて，この＋鎖から－鎖のウイルスゲノムを複製する．

　このように＋鎖ウイルスはRNA合成酵素をウイルス粒子中にもたず，精製されたゲノムが細胞に人工的に注入（トランスフェクション）されたときにそれ単独でウイルス粒子を産生することのできる，このようなウイル

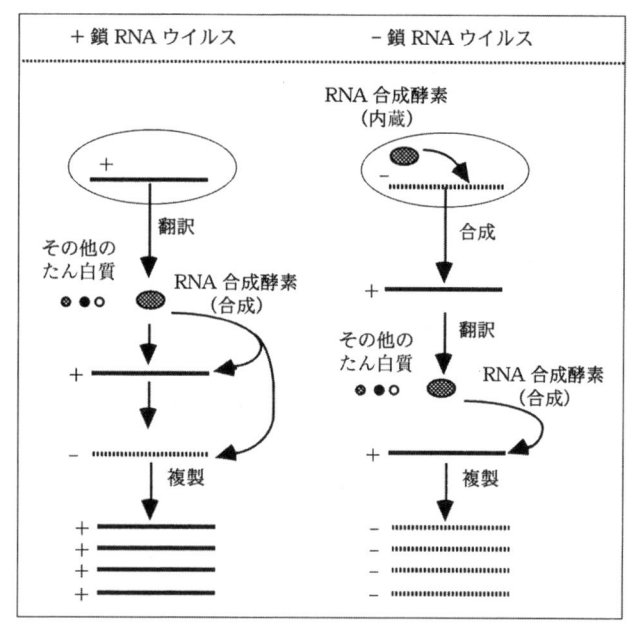

図9-14 ＋鎖と－鎖ウイルスのRNA合成酵素

スゲノムを**感染性核酸** infectious nucleic acid という．－鎖ウイルスのゲノムは感染性核酸にならない．

Retroviridae レトロウイルス科は特異な＋鎖のRNAウイルスである．このウイルスは粒子に内蔵するRNA依存DNAポリメラーゼ（逆転写酵素）を用いてゲノムRNAを一度二本鎖DNAに逆転写し，さらにこれを宿主のDNAに組み込ませてプロウイルスとする．そして，その後に宿主細胞の転写と翻訳系を利用してウイルスを増殖させる．

1 ＋鎖RNAウイルス（ポリオウイルス）

poliovirus（*Picornaviridae*）のゲノムは7,440塩基からなる直鎖状の一本鎖であり，7個の遺伝子が存在する．その5′末端には，＋鎖および－鎖の合成反応の開始に関わるたん白質（Vpg）が共有結合し，3′末端にはポリAテールをもつ．この間にRNA合成酵素（Pol），プロセッシング酵素（Pro），カプシドたん白質（VP1〜VP4）の他に，機能不明のたん白質（X）をコードしている．5′末端にはキャップ構造をもたない（図9-15）．

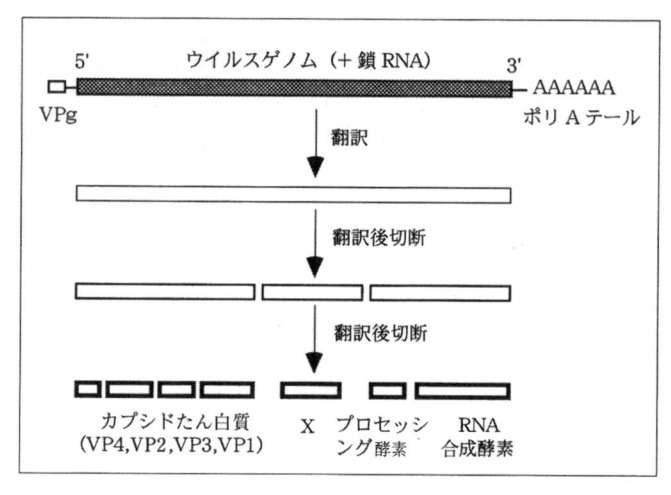

図9-15 ポリオウイルスのゲノム構造と翻訳後切断

ゲノムからは一度に1本の大きなポリペプチド鎖が翻訳された後，これは自身のプロセッシング酵素によってそれぞれのたん白質に成熟する．このようなたん白質の成熟過程を**翻訳後切断**という．すなわち，poliovirusのゲノムmRNAはポリシストロンであり，DNAウイルスのようにmRNAの段階でのプロセッシングとスプライシングは受けない．poliovirusの感染が進行すると，宿主mRNAの翻訳は徐々に停止する．これはキャップ構造に結合して翻訳反応に関わる宿主のeIF-4Fがウイルスのプロセッシング酵素によって分解されることによる．poliovirusの転写，翻訳および複製，また粒子の形成はすべてが宿主細胞の細胞質で行われる．

2 －鎖RNAウイルス（インフルエンザウイルス）

influenza virusのゲノムは，13,588塩基からなる直鎖状の一本鎖であり，10個の遺伝子をもつ．このウイルスが属する*Orthomyxoviridae*オルソミクソウイルス科や*Bunyaviridae*ブニアウイルス科（Crimean-Congo hemorrhagic virusクリミア・コンゴ出血熱ウイルスなど）または*Arenaviridae*アレナウイルス科（Lassa fever virusラッサ熱ウイルス）の特徴は分節ゲノムをもつことである．

インフルエンザウイルスはゲノムサイズの大きい順に第1～第8の分節ゲノムをもつ（表9-3）．第1分節から第6分節まではそれぞれが1種ずつのたん白質をコードし，第7および第8分節はともに2種類のたん白質をコードする．このうち，PB2，PB2，PAの3つがRNA合成酵素であり，これらはウイルス粒子中ですべての分節ゲノムに結合している．

RNA合成酵素によって合成した＋鎖RNA（mRNA）の5´末端にはキャップ構造を，また3´末端にはポリAテールが付加されている．このキャップ構造は，宿主の前駆体mRNAのキャップ構造領域を切り出してそれをプライマーとしてmRNAを合成したものであり，この切り出し反応にはウイルスのRNA合成酵素がもつエンドヌクレアーゼ活性に依存している．

－鎖RNAウイルスでは＋鎖RNAウイルスでみられたような翻訳後切断は起こらない．また他のRNAウイルスとは異なり，インフルエンザウイルスゲノムの転写と複製，またウイルス粒子の形成はすべてが宿主細胞の核で行われる．

3 ＋鎖RNAウイルス（ニワトリ白血病ウイルス）

avian leukosis virusニワトリ白血病ウイルス（ALV，*Retroviridae*レトロウイルス科）のゲノムは，7,286塩基からなる直鎖状の一本鎖であり，4個の遺伝子*gag, pro,*

表9-3 A型インフルエンザウイルスの分節ゲノム

分節ゲノム		mRNA	たん白質	
分節番号	塩基数	塩基数[1]	名称	機能
1	2,341	2,320	PB 2	RNA合成酵素
2	2,341	2,320	PB 1	RNA合成酵素
3	2,233	2,211	PA	RNA合成酵素
4	1,778	1,757	HA	赤血球凝集素
5	1,565	1,540	NP	カプシドたん白質
6	1,413	1,392	NA	ノイラミニダーゼ
7	1,027	1,005	M1	マトリックスたん白質
		316	M2	マトリックスたん白質
		276	――[2]	
8	890	868	NS1	mRNAの核から細胞質への移行 mRNAの安定化
		395	NS2	M1と結合してマトリックスを形成

[1] ポリAテールを除いた値．
[2] mRNAは同定されているが，たん白質は未同定．

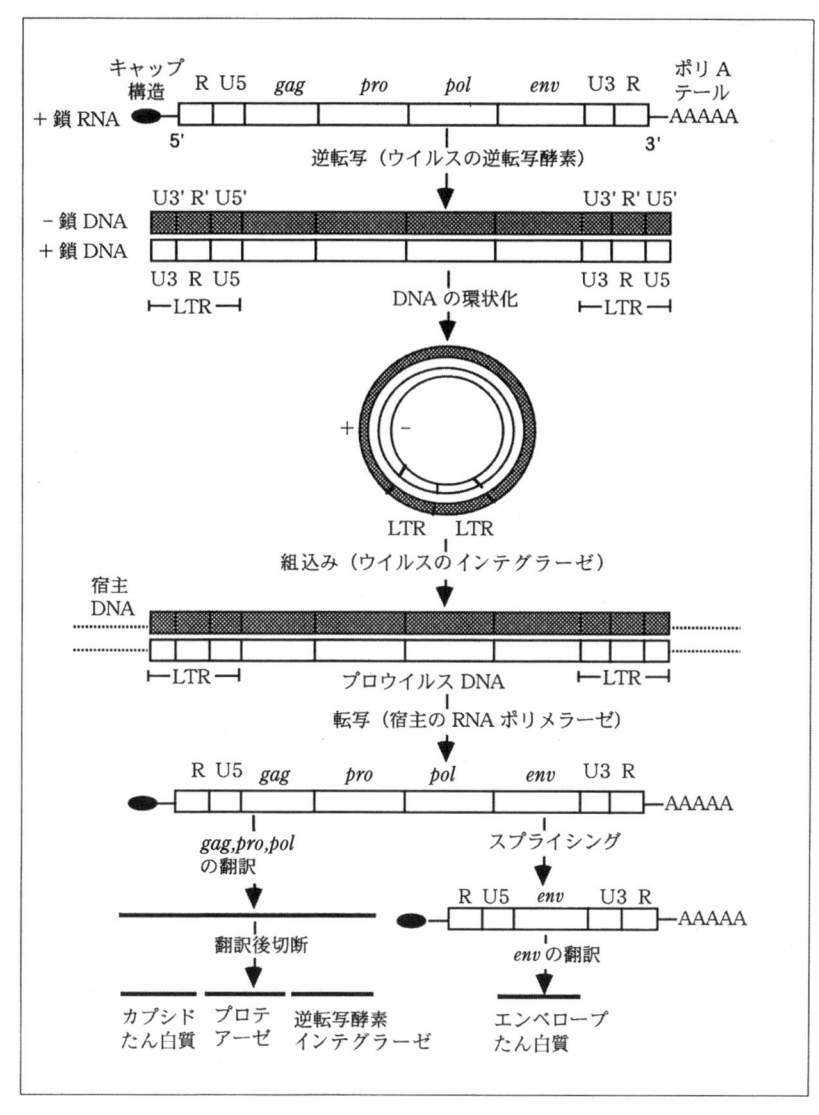

図9-16 レトロウイルスゲノムの転写と翻訳

pol, env をもつ（図9-16）．このうち，gag 遺伝子は内部コアたん白質をコードし，pro 遺伝子は gag-pro-pol 遺伝子産物として翻訳される前駆体たん白質の切断に働く．pol 遺伝子は逆転写酵素とインテグラーゼをコードする．また，env 遺伝子はエンベロープたん白質をコードしている．これらの遺伝子の両端には同方向反復配列（R）とそれに隣接してユニークな配列（U5；5'末端，U3；3'末端）があり，さらに5'末端と3'末端にはそれぞれキャップ構造とポリAテールが付加している．

ALV は感染後，ゲノム RNA からウイルス二本鎖 DNA を合成する．これにはウイルスゲノムを鋳型とし，ウイルス粒子が内蔵している逆転写酵素が使われる．まず，U5 の3'側に結合している tRNA をプライマーとして，U5 から R に向かって5'→3'方向に-鎖 DNA の合成を開始する．ゲノム上の tRNA 結合部位をプライマー結合部位（PB）という．R の逆転写が終わると，この U5-R RNA 領域は逆転写酵素自身がもつエンドヌクレアーゼ（RNase H）によって分解される．すると，逆転写酵素は3'末端の U3 に結合（第1回目のジャンプ）して，ここから再び5'→3'方向に-鎖 DNA の合成を元の位置まで続けて一本鎖 DNA の合成が終了する．

次は，この-鎖 DNA を鋳型として+鎖 DNA の合成

が行われるが，これにも逆転写酵素が使われる．またそのプライマーは－鎖 DNA の U3′ 部位に残した tRNA である．この部位から今度は逆に U3 → R → U5 の方向に PB まで DNA 合成が進むと，逆転写酵素は－鎖 DNA 上の PB′ に結合（第 2 回目のジャンプ）して，ここから再び＋鎖 DNA の合成を続ける．このような複雑な過程を経て DNA 合成が進むと，合成が完了した二本鎖 DNA の両端には U3-R-U5 という長い同方向反復配列 long terminal repeat（LTR）が新たに生じることになる．

次いで，この直鎖状 DNA は両端の LTR が結合して環状の二本鎖 DNA となった後で，逆転写酵素がもつインテグラーゼの作用により，宿主 DNA に組み込まれて**プロウイルス** provirus となる．

ウイルスゲノムの転写には，プロウイルス DNA を鋳型として宿主の RNA ポリメラーゼⅡ（PolⅡ）を利用する．プロウイルス DNA の LTR には転写のプロモーターとエンハンサーがあり，PolⅡがこのプロモーターに結合すると 5′ 側の R から 3′ 側の R までが RNA として合成され，その後でこの 5′ 末端にはキャップ構造が，3′ 末端にはポリ A テールが付加される．またエンハンサーはプロモーターへの PolⅡ の結合を高める．この RNA は，一方ではそのままウイルスゲノムとして使用され，他方では mRNA として翻訳される．

翻訳は 2 通りの方法で行われる．1 つは gag-pro-pol 領域から 1 本の前駆体ポリペプチド鎖として翻訳された後で，これを翻訳後切断によって，機能をもつカプシドたん白質，プロテアーゼ，逆転写酵素インテグラーゼにプロセッシングするものである．もう 1 つは，プロセッシングによって mRNA から gag-pro-pol 領域を取り除き，さらにスプライシングによって env 領域のみをもつ mRNA として，これからエンベロープたん白質を翻訳するものである．

このように，ALV をはじめとしたレトロウイルスは＋鎖 RNA ウイルスの特徴であるたん白質の翻訳後切断を行い，また DNA ウイルスと同様に mRNA のスプライシングの両方を行っているウイルスである．レトロウイルスゲノムの転写と複製は宿主細胞の核で行われ，ウイルス粒子の形成は細胞質で行われる．

9-6 突然変異

遺伝子の塩基の変化を**突然変異** mutation, spontaneous mutation という．突然変異は生物が遺伝子型の多様性を獲得する基本的な方法である．突然変異が起こる原因は，大きく 2 つに分けられる．1 つは，DNA の複製中に起こるものであり，これを**自然突然変異** natural mutation という．もう 1 つは**誘導突然変異** induced mutation とよばれるものであり，誘導突然変異を誘発する因子（化学物質や紫外線，γ線，X 線など）を**変異原** mutagen という．

9-6-1　自然突然変異

1　自然突然変異の種類

自然突然変異の種類を図 9-17 に示した．突然変異のうち，塩基の置換によって mRNA のコドンが変化してアミノ酸の置換が起こるようなものを**ミスセンス変異** missense mutaion，たん白質の合成が停止するようなものを**ナンセンス変異** nonsense mutation という．また，塩基の付加や欠失によってコドンの読みとり枠がずれるような変異を**フレームシフト変異** frameshift mutation という．塩基の付加または欠失が起こった場合，その部位から下流の遺伝子に対応するアミノ酸配列が同時に変化する場合が多い．これを**極性効果** polar effect という．

塩基置換による突然変異は，トランジションとトランスバージョンに分類される．**トランジション**（塩基転位）transition とは，プリンとプリン間の塩基置換（A → G, G → A），またはピリミジンとピリミジン間の塩基置換（T → C, C → T）をいう．一方，プリンからピリミジンへの塩基置換（A → C, A → T, G → T, G → C），またはピリミジンからプリンへの塩基置換（C → A, C → G, T → G, T → A）を**トランスバージョン**（塩基転換）transversion という．すなわち，トランジションでは 4 種類の塩基置換が，トランスバージョンでは 8 種類の塩基置換が起こりうる．

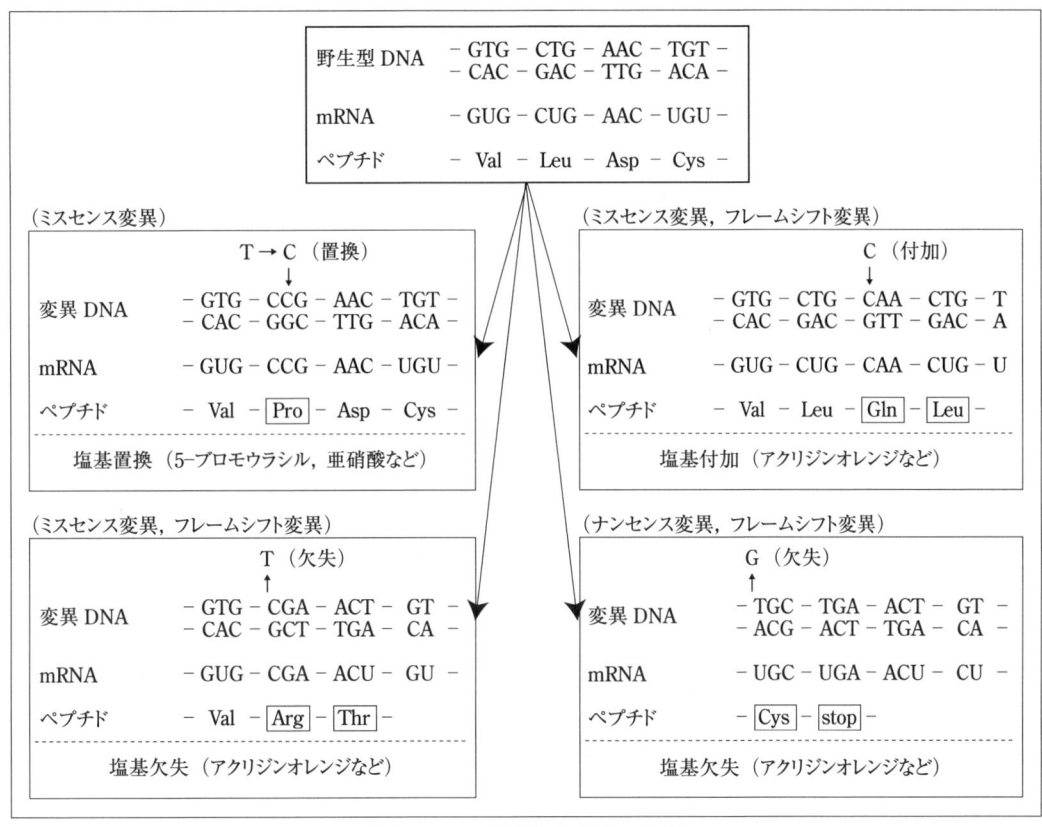

図9-17 自然突然変異の種類

野生型DNA
- GTG - CTG - AAC - TGT -
- CAC - GAC - TTG - ACA -

mRNA - GUG - CUG - AAC - UGU -

ペプチド - Val - Leu - Asp - Cys -

（ミスセンス変異）

T → C（置換）

変異DNA
- GTG - CCG - AAC - TGT -
- CAC - GGC - TTG - ACA -

mRNA - GUG - CCG - AAC - UGU -

ペプチド - Val - [Pro] - Asp - Cys -

塩基置換（5-ブロモウラシル，亜硝酸など）

（ミスセンス変異，フレームシフト変異）

C（付加）

変異DNA
- GTG - CTG - CAA - CTG - T
- CAC - GAC - GTT - GAC - A

mRNA - GUG - CUG - CAA - CUG - U

ペプチド - Val - Leu - [Gln] - [Leu] -

塩基付加（アクリジンオレンジなど）

（ミスセンス変異，フレームシフト変異）

T（欠失）

変異DNA
- GTG - CGA - ACT - GT
- CAC - GCT - TGA - CA

mRNA - GUG - CGA - ACU - GU

ペプチド - Val - [Arg] - [Thr] -

塩基欠失（アクリジンオレンジなど）

（ナンセンス変異，フレームシフト変異）

G（欠失）

変異DNA
- TGC - TGA - ACT - GT -
- ACG - ACT - TGA - CA -

mRNA - UGC - UGA - ACU - CU

ペプチド - [Cys] - [stop] -

塩基欠失（アクリジンオレンジなど）

たん白質のアミノ酸配列は遺伝子の塩基配列によって決定されているので，突然変異による**遺伝子型** genotype の変化は**表現型** phenotype（たん白質などの形質）を変化させる場合が多い．しかし，たん白質をコードしていない部分の突然変異やアミノ酸の置換に影響しない突然変異，またはアミノ酸の置換がたん白質の表現型に影響しないような突然変異もある．このような突然変異を**サイレント変異** silent mutation という．また，生じた変異がその遺伝子の本来の機能を完全に抑えず，ある程度の野生株の表現型が残っているような突然変異を**リーキー変異** leaky mutation という．さらに，一定の条件下でのみ表現型に影響を与えるような突然変異もあり，このような変異を**条件致死変異** conditionally lethal mutation という．

突然変異体の表現型が野生型に戻るような突然変異を**復帰変異** reversion という．復帰変異は2つのメカニズムで起こる．第1はDNAの塩基配列が正確に野生型に戻る場合である．第2は突然変異部位とは異なった部位にもう一度突然変異が起こることで表現型が元に戻る場合であり，これを**サプレッサー変異** supressor mutation という．

2 塩基の脱アミノ反応または互変異性体による突然変異

シトシン（C）は**脱アミノ反応** deamination を起こすとウラシル（U）に変化する（図9-18a）．この反応がグアニンと結合したシトシンに起こると，G::C 対がG::U（脱アミノ化したシトシン）対となり，1回の分裂後にはその娘細胞にはこのウラシル（U）に対してアデニンが結合した A::U 対をもった DNA が現れる．そしてこの細胞がさらに複製と分裂を繰り返すと A::T 対をもった細胞が増えてくる．同様に，5-メチルシトシン（MeC）が脱アミノ反応を受けるとチミン（T）に変化する．したがって，G::MeC 対の5-メチルシトシンが脱アミノ化されると G::T 対となり，次の複製ではこのチミンに対してアデニンが結合するために A::T 対をも

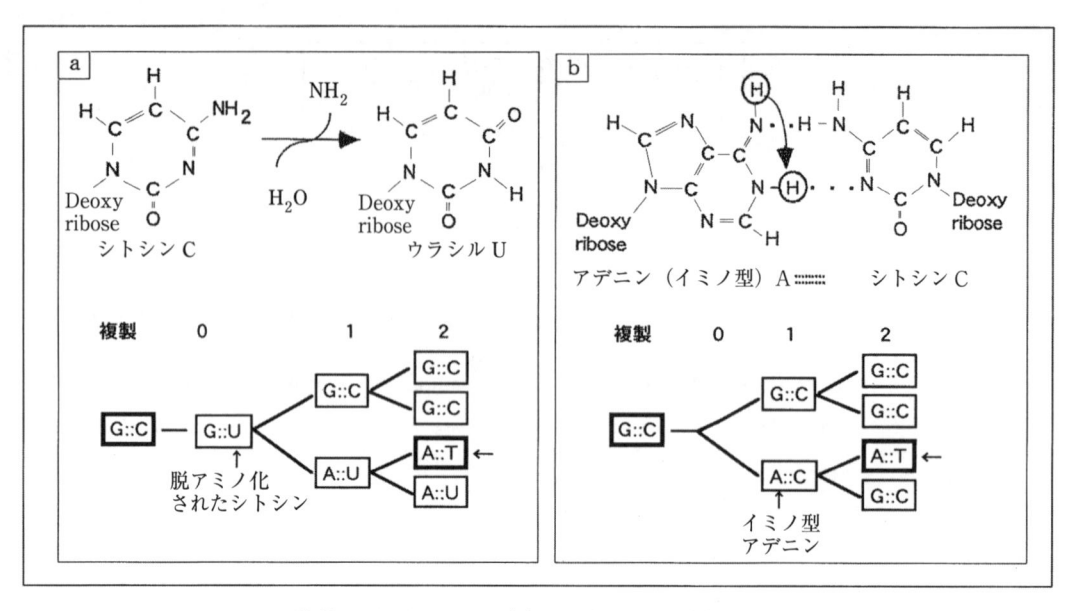

図9-18 塩基の脱アミノ反応（a），互変異性体（b）による突然変異

った細胞が出現する．このように，シトシンや5-メチルシトシンに対する脱アミノ反応はG::C対をA::T対に変異させてトランジションを起こす．

ある有機化合物が2種の異性体として存在し，それらが急速に変換しうる場合，この現象を**互変異性** tautomerism といい，そのおのおのの異性体を**互変異性体** tautmer とよぶ．互変異性体間の変換は水素原子の結合位置が変わることによって起こる場合が多い．アデニン（A）のイミノ型互変異性体はシトシン（C）と塩基対を形成できる（図9-18b）．したがって，G::C対をもったDNAが複製している途中にシトシンに対してイミノ型アデニンが結合する場合があり，G::C対以外にA（イミノ型アデニン）::C対が形成される．そしてこのA::C対からA::T対が形成される．同様に，チミン（T）のエノール型互変異性体はグアニンと結合でき，G::C対をもったDNAの複製中にグアニンに対してエノール型チミンが相補的に結合するとG::T対が形成し，これを鋳型として娘細胞にはA::T対をもった細胞が現れる．このようにイミノ型アデニンやエノール型チミンは，G::C対をA::T対に変異させてトランジションを起こす．

9-6-2　誘発突然変異

1　化学変異原

代表的な化学変異原を図9-19に示した．化学変異原には，(1) **塩基類縁体** base analogue の一種であり，複製の過程で正規の塩基の代わりに取り込まれて娘鎖にトランジションを起こすもの（5-ブロモウラシル（5-BU）や2-アミノプリンなど），(2) 既にDNAに取り込まれている塩基の化学構造を変化させてトランジションを起こすもの（亜硝酸，ヒドロキシルアミン，エチルメタンスルホン酸など．エチルメタンスルホン酸はトランスバージョンも起こす），(3) 複製の過程で塩基の付加または欠失によりフレームシフト変異を起こすもの（アクリジンオレンジやプロフラビンなど）に分類される．

例えば，5-BUのケト型は最初の複製でチミンの代わりにアデニンと塩基対を形成する（A::5-BU）．この5-BUはエノール型に互変異性して2回目の複製時にグアニンと塩基対を形成し（G::5-BU），このグアニンは3回目の複製時にシトシンと結合する（G::C）．このように3回目の複製が終わった時点で娘鎖にG::C対が形成される．亜硝酸はアデニンをヒポキサンチン（ヒポキサンチンはシトシンと結合できる）に，シトシンをウラシル（ウラシルはアデニンと結合できる）に化学変化

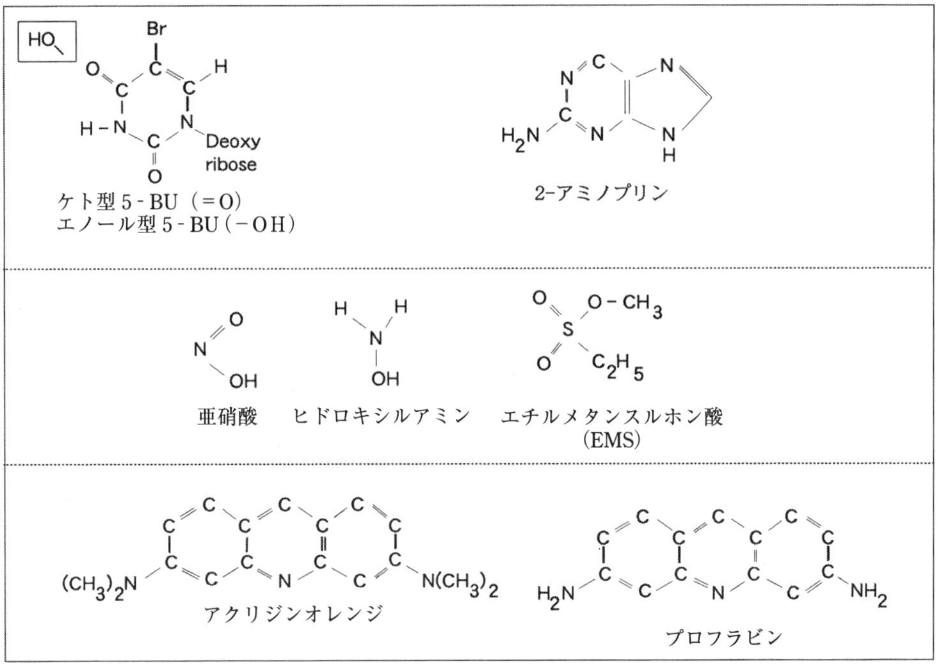

図9-19 化学変異原

- ケト型5-BU（=O）
- エノール型5-BU（-OH）
- 2-アミノプリン
- 亜硝酸
- ヒドロキシルアミン
- エチルメタンスルホン酸（EMS）
- アクリジンオレンジ
- プロフラビン

させる．その結果，次の複製時にはそれぞれのDNA上のアデニンはシトシンに，シトシンはアデニンに変化する．また，アクリジンオレンジやプロフラビンなどは，塩基配列のA::T結合の間に分子が挿入されることによりフレームシフト変異を起こす．

2 物理変異原

突然変異の原因になるイオン波や電磁波には波長によって，(1) ^{60}Coや^{137}Csなどの**γ線**（波長；$10^{-8} \sim 10^{-3}$nm），**X線**（波長；$10^{-3} \sim 1$ nm），(2) **紫外線**（波長；$2 \sim 4 \times 10^2$ nm）がある．これらは物理的にDNAに構造変化を起こしてDNAの複製そのものを停止させる働きがあり，滅菌剤にも利用される．イオン波であるγ線とX線では，X線の方に強い変異原性の強いがある．また，電磁波のうち，DNAは254 nmの紫外線を最もよく吸収する．紫外線の影響を受けやすい塩基はチミンであり，塩基配列中で隣り合って存在するチミンは，紫外線の照射によって**チミン二量体** thymine dimerを形成する．その結果，DNAのラセン構造にひずみが生じてA::T対の水素結合が切断されるために，DNAの複製はそこで停止する．

9-6-3 突然変異の修復

DNAの突然変異は自然突然変異や誘導突然変異または複製過程での鋳型DNAの読み間違いなどによって起こるが，生物は種々の方法でそれを修復する．複製過程での突然変異の修復法には，(1) 娘DNAの誤った塩基をDNAポリメラーゼIII（Pol III）の3´→5´エキソヌクレアーゼ活性によって切りだして再び複製を再開する**プルーフリーディング** proof readingによる修復，また，(2) プルーフリーディングで修復できなかった場合は，**ミスマッチ修正酵素** mismatch correcting enzymeによってミスマッチを含むDNAフラグメントを切りだした後，その領域をDNAポリメラーゼI（Pol I）によってニックトランスレーションする**ミスマッチ修復** mismatch repairなどがある．

紫外線照射によるチミン二量体の修復には，(1) 350～500 nmの青色光（可視光）によって活性化された光回復酵素による**光回復**，(2) RecAたん白質などが関与して起こる無傷DNA領域との**組換え修復**，(3) チミン二量体と任意の塩基で塩基対を形成して複製を無理矢理に進める**SOS修復**などがある．紫外線による突然変異

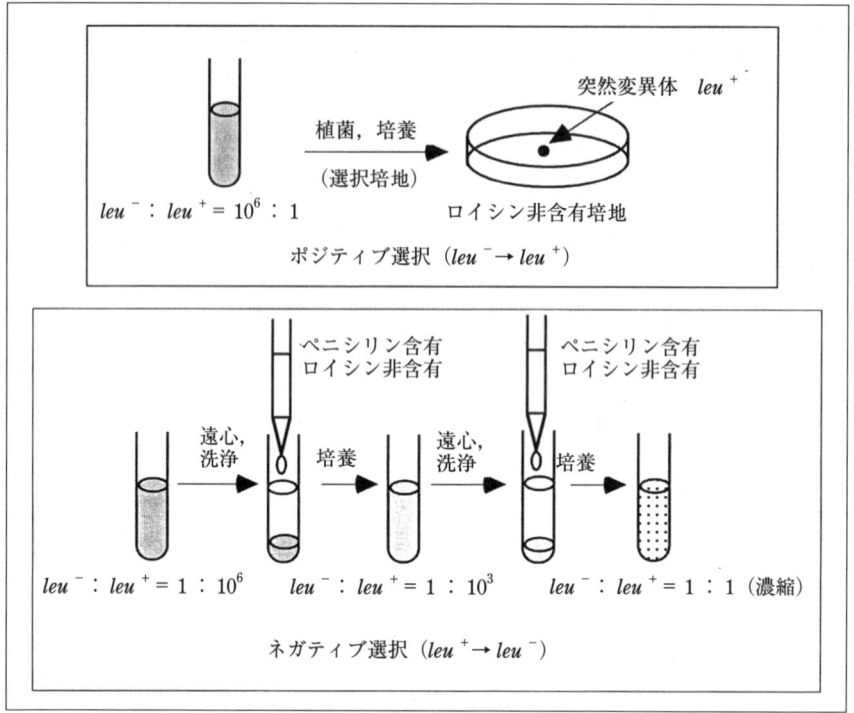

図9-20 突然変異体の選択法

ポジティブ選択：ロイシン要求株（leu^-）と野生株（leu^+）が10^6：1の割合で混じっている培養液をロイシンを含まない寒天培地に塗布して培養すると，leu^+株のみが増殖してコロニーを形成する．

ネガティブ選択：leu^-株とleu^+株が1：10^6の割合で混じっている培養液を遠心，洗浄して得た沈渣にペニシリンを含みロイシンを含まない液体培地を加えて培養すると，leu^+株は増殖するが，leu^-株は増殖しない．この時，leu^+株はペニシリンによって殺菌され，leu^-株は殺菌されない．この操作を繰り返すと，leu^-株が徐々に濃縮され，最後にはleu^-株のみが生残る．

は，主にSOS修復が原因になる．

9-6-4 突然変異体の選択

多数の親株菌の中から少数の**突然変異体** mutant を選び出すためには，どのようなタイプの変異体を選択するかによって，**ポジティブ選択** positive selection または**ネガティブ選択** negative selection とよばれる方法を使い分ける（図9-20）．例えばロイシン要求株 leu^- からロイシン非要求株 leu^+ など栄養要求性株から栄養非要求性株を選択する場合などにはポジティブ選択法が適用される．逆に leu^+ 株から leu^- 株などのように強者から弱者を選択する場合には，**ペニシリンスクリーニング** penicillin screening などを併用したネガティブ選択法が適用される．

9-6-5 エイムス試験

変異原の有する突然変異誘導能を**変異原性** mutagenicity という．変異原のほとんどはがんを誘導する能力，すなわち**癌原性** carcinogenicity を有している．反対に，癌原性を有するほとんどのものは変異原性を示す．したがって，変異原性の有無は同時にがん原性の有無の指標になる．**エイムス試験** Ames test は変異原の検出のために用いられる試験法である（図9-21）．この試験法は，*Salmonella* Typhimurium ネズミチフス菌の his^- 株（ヒスチジンの合成ができない変異株）を試験菌株として用い，この菌株が変異原の存在下で His^+ 型（ヒスチジン非要求性）に復帰変異することを利用するものである．この試験菌株は，his^- 変異の他にも rfa^-（リポ多糖の変異，透過性の増強）や $uvrB^-$（修復機能の変異，変異の増強）を有し，またプラスミド（変異の増強）を保

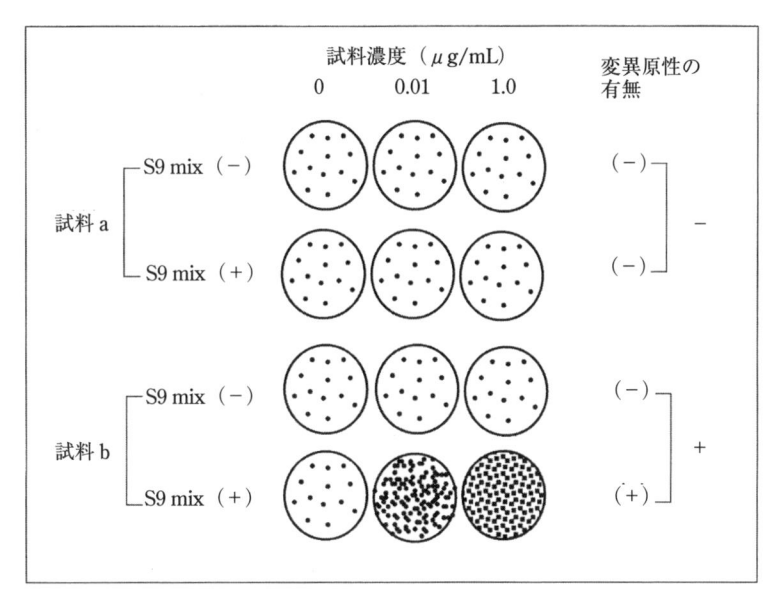

図9-21 エイムス試験
試料aはS9 mixの添加，非添加に関わらず変異原性が認められない．試料bはS9 mixの非添加では変異原性は認められないが，S9 mixの添加によって変異原性が出現する．すなわち，試料aは医薬品として用いられる可能性があるが，試料bはこの段階で医薬品としての開発が断念される．

有している．

エイムス試験では，試料を試験菌株に加えて保温した後で，それを軟寒天培地（微量のヒスチジンを加えておく）と混合してから寒天培地上に注いで培養する．試料には，そのものにはがん原性がなくても，肝臓などで代謝されたもの（代謝産物）ががん原性を示すものも存在する．そのような物質を検出するために **S9 mix** を添加した試験も同時に行う．S9 mix とは，S9 画分（あらかじめフェノバルビタールおよび5,6-ベンゾフラボンを投与しておいたラットの肝臓を破砕し 9,000 × g，10 分間遠心して得た上清，すなわちミクロソーム画分）に補酵素（NAD，FAD など）を加えたものである．一定の濃度の範囲でS9 mix の非添加，添加にかかわらず，変異原性を示さないものをエイムス試験陰性とする．

9-7　DNAの移行

細菌は，突然変異の他に，外来の DNA を取り込むことによっても遺伝子型を変化させることができる．このような外来 DNA の取込み法は，そのメカニズムによって形質転換，形質導入，接合，および転位に分類される（図9-22）．

9-7-1　形質転換

ある系統の生物（供与体）に由来するDNAが他の系統（受容体）に取り込まれ，供与体の遺伝形質が受容体で発現することを**形質転換** transformation [*1] といい，このような供与体の遺伝型を発現するようになった受容体を**形質転換体** transformant という．細菌の形質転換体は，

(1) 供与体の溶菌によるDNAの菌体外への遊離，
(2) 遊離されたDNA断片の受容体菌体内への取込み，
(3) 取込まれたDNAと受容菌DNAとの組換え，
(4) 受容体内での相補鎖DNAの合成，

などの過程を経て形成される．

染色体DNAによる形質転換の場合，菌体外のエンドヌクレアーゼで小断片に消化された供与菌のDNAは，受容菌の細胞質膜に存在するエキソヌクレアーゼによって一方のDNA鎖は消化され，一本鎖のみが受容体菌体内に注入される．注入された一本鎖DNAは，**相同組換**

156　第1編　基礎微生物学

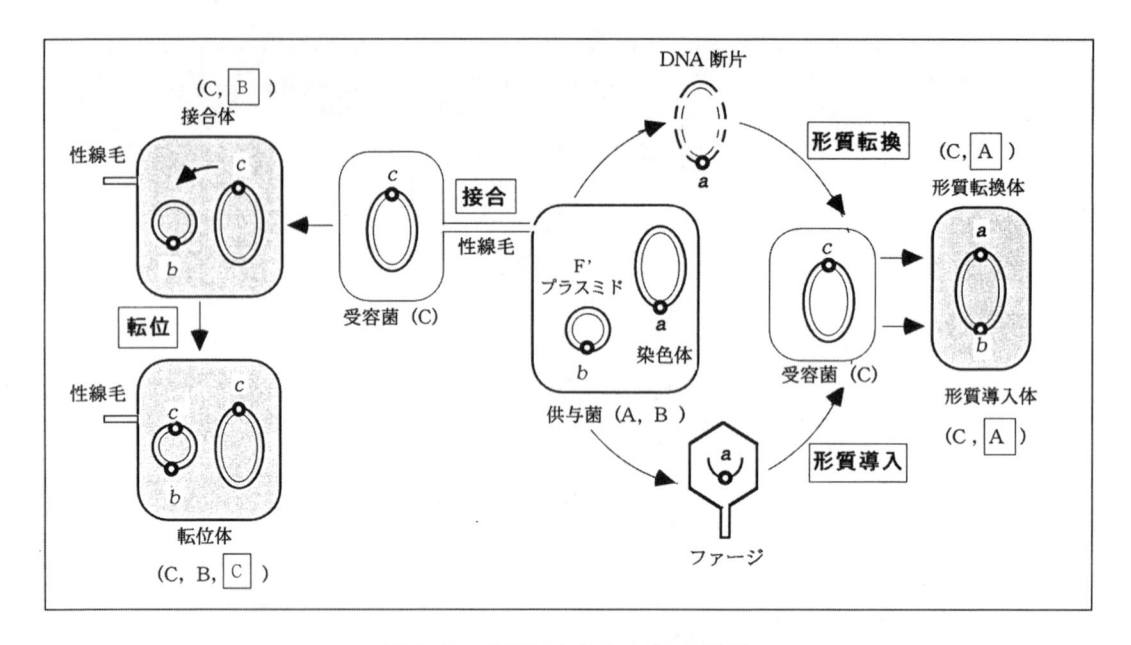

図9-22　細菌におけるDNAの移行
供与菌および受容菌の遺伝子型をそれぞれ a, b および c とし，その表現型を A, B, C とする．また，遺伝子 c は可動因子とする．形質転換または形質導入によって染色体上の遺伝子 a が移行して受容菌の染色体に組込まれると，形質転換体や形質導入体は新たな形質 A を獲得する．また，F'プラスミド上の遺伝子 b が接合によって移行すると，接合体は新たな形質 B を獲得する．さらにこの接合体の遺伝子 c が転位によって F'プラスミドに移行すると，転位体は形質 C を二重に獲得する．図中，A, B, C は新たに獲得した形質を表わす．

え homologous recombination によって受容菌の染色体に組み込まれる．そして，受容体内でこの一本鎖 DNA に相補的な DNA が合成されると形質転換体が形成される．一方，プラスミド DNA は，二本鎖のまま取込まれて受容菌内で自己複製する．

　形質転換は，*Streptococcus* ストレプトコッカス属や *Bacillus* バシラス属，また *Haemophilus* ヘモフィルス属などが元来備えている遺伝子型の多様化法である．受容菌の DNA 取込み能と組換え能（**受容能力** competency）は一般に対数増殖期に高く，*Streptococcus* などではその時期に受容能力を促進する因子（**受容因子** competence factor）を産生する．試験管内では，受容菌を $CaCl_2$ で処理したり，電気的なショックを与えることで受容能力を高めることができる．

* 1　腫瘍ウイルスの感染，化学発がん物質の接種，X線の照射，がん遺伝子の導入（トランスフェクション）などによって細胞ががん化することは**トランスフォーメーション** transformation といい，これは形質転換と区別する．

9-7-2　形質導入

　ファージを介して取込まれた供与菌の DNA が受容菌の染色体との間で組換えを起こし，供与菌がもっていた遺伝形質が受容菌で発現する現象を**形質導入** transduction といい，このような供与菌がもっていた遺伝形質を発現するように変化した受容菌を**形質導入体** transductant という．（形質導入は単に**導入**ともよばれることもある）．形質導入体は，

(1) 供与菌へのファージの感染と**導入ファージ** transducing phage の放出，
(2) 導入ファージの受容菌への吸着，
(3) 導入ファージ DNA の受容菌への注入，
(4) 注入された DNA と受容菌染色体との相同組換え，
(5) 相同組換えを起こした DNA と相補的な DNA の合成，

などの過程を経て形成される．ファージが細菌に感染したり，ファージの溶原菌が紫外線などで誘発されて溶菌

した場合，このファージのゲノム中には，本来のファージゲノムの代わりに細菌のゲノムが取込まれたファージ（導入ファージ）が存在する．このようなファージが受容菌に感染すると，供与菌のDNAが受容菌の染色体に取り込まれて形質導入体が形成される．

1 普遍形質導入と特殊形質導入

形質導入はそれに介在するファージの種類によって普遍形質導入と特殊形質導入との2つの型に分けられる．**普遍形質導入** generalized transduction とは，供与菌のどの遺伝子もほぼ同じ頻度で導入ファージに取り込まれて受容菌のDNAと組換えを起こすタイプの形質導入をいう．普遍形質導入では，感染した供与菌から放出されるファージ当たり 10^{-7}〜10^{-5} が導入ファージである．P22ファージ（*Salmonella* サルモネラ属の形質導入ファージ）やP1ファージ（*Escherichia coli* 大腸菌の形質導入ファージ）などは普遍形質導入を行うファージである．

一方，**特殊形質導入** specialized transduction とは，供与菌のごく限られた遺伝子のみが導入ファージに取り込まれて受容菌のDNAと組換えを起こすタイプの形質導入をいう．λファージやφ80ファージは，*E. coli* の代表的な特殊形質導入ファージである．λファージはガラクトース発酵性遺伝子 *gal* を，また，φ80ファージはトリプトファン合成遺伝子 *trp* を高頻度に形質導入する．*E. coli* の *gal* または *trp* 遺伝子の近傍にはそれぞれλファージまたはφ80ファージの付着部位があり，これらのファージが感染したときには，その部位で溶原化する．そしてこれらの溶原菌が誘発されたときには，*gal* または *trp* 遺伝子がファージゲノムとともに切り出されるためにこれらの遺伝子の形質導入が起こりやすくなる．

2 ファージ変換とビルレンス因子

溶原化（8-4-2 3 参照）によって細菌の染色体上にコードされている以外のたん白質が発現されるようになることを**ファージ変換** phage conversion（または**溶原変換** lysogenic conversion）という．ファージゲノム上にビルレンス因子がコードされており，ファージ変換によって病原性を獲得する病原細菌がある．たとえば，真核細胞のたん白質の合成を阻害するような毒素がファージのゲノム上にコードされており，このようなファージのファージ変換によってジフテリア毒素を産生するようになった細菌が *Corynebacterium diphtheriae* ジフテリア菌である．その他，*Vibrio cholerae* コレラ菌のコレラ毒素，*Clostridium botulinum* ボツリヌス菌のボツリヌス毒素，

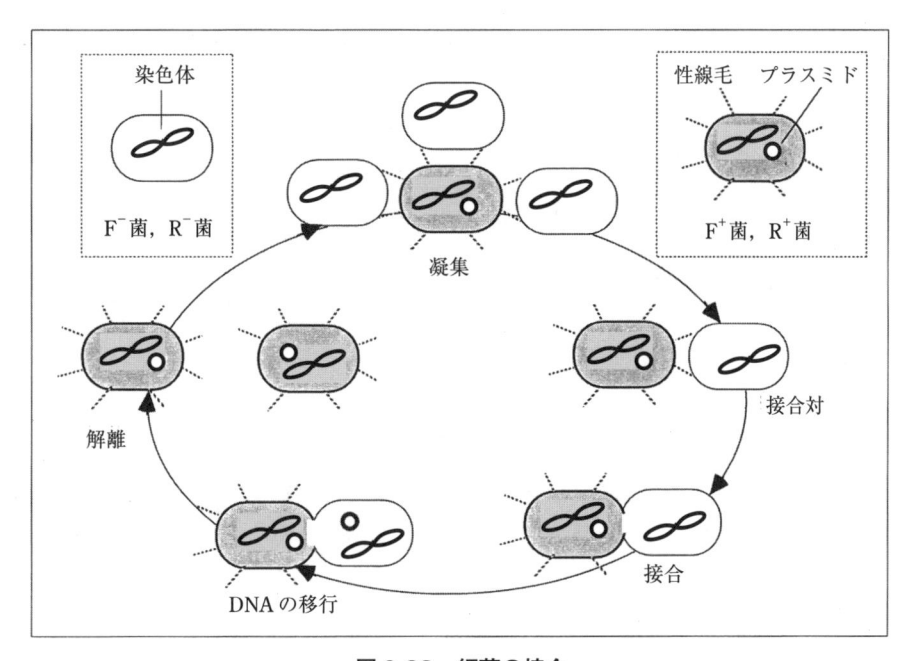

図 9-23　細菌の接合

enterohemorrhagic *E. coli* 腸管出血性大腸菌のベロ毒素（志賀毒素），*Staphylococcus aureus* 黄色ブドウ球菌のエンテロトキシン，*Streptococcus pyogenes* 化膿レンサ球菌の発熱性外毒素，*Pseudomonas aeruginosa* 緑膿菌の細胞溶解毒素などはファージ変換によって獲得した病原性因子である．またリポ多糖体の O 特異多糖にはファージレセプターとなるものがある．このような細菌がファージ変換を起こすと O 特異多糖の構成糖が変化し，このファージには感染しなくなる（ファージ耐性を獲得する）．

9-7-3 接合

接合 conjugation とは，一般的に，核，細胞，または個体の会合融合あるいは合一現象をいう．たとえば，受精における性細胞（配偶子）の合一，または多数の粘菌細胞が融合して形成される多核の変形体細胞の接合現象である．これと類似の現象が，F プラスミドなど接合伝達性プラスミドを保有する細菌（供与菌）が受容菌にその DNA を移行させるときにもみられる（図 9-23）．そこで，接合伝達性プラスミドをもつ供与菌のプラスミド自身または染色体遺伝子が移行して受容菌で発現される現象も細菌の接合 bacterial conjugation といい，このような供与菌の遺伝形質を発現するようになった受容菌を**接合体** conjugant という．F プラスミドは 3 つの状態をとる．すなわち，(1) プラスミド DNA が自己複製している状態（**F$^+$**，F プラス），(2) プラスミド DNA が染色体に組み込まれた状態（**Hfr**, high frequency of recombination），(3) プラスミドが染色体の一部を保有したままで自己複製をしている状態（**F'**，F プライム）である．

F プラスミドは，自己複製に必要な複製遺伝子群（*rep*；複製遺伝子，*par*；分配遺伝子および *inc*；不和合性遺伝子）と，性線毛のピリン pilin サブユニット遺伝子，ピリンの重合などに関与する遺伝子，プラスミドの移行を開始させる遺伝子およびその開始部位（*oriT*）など，およそ 50 kb からなる伝達遺伝子群 *tra* で構成されている．

供与菌（F$^+$菌）が受容菌（F$^-$菌）と性線毛を介して接合対を形成すると，伝達遺伝子群の *oriT* 部分で二本鎖のうちの一方の DNA 鎖が切断される．するとその DNA 鎖が 5´末端を先頭にして糸巻きの糸が巻き戻されるように受容菌に移行し始め，受容菌中ではその一本鎖 DNA に相補的な DNA が不連続的に合成されながら二本鎖となる．また，供与菌中に残った一本鎖に対しても相補的な DNA が連続的に合成されて再び二本鎖となる．このような伝達複製を**ローリングサークル** rolling circle **型複製**という（図 9-24）．供与菌の F プラスミド DNA が受容菌に移行することによって受容菌は F$^+$菌となり，受容菌は性線毛を発現するようになる．F'プラスミドの移行も F プラスミドと同様である．しかし F'プラスミドの場合は，プラスミド上に染色体遺伝子が取り込まれているために，それが発現すると受容菌は供与菌の形質も獲得する．

伝達遺伝子群をもたない小型のプラスミドはそれ自体では非接合伝達性であるが，接合伝達性プラスミドと共存したときにはその接合能を利用して非接合伝達性プラスミドが移行することがある．これをプラスミドの**可動化** mobilization という．

Hfr は，染色体に組み込まれた F プラスミドによる性線毛を介して F$^-$菌と接合対を形成する．F プラスミドの場合と同様に，伝達遺伝子群の *oriT* とともに染色体

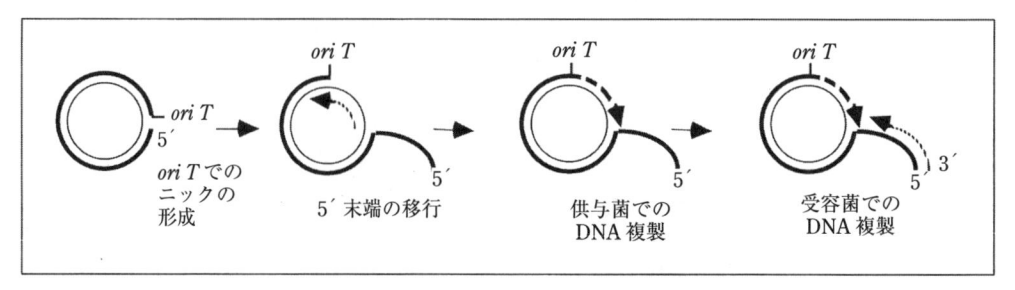

図 9-24 ローリングサークル型複製

図 9-25 可動因子

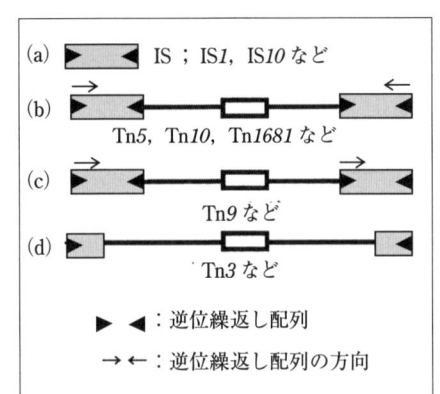

トランスポゾン	長さ(kb)	逆位繰返し配列の塩基数	転位酵素など以外の形質
IS			
IS 1	768	23	—
IS 10	1,329	22	—
IS 50	1,531	9	—
Tn			
Tn 5	5,818	IS 50：9	カナマイシン耐性
Tn 10	9,300	IS 10：22	テトラサイクリン耐性
Tn 1681	2,088	IS 1：23	エンテロトキシン産生
Tn 3	4,957	38	アンピシリン耐性

(a) は小型可動因子 IS である．(b) 及び (c) は共に両端に IS をもつ大型の可動因子 Tn であり，IS に挟まれて薬剤耐性遺伝子やエンテロトキシン遺伝子などが存在する．(b) では IS が逆向きであるが，(c) では IS が同方向である．(d) は (a) と (b) または (a) と (c) との複合型の大型可動因子 Tn である．(d) は両端には短い逆位繰返し配列をもつが，転位に必要な酵素などは逆位繰返し配列中に挟まれた領域（Tn3 中）に存在する．

DNA も F⁻菌に移行する．Hfr と F⁻菌との接合対が安定であれば，染色体の全長と染色体の最後部に結合した F プラスミドの残りも移行する．しかし，これには 37℃で約 30 分も要するために，通常では染色体の一部のみが伝達されて，それが F⁻菌の染色体と組換えを起こす．したがって通常，Hfr と F⁻菌との接合体は接合能をもたない．

9-7-4 転 位

可動因子 mobile element とよばれる特殊な塩基配列をもった DNA 断片がレプリコン間で重複することを**転位** transposition という．可動因子それ自体は自己複製能をもたない．可動因子は，遺伝子構造や大きさの違いによって 2 種類に大別される（図 9-25）．

第一は**挿入配列** insertion sequence（IS）とよばれる小型（0.8～1.5 kb）の可動因子である．IS（IS1, IS10, IS50 など）は，転位に必要な酵素（転位酵素や解離酵素）などをコードする遺伝子の両端にパリンドローム構造（**逆位繰返し配列** inverted repeat sequence, IR）を有している．第二は**トランスポゾン** transposon（Tn）とよばれる大型（2～10 kb）の可動因子である．Tn の両端には IS があり，それに挟まれて薬剤耐性遺伝子（カナマイシン耐性の Tn5，テトラサイクリン耐性の Tn10 など）やエンテロトキシン産生遺伝子（Tn1681 など）などが存在する．このタイプには，その基本形は IS であるがその中に薬剤耐性遺伝子が挿入されたようなものもある（アンピシリン耐性の Tn3 など）．また Mu ファージは種々のレプリコン上の遺伝子に転位するトランスポゾン型のファージである．

トランスポゾンの転位によって，受容体は新たな遺伝子を獲得したり，転位した遺伝子にフレームシフトを起こす（**挿入変異** insertion mutation）．転位は遺伝子型の多様性形成に中心的な役割を演じており，生物進化の主要因と考えられている．

9-8 遺伝子クローニング

同一の遺伝形質をもつ細胞や個体の集団を**クローン** clone といい，クローン作成の作業を**クローニング** cloning という．したがって，**遺伝子クローニング** gene cloning とは，同一の遺伝子型をもつ細胞集団を作成する作業のことである．遺伝子クローニングは制限酵素やベクタープラスミド，DNA リガーゼなどを使用して組換え DNA を作成するプロセスと，この組換え DNA を形質転換または形質導入によって *Escherichia coli* 大腸菌などの生

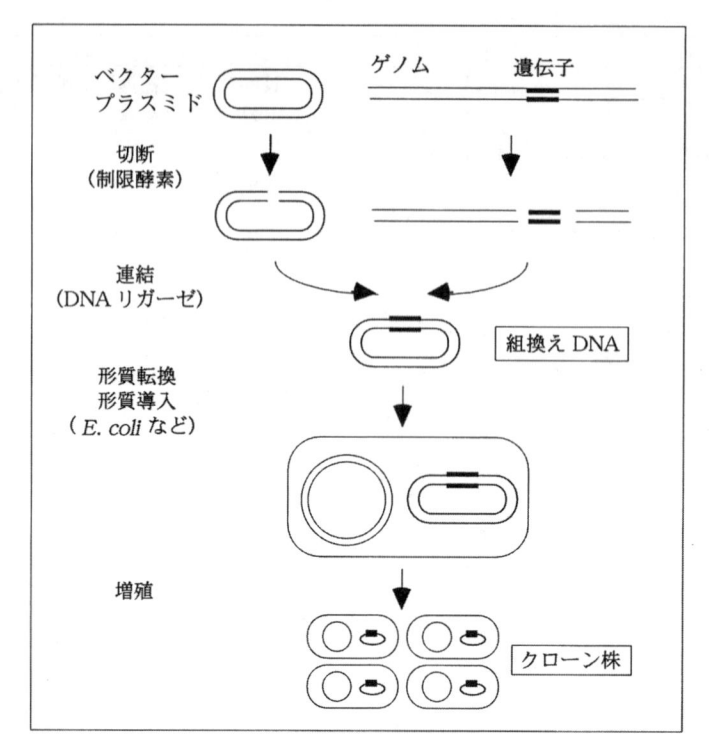

図 9-26　遺伝子クローニング

遺伝子クローニングは，制限酵素とDNAリガーゼによってゲノムの特定の遺伝子をベクタープラスミドに連結させるプロセス（組換えDNAの作成）と，組換えDNAを形質転換または形質導入によって移入した*E. coli*などの生細胞を増殖させるプロセス（クローン株の作成）からなっている．

細胞に移入してそれを増殖させるクローン株の作成プロセスからなる（図9-26）．

9-8-1　制限酵素

二本鎖DNAの特殊な塩基配列を認識してこれを切断するような細菌のエンドヌクレアーゼを**制限酵素** restriction enzyme（または制限エンドヌクレアーゼ restriction endonuclease）という．制限酵素には3種類の型（Ⅰ～Ⅲ型）があるが，組換えDNAの作成に用いられるのはⅡ型の制限酵素である．

Ⅰ型およびⅢ型の制限酵素はどちらも特殊な塩基配列を認識するものの，Ⅰ型は認識した配列以外の場所での比較的ランダムな塩基の切断が起こり，またⅢ型の場合は，認識した配列から離れた塩基間を切断するためにその塩基配列が切り出されてしまう．したがって，Ⅰ型，Ⅲ型の制限酵素は組換えDNAの作成には不向きである．

Ⅱ型制限酵素は4～6塩基からなる**逆位繰返し配列** inverted repeat または**パリンドローム** palindrome 構造を認識するものが多く，この配列内の塩基間を2箇所（5′→3′および3′→5′方向のDNA鎖のそれぞれを1箇所ずつ）切断する（図9-27a）．この場合，対称軸（破線）をはさむ塩基間を切断してDNA断片に平滑末端 blunt ends を生じさせるもの（*Sma*Ⅰ；CCC↓GGGなど）と，対称軸を中心にして5′末端側または3′末端側に対称の位置にある塩基間を切断してDNA断片に付着末端 cohesive ends を生じさせるもの（*Eco*RⅠ；G↓AATTCなど，*Pst*Ⅰ；CTGCA↓Gなど）がある．現在ではおよそ200種類の制限酵素が市販されており，これらを組み合わせて組換えDNAの作成が行われている．この中には，由来する細菌種は異なるものの，認識する塩基配列とその切断部位が同一の制限酵素（アイソシゾマー isoshizomer）も含まれている．

ある制限酵素が認識する塩基数をn，DNA上にその制限酵素の切断部位が出現する確率をPとした場合，

第9章 微生物の遺伝　**161**

a 制限酵素

```
         5'...CCC GGG...3'           3' 5'
SmaI                           ...TGG  CCA...      平滑末端
         3'...GGG CCC...5'     ...ACC  GGT...
                                   5' 3'

         5'...GAA TTC...3'           3'  5'
EcoRI                          ...G     AATTC...   付着末端
         3'...CTT AAG...5'     ...CTTAA     G...   (5'末端突出)
                                      5'  3'

         5'...CTG CAG...3'           3'   5'
PstI                           ...CTGCA    G...    付着末端
         3'...GAC GTC...5'     ...G    ACGTC...    (3'末端突出)
                                   5'  3'
```

b ベクタープラスミド

EcoRI　SacI　KpnI　SmaI/XmaI　BamHI　XbaI　SalI/AccI/HincII　PstI　SphI
制限酵素の認識部位（ポリリンカー）

lacI　P/Op　lacZ'
ori　　bla　　　pUC18

c DNAリガーゼ

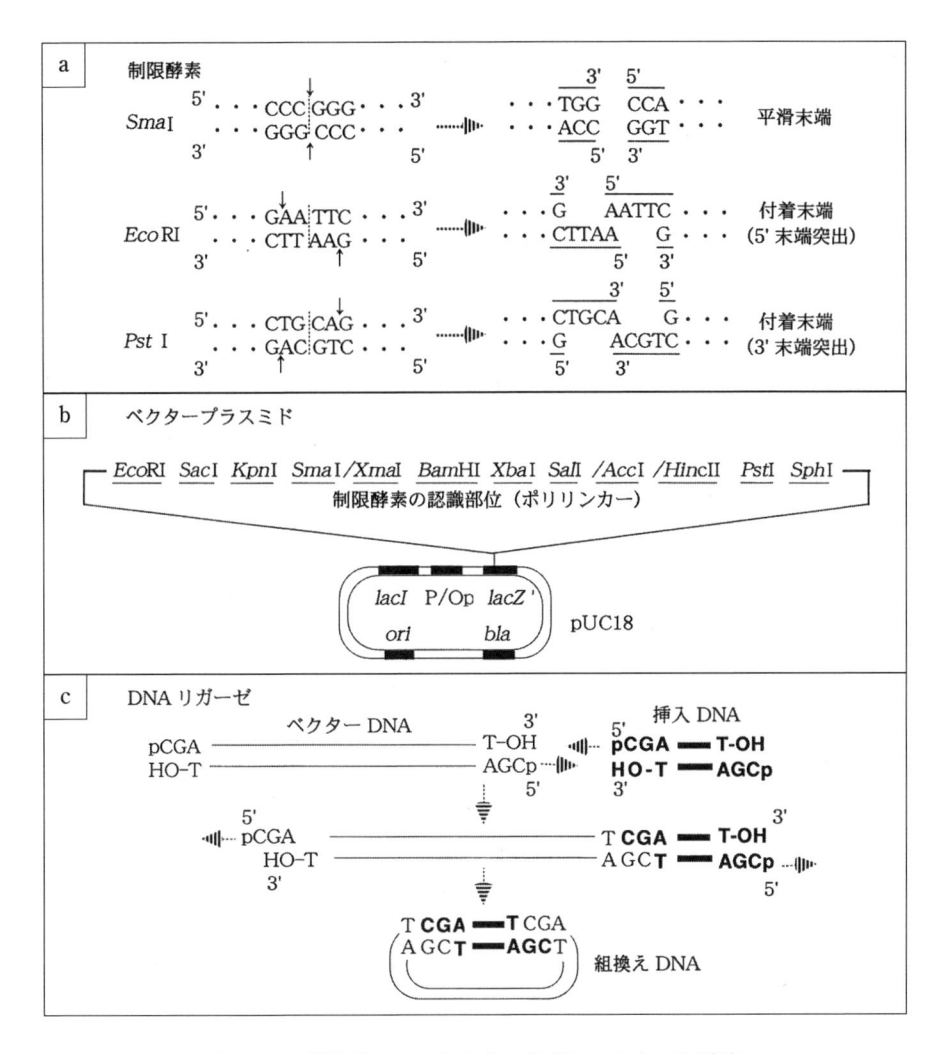

ベクターDNA　　　　　　　　　　挿入DNA
pCGA ———————— T-OH　　5' pCGA ━━━ T-OH
HO-T ———————— AGCp　　　 HO-T ━━━ AGCp 3'

5'
pCGA ————————————————— T CGA ━━━ T-OH 3'
HO-T ————————————————— A GCT ━━━ AGCp
3'   5'

T CGA ━━━T CGA
A GCT ━━━AGCT　　組換えDNA

図9-27　組換えDNAの作成に必須なベクターや酵素
(a) 制限酵素には，*Sma*I など DNA 断片に平滑末端を生じさせるタイプと，*Eco*RI や *Pst*I など付着末端を生じさせるタイプがある．(b) プラスミドベクター pUC18 には多種類の制限酵素の認識部位が付加されている．(c) DNA リガーゼには，DNA の 5'末端のリン酸基と 3'末端の-OH 基とをホスホジエステル結合で連結させる作用がある．図では，*Taq*I（T↓CGA）断片と *Taq*I で切断されたベクター DNA との間で組換え DNA を作成する様子を示している．

$P = (1/4)^n$ となる．たとえば，6塩基認識の制限酵素の場合，その切断部位が出現する確率 $P = (1/4)^6 = 1/4,096$，すなわちおよそ 4,096 塩基に1回の割合でこの制限酵素の切断部位が出現することになる．*Escherichia coli* 大腸菌の染色体 DNA をこのような制限酵素で切断すると，数百〜数千の DNA 断片が生じる．

また，8塩基認識の制限酵素（*Not* I；GC↓GGC-CGC など，"rare cutters" ともよばれる）の切断部位は少ないために，これを用いて染色体 DNA を切断した場合には，菌種間での切断パターン（DNA 断片の大きさや数）の多型性，すなわち **RFLP**（restriction fragment length polymorphism）を観察することができる．RFLP は，病原体の異同など感染症の疫学研究に汎用される．

9-8-2　ベクタープラスミド

　組換え DNA の作成には，実験室で人工的に作成されたファージやプラスミドが**ベクター** vector として用いられる．ファージベクターは，組換え DNA をファージの粒子に包み込んで受容菌に形質導入させるものである．ファージベクターはプラスミドベクターに比べて大きい DNA 断片のクローニングができるため（λファージ由来のベクターの場合は 20～40 kb），生物の遺伝子ライブラリー gene library の作成に適している．プラスミドベクターは形質転換法などによって組換え DNA を受容菌に移入させるベクターであり，細胞内でのコピー数が数コピーのもの（pSC101 など），10～20 コピーのもの（pBR322，pACYC184 など），500～700 コピーのもの（pUC18 など）がある．これらのうち，pUC18（図 9-27 b）は pBR322 と同一プラスミドに由来するが，複製遺伝子（*ori*）の突然変異によってコピー数が上昇したものであり，クローニングされた遺伝子由来のたん白質を受容菌中で大量に産生させることができる．

9-8-3　DNA リガーゼ

　制限酵素で切り出された DNA 断片をベクター DNA に連結させるのが **DNA リガーゼ** DNA ligase である（T4 ファージの DNA リガーゼが汎用される）．この酵素には DNA の 5′ 末端のリン酸基（PO_4）と 3′ 末端の -OH 基とをホスホジエステル結合で連結させる作用がある．制限酵素によって切り出された外来の DNA 断片と，その制限酵素で切断されたベクター DNA を混合して，それに DNA リガーゼを加えると，外来の DNA 断片同士，またはベクター DNA 同士も連結するが，外来 DNA とベクター DNA が連結したものが組換え DNA である（図 9-27 c）．付着末端を有する DNA 断片はベクター DNA とその突出部位で相補的な結合をするため，組換え DNA の作成効率は平滑末端を有する DNA 断片より高い．

9-8-4　クローン株の作成

　クローン株を作成するためには，組換え DNA を細菌などの生細胞に移入させる必要がある．多くの細菌は制限酵素遺伝子（*hsdR*）を有しているため，形質転換または形質導入によって組換え DNA を移入するのが困難である．そこで，遺伝子クローニングには *hsdR* 遺伝子を欠失または突然変異によって欠損させた *Escherichia coli* 大腸菌株（HB101，JM109，DH5α株など）を用いることが多い．一般的に，ファージベクターを用いた形質導入のほうがプラスミドベクターによる形質転換より受容菌への組換え DNA の移入率は高い．しかし，λファージ由来のベクターは *E. coli* にしか感染しないなど，受容菌の菌種は限られる．プラスミドベクターを用いる場合，塩化カルシウム処理法または電気パルス法を用いて形質転換する．特に，電気パルス法は細菌の他に真核細胞も高頻度で形質転換できる．組換え DNA の形質導入体や形質転換体を選択するために，ベクターには種々の工夫がなされている．たとえば，pUC18 には *bla* 遺伝子（アンピシリン耐性）や *lacZ* 遺伝子（βガラクトシダーゼ），ポリリンカーが付加されている．このポリリンカーに外来 DNA を挿入した組換え DNA に由来する形質転換体は，*lacZ* 遺伝子に挿入変異が起こってβガラクトシダーゼが不活化される．したがって，アンピシリンとβガラクトシダーゼの基質（X-Gal）を含む寒天培地上では白いコロニーを形成し，ベクターのみが再連結した形質転換体の青いコロニーと容易に判別できる．

Box 9　心安まる場所 – 稲村ケ崎のコッホ碑 –

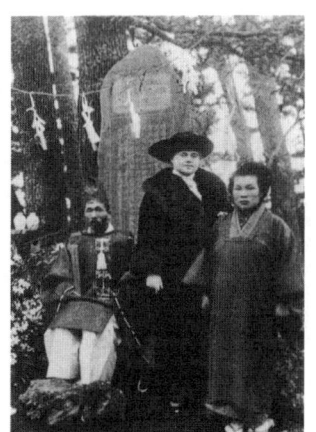

　鎌倉の景勝地，稲村ケ崎の鎌倉海浜公園は，江ノ島電鉄の極楽寺から徒歩で15分，稲村ケ崎駅からは5分のところにある．右手には江ノ島が望め，晴れた日には富士山が美しい．稲村ケ崎というと，新田義貞伝説や，「真白き富士の嶺，緑の江ノ島‥」と唱われた開成中学ボート遭難などで有名であるが，ここにコッホの碑があることは余り知られていない．

　明治41年（1908年），R. Koch コッホは北里柴三郎の招きに応じ，日本に約2か月半（74日）滞在した．ある日，北里はコッホ夫妻を陸奥宗光伯爵夫人らと一緒に由比ケ浜と稲村ケ崎の間に聳える霊仙山に案内した．コッホはそこから見る相模湾の眺めを愛でた．ことに富士の姿は心に強く焼き付き，日本滞在中最高の景観であったと述懐している．日本で王者の歓迎を受けて2年後，コッホはこの世を去った．翌年，北里ら有志によって偉人を偲ぶ高さ2メートル余の碑が霊仙山山頂に建てられた．

　しかしその後，碑は荒れるにまかされ，『薮の生い茂る中にその碑はあった．そこには道もなく，訪れる人も居ない．人々はコッホの偉業を忘れたのだろうか』と識者を嘆かせる様であった．これを憂えた鎌倉市医師会と鎌倉市は碑の移設を決め，昭和58年（1983年），コッホ碑は霊仙山からヘリコプターで稲村ケ崎の鎌倉海浜公園に吊り下ろされた．現在，碑は公園の中腹，休憩所裏の海を見下ろす林の中に静かに安置されている．

稲村ケ崎のコッホ碑

　北里は，コッホの滞在中，恩師に礼を尽くした．軽い狭心症を起こしたコッホを心配して，ハナ（本名木村キヨ）をドイツまで付き添わせた．ハナは夫妻に気に入られ，コッホが死ぬまでドイツに留まった．青山胤道は北里と共に，日本の近代医学の礎を築いた人である．その青山は，『北里は良い弟子をもっている』としみじみ語っていたという．北島多一，志賀潔，秦佐八郎，宮島幹之助らを指してのことだろう．北里が良い弟子に恵まれたのは，良い師に恵まれたからである．コッホ碑の前に立てば偉人が身近に感じられる．心が安まる場所である．

参考資料；（1）中瀬安清，鎌倉・稲村ケ崎のコッホ博士記念碑，The Kitasato, No. 11, 北里研究所発行，1996年，（2）大滝紀雄，稲村ケ崎公園のコッホ碑，神奈川県医師会報，1988年

写真は社団法人北里研究所より提供されたもの（右端はハナ，その左はコッホ夫人）

2

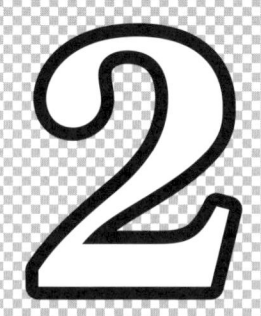

病原微生物学総論

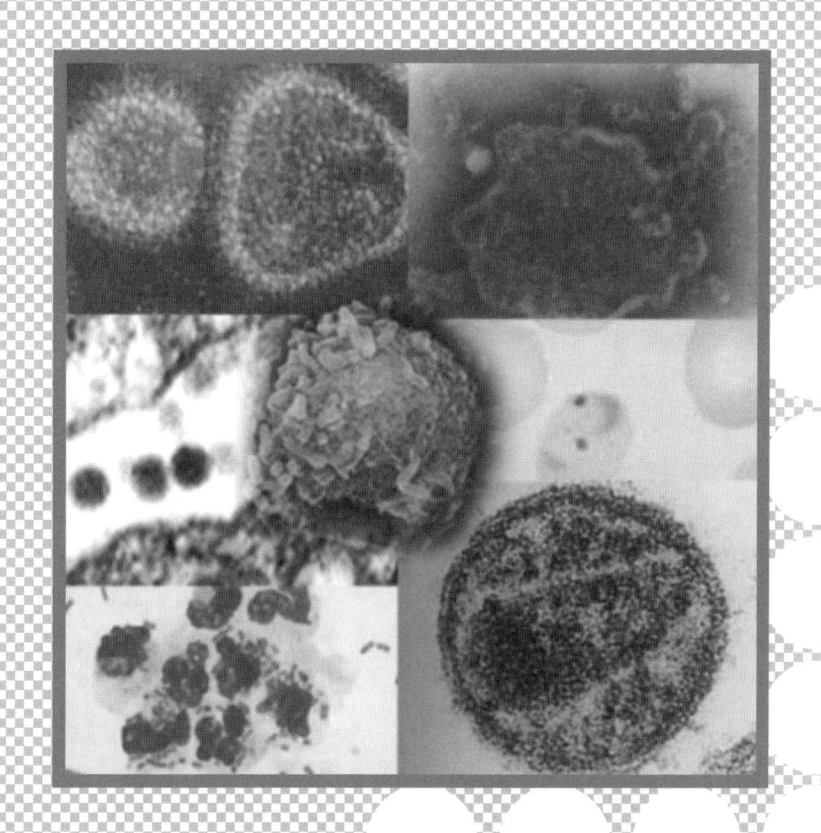

1 病原微生物学の歴史

人々を感染症から守ること，病原微生物学はこれを使命とする学問である．そして，これに必要な知識や考え方を学んで将来に備えること，病原微生物学を勉強する我々の目的である．

1666年，ペストがイギリスの小さな村Eyamを襲った．我先に逃げ出す村人の中で，350人はここにとどまる決心をした．そして石を積んで村を囲った．ペストはその259人の命を奪って，猛烈な勢いをこの村で止めた．今も，人々は次のように唱って犠牲者の霊を慰めるという．Ring-a-ring of roses, A pocketful of posies, Achoo! Achoo! We all fall down [*1]．

本章では，まずこのような時代から病原微生物学の基礎が形成される19世紀後半までの歴史を概観する．次に，病原微生物学から派生し20世紀になって発展した自然科学の成り立ちを述べる．そして最後に，これからの21世紀に我々が直面するであろう感染症の問題点を整理する．

歴史を勉強することの重要性は，人が今までに歩いてきた紆余曲折の道のりを見渡し，これからの我々が進むべき方向を見極めることにあるのだろう．およそ500年間に行われた微生物学とその関連領域の歴史をこの章の末，表1-1にまとめた．また，第6編には病原微生物学の基礎を築いた偉人の歴伝を付けた．これも合わせ読んでいただきたい（志賀潔原著，「細菌學者歴傳」）．

[*1] ring of roses；ペスト死体に見られる斑点，posies；悪霊が近寄らないように村の回りに植えた花，achoo, achoo；くしゃみの発作（I. E. Alcamo, Fundamentals of Microbiology, The Benjamin/Cummings Publishing Company, Inc., 1987より）．

1-1 病原微生物学の始まり

人はなぜ病気になり，病気はどのようにヒトからヒトへ伝染して多くの人命を奪うのか．また，どうすれば病気にかからなくてすむのか．これは人類の誕生以来，人々の最大の関心事であった．ここでは，病原微生物学の黎明期に当たるA. van Leeuwenhoek（微生物の観察）とG. Fracastro（コンタギオンによる伝染病の定義）の業績を概観する．

1-1-1 微生物の観察

1674年，驚くべき報告がロンドンの王立協会に届けられた．オランダ，デルフトの**A. van Leeuwenhoek**レーウェンフック（1632-1723，図1-1，歴伝参照）は，自作した単眼の顕微鏡で井戸水を調べ，そこに当時最も小さいと考えられていたノミやシラミなどの昆虫とは比べものにならないほど小さい**微小動物** animalcule（微生物）の世界を見つけたというものである．これに続く一連の書簡では雨水，胡椒を混ぜた水，さらに口腔などにまで観察を広げ，「私の歯は清潔にしているにもかかわらず，非常に多くの生き物がいる．歯垢を少しとって唾と混ぜてみると，驚くことに，この動物はいろいろな方向に運動していた」，「第一の種類は唾の中を飛び跳ね，第二は同じように走り，時には横に動いた」，そして，「あるものは大型のシラミの眼より1,000倍も小さい」と報告している．シラミの眼を仮に500 μmとすると

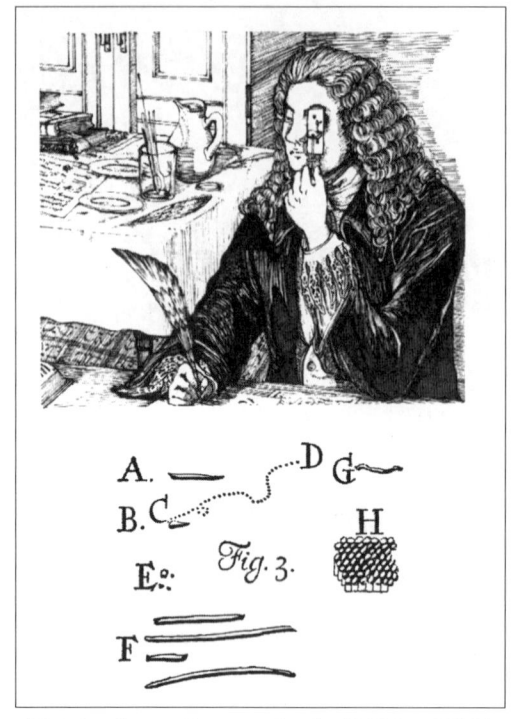

図 1-1　A. van Leeuwenhoek（1632-1723）
上図：自作した単眼レンズで微生物をスケッチする Leewenhoek（想像図）
下図：A；桿菌，B～D；桿菌の運動，E；球菌，F；長桿菌，G；スピロヘータ，H；密集した球菌（Thomas D. Brock, Milstones in Microbiology, 1961, Prentice-Hall inc., より）

Leeuwenhoek は 0.5 μm の生き物を見ていたことになる（図1-1）.

これらが現代の何に当たるのかは判明しないが，手紙に付された彼自身のスケッチから判断して，細菌から真菌，さらに複雑な原虫まで多くの種類の微生物が観察されていたのは間違いない．当時の人々の中には，このような生き物がヒトの病気と関係するかもしれないと直感した者もいたが，Leeuwenhoek 自身は微生物と病気との関係については何も予測していない．また興味も示さず，レンズを磨くことと顕微鏡下に見える生き物の世界を記録することに没頭していた．そして，ほぼ200年の間，この報告が医学思想に影響を与えることはなかった．

いつの時代でも，人々は実利的な研究に関心をもつ．しかし，それとは関係なく行われた純粋科学の中に，学問を飛躍的に発展させ，我々に多大な恩恵を与えてくれるものがある．Leeuwenhoek による微生物の観察はこの典型的な例であり，これによって人々の最大の関心事である病気を克服するための病原微生物学の歴史は始まったのである．

1-1-2　コンタギオンとミアズマ説

ヨーロッパ社会では中世から近代に移行した15, 16世紀においてさえ，病気は人の罪や堕落に対する神の天罰と考えられ，人々は病気に得体の知れない怖れをいだいていた．このような時代にあって，1546年，梅毒を syphilis とよんだことでも有名なイタリアの **G. Fracastro** フラカストロ（1478-1553）は**コンタギオン** contagion という概念で病気を定義した．

「コンタギオンは病人との接触によって起こる」，そして，目に見えない粒子をコンタギオンの発生源とよび，「ある一種の発生源が両方をおかしたとき，コンタギオンが発生したといい，コンタギオンによる病気はこれを移したものと移されたものの双方が全く同じである」とした．このことから，Fracastro がコンタギオンとして定義しようとしたのは現代の伝染病であることがわかる．また，この考えは微生物の存在が知られる100年以上も前のことであったが，それでも，「発生源は増えて，もとの発生源と全く同じものを生む」と，直接の観察に基づいたものではないにしろ，コンタギオンの発生源としての微生物を言い当てている．

すなわち，Fracastro は，「伝染病はその原因となる特異的な微生物が人から人へ伝染することで広がっていく」という現代の伝染病に対する考え方を既に提唱していたのである．そして，この考え方は，伝染病流行地域に住む住民の移動禁止，あるいは外国船の乗務員や乗客に対する40日間の上陸禁止（検疫を意味する quarantine の語源）など，それまでは経験に基づいて行われてきた衛生行政や検疫制度を支持する確固たるバックボーンとして機能することができた．

しかし1700年代に入ると，病気のミアズマ説がヨーロッパ社会に深く浸透していった．これは，「病人や死体から発する毒気（**ミアズマ** miasma）が乗り移ると病気になる」という考え方で，コンタギオンの発生源にミアズマという概念を代入して病気を説明しようとしたものであった．Fracastro の綿密な考え方があいまいな説

に後退してしまっている.

1-2 ミアズマ説からの脱却

コンタギオンの発生源の実体がわからなかった時代にあっても，その予防法が確立された病気がある．痘瘡，産褥熱，コレラがその例である．これらに共通する点は，それぞれの研究者が病気の原因を深く観察してそれを科学的に解析することで，病気の発生源が決してミアズマではないことを見抜いていることである．ここでは，E. Jenner（痘瘡の予防），I. Semmelweis（産褥熱の予防），J. Snow（コレラの予防）の業績を概観する．

1-2-1 痘瘡の予防

痘瘡 smallpox（天然痘）は記録に残る古代エジプト時代の紀元前4000年頃からおびただしい人の命を奪い，1977年を最後に自然界から根絶された病気である．イギリスの E. Jenner ジェンナー（1749-1823, 歴伝参照）は病気の鋭い観察から得た仮説を実験で証明し，これによって痘瘡の予防法（**種痘** vaccination）を確立した．

1796年に出版された Jenner の論文は次のような記述から始まっている．「1人の男が，病気にかかっているウマの蹄の手当てをした．このとき彼の指には蹄の膿汁が付着したが，そのまま乳しぼりをした」，「この膿汁がウシに移り，そのウシから乳しぼり女に移り，ついには牧場中のウシや使用人が牛痘にかかった」．すなわち，ウマの蹄の膿汁中には感染性の物質が存在しており，この物質が牛痘の原因にあると推測した．さらに彼は，見聞した多くの事実から，「牛痘に感染した人は痘瘡にかからなくなる」という仮説に到達した．そして，当時8歳の少年を選んでこの仮説を証明しようとした．「James Phipps の腕に約1/2インチの2本の切り傷をつけ，乳搾り女の手の膿みを擦り込んだ」，そして6週間後，ついに，「痘瘡患者の膿汁を両腕につくった切り傷に擦り込んだ．しかし，少年はまったく痘瘡にかからなかった」．

Jenner が仮説を立てそれを証明するまでのプロセスは完璧である．現在ではこのような人体実験には批判が伴うが，Jenner は幸運な時代に生きたといえる．この論文は予防接種の概念を示し，免疫学の基礎を創ったものとして後世に大きな影響を与えた．

教訓的な逸話がここにある．Jenner が医学の初歩を学んでいた1780年のことである．1人の女性が訪ねてきて，「私の病気は痘瘡ではないと信じます．何故なら私は牛痘にかかったことがありましたから」と言ったという．この言葉が彼の後年の研究に重要な示唆を与えたのである．同様なことは，テキサス熱の伝染経路を解明した **T. Smith** スミス（1859-1923, 歴伝参照），マラリアの原因やその予防法を研究した **D. Bruce** ブルース（1855-1931, 歴伝参照），**R. Ross** ロス（1857-1932, 歴伝参照），**G. B. Grassi** グラッシ（1854-1925, 歴伝参照），**P. Manson** マンソン（1844-1922, 歴伝参照），黄熱病とカ（蚊）との関係を明らかにした **W. Reed** リード（1851-1902, 歴伝参照）などの研究姿勢にも見られる．

彼等は共通して，経験に富んだ百姓や古老の言葉に耳を傾ける健全な常識を備えていた．手短な言葉のうちに何かしら真理を感じ，それを深く掘り下げ，言葉の根源を探り当てることによって伝承を科学的な知識にまで引き上げたのである．

1-2-2 産褥熱の予防

産褥熱 puerperal fever は分娩で生じた子宮や腟の傷口から細菌が侵入して起こる病気である．ハンガリー出身の医師 **I. Semmelweis** センメルバイス（1818-1865, 図1-2）には悩みがあった．彼が勤めるウィーン大学では，助産婦がお産に関わる第二病棟に比べて，医師が担当する第一病棟に何故か産褥熱が多く発生するのである．この原因をいろいろ考えた Semmelweis は2つのことに気付いた．

第一は，当時病理解剖中に死体の腐敗性物質が傷口から入り込む病気として知られていた外科医のかかる膿血症と産褥熱との病理学的所見が類似していること，第二は，医師には産褥熱の病理解剖をしたままお産に立ち会う者が多いということであった．この観察に基づいて，

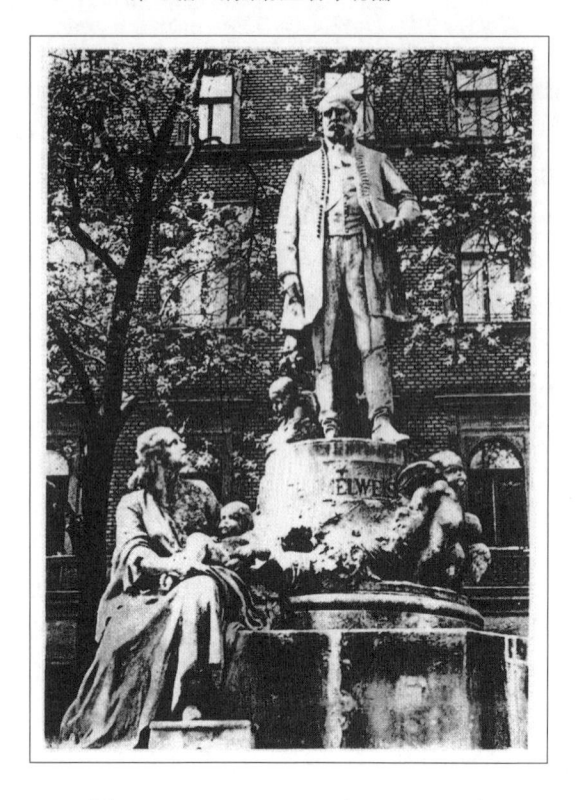

図 1-2　I. Semmelweis（1818-1865）
像の足元には「母の救世者」と彫られている
(Gy. Gortvay, I. Zoltán, Semmelweis, His Life and Work, Akadémiai Kiadó, Budapest, 1968 より)

　Semmelweis は「産褥熱は産褥熱患者の腐敗性物質が原因で起きる病気ではないか」、また「これは医者の手から産婦に移っているのではなかろうか」と考えた．

　そして、強い反対を押し切って、医師全員に**塩素**（塩素石灰水）で手を洗ってからお産に立ち会うことを強制した．考えは的中し、第一病棟での産褥熱の発生率はすぐに第二病棟と同じにまで減少した．これは 1847 年のことで、Semmelweis は化学物質による病原体の殺滅（**消毒 disinfection**）の概念を初めて示したのである．しかし一方では、医師による院内感染の実体を暴露したものとして、同僚からの迫害や学会の反対に悩まされる原因になり Semmelweis は精神を患い、悲劇的な人生を閉じた．この時、学会の反対の先頭に立ったのは、近代病理学の基礎を築き、今日では病理学の父ともいわれている、**R. Virchow** ウィルヒョウ（1821-1902）その人にほかならなかった．

　微生物学者ではなく、また病気の微生物原因説の概念も知らなかった Semmelweis が、「医師自身が病気の発生源を伝播させている」とする仮説を証明できたのは何故か．それは、彼が病気を注意深く観察したこと、そして特に、第一病棟の対照として医師が関係しない第二病棟をもっていたことは幸運であった．

1-2-3　コレラの予防

　コレラ cholera の語源はギリシャ語の「雨樋（あまどい）」で、患者が示す激しい下痢症状を雨樋から一挙に流れ出る雨水の様子にたとえた言葉である．この病気は、わが国では「三日コロリ」といわれ、致死率の高い病気として恐れられてきた．近世におけるコレラは 1817～1899 年までに 6 回もの世界的流行（パンデミー）があった．現在の流行は第七次パンデミーに当たり、これは 1961 年から続いている．

　コレラが流行する原因は何か．1830 年代には、「コレラは川の下流に向かって流行する」という正しい主張もあったが、これが注目されることはなかった．イギリス・ロンドンの麻酔医 **J. Snow** スノーは多くの疫学データーに基づいて、「コレラは、患者の排泄物によって汚染された水が健康な者の消化管を冒す病気である」との考えをもっていた．そして 1852 年、ヨーロッパに興った第三次コレラパンデミーは Snow にこの仮説を実証させるチャンスを与えた．Snow はテームズ川からの水を配水池へ導く給水管の配置状況を詳しく調べた．その結果、コレラが多発する家庭の飲み水はブロード街の配水池から供給されていること、またその配水池への給水管はロンドン市の排泄物放出口の下を通っていることを突き止めた．そして、給水管から滲み込んだ汚物がこの配水池に流れ込んでいると考えた．Snow の説得によってこの配水池は閉じられ、コレラの流行は止まった．

　Snow はコレラ菌を分離できなかったが、彼がこの配水池にコレラ菌の存在を見ていたのは確かである．この業績は疫学や公衆衛生学の古典として現在でも重要な地位を占めている．

1-3 自然発生説の否定

自然発生説 spontaneous generation（abiogenesis ともいう）とは，35億年前に地球上に生物が誕生したのと同じように，今でも生命のない物質から繰り返し生物は自然発生しているとする考えである．自然発生説の擁護派と反対派との真剣な論争は紀元前から2000年間にもわたって繰り返され，1800年代の後半になってやっとこの説は否定された（しかし，現在でもこの説を信じる者がいる）．この論争の中には現代人の目にはおかしさと哀れみさえ感じさせるものもあるが，しかし，これは実証科学の基礎をつくる重要な論争であった．ここでは，主に1600年代後半から1800年代後半までに行われたF. Redi, L. Spallanzani, L. Pasteurの業績を概観する．

1-3-1 Rediの実験

Aristotelēs アリストテレスは，紀元前に著した「動物誌」の中で，生物には種子から発生するもの以外に，生きていない物質から自然に発生するものがあると述べている．この考え方は何世紀もそのまま受け継がれてきた．しかしその後，生物の増殖に関する知識が蓄積するにつれて，自然発生すると考える生物の種類は徐々に少なくなっていった．自然発生する生物として最後まで残ったのは昆虫であった．そして1600年代後半では「ウジは腐った肉から自然に発生する」と考えられていた．

これに対して，1668年，イタリアの **F. Redi** レディ（1626-1698, 図1-3）は，ウジの親はハエであり，「ウジは肉に生みつけられたハエの卵から生まれる」と考えた．そして，この仮説のもとに，肉片の入った瓶を用意し，そのうちの半分はコルクで栓をし，残りはそのまま放置する実験を行った．予想通り，栓をしていない瓶にはハエが入りウジが発生したが，栓をした瓶からウジは発生しなかった．しかし，自然発生説論者は，栓をした瓶にウジが発生しなかったのは，この瓶の肉片には十分な空気が与えられなかったためであると反論した．そこで，Rediは，コルク栓の代わりに空気は自由に出入りできるが，ハエは入れないようなネットをした瓶で実験し，そこからウジは発生しないことを確かめた．

この実験は自然発生説に大きな打撃を与えた．ところがその後，Leeuwenhoekによって昆虫よりさらに小さな微小動物（微生物）の存在が報告され，この顕微鏡的な生き物が自然発生するか否かの論争に移っていった．そして，自然発生説の寿命はさらに100年も延びることになった．

1-3-2 Spallanzaniの実験

1748年，フランスの **J. Needham** ニーダム（1713-

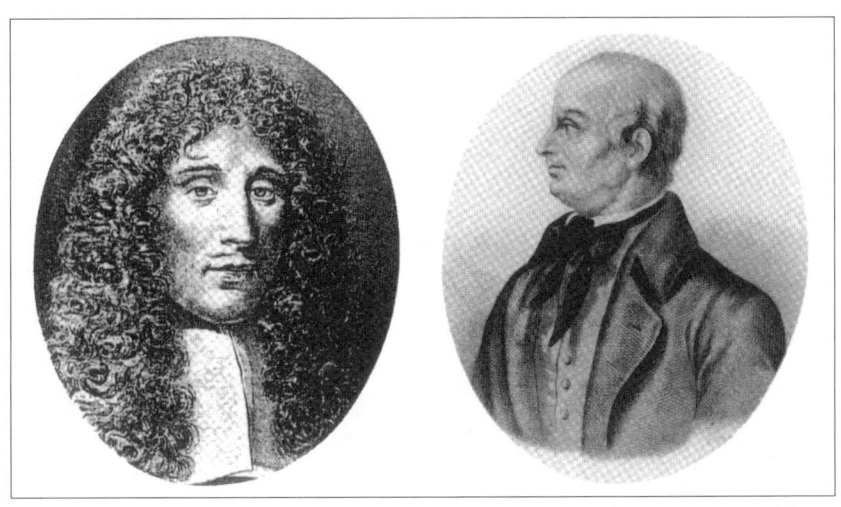

図1-3 F. Redi（1626-1698, 左）とL. Spallanzani（1729-1799, 右）
（H. Harris, 物質から生命へ, 自然発生説論争, 長野敬, 太田英彦訳, 青土社, 2003年より）

1781，歴伝 L. Spallanzani の項参照）は，ニワトリのブイヨン（肉汁）をフラスコ中で煮沸して何の生物も見られない状態にし，それにコルク栓で蓋をしてから放置しておいた．ところが，フラスコ中のブイヨンは徐々に濁って腐敗をはじめ，ブイヨン中にはおびただしい数の**滴虫** infusoria（当時は細菌などの微生物をこうよんだ）が観察された．この実験はブイヨン中の有機物質が化学変化して滴虫に変化したこと，すなわち細菌のような小さな生き物は無生物から自然に発生することを示す実験として，自然発生説の息を吹き返らせた．

イタリアの **L. Spallanzani** スパランツァーニ（1729-1799，図 1-3，歴伝参照）は，Needham の実験を追試し，これに誤りを見つけた．すなわち，Needham の実験では，空気中に浮遊する微生物がブイヨンに混入したか，またはブイヨンの煮沸が不十分で微生物が生き残っていたと考えた．そして 1765 年，ブイヨンを長時間加熱し，さらにフラスコの口を熔封して放置する実験を行った．対照として，同様に長時間加熱したブイヨンが入ったフラスコの口を開け放しにするか，ブイヨンの煮沸を短時間としてフラスコの口を熔封する実験も行った．対照群のブイヨンは濁り，ここからは多くの微生物が発生したが，実験群のフラスコ中には何の生き物も見られなかった．

この実験は微生物にも自然発生説は当てはまらないことを示すものであり，これで自然発生説論争には終止符が打たれてもよさそうに見えた．しかし，Needham らはさらに**生命源** life force の概念を用いてこれに反対した．すなわち，生物の発生には空気中に存在して有機物の分解に欠かすことのできない生命源が必要であるというものである．Spallanzani の実験ではフラスコの口が熔封されたために生命源がフラスコ内に入れなかったと考えたのである．

1-3-3　Pasteur の実験

L. Pasteur パスツール（1822-1895，歴伝参照）は，自然発生説論者のいう生命源とは，空気中に浮遊して存在している微生物そのものであり，これを除ければブイヨンに微生物が自然発生することはないと考えた．そこで 1861 年，「**白鳥の首フラスコ** swan neck flask」として有名な装置を考案した．すなわち，フラスコ内のブイヨンを十分加熱した後でフラスコの首を火炎で引き伸ばし，さらにそれを白鳥の首のように S 字形に曲げたのである．これで，空気はフラスコに入るものの，空気中の生命源（微生物）は白鳥の首に付着してそこに留まることになった．ブイヨンはいつまでも腐敗せず，微生物も発生しなかった．この時，フラスコを傾けて白鳥の首に付着しているであろう生命源をブイヨンと共にフラスコに戻すとブイヨンは腐り始め，微生物が発生してきた．すなわち，加熱滅菌したブイヨンに微生物が自然発生するように見えるのは微生物が空気から混入し，それが増殖したものであることが示された．

1-3-4　Tyndall の実験

1877 年，アイルランドの **J. Tyndall** チンダル（1820-1893）とドイツの **F. Cohn** コーンは，肉汁の代わりに枯草の煮汁を用いた場合，Pasteur の実験が再現されないことに興味をもった．そして，この煮汁中に通常の加熱では殺されない耐熱性の細胞（*Bacillus subtilis* 枯草菌の芽胞）を見いだした．Tyndall は，物理学領域で多くの業績をあげた人で，光が透明な液を横切ると溶液中の粒子が見えるようになる現象（チンダル効果）を明らかにしたことでも有名である．

彼はこの現象を自然発生の実験に応用して，空気中からフラスコに混入する粒子の存在を目に見えるようにした．さらに，現在では**間けつ滅菌法**（チンダリゼーション tyndallization）とよばれている不連続的な加熱法によって芽胞は殺菌され，枯草の抽出液からも生物は決して自然発生しないことを示した．これによって自然発生説は完全に否定され，「生物は生物から生まれる life comes from life」という生物発生の一般原理が確立されたのである．自然発生説の息の根を止めたものは，結局のところ，**滅菌** sterilization という技術であった．

Redi によって昆虫の自然発生が否定され，Pasteur と Tyndall によって微生物の自然発生が否定されるまでには 200 年を要した．自然発生説は間違った学説ではあったが，それを詳細に検討していく過程で，多くの事実が明らかにされた．そして，現在では生物が自然に発生するかどうかの議論からは解放され，我々の関心はもう

1つの自然発生，すなわち，生命が地球上に初めて誕生したときに起きた可能性のある化学反応に向けられている．

1-4 病気の微生物原因説への過渡期

1-4-1 発酵の微生物原因説

「発酵の理解なくして病気の理解は不可能である」，錬金術を実証科学へ発展させたイギリスの化学者 **R. Boyle** ボイル（1627–1691）がこう予言したのは 1663 年のことである．そして，それから 150 年以上を経た 1830 年代後半，この予言に従えば，病気を理解するための前提となるべき発酵に関する新しい考え，すなわち，**発酵の微生物原因説**が提出された．

果汁が発酵してアルコールに変化するときには常に物質が沈殿してくる．そして，この沈殿物を新鮮な果汁に加えると再び発酵が始まる．このことから，この沈殿物は古くから**酵母**（発酵の元）とよばれていた．ドイツの **T. Schwann** シュワン（1810–1882, 1837 年）とフランスの **C. Cagniard de La Tour** カニヤル・ド・ラ・トゥール（1777–1859, 1838 年）は，酵母が顕微鏡的な小体からできていることを示した．また，この卵円形の小体は発酵の進行とともに増殖することから，酵母は生き物であるという考えを示した．すなわち，発酵は微生物の生命活動の結果であるという考えを提唱したのである．これが発酵の微生物原因説である．

このまったく正しい考えがそのまま受け入れられてい

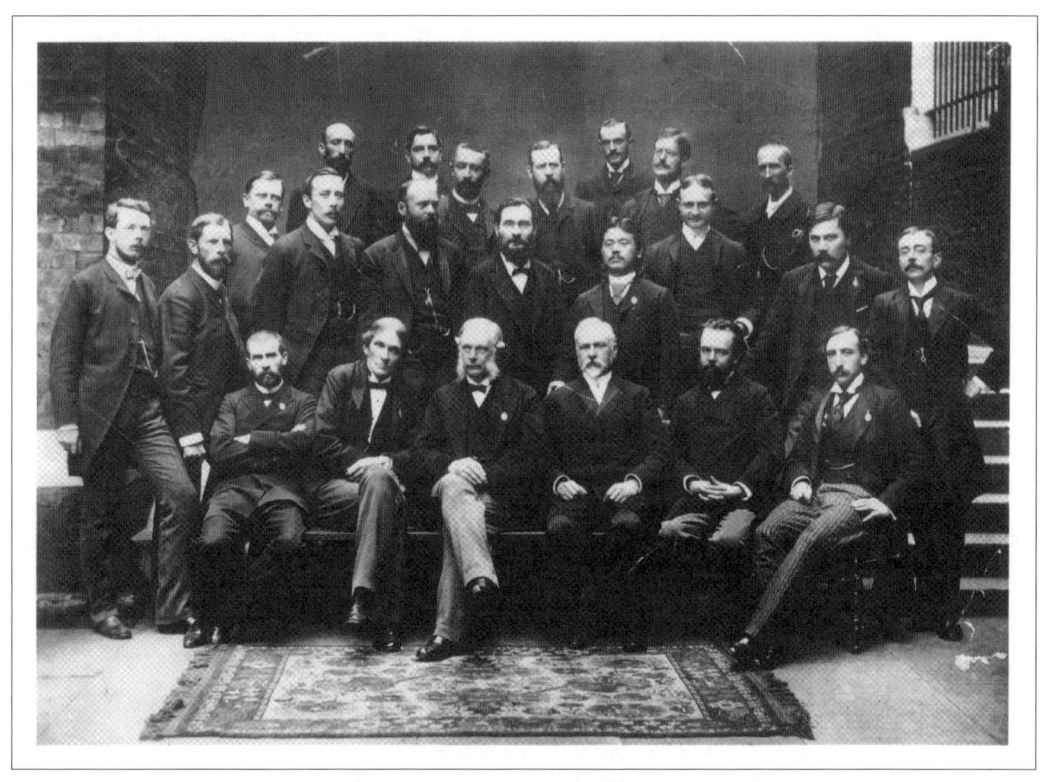

図 1-4　第 4 回万国衛生・人口統計会議への参加者（1891 年, ロンドン）

前列左から：**Roux**（Paris），Burdon-Sanderson（Oxford），**Lister**（Edinburgh），Arloing（Lynos），Fodor（Budapest），Hunter（London）
中列左から：Lehmann（Würzburg），**Buchner**（München），Gruber（Wien），Hankin（Cambridge），Hueppe（Praha），**Metschnikoff**（Paris），**Kitasato**（Tokyo），Fränkel（Königsberg），Ruffer（London），Sherrington（London）
後列左から：Bardach（Odessa），Adami（Cambridge），Nocard（Paris），Watson-Cheyne（London），Cartwright-Wood（London），Frankland（Dundee），Cunningham（Calcutta），
太字は，本文中で取り上げた研究者．写真は，社団法人北里研究所所蔵

たならば，Boyle の予言に従って，次は病気と微生物との関係を証明する実験がすぐに開始されるはずであった．しかし，当時に容認されていた考えは，糖がアルコールに化学変化するときに働く酵母は化学物質（触媒）であるというものであった．ドイツの **J. F. von Liebig** リービッヒ（1803-1873）はこの考えに基づき，直ちに Schwann らの考えを否定した（1839 年）．学会で絶大な権威をもっていた Liebig の意見は多くの科学者に影響を与え，発酵の微生物原因説は影をひそめてしまった．

そのおよそ 20 年後，**L. Pasteur** パストゥールは**乳酸発酵**（1857 年）と**アルコール発酵**（1860 年）の研究によって，「酵母は間違いなく真に生き物」で，「糖は生きた酵母なしでは決して発酵しないし，酵母は糖の存在なしには決して産生されることはない」と結論した．この報告は，その確実な実験と観察また正確な論理によって，Schwann と Cagniard de La Tour が提唱した発酵の微生物原因説を科学的事実として確認したものであった．

1-4-2　無菌手術法

1867 年，スコットランドの **J. Lister** リスター（1827-1912，図 1-4，歴伝 L. Pasteur の項参照）は**無菌手術法** aseptic surgery を開発した．そしてこの手術法に示唆を与えたのは自然発生説に関する Pasteur の論文であった．Lister が特に注目したのは，ブイヨンは空気に触れると腐敗するが，空気に触れたブイヨンでもこれを加熱するか，またはろ過した空気を触れさせたブイヨンは腐敗しないという記述であった．

Lister はこれを読んで，「負傷部位における化膿も大気中に浮遊する微生物が原因ではないか」，「空気を術後の傷口に直接触れさせないか，空気中の微生物の生命を何かで破壊すれば化膿は避けられるのではないか」と考えた．そして当時，**石炭酸**（フェノール）が下水や排泄物の処理に使われていたことにヒントを得て，外科医の手指や包帯，手術器具，さらに手術台に石炭酸を噴霧して手術を行うことで無菌手術法に成功したのである．

Lister は発酵の微生物原因説を医学に応用した最初の人であった．そして，Lister の無菌手術法は，現代外科学の基礎をつくり，また消毒剤による病気の予防法を示したものであった．しかし，塩素石灰水を用いた Semmelweis の産褥熱予防法と同様に，これが医学界で認められるには時間を要した．消毒によるヒトの病気の予防法が認められるためには，病気の微生物原因説が実証される必要があったのである．

1-5　病気の微生物原因説への到達

病気の微生物原因説 germ theory of disease とは，伝染病は微生物によって引き起こされるという考え方である．現代では疑う余地のないこの考え方が認められたのは 1800 年代の後半で，これは今から 100 年ちょっと前にしか過ぎないことには驚きを感じる．この説が証明されるまでには長い論争があった．生命の自然発生説論争の場合と同様に，この論争では，**発酵** fermentation という一見病気とは関係なさそうな現象が微生物によって引き起こされるという考え方がまず証明されなければならなかった．ここでは 1800 年代のほとんどを費やした論争の歴史を概観する．

1-5-1　カイコの硬化病

病気の微生物原因説が提唱されるきっかけは，ヒトの病気ではなく，カイコの病気であった．1836 年，イタリアの **A. Bassi** バッシ（1773-1856，図 1-5）は，「カイコの**硬化病**は隠花植物（カビ）の寄生による病気である」という，当時ではまったく予期されていない報告をした．これは歴史上，初めて病気と微生物との関係を示した報告であった．昔から植物に寄生して増えるカビ（真菌）は知られていた．しかし，これが生きた動物に寄生してカイコを病気にしたり殺したりするということは大きな驚きであった，と同時に，カビが人の伝染病の原因にもなる可能性を示唆するものであった．

そして，この可能性はスイスの **J. L. Schönlein** シェーンライン（1793-1864）によって実際に示された．1839 年，Schönlein は頭部の湿疹と禿面の原因になる**黄癬**が，現在では黄癬菌とよばれているカビによって引き起こされることを報告したのである．その後，鵞口瘡や円形脱毛症などの皮膚病もカビが原因となることが相次

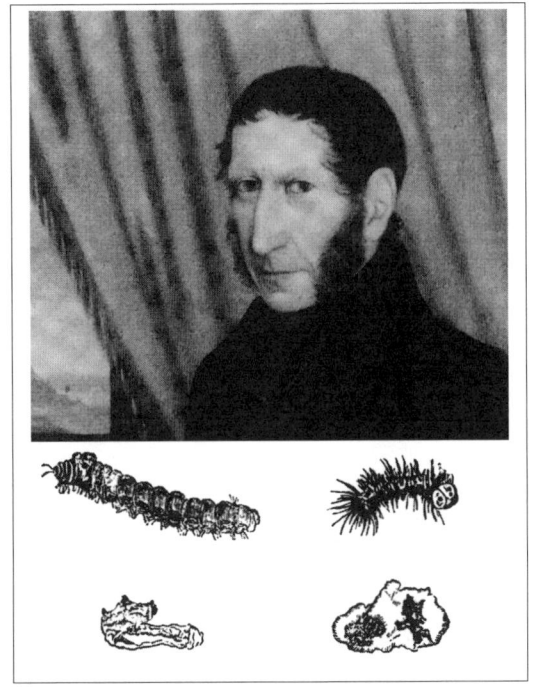

図 1-5　A. Bassi（1773-1856）
下図は，Bassi の描いたカイコ硬化病の進行．最後（右下）は，カビの出現をしめしている．
（H. Harris，物質から生命へ，自然発生説論争，長野敬，太田英彦訳，青土社，2003 年より）

いで報告された．一方，1845～50 年にかけてアイルランド経済を壊滅させたジャガイモの**胴枯れ病**も植物の真菌症であることを植物学者が明らかにした．このように，1800 年代の中頃には昆虫や植物の病気，またはヒトでも皮膚病などは微生物が原因になるという考えを受け入れる態勢はできていた．

しかしこれと，ペスト，コレラ，痘瘡，産褥熱など人命に深く関わる病気も微生物が引き起こしていると考えるのは別のことで，それぞれ特異な症状をもつこれらの病気を，形が簡単で明らかによく似ている小さな生き物のせいにするのは多くの点で矛盾があると考えられていた．当時，病気を症状によって分類することはあっても，原因によって分類する考えが育っていなかったためである．多くの医師にとって，Leeuwenhoek が見つけた微生物は相変わらず顕微鏡下の珍奇な生き物のままであった．

1-5-2　ワインの病気

発酵の微生物原因説の容認は，有機物の分解が微生物によって起こるように，人体組織の分解として現れる病気にも微生物が関係しているのではないか，という考え方を受け入れやすくした．一方，**L. Pasteur** は乳酸発酵がアルコール酵母とは別の酵母（乳酸酵母）によること，また，ワインの酸敗には必ずこの乳酸酵母が関わっていることを明らかにしていた．

この事実に基づき，1861 年，Pasteur はワインの乳酸発酵をワインの病気と表現した．ワインの発酵を「**ワインの病気**（wine "sick"）」と表現することには重要な意味があった．この表現法によって発酵と病気の類似性が一般化され，発酵の微生物原因説が病気の微生物原因説へと論理展開されたのである．

後年（1881 年），Pasteur はニワトリコレラの予防研究において，弱毒化した *Pasteurella multocida* ニワトリコレラ菌の接種によってニワトリが免疫を獲得することを見いだした．そして，この現象と Jenner が行った牛痘ウイルスの接種によってヒトが痘瘡に免疫になる現象（種痘）との類似性を強調するために，弱毒菌によるニワトリの免疫を表現するのに**ワクチネーション** vacctination という言葉を選んだ．これによってニワトリコレラの予防と痘瘡の予防を病気の予防という一般的概念へ変化させることに成功した．このように，種々の現象を一般化することで，科学的概念を作り上げることは Pasteur の得意とするところであった．

1-5-3　ヘンレの病因論

病気の微生物原因説は Pasteur によって提唱されたものであるが（1861 年），それより 20 年も前に微生物と病気の関係を確信していた者がいた．それは，Koch が医学を学んだドイツ，ゲッチンゲン大学の病理学者 **J. Henle** ヘンレ（1809-1885）である．

1840 年，Henle は伝染性疾患の原因に関する論文を発表した．これは Fracastro 以来初めての伝染病に関する堅牢な**病因論** etiology であった．その中で Henle は，伝染病の原因として顕微鏡的因子を想定している．この

論文が Schwann の発酵の微生物原因説に影響されていることから考えて，Henle のいう顕微鏡的因子が**微生物** germ をさしていることは明らかである．しかし，Henle は非常に厳密であった．この顕微鏡的因子と病気との関係を証明するためには，「ある特定の病的状態にだけ見られるある特定の顕微鏡的因子は，純粋に分離培養できるという条件が満たされなければならない」と強調した．すなわち，病原体は分類学的な**種** Species の概念に基づいた1つの生物種でなければならないと考えたのである．しかし，この時代には微生物を純粋に分離して培養する技術はなく，Henle 自身この証明の方法がないことを知っていた．

1-5-4 コッホの原則

R. Koch コッホ（1843-1910，歴伝参照）はブイヨンを用いて行う Pasteur の研究には懐疑的であったし，Pasteur 自身，自分の実験に再現性が欠けることがあることを告白している．Pasteur の炭疽ワクチンがヒツジを大量死させたとき，Koch は「ワクチンは不純であった．これは学問上，許すべからざることである」と厳しく批判している．これには当時のドイツとフランスの国情（敵対関係）も反映されているが，Koch がいかに純粋培養に対する考えを重視していたかを示すものである．

1881年，Koch はブイヨンの液体培地に，ゼラチンを加えた**固形培地**を用いる微生物の純粋培養法を発表した．これは，ゆでたジャガイモの切り口に形成された微生物の集落（コロニー colony）は，それぞれがただ1種類の細菌や酵母などからなっているという観察にヒントを得たものである．そして翌年（1882年）には，ゼラチン培地をさらに改良して寒天培地を考案した．これによって Henle が要求する厳しい条件，すなわち，「病原体と推定される微生物の分離培養」を初めて満足させることが可能になった．寒天培地を用いて，Koch は人類にとって最も壊滅的な疾病，結核（1882年）とコレラ（1883年）の病原体を純粋に分離した．そして，1884年，遂に感染症の病原体を同定するための原則（**コッホの原則** Koch's postulates）を発表した．

これには Henle が要求した条件に加えて，「病原体と推定される微生物は健康な動物に同じ病気を再現させなければならない」という条件が付け加えられている．患者から微生物が分離されることと，それが病気の原因であることは別であるという意見に応えるためである．コッホの原則は，仮説としての病気の微生物原因説を科学的事実へと導く論理的な実験指針であった．それから20年の間に，ヒトの細菌感染症のほとんどが分離・同定されたのである．

コッホの原則は，次の4条件からなっていた．

第1条件；特定の病気の患者からは特定の微生物が常に検出され，それは他の病気の患者からは検出されないこと．

第2条件；その微生物は人工培地で純粋に培養できること．

第3条件；純粋培養した微生物を感受性動物に接種した時にはその動物に同じ病気が起こること．

第4条件；病気を起こした動物からは接種したものと同じ微生物が再び検出されること（第3条件と第4条件をまとめて，第3条件とすることもある）．

科学上の問題は新しい技術によって解決されることが多い．電子顕微鏡，超遠心分離機，およびラジオアイソトープは近代の実験科学を飛躍させる原動力になったといわれている．固形培地を用いた細菌の純粋培養法は，動物や植物と同様に，細菌にも種の概念が適用できることを示したものであり，これが細菌学を科学として確立させるための大きな原動力になった．

1-6 病原微生物学の誕生

L. Pasteur パストゥールと R. Koch コッホは微生物学の巨頭であり，2人は病原微生物学の創建の名誉を分け合った．1800年代後半から第一次世界大戦が始まる20～30年間には，彼等が住むパリとベルリンは微生物学研究のメッカとなり，多くの研究者がこの地を訪れて研究に励んだ．パストゥール学派とコッホ学派は激しく競って研究し，その成果は補いあって病原微生物学という新しい科学を誕生させた．後年，人々はこの時期を微生物学の黄金時代とよんだ．

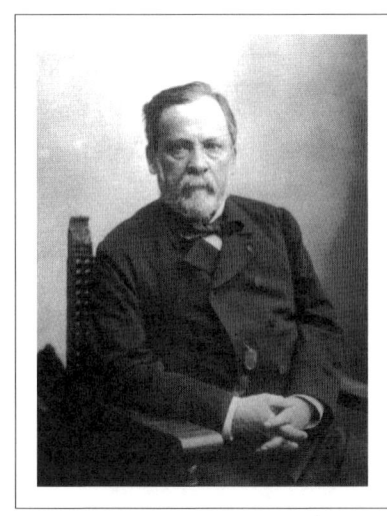

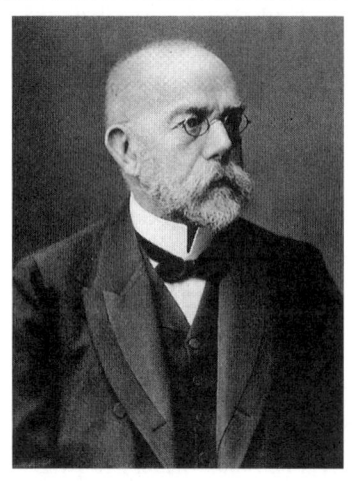

図 1-6　L. Pasteur（1822-1895, 左）と R. Koch（1843-1910, 右）
写真は，社団法人北里研究所所蔵

1-6-1　パストゥール学派

　L. Pasteur（1822-1895, 図 1-6）は，酒石酸塩の光学異性体の研究により学者としてのスタートを切った（1848 年）．次いで乳酸発酵の研究（1857 年）とアルコール発酵の研究（1860 年）によって発酵の微生物原因説を証明した．これらの研究は，病気の微生物原因説の提唱（1861 年）と自然発生説の否定（1861 年）の基礎となった．Pasteur が病原微生物の研究に入る契機は，カイコの微粒子病の研究（1865 年）や同時期の低温滅菌法の開発（1865 年）など常に現場の要請に応えるためであった．そして，これはニワトリコレラワクチンの開発（1880 年），炭疽ワクチンの開発（1881 年），ブタ丹毒ワクチンの開発（1883 年），さらに狂犬病ワクチンの開発（1885 年）へと進展した．

　パストゥール学派の研究者には，A. Laveran ラベラン（1845-1922, *Plasmodium* マラリア原虫の研究，歴伝参照），E. Metchnikoff メチニコフ（1845-1916, 食細胞による食菌現象の研究，図 1-4, 歴伝参照），E. Roux ルー（1853-1933, ジフテリア毒素の研究，図 1-4, 歴伝参照），A. Yersin エルサン（1863-1943, ジフテリア毒素の研究と *Yersinia pestis* ペスト菌の分離），J. J. B. Bordet ボルデ（1870-1961, 補体の研究と *Bordetella pertusis* 百日咳菌の分離），A. Calmette カルメット（1863-1933）と C. Guérin ゲラン（BCG ワクチンの開発），C. J. H. Nicolle ニコル（1866-1936, ノミによる発疹チフスの伝播機構の解明），C. Chamberland シャンベラン（1851-1908, 高圧滅菌法とろ過滅菌器の開発），G. Ramon ラモン（1886-1963, ジフテリアトキソイドの開発）などがいる．彼等の研究は微生物学（病原微生物学，発酵微生物学），生化学，免疫学など広い学問分野の基礎になった．

1-6-2　コッホ学派

　R. Koch（1843-1910, 図 1-6）は診療時間を割いて好きな研究にあてるアマチュア研究家であったが，*Bacillus anthracis* 炭疽菌の研究（1876 年）で本格的に研究者生活に入った．Koch は正確な実験技術と堅牢な論理展開を基盤とし，これに，細菌の染色法の開発，固形培地の開発と細菌の純粋分離培養法の確立（1881 年）などで得た新しい実験手技を加えていった．そして，*Mycobacterium tuberculosis* 結核菌の分離（1882 年）と *Vibrio cholerae* コレラ菌の分離（1883 年）に成功した．さらに，これらの研究をコッホの原則の提唱（1884 年）に発展させ，病気の微生物原因説を科学的事実として確立させた．

　コッホ学派の研究者には，A. L. S. Neisser ナイサー（1855-1916, *Neisseria gonorrhoeae* りん菌の分離），F.

Löffler レフラー（1852-1915, *Corynebacterium diphtheriae* ジフテリア菌の分離），**R. Pfeiffer** ファイファー（1858-1945, *Haemophilus influenzae* インフルエンザ菌の分離，歴伝参照），**P. Frosch** フロッシュ（1860-1928, 口蹄病とろ過性病原体の関係を証明），**K. J. Eberth** エーベルト（1835-1926）と **G. Gaffky** ガフキー（1850-1918, *Salmonella* Typhi チフス菌の分離），**T. Escherich** エシェリッヒ（1857-1911, *Escherichia coli* 大腸菌の分離），E. Ermengen エルメンゲン（1851-1932, *Clostridium botulinum* ボツリヌス菌の分離），W. H. Welch ウェルチ（1850-1934, ウエルシュ菌の研究），北里柴三郎（1853-1931, *Clostridium tetani* 破傷風菌の純粋培養，*Haemophilus influenzae* インフルエンザ菌の分離，図1-4）などがいる．彼等はそれぞれが腕の良い細菌ハンターであり，彼等によって重要な感染症の病原体が次々に分離され，病原細菌学が確立された．またコッホ学派からは，北里柴三郎と **E. A. von Behring** ベーリング（1854-1917, 血清療法による破傷風とジフテリアの治療，図1-7，歴伝参照），**P. Ehrlich** エーリッヒ（1845-1915, 抗体産生理論の提唱，梅毒治療薬の開発，図1-7，歴伝参照），**A. von Wassermann** ワッセルマン（1866-1925, 補体結合反応による梅毒診断法の開発）らが輩出し，彼等によって免疫学発展の基礎が創られた．

1-7 病原微生物学の発展

1-7-1 ウイルス学

ウイルスは原核生物でも真核生物でもなく，細菌や真菌または原虫などとはまったく異なる病原体である．すなわち，ウイルスは「無生物」である．**F. Löffler** レフラー（1852-1915）と **P. Frosch** フロッシュ（1860-1928）は家畜の**口蹄疫**の病原体が細菌ろ過器を通過することを明らかにした（1898年）．また，**M. Beijerinck** ベイエリンク（1851-1931）は**タバコモザイク病**もろ過性病原体であることを示した（1899年）．そして，このような病原体はウイルス virus（病毒）とよばれるようになった．さらに F. d'Herelle デレルは細菌に感染してこれを溶菌させる**細菌ウイルス**（バクテリオファージ）の存在を明らかにした（1917年）．複雑な化合物の集合体である細菌や真菌などを結晶化することはできないが，**W. M. Stanley** スタンレイ（1904-1971）はタバコモザイクウイルスが結晶化される病原体であることを報告し（1935年），ウイルスやバクテリオファージがごく限られた種類の物質からなることを示唆した．そして，タバコモザイクウイルスは実際にゲノム核酸（5％）とそれを包む殻たん白質（95％）のみからなることが示された．一方，E. Rsuka ルスカ（1866-1936）は電子顕微鏡を開発し（1940年），ウイルスやバクテリオファージが細菌の1/100にも満たない粒子であることを示した．そして，この粒子にはリボソームも，ATPなどエネルギー産生系の酵素も存在しないことが明らかになり，ウイルスやバクテリオファージが増殖するためには植物や動物または細菌などの生きた細胞に寄生しなければならない細胞内寄生体 intracelullar parasite であることが示された．このように，ウイルスは細菌や真菌などとはまったく異なる新しいカテゴリーの寄生体であることから，ウイルス学が微生物学から独立した．ウイルスはこのように分類学的には「無生物」であるが，ほとんどのウイルスが病原体として分離されていることから，ウイルス学も病原微生物学の範疇に含めるのが一般的である．

1-7-2 免疫学

免疫とは「一度かかった病気には二度とかからない」というのが本来の意味である．このメカニズムを研究する科学としての免疫学は，E. Jenner と L. Pasteur による弱毒生ワクチンを用いた感染症の予防法の研究に端を発し，北里柴三郎と **E. A. von Behring** による**抗毒素** anti-toxin を用いた感染症の治療法の研究（1890年）によって実質的なスタートが切られた．ワクチンによる病原体の感染阻止，また抗毒素による毒素の無毒化など免疫に関わる生体成分は一体何なのか．Behring は「抗体が細菌を殺す」と抗体説を主張し，E. Metchnikoff は「細菌を食い，我々を守ってくれるのは細胞である」

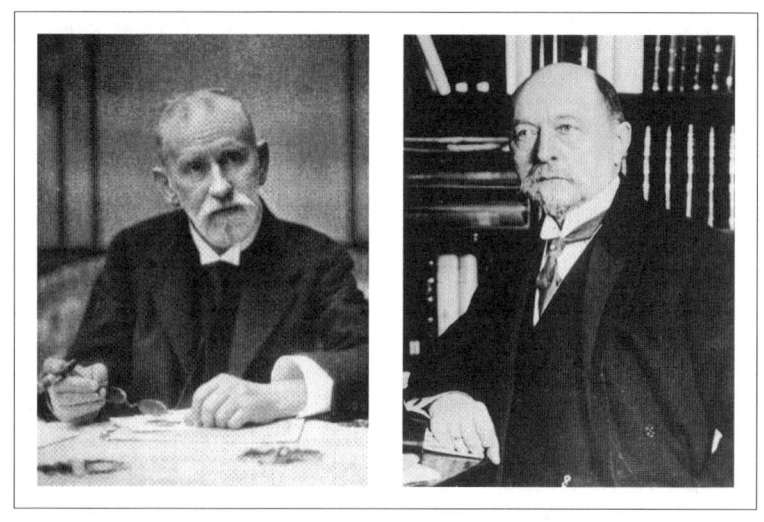

図1-7 P. Ehrlich（1854-1915, 左）とE. A. von Behring（1854-1917, 右）
写真は，P. de Kruif, Microbe Huntres, Harcourt,Brace Company, 1926（P. Ehrlich），社団法人北里研究所所蔵（E. A. von Behring）

と食細胞説を主張した．また，**J. J. B. Bordet**は抗体と協力して免疫に関わる補体の存在を示した．これらは，抗体と補体が関与する「液性免疫」と食細胞や細胞傷害性T細胞が関与する「細胞性免疫」という免疫学の中心課題に発展し，最終的には，液性免疫と細胞性免疫の両方が完全な免疫の成立には不可欠であると結論されるのである．

北里とBehringによって免疫動物の血清中に抗毒素（**抗体** antibody）の存在が示されると，血液中の白血球はどのようにして抗体を産生するようになるのかという疑問が起きた．この免疫学の中心課題に対して**P. Ehrlich**は，「白血球表面のレセプターに毒素が結合すると，その刺激によってこの細胞は抗毒素抗体を分泌するようになる」とする**側鎖説** side-chain theoryを提唱した（1901年）．この説では1個の細胞は多種類の抗原レセプターを発現すると考えているが，この点を除けば**F. M. Burnet**バーネットが提唱し（1899-1985, 1959年），現在認められている抗体産生理論である**クローン選択説** clonal selection theoryをすでにいい当てている．さらに，血清療法はそれに併発することがある**血清病** serum sicknessの原因になることが**C. P. von Pirquet**ピルケ（1874-1929）によって明らかにされ（1905年），**アレルギー** allergyなど免疫病という免疫学のもう1つの研究課題を提供した．

1960年以降，免疫学は，生化学，分子遺伝学，分子生物学，細胞生物学などと融合しながら，「自己selfと非自己notselfの識別」を研究する学問として発展してきた．そして，現在の免疫学は，病原体，アレルゲン，移植された臓器などの外来性抗原，またはがん細胞や自己成分などの内因性抗原を生体がどのように認識してこれを排除するかという生体反応のメカニズムを研究する免疫遺伝学，細胞免疫学として発展している．免疫学をこのように方向付けたのは**J. Dausset**ドーセ（1916～）である．Daussetは，免疫寛容に関わる主要組織適合遺伝子複合体産物MHCとして，ヒトのHLA human leukocyte antigenの存在を皮膚移植の研究から見いだした（1958年）．そして，一卵性双生児を除いてヒトはそれぞれが異なったHLAの組合せを細胞表面にもつこと（ヒトは誰もが「唯一無二の存在」であること），また，このHLAタイプの異同が自己と非自己を認識するための免疫学的な「ヒトのマーカ」であることが明らかにされた．その後，**B. Benacerraf**ベナセラフ（1920～）は，T細胞の抗原認識の結果として発現される免疫応答がMHC（ヒトの場合はHLA）によって調節されていることを明らかにした（1963年）．

1970年代になると，分子遺伝学的，および分子生物学的実験手法が免疫学領域にも取り入れられた．そして，**G. Köhler**ケーラ（1946-1995）と**C. Milstein**ミルスタイン（1927-2002）はモノクローナル抗体の作製法を開発した（1975年）．この技術は免疫系細胞をその分化

抗原（CD抗原）によって分類することを可能にした．また，利根川進（1939～）は，胎生期の未分化B細胞ゲノムでは別々のところに存在している抗体遺伝子の可変領域（V領域）と定常領域（C領域）が，分化したB細胞ゲノムでは同じ場所に移動していること（1976年），また，V遺伝子とC遺伝子はDNAレベルでの再編成を起こすことを示した（1978年）．これによって，抗体のイディオタイプの多様性とクラススイッチのメカニズムが明らかにされた．その後，サイトカイン遺伝子（IL-2遺伝子）やT細胞抗原レセプター遺伝子（TCR遺伝子）の単離に続き，種々の液性因子が見いだされた．これによって，自己と非自己の識別に関わる細胞間の相互作用を分子レベルで説明することが可能になった．

1-7-3 化学療法剤学

第一次世界大戦と第二次世界大戦は不幸な出来事であった．しかし，この戦争が化学療法を発展させ，結果として後世の人々に幸運をもたらしたのは皮肉である．化学療法は **P. Ehrlich** によって創始された．Ehrlich の初期の研究はヒトの細胞や微生物を色素で染め分けるものであり，この研究から**抗酸染色法**の基本原理が生まれた（1882年）．現在広く用いられているチール・ニールゼン法はこの原理から導かれたものである．Ehrlich はこの研究で，動物細胞は染まらず微生物のみを特異的に染める色素があることに気付き，化合物と細胞との選択的な結合親和性（選択毒性）に着目するようになった．そして，ドイツの化学工業力を背景に膨大な種類の化合物を合成し，その中の606号と名付けたヒ素化合物（**サルバルサン Salvarsan**）がウサギの精巣に植え付けられた *Treponema pallidum* 梅毒トレポネーマ（**F. R. Schaudinn**, 1871-1906, 歴伝参照）による潰瘍を治癒させることを見いだした（1906年）．この感染実験を担当したのが秦佐八郎（1873-1938, 図1-8）であった．サルバルサンは化学療法剤の第1号となり，「魔法の弾丸」とよばれた．その後も化学療法剤の開発は続けられ，マラリアの予防薬として**アテブリン atebrin** が開発された（Bayer社，1932年）．また，**G. J. P. Domagk** ドマーク（1895-1964）は**赤色プロントジル prontosil rubrum** とよばれる赤色色素（*p*-アミノベンゼンスルホンアミド）が *Staphylococcus aureus* 黄色ブドウ球菌の感染を阻止することをマウスの感染実験により見いだした（1932年）．これを契機としてスルホンアミドを化学修飾した多くのサルファ剤が合成された．

一方 **A. Fleming** フレーミング（1881-1955）は細菌の培養中にたまたま紛れ込んだカビ（*Penicillinum notatum*）が *S. aureus* の増殖を阻止するのを見つけ，この抗菌性物質を**ペニシリン penicillin** と名付けた（1929年）．そして，ペニシリンは **H. W. Flory** フローリー（1898-1968）と **E. B. Chain** チェーン（1906-1979）によって感染症の治療薬として実用化された（1940年）．また，**S. A. Waksman** ワックスマン（1888-1973）は放線菌（*Streptomyces griseus*）の培養液から**ストレプトマイシン streptomycin** を分離した（1943年）．ペニシリンとストレプトマイシンの有効性は抗生物質の開発研究に刺激を与え，世界各国で多くの抗生物質が次々と開発された．

抗微生物作用をもつ物質のうち，化学合成されたものを**化学療法剤 chemotherapeutic**（最近では化学療法薬という言葉がよく使用される）とよび，微生物の第二代謝産物に由来するものを**抗生物質 antibiotic** とよんできた．しかし現在では，化学療法剤と抗生物質を厳密には区別せず，細菌，真菌，ウイルス，原虫に対する化学療法剤と抗生物質をまとめて，それぞれ抗細菌薬（または抗菌薬），抗真菌薬，抗ウイルス薬，抗原虫薬とよび，さらにこれらを総称して抗微生物薬とよぶことが多い．また，寄生虫，がん対する化学療法剤と抗生物質を，それぞれ抗寄生虫薬，抗がん剤とよぶ．そして，化学療法剤と抗生物質による感染症やがんの治療法を**化学療法 chemotherapy** とよぶ．

1-7-4 生化学，遺伝学，分子生物学

生化学とは，生物を構成する化合物の集合がどのように相互作用して生命を維持し再生するかを明らかにする科学である．初期の生化学はアルコール発酵に関する論争から生まれた．既に見てきたように，Liebig と Pasteur の発酵の微生物原因説論争は酵母が化学物質か生き物かという観点からのものであり，この点では Pasteur が正しかった．しかし，グルコースをアルコール

と二酸化炭素に変える「発酵素」について，Pasteurはこれが生きている酵母細胞のみがそなえた生物的特徴と考え，Liebigはこれを細胞の分泌性可溶性物質と考えた．その後，**W. Kühne** キューネ（1837-1900）は発酵素に対してin yeast（酵母中に）という意味をもつ**enzyme**（酵素）を当てた（1878年）．これは，LiebigとPasteurとの論争から20年が経過するうちに，Kühneおよび当時の考えが徐々に「酵素＝物質」説の正当性を支持するように変化していたことを暗示している．そしてさらに20年経つと，**E. Buchner** ブフナー（1860-1917，図1-4）は，酵母を摺り潰して調製した無細胞抽出液がグルコースを発酵できることを実際に示した（1897年）．これによって酵素は細胞と切り離すことのできないという考えは否定され，Liebigの考え方の一部は復権した．

遺伝学は形質の遺伝メカニズムを明らかにする科学である．遺伝学は**G. J. Mendel**メンデル（1822-1884）によって創始され（1865年），**T. H. Morgan**モルガン（1866-1945）によって科学にまで発展した（1915年）．そして，遺伝学は細菌やウイルスまたバクテリオファージを研究材料とすることで飛躍的に発展した．なぜなら，MendelやMorganが用いたエンドウやショウジョウバエに比べて，世代時間の短い微生物が形質遺伝の研究には有利であったからである．

F. Griffith グリフィス（1881-1941，1928年），および**O. Avery** エイヴリー（1877-1955，1944年）は*Streptococcus pneumoniae*化膿レンサ球菌の莢膜と病原性の遺伝を指標とした形質転換実験によって遺伝子の化学的本体がDNAであることを明らかにした．これは**J. D. Watson** ワトソン（1927～）と**F. H. Crick** クリック（1916-2004）によるDNAの二重らせん構造の解明（1953年，Nature誌に発表）に契機を与えた．また，**W. Aber** アーバー（1929～）によるバクテリオファージの制限と修飾現象の解明（1965年）は制限酵素の発見につながった．そして，これは遺伝子クローニングと試験管内での遺伝子組換えを可能にし，分子生物学の発展に大きく寄与した．

分子生物学は，生命を分子のレベルで研究する科学である．これは，生化学と遺伝学が融合されることによって発展してきた．生化学と遺伝学を融合させたのは**G. Beadle** ビードル（1903～）と**E. Tatum** テイタム（1909-1975）による**1遺伝子1酵素説** one gene-one enzyme theoryである（1940年）．これは，1つの遺伝子は1つの酵素の産生を支配し，形質は酵素の働きによって表現されるとする考えである．ここにおいても微生物（*Neurospora crassa* アカパンカビ）が研究材料に用いられた．WatsonとCrickのNature論文はしばしば分子生物学のはじまりとして引用される．しかし，GriffithとAveryによる形質転換実験とともに，この論文に大きな影響を与えたのが1遺伝子1酵素説であった．

このように，微生物を生物のモデルとして，生物の生命原理が徐々に明らかにされてきた．この過程で，遺伝子の全体像を調べる学問（**ゲノミクス** genomics）が1980年代に興った．これを技術面で支えたのが**K. Mullis** マリス（1944～）によって開発されたポリメラーゼ連鎖反応 polymerase chain reaction（PCRとよばれるDNA増幅法，1985年）であった．そして，**H. Smith** スミス（1931～）と**C. Vender** ヴェンダーらによって*Haemophilus influenzae*インフルエンザ菌遺伝子の全塩基配列が生物としては初めて明らかにされた（1995年）．*Homo sapiens*ヒトのゲノミクスは，Watsonをリーダーとする世界的な研究プロジェクト（**ヒトゲノム計画** human genome project）として開始した．そして，2003年には30億塩基からなるヒトゲノムの全塩基配列がほぼ決定された（日本は主に21番染色体を担当した）．この成果を基盤にして，21世紀では人類を含めた生物進化の歴史やヒトの遺伝学，また遺伝病やがんの予防と治療など生命の神秘に迫り難病を克服するための壮大な研究が始まっている．

1-8 わが国における病原微生物学の興りと発展

大日本私立衛生会は，福沢諭吉（1834-1901）らの援助のもとに，ドイツから帰国した北里柴三郎（図1-8，歴伝参照）を所長とする伝染病研究所を設立した（1892年）．これによってわが国の微生物学研究は本格的に開始した．そして，北里による*Yersinia pestis*ペスト菌の分離（1894年），志賀潔（1871-1955，図1-8，歴伝参照）による*Shigella dysenteriae* 1志賀赤痢菌の分離

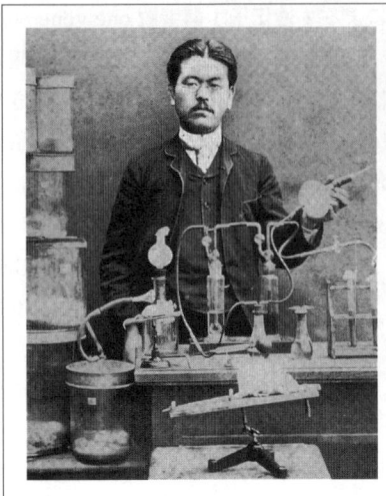

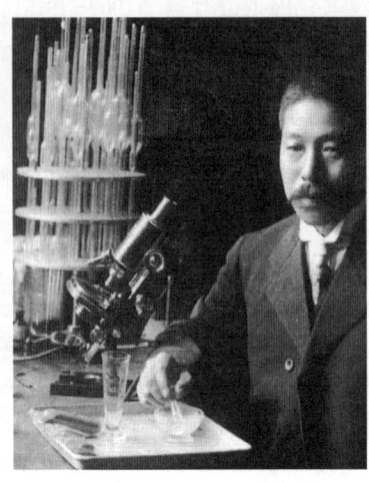

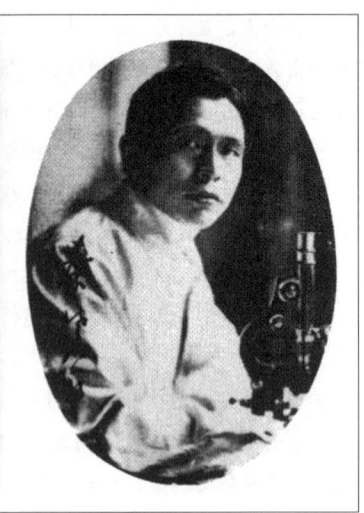

図 1-8　北里柴三郎（1853-1931, 左），志賀潔（1871-1955, 中），秦佐八郎（1873-1938, 右）
写真は，社団法人北里研究所所蔵（北里柴三郎，志賀潔），秦八千代，秦佐八郎小傳，北里研究所，1952 年（秦佐八郎）

（1898 年）が行われ，**秦佐八郎**（1873-1938, 図 1-8，歴伝参照）は Ehrlich に協力してサルバルサンを開発した（1906 年）．また，アメリカに渡った**野口英世**（1876-1928, 歴伝参照）はロックフェラー研究所を舞台にして蛇毒（1901 年）やスピロヘータ（1917 年）の研究に成果をあげた．伝染病研究所は国に移管されて内務省管轄となり（1892 年），さらにこれは文部省管轄となった（1914 年，現在の東京大学医科学研究所）．これを機に，同年，北里柴三郎は自ら北里研究所を創立した（1914 年）．そして，**梅野信吉**（1862-1930, イヌ狂犬病ワクチンの開発，歴伝参照），**浅川範彦**（1865-1907, 破傷風毒素の病理的作用の研究，歴伝参照），**遠藤滋**（1869-1937, 遠藤培地の開発，歴伝参照）らは，伝染病研究所と北里研究所を舞台にそれぞれの分野において重要な業績をあげた．

このように育ってきたわが国の微生物学研究の土壌は，**緒方正規**（1853-1919, ノミが介在するペスト病原体の伝播経路の解明），**稲田龍吉**（1874-1950）と**井戸泰**（ワイル病とその病原体 *Leptospira interrogans* の研究，1915 年），**二木謙三**（1873-1966, 鼠咬症とその病原体 *Spirillum minus* の研究，1917 年），**大原八郎**（野兎病の研究，1925 年），**長與又郎**（1878-1941, 恙虫病とその病原体 *Orientia tsutsugamushi* の研究，1929 年），また後年には，**藤野恒三郎**（1907-1992, *Vibrio parahaemolyticus* 腸炎ビブリオの分離とそれによる食中毒の研究，1953 年）などの世界的な研究者を生んだ．

北里柴三郎によって創始された血清療法はわが国の感染症の予防および免疫学に大きな刺激を与えた．1892 年，北里は伝染病研究所の創立と同時に畜舎を建ててそこにヒツジを 3 頭飼育しジフテリア抗毒素を製造した．さらに 1896 年創設された血清薬院では梅野信吉を主任として破傷風抗毒素の製造も開始した．そして，1939 年の時点ではこれら以外にも馬腺疫（病原体；*Streptococcus equi*）や豚コレラ（病原体；hog cholera virus）など家畜用の抗毒素も含め 15 種類以上の抗毒素が製造されていた．また弱毒生ワクチン，加熱不活化ワクチン，感作ワクチンなども実用化された．これらのうち感作ワクチン（病原体を加熱することなくこれに抗毒素を加えて不活化したもの）は血清療法の延長線上に開発された北里独自のワクチンであった．第二次世界大戦後においてもわが国のワクチン製造技術はさらに高まり，世界でも副作用の少ないワクチンとして知られるようになった．

一方で，血清療法は血清病という免疫病の概念を生み，これに関連して，**橋本策**（1881-1934）による慢性甲状腺炎の研究は自己免疫病としての世界で最初の報告になった（1911 年）．またアメリカにおいて，**石坂公成**（1925～）は IgE 抗体の存在を明らかにし（1967 年），IgE とアレルギーとの関連を証明した．そして，ヒトの抗体遺伝子の構造を解明し，抗原に対応する抗体の多様

性のメカニズムを明らかにした利根川進（1939〜）の業績（1976年）は，日本人としては最初のノーベル医学・生理学賞の対象になった．

第二次世界大戦での敗戦はわが国の伝染病の発生を明治時代に逆戻りさせ，抗生物質の開発研究の必要性を高めた．そして，**秦藤樹**（1908-2004，キタサマイシン，1953年，マイトマイシンC，1956年），**梅沢浜夫**（1914-1986，カナマイシン，1957年，ブレオマイシン，1965年，カスガマイシン，1965年），**大村智**（1935〜，アベルメクチン，1978年）らは，抗生物質の開発に有機化学的手法と特徴あるスクリーニング方を導入することに成功し，多くの抗生物質を創出した．このようにして，日本は抗生物質の開発研究が最も盛んな国となった．

一方，これは薬剤耐性菌の出現に拍車をかけ，わが国の薬剤耐性菌の研究は世界をリードすることになった．そして，**秋葉朝一郎**（1903-1983）と**落合国太郎**（1902-1970）はそれぞれが独立に薬剤耐性因子（Rプラスミド）の存在を明らかにした（1959年）．薬剤耐性菌とRプラスミドの研究は主に2方向に進展した．1つは耐性機構の研究であり，Rプラスミドがコードする薬剤の不活化や修飾酵素またはリボソームのメチル化酵素の存在が明らかにされた．また，Rプラスミドによる薬剤の排出亢進や透過性の抑制機構も明らかにされ，これらの研究は新たな抗生物質の開発研究にフィードバックされた．一方，Rプラスミドの分子遺伝学的研究は，その後の制限酵素の発見（**H. Smith**ら，1970年）や遺伝子クローニング技術の開発（**S. Choen**ら，1973年）など遺伝子組換え技術の基礎となり，分子生物学の発展に大きく寄与した．

1-9 21世紀の病原微生物学

感染症の病原体は微生物の黄金時代を中心にした1880年代の後半から1920年代までに出尽くしたと考えられていた．しかし1900年代の後半には，エボラ出血熱，在郷軍人病（レジオネラ症），成人T細胞白血病，腸管出血性大腸菌感染症，プリオン病，AIDS，感染性の消化性潰瘍，C型肝炎，ネコひっかき病など，人類が今までに経験したことのない新たな感染症（**新興感染症** emerging infectious disease）が次々と現れて我々を悩まし始めている．これは，この時期から急激に加速した人類による生態系の破壊が微生物をその本来の生息場所から人間社会に引き込んだ結果である．また一方では，結核やジフテリア，ペスト，コレラなど，先進工業国では既に過去の病気と考えられていた感染症（**再興感染症** re-emerging infectious disease）が再燃している．これは空輸手段の発達による発展途上国からのヒトや物の流れ，または先進工業国からこれらの国々への旅行が主な原因と考えられる．

21世紀に問題となるもう1つの感染症は**日和見感染症** opportunistic infectious disease である．これは，人口の高齢化や医療技術の進歩に伴って，先進国では易感染性宿主が増加していることと関係が深い．再興感染症は日和見感染症の一部でもある．さらに，日和見感染症の病原体は，不適切な化学療法などが原因となって，薬剤耐性化の度合いを日増しに高めている．そしてMRSAやVREなどの薬剤耐性菌の出現は，医療現場での**院内感染** nosocomial infection や**多剤耐性菌感染症**などを増加させ，患者を苦しめている．薬剤耐性菌の出現は細菌が突然変異によって進化していることの証明である（新興感染症，再興感染症，薬剤耐性感染症の詳細は8-3を参照）．

1600年代の後半から約300年をかけて病原微生物学の歴史は一回りし，今は2周目に入っている．21世紀に生きる我々は，先人から何を学び，新たに直面している問題をどのように解決していくのか．

表1-1 微生物学とその関連領域の歴史

年	一般	病原体	免疫	ウイルス	化学療法

1500 コンタギオン Fracastro（1546）

1600 細菌の観察 Leeuwenhoek（1667），自然発生説否定 Redi（1668）

1700 自然発生説 Needham（1748），自然発生説否定 Spallanzani（1765），細菌病原説 Pleciz（1762）
　　　　痘瘡の予防 Jenner（1796）

1830 発酵の微生物原因説 Schwann・Cagniard de La Tour，発酵の微生物原因説否定 Liebig，カイコ硬化病 Bassi
　　　　黄癬菌 Schönlein

1840 消毒 Semmelweis
　　　　カンジダ Berg・David，白癬菌 Cruby，病気の微生物原因説 Henle

1850 自然発生説否定，乳酸発酵 Pasteur，コレラの予防 Snow

1860 低温殺菌法，カイコ微粒子病，アルコール発酵，発酵の微生物原因説 Pasteur，無菌手術法，消毒 Lister

1870 細菌分類，芽胞，綿栓 Cohn，間歇滅菌法 Tyndall，固形培地 **Koch**・Petri
　　　　ハンセン病菌 Hansen・Neisser，炭疽菌 **Koch**

1880 純粋分離培養，染色，コッホの原則 **Koch**，抗酸染色 **Ehrlich**，グラム染色 Gram，高圧滅菌 Chamberland，
　　　　形質の要素 Mendel，硫黄菌 Winogradsky・Beijerinck，ジフテリア毒素 Roux・Yersin
　　　　淋菌 Neisser・Bumm，チフス菌 Eberth・Gaffky，黄色ブドウ球菌 Ogston・Rosenbach，
　　　　コレラ菌，結核菌 **Koch**，鼻疽菌 Löffler・Schutz，肺炎レンサ球菌 **Fränkel**
　　　　大腸菌 Escherich，腸炎菌 Gaertner，破傷風菌 北里，髄膜炎菌 Weichselbaum，
　　　　マラリア原虫 **Laveran**
　　　　　　　　ニワトリコレラ・炭疽・狂犬病ワクチン Pasteur，食菌現象 **Metchnikoff**

1890 酵素 Buchner，硝化菌 Winogradsky
　　　　ペスト菌 北里・Yersin，インフルエンザ菌 Pfeiffer・北里，ウエルシュ菌 Welch・Nuttall，
　　　　ボツリヌス菌 Ermengen，志賀赤痢菌 志賀，テキサスウシ熱 Smith
　　　　血清療法 北里・**Behring**，側鎖説 **Ehrlich**，ツベルクリン **Koch**，凝集反応 Widal，
　　　　沈降反応 Kraus，蛇毒抗毒素 Calmette，補体 **Bordet**
　　　　　　　　タバコモザイクウイルス Beijerinck，口蹄疫ウイルス Löffler・Frosch

1900 窒素固定菌 Beijerinck，遠藤培地 遠藤，マッコンキー培地 MacConkey
　　　　百日咳菌 **Bordet**，リケッチア Ricketts，梅毒トレポネーマ Schaudinn・Hoffmann・野口，
　　　　マラリア原虫 **Ross**，Grassi・Manson，ライシュマニア原虫 **Nicolle**
　　　　アナフィラキシー **Richet**・Portier，アレルギー Pirquet，アルチュス現象 Arthus，
　　　　ワッセルマン反応 Wassermann，莢膜膨化反応 Neufeld，
　　　　黄熱病 Reed
　　　　　　　　トリパンレッド，サルバルサン **Ehrlich**・秦

1910 メンデル遺伝学の機構 Morgan
　　　　ワイル病レプトスピラ 稲田・井戸，鼠咬症スピロヘータ 二木，発疹チフス Prowazek
　　　　自己免疫病 橋本
　　　　ファージ Twort・d'Herelle，組織培養 Carrel

1920 形質転換 Griffith，リゾチーム **Fleming**，呼吸酵素 **Warburg**，細菌の代謝 Kluyver
　　　　発疹チフス **Nicolle**，恙虫病リケッチア 緒方
　　　　ジフテリアトキソイド Ramon，BCG Calmette・Guérin，血液型 **Landsteiner**，
　　　　ハプテン，自己抗体 **Landsteiner**・Chase，細菌多糖体抗体 Heidelberger
　　　　　　　　ペニシリン **Fleming**・**Chain**・**Florey**

1930 移植免疫，免疫学説 **Burnet**・**Medawar**
　　　　タバコモザイクウイルスの結晶化 Stanley，
　　　　鶏胎培養 Woodruff・Goodpasture，
　　　　インフルエンザウイルス **Smith**・**Andrews**
　　　　　　　　サルファ剤（赤色プロントジル）**Domagk**

第1章 病原微生物学の歴史   185

表1-1　微生物学とその関連領域の歴史（つづき）

年	一　般	病原体	免　疫	ウイルス	化学療法
1940	形質転換 Avery, 蛍光抗体法 Cooms, 接合現象 **Lederberg**, 電子顕微鏡 **Ruska**, 糖代謝 **Cori**（夫妻）		組織適合抗原 **Snell**		
			ポリオウイルス培養 **Enders**・**Weller**・**Robbins**		
					ストレプトマイシン **Waksman**, パラアミノサリチル酸 Lehmann, クロラムフェニコール Burkholder, テトラサイクリン Dugger, サルファ剤作用機構 Woods
1950	遺伝学 **Beadle**・**Lederberg**・**Tatum**, エピソーム Jacob, 核酸合成酵素 **Ochoa**・**Kornberg**, TCAサイクル **Krebs**, R因子 秋葉・落合, 補酵素 **Lipmann**, 細胞培養法 **Dulbecco**, 溶原性 **Lwoff**, Hfr Hayes, 普遍形質導入 **Lederberg**・Zinder, 特殊形質導入 Morse, トランスポゾン **McClintock**, 半保存的複製 Meselson・Stahl, 遺伝子微細構造 Benzer, ファージの感染 Hershey・Chase, たん白質αヘリックス **Pauling**・**Corey**, cAMP **Southerland**	腸炎ビブリオ 藤野	黄熱ワクチン **Theiler**, 自然選択説 **Jerne**, クローン選択説 **Burnet**, ポリオ不活化ワクチン Salk, ポリオ生ワクチン Sabin, 後天的免疫寛容 **Burnet**・**Medawar**, インターフェロン 長野, 抗体構造 **Porter**・**Edelman**, 免疫電気泳動 Graber, ラジオイムノアッセイ **Yalow**・Berson		エリスロマイシン McGuire, アクチノマイシンD **Waksman**, セファロスポリンC Abraham, アムホテリシンB Gold, マイトマイシンC 秦, カナマイシン 梅沢
1960	DNA分子構造 **Crick**・**Watson**・**Wilkins**, 酵素作用の遺伝的調節機構 **Jacob**・**Monod**・**Lwoff**, レプリコン説 **Jacob**・Brenner, 無細胞たん白質合成 **Nierenberg**・Matthaei, 遺伝暗号 **Nierenberg**・**Holley**・**Khorana**, 制限と修飾 **Arber**, lacレプレッサー分離 Gilbert・Muller-Hill, 可逆的たん白質リン酸化 **Fisher**・**Krebs**, DNAの不連続複製 岡崎, ファージの複製機構 **Hershey**, 突然変異の選択説 **Delbrück**・**Luria**		胸腺の役割 Miller, 免疫応答遺伝子 **Benacerraf**・MacDavid・**Snell**・**Dausset**, イディオタイプ Oudin・Kunkel, T細胞とB細胞の協力 Miller, IgE 石坂, 臓器移植 **Murray**・**Thomas**	悪性腫瘍ウイルス **Rous**, オーストラリア抗原 **Blumberg**, スローウイルス **Gajdusek**	メチシリン, アンピシリン Doyle, ナリジクス酸 Lesher, ブレオマイシン 梅沢, リファンピシン Sensi
1970	逆転写酵素 **Temin**・水谷・**Baltimore**, 制限酵素 **Smith**・Wilcox・**Nathans**, 挿入配列 IS Hirsch・Malamy, 組換えプラスミド Cohen・Chang・Boyer, 薬剤耐性トランスポゾン Hedges・Jacob, 細胞性がん遺伝子 **Bishop**・**Varmus**・Stehelin, DNA塩基配列の決定法 Maxam・Gilbert, Sanger・Nicklen・Coulson, 分断遺伝子 **Sharp**・**Robert**	レジオネラ・ニウモフィラ Fraser・McDade,	イディオタイプネットワーク **Jerne**, 単クローン抗体 **Milstein**・**Köhler**, MHC拘束性 **Doherty**・**Zinkernagel**, 抗体遺伝子 利根川		エバーメクチン 大村
1980	アテニュエーション機構 Yanofsky, RNAスプライシング自己触媒系 Cech・Zaug・Grabowski, リボザイム Guerrier・高田, DNA増幅法 PCR **Mullis** ら, 大腸菌の制限酵素地図 小原・秋山・磯野, RNA自己切断ハンマーヘッド構造 Forster・Symons, Gたん白質 **Rodbell**・**Gilman**	ヘリコバクター・ピロリ Marshall・Warren, プリオン **Prusiner**, 成人T細胞白血病ウイルス 日沼・Gallo, ヒト免疫不全ウイルス Montagnier	T細胞レセプター Haskins, T細胞レセプター遺伝子 Davis		アジドチミジン 満屋
1990	インフルエンザ菌の全ゲノム配列 Smith・Venderら	ネコひっかき病病原体 Zangwill, G型肝炎ウイルス Simons, human herpes virus 6, 8；Chang			

アンダーライン付きの太字はノーベル賞受賞者

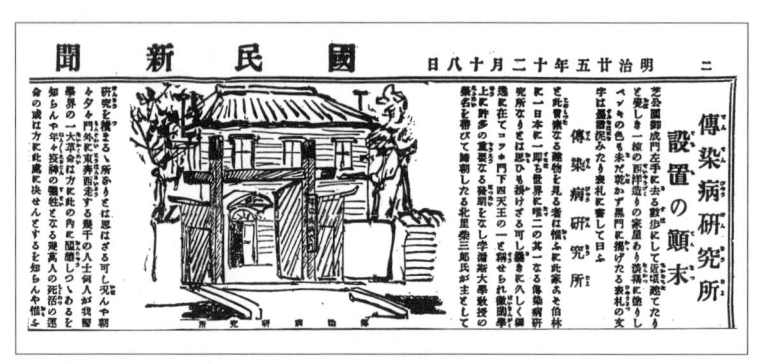

Box 10　10坪からの出発 – 伝染病研究所の発祥 –

　芸術家や芸人に経済的な援助を与えて贔屓（ひいき）する者をパトロンという．フィレンツェのMediciメディチ家は偉大なパトロンで，莫大な私財を若い芸術家に投じ，ルネッサンス文化を開花させた．アメリカのJ. D. Rockefellerロックフェラーも世界の伝染病研究者の大パトロンであった．そして，福澤諭吉は北里柴三郎のパトロンであった．

　1892年，北里は6年余の留学を終え，伝染病が猖獗を極める故国に帰ってきた．直ぐ北里を当てて伝染病研究機関を設立すべしとの機運が巻き起こった．しかし，政府はこの案を善しとせず，事業の推進には困難が立ちふさがった．この時，福澤諭吉は『勝れた學者を擁して之を無為に置くは國恥（国の恥）というべきである．學者の推輓（後援すること）は余の道樂の一つ，私力を以って其の手初めを為さう』と，日夜督励，一ヶ月で自分の借地に研究室を建てさせた．設備や器具は実業家の森村市左衛門が買い与え，長與專齋（ながよ・せんさい）が率いる大日本私立衛生会はこの経営を引き受けた．こうして，わが国の伝染病研究は民間の力によって始まったのである．福澤は暇ある毎に研究所に北里を訪ねて細菌学の説明を聞き，その発展を奨励することを楽しんだという．そして，さらに自分が所有する土地を提供し，金策してそこに結核療養所（土筆ケ岡養生園）を建てさせ，これに経理に長けた田端重晟を付けて北里に与えた．

　René Dubosルネ・デュボス（元ロックフェラー大学微生物学教授）は，科学の発展には近代的な研究室と豊富な設備が必要であると信じている人々に一つの教訓があると言う．それは，偉大なパストゥール研究所は，パストゥール自身の活動がほぼ終わろうとしていた1888年まではまだできていなかったという事実である．

　福澤によって一大光明が与えられた．わが国の伝染病研究は建坪10余坪，上下6室の家屋から始まった．北里はここで寝起きして研究に励んだのである．

参考資料；（1）宮島幹之助，北里柴三郎傳，北里研究所，昭和7年（1932年），（2）ルネ・デュボス，トーマス・ブロック編，長木大三，田口文章，岸田網太郎訳，パストゥール，学会出版センター，1996年

伝染病研究所
北里柴三郎が初代所長になった大日本私立衛生会の伝染病研究所を報道する明治25年の新聞（社団法人北里研究所所蔵）

2 感染症の概念

いよいよ病原微生物学の本題に入っていく．感染症をなくすことが病原微生物学のゴールであるとすれば，感染症の発生要因を知ること，これが病原微生物学を勉強するスタートになる．病原体が存在すること，病原体の伝播経路が存在すること，そして，病原体に対する感受性宿主が存在すること，これが感染症の発生条件である．この3条件のすべてが揃った時に初めて感染症は発生する．逆に，どれか1つをなくせば感染症の発生を防げる．

前章では病原微生物学の歴史を学んだ．病原微生物学の勉強をマラソンに例えると，前章でウォーミングアップを終え，今は，競技場に入ったところである．そして，本章からゴールに向かってスタートをきる．本章では，感染症の発生条件を理解した上で，その要因となる病原体，伝播経路，感受性宿主，さらに感染症の防止原理を勉強する．感染症に関する基本的な用語がもつ意味を理解することも本章を勉強する目的である．

2-1 感染症と伝染病

本章を始めるあたり，伝染病と感染症の関係を整理しておく．伝染病は，感染症と同様に，病原体の感染が原因となって起こる病気である．感染症という用語の意味は広く，伝染病もこれに含むことから，現在では両者を一括して感染症よぶことが多い．しかし，この古めかしく聞こえる伝染病という病気の概念を理解しておくことは，感染症の理解を深めるためには意義がある．また，感染症の防止策を考えるためにも重要である．

伝染病と感染症との関係は2つの観点から整理できる．第1は歴史的背景による整理であり，第2は病原体の伝播様式からの整理である．

2-1-1 歴史的背景

まず，歴史的観点から2つの病気の関係を整理する．病気のうち，人々が最初に関心をもったのはヒトからヒトへ広がっていく病気であった．そして，このような病気に対して**コンタギオン** "contagion" という概念が提出され，この病気を**伝染病** contagious disease（接触で伝播する病気）とよんだ（1-1-2参照）．そして，この原因の究明を通じて，伝染病は微生物が病原となる病気であることが明らかにされ，「**病原体** pathogen（伝染病の病原となる微生物）」という概念が生まれた．この過程ではさらに重要なことが明らかにされた．それは，病原体はヒトの生体に侵入してそこで増えるということであった．また，増殖という病原体の性質はヒトが実際に伝染病を発病するために必須であるということも明らかにされた．これによって，初めて，「**感染** infection（病原体が増殖すること）」という概念が生れた．そして，病原体の感染による病気を**感染症** infectious disease（病原体の増殖で起こる病気）とよんだ．すなわち，伝染病とは病原体の伝播という側面を強調した用語であり，病原体の増殖という側面を強調した用語が感染症である[*1]．

*1 伝染病の英名として，contagious disease のほかに，communicable disease をあてることもある．communicable は単に「伝染性の」という意味であるが，contagious はその上に「接触伝染性の」という意味をもつ．歴史的に伝染病の概念は，「contagion（コンタギオン）によって発生する病気」，すなわち，contagious disease

であった．したがって，伝染病の英名は，contagious disease とし，伝染病は，「接触伝染病」とすべきであるという意見がある．これは正しい意見と思われる．

2-1-2 伝播様式

次に，病原体の伝播様式の観点からの伝染病と感染症の関係を説明する．病原体は，患者との接触によって直接的に伝播されるものと，病原体を保有する動物や昆虫によって媒介される間接的に伝播されるものに大別される．また，直接伝播される病原体でも，患者との接触による伝播が容易なものと，そうでないものがある．伝染病とは，前者のように，患者との接触によって病原体の伝播が容易に起こる感染症のことである．このような感染症の一群を他の感染症と区別して伝染病とよんでいる．

例えば，インフルエンザや腸チフスは伝染病の一群であるが，破傷風やマラリアは伝染病の範疇に入れない．インフルエンザや腸チフスは，患者との接触によって，その病原体が個人に容易に直接伝播される．そして流行は拡大しやすい．一方，破傷風は破傷風菌が土壌やほこりとともに創傷部位に伝播されるもので，患者の破傷風菌が他人に直接伝播されることはない．マラリアの場合も，病原体の伝播は力が媒介するものであり，患者との接触でマラリアにはならない．

2-2 感染症の発生

2-2-1 感染症発生の3条件

感染症が発生するためには，
(1) 病原体が存在すること，
(2) 伝播経路が存在すること，
(3) 感受性宿主が存在すること，
が必要である．これを感染症発生の3条件という（図2-1）．

感染症を起こす能力をもつ細菌，真菌，藻類，原虫，ウイルス，プリオンを**病原体** pathogen という．第1条件は絶対条件であり，生活環境に病原体が存在しなければ感染症は発生しない．生活環境の病原体が生体に到達する経路を**伝播経路** route of transmission という．病原体の伝播経路は多様であるが，病原体はそれに固有の伝播経路をもっている．そこで，各々の病原体が最適の伝播経路で生体に到達することが，感染症発生の第2条件となる．第3条件は感受性宿主の存在である．感受性宿主 susceptible host とは病原体の感染を許す宿主のことであり[*1]，病原体が宿主生体に到達したとしても，これが宿主の体表や体内で増殖（感染）しなければ感染症は発生しない．例えば，ワクチンの接種を受けた者（または感染症が治癒した者）はもはや感受性宿主ではなく，病原体の多くはこのような宿主には感染できない．

*1 ヒトの場合，通常の社会生活を送っている健常者を感受性宿主という．しかし，日和見病原体を問題にする場合は健常者でも易感染性宿主は感受性宿主にいれる．

2-2-2 付着から保菌まで

病原体の付着，定着，感染，潜伏期間を経て発病した宿主が，免疫または保菌状態になるまでの過程を図2-1に示した．以下に，この素過程を説明する．

1 付着，定着

病原体が生体に到達してそこで感染するためには，まず病原体の生体への付着と定着が必要である．**付着** adherence とは，病原体が体表や体内の細胞に特異的に接着することであり，**定着** colonization とは，病原体が生体での付着部位を占拠してそこで増殖することである．付着は病原体が宿主細胞へ接着することであり，定着は病原体がその付着部位で増殖することである．定着は付着を前提とするが，付着が成立した病原体がそこに定着するとは限らない．このように，付着と定着は区別される．

付着は感染の第1ステップであり，病原体はこの過程を経て感染の足場を形成する．口腔や尿道，膀胱は流動的な環境であり，また腸管や腟は蠕動運動をしている．したがって，病原体がこのような部位に感染するために

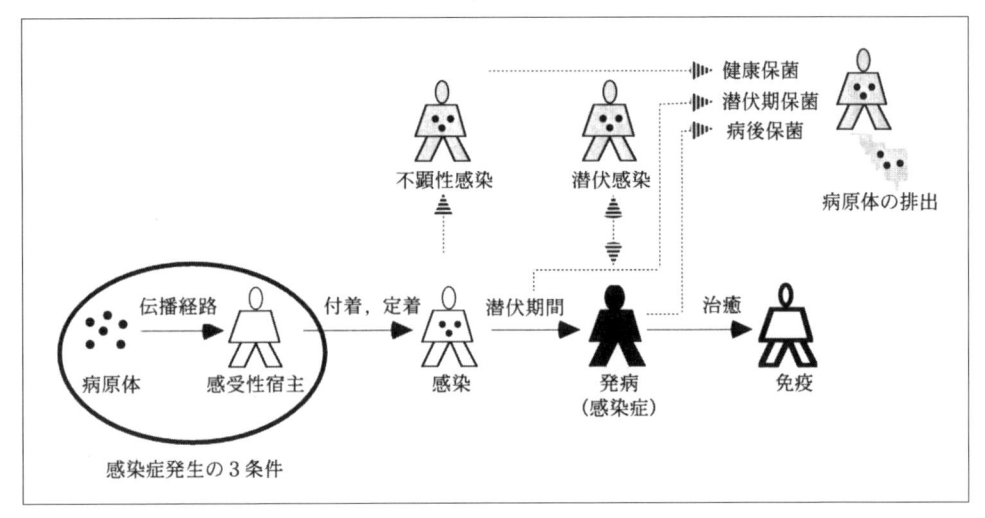

図 2-1 感染症の発生
病原体が感受性宿主に伝播されると，病原体は付着，定着，感染し，宿主は発病し，免疫に至る．この過程で，宿主は，不顕性感染，潜伏感染，保菌状態を示す．

は，その上皮細胞にしっかりと接着（固着）する必要がある．

　付着は病原体の**アドヘジン** adhesin（付着素）と宿主細胞のレセプターとの特異的な結合によって成立する．また，これによって病原体が感染する細胞の特異性が決定される[*1]．例えば，HIV のアドヘジン（gp120）が T 細胞上のレセプター（CD4 たん白質）と特異的に結合することで，HIV の T 細胞への特異的な感染が可能になっている．また，複数のアドヘジンが段階的にそれぞれのレセプターに結合することで，細胞への強固な付着を可能にしている病原体も多い．

　線毛 pili, fimbriae は細菌の付着器官であり，**鞭毛** flagella は，運動器官として菌体の細胞への付着を補助している．例えば，上皮細胞は厚い粘液層（粘膜）で覆われていることが多く，菌体が上皮細胞に付着するためにはこの粘膜にもぐり込まなければならない．この時，細菌は鞭毛による菌体の運動（走化性）の力を借りたとき，粘膜への潜入が容易になる．

[*1] 細菌の付着には，アドヘジンとレセプターの結合を介した特異的な付着のほかに，グリコカリックス glycocalyx（糖衣）を介した非特異的な付着様式もある．この付着様式は，特に日和見病原体の定着には重要な働きをしている．

2 感染，発病，免疫

　病原体が宿主生体で増殖することを**感染** infection といい，感染の結果，この宿主が生活機能障害など自覚症状を現すか，または他覚的異常や病理組織学的病変が見られるようになったとき，これを**発病** onset of disease（または**発症** manifestation of symptom）という．

　感染と発病は厳密に区別して定義されている．発病は感染を前提とするが，感染を起こした宿主が必ず発病するとは限らない．しかし，「感染」というときには，感染の結果としての「発病」の意味を含めて，感染と発病を同義語として使用することも多い．定着と感染は同義語ではない．定着とは病原体がその付着部位に限って増殖することであり，感染には病原体の付着部位での増殖と付着部位から離れて血液中などでの増殖（菌血症）も含まれている[*1]．

　発病後に治癒した者は**抵抗性宿主** resistant host となり，同一病原体に感染または発病しにくくなる．これを**免疫** immunity という．免疫には先天性免疫と獲得免疫があり，発病後の免疫には獲得免疫が重要な役割をしている．すなわち，発病後に治癒した者は，抗体あるいは活性化リンパ球などによって病原体に特異的な免疫が賦与されている．また，同一病原体の再感染に対しては，**免疫学的記憶** immunological memory に基づく二次反応

表 2-1　感染症の潜伏期間

感染症（病原体）	潜伏期間	
食中毒（*Staphylococcus aureus*）	3～5	（時）
コレラ（*Vibrio cholerae*）	1～5	（日）
ペスト（*Yersinia pestis*）	3～5	（日）
日本脳炎（Japanese encephalitis virus）	1～2	（週）
痘瘡（smallpox virus）	2～3	（週）
結核（*Mycobacterium tuberculosis*）	1～2	（月）
C型肝炎（hepatitis C virus）	0.5～6	（月）
ハンセン病（*Mycobacterium leprae*）	3～6	（年）
エイズ（human immunodeficiency virus）	8～10	（年）
CJD（異常型 prion）	1.5～16	（年）

CJD；Creutzfeldt－Jacob disease（クロイツフェルト・ヤコブ病）

によって，より迅速でより強い獲得免疫が引き起こされる．

＊1　日常会話で，「感染」という言葉が使われるときには混乱が見られる．例えば，「インフルエンザに感染する」とよく言うが，これは，「インフルエンザウイルスに感染する」，または，「インフルエンザに罹る」と言うべきである．

3　潜伏期間

　発病は，宿主の生体に付着した病原体が種々の生体防御因子から逃れて増殖し，それが一定の数にまで達したときに起こる．病原体が生体へ付着するまでの時間はさまざまであるが，付着後，感染が始まって発病を起こすまでの時間は病原体によってほぼ一定している．この時間を**潜伏期間** incubation period という．代表的な潜伏期間を表 2-1 に示した．

　潜伏期間は，数日～数週間のものが多い．細菌の潜伏期間は，その誘導相と世代時間の長さに比例する（第1編，8-2-2参照）．ウイルスの潜伏期間は，その潜伏期 latent period の長さに比例し，ウイルス粒子の平均放出量（バーストサイズ）に反比例する（第1編，8-4-1参照）．

　また，その病原体が局所感染するものか全身感染するものかによっても，潜伏期間は異なる．一般に，局所感染する病原体（*Vibrio cholerae* によるコレラなど）の潜伏期間は短く，全身感染する病原体（*Mycobacterium tuberculosis* による結核など）の潜伏期間は長い．

　Staphylococcus aureus による黄色ブドウ球菌食中毒など毒素型食中毒は，生体外で増殖した病原体の毒素が飲食物を汚染し，これを摂食することによって起こる．したがって，この場合は，病原体が感染して増殖する必要はなく，毒素型食中毒は数時間で発病する．反対に，*Mycobacterium leprae*，human immunodeficiency virus，また異常型 prion の潜伏期間は長く，ハンセン病，エイズ，クロイツフェルト・ヤコブ病は，病原体の感染から数年～十数年を経て発病する．

4　保　菌

　発病はみられないにもかかわらず，病原体を排出 shedding し続けることがある．この状態を**保菌** carrier state といい，このような者を**保菌者** carrier（キャリアー）とよぶ（図 2-1）．保菌者は感染症を家族や集団または地域に拡大させる原因になりやすい．特に，それが伝染病の範疇の保菌者である場合には危険である．

　保菌者には，健康保菌者，潜伏期保菌者，病後保菌者がある．このうち，**健康保菌者**とは，臨床症状を示すことなく，不顕性感染のままで保菌状態になっている者をいう．また，発病前の潜伏期間中に既に病原体を排出している者を**潜伏期保菌者**といい，発病して治癒した後もなお病原体を排出する者を**病後保菌者**という．

　不顕性感染しやすい病原体は健康保菌を起こしやすい（*Streptococcus pyogenes* 化膿レンサ球菌と猩紅熱，*Bordetella pertussis* 百日咳菌と百日咳，poliovirus ポリオウイルスと急性灰白髄炎など）．一方，measles virus 麻

疹ウイルス（麻疹），mumps virus 流行性耳下腺炎ウイルス（流行性耳下腺炎），*Corynebacterium diphtheriae* ジフテリア菌（ジフテリア）などは潜伏期保菌を起こしやすく，*Salmonella* Typhi チフス菌（腸チフス），*Salmonella* Paratyphi A パラチフスA菌（パラチフス），*Shigella* シゲラ属（細菌性赤痢）などは病後保菌を起こしやすい．

2-2-3 感染の様式

1 局所感染，全身感染

病原体の感染は局所感染と全身感染に分類される．**局所感染** local infection とは，病原体がその感染門戸（皮膚，気管，肺，腸管，泌尿器・生殖器など）に定着して，そこで増殖することをいう．局所感染を起こす病原体は，その毒素や酵素によって細胞や組織を傷害する．*Staphylococcus* ブドウ球菌属，*Streptococcus* レンサ球菌属，*Vibrio* ビブリオ属，*Shigella* シゲラ属などや，influenza virus インフルエンザウイルス，hepatitis A virus A型肝炎ウイルスなど，病原体には局所感染を起こすものが多い．

これに対して，**全身感染** systemic infection とは，感染門戸の上皮細胞に付着した病原体が，この細胞に侵入した後，粘膜固有層に出て，そこからリンパ管を経由して局所のリンパ節に移行し，さらにリンパ節から血流を介して種々の臓器に運ばれて，血管や臓器に病巣を形成するような感染をいう．全身感染を起こす病原体には，*Salmonella* サルモネラ属，*Yersinia* エルシニア属，*Mycobacterium* マイコバクテリウム属，*Leptospira* レプトスピラ属などの細胞内寄生性細菌や，varicella-zoster virus 水痘・帯状疱疹ウイルス，poliovirus ポリオウイルス，rubella virus 風疹ウイルス，mumpus virus ムンプスウイルス，rabies virus 狂犬病ウイルスなどがある．

2 菌血症，敗血症

感染した病原体が一時的に血中に現れた状態を**菌血症** bacteremia，**ウイルス血症** viremia などという．また，静脈炎や心内膜炎，リンパ腺炎などの病巣を供給源として，血中に大量の病原体が常時存在する状態を**敗血症** septisemia, sepsis という．敗血症は，尿路感染，胆道感染，腹腔内，骨盤内腫瘍，創傷感染などの化膿巣が血管系につながることによって起きる．

全身感染する病原体は敗血症を起こしやすい．しかし，易感染性宿主には，*Staphylococcus aureus* 黄色ブドウ球菌，*Eescherichia coli* 大腸菌，*Streptococcus pneumoniae* 肺炎レンサ球菌など局所感染する病原体が敗血症を起こすことも多い．

3 内因性感染

生体の各所には多くの微生物が常在している．これらの微生物は，健常な宿主に対しては感染することは稀であるが，易感染性宿主はこれに感染して発病することがある．このように，常在微生物がそれを保有する宿主に感染することを**内因性感染** endogenous infection という．例えば，腸内の *Escherichia coli* 大腸菌は易感染性宿主に内因感染してしばしば尿路感染や菌血症，また敗血症を引き起こす．内因性感染に対して，外来性の病原体による通常の感染を**外因性感染** exogenous infection という．

4 不顕性感染

感染したものの発病せずに無症候で終わってしまうような場合，これを**不顕性感染** inapparent infection という（図2-1）．不顕性感染に対して，発病を伴う感染を**顕性感染** apparent infection という．*Corynebacterium diphtheriae* によるジフテリアや *Neisseria meningitidis* による髄膜炎，また Japanese encephalitis virus による日本脳炎や poliovirus による急性灰白髄炎などは，不顕性感染の割合が多い．このほか，むしろほとんどの病原体は不顕性感染するのが一般的であるといわれている．これに対して，rabies virus による狂犬病や smallpox virus による痘瘡はほとんど例外なく顕性感染する感染症である．

通常，不顕性感染に気付くことはない．これは，血中抗体などを調べ，それが上昇していた場合に気付く感染である．

5 潜伏感染

発病後に，臨床症状の消失と再現を繰り返すような状態を**潜伏感染** latent infection という．潜伏感染では，病原体のビルレンスと宿主の生体防御能との力関係が平衡

状態になっている．発病後には生体防御能が高まって病原体の増殖は抑え込まれているが，それが何かの原因で低下すると病原体は再び増殖を始めて発病する．潜伏感染と不顕性感染は同義語として使用されたことがあったが，今日では区別して定義されている（図2-1）．

human herpes simplex virus ヒト単純ヘルペスウイルス（HSV）は潜伏感染する代表的な病原体である．例えば，HSVの感染は粘膜に軽微な疱疹（咽頭炎 pharyngitis など）を形成するが，1〜2週間後には消失し，ウイルスは脊髄（脊髄後根神経節細胞）に移行してそこで潜伏する．その後，ストレス，精神の不安定，免疫の低下などにより生体防御能が低下すると，脊髄のウイルスは表皮などに移行し，そこで再び増殖して疱疹 herpes（口唇ヘルペス cold sore など）が形成される．その後も，潜伏感染と発病を何回も繰り返す．

HSVのほか，VZV（varicella-zoster virus 水痘・帯状疱疹ウイルス），CMV（cytomegalovirus サイトメガロウイルス），EBV（エプスタイン・バーウイルス）など，*Herpesviridae* ヘルペスウイルス科のウイルスは潜伏感染を起こしやすい（3-8-4 ③参照）．

6 持続感染

持続感染 persistent infection とは，病原体が数か月から十数年にわたって存在し続ける状態をいう．この間に発病はみられない．ウイルス感染は持続感染するものが多い．持続感染はさらに，潜伏感染，慢性感染，遅発性感染に分類される．潜伏感染については既に述べた．

慢性感染 chronic infetion とは，ウイルスが長期にわたって産生，排出され続けるような持続感染のことである．HBV（hepatitis B virus B型肝炎ウイルス），HCV（hepatitis C virus C型肝炎ウイルス），HTLV-1（human T cell leukemia virus-1）1型ヒト白血病ウイルスなどは慢性感染しやすく，また慢性感染は，不顕性感染や健康保菌に移行しやすい．

遅発性感染 slow infection とは，ウイルスの感染後，10年もの長い潜伏期間の後に発病するような持続感染のことである．遅発性感染するウイルスによる感染症の死亡率は高い．HIV（human immunodeficiency virus）ヒト免疫不全ウイルスは代表的な遅発性感染するウイルスである（ウイルスの持続感染の詳細は，3-8-4 ③参照）．

7 混合感染

同一宿主が2種以上の病原体に，ほぼ同時に感染することを**混合感染** mixed infection という．混合感染において，1つの感染と他の感染との間に時間的なずれがある場合，最初の感染を**初感染** primary infection といい，後続する感染を**二次感染** secondary infection という．

初感染，二次感染という用語は別の使い方もある．例えば，感染を繰り返す潜伏感染において，病原体の宿主への最初の感染（最初の発病の原因になった感染）を初感染ということもある．また，二次感染という言葉は，個人のほかにも，ある集団内での感染に対しても使用される．例えば，ある患者が原因になって，家族や学校，地域などを構成する者が同じ感染症に罹る場合，これも二次感染という．

8 院内感染

医療施設内での感染を**院内感染** nosocomial infection といい，患者，医療従事者，または訪問者がその対象になる．

一般に，患者は易感染性宿主である．特に，免疫抑制剤の投与を受けている患者，長期間入院している患者，また集中治療室 intensive care unit（ICU）の患者は重度の易感染性宿主であり，日和見病原体による感染症を起こしやすい（*Legionella pneumophila* によるレジオネラ感染症，*Serratia marcescens* によるセラチア感染症，*Pseudomonas aeruginosa* による緑膿菌感染症など）．

一方，医療従事者のうち，患者の血液を扱う者は，B型肝炎ウイルスやC型肝炎ウイルス，またHIVなどへの対策が特に重要である．

医療施設とは無関係に起こる通常の感染は，**市中感染** community acquired infection という．発病は市中であっても，感染の原因が医療施設にある場合は院内感染である．近年では入院期間が短縮される傾向にあり，退院後に発病する院内感染が増加している．

9 医原的感染

医療行為が直接的な原因となる感染を**医原的感染** iatrogenic infection という．非加熱血液製剤によるC型

肝炎やエイズ，また脳外科手術後の硬膜移植によるクロイツフェルト・ヤコブ病などは医原的感染の例である．また，メチシリン耐性黄色ブドウ球菌 methicillin-resistant *Staphylococcus aureus*（MRSA）や，extended-spectrum β lactamase（ESBL）産生菌（*Klebsiella pneumoniae* 肺炎桿菌や *Escherichia coli* 大腸菌などグラム陰性細菌）による多剤耐性菌感染症は，化学療法の失敗が原因となった医原的感染といえる．*Clostridium difficile* クロストリジウム・ディフィシレによる菌交代症としての偽膜性大腸炎も同じである．このような医原的感染は医療人が微生物に対する理解を深めることで未然に防止できる．

2-3 病原体

2-3-1 寄生体と病原体

微生物（細菌，真菌，藻類，原虫，ウイルス，プリオン）のうちで感染症を起こす能力をもつものを**病原体** pathogen という．

微生物には，環境の水や土壌中で独自に増殖しているものと，昆虫や動物などの体内や体表に生息し，その生物に代謝機能を依存しながら増殖しているものがある．前者のような増殖様式を**自由生活** free living といい，後者のようなものを**寄生** parasitism という．そして，他の生物に寄生して増殖する微生物を**寄生体** parasite といい，微生物の寄生を許す生物を**宿主** host という．

寄生体と宿主との関係において，双方が利益を共有している状態を**共生** symbiosis といい，寄生体が一方的に利益を得ている状態を**片利共生** commensalism という．また，この片利共生によって宿主が害をこうむっている状態を狭義に**寄生** parasitism ということもある．通常の微生物と同様に，病原体にも自由生活するものと寄生するものがあるが，どちらもこれが宿主の生体で増殖するときは宿主に傷害を与えており，この意味で，病原体を**寄生体** parasite とよぶこともある．

2-3-2 細胞外寄生体と細胞内寄生体

病原体は細胞外寄生体と細胞内寄生体に大別される（図 2-2）．

細胞外寄生体 extracellular parasite とは，定着した上皮細胞表面や細胞の間質などで局所感染するような病原体をいう．ほとんどの細菌や真菌，また自由生活する原虫は細胞外寄生体である．これに対して，定着した上皮

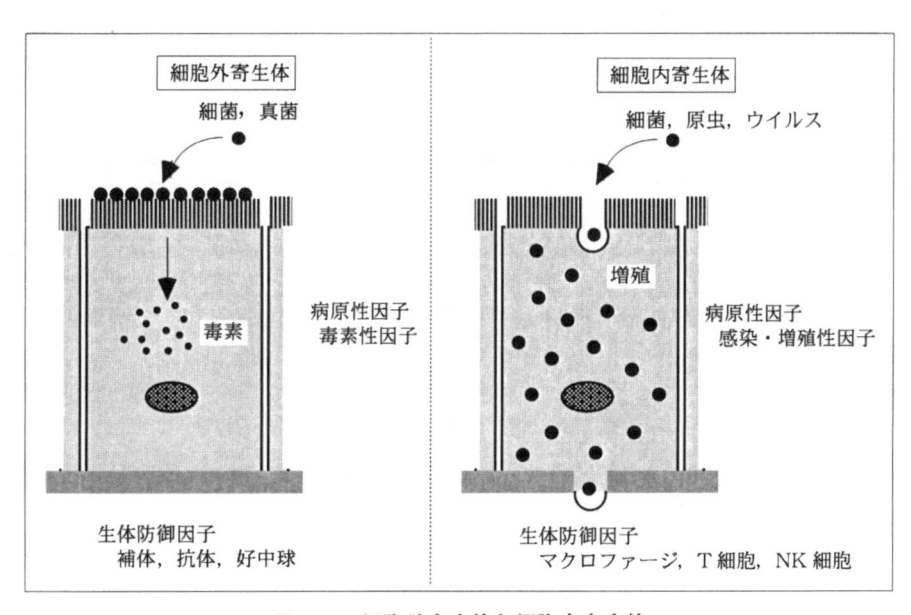

図 2-2 細胞外寄生体と細胞内寄生体

細胞に侵入し，さらにマクロファージやリンパ球などにも侵入して増殖した後，全身感染するような病原体を**細胞内寄生体** intracellular parasite という．

ウイルスやほとんどの原虫，また細菌のうち *Chlamydia* クラミジア属や *Rickettsia* リケッチア属は典型的な細胞内寄生体であり，これらは細胞内でしか増殖できない．このような細胞内寄生体は，特に，**偏性細胞内寄生体** obligate intracellular parasite とよばれる．一方，*Legionella* レジオネラ属，*Listeria* リステリア属，*Mycobacterium* マイコバクテリウム属，*Salmonella* サルモネラ属，*Yersinia* エルシニア属などの細菌は細胞内でも細胞外でも増殖できる．このようなものを**通性細胞内寄生体** facultative intracellular parasite という．

細胞外寄生体の主要な病原性因子は**毒素性因子**であり，毒素によって定着した上皮細胞を傷害する．これに対抗して，宿主は主に補体，抗体，好中球などの生体防御因子で寄生体や毒素の排除にあたる．一方，細胞内寄生体は，化学走化性，細胞付着性，細胞侵入性，食作用抵抗性，補体抵抗性，抗体抵抗性，鉄獲得性，リンパ球の機能撹乱など，**感染・増殖性因子**と総称される様々な病原性因子を長い進化の過程で獲得している．宿主はこれに，好中球，補体，抗体以外に，マクロファージや細胞傷害性T細胞，NK細胞などの生体防御因子で対抗する．

2-3-3 日和見病原体と病原体

病原体は2つのカテゴリーに分類される．第1は，健常な宿主に感染症を起こす能力をもつ微生物であり，これを一般に**病原体** primary pathogen という．第2は，生体防御能の低下した宿主に感染して感染症を起こす微生物であり，これは**日和見病原体** opportunistic pathogen という．以前，平素無害菌とよばれていた病原体がこれである．日和見病原体による感染や発病を日和見感染 opportunistic infection という．現在では，100～150種類の微生物を病原体または日和見病原体としている．

一般に，病原体と感染症は一対一対応の関係にあるが，1つの病原体が複数の感染症の原因になっているものもある．*Streptococcus pyogenes* 化膿レンサ球菌によるストレプト咽頭炎，猩紅熱，劇症型溶血レンサ球菌感染症（TSLS）は一例である．

2-3-4 病原体の認識と証明

病原体はどのようにその存在が認識されるのだろうか．それは患者の存在を認識することから始まる．そして，この患者の病気の原因が解明される．その過程で微生物の関与が疑われ，そして，最終的にこの微生物が病気の原因であると証明されたときに，我々はこの微生物を病原体として認識するのである．

表2-2 コッホの条件を満足しない病原細菌

コッホの原則の例外	細菌（細菌感染症）	補助手段
第1条件の例外 （患者から検出しにくい細菌）	*Salmonella* Typhi（腸チフス） *Salmonella* Paratyphi A（パラチフス）	抗体の検出（ELISA法）， 遺伝子の検出（PCR法など）
第2条件の例外 （人工培地で培養できない細菌）	*Treponema pallidum*（梅毒） *Mycobacterium leprae*（ハンセン病） *Rickettsia prowazekii* など（発疹チフス） *Chlamydia pneumoniae* など（クラミジア肺炎）	ウサギの精巣（*T. pallidum*）， アルマジロ（*M. leprae*）， その他，培養細胞を用いて培養
第3,4条件の例外 （ヒトを唯一の感受性動物とする細菌）	*Neisseria gonorrhoeae*（りん病） *Helicobacter pylori*（消化性潰瘍） *Vibrio cholerae*（コレラ）	病理学的診断，疫学的解析

ELISA（enzyme-linked immunosorbent assay）；固相酵素免疫測定法
PCR（polymerase chain reaction）；ポリメラーゼ連鎖反応

歴史的に，ある患者の病気が感染症であり，また，ある微生物がその感染症の病原体であることを証明する手段には，**コッホの原則** Koch's postulates が用いられてきた．すなわち，第1条件；微生物Aの検出，第2条件；微生物Aの人工培養，第3条件；微生物Aによる動物の発病，第4条件；発病した動物から微生物Aの検出，の4条件をすべて満たすときに，この患者の病気は感染症であり，この微生物は病原体であると定義してきた（1-5-4参照）．しかし，この4条件は細菌と細菌感染症との関係を証明するための実験指針であり，例えば，人工培地では培養できないウイルスとウイルス感染症の証明に第2条件はもともと適用できない．また，この4条件が当てはまらない病原細菌と細菌感染症も多くある（表2-2）．

2-3-5　コッホの4条件とその代替条件

コッホの4条件が適応できない場合には，代替条件が考案されてきた．病原体の検出が困難な場合，例えば，**ビダール反応** Widal reaction によって *Salmonella* Typhi チフス菌に対する抗体を腸チフス患者の血液や組織中で証明することはよく行われてきた第1条件の代替条件である．現在では，**ELISA法** enzyme-linked immunosorbent assay（固相酵素免疫測定法）が抗体の証明に汎用される．また，現在では，**PCR法** polymerase chain reaction assay（ポリメラーゼ連鎖反応法）によって患者に病原体の遺伝子を証明することも第1条件の代替条件とされる．

また，第2条件の代替としては，人工培地の代わりに，動物や培養細胞を用いた培養が行われる．たとえば，*Rickettsia* リケッチア属や *Chlamydia* クラミジア属の細菌は，現在でも人工培地での培養法が確立しておらず，これらは培養細胞を用いて培養する．また，*Treponema pallidum* 梅毒トレポネーマや *Mycobacterium leprae* ハンセン病菌は，今でもウサギやアルマジロを用いて培養する．

コッホの第3条件は病原体の証明のための最も困難な実験指針である．何故なら，微生物の感受性は動物種との特異性があり，ヒトを唯一の感受性動物とする病原体も多いからである．例えば，*Neisseria gonorrhoeae* り

ん菌，*Helicobacter pylori* ヘリコバクター・ピロリ，*Vibrio cholerae* コレラ菌，measles virus 麻疹ウイルス，smallpox virus 痘瘡ウイルス，poliovirus ポリオウイルスなどはヒト以外に感受性動物は存在せず，これらに第3条件を適用することはできなかった．しかし，現在では，微生物の付着レセプターとなるヒトの遺伝子をマウスの胚細胞に導入して作成した**トランスジェニック動物** transgenic animal が得られ，これを感受性動物とすることも可能になっている[*1]．このように，コッホの4条件をそのまま適用することには限界があるにしても，これが感染症の病原体を証明するために現在でも有用な実験指針であることに変わりはない．

*1　例えば，*H. pylori* に対するレセプター（ルイス血液型抗原 Le^b）遺伝子，poliovirus に対するレセプター遺伝子，HIV に対するレセプター（CD4 と，CCR または CXCR）を導入したトランスジェニックマウスなど．

2-3-6　病原性，ビルレンス

病原体が宿主に感染症を引き起こす能力を**病原性** pathogenicity，または，**ビルレンス** virulence という[*1]．従来，病原性とビルレンスを区別し，病原性はある病原体がそれに固有な感染症を引き起こす能力と定義し，病原性の量的な表現をビルレンスと定義してきた．現在ではこの両者を同義語として使用するのが一般的であるが，本書では，それぞれの用語がもつニュアンスをいかしながら区別したり，両者を同義語として使用する．

*1　ビルレンスは virus（毒）に由来する言葉であり，これを毒力ということもある．しかし，「毒力」と「毒素の強さ（toxin activity）」とは混同されやすいため，現在では virulence はそのままビルレンスと翻訳することが多い．

1　ビルレンス試験

過去には，ボランティアによる病原体の病原性が調べられたこともあった．しかし，これは倫理的に許されることではない．そこで，実際には実験動物や培養細胞を用いた実験的なビルレンス試験からその病原体のヒトに対する病原性を類推する．

例えば，実験動物を用いたビルレンス試験では，げっ

歯類（主にマウス）などに対する **50％感染量** median infectious dose（50％の動物が感染するために必要な病原体の生菌数，**ID$_{50}$**），**50％発病量** median disease producing dose（50％の動物を発病させるために必要な病原体の生菌数，**DD$_{50}$**），**50％致死量** median lethal dose（50％の動物を殺すために必要な病原体の生菌数，**LD$_{50}$**）などを求め，それを病原性の指標とする．また，培養細胞を用いる場合は，がん細胞由来の株化細胞に対するウイルスの **50％組織培養感染量** median tissue culture infectious dose（50％の細胞に細胞変性を起こさせるために必要なウイルス粒子の数，**TCID$_{50}$**，3-8-2 [1] 参照）などを求める．そして，これらの値が小さければ小さいほど，病原性は強いと考える．

ヒトと実験動物には解剖学的または生理学的な違いがあるため，動物で得られた病原性がそのままヒトに対する病原性にはならない．仮に，これがそのままヒトにも当てはまるとしても，本来の病原性（ある病原体がそれに特異的な病気を起こす能力の強弱）を示すものは50％発病量のみである．しかし，実験動物が発病したか否か，または感染したか否かを正確に判断することは困難である．一方，動物の生死は明瞭に判断される．そのため，実際には50％致死量を病原性の指標とすることが多い．

ビルレンス試験には**競合試験** competition assay とよばれる方法が用いられることもある．動物の生死は，病原体と動物との間で起こる複雑な生物反応の累積であり，これを50％致死量として表す方法は感受性に欠ける．例えば，ある重要な病原性因子を欠損した変異株とその野生株の50％致死量には差が出ないことも多い．競合試験では，細菌数が同じになるように調製した変異株と野生株の混合液を動物に接種した後で，脾臓や肝臓などの臓器から検出される変異株と野生株の細胞数の比，すなわち，**競合指標** competitive index（変異株の細菌数/野生株の細菌数の値，**CI値**）を求める．そして，CI値が1.0以下の場合，この変異株の病原性は低下したこと，すなわち，当該遺伝子の産物は病原性因子であることを示すものとする．CI値は，50％致死量などでは検索できないような病原性因子の存在を証明することが可能なものとして，近年では，競合試験をビルレンス試験に用いることも多い．

2 病原性に影響を与える因子

病原性は病原体の種類によって異なる．また，同一病原体でも，病原性因子の有無，感染門戸の違い，宿主の生体防御能などによって変化する（表2-3）．

例えば，*Shigella dysenteriae* 1 志賀赤痢菌，*Salmonella* Typhi チフス菌，*Vibrio cholerae* コレラ菌がヒトに経口感染して，志賀赤痢，腸チフス，コレラを発病させるために必要な細菌数（DD$_{50}$）は，それぞれ10^1細胞，10^5細胞，10^8細胞である．これは，*S. dysenteriae* 1 の場合はたった10個の細菌細胞が汚染した食品を摂取しただけで半数のヒトが志賀赤痢に罹ること，これに対して，*S.* Typhi または *V. cholerae* の場合は，*S. dysenteriae* 1 の それぞれ 10^4 倍または 10^7 倍もの細胞が汚染した食品を

表2-3 病原体の病原性

	病原体	感染症	宿主	感染門戸	DD$_{50}$ または LD$_{50}$		
1	*Shigella dysenteriae* 1	志賀赤痢	ヒト	経口	10^1	CFU	(DD$_{50}$)
2	*Salmonella* Typhi	腸チフス	ヒト	経口	10^5	CFU	(DD$_{50}$)
3	*Vibrio cholerae*	コレラ	ヒト	経口	10^8	CFU	(DD$_{50}$)
4	*Vibrio cholerae* + NaHCO$_3$	コレラ	ヒト	経口	10^4	CFU	(DD$_{50}$)
5	rhinovirus	鼻かぜ	ヒト	鼻腔	10^0	TCID$_{50}$	(DD$_{50}$)
6	rhinovirus	鼻かぜ	ヒト	結膜	10^1	TCID$_{50}$	(DD$_{50}$)
7	rhinovirus	鼻かぜ	ヒト	咽頭	10^2	TCID$_{50}$	(DD$_{50}$)
8	*Salmonella* Choleraesuis（P$^+$）	敗血症	マウス	腹腔	10^2	CFU	(LD$_{50}$)
9	*Salmonella* Choleraesuis（P$^-$）	敗血症	マウス	腹腔	10^7	CFU	(LD$_{50}$)

CFU colony forming unit（コロニー形成単位），TCID$_{50}$；50％細胞変性効果量，DD$_{50}$；50％発病量，LD$_{50}$；50％致死量

摂取したときにその半数が腸チフスまたはコレラに罹ることを示している。すなわち，DD$_{50}$の値からは，*S. dysenteriae* 1 は，*S.* Typhi や *V. cholerae* に比べて，病原性の強い病原体であることがわかる（表 2-3, 1, 2, 3）．

また，同じ *V. cholerae* でも，これを炭酸水素ナトリウムと同時に接種した場合にはコレラを起こしやすくなる．これは炭酸水素ナトリウムによって胃酸が中和され，*V. cholerae* は胃で殺されることなくそのほとんどが小腸に達するためであり，宿主の生体防御能が病原体の病原性に影響を与える例である（表 2-3, 3, 4）．

病原性は感染門戸によっても異なる．例えば，rhinovirus ライノウイルス は，結膜または咽頭に比べて，鼻腔から体内に入ったときには，病原性が強く，最も鼻かぜを起こしやすくなる（表 2-3, 5, 6, 7）．また，この表には記載していないが，例えば，*S. dysenteriae* 1 が鼻腔から体内に入っても志賀赤痢が起こる可能性は極めて低い．すなわち，鼻腔を感染門戸とした場合，*S. dysenteriae* 1 の病原性は極めて低い．

病原性因子の有無は病原性に重要な影響を与える．例えば，*Salmonella* Choleraesuis ブタコレラ菌の場合，プラスミドを保有する野生株（P$^+$株）とそのプラスミドが脱落した変異株（P$^-$株）の 50 ％致死量の比は 1：10^{-5} となる．これは，*S.* Choleraesuis の病原性はプラスミドの脱落によって低下すること，すなわち，このプラスミドは病原性因子をコードしていることを示している．このように，病原体の病原性が低下することを**弱毒化** attenuation という．そして，病原性が低下した変異株を**弱毒株** attenuated strain，また，その親株を**強毒株** virulent strain という（表 2-3, 8, 9）．

3 病原性因子，ビルレンス因子

病原体が感染症を起こす要素の 1 つを**病原性因子** pathogenicity factor，または**ビルレンス因子** virulence factor という．病原性因子は毒素性の病原性因子（毒素性因子）と感染・増殖性の病原性因子（感染・増殖性因子）からなり，病原体の病原性はこれら病原性因子の相互作用の結果として現れる．

毒素性因子とは，毒素（たん白質毒素，非たん白質毒素）のことであり，宿主に細胞傷害と生理作用の撹乱を起こす因子のことである．一方，**感染・増殖性因子**とは，増殖に必要な病原体の代謝，構造，連続した活動（走化性，付着性，細胞侵入性，食菌抵抗性，補体抵抗性など）のことであり，病原体の増殖を阻止しようとする宿主の防御反応を引き起こす諸因子を総称したものである．感染・増殖性因子は，**侵襲性因子** invasiveness factor（生体組織に侵入して増殖伝播する能力に関わる因子）と類似の概念である．

病原性因子とは，それが欠如することによって病原体を弱毒化させるような因子とも定義され，実験的には，ビルレンス試験において，50 ％致死量などを増加させる因子として同定される．この場合，アミノ酸など微生物の増殖に基本的な代謝産物（いわゆる**ハウスキーピング因子** housekeeping factor）も，これが欠損した変異株は明らかに弱毒化することから，定義上では病原性因子となる．これら一次代謝産物は病原性因子に入れないのが一般的であったが，細胞内寄生細菌（*Salmonella* サルモネラ属，*Yersinia* エルシニア属，*Rickettsia* リケッチア属，*Chlamydia* クラミジア属）や多くの寄生性原虫ではこのような因子も病原性因子としなければ病原性の説明ができないものが多い．

病原藻類のほとんどは，毒素性因子（非たん白質毒素）を病原性因子とする．一方，病原細菌は，毒素性因子と感染・増殖性因子を病原性因子とする．一般に，局所感染する病原細菌は毒素性因子をもち，全身感染するものは感染・増殖性因子をもつ．真菌，原虫，ウイルスのほとんどは，感染・増殖性因子を病原性因子とする．すなわち，これらの病原性微生物では，病原体の感染，増殖による宿主細胞の傷害，死滅に加えて，特に感染，増殖に対して反応する宿主の病原体の排除作用が重要な病原性因子になる．

2-4 伝播経路

2-4-1 病原巣，感染源

生物の生態学的なすみかを生息場所 habitat といい，

Salmonella Enteritidis など 　サルモネラ（ニワトリなど） *Chlamydia psittaci* 　クラミジア・シッタシ（オウム） *Toxoplasma gondii* 　トキソプラズマ・ゴンジ（ネコ） *Bartonella henselae* 　バルトネラ・ヘンセラ（ネコ） rabies virus 　狂犬病ウイルス（イヌなど） Lassa fever virus 　ラッサ熱ウイルス（マストミス）	*Shigella dysenteriae* 1 など 　志賀赤痢菌など *Neisseria gonorrhoeae* 　りん菌 smallpox virus 　痘瘡ウイルス measles virus 　麻疹ウイルス poliovirus 　ポリオウイルス	*Vibrio cholerae* 　コレラ菌 *Vibrio parahaemolyticus* 　腸炎ビブリオ *Legionella pneumophila* 　レジオネラ・ニウモフィラ *Pseudomonas aeruginosa* 　緑膿菌 *Cryptosporidium parvum* 　クリプトスポリジウム・ 　パルバム *Entamoeba histolytica* 　赤痢アメーバ
Yersinia pestis 　ペスト菌（ノミ） *Orientia tsutsugamushi* 　恙虫リケッチア（ダニ） *Plasmodium falciparum* など 　熱帯熱マラリア原虫（カ） Japanese enthephalitis virus 　日本脳炎ウイルス（カ） dengue fever virus 　デング熱ウイルス（カ） yellow fever virus 　黄熱ウイルス（カ）		*Clostridium tetani* 　破傷風菌 *Clostridium botulinum* 　ボツリヌス菌 *Bacillus anthracis* 　炭疽菌 *Clostridium perfringens* 　ウエルシュ菌 *Cryptococcus neoformans*, *Aspergillus flavus* など 　真菌

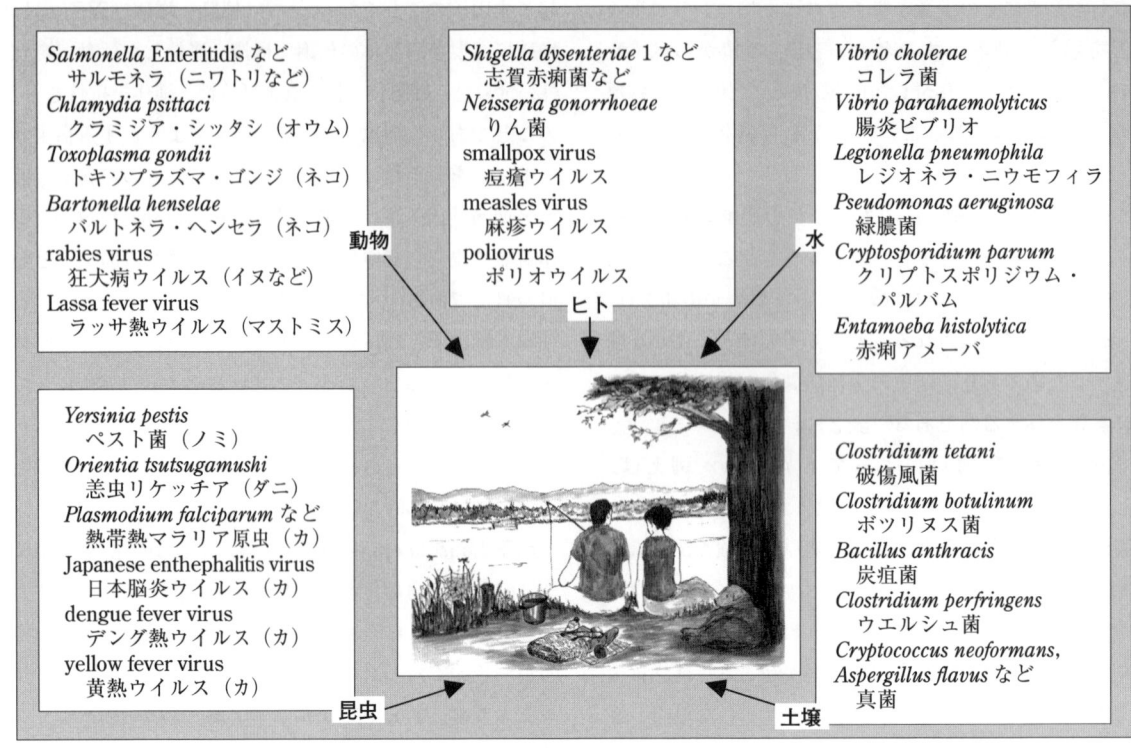

図2-3　病原体の病原巣，感染源

病原体の生息場所を**病原巣** reservoir という．病原体は，その種類によって，生物（ヒト，動物，節足動物）や，環境（水，土壌など）に生息している．病原巣に対して，病原体が伝播されるときの直接的な原因になるものを**感染源** source of infection という．感染源になるものは，病原巣そのもの，または病原巣の病原体によって汚染された飲食物，唾液や粘液またはその飛沫，血液や体液，節足動物の唾液などである．病原体の多くは，それぞれが固有の病原巣や感染源をもっている（図2-3）．

生物を生息場所とする病原体は多い．例えば，*Shigella dysenteriae* 1 志賀赤痢菌や *Plasmodium falciparum* 熱帯熱マラリア原虫はヒトを病原巣とし，rabies virus 狂犬病ウイルスは種々の野生動物を病原巣とする．*S. dysenteriae* 1 の場合，これはヒト（またはサル）の腸管に生息し，患者または保菌者の糞便またはそれが汚染した手指，飲食物，食器，ハエなどが感染源となって経口的に伝播する[*1]．*P. falciparum* の病原巣もヒト（またはサル）である．そして，感染源はカ（ハマダラカ）であり，雌のハマダラカが患者を吸血し，そのカが唾液腺中の胞子体（スポロゾイト）をヒトの末梢血液に注入する

ことで伝播する．rabies virus は野生動物（イヌ，キツネ，スカンク，アライグマ，コウモリなど）の唾液腺に生息している．そして，唾液が感染源となって，これらの咬傷部位に唾液中のウイルスが伝播する．

一方，*Clostridium tetani* 破傷風菌は土壌を病原巣とし，*Vibrio cholerae* コレラ菌は汽水を病原巣とするなど，自然界に生息する病原体もある．*C. tetani* は，木片，砂利などによる深い創傷部位に土壌中の細菌が伝播してここから感染する．すなわち，*C. tetani* の病原巣と感染源はともに土壌である．*V. cholerae* は，内湾，河口部など海水と淡水との混合によって生じた低塩分の海水（汽水）に生息している．これが飲食物などとともに経口的に伝播する．すなわち，*V. cholerae* の病原巣，感染源はともに汽水である．また，*V. cholerae* は，ヒトが病原巣になり，患者の糞便によって汚染された飲料水が感染源になることも多い．

[*1]　*Shigella* シゲラ属または *Salmonella* サルモネラ属は，通常の水から分離されることはなく，水から分離されるものはヒトや動物の糞便による一時的な汚染である場合が多い．しかし，水から分離できないのは，これ

らは水中で培養の困難な状態，すなわち，いわゆるVNC（viable but non-culturable）状態になっているためであり，*Shigella* や *Salmonella* は水にも生息しているという考え方がある（第1編，8-5-5参照）．

2-4-2 ベクター

病原体を伝播する生物を総称して**ベクター** vector（媒介者）という．節足動物などの昆虫が主要なベクターである．*Yersinia* エルシニア属（*Y. pestis* ペストの病原体），*Rickettsia* リケッチア属，*Orientia* オリエンチア属（*O. tsutsugamushi* 恙虫病の病原体）などの細菌，または*Flaviviridae* フラビウイルス科（Japanese encephalitis virus 日本脳炎の病原体，yellow fever virus 黄熱の病原体，dengue fever virus デング熱の病原体）や *Bunyaviridae* ブンヤウイルス科，*Togaviridae* トガウイルス科などのウイルスにはベクターを介して伝播するものが多い．

また，原虫では，自由生活をせず，寄生性の強い *Plasmodium* プラスモジウム属，*Toxoplasma* トキソプラズマ属，*Trypanosoma* トリパノソーマ属，*Leishmania* リーシュマニア属は伝播にベクターを必要とする．これらは，種を異にする生物（昆虫や動物）を感染宿主とし，この宿主間を決まったサイクルで移動する．そして，その過程で，発育，変態，成熟しながら有性生殖と無性生殖を繰り返して増殖する，このような増殖サイクルを**生活環** life cycle という．この場合，病原体の有性生殖が行われる宿主を**終宿主** definitive host, final host といい，無性生殖が行われる宿主を**中間宿主** intermediate host という．

例えば，，*P. falciparum* はカ（蚊），また，*T. gondii* トキソプラズマ原虫（トキソプラズマ症の病原体）はネコを終宿主として，ヒトを中間宿主とする．一方，*T. gambiense* ガンビアトリパノソーマ（アフリカ眠り病の病原体），*T. cruzi* クルーズトリパノソーマ（シャーガス病の病原体），*L. donovani* ドノバンリーシュマニア（カラ・アザールの病原体）はヒトを終宿主とし，それぞれツェツェバエ，サシガメ，サシチョウバエを中間宿主とする．このような病原体は中間宿主がいなくなるとその生活環が切断され増殖ができなくなる．

2-4-3 水平伝播，垂直伝播

感染源の病原体が宿主の感染門戸に到達する経路を**伝播経路** route of transmission という．伝播経路には，水平伝播と垂直伝播の2つの経路がある．**水平伝播** horizontal transmission とは，患者の病原体が集団の個人から個人へ伝播することをいい，母親由来の病原体がその子供に直接伝播することは**垂直伝播** vertical transmission という（図2-4）．また，水平伝播による病原体の感染を**水平感染** horizontal infection，垂直伝播による病原体の感染を**垂直感染** vertical infection というが，水平伝播と水平感染，または垂直伝播と垂直感染な

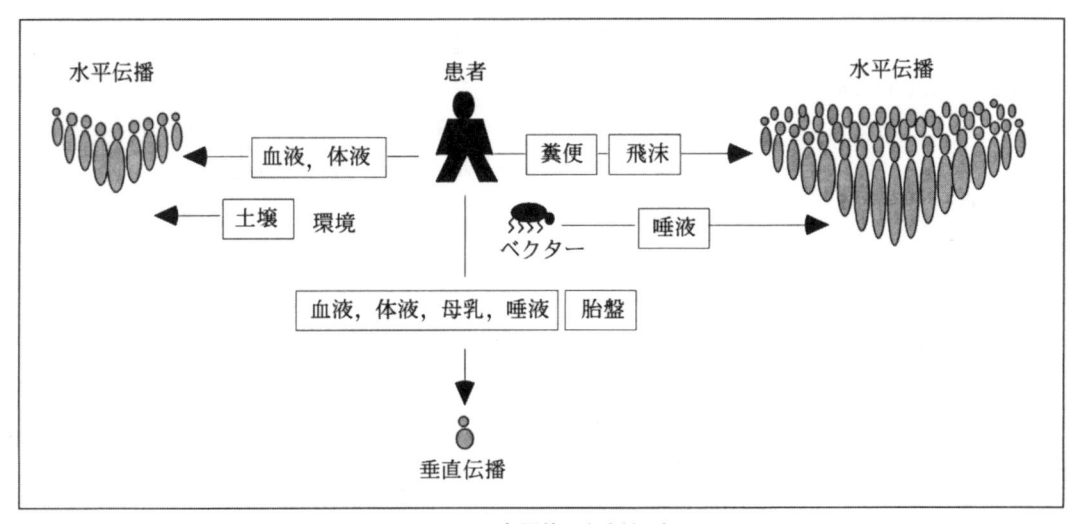

図 2-4 病原体の伝播経路

ど，伝播と感染は同義語として使用されることも多い．

病原体が水平伝播するときの感染源は，
(1) 糞便で汚染された飲食物（経口感染），
(2) 喀痰や唾液，または芝飛沫（気道感染），
(3) ベクターや動物の唾液（刺咬感染），
(4) 血液や体液（性感染，接触感染），
(5) 環境中の土壌（創傷感染）などである．

また，垂直伝播の感染源には，
(1) 母親の血液，母乳，唾液（母子感染），
(2) 胎盤経由の血液（胎盤感染）などがある．

水平伝播するときの感染源のうち，(1)～(3)では，患者の病原体が短時間で広範囲に伝播されるが，(4)や(5)では，その速度や範囲は限られる．

病原体が垂直伝播される場合，(1)を感染源とする感染を**母子感染** maternal infection という．母親の血液中の病原体が出産時に母子感染して起こる感染症にはB型肝炎やエイズがある．母子感染によるB型肝炎は慢性化してその子供はキャリアーになることが多い．また，成人T細胞白血病のうちには，出産後の母乳や唾液による母子感染が原因になったものが多いといわれている．(2)を感染源とする感染を**胎盤感染** placental infection（**胎内感染** congenital infection）という．これは，母親の血液中の病原体が胎盤に感染するもので，胎盤に感染が起こると，流産の原因になったり，子宮内の胎児に感染して胎児の臓器や器官の正常な発達を妨げ，その子供は出生後に先天的な異常が起こることが多い．このような感染症を感染性の**先天性異常疾患**という．感染性の先天性異常疾患には，先天性トキソプラズマ症，先天性梅毒，先天性風疹症候群，先天性巨細胞封入体病，先天性単純ヘルペスなどがある（8-11参照）．

2-4-4 流 行

同一の感染症が，ある集団や地域，またはある期間に，普通に発生する頻度より明らかに多発し，それが同一の病原体によって起こる場合，これを**流行** epidemic という．流行には，病原体の種類やビルレンス，気候や季節，地理や生物相（以上，病原体の要因），生活様式や衛生環境，交通手段や人口密度（以上，伝播経路の要因），年齢や性別，人種（以上，宿主の要因）など種々の因子が関与する．

感染症の流行が，ある一地方にとどまらず，他地方または他国へと広がって流行の範囲が世界的になるとき，これを**汎流行** pandemic という．コレラの流行（19世紀から始まり21世紀に至る第1～第7次流行），ペストの流行（6世紀のビザンチン帝国，14世紀のヨーロッパ，19世紀のアジア・アフリカでの流行），インフルエンザの流行（1918～1919年のスペインかぜ，1957～1958年のアジアかぜ），重症急性呼吸器症候群 SARS の流行（2002～2003年）などは汎流行にあたる．

その国には存在しないか，あっても極めて稀な感染症が，海外とのヒトや動物または物の交流の中で発生する場合があり，これを**輸入感染症** imported infectious disease という．輸入感染症は汎流行する可能性が高い．感染症法の一類感染症すべて（ペスト，マールブルグ病，ラッサ熱，エボラ出血熱，クリミア・コンゴ出血熱，急性重症呼吸器症候群，痘瘡）や二類感染症のほとんど（腸チフス，パラチフス，細菌性赤痢，コレラ）は，わが国での典型的な輸入感染症である．

一方，特定の地域に限られる感染症の流行を**地方流行** endemic という．また，地方流行の感染症のうちでその地域に恒常的に見られるものを**風土病** endemic disease とよぶ．熱帯地方のマラリアやデング熱，わが国では阿賀野川や最上川流域に集中していた恙虫病や東北地方の太平洋側山間部に常在する野兎病などは風土病である．これらはいずれもカやダニをベクターとする感染症あり，これら節足動物の生息地が限られているため流行の発生地も限局される．

また，感染症が，時間的にも地域的にも孤立して，まばらに発生する場合，これを**散発流行** sporadic という．ほとんどの食中毒は散発流行である．

2-5 宿 主

2-5-1 宿主-寄生体相互関係

　宿主が感染または発病するか否かは，寄生体（病原体）と宿主との力関係によって決定される．すなわち，寄生体のビルレンスが強くても宿主の生体防御因子が十分に整っている場合は，感染と発病は起こらない．しかし反対に，寄生体のビルレンスが弱くても宿主の生体防御因子に欠陥がある場合は，その程度に応じて感染または発病が起こる．これを，感染と発病の**宿主-寄生体相互関係** host-parasite relationship という（図 2-5）．

2-5-2 生体防御因子

　宿主の免疫に関わる生体防御因子は，物理的または化学的バリアー，食細胞，液性因子，リンパ球などで構成されている（図 2-5）．これらのうち，物理的バリアー（皮膚，粘膜），化学的バリアー（リゾチーム，インターフェロン），食細胞（マクロファージ，好中球），液性因子（補体）による免疫を**自然免疫** innate immunity という．常在細菌（*Propionibacterium acnes* プロピオニバクテリウム・アクネス，*Lactobacillus acidophilus* ラクトバシラス・アシドフィラスなど）も自然免疫に関わる重要な生体防御因子である．これに対して，液性因子（抗体）やリンパ球（活性化された B 細胞，ヘルパー T 細胞，細胞傷害性 T 細胞）による免疫は**獲得免疫** acquired immunity とよばれる．食細胞や補体は自然免疫と獲得免疫の両方に関わり，これらを連結する生体防御因子である．自然免疫に関わる生体防御因子は生まれつき宿主に備わっているが，リンパ球の活性化や抗体など獲得免疫に関わる因子は感染または発病に応じて誘導されるものである．また，抗体や補体による免疫は**液性免疫** humoral immunity，食細胞や細胞傷害性 T 細胞による免疫は**細胞性免疫** cell-mediated immunity）ともよばれる．

2-5-3 易感染性宿主

　宿主は，生体防御因子の機能が低下すると，種々の病原体に感染しやすくなる．また，健常人は感染しないような日和見病原体による感染も起こしやすくなる．このような感染抵抗性が低下した宿主は**易感染性宿主** compromised host（または，イミュノコンプロマイズド・ホスト immunocompromised host）とよばれる．各種の原発性免疫不全症患者は先天的に易感染性宿主

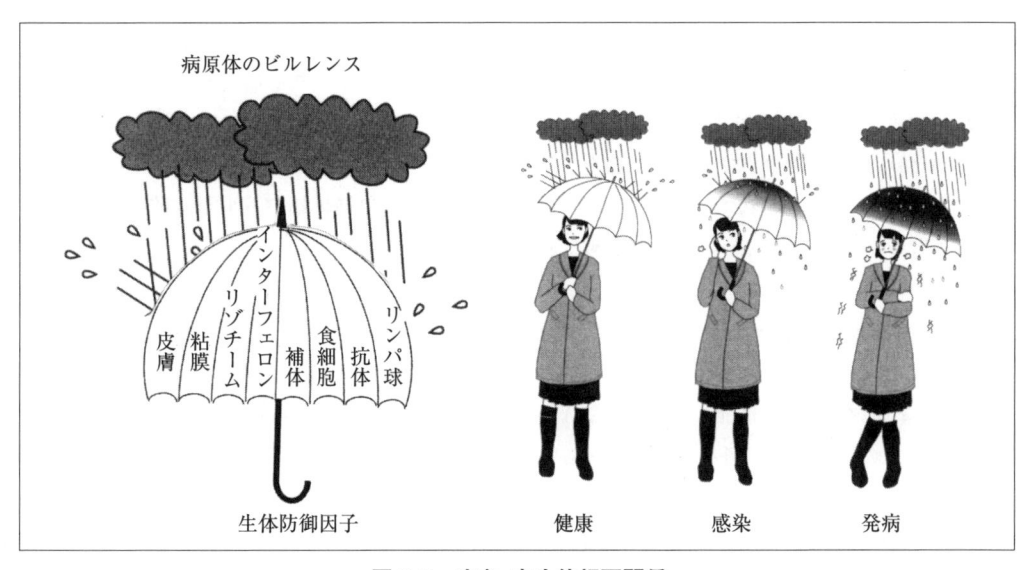

図 2-5　宿主-寄生体相互関係

である．これに対して，エイズ患者，糖尿病患者，肝炎患者など，また，抗癌剤の投与や放射線の照射を受けている悪性腫瘍患者や免疫抑制剤が投与されることの多いアレルギー患者，臓器移植患者などは同様に後天的な易感染性宿主になりやすい．一方，化学療法を受けている感染症患者では，腸内細菌叢の変化や減少による偽膜性大腸炎などの菌交代症を起こしやすい．

2-5-4 感染に影響を及ぼす宿主因子

1 動物種

寄生体に対する感染感受性には動物種による違いがある．例えば，*Vibrio cholerae* コレラ菌はヒトを唯一の感染宿主とし，ヒト以外の動物には感染しない．また，*Neisseria gonorrhoeae* りん菌，*Helicobacter pylori* ヘリコバクター・ピロリ，measles virus 麻疹ウイルス，smallpox virus 痘瘡ウイルス，poliovirus ポリオウイルスなどもヒト以外の動物には感染しない．*Shigella* シゲラ属も感染宿主域が狭く，これは霊長類（ヒトとサル）以外に感受性動物が存在しない．したがって，これらはコッホの第3条件を満たし難い病原体である．一方，*Salmonella* サルモネラ属には，爬虫類，鳥類，哺乳類など広範囲の脊椎動物が感受性を示す．

2 人 種

人種の違いが感染の感受性に影響することは少ない．しかし，**鎌状赤血球貧血** sickle cell anemia 患者の多い中央アフリカやインドには，他の地域に比べて，*Plasmodium falciparum* 熱帯熱マラリア原虫の感染に抵抗性を有する者が多いことが知られている．これは，鎌状赤血球貧血患者の赤血球は *P. falciparum* の増殖に適していないことと関係している（3-8-5参照），同様に，西アフリカ人には *Plasmodium vivax* 三日熱マラリア原虫の侵入に必要な Duffy 抗原を赤血球に欠く者が多く，このような者は三日熱マラリアには罹りにくい．これらは微生物による人種の選択を示す例として知られている．

白人の小児に多い**嚢胞性線維腫** cystic fibrosis 患者は，*Pseudomonas aeruginosa* 緑膿菌の感染による進行性で致命率の高い肺傷害を起こしやすいことが知られている．これは，嚢胞性線維腫患者が **CFTR** cystic fibrosis transmembrane conductance regulator（Cl^- チャネル）に変異があることと関係すると考えられている．すなわち，CFTR には LPS と結合する性質があり，健常者の *P. aeruginosa* 感染には，本菌の LPS と CFTR との結合を介した感染がおこる．しかし，肺の上皮細胞は新陳代謝が速く，感染した細菌は剥脱した細胞とともに速やかに肺外に除去される．これに対して，CFTR を介した感染が起こらない嚢胞性線維腫患者では，このような細菌の排除が起こりにくく，*P. aeruginosa* は長く肺に感染して肺傷害を起こしやすくなることがこの原因と考えられている．

3 遺伝的背景

原発性免疫不全症や自己免疫病などの遺伝性疾患患者は感染症を起こしやすい．例えば，**伴性無γグロブリン血症** X-linked agammaglobulinemia（X-LA）患者は，正常な B 細胞が遺伝的に欠損しているために血清中の抗体量が少ない．また，**慢性肉芽腫症** chronic granulomatous disease（CGD）患者は，食細胞の NADPH オキシダーゼの機能に遺伝的な障害があり，スーパーオキシドアニオン O_2^-（活性酸素）が産生できない．したがって，X-LA や CGD 患者は細菌感染症を起こしやすくなる．また，B 細胞と T 細胞の両機能が遺伝的に欠損している**重症複合免疫不全症** severe combined immunodeficiency（SCID）患者は，細菌感染症と，特にウイルス感染症を起こしやすくなる（5-4参照）．

また，自己免疫病患者も，常に補体が大量消費されるため，体内の補体量が減少し，感染症に罹りやすくなる．

4 年 齢

感染の感受性は低年齢または高年齢層ほど高くなる．例えば，*Corynebacterium diphtheriae* ジフテリア菌，*Clostridium tetani* 破傷風菌，*Bordetella pertussis* 百日咳菌，mumps virus ムンプスウイルス，measles virus 麻疹ウイルス，rubella virus 風疹ウイルス感染のおよそ90％が0～9歳の幼児期に集中している．これは，幼

児期の免疫機能が未熟であることや，母親由来の抗体は乳児期を過ぎると少なくなることなどと関係している．

年齢による生理的な変化も感染の感受性に関係する．例えば，尋常性痤瘡 acne vulgaris（にきび）などは思春期に多くなる．これは思春期に盛んに分泌される皮脂中の脂肪トリグリセリドをリパーゼ産生性の *Propionibacterium acnes* プロピオニバクテリウム・アクネスが分解して生じる脂肪酸が皮膚に炎症を起こすためである．また，正常細菌叢の代謝活性はホルモンによる影響を受け，ホルモンの分泌は年齢の影響を受ける．例えば，腟のDöderlein デーデルライン桿菌はエストロゲンの分泌の多い時期には大量の乳酸を産生して腟内を酸性に保ち，これによって腟への感染を防いでいる（第1編，2-2-2参照）．

5 性　差

男性は女性より多く生まれるが，平均寿命は女性の方が長い．マウスでもメスの寿命が長いが，マウスは無菌状態 germ free で飼育すると，オスとメスの寿命の差がみられなくなる．何故，女性の方が長生きするのか．女性は，男性に比べて，血中の抗体量は多く，マクロファージや細胞傷害性T細胞などの活性も高い．このように，女性は免疫能が高く，したがって，女性の感染症の**罹患率** morbidity は低く抑えられている．これが，女性が長生きできる原因と考えられている．

また，この男女間で見られる免疫能の違いは，女性ホルモンに免疫能を高める作用があるためと考えられているが，他方で，これは免疫反応の異常を引き起こす結果にもなり，男性に比べて，女性の方に異常全身性エリテマトーデス，多発性硬化症，グレーブス病などの自己免疫病が多発する原因にもなっている（5-2-3 1参照）．

妊娠 preganacy は，感染の頻度を高め，感染症を重篤化させるといわれている．例えば，妊婦のマラリアは重篤化しやすく，ウイルス肝炎（特に**E型肝炎**）による致死率は高くなる．また，妊婦は尿路感染や膀胱感染を起こし，これは**腎盂腎炎** pylonephritis に進展しやすい．妊娠は，**胎児** fetus，**胎盤** placenta，**乳腺** mammary gland など体内に新しい感染部位を作り出すことでもある．特に，胎児感染する病原体の感染は胎児の発育に影響を与えるばかりでなく，流産などの原因にもなり，こ

れによって妊婦の感染防御能はさらに低下する．

6 栄　養

栄養は生体防御能を高め，反対に，**栄養失調** malnutrition は感染症の発生を高める．このことは，発展途上国と先進工業国，またわが国では第二次世界大戦直後と現在における感染症の状況を比べると明らかである．

栄養失調は，呼吸器感染症，特に**肺結核** pulmonary tuberculosis の発生を高める．これは栄養が，*Mycobacterium tuberculosis* 結核菌など細胞内寄生性体の防御に関わる細胞性免疫には重要であることを示すものである．また，**コレラ** cholera や**赤痢** dysentery など，腸管感染症によって起こる下痢は栄養の吸収を妨げることになり，これは栄養失調を促進し，生体防御能をさらに低下させる原因になる．

たん白質の摂取は全般的な生体防御能の亢進に重要である．また，**ビタミン**（特にビタミンA，C，E）や**ミネラル**（特に亜鉛やセレン）には，細胞性免疫による生体防御能を高める効果があることが明らかになっている．

2-6　感染症の防止法

感染症の防止原理は，感染症発生の3条件のうちのどれか1つをなくすことである（図2-6）．

2-6-1　病原体の排除

感染症の最も根本的な防止法は，病原巣や感染源を排除することである．そのためには，家庭や職場，または，教育施設，公共施設，医療施設における病原巣や感染源の**消毒** disinfection，**滅菌** sterilization，**防腐** antisepsis を行い，生活環境を清浄に保つ必要がある．

この場合，病原体の特性に応じた方法がとられなければならない．例えば，芽胞や胞子またプリオンなど，消毒，滅菌に抵抗性を示すものにはそれに対応した適切な排除法を採用することが重要である．また，適切な方法がとられたとしても，自然界はそれ自体が大きな病原巣

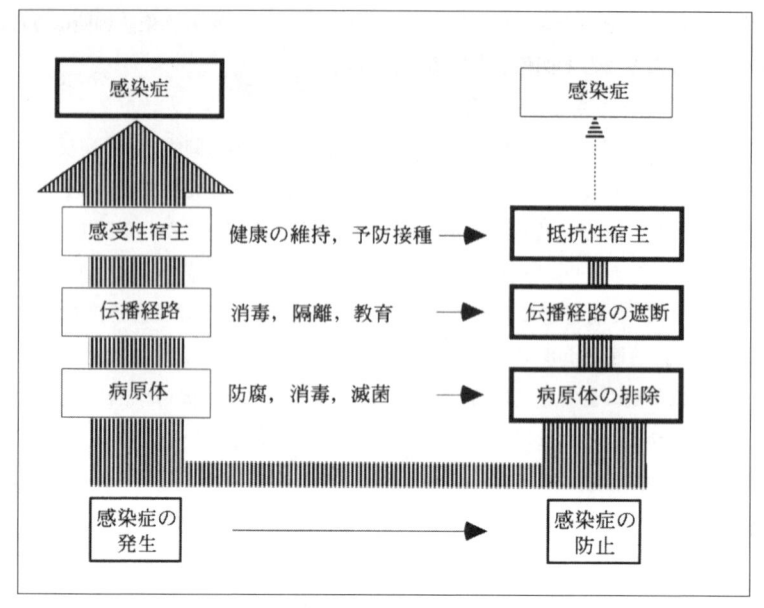

図2-6 感染症の発生と防止

または感染源となっており，水や土壌，野生の動物や昆虫などを生息場所とする病原体も多い．したがって，実際には，生活環境から病原体を完全に排除することは不可能である．

2-6-2 伝播経路の遮断

そこで，第2の防止法として，如何にして病原体の伝播経路を遮断するかが重要になる．病原体をなくすことと，病原体の伝播経路を遮断することは相互に関連している．例えば，伝染病が流行している地域の家屋と屍体を焼き払って他の場所に移り住むことは，昔からよく行われてきたことで，これは最も確実な感染症の蔓延防止策である．また，患者の**隔離** isolation や外国船の繋留（**検疫** quarantine）も有効な伝播経路の遮断策であった．しかし，これらは現代社会において，人権問題や経済活動の観点から，実施が不可能であったり，完全な実施は困難になる場合が多い．

そこで，伝播経路の遮断のためには**教育** education（衛生教育）に重点が置かれることになる．すなわち，各人が，病原体の伝播経路について正しい知識をもつことが必要とされる．また，問題の感染症が伝染病の範疇のものか否かを判断することも重要である．そして，このような教育が，家庭や学校，または職場においてスムーズに行われるための**政策** policy が必要である．

これを保障するものとして，わが国では**感染症法**（感染症の予防及び感染症の患者に対する医療に関する法律）があり，その前文で，「国民は，感染症に関する正しい知識をもち，その予防に必要な注意を払うよう努めるとともに，感染症の患者の人権が損なわれないようにしなければならない」としている．

2-6-3 感染抵抗性の賦与

第3の防止法は，感染感受性から感受抵抗性に変えること（宿主に感染抵抗性を賦与すること）である．そのためには，各人が健康の維持（充分な休養，適切な栄養の摂取，生活環境の改善，身体の鍛錬など）に努めることが必要である．これらは，感染症以外の病気の予防法としても有効である．感染症に特異的な方法としては，**予防接種** vaccination を受けて，感染症を積極的に**防御** phylaxis することが重要である．

先進工業国では，通常の病原体は比較的よく排除され，その伝播経路もよく遮断されている．しかし一方では，このような良好な衛生環境が易感染性宿主を増加させる原因になっているのは事実である．したがって，高齢化社会に向かいつつある現在，また，交通機関の発達によって人の移動が多くなっている現在では，先進工業国に

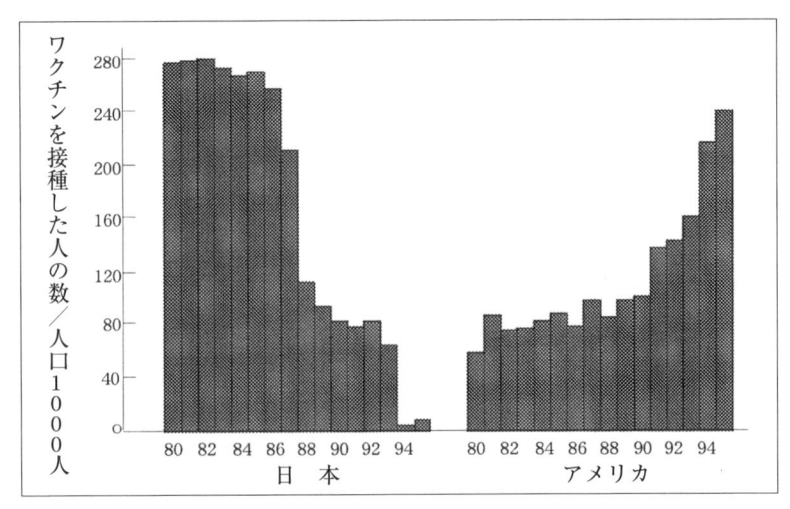

図2-7 日本とアメリカにおけるインフルエンザワクチン接種率の比較

わが国におけるインフルエンザワクチンの接種率は年々低下している．これに対して，アメリカ，スペイン，カナダ，イタリア，フランスなど先進工業国では年々増加している．わが国の接種率が，1994年に急激に低下したのは，予防接種法の改正によって，学童への接種が従来の義務接種（集団接種）から任意接種に変更された影響である．しかし2001年からは，65歳以上の者への定期接種が取り入れられたことにより，近年では上昇傾向にある．
(D. S. Fedson *et al.*, Influenza vaccination in 22 developed countries; an update to 1995, Vaccine, Vol. 15, 1501-1511, 1997 を改変)

おいてこそ予防接種の重要性は高くなっている．感染症に対して，「防御を治療に先行させる思想」は，先進工業国の中でも特にわが国では希薄であることが指摘されている（図2-7）．その結果として，わが国において薬剤耐性感染症の増加が顕著であることは，これからの高齢化社会における感染症対策を考えるうえで充分に考慮すべきことと思われる．

Box 11　汚れた手 −150年前の院内感染−

産褥熱(さんじょくねつ)は，分娩によって生じた子宮，腟，外陰部などの創傷に細菌が感染して起こる感染症である．今でこそ死亡率は0.002％以下であるが，150年前のお産は命がけであった．

1847年，Iganz Semmelweis センメルバイス（1818〜1865）はウイーン大学産科の医師であった．産科には第1病棟と第2病棟があり，産褥熱による死亡率は，常に第1病棟の方が高かった．たとえば，第2病棟での死亡率が2〜3％であるのに対して，第1病棟では16％にも達する年があった．センメルバイスは産褥熱の発生原因を洗い出し，そのすべてを検討した．しかし，第1病棟の死亡率は一向に低下しなかった．

考えられる最後の可能性，それは医師自身であった．当時，第1，第2病棟はそれぞれ医師と助産婦の研修にも当てられていた．そして，第1病棟の医師や研修医には屍体解剖をしたままの手で分娩室に行く者が多いことに気がついた．思い悩んだ末，センメルバイスはこれを主任教授に報告し，医師には手洗いを義務づけるべきであると迫ったのである．

産褥熱の原因を自分達のせいにされた医師は激しく反発した．センメルバイスは殺人者よばわりして彼等に対抗した．医師達は渋々手洗いを始めた．効果はてきめんで，第1病棟の産褥熱は劇的に減少していった．センメルバイスはいい仕事をしたといえる．しかし，センメルバイスを待ち受けていたのは悲劇であった．

R. Virchow ウイルヒョウ（1821〜1902）はセンメルバイスを攻撃した．妊婦の興奮や動揺，母乳の分泌障害など，これがウイルヒョウの考える産褥熱の原因であった．近代病理学の基礎を築いたウイルヒョウの功績は大きい．しかし，感染症の病因論には明らかに悪害をもたらしていた．コッホもウイルヒョウの批判にあっていた．しかし，コッホは黙って研究に没頭した．センメルバイスはどうであったか．病理学会のドンに立ち向かっていったのである．

主任教授はセンメルバイスの雇用更新を断った．孤立無援のセンメルバイスは故国ハンガリーに戻った．そして，精神をわずらい不遇な一生を終えた．病気の微生物原因説が証明され，感染症の予防法としてのセンメルバイスの方法が認められたのは死の直後であった．

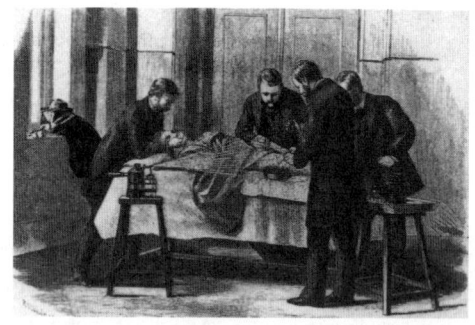

手術
センメルバイス時代の手術風景．外科医は，窓際にコートを置き，通勤服を着たままである．
（ルネ・デュボス，長木大三，田口文章，岸田網太郎訳，パストゥール，学会事務センター，1996年より）

1960年，ブダペストに1つの像が建った．子供を抱いた女性が見上げる像の足元には，「センメルバイス，母の救世者」と刻まれた．人は歴史をリアルタイムに生きる．現場の医師，主任教授，ウイルヒョウ，そしてセンメルバイスもそうであった．人生が巻き戻せるのなら，彼らのやり方は違っていただろう．歴史から学ぶことは多い．

参考資料；Gy. Gortvay, I. Zoltán, Semmelweis elete es munkassaga, 1966, Akademiai Kiadó, Budapest（Eva Rona 訳, Semmelweis His Life and Work, 1968, Akademiai Kiadó, Budapest）

3 病原体の病原性因子

病原体とは何だろう．病原性因子とは何だろう．微生物ははるか昔に地球上に誕生し，進化を繰り返しながら，あるものは絶滅し，あるものは現在に至っている．この進化の歴史の中で，微生物とヒトは遭遇した．そして，ヒトは常に微生物の存在を意識しながら高度な免疫系を発達させてきた．同様に，微生物も試行錯誤しながら，ヒトの免疫系と妥協し，ヒトと共存するすべを積み上げてきた．そして多くのものがこれに成功した．ヒトの体に棲みついてしまっているものもある．しかし，わずかなものは，ヒトの免疫系を強く刺激し過ぎたりこれを破壊するために，ヒトとの共存に失敗している．このように考えると，病原体とはヒトとの共存にまだ至っていない進化途上にある微生物のことであり，病原性因子とはヒトとの共存を阻んでいる微生物の増殖因子ともいえるだろう．全体からするとほんのわずかの数に過ぎないが，それでも我々の健康を脅かす微生物は存在する．本章を学ぶ目的は，これらが有する病原性因子を概観することである．

3-1 病原性因子の概説

病原体が上皮細胞の局所に感染してから敗血症などの全身感染を惹起するまでの経路とそれぞれのステップで関わる病原性因子を図3-1に示した．病原体は化学走

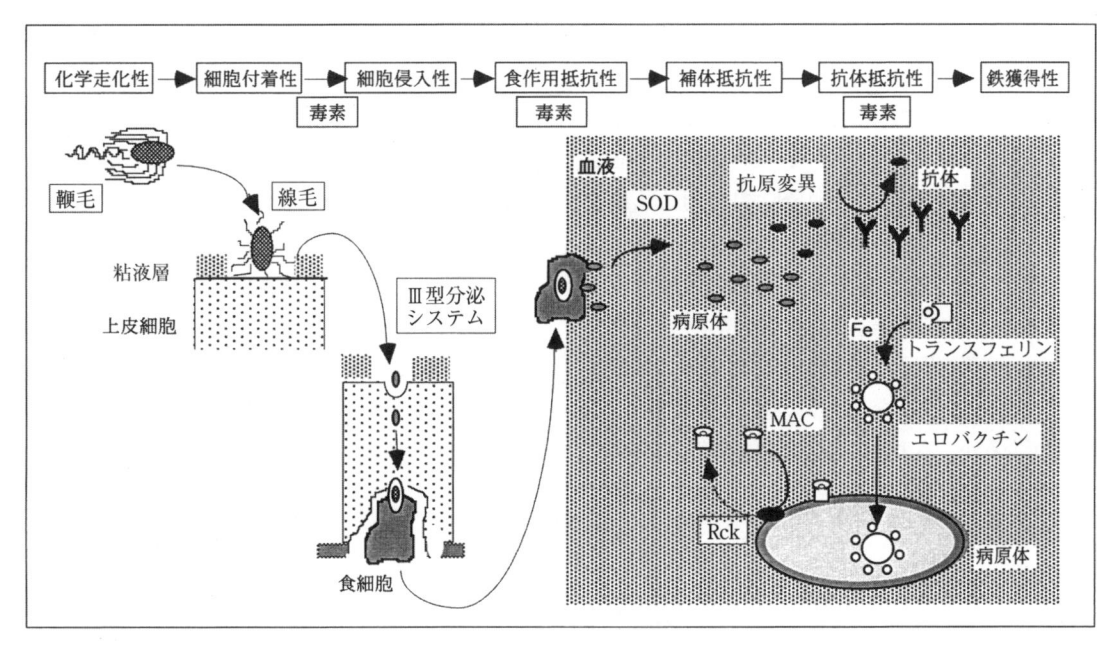

図3-1 病原性因子の種類

化性因子（鞭毛）による運動によって粘液層を突き破り，上皮細胞に到達する．そこでは細胞付着性因子（線毛）のアドヘジンが細胞膜のレセプターと結合することで上皮細胞に付着する．付着シグナルが細胞侵入性因子（Ⅲ型分泌システムなど）の発現を活性化させると，細胞質膜はラフリングを起こして病原体は上皮細胞内に侵入する．そして，細胞を通過して固有層のマクロファージに再侵入する．病原体は食作用抵抗性因子（superoxide dismutase (SOD) など）の働きによってマクロファージの殺菌作用から逃れ血流に入る．血液中では補体抵抗性因子（resistance to complement killing (Rck) など）によって膜傷害性をもつ membrane attack complex (MAC) などの溶菌作用から逃れる．また，抗原変異などによって抗体の作用からも逃れる．細菌など病原体によっては鉄獲得性因子（エロバクチンなど）でトランスフェリンなどに結合している鉄を奪い取り，血液中での増殖を可能にする．一方，毒素はこれらの過程の各所で組織や細胞に傷害を与えて病原体の感染を促進させる．

このように，病原体は感染過程の各ステップに存在する宿主の生体防御因子の作用を種々のメカニズムで回避している．

3-2 病原性遺伝子

微生物が産生する物質のうち，それがなければ通常の環境では増殖できないようなものを**一次代謝産物** primary metabolite といい，通常の増殖環境では必ずしも必要でないようなものを**二次代謝産物** secondary metabolite という．物質の異化や同化に使われる酵素などは一次代謝産物であり，これらは基本的に染色体にコードされている．一方，病原性因子は二次代謝産物であり，病原性因子には，病原体が生体など特殊な環境で増殖するときには必須であるが，本来の生息環境での増殖には必要ではないものが多い．そして，このような二次代謝産物としての病原性因子は，ファージやプラスミドなどの**染色体外性遺伝子** extrachromosomal genes にコードされているものが多い（表3-1）．ウイルスは，感染細胞中での増殖能そのものが病原性因子である．したがって，一次代謝産物がウイルスの病原性因子である．

たん白質毒素にはテンペレートファージ，プラスミドまたはトランスポゾン性のものが多い．テンペレートファージは**プロファージ** prophage となり，ファージ上の病原性遺伝子は染色体の一部として娘細胞に遺伝される．また，**誘発** induction によって溶原株から放出されたファージは周囲の細菌に再感染する．また，プラスミド上の病原性遺伝子も細菌間接合によって周囲の細菌に水平に伝達する．病原性遺伝子にはトランスポゾン性のものもあり（シデロフォア遺伝子，ヘモリジン遺伝子，ST遺伝子など），これらはレプリコン間の転位によって，同一細胞内でその遺伝子コピーを増幅する．そして，これがプラスミドに転位された場合には接合によって周囲の細菌にも伝達する．このように細菌は病原性遺伝子を染色体外性遺伝子とすることによって，それを他の細菌に伝達し，または他の細菌から獲得することで，生体での増殖に適応できるように進化してきたものと考えられる．

3-3 毒素性因子

生物が産生して微量で生体の組織や細胞に傷害を与える毒性物質を**毒素** toxin という．微生物が産生する毒素には，**細菌毒素** bacterial toxin，**真菌毒素** fungal toxin，**藻類毒素** algal toxin があり，これらは発熱性，神経毒性，腸管毒性，肝臓毒性，細胞毒性，細胞溶解性，またはT細胞の非特異的な活性化など多様な生理活性によって感染宿主に傷害を与える．毒素は非たん白質性毒素とたん白質毒素に大別される．すべての真菌毒素と藻類毒素は分子量が2,000以下の非たん白質毒素であるが細菌毒素には非たん白質毒素とたん白質毒素がある．細菌毒素のうち，エンドトキシンとテトロドトキシン以外はたん白質毒素である．微生物が産生する代表的な毒素を表3-2に示した．

表 3-1　染色体外性の病原性遺伝子

細　菌	病原性因子	作　用
ファージ性（毒素）		
Clostridium botulinum	ボツリヌス毒素 C1，D[1]	アセチルコリンの放出阻害
Corynebacterium diphtheriae	ジフテリア毒素	たん白質の合成阻害
Escherichia coli（EHEC）	ベロ毒素 VT1，VT2[2]	たん白質の合成阻害
Pseudomonas aeruginosa	緑膿菌サイトトキシン Ctx	作用機構不明
Shigella dysenteriae 1	志賀毒素（ベロ毒素 VT1[2]）	たん白質の合成阻害
Staphylococcus aureus	エンテロトキシン SE-A	T 細胞の活性化
Streptococcus pyogenes	レンサ球菌発熱性外毒素 SPE-A，-C[3]	T 細胞の活性化
Vibrio cholerae	コレラ毒素	cAMP の産生促進
プラスミド性（毒素）		
Bacillus anthracis	PA，LF，EF 毒素[4]	サイトカインの大量産生
Clostridium tetani	破傷風毒素	GABA の放出阻害
Escherichia coli	ヘモリジン Hly	細胞の溶解
Escherichia coli（ETEC）	易熱性毒素 LT，耐熱性毒素 ST	cAMP（LT），cGMP（ST）の産生促進
Staphylococcus aureus	表皮剥脱毒素 ET-B[5]	作用機構不明
	トキシンショック症候群毒素 TSST-1[6]	T 細胞の活性化
	エンテロトキシン SE-B，-C1，-D	T 細胞の活性化
プラスミド性（毒素以外）		
Bacillus anthracis	莢膜	食菌抵抗性
Escherichia coli	定着因子 CFA[7]	細胞定着性
	外膜たん白質 Iss[8]	補体抵抗性
	シデロフォア	鉄イオンの取り込み
Salmonella	Spv たん白質[9]	マクロファージのアポトーシス
Shigella	Ipa たん白質[10]	細胞侵入性
Yersinia pestis	莢膜たん白質 Fra1，プロテアーゼ Pla	補体抵抗性，食菌抵抗性
Borrelia recurrentis	外膜たん白質 VMP[11]	抗体の中和反応からのエスケープ

1) ボツリヌス毒素は抗原性によって A ～ G 型に分類される（C 型は C1，C2 に細分される．G 型はプラスミド性．C1，DG 型以外は染色体性）．
2) VT；Vero toxin（ベロ毒素，VT1，VT2 のどちらか一方，または両方を産生，VT1 は志賀毒素 shiga toxin と同じ）
3) SPE；streptococcal pyrogenic exotoxin（レンサ球菌発熱性外毒素，別名発赤毒 erythrogenic toxin，ディック毒素 Dick toxin，抗原性によって A，B，C 型に分類される．B 型は染色体性）
4) PA；protective antigen（防御抗原）
　 LF；lethal factor（致死因子）
　 EF；edema factor（浮腫因子）
5) ET；enterotoxin（ET-A は染色体性）
6) TSST-1；toxic shock syndrome toxin-1
7) CFA；colonization factor antigens
8) Iss；increased survival in serum（ColV, I-K94 プラスミドなどが産生）
9) Spv；*Salmonella* plasmid virulence（*S.* Typhimurium ネズミチフス菌，*S.* Choleraesuis サルモネラ・コレラスイスなどプラスミド性のビルレンス因子）
10) Ipa；invasion plasmid antigens（*S. dysenteriae* 志賀赤痢菌などシゲラ属の他に enteroinvasive *Escherichia coli* 腸管侵入性大腸菌 EIEC も産生）
11) VMP；variable major protein

表 3-2 代表的な非たん白質毒素とたん白質毒素

毒素（産生する微生物）	毒 性	熱感受性	分子量
非たん白質毒素			
サキシトキシン（藻類, *Alexandrium*）	神経毒性	耐熱性	299
アフラトキシン（真菌, *Aspergillus flavus*）	肝毒性	耐熱性	312
テトロドトキシン（細菌, *Schwanella alga*）	神経毒性	耐熱性	319
オカダ酸（藻類, *Dinophysis*）	腸管毒性	耐熱性	804
シガトキシン（藻類, *Gambiadiscus toxicus*）	神経毒性	耐熱性	1,110
エンドトキシン（細菌, リピドA, グラム陰性）	発熱性	耐熱性	1,796
たん白質毒素			
ST[1]（細菌, enterotoxigenic *Escherichia coli*）	腸管毒性	耐熱性	3,000
ボツリヌス毒素（細菌, *Clostridium botulinum*）	神経毒性	易熱性	15,000
YPM[2]（細菌, *Yersinia pseudotuberculosis*）	T細胞活性化	易熱性	15,000
SPE[3]（細菌, *Streptococcus pyogenes*）	T細胞活性化	易熱性	26,000
エンテロトキシン（細菌, *Staphylococcus aureus*）	腸管毒性	耐熱性	30,000
TDH[4]（細菌, *Vibrio parahaemolyticus*）	細胞溶解毒性	耐熱性	42,000
ジフテリア毒素（細菌, *Corynebacterium diphtheriae*）	細胞毒性	易熱性	58,000
SLO[5]（細菌, *Streptococcus pyogenes*）	細胞溶解毒性	易熱性	65,000
志賀毒素（細菌, *Shigella dysenteriae* 1）	神経毒性	易熱性	68,000
コレラ毒素（細菌, *Vibrio cholerae*）	腸管毒性	易熱性	84,000
百日咳毒素（細菌, *Bordetella pertussis*）	細胞毒性	易熱性	105,000
破傷風毒素（細菌, *Clostridium tetani*）	神経毒性	易熱性	150,000

1) ST ; heat-stable toxin （易熱性毒素）
2) YPM ; *Yersinias pseudotuberculosis*-derived mitogen （*Y. pseudotuberculosis* 由来マイトジェン）
3) SPE ; streptococcal pyrogenic exotoxin （レンサ球菌性発熱性外毒素, 別名で発赤毒, ディック毒素）
4) TDH ; thermostable direct hemolysin （耐熱性溶血毒素）
5) SLO ; streptolysin O （ストレプトリジン O）

3-3-1 非たん白質毒素

1 エンドトキシン

グラム陰性細菌の**リポ多糖** lipopolysaccharide（LPS）をエンドトキシンという．細菌毒素の多くは増殖中に菌体外に分泌されるので**外毒素** exotoxin とよばれるのに対して，エンドトキシンはグラム陰性細菌の細胞壁を構成する菌体（外膜成分）であることから**内毒素**ともよばれる．LPS はリピド A，R コア多糖，O 特異多糖から構成されるが，エンドトキシン活性の化学的本体は**リピド A** lipid A である．R コア多糖，O 特異多糖の化学組成は細菌種によって異なっているが，リピド A の基本構造はグラム陰性細菌間で共通している．*Escherichia coli* 大腸菌のリピド A を基本として合成されたリピド A（$C_{94}H_{178}O_{25}N_2P_2$, MW；1,796, 第 1 編，6-4-1 3 参照）は，D-グルコサミル-（β1→6）-D-グルコサミン-1,4′-ジリン酸エステルに脂肪酸（β-ヒドロキシミリスチン酸 4 分子，ミリスチン酸 1 分子，ラウリン酸 1 分子）が結合したものである．リピド A の発熱作用と血液凝固作用は，LPS がマクロファージに作用することによって，マクロファージから産生される過剰な IL-1 や TNF-α の作用に起因する（3-5-1 参照）．

2 テトロドトキシン

テトロドトキシン tetrodotoxin（$C_{11}H_{17}N_3O_8$, MW；319）が**フグ中毒** pufferfish poisoning の原因毒素であることは古くから知られていた．この場合，毒素量はフグの個体や産地また季節によって異なること，さらにフグ以外の魚類にもこの毒素が検出されることなどから，この毒素はフグそのものが産生するという考え方には疑

問がもたれていた．近年になってテトロドトキシンは海水に生息する Schwanella alga シュヴァネラ・アルガ，Alteromonas アルテロモナス属，Vibrio ビブリオ属などが産生する細菌性毒素であること，そしてこれらの細菌をプランクトンが取込み，さらにこれをフグが摂取する，いわゆる食物連鎖の結果としてフグが毒化することが明らかになった．テトロドトキシンは致死性の強い神経毒素である．

③ シガトキシン，サキシトキシン，オカダ酸

海洋中のプランクトンとして食物連鎖の開始となる藻類にはシガトキシンやサキシトキシンなど神経毒素を産生するものがあり，これらも食中毒の原因となる．たとえば，**シガテラ** ciguatera とよばれる食中毒は渦鞭毛藻類である Gambiadiscus toxicus が産生する**シガトキシン** ciguatoxin ($C_{60}H_{86}O_{19}$, MW; 1,110) によるものであり，ある種の熱帯産魚類（タイ，ハタ，ベラ，カマスなど）の摂食が原因になる（Box14，15参照）．また，Alexandrium アレキサンドリウム属藻類が産生する**サキシトキシン** saxitoxin ($C_{10}H_{15}N_7O_4$, MW；299) は**麻痺性貝中毒** paralytic shellfish poisoning の原因になる，**オカダ酸** okadaic acid ($C_{44}H_{68}O_{13}$, MW；804) も藻類である Dinophysis ディノフィシス属が産生し，これは**下痢性貝中毒** diarrheic shellfish poisoning の原因になる．

④ アフラトキシン

アフラトキシン aflatoxin は真菌の Aspergillus flavus アスペルギルス・フラブスや A. parasiticus アスペルギルス・パラシスティカスが産生する**マイコトキシン** mycotoxin の一種であり，アフラトキシン B_1 ($C_{17}H_{12}O_6$, MW；312，構造式は図3-16参照) などに強い発がん性と変異原性がある．1960年，イギリスにおいて10万羽に及ぶシチメンチョウが中毒死したときの原因物質としてその飼料中のブラジル産ピーナッツ粕から分離された．また，ヒトの肝がん多発地帯におけるアフラトキシン汚染食品摂取量と肝がん発症率との因果関係が認められている．

3-3-2　たん白質毒素

たん白質毒素は，コレラ毒素，ジフテリア毒素など，通常それが産生する細菌種の名前をつけてよぶ．同一種の細菌が複数の毒素を産生することもある．この場合は，ボツリヌスA毒素，ボツリヌスB毒素，または，ウエルシュ菌 α 毒素，ウエルシュ菌 β 毒素などアルファベットやギリシャ文字をつけて区別する．これらには毒素作用は同じであるがアミノ酸配列が異なるもの，または毒素作用そのものが異なるものがある．また，志賀毒素と enterohemorrhagic Escherichia coli 腸管出血性大腸菌のベロ毒素 VT1，または，コレラ毒素と enterotoxigenic Escherichia coli 腸管毒素原性大腸菌の腸管毒素 LT など異なる細菌種が同じ作用の毒素を産生することもある．以下に，細菌のたん白質毒素の一般的な性質を概説する．個々のたん白質毒素については，細菌の病原性因子の項で述べる．

① 熱感受性

一般に，たん白質毒素は易熱性であり，60〜100℃で数分〜数十分間加熱するとその毒素活性は失活する．しかし，enterotoxigenic E. coli（ETEC）の耐熱性毒素 ST，Vibrio parahaemolyticus 腸炎ビブリオの耐熱性毒素 TDH，Staphylococcus aureus 黄色ブドウ球菌のエンテロトキシン SE は例外的に耐熱性のたん白質毒素である．ETEC の ST はアミノ酸18〜19個からなるペプチドであり，分子中でシステインがジスルフィド結合（S−S結合）を形成してコンパクトな球状構造をとっており，このような構造が ST の耐熱性に関係していると考えられている．Vibrio cholerae O1 コレラ菌および V. cholerae non−O1，Vibrio mimicus ビブリオ・ミミカス，Yersinia enterocolitica エルシニア・エンテロコリチカも ETEC ST と同様な構造をもつ毒素を産生し，これらは100℃で10分加熱しても失活しない．

② 致死活性

たん白質毒素の活性は，毒素を動物に投与したときの**最小致死量** minimum lethal dose（MLD），50％致死量 50％ lethal dose（LD_{50}）などの致死性や，腸管内への

表3-3 たん白質毒素の致死活性

毒　素	MLD / kg				
	マウス	モルモット	ウサギ	サル	ヒト
破傷風毒素	1.0 ng	0.3 ng	0.3 ng	——	2.5 ng
ボツリヌス毒素	1.2 ng	0.6 ng	0.6 ng	——	1.0 ng
ベロ毒素	1.3 μg	——	9.0 μg	1.0 ng	1.0 ng
コレラ毒素	250 μg	——	——	——	——
ジフテリア毒素	1.6 mg	160 ng	——	——	< 1 μg
HCN（青酸）	——	——	——	——	1.0 mg

MLD minimum lethal dose；最小致死量，　——；不明

液体貯留，また培養細胞や赤血球に対する細胞傷害の程度などで示す．表3-3に，たん白質毒素のMLDを青酸（HCN）と比較して示した．これから，破傷風毒素，ボツリヌス毒素，ベロ毒素など神経毒素の致死活性は非常に高いことがわかる．たとえば，これらのヒトに対するMLDはおよそ1 ng/kgで，青酸の100万倍である．毒素の致死活性には動物種や年齢などによって差がある．たとえば，モルモットやヒトに比べ，マウスに対するジフテリア毒素の致死活性は低い．また，コレラ毒素の腸管内液体貯留活性は乳飲みマウスでは見られるが成熟マウスでは見られない．なお，致死活性の強さとその病原体がもつ病原性の強さとは必ずしも相関しない．

3 分子構造

たん白質毒素はその分子内における毒素の活性部位とレセプターへの結合部位との関係によって，**A−B毒素**，**A−B−C毒素**，または**二成分毒素**に分類される（図3-2）．

コレラ毒素，百日咳毒素，ベロ毒素などは，その分子がサブユニット構造をとり，毒素の活性部位が存在するAサブユニットとレセプターへの結合部位が存在するBサブユニットから構成されている．また，ジフテリア毒素，破傷風毒素，ボツリヌス毒素などの分子は一本鎖のポリペプチドからなり，還元剤の存在下で緩和にトリプシン処理すると，毒素の活性部位があるAフラグメン

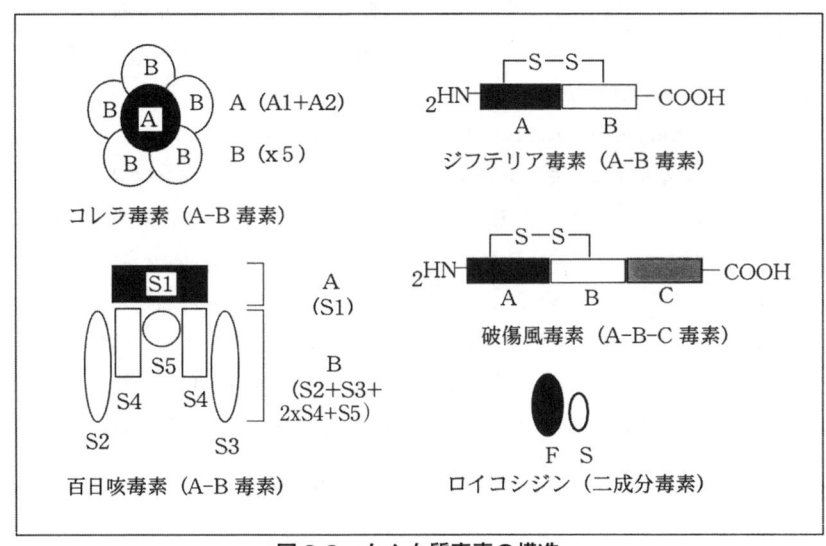

図3-2　たん白質毒素の構造
黒く塗りつぶした部分は毒素の活性部位を示し，白抜き部分はレセプターへの結合部位を示す．
破傷風毒素のCは，carrier（毒素の神経軸索輸送）に関与するフラグメントを示す．

トとレセプターへの結合部位があるBフラグメントとに分断される．このように，分子内に**毒素活性部位** active site（Aサイト）と**レセプターへの結合部位** binding site（Bサイト）が存在するような毒素を**A-B毒素** A-B toxin という．

A-B毒素のうちでも，破傷風毒素は毒素の軸索逆行性輸送（carrier）に関わるCフラグメント，またボツリヌス毒素の場合は神経筋接合部でのチャネル形成 channel forming に関わるCフラグメントが存在するところから，これらは**A-B-C毒素** A-B-C toxin ともよばれる．

また，ボツリヌスC2毒素や *Staphylococcus aureus* 黄色ブドウ球菌が産生するロイコシジンなどは，独立して存在する2種類の成分が協同して始めて作用を示す．このような毒素を**二成分毒素** binary toxin という．A-B毒素やA-B-C毒素は，試験管内での毒素作用が，活性部位（Aサイト）のみで示される．これに対して，二成分毒素の場合は両方の成分が必要である．また，二成分毒素を構成する成分は遺伝子上で離れた場所にコードされ，それぞれが別々に産生されることもA-B毒素またはA-B-C毒素とは異なっている．

4 毒素作用

たん白質毒素は，それが作用する組織や細胞によって，**神経毒素** neurotoxin（破傷風毒素，ボツリヌス毒素），**腸管毒素** enterotoxin（コレラ毒素，ETECのSTなど），**細胞毒素** cytotoxin（百日咳毒素，ジフテリア毒素，*Shigella dysenteriae* 1 志賀赤痢菌や enterohemorrhagic *E. coli* 腸管出血性大腸菌のベロ毒素などたん白質の合成阻害などによる細胞毒性を示す毒素），**細胞溶解毒素** cytolytic toxin（*Streptococcus pyogenes* 化膿レンサ球菌のSLO，*Vibrio parahaemolyticus* 腸炎ビブリオのTDH，*S. aureus* のロイコシジン，α毒素，β毒素，*Clostridium perfringens* ウエルシュ菌のα毒素など細胞質膜を傷害する毒素），**スーパー抗原** superantigen（*S. pyogenes* のSPE，*Yersinia pseudotuberculosis* エルシニア・シュードツバキュローシスのYPMなどMHC非拘束性にT細胞を活性化して発熱やショックなどを起こす毒素）などに分類される．

細胞溶解毒素はさらに3つに細分される．すなわち，第1はSLOなど，酸素にさらされると失活するが，チオール化合物（SH還元剤）の添加によって活性が復活するもの，第2はTDH，*S. aureus* のロイコシジンやα毒素など，酸素には安定でチオール化合物の添加によって毒素活性が影響されないもの，第3は *S. aureus* のβ毒素，*C. perfringens* のα毒素など，それぞれがスフィンゴミエリナーゼ，ホスホリパーゼCという酵素そのものであるものである．第1と第2の細胞溶解毒素は共に毒素分子が会合して細胞質膜に孔を形成することで細胞質膜を崩壊する（図3-3）．また第3の細胞溶解毒素は細胞質膜のスフィンゴミエリンやホスファチジルコリンに直接作用してこれらを分解することで細胞質膜を崩壊する．

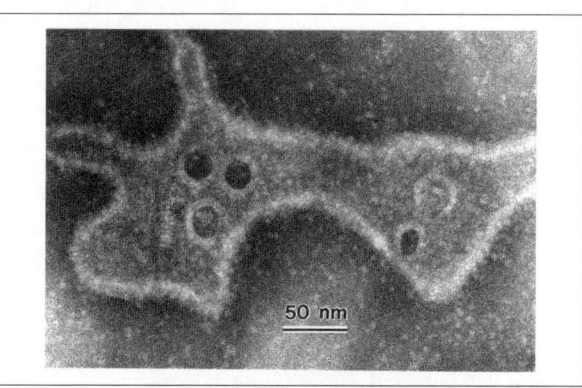

図3-3 細胞溶解毒素（SLO）

Streptococcus pyogenes のSLO分子は互いに会合して赤血球膜に直径がおよそ34 nmの孔を形成する．図はSLOによって形成されたウサギ赤血球膜上の孔を示す．
（K. Sekiya *et al*., A ring-shaped structure with a crown formed by streptolysin O on the erythrocyte membrane, J. Bacteriol., 175, 5953-5961, 1993 を改変）

5 酵素活性

たん白質毒素はその酵素活性によって，**ADPリボシルトランスフェラーゼ** ADP-ribosyl transferase（Gたん白質を標的とするコレラ毒素，ETEC LT，百日咳毒素，eEF-2を標的とするジフテリア毒素やPseudomonas aeruginosa緑膿菌のエキソトキシンA，非筋細胞のアクチンを標的とするボツリヌスC2毒素，筋細胞および非筋細胞のアクチンを標的とするC. perfringensのι毒素），**Zn-エンドペプチダーゼ** Zn-endopeptidase（シナプトブレビンVAMP，SNAP-25，シンタキシンなどを標的とする破傷風毒素，ボツリヌス毒素），**N-グリコシダーゼ** N-glycosidase（rRNAを標的とするベロ毒素）や**ホスホリパーゼC** phospholipase C（C. perfringensのα毒素），**コアグラーゼ** coagulase（S. aureusのコアグラーゼ）などに分類される（表3-4）.

また，ADPリボシルトランスフェラーゼ活性を有する毒素は，酵素活性の発現に重要なアミノ酸（活性ドメイン）の類似性から，コレラ毒素グループ（コレラ毒素，LT，百日咳毒素，ボツリヌスC2毒素，ι毒素）とジフテリア毒素グループ（ジフテリア毒素，エキソトキシンA）の2グループに分けられる．ADPリボシルトランスフェラーゼはNADの分解に関わる活性ドメイン（NAD-glycohydrolase, NADase）とNAD-riboseを標的に結合させる活性ドメイン（ADP-ribosyltransferase, ARTsase）からなっている．

6 レセプター

たん白質毒素のレセプターは細胞質膜上の糖質またはたん白質であるが両者が必要とされる場合もある．糖質は**ガングリオシド** gangliosideをレセプターとする場合が多い．ガングリオシドは，シアロ糖脂質，シアログリコリピド，シアル酸含有糖脂質などともよばれ，シアル酸を含むスフィンゴ糖脂質の総称である．コレラ毒素とETECのLTレセプターはG_{M1}ガングリオシドであり，ベロ毒素のレセプターはG_{b3}ガングリオシドである．また，ボツリヌスB毒素のレセプターはシナプトタグミンとガングリオシド（G_{T1b}またはG_{D1a}）の複合体，破傷風毒素とロイコシジンはガングリオシドとたん白質の両方が必要である．

ジフテリア毒素のレセプターは**EGF**（epidermal growth factor）に類似のドメインをもつたん白質である．

表3-4 たん白質毒素の酵素活性

酵素活性	標的分子	毒素	毒素作用など
ADPRトランスフェラーゼ	Gたん白質（αs）[1]	コレラ毒素，LT[2]	cAMPの上昇
	Gたん白質（αi）[1]	百日咳毒素	cAMPの上昇
	Gたん白質（eEF-2）[3]	ジフテリア毒素	たん白質の合成阻害
	Gたん白質（eEF-2）	エキソトキンA[4]	たん白質の合成阻害
	アクチン（非筋細胞）	ボツリヌスC2毒素	フィラメントの形成阻害
Zn-エンドペプチダーゼ	VAMP[5] など	破傷風毒素	GABA[6]などの放出阻害
	VAMP など	ボツリヌス毒素	アセチルコリンの放出阻害
N-グリコシダーゼ	28 S rRNA	ベロ毒素	たん白質の合成阻害
	28 S rRNA	リシン[7]（植物毒素）	たん白質の合成阻害
ホスホリパーゼC	リン脂質	C. perfringens α毒素	リン脂質代謝の促進
コアグラーゼ	血液凝固因子	S. aureus コアグラーゼ	トロンビンの活性化

1) Gたん白質；GTP結合たん白質（αs，αiは，それぞれ促進性，抑制性Gたん白質のαサブユニット）
2) LT；enterotoxigenic E. coli の易熱性毒素
3) eEF-2；elongation factor 2，ポリペプチド伸長因子
4) エキソトキンA；Pseudomonas aeruginosa 由来毒素
5) VAMP；vesicle-associated membrane protein，シナプトブレビン（シナプス小胞に存在）
6) GABA；γ-aminobutyric acid，γ-アミノ酪酸
7) リシン ricin；Ricinus communis ヒマの種子由来毒素

これは分子量 27,000 の膜たん白質（DRAP27）と結合しており，DRAP27 の働きにより，レセプターの毒素に対する感受性が増大する．ETEC の ST レセプターは膜結合型のグアニル酸シクラーゼ（GCase）であり，毒素はこれに結合することによって GCase を活性化して細胞内の cGMP の濃度を上昇させる．百日咳毒素のレセプターは D-1 シアロたん白質と考えられている．

3-4 生体防御因子からのエスケープ

補体，抗体，サイトカイン，食細胞，リンパ球，または感染細胞における MHC クラス I 分子（抗原提示）は生体の重要な感染防御因子である．しかし，病原体の中にはこれらの生体防御因子による免疫応答をかいくぐって（エスケープして）感染を成立させるものもある．表3-5 には病原体が生体防御因子からエスケープする例を示した．エスケープ能を有する病原体にはウイルスや原虫，細菌では *Salmonella* サルモネラ属，*Yersinia* エルシニア属，*Mycobacterium* マイコバクテリウム属の細菌，またはリケッチア，クラミジアなど細胞内寄生体が多い．

3-4-1 抗体からのエスケープ

1 抗原変異

微生物が細胞の表面で増殖することを**定着** colonization という．定着は病原体の感染成立に重要な一過程であるが，それにはまず病原体が上皮細胞に**付着** adherence することが必須である．付着に関係する病原体側の因子を**アドヘジン** adhesin といい，アドヘジンは宿主の上皮細胞のレセプターと特異的に結合する．アドヘジンには**線毛性アドヘジン** fimbrial adhesin と**非線毛性アドヘジン** afimbrial adhesin がある．病原体のアドヘジンとそれに対する宿主細胞上のレセプター分子を表3-6 に示した（線毛性アドヘジンとそのレセプターは第1編，6-7，表6-6 参照）．

アドヘジンは抗原性が強く，宿主の抗体応答を引き起こしやすい．宿主は抗体によってその細胞付着性を阻害する．しかし，病原体もアドヘジンの抗原性を遺伝子レベルでの変異によって変化させて抗体を無効にする．これは，*Neisseria gonorrhoeae* りん菌によるりん病，*Borrelia recurrentis* 回帰熱ボレリアによる回帰熱，*Trypanosoma burcei gambiense*（*T. burcei* トリパノソーマ・ブルーセイ）によるアフリカ眠り病，*Plasmodium falciparum* 熱帯熱マラリア原虫による熱帯熱マラリア，HIVヒト免疫不全ウイルスによるエイズ，influenza virus インフルエンザウイルスによるインフルエンザなどに対するワクチン開発が困難な理由になっている．

(1) *N. gonorrhoeae*

N. gonorrhoeae は菌体表面の線毛を介して尿道の上皮細胞に付着する．*N. gonorrhoeae* の染色体上には *pil E*（発現遺伝子，2コピー）と *pil S*（サイレント遺伝子，6コピー以上）からなる2種類の付着線毛サブユニット遺伝子が存在する（図3-4）．*pil E* にはプロモーターが備わっているが，*pil S* にはプロモーターが存在しない．したがって *pil E* からは線毛が産生されているが，*pil S* はそのままでは線毛を産生することのできない遺伝子である．両遺伝子は互いに相同性が高いミニカセット mc-1〜mc-6 から構成されている．*pil S* と *pil E* のミニカセットは組換えを起こすことができ，*pil S* のミニカセットの一部が *pil E* のミニカセットと入れ変わると，今までの線毛とはアミノ酸配列の異なった線毛が形成され，線毛の抗原性が変わってしまう．このような遺伝子の組換えによってコードする遺伝子産物の抗原性が変化することを**遺伝子変換** gene conversion という．

pil S ミニカセットの数は多いので，これらと *pil E* ミニカセット間の組換えパターンは無限に近く，したがって産生される線毛の抗原性の変化も無限に近い．このうちには，線毛を消し去るような遺伝子変換も可能である．このような無線毛遺伝子変換体は宿主細胞への付着が完了して感染が成立した後での持続感染に関わっていると考えられている．*N. gonorrhoeae* では線毛のほかに，LPS や外膜たん白質の1つである Opa たん白質（protein II ともよばれる）も上皮細胞への付着に関係しており，これも遺伝子変換によって抗原性を変化させている．Opa たん白質の場合は，遺伝子の中に（CTCTT）を1つの単位とする塩基繰り返し配列がある．この繰り返し

表 3-5 病原体の生体防御因子からのエスケープ

生体防御因子	エスケープの方法	病原体
補　体	活性化を阻害	vaccinia virus, HSV [1], CMV [2] (ウイルス)
	生理活性を阻害	*Yersinia*, *Salmonella* (細菌)
		Entamoeba histolytica (原虫)
抗　体	抗原変異	*Salmonella*, *Borrelia recurrentis*, *Neisseria gonorrhoeae*, *Trypanosoma gambiense*, *Plasmodium falciparum* (原虫), influenza virus, HIV [3] (ウイルス)
	結合阻害 (煙幕)	HSV, CMV (ウイルス)
		Trypanosoma, *Plasmodium* (原虫)
	分解	*Neisseria gonorrhoeae*, *Haemophilus influenzae* (細菌)
サイトカイン	IFN [4] の作用阻害	vaccinia virus, EBV [5] (ウイルス)
	TNF [6] の作用阻害	adenovirus, SFV [7] (ウイルス)
	インターロイキンの作用阻害	vaccinia virus, adenovirus, CPV [8], EBV (ウイルス)
食細胞	貪食の阻害	*Streptococcus pneumoniae*, *Salmonella*, *Streptococcus pyogenes*, *Bacillus anthracis*, *Klebsiella pneumoniae* (細菌)
	ファゴソームからの離脱	*Rickettsia prowazekii* (細菌)
		Trypanosoma (原虫)
	ファゴリソソームの形成阻害	*Salmonella*, *Bordetalla pertussis*, *Mycobacterium tuberculosis* (細菌)
		Toxoplasma gondii (原虫)
	活性酸素の産生抑制, 分解	*Salmonella* (細菌)
		Leishmania, *Toxoplasma gondii* (原虫)
	MHC クラス II 抗原の産生抑制	*Leishmania* (原虫)
リンパ球	T 細胞の非特異的活性化	*Staphylococcus aureus*, *Streptococcus pyogenes*, *Yersinia pseudotuberculosis* (細菌)
		MMTV [9] (プロウイルス)
	T 細胞への感染と免疫抑制	HIV, HTLV-1 [10] (ウイルス)
	免疫応答の起こりにくい部位への感染	*Plasmodium*, *Trichomonas vaginalis* (原虫)
		rabies virus, HSV, CMV, VZV [11] (ウイルス)
	B 細胞へのマイトジェン作用	グラム陰性細菌 (細菌)
		EBV (ウイルス)
		Plasmodium, *Trypanosoma* (原虫)
	MHC クラス I 分子の移行を阻害	adenovirus, CMV, HSV, EBV (ウイルス)

1) HSV ; herpes simplex virus
2) CMV ; cytomegalovirus
3) HIV ; human immunodeficiency virus
4) IFN ; interferon (インターフェロン)
5) EBV ; Epstein-Barr virus
6) TNF ; tumor necrosis factor (腫瘍壊死因子)
7) SFV ; shope fibroma virus
8) CPV ; cow pox virus
9) MMTV ; mouse mammary tumor virus
10) HTLV-1; human T cell leukemia virus-1
11) VZV ; varicella-zoster virus

表3-6 病原体のアドヘジンと宿主細胞上のレセプター分子

アドヘジン	レセプター分子	病原体
細 菌		
線毛性アドヘジン	（表1編，6-7参照）	
非線毛性アドヘジン		
Drアドヘジン	DAF [1]（CD58）	pyelonephritis-associated *E. coli*
BabA	ルイス血液型抗原	*Helicobacter pylori*
Mたん白質	MCP [2]（CD46）	*Streptococcus pyogenes*
リポタイコ酸	PAFR [3]	*Streptococcus pneumoniae*
インチミン	β-インテグリン，Tir [4]	enteropathogenic *E. coli*
原 虫		
不明	グリコホリンA（赤血球）	*Plasmodium falciparum*
不明	Duffy抗原（赤血球）	*Plasmodium vivax*
ウイルス		
カプシドたん白質（VP1）	ICAM-1 [5]	rhinovirus
カプシドたん白質（VP1）	PVR [6]	poliovirus
カプシドたん白質	VLA [7]	echovirus
カプシドたん白質	ビブロネクチン	Coxakie A virus
エンベロープたん白質（HA）[8]	ノイラミン酸	influenza virus
エンベロープたん白質（HA）	CD46（MCP）	measles virus
エンベロープたん白質（gp 120）	CD4（第1レセプター）	HIV
	CCR，CXCR [9]（第2レセプター）	HIV
エンベロープたん白質（Sたん白質）	アミノペプチダーゼN（CD13）	human coronavirus
エンベロープたん白質（gp 350/220）	CR2	Epstein-Barr virus
エンベロープたん白質（Gたん白質）	nAchR [10]	rabies virus
エンベロープたん白質（HBs）	不明	hepatitis B virus

1) DAF；deacy accelerating factor（補体の活性制御因子）
2) MCP；membrane cofactor protein（膜補因子たん白質）
3) PAFR；platelet activating factor receptor（血小板活性化因子レセプター）
4) Tir；translocated intimin receptor（インチミンレセプター，病原体に由来）
5) ICAM-1；intracellular adhesion molecule-1（細胞間接着分子）
6) PVR；poliovirus receptor（ポリオウイルスレセプター）
7) VLA；very late antigen（後期抗原の一種）
8) HA；hemagglutinin（赤血球凝集素）
9) CCR，CXCR；chemokine receptor（ケモカインレセプター）
10) nAchR；nicotinic acetylcholine receptor（アセチルコリンレセプター）

単位の数が変化するとmRNAのコドンの読み取り枠に変化（フレームシフト）が起こり，その下流のアミノ酸配列が変化する．

(2) Salmonella

*Salmonella*の鞭毛相変異については後述する（3-5-4参照）．

(3) T. burcei

*N. gonorrhoeae*と同様な現象は*T. burcei*の外被に存在する**変異型特異的糖たん白質** variant-specific glycoprotein（**VSG**，3-7-4参照）でも見られる．*T. burcei*は1,000種類もの不活性型VSG遺伝子をもつ．これらの不活性型遺伝子が遺伝子変換によって発現活性部位に挿入されると1,000種類もの抗原性の異なったVSGが産生される．

(4) B. recurrentis

*B. recurrentis*の外膜を形成するリポたん白質 variable

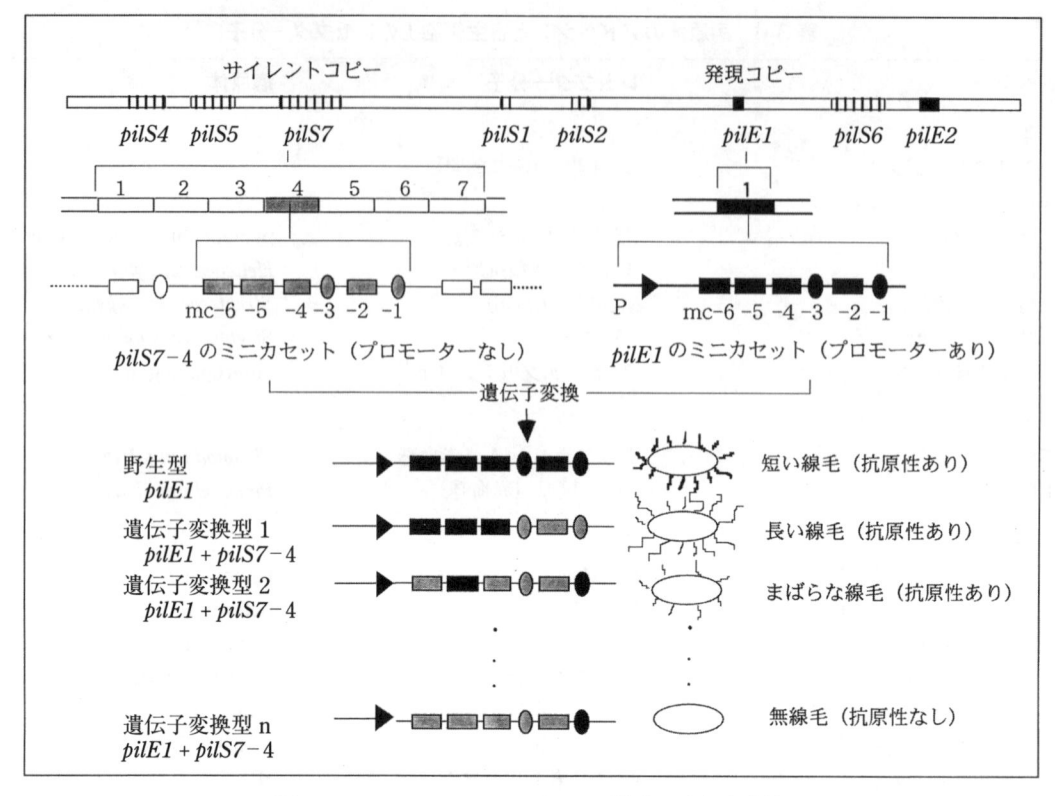

図3-4 *Neisseria gonorrhoeae* 線毛の遺伝子変換
(吉川昌之介編 (1993) 医科細菌学，南江堂を改変)

major protein (**VMP**) も *T. burcei* の VSG と同様のメカニズムで抗原変異する．*B. recurrentis* は 2 〜 9 日の発熱期間と 2 〜 9 日の下熱期間を繰り返す**回帰熱** relapsing fever の病原体であるが，これは VMP の抗原変異が原因となって体内で周期的に病原体が増殖を繰り返す結果と考えられている．

(5) *P. falciparum*

P. falciparum などが感染した赤血球膜表面に現れるたん白質 erythrocyte membrane-associated malaria protein-1 (**pfEMP-1**) はマラリア原虫の染色体上に 50 〜 150 コピーも存在する *var* 遺伝子の組換えによって多様な抗原変異を起こす．たとえば，ある抗原型をもつ *P. falciparum* が赤血球に次々と感染しながら増殖する場合，各サイクルごとに 2% のものが新たな抗原性をもつ pfEMP-1 を発現しているといわれている．

(6) influenza virus

influenza virus のエンベロープには**赤血球凝集素** hemagglutinin (HA) と**ノイラミニダーゼ** neuraminidase (NA) がスパイクたん白質として存在し，このうちの HA がアドヘジンとして上気道上皮細胞のノイラミン酸に特異的に結合する．influenza virus はこれら HA や NA の抗原性を 2 つの方法（抗原シフトと抗原ドリフト）で変化させて，抗体による生体防御から逃避している．

第一は，**抗原シフト** antigenic shift（**不連続変異**）とよばれるものであり，この変異は HA や NA に大きな抗原性の変化をもたらす．influenza virus のゲノムは 8 分節から成っており，宿主に 2 種類以上のウイルスが感染した場合には，相同なゲノム分節間での組換えが起こりやすい．ブタ，カモ，アヒルなどの動物間，またはこれらの動物とヒトとの間での抗原シフトは頻繁に起こっている (8-5-2 6 参照)．スペインかぜ (Hsw N1, 1918 〜 1919 年流行) やアジアかぜ (H2 N2, 1957 〜 1958 年流行)，香港かぜ (H3 N3, 1968 〜 1969 年流行) などの世界的な汎流行は HA と NA の抗原シフトが原因になったものである．第二の変異は**抗原ドリフト** antigenic drift（**連続変異**）とよばれ，HA や NA に起こる点突然変異である．これは，ウイルスの宿主細胞中での増

殖中に自然に，およそ 10^{-6}/増殖サイクルの頻度で起こっていると考えられる．

(7) HIV

ヒト免疫不全ウイルス（HIV）のアドヘジンはウイルス粒子のスパイクたん白質を構成する糖たん白質gp120であり，gp120はCD4（第1レセプター）およびケモカインchemokine CCRまたはCXCR（コレセプター，第2レセプター）をレセプター分子としてTh細胞に特異的に結合する．gp120はgp41と対になり，さらにこれが三量体を形成してエンベロープ上に多数のスパイク様構造を形成している（およそ700スパイク/粒子）．

gp120にはC1～C5領域と，V1～V5領域がある．モノクローン抗体を使ったウイルス感染の中和試験により，V1, V2領域がTh細胞のCD4分子に結合することが確かめられている．また，コレセプターへの結合にはV1, V2, V3領域が関与する（V4, V5の機能は不明である）．

C1～C5領域のアミノ酸配列はウイルス間で比較的よく保存されている．しかし，V1～V5領域は変異の頻度が高い．これはこの領域をコードするゲノムRNAの点突然変異の頻度を反映したものである．HIVは抗体の標的となりやすいV1～V4領域の抗原変異によって抗体による中和反応を阻害し，生体の防御反応からエスケープしていると考えられている．

エイズ患者から分離されるウイルスにはT細胞に親和性の強い（T-tropic）HIVとマクロファージに親和性の強い（M-tropic）HIVとがある．このトロピズムはgp120の第1レセプターとしてのCD4分子への結合性の他に，第2レセプターであるケモカインレセプターに対する親和性によって決定されている．すなわち，**T-tropic HIV**はCXCR4をコレセプターとし，**M-tropic HIV**はCCR5をコレセプターとしている．この場合，V3領域とコレセプターとの親和性がHIVの細胞トロピズムを決定している．なお，末梢血の単球は両方のケモカインレセプターを発現しているためにT-tropic HIVおよびM-tropic HIVの両方に感受性を示す．

2 抗体の結合阻害，分解など

herpes simplex virus単純ヘルペスウイルスやcytomegalovirusサイトメガロウイルスはIgG抗体のレセプター（Fcγレセプター）と結合する糖たん白質を産生して分泌する．IgGはこの物質と結合するためにウイルス粒子への抗体の結合が阻害される（煙幕）．また，*Staphylococcus aureus*黄色ブドウ球菌が産生するプロテインAにも同様な作用がある．一方，*P. falciparum*や*T. burcei*は可溶性の表面抗原物質を遊離する（*T. burcei*の場合は前述のVSGがこれに相当する）．抗体はこの遊離物質に結合するので病原体への抗体の結合は防がれる．すなわち，これらの遊離表面抗原物質は煙幕のような効果をもっている．さらに，*N. gonorrhoeae*や*Haemophilus influenzae*インフルエンザ菌など，IgAプロテアーゼによってIgA抗体を分解するものもある．

3-4-2　サイトカイン作用の阻害

1 インターフェロン作用の阻害

ウイルス感染細胞が産生する**インターフェロン** interferon（**IFN**）は隣接するウイルス未感染細胞に作用して，ウイルス感染細胞から放出されたウイルスのこれらの細胞への感染を阻止する．後述するように（3-8-3 3参照），このインターフェロン作用はウイルス未感染細胞のオリゴA合成酵素と二重鎖RNA依存性プロテインキナーゼを活性化させ，これによるウイルスたん白質の合成阻害に基づいている．このうち，プロテインキナーゼはたん白質の合成開始因子であるeIF-2をリン酸化し，このたん白質の機能を阻害する．ところが，EBウイルスは二重鎖RNAに類似した小型RNAを産生し，これを標的とさせることで，結果的に二重鎖RNA依存性プロテインキナーゼの活性化を阻害する．一方vaccinia virusワクシニアウイルスは，eIF-2の類似物質を産生してインターフェロンによる宿主eIF-2のリン酸化作用を阻害する．またEpstein-Barr（EB）ウイルスは，インターロイキンIL-10とアミノ酸配列が相同性の高いvIL-10とよばれるBCRF-1たん白質を産生し，IL-10と同様にTh2細胞を活性化する．活性化Th2細胞は，Th1の機能を抑制するインターロイキンを産生し，これによって，Th1細胞の活性化が抑制され，Th1細胞からのIFN-γの産生が抑制される．

2 腫瘍壊死因子作用の阻害

腫瘍壊死因子 tumor necrosis factor（TNF，TNF-αは主にマクロファージが産生，TNF-βは主にT細胞が産生）は，これに対するレセプターを発現している種々の細胞に作用して細胞傷害作用，細胞増殖活性，分化誘導活性を示すサイトカインである．Shope fibroma virus Shope 繊維腫ウイルス（ウサギ繊維腫ウイルス）はTNFレセプターと類似の物質を産生して腫瘍壊死因子の細胞への作用を阻害する．また，adenovirus アデノウイルスはTNFがレセプターと結合した後のシグナル伝達を抑制するようなたん白質をコードする複数の遺伝子をもつ．

3 インターロイキン作用の阻害

cowpox virus ウシ水痘ウイルスのCrmA たん白質はインターロイキンIL-1βの前駆体を解裂して活性型に変えるプロテアーゼの活性を阻害する．また，vaccinia virus や cowpox virus の R15R たん白質は IL-1 レセプターと競合して IL-1 作用を阻害する．マクロファージが産生する IL-1 にはTh細胞や細胞傷害性T細胞（Tc細胞）の活性化，好中球の走化性，急性期たん白質（CRP）の産生など多様な働きがあり，この作用が阻害されることにより種々の免疫機能が低下する．adenovirusのE1Aたん白質はIL-6遺伝子の発現を抑制する．IL-6はTh2細胞が産生し，活性化されて増殖するB細胞の形質細胞への分化に働いて分泌型の抗体産生に関わるサイトカインである．したがって，IL-6の発現阻害は抗体応答の低下をもたらす．

3-4-3 食作用抵抗性

食細胞による病原体の食作用は重要な生体防御因子である．好中球，マクロファージなど**食細胞** phagocyte は，貪食した異物を**ファゴソーム** phagosome（食胞）に取り込み，さらに**ファゴリソソーム** phagolysosome（ファゴソームとリソソームの融合体）を形成し，この過程で病原体などは殺菌・消化される．食細胞が有するこのような性質を**食（菌）作用** phagocytosis という（4-4-3 2参照）．種々の微生物がこれに対するエスケープ能としての食作用抵抗性を有し，生体中での増殖を可能にしている．食作用抵抗性には，食細胞の融解，食細胞の走化性の阻害，貪食の阻害，ファゴソームの融解，ファゴソーム内での殺菌の阻害，ファゴリソソームの形成阻害，ファゴリソソーム内での殺菌の阻害など種々の過程での多様な因子が関与している．

最も原始的な食作用抵抗性は**ロイコシジン**（*Staphylococcus aureus* が産生），**ストレプトリジンO**（*Streptococcus pyogenes* が産生），**ニウモリジン**（*Streptococcus pneumoniae* が産生）など，孔形成性の細胞溶解毒素によるものであり，これらは食細胞そのものを破壊する．

また，**莢膜**（*S. pneumoniae*, *Bacillus anthracis*, *Klebsiella pneumoniae* などが産生），**Mたん白質**（*S. pyogenes* が産生），**Vi抗原**（*Salmonella* Typhi が産生），**コアグラーゼによるフィブリン**（*S. aureus* が産生）などは病原体の菌体表面に厚い壁を形成して貪食を阻害する．これは，菌体表面のC3bレセプターや抗体のFcレセプターが隠蔽され，C3bや抗体によるオプソニン作用が阻害されることが原因である．また LPS や Fc レセプターの隠蔽によって，それぞれ代替経路（別経路）や古典経路での補体の活性化が阻害され，C3bオプソニンが産生されなくなることとも関係している．これらのことは細菌が単に食細胞による直接的な破壊から免れるのみならず，マクロファージによる細菌ペプチドの抗原提示によるTh細胞の活性化を妨げることも意味している．

原虫の場合，虫体表面でのグリコカリックスの形成，または嚢子型への変化も食細胞による貪食に阻害的に作用している．

貪食された病原体はファゴソームに取り込まれ，このファゴソームはさらにリソソームと融合してファゴリソソームを形成する．この過程で産生される反応性に富んだスーパーオキシドアニオン O_2^- や，O_2^- が還元された過酸化水素 H_2O_2 などの活性酸素が病原体に傷害を与える（4-4-3 2参照）．

しかし，スーパーオキシドジスムターゼやカタラーゼによる活性酸素の分解（*Salmonella*, *Leishmania* リーシュマニア），補体レセプターを介して侵入することによる活性酸素の産生阻害（*Leishmania*, *Toxoplasma gondii* トキソプラズマ・ゴンジ），ファゴリソソームの形成を阻害（アデニル酸シクラーゼ毒素によって細胞内に蓄積

されたcAMPがファゴリソソーム形成を阻害する*Bordetella pertussis*, Ⅲ型分泌システムを介したエフェクターたん白質のファゴソームから細胞質への分泌によってファゴリソソーム形成を阻害する*Salmonella*, 不明のメカニズムでファゴリソソーム形成を阻害する*Mycobacterium tuberculosis*結核菌, *Toxoplasma gondii*) などによって食作用に抵抗する.

また, MHCクラスⅡ抗原の産生を抑制することでT細胞によるマクロファージの活性化を阻害するものもある (*Leishmania*).

3-4-4 補体抵抗性

補体は食細胞とともに広範囲の病原体に対する生体防御因子である. 微生物が血中に侵入すると, 補体は病原体の表層成分または抗体と病原体との複合体によって活性化される. その結果, C3b (食食性の亢進；**オプソニン** opsonin), C5a (食細胞遊走性の惹起；**走化性** chemotaxis など), C5b-C6-C7-C8-C9 複合体 MAC (寄生体細胞膜への孔形成性；膜傷害) など種々の生理活性をもつ補体成分が産生される. しかし病原体には, 補体活性化の阻害, 補体成分の分解, または補体成分の生理活性の阻害などによって**補体抵抗性** complement resistance (または血清抵抗性 serum resistance) を示すものがある.

ウイルスの中には, ウイルス粒子上での補体の活性化を阻害するものがある. たとえば, vaccinia virus ワクシニアウイルスの **VCPたん白質** vaccinia virus complement control protein は C4b に結合して古典経路の活性化を抑え, また補体制御因子と類似の物質を産生して補体の活性化を阻害する. herpes simplex virus 単純ヘルペスウイルス (HSV) の C-1たん白質は C3b と結合することにより, 古典経路と代替経路の補体活性化を抑える. また, herpes simplex virus や cytomegalovirus サイトメガロウイルスは IgG 抗体の Fcγ レセプターと結合するような糖たん白質を産生する. これによって補体の活性化はウイルス粒子とは物理的に離れた場所で起こり, ウイルス粒子そのものは産生された補体成分の傷害作用から逃れることができる.

Yersinia エルシニア属は, 補体成分の作用を阻害するようなたん白質 Pla, YadA, Fra1 を産生して補体に抵抗性を示す. たとえば, Pla にはプロテアーゼ活性があり, そのたん白質分解活性によって C3b や C5a を分解し, C3b のオプソニン作用, C5a の走化作用やアナフィラトキシン作用に抵抗する. *Pseudomonas aeruginosa* 緑膿菌が産生するエラスターゼや *Entamoeba histolytica* 赤痢アメーバが産生するプロテアーゼにも同様の作用がある.

また, *E. histolytica* のアドヘジンには C8 と C9 の MAC へ集合阻害作用がある. YadA は補体成分 H と共同して C3b の分解を促進させ, また C3b と細菌との結合を阻害する働きがある. *Salmonella* の外膜たん白質 Rck は, 細胞質膜上での MAC の形成を阻害して補体抵抗性を獲得している. *E. coli* の Iss たん白質も Rck と同様な方法で MAC の形成を阻害する.

生体にとって抗体に依存しない代替経路やレクチン経路による補体の活性化は自然免疫として重要である. LPS には代替経路やレクチン経路による補体の活性化作用があり, 生体はこれによってグラム陰性細菌の感染に抵抗している (4-4-2 ①参照). ところが, *Salmonella* サルモネラ属やその他のグラム陰性細菌では O 特異多糖ユニットを多くもつスムーズ株は, そのユニットの少ないラフ株に比べて補体抵抗性が強いことが知られている. これは, スムーズ株では細胞質膜から遠く離れた LPS 上で MAC が形成され, MAC の膜傷害作用から逃れているためと考えられている.

3-4-5 リンパ球の機能撹乱

① スーパー抗原による T 細胞の非特異的活性化

たん白質毒素は, すでに述べたようにそれぞれが独自の作用によって細胞や組織を傷害する. このような傷害作用をもつ毒素に対して, 生体はマクロファージによってこれを貪食し, T細胞の助けを借りてさらに貪食力を高める. すなわち, マクロファージに貪食され, プロセッシングされた毒素は MHC クラスⅡ分子に提示された後にT細胞の抗原レセプター (TCR) に結合する (図3-5). この刺激によってT細胞からはインターロイキン IL-2, インターフェロン IFN-γ などのサイトカインが

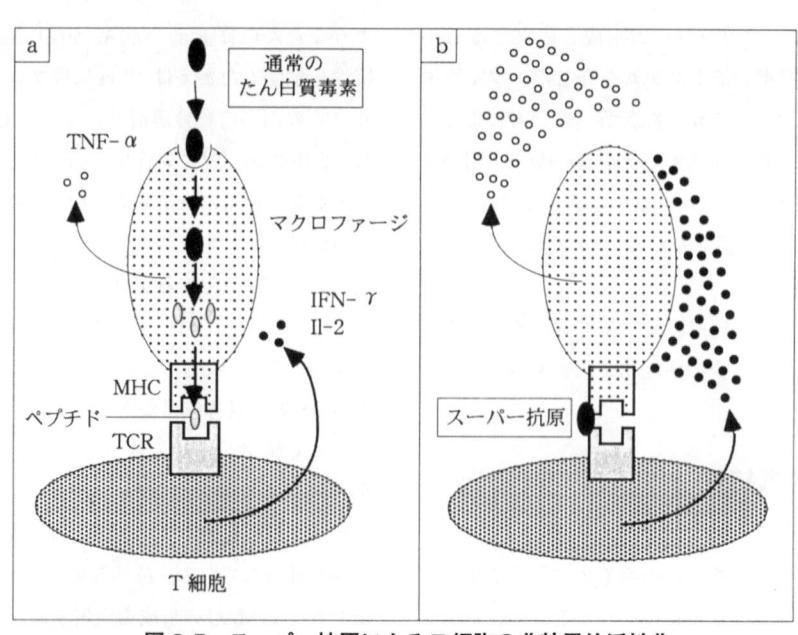

図 3-5 スーパー抗原による T 細胞の非特異的活性化
(a)；通常のたん白質毒素はマクロファージに貪食されてペプチドに消化され，このペプチドは MHC 分子（クラス II）に提示される．TCR を介してこのペプチドを認識した T 細胞は活性化し，IL-2 や IFN-γ などのサイトカインを産生する．これらのサイトカインはマクロファージを活性化してその食作用を高めるとともに，TNF-α などのサイトカインの産生を促す．そして，TNF-α は宿主の免疫能を高める．
(b)；スーパー抗原は，TCR の Vβ ドメインに直接的に結合し，数多くの T 細胞が非特異的に，一度に活性化される．その結果，大量の IL-2 や IFN-γ が産生され，これがマクロファージに作用し，マクロファージからは過剰の TFN-α が産生される．これらの TNF-α は，宿主に異常な発熱，炎症，または多臓器不全などを引き起こす．

産生される．これらのサイトカインがマクロファージに作用することでマクロファージの貪食能はさらに高まる．

しかし，**スーパー抗原** superantigen とよばれる特殊なたん白質毒素（*Streptococcus pyogenes* 化膿レンサ球菌の SPE, *Yersinia pseudotuberculosis* エルシニア・シュードツバキュローシスの YPM, *Staphylococcus aureus* 黄色ブドウ球菌の TSST-1 や SE）は，MHC 分子および TCR と直接的に結合して MHC 非拘束性に多種類多数の T 細胞を活性化させる．その結果，T 細胞から産生された大量の IL-2, IFN-γ がマクロファージを刺激し，この細胞の腫瘍壊死因子 TNF-α の産生性を異常に亢進させる．このようにして産生された過剰の TNF-α は，発熱，炎症，多臓器不全などを起こし，生体の恒常性を失わせる．その結果，スーパー抗原は猩紅熱やトキシンショック様症候群（SPE），川崎病に類似したエルシニア感染症（YPM），トキシンショック症候群（TSST-1），嘔吐作用（SE）など多彩な症状を引き起こす．

ウイルスのスーパー抗原として **Mls 抗原** minor lymphocyte stimulating antigen が報告されている．Mls 抗原は，mouse mammary tumor virus マウス乳がんウイルス（MMTV）のプロウイルス遺伝子 *mtv* mammary tumor virus 産物であり，*mtv* 遺伝子の 3´ 末端側の反復配列領域にコードされている．Mls 抗原は内因性のスーパー抗原として T 細胞を活性化し，MMTV の感染に役立っていると考えられている（乳がんの発生には関与しない）．また，**MAM**（*mycoplasma* arthritis mitogen）はマイコプラズマ性のスーパー抗原と考えられているが，その詳細は不明である．*mtv* 遺伝子は胚細胞に組込まれて仔マウスに遺伝される．

2 T 細胞への感染と免疫抑制

human immunodeficiency virus ヒト免疫不全ウイルス（HIV）や human T cell leukemia virus type 1 ヒト T 細胞白血病ウイルス（HTLV-1）は免疫反応の司令塔ともいえる T 細胞に感染し，宿主の免疫抑制を引き起こしやすい．HTLV-1 は CD4$^+$ の Th 細胞（4-3-2 [1]参照）に感染して，これをトランスフォーメーションする．し

たがって，**成人 T 細胞白血病** adult T cell leukemia（ATL）患者では免疫能，特に細胞性免疫能が低下している．HTLV-1 は成人 T 細胞白血病以外にも，**HTLV-1 関連脊髄症** HTLV-1 associated myelopathy（HAM）または**熱帯性痙性対麻痺** tropical spastic paralysis（TSP）を起こしやすい（HAM と TSP は同一疾患であり，HAM / TSP とよばれる）．これは HTLV-1 感染による何らかの免疫異常が原因と考えられている．また，ATL 患者は間質性肺炎や関節症など免疫能の低下や異常が原因と考えられる多様な臨床症状を示す．

HIV も HTLV-1 と同様に CD4$^+$ の Th 細胞に感染するが，HIV はこの細胞を破壊するので，さらに高度の免疫低下と異常が引き起こされる．このため，エイズ患者では T 細胞数の減少に伴って細胞性免疫が著しく低下し，日和見感染やカポジ肉腫などの悪性腫瘍を併発するようになる．HIV の細胞破壊を起こすメカニズムとして，ゲノム RNA のアクセサリー遺伝子（*vif*，*vpr*，*vpu*，*nef*）産物のうちの Vpr たん白質が Th 細胞の細胞分裂サイクルを G$_2$ 期で止めることと関係があると考えられている．また，感染細胞が未感染 Th 細胞と融合し，多核の**合胞体** syncytium（シンシチウム）を形成することも細胞が死滅する原因になる．さらに，エイズ患者の末梢血液中の T 細胞（Th 細胞および細胞傷害性 T 細胞）はアポトーシスによる細胞死を起こしやすいことが報告されている．すなわち，健常者の末梢血液中の T 細胞はマイトジェン処理によって幼若化して増殖するのに対して，HIV が感染した T 細胞はマイトジェン処理によって死滅しやすい．このように HIV はウイルスのうちでも，もっとも免疫低下を引き起こしやすいものである．

免疫に中枢的な働きをしている細胞に感染することは，宿主の免疫機能を低下させるためのもっとも直接的でまた大胆な手段である．ウイルスには，HTLV-1 や HIV のほかにも，リンパ球やマクロファージに感染して宿主の免疫を低下させているものが多い．たとえば，アデノウイルス，EB ウイルス，麻疹ウイルスはリンパ球に感染し，サイトメガロウイルスはマクロファージに感染する．また，風疹ウイルスはリンパ球，マクロファージの両方に感染する．しかし，これらのウイルスがどのようなメカニズムで宿主の免疫能に影響を与えているかは不明である．また，measles virus 麻疹ウイルスの感染によってツベルクリン反応が一時的に陰性になることや，弱毒生風疹ワクチン接種者の漆（うるし）による接触性皮膚炎が長期に及ぶことなどはよく知られた事実である．これは，measles virus はツベルクリン（PPD）やウルシオールなどによる免疫反応（アレルギー反応）を非特異的に抑制していることを示している．

3 多クローン性 B 細胞の活性化

宿主の抗体応答に Th 細胞の関与を必要としないような抗原を**胸腺非依存性抗原** thymus independent antigen とよぶ（4-5-1 7 参照）．LPS の O 特異多糖（O 抗原）や細菌の莢膜多糖（K 抗原）は 1 ～数種類の単糖からなるユニットの繰り返し構造が存在している．この繰り返し構造が B 細胞の表面免疫グロブリンに結合して抗体分子が架橋されると，Th 細胞に依存しないで B 細胞は活性化される．すなわち，B 細胞は多クローン性に活性化され，種々の抗原に対して非特異的な抗体産生細胞に分化する．このように O 抗原や K 抗原には B 細胞を**幼若化** blast formation させる活性（**マイトジェン活性** mitogenicity）がある．すでに述べたスーパー抗原は Th 細胞を非特異的に活性化するマイトジェンであるのに対して，LPS は B 細胞に対するマイトジェンである．多クローン性に活性化された B 細胞は自己抗原に対する応答も強く促進し，LPS には実験的な自己免疫病を誘発することが知られている．また，マラリア原虫（*Plasmodium falciparum* など）やトリパノソーマ原虫（*Trypanosoma burcei* など），EB ウイルスなどにもマイトジェン活性がある．

4 免疫応答の起こりにくい部位への感染

ウイルスは細胞に侵入して増殖する過程でカプシドやエンベロープ成分を合成する．これらのペプチドは感染細胞の MHC クラス I 分子に抗原提示され，それが細胞傷害性 T 細胞によって認識される．すなわち生体の免疫系がウイルスの存在を知るためには，ウイルスが細胞内で活発に増殖することと，ウイルス抗原を感染細胞の MHC クラス I 分子に提示することが必要である．しかし，herpes simplex virus（HSV）単純ヘルペスウイルス，cytomegalovirus（CMV）サイトメガロウイルス，

varicela-zoster virus (VZV) 水痘・帯状疱疹ウイルス, rabies virus 狂犬病ウイルスなどは神経細胞に感染して生体の免疫応答から逃れている.

例えば, HSV の場合, ウイルスは感染した上皮細胞での増殖が免疫応答によって制御されると, その一部が三叉神経節などの知覚神経細胞に移行してそこで潜伏感染する. そして, 日光照射, ストレス, ホルモンの変化など宿主の免疫抑制によってウイルスの増殖は活発化し, 知覚神経軸索を下行し, 上皮細胞に再感染して口唇ヘルペスを発症する (回帰発症).

HSV が神経細胞で潜伏感染できるのは2つの理由による. 第1は, 神経細胞ではウイルスの増殖はほとんど起こらず, そのためにウイルスペプチドが MHC クラス I 分子上に提示されることがないためである (4-5-2 ①参照). 第2は, 神経細胞では MHC クラス I 分子の発現量が低いために, 細胞傷害性 T 細胞がウイルス感染細胞を認識してこれを傷害することが困難であるためである.

VZV も急性症状の後で, その一部が神経節後根に潜伏感染しており, 宿主免疫抑制によって再活発化して神経を下行し, 皮膚に再感染する. この再感染がウイルスの潜伏した神経節後根に支配された皮膚領域で起こる, いわゆる帯状疱疹である.

また, *Plasmodium falciparum* 熱帯熱マラリア原虫の赤血球への感染, *Trichomonas vaginalis* 腟トリコモナスの腟への感染なども宿主免疫反応が影響しにくい部位への感染の例である.

⑤ MHC クラス I 抗原の移行を阻害

ウイルスには MHC クラス I 分子の細胞膜への移行を阻止するたん白質を産生して, 細胞傷害性 T 細胞によるウイルス感染細胞の認識または溶解を防いでいるものがある. たとえば, adenovirus アデノウイルスの **E3 たん白質**は MHC クラス I 分子と結合し, 小胞体外へのクラス I 分子の移行を阻害する. MHC クラス I 分子は α_1-α_2-α_3 分子と β_2 ミクログロブリンからなっている.

cytomegalovirus (CMV) の初期たん白質 UL18 は α_1-α_2-α_3 分子と似た構造をもち, β_2 ミクログロブリンと結合し, β_2 ミクログロブリンの α_1-α_2-α_3 分子への結合を阻害する. これによって正常な MHC クラス I 分子の形成が阻害される. herpes simplex virus (HSV) の **ICP 47 infected cell peptide** は TAP トランスポーター (TAP1-TAP2 複合体) に結合し, TAP トランスポーターが有するウイルスペプチド抗原の細胞質から小胞体への搬入を阻害する. これによって小胞体内での MHC クラス I 分子とウイルスペプチドとの結合が起こらず, クラス I 分子の小胞体から細胞質への移行が阻害される.

Epstein-Barr virus EB ウイルスの **EBNA1 たん白質**は感染細胞内でのプロテアーゼ消化に耐性である. これにより MHC クラス I 分子との結合が起こらず, EB ウイルスが感染した細胞は細胞傷害性 T 細胞に認識されなくなる.

3-5 細菌の病原性因子

3-5-1 エンドトキシンによる発熱と血液凝固

エンドトキシン (LPS) は生体に正負両面の作用を示す. たとえば, 補体の活性化やマクロファージの活性化による食作用の亢進や過剰な IL-1 や TNF-α などサイトカインの産生による細胞性免疫の亢進, アジュバントとしての免疫賦活作用などは生体にとって有益な作用である. しかし, マクロファージからの過剰な IL-1 や TNF-α の産生は発熱性や血液凝固性を促進し, 多クローン性 B 細胞の活性化による非特異的な抗体産生や自己免疫の誘導, 補体抵抗性など, 生体に有害作用をもたらすことも多い.

LPS の発熱および血液凝固促進作用は**エンドトキシンショック** endotoxin shock の原因になる. エンドトキシンショックとは, 血中への LPS の混入によって起こる悪寒戦慄, 発熱, 呼吸促進, 血圧低下, 心拍出量増加, 血管拡張などの症状をいう. このような症状がさらに進行すると, 死亡率の高い播種性血管内凝固 (後述) など循環不全や乏尿, 意識障害も起こしやすくなる.

溶菌によって菌体から遊離した LPS は血中の LPS 結合たん白質と結合して LPS-LPS 結合たん白質複合体を形成する. この複合体はさらにマクロファージ上の

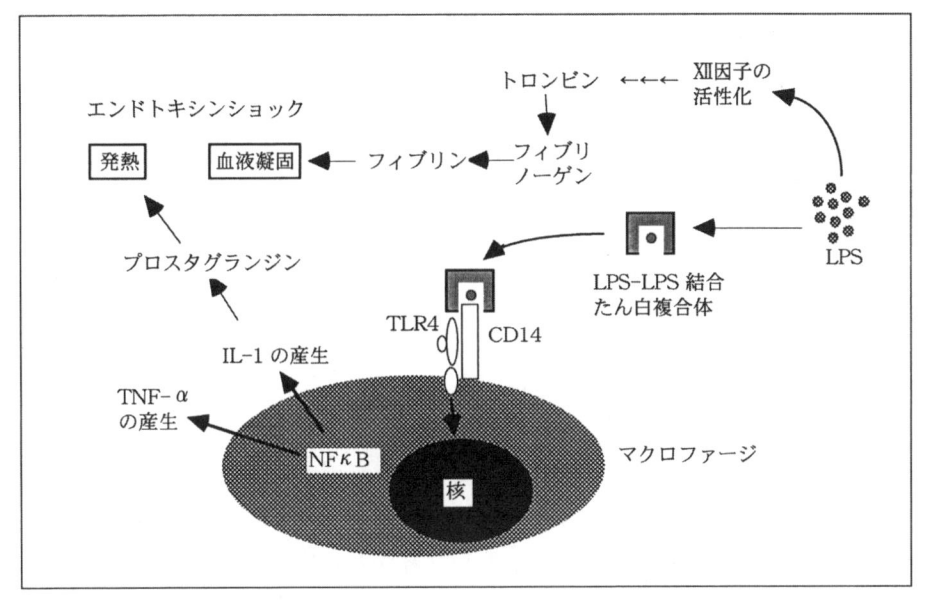

図3-6 エンドトキシンによる発熱と血液凝固

TLR4 に会合した CD14 に結合する（4-4-3 ③参照）．この結合シグナルは TLR4 を介して核に伝達されて **NF-κB** の活性化が起こり，活性化 NF-κB は IL-1 と TNF-α 遺伝子の発現を促す．そして，IL-1 は，視床下部の発熱中枢に運ばれ，そこで**プロスタグランジン**（PGE₂ など）の合成を促進する．プロスタグランジンはアデニル酸シクラーゼを活性化し，この結果産生された **cAMP** はまだ不明の機構で発熱を引き起こす（図 3-6）．

発熱性物質は**外因性発熱性物質**（LPS, *Streptococcus pyogenes* 化膿レンサ球菌の発熱性外毒素 SPE，ウイルスの粒子成分，化学物質など）と**内因性発熱性物質**（IL-1，TNF-α，PGE₂ など）に分類される．これら内因性発熱性物質のうち PGE₂ が直接的な発熱性物質である．LPS は自然界に存在する最も強力な発熱性物質で，その発熱活性は SPE の 1,000～400,000 倍もある（最小有効発熱量は 1～2 ng/kg）．

LPS には血液凝固を促進させる作用もある．血液凝固とは，フィブリンの細い網状構造の中に血球が封じ込められた状態である．血液凝固は，血液凝固因子の前駆体である XII 因子の活性化，セリンプロテアーゼである種々の血液凝固因子の連鎖的な活性化，そして，最終的には活性化されたトロンビンによるフィブリノーゲンから**フィブリン**への転化過程からなっている（図 3-6）．

LPS はこの過程において，**XII 因子**（Hageman factor ハーゲマン因子）の活性化に関与すると考えられている．

LPS による血液凝固は，**播種性血管内凝固** disseminated intravascular coagulation（**DIC**，微小血管など全身に血栓が多発する臓器障害と血液凝固因子の減少および線溶系の活性化による重篤な出血症状）や**多臓器不全** multiple organ failure（**MOF**，短期間に臓器が次々と機能不全に陥る状態），**成人呼吸窮迫症候群** adult respiratory distress syndrome（**ARDS**，呼吸性肺炎や出血性膵炎などによる重篤な呼吸不全）の原因になる．

3-5-2 エンドトキシンの検出法

① 発熱性物質試験

試料中の LPS など発熱性物質は**発熱性物質試験** pyrogen test とよばれる方法によって試験される．発熱性物質試験には体重 1.5 kg 以上の健康なウサギ（3 匹）を用い，試料を耳静脈に注射して 1 時間間隔で直腸の体温を測定する．試料の注射後，体温の上昇が 0.6 ℃ 以上のものが 2 匹あるいは 3 匹のときに発熱性物質陽性とする．LPS の場合，注射後 1～2 時間および 3 時間前後に極大値をもつ二峰性の発熱曲線が得られるのが特徴である．

2 エンドトキシン試験法（リムルステスト）

エンドトキシン試験法とは，LPS がカブトガニ（*Limulus polyphemus* など）の血球抽出成分 Limulus amebocyte lysate（**LAL**）を活性化してこれをゲル化する反応に基づいて LPS を検出・定量する試験法のことである．この試験法は**リムルステスト** Limulus test ともよばれる．LAL のゲル化は，LPS によって活性化された LAL 中のセリンプロテアーゼが次々とほかのセリンプロテアーゼを活性化し，最終的には**コアグローゲン** coagulogen が**コアグリン** coagulin に転化することによって起こる．

リムルステストはゲル化法のほかに，コアグローゲンがコアグリンへとゲル化するときに生じる濁度変化を測定する方法（比濁法）と，コアグローゲンに似た合成基質 α-N-benzoyl-Leu-Gly-Arg-p-nitroaniline から遊離する発色性の p-nitroaniline を比色する方法（比色法）がある．これらは発熱性物質試験に比べて，特異性，感度，簡便性などの点から LPS の検出にはすぐれており，エンドトキシンショックの診断や，注射用水の検定などに用いられる．

3 シュワルツマン反応

LPS をウサギの皮内に注射し，24 時間後に再び今度はこれを静脈に注射すると，先に接種した皮膚局所に出血性壊死が起こる．この現象は**シュワルツマン反応** Shwartzman reaction とよばれる．一方，LPS の静注を 24 時間間隔で繰り返すと，全身の主要臓器に血栓の形成と組織壊死が起こる．これを**全身性（臓器性）シュワルツマン反応**とよぶ．全身性シュワルツマン反応は DIC の病態と類似している．

3-5-3 主なたん白質毒素の作用メカニズム

1 コレラ毒素，百日咳毒素

コレラ毒素と百日咳毒素はともに **ADP リボシルトランスフェラーゼ**活性を有しており，これはニコチンアミドアデニンジヌクレオチド（NAD）の ADP-リボース部分を G たん白質に転移する作用をもつ（ADPR 化）．G たん白質には αs，β，γ サブユニットからなる促進性 G たん白質と，αi，β，γ サブユニットからなる抑制性 G たん白質があり，それぞれの αs-GTP または αi-GTP 複合体にセカンドメッセンジャー second messenger としての cAMP の合成に関わる**アデニル酸シクラーゼ** adenylate cyclase（ACase）活性を促進または抑制する作用がある．また，αs と αi サブユニットは GTPase 活性を有しており，αs-GTP（活性型）または αi-GTP（活性型）がそれぞれ αs-GDP（不活性型）または αi-GDP（不活性型）となることで cAMP 合成の促進または抑制作用が失われる．コレラ毒素と百日咳毒素はどちらも *Vibrio cholerae* コレラ菌または *Bordetella pertussis* 百日咳菌が感染した宿主細胞内の cAMP 濃度を上昇させる（図 3-7）．

コレラ毒素（図 3-2 参照）が B サブユニットを介して腸管粘膜上皮細胞のレセプター（**GM1 ガングリオシド** ganglioside）に結合すると，A サブユニット中で S-S 結合している A1 および A2 サブユニットのうちの，疎水性の A1 サブユニットが細胞膜を通過して細胞質内に侵入する（または毒素分子全体がエンドサイトーシスによって細胞に取り込まれた後で，A1 サブユニットが細胞質に移入する）．A1 サブユニットが αs-GTP 複合体を ADPR 化すると，αs-GTP 複合体の β，γ サブユニットとの会合が阻止されるとともに，αs サブユニットの GTPase 活性も阻害される．そのため，αs-GTP（活性型）から αs-GDP（不活性型）の変換が起こらず，ACase 活性が持続する．この結果，過剰に産生された cAMP は細胞膜の透過性を亢進し，大量の水やイオンが細胞外へ分泌して下痢が起こる．この細胞膜の透過性亢進は細胞膜上の cAMP 依存性キナーゼの活性化によって起こる．

また，コレラ毒素の A1 サブユニットの ADPR 反応には低分子 G たん白質の一種である **ADP リボシル化因子**（ARF）が必要であり，A1 サブユニットは ARF が結合した αs-GTP（αs-GTP-ARF 複合体）のみを ADPR 化する．enterotoxigenic *E. coli* 腸管毒素原性大腸菌の易熱性毒素（LT）にもコレラ毒素と同じ作用がある．

百日咳毒素の場合（図 3-2 参照），毒素が D-1 シアロたん白質レセプターと結合すると，百日咳毒素の S1 サブユニットが細胞質に侵入する．S1 サブユニットは

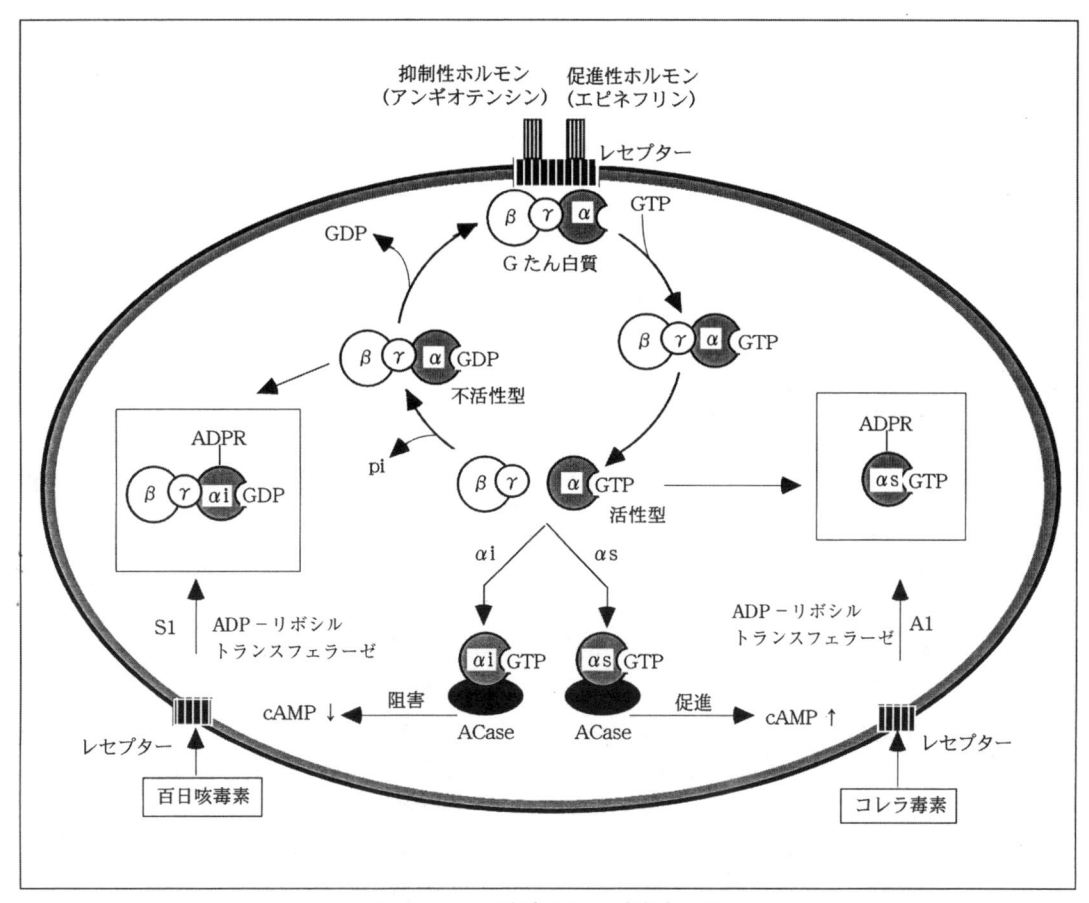

図 3-7 コレラ毒素と百日咳毒素の作用
(C. A. Mims *et al.* (1995) Mims' Pathogenesis of Infectious Disease, Academic Press を改変)

$\alpha i \beta \gamma$-GDP を ADPR 化してこの複合体から GDP の解離を阻害する。この結果，αi-GTP（活性型）が有する ACase 阻害活性は現れなくなり，促進性 G たん白質の作用による cAMP の持続的な産生が起こる。この cAMP がどのようなメカニズムで百日咳を起こすのかは不明である．

2 ジフテリア毒素，ベロ毒素

ジフテリア毒素とベロ毒素はそれぞれ ADP リボシルトランスフェラーゼ活性と N-グリコシダーゼ活性をもち，ともにたん白質合成の阻害作用をもつ．ジフテリア毒素（図 3-2 参照）が B フラグメントを介して，気管などの上皮細胞膜上で **DRAP27** diphtheria toxin-associated protein (CD9) と隣接して存在する**上皮増殖因子** epidermal growth factor (**EGF**) 様ドメインをもったレセプターに結合すると，毒素分子全体が細胞のエンドサイトーシスによって小胞（食胞）に取り込まれる．小胞とリソソームとの融合（ファゴリソソームの形成）によって小胞内部が酸性となると，B フラグメントの疎水性部分が分子の表面に露出し，この疎水性によって小胞にチャネルが形成され，毒素は細胞質内に移入する．

ジフテリア毒素は細胞質内のグルタチオンによって A, B フラグメント間の S-S 結合が還元され，A フラグメントが細胞質に遊離する．この A フラグメントが有する ADP リボシルトランスフェラーゼ活性によって **eEF2-GTP**（ポリペプチド鎖伸長因子-GTP 複合体）の eEF2 が ADPR 化されると，eEF2 の GTPase が不活化される．eEF2 は eEF2-GTP 複合体の GTP を GDP に加水分解することで産生されたエネルギーによってリボソームを mRNA 上を 1 コドンだけ移動させ，ペプチジル tRNA を A サイトから P サイトへ転位させる作用をもつ（第 1 編，9-3-1 参照）．しかし，eEF2 の不活

化が起こるとリボソームは移動することができず，細胞のたん白質の合成が停止する．これは Corynebacterium diphtheriae ジフテリア菌感染によるジフテリアの発症に伴って起こる気道の**偽膜** pseudomembrane 形成に関係すると考えられている．

なお，eEF2 が ADPR 化される部位は N 末端から 715 番目の**ジフタミド** diphthamide とよばれる修飾されたヒスチジン（2-3-カルボキシアミド-3-トリメチルアンモニオプロピルヒスチジン）である．ジフテリア毒素は原核生物には存在しないこのジフタミドを標的として真核生物のたん白質合成を特異的に阻害している．

ベロ毒素が B フラグメントを介して細胞膜のグロボトリオースセラミドレセプターに結合すると，毒素はエンドサイトーシスによって小胞内に取り込まれ，A サブユニット部分が細胞質に遊離する．A サブユニットの***N*-グリコシダーゼ**活性によって，60 S リボソームの 28 S rRNA の 3´末端近傍のアデニン塩基が開裂する．そのために，aa tRNA はリボソーム上の A サイトに結合することができず，たん白質合成は初期の段階で停止する．

ベロ毒素は Shigella dysenteriae 1 志賀赤痢菌または enterohemorrhagic E. coli（EHEC）腸管出血性大腸菌の重要な病原性因子である．細菌性赤痢のうちでも S. dysenteriae 1 によるものは重症例が多く，特に小児での疫痢は脳浮腫から痙攣などを伴うことが多い．このような中枢神経症状，また EHEC 感染に伴う**溶血性尿毒症症候群（HUS）**の発症にはベロ毒素が関与していると考えられているが，そのたん白質阻害作用がどのようなメカニズムでこれらの症状を引き起こすかは不明である（図 8-3 参照）．

3 破傷風毒素，ボツリヌス毒素

破傷風毒素（図 3-2 参照）とボツリヌス毒素はどちらも 1 本のペプチドとして合成される．溶菌に伴って菌体外に遊離された毒素は，ペプチダーゼによって分子内にニックが入り，L 鎖と H 鎖が S-S 結合で連結されたペプチドになる．**Zn-エンドペプチダーゼ** zinc endopeptidase の活性部位（A ドメイン）は L 鎖に，ガングリオシドレセプターへの結合部位（B ドメイン）は H 鎖に存在する．シナプス小頭の小胞に存在する神経伝達物質がシナプス間隙に放出されるためには **VAMP**（シナプトブレビン），SNAP-25，シンタキシンなどの働きが必要である．Zn-エンドペプチダーゼにはこれらのたん白質を分解する作用がある．また，破傷風毒素の H 鎖には毒素を軸索逆行性に輸送する C ドメインが存在し，ボツリヌス毒素の H 鎖にはシナプス小頭にチャネル形成する C ドメインが存在している．さらにボツリヌス毒素には酸やペプシンなどの消化酵素に感受性の活性部位を保護している無毒成分がある．これはボツリヌス毒素が腸管に達するまでの過程で，毒素が胃内で分解されることを防ぐ役目をしていると考えられる．

破傷風毒素とボツリヌス毒素の作用メカニズムを図 3-8 に示した．破傷風毒素は感染局所から**神経筋接合部** neuromuscular junction の運動ニューロンの終末板シナプス小頭に取り込まれた後，軸索逆行性に輸送されてシナプス後細胞膜の運動ニューロンを通過し，さらにシナプス前細胞の介在ニューロンシナプス小頭に入る．そして，破傷風毒素の Zn-エンドペプチダーゼは介在ニューロンのシナプス小胞からのグリシン（Gly）または γ-アミノ酪酸（GABA）など抑制性の神経伝達物質の放出を阻害する．抑制性の神経伝達物質の放出が阻害されるために筋に弛緩が起こらず，**痙攣性麻痺**を起こす．

ボツリヌス毒素は腸管（または傷口）から吸収された後，リンパ管や血中を介して，全身の神経筋接合部の運動ニューロンの終末板シナプスからシナプス小頭に取り込まれる．ボツリヌス毒素は運動ニューロンの終末板のシナプス小頭に留まる．そこで，Zn-エンドペプチダーゼの働きによってシナプス小胞からの興奮性の神経伝達物質アセチルコリン（Ach）の放出を阻害する．興奮性の神経伝達物質の放出が阻害されるため，筋の収縮が起こらず，**弛緩性麻痺**を起こす．

4 ロイコシジン，ボツリヌス C2 毒素

Staphylococcus aureus 黄色ブドウ球菌のロイコシジンとボツリヌス C2 毒素は共に二成分毒素である．ロイコシジンの場合（図 3-2 参照），S 成分が白血球のレセプター（GM1 ガングリオシドとたん白質）に結合すると，膜内のメチルトランスフェラーゼが活性化してホスファチジルコリンが上昇する．これに続いて，F 成分がこのホスファチジルコリンに結合することにより，ADP リボシルトランスフェラーゼが活性化されて G たん白質

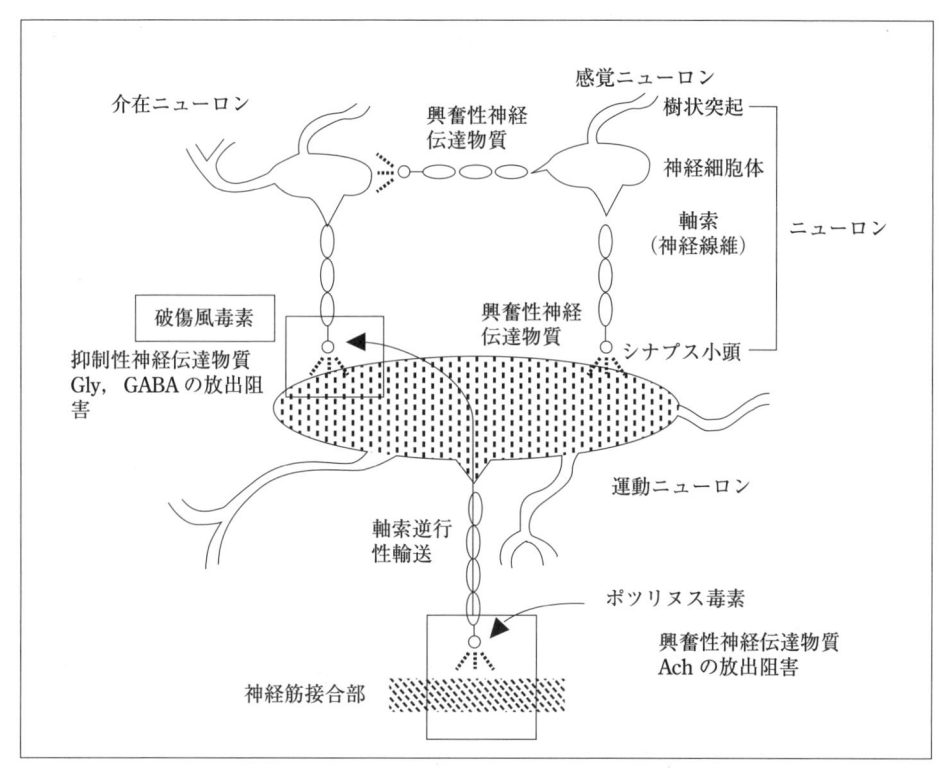

図3-8 破傷風毒素とボツリヌス毒素の作用

がADPR化される．その結果，ホスホリパーゼCが活性化され，膜に撹乱が生じて孔が形成される．

ボツリヌスC2毒素もコンポーネントⅡが，そして続いてコンポーネントⅠが細胞質膜に結合して毒素活性が発現する．コンポーネントⅠは非筋細胞のGアクチンをADPR化することでその自己重合能をなくし，細胞骨格のミクロフィラメントとしての機能を阻害する．その結果，細胞はその形態維持性，運動性，増殖性などに異常をきたす．

3-5-4 鞭毛の相変異

フラジェリンflagellinたん白質が重合した繊維状の構造物である**鞭毛** flagellaは微生物の運動器官である．微生物は鞭毛を回転させて**有益物質** attractantに集まり，また**有害物質** repellentから遠ざかる．病原体は，このような**化学走化性** chemotaxisによって，粘膜をもち，また流動的な液体に富む臓器（口腔，小腸，膀胱など）の上皮細胞の表面に到達することを可能にしている．

それぞれの血清型 *Salmonella* サルモネラ属は，その鞭毛の抗原性によって，Ⅰ相菌とⅡ相菌の状態がある．Ⅰ相菌とⅡ相菌はフラジェリンのアミノ酸配列が異なるそれぞれⅠ相鞭毛とⅡ相鞭毛をもつ．Ⅰ相鞭毛をもつⅠ相菌を継体培養するとⅠ相菌のほかに，Ⅱ相菌細胞が混在してくる．この現象は可逆的であり，Ⅱ相菌の場合も同様に，継体培養によってⅠ相菌が混じってくる（図3-9）．このように抗原性が異なる鞭毛をもつ細胞が可逆的に出現する現象を**鞭毛相変異** flagella phase variationという．この現象は**DNA逆位酵素** DNA inverting enzymeが関与した相決定因子 phase determinantの反転によって起こる．この鞭毛相変異は，抗体による生体防御からエスケープして，*Salmonella*が宿主内で感染を持続するための手段と考えられる．

3-5-5 Ⅲ型分泌システムによる細胞侵入性

細胞内寄生性細菌はたん白質の特殊な分泌システム（**Ⅲ型分泌システム** type Ⅲ secretion system，第1編，6-5-2 ③ 表6-5参照）を有している．この分泌システムは，付着した上皮細胞やマクロファージの細胞質膜に

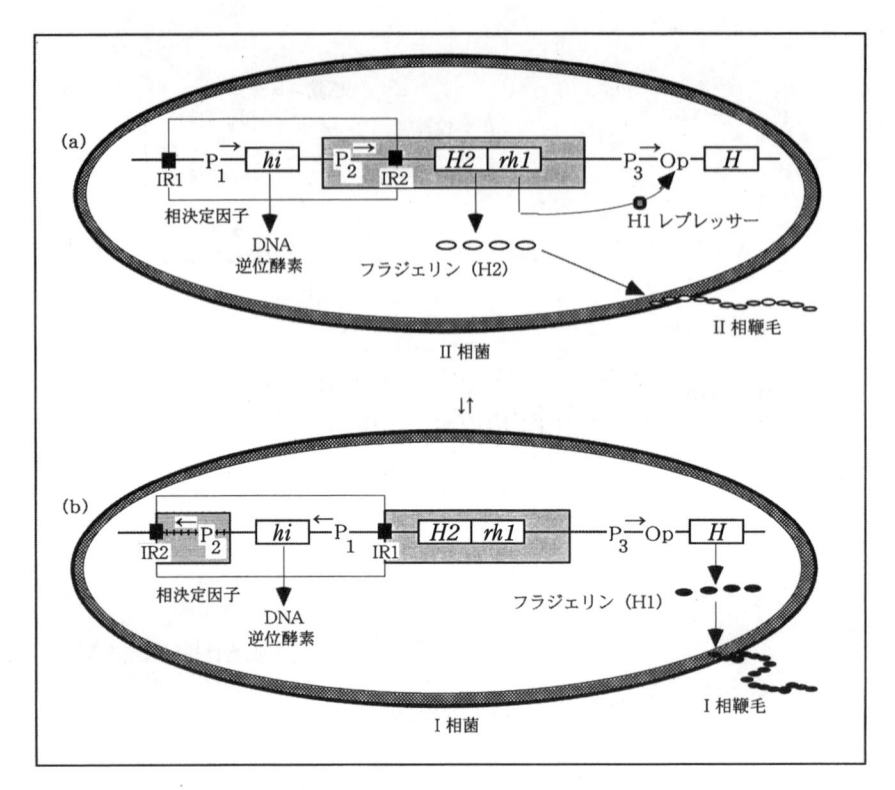

図 3-9 *Salmonella* の鞭毛相変異

(a) *H2* 遺伝子（H2 フラジェリン遺伝子）と *rh1* 遺伝子（H1 レプレッサー遺伝子）はオペロンを形成している．RNA ポリメラーゼがプロモーター（P2）に結合して *H2, rh1* 遺伝子の転写と翻訳が起こると H2 フラジェリンは重合して菌体に II 相鞭毛が形成される（II 相菌）．またこのとき，H1 レプレッサーはオペレーター（Op）に結合して *H1* 遺伝子（H1 フラジェリン遺伝子）の発現を抑制する．一方，プロモーター（P1）からの *hin* 遺伝子（DNA 逆位酵素遺伝子）の転写と翻訳によって DNA 逆位酵素が産生される．この酵素は，IR1 および IR2（それぞれ 14 塩基対よりなる逆位繰り返し配列 inverted repeat, IR1, IR2 は同一配列）を認識し，これらの配列内にある相決定因子を反転させる．この結果，相決定因子の方向が反転する．

(b) 相決定因子の反転に伴って，*H2, rh1* はプロモーター（P2）から切り離されるため，*H2* は転写されなくなる．同時に，*rh1* の転写も起こらず，H1 レプレッサーも合成されなくなるために，プロモーター（P3）からの転写が開始し，産生された H1 フラジェリンは重合して I 相鞭毛が形成される（I 相菌）．*hin* は相決定因子の反転とは無関係に常に転写されるので，相決定因子は DNA 逆位酵素によって再び反転する．

偽足 pseudopod の形成と細胞のラフリング ruffling 現象を惹起させる．その結果，細胞にはエンドサイトーシス endocytosis（第 1 編，6-5-2 ⑦ 参照）が起こり，病原体は細胞内に侵入する（図 3-10）．

Salmonella サルモネラ属の tRNA 遺伝子周辺には，その平均 GC 比（42 mol％）が染色体全体の平均 GC 比（52 mol％）とは明らかに異なり，外来性の DNA に由来すると思われる領域が存在する．これらの領域には細胞侵入性や食作用抵抗性など重要な病原性をコードする遺伝子がクラスターをなしていることから，この領域は「**サルモネラの病原性島** *Salmonella* pathogenicity island（SPI）」とよばれる．*Salmonella* の染色体には，現在まで，SPI-1 〜 SPI-5 からなる 5 か所の病原性島がみつけられている．

このうちで，SPI-1 とよばれる病原性島は *Salmonella* の細胞侵入性に関わる遺伝子が集まった領域である（図 3-11）．SPI-1 がコードするたん白質（Inv, Spa など）は注射針のような構造物の形成に関わっている．*Salmonella* はこれを菌体表面に突出させ，この構造物を宿主の細胞に突き刺してエフェクターとよばれる菌体内たん白質（Sop, Spt など）を細胞に注入する．このエフェクターたん白質のうち，SopE または SopE2 が宿主細胞の Ccd42 や Rac1（低分子 GTP 結合たん白質）に作用して GTP-Ccd42 または GTP-Rac1 が形成される

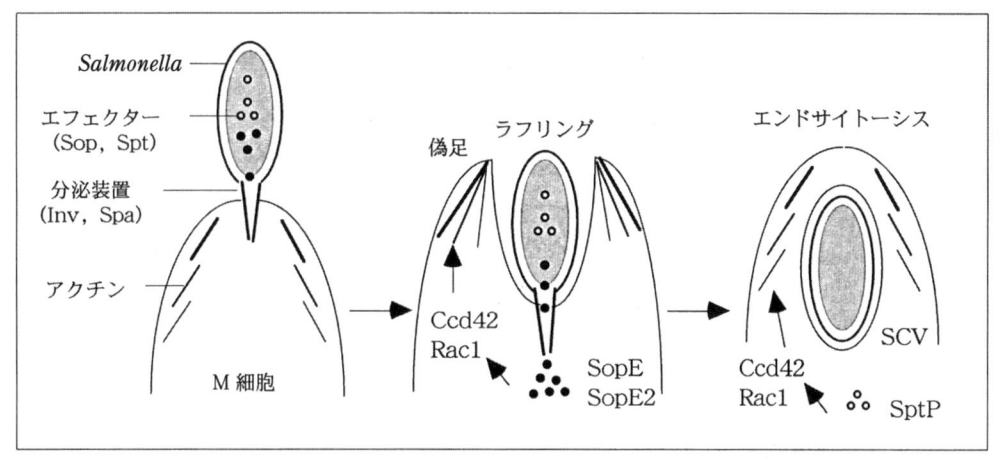

図3-10　Ⅲ型分泌システムによる *Salmonella* の細胞侵入性

と，これらは細胞質内のアクチン分子の再配列を促す．その結果，宿主細胞の細胞質膜は盛り上がって偽足に似たラフリング構造を形成してサルモネラ菌体の細胞内への侵入を許す．そして細胞に侵入した *Salmonella* は ***Salmonella* containing vacuole**（SCV）とよばれる食胞に取り込まれる．SCV が形成されると，続いて注入されたエフェクター SptP はその GTPase activating protein（GAP）としての機能によって GTP 結合型の Ccd42 または Rac1 をそれぞれ GDP-Ccd42 または GDP-Rac1 に変換する．その結果，ラフリング構造は元の状態に戻る．

細菌が有するこのようなたん白質分泌システムはⅢ型分泌システムとよばれている．この分泌システムはフラジェリンなど鞭毛を構成するたん白質の分泌機構として初めて明らかにされたものであるが，その後，*Salmonella* のほか，*Yersinia* エルシニア属，*Shigella* シゲラ属，*Chlamydia* クラジミア属，*Pseudomonas aeruginosa* 緑膿菌，*Bordetella pertussis* 百日咳菌，enteropathogenic *Escherichia coli* 腸管病原性大腸菌，さらに enterohemorrhagic *E. coli* 腸管出血性大腸菌（いわゆる O157；H7 大腸菌）の細胞侵入性にも関わることが明らかにされている．

3-5-6　シデロフォアによる鉄の獲得

鉄イオンは微生物の増殖に必須な微量金属である．しかし，これは**トランスフェリン** transferrin，**ラクトフェリン** lactofferin，**フェリチン** ferritin，**ヘミン** hemin などと複合体を形成しているため，生体内において，微生物が増殖に利用できる遊離の鉄は少ない．しかし，細菌には**シデロフォア** siderophore とよばれる低分子の鉄キレート物質（分子量は1,000以下）を細胞外に分泌して鉄含有複合体から鉄（Fe Ⅲ）を奪い取り，それを細胞質膜上のレセプターを介して細胞内に取り込むシステムを有しているものがある．シデロフォアには，カテコール類 catechols（**エンテロバクチン** enterobactin，エンテロバクチンはエンテロケリン enterochelin ともよばれる）と，ヒドロキサム酸類 hydroxamates（**エロバクチン** aerobactin）に分類される．エンテロバクチンは，DBS（2,3-dihydroxy-N-benzoyl-L-serine）の環状三量体であり，エロバクチンは2分子の N-hydroxy-N-acetyl-lysine がクエン酸とアミド結合したものである（図3-11）．

Escherichia coli 大腸菌，*Salmonella* サルモネラ属など多くの腸内細菌科細菌はエンテロバクチンなどカテコール類のシデロフォアをもつ．また，エロバクチンなどヒドロキサム酸類のシデロフォアを合わせもつものもある．例えば，*E. coli* のある株が保有する pColV-K30 プラスミドには，エロバクチン生合成遺伝子（*iuc*；iron uptake chelator synthesis）と，そのレセプター（運搬）遺伝子（*iut*；iron uptake transporter）がオペロンを形成して存在しており，このプラスミドを保有する細菌はこのエロバクチンオペロンを作動して鉄を獲得する（図3-11）．

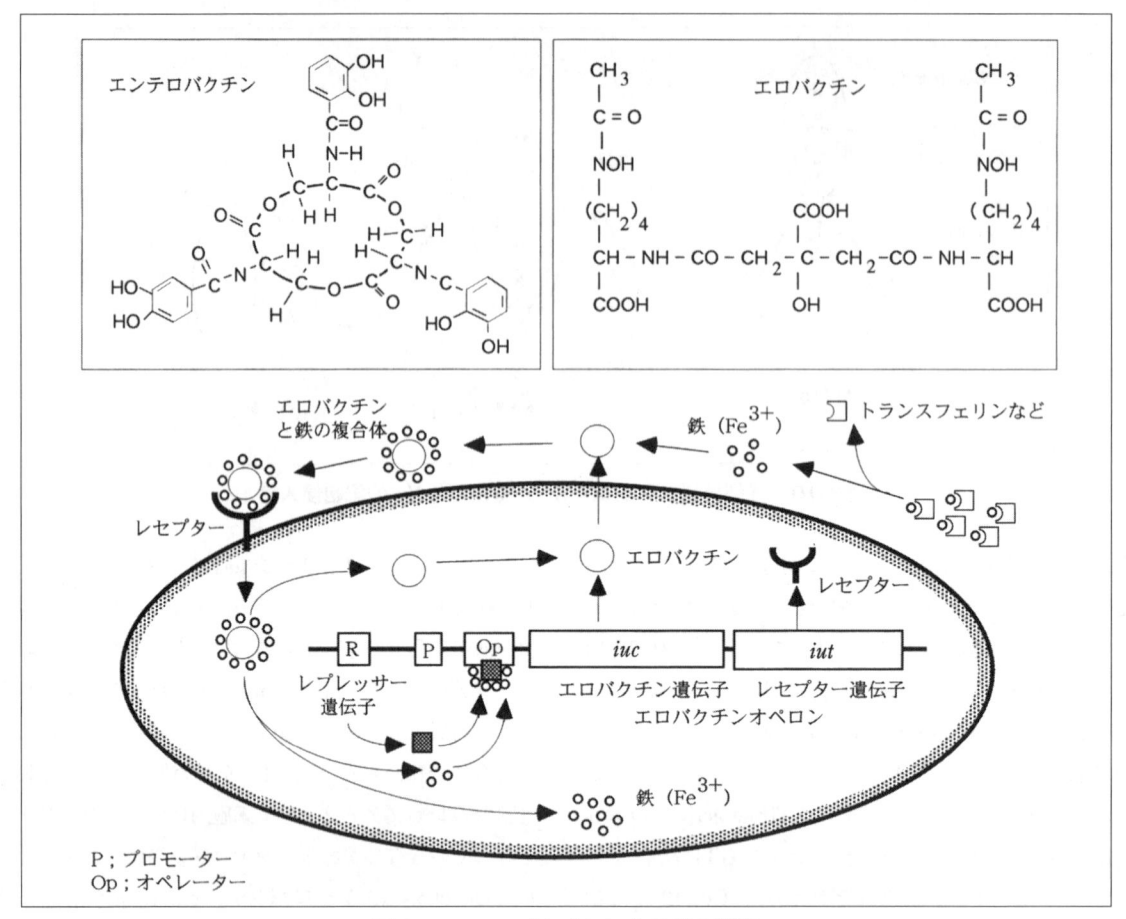

図 3-11 エロバクチンによる鉄の獲得

菌体外に分泌されたエロバクチンは,環境中の鉄に親和性のたん白質と結合した鉄をキレートして,鉄との複合体を形成する.この複合体は細胞質膜上のエロバクチンレセプターを介して菌体内に取り込まれる.菌体内でエロバクチンは鉄と解離し,エロバクチンは再び菌体外に分泌されて鉄の獲得に利用され,一方の鉄は微生物の代謝に使用される.しかし,代謝に余分な大量の鉄が取り込まれたときには,これらの鉄はレプレッサーと結合する.このようなレプレッサーは活性型レプレッサーとなってオペレーターと結合し,エロバクチンオペロンの転写を抑制する.また,菌体内の鉄濃度が低下すると,レプレッサーは鉄を解離して不活性型レプレッサーとなり,オペロンの転写を再び開始させる.

3-5-7 環境適応型の病原性因子

増殖に必須な遺伝子は**構成的** constitutive に(常に)発現されている.一方,病原性遺伝子は,感染宿主内での温度,鉄,炭素源,浸透圧,pH,CO_2 などの環境因子に適応して,**誘導的** inducible に発現されるものが多い(表 3-7).また,環境因子に適応型の遺伝子は,オペロンまたはレギュロンを構成しているものが多い.**オペロン** operon とは,1つの調節たん白質 regulator によって,複数の遺伝子の転写が同時に活性化されたり,反対に抑制されたりする遺伝子をいう.また**レギュロン** regulon とは,異なった場所に存在する複数の遺伝子が,1つの調節たん白質によって同時に活性化されたり,抑制されたりするような遺伝子のことをいう.レギュロンは単一の遺伝子,またはオペロンによって構成されている(第1編,9-3-3 参照).すでに述べた pColV-K30 プラスミド上のエロバクチンオペロンでは,菌体内の鉄濃度の変化を感知したレプレッサーが調節たん白質となって,エロバクチン合成遺伝子とエロバクチン運搬遺伝子の転写が同時に活性化されたり抑制されたりするもの

表 3-7 環境因子に依存して発現される病原性因子

環境因子	病原性因子	病原細菌
温度（37℃）	Pap 線毛 Ipa たん白質 百日咳毒素，ヘマグルチニン[*1]	pyelonephritis-associated *E. coli* *Shigella* *Bordetella pertussis*
鉄濃度の低下	シデロフォア（エロバクチンなど） ジフテリア毒素 エキソトキシン A	*Escherichia coli* *Corynebacterium diphtheriae* *Pseudomonas aeruginosa*
炭素源，アミノ酸の枯渇	Pap 線毛 Spv たん白質 化学走化性，食作用抵抗性 バイオフィルムの形成 コレラ毒素，TcpA 線毛[*2]	pyelonephritis-associated *E. coli* *Salmonella* *Legionella pneumophila* *Listeria monocytogenes* *Vibrio cholerae*
浸透圧の変化	ポーリンたん白質[*3] アルギン酸	*Escherichia coli* *Pseudomonas aeruginosa*
Mg^{2+}，Ca^{2+} の低下	PagC[*4]	*Salmonella*
CO_2 濃度	M たん白質	*Streptococcus pyogenes*
細胞密度の上昇	エラスターゼ，ホスホリパーゼ， アルギン酸など スーパー抗原，ロイコシジンなど α，κ，θ 毒素 Ⅲ型分泌システム	*Pseudomonas aeruginosa* *Staphylococcus aureus* *Clostridium perfringens* enterohemorrhagic *E. coli*

[*1]；二成分制御系（BvgS/BvgA）
[*2]；TcpA 線毛（toxin-coregulated pili）
[*3]；二成分制御系（OmpR/EnvZ）
[*4]；二成分制御系（PhoP/PhoQ）

である．以下に，代表的な環境適応型の病原性因子を述べる．

1 ppGpp によって活性化される *katE*，*spv* 遺伝子

微生物は栄養豊富な腸管からマクロファージに取り込まれると炭素源やアミノ酸（窒素源）の枯渇などの栄養ストレスに曝される．このような場合，*Salmonella* はそれを感知して *relA*，*spoT* 遺伝子を活性化し，**guanosine-3´,5´-tetraphosphate**（ppGpp）を産生する．ppGpp は多種類の遺伝子の発現を調節するメディエーターであり，ppGpp によって正の発現調節を受ける遺伝子の1つに *rpoS* 遺伝子がある．*rpoS* 遺伝子の産物 RpoS は RNA ポリメラーゼを構成してその転写開始を支配するシグマ因子 σ^{38} である．このシグマ因子を含む RNA ポリメラーゼは *katE* 遺伝子や *spv* 遺伝子などの転写に関わる（図 3-12）．*katE* 遺伝子によって産生された**カタラーゼ** catalase は過酸化水素を分解する酵素であり，これによって，*Salmonella* はファゴソーム内での食作用抵抗性を獲得する．また RpoS σ^{38} を含む RNA ポリメラーゼは，ビルレンスプラスミド上の **spv**（*Salmonella* plasmid virulence）遺伝子の転写を活性化する．*spv* 遺伝子領域には，*spvR* と *spvABCD* 遺伝子（オペロン）が存在する．RpoS によって正に制御される *spvR* は *spvABCD* オペロンの転写を活性化する．また，SpvR は自己活性型の調節たん白質であり，自身の *spvR* も正に制御して活性化する．*spvABCD* オペロンのうち，*spvB* に由来する SpvB たん白質には ADP-リボシルトランス

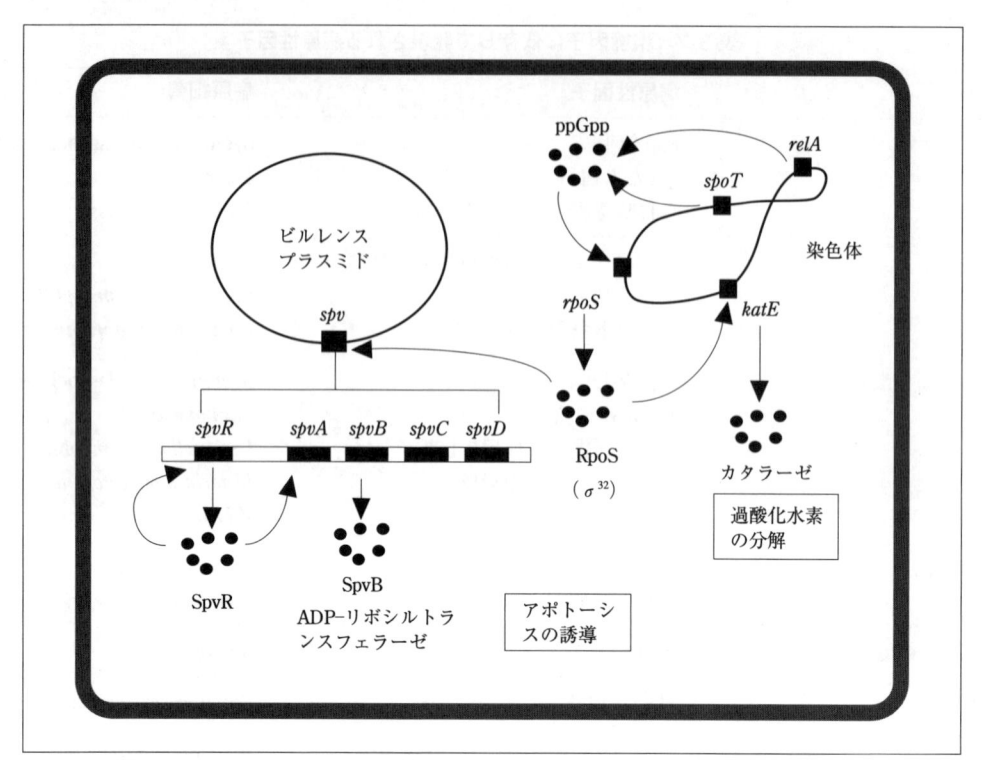

図 3-12 ppGpp によって活性化される *Salmonella* の *katE* と *spv* 遺伝子

フェラーゼ活性ドメインが存在する．この ADP-リボシルトランスフェラーゼが宿主細胞のアクチン分子を標的としてこれを ADP-リボシル化すると，ADP-リボシル化されたアクチンフィラメントは破壊して宿主細胞は**アポトーシス** apoptosis におちいる．このように，マクロファージ中で炭素源やアミノ酸の枯渇を感知した *Salmonella* は，(*relA*, *spoT*) → (*rpoS*) → (*katE*) →カタラーゼの産生，または (*relA*, *spoT*) → (*rpoS*) → (*spvR*) → (*spvB*) → ADP-リボシルトランスフェラーゼの産生という複数の遺伝子を活性化してマクロファージの食作用に抵抗している．

ppGpp はユニバーサルメディエーターとして機能し，*Salmonella* 以外にも，在郷軍人病やポンティアック熱の病原体である *Legionella pneumophila* レジオネラ・ニューモフィラ（炭素源の枯渇による運動性や食作用抵抗性の増大），近年になって増加しているリステリア食中毒の病原体である *Listeria monocytogenes* リステリア・モノサイトゲネス（アミノ酸の枯渇によるバイオフィルムの形成やマウスに対するビルレンスの増強），またコレラの病原体である *Vibrio cholerae* コレラ菌（アミノ酸の枯渇によるコレラ毒素や線毛の発現）など種々の病原性遺伝子の発現のメディエーターとして機能している．

2 PhoP / PhoQ 二成分制御系とデフェンシン抵抗性

Salmonella は PhoP，PhoQ からなる 2 つのたん白質で 1 セットとなった**二成分制御系** two component regulatory system とよばれる遺伝子の発現調節システムを有している（図 3-13）．PhoQ，PhoP のうち，PhoQ（二量体）は外界の環境変化を感知するセンサーであり，PhoP は PhoQ が感知した情報を遺伝子に伝えてその発現を調節するレスポンスレギュレーターである．PhoQ はキナーゼとホスファターゼという正反対の活性をもつ．低 Mg^{2+} 環境下では PhoQ の自己リン酸化が進んでキナーゼ活性が現われ，その結果，Pho のリン酸化反応が進行する．リン酸化された PhoP は種々の遺伝子に働いて，その転写を活性化させたり抑制したりする．反対に，高 Mg^{2+} 環境下では PhoP のホスファターゼ活性が亢進し，リン酸化型 PhoP の脱リン酸化が起こる．PhoP によって活性される遺伝子を **pag**（PhoP-activat-

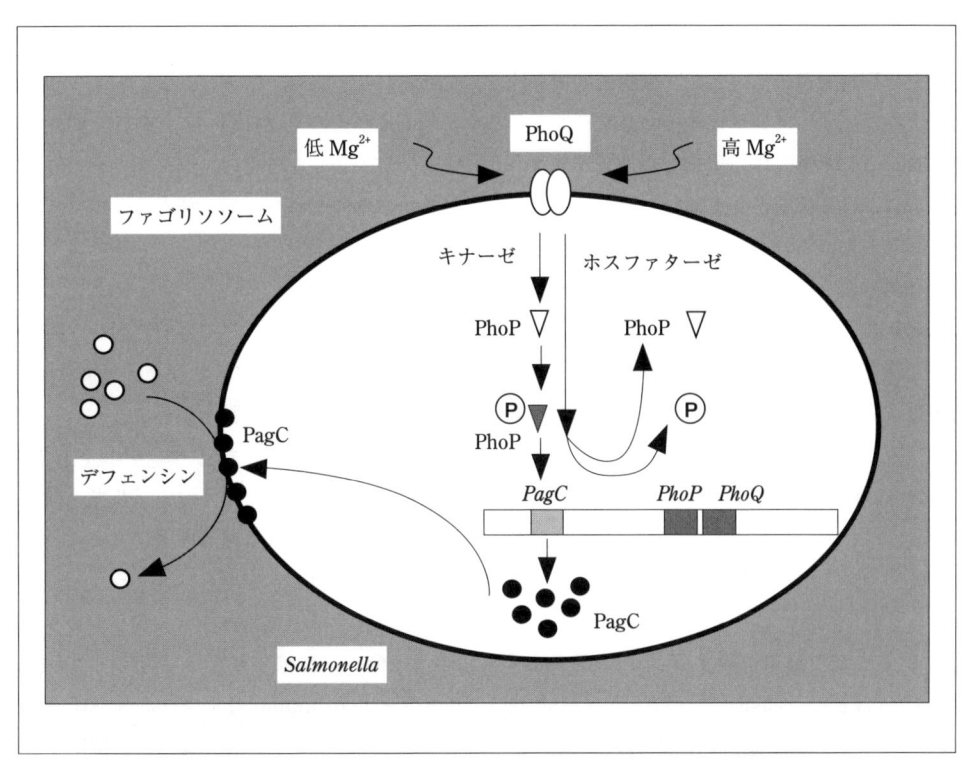

図 3-13 ファゴリソーム内における PhoP／PhoQ 二成分制御系

ed gene）とよび，反対に抑制される遺伝子を **prg**（PhoP-repressed gene）とよぶ．

40種類またはそれ以上に及ぶ遺伝子が PhoP／PhoQ 二成分制御系によって発現調節を受けているが，その1つに *Salmonella* の外膜を構成するたん白質 PagC をコードする *pagC* 遺伝子がある．マクロファージや好中球は**デフェンシン** defensin とよばれる塩基性ペプチドをリソソーム成分としてもち，これもファゴリソームの重要な殺菌因子として機能している．しかし，マクロファージのファゴソームに取り込まれて Mg^{2+}（または Ca^{2+}）濃度の低下を感知した *Salmonella* は，PhoP／PhoQ 二成分制御系を使って PagC を産生し，デフェンシンによる殺菌作用からエスケープしている．このほか PhoP／PhoQ 二成分制御系は，細胞侵入性，LPS の構造変化による抗菌ペプチド抵抗性にも関与している．PhoP／PhoQ と類似した二成分制御系は，*Bordetella pertussis* 百日咳菌の BvgS／BvgA 二成分制御系（百日咳毒素と繊維状ヘマグルチニンの産生調節）や *E. coli* の OmpR／EnvZ 二成分制御系（ポーリンたん白質の産生調節）などにもみられる．

3 quorum sensing による遺伝子発現システム

多くの細菌は，quorum sensing system（細胞密度感知システム，細胞定足数感知システム）とよばれる遺伝子発現の制御システムをもつ．細胞密度感知システムは，ある細菌が細胞外に分泌する低分子物質（シグナル分子）が，分泌細胞自身，またはそこに存在する同種または異種の細菌細胞に作用して，これらの細菌の遺伝子発現を正または負に制御するシステムである．この**自己誘導物質** autoinducer（AI）ともよばれるシグナル分子は，それが作用し得る標的細胞によって，3群に分類されている．AI-1 は自己または同種細菌間（intraspecies）に作用し，AI-2 は自己，同種細菌の他，異種細菌間（interspecies）にも作用する自己誘導物質である．また，AI-3 は，ヒトのホルモンとの相互作用を有する自己誘導物質である．ここでは，細胞密度感知システムによる病原性の発現制御系について述べる．

a）ホモセリンラクトン誘導体（AI-1）

細胞密度感知システムの自己誘導物質は，*Vibrio fis-*

cheri ビブリオ・フィッシェリで最初に見いだされた．これは自己または同種細菌に作用して，細胞密度依存的に，細菌の発光を誘発するアシル化ホモセリンラクトンである．その後，これと類似の作用をもつ物質が種々のグラム陰性細菌における細胞密度感知システムに関与していることが示された．これらの自己誘導物質（AI-1）は，毒素や菌体外酵素など病原性因子の産生，莢膜やバイオフィルムの形成，増殖期の定常相における生き残りなどさまざまな機能に関与している．

Pseudomonas aeruginosa 緑膿菌では，lasI および rhlI 遺伝子産物である，それぞれ **3-oxo-C_{12}-HSL**（3-oxo-decanoate homoserine lactone）および **C_4-HSL**（butyl homoserine lactone）に自己誘導物質（AI-1）としての作用がある（図3-14a）．

lasI / lasR 系での 3-oxo-C_{12}-HSL（LasI）は，その細胞内濃度がある一定の閾値に達すると，LasR（lasR 遺伝子産物）に結合して，LasR-3-oxo-C_{12}-HSL 複合体を形成する．この複合体には，2系列の遺伝子（lasI 遺伝子と xcp, lasAB, toxA などの病原性遺伝子）の転写を活性化させる作用がある．細菌細胞の密度が低いときには，自己誘導物質の濃度も低いため，LasR-3-oxo-C_{12}-HSL 複合体は形成されず，したがって，病原性遺伝子は低レベルでしか発現していない．しかし，細菌細胞の密度が上昇すると，3-oxo-C_{12}-HSL は細胞質膜を通過して細胞内外に拡散して，これが周囲の細胞中でも LasR との複合体を形成し，集団中の細菌はその病原性を同調的に上昇させる．さらにこの複合体は，自己誘導物質そのものの濃度も高め，細菌の病原性はさらに上昇する．

LasR-3-oxo-C_{12}-HSL 複合体によって，**線毛 pili** の成熟に関わるたん白質（xcp 遺伝子産物），**エラスターゼ elastase**（lasAB 遺伝子産物），**ADP リボシルトランスフェラーゼ ADP ribosyltransferase**（toxA 遺伝子産物）などの病原性因子が活性化される．

rhlI / rhlR 系での RhlR-C_4-HSL 複合体も，同様なメカニズムで，**ホスホリパーゼ C phospholipase C**（plcC 遺伝子産物），線毛（pil 遺伝子産物），**ラムノリピド rhamnolipid**（rhlB 遺伝子産物）などの病原性因子の産生を促進させる．また，この lasI / lasR 系は，rhlI / rhlR 系もその支配下におき，LasR-3-oxo-C_{12}-HSL 複合体は rhlI 遺伝子に作用して C_4-HSL の産生も促進させる．

線毛は本菌の上皮細胞への付着性に関与する．エラスターゼは，肺や血管壁のエラスチンを分解して臓器を傷害し，さらにこれら臓器に沈着したエラスターゼとその抗体からなる免疫複合体は好中球による炎症を促す．ADP リボシルトランスフェラーゼは上皮細胞や食細胞を傷害する．ラムノリピドは肺表面活性物質中のホスホリピドを溶解させ，ホスホリパーゼ C の作用を受けやすくして，宿主の細胞膜を傷害する．

また，3-oxo-C_{12}-HSL は，D-マンヌロン酸と L-グルクロン酸のポリマーからなる**アルギン酸 alginate** の産生にも関わる．これは菌体周囲に厚い莢膜を形成して食細胞による細菌の食作用を阻害する．そして，アルギン酸のポリマーは，粘着性の強い**グリコカリックス glycocalyx**（糖衣，糖被）となって菌体同士を接着させ，**バイオフィルム biofilm** とよばれる網目様の膜構造を形成する．バイオフィルムは菌体の上皮細胞や挿入されたカテーテルへの付着をさらに強固なものとし，食細胞や抗細菌薬，消毒剤による殺菌作用にも抵抗する．

b）オリゴペプチド（AI-1）

この自己誘導物質は，アミノ酸が7～9個からなるオリゴペプチドが自己誘導物質として働くこと，また自己誘導物質による遺伝子の転写促進には二成分制御系が介在していることが特徴である．Staphylococcus aureus 黄色ブドウ球菌の細胞密度感知システムでは，agr 遺伝子制御系（accessary gene regulator）が中心的な働きをし，**thiolactone**（cyclic thiolactone peptide）が自己誘導物質として働く（図3-14b）．

AgrD は thiolactone の前駆体たん白質であり，これは agr 遺伝子制御系を構成する agrB 遺伝子の産物 AgrB たん白質によって細胞外に分泌される．このとき，AgrD は AgrB によって切断されて thiolactone となる．この環状ペプチドが自己誘導物質となって種々の毒素や付着因子の発現を制御するが，これには AgrC/AgrA 二成分制御系が介在する．細菌細胞の密度が上昇して細胞外の thiolactone 濃度が高くなると，この自己誘導物質は細胞質膜中のセンサーたん白質 AgrC に結合する．そして，この結合は AgrC のリン酸化を促す，次いで，このリン

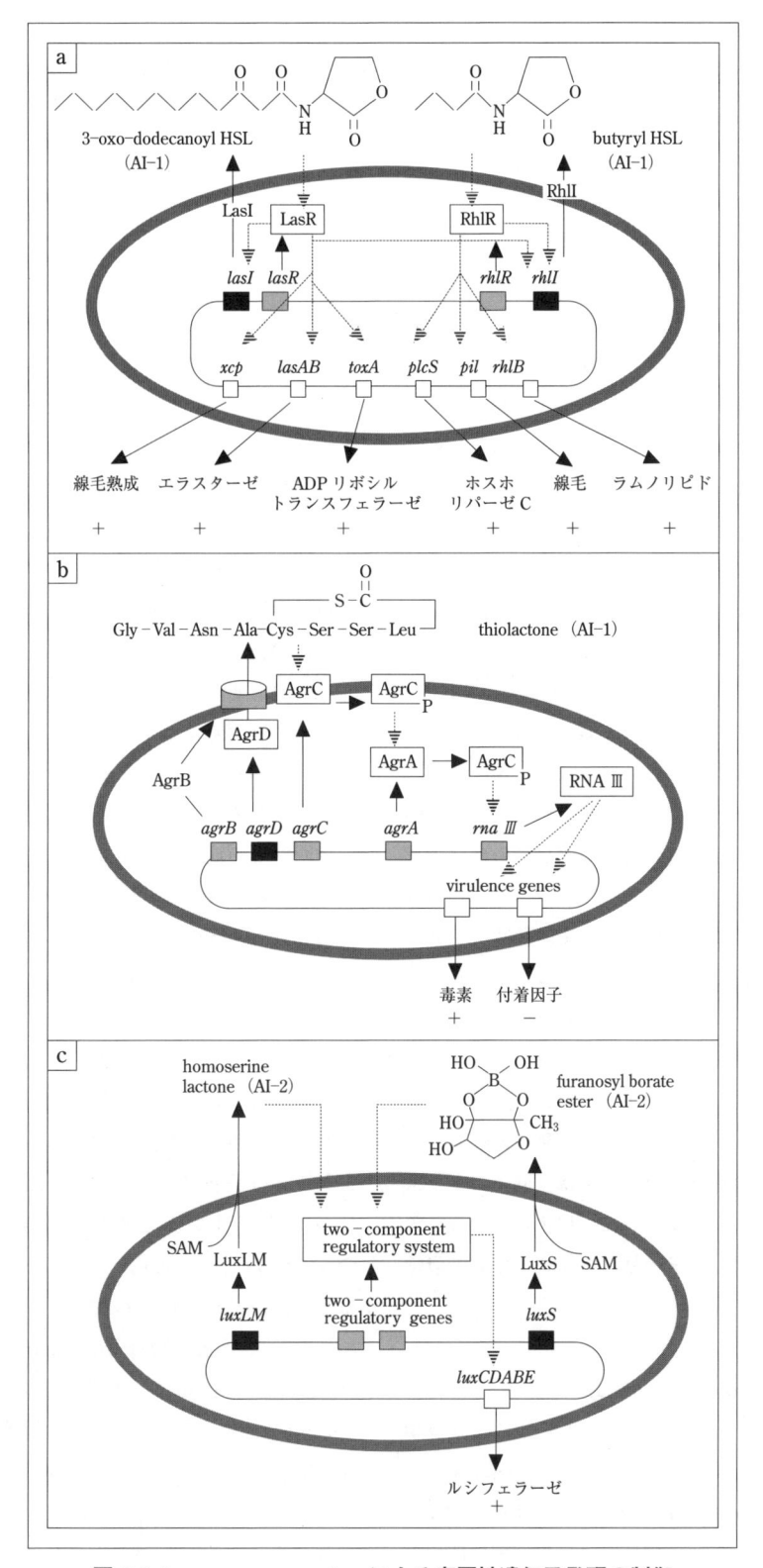

図 3-14 quorum sensing による病原性遺伝子発現の制御

(a) は *Pseudomonas aeruginosa*，(b) は *Staphylococcus aureus*，(c) は *Vibrio harveyi* の細胞密度感知システムを示す．すべての図において，遺伝子構造は模式的なものであり，遺伝子の数，配列などは実際のものとは異なる．＋，－；それぞれ産生の亢進，抑制を示す．

酸化された AgrC は AgrA たん白質をリン酸化する．そして，リン酸化された AgrA は最終的な遺伝子制御物質となる RNA 分子（RNA III）の発現を促す．

RNA III による遺伝子の発現調節には，毒素遺伝子の転写は促進されるが，アドヘジン遺伝子の転写は抑制されるという特徴がある．すなわち，細胞密度が上昇すると，細胞内外の**スーパー抗原**（TSST-1 やエンテロトキシン），**皮膚剝脱毒素，α毒素，ロイコシジン**など種々の毒素濃度が高まる一方で，**MSCRAM**（microbial surface components recognizing adhesive molecule）と総称される細胞表面のフィブロネクチン結合たん白質やコラーゲン結合たん白質など付着因子の発現は弱まる．これによって細菌は，細胞密度が低いときには，付着因子の発現を高めて感染宿主の細胞膜への付着を強固にして感染の足場を固め，細胞密度が上昇すると，今度は毒素の産生性を高めることで細胞膜を傷害して感染を持続させるために有利に働いているものと考えられる．thiolactone の産生は増殖期の定常相にいて最も盛んになる．

Enterococcus エンテロコッカス属（*E. faecalis* エンテロコッカス・フェカーリスなど）の接合にも同様な細胞密度感知システムが関与している．この場合の自己誘導物質もアミノ酸が 7～8 個からなるペプチドであるが，これは**フェロモン** pheromone として薬剤耐性プラスミドの接合伝達に関わっている．染色体にコードされている *Enterococcus* のフェロモンは，薬剤耐性プラスミドにコードされている細菌凝集物質の産生を誘導する．凝集物質は接合に必要であるが，フェロモンはその細胞が保有するプラスミドの凝集物質の産生を抑制する性質がある．したがって，薬剤耐性プラスミドは，同一のプラスミドをもたない細菌の出すフェロモンによってのみ誘導されて凝集物質を産生し，その細菌と接合して薬剤耐性プラスミドを伝達する．

c）furanosyl borate diester（AI-2）

細胞密度感知システムにおける第 2 群の自己誘導物質は，*Vibrio harveyi* のルシフェラーゼ産生系で見いだされた **furanosyl borate diester** である（図 3-14 c）．この自己誘導物質は，自己，同種および異種細胞間のシグナル分子である（AI-2）．

furanosyl borate diester は，メチル基のドナーとして代謝に必須である S-adenosylmethionine（SAM）に由来する．SAM は数段階の酵素反応を経て furanosyl borate diester に代謝されるが，LuxS はその中間段階の代謝に関わる酵素である．細胞外に分泌された furanosyl borate diester は二成分制御系を介して，発光酵素である**ルシフェラーゼ** luciferase 遺伝子（*luxCDABE* オペロン）の転写を活性化する．*V. harveyi* のルシフェラーゼ産生系には，furanosyl borate diester（AI-2）のほかに，AI-1 型の自己誘導物質であるアシル化ホモセリンラクトン（AI-1）も関わる．このシグナル分子の産生には，SAM を基質として LuxI が関与する．アシル化ホモセリンラクトンも二成分制御系を介して，ルシフェラーゼ遺伝子の転写を活性化する．

AI-2 型自己誘導物質には 2 つの特徴がある．第 1 は，この型の自己誘導物質の産生には，浸透圧や pH の変化，炭素源の枯渇なども関わっていることである．第 2 は，増殖期の中期から後期にかけてこの型の自己誘導物質の産生が最も活発になり，定常相に入ると速やかに消失することである．これらを総合すると，AI-2 型自己誘導物質には細菌の増殖を制御する作用があり，これによって集団中での細菌細胞数を適正に保つ役目をしている可能性がある．これは真核細胞で見られる，増殖**接触阻害** contact inhibition のメカニズムに相当している．

現在全ゲノム配列が明らかにされている細菌のうち，およそ 50% のものが *V. harveyi* の *luxS* と相同性の高い遺伝子を保有していることが明らかになっている．このことから AI-2 型の自己誘導物質は，グラム陰性，陽性を問わず，多くの細菌の細胞密度感知システムに関わるシグナル分子と考えられる．たとえば，*Vibrio cholerae* コレラ菌のコレラ毒素および線毛（Tcp）の形成，*Clostridium perfringens* ウエルシュ菌のα，κ，θ 毒素の産生，*Photorhabdus luminescens* ホトラブダス・ルミネッセンスの抗生物質（carbapenem）の生合成，*Salmonella* Typhimurium ネズミチフス菌の ATP binding cassette（ABC）輸送システムの構築，*Streptococcus gordonii* ストレプトコッカス・ゴルドニによる齲歯の形成などは，AI-2 型の自己誘導物質が関わる細胞密度感知システムによって制御されていることが証明されている．

d) エピネフリンと相互作用する自己誘導物質（AI-3）

この型の自己誘導物質（AI-3）は，ヒトのエピネフリン epinephrine（アドレナリン）との相互作用によって細胞密度感知システムに関与するものとして，enterohemorrhagic *Escherichia coli* 腸管出血性大腸菌（EHEC）で見いだされたものである．AI-3は，furanosyl borate diester ともエピネフリンとも異なった低分子であるが，その分子構造はまだ不明である．

AI-3は，EHEC の *LEE* 遺伝子や鞭毛遺伝子の転写を活性化し，Ⅲ型分泌システムが関与する病原性（腸管上皮細胞の傷害，鞭毛の形成）を亢進させる自己誘導物質である．この作用は，エピネフリン（またはネオフリン）によって代替が可能であり，そのアンタゴニスト（拮抗物質）によって阻害されることから，AI-3の自己誘導物質としての機能はこれらホルモンとの相互作用が必須と考えられている．AI-3は，ヒトの腸管中にも存在し，これは腸管の正常細菌叢（フローラ）が分泌していると考えられている．このことから，正常細菌叢が分泌する AI-3 は EHEC の感染を助けている可能性もある．

3-6 真菌の病原性因子

多くの病原真菌は自然界に広く分布している．また，*Candida albicans* カンジダ・アルビカンスはヒトの消化管内，皮膚糸状菌や癜風 tinea versicolor の原因となる *Malassezia furfur* マラセジア・ファーファーなどはヒトの皮膚に常在している真菌である．このように真菌はわれわれの生体内外に広く存在するが，このような真菌による感染や発症はまれである．すなわち，真菌による感染や発症には宿主の各種生体防御機構の破綻が前提となる．とくにわが国にみられる内臓真菌症の多くは，いわゆる**日和見感染症** opportunistic infection の範ちゅうに入るもので，真菌側の要因（病原性）よりは，むしろ宿主側の要因（易感染性）が大きく関わりをもつ（図3-15）．

真菌の病原性因子は，表3-8に示すように，
1) 宿主細胞への付着因子
2) 食細胞の食作用や殺菌作用阻害因子
（分泌性プロテアーゼ，オキシダーゼ，メラニンや形態学的特性など）
3) 生体たん白質との結合因子，細胞や組織傷害因子
（リパーゼ，ホスホリパーゼ，低分子毒素，高分子毒素など）

の3つに大別される．しかし，これら真菌の病原性因子はいまだ不明な点が多い．ここでは，わが国で問題となる代表的な病原真菌の病原性因子について述べる．

感染や発症の最初の重要なステップは，真菌の標的細胞への**付着** adhesion である．付着因子は細胞壁に含まれている．多くの病原真菌は，糖たん白質 mannoprotein やレクチン様たん白質など，いわゆる表層配糖子（リガンド）surface ligand とそのレセプターとの結合を介して，生体の細胞膜に付着する．*C. albicans* には複数の付着因子が確認されているが，細胞表層に局在する CR3（補体成分 iC3b のレセプター）様マンナンたん白質，フィブリノーゲン結合因子 fibrinogen binding factor などは，好中球の食作用を抑制する作用も有する．また，*Aspergillus* アスペルギルス属の分生子の表面には疎水性たん白質からなる小桿状構造体 rodlet が存在し，これが肺胞細胞表面の親水性たん白質や肺組織表面に局在するフィブロネクチン，アルブミンなどと結合することによって，菌体は細胞に付着すると考えられている．

一般に真菌が産生または分泌するアスパラギン酸プロテアーゼやエラスターゼ，皮膚糸状菌が産生するアルカ

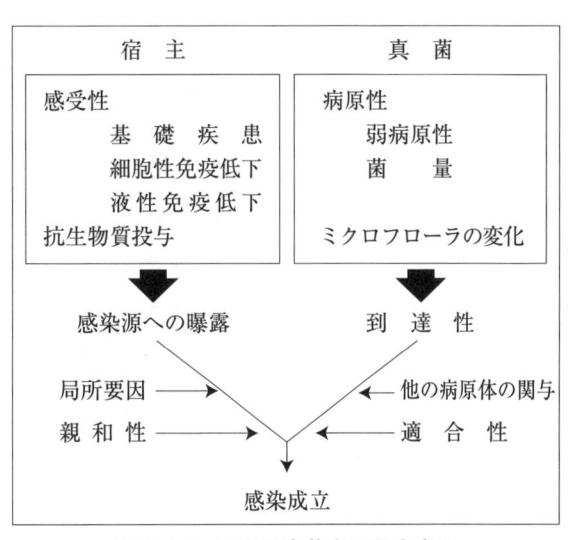

図3-15 日和見真菌症の発症病理

表 3-8　真菌の病原性因子

病原性因子	機　能
細胞表層マンナンたん白質	宿主上皮細胞への付着性の促進 食作用に対する抵抗性の増強
分泌性プロテアーゼ	たん白質分解（表皮ケラチン，皮膚コラーゲン） 生体組織や細胞への傷害性
エラスターゼ 　（メタロプロテアーゼ）	組織侵襲性の増強
脂質成分（リン脂質）	食細胞の食作用や殺菌作用の阻害
細胞毒性物質 　（カンジトキシン，グリオトキシンなど） 　（アフラトキシン） 　（ムスカリン）	食細胞の食作用や殺菌作用の阻害 生体組織や細胞への傷害性 肝がん誘発性 副交感神経末梢の興奮

リ性または酸性プロテアーゼなどの加水分解酵素は生体細胞に対して傷害的に働く．そして，その他の活性物質によって宿主細胞への侵入や増殖が促進され，感染が成立する．

真菌症のうち最も頻度の高い**白癬** tinea は，**好角質性真菌** keratinophilic fungus である白癬菌（*Trichophyton* トリコフィトン属，*Microsporum* ミクロスポラム属，*Epidermophyton* エピデルモフィトン属）によって惹起される．これらが皮膚に感染し，角質層内に侵入・増殖するためのたん白質分解酵素として，**ケラチナーゼ** keratinase はよく知られている．なお，本酵素はケラチンたん白質を分解することからケラチナーゼとよばれていたが，その基質特異性は低く種々の不溶性たん白質を分解することから，最近ではセリンプロテアーゼ，システインプロテアーゼあるいはカルボキシルプロテアーゼなどとよばれている．いずれも中性からアルカリ性に至適pHを有する酵素である．たん白質の分解によって生じるペプチドやアミノ酸などは可溶性の窒素源となり，これによって角質層内に侵入した真菌の増殖が可能となる．この場合，白癬菌の菌種によって，分泌される酵素が異なる場合もある．

他方，**内臓真菌症**の主な病原菌である，*C. albicans* では，病原性因子として，**カンジトキシン** canditoxin や糖たん白毒素，また，*Aspergillus fumigatus* アスペルギルス・フミガトスでは，**フミガトキシン** fumigatoxin や溶血毒素などの細胞毒性物質の産生が古くから知られている．しかし，これらの毒性物質が感染の成立やその進展にどのように関わるのかについては不明である．

真菌中毒症 mycotoxicosis で最も代表的なものは，*Aspergillus flavus* アスペルギルス・フラブスなどが産生する**アフラトキシン** aflatoxin によって起こるアフラトキシン中毒症である．アフラトキシンには B_1，B_2，G_1，G_2 の4種が知られている（図3-16）．これらは食中毒の原因物質として重要であるが，そのほかにも変異原性をもち，また天然の毒性物質としては最も強い肝がん誘発力を有している．

キノコはある種の担子菌の一形態（子実体）であるが，このなかには，たとえば *Amanita muscaria* ハエトリダケが産生し，神経系や消化器系を侵す**ムスカリン** muscarine（アルカロイドの一種）がある．また，生活環境に存在する糸状菌（*Penicillium*，*Aspergillus*，*Cladosporium*，*Alternaria* など）は，スギやブタクサの花粉，あ

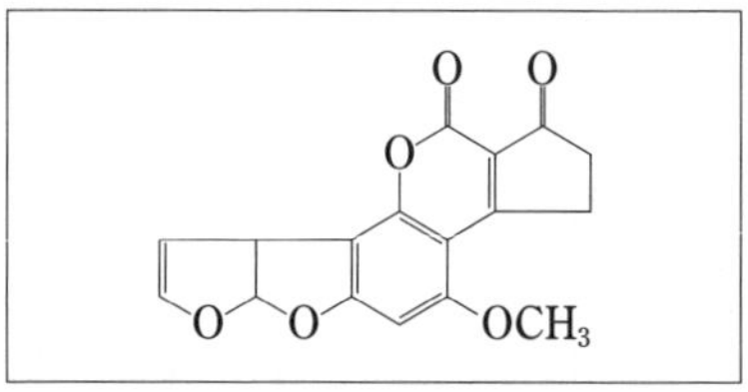

図3-16　アフラトキシン B_1 の構造

るいはダニなどと同じように真菌アレルギーにおける**アレルゲン** allergen となる．

3-7 原虫の病原性因子

　宿主を「生かさず，殺さず」の状態に保つことは，宿主に寄生して生活する生物のもっとも高等な種の保存方法である．このような戦略がヒトを宿主とする原虫にもみられるが，原虫はそれをどこに潜ませているのだろうか．原虫はその大きさや形態は多様であるが，真核生物としての基本的な共通の構造体からなっている．虫体はすべてが単細胞であり，細胞質膜に包まれ，細胞質には核，ミトコンドリア，リボソーム，小胞体，ゴルジ体，ミクロソームなどがある．これらの細胞小器官は，生殖，代謝，排泄，栄養貯蔵などの機能をもつ．原虫は，運動器官として，偽足，鞭毛，波動膜などをもつものが多い．これらは食物の摂取と同時に宿主細胞へ侵入するためにも役立っている．

　細胞質膜は3層の単位膜構造が基本的に存在し，最外層には**グリコカリックス** glycocalyx からなる厚い糖衣をもつものが多い．これは物質の浸透と食細胞の食作用から免れる役目をしていると考えられる．原虫は種々の増殖または発育ステージをもち，それに応じて，形態や細胞表層成分，運動器官，さらに代謝様式を変化させている．

　原虫には淡水や土壌中で自由生活できるものもあるが，ほとんどは生体に寄生しなければ発育や増殖ができない．これが，線虫，吸虫，条虫とともに，原虫が**寄生虫** parasite に分類される所以である．**寄生** paratisism とは，宿主に棲息してそれに栄養要求を依存することである．寄生を成立させるために，寄生体は宿主の生体防御反応をできるだけ刺激しないか，またはこれから免れるように進化してきた．

　原虫がとったこのような戦略には，(1) 補体成分の分解，(2) 抗体からのエスケープ（抗原変異，抗原の虫体からの遊離），(3) 食作用抵抗性（食作用の阻害，ファゴソームからの離脱，ファゴリソソームの形成阻害，活性酸素の産生抑制または分解，MHCクラスⅡ抗原の産生抑制），(4) リンパ球の機能撹乱（免疫応答の起こりにくい部位への感染，B細胞へのマイトジェン作用）などがあるが，その一部はすでに概説した（3-5参照）．以下に，原虫感染の一般的な特徴，原虫の生活環，また *Trypanosoma* トリパノソーマ属と *Leishmania* リーシュマニア属の表層抗原，マラリア感染の自然免疫について述べる．これによって，原虫に潜んでいる生体中での生き残り戦略の一端を垣間みることができる．

3-7-1 原虫感染の特徴

　原虫の感染を受けても発症するとは限らず，原虫感染には**不顕性感染**が多い．また，先天的な自然免疫の例として，鎌状赤血球貧血患者やG6PD欠損症患者は熱帯熱マラリアに強い抵抗性を示す．一方，**顕性感染**の場合は一般に急性感染となり，侵入虫体の増殖により虫体数の急激な増加がみられる．しかし，ウイルスや細菌感染のような，感染後の強い免疫は一般的に得られにくい．例外的に熱帯リーシュマニア（皮膚リーシュマニア）感染は一終生強い免疫が得られる．またマラリア感染の場合，少数でも虫体が宿主に存在していると抗体産生が持続して起こり，再感染に抵抗性を示す．しかし，治療して虫体が駆逐されると抗体産生は弱くなり再感染が起こる．免疫不全により症状の増悪する原虫感染症があり，クリプトスポリジウム症，トキソプラズマ症，ランブル鞭毛虫症，赤痢アメーバ症などは免疫抑制剤を投与されている易感染性宿主や免疫不全患者などで重篤な発症をみる．

　このような原虫感染によって起こる宿主の病的傷害には，(1) 機械的傷害（マラリア原虫による赤血球の破壊など），(2) 化学的傷害（たん白質分解酵素を産生する *Entamoeba histolytica* 赤痢アメーバによる組織を融解，潰瘍の誘発など），(3) アレルギー反応（マラリア原虫の虫体成分や分泌排泄物のアレルゲン作用による高熱発作の惹起など）がある．

3-7-2 原虫の生活環

ヒトに寄生する代表的な原虫を表3-9に示した．原虫の感染経路には，鼻粘膜からの感染（*Naegleria fowleri* ネグレリア・フォーレリ），性感染（*Trichomonas vaginalis* 腟トリコモナス），経口感染（*Acanthamoeba culbertosoni* アカントアメーバ・クルベルトソニ，*Entamoeba histolytica* 赤痢アメーバ，*Giardia lamblia* ランブル鞭毛虫，*Toxoplasma gondii* トキソプラズマ・ゴンジ，*Cryptosporidium parvum* クリプトスポリジウム・パルバム），または昆虫が媒介する感染（*Plasmodium falciparum* 熱帯熱マラリア原虫；ハマダラカ，*Trypanosoma gambiense* ガンビアトリパノソーマ；ツェツェバエ，*Trypanosoma cruzi* クルーズトリパノソーマ；サシガメ，*Leishmania donovani* ドノバンリーシュマニア，*Leishmania tropica* 熱帯リーシュマニア；サシチョウバエ）がある．また，無性的に分裂して増殖するものと，*P. falciparum*，*T. gondii*，*C. parvum* など無性生殖と有性生殖の両方で増殖するものがある（第1編，8-3-3 ②参照）．生活環の中で有性生殖が行われる宿主を**終宿主** definitive host, final host という．*P. falciparum* と *T. gondii* はそれぞれカ（蚊）とネコが終宿主である．これらにとってヒトは**中間宿主** intermediate host であり，

ここでは無性生殖が行われる（2-4-2参照）．*C. parvum* の場合はヒトが終宿主になる．原虫はこれら終宿主または中間宿主の体内でその発育形態を変えながら増殖する（*T. vaginalis* は栄養型のみの形態をとる例外的な原虫である）．発育形態としては，特に**嚢子** cyst を形成するものが多い．嚢子は虫体の体表が厚膜または固い膜に包まれて，休眠状態にある細胞のことである．一般に，嚢子は温度や乾燥など環境条件の悪化に対応して形成されるもので，条件が好転すると嚢子の膜が破れて栄養型（**増殖型** vegetative form）となる．

1 *Toxoplasma gondii*

T. gondii のヒトへの感染には先天性感染と後天性感染がある．先天性感染は栄養型（増殖型）の虫体が胎盤を通って胎児に感染する（8-11参照）．後天性感染は，嚢子の経口摂取，またはネコの糞便より出た胞嚢体 oocyst の経口摂取によって起こる．*T. gondii* の栄養型は内部出芽とよばれる二分裂法によってリンパ系，眼，脳などの組織細胞内で増殖し，細胞に充満すると細胞膜を破って次の細胞に感染する．宿主の抵抗性が高まると嚢子形成に移行すると考えられている．*T. gondii* の嚢子は**嚢子型原虫** bradyzoite が数百～数千集まったもので，全体は薄い膜で包まれた円形状である．主に脳や筋肉内にみられる．人体中ではこの栄養型と嚢子の2

表3-9 代表的な原虫の寄生部位と発育形態

原 虫	寄生部位（感染経路）	ヒト体内での発育形態
主に自由生活する原虫		
Naegleria fowleri	脳（鼻粘膜）	栄養型⇄鞭毛型⇄嚢子
Acanthamoeba culbertosoni	脳，眼（経口）	栄養型⇄嚢子
寄生生活する原虫		
Trichomonas vaginalis	腟，男子尿道（性交）	栄養型のみ
Entamoeba histolytica	大腸，肝臓，脳（経口）	栄養型⇄嚢子
Giardia lamblia	小腸，胆管（経口）	栄養型⇄嚢子
Toxoplasma gondii	リンパ系，眼（経口）	栄養型⇄嚢子
Cryptosporidium parvum	小腸（経口）	胞嚢体→分裂小体→胞子体
Plasmodium falciparum	肝臓，血液（昆虫）	分裂小体→環状体→アメーバ体→分裂小体
Trypanosoma gambiense [*1]	リンパ系，肝臓，脳（昆虫）	錐鞭毛期⇄上鞭毛期⇄無鞭毛期
Leishmania donovani [*2]	リンパ系，脾臓，肝臓（昆虫）	前鞭毛期⇄無鞭毛期

[*1] *Trypanosoma cruzi* の寄生部位（感染経路）はリンパ系，筋肉，血液（昆虫），発育形態は *T. gambiense* と同じ．
[*2] *Leishmania tropica* の寄生部位（感染経路）は皮膚（昆虫），発育形態は *L. donovani* と同じ．

型のみであるが，ネコの体内では無性生殖のほかに有性生殖が行われ，分裂体→生殖体→胞嚢体のような発育形態が出現する．このうち生殖体は有性生殖を行って融合体となり，さらに胞嚢体へと発育する．

2 *Plasmodium falciparum*

P. falciparum はカ（蚊）が**ベクター** vector となってヒトに感染する（第1編，8-3-3参照）．カの吸血によって唾液腺から人体に注入された**胞子体** sporozoite が肝実質細胞に入って**分裂小体** merozoite を形成する．これはやがて血流に移行し，赤血球に侵入する．赤血球に侵入した分裂小体は，輪状体→アメーバ体→分裂小体と変化し，分裂小体は赤血球を破って次の赤血球に侵入して増殖する．これら *P. falciparum* のヒト体内での増殖は無性生殖であるが，カの体内では分裂小体に由来する雄性生殖母体と雌性生殖母体は吸血によってカの中腸内で有性生殖して生殖体となる．この生殖体は胃壁の外膜下に球形の胞嚢体をつくる．この中で生殖体は無性的に増殖して多数の紡錘形の胞子体が形成されると胞嚢体は破られ，胞子体は唾液腺に侵入し，カの吸血とともに人体に注入される．

3 *Trypanosoma*, *Leishmania*

Trypanosoma や *Leishmania* は，各期で外形形態，鞭毛，波動膜の有無，核や運動基質（**キネトプラスト** kinetoplast）の位置を変えるのが特徴である（図3-17）．*T. gambiense* はツェツェバエの体内で**錐鞭毛期** trypomastigote stage の虫体が感染型である発育終末錐鞭毛型となり，これが吸血によって人体に注入される．錐鞭毛型 *T. gambiense* は血中で二分裂によって増殖し，リンパ系や肝臓または脳に入ってさらに分裂，増殖する．*T. cruzi* の場合，ヒトの血中では錐鞭毛期の型をとるが，これは分裂しない．しかし，これが網内系細胞に侵入して**無鞭毛期** amastigote stage の虫体になると盛んに分裂，増殖して細胞を破壊し，血中に出る．血中の無鞭毛期虫体は**上鞭毛期** epimastigote stage を経て直ちに錐鞭毛期虫体となる．そして，これが再び細胞に侵入するか，あるいはサシガメの吸血でその消化管に入って発育し，上鞭毛期を経て，糞便中に発育終末錐鞭毛型が排泄される．サシガメは吸血時に糞便を排泄する習性があり，皮

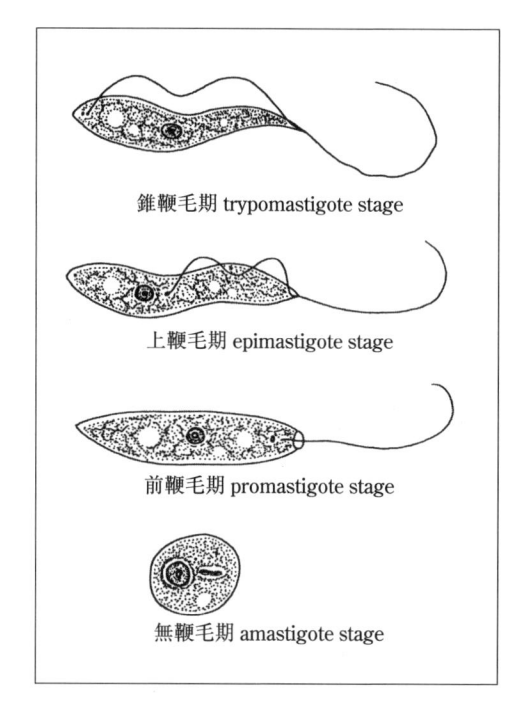

図3-17 *Trypanosoma* と *Leishmania* の発育形態

膚面に落とされた発育終末錐鞭毛型の虫体は皮膚の損傷部より侵入して感染する．

L. donovani はサシチョウバエの吸血時に取り込まれた無鞭毛期の虫体がその消化管中で**前鞭毛期** promastigote stage に変態して分裂，増殖する．この前鞭毛期虫体はサシチョウバエの吸血によって宿主体内に注入されてリンパ系や脾臓，肝臓などの臓器細胞に入り，無鞭毛期虫体として分裂，増殖する．そして，細胞内に虫体が充満すると，細胞は破れて虫体は血中に放散される．*L. tropica* のヒトでの発育形態は *L. donovani* と同様である．しかし，*L. tropica* は皮膚組織内のマクロファージに寄生して皮膚に潰瘍を形成し，内臓器官や末梢血液には寄生しない点で *L. donovani* とは異なっている．

3-7-3 *Leishmania* の表層成分（gp63, LPG, GILP）

Leishmania は虫体表層に3種の成分，**gp63**，**リポホスホグリカン** lipophosphoglycan（**LPG**），および**グリコシルホスファチジルイノシトール** glycosylphosphatidylinositol（**GILP**）を保有し，これによってマクロファージの食作用，また補体の溶解作用に抵抗している．gp63 は Zn-プロテアーゼの一種であり，これはファゴ

リソーム内でのリソーム酵素の分解による食作用抵抗性に関与している．また，gp63 は LPG とともにマクロファージの補体レセプターに結合する性質がある．病原体がこのような補体レセプターを介してマクロファージに取り込まれたときには，通常の食作用時に起こるファゴソーム内での活性酸素の産生が抑制される．Leishmania も gp63 と LPG を介してマクロファージに取り込ませることによって，マクロファージの活性酸素の産生に異常を起こさせて，食作用抵抗性を獲得していると考えられる．LPG にはマクロファージのプロテインキナーゼ C の阻害作用がある．この酵素はマクロファージが異物を取り込んだときのシグナルを核に伝達するために重要であるが，この酵素作用が LPG によって阻害されると，マクロファージの食細胞としての機能が損なわれる．

GILP も Leishmania の食作用抵抗性に関与している．すなわち，GILP は Leishmania の虫体表層に厚い**グリコカリックス** glycocalyx（糖衣）を形成している．これは細菌の莢膜と同様にマクロファージによる虫体の食作用を阻害するように働いている．さらに，Leishmania はマクロファージ内で MHC クラス II 分子の産生を抑制するが，これによって Th 細胞によるマクロファージの活性化が抑制され，結果としてマクロファージの食作用を阻害している．

LPG 分子中には，リン酸-ガラクトース-マンノースからなるホスホジサッカライド単位が 15～30 も連続して存在している．この連続単位はグラム陰性細菌のリポ多糖（LPS）の O 特異多糖部分に構造が似ている．グラム陰性細菌は菌体と遠く離れた O 特異多糖部分で補体の活性化を起こすことによって MAC の溶菌作用から逃れることができるが，これと同様のメカニズムで，LPG も MAC の膜傷害作用を妨害している．LPG は容易に虫体から切り離される．そして，これは煙幕 smoke screen の役目をして MAC の膜障害による虫体の溶解を防ぐために役立っている．

3-7-4　*Trypanosoma* の外被成分（VSG）

Trypanosoma brucei gambiense（*T. gambiense*）は虫体外被に抗原性の強い **VSG たん白質** variant-specific glycoprotein をもつ．**アフリカ眠り病** African sleeping sickness 患者の血中には，5～7 日ごとに，VSG の抗原性が VSG1 → VSG2 → VSG3 のように変異した *T. gambiense* が現れては消える．そして，患者の血中には，抗 VSG1 抗体 → 抗 VSG2 抗体 → 抗 VSG3 抗体が現れる．この場合，*T. gambiense* の抗原変異は常に先行し，新しい抗原に対する宿主の抗体産生はこれを追うように遅れて起こる（図 3-18）．この抗原変異は，前述した VSG 遺伝子の遺伝子変換によるものである（3-4-1 ①参照）．VSG1 抗原を発現している *T. gambiense* が抗 VSG1 抗体によって血中から消失しても，VSG1 抗原をもつ虫体集団の中に遺伝子変換によってわずかに出現していた

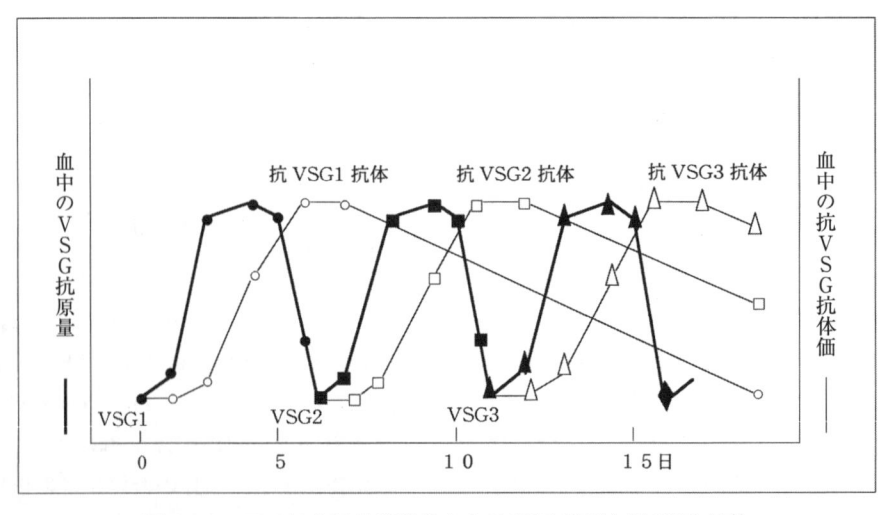

図 3-18　アフリカ眠り病患者血中の VSG 抗原と抗 VSG 抗体

VSG2抗原をもつ虫体が増殖し始める．これはしばらくすると，抗VSG2抗体によって抑えこまれるが，再びVSG3抗原をもつ虫体が現れる．このようなVSGの抗原変異は生体にとって煙幕を張られているようなもので，抗体をいくらつくっても新しい攻撃相手が次から次に現れる．

また，VSGにはB細胞に対するマイトジェン活性があり，幼若化されたB細胞が産生するのは非特異的なIgM（またはIgG）抗体である．これも T. gambiense の感染を長引かせ，遂にはB細胞の機能麻痺による免疫抑制が起こる．そして，リンパ節腫脹が始まり，徐々に知覚異常，中枢神経症状が起こり，患者の意識は混濁して嗜眠と昏睡におちいる．しかし，患者の生命は存続し，虫体はこの患者を宿主として増殖を続けることになる．

3-7-5　Plasmodium falciparum 感染に対する自然免疫

ヘモグロビン分子は2本のα鎖と2本のβ鎖からなる四量体（$\alpha_2\beta_2$）である．正常なヘモグロビン（HbA）をもつ赤血球はドーナツ状で，その形を自由に変えることができるので，毛細血管も通り抜ける．しかし，β鎖の6番目のグルタミン酸がバリンで置換されているヘモグロビン（HbS）をもつ**鎌状赤血球貧血** sickle cell anemia 患者の赤血球は酸素濃度の低い毛細血管で，三日月形の鎌状になる．このような赤血球は固くなるために毛細血管を通り抜けられない．したがって，鎌状赤血球貧血患者では体の一部への血流が遮断され組織が破壊される．また，この患者の赤血球は壊れやすいので溶血性貧血を起こし，HbS/HbS（ホモ接合体）のヘモグロビンをもつ鎌状赤血球貧血患者が成人にまで成長するのは困難である．HbA/HbS（ヘテロ接合体，HbSは約40％）である鎌状赤血球貧血保因者の赤血球の寿命は，正常な赤血球に比べて短いがこのような保因者は普通に生活できる．

鎌状赤血球貧血保因者（または鎌状赤血球貧血患者）は P. falciparum 感染に抵抗性である．この理由は2つの観点から説明されている．第1は，鎌状赤血球貧血保因者の赤血球は寿命が短いために P. falciparum が赤血球内で発育，増殖するための十分な時間がないこと，第2は，赤血球は毛細血管中で鎌状になるために P. fal-ciparum がこの赤血球中では増殖できないことである．すなわち，鎌状赤血球貧血保因者の赤血球は毛細血管の中で酸素分圧が低くなると，およそ2％が鎌状になる．しかし，P. falciparum が鎌状赤血球貧血保因者の赤血球に感染すると，赤血球内のpHが下がり，毛細血管ではその40％が鎌状化する．正常な赤血球は血清よりK^+濃度が高いが，鎌状になると，赤血球膜の透過性が増大してK^+濃度が下がる．P. falciparum はK^+濃度が低いと分裂できないので，鎌状赤血球貧血保因者の赤血球中では増殖できないと考えられている．

マラリア流行地ではマラリアが子供の主要な死因である．しかし，鎌状赤血球貧血保因者の子供は，このような地域では正常なヘモグロビンをもつ子供より生存に有利となる（鎌状赤血球貧血に伴う利益が不利益を上回る）．こうして，本来は生存に不利な者が病原体によって逆選択されて生き残ることになる．

グルコース-6-リン酸デヒドロゲナーゼ（G6PD）欠損症患者も P. falciparum 感染に抵抗性を示す．G6PDは，$NADP^+$存在下にグルコース-6-リン酸（G6P）をペントースリン酸経路に導入させる最初の酵素である．このときに生じるNADPHはグルタチオンレダクターゼによる酸化型グルタチオン（GSSG）から還元型グルタチオン（GSH）の還元過程に必要な補酵素である．そして，**還元型グルタチオン**は赤血球内で生じる過酸化物を除去するために働く．G6PD欠損症患者ではNADPHが十分に供給されず，赤血球内の過酸化物が蓄積し，そのために赤血球が損傷を受けて溶血しやすくなる．G6PD欠損症患者が正常人に比べてマラリアにかかりにくい理由は，P. falciparum が成熟する前に赤血球が溶血してしまうためか，またはこの原虫がペントースリン酸経路の生成物を必要としているためと考えられている．

3-8　ウイルスの病原性因子

ウイルスが生体内に侵入して標的細胞や組織に感染すると，ウイルスの増殖とそれに続いて生体の防御反応が起こる．生体の防御反応のうち，自然免疫による非特異

的な反応として起こる炎症や獲得免疫による特異的な反応として起こる抗体産生は，細菌など多くの病原体の感染に共通したものであるが，インターフェロンの産生（非特異的な反応）や細胞傷害性T細胞による感染細胞の傷害（特異的な反応）などはウイルス感染に特徴的な生体防御反応である．ウイルスの増殖性と生体の防御反応との均衡がウイルスによる発症を決定する．ウイルスの伝播様式には水平感染と垂直感染があることも他の病原体と同じであるが，ウイルスが偏性細胞内寄生体であることと関係して，胎盤，母乳，または出産時の産道を介して伝播するもの（母子感染）が多いのがウイルス感染の特徴である．母子感染ではウイルスは世代を越えて伝播する．

また，ウイルス感染症は，化膿性炎症を主徴とする細菌感染症などとは異なり，感染細胞の破壊とその周囲のリンパ球への浸潤など非化膿性炎症であることも特徴である．たとえば，インフルエンザの第一段階は，感染局所でのウイルス増殖による発熱や風邪様の不快感を伴う．これはウイルスの増殖により破壊された細胞や組織の産生する発熱性因子や毒性物質による．またインフルエンザウイルス粒子はそれ自身が発熱因子であり，さらに白血球に作用して内因性の発熱因子をも誘発し，いずれも発熱中枢を刺激する．さらに時間が経過すると，ウイルス血症を起こして全身倦怠感の症状を惹起する．

麻疹ウイルスや風疹ウイルスは多くの場合，ウイルス血症の後に発疹を生じるが，これは真皮の内皮細胞にウイルスが感染したことによる宿主の生体防御反応としての炎症やアレルギー反応と考えられている（細菌感染では，*Mycobacterium tuberculosis* 結核菌や *Salmonella* Typhi チフス菌感染後の肉芽腫やチフス結節の形成に似た生体反応である）．真皮の炎症が拡大すると，表皮は変性壊死を起こし水疱が生じ，さらに炎症が強いと潰瘍を起こして痂皮を生じる．

すなわち，ウイルスの感染から発症に至る各プロセスは，他の病原体以上に，宿主の生体防御反応と密接な関わりをもちながら進行するのが特徴である．

3-8-1　ウイルス粒子に特徴的な成分

ウイルスは宿主に寄生しなければ増殖できない．その

ために，ウイルスは可能な限り宿主の免疫系を刺激しないように工夫しながら増殖する．しかし，それでもウイルス粒子には，宿主細胞には存在しない増殖に必須の成分がある．宿主細胞で増殖すること自体がウイルスの病原性因子であることを考え合わせ，ここではウイルス粒子を構成しウイルスの増殖に必須な成分について述べる．

1 核酸，カプシド，エンベロープ

ウイルスの核酸は DNA か RNA かのどちらかである．DNA は普通2本鎖であるが，1本鎖のウイルスもある（パルボウイルス科 *Parvovididae*）．RNA は普通1本鎖であるが，2本鎖のウイルスも存在する（レオウイルス科 *Reoviridae*，ビルナウイルス科 *Birnaviridae*）．ウイルス核酸のうち，精製した核酸を細胞に注入したときにそれ単独でウイルス粒子を産生することのできるウイルスゲノムを**感染性核酸** infectious nucleic acid という．ピコルナウイルス科 *Picornaviridae* の poliovirus ポリオウイルスやパポーバウイルス科 *Papovaviridae* のウイルスゲノムは感染性核酸である．ウイルスは**カプソメア** capsomere とよばれる小粒子状のたん白質の集合体からなる**カプシド** capsid をもち，これがウイルス核酸を保護している．カプソメアの数はウイルスによって決まっている．

またウイルスには，カプシドを包み，ウイルス粒子の最外層に脂質とムコたん白質よりなる膜様構造物をもつものがある．この膜様構造物を**エンベロープ** envelope という．RNA ウイルスはエンベロープをもつものが多い．RNA ウイルス（14科）のうち，レオウイルス科 *Reoviridae*，ビルナウイルス科 *Birnaviridae*，ピコルナウイルス科 *Picornaviridae*，およびカリシウイルス科 *Caliciviridae* ウイルスの4科はエンベロープをもたない．また，DNA ウイルス（7科）では，パルボウイルス科 *Parvoviridae*，パポーバウイルス科 *Papovaviridae*，およびアデノウイルス科 *Adenoviridae* の3科がエンベロープをもたない．

一般的に，エンベロープをもたないウイルスが感染細胞から放出されるときには，細胞質膜が破壊されて宿主細胞は死に至ることが多い．反対に，エンベロープをもつウイルスが出芽によって放出されるときには細胞質膜

はそのまま維持されて宿主細胞は生き残る．これはウイルスにとって感染の場を失わせないための手段とも考えられる．

エンベロープはウイルス独自の成分と，宿主細胞の細胞膜（核膜，細胞質膜）成分からなっている．ウイルス独自のエンベロープ成分は，宿主細胞のレセプターと特異的に吸着するためのアドヘジンとして機能しているものが多いが，これらはすでに述べたインフルエンザウイルスの赤血球凝集素やHIVのgp120のように抗原変異をしやすく，これによって宿主の免疫応答から逃れている．エンベロープをもつウイルスはエーテルなどによって不活化される．このエーテル感受性はウイルスの鑑別に利用される．また，エンベロープ成分に糖たん白質をもつウイルス（オルソミクソウイルス科 *Orthomyxoviridae*，パラミクソウイルス科 *Paramyxoviridae*，トガウイルス科 *Togaviridae*，ヘルペスウイルス科 *Herpesviridae*）は，植物由来の血球凝集素 lectin（PHA, concanavalinAなど）と反応し，その結果感染性は阻害される．

2 赤血球凝集素

ある種のウイルスは赤血球と結合するたん白質をウイルス粒子の表面にもつものがある．このようなたん白質を**赤血球凝集素** hemagglutinin（**HA**）という（表3-10）．HAをもつウイルスは赤血球膜上に結合し，赤血球と赤血球を橋渡しして多数の赤血球同士の塊（凝集塊）をつくる．これをウイルスによる**赤血球凝集反応**（HA反応）

という（図3-19）．この現象は，1941年にHirst, McClelland, Hareによってインフルエンザウイルスによるニワトリ赤血球の凝集として発見されたもので，ウイルス粒子表面に突起状に配列したHAがニワトリ赤血球上のレセプターである糖たん白質と結合することによって起こる．ウイルス粒子が約 10^6 個存在すると血球の凝集が目に見える．

赤血球凝集反応価（HA価）はウイルスの感染価とは必ずしも比例しない．何故なら，HA反応は紫外線照射，ホルマリン処理，またはエーテル処理した不活化ウイルスでも，また非感染粒子（**von Magnus粒子**）でも起こるからである．ウイルスを希釈せずに継代していくと，感染ウイルス粒子の増殖を阻害するような非感染粒子が多数産生されるようになる．このような現象を**フォンマグナス現象** von Magnus phenomenon といい，またこのような粒子をvon Magnus粒子という（3-8-3 ③ 参照）．

インフルエンザウイルスが結合する赤血球上のレセプターはムコたん白質で，このレセプターを保有する赤血球であればどんな動物種（ヒト，ニワトリ，モルモット）の赤血球でも凝集する．レセプターはインフルエンザウイルス粒子がもつ**ノイラミニダーゼ** neuraminidase（**NA**）により活性を失い，N-アセチルムラミン酸を遊離する．体液（血清，尿，唾液）の中にはレセプターと同一または類似の物質が存在する．この物質は**正常阻止物質** normal inhibitor とよばれ，ウイルスと結合してウ

表3-10 赤血球凝集素をもつウイルス

ウイルス科	代表的なウイルス	赤血球の動物種
Poxviridae	ワクシニアウイルス，痘瘡ウイルス	ニワトリ
	エクトロメリア（マウスポックス）ウイルス	マウス，ニワトリ
Adenoviridae	アデノウイルス	サル，ラット
Papovaviridae	ポリオーマウイルス	モルモット
	BKウイルス，JCウイルス	ヒト，モルモット
Orthomyxoviridae	インフルエンザウイルス	ニワトリ，ヒト，モルモット
Paramyxoviridae	麻疹ウイルス	アフリカミドリサル
	流行性耳下腺炎ウイルス，パラインフルエンザウイルス	ヒト，モルモット，ニワトリ
Rhabdoviridae	狂犬病ウイルス	ガチョウ
Togaviridae	日本脳炎ウイルス，風疹ウイルス	ニワトリヒナ，ガチョウ
Picornaviridae	エコーウイルス，コクサッキーウイルス	ヒト
	ライノウイルス	ヒツジ
Reoviridae	ヒトレオウイルス	ヒト，ウシ

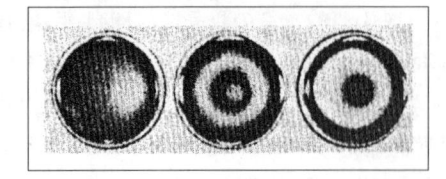

図 3-19　インフルエンザウイルスによる赤血球凝集反応

イルスの赤血球への結合を阻害する．また，ウイルスによる HA 反応はウイルス粒子に対する免疫血清で特異的に抑制される．これを**赤血球凝集抑制反応**（HI 反応）といい，この反応に関与する抗体を **HI 抗体**という．HI 反応を行うには，血清中の特異的な HI 抗体と正常阻止物質との区別が必要で，血清を適当な方法で処理して正常阻止物質を除去する必要がある．

赤血球凝集能を有する *Paramyxoviridae* パラミクソウイルス科のうち，measles virus 麻疹ウイルス，mumps virus 流行性耳下腺炎ウイルス（ムンプスウイルス）などには溶血素をもち，血球の溶血作用がある．この溶血素はウイルス増殖の後期に合成される．

3　ウイルス粒子内酵素

ウイルスのゲノムは小さく，それがコードできるたん白質の種類は限られている．したがって，ウイルスは増殖に必要な DNA ポリメラーゼや RNA ポリメラーゼなど酵素のほとんどを宿主細胞に依存している．しかし，真核細胞には RNA を鋳型として RNA を合成するための **RNA 依存 RNA ポリメラーゼ**は存在しない．このために，RNA ウイルスはこの酵素を自前でもっている．また，レトロウイルス科 *Retroviridae* の HIV やヒト T 細胞白血病ウイルス（HTLV-1）は宿主細胞には存在しない **RNA 依存 DNA ポリメラーゼ**（逆転写酵素）を粒子内酵素としてもっている．さらに，smallpox virus 痘瘡ウイルスや vaccinia virus ワクシニアウイルスのようなポックスウイルス科 *Poxviridae* のウイルスは増殖のすべてのステップが宿主細胞の細胞質で行われるので，**DNA 依存 RNA ポリメラーゼ**を粒子内に保持して感染する．このような，ウイルス粒子内酵素の例を表 3-11 に示した．

3-8-2　ウイルスが感染した細胞に現れる特徴

ウイルスの細胞に対する作用は通常，**株化細胞** established cell line を用いて調べる．生体外に取り出した組織の細胞を増殖系に移した**初代培養細胞** primary cell の継代数には限度があるのに対して，株化細胞は無限に分裂，増殖する．ヒト胎児由来（HEL-R66 細胞，図 3-20），ヒトがん由来（HeLa 細胞，KB 細胞），マウス由来（3T3 細胞，L 細胞），ハムスター由来（BHK-21 細胞），サル腎臓由来（Vero 細胞，MK$_2$ 細胞）など，株化細胞は多種類のウイルスの増殖を許し，広くウイルス実験に用いられている．

ウイルスが感染したとき，感染細胞やウイルスには次のような変化が起こる．

(1) ウイルスの増殖は感染細胞に形態変化を起こして感染細胞を死滅させる（細胞変性効果）
(2) ウイルスは細胞に感染して増殖過程が進行するが感染性をもった粒子ができなくなることがある（不稔感

表 3-11　ウイルス粒子内酵素

粒子内酵素	ウイルス科
RNA 依存 RNA ポリメラーゼ	*Orthomyxoviridae*，*Paramyxoviridae*，*Rhabdoviridae*，*Arenaviridae*，*Reoviridae*
RNA 依存 DNA ポリメラーゼ	*Retroviridae*
DNA 依存 RNA ポリメラーゼ	*Poxviridae*
DNA 依存 DNA ポリメラーゼ	*Hepadnaviridae*（B 型肝炎ウイルス）
DNase，RNase	*Poxviridae*，*Adenoviridae*，*Papovaviridae*
ATPase	*Poxviridae*，*Reoviridae*
プロテインキナーゼ	*Poxviridae*，*Herpesviridae*，*Togaviridae*，*Orthomyxoviridae*，*Paramyxoviridae*
ノイラミニダーゼ	*Orthomyxoviridae*，*Paramyxoviridae*

第3章　病原体の病原性因子

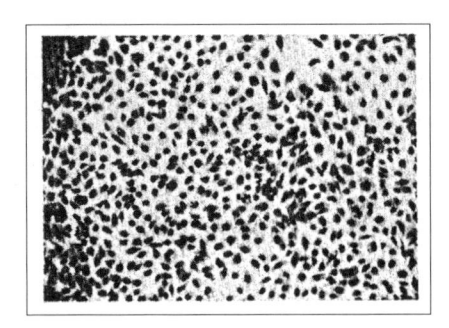

図3-20　HEL-R66細胞

染）
(3) ウイルスは宿主細胞のたん白質合成を抑止させる（shutoff）
(4) ウイルスが感染した細胞には特殊な構造が現れる（封入体の形成）
(5) ウイルスが感染した細胞は細胞質膜が融合して多核細胞が形成される（細胞融合）
(6) ウイルスが感染した細胞が異常増殖するようになる（トランスフォーメーション）
(7) ウイルス感染細胞の細胞質膜には新しい抗原が出現するようになる
(8) 重感染によってウイルスの増殖が阻害される（インターフェロンとウイルスによる干渉現象）

などである．
ウイルス感染による宿主個体に現れるさまざまな障害は，感受性組織の細胞でウイルスの増殖が繰り返される結果として起こるものである．したがって，ウイルス感染細胞に現れる特徴を理解することはウイルスの病原性を考える上で重要である．

1 細胞変性効果

ウイルスが株化細胞などの培養細胞に感染して細胞に形態的な変化を起こすことを**細胞変性効果** cytopathic effect（**CPE**）という．細胞の形態変化の型はウイルスの種類に特徴的であり，細胞の円形化，膨潤，空胞形成，細胞融合などさまざまである（表3-12, 図3-21）．これは診断上の指標になることもある．CPEによって細胞変性を起こした細胞は最終的には死滅し，増殖したウイルスは周囲の未感染細胞に感染を繰り返し，細胞の形態的変化は拡大する．CPEの出現を指標としてウイルス液の希釈度との関係より50％組織培養感染量（**TCID**$_{50}$）を算出する（第5編，3-2-2参照）．寒天，メチルセルロースなどを含む培地を用いて増殖したウイルスの拡散を抑えると限局した死細胞集団（**プラーク** plaque）ができる（図3-22）．これはウイルスの定量に用いられる（第5編，3-2-1参照）．

CPEの起こる要因には，(1) 宿主細胞のたん白質やDNA合成のshutoff，(2) adenovirus アデノウイルスのペントン，また vaccinia virus や mumps virus のペントンと類似のたん白質による細胞傷害作用，(3) ウイルスのカプシドたん白質による細胞リソソームの破壊とその中の加水分解酵素による細胞の自己融解，(4) ウイルスのエンベロープたん白質による細胞質膜の組成や流動性，または透過性などの変化，(5) 細胞骨格系の変化などが挙げられる．

2 不稔感染

ウイルスは細胞に感染して，初期段階または後期段階の増殖過程まで進行しながら感染性をもった子孫ウ

表3-12　細胞変性効果の型

細胞変性野の特徴	ウイルス科
核濃縮，細胞の円形化，細胞の崩壊	*Picornaviridae*, *Poxviridae*, *Rhabdoviridae*（水疱性口内炎ウイルス，VSV）
細胞の円形化，空胞形成，膨潤	*Papovaviridae*（BKウイルス，JCウイルス）
細胞円形化，凝集	*Adenoviridae*
細胞融合，多核巨細胞	*Herpesviridae*, *Paramyxoviridae*, *Retroviridae*
不明瞭	*Orthomyxoviridae*, *Arenaviridae*

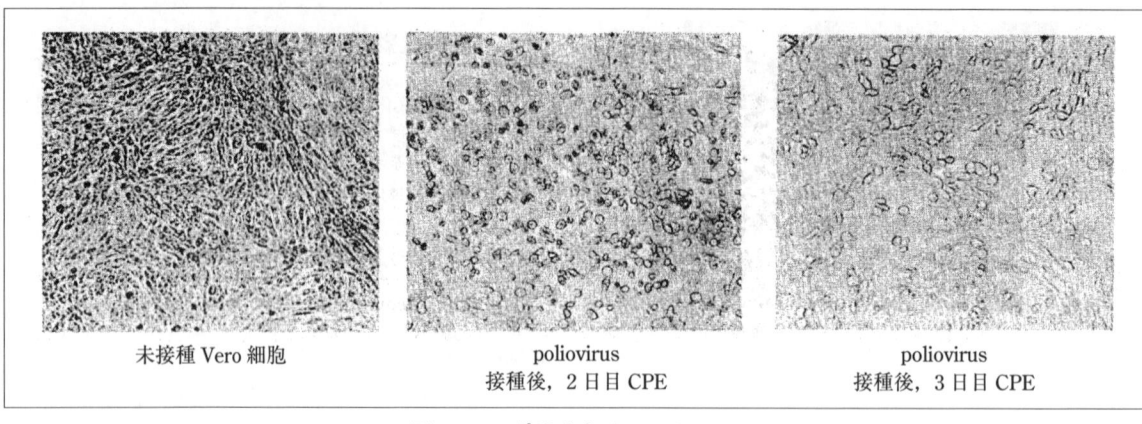

図3-21 ポリオウイルスのCPE

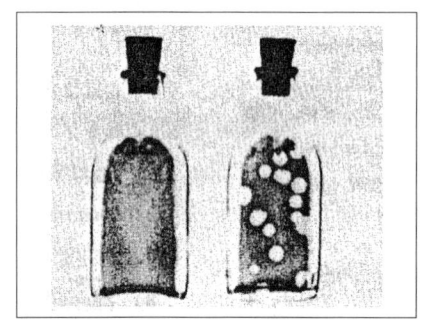

図3-22 ポリオウイルスのプラーク
（伊藤平八博士提供）

イルス粒子ができなくなることがある．これを**不稔感染** abortive infection という．たとえば，human cytomegalovirus ヒトサイトメガロウイルスとハムスター細胞，human herpes simplex virus ヒト単純ヘルペスウイルスとイヌ腎細胞などの組合せでこのような現象が見られる．これは細胞にウイルスの増殖を抑制する因子があるためか，またはウイルス増殖に必要な何かの因子が欠けているために，完全なウイルスができない感染様式と考えられる．不稔感染した感染細胞をウイルスが増殖できる細胞と融合させると，完全なウイルス増殖が起こる．

3 たん白質やDNA合成のshutoff

Picornaviridae ピコルナウイルス科，*Poxviridae* ポックスウイルス科，*Herpesviridae* ヘルペスウイルス科などに属するウイルスが培養細胞に感染した場合，ウイルスは宿主細胞のたん白質合成を抑止（shutoff）するようなたん白質を産生する．これはウイルスの初期たん白質として産生されるので，宿主細胞はウイルスが感染すると急速に死滅してCPEを起こす．このようなshutoff現象は *Picornaviridae* の poliovirus ポリオウイルスでよく研究されている．poliovirus のゲノムには shutoff に関与する2種類のプロテアーゼがコードされている．

そのうちの1つである**プロテアーゼ2A**は，キャップ構造をもつ宿主のmRNAを認識してたん白質生合成の開始に関わるeIF-4を切断することによって細胞のたん白質合成を shutoff する．eIF-4が切断されるとリボソームの40SサブユニットがmRNAに結合できなくなる．一方，poliovirus のmRNAはキャップ構造をもたず，eIF-4に依存しない翻訳機構によって翻訳されるので，ウイルス自身のたん白質合成は影響されない．ポリオウイルスの翻訳はリボソームの40Sサブユニットがウイルス mRNA の非翻訳領域に存在する特異的な構造，すなわち**IRES**（internal ribosome entry site）を認識することで開始する．

第2のプロテアーゼは細胞のRNAポリメラーゼⅠ，Ⅱ，ⅢによるRNA合成を阻害するもので，これには**プロテアーゼ3C**が関与する．このプロテアーゼにはTATA-binding protein（TBP）を切断することが知られており，これによってRNAポリメラーゼの作用を阻害している．

また，*Papovaviridae* パポバウイルス科やヘルペスウイルス科 *Herpesviridae* などに属するウイルスには宿主細胞のDNA合成やmRNAの崩壊，*Paramyxoviridae* パラミクソウイルス科の measles virus 麻疹ウイルスでは宿主細胞のDNA合成を抑制するウイルスたん白質が合

成されることも知られている．

4 封入体の形成

ウイルスが感染した細胞には，必ずしもすべてではないが，正常細胞には見られないような染色性の異なる構造が現れることがある．これを**封入体** inclusion body とよぶ．封入体はその数，大きさ，形（円形または不定形），染色性（好酸性または好塩基性）などさまざまである．また，封入体の大部分はウイルス核酸やたん白質の合成，またはウイルス粒子の形成の場に相当し，ウイルスの種類によって細胞内に形成される場所も異なる．

封入体が細胞質内に形成されるものには *Poxviridae*（smallpox virus 痘瘡ウイルス），*Paramyxoviridae*（parainfluenza virus パラインフルエンザウイルス），*Picornaviridae*（poliovirus ポリオウイルス），*Rhabdoviridae*（rabies virus 狂犬病ウイルス），*Reoviridae*（rotavirus ロタウイルス），核内に形成されるものには *Papovaviridae*（BK virus BK ウイルス），*Adenoviridae*（human adenovirus ヒトアデノウイルス），*Herpesviridae*（herpes simplex virus 単純ヘルペスウイルス，cytomegarovirus サイトメガロウイルス），*Flaviviridae*（yellow fever virus 黄熱ウイルス），細胞質と核の両方に形成されるものには measles virus 麻疹ウイルスがある．

封入体は，培養細胞だけではなく実際のウイルス感染症でも見られ，診断に用いられる．たとえば，cytomegarovirus や BK virus 感染症患者の尿沈渣や組織切片中にふくろう目 owl's eye とよばれる核内封入体をもつ巨細胞が認められる（図3-23）．また，狂犬病の場合は，脳細胞の細胞質内の封入体（**Negri 小体**とよぶ）の有無が診断に利用される．

5 細胞融合

細胞融合 cell fusion とは，複数の同種または異種細胞の細胞質膜が融合して連続した多核細胞が形成されることをいう．これは，2種類の培養細胞株の培養中，両細胞株に特異的な染色体マーカーをもつ細胞が生じることから見いだされた現象である．

エンベロープをもつウイルスには細胞融合を誘発するものがある．これらのうち，*Paramyxoviridae* に属する sendai virus センダイウイルス（HVJ）による細胞融合は最もよく知られたものである．その他，*Paramyxoviridae* の measles virus 麻疹ウイルス，parainfuenza virus パラインフルエンザウイルス，*Poxviridae* の smallpox virus 天然痘ウイルス，*Herpesviridae* の Epstein-Barr virus EB ウイルスにも細胞融合能が認められている．これは不活化ウイルスでも起こり，たとえば，紫外線などで不活化した HVJ を高い**感染多重度** multiplicity of infection (m.o.i.) で培養細胞に接種すると，著しい細胞質膜の変化が起こって**多核細胞** polykaryocyte が形成される（異種細胞どうしでは**異核細胞** heterokaryocyte が形成される）．赤血球どうしの融合では溶血が起こる．

ウイルスを接種して直後に起こる細胞融合を fusion from without（外部からの融合）といい，ウイルスの細胞内での増殖と関係して後期に起こる細胞融合を fusion from within（内部からの融合）という．前者は *Paramyxoviridae* や *Togaviridae*，後者は *Paramyxoviridae* や *Herpesviridae*，*Poxviridae* や *Rhabdoviridae* で観察される．また，fusion from within の場合には，感染後期に細胞の膜に変化が起こり，これが隣接した未感染細胞とも融合していわゆる**シンシチウム** syncytium（合胞体，多核巨細胞）を形成する．

異核細胞は培養を続けると，両方の染色体をもつ1個の大型の核をもった娘細胞ができる．このような細胞を**雑種細胞** hybrid cell という．雑種細胞はウイルスだけでなく，ポリエチレングリコール（PEG）などの化学物質でも誘導することができる．最近では PEG を用いることが多く，雑種細胞はモノクローン抗体の作製などに使用されている．

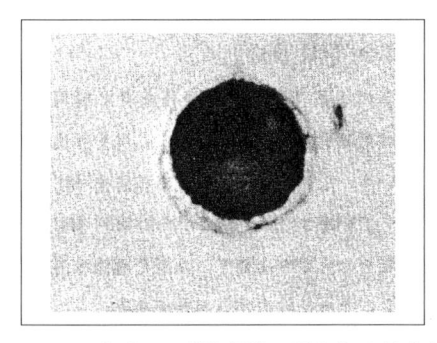

図 3-23 BK ウイルス感染細胞に見られる核内封入体

6 トランスフォーメーション

腫瘍ウイルス tumor virus，またはがんウイルス oncogenic virus は感染した細胞や個体にがん化を引き起こす．Raus sarcoma virus ラウス肉腫ウイルス（ニワトリ），polyoma virus ポリオーマウイルス（マウス），simian virus 40 SV40（サル）などは動物の腫瘍ウイルスであり，Epstein-Barr virus EB ウイルス，human papillomavirus ヒトパピローマウイルス，human T cell lukemia virus ヒト T 細胞白血病ウイルス，hepatitis B virus B 型肝炎ウイルス，hepatitis C virus C 型肝炎ウイルスはヒトの腫瘍ウイルスである．

腫瘍ウイルスが感染すると，一部の細胞は形態が変化し，また細胞どうしが重なりあって増殖するようになる．このような細胞集団を**フォーカス** focus とよぶ．腫瘍ウイルスの感染によって正常な培養細胞が形態を変え，細胞増殖能に変化が起こることを**トランスフォーメーション** transformation（悪性転換，形質転換）という．トランスフォーメーションは，個体の生体内におけるがん化と同じものと考えられている．

トランスフォーメーションした細胞は正常細胞と比較して次の点で異なっている．(1) 動物に移植すると腫瘍を形成する，(2) 世代時間が短縮し，細胞の寿命がなくなって無限に増殖する，(3) 接触阻止 contact inhibition が喪失して単位面積当たりの細胞密度が高くなり，増殖力が強くなる，(4) 正常細胞が増殖できない軟寒天培地でも増殖する，(5) 血清依存度が低くなり，低濃度血清培地でもよく増殖する，(6) 細胞質膜が変化し，植物凝集素レクチンに対する凝集性が高まる，(7) ウイルスがん遺伝子に相補的な塩基配列をもつ DNA や mRNA が細胞中に検出される，(8) ウイルスに特異的な腫瘍（がん）抗原，腫瘍移植抗原 TSTA が検出される．

腫瘍ウイルスによる細胞のトランスフォーメーションは，感染性をもったウイルスだけでなく，増殖能に欠陥のあるウイルス粒子やウイルスのがん遺伝子断片を細胞に導入（**トランスフェクション** transfection）しても起こる．

7 細胞質膜の変化

ほとんどのウイルス感染細胞の細胞質膜には正常な細胞には見られない新しい抗原が出現する．これらはウイルスゲノムに由来するものが多いが，ウイルスの感染によって宿主成分に修飾が起こったものや宿主遺伝子の発現が誘導されて出現したものもある．これらウイルス感染細胞上の抗原は宿主の免疫系の標的となる．その結果，感染細胞が破壊されることでウイルスの増殖サイクルが断絶されることになるが，一方ではこれらの生体防御反応がウイルス感染による症状を引き起こすことにもなる．

赤血球凝集活性（HA 活性）を有する *Orthomyxoviridae* や *Paramyxoviridae* に属するウイルス（influenzavirus インフルエンザウイルスが最も代表的）が感染した細胞の細胞質膜に赤血球が吸着する（図 3-24）．このような血球吸着現象は免疫血清で特異的に抑制されることにより，感染細胞の表面にウイルス抗原が出現していることを示している．同様に，*Poxviridae* に属するウイルス感染細胞にはリンパ球が吸着するようになる．

腫瘍ウイルスの感染でトランスフォーメーションした細胞の表面には新しい抗原が出現する．これはウイルスゲノムにより規定されたたん白質であり，生体の免疫系には異物と認識されて NK 細胞などによってこのような細胞は排除される．

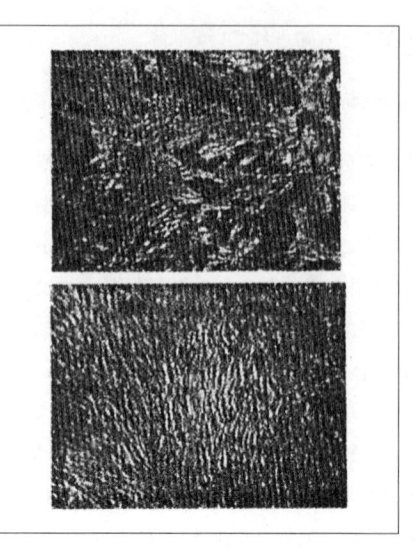

図 3-24 インフルエンザウイルスの赤血球吸着
上：influenzavirus 感染細胞の赤血球吸着像
下：未接種対照細胞（MK 細胞）
（安斉・小松編"微生物学実習指針"廣川書店，1967 年より引用）

3-8-3 ウイルスによる干渉現象

2種類のウイルスを混合または重感染させると、そのうちの一方または両方のウイルスの増殖が阻害されることがある。このウイルスによる干渉現象 virus interference には、ウイルス感染細胞が産生するインターフェロンとよばれる物質によるものと、IFN は関与せずにウイルス相互の増殖の競り合い（自己干渉および内在性干渉）によるものがある。

1 インターフェロンの種類と性質

インターフェロンによるウイルス干渉現象は、長野泰一と小島保彦（1954年）および A. Issacs と J. Lindermann（1957年）によって独立に見いだされた。長野と小島はウサギの皮膚にワクシニアウイルスを感染させた病巣中にウイルスの増殖を抑制する物質を見つけ、これを**ウイルス抑制因子** virus inhibiting factor と名付けた。一方、Issacs と Lindermann はインフルエンザウイルスを接種した孵化鶏卵の漿尿膜細胞中にウイルスの干渉現象に関わる因子を見いだし、これを**インターフェロン** interferon（IFN）と名づけた。現在では、長野と小島の見いだしたウイルス抑制因子はインターフェロンと同一物質であることが証明されている。インターフェロンにはその抗原性によって IFN-α、IFN-β、IFN-γ の3種に分類される（表3-13）。

インターフェロンの性質を列記する。(1) IFN-α は白血球にウイルスを感染させたとき、IFN-β は線維芽細胞にウイルスを感染させたり、poly I-C 複合体で刺激したとき、IFN-γ は T 細胞（Th1 細胞）をウイルス、抗原、マイトジェン（PHA, ConA）で刺激したときに産生される。(2) IFN-α（分子量；15,000～26,000）には15種以上の分子種（亜型）があり、単量体の単純たん白質である。(3) IFN-β（分子量；約20,000）の分子種は1種類で二量体からなる糖たん白質である。(4) IFN-γ（分子量；約20,000）の分子種は1種類で二～四量体からなる糖たん白質である。(5) IFN-α と IFN-β 遺伝子は塩基配列の相同性が高く（約40％の

表3-13 インターフェロンの種類と性質

性　質	IFN-α	IFN-β	IFN-γ
産生細胞	白血球 （リンパ球, マクロファージ）	線維芽細胞 上皮細胞 マクロファージ	Th 細胞 NK 細胞 マクロファージ
誘導物質	ウイルス	ウイルス poly I-C 複合体*	ウイルス ウイルス以外の抗原 PHA, Con A
分子種	15種以上	1種	1種
アミノ酸残基（糖鎖の有無）	166 a.a.（無）	166 a.a.（有）	146 a.a.（有）
単量体の分子量	約20,000（単量体）	約20,000（二量体）	約20,000（二～四量体）
熱安定性（56℃, 30分）	安定	安定	不安定
pH 2 安定性	安定	安定	不安定
抗原性	α特異的	β特異的	γ特異的
種特異性の有無	有	有	有（強い）
遺伝子数（位置）	18以上（9p21）	1 (9p21)	1 (12q24.1)
イントロンの有無	無	無	有 (3)
レセプター	IFN-α R, IFN-α/β R	IFN-α/β R	IFN-γ R
レセプター遺伝子の位置	21q22.1	21q22.1	6q16～21
抗ウイルス作用	強い	強い	弱い
抗がん作用	弱い	弱い	強い
獲得免疫増強作用	無	無	有

* poly I-C 複合体；ポリイミノ酸とポリシチジル酸の複合体

相同性)，**イントロン**intron は存在しない．IFN-γ遺伝子は，IFN-α および IFN-β 遺伝子とは相同性はなく，イントロンが存在する．IFN-α と IFN-β 遺伝子は第9遺伝子上にあり，IFN-γ 遺伝子は第12染色体上にある．(6) インターフェロンは，産生された細胞の動物種と同種の動物細胞にのみ作用し，たとえば，ヒト細胞にはヒト型のインターフェロンしか有効でない．IFN-γ は特に種特異性 species specificity が高い．(7) 種特異性は細胞表面のインターフェロンレセプターによって決定される．IFN-α と IFN-β のレセプターは2種類あり，IFN-αR は IFN-α に特異的であるが，IFN-α/βR は IFN-α と IFN-β に共通である．IFN-γR は IFN-γ に特異的である．IFN-α と IFN-β のレセプターは第21染色体上にあり，IFN-γ のレセプターは第6染色体上にある．(8) インターフェロンには免疫抑制作用，細胞増殖抑制作用，抗腫瘍作用もあるが，FN-γ には IFN-α および IFN-β に比べてこの作用が強い．(9) IFN-γ にはマクロファージや T 細胞，B 細胞の活性を高め，特異的な免疫反応を増強させる作用もある．

これらの性質のうちで (5)～(9) に示した性質から，IFN-α と IFN-β は同一の起原に由来し，抗ウイルス作用を主体とする自然免疫に関与する生体防御因子として発達したものであり，また IFN-γ は IFN-α や IFN-β とは起原が異なり，抗ウイルス作用よりもむしろ特異的な獲得免疫反応に関わる生体防御因子として発達したものと考えることができる．

2 インターフェロンの抗ウイルス作用機序

インターフェロン産生のピークは，通常ウイルス感染の後期 (12時間頃) に認められ，産生されたインターフェロンは直ちに細胞外に放出される．抗体がウイルス粒子に結合して，ウイルス粒子の細胞への吸着を阻害するのに対して，インターフェロンはウイルス粒子に直接的には作用せず，インターフェロン存在下でも，ウイルス粒子の吸着，侵入と脱殻は正常に進行する．インターフェロンと抗体とはこの点で異なっている．インターフェロンがウイルス感染細胞のレセプターに結合すると，その結合シグナルは核内に伝えられ，主として2つの酵素系を活性化することでウイルスたん白質の合成が阻止される (図3-25)．

1番目の酵素系は **2′,5′-オリゴアデニル酸合成酵素**

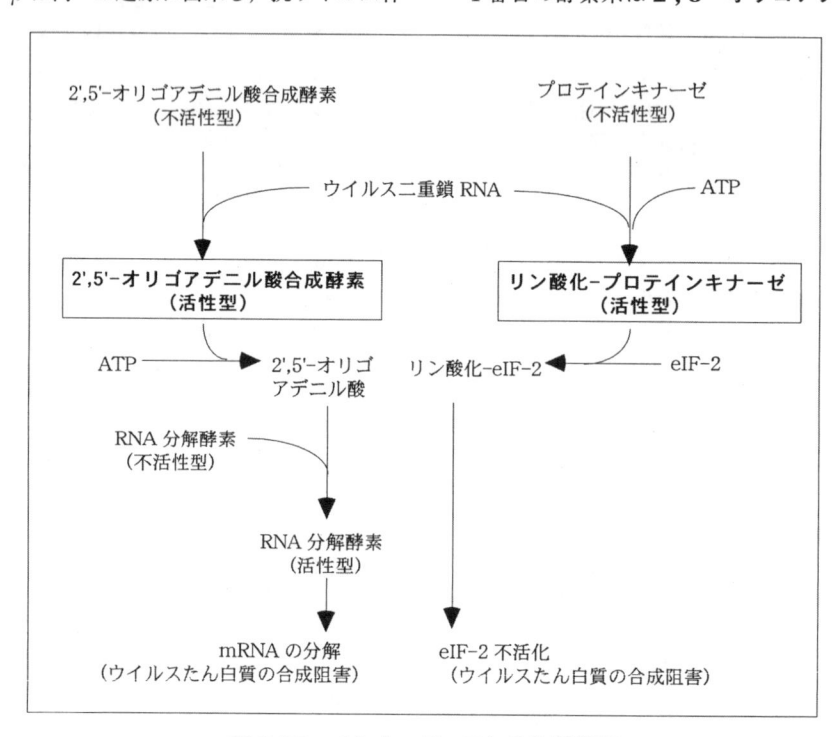

図3-25 インターフェロンの作用機序

(B. W. J. Mahy, L. Collier(ed), Topey & Wilsons Microbiology and Microbial Infections, 9th edition, 1988 を改変)

（オリゴA合成酵素）である．オリゴA合成酵素は，ウイルスが増殖するときに産生される二重鎖RNAとATPの存在下で活性化され，**オリゴA**（2´,5´-オリゴアデニル酸）が合成される．このオリゴAは細胞がもっているRNA分解酵素（RNase L）を活性化し，ウイルスのmRNAが分解される．2番目の酵素系は**二重鎖RNA依存性プロテインキナーゼ** protein kinase である．これも二重鎖RNAとATPの存在下で活性化され，たん白質の合成開始因子であるeIF-2をリン酸化し，このたん白質合成開始因子としての機能を阻害する．これによりウイルスmRNAからのたん白質合成が阻害される．このように，両酵素がウイルスたん白質合成の阻害に協調して作用していると考えられている．

3 自己干渉と内在性干渉

インターフェロンの関与しないウイルス干渉に自己干渉と内在性干渉がある．**自己干渉現象** autointerference, homologous interference はその発見者にちなんで**von Magnus現象**ともよばれる．この自己干渉に関わる因子は，ゲノムに欠損のある変異ウイルス粒子であり，**欠損干渉粒子** defective interfering particle（**DI粒子**，またはvon Magnus粒子）とよばれている．DI粒子は無希釈のウイルス液を用いて感染を繰り返すことにより蓄積してくることが知られている．この場合，ウイルス液に存在する少量のDI粒子が，正常なウイルス（ヘルパーウイルス）の助けを借りて複製し，このDI粒子がヘルパーウイルスの複製を干渉することによりDI粒子の増幅が起こる．DI粒子による干渉は，ゲノム複製酵素の奪い合いによる競合的阻害と考えられており，したがって，自己干渉は同種のウイルス間でのみ起こる．

内在性干渉 intrinsic interference, heterologous interference は，異種ウイルス間の特定ウイルスの組合せにおいてのみ観察される．たとえば，rubella virus 風疹ウイルスは echovirus エコーウイルス（11型）あるいは Newcastle disease virus ニューカッスル病ウイルスに対して，poliovirus ポリオウイルスは vesicular stomatitis virus 水疱性口内炎ウイルス（VSV）に対して，また，adenovirus アデノウイルスは vaccinia virus ワクシニアウイルスに対して干渉的増殖阻害を示す．

3-8-4 ウイルスの感染

1 ウイルスの体内伝播

ウイルスが生体に感染するためには，ウイルスが体表（消化器，呼吸器，泌尿・生殖器，皮膚，結膜など）の細胞に吸着し，まずこの細胞に侵入しなくてはならない．influenza virus インフルエンザウイルス，parainfluenza virus パラインフルエンザウイルス，respiratory syncytial virus RSウイルス，rhinovirus ライノウイルス，coronavirus コロナウイルスなどは呼吸器の上皮細胞に侵入して，その周辺の細胞にのみ感染が限局するウイルスである（局所感染）．同様に rotavirus ロタウイルスも腸管粘膜の上皮細胞に侵入して感染し，局所感染する．また，human papilloma virus ヒトパピローマウイルスや smallpox virus 痘瘡ウイルスは皮膚に局所感染する（表3-14）．

しかし，このような局所感染するウイルスは少なく，ほとんどのものは侵入部位に近い第一次標的組織で増殖した後，血液，リンパ液，あるいは神経を経て全身的に感染が広がり第二次標的組織で増殖する（全身感染）．たとえば，poliovirus ポリオウイルスは腸管粘膜の上皮細胞から侵入して脳や脊髄の神経細胞を標的としてそこで増殖する．同様に measles virus 麻疹ウイルス，rubella virus 風疹ウイルス，mumps virus 流行性耳下腺炎ウイルス，varicella-zoster virus 水痘・帯状疱疹ウイルスなどは上気道上皮細胞から皮膚に移行してここで増殖する．これらは侵入部位で増殖した後，比較的低濃度のウイルスを含む第一次ウイルス血症により，本来の標的臓器や組織に運ばれてそこで増殖を繰り返す．mouse pox virus マウスポックスウイルスの場合は，皮膚→（第一次ウイルス血症）→ 肝臓，脾臓 →（第二次ウイルス血症）→ 皮膚のような体内伝播経路をとる．また，Japanese encephalitis virus 日本脳炎ウイルスなどのように昆虫（カ）の刺咬や rabies virus 狂犬病ウイルスのようにイヌなど動物の咬傷から直接血流に侵入し，神経細胞を標的細胞として増殖するものもある．hepatitis B virus B型肝炎ウイルスや hepatitis C virus C型肝炎ウイルスも輸血などによって血流から肝臓に到達してそこで増殖す

表3-14 ウイルスの標的臓器と侵入門戸

標的臓器	ウイルス	侵入門戸	その他の標的臓器
呼吸器	インフルエンザウイルス	上気道粘膜細胞	
	パラインフルエンザウイルス	上気道粘膜細胞	
	RSウイルス	上気道粘膜細胞	
	ライノウイルス	上気道粘膜細胞	
	コロナウイルス	上気道粘膜細胞	
	コクサッキーウイルス*	上気道粘膜細胞	腸管,皮膚,神経
	エコーウイルス*	上気道粘膜細胞	腸管,皮膚,神経
	麻疹ウイルス	咽頭粘膜細胞	皮膚,神経
	風疹ウイルス	咽頭粘膜細胞	皮膚,神経
	流行性耳下腺炎	咽頭粘膜細胞	皮膚,唾液腺,精巣,卵巣
	水痘・帯状疱疹ウイルス	咽頭粘膜細胞	神経節
腸管	ロタウイルス	腸管粘膜細胞	
	コクサッキーウイルス*	腸管粘膜細胞	神経,呼吸器,皮膚
	エコーウイルス*	腸管粘膜細胞	神経,呼吸器,皮膚
	ポリオウイルス	腸管粘膜細胞	神経
肝臓	B型肝炎ウイルス	経皮(輸血など)	
	C型肝炎ウイルス	経皮(輸血など)	
	A型肝炎ウイルス	腸管粘膜細胞	腸管
神経	日本脳炎ウイルス	経皮(刺咬)	
	狂犬病ウイルス	経皮(咬傷)	
	コクサッキーウイルス*	腸管粘膜細胞	腸管,呼吸器,皮膚
	エコーウイルス*	腸管粘膜細胞	腸管,呼吸器,皮膚
	水痘・帯状疱疹ウイルス	上気道粘膜細胞	皮膚
	ポリオウイルス	腸管粘膜細胞	腸管
皮膚	ヒトパピローマウイルス	皮膚	
	痘瘡ウイルス	皮膚	
	コクサッキーウイルス*	上気道粘膜細胞	呼吸器,腸管,神経
	エコーウイルス*	上気道粘膜細胞	呼吸器,腸管,神経
	麻疹ウイルス	咽頭粘膜細胞	呼吸器
	風疹ウイルス	咽頭粘膜細胞	呼吸器
	水痘・帯状疱疹ウイルス	咽頭粘膜細胞	呼吸器,神経
	流行性耳下腺炎	咽頭粘膜細胞	呼吸器,唾液腺,精巣,卵巣

* 血清型によって異なった臓器特異性をもつ. 大里外誉郎編, 医科ウイルス学, 南江堂, 2000年を改変

る.

2 ウイルス感染の臓器(組織,細胞)親和性

ウイルスは,他の病原体に比べて,同一個体中のどのような臓器(または組織)を標的として感染するかがはっきりしている.これをウイルス感染の臓器(または組織)特異性,あるいは臓器(または組織)向性(トロピズム tropism)という. Japanese encephalitis virus 日本脳炎ウイルスや rabies virus 狂犬病ウイルス, poliovirus ポリオウイルスは神経特異性が高く, smallpox virus 痘

痘ウイルスや vaccinia virus ワクシニアウイルス, measles virus 麻疹ウイルス, rubella virus 風疹ウイルス, mumps virus 流行性耳下腺炎ウイルス, varicella-zoster virus 水痘・帯状疱疹ウイルスなどは皮膚親和性, rotavirus ロタウイルスは腸管特異性, influenza virus インフルエンザウイルス, parainfluenza virus パラインフルエンザウイルス, rhinovirus ライノウイルス, coronavirus コロナウイルスなどは呼吸器特異性が高い．一方, Coxakie virus コクサッキーウイルスや echovirus エコーウイルスはその血清型によって呼吸器, 腸管, 神経, 皮膚など異なった臓器や組織特異性をもつ．

ウイルスの臓器特異性には, 増殖の最初のステップとなるウイルスの細胞への吸着に関わるアドヘジンとレセプター分子との特異的な結合が重要である (3-4-1参照)．しかし, レセプターが全身の細胞に分布しているにもかかわらず特定の臓器や組織に感染したり, 同じレセプターを認識するウイルスでも異なった臓器または組織に感染する場合がある．したがって実際には, レセプター分子以外にも, 侵入, 脱殻, ゲノムやたん白質の合成とアセンブリー, 粒子の放出に至るウイルスの増殖プロセスに関わる細胞因子の有無や量などが臓器 (または組織) 特異性を決める因子になっていると考えられる．

また, human immunodeficiency virus ヒト免疫不全ウイルス (HIV) はヒトのみに感染し, poliovirus ポリオウイルスはヒトまたはサル以外には感染しない．これは, HIV が T 細胞の **CD4 分子**, またポリオウイルスは腸管上皮細胞の **PVR** (poliovirus receptor) をレセプター分子として感染し, ヒト (またはサル) 以外の細胞にはこれらのレセプターが存在しないためである．このように多くのウイルスは感染可能な宿主の動物種が決まっており, これを**種特異性** species specificity とよぶ．

3 持続感染（潜伏感染, 慢性感染, 遅発性感染）

感染は急性感染と持続感染に分けることができる．**急性感染** acute infection は, 病原体が体内で増殖して発症するが, やがて宿主の免疫反応によって, 病原体が体内から排除される一過性の感染である．これに対して, **持続感染** persistent infection は, 感染が成立し, その後も病原体が排除されることなく, 数か月から数年にわたり存在し続ける状態をいう．持続感染は, 病原体が病原性因子の発現や増殖性を種々の方法で制御し, 宿主の生体防御因子の強さとバランスをとっている状態とも考えられる．ウイルスには持続感染するものが多い．これは偏性細胞内寄生体であるウイルスが, 宿主生体をあまり傷害しないように, 増殖の場を確保するための手段とも考えられる．持続感染はさらに, 潜伏感染, 慢性感染, 遅発性感染に分類される (表 3-15)．

潜伏感染 latent infection は, 急性感染を何回も繰り返す持続感染である（潜伏期間 incubation period 内にあってまだ発症していない状態の感染とは区別する）．潜伏感染では, 急性感染後に感染性ウイルスが産生されない状態になっており, ウイルスは組織に潜伏して存在している．しかし宿主の免疫抑制によって感染性ウイルスの出現と発症が起こる．発症時以外はウイルスは検出さ

表 3-15 持続感染するウイルス

持続感染の型	代表的なウイルス
潜伏感染	単純ヘルペスウイルス（1型；三叉神経節, 2型；仙骨神経節） 水痘・帯状疱疹ウイルス（神経節後根） サイトメガロウイルス（リンパ球, マクロファージ） EB ウイルス（口腔や咽頭の上皮細胞） BK ウイルス（腎臓）
慢性感染	B 型肝炎ウイルス C 型肝炎ウイルス ヒト白血病ウイルス 1 型（HTLV-1）
遅発性感染	JC ウイルス 亜急性硬化性全脳炎ウイルス（麻疹ウイルス） レトロウイルス科レンチ属ウイルス（HIV など）

れない．潜伏感染する代表的なウイルスと潜伏部位として，herpes simplex virus 単純ヘルペスウイルス（1型；三叉神経節，2型；仙骨神経節），varicella-zoster virus 水痘・帯状疱疹ウイルス（神経節後根），cytomegalovirus サイトメガロウイルス（リンパ球，マクロファージ），Epstein-Barr virus EB ウイルス（口腔や咽頭の上皮細胞），JC virus JC ウイルス（リンパ球に感染して脳に移行），BK virus BK ウイルス（腎臓）などがある．

慢性感染 chronic infetion は，感染性ウイルスが長期にわたって産生，排出され続けるような持続感染である．慢性感染する代表的なウイルスとして，hepatitis B virus B型肝炎ウイルス，hepatitis C virus C型肝炎ウイルス，human leukemia virus type 1 ヒト白血病ウイルス1型（HTLV-1）などがある．慢性感染では，ウイルスは感染細胞に直接的な細胞傷害を起こさないが，抗体の産生が持続的に起こるため，長い間には免疫複合体病を発症することがある．

遅発性感染 slow infection は，ウイルスの初感染後，非常に長い潜伏期間（数か月〜10年以上）を経て徐々に発症するような持続感染である．しかし，いったん発症すると症状は進行性に悪化し，多くの場合が致死性の転帰をとる．遅発性感染する代表的なウイルスは，JC virus JC ウイルス，亜急性硬化性全脳炎ウイルス，HIV（*Retroviridae* レトロウイルス科の *Lentivirus* レンチウイルス属ウイルス）などがある．JC ウイルスは脳内のグリア細胞に感染し，**進行性多巣性白質脳症** progressive multifocal leukoencephalopathy（PML）を惹起する．亜急性硬化性全脳炎ウイルスはその名のとおり，**亜急性硬化性全脳炎** subacute sclerosing panencephalitis（SSPE）の起因ウイルスである．SSPE は麻疹に罹患歴のあるヒトにみられる脱髄性疾患であり，measles virus 麻疹ウイルス，あるいはその変異株による持続感染と考えられている．ウイルスではないが，**プリオン** prion によるヒトのクールー kuru，クロイツフェルト・ヤコブ病 Creutzfeldt-Jakob disease（CJD），ゲルストマン・シュトロイスラー・シャインカー病 Gerstmann-Sträussler-Scheinker disease（GSS），ヒツジのスクレイピー scrapie，ウシの牛海綿状脳症 bovine spongiform encephalopathy（BSE）なども遅発性感染に含まれる．

ウイルスの持続感染には2つの状態がある．第1は，細胞集団は一部の感染細胞と大多数の未感染細胞（ウイルス抵抗細胞）からなり，感染細胞におけるウイルスの増殖とウイルス抵抗細胞の増殖との間に平衡が保たれている状態である（**維持型持続感染**）．第2は，細胞集団

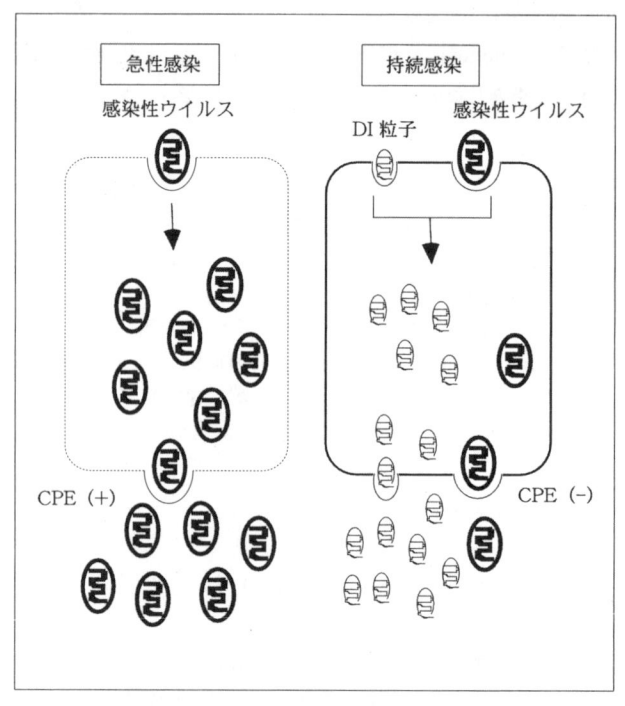

図 3-26　DI 粒子による持続感染の成立機序

のほとんどすべての細胞がウイルスに感染しているが，細胞は破壊されずに，ウイルスを保持したまま生き続ける状態である（**内部共生型持続感染**）．これらの持続感染の成立機序は，それぞれ宿主側因子とウイルス側因子が関与したウイルスの干渉現象の観点から説明されている．すなわち，第1の維持型持続感染におけるウイルスの増殖阻害はインターフェロンが関与した干渉であり，第2の内部共生型持続感染の場合はDI粒子が関与した自己干渉であるとの説明である．

これらは細胞レベルでの感染実験によって確かめられている．たとえば，インターフェロンで処理した細胞にウイルスを感染させると，ウイルスの産生は抑制されるが，ウイルスは細胞集団から排除されることなく持続感染が成立する（図3-26）．また，DI粒子を含むウイルス液を接種すると，個々の細胞では細胞変性効果（CPE）が抑制されて，持続感染が成立する．さらに，これらの干渉現象以外にも，ウイルス増殖中での突然変異で生じる温度感受性変異株の細胞変性効果は低く，これも持続感染の成立に関わっている可能性がある．事実，持続感染系から分離されるウイルスには温度感受性を示すものが多いことが報告されている．

4 垂直感染

出生後の個体間を病原体が伝播することを**水平感染** horizontal infection というのに対して，胚の形成から出生，および乳幼児期に至るまでの間に，母親が保有していた病原体がその子供に直接伝播することを**垂直感染** vertical infection という．他の病原体と比べてウイルス感染には垂直感染が多いのが特徴である．ウイルスの垂直感染には，（1）生殖細胞（卵または精子）を介した感染，（2）胎盤や腟を介した子宮内胎児への感染，（3）出産時に産道で起こる新生児への感染，（4）出生後の母乳を介した乳幼児への感染に分類される（表3-16）．生殖細胞を介した垂直感染は，ニワトリ白血病ウイルスや，すでに述べたマウス乳がんウイルス（3-4-5 1 参照）のレトロウイルスなどで知られている．しかし，生殖細胞を介して感染する病原体の例はヒトウイルスではまだ報告されていない．

胎児感染するウイルスは多く，そのほとんどが母親の血液中のウイルスが胎盤を経由するものであるが，herpes simplex virus 単純ヘルペスウイルス，varicella-zoster virus 水痘・帯状疱疹ウイルス，cytomegalovirus サイトメガロウイルスなど腟や卵巣を経由して感染するものもある．痘瘡ウイルスやパルボウイルスB19の胎児への感染は胎児の死産や流産を起こすことが多い．また，B型肝炎ウイルスやC型肝炎ウイルスは不顕性感染を起こしやすい．このような胎児感染するウイルスのうち，風疹ウイルス，単純ヘルペスウイルス，サイトメガロウイルスは新生児に先天性異常疾患を起こしやすい．

表3-16 垂直感染するウイルス

ウイルス	胎児感染	産道感染	母乳感染	生殖細胞感染
サイトメガロウイルス	+	+	+	−
B型肝炎ウイルス	+	+	+	−
C型肝炎ウイルス	+	+	+	−
ヒト免疫不全ウイルス	+	+	+	−
単純ヘルペスウイルス	+	+	−	−
痘瘡ウイルス	+	−	−	−
風疹ウイルス	+	−	−	−
パルボウイルス B19	+	−	−	−
水痘・帯状疱疹ウイルス	+	−	−	−
ヒトT細胞白血病ウイルス	−	−	+	−
マウス乳がんウイルス*	−	−	−	+

* ヒトでは生殖細胞に感染するウイルスは知られていない．

Box 12　「土」－長塚節と破傷風－

　長塚節の小説「土」には，勘次の妻お品が憫れにも破傷風で死んでいく様子を描写した箇所がある．その部分を次のように要約してみた．

『お品の腹は四月であった．お品は卵膜を破る手術に他人を煩わさなかった．そうしてその挿入した酸漿（ほおずき）の根が知覚のないまでに軽微な創傷を粘膜に与えてそこに黴菌を移植したのであったろうか』．

『お品の容態はその夜から激変した．「口が開けなくってしょうがねえよう」と情けない声でいった．顎が釘づけされたようになって[*1]，唾を飲むにも喉が狭められたように感じた．顔が妙にしかんで口が無理に横へ引き吊られるように見える[*2]』．

『しばらくすると病人はまた，ぴりぴりと身体をふるわせて，太い縄でぐっと吊るされたかと思うように後へ反りかえって[*3]，その激烈な痙攣に苦しめられた．枕元にいた人々はてんでに苦しむお品の足を抑えた．こうして人々は刻々に死の運命にせまられて行くお品の病体を圧迫した．お品の発作が止んだ時は微かなその呼吸も止った』．

咬痙[*1]，痙笑[*2]，後弓反張[*3]など，破傷風の症状がリアルに描写されている．

小説のモデルになった老人と農家
写真の老人は，小説「土」でお品の父卯平のモデルである．
（参考資料（1）より）

「土」は描写過度とまで評される小説で，作者は作品中の情景をいちいち実際に見て書くのでなければ満足しなかったといわれている．当時，破傷風は珍しい病気でなく，たとえば，明治42年には記録に残されているだけで全国で2,587人もがこの病気で死んでいる．そして何故か，小説の舞台となった茨城県だけでその一割以上を占めている．作者は苦悶する患者を枕元で何度も見ていたのだろう．

「土」は学術文献としての価値も高い小説である．

参考資料；（1）長塚節，土，中央公論社，1992年，（2）日本帝国死因統計，内閣統計局編纂，1912年

4 宿主の感染防御因子

我々の体は栄養に富んだ培地のようなもので,外界からは病原体が侵入して増えようとする.しかし,そこには二重の障壁,すなわち自然免疫と獲得免疫が存在する.メチニコフは食細胞の食菌現象を見つけた.北里柴三郎とベーリングは抗体の存在を明らかにした.ボルデは抗体を補って細菌を溶菌させる補体の存在を示した.これによって免疫学が興り,病気の二度なし現象の仕組みが明らかにされていった.そして現代の免疫学は,生体がいかにして自己と非自己を識別し,非自己を排除するかということを研究する学問に発展している.本章を勉強する目的は,我々の体を構成する分子や細胞がどのように関連しながら病原体の排除に当たっているかを理解することである.

4-1 脊椎動物における免疫システムの発達

病原体の排除に関わる免疫システムは無脊椎動物から脊椎動物へと複雑さを増しながら発達してきた.無脊椎動物での免疫システムは,物理的または化学的なバリアー,食細胞,補体など各々の動物に生まれつき備わったものが中心であり,これを**自然免疫**または**先天性免疫** innate immunity という.自然免疫はいわば網目の粗い免疫システムであり,これだけで病原体を完全に排除することは困難である.そこで,脊椎動物ではその系統進化に合わせて,抗原提示細胞(マクロファージ,樹状細胞),リンパ球(B細胞,T細胞),免疫グロブリン(抗体)など網目の細かな免疫システムを少しずつ発達させてきた(表4-1).これらの免疫システムは病原体に接触することによって初めて各々の個体で発現されるものであることから**獲得免疫**または**適応免疫** adaptive immunity とよばれる.獲得免疫は,無脊椎動物には見られない免疫系器官や免疫系細胞を脊椎動物が発達させることで可能になった.そして,脊椎動物は自然免疫と獲得免疫を相互に関連させながら高次な生体防御システムを構築している.

4-1-1 脊椎動物の免疫システム

脊椎動物における免疫システムの発達段階を図4-1に示した.脊椎動物における獲得免疫システムは円口類(ヤツメウナギ)において初めて現れる.すなわち,ヤツメウナギでは原始的な胸腺と脾臓が初めて見られ,IgM抗体様のたん白質が作られ,また移植片の拒絶現象も現れる.軟骨魚類(サメなど)と硬骨魚類(コイなど)で胸腺や脾臓はほぼ完成し,この時期には,古典経路に関わる補体成分のC1,C2,C4が検出されるようになり,またB細胞の形質細胞が現れてIgM抗体が作られる.両生類(サンショウウオ,カエルなど)でリンパ節が不完全な組織として初めて現れるが,完全なリンパ節は哺乳類にしかない.鳥類では総排泄口に接して**ファブリキウス嚢** bursa of Fabricius が現れ,B細胞が分化して成熟する場となる.B細胞の形質細胞が産生する免疫グロブリンは両生類と鳥類にかけてIgGとIgAが現れ,哺乳類になってIgDとIgEが現れて抗体の進化は完成する.

脊椎動物	免疫系器官 胸腺 脾臓 骨髄 リンパ節	免疫グロブリン IgM IgG IgA IgD IgE
哺乳類（哺乳動物）	■ ■ ■ ■	■ ■ ■ ■ ■
鳥類（トリ）	■ ■ ■ ◨	■ ■ ■ ◨ □
爬虫類（ヘビ）	■ ■ ■ ◨	■ ■ ■ ◨ □
両生類（カエル）	■ ■ ■ ◨	■ ■ ◨ □ □
両生類（サンショウウオ）	■ ■ ■ ◨	■ ■ □ □ □
硬骨魚類（コイ）	■ ■ □ □	■ □ □ □ □
軟骨魚類（サメ）	■ ■ □ □	■ □ □ □ □
円口類（ヤツメウナギ）	◨ ◨ □ □	◨ □ □ □ □

■；存在　　◨；存在するが不完全　　□；なし

図 4-1　脊椎動物における免疫系器官と免疫グロブリン H 鎖の進化
(I. Roitt, J. Brostoff, D. Male（1996）Immunology を一部改変)

4-1-2　ヒトの免疫システム

　円口類から始まって哺乳類で完成する免疫系の**系統発生** phylogeny と類似のプロセスが，ヒト胎児が子宮の中で成熟して出生に至る**個体発生** ontogeny の過程でも見られる．すなわち，「個体発生は系統発生を繰り返す」といわれるように，ヒトの個体発生は系統発生の短縮された反復である．脊椎動物のうちで最も原始的な免疫システムを有するヤツメウナギにおいて胸腺と脾臓の原基が見られるように，ヒトの個体発生においても胸腺と脾臓の原基が胎生 4〜6 週頃に現れ，まず脾臓が胎生 8 週頃，次いで胸腺が胎生 12 週頃に免疫器官としての機能を開始する．骨髄は胎生 5〜6 週頃に形成されているが，血液幹細胞を受け入れて造血器としての機能を開始するのは胎生 5 か月以降である．またリンパ節は，その原基は早期（胎生 4〜6 週）に現れるが，組織として完成するのは出生後であり，免疫系器官の個体発生では最も遅れて完成する．これは，脊椎動物でも，リンパ節はヒトで初めて完成するのと同様である．

4-2　免疫系の器官

　ヒトの免疫系器官の分布を図 4-2 に示した．免疫系の器官は**リンパ器官** lymphatic organ とも呼ばれ，**一次リンパ器官** primary lymphoid organ（骨髄と胸腺），**二次リンパ器官** secondary lymphoid organ（脾臓とリンパ節），および**リンパ組織** lymphoid tissue（SALT，GALT，BALT，扁桃，パイエル板，虫垂など）からなる．これらの器官や組織は分散して位置しているが，血管とリンパ管で互いに連結され，協同して病原体に対して免疫反

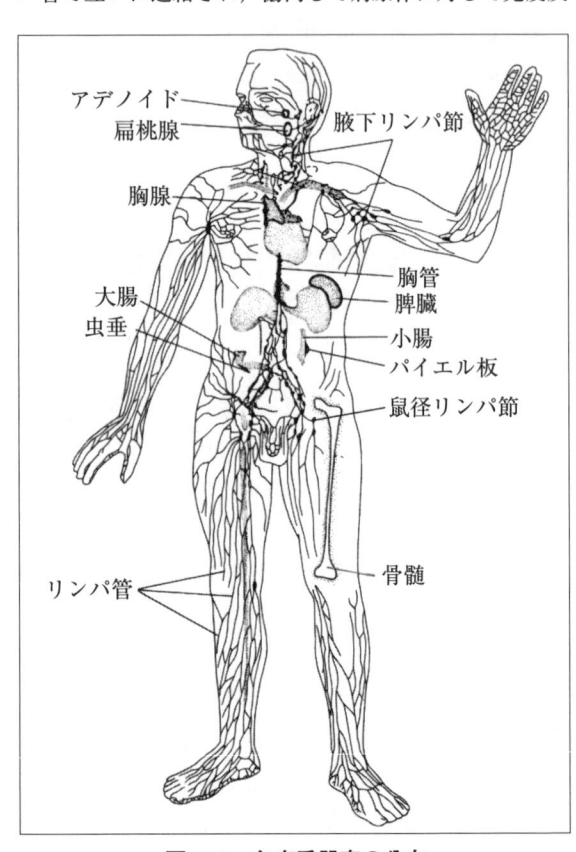

図 4-2　免疫系器官の分布

応を行えるようになっている．

4-2-1 骨髄，胸腺

一次リンパ器官としての**骨髄** bone marrow はリンパ球（B細胞，T細胞）や骨髄球（好中球，好酸球，好塩基球，単球，マクロファージ，赤血球，巨核球など）の共通の母細胞である**血液幹細胞** hematopoietic stem cell を産生してそれぞれの細胞に分化・成熟させる器官である．一方，**胸腺** thymus は T 細胞の正の選択（MHC 拘束性の獲得）および負の選択（自己寛容性の獲得）が行われ，T 細胞が最終的に成熟する器官である．

4-2-2 脾臓，リンパ節

二次リンパ器官としての**リンパ節** lymph node（腋窩リンパ節，鼠径リンパ節，腸間膜リンパ節など）はリンパ管の途中にあって輸入リンパ管から入る病原体を捕捉して除去するとともに，抗原提示細胞（マクロファージ，樹状細胞）や B 細胞が異物を消化して T 細胞に抗原提示する器官である．ここでは T 細胞や B 細胞，抗原提示細胞の間で細胞間の相互作用が効果的に行われる．**脾臓** spleen は血液循環のなかの最も大きな二次リンパ器官であり，局所から血管に入った病原体を抗原提示細胞や B 細胞が T 細胞に抗原提示する器官である．ここでも T 細胞，B 細胞，マクロファージ，樹状細胞が抗原と接触してそれぞれの機能を発揮する（図 4-3）．

4-2-3 リンパ組織，リンパ管

リンパ組織 lymphoid tissue は，リンパ器官のような高度のしくみをもたないが，リンパ球や抗原提示細胞などが集まってできた組織である．生体の局所には**皮膚付属リンパ組織** skin-associated lymphoid tissue（**SALT**），**腸管付属リンパ組織** gut-associated lymphoid tissue（**GALT**），**気管付属リンパ組織** bronchus-associated lymphoid tissue（**BALT**）などのリンパ組織が多く見られ，これらは局所免疫に重要な役割を果たしている．**リンパ濾胞** lymphoid follicle はリンパ組織が進化したものであり，脾臓，リンパ節，回腸，虫垂にはリンパ濾胞が見られる．回腸のリンパ濾胞である**パイエル板** Peyer's patch には濾胞を覆う上皮細胞に抗原を吸収，運搬する特殊な細胞があり，これは M 細胞と呼ばれる．

リンパ管 lymphatic vessel は血液と共に，一次リンパ器官で産生，分化，成熟された細胞を二次リンパ器官や組織に移行させる臓器で，**胸管** thoracic duct はリンパ液を頸部静脈（左鎖骨下静脈）へ注ぐ中心的なリンパ管である．

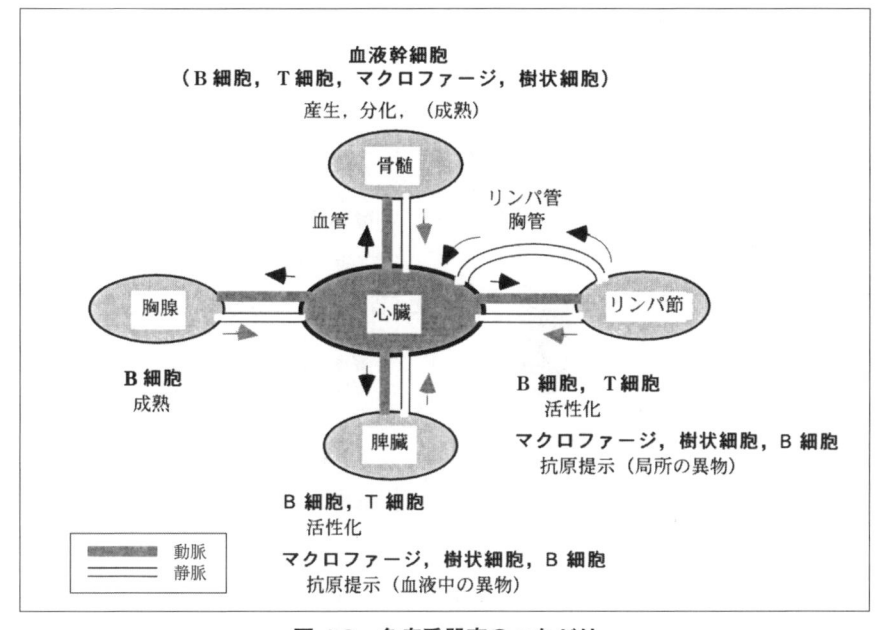

図 4-3 免疫系器官のつながり

4-3 免疫系の細胞

病原体に対する免疫反応は，さまざまな細胞と，それが作り出す可溶性の分子によって担われる．免疫反応の中心になる細胞は血液中に存在する白血球である．**白血球** leukocyte とは，血液中の細胞から血小板と赤血球を除いた，単球，好塩基球，好酸球，好中球，リンパ球を総称したものである．リンパ球は，B細胞，T細胞，NK細胞，NKT細胞を総称したものである．また，血液中の単球が組織に遊走した細胞がマクロファージであり，同様に好塩基球が組織に遊走した細胞が肥満細胞である．血液を試験管にとって遠心すると，血液成分は沈殿層，中間層，上清層の3層に分離する．沈殿層は赤血球からなり，白血球は血小板と共に中間層に含まれる．また，上清層にはB細胞が産生した抗体，T細胞が産生したサイトカイン，単球が産生した補体，好塩基球や好酸球が産生した化学メディエーターなど可溶性分子が存在する（図4-4）．

4-3-1 血液幹細胞の分化と成熟

血液幹細胞 hematopoietic stem cell はリンパ球や骨髄球を含む血液細胞すべての母細胞である．血液幹細胞は，分化が進むにつれて成熟し，それぞれが特定の細胞集団を形成することから**コロニー形成単位** colony forming unit（**CFU**）ともよばれる．たとえば最終的に赤血球になるような血液幹細胞を**赤血球形成単位** colony forming unit-erythrocyte（**CFU-E**），顆粒球やマクロファージになるようなものは**顆粒球・マクロファージ形成単位** colony forming unit-granulocyte, macrophage（**CFU-GM**）などとよばれる．

血液幹細胞の分化は**骨髄間質細胞** stroma cell などがつくる**コロニー促進因子** colony stimulating factor（**CSF**）に刺激されることによって起こる．コロニー促進因子には **GM-CSF**（CFU-GM の顆粒球とマクロファージへの分化を促進）や **G-CSF**（CFU-GM の顆粒球への分化を促進），**M-CSF**（CFU-GM のマクロファージへの分化を促進），また **multi-CSF**（IL-3のこと．エリスロポイエチン erythropoietin と共同してCFU-Eの赤血球への分化を促進）などが知られている．

4-3-2 免疫系細胞の種類と機能

血液幹細胞に由来する免疫系細胞の種類と機能，また発現するレセプターの種類などを表4-1に示した．

1 リンパ球

リンパ球は形態学的に，小型リンパ球（B細胞とT細胞）と大型顆粒リンパ球（NK細胞，NKT細胞など）

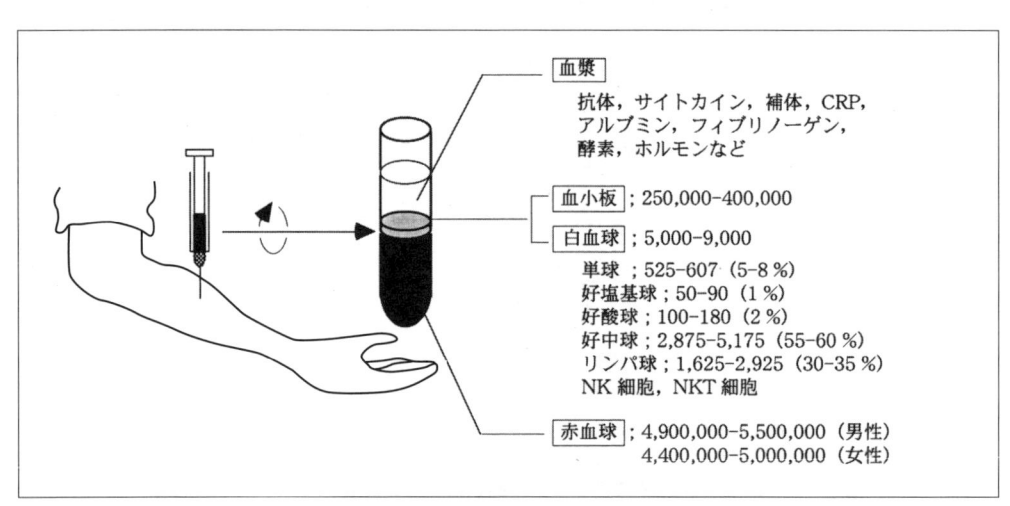

血漿
抗体，サイトカイン，補体，CRP，アルブミン，フィブリノーゲン，酵素，ホルモンなど

血小板；250,000-400,000
白血球；5,000-9,000
 単球；525-607（5-8％）
 好塩基球；50-90（1％）
 好酸球；100-180（2％）
 好中球；2,875-5,175（55-60％）
 リンパ球；1,625-2,925（30-35％）
 NK細胞，NKT細胞
赤血球；4,900,000-5,500,000（男性）
　　　　4,400,000-5,000,000（女性）

図 4-4　血液成分と白血球
血小板，白血球，赤血球の数は，血液1 mm³ 中の標準値を示す（かっこ内の数値は，白血球数に占める割合）．

の2種類に大別できる．**B細胞** B lymphocyte（Bリンパ球）は細胞表面に**表面免疫グロブリン** surface immunoglobulin（**sIg**）を発現している．このsIgをレセプターとして抗原を取り込み，それをMHC（クラスII）に抗原表示したB細胞はTh2細胞の作用によって分泌型免疫グロブリン（分泌抗体）の産生能を有する**形質細胞** plasma cell に分化する．

T細胞 T lymphocyte（Tリンパ球）は細胞表面のCD抗原の種類によって，CD4を発現する**ヘルパーT細胞** helper T cell（Th細胞）とCD8を発現する**細胞傷害性T細胞** cytotoxic T lymphocyte（CTL，またはTc細胞）に分類され，Th細胞は産生するサイトカインの種類によって，さらにTh1細胞とTh2細胞に細分される．Th1細胞は**炎症性T細胞**とも呼ばれ，この細胞が産生するサイトカイン（IFN-γ，IL-2など）によってマクロファージや細胞傷害性T細胞，NK細胞が活性化される．一方，Th2細胞は，IL-4，IL-5，IL-6，IL-10などのサイトカインを産生することによってB細胞を形質細胞に分化させ，B細胞の抗体産生を助ける．細胞傷害性T細胞は細胞内寄生性細菌やウイルスなどの感染した細胞上の異物抗原を認識してこれら標的細胞を傷害する．

このようなヘルパー細胞によるB細胞やマクロファージの活性化，また細胞傷害性T細胞によるウイルス感染細胞などの傷害は，活性化される細胞または傷害される細胞のそれぞれMHCクラスIIまたはMHCクラスI分子上に提示された抗原をT細胞の抗原レセプター（TCR）が認識することによって達成される．

NK細胞 natural killer cell の細胞表面にはIgG抗体に対するレセプター（FcγR）が存在している．NK細胞はこのレセプターを介して抗体と複合体を形成している標的細胞を認識して傷害する．このような細胞傷害は**抗体依存性細胞傷害** antibody-dependent cell-mediated cytotoxicity（ADCC）とよばれる．また，NK細胞や**NKT細胞** natural killer T lymphocyte にはNKR-P1とよばれるレセプターが存在している．このレセプターは標的細胞上の特定の糖質構造を認識して腫瘍細胞を特異的に傷害すると考えられている．このようなNK細胞またはNKT細胞による細胞傷害は，これらの細胞がその顆粒中に保有する**パーフォリン** perforin と**グランザイム** granzyme によって行われる．

2 マクロファージ

マクロファージ macrophage は血液中の**単球** monocyte が分化した細胞であり，単球は血管壁を通過して種々の器官や組織に移動して食作用の強いマクロファージになる．マクロファージの細胞質にはよく発達したゴルジ装置とリソソームが存在している．リソソーム中にはペルオキシダーゼや塩基性たん白質，酸性プロテアーゼなどが含まれ，これらは微生物の殺菌や消化など，マ

表 4-1　免疫系細胞の種類と機能

細　胞	機　能	レセプター，細胞マーカー，（産生物質）
リンパ球		
B細胞	抗原提示，抗体産生	sIg, MHC（クラスII），（抗体；形質細胞）
ヘルパーT細胞（Th1）	細胞傷害性T細胞の活性化	TCR, IL-2R, CD4,（IL-2, IFN-γ）
（Th2）	B細胞の活性化	TCR, IL-2R, CD4,（IL-4, IL-5, IL-6, IL-10）
細胞傷害性T細胞（CTL）	ウイルス感染細胞の傷害	TCR, IL-2R, CD8,（パーフォリン，グランザイム）
NK細胞，NKT細胞	腫瘍細胞の傷害	IL-2R, FcγR, NKR-P1,（パーフォリン，グランザイム）
抗原提示細胞		
単球/マクロファージ	抗原提示，食作用	MHC（クラスII），CR1, IFNγR, CD14,（TNF-2, IL-1）
樹状細胞	抗原提示	MHC（クラスII），CD83
顆粒球		
好中球	食作用	FcγR, CR1
好塩基球/肥満細胞	血管透過性の促進	FcεR,（ヒスタミン，ロイコトリエン，ECF）
好酸球	寄生虫の傷害	FcγR, CR1,（MBP）

クロファージの細胞傷害性に重要な役割を果たしている．マクロファージの食作用には，細胞表面に存在する種々のオプソニンレセプター（CR1など）が重要な働きをしている．また，マクロファージにはIFN-γレセプター（IFNγR）も存在しており，このレセプターを介して，Th1細胞やNK細胞，NTK細胞が産生するIFN-γによる活性化を受けTNF-αやIL-1などを産生する．

マクロファージは**抗原提示細胞** antigen-presenting cell（**APC**）としての機能ももつ．マクロファージは生体内での存在部位によって，漿膜マクロファージや脾洞内マクロファージ，リンパ節洞内マクロファージ，**クッパー細胞** Kupffer cell（肝臓），ミクログリア細胞（脳），肺胞マクロファージ（肺），糸球体内メサンギウム（腎臓）などとよばれる．これらの細胞は異物を食菌，消化し，その消化断片ペプチドを細胞表面のMHC分子に結合して，T細胞レセプター（TCR）に提示する．

また，マクロファージはLPS（エンドトキシン）の刺激を核に伝達するために必要なレセプター（CD14）も保有している．

3 樹状細胞

樹状細胞 dendritic cellはマクロファージのような食作用をもたないが**エンドサイトーシス** endocytosisまたは**飲作用** pinocytosisによって抗原を取り込んでそれをペプチドに消化し，そのMHC抗原上にペプチド断片を結合し，T細胞に提示する抗原提示細胞である．典型的な樹状細胞として**ランゲルハンス細胞** Langerhans' cell（皮膚）がある．この細胞は皮膚から輸入リンパ管を経由して所属リンパ節へ移動し，そこで多くのT細胞と接触する．リンパ節や脾臓中の**濾胞樹状細胞** follicular dendritic cellは，細胞表面の補体レセプターやFcレセプターを介して抗原抗体複合体を捕捉してB細胞に活性化シグナルを供給する．樹状細胞は胸腺髄質にも多く存在する．これらは，MHCクラスⅡ抗原とそれに結合した多くの自己抗原を保有している．胸腺は，T細胞の分化や成熟に重要な役割をしているが，特に，**インタージギテーティング細胞** interdigitating cellは，自己反応性T細胞の排除（ネガティブセレクション，負の選択）に関与していると考えられている．

4 顆粒球（好中球，好塩基球／肥満細胞，好酸球）

好中球 neutrophilic leukocyteは**多形核白血球** polymorphonuclear leukocyte（**PMN**）ともよばれる．好中球には一次顆粒と二次顆粒の2種の顆粒が存在する．一次顆粒は酸性加水分解酵素，リゾチーム，ミエロペルオキシダーゼ（MPO）などを含み，二次顆粒はラクトフェリン，コラゲナーゼなどを含む．マクロファージと同様の異物の食菌，殺菌，消化作用をもつ．

好塩基球 basophilic leukocyteは塩基性色素に染まる顆粒をもつ．顆粒にはヘパリンやヒスタミンの他，各種酵素を含む．好塩基球は組織に出て**肥満細胞**（マスト細胞 mast cell）となる．肥満細胞は血中には全く存在せず組織中にしか見出されない．肥満細胞の細胞表面にはIgE抗体に対するレセプター（FcεR）がある．このレセプターと結合したIgE抗体と抗原が結合してIgE抗体が架橋されると，ヒスタミンなど顆粒内の内容物が放出されたりまたロイコトリエンが産生されてアレルギーが起こる．肥満細胞は顆粒に**好酸球走化因子** eosinophil chemotactic factor（ECF）をもち，IgE抗体が架橋されるとそれを分泌する．そして，ECFによって遊走された好酸球は，そのFcγレセプター（FcγR）を介してIgG抗体と結合した住血吸虫などの寄生虫を傷害する．ECFの化学的本体は，Val-Gly-Ser-GluまたはAla-Gly-Ser-Gluからなるペプチドである．

好酸球 eosinophilic leukocyteは酸性色素に染まる顆粒をもつ．この顆粒は**主要塩基性たん白** major basic protein（MBP）の結晶とそれを取り囲む基質からなっている．好酸球は肥満細胞から放出される好酸球走化因子（ECF）によって誘引される．それらは寄生虫に結合するとMBPを放出して寄生虫を殺す．このようにしてマクロファージでは大きすぎて取り込むことのできない寄生虫のような病原体には，好酸球が傷害に当たる．好酸球は，この他にも，ヒスタミンやアリルスルファターゼも放出する．このうち，ヒスタミンは肥満細胞のヒスタミンレセプターH₂と結合することにより肥満細胞からのヒスタミンの放出を抑制し，アリルスルファターゼは肥満細胞由来の**SRS-A**（slow reactive substance of anaphylaxis，これはロイコトリエンC，Dと同じ物質）を不活化する．これによって，炎症を鎮静化し，局所へ

の好中球の遊走を抑える．

5 赤血球，巨核球，血小板，肝実質細胞

　血液幹細胞から分化した赤芽球が核（染色体）を細胞質の一部と共に放出した残りが網状赤血球であり，網状赤血球のリボソームやその他の細胞内成分がなくなったものが**赤血球** erythrocyte である．赤血球は，血液中の細胞の中では最も数の多い細胞であるが，生体防御にはあまり関与しない．しかし，赤血球や血小板は細胞表面のCR1（C3bレセプター）を介して異物や免疫複合体と結合してそれらを肝臓などへ輸送し，クッパー細胞の食作用を受けやすくする機能を有している．

　巨核球 megakaryote は細胞分裂をしないでDNAの合成が起こるために1つの細胞内に多数の染色体が存在する．巨核球の細胞質が細かく分離してできたものが**血小板** platelet であり，血小板には核がない．血小板は傷害された血管に付着することで活性化し，血小板内にある顆粒から内容物を放出する．この結果，血液凝固系たん白質の活性化反応が連鎖的に起こりフィブリンが析出する．これにより出血を免れると共に，病巣を限局して病原体の拡散を防ぐ．また血小板が血管の傷害部位に付着すると，そこで血管の透過性を亢進したり補体系を活性化する因子を放出して白血球を誘引して免疫反応に関与する．

　その他，補体やCRPの産生に関与する肝実質細胞も免疫系に働く．**CRP**（C-reactive protein, C反応性たん白質）は感染などによる炎症やがんの進行と平行して速やかに肝臓で産生され血中に現れることから炎症の診断に利用される．*Streptococcus pneumoniae* 肺炎レンサ球菌の細胞壁のC多糖体と反応するたん白質であることからこの名前で呼ばれる．CRPは，C多糖体以外にも，細菌や真菌の菌体成分と結合してオプソニン作用を示す．また，CRPはC多糖体やポリアミンとの相互作用をして補体の古典経路を活性化する．

4-4　自然免疫

　微生物などの病原体に対する生体の防御機構には**自然免疫** innate immunity と**獲得免疫** adaptive immunity が存在することは前述した．自然免疫は生まれながらにして生体に備わった原始的な免疫系であり，病原体の侵入に対する宿主の初期防御機構である．自然免疫では抗原特異的なレセプターをもたない食細胞，ナチュラルキラー（NK）細胞および補体のような体液性たん白質，多くの抗病原体ペプチドが防御の中心的役割を担う．獲得免疫が，侵入した抗原に対応するレセプターをもったT細胞やB細胞の活性化に伴って起こる，特異的な防御システムであるのに対して，自然免疫応答は非特異的な感染防御機構といえる．

　病原体が宿主体内に侵入しようとすると，皮膚や粘膜などのバリアーに出会う．バリアーを突破して体内に侵入してきた病原体に対しては，食細胞や補体を中心とした自然免疫が作用する．そして自然免疫が活動している間に，病原体の侵入を感知した特異的なリンパ球が働いて獲得免疫が作動し始める．

4-4-1　バリアー

　病原体の体内での感染や増殖に対する第一の防御は**物理的・化学的バリアー** physical and chemical barrier である．物理的（機械的）バリアーとしては皮膚や粘膜があり，これが病原体の侵入を防いでいる．また，粘膜の分泌液に含まれる酵素や種々の抗菌物質が化学的バリアーとして作用する．

　常に外界に曝されている皮膚や粘膜の上皮層は，病原体の生体内への侵入を防ぐ単なる物理的バリアーとしての機能だけでなく，病原体に対する殺傷能や増殖抑制能をもつ物質を産生することで，化学的バリアーとしての機能も発揮する．この代表的な例は，胃の上皮細胞が産生する酸や消化酵素，腸管のパネット細胞 Paneth cell が産生する抗菌ペプチドなどである．また，腸管上皮細胞などに存在する正常細菌叢は，栄養や生存場所を奪い合うことによって，病原体の定着を抑制している．抗生物質など化学療法薬の多用などによりこのバランスが崩れると病原細菌の異常増殖を引き起こし，感染症が発症することがある．

1 皮　膚

　生体の表面は皮膚で覆われており，生体内と病原体の存在する外界との間のバリアーを形成している．皮膚は3種類の厚い層，すなわち結合組織から成る**真皮** dermis，上皮細胞から成る**表皮** epidermis，表皮を覆う**ケラチン** keratin 層で構成されており，ほとんどの微生物はこれらの層によって生体内への侵入が食い止められている．感染はこれらのバリアーに病原体が付着したり通過したりすることによって起こるが，病原体は無傷の皮膚には感染できない．しかし，傷や火傷などで皮膚のバリアーが損傷すると容易に感染が起こり，死に至ることもある．皮膚のバリアーとしての機能には，汗腺や皮脂腺からの分泌物に含まれる**リゾチーム** lysozyme などの酵素や抗菌活性を有する脂肪酸，発汗による皮膚面のpHの低下や異物の洗い流し，皮膚面で膜を形成する皮脂，常在細菌による病原体の増殖の阻止などが関与している．

2 粘膜（腸管，気管，生殖器）

　粘膜の粘液中に存在するリゾチーム，**ラクトパーオキシダーゼ** lactoperoxidase や**ラクトフェリン** lactoferrin，**胆汁塩** bile salt，**腸内細菌叢** intestinal flora は腸管，気管，生殖器におけるバリアーとなる．下痢や排尿，細胞の新陳代謝も生体内や細胞内からの異物の洗い流しの機能として重要な役割を果たしている．気管の**繊毛** cilia は体内に入ってきた異物を捕捉して，咳やくしゃみと共に異物を体外に排出する．

4-4-2　補　体

　補体 complement は主として肝臓の実質細胞で産生され，抗原抗体複合体に結合して細菌の溶菌を含め様々な生物活性を示す血清中の物質の総称であり，ヒトではC1（Cq, Cr, Cs）〜C9が一連の酵素系を形成している．その他，B因子，D因子，P因子（プロペルジン），H因子，I因子，C4結合たん白質（C4BP），C1-INH（C1インヒビター），制御たん白質（DAF, MCP, HRF, CD59など），白血球や血管内皮細胞上に存在する補体レセプター（CR1, CR2, CR3, CR4, CR5aなど）が補体系を形成し，補体と協同して，細胞外寄生体に対する生体防御に重要な役割を担っている．補体の活性化によって生じた補体成分には，直接寄生体に結合し食細胞への取込みを促進させるオプソニン作用，寄生体の細胞質膜に孔を形成して直接破壊する膜傷害作用，食細胞を補体活性化の局所へと動員させる化学走化性などがあり，これらの作用が生体防御に重要な役割を果している．

1 補体の活性化経路

　補体の活性化経路には，抗体によって誘導される**古典経路** classical pathway，レクチンによって誘導される**レクチン経路** lectin pathway および**代替経路** alternative pathway（副経路，別経路，第二経路とも呼ばれる）がある．レクチン経路と代替経路は抗体非依存的に誘導され，自然免疫の一部として働く．補体の活性化反応は，古典経路，レクチン経路，代替経路固有の酵素活性に依存した一連のたん白質分解反応によるC3転換酵素活性およびC5転換酵素活性を誘導する第一段階（初期反応）と，それ以降の3つの経路に共通した重合反応による，**膜傷害複合体** membrane attack complex（**MAC**）の形成とMACによる細菌や感染細胞の溶解を誘導する第二段階（後期反応）から成る（図4-5）．

a）古典経路

　古典経路での補体活性化の第一段階はIgMあるいはIgGクラスの抗体が抗原と結合し，さらにその抗体の定常領域（Fc）と補体成分C1qとが結合することによって惹起される．C1q分子は6個の球状部とその茎状構造から成っているが，球状構造のうち2つ以上がFcと結合すると，C1qの立体構造が変化して活性化し，C1r分子を活性化する．活性化したC1rに発現された酵素活性によって，会合しているC1sは限定分解され活性化セリンプロテアーゼになる．この活性化されたC1sはC4をC4aとC4b成分に，またC2をC2aとC2bに切断し，C4b2aが形成されると同時にC2b成分が遊離する．このC4b2aは**C3転換酵素** C3 covertase としての活性をもち，その活性によって，C3はC3aとC3b成分に切断される．C3bは既に形成されていたC4b2aと結合してC4b2a3b複合体が形成される（図4-6）．このC4b2a3b複合体は**C5転換酵素** C5 convertase としての活性を有

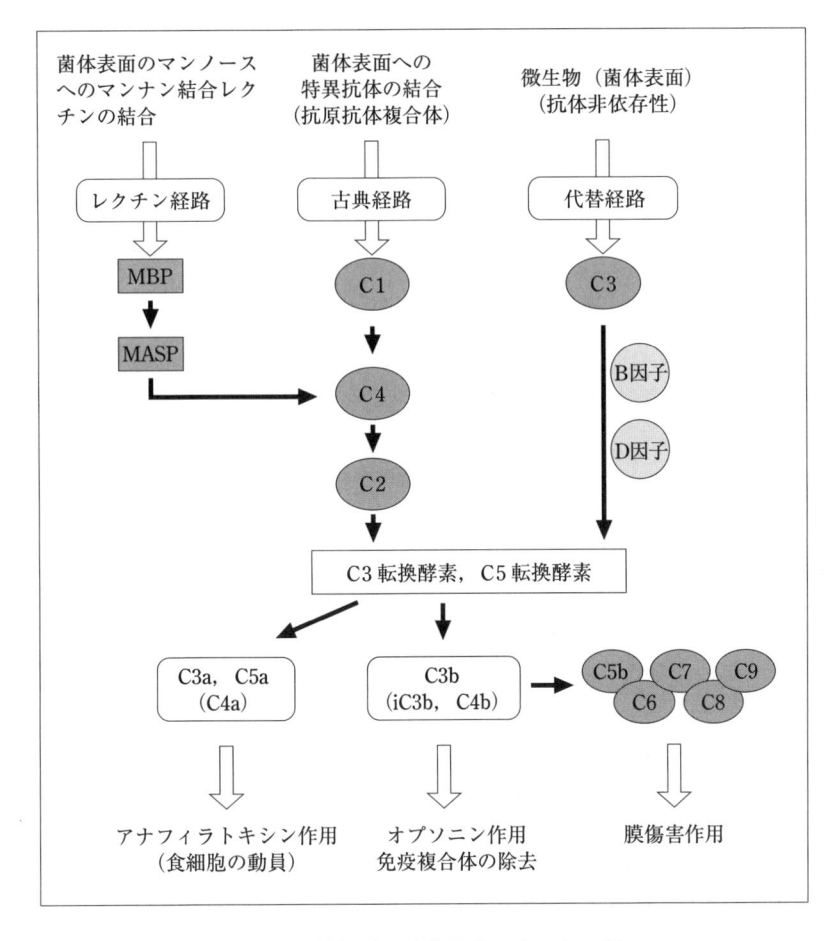

図 4-5　補体系活性化反応のカスケード

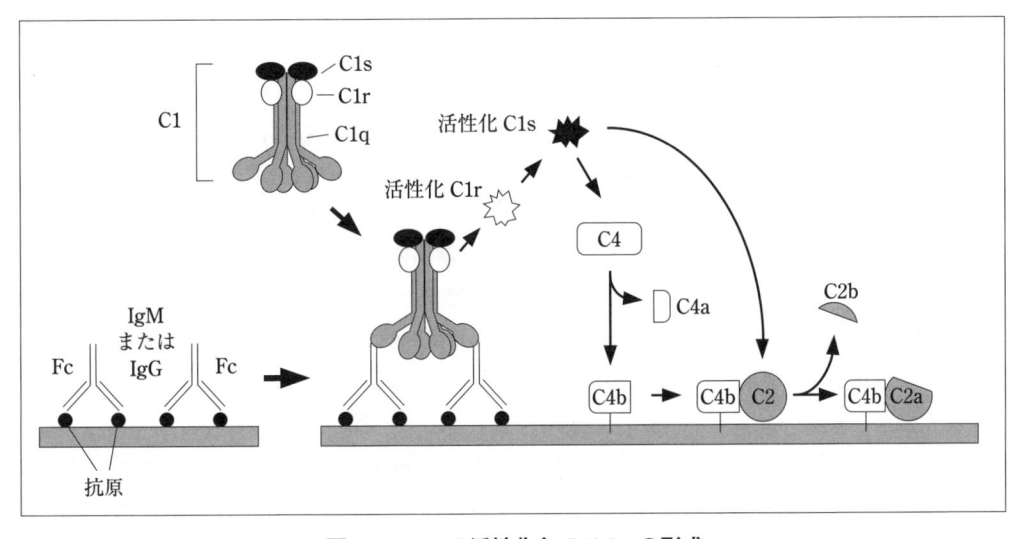

図 4-6　C1 の活性化と C4b2a の形成

し，C5 は C5a と C5b に切断される．

b）レクチン経路

C1q はカルシウム依存症レクチンファミリーに属するたん白質である．このファミリーに属する**マンナン結合レクチン** mannan-binding protein（MBP）は細菌表面の糖鎖に含まれるマンノースと結合できる．この MBP-マンノース複合体は C1r と相同性をもつ **MASP-1**（mannan-binding lectin-associated serine protease-1）および C1s と相同性をもつ **MASP-2** と呼ばれる2種類のセリンプロテアーゼの活性化を介して古典経路と類似の機構により，C4 および C2 を活性化する．また，MBP-MASP 複合体は C3 をも活性化できる．

c）代替経路

古典経路が抗体の抗原への結合によって反応が誘導されるのに対して，代替経路の活性化には抗体を必要としない．代替経路での活性化の第一段階は生体内で常時継続的に起こっている C3 の C3a と C3b への自然解離がその基本となる．この C3b と細菌 LPS など微生物の表層構成成分が結合することによって活性化が惹起される．C3b 成分は不安定であるが LPS などと結合すると安定化され，B 因子と結合して C3bB が形成される．C3bB を形成した B 因子は D 因子という血清中のプロテアーゼによって切断される．その産物である C3bBb が膜上に残り，Ba は遊離する．C3bBb が **C3 転換酵素** としての活性を有し，その酵素活性によって C3 は C3a と C3b に切断される．C3b は既に形成されていた C3bBb と結合して C3bBb3b 複合体が形成される．この C3bBb3b 複合体は **C5 転換酵素**としての活性を有し，その活性によって C5 は C5a と C5b に切断される．

補体活性化の第二段階は，3つの経路に共通した反応である．C5 が C5a と C5b へ切断された後，C5b に C6，C7 が結合して，複合体の立体構造の変化による疎水性領域が露出して脂質二重層へと挿入される．その後，C8 の結合の後，C9 が重合して膜傷害複合体（MAC）を形成する．

2 微生物の排除に関与する補体成分の生理活性

a）オプソニン作用（C3b，C4b）

細菌などの異物の表面に結合することによって食細胞（マクロファージや好中球）の食作用を促進するような因子を**オプソニン** opsonin と呼び，オプソニンによって食作用を亢進させる作用をオプソニン作用あるいはオプソニン化という．食細胞は，もともと微生物に直接結合する能力を有しているが，補体系の活性化によって生成された **C3b** や **C4b** が細菌上に存在すると，食細胞表面にある **C3b レセプター，C4b レセプター**（ともに CR1）を介して細菌と結合し，食作用が発揮されやすくなる．抗体分子（**IgM** および **IgG** クラス）もオプソニンの一種であり，細菌に結合した抗体が **Fc レセプター**を介して食細胞と結合する．C3b と抗体の両方が働くと，相乗的に作用してオプソニン化による食作用が増強される．

b）アナフィラトキシン作用（C3a，C4a，C5a）

血管の透過性や平滑筋の収縮性を亢進させる物質を遊離させる因子を**アナフィラトキシン** anaphylatoxin と呼ぶ．**C3a，C4a，C5a** は肥満細胞や好塩基球などに発現しているそれぞれのレセプターに結合し，これらの細胞を刺激して**ヒスタミン** histamine や**ロイコトリエン** leukotriene などの放出や産生を亢進させる．これらのケミカルメディエーターは血管の透過性や平滑筋の収縮性を誘導する．さらに，C5a は好中球などに対して**化学走化性** chemotaxis を誘導し，補体の活性化が起こっている炎症局所への抗体，補体，好中球やマクロファージなどの炎症性の細胞の動員と活性化を促進する．

c）膜傷害作用（C5b678poly9）

補体の作用による生体防御の重要な機構の1つが**膜傷害複合体** membrane attack complex（**MAC**）の形成と MAC による病原体や病原体が感染した細胞の溶解である．第一段階で生成された C5b は C6 と結合して C5b6 が形成され，C5b6 は C7 と結合し C5b67 を形成する．C5b6 と会合した C7 は立体構造の変化によって疎水性となって膜に挿入される．次に C5b67 に C8 が会合し C5b678 が形成される．C5b67 に会合した C8 も疎水性に変化し，膜に挿入されて小さな穴をあける．最後に

C5b678 複合体は C9 と結合する．最終的に 10 ～ 16 分子の C9 が重合して MAC が形成される．MAC は病原体や病原体が感染した細胞の細胞質膜を標的として，これに貫通して孔を形成して細胞を破壊する．

3 補体レセプター

マクロファージや顆粒球，リンパ球，赤血球などの細胞表面には補体の活性化反応で生成される補体成分と特異的に結合する**補体レセプター** complement receptor (CR) が発現している．補体の生理作用の発現は，特異的なレセプターとの結合によってもたらされる．標的細胞の膜上に結合する C3 由来の補体成分に対するレセプターとしては **CR1，CR2，CR3，CR4** がある．これらのレセプターの特異性，機能，発現細胞については表 4-2 に示した．

CR1 は C3b および iC3b を**リガンド** ligand（たん白質と特異的に結合する物質の総称）とし，主にオプソニンレセプターとして作用する他，赤血球による免疫複合体の運搬と除去に重要な機能を発揮する．C3b は I 因子と H 因子などの作用により iC3b に，iC3b は引き続き C3c と C3dg に分解される．CR2 のリガンドは iC3b および C3dg であり，これは B 細胞，濾胞樹状細胞およびある種の上皮細胞に分布している．B 細胞上の CR2 は補助レセプターの複合体の成分であり，特異的免疫応答の誘導において抗原に対する感受性の亢進に関与している．また，CR2 は Epstein-Barr virus エプスタイン・バールウイルス（EBV）のレセプターでもある．

EBV は CR2 に直接結合して，補体非依存的に細胞内に侵入する．CR3 と CR4 はインテグリンファミリーに属する接着因子であり，iC3b でオプソニン化された異物に対する食作用を誘導すると考えられている．

表 4-2 各補体レセプターの特異性，発現細胞と機能

レセプター	結合する補体成分など	発現細胞	発揮される作用
CR1 （CD35）	C3b C4b	赤血球，好中球，B 細胞，単球，マクロファージ，濾胞樹状細胞，肥満細胞	食作用の亢進（オプソニン作用） C3b から iC3b，C3dg への分解 赤血球による免疫複合体の輸送
CR2 （CD21）	C3d C3dg iC3b EB ウイルス	B 細胞，濾胞樹状細胞，咽頭上皮細胞	B 細胞補助レセプター （B 細胞活性化） EB ウイルスレセプター
CR3 （CD11b / CD18）	iC3b フィブリノーゲン 第 X 因子 ICAM-1	単球，マクロファージ，好中球，NK 細胞，濾胞樹状細胞	食作用の亢進（オプソニン効果）
CR4 （CD11c / CD18）	iC3b フィブリノーゲン	単球，マクロファージ，好中球，NK 細胞	食作用の亢進（オプソニン効果）
C3a レセプター	C3a	好中球，好酸球，肥満細胞，血小板	食細胞の動員 （アナフィラトキシン作用）
C5a レセプター	C5a	好中球，好酸球，単球，マクロファージ，肥満細胞，血小板	食細胞の動員 （アナフィラトキシン作用）
C1q レセプター	C1q	単球，マクロファージ，B 細胞，血小板，血管内皮細胞	免疫複合体の取込みの亢進 （オプソニン作用）

4-4-3 食細胞

感染の初期防御（自然免疫応答）で第一線での防御機能を担うのが食細胞である．自然免疫応答における食細胞は補体や抗体によってオプソニン化された物質を取り込むとともに，直接病原体に結合して，それらを細胞内に取り込み破壊する．食細胞は大きく2つに分けられる．1つは単球/マクロファージであり，もう1つが好中球（多形核白血球）である．

生体内の種々の臓器に存在するマクロファージは，血液中の単球に由来する．血液中の単球は組織内に移行してマクロファージに分化して，結合組織や腸管の他，生体内の様々な組織に特有のマクロファージとして分布する．肝臓の**クッパー細胞** Kupffer cell，肺の肺胞マクロファージ，中枢神経の**ミクログリア細胞** microglia cell，骨組織の**破骨細胞** osteoclast，関節滑液膜の**A細胞**，腎臓の**糸球体間質性食細胞**（糸球体メサンギウム）などが単球/マクロファージ系の食細胞に分類される．

分葉した不定形の核をもち，食細胞として重要な機能を発揮するのは好中球（**多形核白血球** polymorphonuclear leukocyte, PMN）である．好中球は単球/マクロファージと同様に骨髄由来の前駆細胞から分化するが，寿命は短く血液中に分布する．

1 食細胞による病原体の捕捉

食細胞による細胞内殺菌の第一段階が病原体の捕捉である．そのためには，感染局所により多くの食細胞を動員する必要がある．病原体の感染に対する自然免疫応答により，感染局所で産生（分泌）されたサイトカインやケモカイン，C5aやC3aなどの補体成分，細菌由来の**フォルミルメチオニルロイシルフェニルアラニン**（fMet-Leu-Phe）などの炎症性伝達物質が食細胞に対する走化性因子として働き，炎症局所に食細胞を動員する．食細胞表面にはIgG抗体のFc部位に対するレセプター（Fcγ RⅠ，Ⅱ，Ⅲ）や補体レセプター（CR1, CR3, CR4）が発現しており，抗体や補体成分でオプソニン化された病原体を識別して結合する．この他，病原体および食細胞の表面上に発現している**糖結合性のたん白質**（レクチン lectin）も病原体と食細胞の接着に関与している．

2 食細胞による食菌，殺菌

病原体が食細胞に接着すると食細胞内のアクチンの重合が起こり，細胞質膜が病原体を覆い囲むように融合して**ファゴソーム** phagosome（食胞）が形成される．次いでファゴソームは細胞質内の**リソソーム** lysosome（細胞質内顆粒）と融合し，**ファゴリソソーム** phagolysosome を形成する（図4-7）．リソソーム内に

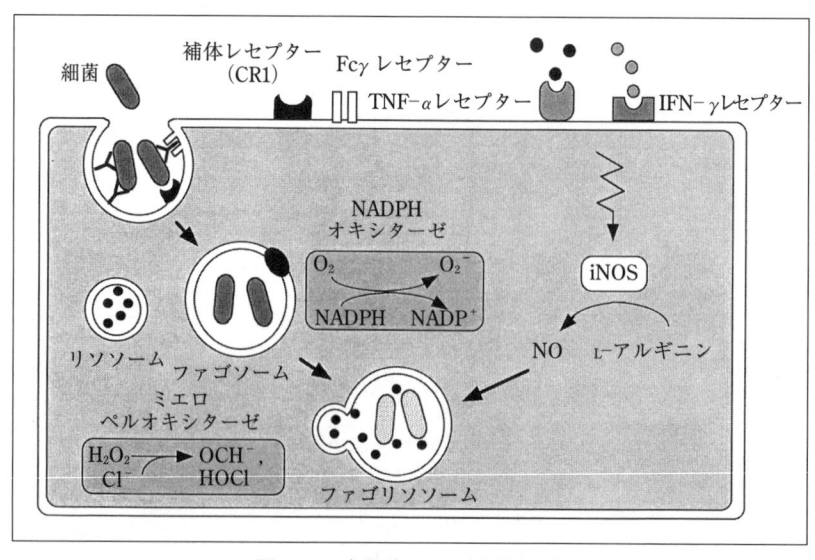

図4-7 食細胞による殺菌機構

は種々の酵素や抗菌物質が存在しており，ファゴリソーム内に放出されて病原体の破壊にあたる．食細胞は病原体の接着，食作用の過程で様々な抗菌物質や毒性物質を生成し病原体を破壊する．特に重要なものがファゴソームの膜酵素である **NADPH オキシダーゼ** の活性化によって誘導される**スーパーオキシドアニオン** superoxide anion（O_2^-），また O_2^- が還元された**過酸化水素**（H_2O_2），**ヒドロキシルラジカル**（OH・）などである（第1編，8-1-1 4 参照）．ファゴリソーム形成後は，**ミエロペルオキシダーゼ** myeloperoxidase が H_2O_2 に作用して殺菌能力の高い**次亜塩素酸**（HOCl）様の毒性酸化物が生成される．また，マクロファージ内ではインターフェロン-γ（IFN-γ）や腫瘍壊死因子α（TNF-α）などのサイトカインやリポ多糖体（LPS）などの刺激により，**誘導型酸化窒素合成酵素**（iNOS）が合成され，さらに殺菌力を有する**一酸化窒素**（NO）が生成される．NO はファゴリソーム内に入り殺菌効果を発揮する（図4-7）．

4-4-4 Toll 様レセプター

自然免疫系における病原体の認識は，**Toll 様レセプター** Toll-like receptor（**TLR**）ファミリーたん白質によってなされることが最近明らかとなった．Toll レセプターは最初，ショウジョウバエの発生における形態形成に関与する受容体として単離されたが，その後，感染防御に重要な役割を果たしていることがわかった．獲得免疫系をもたないショウジョウバエは微生物感染に対して，抗細菌ペプチドや抗真菌ペプチドを産生することによって病原体を破壊する．この時，防御機構は感染微生物が細菌であるのか真菌であるのかを識別して，特異的な抗菌ペプチドを産生する．ショウジョウバエの Toll レセプターは，微生物のうちでも真菌の認識とそれに引き続いて起こる細胞内シグナル伝達に選択的に関与している．

ヒトにおいても Toll 様レセプターは，自然免疫系における病原体認識機構分子として機能している（図4-8）．現在までに10種を超える Toll 様レセプターが抗原提示細胞（マクロファージ，樹状細胞），好中球，B細胞などの表面上に発現していることが報告されているが，それぞれが特異的な病原体の構成成分の認識に関与すると考えられている．以下に，代表的な TLR の病原体認識について述べる．

1 TLR2

TLR2 はグラム陽性細菌の**ペプチドグリカン** peptidoglycan（細胞壁構成成分）や，一般的な細菌およびマイコプラズマのリポたん白質など多彩な病原体の構成成分を認識する．また TLR2 は，これと構造が類似している TLR1 または TLR6 と会合することによって，リポたん白質の微細な構造を認識していることも明らかになっている．したがって，TLR2 はグラム陽性細菌の他，種々の微生物の認識に関与すると考えられている．

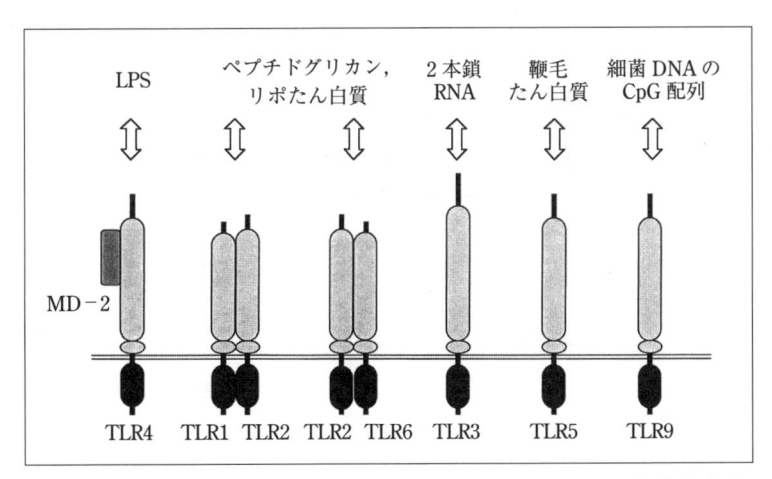

図4-8　Toll 様レセプター（TLR）の構造と認識される病原体構成成分

2 TLR3

TLR3はウイルス由来の2本鎖RNAを認識する．自然免疫応答において，ウイルス特異的な2本鎖RNAはTLR3を介してインターフェロンα（IFN-α）やインターフェロンβ（IFN-β）などの抗ウイルス作用を発揮するサイトカインを誘導する．

3 TLR4

TLR4はグラム陰性細菌の細胞壁の構成成分である**リポ多糖体** lipopolysaccharide（**LPS**）の認識に関与する．菌体膜上にあるLPSは，最初に血液中に存在する**LPS結合たん白質** LPS binding protein（LBP）を介してマクロファージ上のCD14分子に渡され，**CD14-LPS複合体**が形成される．そして，TLR4がこのCD14-LPS複合体を認識することによって，マクロファージのTNF-αの産生性などが発現される（3-5-1参照）．マクロファージのLPS応答性には，TLR4以外にも，RP105，MD-1，MD-2などの分子が関与する．

4 TLR5

TLR5は鞭毛を構成するたん白質である**フラジェリン** flagellinを認識する．フラジェリンも細胞壁構成成分と同様に自然免疫系を活性化させる．

5 TLR9

TLR9は微生物ゲノムDNAに特有のメチル化を受けていないシトシン（C）とグアニン（G）の繰り返し配列，**CpG配列**の認識に関与する．哺乳類では，CpG配列の頻度も低く，しかもほとんどがメチル化されているため，微生物ゲノムDNAのCpG配列は，哺乳類に対して自然免疫応答を惹起する．同じ配列をもつ合成DNAも同様の作用をもち，強いアジュバント効果があることが知られている．

4-5 獲得免疫

免疫系は，細菌，ウイルス，原虫，寄生虫などの病原体や外来の異物の侵入によって作動し，リンパ球や顆粒球などがこれらの排除を行う．すでに述べたように，病原体に対する免疫応答では，最初に単球/マクロファージ（食細胞）がすみやかに侵入局所に遊走し，食作用など抗原に非特異的な防御応答（自然免疫）が起こる．そして，自然免疫から逃れた病原体による感染が起こった場合には，病原体由来抗原（ペプチド）に対する抗原特異的免疫応答（獲得免疫）がこれに対処する．獲得免疫では，特異的抗原を認識するリンパ球が活性化され，B細胞は抗体産生細胞（形質細胞）に分化し，T細胞が免疫系をコントロールするヘルパーT細胞（Th）や細胞傷害性T細胞などに分化し，病原体の排除にあたる．獲得免疫には，B細胞が産生する**抗体** antibodyが主体をなす**液性免疫** humoral immunity（体液性免疫）と，T細胞が主体となる**細胞性免疫** cellular immunityがある．液性免疫応答，細胞性免疫応答は，ともにヘルパーT細胞によって制御されている．

ヘルパーT細胞は産生するサイトカインの種類によって，Th1とTh2からなる2つの亜集団に分類される．IL-2，IFN-γ，TNF-βなどを産生するTh1の生成が優勢になると細胞性免疫が主導になり，IL-4，IL-5，IL-6，IL-9，IL-10，IL-13などを産生するTh2の生成が優位になると液性免疫応答が優勢になると考えられている．Th1の成熟にはマクロファージや樹状細胞が産生するIL-12や，Th1が産生するIFN-γが重要であり，Th2の成熟にはTh2が産生するIL-4やIL-10が重要な役割を果たす．このように，ヘルパーT細胞は自ら産生したサイトカインをその細胞表面に発現するレセプターに作用させて，自己の細胞を成熟させている．また，Th1が産生するIFN-γはTh2の増殖を抑制し，Th2が産生するIL-4，IL-10はTh1の増殖を抑制し，Th1とTh2細胞数を制御し合っている．これを**Th1/Th2バランス**という．

4-5-1 液性免疫

1 膜結合型抗体と分泌型抗体

液性免疫の作用因子である**抗体** antibodyの化学的本体は糖たん白質であり，抗体は**免疫グロブリン**

immunoglobulin ともよばれる．抗体には2つの型がある．1つは膜結合型抗体であり，これは抗原に対する特異的な受容体としてB細胞表面上に存在する．膜結合型抗体は，**表面免疫グロブリン** surface immunoglobulin (**sIg**) ともよばれる．もう1つは分泌型抗体であり，これは活性化をうけて分化したB細胞（形質細胞）が産生する免疫グロブリン（γグロブリン）であり，血液，リンパ液，細胞間質，外分泌液などに存在する．分泌型抗体は，抗原の中和や凝集，補体の活性化，食細胞のオプソニン化，肥満細胞や好酸球の活性化など，種々の活性を有している．液性免疫は，分泌型抗体が有するこれらの活性（**エフェクター活性**）によって成立する．

膜結合型抗体は，そのC末端領域にB細胞の細胞質膜に結合するために必要な疎水性アミノ酸残基を保有しているが，分泌型抗体ではこの部分が欠けていること，また膜結合型抗体はすべて単量体であるが，分泌型抗体のIgA, IgMはそれぞれ2量体，5量体であること以外両者の構造は同一である．

2 抗体の基本構造

IgG抗体を例にして，抗体の基本構造を図4-9に示した．抗体分子は2本の**H鎖** heavy chain（重鎖，それぞれの分子量は50,000～70,000）と2本の**L鎖** light chain（軽鎖，それぞれの分子量は約25,000），計4本のポリペプチド鎖から構成されている．H鎖およびL鎖はペプチド鎖が折り畳まれた**ドメイン** domain 構造をもつ．IgGを例にとると，H鎖のそれぞれには4つのドメイン（VH, CH1, CH2, CH3ドメイン）が存在し，L鎖の場合は2つのドメイン（VL, CL）が存在している．H鎖同士，およびH鎖のCH1とL鎖のCLはS-S結合（ジスルフィド結合）で連結されている．

H鎖とL鎖のそれぞれには，抗体ごと（イディオタイプごと）にアミノ酸配列が異なる**可変領域**（**V領域** variable region, VHとVL）と，抗体の種類が異なってもアミノ酸配列がほとんど同じである**定常領域**（**C領域** constant region, CH1～CH3とCL）が存在する．H鎖，L鎖はともに可変領域のN末端側には抗原と結合する**抗原結合部位** antigen binding site が存在する．H鎖のCH1ドメイン内には，**ヒンジ** hinge とよばれる領域が存在する．構造的に柔軟性に富むヒンジ領域は，抗原結合部位と抗原との結合を容易にしている．H鎖のCHドメイン数，またそのアミノ酸配列は抗体クラス（イソタイプ）によって異なるが，CLはすべての抗体クラスで共通である．

H鎖のCH1ドメイン内にはパパインの切断部位があり，パパインの消化によって抗体は**Fab**断片 antigen-binding fragment（2分子）と**Fc**断片 crystalizable fragment（1分子）に切断される．またIgGをペプシンで消化すると**F(ab′)2**断片に切断される．

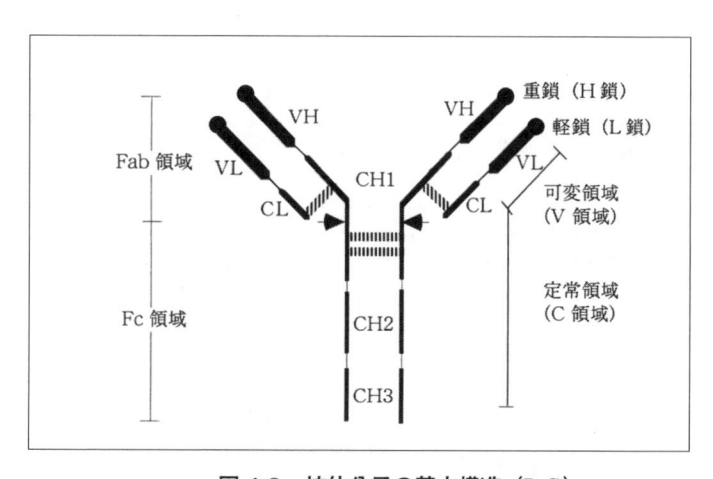

図4-9 抗体分子の基本構造（IgG）
CHドメインの数は抗体クラスによって異なる．IgG, IgA, IgDのCHドメインは，それぞれCγ1～Cγ3, Cα1～Cα3, Cδ1～Cδ3の3個からなり，IgM, IgEは，それぞれCμ1～Cμ4, Cε1～Cε4の4個からなる．図中，||||||はS-S結合を，●は抗原結合部位を，→←はパパインの切断部位を示す．

3 イディオタイプ，イソタイプ，アロタイプ

イディオタイプ idiotype は可変領域のアミノ酸配列の変異のタイプである．H鎖とL鎖の可変領域は抗体ごとに固有のアミノ酸配列（抗体ごとに固有のイディオタイプ）をもっている．

イソタイプ isotype とは，抗体の基本的な種類であり，同種動物共通の抗原決定基のことである．しかし，この抗原決定基は異種の動物に対しては抗原性をもつ．イソタイプはH鎖とL鎖のそれぞれの定常領域にある．ヒトでは，H鎖には5種類のイソタイプがあり（γ，α，μ，δ，ε），どのタイプのH鎖をもつかによってそれぞれ IgG，IgA，IgM，IgD，IgE の5つの**抗体クラス** class に分類される．異なったクラスの抗体は，各々が異なったエフェクター活性をもち，異なった局面で生体防御に当たっている（表4-3）．

γ鎖はさらにγ1，γ2，γ3，γ4に，またα鎖はα1，α2に分類され，これに従って，IgGとIgAはそれぞれ IgG1，IgG2，IgG3，IgG4 と IgA1，IgA2 の**サブクラス** subclass に分類される．一方，L鎖には2種類のイソタイプがあり（κ，λ），各クラスおよびサブクラスの抗体はκまたはλのどちらかのタイプのL鎖をもっている．κタイプは1種類，λタイプは4～6種類のサブタイプに分かれる（λ1，λ2，λ3，λ4，λ5，λ6）．

アロタイプ allotype とは，同種の異個体間で抗体産生の抗原となる抗原決定基のことであり，同じアイソタイプをもつ抗体クラス，またはサブクラスのH鎖およびL鎖のC領域に変異をもつ抗体のタイプである．アロタイプはヒトの場合，IgG1（1個），IgG2（1個），IgG3（6個），IgA2（2個），IgM（2個）に存在し，クラスまたはタイプ別に Gm（γ鎖），Am（α鎖），Mm（μ鎖），Km（κ鎖）とよばれる．アロタイプの違いが抗体の働きにどのような影響を与えるかは不明である．

4 各抗体クラスの特徴

a) IgM

IgM は免疫の一次応答に関わる主要な抗体クラスである．免疫グロブリン全体の6～10％が IgM であり，そのほとんどは血液中に存在している．IgM は，その Fc 領域が C1q と結合することで，古典経路での補体の活性化を行う．また，Fc 領域がマクロファージや好中球などの Fc レセプターに結合することで，弱いながらもこれら食細胞をオプソニン化する．

膜結合型 IgG は，表面免疫グロブリン（sIg）としてナイーブなB細胞の細胞質膜表面に発現され，B細胞

表4-3 各抗体クラスの性質と機能

クラス	分子量※	血清中の割合（半減期）	存在部位	補体活性化	胎盤通過	食細胞結合	肥満細胞結合	エフェクター作用
IgM	900,000 (5)	6～10% (5日)	血液	＋＋＋	－	＋	－	補体の活性化 抗原の凝集
IgG	150,000 (1)	70～80% (2～3日)	血液 間質液 母乳	＋＋	＋＋＋	＋＋＋	－	中和，オプソニン化 補体の活性化 新生児の免疫
IgA	385,000 (2)	13～20% (6日)	血液 分泌液 母乳	＋	－	－	－	補体の活性化 中和（粘膜面）
IgE	190,000 (1)	0.002% (3日)	粘膜 皮下	－	－	－	＋＋＋	肥満細胞の感作 好酸球の誘引
IgD	175,000 (1)	1% (3日)	B細胞表面	－	－	－	－	B細胞抗原受容体

※カッコ内は単量体（1），2量体（2），5量体（5）を示す．

の形質細胞への分化にも重要な役割を果たしている．血液中の分泌型 IgM は，H 鎖の Cμ3–Cμ3 ドメイン間と Cμ4–Cμ4 ドメイン間の2か所で S–S 結合して5量体を形成している．また，そのうちの2単量体は **J 鎖** joining chain とよばれるペプチド鎖で結ばれている．IgM は，5量体であるため，抗原結合部位が多く（10個の Fab が存在する），抗原の凝集能が高い．

b) IgG

IgG は，免疫の二次応答に関わる主要な抗体クラスである．IgM に比べ，IgG の抗原との結合親和性および結合特異性は高い．IgG は免疫グロブリン全体の 70〜80％ を占める．血液中に最も多く含まれる抗体クラスは IgG であり，また，その半減期は抗体クラスのうちで最も長い．IgG は，血液や細胞間質液以外にも，乳汁（初乳，母乳）にも存在し，また，胎盤を通過できる唯一の抗体クラスである．乳汁中または胎盤を通過した IgG は新生児または胎児の受動免疫に重要な役割をしている．IgG には食細胞に対する強いオプソニン作用があり，また，IgM と同様に，補体の古典経路を活性化する．

c) IgA

IgA は，免疫グロブリン全体で占める割合は 13〜20％ であり，血液中に存在する**血清型 IgA** と，外分泌液（腸管や気道の粘液，乳汁，唾液，涙，汗，鼻汁など）に存在する**分泌型 IgA** secretory IgA の2つのタイプがある．血清型 IgA は，大部分が単量体であるが，2〜4量体を形成しているものもある．分泌型 IgA は局所免疫に関わる主要な抗体クラスである．

分泌型 IgA は，単量体の Cα3 ドメイン同士が J 鎖で結ばれた2量体である．粘膜上皮細胞下の固有層に分布するリンパ組織で産生された2量体 IgA は**ポリ Ig レセプター**（secretory component, **SC**）と結合することで，上皮細胞へ取込まれて細胞内を運搬され，さらに，管腔など粘膜面に分泌される（一部の2量体 IgA は血中に入る）．SC と結合した分泌型 IgA はたん白分解酵素に抵抗性となる．これによって，たん白分解酵素に分解されることなく抗原との中和反応が進行し，また，2量体であるために，IgM と同様に抗原の凝集能が高く，病原体の粘膜面への付着阻止など**粘膜免疫** mucosal immunity が効率よく行われる．分泌型 IgA は初乳中にも多く含まれ，これが新生児の粘膜免疫に役立っている．IgA には，古典経路の補体活性化能はないが，代替経路の補体活性化能が見られる．

d) IgE

IgE は，I 型アレルギーに関与する抗体クラスである．IgE のほとんどは皮膚や肺，粘膜に存在する肥満細胞に結合しているため，血液中には微量の遊離 IgE が存在するのみである（免疫グロブリン全体の 0.002％ 程度）．**アレルゲン** allergen（花粉やダニなど）と結合した IgE は肥満細胞に結合して（肥満細胞を感作して），アトピー性皮膚炎や喘息など I 型アレルギーを起こす．アレルゲンに反応する物質は**レアギン** reagin とよばれていた時期があったが，現在ではレアギンの本体は IgE であることが判明している．遊離 IgE の半減期は短いが（およそ3日），これが肥満細胞を感作している場合は 7〜13日と長くなる．寄生虫の抗原と結合した IgE が肥満細胞を感作すると好酸球が誘引され，好酸球は寄生虫を傷害する（4-3-2 [4] 参照）．

e) IgD

膜結合型 IgD は B 細胞の分化の特定の段階に膜結合型 IgM と同時に細胞表面に存在して抗原の認識に関与していると考えられている．IgD はたん白分解酵素に感受性が高く，これが血清中での半減期の短さ（3日）と血清中の免疫グロブリン全体に占める割合の低さ（およそ1％）に関係していると考えられている．IgD の機能は不明である．

[5] 抗体による感染防御機構

感染防御における抗体の作用は，**抗原** antigen（病原体など）と特異的に結合することと，結合した病原体を破壊して排除することである．この2つの作用は抗体分子内の異なる部位で担われている．すなわち，抗原を認識して特異的に結合する作用（抗原結合活性）は**可変領域**（V 領域）が，また結合した病原体を排除する作用（エフェクター活性）には，**定常領域**（C 領域）が重要な役割を果たす．抗体分子が関与する防御機構は主に，

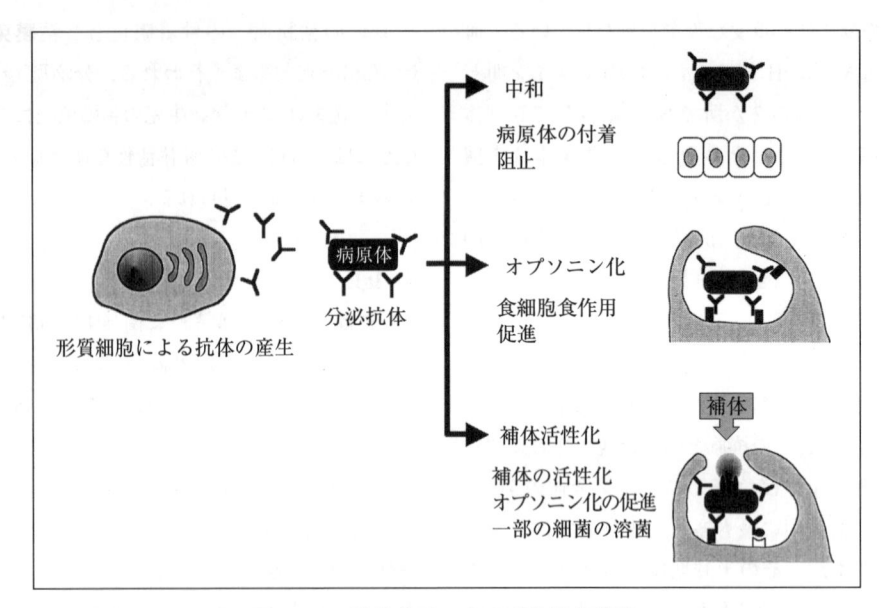

図4-10 抗体分子による感染防御機構

中和，オプソニン化，補体系の活性化がある（図4-10）．これらの機構では，抗体分子は食細胞と協調的に働き，感染防御にあたる．病原体が感染するためには宿主細胞に付着する必要がある．抗体はこれらの菌体やウイルス粒子に直接結合し，不活化させることで細胞への感染を防御する．この機構が中和である．また，毒素を産生するような細菌が感染した生体内でその細菌由来の毒素に対する抗体が作られると，抗体は毒素と特異的に結合し，毒素と抗体の複合体を形成して毒素は宿主細胞の受容体と結合できなくなる．その結果，毒素による宿主細胞の傷害が阻止される．形成された抗原抗体複合体は最終的には食細胞に捕捉され，分解される．細胞外で増殖するような病原体に対して，抗体は食細胞への捕捉を促進させることで防御に関与している．病原体-抗体複合体はマクロファージや好中球などの食細胞の細胞表面に存在するFcレセプターを介して異物として認識され，細胞内に取り込まれ，消化，分解される．このように，抗体で覆われた病原体が食細胞に捕捉されやすくする作用が**オプソニン化** opsonizationである．また，病原体に結合した抗体の定常領域に補体成分であるC1qが結合することで，補体系活性化の古典経路が作動し始める．その結果，病原体表面に補体成分の複合体が形成され，病原体に孔をあけることにより，直接破壊する．補体成分が病原体表面に結合すると，食細胞上の補体レセプターを介して，オプソニン化も同時に起こる．

6 B細胞による抗体産生

獲得免疫応答において，B細胞の活性化と抗体産生細胞への分化の引き金となるのはB細胞抗原レセプター（表面免疫グロブリン，sIg）への抗原の結合である．しかしながら，通常は抗原の結合のみでB細胞が活性化されることはなく，ヘルパーT細胞（Th）の補助が必要である（図4-11）．B細胞の抗原レセプターへの抗原の結合は，B細胞内に直接シグナルを伝えると同時に，抗原を細胞内に取り込んで分解後，**主要組織適合抗原** major histocompatibility antigen（主要組織適合遺伝子複合体産物 major histocompatibility complex product, **MHC**）クラスⅡ分子に結合したペプチドの形で再び細胞表面に発現させ，抗原特異的Th細胞に認識される．つまり，B細胞が抗原提示細胞として作用し，MHC-抗原ペプチド複合体を介してTh細胞（Th2）と接着し相互作用を行う．この接着では，MHC-抗原ペプチド複合体と**T細胞抗原レセプター** T cell receptor（TCR）の相互作用に加えて，B細胞上の**CD40**分子とTh細胞上の**CD40L**（CD154）分子の結合を介してTh細胞はB細胞に活性化シグナルを与える．このようにB細胞の活性化には，抗原レセプターへの抗原の結合によって誘導されるシグナルと，Th細胞からのシグナルの2種

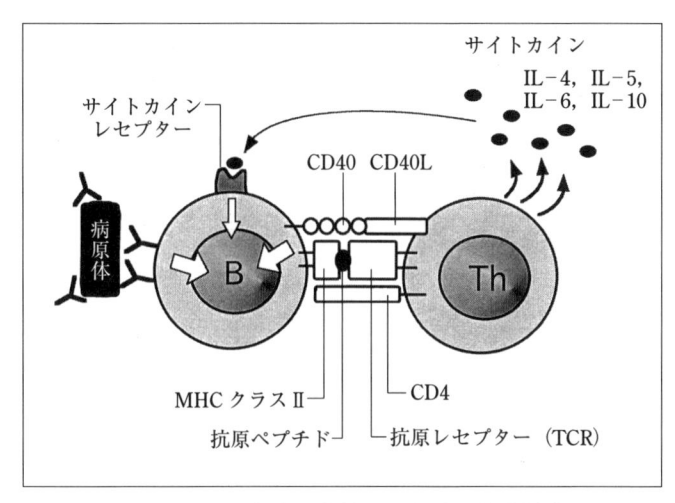

図4-11 Th細胞依存性のB細胞活性化機構

類の刺激が必要とされる．B細胞と接着した活性化Th細胞はB細胞に向けてさまざまなサイトカイン（IL-4，IL-5，IL-6，IL-10など）を放出し，B細胞の増殖や分化（形質細胞への分化），クラススイッチを制御する．

7 胸腺非依存性抗原

前述したように，抗原に対するB細胞応答には基本的にTh細胞の補助を必要とする．このような抗原は主にたん白質抗原であり，**胸腺依存性抗原** thymus dependent antigen（**TD抗原**）とよばれている．それに対して，細菌LPSのO特異多糖（O抗原）や細菌の莢膜多糖（K抗原）はTh細胞の補助なしでB細胞を活性化し，抗体産生細胞（形質細胞）に分化させる．このような抗原を**胸腺非依存性抗原** thymus independent antigen（**TI抗原**）とよぶ．TI抗原の多くは，数種類の単糖からなるユニットの繰り返し構造をもち，複数の抗原決定基（エピトープ）によって，B細胞の抗原レセプターを架橋し，B細胞を活性化する．TI抗原によって産生される抗体はIgMクラスがほとんどであり，B細胞の免疫記憶は誘導しない．

4-5-2 細胞性免疫

1 細胞傷害性T細胞

ウイルスやある種の細菌（*Salmonella* サルモネラ属や *Mycobacterium tuberculosis* 結核菌など細胞内寄生細菌），寄生虫などの細胞内の病原体に対する重要な防御機構の1つが，細胞傷害性T細胞 cytotoxic T lymphocyte（CTL）を介する細胞傷害である．CTLの約90%はCD8陽性T細胞であり，MHCクラスI分子に提示された抗原を認識する**T細胞抗原レセプター** T cell receptor（TCR）を発現している．残りの約10%のCTLはCD4陽性であり，MHCクラスII分子によって提示される抗原を認識する．CTLの最も重要な標的はウイルス感染細胞である．細胞質内に侵入したウイルスは**プロテアソーム**（たん白質分解酵素複合体）によって部分的に分解され，抗原ペプチドが小胞体に輸送され，MHCクラスI分子と複合体を形成し，細胞表面に移行する．このMHC-抗原ペプチド複合体をCD8陽性CTLが認識する．この標的細胞とCTLの接着には，MHC-抗原ペプチド複合体とTCRとの結合に加え，標的細胞上のLFA-1分子とCTLのICAM-1分子の結合，標的細胞上のLFA-3分子とCTL上のCD2分子の結合などが関与している．また，CD8分子自体はMHCクラスI分子のα3ドメインと会合する．

CTLと同様に傷害活性を示すリンパ球として，ナチュラルキラー（NK）細胞がある．NK細胞は非T細胞，非B細胞であり抗原感作なしに，ウイルスに感染した細胞やある種の腫瘍細胞をNKR-P1とよばれるレセプターが認識して，強い傷害活性を発揮する（4-3-2 ①参照）．そのため，NK細胞は自然免疫応答に重要な細

胞集団と考えられる．

2 CTLによる細胞傷害機構

CTLによる標的細胞の傷害機構には，標的細胞を破壊する傷害性顆粒の放出，細胞表面分子を介する直接的な細胞死シグナルの誘導，サイトカインなどの可溶性因子を介する間接的な細胞死の誘導がある．CTLやNK細胞は標的細胞を傷害するたん白質を含む顆粒 lytic granule を有しており，抗原認識の後，カルシウム依存的に顆粒を標的細胞の表面に向けて放出する．この顆粒にはパーフォリン perforin やグランザイム granzyme などのたん白質が含まれている．パーフォリンは分子量66,000〜75,000の単鎖のポリペプチド鎖の**サイトトキシン** cytotoxin の1種で，CTLで選択的に産生される．パーフォリンは，構造的に補体C9に類似しており，標的細胞の細胞質膜に結合して重合し，これに小孔を形成する．グランザイムはセリンエステラーゼファミリーの酵素群であり，パーフォリンによって作られた孔から標的細胞内に入り，細胞を傷害する．パーフォリンに依存しない細胞傷害機構の1つが細胞表面分子を介した直接的**アポトーシス** apoptosis の誘導である．これに関与する分子としては **Fas**（CD95）がよく知られている．Fasに結合する分子（Fasリガンド，**FasL**）は，活性化CD8陽性細胞やCD4陽性細胞の表面上に発現する．標的細胞上のFasとCTL上のFasリガンドが結合し，Fas分子の凝集を引き起こして，最終的にアポトーシスを誘導する．CD4陽性CTLは顆粒（パーフォリン）を含まないため，主にFas／FasL系を，NK細胞は主に顆粒による傷害作用を用いていると考えられている（図4-12）．

4-6 抗原

生体の免疫反応をひき起こす能力を**免疫原性** immunogenicity といい，免疫原性を有するたん白質，糖質，脂質，核酸などの有機物を**抗原** antigen という．

4-6-1 抗原の特徴

1 エピトープ

抗原分子を構成するアミノ酸や単糖などのうち，免疫グロブリンやB細胞上の表面免疫グロブリン（sIg）またはT細胞レセプター（TCR）と特異的に結合する領域を**エピトープ** epitope または**抗原決定基** antigenic determinant という．エピトープには，線状エピトープ sequential epitope（抗原分子上での連続した領域）と立体状エピトープ conformational epitope（分断された複数の配列が抗原分子の表面で出会った領域）がある．抗体はたん白質，糖質，脂質，核酸など種々の抗原と結合するが，T細胞レセプターはたん白質由来のペプチド断片とのみ結合する．また，抗体が抗原分子の表面エピトープを直接的に認識するのに対して，T細胞レセプターは抗原分子の内部エピトープがB細胞やマクロファージなどによって提示されたものを認識する．

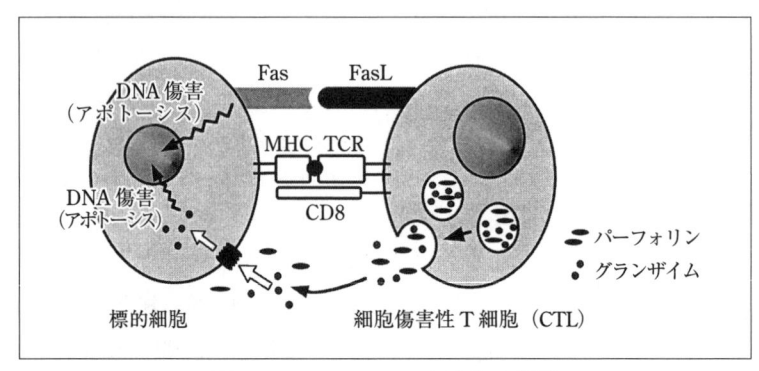

図4-12 CTLによる細胞傷害機構

2 サイズ

抗原には抗体の産生を促す作用（**抗体応答性**）と産生された抗体と結合する作用（**抗体結合性**）がある．これらの作用うち，抗原がそれ単独で抗体応答性を示すためにはおよそ1,000以上の分子量をもつ必要がある（しかし，低分子の化合物でも一旦産生された抗体との抗体結合性は有する）．抗原分子中における抗体応答性に必要なユニットは，線状エピトープではアミノ酸残基や単糖の数が最低5分子，立体状エピトープの場合は10〜80残基と考えられている．

3 多価性，交叉反応性，共有結合性

抗原は**多価性** polyvalentであり，通常その分子上に異なった，あるいは同じ配列のエピトープを複数もつ（卵白アルブミンは5個，ヒトIgGは7個，チログロブリンは40個）．また抗原には**交叉反応性** cross reactingがあり，ある抗原分子のエピトープと類似のエピトープが他の抗原分子にあったり，同一の抗原分子に存在することもある．このようなエピトープに対する抗体は，親和性は低いものの互いのエピトープとの結合性を有している．このような現象は，BCGによる結核，またはワクシニアウイルスによる痘瘡の予防などに利用されている．

抗原と抗体またはTCRとの結合は非共有結合（水素結合，イオン結合，ファンデルワールス力など）である．したがって，たん白質抗原の場合はエピトープを構成するアミノ酸には荷電側鎖をもつもの（リシンやグルタミン酸など）や疎水結合に関与するもの（アラニン，バリン，ロイシン，チロシンなど）が多い．

4-6-2　抗原の種類

抗原の種類を表4-4に示した．

1 完全抗原とハプテン

抗原のうち，抗体応答性と抗体結合性の両方の働きをもつ抗原を**完全抗原**という．分子量が1,000〜4,000以上の高分子化合物は完全抗原である場合が多い．完全抗原のうち，胸腺依存性のたん白質抗原の抗体応答にはB細胞，マクロファージおよびTh細胞の3者の相互作用が必要である．そして，このような抗原はB細胞のsIgとTh細胞のTCRに対する2種類のエピトープを持ち，マクロファージやB細胞のMHCクラスⅡ分子に提示されたペプチド断片がTCRによって認識される．細菌毒素やアルブミンや免疫グロブリンなど可溶性抗原は，完全抗原でありながら，抗体応答を誘起しにくい．これは可溶性の分子はマクロファージに貪食されにくく，Th細胞に抗原提示されにくいためである．このような

表4-4　抗原の種類

抗原の分類	特　徴	例
抗体応答性による分類		
完全抗原	抗体応答性，抗体結合性	
胸腺依存性抗原	Th2細胞必要	たん白質（異種）
胸腺非依存性抗原	Th2細胞不必要	多糖体（LPS, K抗原など）
ハプテン（不完全抗原）	抗体結合性のみ	ペニシリン，脂質，核酸，DNCBなど
生物種による分類		
異種抗原		
微生物抗原	感染防御抗体の誘導	細菌，真菌，原虫，ウイルス
植物抗原	アレルギーの誘発	食品，花粉，うるしなど
動物抗原	アレルギーの誘発	ダニ，抗毒素
同種抗原		
移植抗原	HVG, GVHの誘発	HLA，血液型物質（ABO型，Rh型）
自己抗原	自己免疫病の誘発	抗体，核酸，精子，ホルモン，ホルモン受容体など

可溶性たん白質でも熱を加えて不溶性にすると免疫応答が誘起されやすくなる．

これに対して，ペニシリンのような低分子化合物，脂質，核酸などは抗体結合性のみを有し，抗体応答性はもたない．このような抗原を**不完全抗原**，または**ハプテン** hapten という．ハプテンは MHC クラス II 分子に結合しないので TCR に抗原提示されない．しかし，このようなハプテンが担体となるたん白質と結合すると，担体たん白質由来のペプチドが TCR に認識されて抗体応答が起こるようになる．

2 胸腺依存性抗原

抗体応答に Th 細胞が必要なたん白質抗原は**胸腺依存性抗原** thymus dependent antigens とも呼ばれる．胸腺依存性抗原はマクロファージに取込まれてペプチドに部分消化される．このペプチドはマクロファージの MHC クラス II 分子に抗原提示される．MHC クラス II 分子とペプチドとの複合体が TCR を介して Th 細胞と結合すると，マクロファージが産生するサイトカイン IL−1 は Th 細胞を活性化させる．この結果 Th1 細胞は IL−2，IFN−γ などを産生してマクロファージを活性化する．

一方 B 細胞は，sIg を介してたん白質抗原を取り込み，部分消化したペプチドを自身の MHC クラス II 分子に提示する．Th 細胞が TCR を介してこの MHC II クラス分子とペプチドを同時に認識して B 細胞と結合すると，Th2 細胞由来の IL−4，IL−5，IL−6，IL−10 などが B 細胞を活性化して B 細胞を形質細胞に分化させる．この形質細胞は抗原に特異的な分泌型免疫グロブリン抗体を産生する．

3 胸腺非依存性抗原

宿主の抗体応答に Th 細胞の関与を必要としないような抗原を**胸腺非依存性抗原** thymus independent antigens とよぶ．たとえば，細菌 LPS の O 特異多糖部分（O 抗原）や細菌の莢膜多糖（K 抗原）は 1～数種類の単糖からなるユニットの繰り返し構造が存在している．この繰り返し構造が B 細胞の sIg に結合して抗体分子が架橋されると Th 細胞に依存しないで B 細胞は活性化される．このような胸腺非依存性抗原による抗体応答によって産生される抗体は IgM に限られ，またこのような B 細胞は記憶型とならない．

4 同種抗原と異種抗原

脊椎動物の細胞に存在しその細胞が同種の別の個体に移入されたときに異物として認識される抗原を**同種抗原** allogenic antigen という．同種抗原となるものには，MHC 分子や血液型抗原などがある．これに対してその細胞が種の異なる動物に移入された時に異物として認識される抗原を**異種抗原** xenogenic antigen という．

MHC 分子の一部は同種抗原である．これらのエピトープは組織や臓器が同種の別の個体に移植されたときに起こる免疫反応の標的になり，**移植抗原** transplantation antigen の一種である．移植抗原はドナーとレシピエントとの遺伝学的背景から自家，同系，同種，異種抗原に分類される．前 2 者では移植片の拒絶は起こらないが，後 2 者ではドナーとレシピエント間の移植抗原が異なるために拒絶反応が起こる．後者の場合，移植抗原はそれぞれ同種移植抗原と異種移植抗原である．同種移植抗原には MHC 分子，マイナー H，および ABO 血液型抗原がある．ヒトの MHC 抗原は **HLA**（human leukocyte antigen）である．

5 自己抗原

通常，生体を構成する自己成分はその個体に対して免疫原性を示さない．しかし外傷や感染で損傷されて，たとえば水晶体クリスタリン（隔離抗原）が組織から遊離されると水晶体誘発性ぶどう膜炎が起こることがある．このように自己の構成成分が自己の免疫系を刺激して免疫応答を引き起こすような抗原を**自己抗原** autoantigen という．自己抗原には，その他ランゲルハンス細胞（インスリン依存性糖尿病），DNA など（全身性エリテマトーデス），さらに *Streptococcus pyogenes* 化膿レンサ球菌の感染によって本菌の抗原と交叉反応性を示す心筋ザルコレンマ下膜（リウマチ熱）などがあり，自己抗原は自己免疫病の原因になる（5−2 参照）．

6 ABO 血液型抗原

ABO 血液型および Rh 血液型は K. Landsteiner ランドシュタイナーらによって発見された．ABO 血液型抗原として，赤血球膜表面や唾液，精液中には構造上関連の

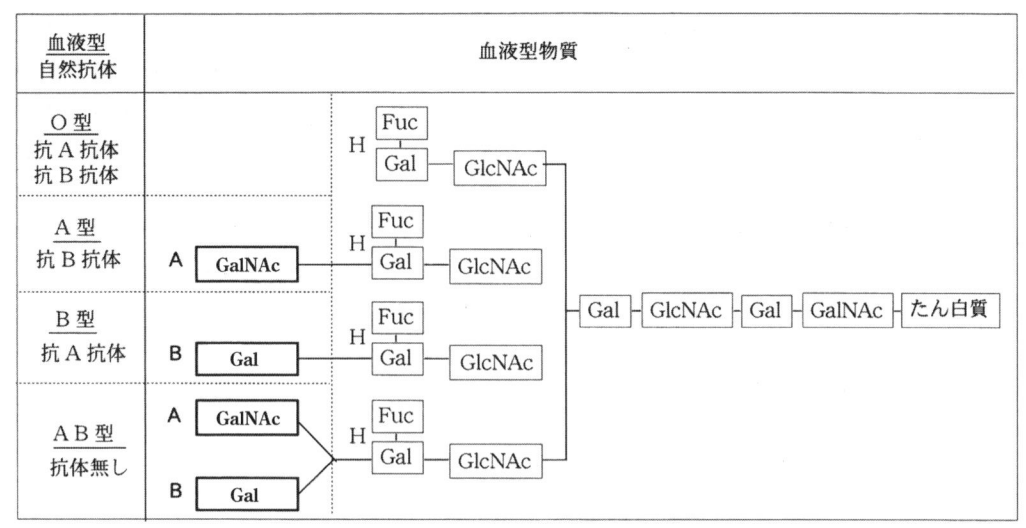

血液型 自然抗体	血液型物質
O型 抗A抗体 抗B抗体	H—[Fuc/Gal]—GlcNAc—
A型 抗B抗体	A—GalNAc—H[Fuc/Gal]—GlcNAc—
B型 抗A抗体	B—Gal—H[Fuc/Gal]—GlcNAc—
AB型 抗体無し	A—GalNAc / B—Gal — H[Fuc/Gal]—GlcNAc—

共通末端: —Gal—GlcNAc—Gal—GalNAc—たん白質

GalNAc：N-アセチルガラクトサミン，Gal：ガラクトース，Fuc：フコース，GlcNAc：N-アセチルグルコサミン

図4-13 ABO血液型抗原

ある3種類の糖たん白質がある（図4-13）．そのうち，H物質は全ての血液型抗原に共通であり，O型抗原はH物質のみをもつ．A型抗原はH物質にN-アセチルガラクトサミン（GalNac）が結合したものである．B型抗原はH物質にD-ガラクトース（Gal）が結合したものである．AB型抗原はA型抗原とB型抗原の両方をもつ．O型，A型およびB型のヒトはA型，B型物質に対する自然抗体をもつ．すなわち，O型のヒト（遺伝子型；*OO*）はA型抗原とB型抗原に対して（抗A抗体，抗B抗体），A型のヒト（遺伝子型；*AA, AO*）はB型抗原に対して（抗B抗体），B型のヒト（遺伝子型；*BB, BO*）はA型抗原に対して（抗A抗体）自然抗体を産生している．しかしAB型のヒト（遺伝子型；*AB*）はいずれの抗原に対しても自然抗体を産生していない．AB型以外のヒトは，抗原型の異なる血液が輸血されると，存在する自然抗体と移入された血液型物質との間で抗原抗体複合体が形成される結果，補体が活性化されて移入された赤血球は溶血する．

7 Rh抗原

Rh抗原 rhesus antigen（あるいはD抗原）は，単純たん白質であり，ABO血液型抗原とは別の血液型抗原である．全てのヒトのRh抗原はRh$^+$とRh$^-$のいずれかに分類される（Rh$^+$のヒトが圧倒的に多い）．Rh抗原に対する自然抗体は存在せず，Rh$^-$のヒトにRh$^+$の赤血球を輸血しても傷害は起こらない．しかし再びRh$^+$の赤血球が輸血されたときには移入された赤血球は溶血される．

4-6-3 アジュバントとマイトジェン

1 アジュバント

抗原と同時に作用させて用いた抗原に対する特異的な免疫原性を強める物質を**アジュバント** adjuvant（または免疫アジュバント immunological adjuvant）という．実験で最も広く使われるアジュバントは**フロインドアジュバント** Freund's adjuvant である．これは油中水型のエマルジョンの中に抗原を封入するもので，*Mycobacterium tuberculosis* 結核菌の死菌を加えたものをフロインド完全アジュバント Freund's complete adjuvant，これを加えないものはフロインド不完全アジュバント Freund's incomplete adjuvant という．アジュバントは抗原を局所に長時間とどめて少しずつ放出させたり，マクロファージを刺激してその抗原提示活性を強めたりする作用がある．フロインドアジュバントを用いて免疫すると，微量の抗原に対して長く持続する抗体応答と遅延型過敏反応が誘発される．また通常では免疫応答を誘導しない自己

抗原に対しても応答を誘導して実験的な自己免疫病を誘発する．また抗原と共にグラム陰性細菌のリポ多糖LPSを投与した場合，LPSの作用によってマクロファージが産生するIL-1がTリンパ球を活性化する．

2 マイトジェン

アジュバントが抗原特異的な免疫原性を強めるのに対して，用いた抗原に関係なく多クローン性にBリンパ球やTリンパ球を非特異的に活性化してこれらを増殖させる物質を**マイトジェン** mitogen という．LPSはB細胞に対してもマイトジェンとして働きIgM抗体を作らせる．このようにして活性化されたB細胞は記憶型とはならない．LPSは自己抗原に対する応答も強く促進し，実験的自己免疫病を誘発する．またスーパー抗原はTh細胞を非特異的に活性化するマイトジェンである（3-5-5 1 参照）．

Box 13 死からの生還 – 石神亨の遺書 –

明治27年（1894年），北里柴三郎に同行してペストの調査にあたった石神亨は香港で死線をさまよっていた．以下は，病院船 Hygea ハイゼア号に隔離され，意識朦朧の石神が，万死を決し，4時間を費やして妻八重子に宛てた遺書である（全文）．

『吾が最愛する八重子よ．今，卿（けい）に此書を書き遺すの不幸に遭遇せしは，我家族の一大不幸にして最も悲しむ．余は実に黒死病に罹れり．此の病に罹る者は十中八九人必ず死を免れず．故に余亦死亡するものと覚悟せざる可らず．然れども命は神のものなり．如何に死を覚悟すればとて人の義務として充分なる加療を要す．余は罹病前に病を免がれんことを力め，罹病後は死を免がれんことを力めつつあるなり．若し不幸にして死なば御身及最愛の両児如何に悲しみ如何に嘆き如何に生活すべきや．えを思えば涙淋々として垂る』．

『然れども余は信ず．最も正直にして他愛心に富める卿なれば必ず我が両人の愛児を愛育して完全なる人となすことを得べし．願くは余の実子たる民，愛の両児を養育して父の子たらしめよ．唯々気の毒なるは費用乏しきことなり．然れども貧富は常なし，又良機もありて養育費位は得る道もあらんか．願くは住を京都に移し，児を同志社にて教育せんことを望む．一人は看護婦となす良からんか』．

『海軍より受くる一ケ年百圓の金を元とし両児を養育するは実に重任なれども，余が精神は卿が毎（つね）に熟知する所，願くば努力せよ』．

『頭痛甚しく目眩み，精神乱れて書く能はず．他は平日の事に由て推知あれ．死後の事は余決して心配せず．余は必ず天国に登るを信ず，アーメン』．

六月二十九日夜，ホンコン ハイゼアに於て．亨

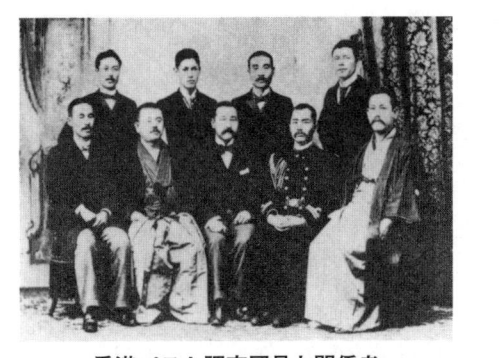

香港ペスト調査団員と関係者
前列左から；高田耕安（東大医学部），<u>北里柴三郎</u>（伝染病研究所），中川恒次郎（香港領事），黒井梯次郎（香港領事館武官），<u>青山胤道</u>（東大医学部），後列左から；<u>岡田義行</u>（内務省），<u>木下正中</u>（東大医学部学生），<u>石神亨</u>（伝染病研究所），<u>宮本叔</u>（東大医学部），下線はペスト調査団員6名． （社団法人北里研究所所蔵）

遺書は力も無く，くねったような字で書かれていた．これを書き終え，石神はほとんど2週間人事不省に陥った．院長 Lowson は懸命に治療し，北里は毎日来船して治療の相談を受けた．その甲斐あって奇跡的に回復し，石神は8月3日には横浜に向けて香港を出港することができた．100年前，死は微生物の狩人たちのすぐ隣にあったのである．

参考資料；石神研究所同窓会編，故石神亨記念誌，大正10年（1921年）

5 免疫病と移植免疫

免疫反応は生体に正と負の影響を及ぼす．病原体が排除されて我々の健康が保たれるのは正の影響であるが，この裏には程度の差はあるものの，負の影響が随伴しているものである．アレルギーは負の側面の代表である．ウイルスの増殖を食い止めるために，我々はウイルスが感染した細胞を自ら傷害してこれを犠牲にしている．病原体に対する抗体が生体にも向けられることもある．免疫反応が正常に働いている証拠としての移植臓器の拒絶は，現代医療では都合の悪い状態を引き起こす．免疫系細胞や分子の先天的，後天的異常による免疫不全は高齢化社会の脅威である．本章では，免疫反応の二面性として現れるアレルギー，自己免疫病，移植免疫を学び，免疫不全症を学ぶ．これらは免疫学の復習でもある．

5-1 アレルギー

C. R. Richet リシエ（1850～1935）は，イソギンチャクの触手毒を注射して生き残ったイヌに再び同じ毒を注射すると，このイヌはショックを起こして死亡することを観察し，この現象を**アナフィラキシー** anaphylaxis と名付けた（1902年）．アナフィラキシーとは，フィラキシー phylaxis（予防）とは反対の意味である．その後，C. von Pirquet ピルケ（1874～1929）は，時間的，質的，量的な変化を伴った生体反応（「変化した性能」）を総称して**アレルギー** allergy とよんだ（1906年）．また，同じ抗原を接種したときに起こる2回目の強い生体反応に対し，**過敏反応** hypersensitivity という言葉も使用されてきた．

Pirquet は，生体に不利な過敏反応だけでなく，生体に有利な過敏反応もアレルギーとした．しかし，現在では，抗原に過度に反応することで生体を傷害するような免疫反応をアレルギー反応とよび，アレルギー反応の関与する疾患を**アレルギー疾患** allergic disease とよんでいる．しかし，アレルギーのうちで後述するⅠ型アレルギーだけを狭義にアレルギーということもある．またアレルギー疾患は，アナフィラキシーと同義語的に用いられることもあるが，アナフィラキシーはⅠ型アレルギーのうちで時に致死的なショック症状を示す重度のアレルギー疾患に対して用いられるのが一般的である．

Ⅰ型アレルギー疾患のうちで，遺伝素因性または家族性に発症するアレルギー性鼻炎，アレルギー性気管支喘息，アレルギー性皮膚炎を**アトピー** atopy（または**アトピー性疾患** atopic disease）という．アトピーは，卵白またはダニ，ふけ，花粉など食餌性または吸入性アレルゲンが原因になりやすい．アトピーは小児によく発症する．

5-1-1 Gell と Cooms の分類

P. G. Gell ゲルと R. R. Cooms クームスはアレルギーをその発生機序（抗原の種類，エフェクター細胞の種類，エフェクター分子の種類など）によってⅠ型～Ⅳ型に分類した（1953年）．また，Ⅱ型の亜型としてⅤ型を加えることもある（図5-1）．

Ⅰ型，Ⅱ型，Ⅲ型およびⅤ型アレルギーは，アレルギー症状が短時間に現れるので**即時型アレルギー** immediate type allergy に分類される．特にⅠ型アレルギーは，抗原との接触後，数分以内に発症することが多

I型アレルギー	II型アレルギー	III型アレルギー	IV型アレルギー
アナフィラキシー型	細胞融解型	免疫複合体病型	ツベルクリン反応型 ウイルス肝炎型
花粉，家塵，食物，薬物	細胞上の抗原	組織に沈着した免疫複合体	結核菌，うるし，肝炎ウイルス，同種臓器の移植
IgE	IgG, IgM	IgG, IgM	
	補体	補体	
肥満細胞	食細胞, NK細胞	好中球，肥満細胞	マクロファージ T細胞（CTL）
ヒスタミン セロトニン ロイコトリエン	膜傷害複合体 消化酵素 パーフォリン グランザイム	消化酵素 活性酸素	TNF-αなど パーフォリン グランザイム
アレルギー性鼻炎 アレルギー性気管支喘息 アレルギーじん麻疹 ペニシリンショック	新生児溶血性疾患 自己免疫性溶血性貧血 特発性顆粒球減少症 Goodpasture症候群	重症筋無力症 インスリン抵抗症 グレーブス病 新生児甲状腺中毒症	血清病 アルサス反応 橋本甲状腺炎 全身性エリテマトーデス	ツベルクリン反応 接触性皮膚炎 ウイルス肝炎 移植免疫

即時型アレルギー / 遅延型アレルギー

V型アレルギー：レセプター病型

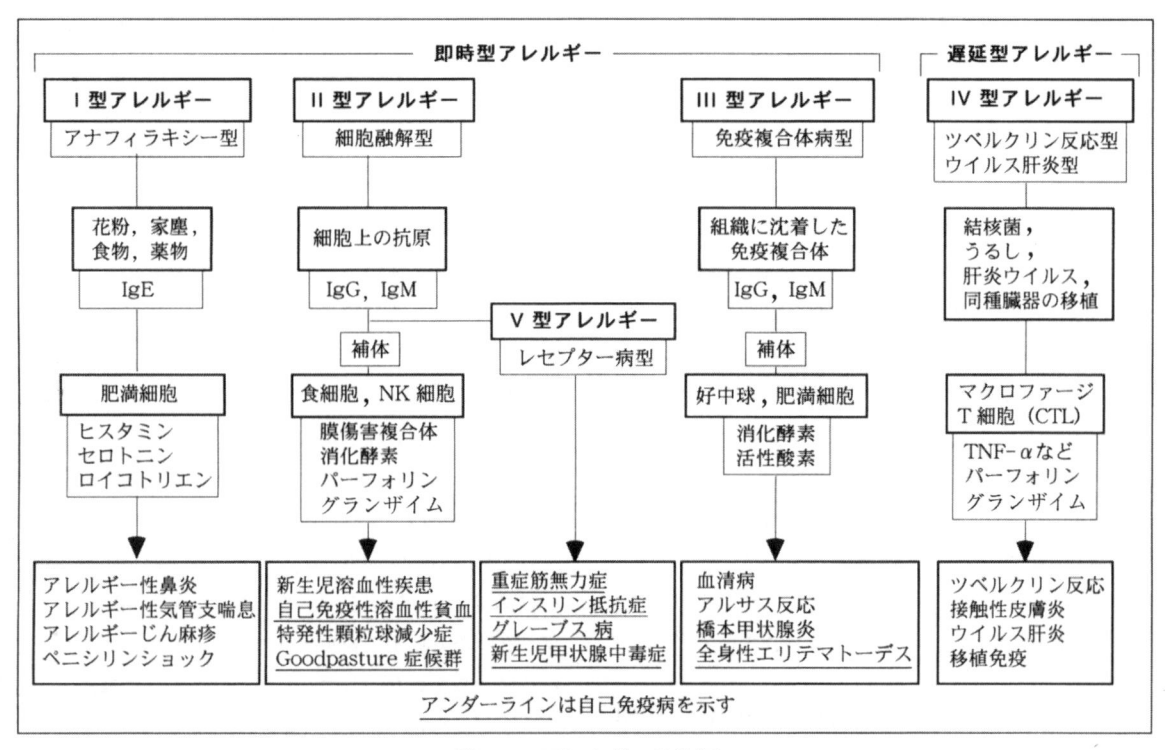

アンダーラインは自己免疫病を示す

図5-1 アレルギーの分類

い．これら即時型アレルギーの誘因には抗体が関与する．I型アレルギー反応はIgE抗体が誘因し，II，III，V型アレルギー反応はIgG抗体またはIgM抗体によって誘因される．

一方，IV型アレルギーは，**遅延型アレルギー** delayed type allergy（または**遅延型過敏症** delyed type hepersensitivity, DTH）であり，症状が現れるまでに一両日またはそれ以上かかる．IV型アレルギーは，マクロファージ，NK細胞，または細胞傷害性T細胞による細胞性免疫が原因になるアレルギーであり，抗体は関与しない．

I〜V型アレルギーは，これらが必ずしも単独で独立して起こるわけではない．例えば，ペニシリンアレルギーの場合，そのショック症状はI型アレルギー反応の結果であるが，I型〜IV型すべてのアレルギー反応を起こし得る．同様に，アレルギー性皮膚炎（I型＋IV型），気管支肺アスペルギルス症（I型＋III型），インスリン依存性糖尿病（III型＋IV型），関節リウマチ（III型＋IV型），橋本甲状腺炎（III型＋IV型）なども，症状の強さや時間的経過によって，他の型のアレルギー反応と重複または連続して起こる．

5-1-2 アレルゲン

アレルギーの原因となる抗原を**アレルゲン** allergenという．アレルゲンは外因性アレルゲンと内因性アレルゲンに分類される．典型的な外因性アレルゲンは，家塵（ダニ，ふけなど），花粉（スギ，ブタクサなど），食物（卵白，牛乳，小麦など），薬物（ペニシリン，アミノピリンなど），ハチ毒であり，これらは主にI型アレルギー疾患の原因になる．生体成分が外因性アレルゲンになることもある．例えば，新生児溶血性疾患は，Rh血液型が不適な母親の赤血球がアレルゲンとなって新生児に現れたII型アレルギー疾患である．また，移植された臓器に対する拒絶反応（移植免疫）は，IV型アレルギー反応として現れている正常な免疫反応そのものである．さらに，*Mycobacterium tuberculosis*結核菌の感染に伴って形成される肉芽腫もIV型アレルギー反応の結果として現れたものである．

内因性アレルゲン，すなわち自己抗原によるアレルギ

一疾患もある．例えば，変成した自己抗体やコラーゲンによる関節リウマチはⅢ型アレルギー疾患に分類される．このように自己抗原がアレルゲンとなる疾患は**自己免疫病** autoimmune disease または**自己アレルギー疾患** autoallergic disease とよばれる．自己免疫病は，Ⅱ型〜Ⅴ型アレルギー反応の結果として現れる．

アレルギーはアレルゲンの種類によって**食物アレルギー** food allergy，**花粉アレルギー** pollen allergy，**薬物アレルギー** drug allergy などともよばれる．これらはⅠ型アレルギー反応が基本となった疾患であるが，薬物アレルギーにはⅡ〜Ⅳ型アレルギーに分類されるものもある．食物アレルギーの原因食は，国によって異なるが，わが国では卵白，牛乳，小麦，そば，エビの順に多く，次いで，ピーナッツ，ヨーグルト，チーズ，大豆の順である．わが国ではこれらアレルゲンになりやすい材料を含む食品には原材料表示が義務づけられている．

5-1-3　Ⅰ型〜Ⅳ型，Ⅴ型アレルギー疾患

1　Ⅰ型アレルギー疾患

Ⅰ型アレルギーは古くから知られているアレルギーであり，一般にアレルギーといえばⅠ型アレルギーをさすことが多い．アレルゲンとの接触後，即座に症状が現れるのがⅠ型アレルギーの特徴である．Ⅰ型アレルギー疾患には，重度の血管透過性亢進や平滑筋収縮による血圧降下や呼吸困難を起こしてショック状態になるものもある．このような状態を**アナフィラキシーショック** anaphylaxis shock という．

アレルゲンに対して作られているIgE抗体はエフェクター細胞である血液中の好塩基球や組織中の肥満細胞に結合している．このとき，再び同じアレルゲンが侵入すると，この抗原はIgEに結合して，好塩基球や肥満細胞上のFcεレセプター（FcεR）を架橋する．これが引き金になって，好塩基球や肥満細胞は脱顆粒し，エフェクター分子としての**ヒスタミン** histamine（図5-2a）や**セロトニン** serotonin（図5-2b）などの化学メディエーターを含む顆粒が細胞外に放出される．これらには，外分泌腺を刺激し，平滑筋の収縮や血管透過性を亢進させる作用がある．

外分泌腺の刺激作用によるアレルギー疾患が**アレルギー性鼻炎** allergic rhinitis であり，これは花粉（スギ，ブタクサなど）がアレルゲンになりやすい．ブタクサ花粉をアレルゲンとするアレルギー性鼻炎は枯草熱として古くから知られていたが，近年ではスギ花粉によるアレルギー性鼻炎も多い．これらのアレルゲンは鼻炎のほかに結膜炎も起こす．また，気管支平滑筋の攣縮が原因になったアレルギー疾患が**アレルギー性気管支喘息** allergic bronchial asthma であり，これは吸引した家塵（ダニ，ふけなど）がアレルゲンになりやすい．

血管透過性の亢進は血管内の液性成分を血管外に漏出させ，組織の浮腫と血液の循環障害を惹起する．浮腫が皮膚に現れたものが**じん麻疹** utricaria（アレルギー性じん麻疹 allergic utricaria）であり，これが咽頭に現れる

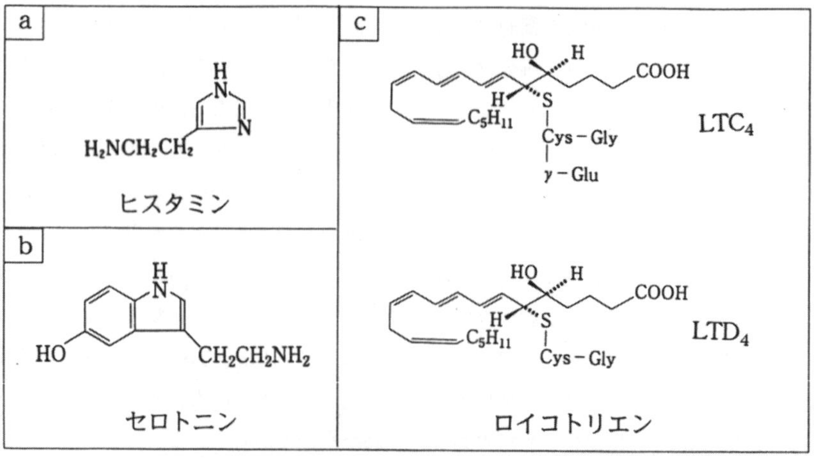

図5-2　化学メディエーター

と呼吸困難になる．じん麻疹の多くは食物アレルギーである．また，末梢血管の循環障害によって血圧が低下するとショック症状（アナフィラキシーショック）に陥ることがある．**ペニシリンショック** penicillin shock はアナフィラキシーショックの典型である．

Ⅰ型アレルギーは即時型反応と遅発型反応が合わさった2段階反応として現れる．ヒスタミンやセロトニンによる作用は，アレルゲンとの接触後数分で始まり，数十分間持続する即時型反応として現れるものである．一方，アレルゲンとIgE抗体との複合体によってFcεRが架橋されると，顆粒中のヒスタミンとは別に，好塩基球や肥満細胞の細胞質膜でのアラキドン酸代謝が活性化されて種々の**ロイコトリエン** leukotriene（LTC₄，LTD₄，LTE₄）が合成される．ロイコトリエンは，ヒスタミンに遅れて平滑筋の攣縮作用を起こすが，これがアレルゲンとの接触後6～12時間後に起こる遅発型Ⅰ型アレルギー反応である．ロイコトリエンのうち，LTC₄およびLTD₄（図5-2c）は，古くからアナフィラキシーの遅発反応性物質 slow reacting substance of anaphylaxis（**SRS-A**）として知られていたものである．

2 Ⅱ型アレルギー疾患

Ⅱ型アレルギーは**細胞融解型アレルギー**である．Ⅱ型アレルギーのエフェクター細胞は食細胞（好中球，マクロファージなど）とNK細胞であり，エフェクター分子はこれら細胞の顆粒中の消化酵素，パーフォリン，グランザイムである．また，補体の活性化によって生じた膜傷害複合体（MAC）もエフェクター分子として機能する．

組織や細胞上の抗原にIgGまたはIgM抗体が結合し，さらにこの抗体に補体成分C1qが結合すると古典経路での補体活性化反応が進行する．その結果，**膜傷害複合体** membrane attack complex（MAC）が細胞質膜上に形成されて細胞融解が起こる．またFcγレセプターを介して結合した抗原の刺激によってNK細胞からは**パーフォリン** perforin や**グランザイム** granzyme が放出され，またC3bレセプターを介して結合した抗原の刺激によって好中球からは消化酵素が放出されて標的細胞が傷害される．これは**抗体依存性細胞傷害** antibody-dependent cell-mediated cytotoxicity（ADCC）の一種である．

Ⅱ型アレルギー疾患には，赤血球が融解される溶血性疾患として，**新生児溶血性疾患** haemolytic disease of the new-born や**自己免疫性溶血性貧血** autoimmune hemolytic anemia（AIHA）がある．新生児溶血性疾患は，Rh⁻の母親がRh⁺の第一子を出産した後，再びRh⁺の第二子を妊娠した場合に胎児または新生児に起こる溶血性の疾患である．好中球や血小板が融解されるⅡ型アレルギーとして，それぞれ**特発性顆粒球減少症**や**特発性血小板減少性紫斑病** idiopathic thrombocytopenic purpura（ITP）がある．特発性血小板減少性紫斑病では皮膚の表在性出血が起こる．また，基底膜に特異的な抗体が結合することによって腎臓と肺の機能が障害されるものが**グッドパスチャー症候群** Goodpasture syndrome である．グッドパスチャー症候群，新生児溶血性疾患，自己免疫性溶血性貧血は自己免疫病である．

3 Ⅲ型アレルギー疾患

Ⅲ型アレルギーのエフェクター細胞は好中球，肥満細胞であり，エフェクター分子はこれら細胞の顆粒に由来する消化酵素や補体の活性化によって生じたC5aである．

抗原抗体複合体（免疫複合体）は，通常マクロファージによって血液から排除されるが，過剰の免疫複合体は種々の組織に沈着する．組織に沈着したIgGやIgMと抗原との免疫複合体は補体を活性化し，この結果産生された**C5a**は，化学走化性因子として働き，組織に好中球やマクロファージなどを遊走させる．これら食細胞は組織に沈着しているために取込むことのできない免疫複合体に対して顆粒中の消化酵素やスーパーオキシドアニオンなどを放出する．これによって免疫複合体が沈着した組織は傷害される（図5-3）．

Ⅲ型アレルギー疾患は**免疫複合体病型**であり，実験的な免疫複合体病として**アルサス反応**（アルツス反応）Arthus reaction は古くから知られていた．アルサス反応では，同じ抗原を皮内などに接種し続けると接種局所に炎症反応が引き起こされる．アルサス反応に対して，臨床的なⅢ型アレルギー疾患として最初に報告されたものは**血清病** serum sickness である．血清病では患者に注射された異種抗体（ジフテリア抗毒素，破傷風抗毒素など）が抗原となり，それに対して患者の血液中でつくら

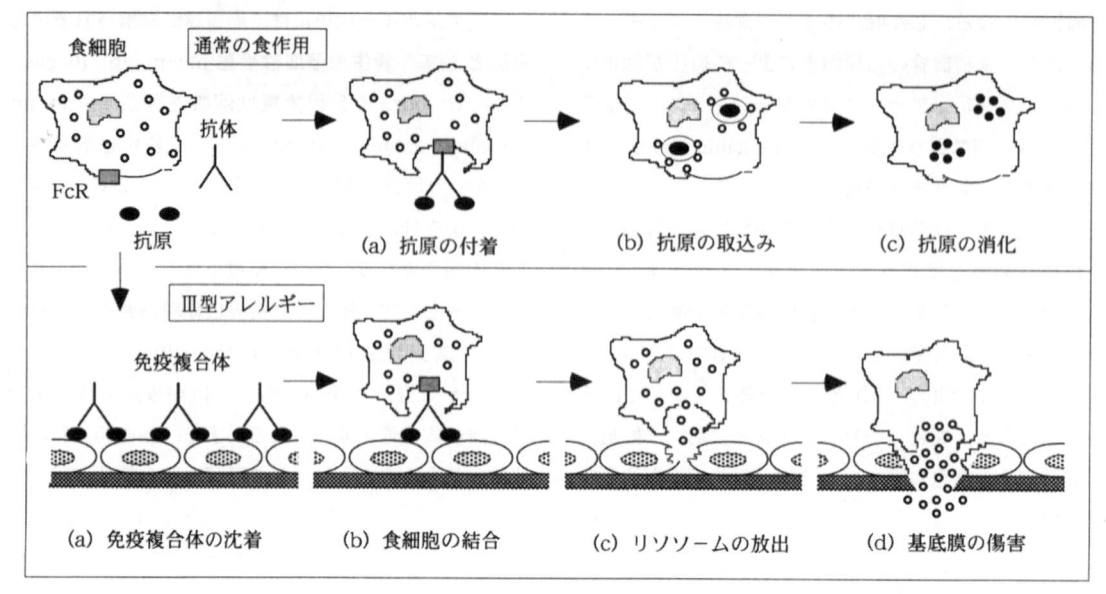

図 5-3　Ⅲ型アレルギー

れた IgG が結合して免疫複合体を形成して腎糸球体などに沈着するために現れるアレルギーである．また，免疫複合体の沈着部位によって，大量に吸入した抗原に対する抗体が肺に沈着して起こる**農夫の肺** farmer's lung，麻疹ウイルスや風疹ウイルスとの免疫複合体が皮膚に沈着して起こる**皮疹**，DNA などとその自己抗体が腎糸球体に沈着した**全身性エリテマトーデス** systemic lupus erythematosus（SLE），変性した IgG 抗体やコラーゲンとその自己抗体が関節に沈着した**関節リウマチ** rheumatoid arthritis，チログロブリンとその自己抗体が甲状腺に沈着した**橋本甲状腺炎** Hashimoto thyroiditis などがあり，これらはⅢ型アレルギー疾患である．Ⅲ型アレルギー疾患では免疫複合体の沈着組織に傷害が起こる．また，これらのうち，全身性エリテマトーデス，関節リウマチ，橋本甲状腺炎は自己免疫病である（自己免疫病は 5-2 で述べる）．

4　Ⅳ型アレルギー疾患

Ⅳ型アレルギーは細胞性免疫によって誘引される組織傷害である．Ⅰ型～Ⅲ型およびⅤ型アレルギーが抗体が関与した液性免疫による組織傷害であるのに対して，Ⅳ型アレルギーに抗体は関わらない．Ⅳ型アレルギー疾患には 2 つの病型がある．1 つはツベルクリン反応型であり，もう 1 つはウイルス肝炎型または移植免疫型である．

ツベルクリン反応 tuberculin reaction（**マントー反応** Mantoux reaction ともいう）では，ヘルパー T 細胞（Th1）が産生する IFN-γ によって活性化されたマクロファージがエフェクター細胞となる．ツベルクリン反応は，*Mycobacterium tuberculosis* 結核菌に感染または BCG の予防接種を受けたことのある者に **PPD**（*M. tuberculosis* 由来の purified protein derivative，精製ツベルクリン）を皮内に接種すると，24～48 時間後に，発赤や硬結などの皮膚反応が PPD 接種局所に現れる反応をいう．これは感作された Th1 細胞の再刺激によって産生された IFN-γ によって活性化されたマクロファージによる炎症性の組織傷害である．すなわち，活性化マクロファージが産生する TNF-α や IL-8 などは，線維芽細胞に作用して IL-1 や IL-6 などの炎症性サイトカインを産生したり，局所に動員された好中球を活性化したりする．その結果，炎症が促進され局所の細胞が傷害される．

ツベルクリン反応と同様なメカニズムで起こるアレルギー疾患に，ウルシオール urushiol（うるしの主成分），金属（Co，Ni，Cr など），化粧品，また，実験的には DNCB 2,4-dinitro-chlorobenzene などに接触することによって起こる**接触性皮膚炎** contact dermatitis がある．また *M. tuberculosis* や *M. leprae* ハンセン病菌，または

病原真菌の感染後に起こる**肉芽腫** granuloma の形成もツベルクリン反応と同様なメカニズムが基礎になった細胞傷害である．肉芽腫の形成はツベルクリン反応やⅠ型アレルギー疾患である接触性皮膚炎の発症より長時間を要する（3～4週間）．*Salmonella* Typhi の感染によって腸管や肝臓などに起こる**チフス結節** typhoid nodule も同様な生体反応である．

一方，肝炎ウイルス感染による**ウイルス肝炎** viral hepatitis は，細胞傷害性Ｔ細胞（CTL）がエフェクター細胞となるアレルギー疾患であり，肝炎ウイルスが感染した肝細胞を細胞傷害性Ｔ細胞が認識して，エフェクター分子としてのパーフォリンとグランザイムがこれを傷害する．同様に，ウイルスが感染した神経細胞がこのウイルスに特異的な細胞傷害性Ｔ細胞によって傷害されるとウイルス脳炎の原因になることもある．また，臓器移植における拒絶反応も細胞傷害性Ｔ細胞が主体になって起こるⅣ型アレルギー疾患の一種である（移植免疫は 5-3 で述べる）．

接触性皮膚炎（Ⅳ型アレルギー疾患）がIgE抗体によるアレルギー性皮膚炎（Ⅰ型アレルギー疾患）と比べて発症までに長時間を要するのは，Ⅳ型アレルギー疾患の発症にはサイトカインネットワークが関わり，それに応じた何種類ものサイトカイン遺伝子が発現される必要があるからである．また，インスリン依存性糖尿病，関節リウマチ，橋本甲状腺炎は，Ⅲ型アレルギー反応を基本としているが，Th1 とマクロファージが関わるⅣ型アレルギー反応も関与するアレルギー疾患である．

5 Ⅴ型アレルギー疾患

Ⅴ型アレルギーは**レセプター病型アレルギー**ともいうべきものである．これは，ホルモンレセプターに抗レセプター抗体が結合することによって，レセプターを発現している細胞またはそれが構築する組織の機能を障害したり，反対に亢進したりするようなアレルギーである．

組織機能の障害が原因になるⅤ型アレルギー疾患には，抗アセチルコリンレセプター抗体によって筋肉の機能が障害される**重症筋無力症** myasthenia gravis，抗インスリンレセプター抗体によって膵臓機能に障害が起こり，インスリンが不足する**インスリン抵抗症**（b型）などがある．反対に，組織機能が亢進する型のⅤ型アレル

ギー疾患には，抗甲状腺刺激ホルモンレセプター抗体によって甲状腺機能が亢進する**グレーブス病** Graves disease（バセドウ病 Basedow disease），母親由来の抗甲状腺刺激ホルモンレセプター抗体が胎盤を通過して胎児に移入されることによって起こる甲状腺機能の亢進症である**新生児甲状腺中毒症** neonatal thyrotoxicosis などがある．

5-1-4　薬物アレルギー

ある薬物が本来の薬理作用とは無関係に示す有害な過敏反応を薬物アレルギーという．薬物アレルギーは，体質や素因に基づいて出現し，薬物の薬理作用からは予想できないものが多い．表 5-1 に薬物アレルギーの起因薬物を示した．

1 ハプテン性薬物によるアレルギー

薬物アレルギーの大半は，抗生物質（βラクタム系のペニシリン，セファロスポリンやセフェム系のセファクロルなど）や化学療法剤（サルファ剤），中枢神経系作用薬（アスピリン，アミノピリンなど），循環系薬（キニジンやプロカインアミドなどの抗不整脈薬，メチルドパやヒドラジンなどの降圧薬，フェニトインなどの抗てんかん薬，バルビタールなどの鎮静薬，ピロキシカムやアフロクアロンなどの非ピラゾロン系消炎鎮痛薬），Ｘ線造影剤（ヨウ素化合物など），ラテックス（ゴム手袋，注腸カテーテルなど）である．

これら低分子の薬物は，抗体結合性のみを有し，抗体応答性をもたない抗原である．このような抗原を**ハプテン** hapten または不完全抗原という．ハプテンそのものは MHC 分子に結合しないのでＴ細胞レセプター（TCR）に抗原提示されず，したがって，抗体応答性をもたない．しかし，これに**担体たん白質** carrier protein と複合体を形成すると，担体たん白質由来のペプチドが TCR に抗原提示されて抗体応答が起こるようになる．ペニシリンの場合は血液中のたん白質が担体たん白質となる．

ハプテンによる薬物アレルギーの典型は**ペニシリンショック**（アナフィラキシーショック）である．これはIgE抗体によるⅠ型アレルギー疾患であるが，ペニシリンはまた，IgG抗体の産生も誘導する．このIgGは赤

表 5-1 薬物アレルギー

アレルギー症状	薬物	アレルギー反応の型
ハプテン性薬物によるアレルギー		
アナフィラキシーショック	ペニシリン, セファロスポリン, サルファ剤, ヒドラジン, アスピリン, 4級アンモニウムイオン, ヨード化合物	I型
薬疹（じん麻疹）	アスピリン, セファクロル	I型
喘息	アスピリン	I型
溶血性貧血	ペニシリン, キニジン, メチルドパ	II型
血小板減少性紫斑病	キニジン, ジゴキシン, サルファ剤	II型
好中球減少症	アミノピリン	II型
発熱	アミノピリン	II型, III型
血管炎	ペニシリン, サルファ剤, ヨウ素化合物	III型
全身性エリテマトーデス型	ヒドラジン, プロカインアミド	III型
遅延型皮膚反応	ペニシリン, セファロスポリン, ストレプトマイシン, ラテックス, フェニトイン, バルビタール, サルファ剤	IV型
光線過敏症	テトラサイクリン, ピロキシカム, アフロクアロン	IV型
生物由来製品によるアレルギー		
アナフィラキシーショック	ワクチン, 抗毒素, インスリン	I型
溶血	血液製剤（輸血）	II型
血清病	抗毒素	III型

血球に結合したペニシリンに作用して溶血性貧血（II型アレルギー疾患）を起こしたり，免疫複合体を形成して血管炎（III型アレルギー疾患）を引き起こしたりする．さらにペニシリンはTh1細胞を活性化して遅延型皮膚反応（IV型アレルギー疾患）も誘導する．

2 生物由来製品によるアレルギー

ハプテン性の低分子薬物に比べて，高分子の抗毒素，ワクチン，血液製剤，インスリンなど生物由来製品の使用にはより高い危険性が伴う．その典型が，ジフテリア毒素や破傷風毒素また蛇毒を中和するために用いる抗毒素である．抗毒素には異種動物の血清（IgGなど）が用いられるため，ヒトはこれに対して抗IgG抗体を産生する．これが腎糸球体に沈着すると，腎糸球体腎炎など**血清病**（III型アレルギー疾患）を誘発する．また，時をおいて再び抗毒素が注射されると**アナフィラキシーショック**（I型アレルギー疾患）が引き起こされることもある．

血液型が適合しない同種の血液が輸血されると，血管内の血球が溶血し，急性の全身性循環障害が現れる（II型アレルギー反応）．

ワクチンの場合，ワクチンに残留する培地成分や保存剤（ゼラチン）によるアナフィラキシーショックが問題になる（7-1-6参照）．近年ではゼラチンを除いたワクチンが製造されるようになっているが，麻しんワクチン，ポリオワクチン，日本脳炎ワクチン，沈降DTトキソイド，インフルエンザHAワクチンなどにはゼラチンを含む製品もある．

5-2 自己免疫病

自己の生体成分に応答する免疫反応を**自己免疫** autoimmune といい，自己免疫による細胞や組織の障害を**自己免疫病** autoimmune disease という．すなわち，自己免疫病は自己の生体成分をアレルゲンとする自己アレルギーである．自己免疫病は，自己抗原が全身に分布

表 5-2　代表的な自己免疫病

自己免疫病	傷害組織	自己抗原	アレルギー型	HLA 相関[3]
全身性自己免疫病				
自己免疫性溶血性貧血	赤血球	血液型物質（Rh 抗原）	II	──
強直性脊椎関節炎[1]	脊椎関節	HLA-B27（MHC）	II，(IV)	<u>B27</u>
全身性エリテマトーデス	結合組織，血管	DNA, ヒストン，赤血球	III	<u>DR3</u>, B8
関節リウマチ	結合組織，血管	変性 IgG, コラーゲン	III, IV	<u>DR4</u>
シェーグレン症候群	唾液腺，涙腺	RNA とたん白質の複合体	III	<u>DR3</u>
器官特異的自己免疫病				
リウマチ熱[1]	心臓	心筋ザルコレンマ下膜	II	────
悪性貧血	胃	内因子	II	<u>DR5</u>
グッドパスチャー症候群	腎臓，肺	基底膜（腎糸球体，肺）	II	<u>CR2</u>
男子不妊症	精巣	精子（頭部，尾部）	II	────
潰瘍性大腸炎[1]	大腸	大腸粘膜細胞？	II	<u>B5</u>
水晶体誘発性ぶどう膜炎	水晶体	水晶体クリスタリン	II, IV	<u>B27</u>
尋常性天疱瘡	皮膚	基底膜（上皮細胞）	III	<u>DR4</u>, A10
インスリン依存性糖尿病	膵臓	ランゲルハンス β 細胞	III, IV	<u>DR3/DR4</u>
橋本甲状腺炎	甲状腺	チログロブリン	III, IV	<u>DR5</u>
多発性硬化症	脳	ミエリン塩基性たん白質？	IV ?	<u>DR2</u>
アジソン病	副腎	副腎細胞	IV, V	<u>DR3</u>
重症筋無力症	神経筋接合部	Ach レセプター[2]	V	<u>DR3</u>, B8
グレーブス病	甲状腺	TSH レセプター[2]	V	<u>DR3</u>, B8

*1；強直性脊椎関節炎，潰瘍性大腸炎，リウマチ熱は，それぞれ，HLA-B27 と *Klebsiella pneumoniae* 肺炎桿菌，大腸粘膜細胞と腸内の正常細菌，心筋ザルコレンマ下膜と *Streptococcus pyogenes* 化膿レンサ球菌との交差性抗原も原因になる．＊2；Ach, TSH は，それぞれアセチルコリン，甲状腺刺激ホルモンを示す．＊3；HLA 相関におけるアンダーラインは，相対危険度が特に高い HLA 型を示す．

しているかあるいは特定の器官に限局しているかによって，全身性自己免疫病あるいは器官特異的自己免疫病に分類される．自己免疫病は，I 型を除く，II 型〜V 型アレルギー反応が基礎になって起こる．また，自己免疫病は特定の HLA タイプと相関して発症するものが多い．表 5-2 に代表的な自己免疫病を示した．

5-2-1　免疫の自己寛容

B 細胞上の表面免疫グロブリン（sIg）遺伝子や T 細胞上の抗原レセプター（TCR）遺伝子はランダムな組換えを起こし，B 細胞や T 細胞にはあらゆる抗原を認識する sIg や TCR が用意されている．しかし T 細胞は，胸腺内での正および負の選択，特に厳密な負の選択によって自己の生体成分（自己抗原）を認識するものは除去され，自己 MHC と非自己抗原を認識できるクローンのみが残されている．また B 細胞も，自己抗原との親和性が特に強いものは骨髄中での**アポトーシス** apoptosis によって除去されたり，**アネルギー** anergy によって不活化されたりする．したがって，自己成分に対する免疫は起こらないのが普通である．これを免疫の**自己寛容性** self tolerance という．

しかし，自己抗原を認識する B 細胞クローンの除去は T 細胞ほど厳密ではなく，自己応答性の B 細胞は依然として存在している．ただこのような B 細胞が自己抗原と結合したとしても，自己応答性のヘルパー T 細胞（Th2）が存在しないために自己抗体は産生されない．もし自己抗体が産生されたとしても，一過性の自己免疫反応を起こすに過ぎない．なぜなら，このような抗体は，繰り返しエピトープをもつ胸腺非依存的な自己抗原に対する親和性の弱い IgM であり，またこのような B 細胞は記憶細胞にはならないからである．このように自己免疫反応は誰にでも起こっている．それが自己免疫病にまで発展するのは，免疫の自己寛容性の破綻によって細胞

や組織に持続的な傷害が起こる場合と考えられる.

5-2-2 自己免疫病の発生要因

免疫の自己寛容性の破綻を誘発する要因には,
 (1) 隔離抗原の漏出
 (2) 自己抗原と交差性を有する外来抗原の侵入
 (3) 自己応答性リンパ球の活性化
 (4) MHC分子の変則的な発現誘発
 (5) MHC分子への変則的な自己抗原の提示

などが関わっている.これらのうち,(1)〜(4)には主に後天的な環境因子が関わり,(5)には先天的な遺伝因子が関わっている.

(1)は,脳,眼,精巣などの抗原が漏出する場合である.免疫系から隔離されているこれらの器官の細胞への免疫の自己寛容性は十分でない.多発性硬化症（脳のミエリン塩基性たん白質）,水晶体誘発性ぶどう膜炎（眼の水晶体クリスタリン）,男子不妊症（精巣の精子）などは隔離抗原の漏出が原因になる自己免疫病である.

(2)〜(4)は病原体の感染によって誘発されることが多い.例えば,強直性脊椎関節炎はHLA-B27（MHC）と *Klebsiella pneumoniae* 肺炎桿菌との交差抗原性が原因になる.Epstein-Barr virus EBウイルスは多クローン性にB細胞を活性化し,*Staphylococcus aureus* 黄色ブドウ球菌のTSST-1はスーパー抗原として多クローン性にヘルパーT細胞を活性化させる.また,ある種のウイルス感染は局所的にIFN-γの濃度を高め,これが感染細胞にMHC分子（MHCクラスII）を変則的に発現させることが知られている.I型糖尿病（インスリン依存性糖尿病）は,このようなMHC分子にインスリン由来のペプチドが提示されることが原因になった自己免疫病と考えられている（詳細は不明）.

(5)の要因には遺伝因子が関わっている.自己免疫病のうち,強直性脊椎関節炎,インスリン依存性糖尿病,橋本甲状腺炎,グッドパスチャー症候群などの発症はHLAのタイプと特に相関が高い.これはMHC分子の遺伝型が自己抗原ペプチドを自己反応性T細胞に提示する能力と関係し,これが自己免疫病の発生を決定している要因になっていることを示している.自己免疫病は,HLA-DR2,-DR3,-DR4ハロタイプなどMHCクラスII対立遺伝子と相関するものが多いが,MHCクラスI対立遺伝子と相関するものもある.これはMHCクラスII分子に提示される自己抗原を認識するCD4陽性T細胞（Th1, Th2）のみではなく,MHCクラスI分子に提示される自己抗原を認識するCD8陽性細胞傷害性T細胞（CTL）も自己免疫病に関与していることを示している.

ある自己免疫病患者は複数の自己免疫病を併発することが多い.また,その患者の家族にも自己免疫病が発症しやすい.例えば,橋本甲状腺炎患者の親族がこの自己免疫病の原因となる抗チログロブリン抗体をもつ頻度は健常人の親族に比べて高く,同様に悪性貧血患者の親族が抗内因子抗体をもつ頻度も高い.これも自己免疫病の原因が遺伝的要因であることを示すものである.

5-2-3 全身性自己免疫病

全身性自己免疫病は全身の細胞や組織に均一多量に存在している成分が自己抗原になる.したがって,全身性エリテマトーデスに見られるように,機能に障害が起こる器官も多様である.

1 全身性エリテマトーデス

全身性エリテマトーデス systemic lupus erythematosus (SLE) は**全身性紅斑性狼瘡**ともいわれ,全身性自己免疫病の代表的なものである.SLEはDNAやヒストンなどの核たん白質,赤血球,リンパ球などの成分に対するIgGとこれらの自己抗原が腎糸球体など種々の組織に沈着する全身性のアレルギー（III型アレルギー）である.患者には,発熱,蝶形紅斑,レイノー現象,日光過敏,多発関節痛,腎炎,中枢神経症状,血球減少が高頻度に見られる.

SLEの発生には免疫システムの多様な欠損が見られる.第1は,補体成分C1qやC4（細胞の融解）,アミロイドたん白質（クロマチンに結合して抗原性を隠蔽）,DNase I（細胞外クロマチンの分解）など自己抗原の排除に関わる免疫因子の欠損である.第2は,Fas,Fasリガンド（B細胞とT細胞との接着因子）,CD22,FcγRIIB（B細胞抑制性レセプター）など免疫の自己寛容に関わるリンパ球表層成分の欠損である.

SLE患者の男女比は，男:女＝1:10〜20であり，圧倒的に女性に多く，20歳代にピークがある．SLEのほか，多発性硬化症（1:10），橋本甲状腺炎（1:4〜5），グレーブス病（1:4〜5），関節リウマチ（1:3）の発症には性差が見られ，女性ホルモン（エストロゲン，プロゲステロン）がこのような自己免疫病の感受性因子となっている．

2 関節リウマチ，シェーグレン症候群

関節リウマチ rheumatoid arthritis（慢性関節リウマチ，リウマチ様関節炎ともよばれる）は多発性移動性で慢性の関節炎を主徴とするリウマチ性疾患の代表疾患である．変性したIgG抗体やコラーゲンなど多様な成分に対する自己抗体が見られる．自己抗体誘発の要因として，ウイルス感染の関与，代謝異常などが考えられている．

シェーグレン症候群 Sjögren syndromeは，乾燥性角結膜炎，慢性唾液腺炎を主徴とする自己免疫疾患であり，長期療養中の関節リウマチ患者の合併症として現れることもある．RNAとたん白質の複合体に対する抗SS・A抗体，抗SS・B抗体が原因になると考えられている．

5-2-4 器官特異的自己免疫病

器官に特異的な生体成分は自己抗原になりやすい．それは，このような生体成分に応答性のT細胞が胸腺でのクローンの除去や不活化を受けにくいからである．また，自己応答性T細胞の除去や不活化には，TCRにある程度の親和性をもち，またMHC分子にある程度の量の自己ペプチドが提示される必要があると考えられている．器官に特異的な生体成分はこのような条件を満たしにくい抗原と考えられる．これは，逆に，何らかの原因で免疫の自己寛容に異常が起こった場合，器官に特異的な生体成分は自己抗原になりやすくなることを意味する．

1 水晶体誘発性ぶどう膜炎，男子不妊症など

免疫系と隔離している水晶体たん白質や個体の成熟過程の後期に発生する精子などは免疫の自己寛容の成立が成立しにくい抗原であり，これらの抗原が免疫系に遭遇した場合には自己免疫病を起こしやすい．

水晶体誘発性ぶどう膜炎 phacogenic uveitisは水晶体の摘出や外傷が原因となって漏出した水晶体クリスタリンや網膜S抗原に対する自己免疫病である．また，**交感性眼炎** sympathetic opthalmiaも，受傷眼から漏出した眼内抗原（自己抗原分子は不明）による自己免疫病であり，受傷眼の摘出が対側眼の保護のために必要なことが多い．**男子不妊症** male infertilityには，事故や手術（またごく稀にはmumps virus流行性耳下腺炎ウイルス感染による精巣炎）などによって精巣から漏出した精子（頭部または尾部）に対する自己抗体が原因になったものがある．

多発性硬化症 multiple sclerosisは，ある特定の遺伝系のマウスやラットなどに脳のミエリン塩基性たん白質 myelin basic protein（MBP）を注射したときに起こる**実験的アレルギー性脳脊髄炎** experimental allergic encephalomyelitis（EAE）と類似している．多発性硬化症患者の病変部位では，リンパ球，形質細胞，マクロファージの浸潤がみられ，脳や脊髄におけるミエリン鞘の破壊が起こる．多発性硬化症にはMBPとその自己抗体によるIII型アレルギー疾患とする説もあるが，患者の脳脊髄中に見られる抗体はウイルス（measles virus麻疹ウイルス）抗体であることが多い．また，EAEはMBPに特異的なTh1細胞によって起こり，Th2細胞では起こらない．これらの理由から，多発性硬化症はMBPを抗原としたIV型アレルギー反応を基礎とする自己免疫病であると考えられている．

2 リウマチ熱，潰瘍性大腸炎など

外来性抗原が生体組織の抗原と**交差抗原性**を有している場合，この外来性抗原によって活性化されたT細胞が，自己抗原と結合したB細胞にも自己応答性のT細胞として働き自己抗体を産生するようになる（**分子擬態** molecular mimicry）．そして，このような自己抗体は組織を傷害する．

リウマチ熱 rheumatic feverは *Streptococcus pyogenes* 感染後に発症しやすい．これは本菌と心筋のザルコレンマ下膜との交差抗原性が原因になると考えられている（図5-4）．リウマチ熱患者では，*S. pyogenes* 抗原と自己抗原，両方に対する抗体が産生されており，これらと抗原との複合体が腎糸球体に沈着した場合には糸球体腎

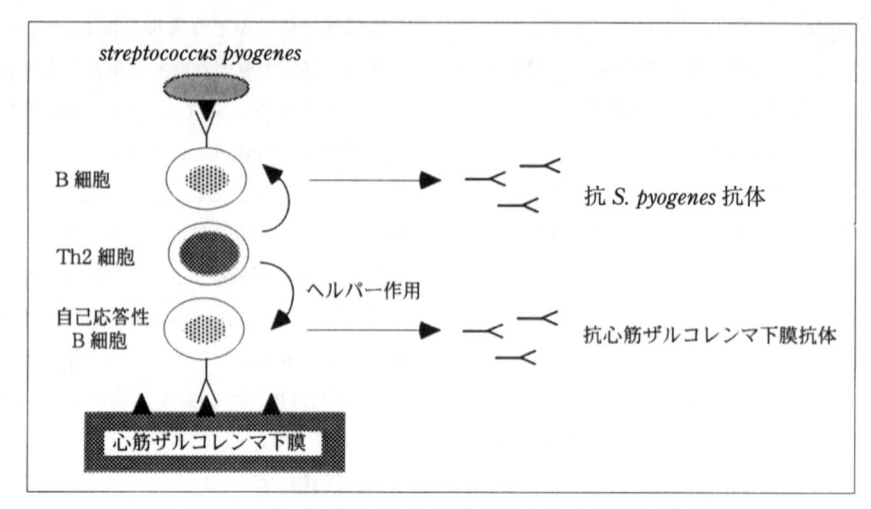

図5-4　交差性抗原による自己免疫病（リウマチ熱）

炎を発想することもある．また，原因不明の広範な潰瘍性炎症疾患である**潰瘍性大腸炎** ulcerative colitis や**クローン病** Crohn disease は，大腸粘膜と共通抗原をもつ細菌（腸内フローラなど）との交差抗原性反応が疑われている．

同様に，クエブシェラ感染症後の**強直性脊椎関節炎** ankylosing spondylitis（全身性自己免疫病）も，*Klebsiella pneumoniae* 肺炎桿菌のニトロゲナーゼと HLA-B27 との交差抗原性が原因になっている．したがって，HLA-B27 タイプをもつ者の強直性脊椎関節炎を発症する相対危険度は非常に高い（相対危険度；87.4）．

③ 橋本甲状腺炎，グレーブス病

ここでは，甲状腺の機能を障害する自己免疫病について述べる．

橋本甲状腺炎 Hashimoto's thyroiditis は橋本慢性甲状腺炎または橋本病ともよばれ，自己免疫病の最初の報告例である．これは，橋本策によって報告された（1911年）．橋本甲状腺炎は，甲状腺ホルモンの前駆体であるチログロブリン thyroglobulin が自己抗原となる（甲状腺ペルオキシダーゼも自己抗原となる）．この結果，甲状腺に沈着したチログロブリンとその自己抗体からなる免疫複合体はⅢ型アレルギー反応を惹起して甲状腺のろ胞構造を破壊させ甲状腺機能を低下させる．橋本甲状腺炎の多くは 30～50 歳代の女性に発症し，患者にはしばしば甲状腺の腫大が見られる．この疾患には，Th1 と

マクロファージによるⅣ型アレルギー反応も関与している．また橋本甲状腺炎は，甲状腺へのウイルス感染によって局所的に濃度が高まった IFN-γ が感染細胞に MHC クラスⅡを発現させることで誘発されると考えられているが，詳細な発生機序は不明である．

グレーブス病 Graves disease はバセドウ病 Basedow disease ともよばれる．橋本甲状腺炎では甲状腺ホルモンの分泌低下が起こるのに対して，グレーブス病は甲状腺ホルモンの分泌亢進症である．脳下垂体は甲状腺刺激ホルモン（TSH）を分泌し，甲状腺に甲状腺ホルモンを産生させる．この場合，甲状腺ホルモンはフィードバック制御によって脳下垂体からの TSH の分泌を抑制することで甲状腺ホルモン自身の産生を制御している．グレーブス病では甲状腺の TSH レセプターに対する自己抗体が産生されるが，この抗 TSH レセプター抗体は TSH のアゴニストとして作用し，甲状腺を持続的に刺激する．この結果，甲状腺ホルモンが過剰に産生される．

④ インスリン依存性糖尿病など

ここでは，糖尿病に関する自己免疫病について述べる．糖尿病には，Ⅰ型糖尿病（インスリン依存型），Ⅱ型糖尿病（インスリン低抗型）がある．

インスリン依存性糖尿病 insulin dependent diabetes mellitus（IDDM）はⅠ型糖尿病である．これは**若年性糖尿病** juvenile-onset diabetes（JOD）ともよばれる．IDDM は，膵臓の抗ランゲルハンス β 細胞抗体によっ

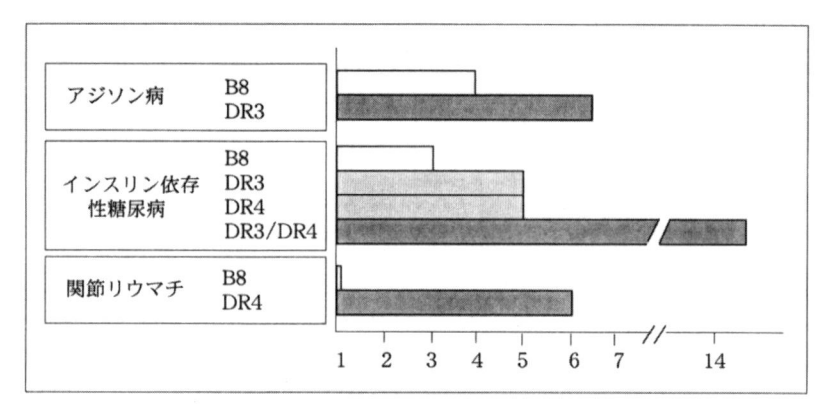

図 5-5 自己免疫病と HLA 型との相関性

てこの細胞が破壊されるものであり、膵臓の機能低下症である。Ⅰ型糖尿病のモデルマウス（NOD マウス）では、インスリンに由来するペプチドが CD8 陽性の細胞傷害性 T 細胞に認識されることが明らかにされている。これは自己抗原としてインスリンが IDDM の発症に重要であること、また、IDDM の発症には Ⅲ 型アレルギー反応以外に Ⅳ 型アレルギー反応も関わっていることを示すものである。これにはウイルス感染が引き金になっていると考えられているが、その詳細は不明である。

インスリン抵抗症 b 型は抗インスリンレセプター抗体によってインスリンレセプターの機能が障害される糖尿病であり、Ⅴ型アレルギー疾患の一種である。また**インスリン抵抗症 a 型**は、インスリンレセプター遺伝子の異常による先天性糖尿病であり、自己免疫病の範疇には入らない。

一方、**インスリン自己免疫症候群** insulin autoimmune syndrome は、インスリンの注射歴がないにもかかわらず大量の抗インスリン抗体が産生され、これに結合しているインスリンの一部が遊離するために起こる自発性低血糖を特徴とする症候群である。

自己免疫病の発症に遺伝的要因が働いていることを示すものとして、自己免疫病患者は一般的にある特定の MHC クラス遺伝子との相関性が高いことがあげられている。例えば、IDDM の場合、B8、DR3、DR4 ハプロタイプとの相関性があるが、B8 より DR3 または DR4 の者のほうがこの免疫病を発症しやすい。特に DR3/DR4 ヘテロ接合体の者には非常に高い相対危険度が見られる（図 5-5）。**相対危険度** relative risk とは、ある HLA 型をもつ者が、それをもたない者に比べてどれだけその疾患に罹りやすいかを示す目安である。このことは、DR3 および DR4 遺伝子が IDDM の発症に関わる遺伝子の近傍に存在しているか、あるいはそれ自身が IDDM 発症遺伝子であることを示唆している。

5-3 移植免疫

輸血 blood transfusion は、貧血状態を改善するために古くから行われてきた。また 1960 年代以降になって、腎臓、心臓、肺、肝臓、角膜、膵臓、骨髄、小腸、皮膚などの**臓器移植** organ transplantation が、不全となった臓器の機能を代償するために行われている。輸血や臓器移植はいわば免疫反応の二律背反に挑戦するようなものであり、生体が有する免疫反応を可能な限り正常に残したままで、異物としての赤血球や移植片を傷つけることなく受け入れなければならない。これは現在でも非常に困難を伴った医療技術である。この技術を向上させるための研究過程で、ABO 式血液型抗原、MHC 抗原、免疫の自己寛容、T 細胞機能に影響する胸腺の役割など免疫学上の重要な事実が明らかにされ、また新しい免疫抑制剤が開発された。

5-3-1 移植抗原

同種または異種動物から**移植片** graft が移植される

時，レシピエントに生じる免疫応答を**移植免疫** transplantation immunity という．この場合，同種移植片が別の個体に移入された時，このレシピエントが異物として認識する移植片上の分子を**同種移植抗原** allogenic transplantation antigen という．同様に，レシピエントが認識する異種移植片上の分子を**異種移植抗原** xenogenic transplantation antigen という．異種動物間では種々の分子がレシピエントによって異種と認識されるのに対して，同種動物間では移植片上のMHC抗原や血液型抗原など，ごく限られた分子のみが移植抗原となる．臓器移植では移植片上のMHC抗原が主要な同種移植抗原になり，ABO血液型抗原が輸血での同種移植抗原になる．

移植片はドナーとレシピエントとの遺伝学的背景の相違から**自家移植片** autograft，**同系移植片** isograft，**同種移植片** allograft，**異種移植片** xenotograft の4種類に分類される．前二者では移植免疫は起こらないが，後二者では多くの場合に移植免疫が起こって移植片は排除される．このようなレシピエントによる移植片の拒絶反応を**宿主対移植片反応** host versus graft reaction（**HVG反応**）という．HVG反応は移植抗原に対するレシピエントの細胞傷害性T細胞が関与する細胞性免疫と，抗体が関与する液性免疫によって引き起こされるが，臓器移植および輸血でのHVG反応はそれぞれ細胞性免疫および液性免疫が主体となって起こる．

MHC遺伝子はメンデルの法則に従って遺伝することは他の遺伝子と同じであるが，その発現が**共優性** codominant である点は他と異なっている．すなわち，各個体は両親の一方から1つずつ受け継いだそれぞれのハプロイド遺伝子からのMHC抗原が平等に発現されている．ヒトのMHC抗原は**HLA**（human leukocyte antigen）ともよばれる．MHCクラスI抗原は全身の臓器や組織中の核を有するすべての細胞上に発現されており，ヒトでは $HLA-A, -B, -C$ 遺伝子領域にコードされている．一方，MHCクラスII抗原は $HLA-DR, -DQ, -DP$ 遺伝子領域にコードされており，マクロファージや樹状細胞などの抗原提示細胞やBリンパ球，活性化Tリンパ球など発現されている細胞は限られている．

5-3-2 臓器移植

生まれつき胸腺を欠いた**ヌードマウス** nude mouse は移植片の拒絶が起こらない．また，胸腺を摘出した後に放射線照射で骨髄機能を障害したマウスに骨髄移植を行っても移植免疫は起こらない．このことは，臓器移植におけるHVG反応はT細胞による細胞性免疫が中心であることを示すものである．HVG反応は，MHCクラスI抗原に応答する細胞傷害性T細胞，またはMHCクラスII抗原に応答するサイトカイン産生性のヘルパーT細胞（Th1細胞）が産生するサイトカインで活性化されるマクロファージのエフェクター活性による．

レシピエントの免疫反応が欠損したり，または弱い免疫反応しかもたないレシピエントに臓器が移植されたときには，**移植片対宿主反応** graft versus host reaction（**GVH反応**）とよばれる特殊な移植免疫が起こる．たとえば放射線照射や免疫抑制剤の投与を受けた者に骨髄が移植されたとき，骨髄細胞と共に移植されたドナーのT細胞がレシピエントの細胞を攻撃するようになる．GVH反応は骨髄移植における最も重要な合併症であり，特に皮膚と腸管に重大な障害を与える．この反応を避けるためには，厳密にHLA抗原の型を合わせる必要がある．

5-3-3 輸　血

ヒトの赤血球の血液型には，ABO，Rh，Lewis，MN，P，Duffy型などがある．これらの血液型物質の多くは糖質（オリゴ糖）である．

赤血球膜表面には，構造上関連のあるH，A，Bの3種類の血液型物質（糖たん白質）があり，この組合せでA，B，AB，O血液型が決まる．H血液型物質はO血液型の決定基であり，同時にAおよびB血液型物質の基本物質である．O型のヒトはH血液型物質のみをもつ．A型のヒトはH物質に $N-$アセチルガラクトサミンが結合したA血液型物質をもち，B型のヒトはH物質に $D-$ガラクトースが結合したB血液型物質をもつ．またAB型のヒトはAおよびB血液型物質の両方をもつ（日本人では，A型，O型，B型，AB型のヒトはおよそ4：

3：2：1の割合である)．また，O型のヒトは自然抗体として抗A抗体と抗B抗体をもち，A型のヒトは抗B抗体，B型のヒトは抗A抗体をもつ．しかしAB型のヒトはいずれの自然抗体をもたない．したがって，AB型以外のヒトは抗原型の異なる血液が輸血された場合，これら自然抗体（IgM）と移入された血液型物質との間で抗原抗体複合体が形成される．その結果，補体が活性化されて移入された赤血球は溶血する．

Rh血液型物質（単純たん白質）は，ABO血液型物質とは別の血液型抗原であり，通常，ヒトはRh^+かRh^-かのどちらかに分類される．Rh^+のヒトが圧倒的に多く，日本人でRh^-のヒトはおよそ0.5％である．Rh抗原に対する自然抗体は存在せず，Rh^-のヒトにRh^+の赤血球を輸血しても問題はない．しかし，再びこのヒトに同じRh血液型の赤血球が輸血されたときには，この赤血球は溶血される．Rh血液型は，C，c，D，E，e型が知られ，免疫原性はO型が最も強い．日本人の90％がO型であり，Rh不適合による障害の頻度は低い．通常，Rh^+あるいはRh^-というのは，O型が陽性あるいは陰性を意味する．不適合輸血反応を起こす抗体はABO系および Rh（D）抗体が主なものであるので，輸血に際しては，ドナーとレシピエントのABOおよびRh（D）血液型を合わせることが必要である．Rh血液型が問題になるのは，**新生児溶血性疾患** haemolytic disease of the new-born である．これは，Rh^-の母親がRh^+の第一子を出産した後，再びRh^+の子を妊娠した場合に，胎児または新生児に起こる溶血性の疾患である．すなわち，最初の出産で胎盤が子宮壁から剥離するとき，新生児の赤血球が母親の血流に入り，その結果，母親がRh抗原に対して抗体を作るようになる．この抗体のほとんどはIgGであり，IgGは胎盤を通過して第二子胎児の赤血球を溶血させる．かつて，新生児溶血性疾患は致死的になることが多かったが，現在では，第一子出産時に抗Rh抗体をRh^-の母親に注射することによって予防が可能になっている．

5-3-4　免疫抑制剤

ドナーとレシピエントのMHC抗原（HLA抗原）の型を一致させることによって臓器移植におけるHVG反応をなくすることができる．しかし，これが可能となるのは一卵性双生児間のみであり，ドナーとレシピエントとの間で，すべてのHLA抗原の型が一致する確率は非常に低い．したがって臓器移植では，できる限りHLA抗原の型を一致させるとともに，免疫抑制剤の投与によってレシピエントの移植免疫を抑える手段がとられる．このような目的のために用いられる代表的な免疫抑制剤を図5-6に示した．これらは臓器移植以外にアレルギーや自己免疫病の治療にも用いられる．

免疫抑制剤には，古くから**アザチオプリン** azathioprine（イノシン酸との競合によるプリン生合成の阻害剤）や，**シクロホスファミド** cyclophosphamide（グアニンのアルキル化によるDNAの複製阻害剤），または**コルチコステロイド** corticosteroid（副腎皮質ステロイドなど，たん白質の合成阻害剤）など細胞毒性薬剤が用いられてきた．しかし最近では，Th細胞の機能を特異的に抑制する**シクロスポリン** ciclosporin，**タクロリムス** tacrolimus，**ラパマイシン** rapamycin などのマクロライド系の免疫抑制剤が使用される．シクロスポリン（別名サイクロスポリンA cyclosporin A）はTh細胞のシクロフィリンに結合してこのペプチジルプロリルシス-トランスイソメラーゼの活性 protein phosphatase を阻害する．これによって，カルシニューリン calcineurin のたん白質ホスファターゼ活性が阻害されてIL-2を始めとしたサイトカイン遺伝子の転写が阻害される．その結果，Th細胞によって活性化される細胞免疫能が低下する．タクロリムス（FK506）もシクロスポリンと同様な作用機構をもつ．ラパマイシンはシクロスポリンやタクロリムスとは異なってカルシニューリンの酵素活性は阻害しない．ラパマイシンはIL-2の転写ではなく，Th細胞の活性化に必要なTh細胞自身の細胞膜上のIL-2レセプターを介したシグナル伝達経路を阻害すると考えられている．ラパマイシンはシクロスポリンより腎毒性が低いことが特徴である．

5-4　免疫不全症

免疫不全症は，**原発性免疫不全症** primary immunode-

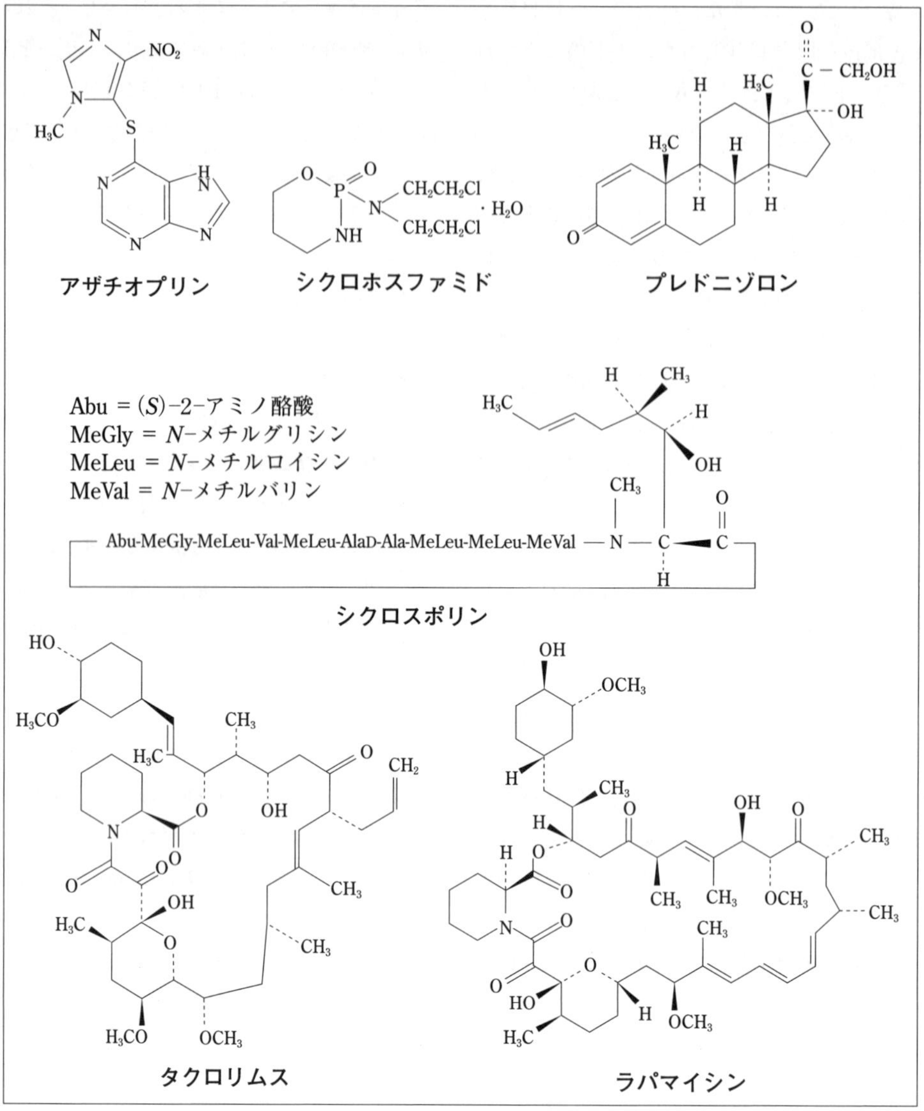

図 5-6 代表的な免疫抑制剤

ficiency syndrome と**続発性免疫不全症** secondary immunodeficiency syndrome に大別される．原発性免疫不全症は，B細胞やT細胞の異常や欠損，食細胞の機能異常，または補体の欠損が原因になり，多くは遺伝性（伴性または常染色体性）である．一方，続発性免疫不全症は非遺伝性であり，放射線の照射，抗がん剤や免疫抑制剤の投与，HIVの感染，加齢による胸腺の機能退化など，T細胞の異常が原因になるものが多い．また，バリアーの損傷も免疫不全の原因として重要である．表5-3に代表的な免疫不全症を示した．

5-4-1 原発性免疫不全症

1 伴性無ガンマグロブリン血症，PNP欠損症，DiGeorge症候群

B細胞の異常による免疫不全の代表は**伴性無ガンマグロブリン血症** X-linked agammaglobulinaemia（X-LA）である．X-LA患者は男子に限られ，血中やリンパ組織中にB細胞を欠き，血清中には微量のIgGが存在する

表 5-3 代表的な免疫不全症

不全機能		免疫不全症	傷害部位	遺伝様式
原発性免疫不全				
リンパ球	B 細胞	X-LA（Bruton 型）	B 細胞分化	XL
	T 細胞	DiGeorge 症候群	胸腺低形成	NG
		PNP 欠損症	PNP 欠損	AR
	B 細胞, T 細胞	細網異形成症	血液幹細胞分化	AR
		SCID（Swiss 型）	リンパ球幹細胞分化	XL / AR
		ADA 欠損症	ADA 欠損	AR
		Wiskott-Aldrich 症候群	T 細胞発育不全, IgM 低下	XL
		Atoxia-telangiectasis	胸腺発育不全, IgA 欠損	AR
食細胞	貪食, 殺菌	慢性肉芽腫症（CGD）	NADPH オキシダーゼ遺伝子異常	XL / AR
	遊走, 付着, 殺菌	Chediak-Higashi 症候群	膜小胞形成調節遺伝子異常	AR
	遊走, 付着	白血球粘着異常（LAD）	白血球接着分子 β 鎖遺伝子欠損	AR
補体	化膿菌抵抗性	C3, D, H, I, CR3 欠損症	各遺伝子欠損	AR
	MAC 形成	C5, C6, C7, C8 欠損症	各遺伝子欠損	AR
		P 因子欠損症	P 因子遺伝子欠損	XL
	免疫複合体溶解	C1, C2, C4, CR1 欠損症	各遺伝子欠損	AR
	補体活性制御	遺伝性血管神経浮腫（HAE）	C1-INH 遺伝子欠損	AD
		発作性夜間血色素尿症（PNH）	DAF, CD59 欠損・低下	NG
続発性免疫不全				
リンパ球		AIDS	Th 細胞（HIV 感染）	NG
		日和見感染	リンパ球（免疫抑制剤）	NG
		自己免疫病	Th 細胞（加齢）	NG
バリアー	皮膚	破傷風, ガス壊疽	皮膚損傷（刺傷）	NG
		緑膿菌感染症（内因性感染）	皮膚損傷（火傷）	NG
		陰部白癬, 足白癬	温度, 湿度の調節	NG
	正常細菌叢	偽膜性大腸炎（内因性感染）	抗生物質による菌交代	NG
		カンジダ症などの腟炎	L. acidophilus の減少	NG
	胃液	コレラ（腸管感染）	胃の切除, 無酸症	NG

XL：X 染色体連鎖性劣性（遺伝性），AR：常染色体性劣性（遺伝性），AD：常染色体性優性（遺伝性），NG：非遺伝性，X-LA：伴性無ガンマグロブリン血症，PNP 欠損症：プリンヌクレオチドホスホリラーゼ欠損症，SCID：重症複合免疫不全，ADA 欠損症：アデノシンデアミナーゼ 欠損症
（中島 泉（2003）新免疫学入門，南山堂を改変）

のみである．X-LA のように B 細胞の機能不全による免疫不全症では，*Haemophilus influenzae* インフルエンザ菌，*Streptococcus pneumoniae* 肺炎レンサ球菌，*Staphylococcus aureus* 黄色ブドウ球菌などの細菌に対する感染抵抗性が低下し，これらが起因菌となる肺炎，中耳炎，膿皮症などの感染を繰り返すことが多い．

T 細胞の異常による免疫不全症には，**PNP 欠損症** purine nucleotide phosphorylase deficiency や，非遺伝的で先天的な胸腺の低形成を起こす **DiGeorge 症候群** DiGeorge syndrome がある．このような T 細胞の不全

症では細胞内寄生性の細菌（*Salmonella* サルモネラ属，*Listeria monocytogenes* リステリア・モノサイトゲネス，*Mycobacterium tuberculosis* 結核菌など）や真菌（*Candida albicans* カンジダ・アルビカンス，*Pneumocystis carinii* ニューモシスチス・カリニなど）による感染の他に，特にウイルス（herpes simplex virus 単純ヘルペスウイルス，cytomegalovirus サイトメガロウイルスなど）感染が頻発するのが特徴である．

2 重症複合免疫不全症，ADA 欠損症

B細胞とT細胞の両機能が欠損する**重症複合免疫不全症** severe combined immunodeficiency（SCID）は，最も重症な伴性の遺伝性免疫不全症である．SCIDの乳児は感染症を繰り返し，2年以内に死亡することが多い．ADA遺伝子の変異が原因とされる**ADA欠損症** adenosine deaminase deficiency は常染色体性に遺伝するSCIDの一部であり，正常遺伝子の移入による遺伝子治療が試みられている．

3 慢性肉芽腫症，Chediak-Higashi 症候群，白血球粘着異常症

食細胞（好中球やマクロファージなど）の機能に遺伝的欠損のある免疫不全症の代表は，**慢性肉芽腫症** chronic granulomatous disease（CGD）である．この場合，NADPHオキシダーゼ遺伝子の異常により，微生物の殺菌に必要なスーパーオキシドアニオン（O_2^-）や酸化水素（H_2O_2）などの産生が低下する．したがって，CGD患者の食細胞は，細胞に取り込んだ病原体を殺すことができなくなる．この結果，不完全な細胞性免疫しか誘導されなくなり，たとえば細胞内寄生体に異常な肉芽腫形成をもたらし，しばしば致命的になる．これに対し，好中球のミエロペルオキシダーゼ遺伝子の異常による**ミエロペルオキシダーゼ欠損症** myeloperoxidase deficiency は慢性肉芽腫症に比べて軽症である．

好中球のリゾチーム顆粒やメラノサイトのメラニン顆粒の形成を調節する遺伝子に変異がある免疫不全症として **Chediak-Higashi 症候群**や，食細胞やリンパ球の接着分子（CR3やLFA-1）が遺伝的に欠損する**白血球粘着異常症** leukocyte adhesion deficiency（LAD）がある．LFA-1（lymphocyte function associated antigen-1）は血管内皮細胞や他の細胞上のICAM-1（intracellular adhesion molecule-1）と結合する．LFA-1が欠けるためにLAD患者の食細胞は，血管内皮細胞に粘着できず，血管内から感染組織部位への遊走が妨げられる．

4 遺伝性血管神経浮腫，発作性夜間血色素尿症など

補体は肝機能障害による産生の低下，また自己免疫疾患での補体の過剰な消耗などによって血中濃度が低下するが，これとは別に遺伝的な欠損もある．遺伝性補体欠損のうち，P（プロペルジン）因子欠損症が伴性劣性，またC1阻止因子（C1-INH）欠損症が常染色体優性に遺伝するのを除き，他はすべて常染色体劣性の遺伝をする．古典経路に関与するC1，C2，C4，CR1の遺伝的欠損症では全身性エリテマトーデスのような免疫複合体病の症状が現れる．これは古典経路が免疫複合体を解離する機能と関係している．C3，H因子，I因子欠損症は *Staphylococcus aureus* 黄色ブドウ球菌や *Streptococcus pneumoniae* 肺炎レンサ球菌，*Pseudomonas aeruginosa* 緑膿菌などによる化膿菌感染症を起こしやすい．これは化膿菌をオプソニン化するのにC3が重要であることと関係している．C5，C6，C7，C8欠損症およびD因子，P因子欠損症は *Neisseria meningitidis* 髄膜炎菌や *N. gonorrhoeae* りん菌などに感染しやすくなる．このことは *Neisseria* ナイセリア属の溶菌にはMACおよび補体活性化の別経路が重要であることを示している．

臨床的に最も重要な補体欠損症はC1-INHによる**遺伝性血管神経浮腫** hereditary angioneurotic edema（HAE）である．補体制御因子C1-INHは古典経路において，活性化されたC1に結合してこれらを不活化する．C1-INHの欠損により過剰に産生されたC2から浮腫に関与する第一の因子C2キニンが産生される．またC1-INHは第二の浮腫因子であるブラジキニンの産生抑制にも関与するが，C1-INHの欠損によってブラジキニンの抑制が起こらない．一方，赤血球膜表面の補体制御たん白質であるDAFやCD59が欠損，または機能低下するとこのような赤血球は補体に過敏性になり，**発作性夜間血色素尿症** paroxysmal nocturnal hemoglobinuria（PNH）が起こりやすくなる．典型的には，夜間の睡眠時に補体が活性化されたときMACによって赤血球

が溶解して赤色素尿を呈する．

5-4-2　続発性免疫不全症

1　リンパ球の機能低下による免疫不全症

　HIV（human immunodeficiency virus）はTh細胞や脳のミクログリア細胞に感染する．この場合，長い潜伏期間の後に，これらの細胞が減少，またその機能に障害が起こって**後天性免疫不全症候群** acquired immunodeficiency syndrome（AIDS）が発症する．AIDS患者のTh細胞は200細胞/mLまでに減少しており，真菌症（*Candida albicans*カンジダ・アルビカンスによるカンジダ症，*Cryptococcus neoformans*クリプトコックス・ネオフォルマンスによるクリプトコックス症，*Pneumocystis carinii*ニューモシスチス・カリニによるカリニ肺炎），原虫症（*Cryptosporidium parvum*クリプトスポリジウム・パルバムによるクリプトスポリジウム症），細菌感染症（サルモネラ菌血症，*Mycobacterium tuberculosis*結核菌による肺結核，*Haemophilus*ヘモフィラス属や*Streptococcus*ストレプトコッカス属などによる化膿性細菌感染症），ウイルス感染症（サイトメガロウイルス感染症，単純ヘルペス感染症）など，ありとあらゆる種類の日和見感染症を併発する．また，悪性腫瘍（human polyomavirus 8 ヒトポリオーマウイルス8によるカポジ肉腫）やHIV脳症も起こる．HIV脳症はHIVの脳のミクログリア細胞への感染が原因と考えられている．

　加齢は特にT細胞（Th1，Th2細胞，細胞傷害性T細胞）の機能低下に影響を及ぼす．このうち，Th2細胞（ヘルパーT細胞）の機能低下は間接的にB細胞の機能にも影響を及ぼす．その結果，抗体産生能が低下し，高齢者では特に細菌感染症が増加する．また，Th1細胞（炎症性T細胞）の機能低下はマクロファージの活性化にも影響を与え，これによっても感染抵抗性が低下する．さらにTh2細胞の機能低下は免疫の自己寛容の抑制能を低下させることになり，自己抗原に対する抗体を産生しやすくする．その結果，高齢者には橋本甲状腺炎（抗チログロブリン抗体の増加）や関節リウマチ（抗IgG抗体の増加）などの自己免疫病が多くなる．さらに細胞傷害性T細胞の機能低下は，高齢者におけるインフルエンザなどウイルス感染を増加させるとともに，がん発生の増加の一因になるとも考えられている．これと関連して，抗がん剤や免疫抑制剤の投与またはX線照射は，リンパ球を始めとしてあらゆる種類の免疫系細胞の機能を低下させ，感染症の機会をさらに増加させる．

2　バリアーの損傷による免疫不全症

　皮膚のバリアーが破られると種々の感染症が起こる．たとえば，刺傷は*Clostridium tetani*破傷風菌や*Clostridium perfringens*ウエルシュ菌など嫌気性細菌の筋肉組織深部での感染を可能にし，それぞれ**破傷風** tetanusや**ガス壊疽** gas gangreneの原因になる．火傷は皮膚のバリアをすべて破壊し，*Pseudomonas aeruginosa*緑膿菌や*Staphylococcus aureus*黄色ブドウ球菌などによる**内因性感染**を起こし，重症の場合は敗血症による死亡の原因になる．また，皮膚は体表の温度と湿度の調節も行っており，このバランスが崩れると，*Trychophyton rubrum*トリコフィトン・ルブラムによる**陰部白癬**（いんきんたむし）や**足白癬**（ミズムシ）などを起こす．

　腸管の正常菌叢のバランスが崩れると，*Clostridium difficile*クロストリジウム・ディフィシレが増殖して**偽膜性大腸炎** pseudomembranous colitisなど内因性感染が起こる．このように正常細菌叢のバランスが変化することを菌交代現象といい，その結果，異常増殖した細菌によって感染症が現れることを**菌交代症** microbial substitutionという．

　成人の腟の正常細菌叢*Lactobacillus acidophilus*ラクトバシラス・アシドフィラスは，そのグリコカリックスによって互いに絡み合い，子宮頸部に**粘膜栓** mucus plugを形成している．しかし，この粘膜栓が流産などによって失われると子宮や卵管への感染が増加する．また，*L. acidophilus*が産生した乳酸は腟内を酸性に保ち，他の微生物の感染を防いでいるが，抗生物質の投与などによってこれが除菌されると，*Candida albicans*カンジダ・アルビカンスなどによる腟炎が起こりやすくなる．

　胃液の酸性も食物や水などに汚染している微生物を殺菌するために重要であり，無酸症患者は腸管感染を起こしやすくなる．たとえば，日本国内での*Vibrio cholerae*コレラ菌によるコレラ患者の多くは胃の部分切除を受け

た者である．喫煙や空気中の汚染物質や細菌毒素などによる気管の繊毛の化学的な損傷，また挿管，気道切開などによる繊毛の物理的な損傷は，二次的な細菌性肺炎を起こしやすくする．

Box 14　シガテラ中毒顛末記－お父の日記より（その1）

世界中から様々な食材が輸入され，海外へ出かける人も年間1,500万人を超える．日本人は世界のどこかの食中毒にかかる機会がある．シガテラに限らず世界各地の食中毒と対処情報及び国内外の治療経験医名を，しかるべき機関が集積し，関係者に周知徹底させる時期である．

03 6 26　小笠原の母島から，大型の石垣鯛が届く．釣りはプロ級で最近同島に赴任した歯医者さんからである．早速，息子（学生）は三枚に下ろし，片身を煮付けとお父（50歳代後）用の刺身にした．夜9時頃，お父は刺身と煮付けをビールの友に，大学勤務のお母（50歳代前）は寝る前の食い過ぎはいかんと言うお父に従いご飯一杯と煮付け一切れで我慢した．美しい薔薇にはトゲが有るように，美味なる石垣鯛にはシガテラがあることをこの時は少しも疑わなかった．と，お父は夜半より1時間半毎に激しい腹痛と水便に襲われる．

03 6 27　お父は，夕より排尿と排便，それにプーとの識別ができなく取りあえずしゃがむ．夜，しゃっくりがひどく冷水を飲むと喉が張り付く感じ．お母と息子は，残りの半身で揚げたフライをうまいうまいと夕食に食べる．マリ（柴犬，14歳）にもお裾分け．夜中にお母と息子がトイレに行きだす．

03 6 28　お父とお母は掛かり付け医院で点滴（1リットル）．すぐベッドに通してくれたので助かる．2倍希釈のスポーツ飲料で，水分は充分補給するようにとの助言である．お父は冷水のコップで手の平にしびれ感が，皮膚外観に変化はないが腿と尻に痒みが出る．腹痛弱まり水便の回数と量が減る．歩くと目が見え難い．夕刻になると歩行時のしんどさが強まり，両手を腿にあて，上体を直角に前に曲げて進む．

夜7時過ぎ，公立の病院に「食中毒で入院を希望」と電話で依頼．まだ動けると，お母だけ入院支度をして救急車は悪いとタクシーで行く．が，夜11時頃，一通り検査をして帰される．高血圧のお母が「服薬を中断している」と説明しても，「お腹を壊せば，誰でも血圧は多少下がるし貧血も起こる．他に一杯重い病気の人が来るから」と取り合わない上に，車椅子で迎えたのが，帰りは長い通路を門まで歩かされたと顔青白くグッタリした様子．因みに，降圧剤なしなら最高血圧140／最低血圧95，心拍数70が，当日は血圧（80/48）も心拍数（54）も低下（AM 11:00の記録．ひどかったお父は63/35 50 7/3AM11:20の記録）．患者の苦痛や訴え（家族と本人の症状，食事内容）を理解しようとしない病院は最悪である．

03 6 29　水便3～4回あるが，腹痛の頻度，強さ共に減少．身体の難儀さ変わらず，皮膚の痒み増す．

03 7 1　午前，嘔吐と下痢の息子も遂に我慢出来ず掛かり付け医院で点滴．お父とお母の検査結果では尿血液検査に著変なく病因菌も検出されず，神経系の疑いが出る．皆動けないのでは困ると，午後，息子はベッドの空きがある民間病院の消化器科に入院．お母は，担当した大学からのパート医に，神経系の疑いを説明するが相手にされず憤慨．しかし，夕刻，着替えを届けてきたお母は，息子の枕元に置いてあったと嬉しそうにコピー3枚を示す．パート医がインターネットで調べた「シガテラ中毒」の解説である．症状がまったくピッタリ．病名が判ってほっとする．その後，お礼を言いに数回訪れたが，担当医は変わり面会不能であった．お母と論争して気まずかったのだろうか．本当に感謝しているのに．息子は最初2～3日点滴で，吐き気の治まった1週間後に退院．ベッドに上体を起こしただけで生じていた眼前真っ暗で眩暈の症状や，皮膚の搔痒感は残る．

お父は，夜，気分が緩くなったり，まどろんで来ると，腹，背中，腿，尻にと痒みが広がる．免疫反応は43℃以上になると抑えられるのだ（？）と，熱いシャワーを痒い部分に当てる．真っ赤になるが痒みが治まり体調も良くなり眠れる．しかし，1時間半程するとシャツの汗の冷たさで再び痒みが始まり熱いシャワーへ．この繰り返しで眠いのに熟睡できず．以降数か月，お母も息子もこの方法を利用し，夜間は何時も風呂場で音がする．

イシガキダイ
（写真は原色日本魚類図鑑，保育社，1968年，許可を得て転載）

6 病原微生物の滅菌と消毒

「病原体の存在」,「感染経路の存在」,「感受性宿主の存在」,これが感染症発生の3条件であること,そしてこのうちのどれか1つをなくすことで感染症は予防できることを我々はすでに学んだ(第2章).感受性宿主を感染抵抗性に変える方法は,次章で述べる(第7章).それでは,いかにすれば,我々の生活環境から病原体を少なくし,病原体の感染経路を遮断できるか.これに対して我々の先人は,I. Semmelweis センメルバイスが産褥熱を減らしたこと,J. Lister リスターが無菌手術に成功したこと,そして,L. Pasteur パストゥールがワインの酸敗をなくしたことなどに学びながら多くの試みをしてきた.本章では,滅菌と消毒の観点から,主に医療環境に存在する病原微生物を如何にしてなくしたり少なくしてその伝播経路を遮断するかということを学ぶ.

6-1 滅菌,消毒の定義

滅菌 sterilization とは,すべての微生物を殺滅,不活化,または除去すること,またそのための工程と定義されている.一方,**消毒** disinfection とは,目的とする対象微生物のみを殺滅または不活化することと定義されている.この場合,**殺滅** killing とは細菌,真菌,原虫の増殖能を消失させることであり,**不活化** inactivation とはウイルスの増殖能とプリオンの活性を消失させることである.また,**除去** elimination とは液体や気体からろ過によってこれら微生物を取り除くことである.したがって定義上,滅菌された物品には増殖可能な細菌,真菌,原虫,ウイルス,また,活性を有するプリオンは絶対的無の状態(無菌状態)になっていなければならない.同様に,消毒された物品や生体には目的とする病原体などは無菌状態でなければならないが,それ以外の微生物が存在していてもかまわない.

6-2 滅菌条件の求め方

6-2-1 無菌性保証水準

滅菌または消毒の定義には,無菌状態(**無菌性** state of being free from viable microorganisms)の概念がある.第13改正日本薬局方第1追補(1998年)では,ISO(国際標準化機構)の規格と整合性をもたせて,**無菌性保証水準** sterility assurance level (SAL) という考え方を導入した.

医療現場では,通例,10^{-6}以下の無菌性保証水準を滅菌の指標とする.10^{-6}以下の無菌性保証水準とは,10^6個(100万個)の製品のうち増殖能をもった微生物が1個以下の確率で出現するか,ある製品を同一方法で10^6回(100万回)滅菌したときに1回以下の割合で増殖能をもった微生物の汚染した製品が現れる確率である.このように医療現場では,99.9999%以上の確率で増殖能をもった微生物が殺滅または不活化されることを滅菌と定義している.

6-2-2　D値の概念

増殖能を有する微生物の数は滅菌によって対数的に減少する．たとえば，t 分で増殖能を有する微生物の数が 1/10 に低下した場合，$2t$ 分では 1/100 に低下する．同様なことが照射滅菌での線量にもあてはまる．この時間または線量，すなわち増殖能を有する微生物の数を 1/10 に低下させるために要する時間または線量を **D 値** decimal reduction value という．D 値は微生物の種類または滅菌条件によって変動する．

6-2-3　バイオバーデン，指標菌

滅菌対象物を汚染している滅菌前の生存微生物数を**バイオバーデン** bioburden という．ある方法で滅菌する場合，それに要する時間 T（分）は次の式で求められる．

$$T = D \times \log_{10}(N_0/N) \quad \cdots\cdots (1)$$

（ただし，D；指標菌を 1/10 に減数させる時間，N_0；バイオバーデン，N；滅菌後の生菌数）

バイオバーデンは少なければ少ないほど短時間または低線量での滅菌が可能になる．また，T を一定にした場合，バイオバーデンが小さいほど滅菌後の生菌数も小さくなる．このように，効果的な滅菌を行うには，バイオバーデンをできるだけ少なくさせておくことが重要である．(1) 式は，滅菌法や物理的消毒に適用され，一定の条件下では化学的消毒にも適用される．

今，滅菌後の生菌数を 10^{-6} 個（N；10^{-6} 個）とし，バイオバーデンが 10^6 個（N_0；10^6 個）の微生物を高圧蒸気滅菌するために必要な T（分）を (1) 式に従って求めてみる．そのためには指標菌の D 値を知る必要がある．**指標菌**とは適用する滅菌法に最も抵抗性をもつ微生物のことであり，これを滅菌効果の**生物学的インジケーター** biological indicator に使用する．高圧蒸気滅菌には *Bacillus stearothermophilus* が指標菌とされる．この指標菌の高圧蒸気滅菌法での実測 D 値が 2 分であった場合，$T = 2 \text{分} \times \log_{10}(10^6 \text{個}/10^{-6} \text{個}) = 24$ 分と計算される．

6-3　滅菌法

第 13 改正日本薬局方第 1 追補（1998 年）では，「微生物殺滅法」という項目を新たに設けて，医薬品の製造および製造環境ならびに医薬品各条に規定された微生物関連試験法を実施する際に必要な微生物の滅菌法と消毒法を規定した．また，「最終滅菌法及び滅菌指標体」という新たな項目によって，滅菌法が最終滅菌法とろ過法に大別された（表 6-1）．

最終滅菌法は，「被滅菌物が最終容器又は包装におさまった状態で滅菌され，滅菌後の微生物の死滅を定量的に測定又は推測できる滅菌法」と定義されている．最終滅菌法を適用できる製品には，通例，10^{-6} 以下の無菌性保証水準（SAL）が得られる条件で滅菌を行う．そして，最終滅菌法を適用できない液状製品の滅菌にはろ過法を用いる．

6-3-1　加熱法

加熱法による滅菌は，乾熱法（火炎滅菌，乾熱滅菌）と湿熱法（高圧蒸気滅菌）に大別される．同一条件で比較すると，**湿熱** wet heat は**乾熱** dry heat より物品への熱の伝導度が高く，その滅菌効果はまさっている．したがって，湿熱法は乾熱法に比べて，より低温または短時間での滅菌が可能である．

1　火炎滅菌

火炎滅菌 direct-flame sterilization は，物品に汚染した微生物を火炎によって炭化または焼却させるもので，最も確実な滅菌法である．しかし，本法は当然のこと，物品の変質を招きやすく，その適用範囲は限られる．小規模な火炎滅菌は，実験室内においてブンゼンバーナーを用いる白金線や白金耳などの滅菌であり，大規模には病原体を接種した動物の死体や排泄物の焼却などに用いられる．白金線や白金耳を滅菌する場合，いきなり火炎に曝すと付着した微生物が飛散して実験室内感染を起こすことがあるので，注意が必要である．

表 6-1 滅菌法

滅菌法	滅菌条件	滅菌対象物
最終滅菌法		
加熱法		
乾熱法	乾熱器（160～170℃，2 hr）	ガラス，陶磁器，金属性器具
高圧蒸気法	オートクレーブ（121～124℃，15 min）	培地，液状医薬品，耐熱性プラスチック器具類
照射法		
γ線法	放射性同位元素（^{60}Co, ^{137}Cs）	ガラス，ゴム，プラスチックなどの医療器具類
高周波法	電磁波（2450 MHz），密封容器に充てん	液状の培地や医薬品
ガス法		
ホルムアルデヒドガス法	ガス濃度 6 g/m^3（12 hr）	動物室，実験室
エチレンオキシドガス法	4～18 h，変異原性あり，起爆性あり	注射筒，人工臓器などの医療器具類，シャーレ
過酸化水素ガス法	45℃，45～105 min	多岐（液体，粉末，セルロース以外）
ろ過法		
メンブランフィルター法	孔径（0.22 μm 以下）	液体（血清，酵素類，抗生物質，注射液）

2 乾熱滅菌

乾熱滅菌 hot-air sterilization では，物品を**乾熱滅菌器** hot-air oven に入れて，160～170℃，1.5 時間（または，170～180℃，1 時間，180～190℃，0.5 時間）の加熱を行う．乾熱滅菌は微生物構成成分の**酸化** oxidation による滅菌法である．本法はガラス器具や粉末など乾燥状態の物品の滅菌に適し，器具を汚染した**エンドトキシン** endotoxin も不活化できることが特徴である．

滅菌の所要時間が経過しても，乾熱滅菌器の扉は器内の温度が数十℃に低下するまで開けてはいけない．何故なら，可燃性のものが発火したり，急激に温度が下がってガラス製品を破損させることがあるからである．

3 高圧蒸気滅菌

高圧蒸気滅菌 pressurized steam sterilization では，物品を高圧蒸気滅菌器（**オートクレーブ** autoclave）に入れて，121～124℃，15 分（または，115～118℃，30 分，126～129℃，10 分）の加熱を行う．乾熱滅菌が酸化による微生物の殺滅または不活化であるのに対して，高圧蒸気滅菌は高圧水蒸気 pressurized steam の温度（高温）によってたん白質を**変性** denaturation させるものである．密封容器中の物品は高圧蒸気滅菌で滅菌されない．高圧蒸気滅菌には圧力（高圧）は関係しない．この方法は短時間で確実に滅菌が可能であり，研究室などでは最も汎用される．なお，プリオンは高度耐熱性であり，プリオンの不活化には 132℃，1 時間，または 135℃，20 分の高圧蒸気滅菌が必要とされている．

滅菌の所要時間が経過した場合でも，急激に器内の水蒸気を排出させると内容物が突沸して危険であるので，高圧蒸気滅菌器内の圧力が常圧にまで下がってから扉を開けることが重要である．

6-3-2 照射法

1 γ線滅菌

照射滅菌に用いられるエネルギー源を図 6-1 に示した．**γ線滅菌** gamma ray sterilization では，放射性同位元素の ^{60}Co や ^{137}Cs などから放射される γ 線を特殊な装置を使って高エネルギーの電子光線に変えて，それを物品に放射させる．γ 線は X 線と同様に波長の短いイオン波である．核外電子の相互作用により放射されるイオン波を X 線といい，原子核から放射されるイオン波を γ 線という．γ 線は波長が短く（10^{-3}nm 以下），その物質透過力は非常に強い．γ 線は微生物中の水を励起（イオン化）することで反応性の高いヒドロキシラジカル

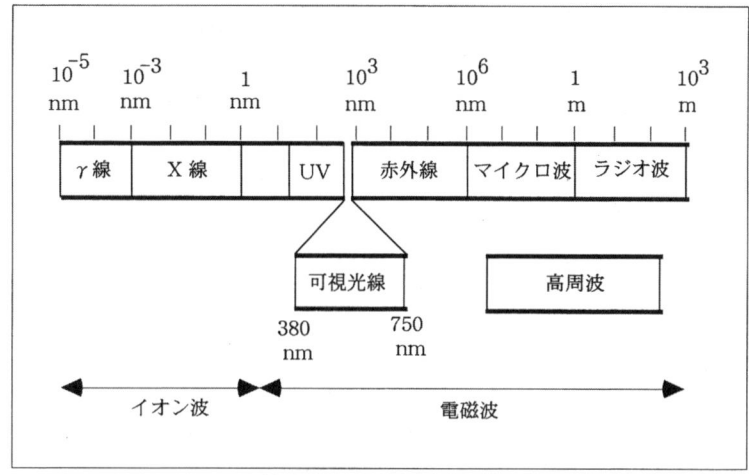

図 6-1　照射法に用いられるイオン波と電磁波

（OH・）を産生させる．この活性酸素がDNAに作用するとDNAは分解されて微生物は殺滅または不活化される．γ線法では熱が生じないので，熱に不安定な物や密封または包装された物品にも適用できる．

2 高周波滅菌

高周波滅菌 high frequency sterilization は，電子レンジと同様に，電気的に発生させた高周波の電磁波（**マイクロ波** microwave，**ラジオ波** radio wave に相当）を照射し，この時発生する熱を利用した滅菌法である．高周波滅菌には，915 MHz または 2450 MHz の振動波が用いられる（電子レンジにも 2450 MHz の振動波が用いられている）．

1 MHz（メガヘルツ）とは1秒間に100万回の周期でその方向が変化するような振動波のことである．極性分子である水分子はこのような高周波の方向変化に追随して高速の回転を繰り返す，その結果，水分子同士，または他の分子やイオンと衝突しあって摩擦熱を生じる．すなわち，高周波滅菌は内部加熱による加熱滅菌であり，前述したような外部加熱による滅菌に比べ，内部加熱の熱伝導が効率的である．また，高周波滅菌では水分子の回転による細胞質膜での微細な気泡の形成とその崩壊が連続的に繰り返され，その過程で細胞質膜が破壊される．高周波は開放系では周囲に放散してしまう．したがって，高周波滅菌は物品を密閉容器に充てんして行う必要がある．

6-3-3　ガス法

ガス滅菌 gaseous sterilization は，エチレンオキシドガスまたはホルムアルデヒドガスを用いる滅菌法であり，50℃以下の低温で実施できるのが特徴である．エチレンオキシドガスおよびホルムアルデヒドガスは共に，**アルキル化作用** alkylation をもち，これによって微生物のたん白質を変性させる．物品への浸透性はエチレンオキシドガスのほうが強い．近年ではこれらアルキル化剤による健康障害や大気汚染を考慮し，その代替法として過酸化水素ガスによる過酸化水素低温プラズマ滅菌も行われるようになっている．

1 ホルムアルデヒドガス滅菌

ホルムアルデヒド formaldehyde（HCHO）は安全キャビネットや無菌室などの無菌設備，病室，また実験室や動物室の滅菌に汎用される．ホルムアルデヒドガスはパラホルムアルデヒドの加熱，ホルマリン水（ホルムアルデヒドの 0.9～1.1％水溶液）の加熱，またはホルマリン水に過マンガン酸カリウムを加えて発生させる．ガス濃度は 6 g/m^3 以上，室内の湿度は65％以上に保つ．

2 エチレンオキシドガス滅菌

エチレンオキシド ethylene oxide（C_2H_4O）は沸点が 10.7℃ の液体である．容易に気化するが，起爆性が高

いので，滅菌には炭酸ガスを混合して使用する．エチレンオキシドはたん白質の－NH基，－SH基，－COOH基，－OH基などをアルキル化する（図6-2）．また，強い変異原性とがん原性があるので，滅菌した器物は十分に通気し（8～12時間），特に，カテーテル，注射筒，人工臓器，またプラスチックシャーレを用いて**エイムス試験** Ames' test を行う場合は残留ガスを最小限に減らさなければならない．

3 過酸化水素低温プラズマ滅菌

わが国では，1997年の大気汚染防止法の改正により，エチレンオキシドとホルムアルデヒドが**ダイオキシン** dioxins（ジベンゾパラオキシンとジベンゾフランの総称）と同列の規制対象薬剤となっている．このような背景から，エチレンオキシドやホルムアルデヒドガス滅菌に代わって，わが国でも**過酸化水素低温プラズマ滅菌**（1989年に発表された新しい滅菌法）が利用され始めている．これは高減圧下で気化した**過酸化水素** hydrogen peroxide（H_2O_2）ガスに高周波やマイクロ波のエネルギーを照射することによって発生するプラズマ中の活性フリーラジカル（OH・ヒドロキシラジカル，OOH・ヒドロペルオキシラジカル，H－O－O－H*活性化過酸化水素）や紫外線などの複合的な作用を滅菌に利用するものである．低温で短時間の処理が可能である（45℃，45～105 min）．また，最終産物は水蒸気と酸素であり，残留毒性がないため，通気の必要がなく環境汚染の心配もない．しかし，ガーゼ，綿布，一部のセルロース製品は過酸化水素を吸着し，また液体や粉末の滅菌には適していない．

6-3-4　ろ過法

1 メンブランフィルター滅菌など

ろ過滅菌 filtration sterilization は，孔径が 0.22 μm または 0.45 μm 以下のメンブランフィルター（ニトロセルロース，アセトセルロース，ポリカーボネート，テフロン製など）や陶土製ろ過装置（シャンベラン型，カオリン，ケイ酸アルミニウム，石英砂製など），珪藻土製ろ過装置（ベルケフェルド型，珪藻土，石綿製など）を用いて，液体や気体中の微生物を除去する方法である．ろ過法では，一般的な細菌や真菌，原虫は除けるが，短径が短いマイコプラズマ，スピロヘータなどや，ウイルス，プリオンは除けないこともあるので注意が必要である．例えば，アルブミン系や凝固系血液製剤は，ろ過滅菌後，HIVやHBVなどを不活化するために60℃で10時間の加熱処理を行うことが望ましい．

2 HEPAフィルター滅菌

無菌設備（安全キャビネット，無菌室など）内の空気の滅菌にはグラスファイバー製で微細な孔をもつ**HEPAフィルター**（高性能粒子フィルター high efficiency particulate air filter）を使用する．HEPAフィルターは0.3 μmの粒子を99.99％以上除去することが要求されている．ウイルス粒子は0.3 μmより小さいものが多いが，空気中のほとんどのウイルス粒子は凝集塊を形成したり，ほこりなどに付着して存在しているので，実際にはHEPAフィルターによって除去される．

3 超ろ過法

超ろ過法は，精製水および注射用水を製造するための方法として，日本薬局方で規定しているろ過法である．超ろ過法では，すべての種類の微生物および分子量が6,000以上の物質（たとえば**エンドトキシン** endotoxin など）を除去できる能力をもつ膜ろ過装置（逆浸透膜，限外ろ過膜またはこれらの膜を組み合わせたもの）を用い，**十字流ろ過方式**で水をろ過する．十字流ろ過方式とは，ろ過水をろ過面と平行に流しながらろ過を行うものであり，通常のろ過法の欠点であるろ過面の詰りや汚れなどが減少するので，ろ過速度が一定に保たれる．

6-4　消毒法

6-4-1　物理的消毒法

第13改正日本薬局方第1追補（1998年）では消毒法を物理的消毒法と化学的消毒法に大別した（表6-2）．

表6-2 消毒法

消毒法	消毒条件	消毒対象物
物理的消毒法		
加熱法		
流通蒸気法	流通水蒸気（100℃，0.5〜1 hr）	培地，液状医薬品，耐熱性器具類
煮沸法	沸騰水（15 min 以上）	メス，ハサミなどの手術用器具類
間けつ法	80〜100℃，0.5〜1 hr/day×3〜5 days	熱に不安定で芽胞が存在する物質や培地
照射法		
紫外線法	UVC（254 nm）	室内の空気，器具類の表面
化学的消毒法		
薬液法	エタノール（76.9〜81.4％），グルタールアルデヒド（0.5〜2％）など	皮膚，手指，医療用器具

このうち，物理的消毒法としての，流通蒸気法，煮沸法，間けつ法，紫外線法は第13改正日本薬局方（1996年）では滅菌法とされていたものである．しかしこれらは，最終滅菌法で求められている 10^{-6} 以下の無菌性保証水準が得られないことがあるために消毒法に移された．

1 流通蒸気滅菌，煮沸滅菌

流通蒸気滅菌 flowing steam sterilization では，物品に100℃の加熱水蒸気を30〜60分間さらす．**煮沸滅菌** boiling water sterilization では，物品を沸騰水中に沈めて15分間以上煮沸する．煮沸滅菌の場合，沸騰水中に炭酸ナトリウムを1〜2％で加えることによって滅菌効率を高めることができる．流通蒸気滅菌と煮沸滅菌は乾熱滅菌や高圧蒸気滅菌では変質するおそれのある物品を対象とするが，芽胞は滅菌されずにそのまま残る．

2 間けつ法

間けつ滅菌 intermittent sterilization, fractional sterilization または**チンダリゼーション** tyndalization は，物品を80〜100℃の水中または流通水蒸気中で1日1回，30分〜1時間加熱した後で，室温に放置する操作を3〜5日間繰り返す滅菌法である．これは細菌の**芽胞** spore が含まれている物品を滅菌対象とするもので，乾熱法や高圧蒸気法では変質するおそれのある物品の滅菌に用いる．通常の増殖型（栄養型）細菌や真菌の多くは1回の加熱処理で死滅するが，芽胞や胞子の一部はこの操作で生き残る．そこで，1回目の加熱で死滅しなかった芽胞を**発芽** germination させ，熱抵抗性の低い増殖型としてから再加熱する方法をとる．芽胞の発芽を促進させるために，加熱後は室温（およそ20℃）に保持することが重要である．この方法によって芽胞のほとんどは殺滅できるが，少量の芽胞は滅菌されないで残る可能性もある．

3 パストゥーリゼーション

パストゥーリゼーション pasteurization は，L. Pasteur パストゥールがワインの変敗を防止するために考案した低温殺菌法であるが，その後，この原理が牛乳の殺菌にも適用されるようになった．牛乳の殺菌には，伝統的なパストゥーリゼーション（62.9℃，30分．低温殺菌法 holding method ともよばれる）と**フラッシュパストゥーリゼーション** flash pasteurization（71.6℃，15秒）が用いられる．これらは *Mycobacterium tuberculosis* の滅菌を指標として条件設定されたものである．現在では，変質を最小限にとどめるために，フラッシュパストゥーリゼーションが汎用される．これによって，牛乳を汚染している可能性のある *Coxiella burnetii* Q熱リケッチアのほか，病原微生物のほとんどは殺菌される．

4 紫外線滅菌

紫外線滅菌 ultraviolet light sterilization では，可視光より短波長の**紫外線** ultraviolet light（UV）が使用され

る．UVは，UVA（近紫外線，320〜400 nm），UVB（中波紫外線，280〜320 nm），UVC（遠紫外線，190〜280 nm）に分けられ，UVCに滅菌作用がある．紫外線滅菌にはこの領域のUV（254 nm付近）が用いられる．UVもDNAを傷害させることはγ線と同じであるが，γ線のような水のイオン化によるDNAの傷害ではなく，DNA中に存在する隣接したチミン塩基（−T−T−）に直接作用して，これらを−**TT**−ダイマーに変化させ，DNAの転写と複製を阻害する．UVは室内の空気や物品の表面の滅菌に汎用されるが，γ線に比べて物質の透過力が弱いので，UVの死角となる場所は滅菌されない．また水溶液の滅菌にも適していない．照射中は，UVを直視することは避け，皮膚なども保護しなければならない．

6-4-2　化学的消毒法

消毒に用いられる化学物質を**消毒剤**（消毒薬）disinfectantとよぶ[*1]．代表的な消毒剤を表6-3に示した．高レベルの消毒剤（グルタールアルデヒド）はプリオンを除くすべての微生物に有効なものである．中レベルの消毒剤（ポビドンヨード，次亜塩素酸ナトリウム，消毒用エタノール，クレゾール石けんなど）は，一般細菌，抗酸菌，エンベロープをもつウイルスには有効

であるが，細菌芽胞の消毒には困難または無効である．また，真菌やエンベロープをもたないウイルスには無効または困難なものも含まれている．低レベルの消毒剤（塩化ベンザルコニウム，クロルヘキシジンなど）は，一般細菌とエンベロープをもつウイルスには有効であるが，他のものには無効または困難なものである．しかし，これらのレベル分けは一応の目安であり，絶対的なものではない．

*1：米国では消毒剤をdisinfectantとantisepticに区別している．disinfectant（生体外消毒剤）は，毒性が多少高くても消毒効果が高くまた急速な作用があるもので，医療器具や機材または排泄物や分泌物，環境の水や土壌などの消毒に用いる．一方，消毒効果は劣っているが毒性や刺激が少なく，手指，術野，皮膚，粘膜，傷口，感染部位などに適用する消毒剤をantiseptic（生体消毒剤）とよぶ．わが国では生体外消毒剤と生体消毒剤を総称してdisinfectant（消毒剤）とする．また，医薬品や食品の変質や腐敗を防止するための化学物質をantiseptic（防腐剤）としている．

1　アルデヒド類（ホルムアルデヒド，グルタールアルデヒド）

アルデヒド類aldehydesの主な消毒剤はホルムアルデヒドとグルタールアルデヒドである．これらはたん白質やDNAまたはRNAの−NH$_2$，−SH，−OH，−COOHなどの官能基と反応し，これらをアルキル化して微生物

表6-3　各種消毒剤

レベル	種類	消毒剤（常用濃度）	一般細菌	抗酸菌	芽胞	真菌	ウイルス env+	ウイルス env−	皮膚・手指	傷口	医療器具	環境	排泄物
			微生物						生体		生体外		
高レベル	アルデヒド類	グルタールアルデヒド（0.5〜2%）	○	○	○	○	○	○	×	×	○	○	○
中レベル	ヨウ素化合物	ポビドンヨード（7.5〜10%）	○	○	△	○	○	○	○	○	×	×	×
	塩素化合物	次亜塩素酸ナトリウム（0.002〜0.5%）	○	○	△	○	○	○	×	×	○	○	×
	アルコール	消毒用エタノール（76.9〜81.4%）	○	○	×	○	○	△	○	×	○	△	×
	フェノール類	クレゾール石けん（1〜2，3〜5，5〜10%）	○	○	×	△	△	×	△	△	△	○	○
低レベル	界面活性剤	塩化ベンザルコニウム（0.05〜0.1%）	○	×	×	△	○	×	○	○	○	○	×
	ビグアナイド	クロルヘキシジン（0.1〜4%）	○	×	×	△	○	×	○	○	○	○	×

○；有効，△；注意（十分な効果が得られない場合もあり，または使用注意），×；無効または使用不可，env＋；エンベロープあり，env−；エンベロープなし

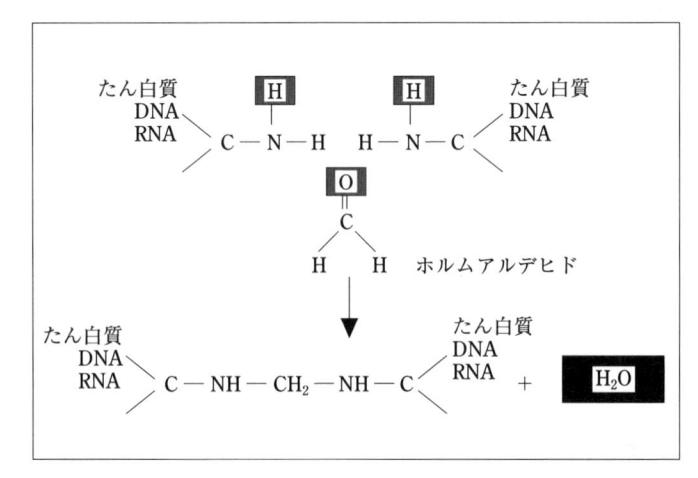

図6-2 アルデヒド類によるアルキル化

を殺滅または不活化する（図6-2）．アルデヒド類は広範囲な微生物に有効であり，また芽胞にも殺菌作用をもつ高レベルの消毒剤である．

ホルムアルデヒド formaldehyde（HCHO）は多種の有機物質の不完全燃焼で生じる気体である．化学的滅菌にはホルムアルデヒドガスが用いられるが，消毒にはホルムアルデヒドの35～38％水溶液である**ホルマリン** formalin を用途に応じて希釈したホルマリン水（ホルムアルデヒドの0.5～1，1～2％，または5～13％水溶液）を用いる．また，ホルマリンは，そのたん白質変性作用（アルキル化）を利用して，不活化ワクチンやトキソイドの作製にも用いられる．

グルタールアルデヒド glutaraldehyde（グルタラール glutaral ともよばれる）は飽和ジアルデヒド（OHC-CH$_2$-CH$_2$-CH$_2$-CHO）である．これ自体にはあまり強い消毒力はないが，リン酸二水素ナトリウムと緩衝剤を加えてpH 7.5～8.5のアルカリ側にすると強力な消毒力をもつようになる．その2％グルタールアルデヒドは滅菌剤 sterilant としても認められている．グルタールアルデヒドは毒性や刺激性が強いので人体には使用しない．金属に対する腐食性がない利点を生かして，もっぱら内視鏡やレンズ付きの医療器具などの消毒に用いられる．

2 ヨウ素化合物（ヨードホルム，ヨードチンキ，ポビドンヨード）

ヨウ素 iodine（I）は，その遊離型（遊離ヨウ素 I$_2$）がたん白質のチロシン残基をヨウ素化し（図6-3），これによって微生物は殺滅または不活化される．ヨウ素はヨードホルム，ヨードチンキ，ヨードフォアなどとして皮膚や組織の消毒に用いられる．

ヨードホルム（CH$_3$I）はその10％水溶液が消毒剤として用いられる．ヨードホルム自身には殺菌作用がないが，これが徐々に分解して遊離ヨウ素を生じると殺菌作用がでてくる．

ヨードチンキ iodine tincture（6％ヨウ素，4％ KI，70％エタノール水）は皮膚刺激が強いが，これを70％エタノール水で2倍に希釈した希ヨードチンキは

図6-3 ヨウ素によるチロシンのヨウ素化

刺激が温和になる．

　ヨウ素に可溶化剤としての担体を結合させたものを**ヨードフォア** iodophor と総称する．消毒剤として最も汎用されるヨードフォアは**ポビドンヨード** povidone-iodine である．ポビドンヨードは担体としてポリビニルピロリドン polyvinylpyrrolidone が用いられており，これによって複合体からヨウ素が持続的に放出されるようになる．そして，このヨウ素は少しずつ遊離ヨウ素に変化して消毒力をもつようになる．ポビドンヨードは刺激がないので，皮膚などの消毒に汎用される．

3 塩素系（塩素ガス，次亜塩素酸塩，さらし粉）

　塩素 chlorine（Cl）および塩素化合物は，古くから消毒剤として使用されてきたものである．**塩素ガス**（Cl_2）は水に溶けて次亜塩素酸（HOCl）となり，これはpHが上昇すると次亜塩素酸イオン（OCl^-）に解離する（図6-4）．塩素系消毒剤の消毒力は，HOClやOCl$^-$から放出される分子酸素（O_2）による細胞内たん白質の酸化によると考えられている．この場合，OCl$^-$はHOClに比べて細胞内への浸透が悪く，その消毒力もHOClより弱くなる．したがって，塩素系消毒剤はHOClの存在比が高く保たれるようなpH条件（pH〜10）で使用することが重要である．したがって，塩素ガスの水溶液はpHをアルカリ側に調整して液状の次亜塩素酸として用いる（pH 4 以下の酸性側では塩素ガスを発生して消毒力がなくなる）．

　塩素化合物のうちで消毒剤として使用されるものは，次亜塩素酸ナトリウム sodium hypochlorite（NaOCl），次亜塩素酸カルシウム calcium hypochlorite（Ca(OCl)$_2$），ジクロルイソシアヌル酸ナトリウム sodium dichloroisocyanurate などの次亜塩素酸塩，また，次亜塩素酸カルシウムと塩化カルシウムの複塩（$CaCl_2 \cdot Ca(OCl)_2$）としての**さらし粉** chlorinated lime である．1850年，I. Semmelweise センメルバイスが産褥熱の予防に使用したものは次亜塩素酸ナトリウムであったが（1-2-2参照），これは現在でも広範囲の微生物に有効な消毒剤としてよく使用されている．ただ，次亜塩素酸ナトリウムには腐食性があり，また有機物によって不活化されやすいのが難点である．さらし粉は上水やプールの消毒によく使用される．

4 アルコール類（エタノール，イソプロピルアルコール）

　アルコール類 alcohols に属する主な消毒剤はエタノール（エチルアルコール）とイソプロピルアルコール（イソプロパノール）である．これらはたん白質の変性，脂肪の溶解などによる細胞膜質やエンベロープの破壊作用によって微生物を殺滅または不活化する．これらは芽胞やエンベロープをもたないウイルスには十分な消毒効果を現さないこともあるので注意が必要である．

　エタノール ethanol（C_2H_5OH），**イソプロピルアルコール** isopropyl alcohol（C_3H_7OH）は，ともに70％水溶液のものが常用されるが，60〜95％の範囲で消毒力が認められている．イソプロピルアルコールはエタノールより安価で効力も強いが，毒性（中枢抑制作用）もエタノールより強いといわれている．これらは揮発性が高く，皮膚や手指の消毒にはすぐれている．しかし傷口などでは，変性したたん白質が凝固膜を作るため，その膜面下の微生物に対する消毒効果は低下する．エタノールはヨウ素，マーキュロクロム，塩化ベンザルコニウム，ポビドンヨード，クロルヘキシジンなどと配合してチンキ剤にすると，これらの消毒力を増強させ

$$Cl_2 + H_2O \rightleftarrows H^+ + Cl^- + HOCl$$
塩素　　水　　　水素イオン　　塩素イオン　　次亜塩素酸

$$HOCl \rightleftarrows H^+ + OCl^-$$
次亜塩素酸　　水素イオン　　次亜塩素酸イオン

図6-4　塩素，次亜塩素酸，次亜塩素酸イオン

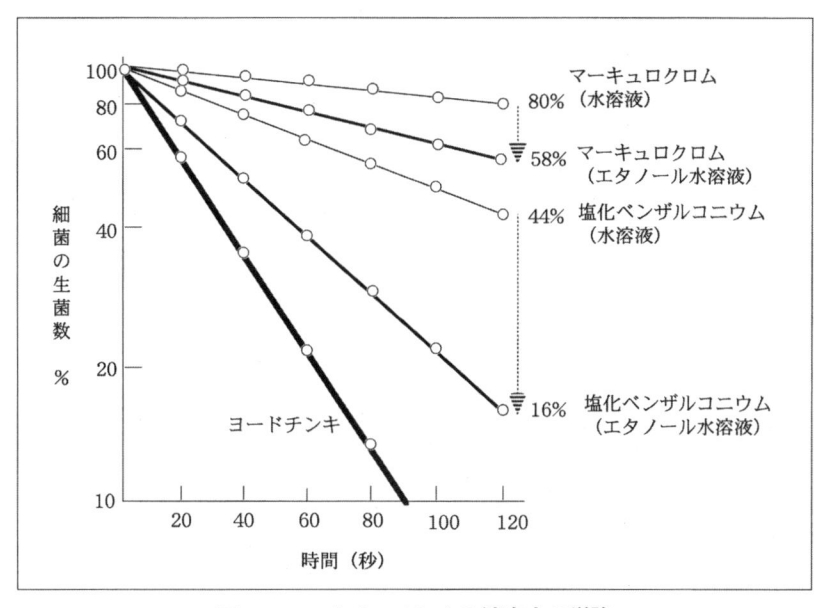

図6-5 エタノールによる消毒力の増強

ることができる（図6-5）．

5 フェノール系（フェノール，クレゾール，ヘキサクロロフェン）

フェノール系消毒剤には，フェノール phenol（別名，石炭酸 carbolic acid）とフェノール誘導体 phenolics（クレゾール，ヘキサクロロフェンなど）がある（図6-6a）．これらの消毒力は細胞質膜の傷害，酵素などのたん白質の不活化などによる．

フェノールは脱臭剤として古くから用いられていたが，J. Lister リスターが無菌手術に用いて消毒剤としても有名になった（1867年）．これには，たん白質を凝固して組織を腐食したり，またその廃棄が規制されているなど，使用に制限がある．**クレゾール** cresols はフェノール誘導体の代表的な消毒剤であり，o-，m-，p-クレゾールの混合物である．クレゾールの消毒力はフェノールより強い．クレゾールに，植物油，エタノール，水酸化カリウム，精製水を加えたものが**クレゾール石けん液** saponated cresol solution であり，消毒にはこれをさらに希釈して用いる．手指や傷口の消毒には1〜2％，器具には3〜5％，排泄物などには5〜10％クレゾール石けん液が用いられる．**ヘキサクロロフェン** hexachlorophen はグラム陽性細菌に有効な消毒剤として MRSA などによる院内感染の防止に盛んに使われた時期があったが，これに神経毒性が報告されたために，近年は使われることが少なくなった．

6 界面活性剤（石けん，第4級アンモニウム塩）

界面活性剤 surface-active agents とは，同一分子中に親油基と親水基とを合わせもち，液体に溶けて界面に集まることでその液体の界面張力を低下させるような物質の総称である（図6-6b）．親油基には長鎖の炭化水素基をもつ．界面活性剤は水に溶解した時の電荷によって，(1) 陰イオン界面活性剤（親水基に-COOH や-SO₃H をもつもの），(2) 陽イオン界面活性剤（親水基に-NH₂ をもつもの），(3) 非イオン界面活性剤（親水基に-OH や RCOOR´ をもつもの），および (4) 両性界面活性剤（陰イオンと陽イオンの両方をもつもの）に分類される．非イオン界面活性剤以外には消毒効果が認められている．

これらのうち，いわゆる**石けん** soap は陰イオン界面活性剤であり，親油基に C₁₂〜C₁₈ からなる脂肪酸のナトリウム塩またはカリウム塩をもつ．石けん自体に殺菌力やウイルスの不活化能はないが，脂肪の**乳化作用** emulsification が強く，この作用によって皮膚などの微生物を脂肪とともに機械的に取り除くことができる．

界面活性剤のうち，**第4級アンモニウム塩** quater-

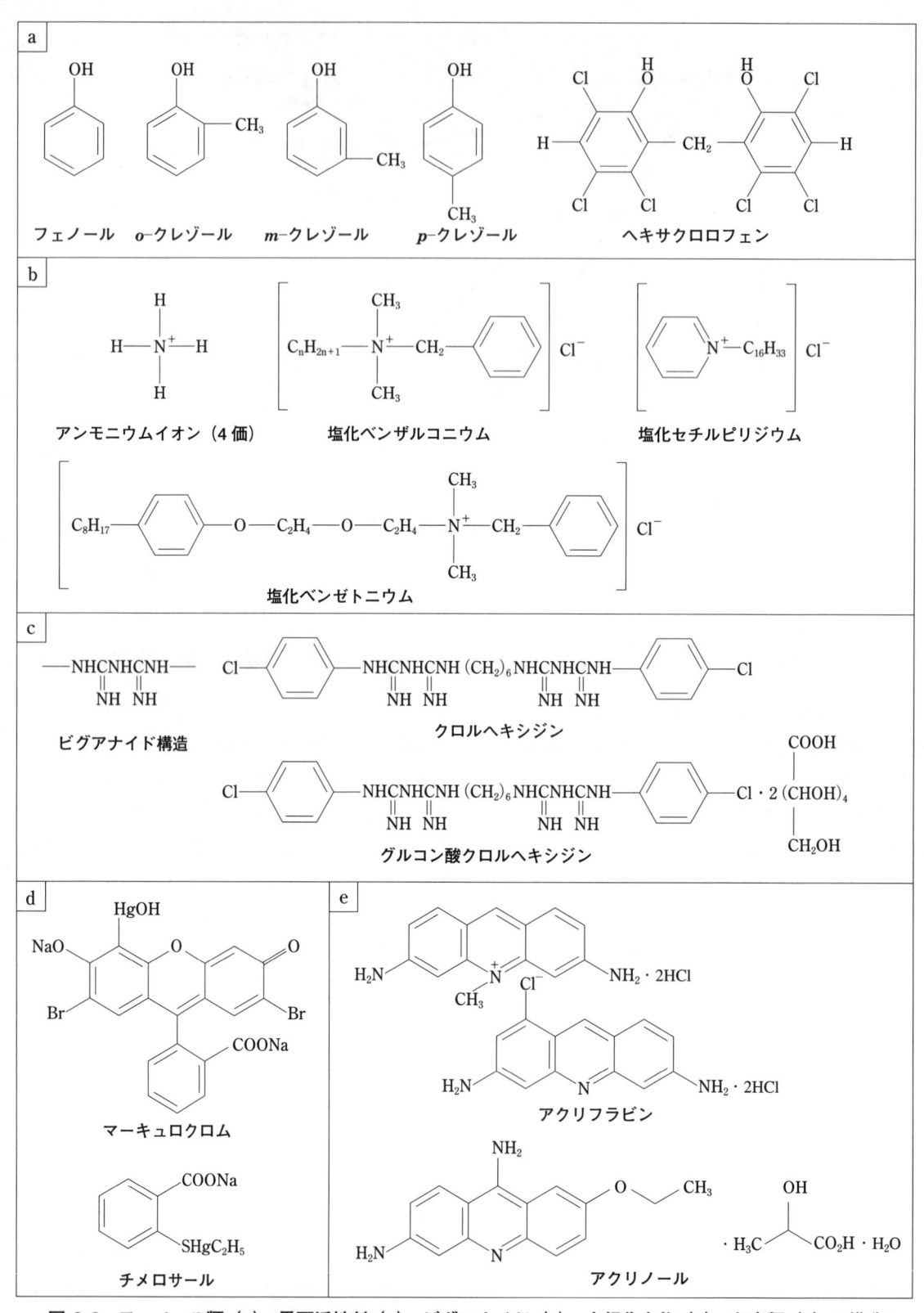

図6-6 フェノール類（a），界面活性剤（b），ビグアナイド（c），水銀化合物（d），色素類（e）の構造

nary ammonium salt は消毒剤として最も広く用いられているものである．第4級アンモニウムという名前は，これが4価のアンモニウムイオン（NH_4^+）の誘導体であることに由来する（図6-6b）．第4級アンモニウム塩には，塩化ベンザルコニウム benzalkonium chloride，塩化ベンゼトニウム benzethonium chloride，塩化セチルピリジウム cetylpyridium chloride（CPC）などがあり，これらは陽イオンの界面活性剤であるところから**逆性石けん** invert soap ともよばれる．逆性石けんはその陽性電荷によって微生物の陰性電荷部分に結合して細胞質膜やエンベロープを破壊する．

逆性石けんはグラム陽性細菌に強い消毒力をもつことが特徴である．また，毒性と刺激は低く，安価な中レベル消毒剤として広く用いられている．しかし，グラム陰性細菌（*P. aeruginosa* など）には効きにくく，芽胞や抗酸菌，非エンベロープウイルスには無効である．また，石けんの存在下では消毒力が低下し，繊維製品（リネン類，綿，ガーゼなど）あるいは血液などに吸着されて効力が低下するなど，その使用には注意が必要である．

7 ビグアナイド系薬（クロルヘキシジン）

分子内にビグアナイド構造をもつ化合物を**ビグアナイド系薬** biguanide preparation という（図6-6c）．ビグアナイド系薬は細菌やウイルスの細胞質膜やエンベロープなどに作用してこれらの核酸などを漏出させることで消毒効果を示すと考えられている．この代表的な消毒剤は**クロルヘキシジン** chlorhexidine であり，これはビスビグアナイド構造をもつ．消毒剤には水溶性の高い**グルコン酸クロルヘキシジン** chlorhexidine gluconate が用いられている．界面活性剤と同様に微生物スペクトラムは狭いが，無臭で皮膚刺激がなく，毒性も少ないので，皮膚や手指，傷口など生体消毒剤として広く用いられている．この消毒活性は低 pH 側（pH 5.5～7.0）で発揮される．また陽性に荷電しているために，石けんなどの陰イオン界面活性剤とは併用禁忌である．その他，次亜塩素酸ナトリウム，ポビドンヨードなどとの混合でも沈殿を生じることがあるので，他の消毒剤との混合は避けなければならない．

8 酸化剤（オキシドールなど）

過酸化水素，過マンガン酸カリウム，過酢酸などの**酸化剤** oxidants は分子から放出された酸素に消毒作用がある．過酸化水素 hydrogen peroxide（H_2O_2）の 3 w/v％水溶液を**オキシドール** oxydol という．これは細菌，組織，血液，膿汁などのカタラーゼによって分解されるときに生じる発生期の酸素（ヒドロキシラジカル OH・などの活性酸素）に殺菌作用がある．また，そのときの発泡によって創傷面が洗浄される．オキシドールは生体消毒薬として外傷部や口腔消毒剤として用いられる．**過マンガン酸カリウム** potassium permanganate（$KMnO_4$）は有機物との接触によって発生する酸素に消毒作用がある．その 0.01～0.5％水溶液（低濃度）を粘膜洗浄に用いたり，1～5％水溶液（高濃度）を収斂剤として真菌の消毒に用いられる．**過酢酸** peracetic acid（CH_3COOOH）は，その 0.001～0.2％水溶液が芽胞を含むあらゆる微生物に対して殺滅または不活化作用をもつ．2％水溶液はビニールチャンバー（無菌設備）の消毒には便利でよく用いられる．

9 重金属化合物（塩化第二水銀など）

水銀 mercury（Hg），銀 silver（Ag），銅 copper（Cu）など**重金属** heavy metals の金属イオンはスルフヒドリル基（-SH）をもつ酵素たん白質に結合してこれを不活化する．重金属化合物のうち，**塩化第二水銀**（昇汞，$HgCl_2$）は古くから用いられている消毒剤であり，また**硝酸銀** silver nitrate（$AgNO_3$）の1％水溶液も新生児のりん病予防のために点眼剤として昔から用いられてきた．また有機水銀化合物の**マーキュロクロム** mercurochrome は，その2％水溶液が通称「赤チン」とよばれ，皮膚や粘膜の消毒剤として一般家庭でも広く使われ，**チメロサール** thimerosal もワクチンの保存剤として用いられてきた（図6-6d）．しかし，これらの重金属化合物による水質汚染は公害に発展し（メチル化水銀による水俣病，カドミウムによるイタイイタイ病など），公衆衛生上での問題物質として厳密な排水基準値が設定されている．

10 色素（アクリノールなど）

色素類 dyes のうち，アクリフラビン（3,6-ジアミノ-10-メチルアクリジニウムクロリドと，3,6-ジアミノアクリジンの混合物）やアクリノール（別名，乳酸エタクリジン）など（図6-6e）は，酸化還元電位を変化させて殺菌作用や静菌作用をもつものとして，P. Ehrlich エールリッヒの時代からよく使われてきた．**アクリノール** acrinol は化膿局所の消毒に 0.05～0.2％ 水溶液または塩化ナトリウム水溶液が用いられる．アクリノールの乳酸塩を塩酸塩としたものがリバノール rivanol である．また**アクリフラビン** acriflavine は，その 0.1～0.2％ 水溶液が傷口や粘膜の消毒に使用される．アクリフラビンはプロフラビン，アミノアクリジンなどとともにアクリジン系色素に属し，これらは突然変異誘発剤として遺伝学の研究にも用いられている．

6-5 消毒と滅菌に影響する因子

6-5-1 物理的，化学的因子

1 温度と濃度

消毒剤の消毒力は 20℃ での D 値で表し，これ以下の低温では効力が弱く，37～40℃ で最大の効果をもつものが多い．また，消毒剤の濃度は低濃度から高濃度になるにつれて，**無効 → 静菌的** static **→ 殺菌的** cidal へと変化する．しかし，エタノールは例外である．エタノールによるたん白質の変性には一定の水分が必要とされ，60～95 v/v％ が最も効果的である（消毒用エタノールは 76.9～81.4％）．これ以上またはこれ以下では消毒力は低下する．また，ポビドンヨードも原液の希釈によって消毒力が増加する．これは希釈によってヨウ素とその担体（ポリビニルピロリドン）との結合が弱まり，溶液中の遊離ヨウ素量が増えるためと考えられている．

2 pH

次亜塩素酸ナトリウムは pH の低下とともに消毒力は増大する．これは作用本体である**次亜塩素酸** HOCl の量が低 pH に依存していることによる．これとは逆に，塩化ベンザルコニウムや塩化ベンゼトニウムなどの陽イオン界面活性剤は，アルカリ性で効果を発揮し，pH の低下または酸の存在は禁忌である（しかし，同じ陽イオン界面活性剤でも塩化セチルピリジウムは pH の影響を受けにくい）．同様に，グルタルアルデヒドもアルカリ側で消毒力が強くなる．

3 湿度

湿度は，特に滅菌において重要な因子となる．たとえば加温滅菌において，**湿熱法**（高圧蒸気滅菌など）のほうが**乾熱法**（乾熱滅菌法など）より低温での滅菌が可能である．また，ガス滅菌（エチレンオキシドガスおよびホルムアルデヒドガス滅菌）では 30～70％ の湿度が必要である．

4 併用

消毒剤には 2 種類以上のものを併用すると消毒力が増加するものがあり，特にエタノールを加えて**チンキ剤** tincture とした消毒剤はその単剤より消毒力が格段に高くなる．たとえば，ヨウ素，ヨウ化カリウム，70％エタノールよりなるヨードチンキの消毒効果はヨウ素水溶液より高い．同様なことが塩化ベンザルコニウム，クロルヘキシジン，ポビドンヨードについても当てはまり，これらはエタノールを配合して消毒力を増強したものが市販されている．一方，併用によって効果が減弱するものもある．たとえば，塩化ベンザルコニウムと石けんとを混合すると，陽イオン界面活性剤としての逆性石けんの消毒力は陰イオン界面活性剤である石けんによって低下してしまう．

5 有機物の汚染

消毒対象物に血液，膿汁，喀痰，糞便などが大量に付着していると消毒効果は低下する．特に，ヨードホルム，塩化ベンザルコニウム，クロルヘキシジン，次亜塩素酸ナトリウムなどはこれらの影響を受けやすい．反対に，フェノール，クレゾール石けん，グルタルアルデヒドなどは，有機物の汚染に強い消毒剤である．

プリオン	CJD prion たん白質	高度抵抗性
芽胞（細菌） シスト（原虫） オーシスト（原虫）	B. anthracis T. gondii C. parvum	抵抗性
抗酸菌（細菌） 糸状菌（真菌） 原虫（栄養型） ウイルス（env－）	M. tuberculosis A. fumigatus T. vaginalis HAV	中程度 抵抗性
グラム陰性細菌一般	P. aeruginosa	
グラム陽性細菌一般 酵母（真菌） ウイルス（env＋）	S. aureus（MRSA など） C. albicans HIV，HBV	感受性

図 6-7　微生物の減菌・消毒抵抗性と感受性

HAV；hepatitis A virus，HBV；hepatitis B virus，HIV；human immunodeficiency virus，env＋；エンベロープあり，env－；エンベロープなし

6-5-2 微生物の種類

　病原微生物の減菌と消毒に対する感受性パターンを図6-7に示した．減菌法や消毒法は，ヒトの身近に存在して我々がよく遭遇する病原体を標的として開発されてきた．したがって，古くから知られている一般的な病原体は減菌や消毒に感受性である．しかしこのような病原体でも，芽胞（細菌）またはシストやオーシスト（原虫）など微生物がその増殖過程の中で一時的にとる休眠型は殺滅しにくく，減菌や消毒に抵抗性である．また増殖型でも，抗酸菌（細菌），糸状菌（真菌），原虫，非エンベロープ性ウイルスは中程度抵抗性である．これはその表層構造が一般的な病原体体とは異なっていることに原因がある．病原体のうち，異常型プリオンたん白質（プリオン）は減菌や消毒に高度抵抗性である．これはプリオンがたん白質そのものであること，また，我々がこの病原体の存在を最近になって認識したことが原因である．

1 プリオン（高度抵抗性）

　異常型プリオンたん白質は減菌や消毒に高度抵抗性である．例えば，クロイツフェルト・ヤコブ病 Creutzfeldt-Jakob disease などプリオン病患者由来のプリオンたん白質は，熱や紫外線に抵抗性で，また，酸，ホルマリン，界面活性剤などにも耐性である．異常型プリオンたん白質は，通常の高圧蒸気減菌法では不活化されず，また，最も消毒力の強い消毒剤であるグルタルアルデヒドでも不活化されない．これを不活化するためには，132℃，1時間以上（または135℃，20分以上）の高圧蒸気法で減菌するか，5％次亜塩素酸ナトリウムと1N NaOHの混合液中で1時間以上消毒する必要がある．

2 芽胞，シスト（抵抗性）

　芽胞 spore は減菌や消毒に最も抵抗性をもつ休眠型の微生物である．芯部のジピコリン酸 dipicolinic acid は芽胞の耐熱性に関与し，また，芽胞殻 spore membrane は化学物質耐性に関与している（第1編，6-9参照）．したがって，Bacillus バシラス属（B. anthracis 炭疽菌）や Clostridium クロストリジウム属（C. tetani 破傷風菌）など芽胞形成性細菌には注意が必要である．芽胞を確実に殺滅できる消毒剤はグルタルアルデヒドのみであり，次亜塩素酸ナトリウム，エタノール，ポビドンヨードでは消毒が不十分な場合がある．また，流通蒸気法や煮沸法などによる消毒も困難であり，芽胞には間けつ法とよばれる特殊な消毒法が用いられる．

　同様なことは原虫にもあてはまる．原虫にはその生活環の中で，厚膜に包まれたシスト cyst（Toxoplasma gondii トキソプラズマ・ゴンジなど）やオーシスト oocyst（Cryptosporidium parvum クリプトスポリジウム・パルバム）の形態をとるものが多く，このような原虫には消毒剤が効きにくい．例えば，C. parvum は常用濃度の次亜塩素酸ナトリウムでは消毒できず，これが飲料用の上水を汚染すると危険である（8-4-4 2 参照）．

3 抗酸菌，糸状菌，非エンベロープウイルスなど（中程度抵抗性）

Mycobacterium tuberculosis 結核菌など**抗酸菌** acid-fast bacteria は消毒にやや抵抗性の細菌であり，塩化ベンザルコニウムやクロルヘキシジンなど低レベルの消毒剤は無効である．

非エンベロープ性ウイルスは，エンベロープをもつウイルスに比べて消毒剤が効きにくい．ヒトの病原ウイルスにはエンベロープをもつものが多いが，hepatitis A virus A 型肝炎ウイルスや hepatitis C virus C 型肝炎ウイルス，また poliovirus ポリオウイルスなどは非エンベロープウイルスであり，これらはアルコール，フェノール，界面活性剤，ビグアナイドなどの消毒剤では不活化されにくい．

糸状菌（*Aspergillus fumigatus* アスペルギルス・フミガーツスなど）は消毒剤に中程度抵抗性を示す真菌である．また，**原虫**（*Trychomonas vaginalis* 腟トリコモナスなど）も一般細菌に比べてやや消毒剤に抵抗性である．

4 一般細菌，酵母型真菌，エンベロープウイルス（感受性）

細菌は，芽胞形成細菌や抗酸菌を例外として，リケッチア，クラミジア，スピロヘータを含む一般的なグラム陰性細菌やグラム陽性細菌は滅菌や消毒に感受性が高い．しかしグラム陰性細菌でも，*Pseudomonas* シュードモナス属（*P. aeruginosa* 緑膿菌など），*Burkholderia* バークホルデリア属（*B. cepacia* バークホルデリア・セパシアなど）には陽イオン界面活性剤やビグアナイドなどの消毒剤に抵抗性をもつものがある．これは外膜に存在する**ポーリン** porin たん白質が分子篩（ふるい）の役割をして物質の透過性を制御していることと関係がある（第 1 編，6-4-2 ②参照）．また *P. aeruginosa*，*B. cepacia* 以外にも，*Serratia marcescens* セラチア・マルセスセンスもこれら消毒剤の薬液中に検出され，これが院内感染の原因になることがあるので注意が必要である．

酵母型真菌（*Candida albicans* カンジダ・アルビカンスなど）や**エンベロープ性ウイルス**は消毒剤に感受性が高い．

5 MRSA，HIV，HBV（感受性）

MRSA，HIV，HBV は滅菌や消毒に特別な配慮が必要であるとの印象を与える病原体である．しかし，これらの滅菌，消毒にも上述した一般原則が当てはまる．

MRSA（methicillin resistant *Staphylococcus aureus* メチシリン耐性黄色ブドウ球菌）は，メチシリンをはじめ種々の抗生物質に多剤耐性を示す．しかしそれ以外の性質は通常の *S. aureus*（MSSA メチシリン感受性黄色ブドウ球菌）同じであり，滅菌や消毒に感受性の高いグラム陽性細菌である．

HIV（human immunodeficiency virus ヒト免疫不全ウイルス）は滅菌や消毒に対して感受性の高いエンベロープ性ウイルスに属している．たとえば，WHO が示した HIV の滅菌と消毒は，

  (1) 高圧蒸気法（121 ℃，20 分）
  (2) 煮沸法（20 分）
  (3) 0.5 ％次亜塩素酸ナトリウム（10 ～ 30 分）
  (4) 2 ％グルタルアルデヒド（10 ～ 30 分）
  (5) 5 ％ホルマリン水（10 ～ 30 分）
  (6) 70 ％エタノール（10 ～ 30 分）

となっており，これらは一般的なエンベロープウイルスの滅菌または消毒法と変わらない．

HBV（hepatitis B virus B 型肝炎ウイルス）も HIV と同じエンベロープウイルスであり，滅菌と消毒は HIV での (1) ～ (6) が適用できる．しかし，HBV に対するエタノールは，これを有効とする説とそうではないとする説がある．この意見の違いは，HBV がエンベロープウイルスのうちでも消毒剤にやや抵抗性であること，またエタノールはたん白質を凝固させる性質があり，もし HBV がたん白質性物質に包まれていた場合にはエタノールがウイルス粒子に到達しにくくなることなどを反映したものと思われる．また，HBV は HIV よりも感染性が高く日本では感染者も多い．これらを考慮して，HBV の消毒にはグルタルアルデヒド，ホルマリン水，次亜塩素酸ナトリウムを使用する方が望ましい．

6-6 保存剤，防腐剤

　殺菌的 bacteriocidal または静菌的 bacteriostatic に微生物の増殖を抑えて医薬品や食品などの変質や腐敗などを防止するための化学物質を**保存剤** preservative という．食品衛生法では食品に対する主な保存剤はとくに**保存料** food preservative とよんでいる．**防腐剤** antiseptic も保存剤，保存料とほぼ同意語で使用される．

　注射剤，シロップ剤，点眼剤，軟膏剤，坐剤，ワクチンなど医薬品の保存剤は，無害であること，医薬品の治療効果を障害せずまたこの試験に支障をきたしてはならないことが規定されている．保存剤には，安息香酸，安息香酸ナトリウム，パラオキシ安息香酸エステル（メチル，エチル，プロピル，ブチルエステル），クロロブタノール，ベンジルアルコールのほか，フェノール，クレゾール，塩化ベンゼトニウム，チメロサールなどが使用されている．

Box 15　シガテラ中毒顛末記－お父の日記より（その2）

03 7 2　旧知の医学部基礎系の教授に電話する．即座に構造式を決定した東北大学名を挙げる．臨床系教授に問い合わせてもらったが，「シガテラ」の名前を知っているのが精一杯とのことで，インターネットで調べてもらう．調べ方次第で，インターネットは世界の最新の治療法が手に入るのだから凄い．治療成績は，脳圧上昇剤の有効論文が多くあり期待したが，二重盲検試験で効果なしの最新情報にがっくり．これ以外は目立つ治療法なし．海外派遣する自衛隊の関係病院なら風土病も含め世界各地の病気と対策を研究しているのではないか．そんなメールのやり取りで，少し元気なお母が病院へ行く．「何それ？」の担当医にお母はびっくり．シガテラ中毒の説明記事を渡す．検査は随分やったようだが何も変化がないので（文献通り），是非入院をとの誘いも立ち消えて，「もっと具合の悪いご主人に来て頂けたら」とかに．お父は「モルモットになりたくない」．

03 7 中旬　世界のシガテラ治療で，日本の研究は，沖縄の一施設のみが載っていた．3週間たっても症状が良くならないので電話で助言をお願いする．「もう（命は）大丈夫．1〜2か月で良くなるだろう．症状には対症療法で」．お母は関係病院から，見えづらいと硫酸アトロピン散が，皮膚症状にはメチルビタミンB12他をともらってきた．我が家の臨床試験と称し，お母に効いたら飲むとしたお父の服用の機会はなかった．

03 8 下旬　お母は病院で待つのがきついと，診療中断を申し出る．きつくてもひどくても外来は待つしかないのだとのこと．「医局の症例検討会に使いたいので，これまでかかった病院から家族の記録をもらうことに了解を」との由．自衛隊員や医務官が充分な情報を持って，海外にいくのに役立つと良いのだが．海外で艦船から釣りをする自衛隊員の話を聞いた．

03 夏　短い夏を喜んだのは我が家だ．冷気で皮膚感覚の異常が起こるので冷房なしで毎日を過ごすが，汗が出るとこの冷えで皮膚異常が起きた．皮膚症状の訴えはお母がチクチクと痛い，背中に掻き傷の息子は痒い，お父は単に痒いと，時に毛虫に触れたような痛痒み．又，家での食事は買出し，調理，後片付けと大変だからと外食にするが，どこに行っても冷房．途端に所構わず痒くなるし，易労感が出て食事の姿勢を取っておれない．喉は乾くのに，出された冷水は持てず，飲めず．以降は厚着と毛布持ち込みで，個室に暖かい飲み物と熱燗で対処．

03 秋〜冬　残暑のない秋になると，外食も楽になる．嘔吐と点滴を多くした息子は症状が軽い様子．食中毒の時には，指を突っ込んででも吐き出し，水分を多く取って流し出すのが良いのだろう．11月になると皆の症状はほぼ治まる．頭が痒いと言うお父の髪が薄くなるのを除いて．12月には揃って回転寿司に行き，以降，我が家の食事に魚が復活する．

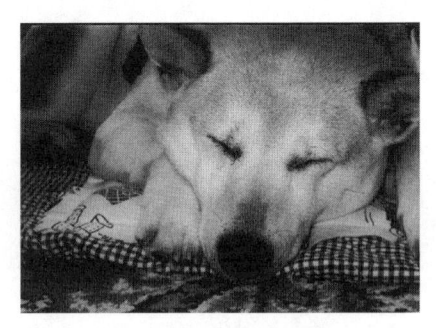

マリ：幸せ太りの頃

04 春　珊瑚の体内には，赤潮の原因となる渦鞭毛藻類が共生する（岡山大学川口四郎名誉教授が第二次世界大戦中に発見）．一方，自然災害や海洋開発で珊瑚の白化現象（珊瑚の死）が起こるとシガテラ毒魚貝類が目立つと言う．渦鞭毛藻類は共生していた珊瑚の死により自立して生きていく中でシガテラ毒の産生者となったのだろうか．それとも共生していた時から毒を持っていたのだろうか．新聞の片隅に，「昨年9月，小笠原の母島で白化現象が観察された」と載っていた．

04 夏〜秋　お父は落ちた体力回復にと腕立て，お母は落ちた体重回復にと増食（効果は絶大で病気前を超えるが非公表）．秋，二人に再び掻痒感が出る．魚貝類の取り過ぎか．

ドッグホテルにお願い（03 6 28）していたマリ．1か月後，ふらふらと帰ってきたが呼んでも飛び付かず．以降，散歩は自転車と一緒に走ったのが，歩きでタイヤを引くように引っ張らないと動かない．お父が帰っても玄関まで迎えに出なくなった（お母と同じ）．

マリ「どこかに，『シガテラ中毒が心配の場合は犬や猫に食べさせてみろ』なんて書いてあったけど困るワン．私たちも家族よ．」

第7章 感染症の予防と治療

7 感染症の予防と治療

　ワクチンと抗生物質は感染症の医療現場における車の両輪である．ワクチンは感染症の予防を担当し，抗生物質は治療を担当する．この2つがうまく機能した場合に，医療はスムーズに進行し，ヒトの健康は保たれる．一方，我々の健康を都市に例えた場合，ワクチンと抗生物質の機能はまったく異なっている．ワクチンは要塞であり，抗生物質は兵士である．すなわち，我々はワクチンで病原体の侵入を防ぎ，それでも防ぎきれずに起こってしまう感染症を抗生物質で治療するのである．医学戦略上のこの原則を確認し，本章では予防接種と化学療法の基礎を学ぶ．そしてここでは同時に，予防接種による副反応，化学療法薬の副作用，薬剤耐性の出現など医療現場で起こりうる問題点を認識することも重要である．

7-1 生物学的製剤による感染症の予防と治療

7-1-1 生物学的製剤と生物由来製品[*1]

　WHOは，**生物学的製剤** biological substance を，生物（植物を除く）に由来する原材料を用いて製造される医薬品のうちで，物理的または化学的方法ではその有効成分の定量が不可能であり，生物学的方法でのみそれが可能な製剤と定義している．生物学的製剤には，ワクチン，抗毒素，血液製剤などが含まれ，これらは，その主成分が弱毒化したウイルスであったり，病原細菌が産生する毒素を不活化したものであったり，ヒトおよび動物由来の高分子たん白質であることなどから，品質（安全性，有効性，安定性など）を厳重に管理する必要がある．したがって，その規格，原材料，製法，試験法，貯蔵法などを規定する**生物学的製剤基準**が定められており，製造はそれに基づいて行われている．

　一方，2002年に一部改正され，2003年から施行されたわが国の薬事法では，**ウシ海綿状脳症** bovine spongiform encephalitis（BSE）や**ヒト免疫不全ウイルス** human immunodeficiency virus（HIV）感染などの問題をふまえて，生物に由来する原料や材料を使用する血液製剤，医薬品，診断薬などの安全性を確保するための新たな概念を示した．すなわち薬事法では，生物（植物を除く）に由来する原材料を用いて製造される医薬品のうち，保健衛生上特別の注意を要するものを**生物由来製品**と規定した．生物由来製品には，ワクチン，抗毒素，血液製剤，診断用製剤，化粧品，遺伝子組換えサイトカイン，ホルモン製剤などが含まれる．そしてこれらは，未知の感染性因子を含有する可能性や，不特定多数のヒトや動物から採取されているために感染性因子が混入しているリスクが高いこと，また製造行程での不活化処理に限界があることなどの理由から，製造，販売，使用の各段階で，製造業者，販売業者，医療関係者に，それぞれの特性に応じた安全対策の確保を義務づけた．また生物由来製品のうち，特に感染症発症のリスクが高いヒトの血液や組織に由来する原料や材料を用いた製品を**特定生物由来製品**と規定し，これらにはより厳重な安全対策を求めている．特定生物由来製品には，輸血用血液製剤やヒト免疫グロブリンなどヒト血漿分画製剤が含まれる．特定生物由来製品を使用する医療機関や薬局が確保すべき安全対策として，患者への適切な説明，使用記録の作成と保管，またこれらの製品を使用したことによる感染

*1 薬事法には生物学的製剤という表現はない．これはWHOが，植物を除く生物に由来する原材料を用いて製造される医薬品の概念を定義したものである．一方，薬事法では，生物学的製剤の概念に当てはまる医薬品の内容を具体的に規定し，それらを生物由来製品に分類している．WHOと薬事法が定義または規定した製剤名または製品名を1対1で対応させることは困難であるが，生物学的製剤と定義されるもののすべては，生物由来製品または特定生物由来製品に含まれている．

症の発生状況などの報告を求めている（9-6参照）．学的製剤を示した．

感染症の予防，治療のためにヒトや動物に免疫を賦与する方法には，**能動免疫** active immunization と**受動免疫** passive immunization がある．ワクチンは能動免疫を賦与することで感染症の予防を主な目的とし，抗毒素およびヒト免疫グロブリンは受動免疫を賦与することで感染症の治療または症状の軽減を主な目的とする生物学的製剤である．

ワクチン vaccine という言葉は，E. Jenner ジェンナーが天然痘の予防のために用いた vaccinia virus 牛痘ウイルス（*vacca* は雄ウシを意味するラテン語）に由来している．ワクチンは，感染症の原因となるウイルスや細菌を不活化した**不活化ワクチン** inactivated vaccine，

7-1-2　生物学的製剤の種類

表7-1に，日本で用いられている人体用の主な生物

表7-1　日本で用いられている主な人体用生物学的製剤

免疫の種類（目的）	分類	対象疾病	生物学的製剤の種類
能動免疫 （感染症の予防）	不活化ワクチン	ウイルス感染症	日本脳炎ワクチン 狂犬病ワクチン A型肝炎ワクチン B型肝炎ワクチン インフルエンザHAワクチン
		細菌感染症	コレラワクチン 精製百日せきワクチン ワイル病秋やみ混合ワクチン 肺炎球菌ワクチン*
	トキソイド	細菌感染症	破傷風トキソイド ジフテリアトキソイド
		毒ヘビの咬傷	はぶトキソイド
	弱毒生ワクチン	ウイルス感染症	ポリオワクチン 麻しんワクチン 風しんワクチン おたふくかぜワクチン 水痘ワクチン 黄熱ワクチン*
		細菌感染症	BCGワクチン
受動免疫 （感染症の治療）	抗毒素	細菌感染症	ガス壊疽ウマ抗毒素 ジフテリアウマ抗毒素 ボツリヌスウマ抗毒素 破傷風ウマ抗毒素
		毒ヘビの咬傷	まむしウマ抗毒素 はぶウマ抗毒素
	ヒト免疫グロブリン	ウイルス感染症	抗HBsヒト免疫グロブリン
		細菌感染症	抗破傷風ヒト免疫グロブリン*

本表のワクチンは，ワイル病秋やみ混合ワクチンを除き，すべてが単価ワクチンまたは多価ワクチンである．また，*印の生物学的製剤は国内では生産されていない（輸入）．

killed vaccine とこれらを弱毒化した**弱毒生ワクチン** attenuated live vaccine，さらに細菌やヘビなどが産生する毒素を不活化した**トキソイド** toxoid に細分される．

一方，**抗毒素** antitoxin とは毒素や微生物成分に対する抗体のことである．抗体が由来する動物によって名称が異なり，主にウマなどヒト以外の動物に由来するものを抗毒素といい，ヒトに由来するものは特に**ヒト免疫グロブリン** human immunoglobulin とよぶ．

1 不活化ワクチン

不活化ワクチンは，病原性のウイルスや細菌を大量に培養，精製した後，ホルマリンなどの薬剤処理，あるいは加熱や紫外線などの物理化学的処理により，これらの感染性を完全に消失させたワクチンである．不活化ウイルスワクチンには日本脳炎ワクチン，インフルエンザ HA ワクチン，A 型肝炎ワクチン，B 型肝炎ワクチン，狂犬病ワクチンなどがある．また，不活化細菌ワクチンとしてはコレラワクチンや精製百日せきワクチンなどがある．これらの中で，感染防御抗原をより高度に精製し，副反応に関わる成分を取り除いたワクチンとして，インフルエンザ HA ワクチンや精製百日せきワクチンなどがある．また，B 型肝炎ワクチンのように，感染防御抗原を遺伝子組換え技術で発現させた**コンポーネントワクチン** component vaccine（サブユニットワクチン subunit vaccine）も不活化ワクチンに含まれる．そして，このような遺伝子工学的な手法を用いて作製したワクチンは**遺伝子組換えワクチン** recombinant vaccine とよばれることもある．

2 トキソイド

トキソイドは，細菌毒素やヘビ毒をホルマリン処理などでその抗原性を残したまま毒素活性を消失させたワクチンであり，これにはジフテリアトキソイド，破傷風トキソイドなどがある．トキソイドは生体内に侵入した細菌が産生する毒素や咬傷口から生体に入ったヘビ毒を中和する抗体の産生を誘導するもので，不活化ワクチンや弱毒生ワクチンによる感染予防とは異なり，発症予防または発症阻止を目的としたワクチンである．トキソイドは広義の不活化ワクチンに含まれることがある．

3 弱毒生ワクチン

弱毒生ワクチンは，病原性を弱めたウイルスや細菌を接種することで生体に免疫を賦与するワクチンである．これにはポリオワクチン，麻しんワクチン，おたふくかぜワクチン，水痘ワクチンなどのウイルス性弱毒生ワクチンと，BCG ワクチンなどの細菌性弱毒生ワクチンが含まれる．弱毒化ウイルスを作出するためには，自然宿主以外の培養細胞での継代培養や低温での継代が行われる．また，天然痘ワクチンが牛痘ウイルスであるように，弱毒生ワクチンにはヒト以外の動物を自然宿主とするウイルスを用いることもある．一方，BCG ワクチンは *Mycobacterium bovis* ウシ型結核菌を 13 年間，230 代にもわたって継代培養して弱毒化した細菌性ワクチンであり，*Mycobacterium tuberculosis* ヒト型結核菌の感染を予防するものである（BCG という語は，Bacillus of Calmette and Guérin，すなわちこのワクチンが 1920 年代にフランスの A. Calmette と C. Guérin によって開発されたことに由来している）．

4 抗毒素

抗毒素とは，細菌毒素 bacterial toxin，あるいはマムシ，ハブなどの毒素 venom に対して，その毒性を中和する作用をもつ抗体（中和抗体）を含む製剤をいう．抗毒素は細菌がヒトの生体内で産生した毒素やヘビの咬傷によって生体内に入った毒素を中和するための治療用として用いることが多い．一般に毒素または不活化したトキソイドで健康な動物（主にウマ）を高度に免疫し，その血清を硫酸アンモニウムなどで処理して精製した γ グロブリン分画を抗毒素としている．接種された抗毒素は，生体内の遊離毒素をほぼ完全に中和することができるが，組織や細胞に結合した毒素は中和されにくいとされている．したがって，治療にはできるだけ早期に抗毒素を接種することが必要である．

5 ヒト免疫グロブリン

一般に，抗 HCV 抗体，抗 HIV 抗体，抗 HTLV 抗体や HBs 抗原が陰性の健常人の血漿をプールし，IgG 抗体画分をアルコール分画法で精製したものをヒト免疫グロブリン製剤という．これは多人数の血漿から作られる

ために様々な病原微生物に対する抗体が含まれている．特に，麻しんウイルスやA型肝炎ウイルス暴露後の発症防止や症状の軽減に有効であることが知られている．また高度免疫ヒト免疫グロブリン製剤として，抗HBs抗体陽性，HBs抗原陰性の健康者の血漿で作られる**B型肝炎免疫グロブリン（HBIG）**と，破傷風トキソイドで追加免疫を受けた健常者の血漿から作られる**破傷風免疫グロブリン（TIG）**がある．

HBIGはHBs抗原陽性の母親から生まれた新生児に出産直後に接種し，B型肝炎ウイルスの母子感染を予防するために用いる．また，TIGは破傷風トキソイドの予防接種歴がないものが，交通事故などによる骨折や挫傷，または刺傷などの重症の外傷を生じた時に破傷風の発症予防のために接種する．

抗毒素やヒト免疫グロブリン製剤による受動免疫が行われるのは，(1) 先天的あるいは後天的に抗体産生ができない場合，(2) 感受性者が特定の微生物（特に感染によって重症化が予想される微生物）に暴露されたか，あるいはその可能性が高い場合，(3) すでに感染が成立している場合でも抗毒素が症状の軽減に有効な場合，(4) 毒ヘビの咬傷を受けた場合，(5) 炎症反応を軽減させる場合などのケースがある．

7-1-3　単価ワクチン，多価ワクチン，混合ワクチン

ワクチンはそれに含まれる抗原の種類などによって単価ワクチン，多価ワクチン，混合ワクチンなどに分類される．

単価ワクチン monovalent vaccine は，単独の微生物株からなるもので，これには麻しんワクチン，風しんワクチン，日本脳炎ワクチンなどがある．また，同種ではあるが，血清型などの抗原性が異なる複数の微生物株からなるものを**多価ワクチン** polyvalent vaccine という．これにはポリオワクチン（Ⅰ，Ⅱ，Ⅲ血清型の弱毒ウイルス株からなるもの），インフルエンザHAワクチン（A，B血清型ウイルス株の精製抗原からなるもの），コレラワクチン（血清型の異なる小川型コレラ菌と稲葉型コレラ菌の不活化ワクチンからなるもの）などがある．

異種のワクチンを混合して同時に複数の病原体に対する免疫賦与を目的としたものを**混合ワクチン** combined vaccine という．沈降精製ジフテリア百日せき破傷風混合ワクチン（沈降精製DPT混合ワクチン），ジフテリア破傷風混合トキソイド（DT混合トキソイド），沈降ジフテリア破傷風混合トキソイド（沈降DT混合トキソイド）などが混合ワクチンに相当する．

沈降ワクチン adsorbed vaccine または**沈降トキソイド** adsorbed toxoid とは免疫原性を高めるために**アジュバント** adjuvant としてアルミニウム化合物などを加えたワクチンまたはトキソイドのことである．これには上述した沈降精製DPT混合ワクチン，沈降DTトキソイドの他に，沈降破傷風トキソイド，沈降はぶトキソイドなどがある．また，弱毒生ワクチンや抗毒素は保存性を考慮して粉末状に凍結乾燥したものが多い．

7-1-4　不活化ワクチンおよび弱毒生ワクチンの特徴

不活化ワクチンと弱毒生ワクチンの特徴を表7-2に示した．不活化ワクチンでは有効な免疫を誘導するために比較的大量の抗原を多数回接種しなければならない．また誘導できる免疫反応はB細胞による抗体産生が主であり，効果が持続する期間は短い．さらに，製造行程には抗原の精製や不活化行程があり煩雑である．したがって不活化ワクチンは高価なワクチンになる傾向がある．不活化ワクチンの副反応は，一般に一過性で軽度のものが多い．

一方，弱毒生ワクチンは接種後に，ワクチンが被接種者の体内で増殖するので，比較的少量でよく，また接種回数も少なくてよい．弱毒生ワクチンは，抗体産生による液性免疫だけでなく，細胞性免疫も誘導できることが多い．免疫の効果は比較的長く持続し，麻しんワクチンのように終生免疫が得られると考えられているものもある．ワクチンの調製も，基本的には無菌的条件でワクチン株を培養するだけなので比較的容易であり，安価である．副反応としてはウイルスや細菌の持つ本来の病原性に由来する軽い症状を示すことがある．またごくまれにではあるが，接種したワクチン株の病原性が被接種者の体内で復帰 reversion して深刻な副反応を引き起こすことがある．

表 7-2　不活化ワクチンと弱毒生ワクチンの特性

	不活化ワクチン（トキソイドを含む）	弱毒生ワクチン
誘導する免疫	主に B 細胞による抗体産生	B 細胞による抗体産生，T 細胞による細胞性免疫
接種回数	多い（3〜5回）	少ない（1〜3回）
免疫の持続	短期	比較的長期
副反応	おおむね一過性	毒性復帰などで時には重大
価格	比較的高価	比較的安価
製造行程	比較的複雑	比較的簡単
保存性	おおむね安定	不安定
開発の困難さ	比較的簡単	偶然性の産物，予測困難

7-1-5　予防接種

感染症に対して抵抗力をもたないヒトに，感染予防や発症予防などの目的で，あらかじめワクチンを接種して免疫力を賦与することを**予防接種** vaccination という．

日本では予防接種を感染症対策の中心として位置づけ，有効性や安全性が認められているワクチンに関しては**予防接種法**（9-2 参照），**結核予防法**（9-3 参照），**B 型肝炎母子感染防止事業**（9-5 参照）に基づいて積極的に接種を推進している．ワクチンは，これらの法律で接種の努力義務を規定している定期接種ワクチン（勧奨接種ワクチン）と，周囲の環境や家族の状況などを考慮して接種が好ましいとする任意接種ワクチンに分類される．

1　定期接種ワクチン

予防接種法では，感染力の強さ，罹患時の症状の重さ，有効なワクチンの有無などを考慮した 1 類疾病と 2 類疾病を規定し，これらに対するワクチンを定期接種ワクチンとしている（表 7-3）．**1 類疾病**とは，ジフテリア，百日咳，破傷風，日本脳炎，急性灰白髄炎，麻疹，風疹（7 種）であり，**2 類疾病**とはインフルエンザ（1 種）である．1 類疾病に対するワクチンは，その集団での発生およびまん延を予防することを目的とし，2 類疾病に対するものは，個人の発病，集団での発生およびまん延を予防することを目的としている．また，結核予防法では BCG ワクチンを定期接種ワクチンとしている．

定期接種ワクチンは，国民に対して接種の努力義務および国による接種費用の負担を規定するとともに，被接種者に何らかの健康被害が生じた時には救済制度が適用されるワクチンである．このうち，2 類疾病のインフルエンザは，平成 13 年度（2001 年）の予防接種法の改正によって特殊な扱い方がされるものである．すなわち，インフルエンザワクチンは，通常では任意接種ワクチンであるが，65 歳以上の高齢者には定期接種の対象となり，接種努力の義務規定はないが，接種費用の補助と被

表 7-3　定期接種ワクチンの類型

	1 類疾病	2 類疾病
接種努力義務	あり	なし
接種費用補助	あり	あり
健康被害救済	あり	あり
目的	集団での発生，まん延の予防	個人での発病の予防，集団での発生，まん延の予防
対象疾病	ジフテリア，百日咳，破傷風，日本脳炎，急性灰白髄炎，麻疹，風疹（7 種）	インフルエンザ（1 種）

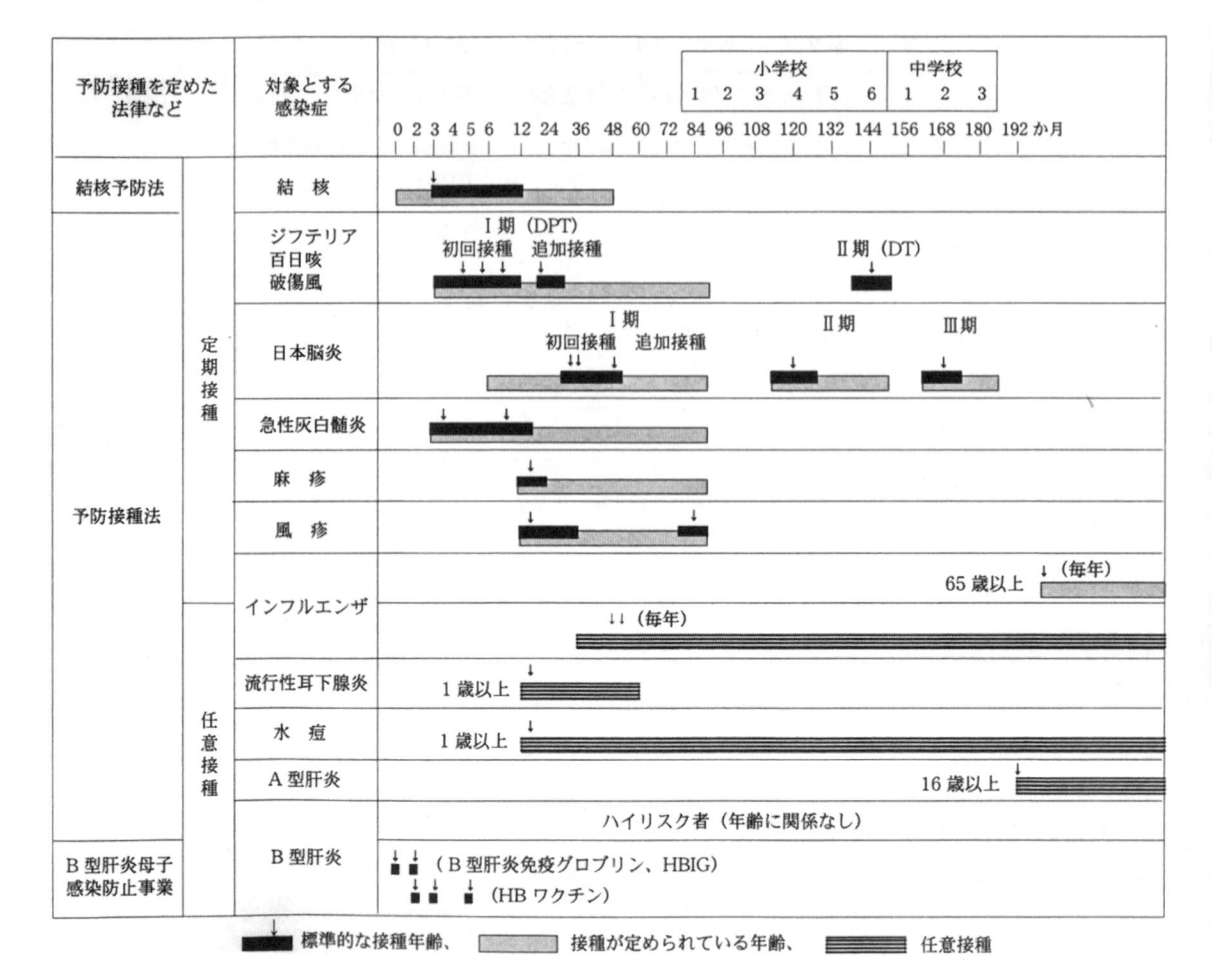

図7-1 ワクチンの接種スケジュール

(木村三生夫, 平山宗宏, 堺晴美, 2003年, 予防接種の手引き(第8版), 近代出版を改変)

害救済が行われることになっている．また1類あるいは2類疾病のうち，まん延予防の必要があるとき（例えば新型インフルエンザの流行など）には，厚生労働大臣は，対象者，期日，あるいは期間を指定して臨時の予防接種を都道府県知事に指示することができる．この場合，定期接種と同様の措置がとられる．

定期接種ワクチンの接種スケジュールは予防接種法と結核予防法で規定されている（図7-1，予防接種法によるワクチンの定期接種は表9-4も参照）．ワクチンの接種が定められている年齢は，多くの場合で生後90か月間としている．これは，小学校入学前に未接種であることがわかった場合に，定期接種として実施できる時間的な余裕を考慮したものである．また，接種が遅れないために，標準的な接種年齢を示しているが，この時期に接種できない場合でも，接種が定められている年齢内な

ら定期接種とする．定期接種ワクチンでも規定された時期以外に接種される場合には任意接種ワクチンとなる．

2 任意接種ワクチン

定期接種以外のワクチンが任意接種ワクチンである．**インフルエンザワクチン**は，65歳以上の高齢者を対象とする以外は任意接種ワクチンであり，インフルエンザの感染の機会の多い保育所，幼稚園，小学校，中学校，高等学校に通う児童や生徒を接種対象とする．1〜4週間の間隔で2回接種することが勧められている（65歳以上の高齢者を対象とする定期接種では1回接種）．流行性耳下腺炎は4〜5歳に罹患ピークがあるので，**弱毒生おたふくかぜワクチン**は1〜2歳のうちに接種するのが望ましい．**水痘生ワクチン**は1歳以上の水痘既往歴のない者を対象とする（1歳未満の者にも接種でき

る).A 型肝炎(HA)ワクチン(不活化ウイルスワクチン)は,16 歳以上の海外渡航者への接種が勧められている.

B 型肝炎(HB)ワクチンは,精製 HBs 抗原ワクチンであり,キャリア血液中の HBs 抗原を精製したプラズマワクチン,または HBs 遺伝子組換えワクチンである.HB ワクチンは,ハイリスク者が主な対象者になり,年齢に関係なく接種できる.B 型肝炎のハイリスク者は,(1)キャリアの家族,(2)キャリアとの性的接触のある者,(3)頻回に血液製剤の投与が予測されているもの,(4)医療従事者,(5)海外長期渡航者などである.また,HBs 抗原陽性の母親からの出生児は,生後直後および生後 2 か月に B 型肝炎免疫グロブリン(HBIG)を投与し,さらに HB ワクチンを生後 2,3,5 か月に投与する.これらは B 型肝炎母子感染防止事業にもとづいて実施され,健康保険の対象になる.

3 海外渡航時の予防接種

海外渡航時に留意すべき感染症には,A 型肝炎,B 型肝炎,狂犬病,日本脳炎,黄熱,破傷風,コレラなどがある.特に,海外に長期間滞在する者や衛生環境の整備されていない国や地域に旅行する者は,これらの感染症に対する予防接種を積極的に受けることが勧められている.また,これらのうち,黄熱やコレラは入国に際して予防接種の証明書が要求される場合がある.

7-1-6 予防接種による副反応

予防接種はヒトに対して異物を接種してその抗原に対する生体の免疫反応を促すものである.したがって,不活化ワクチンや抗毒素を接種した場合に起こる軽度の発熱や局所反応(発赤,腫脹,疼痛など),また弱毒生ワクチンによるごく軽い感染様症状などは避けられない.しかし,これらは通常の生体反応であり,副反応とは区別して考えることが必要である.不活化ワクチンやトキソイドによる通常反応は接種当日あるいは接種翌日に集中して見られ,弱毒生ワクチンではワクチン株の増殖極期である接種後数日〜1,2 週間で現れる.

一方,このような反応が異常に強く現れる場合や,脳症,ショックなど重篤な症状を呈する場合を**副反応** side effect, adverse effect という.予防接種では,メリット(感染症の予防や症状の軽減)からデメリット(副反応)を差し引いたものが,自然感染によって起こる健康障害の危険性を上回るものでなければならない.

1 抗毒素による副反応

抗毒素の接種による副反応ではアレルギー反応の一種である**血清病** serum sickness が問題になる.抗毒素はウマの血清に由来する異種たん白質であり,ヒトはこれに対する抗体を作る.その結果,抗毒素の頻回投与によって形成された大量の抗原抗体複合体が腎糸球体に沈着して重症の糸球体腎炎を起こす.また,時として接種直後にアナフィラキシー anaphylaxis(血清ショック)を起こすこともある(5-1-3 ③,5-1-4 ② 参照).

2 ワクチンによる副反応

ワクチン接種による副反応は,ワクチン株自身によるものとワクチンに含まれる添加物などによるものに分類される(表 7-4).弱毒生ワクチンは,病原体を弱毒化しているとはいえ感染性をもつため,ワクチン被接種者に本来の病気に似た軽い症状を起こすことがある.またごくまれに,ワクチン株の毒性がヒトの生体内で復帰して本来の病原性を示すこともある.特に RNA ウイルスはゲノムの突然変異頻度が高いことが知られており,たとえばポリオワクチンでは復帰変異したワクチン株による急性灰白髄炎様の弛緩性麻痺を起こした例が報告されている(およそ 1 人 / 440 万人).またワクチン被接種者の糞便に排出されたワクチン株がワクチンを接種していない小児に二次感染して弛緩性麻痺を起こすことがある.アメリカ,カナダ,フランス,ドイツなどでは不活化ワクチンを用いることで急性灰白髄炎を予防している.日本,中国,インド,ブラジルなどでは弱毒生ワクチンを使用しているが,わが国では不活化ワクチンに変更される予定である.

麻しんワクチンではまれに脳炎や脳症,亜急性硬化性全脳炎 subacute sclerosing panencephalitis(SSPE)が見られることがあるが,これはワクチン接種時に同時感染していた野生麻疹ウイルスが原因になっていることが多い.

BCG ワクチンではごくまれに,ワクチン株が全身に

表 7-4　ワクチン接種の副反応

ワクチン	副反応に関わる因子	副反応	発症までの期間	症　状
弱毒生ワクチン	弱毒ウイルスの毒性復帰	感染症症状	数日ないし数週間	比較的軽微
	弱毒細菌の毒性復帰	感染症症状	数日ないし数週間	時として深刻
不活化ワクチン	病原微生物成分	細菌成分，トキソイドなどによる毒性，アレルギー反応	接種直後～48時間以内	比較的軽微
添加物	培地成分，保存剤，抗生物質など	局所反応	接種直後～48時間以内	軽微
		アレルギー反応	接種直後～48時間以内	比較的軽微
		アナフィラキシー反応	接種直後～48時間以内	時として深刻

拡散して骨炎や全身性結核疹を見ることがある．このような場合には，イソニコチン酸ヒドラジド（INH），リファンピシン（RFP），ピラジナミド（PZA）およびストレプトマイシン（SM）またはエタンブトール（EB）の4剤併用療法を行う．

不活化ワクチンではLPSによるエンドトキシンショック，またトキソイドでは毒素反応や不活化された毒素によるアレルギーが起こる可能性がある．インフルエンザワクチンでは極めてまれに，副反応として**ギランバレー症候群** Guillain-Barré syndrome（末梢神経，脊髄後根などに浮腫，充血，軸索破壊など）が見られることがある．また，日本脳炎ワクチンではごくまれな副反応として，急性散在性脳脊髄炎の報告がある．

③ 添加物による副反応

弱毒生ワクチンと不活化ワクチンに共通した副反応として，ワクチンに残留する培地成分や添加物が原因となる局所反応やアナフィラキシーなどのアレルギーがある．アナフィラキシーは即時型アレルギー反応で，時には生命に関わる重篤な症状に至ることもある．日本では，沈降DPT混合トキソイドに保存剤として添加されていたゼラチンに感作された後，ゼラチンを含んだ麻しんワクチンを接種したことが原因となってアナフィラキシーを起こした例があり，現在ではゼラチンを除去したワクチンが製造されるようになっている．

7-1-7　予防接種の接種不適当者，接種要注意者

予防接種不適当者に予防接種を行ってはならない，また，予防接種要注意者には，健康状態および体質などを総合的に判断し，注意して接種しなければならない．

① 予防接種不適当者

1) 明らかな発熱を呈している者：
37.5℃以上の発熱を呈している者．
2) 重篤な急性疾患にかかっていることが明らかな者：
重篤な急性疾患に罹患している場合には，病気の進展状況が不明であるため，予防接種を行うことはできない．急性疾患であっても，軽症と判断できる場合には接種を行うことができる．
3) 当該疾患に関わる予防接種の接種液の成分によって，アナフィラキシーを呈したことが明らかな者：
卵，カナマイシン，エリスロマイシン，ゼラチンなどのワクチンに含まれる成分によりアナフィラキシーショックを起こした既往歴のある者は，以後これらを含有するワクチンの接種は行わない．また，DPT混合ワクチン，日本脳炎ワクチンなど，繰り返し接種するワクチンでアナフィラキシーを起こした者は，以後そのワクチンの接種を行わない．
4) 急性灰白髄炎（ポリオ），麻疹および風疹に関わる予防接種の対象者にあっては，妊娠していることが明らかな者：

妊娠については，一般に生ワクチンは，胎児への影響を考慮して，全妊娠期間を通じて接種は行わない．風しんワクチンは，接種後2か月間の避妊が求められている．麻しんワクチンおよび風しんワクチンは，接種を受けた者から周囲の感受性者にワクチンウイルスが感染することはないと考えられているので，妊婦のいる家庭の小児にも接種できるとしている．なお，不活化ワクチン，トキソイドは妊婦に接種可能としているが，積極的には奨めていない．

5) その他，予防接種を行うことが不適当な状態にある者：
上記の1)～4)以外でも予診の結果，医師が接種不適当と判断したときは，接種しないケースがある．

2 接種要注意者

1) 血管系疾患，腎疾患，肝臓疾患，悪性腫瘍，HIV患者，血液疾患および発育障害などの基礎疾患を有することが明らかな者：
HIV感染者およびエイズ患者に対しては，ポリオワクチンおよびBCGワクチンの予防接種を行ってはならないが，DPT混合ワクチン，麻しんワクチン，風しんワクチン，日本脳炎ワクチンおよびインフルエンザワクチンの予防接種を行うことはできる．また，未熟児に対する予防接種は生下時からの合併症がないことを確認の上行う．

2) 前回の予防接種で2日以内に発熱のみられた者，または全身性発疹などのアレルギーを疑う症状を呈したことがある者：
繰り返し接種するワクチンでは，前回の予防接種で発熱，全身性発疹などのアレルギー症状を呈したことがある者は，再接種後にも同様の症状が現れることがあるため注意を要する．発熱や発疹の程度，対象者の年齢，疾病の流行状況などを考慮して，接種の可否を決める必要がある．

3) 過去にけいれんの既往がある者：
乳幼児期のけいれんの大部分は熱性けいれんであるが，その一部はてんかんや他の脳疾患の初発症状であることもある．このような症例に予防接種を実施した場合，それを契機として知能や身体の発達の遅れなど，既存の未症症の疾患が発病したり，顕在化することがある．この場合，「予防接種前からあった発達の遅れ」であるのか「予防接種に関連する発達の遅れ」であるのかを鑑別することは極めて困難になる．したがって，けいれんを起こした乳幼児は，一定期間，経過を観察し，必要であれば脳波検査や画像診断を行う．予防接種を実施する際は，熱性けいれん患児を診療している担当医自身が，予防接種の必要性や副反応などについて保護者に十分に説明する．エンテロウイルス感染症が流行する夏季や，インフルエンザが流行する冬季は発熱などに十分留意して接種する．また，けいれんなどの重篤な副反応が生じた場合の緊急体制を整えておく必要がある．

4) 過去に免疫不全の診断がなされている者：
白血病や悪性リンパ腫などに対しては，ウイルス生ワクチンの感染を増強あるいは持続させる可能性があるので，接種はさけたほうがよいが，予防接種の対象疾患罹患のおそれが大きいと考えられる時はむしろ予防接種が勧められる．放射線治療を受けている患者，長期または大量の副腎皮質ステロイド剤，抗腫瘍剤などを使用中の患者およびこれらの治療中止後6か月以内の者には，予防接種は行わない．伴性無ガンマグロブリン血症，DiGeorge症候群などの患者（5-4-1参照）には，接種を行ってはならない．

5) 接種しようとする接種液の成分に対して，アレルギーを呈するおそれのある者：
ワクチン成分に対してアレルギーを有する者が対象となる．ワクチン液による皮内反応を実施し，事前チェックを行う．

7-1-8 これからのワクチン

1980年代になって，微生物学や免疫学領域では病原体の病原性因子やこれに応答する宿主の生体防御因子が次々と明らかにされるようになった．また，これと並行して遺伝子工学，たん白質工学，発生工学なども発達し，新たな手法や概念によるワクチン開発が試みられるようになっている．

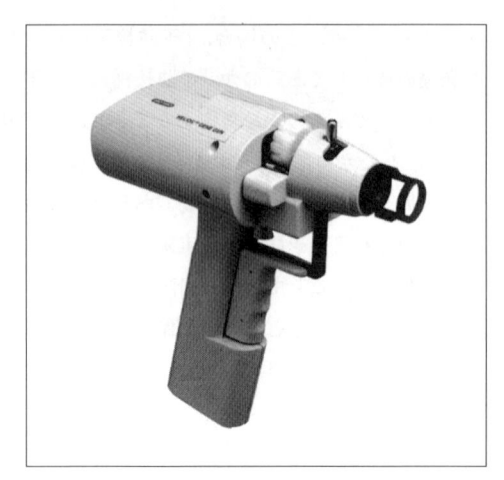

図7-2　遺伝子銃（BIO-RAD社）

1 DNAワクチン

　DNAワクチンとは，感染防御抗原をコードする遺伝子をクローニングしたプラスミドを生体に接種することで免疫を誘導するワクチンのことである．接種後，細胞に取り込まれた遺伝子DNAからは細胞の転写や翻訳機構によって感染防御抗原がたん白質として発現され，生体はこの抗原に対する免疫反応を誘起する．DNAワクチンの特徴としては，(1) 感染性がないので安全であること，(2) 抗体による液性免疫だけでなく，細胞性免疫も誘導できること，(3) ワクチンのデザインや製造が比較的簡単であること，(4) DNAは試験管内で合成できるなどワクチンの大量調製が容易であること，などがあげられる．一方，短所としては，(1) 宿主の染色体に取り込まれたワクチンDNAが発がん性に関与する可能性があること，(2) 抗DNA抗体が誘導される可能性があること，などがある．

　DNAワクチンを細胞内に取り込ませる方法としては，注射あるいは**遺伝子銃** gene gun（図7-2）とよばれる器具を用いて筋肉内に接種する方法や，細胞侵入性の細菌（弱毒化した *Salmonella* サルモネラ属など）に抗原遺伝子をクローニングしたプラスミドで細胞を形質転換させる方法，あるいは細胞への感染能はそのままにして粒子形成能だけをなくしたようなDNAウイルス（adenovirus アデノウイルスなど）のゲノムとして細胞に感染させる方法などが考えられている．

2 粘膜ワクチン

　病原微生物は，咽頭，鼻腔，腸管，気道，腟などの粘膜上皮細胞を経て生体内に侵入することが多い．粘膜ワクチンは，ワクチン抗原を鼻腔や咽頭などに直接噴霧して粘膜上皮細胞上に分泌型IgAの産生を誘導させ，病原微生物の感染を局所で阻止することを目的としたワクチンである．IgAを効果的に誘導させるためには**アジュバント** adjuvant をワクチンに添加することが必要であるが，それには *Vibrio cholerae* コレラ菌のコレラ毒素（CT）またはそのBサブユニット（CTB）のアジュバント効果が立証されている．粘膜ワクチンは粘膜上への分泌型IgAだけでなく，血中の抗体を上昇させることも報告されている（表7-5）．このように粘膜ワクチンは，呼吸器感染症や性感染症の予防に効果が期待されている．

3 組換えウイルスワクチン

　現在用いられている弱毒生ウイルスワクチンは，長い継代培養中に生じた突然変異体をある種のスクリーニングにかけながら選択したものであり（増殖の温度感受性株や増殖速度が遅くなった株など），偶然の産物ともいえるものである．近年のウイルス学や遺伝子工学の発展は，ウイルスの増殖や病原性に関わるゲノム上の領域を明らかにし，その情報を基にウイルスゲノムを改変することで，より安全で有効なウイルスワクチンを短期間に作製することを可能にしつつある．これらの技術を用いると，細胞への感染能と抗原たん白質の発現能を維持したままでウイルス粒子の形成能を欠損させたウイルス株や，ウイルスゲノムに他の抗原遺伝子を組込んで複数の感染症に対応できるウイルス株など，組換えウイルスワクチンを作成できる．

4 経皮吸収ワクチン

　経皮吸収ワクチンとは，ワクチンを皮膚に塗布してその抗原を経皮的に吸収させることによって血中抗体を上昇させるようなワクチンをいう．粘膜ワクチンと同様に，注射針を使用しないので痛みがなく，特殊な機材や消毒の必要がないなど，接種上の長所をもっている．

表 7-5 コレラ毒素をアジュバントとした粘膜ワクチン開発の試み

鼻腔内噴霧接種		抗体応答（4週後）		肺内ウイルス量（3日後）
ワクチン (1.5 μg)	CTB, CT (μg)	HI活性[*1]	IgA[*2]	
−	−	$<2^4$	<0.2	$10^{6.8}$
−	CTB (5.0)	$<2^4$	<0.2	$10^{7.1}$
+	−	$<2^4$	<0.2	$10^{5.7}$
+	CTB (0.05)	$<2^4$	0.5	$10^{3.9}$
+	(0.5)	$2^{4.5}$	1.2	$10^{2.5}$
+	(5.0)	$2^{6.5}$	4.6	$10^{<1}$
+	CT (0.05)	2^5	2.0	$10^{<1}$
+	(0.5)	2^7	3.2	$10^{<1}$
+	(5.0)	$2^{8.5}$	3.1	$10^{<1}$

インフルエンザワクチンにコレラ毒素（CT）またはコレラ毒素のBサブユニット（CTB）を混合してマウスの鼻腔内に噴霧接種した後でインフルエンザウイルスを感染させた．ワクチンを単独で噴霧しただけでは血清中の抗体（HI活性[*1]；赤血球凝集障害活性）も鼻粘膜中の抗体（IgA[*2]；分泌型IgA）も検出できなかった．しかし，CTBまたはCTをワクチンと混合することでHI活性とIgAは共に上昇した．また，ワクチン接種後，インフルエンザウイルスを感染させてマウスの肺内ウイルス量を指標にして感染防御能を調べると，抗体応答の上昇と比例してインフルエンザウイルスに対する感染防御能が認められた．（S. Tamura et al., Vaccine, 6, 409-413, 1988 より）

表 7-6 根絶が可能なウイルスの特徴

	根絶可能			根絶不可能
ウイルス	天然痘	麻疹	ポリオ	インフルエンザ
宿主	ヒトのみ	ヒトのみ	ヒトのみ	ヒト，ブタ，トリ
再感染	−	−	−	+
抗原変異	−	−	−	+
不顕性感染	−	−	+	+
感染初期の伝播	−	+	+	+
有効なワクチン	+	+	+	−

7-1-9 予防接種による根絶が可能な感染症

　1979年，WHOは痘瘡（天然痘）が地球から完全に撲滅されたことを宣言した．E. Jenner ジェンナーが1796年に開発した種痘ワクチンを用いて得られたこの成果は，医学史上，最大の快挙の1つといえるものである．しかし医療環境や衛生環境が悪く，また栄養状態も不十分な開発途上国では，現在でも多くの乳幼児が感染症によって死亡している現実がある．WHOはこれらの地域にポリオワクチン，麻しんワクチン，BCGワクチン，DPT混合ワクチンを供給するプログラムEPI（expanded program on immunization）を実施し，開発途上国における乳幼児の死亡率の低下を図っている．またWHOは，痘瘡と同様に，急性灰白髄炎（ポリオ）と麻疹を，ワクチンによる予防接種で根絶が可能な感染症とし，これらを地球規模で撲滅する計画を推進している．ワクチ

ンを用いた撲滅が可能と考えられるウイルスの特徴には，

(1) ヒトだけを感染の自然宿主とすること，
(2) 一度感染した後では再感染しないこと，
(3) 病原体の感染防御抗原が抗原変異しないこと，
(4) 不顕性感染しないこと，
(5) 病原体が感染初期に伝播しないこと，
(6) 有効で安価なワクチンが存在すること，などがあげられる（表7-6）．

7-2 化学療法

宿主にはほとんど害を与えずに病原微生物に直接作用して，その生育を阻害したり死滅させる化学物質，すなわち**選択毒性** selective toxcity をもつ化学物質を用いて行う感染症の治療を"**化学療法** chemotherapy"という．そして，化学療法に用いられる薬剤を**化学療法薬** chemotherapeutic agent（または**抗微生物薬** antimicrobial agent）という．このうち微生物が産生する化学療法薬を特に**抗生物質** antibiotic とよんでいる．また，抗生物質以外にも化学的に合成された多くの化合物（合成化学療法薬）が化学療法に用いられている．現在では化学療法の範囲が拡大され，抗がん剤を用いたがんの治療はがん化学療法とよばれているが，本項では感染症に対する化学療法について述べる．

7-2-1 化学療法薬の作用機序

化学療法薬が選択毒性を発揮するためには，宿主には存在せず，病原微生物にのみ存在する標的 target に作用する必要がある．以下に，現在，臨床で使用されている主な化学療法薬を，作用機序による分類に従って，(1)細胞壁合成阻害，(2)細胞質膜障害，(3)たん白質合成阻害，(4)代謝拮抗，(5)核酸合成阻害，および(6)その他，の順に解説する．

1 細胞壁合成阻害

細菌の細胞表層には，マイコプラズマを除いて，細胞質膜の外側に**細胞壁** cell wall とよばれる構造がある．細胞壁は動物細胞には存在しないため，この構造体の生合成を阻害する抗細菌薬は細菌のみに作用し，選択毒性の優れたものが多い．

a) β-ラクタム系抗生物質

β-ラクタム環を有する化学療法薬を β-ラクタム系抗生物質とよぶ．細菌細胞壁を構成するペプチドグリカンの前駆物質は細胞質で合成された後，細胞質膜を通過し，細胞質膜の外側に局在する一群の細胞壁合成酵素により既存の細胞壁へ組み込まれる（第1編，7-8-2参照）．β-ラクタム系抗生物質は，この過程に関与する酵素群のうち，トランスペプチダーゼ transpeptidase（TP）とカルボキシペプチダーゼ carboxypeptidase に作用し，その働きを阻害するが，直鎖のペプチドグリカンに架橋を形成する TP の阻害が細菌にとって致死的である．細胞質膜には ^{14}C 標識ペニシリンにより特異的に検出されるたん白質が存在し，これを**ペニシリン結合たん白質** penicillin binding protein（PBP）とよんでいる．*Escherichia coli* 大腸菌では少なくとも7種類のPBPが知られており，これらのPBPに対する親和性が種々のβ-ラクタム系抗生物質で異なる．すなわち，**セファロリジン** cefaloridine（CER）のように PBP-1B に強く作用するものは細胞の中央にバルジと呼ばれる膨み（ふくらみ）を形成して溶菌し，PBP-3 に強く作用する**ペニシリン G** penicillin G（PCG）や**セファレキシン** cefalexin（CEX），モノバクタム系などは細胞の伸長を引き起こす．また，カルバペネム系などのように PBP-2 に作用するものは細菌の卵型化を引き起こす．

b) グリコペプチド系抗生物質

アミノ酸7分子からなる母核に2～7分子の糖が結合した抗生物質をグリコペプチド系と称し，現在**バンコマイシン** vancomycin（VCM）と**テイコプラニン** teicoplanin（TEIC）がメチシリン耐性黄色ブドウ球菌 methicillin-resistant *Staphylococcus aureus*（**MRSA**）感染症の治療薬として用いられている．バンコマイシンは，ペプチドグリカン生合成の後期の段階で，細胞壁の構成単位であるムレインモノマー（NAG-NAM-pentapeptide）の D-alanyl-D-alanine 部分と結合して，

トランスグリコシラーゼ transglycosylase（TG）を阻害する．

c）その他

ホスホマイシン fosfomycin（FOM）はホスホエノールピルビン酸と類似した構造をもち，細菌細胞壁のペプチドグリカン生合成の初期の段階である UDP-NAG-3-O-enolpyruvate ether の生成を阻害する（第1編，7-8-2参照）．サイクロセリンは細菌細胞壁前駆物質の1つである D-alanine の構造類似体で，L-alanine を D-alanine に変換する酵素（alanine racemase）および D-Ala-D-Ala synthetase を阻害する．

② 細胞質膜傷害

細胞質膜に傷害を与える化学療法薬は，細胞質内成分を漏出させることにより殺菌的に作用する．細胞質膜は全ての細胞で共通に存在する構造体で，基本的にはホスファチジルエタノールアミンやホスファチジルグリセロールなどのリン脂質の二重層で形成されている．細胞質膜に傷害を与える化学療法薬は比較的少なく，ポリペプチド系抗生物質がグラム陰性菌に，ポリエン系抗生物質およびアゾール系薬が真菌に対して有効である．

ポリミキシンB polymixin B（PL-B）やコリスチン colistin（CL）は塩基性のポリペプチド系抗生物質で，細菌細胞質膜のリン脂質と結合してホスホリパーゼ phospholipase を活性化し，リン脂質の加水分解を引き起こす．その作用は動物細胞に比べて細菌細胞で強いといわれるが，大きな差がないため選択毒性は低い．

真核生物の細胞質膜はステロールを含んでいるが，動物細胞ではコレステロールが主要成分であるのに対して，真菌ではエルゴステロール ergosterol である．この点に着目して，エルゴステロールまたはエルゴステロール生合成経路を作用点とした化学療法薬が選択毒性に優れた抗真菌薬として用いられている．ポリエン系抗生物質は3〜7個の共役二重結合を含む大環状ラクトン構造を有し，真菌細胞質膜のエルゴステロールと結合して細胞質膜機能障害を引き起こし，カリウムイオンやアミノ酸など真菌細胞内成分の漏出を引き起こすことにより殺菌的効果を示す．分子内にイミダゾールまたはトリアゾール骨格をもつアゾール系抗真菌薬は，lanosterol 14 α-demethylase を阻害することにより真菌のエルゴステロール生合成を抑制し，細胞質膜機能傷害を起こす．その他，チオカルバミン酸系，アリルアミン系，およびベンジルアミン系抗真菌薬は squalene monooxygenase（squalene epoxidase）を，モルホリン系抗真菌薬は sterol Δ^{14}-reductase および sterol $\Delta^8 \to \Delta^7$ isomerase を阻害することによりエルゴステロール生合成を抑制する．

③ たん白質合成阻害

たん白質の生合成は，細菌細胞（原核生物），動物細胞（真核生物）のいずれにとっても必須の代謝系の1つであり，DNA より転写された mRNA 上のアミノ酸配列情報がリボソーム上でたん白質に翻訳される点は共通である（第1編，9-3参照）．しかし，リボソームを構成するコンポーネント（RNA，たん白質）や翻訳過程に関わる種々のたん白質性因子に相違があり，これらの相違点に作用することによりたん白質生合成阻害剤は選択毒性を示す．化学療法薬としては，70Sリボソームによる細菌のたん白質合成を阻害するが，80Sリボソームによる動物のそれを阻害しないものが用いられている．

a）アミノグリコシド系抗生物質

アミノグリコシド系抗生物質は作用機序の点からストレプトマイシン群とカナマイシンおよびゲンタマイシン群に分けられる．ストレプトマイシン streptomycin（SM）は細菌リボソームの30SサブユニットのS12たん白質に結合してたん白質合成系の**70S開始複合体** 70S initiation complex（第1編，9-3-1参照）の崩壊を引き起こし，たん白質合成の開始を阻止する．また，mRNA 上のコドンの誤読（miscoding または codon misreading）により正常なたん白質の合成を阻害する．**カナマイシン** kanamycin（KM）および**ゲンタマイシン** gentamycin（GM）は30Sおよび50Sの両方のサブユニットに結合し，主にペプチド鎖伸長過程の転座反応 translocation を阻害する．

b）テトラサイクリン系抗生物質

オキシテトラサイクリン oxytetracycline，ミノサイク

リン minocycline などテトラサイクリン系抗生物質は細菌の30Sサブユニットに作用し，aminoacyl-tRNAがmRNAのコドンに依存してリボソームのA座に結合する過程を阻害する（第1編，9-3-1参照）．その他，開始複合体の形成段階で fMet-tRNA のリボソームへの結合や翻訳終了段階で終結因子のリボソームへの結合も阻害する．

c）マクロライド系抗生物質およびクロラムフェニコール

エリスロマイシン erythromycin（EM），クラリスロマイシン clarithromycin（CAM）などマクロライド系抗生物質およびクロラムフェニコール chloramphenicol（CP）はいずれも細菌リボソームの50Sサブユニットに結合し，peptidyl transferase 反応を阻害する．

d）その他

リネゾリド linezolid はオキサゾリジノン骨格を有する合成抗細菌薬で，細菌リボソームの50Sサブユニットに結合して70S開始複合体の形成を阻害する．ムピロシン mupirocin はたん白質合成の初期段階で，isoleucyl-tRNA synthase-isoleucyl-AMP 複合体の形成を阻害して isoleucyl-tRNA を枯渇させ，たん白質合成を抑制する．

④ 代謝拮抗

代謝拮抗薬は，核酸やたん白質などの生体高分子や補酵素の前駆物質，またはビタミンや補酵素の構造類似化合物で，酵素反応の過程で正常基質と競合して代謝障害を引き起こす．

a）サルファ薬およびトリメトプリム

サルファ薬 sulfonamides は，テトラヒドロ葉酸の前駆物質である**パラアミノ安息香酸** p-aminobenzoic acid（PABA）の構造類似体で，**ジヒドロプテリン酸合成酵素** dihydropteroate synthetase を拮抗的に阻害する．テトラヒドロ葉酸は，プリンやピリミジン塩基の生合成，メチオニンなどのアミノ酸の生合成など一炭素転移反応に必須である．哺乳動物は，葉酸および関連化合物を食餌として外部より摂取するが，多くの細菌は自ら細胞内で合成し，しかも外部から取り込むことができないので，サルファ薬によりテトラヒドロ葉酸の生合成が阻害されると生育が抑制される．抗結核菌作用をもつ**パラアミノサリチル酸** p-aminosalicylic acid（PAS）も PABA アナログである．**トリメトプリム** trimethoprim は，テトラヒドロ葉酸のピリミジン部分の構造類似化合物で，**ジヒドロ葉酸還元酵素** dihydrofolate reductase に結合してテトラヒドロ葉酸の生成を阻害する．動物のジヒドロ葉酸還元酵素はトリメトプリムに対する親和性が低く，ほとんど阻害されないため，トリメトプリムは細菌に対して選択的な抗菌作用を示す．

b）核酸類似化合物

プリン塩基やピリミジン塩基の類似化合物は，制がん薬や抗ウイルス薬，抗真菌薬として用いられている．これらの化合物は代謝された後に，**DNAポリメラーゼ**反応や **RNA ポリメラーゼ**反応を拮抗的に阻害するほか，正常基質の代わりに DNA または RNA に取り込まれて作用する．

抗真菌薬**フルシトシン** flucytosine（5-FC）は，真菌細胞内に取り込まれて5-フルオロウラシルに代謝された後，5-FdUMP および 5-FUTP に変換され，前者はチミジン酸シンターゼ thymidylate synthase を阻害して DNA 合成を抑制し，後者は RNA に取り込まれて異常 mRNA を生成してたん白質合成を阻害する．フルシトシンは動物細胞には取り込まれにくいため，真菌に対して選択的に作用する．

アシクロビル aciclovir（ACV）は，herpes simplex virus 単純ヘルペスウイルスや varicella-zoster virus 水痘・帯状疱疹ウイルスがもつ**チミジンキナーゼ** thimidine kinase（TKase）によって一リン酸型へ変換された後，細胞の酵素で三リン酸型に変換される．これが DNA に取り込まれ，伸長反応を停止させる．細胞由来の TKase はアシクロビルをほとんどリン酸化することができないため，ウイルス感染細胞でのみ抗ウイルス作用を示す．**ジドブジン** zidovudine や**ジダノシン** didanosine などのヌクレオシド系逆転写酵素阻害剤は生体内でリン酸化され，human immunodeficiency virus（HIV）のヒト免疫不全ウイルス逆転写酵素の基質アナログとして作用する．これらの化合物は逆転写酵素に対して正常基質より強い親和性を示し，細胞の DNA ポリ

メラーゼより逆転写酵素に親和性が高いため，選択的にHIVのcDNAに取り込まれ，DNA鎖伸長終結因子として働く．

c）補酵素類似化合物

抗結核作用を有する**イソニアジド** isoniazid（INH）およびその類縁化合物はピリドキサールやピリドキシンの構造類似化合物であり，これらを補酵素とする**トランスアミナーゼ** transaminase 反応を阻害する．また，ニコチンアミドのアナログとしてNADやNADPと競合し，これらを補酵素とする酵素反応を阻害する．イソニアジドの結核菌に対する作用は，表層に含まれるミコール酸の生合成に関わる**長鎖エノイル-ACP還元酵素**（NAD(P)Hを補酵素とする）の阻害によるものと考えられている．

5 核酸合成阻害

核酸の生合成を阻害する薬剤には前項の代謝拮抗剤のほか，複製または転写の過程でDNAの鋳型としての機能を障害する物質と，核酸の合成に関与する酵素を直接阻害する物質に分類される．このうち前者は動物細胞と細菌細胞を識別できないため選択毒性は劣り，主として**制がん薬**として用いられる．ここでは，核酸代謝関連酵素に作用する化合物としてピリドンカルボン酸系抗細菌薬とリファンピシンについて述べる．

ナリジクス酸（NA），**ノルフロキサシン** norfloxacin（NFLX）などピリドンカルボン酸系（キノロン系）抗細菌薬は，細菌の**DNAジャイレース** DNA gyrase および**トポイソメラーゼⅣ** topoisomerase Ⅳを標的分子として細菌DNAの複製を阻害する．DNAジャイレースはⅡ型 topoisomerase に分類され，弛緩した閉環状二本鎖DNAを負の超ラセン構造に変換する．*E. coli* のDNAジャイレースは，A, B 2種類のサブユニットがそれぞれ2分子ずつ会合した四量体構造をもち，ピリドンカルボン酸系抗細菌薬はDNA鎖の切断－結合活性をもつAサブユニットに作用してその活性を阻害する．

リファンピシン rifampicin（RFP）は，細菌のDNA依存性RNAポリメラーゼに結合してRNA合成の初期過程を特異的に阻害する．哺乳動物のRNAポリメラーゼをほとんど阻害しないため，細菌に対して選択的に作用する．

6 その他

a）アマンタジン

アマンタジン amantadine は adamantane 骨格を有する水溶性一級アミンで，インフルエンザウイルス（A型）に有効である．アマンタジンはウイルス表面のマトリックスたん白質（M2たん白質）に結合して，感染細胞内でM2たん白質のプロトンチャネルとしての機能を阻害する．その結果，ウイルスの脱殻の過程が阻害される．

b）ノイラミニダーゼ阻害

ザナミビル zanamivir と**オセルタミビル** oseltamivir はインフルエンザウイルスの表面に存在するノイラミニダーゼを阻害し，ウイルス感染細胞から新しいウイルスが放出される過程を阻害する．

c）プロテアーゼ阻害

後天性免疫不全症候群（AIDS）の原因ウイルスであるHIVは，宿主細胞の転写翻訳機構を利用して合成した前駆体たん白質を，自身がコードするプロテアーゼによって切断して機能たん白質を作る．この過程は感染性のウイルス粒子の形成に必須である．HIVプロテアーゼは動物細胞のプロテアーゼには見られない基質特異性をもっており，HIVプロテアーゼを選択的に阻害する化合物（**サキナビル** saquinavir など）が抗HIV薬として用いられている．

7-2-2　化学療法薬の分類と選択

図7-3に代表的な化学療法薬のスペクトラムを示した．感染症に対して化学療法を実施するにあたって，原因微生物と感染部位（臓器）を明確にし，その微生物の各種化学療法薬に対する感受性を調べたうえで，候補となる化学療法薬の特徴（作用様式，投与方法，組織移行性，副作用・薬物相互作用など）や患者からの情報（年齢，薬物アレルギー歴，妊娠の有無，他の疾患の有無など）を考慮して，最も適した薬剤が選択される．以下に，現在臨床で用いられている主な化学療法薬について解説する．なお，細菌に対する化学療法薬 antibacterial

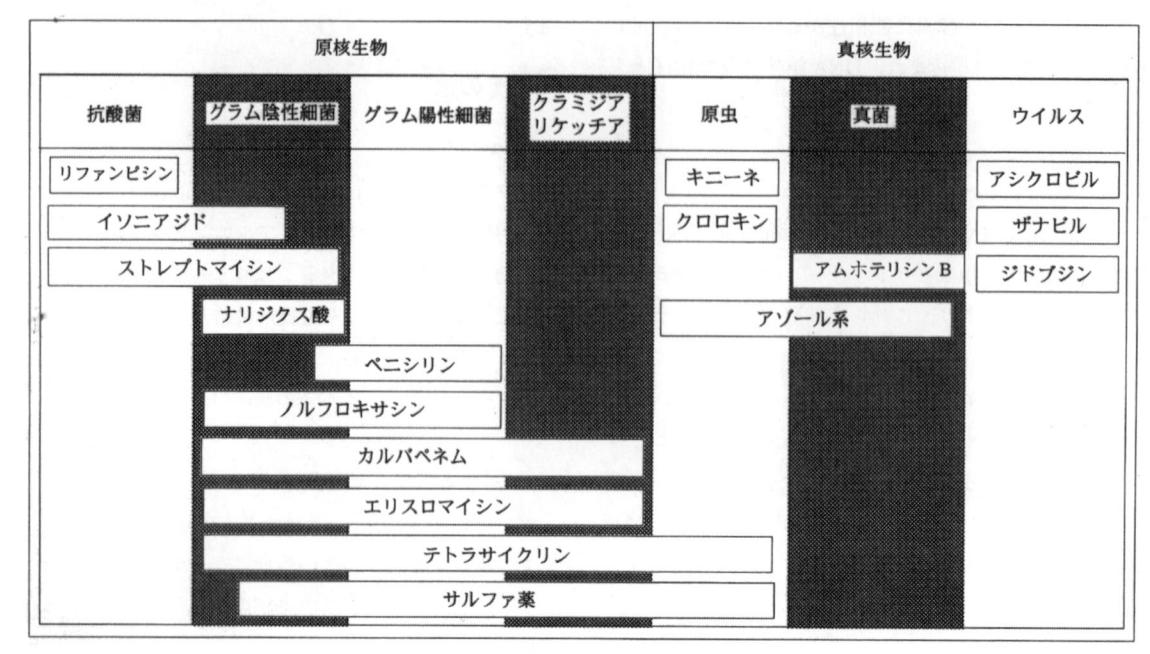

図7-3 化学療法薬のスペクトラム

図7-4 β-ラクタム系抗生物質の基本構造

agent は抗細菌薬または抗菌薬と和訳されており，本書ではこれを使い分けている．

1 抗細菌薬（抗菌薬）

a) β-ラクタム系抗生物質

β-ラクタム系抗生物質は構造中にβ-ラクタム環をもつ抗生物質の総称で，ペナム系やセフェム系をはじめとする多くの化合物が臨床で用いられており，母核の基本構造によって図7-4のように分類される．

ペナム penam

1928年に A. Fleming フレーミングによって発見された *Penicillium notatum* の産生するペニシリンGは，世界最初の抗生物質であるが，現在もなお細菌性髄膜炎に対する第一選択の抗細菌薬として用いられている．天然型ペニシリンは主にグラム陽性細菌およびグラム陰性球菌に対して抗菌活性を示すが，抗菌活性の増強や抗菌スペクトルの拡大，酸や**ペニシリナーゼ** penicillinase に対する安定性の増大などを目的として，天然ペニシリンの母核である 6-aminopenicillanic acid（6-APA）の6位に種々のアシル基を導入した多数のペナム系抗生物質

（半合成ペニシリン）が合成された．

オキサペナム oxapenam

ペニシリンの母核のSがOに置換されたオキサペナムである**クラブラン酸** clavulanic acid は，それ自身の抗菌活性は弱いが，β-ラクタマーゼ β-lactamase に対して強い阻害作用を示すので，β-ラクタマーゼに不安定なβ-ラクタム薬と併用して用いられる．

セフェム cephem

セフェム系抗生物質の最初の発見は，1955年に E. P. Abraham アブラハムらにより *Acremonium chrysogenum*（旧名 *Cephalosporium acremonium*）の培養液から分離された**セファロスポリンC** cephalosporin C である．セファロスポリンCは，グラム陽性細菌とグラム陰性細菌の一部に抗菌活性を示し，しかもペニシリナーゼにより分解されにくく，毒性が低いなど，ペニシリンGに比べて優れた性質をもっていたが，抗菌力が弱いため実用化には至らなかった．しかし，セファロスポリンCの母核の7-aminocephalosporanic acid（7-ACA）の7位と3位に種々の置換基を導入した半合成セファロスポリン（セフェム）は抗菌力の増強，抗菌スペクトルの拡大，経口吸収性の改善，**セファロスポリナーゼ** cephalosporinase 抵抗性の増強が図られ，これらの改良に対応してセフェムは便宜的に第1世代から第3世代に分類されている．第3世代のセフェムは，グラム陰性細菌の外膜透過性の改善，作用点への親和性の増強，β-ラクタマーゼに対する安定性および生体内安定性などの性質が改善されて *Pseudomonas aeruginosa* 緑膿菌に有効なものまで開発され，1970年代以降汎用されたが，*Staphylococcus aureus* 黄色ブドウ球菌に対する抗菌活性が第1世代や第2世代のものより低下しており，このグループのセフェム系抗生物質が大量にかつ無秩序に使われた結果，MRSAの出現を助長したといわれている．このような背景で開発された**セフジニル** cefdinir などはグラム陰性細菌に対する抗菌力を維持したまま *S. aureus* に対する抗菌力を増強したもので，新世代（第4世代）のセフェムともよばれる．

オキサセフェム oxacephem

セフェムの母核のSがOに置換されたオキサセフェム（**ラタモキセフ** latamoxef（LMOX）など）は抗菌力の強化と抗菌スペクトルの拡大，β-ラクタマーゼに対

する安定性を目標に，理論的に分子設計された化合物である．

ペネム penem

ペネム（**ファロペネム** faropenem など）はコンピュータによる分子設計の手法で構築された化合物で，嫌気性細菌に有効であるうえ，β-ラクタマーゼに抵抗性であるため，幅広い抗菌スペクトルと強い抗菌力を示す．

カルバペネム carbapenem

カルバペネム（**イミペネム** imipenem（IPM）など）は最も広い抗菌スペクトルをもつβ-ラクタムで，グラム陽性細菌，*P. aeruginosa* を含むグラム陰性細菌，嫌気性細菌にも有効である．

モノバクタム monobactam

モノバクタム（**カルモナム** carmonam など）はβ-ラクタム環のみを母核とする構造をもつ．*P. aeruginosa* を含むグラム陰性細菌に対して強い抗菌活性を示すが，グラム陽性細菌にはほとんど効かない．また，β-ラクタマーゼに対して抵抗性である．

b) アミノグリコシド系抗生物質

アミノサイクリトールに1～4個のアミノ糖または中性糖がグリコシド結合した，塩基性で水溶性の一群の抗生物質を，アミノグリコシド系抗生物質という．1944年に S. A. Waksman ワックスマンにより放線菌の培養液から発見された**ストレプトマイシン**（図7-5）が最初のアミノグリコシドである．この群の抗生物質はグラム陽性細菌やグラム陰性細菌に対して殺菌的に作用する．また，ストレプトマイシンと**カナマイシン**は *Mycobacterium tuberculosis* 結核菌にも有効であり，抗結核薬として用いられる．*P. aeruginosa* を含むグラム陰性細菌

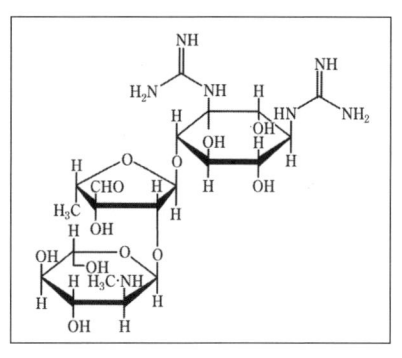

図7-5　ストレプトマイシンの構造

への抗菌スペクトルの拡大や耐性菌の産生するアミノグリコシド不活化酵素に対する抵抗性などを目的として，多くの天然由来または半合成アミノグリコシド系抗生物質が開発された（ゲンタマイシン，ジベカシン dibekacin（DBK），アミカシン amikacin（AMK）など）．**アルベカシン arbekacin（ABK）**は不活化酵素による修飾を受けにくく，MRSA に対して有効である．アミノグリコシド系抗生物質は腸管より吸収されないため，全身作用を期待する場合には静注や点滴で用いられる．

c）マクロライド系抗生物質

マクロライド系抗生物質は，大環状ラクトンにアミノ糖や中性糖がグリコシド結合した構造をもつ一群の化合物の総称で，14，15 および 16 員環マクロライドが抗細菌薬として用いられており，グラム陽性細菌，グラム陰性球菌（*Neisseria* ナイセリア属など），*Mycoplasma* マイコプラズマ属，*Chlamydia* クラミジア属，*Legionella* レジオネラ属に対して優れた抗菌力を示す．**エリスロマイシン**，**キタサマイシン kitasamycin（leucomycin（LM））**（図7-6），**クラリスロマイシン**，**アジスロマイシン azithromycin（AZM）**，**ロキタマイシン rokitamycin（RKM）**などが臨床で用いられている．疎水性が高いため腸管吸収性が優れており，また，肺組織への移行性が良いため，マイコプラズマ肺炎の第一選択薬である．最近，*Helicobacter pylori* ヘリコバクター・ピロリの除菌やびまん性汎細気管支炎の治療に有効であることが認められ，さらにエリスロマイシンには腸管蠕動運動促進作用（モチリン様作用）や抗炎症作用などの新しい生理活性が見出され，注目されている．

d）ピリドンカルボン酸系（キノロン系）抗細菌薬

ピリドンカルボン酸系抗細菌薬は抗菌スペクトルの特徴から，主にグラム陰性細菌に有効なオールドキノロン（**ナリジクス酸**など）と構造中にフッ素を含み，グラム陰性細菌だけでなくグラム陽性細菌にも優れた抗菌力を示すニューキノロン（欧米ではフルオロキノロンとよばれる．**ノルフロキサシン**など）に分類される．ニューキノロン薬は腸管吸収性に優れているため経口投与が可能で，組織移行性もよいため，胆道，胆嚢，尿路，腸管感染症に用いられる．また，*Streptococcus pneumoniae* 肺炎レンサ球菌による呼吸器感染症に有効なものも開発されている（**ガチフロキサシン gatifloxacin（GFLX）**）．

e）その他の抗細菌薬

テトラサイクリン系抗生物質は，広い抗菌スペクトルをもち副作用も少ないため，長い間汎用された．しかし耐性菌が増加し，*E. coli* や *Shigella sonnei* ソンネ赤痢菌のほとんど，*S. aureus*，*S. pneumoniae* などでは半分以上で耐性化が認められるため，主にマイコプラズマ，リケッチア，クラミジア感染症に用いられる．

クロラムフェニコールは広い抗菌スペクトルをもち，グラム陽性細菌，グラム陰性細菌，*Rickettsia* リケッチア属，*Chlamydia* などに有効であるが，重篤な造血機能障害を起こすため，腸チフスなどのサルモネラ感染症な

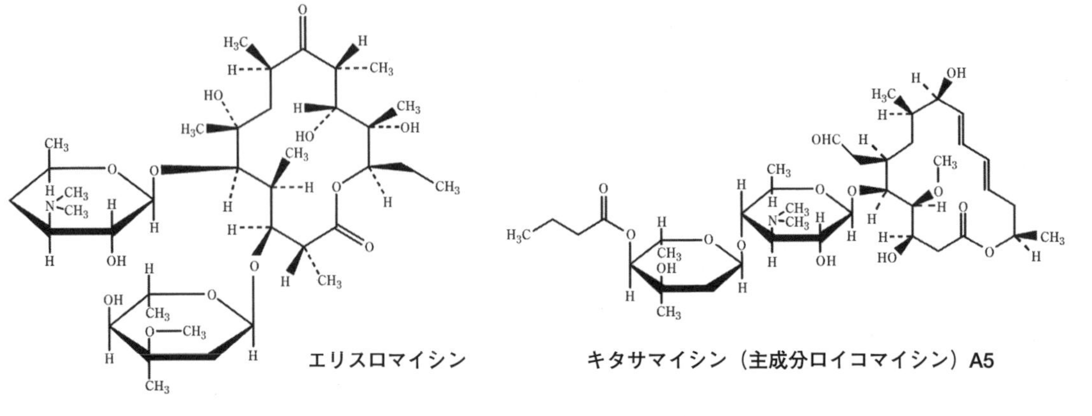

図7-6 マクロライド系抗生物質の構造

どに限られて使用される.

サルファ薬はペニシリンをはじめとする強力な化学療法薬が開発されるまで感染症治療に広く用いられたが，多くの細菌で耐性化が認められるため，単独で使用されることはまれである．**スルファメトキサゾール** sulfamethoxazole と**トリメトプリム**の合剤（ST合剤）は，他の薬剤に耐性化したグラム陰性細菌による尿路感染症やカリニ肺炎の予防や治療に用いられる.

リファンピシンは抗結核薬として適応が認められ，**イソニアジド**および**エタンブトール** ethambutol（EB）とともに結核の標準的治療薬となっている．その抗菌スペクトルは広く MRSA を含むグラム陽性細菌に低濃度で効果を示す.

バンコマイシンは分子量約1500の比較的高分子量の抗生物質で，*S. aureus*, *Streptococcus pyogenes* 化膿レンサ球菌，*Clostridium* クロストリジウム属などのグラム陽性細菌に抗菌活性を示す．特に MRSA に対して有効であることから，MRSA 感染症に静注で用いられる．また，偽膜性大腸炎や MRSA 腸炎には経口で用いられる.

2 抗真菌薬

真菌の感染力は正常な免疫機能をもつ人に対しては弱いものであるが，免疫機能が低下した易感染性宿主に対して難治性真菌症を起こすことがあり，日和見感染症の原因菌の1つとして位置付けることができる．真菌症は，感染病巣部位により**深在性真菌症**（消化管や実質臓器に感染）と**表在性真菌症**（皮膚や粘膜に感染）に分類される.

深在性真菌症に対する化学療法薬としては，経口または注射で用いることができるアムホテリシンB，フルシトシン，ミコナゾール，フルコナゾール，イトラコナゾール，ミカファンギンがある．**アムホテリシンB** amphotericin B（AMPH）は抗菌スペクトルが広く，殺菌的に作用するため，標準的な治療薬として用いられているが，副作用も強く，特に腎毒性には注意が必要とされる．**フルシトシン**は，経口で吸収され組織移行性にも優れているが，単独使用では耐性菌が出現しやすいため，通常アムホテリシンBと併用される．**ミコナゾール** miconazole（MCZ），**フルコナゾール** fluconazole（FLCZ），**イトラコナゾール** itraconazole（ITCZ）などアゾール系抗真菌薬の特徴の1つは，組織移行性や副作用の点でアムホテリシンBより優れていることである．しかし，作用が静菌的で，抗菌スペクトルはアムホテリシンBに劣る.

表在性真菌症では，病変の深さが角質や爪部などに限局されるものと，真皮や皮下組織にまで及ぶものにより治療薬の選択が異なる．前者ではアゾール系，ベンジルアミン系，アリルアミン系，モルホリン系抗真菌薬が軟膏，クリームなどの外用剤で，後者では内用抗真菌薬（**グリセオフルビン**，**テルビナフィン** terbinafine，**イトラコナゾール**）が用いられる（深在性真菌症に対する抗真菌薬の使用法の詳細は，第3編，第2章，表2-2を参照）.

3 抗原虫薬

抗マラリア薬には，その急性期発熱抑止のために**クロロキン** chloroquine が用いられる．クロロキンは，マラリア原虫の食胞に濃縮されてヘモグロビン代謝におけるヘムの重合を阻害し，マラリア原虫の生活環のうち，分裂小体など赤血球内の繁殖体（第1編，8-3-3参照）に有効である．また，**スルファドキシン** sulfadoxine と**ピリメタミン** pyrimethamine の合剤も用いらるが，近年では，これらに対する耐性マラリア原虫が増加している．クロロキン耐性 *Plasmodium falciparum* 熱帯熱マラリアの治療には**キニーネ** quinine が第一選択薬に用いられ，キニーネと**テトラサイクリン** tetracycline の併用療法が行われる．キニーネは，クロロキンと同様に，*P. falciparum* の繁殖体に作用する.

抗トリコモナス薬には，**メトロニダゾール**，**チニダゾール** tinidazole などが用いられる．メトロニダゾールは *Trichomonas vaginalis* 腟トリコモナスに強い発育阻止作用を示し，また *Entamoeba histolytica* 赤痢アメーバにも有効である.

4 抗ウイルス薬

ウイルス感染症に対して有効な化学療法薬の開発は1950年代より活発に試みられたが，細菌性感染症に対する化学療法薬に比較して有効な薬剤は少ない．その理由として，ウイルスは宿主細胞に感染し細胞のもつ代謝

系を利用して増殖するため，ウイルスの増殖を抑制する薬剤は細胞の代謝系も同時に阻害するものが多く，選択毒性に優れた抗ウイルス薬の開発は困難であることがあげられる．しかし近年，分子生物学の進展によりウイルスの増殖サイクルが分子レベルで明らかにされ，ウイルス選択的な薬剤が開発されている．

a）抗ヘルペスウイルス薬

ウイルス感染症の化学療法の対象は，herpes simplex virus 単純ヘルペスウイルス（HSV-1, 2），varicella-zoster virus 水痘・帯状疱疹ウイルス（VSV）および cytomegalovirus サイトメガロウイルス（CMV）による感染症である．**アシクロビル**は HSV-1 によるヘルペス眼炎，ヘルペス脳炎，全身性ヘルペスや VZV による帯状疱疹に経口または静注で用いられる．**イドクスウリジン**は全身投与では副作用が強いため角膜ヘルペスに対して眼軟膏で用いられる．**ガンシクロビル** ganciclovir（DHPG）はチミジンキナーゼ（TKase）のほか，細胞由来のキナーゼによって活性化されるので，TKase をもたない CMV にも抗ウイルス活性を示すが，骨髄抑制が現れるので，適応は AIDS，臓器移植，悪性腫瘍における重篤なサイトメガロウイルス感染症に限られている．

b）抗インフルエンザウイルス薬

インフルエンザウイルスはウイルス粒子内の核たん白とマトリックスたん白質の抗原性の違いから，A，BおよびCの3型に分けられる．一般にインフルエンザの症状は重く，特に小児や老人，心臓病など基礎疾患がある場合には重大な影響を及ぼす．さらに，肺炎やインフルエンザ脳症などの合併症も問題となる．インフルエンザに対する化学療法薬として，A型インフルエンザに有効な**アマンタジン**とA型およびB型インフルエンザに有効な**ザナミビル**，**オセルタミビル**がある．いずれの薬剤も感染初期の投与が効果的であり，発症後48時間以内の投与が望ましいとされる．

c）抗 HIV 薬

human immunodeficiency virus ヒト免疫不全ウイルス（HIV）は後天性免疫不全症候群 acquired immunodeficiency syndrome（AIDS）発症の原因ウイルスである．AIDS は HIV の感染により免疫不全が進行し，日和見感染症や悪性腫瘍などを発症した状態を総称した疾患のことである．現在，臨床で使用されている HIV 感染症治療薬はヌクレオシド系逆転写酵素阻害剤（ジドブジン zidovudine（AZT），ジダノシン didanosine（ddI）など），非ヌクレオシド系逆転写酵素阻害剤（ネビラピン nevirapine，エファビレンツ efavirenz など）およびプロテアーゼ阻害剤（サキナビル saquinavir，ロピナビル lopinavir，ネルフィナビル neolfinavir など）に分類される．抗 HIV 薬を単独で長期間使用していると，その薬剤に対する耐性変異ウイルス株が高頻度で出現してくるため，複数の薬剤を組み合わせて使用する **HAART**（highly active antiretroviral therapy）とよばれる多剤併用療法が推奨されている．これらの薬剤の使用により発症遅延や延命効果はあるが，いずれ耐性株が出現するので完全治癒は望めない（HAART の詳細は "Guidelines for the Use of Antiretroviral Agents in HIV-infected Adults and Adolescents" アメリカ保健福祉省を参照 http://www.cdc.gov/mmwr/preview/mmwrhtml/rr5107a1.htm）．

7-2-3 化学療法薬の副作用

多くの化学療法薬は抗菌活性を主作用として用いられているが，生体にとって不必要な有害作用も併せもつことが多い．化学療法薬の使用に際しては，その有効性と安全性のバランスを考慮して有用性を評価する必要がある．

化学療法薬の副作用は，①薬剤がもつ本来の毒性作用によるもの（中毒），②薬物アレルギーによるもの，および，③二次的要因によるもの（菌交代症），に分類することができる．また，化学療法薬と他の薬剤の併用による相互作用で生じる有害作用にも注意する必要がある．主な化学療法薬の副作用と相互作用を表7-7にまとめた．

7-3 化学療法薬に対する耐性

化学療法 chemotherapy とは，感染症の原因となる病原微生物あるいはがんやその他の疾病に対して化学療法

表 7-7 化学療法薬の副作用と相互作用

化学療法薬	副作用	相互作用
ペニシリン系薬	アナフィラキシー様反応，アレルギー症状，電解質バランス異常	
セファロスポリン系薬	アナフィラキシー様反応，腎障害，アンタビュース様作用[*1]および血液凝固障害	鉄剤による吸収阻害（セフジニル）
アミノグリコシド系薬	第八脳神経障害（難聴，耳鳴り，めまい），腎障害	全身麻酔薬，筋弛緩薬との併用による呼吸抑制
テトラサイクリン系薬	消化器障害，菌交代症，歯芽着色，光線過敏症	2価金属イオンによる吸収阻害
マクロライド系薬	消化器障害，肝障害	CYP3A4 阻害による他の薬物の代謝障害（エリスロマイシン）
クロラムフェニコール	再生不良性貧血，菌交代症，グレイ症候群[*2]	
ポリペプチド系薬	腎障害，中枢神経障害	
グリコペプチド系薬	腎障害，聴力障害，レッドネック症候群[*3]	
キノロン系薬	中枢神経障害（痙攣，めまいなど），光線過敏症	中枢神経障害の増強，2価金属イオンによる吸収阻害
サルファ薬	造血機能障害	
ポリエン系薬	腎障害，低カリウム血症	
アゾール系薬		CYP3A4 阻害による他の薬物の代謝障害

[*1] アンタビュース antabuse 様作用：セファロスポリン系薬の N-メチルテトラゾールチオメチル基がアルコール代謝におけるアセトアルデヒドデヒドロゲナーゼの活性を阻害するために，血中のアセトアルデヒドが蓄積し，顔面紅潮，頭痛，嘔吐などの症状を呈すること．
[*2] グレイ症候群 gray syndrome：新生児や未熟児では肝臓の解毒機能が未発達であるため，蒼白，嘔吐，腹部膨満などの症状を呈すること．
[*3] レッドネック症候群 red neck syndrome：バンコマイシンを急速静注した場合，多量のヒスタミンが遊離し，顔面や上胸部の紅潮，ときには低血圧によるショック症状を呈すること．

薬を用いて治療することである．化学療法薬は感染症の治療には欠かせない有力な手段の1つであるが，その使い方によっては耐性菌の出現を招くとともに院内感染をはじめとした環境感染の問題へと発展する．

現在では約150種類以上の抗菌薬（抗細菌薬）が市販され，その臨床応用は人類に多くの恩恵をもたらした．しかしその一方で，ヒトを取りまく環境に多剤耐性菌の出現を促し，化学療法を困難にしている．図7-7に，わが国における抗菌薬の使用と主な耐性菌出現の変遷を示した．新たな抗菌薬が開発されて臨床応用されると，しばらくして新たな耐性菌が出現していることがわかる．例えば，わが国ではメチシリン耐性黄色ブドウ球菌（MRSA）は，1980年代に入り第三世代セフェム系薬が普及するとともに臨床材料からの分離率が高くなり，院内感染の原因菌として急速に全国に拡散し大きな社会問題となった．その後，ペニシリン耐性肺炎球菌（PRSP）やバンコマイシン耐性腸炎菌（VRE），β-ラクタマーゼ産生グラム陰性桿菌（ESBL産生菌），多剤耐性結核菌など，抗菌薬耐性菌は次々と出現している．

7-3-1 耐性遺伝子と耐性の機序

1 感受性菌と耐性菌

臨床分離細菌に対する抗菌薬の**最小発育阻止濃度** minimum inhibitory concentration（**MIC**）を測定すると，同一菌種ではその MIC はある濃度を中心に正規分布するが，中にはそこから外れた一群がみられる場合がある．後者は，その性状が細胞分裂を繰り返しても安定して娘細胞に受け継がれて行く場合，遺伝学的に前者とは異なった一群として区別される．前者を感受性菌，後者を耐性菌とよぶ．一般的に感受性菌と耐性菌が存在する場合には二峰性の MIC 分布を示す．また，耐性菌における

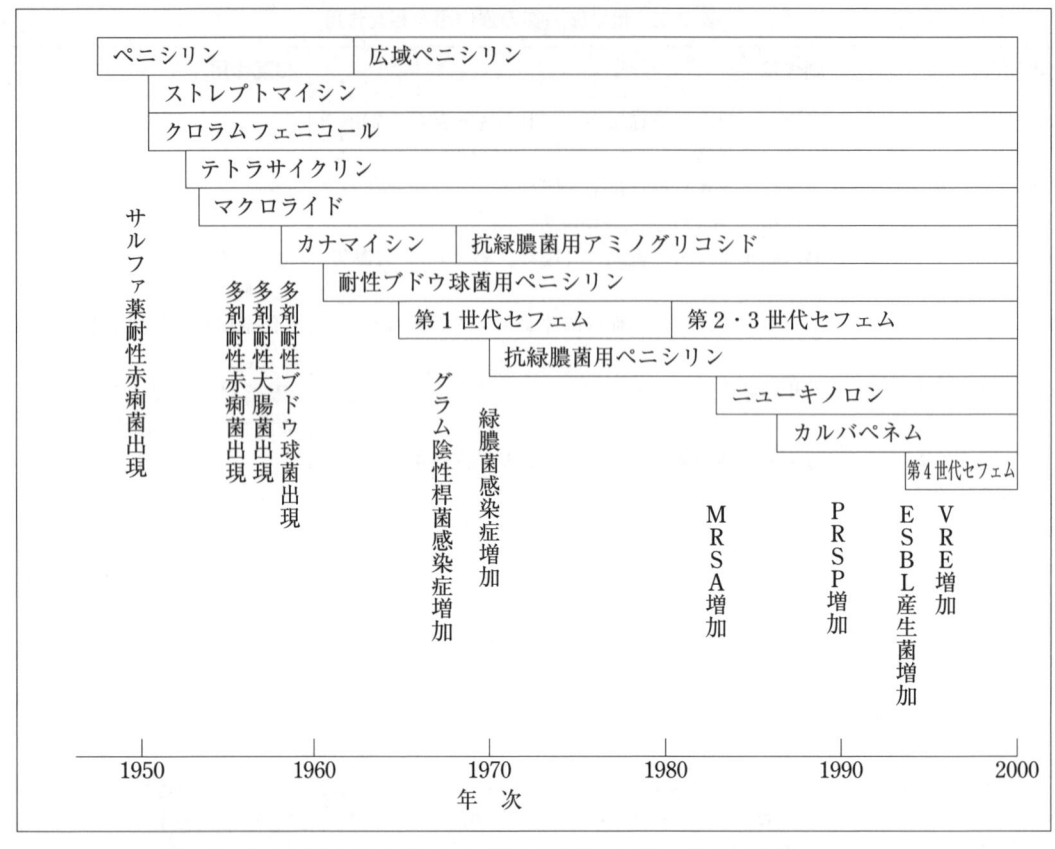

図 7-7 わが国における抗菌薬の使用と耐性菌出現・増加の変遷

表 7-8 主な薬剤耐性に関わる耐性遺伝子の存在部位と耐性機序

耐性遺伝子の存在部位	耐性薬剤	耐性機構	耐性度
染色体性	β-ラクタム系薬	β-ラクタマーゼ産生（クラス A, C）	高
		非感受性の PBP 産生	高
		透過性の減少（カルバペネム系薬）	低
	アミノグリコシド系薬	リボソームの変異	低
		透過性の抑制	低
	キノロン系薬	DNA ジャイレース・トポイソメラーゼIVの変異	高
		排出亢進	
プラスミド性	β-ラクタム系薬	β-ラクタマーゼ産生（クラス A, B, C, D）	高
	アミノグリコシド系薬	修飾酵素産生（AAC, APH, AAD）	高
	マクロライド系薬	リボソームのメチル化	高
		薬剤の捕捉排出	低
	テトラサイクリン系薬	薬剤の捕捉排出	低
		リボソームの保護	低
	クロラムフェニコール系薬	修飾酵素産生（CAT）	高
	サルファ薬	非感受性酵素産生	高
		透過性の抑制	低

MICは，耐性遺伝子の質および量を反映した表現型であり，構造遺伝子の種類や遺伝子の数，転写や翻訳段階での発現調節，培養条件などにより変化する．

2 耐性遺伝子

細菌は種々の抗菌薬に対していろいろな機序によって耐性化する．同一の抗菌薬に対する耐性遺伝子にも染色体性のものとプラスミド性のものとがあり，多くの場合その耐性機序は異なっている．表7-8に主な薬剤耐性に関わる耐性遺伝子の存在部位と耐性機序を示した．

a) 染色体性遺伝子

抗菌薬の標的が細菌の代謝に必須の酵素であり，耐性化がその酵素の変化によって起こる場合には，耐性遺伝子は細菌の染色体上に存在する酵素産生遺伝子そのものである．しかし，耐性化した場合には必ず酵素産生遺伝子に何らかの変異を伴っている．たとえば，細菌にとってDNAジャイレースやトポイソメラーゼⅣはDNA合成に必須の酵素であるが，これらの酵素産生遺伝子を変異させてキノロン系薬の親和性が低下した酵素を産生することで耐性化する．同様に，メチシリン耐性黄色ブドウ球菌やペニシリン耐性肺炎球菌などではペニシリン結合たん白（PBPs）の産生遺伝子，ストレプトマイシン耐性菌は，30Sリボソーム遺伝子，リファンピシン耐性菌はRNAポリメラーゼ遺伝子の変異により耐性化しており，いずれも染色体遺伝子による耐性である．1つ例外として，グラム陰性桿菌の多くは菌自身の生存には必須ではないβ-ラクタマーゼ産生遺伝子を染色体上にもっており，β-ラクタム系薬の耐性に関わっている．

b) プラスミド性遺伝子

抗菌薬の不活化酵素など細菌にとって必須でない酵素の産生遺伝子の多くはプラスミド上に存在する．これら耐性遺伝子をもつプラスミドはRプラスミドとよばれる．Rプラスミド上にはβ-ラクタム耐性，アミノグリコシド耐性，テトラサイクリン耐性，クロラムフェニコール耐性など複数の耐性遺伝子が存在することが多く，多剤耐性となる．**多剤耐性Rプラスミドの多くは全プラスミドDNAの1/3以上にも及ぶ領域に接合 conjugationに関わる遺伝子群をもつため，同一菌種あ**るいは異菌種間で接合伝達する．腸内細菌科の細菌を宿主とする接合伝達性の薬剤耐性Rプラスミドを表7-9に示した．また，プラスミド上の薬剤耐性決定領域とよばれる部分には，各プラスミドに特異な薬剤耐性を担う**トランスポゾン** transposonが挿入されている場合が多い（図7-8）．また，多剤耐性Rプラスミドには，**インテグロン** integronとよばれる薬剤耐性遺伝子の集積装置が認められる場合もある．

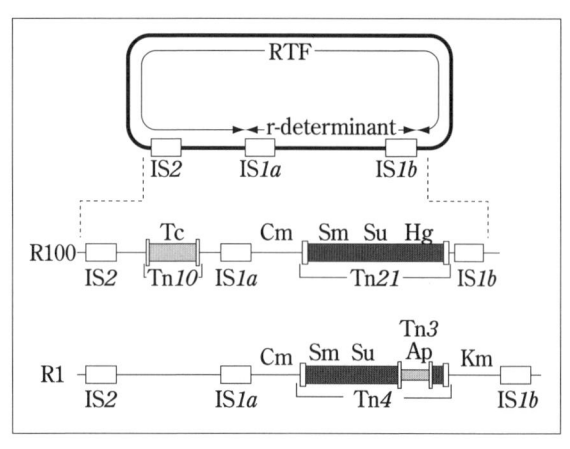

図7-8 多剤耐性Rプラスミドの構造

r-determinant：薬剤耐性決定領域，
RTF：プラスミドの複製や伝達を担う領域，
IS：挿入配列，Tn：トランスポゾン，
Tc：テトラサイクリン耐性，
Cm：クロラムフェニコール耐性，
Sm：ストレプトマイシン耐性，
Su：サルファ剤耐性，Hg：水銀耐性，
Ap：アンピシリン耐性，
Km：カナマイシン耐性

3 耐性機序

臨床分離細菌が抗菌薬に対して耐性化する生化学的機構は大きく3つに分類される．

a) 不活化酵素の産生

抗菌薬耐性菌の中の最も広く分布している耐性機序は，抗菌薬を不活化する酵素の産生である．これらの酵素には，抗菌薬を加水分解するものとその構造の一部を修飾するものとがある．

加水分解酵素の代表例としてβ-ラクタマーゼ β-lactamaseがある．β-ラクタム系薬耐性菌が産生するβ-ラクタマーゼは，β-ラクタム系薬が保有するβ-ラ

表 7-9 腸内細菌科にみられる R プラスミド

不和合性	R プラスミド	耐性マーカー	宿主細菌
F I	F		*Escherichia coli*
	R 386	Tc	〃
	R 455	Su, Sm, Cm, Tc, Ap	*Proteus morganii*
F II	222 (NR 1, R100)	Su, Sm, Cm, Tc, Hg	*Shigella flexneri*
	R 6	Su, Sm, Cm, Tc, Km	*Escherichia coli*
	R 1	Su, Sm, Cm, Ap, Km	*Salmonella* Paratyphi B
F III	Col B		*Escherichia coli*
F IV	R 124	Tc	〃
E	R 9	Ap	*Salmonella* Paratyphi B
	R 22	Su, Sm, Cm, Tc, Ap	*Shigella flexneri*
C	R 746	Su, Tc, Ap, Km	*Providencia*
	R 40a	Su, Ap, Km	*Pseudomonas aeruginosa*
	R 55	Su, Cm, Ap, Gm	*Klebsiella pneumoniae*
M	R 69	Tc, Ap, Km	*Salmonella* Paratyphi B
	R 446b	Su, Tc	*Proteus morganii*
X	R 111	Ap	*Salmonella* Panama
	R 6K	Sm, Ap	*Escherichia coli*
A	RA 1	Su, Tc	*Aeromonas liquefaciens*
	R 667	Su, Ap	*Providencia*
	JA 6005	Su, Tc	*Edwardsiella tarda*
B	TP 113	Km	*Salmonella* Typhimurium
	TP 125	Su, Sm, Cp, Tc	*Shigella dysenteriae*
H	TP 117	Tc	*Salmonella* Typhimurium
I α または	Co 1 Ib		*Shigella sonnei*
I $_1$	R 64	Sm, Tc	*Salmonella* Typhimurium
I β	R 483	Sm, Tc	*Salmonella*
I γ	R 648	Su, Km, Ap	〃
I δ	R 721		〃
I ω	JR 66a	Sm, Km	〃
I ε	RM 413	Ap	〃
I $_2$	TP 114	Km	*Escherichia coli*
J	R 391	Km	*Proteus rettgeri*
N	N 3	Su, Sm, Tc	*Shigella*
	R 113	Tc	*Salmonella* Panama
O	R 7	Su, Sm, Tc, Ap	*Escherichia coli*
P^1	RP 4	Km, Ap	*Pseudomonas aeruginosa*
P^2	R 931	Sm, Tc	〃
S	R 477	Su, Sm, Cm, Tc, Km	*Serratia marcescens*
T	Rts 1	Km	*Proteus*
W	S-a	Su, Sm, Cm, Km	*Shigella*
	RA 3	Su, Sm, Cm	*Aeromonas liquefaciens*
G	R 135	Su, Sm, Tc, Gm	*Enterobacter*
V	JA 4320	Tc	*Vibrio anguillarum*
	JA 4672	Su, Sm, Cm, Tc	marine *Vibrio*

Tc：テトラサイクリン耐性，Ap：アンピシリン耐性，Su：サルファ薬耐性，Km：カナマイシン耐性
Sm：ストレプトマイシン耐性，Gm：ゲンタマイシン耐性，Cm：クロラムフェニコール耐性，Hg：水銀耐性

(松原謙一 (1976) プラスミド，講談社を改変)

表 7-10 TEM 型 ESBLs のアミノ酸置換と MIC

酵　素	アミノ酸置換部位 104	164	237	240	MIC (μg/mL) CTX	CAZ	AZT
TEM-12		Ser			0.06	4	0.25
TEM-26	Lys	Ser			1	256	32
TEM-10		Ser		Lys	1	64	32
TEM-5		Ser	Thr	Lys	4	128	8
TEM-24	Lys	Ser	Thr	Lys	8	512	128

CTX：セフォタキシム cefotaxime，CAZ：セフタジジム ceftazidime，AZT：アズトレオナム aztreonam

クタム環の CN 結合を加水分解して開環して抗菌活性を失活させる．一般的にはペニシリン系薬を加水分解しやすい β-ラクタマーゼを**ペニシリナーゼ** penicillinase，セファロスポリン系薬を加水分解しやすい酵素を**セファロスポリナーゼ** cephalosporinase とよぶが，最近では系統発生的立場からアミノ酸の一次配列の相同性をもとにクラス A（ペニシリナーゼ），クラス B（カルバペネマーゼ），クラス C（セファロスポリナーゼ）およびクラス D（オキサシリン分解型ペニシリナーゼ）の4つに分類される．クラス A，C，D は活性中心にセリン残基をもつセリン β-ラクタマーゼであるが，クラス B は活性保持に亜鉛を必要をするメタロ β-ラクタマーゼで他の 3 つとは異なる．

クラス A β-ラクタマーゼは，本来第 3 世代セフェム系薬を加水分解しないが，最近セフェム系薬耐性菌からクラス A 酵素産生遺伝子が変異することにより，質的に変化した β-ラクタマーゼを産生する耐性菌が出現した．この変異酵素は基質特異性が広く，これまでクラス A β-ラクタマーゼに安定とされていた第 3 世代セフェム系薬をも加水分解することから**基質拡張型 β-ラクタマーゼ** extended-spectrum β-lactamases（**ESBLs**）とよばれる（表 7-10）．1 個のアミノ酸置換により第 3 世代セフェム系薬の MIC が大きく変化していることがわかる．

修飾酵素の代表例として**アミノグリコシド修飾酵素** aminoglycoside modifying enzyme がある．アミノグリコシド系薬耐性菌の多くは，アミノグリコシド系薬が種々の位置にもっているアミノ基にアセチル基を転移する**アミノグリコシドアセチル転移酵素** aminoglycoside acetyltransferase（AAC）や水酸基にリン酸基あるいはアデニリル基を転移する**アミノグリコシドリン酸転移酵素** aminoglycoside phosphotransferase（APH）や**アミノグリコシドアデニリル転移酵素** aminoglycoside adenylyltransferase（AAD）を産生することにより耐性化する．これらの酵素により修飾されたアミノグリコシド系薬は，もはやリボソームに結合できなくなり抗菌力を失う．クロラムフェニコール耐性菌の耐性機序も 1 位と 3 位の水酸基にアセチル基を転移するクロラムフェニコールアセチル転移酵素 chloramphenicol acetyltransferase（CAT）の産生による．

b）標的部位の変化

抗菌薬の標的部位が変化して，薬剤の親和性が減少することによっても細菌は耐性化する．この場合，標的は細菌の生存に必須の酵素であることが多く，標的部位の変化は染色体上の遺伝子の変異，標的部位の変化により耐性化する主な抗菌薬として β-ラクタム系薬，キノロン系薬，マクロライド系薬などがある．

β-ラクタム系薬の標的部位の変化による耐性菌の代表として **MRSA**（methicillin-resistant *Staphylococcus aureus*），**PRSP**（penicillin-resistant *Streptococcus pneumoniae*），**BLNAR**（β-lactamase-negative, ampicillin-resistant *Haemophilus influenzae*）などがあり，これらは**ペニシリン結合たん白質** penicillin-binding protein（PBP）遺伝子の変異によって耐性化する．また，MRSA ではこの細菌固有の *mecA* 遺伝子産物である PBP2′ により，PRSP では本来の PBP1A, 2B, 2X が外来性の PBP と組換えを起こすことにより，

BLNARではPBP3が質的に変化してβ-ラクタム系薬との親和性が減少することで耐性化している．

キノロン系薬の標的酵素は**DNAジャイレース**あるいは**トポイソメラーゼⅣ**である．耐性菌では，これらの酵素が変異によって薬剤との結合親和性が減少している．しかし，キノロン系薬耐性では *Esherichia coli* 大腸菌と *S. aureus* では耐性化のメカニズムが異なっている．*E. coli* ではDNAジャイレースに変異が起こるだけで耐性化するのに反して，*S. aureus* ではまずトポイソメラーゼⅣが変異することで低い耐性を獲得し，次いでDNAジャイレースが変異することで高度耐性を示すようになる．これはキノロン系薬の一次標的酵素が *E. coli* と *S. aureus* においては異なるためである．

マクロライド系薬の耐性機序は，50Sリボソームを構成する23S rRNAのアデニンの**メチラーゼ** methylaseによるメチル化，あるいは一部の塩基の置換により，薬剤のrRNAへの結合親和性が減少することによる．前者の耐性機序は *S. aureus* や *S. pneumoniae* などで多くみられ，プラスミド性あるいはトランスポゾンによる耐性である．

c）透過性減少と排出亢進

薬剤透過性の減少による耐性機序は，グラム陰性桿菌の外膜に存在する**ポーリン** porinの欠損によるもので，*Pseudomonas aeruginosa* 緑膿菌のカルバペネム系薬耐性がその代表例である．*P. aeruginosa* の外膜に存在するOprDたん白質はカルバペネム系薬の選択的透過孔であるため，変異によりOprDが欠損すると耐性化する．

また，細菌に本来備わっている異物排出機構の機能亢進により耐性化する場合もある．*P. aeruginosa* ではMexA-MexB-OprM や MexC-MexD-Oprj などとよばれる**排出ポンプ**が存在しており，抗菌薬など細菌にとって有害な異物の排出に関与している．これらたん白質の発現は，調節遺伝子により抑制されているが，変異により調節機構が破綻すると多量に発現して機能亢進する．また，排出する抗菌薬の特異性は低いことが多く，同時に数種類の抗菌薬に耐性を示すことがある．

7-3-2 薬剤耐性菌感染症

ここでは，現在問題となっている主な薬剤耐性菌感染症の原因菌について述べる．

1 メチシリン耐性黄色ブドウ球菌 methicillin-resistant *Staphylococcus aureus*（MRSA）

S. aureus 黄色ブドウ球菌は常在菌ではあるが，しばしば皮膚化膿症や敗血症の原因菌として重要な菌種である．MRSAとはメチシリンに耐性を示す黄色ブドウ球菌のことで，最初に開発された耐性ブドウ球菌用のメチシリンの名前をつけてよばれているが，これ以外にもすべてのペニシリン系薬，セフェム系薬，カルバペネム系薬に耐性を示す．MRSAの細菌そのものの性状は通常の *S. aureus* と変わらない．オキサシリンに 4 μg/mL 以上のMICを示す *S. aureus* をMRSAと判定する．MRSAは，メチシリンが使用されるようになって間もなく，1961年にイギリスではじめて報告された．日本においても1980年代以降，第3世代セフェム系薬の普及とともに臨床材料からの分離頻度が高くなり，院内感染症の起炎菌として重視されるようになった．MRSAの耐性機序は *S. aureus* がもつ4種の**ペニシリン結合たん白質**（PBP1～PBP4）に加えて，結合親和性のきわめて低いもう1つのPBP2'をもつことによる．PBP2'の構造遺伝子である *mecA* はMRSAの染色体上に存在するが，*mecA* を含めてその周辺の領域は，通常の *S. aureus* には存在しない領域であり，SCC*mec*（staphylococcal cassette chromosome *mec*）とよばれる外来性の遺伝子領域である．

2 ペニシリン耐性肺炎球菌 penicillin-resistant *Streptococcus pneumoniae*（PRSP）

呼吸器感染症の代表的な起炎菌である *S. pneumoniae* は，ペニシリンが開発されてから20年以上経ってもペニシリン耐性菌が出現しなかった．そのため臨床的にはペニシリンによる治療が行われてきたが，1967年オーストラリアで軽度の耐性株（MIC：0.6 μg/mL）が初めて分離され，次いで1977年には南アフリカでペニシリン高度耐性株（MIC：4 μg/mL）で分離された．これ以降ヨーロッパではスペインを中心に短期間のうちに

世界中に広がり，臨床上大きな問題となった．わが国では1980年代半ば以降，急速に拡散したと考えられる．現在では臨床分離 S. pneumoniae の 40～60％がペニシリン耐性である．最近では，ペニシリンに加えてテトラサイクリンやマクロライドなど他の抗菌薬にも耐性を示す株が多く分離される．PRSP の耐性機序は，ペニシリンの標的酵素であるペニシリン結合たん白質（PBP）のうち，PBP1A, 2A, 2X, 2B に対するペニシリンの結合親和性の低下が原因である．遺伝子解析の結果から，ペニシリン耐性の口腔内常在レンサ球菌の PBP 遺伝子の一部が S. pneumoniae に伝達され，この PBP1A, 2A, 2X, 2B などの遺伝子とモザイク状の組換えを起こしていることがわかっている．

3 バンコマイシン耐性腸球菌 vancomycin-resistant enterococci（VRE）

Enterococcus エンテロコッカス属は腸内常在菌であるが，ときに敗血症，尿路感染症，胆道感染症など日和見院内感染症を起こすことで知られている．VRE はバンコマイシンに耐性を示す Enterococcus の総称で，1986年にイギリスで腎透析患者から初めて分離され，1990年代以降欧米を中心として世界的に広がりつつある．VRE の多くはペニシリン系薬やアミノグリコシド系薬にも同時に耐性であることが多く，治療上深刻な問題である．バンコマイシンはペプチドグリカンの構成単位である N-アセチルムラミン酸ペプチド末端の D-Ala-D-Ala に水素結合することにより，ペプチドグリカンネットワーク形成を阻害することで抗菌力を発揮する．VRE は D-Ala-D-Ala に代えて D-Ala-D-lactate を合成する van 遺伝子をもつことで耐性化している．VRE は Enterococcus が本来染色体にもつ合成酵素のほかに VanA や VanB をもつ．したがって，VanA や VanB により D-Ala-D-lactate を合成しつつ，本来の酵素で合成された D-Ala-D-Ala を VanX や VanY によって分解して D-Ala-D-lactate を合成するための材料である D-Ala を生成し，最終的には D-Ala-D-lactate を合成する．van 遺伝子には現在までに 7 種類が同定されているが，その主なものは vanA と vanB である．いずれの遺伝子も E. faecalis エンテロコッカス・フェカーリスや E. faecium エンテロコッカス・フェシウムから検出されている．

4 β-ラクタマーゼ産生グラム陰性桿菌

a）基質拡張型β-ラクタマーゼ extended-spectrum β-lactamase（ESBL）産生菌

ESBL とは，セフォタキシム（CTX），セフタジジム（CAZ），アズトレオナム（AZT）などオキシム型のセフェム薬やモノバクタム薬を加水分解する基質特異性の広い β-ラクタマーゼの総称である．ESBL は，そのほとんどがクラス A β-ラクタマーゼに属するため，クラブラン酸（CVA）などの β-ラクタマーゼ阻害剤によって，その酵素活性が阻害されることが大きな特徴である．

主な ESBL として，TEM 型，SHV 型，CTX-M ファミリーとよばれる酵素の一群とがあり，いずれも主として Klebsiella pneumoniae 肺炎桿菌から，次いで Escherichia coli 大腸菌から多く検出されている．TEM 型は従来グラム陰性桿菌からペニシリナーゼとして検出されていた TEM-1 や TEM-2 が，SHV 型は SHV-1 がそれぞれ変異により酵素たん白質のアミノ酸が変化して本来の基質である広域ペニシリンに加えて CTX, CAZ, AZT などをも加水分解するようになった酵素である（表7-10）．アミノ酸配列の違いから TEM 型では60を超える種類に，また SHV 型で約30種に分類されている．一方，MEN-1 や Toho-1 などは CTX-M ファミリーとよばれており，TEM 型や SHV 型のようにその原型は明らかではないが，Kluyvera ascorbata クリュイベラ・アスコルバタの染色体性 β-ラクタマーゼに相同性が高いといわれている．

わが国においても1990年のはじめ頃に ESBL 産生菌の存在が確認されるようになり，その後，2002年にかけていくつかの調査報告がある．全国規模の調査では，ESBL 産生菌の分離率は，E. coli で 0.1～1.2％，K. pneumoniae で 0.24～1.2％と低いが，病院によっては，E. coli で 0.7～2.4％，K. pneumoniae で 7.2～24.5％と比較的高率に分離されている．このことは，ESBL 産生菌が明らかに院内感染の原因菌であることを示している．これら報告された ESBL の種類についてみると，わが国では Toho-1 や MEN-1 などいわゆる CTX-M ファミリーに属する酵素が多く検出されており，これらは CTX に高い耐性を示すことが特徴である．一方，まだ

その検出率は少ないものの欧米のようにSHV型やTEM型のESBLも確認されている．

b）メタロβ-ラクタマーゼ産生菌

メタロβ-ラクタマーゼは，クラスB β-ラクタマーゼに分類される酵素で，酵素活性の発現には亜鉛を要求し，カルバペネム系薬を加水分解することが特徴である．この酵素は*Stenotrophomonas maltophilia*ステノトロフォモナス・マルトフィリアの染色体性遺伝子産物として報告されたものであるが，最近ではプラスミド性の酵素が多くのグラム陰性桿菌から検出されており，主に*Serratia marcescens*セラチア・マルセッセンスや*Pseudomonas aeruginosa*緑膿菌から検出されることが多い．メタロβ-ラクタマーゼには，IMP型やVIM型があり，ヨーロッパではVIM型が，アジアではIMP型が主に分離されている．わが国における2000年までの全国規模の調査結果では，メタロβ-ラクタマーゼ産生菌の検出率は，*S. marcescens*で0.5～1.3％，*P. aeruginosa*では0.3～4.4％と比較的低いが，院内感染の原因菌となる可能性が高く，注目すべき耐性菌である．

c）AmpC β-ラクタマーゼ産生菌

グラム陰性桿菌の多くは，染色体上に**AmpC β-ラクタマーゼ産生遺伝子**をもっており誘導型産生を行う．しかし，中には誘導産生機構が破綻したために多量の酵素を産生して，β-ラクタム系薬に高度耐性を示す菌株が*Enterobacter cloacae*エンテロバクター・クロアカ，*Citrobacter freundii*シトロバクター・フロインディ，*S. marcescens*，*P. aeruginosa*などで分離されている．また，*E. coli*のように誘導産生機構をもたないために本来わずかなAmpC β-ラクタマーゼを構成的にしか産生しないにもかかわらず，プロモータ領域の変異により多量の酵素を産生する菌株も出現している．さらに最近では，*K. pneumoniae*や*E. coli*などからプラスミド性のAmpC β-ラクタマーゼ産生菌が検出されるようになりつつあり，このβ-ラクタマーゼ遺伝子は菌種を越えて伝播する可能性がある．これらプラスミド性のAmpC β-ラクタマーゼは*C. freundii*，*E. cloacae*，*Morganella morganii*モルガネラ・モルガニ，*Aeromonas*エロモナス属などの染色体上のAmpC β-ラクタマーゼがプラスミド化したものであることが明らかになっている．

AmpC β-ラクタマーゼ産生菌は，北・中・南アメリカ，ヨーロッパ，アジア，中東，アフリカの国々から分離されている．わが国では，今のところ散発的な分離で，分離率も低いが，今後は注目すべき耐性菌である．

5 β-ラクタマーゼ非産生アンピシリン耐性インフルエンザ菌

*Haemophilus influenzae*インフルエンザ菌は，アンピシリンなどのペニシリン系薬に感受性であることから，その治療には広域ペニシリンが第一選択薬として用いられてきた．しかし，最近ではアンピシリン耐性*H. influenzae*による感染症が増加しつつあり，臨床上の問題となっている．アンピシリン耐性インフルエンザ菌は異なる2つのメカニズムにより耐性を獲得している．第一は，β-ラクタマーゼを産生してアンピシリンを加水分解する*H. influenzae*であり，第二には，β-ラクタマーゼを産生しないがアンピシリンに耐性を示す*H. influenzae*がある．後者の*H. influenzae*は，BLNAR（β-lactamase-negative, ampicillin-resistant）とよばれ，わが国では最近このタイプの耐性菌が急激に増加しつつあり，臨床上の問題になっている．BLNARの耐性機構はβ-ラクタム薬の標的であるペニシリン結合たん白質のうち，PBP3が変異することによって，標的PBPとβ-ラクタム薬との結合親和性が低下することによる．わが国では*H. influenzae*は1998年以降急速にアンピシリンに対して耐性化しており，しかもβ-ラクタマーゼ産生菌が著しく減少し，代わってBLNARが増加していることを明らかにされている．すなわち，臨床から分離される*H. influenzae*の約40％がアンピシリン耐性菌であり，そのうち約30％がBLNARと圧倒的に多い．

6 多剤耐性結核菌

結核は，1990年代に入り再興感染症として世界的に増加傾向にある．耐性結核菌とは，抗結核薬に対して耐性を示すヒト型結核菌（*Mycobacterium tuberculosis*）を指す．抗結核薬のうち，イソニアジド（INH）およびリファンピシン（RFP）は結核に対する一次選択薬であり，この両薬剤に耐性を示す結核菌は多剤耐性結核菌とよば

れる．この菌による感染症は極めて治療が難しく，しばしば再燃を繰り返し，さらに耐性度を増していく場合が多い．抗結核薬としては，このほかにもストレプトマイシン，カナマイシン，ニューキノロン系薬，ピラジナミド，エタンブトールなどがある．耐性結核菌はいずれの薬剤の場合にも，治療中に突然変異によってある一定の割合で発生しうるため，治療の際には基本的に複数の薬剤を併用することで，それぞれの薬剤に対する耐性菌の出現頻度を抑える方法がとられている．

7-3-3 化学療法薬の適正な使用

　抗菌薬は感染症の原因となっている病原細菌に直接作用することにより，それまで困難とされてきた重症感染症の治療を可能にし，伝染性感染症による死亡率は明らかに減少した．このように抗菌薬は，感染症のコントロールに非常に寄与したが，一方で抗菌薬に対する過信がいくつかの臨床上の問題点を生む結果にもなった．その1つが抗菌薬を使うことによって生じる耐性菌の問題である．その背景には，現在では非常に多くの抗菌薬が使われており，選択肢の幅が非常に広いことが挙げられる．すなわち，数多くある抗菌薬の中には，効果が強くて副作用が弱い薬から，効果が弱くて副作用の強い薬まで多種多様の抗菌薬が存在することや，同じタイプの抗菌薬であっても抗菌スペクトルや体内動態が異なっているものもある．抗菌薬の使用に際しては，それぞれの薬の特徴を把握したうえで選択することが肝要であるが，現実的には抗菌スペクトルが広く，かつ副作用の弱い抗菌薬が選択されることが多い．その結果，抗菌薬が多用されることになり，一方で，新たな耐性菌の出現を促す要因となった．院内感染症としての耐性菌が問題化するにつれ，いかに耐性菌を抑えるかということがクローズアップされてきた．こうした状況下，抗菌薬の適正使用を真剣に考える時期にきている．

　抗菌薬の使用にあたっては，第一に，感染症の原因になっている細菌をきちんと同定することが必要である．その結果，その細菌に対して有効な抗菌薬を選択することが可能となる．第二に，選択した抗菌薬が原因菌に対してどれだけの有効性をもっているかを正確に把握しておく必要がある．抗菌薬には，1) 抗菌スペクトル，2) 抗菌力，3) 吸収・分布・代謝・排泄，4) 抗菌薬が濃度依存性なのか，時間依存性なのかなど，それぞれの薬の特性がある．これらの特性をすべて理解したうえで抗菌薬を選択しないと，有効な治療は期待できない．たとえば，抗菌薬に対する感受性はよいにもかかわらず，実際の治療では必ずしも期待どおりの効果を示さない場合がある．これは抗菌薬の体内における薬物動態が影響しているからである．抗菌薬の効果は，薬物の吸収・分布・代謝・排泄の過程である**薬物動態** pharmacokinetics (PK) と薬物濃度変化と抗菌作用の関係である**薬力学** pharmacodynamics (PD) の関連で決定される．最近では，耐性菌や副作用の出現についても PK/PD との関連が示されている．

　細菌学的には，耐性菌は感受性菌が突然変異あるいは外来性の耐性遺伝子を受け取ることによって出現する．この時点では，ごく少数の耐性菌が多数の感受性菌と混在した状態である．このような状態に不用意に抗菌薬を使うことは，感受性菌を死滅させ，耐性菌を濃縮する結果となる．したがって，耐性菌の出現を抑制するためには，不必要な抗菌薬の使用を極力避け，抗菌薬の使用量を減らすことも必要である．しかし，実際に抗菌薬を使わなければならない場合には，十分な量の抗菌薬を必要最小限の期間きちんと使うことが重要である．また，結核菌のように点変異によって耐性菌が出現する場合には，抗菌薬を併用することによって，耐性菌の出現頻度を小さくすることも可能である．

7-4 化学療法薬による併用療法

　耐性菌を出さないために，化学療法薬は適正に使用すること，また化学療法は短期間で終わらせることが重要である．そのために，最近では結核，消化性潰瘍，AIDS などの治療には複数の化学療法薬による併用療法が推奨されている（表 7-11）．

　結核の化学療法にはイソニコチン酸ヒドラジド（INH，イソニアジド）とリファンピシン（RFP）が軸となる．結核の原因菌である *Mycobacterium tuberculosis* 結核菌はもともと増殖の遅い細菌であるが，人体内では宿主の免疫機能が働いてさらに代謝活性が低下している．その

表7-11 感染症の併用療法

感染症	併用療法薬	
結　核	INH　RFP　SMまたはEB　PZA	3剤併用
	INH　RFP　SMまたはEB	3剤併用
	INH　RFP	3剤併用
消化性潰瘍	PPI　AMPC，CAM，Metのうちの2剤	3剤併用
	PPI　AMPC，CAMのうちの1剤	3剤併用
AIDS	AZT　3TC　リトナビルなど	3剤併用

INH：イソニコチン酸ヒドラジド，RFP：リファンピシン，
SM：ストレプトマイシン，EB；エタンブトール，PZA：ピラジナミド，
PPI：プロトンポンプ阻害薬（オメプラゾール，ランソプラゾールなど），
AMPC：アモキシシリン，CAM：クラリスロマイシン，Met：メトロニダゾール，
AZT：アジドチミジン，3TC：ラミブジン（逆転写酵素阻害薬），
リトナビル：プロテアーゼ阻害薬

ため，化学療法薬は効きにくく，結核の化学療法には長時間を要する．したがって，結核の化学療法では薬剤耐性菌の出現を防ぐためにいかなる場合でも単剤投与は行わない．有効性が証明され，世界的に採用されている併用療法による結核の短期強化療法は次の3種である（結核医療の基準，1996年厚生労働省告示）．

（1）イソニコチン酸ヒドラジド，リファンピシン，ストレプトマイシン（またはエタンブトール），ピラジナミドの4剤を2か月間投与した後で，イソニコチン酸ヒドラジドとリファンピシンの2剤を4か月間投与する．

（2）イソニコチン酸ヒドラジド，リファンピシン，ストレプトマイシン（またはエタンブトール）の3剤を6か月間投与した後で，イソニコチン酸ヒドラジドとリファンピシンの2剤を3～6か月間投与する．

（3）イソニコチン酸ヒドラジドとリファンピシンの2剤を6～9か月間投与する．

喀痰塗抹陽性患者には（1）または（2）を適用し，喀痰塗抹陰性患者には（1）～（3）のいずれかを適用する．これは，**DOT**（直接監視下化学療法 directly observed treatment）とよばれ，患者の副作用や合併症の管理，長期間の規則的な服薬を確保する指導方式のもとに行われる．

消化性潰瘍の原因菌である *Helicobacter pylori* ヘリコバクター・ピロリの除菌には，古典的な3剤併用療法（ビスマス，テトラサイクリン，メトロニダゾール），2剤併用療法（オメプラゾール，またはランソプラゾールなどプロトンポンプ阻害薬から1剤と，アモキシシリンまたはクラリスロマイシンなどの抗生物質のうちから1剤），または新3剤併用療法（プロトンポンプ阻害薬から1剤と，アモキシシリン，クラリスロマイシンまたはメトロニダゾールのうちから2剤）が行われている．これらのうちで，新3剤併用療法が最も除菌率が高く，副作用も少ないといわれている．

AIDSの治療には，ヒト免疫不全ウイルス human immunodeficiency virus（HIV）の逆転写酵素阻害薬であるアジドチミジンまたは3TCが使用されてきた．しかし，これら単剤による治療では，1～2年以内にジドブジン zidovudine（AZT）やラミブジン lamivudine（3TC）に対する耐性HIVが出現することが多かった．そこで現在では，ジドブジンとラミブジンを併用し，さらにリトナビル ritonavir またはインディナビル indinavir などHIVのプロテアーゼ阻害薬を加えた3剤療法が行われるようになっている．

Box 16　微生物と話ができる人 – パストゥールとプラスミド –

　手元にすっかり手垢でよごれてしまった一冊の本がある．「細菌の病原性 –その分子遺伝学，吉川昌之介編，1984年発行」．この本はわが国の病原細菌学と分子遺伝学を合体させた歴史的書物であるが，この中に寺門誠致の総説が収載されている．

　寺門は，L. Pasteur パストゥールが家畜用炭疽ワクチンの実用化に初めて成功した有名なプュイ・ル・フォール農場の実験（1881年）を取り上げ，その時に使用されたワクチンについて記述している．このワクチンは強毒炭疽菌を高温で継代培養して得た弱毒生菌であったが，パストゥールは，「この8日間の43℃での培養中にビルレンスがどうして失われたのだろうか」と自問していることを紹介している．

　それから1世紀以上も経っていたが，この間にパストゥールの疑問に答える者はいなかった．しかし，寺門一門とP. Mikesellらが莢膜や毒素など炭疽菌の病原性因子がプラスミド上にコードされていることを見いだしたことから，長年の疑問は解決に向かって一挙に進み始めた．そして得られた結論とは，パストゥールは培養中に「プラスミドを炭疽菌から追い出した」という簡単なものであった．

　1878〜1881年の4年間でパストゥールは4種類の弱毒化法を考案している．1. 培養液を放置しておくこと（弱毒ニワトリコレラ菌），2. 高温で培養すること（弱毒炭疽菌），3. 動物を通過させること（弱毒ブタ丹毒菌），4. 乾燥させること（弱毒狂犬病ウイルス）である．これらは現在でも病原体の弱毒化法として有効に用いられている．2.の方法で炭疽菌は弱毒化された．

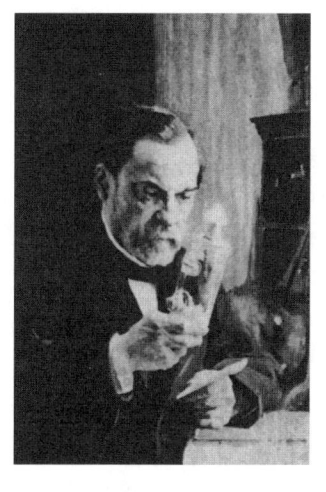

　プラスミドは病原性因子を拡散させる．プラスミド上の遺伝子は染色体に移り，染色体上の遺伝子もプラスミドに移る．そしてプラスミドは，接合，可動化，形質転換によって他の細菌に拡散してゆく．プラスミドは本流（細菌）と本流（細菌）との間を縫って自由奔放に流れる支流にたとえることができる．神出鬼没で必要が無くなると姿を消す．パストゥールのワクチンは，炭疽菌のビルレンスがこの性質によってプラスミドとともに消されたのであった．

パスツール
（ルネ・デュボス，長木大三，田口文章，岸田綱太郎訳，パスツール学会事務センター，1996年より）

　Edelfedtが描いた有名な肖像画には，パストゥールが狂犬病ウイルスを乾燥して弱毒化するためのフラスコに見入っている様子が描写されている．パストゥールはウイルスと会話しているようにみえる．炭疽菌ワクチンの時も，炭疽菌を培養しながら炭疽菌と話をしてプラスミドの存在を聞き出しそれを熱で追い出してやった．そして，炭疽菌は毒素や莢膜などの鎧を脱ぎ捨て身軽な弱毒菌になった，というのが寺門らの出した結論であった．

8 感染症概説

衛生環境の整備された島国で生活している我々にとって，感染症を深刻な病気とは思えないかもしれない．しかし，地球規模では決してそうでない．たとえば，2001年の1年間で死亡した5,656万人のうちのおよそ1/3，1,488万人が感染症で亡くなっている．発展途上国ではこの比率がさらに高くなる．多くのヒトと物が世界を行き来している現代，感染症を対岸の火事と考えることはできなくなっている．本章を学ぶ目的は，まず，世界の感染症，日本の感染症，そして，WHOが21世紀に緊急に対応が必要としている新興感染症，再興感染症，薬剤耐性感染症の全体像を把握することである．次いで，その具体例としておよそ100種類の感染症について概説しているが，これはそれぞれがおよそどのような病気で，病原体がどのような経路でヒトに感染するかを理解するのが目的である．経口感染，気道感染，性行為感染，接触感染，節足動物感染，胎盤感染など，病原体の伝播経路は我々が営む日常生活の中に存在している．病原体の伝播経路を理解することは重要である．

感染症のお花畑を空から眺めてその全体像を把握して欲しい．

8-1 世界の感染症

WHO（World Health Organization，世界保健機関）の統計によると，2001年の1年間で，世界の総人口612,221万人のうちのおよそ5,655万人が死亡している．そして，全死亡者のうち，1,488万人の死亡原因は感染症であった．また，何らかの感染症がからむことの多い

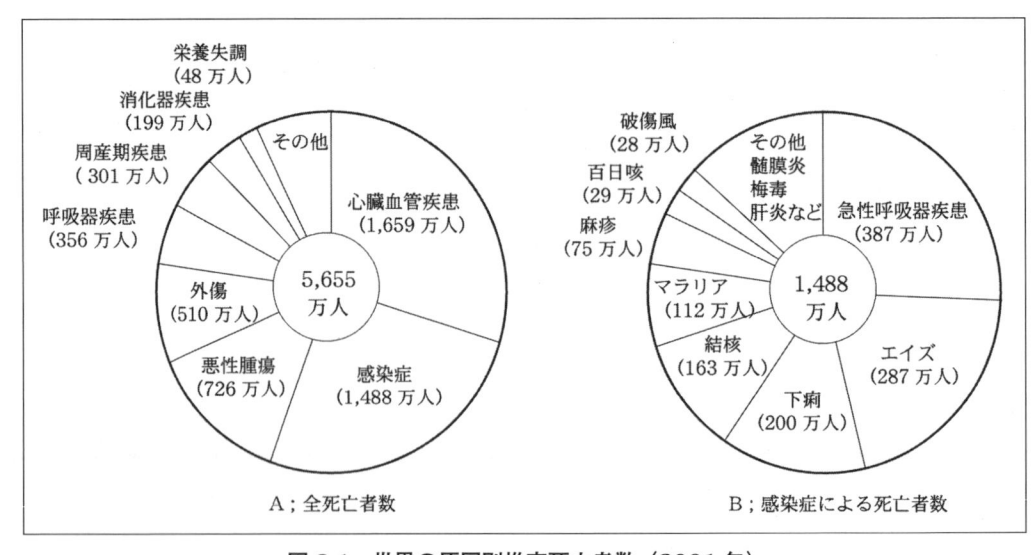

図8-1 世界の原因別推定死亡者数（2001年）
WHO（2002）The World Health Report より

A；全死亡者数
- 栄養失調（48万人）
- 消化器疾患（199万人）
- 周産期疾患（301万人）
- 呼吸器疾患（356万人）
- 外傷（510万人）
- 悪性腫瘍（726万人）
- 感染症（1,488万人）
- 心臓血管疾患（1,659万人）
- その他
- 合計 5,655万人

B；感染症による死亡者数
- 破傷風（28万人）
- 百日咳（29万人）
- 麻疹（75万人）
- マラリア（112万人）
- 結核（163万人）
- 下痢（200万人）
- エイズ（287万人）
- 急性呼吸器疾患（387万人）
- その他 髄膜炎 梅毒 肝炎など
- 合計 1,488万人

周産期疾患や栄養失調による死亡者をこれに合わせると1,837万人となり，全死亡者のおよそ1／3が感染症で死亡したことになる（図8-1）．また，感染症の死亡原因は，急性呼吸器感染症（387万人），エイズ（287万人），下痢症（200万人），結核（163万人），マラリア（112万人），麻疹（75万人）の順に多く，これだけで感染症による死亡者の80％以上を占めている．現在，世界にはおよそ4,000万人のHIV感染者がいると考えられているし，エイズに自然治癒はない．また，地球の温暖化に伴ってマラリアの発生地域は拡大し，マラリア原虫は多剤耐性化している．そして，エイズとマラリアワクチンの開発にはまだ時間を要する．これを考えると，エイズとマラリアによる死亡者数は今後も増加することが予想される．

8-2 日本の感染症

表8-1は，わが国での主要な感染症22種と，その患者および死亡者数の推移を1900年代と2001年で比較したものである．わが国の感染症は3つのグループに分類できる．

グループ1は患者と死者の数が近年著しく減少したもので，22種のうち19種の感染症はこのグループに属している．このうち，結核，麻疹，梅毒，破傷風を除く15種の感染症は，患者が少なくなったばかりではなく，2001年には死者もでていない．患者の減少は，衛生環境の向上，また特に，麻疹，百日咳，日本脳炎，ジフテリア，痘瘡，急性灰白髄炎では予防接種の普及に負うところが大きい．また死者の減少は化学療法など医療技術の発達によるものである．しかし，結核はこのグループの例外的な存在で，患者と死者は1900年代と比較すると減少はしているが，患者は35,489人，死者は2,491人であり，その数は依然として多い．これは結核患者が高齢者に多いことを反映したものである．したがって，結核はこれからの高齢化社会において今まで以上に重要な感染症になる．

グループ2の**インフルエンザ**は，死者は減少しているものの，患者数は1990年代と顕著な変化は認められない（2001年のインフルエンザ患者数は305,441人であった）．これは病原体ウイルスの激しい抗原変異を示すものであり，より有効なワクチンと接種技術の向上が望まれる．

グループ3は新興感染症である．わが国は**エイズ**の患者と死者が先進工業国の中では唯一増加している国であり，今後もその数は増加すると考えられる．腸管出血性大腸菌感染症は，1996年に大阪府堺市を中心に大規模な集団発生があった．その時の推定患者は17,877人で，死者は12人であった．**腸管出血性大腸菌感染症**は食中毒の一種であり，学校給食の規模が拡大した現代において，今後も集団発生する危険性の高い感染症といえる．

8-3 21世紀の感染症

WHOは，新興感染症，再興感染症，薬剤耐性感染症を特に21世紀に緊急な対応が必要な感染症としている．

8-3-1 新興感染症

新興感染症 emerging infectious diseaseとは，新たに分離された病原体による感染症，または既知病原体による新たな感染症を総称したものである．1970年以降，およそ30種類の新興感染症が報告されている（表8-2）．

新たな病原体はなぜ近年になって多く分離されるようになったのであろうか．この理由には，(1) 気候の変動による自然生態系の変化，(2) 森林地域の開発などによる野生動物との接触の増加，(3) 感染症の診断法や病原体の分離技術の進歩，(4) 微生物の突然変異などがあげられる．

(1), (2) はニッチ nicheの微生物を引き出す原因になるものであり，これが複合的に関連したものとして，1993年に米国で発生した**ハンタウイルス肺症候群**がある．この感染症の病原体は野ネズミの排泄物からヒトに感染する．ハンタウイルス肺症候群が集団発生した時期

表 8-1 わが国における感染症の推移

感染症	2001年 患者数		死亡者数	1900年代 患者数	死亡者数
グループ1					
結核	35,489	(↓)	2,491	528,829	121,769 ('50)
麻疹	33,812	(↓)	21	181,303	20,939 ('47)
梅毒	505	(↓)	21	148,191	4,444 ('47)
破傷風	80	(↓)	12	1,915	1,558 ('60)
りん病	20,662	(↓)	0	212,784	46 ('47)
百日咳	1,760	(↓)	0	152,072	17,001 ('47)
細菌性赤痢	644	(↓)	0	111,709	13,585 ('62)
マラリア	109	(↓)	0	11,825	4562 ('47)
腸チフス	65	(↓)	0	58,366	14,059 ('24)
コレラ	50	(↓)	0	10,371	7,482 ('16)
パラチフス	22	(↓)	0	14,819	564 ('44)
日本脳炎	5	(↓)	0	5,196	2,430 ('60)
ジフテリア	0	(↓)	0	94,274	6,192 ('44)
発疹チフス	0	(↓)	0	32,366	3,351 ('46)
痘瘡	0	(↓)	0	17,954	3,029 ('46)
急性灰白髄炎	0	(↓)	0	5,606	317 ('60)
ペスト	0	(↓)	0	168	122 ('00)
狂犬病	0	(↓)	0	22	16 ('47)
炭疽	0	(↓)	0	22	0 ('65)
グループ2					
インフルエンザ	305,441	(→)	214	474,723	7,014 ('62)
グループ3					
腸管出血性大腸菌感染症*	4,435	(↑)	5	1,941	2 ('97)
エイズ	947	(↑)	37	21	0 ('90)

(↓), (→), (↑) は, 患者数の (2001年/1900年代) 比がそれぞれ減少, 持続, 増加したことを示す. また, 1900年代の患者数と死亡者数はそれぞれの感染症について, 患者数が最も多かった年のものを示した.

* 腸管出血性大腸菌感染症は1996年に集団発生した (推定患者数は17,877人, 死亡者数は12人). しかし, これは特殊な集団発生例であることから, 1997年の例を示した.

は, エル・ニーニョ現象で多量の降雨が長期間続き, ネズミの餌となる木の実が豊富であった時期と一致する. 食料が豊富になって異常発生した野ネズミが, 住居や住居の近くに棲み着いたことが集団発生の原因と考えられている.

(3) の例として **C型肝炎** があげられる. C型肝炎は non A-non B型のウイルス肝炎として存在は知られていたが, その病原体の分離が困難な肝炎であった. しかし, このような肝炎患者からは新規のウイルスゲノムが同定され, これがC型肝炎ウイルスとして認定されたものである.

(4) の例には, **毒素性ショック症候群, 腸管出血性大腸菌感染症** などがあげられる. 毒素性ショック症候群は, TSST-1とよばれる毒素の産生性を獲得した *Staphylococcus aureus* 黄色ブドウ球菌によるものであり, 腸管出血性大腸菌感染症もベロ毒素の産生性を獲得

表 8-2 1970 年以降に分離された病原体と新興感染症

分離年	病原体	病原体の種類	新興感染症
1972 年	Norwalk-like-virus (SRSV[*1])	ウイルス	カリシウイルス胃腸炎
1973 年	rotavirus	ウイルス	乳児下痢症
1975 年	human parvovirus B19	ウイルス	伝染性紅斑
1976 年	*Cryptosporidium parvum*	原虫	クリプトスポリジウム症
1977 年	Ebola virus	ウイルス	エボラ出血熱
	Legionella pneumophila	細菌	在郷軍人病
	Campylobacter jejuni	細菌	カンピロバクター腸炎
1978 年	HFRS virus (Hantann virus)[*2]	ウイルス	腎症候性出血熱
1980 年	human T cell leukemia virus type 1	ウイルス	成人 T 細胞白血病
1981 年	*Staphylococcus aureus* (TSST-1 産生性)[*3]	細菌	毒素性ショック症候群
1982 年	enterohemorrhagic *Escherichia coli*	細菌	腸管出血性大腸菌感染症
	Borrelia burgdorferi	細菌	ライム病
	prion (異常型)	プリオン	クロイツフェルト・ヤコブ病など
1983 年	human immunodeficiency virus (HIV)	ウイルス	後天性免疫不全症候群 (AIDS[*4])
	Helicobacter pylori	細菌	消化性潰瘍
1986 年	human herpesvirus 6 (HHV-6)	ウイルス	突発性発疹 (小児バラ疹)
1988 年	hepatitis E virus (HEV)	ウイルス	E 型肝炎
1989 年	*Chlamydia pneumoniae*	細菌	クラミジア肺炎
	Ehrlichia chaffeensis	細菌	ヒト単球性エールリッヒア症
	hepatitis C virus (HCV)	ウイルス	C 型肝炎
1991 年	Guanarito virus	ウイルス	ベネズエラ出血熱
1992 年	*Vibrio cholerae* O139	細菌	ベンガル型コレラ
1993 年	*Bartonella henselae*	細菌	ネコひっかき病
	HPS virus (Sin Nombre virus)[*5]	ウイルス	ハンタウイルス肺症候群
1994 年	human herpesvirus 8 (HHV-8)	ウイルス	Kaposi 肉腫
	Sabia virus	ウイルス	ブラジル出血熱
1998 年	influenza virus (トリ型 A / H5N1)	ウイルス	インフルエンザ (ニワトリ)
1999 年	Nipha virus	ウイルス	急性脳炎
2003 年	SARS coronavirus[*6]	ウイルス	重症急性呼吸器症候群

[*1] SRSV ; small round structured virus (小型球形ウイルス, 現在の *Norovirus* 属, Norwalk virus)
[*2] HFRS ; hemorrhagic fever with renal syndrome (腎症候性出血熱)
[*3] TSST-1 ; toxic shock syndrome toxin-1 (毒素性ショック症候群毒素 1)
[*4] AIDS ; acquired immunodeficiency syndrome (エイズ)
[*5] HPS ; Hantavirus pulmonary syndrome (ハンタウイルス肺症候群, 別名 ; 成人呼吸窮迫症候群)
[*6] SARS ; severe acute respiratory syndrome (重症急性呼吸器症候群)

した *Escherichia coli* 大腸菌が原因になるものである (3-3 参照). 今後も, プラスミドやファージを介した病原性遺伝子の水平伝達によって, 新たな病原体が出現してくる可能性は大きい.

8-3-2　再興感染症

　近年になって, 一度は下火になりかけていた感染症が再燃し始めている. このような感染症を**再興感染症** re-emerging infectious diseases という. なぜこのようなことが起こるのであろうか. それには, (1) 生物生態系の変化, (2) 易感染性宿主の増加, (3) 都市への人口の集

中とそれによるスラム化，などが原因にあげられる．

(1) が原因になる新興感染症には**マラリアやデング熱**がある．これは地球の温暖化によって，熱帯地域に限局していた媒介動物としてのカ（蚊）の生存地域が，回帰線以北または以南にまで拡大しつつあることと関係する．また，わが国では近年になって**恙虫病**が増加しているが，これは住宅地が市街からツツガムシの生息する林や森林地域に拡大しつつあることと関係すると考えられている．

(2) が原因になるものには高齢者の**結核**がある．易感染性宿主の増加は人口の高齢化が最も大きな原因であるが，医療技術の進歩は，一方では易感染性宿主を増加させている．たとえば，カテーテルや内視鏡の挿入，抗がん剤や免疫抑制剤の投与，放射線の照射などは，生体の免疫力を弱める医療技術である．また，衛生環境の向上によって身の回りの病原体は少なくなったが，これによって人々の微生物に対する自然免疫は低下してきている．易感染性宿主は日和見感染症に罹りやすく，さらに，抗細菌薬などによる化学療法の普及が，日和見病原体による薬剤耐性感染症を増加させている．日和見感染症は21世紀に生活する人々が直面する深刻な感染症である．

(3) は，ホームレスなどの都市への集中とも関係し，**結核，ジフテリア，コレラ**などを増加させる原因になっている．

8-3-3 薬剤耐性感染症

現在問題になっている**薬剤耐性感染症** drug-resistant infectious diseases を表8-3に示した．このうち，**MRSA**（メチシリン耐性黄色ブドウ球菌 methicillin-resistant *Staphylococcus aureus*），**VRE**（バンコマイシン耐性腸球菌 vancomycin resistant enterococci），**PRSP**（ペニシリン耐性肺炎レンサ球菌 penicillin resistant *Streptococcus pneumoniae*）は，細胞壁合成に関わるペニシリン結合たん白質遺伝子に変異をもつ．また，**ESBL**（extended-spectrum β-lactamase）**産生菌と多剤耐性緑膿菌**は，βラクタマーゼの産生による耐性菌である．**多剤耐性結核菌**は，結核治療の軸となるイソニコチン酸ヒドラジド（イソニアジド）とリファンピシンに対する同時耐性株のことであり，**多剤耐性サルモネラ**は，従来の多剤耐性にニューキノロン系抗菌薬耐性がさらに追加されたものである．そして，**多剤耐性熱帯熱マラリア原虫**は，クロロキン以外に，サルファ剤とトリメトプリムにも耐性を示す．これらはすべてが多剤耐性であり，結核菌，サルモネラ，マラリア原虫以外は院内感染症の原因となる日和見病原体でもある．

このように，20世紀の半ばから感染症の治療に威力を発揮してきた化学療法は数十年の間に多くの耐性菌を生みだした．薬剤耐性感染症問題は，抗微生物薬の使用法を早急に改善することを要求している．また，変異と選択によって進化することが生物の生物たるゆえんであ

表8-3 薬剤耐性感染症

薬剤耐性感染症	病原体	耐性を示す化学療法薬
MRSA 感染症[1]	*Staphylococcus aureus*	メチシリン
VRE 感染症[2]	*Enterococcus*（*E. faecalis* など）	バンコマイシン
PRSP 感染症[3]	*Streptococcus pneumoniae*	ペニシリン
ESBL 産生菌感染症[4]	*Klebsiella pneumoniae* など	βラクタム薬（セフェム，モノバクタム）
多剤耐性緑膿菌感染症	*Pseudomonas aeruginosa*	βラクタム薬（カルバペネムなど）
多剤耐性結核	*Mycobacterium tuberculosis*	イソニコチン酸ヒドラジド，リファンピシン
多剤耐性サルモネラ症	*Salmonella*（*S.* Typhimurium など）	ニューキノロンなど
多剤耐性熱帯熱マラリア	*Plasmodium falciparum*	クロロキン，サルファ剤，トリメトプリム

[1] MRSA；methicillin-resistant *Staphylococcus aureus*（メチシリン耐性黄色ブドウ球菌）
[2] VRE；vancomycin resistant enterococci（バンコマイシン耐性腸球菌）
[3] PRSP；penicillin resistant *Streptococcus pneumoniae*（ペニシリン耐性肺炎レンサ球菌）
[4] ESBL；extended-spectrum β-lactamase（広域スペクトラムβラクタマーゼ）

表8-4 経口感染症

感染症名	病原体	症状	治療,予防
細菌性			
腸チフス[2]	Salmonella Typhi チフス菌	発熱	CP, TFLX
パラチフス[2]	Salmonella Paratyphi A パラチフスA菌	発熱	CP, TFLX
細菌性赤痢[2]	Shigella シゲラ属	下痢	FOM, NFLX
コレラ[2]	Vibrio cholerae O1 コレラ菌	下痢	輸液(NFLX)
腸管出血性大腸菌感染症[3]	enterohemorrhagic E. coli 腸管出血性大腸菌	下痢	FOM, MINO
細菌性消化性潰瘍	Helicobacter pylori ヘリコバクター・ピロリ	胃潰瘍,胃がん	AMPC など
偽膜性大腸炎	Clostridium difficile クロストリジウム・ディフィシレ	下痢	VCM
細菌性食中毒(感染型)	Salmonella サルモネラ属	下痢	CP, FOM
	Vibrio parahaemolyticus 腸炎ビブリオ	下痢	MINO, NFLX
	enterotoxigenic E. coli ETEC など病原性大腸菌	下痢	輸液(FOM)
	Campylobacter jejuni カンピロバクター・ジェジュニ	下痢	FOM
	Clostridium perfringens ウエルシュ菌	下痢	対症療法
	Bacillus cereus セレウス菌	下痢	対症療法
細菌性食中毒(毒素型)	Staphylococcus aureus 黄色ブドウ球菌	嘔吐	対症療法
	Clostridium botulinum ボツリヌス菌	弛緩性麻痺	抗毒素
ウイルス性			
急性灰白髄炎[2]	poliovirus ポリオウイルス	麻痺	ワクチン
無菌性髄膜炎	echovirus エコーウイルス	髄膜炎	なし
手足口病	Coxsackievirus コクサッキーウイルス	丘疹紅斑,水疱	なし
ウイルス肝炎	hepatitis A virus A型肝炎ウイルス	肝炎(急性肝炎)	HAIG[*1], ワクチン
	hepatitis E virus E型肝炎ウイルス	肝炎(急性肝炎)	なし
突発性発疹	human herpesvirus 6 ヒトヘルペスウイルス6	発疹	なし
PML[*2]	JC virus JCウイルス	健忘,痴呆など	なし
ウイルス性食中毒	Norwalk virus ノーウォークウイルス	嘔吐,下痢	輸液
	rotavirus ロタウイルス	下痢	輸液
真菌性			
アフラトキシン中毒	Aspergillus flavus アスペルギルス・フラバス	肝臓がん	なし
原虫性			
アメーバ赤痢	Entamoeba histolytica 赤痢アメーバ	下痢	MNZ
クリプトスポリジウム症	Cryptosporidium parvum クリプトスポリジウム・パルバム	下痢,腹痛	スピラマイシン

AMPC:アモキシシリン, CP:クロラムフェニコール, FOM:ホスホマイシン, MINO:ミノサイクリン, MNZ:メトロニダゾール, NFLX:ノルフロキサシン, TFLX:トシル酸トスフロキサシン, VCM:バンコマイシン
2, 3:それぞれ,二類感染症,三類感染症
[*1] HAIG:抗A型肝炎ヒト免疫グロブリン
[*2] PML:progressive multifocal leukoencephalopathy(進行性多巣性白質脳症)

り,医療人には微生物に対して正しい認識をもつことが要求されている.

8-4 経口感染症

経口感染する代表的な感染症を表8-4に示した.

8-4-1 細菌感染症と病原体

1 腸チフス（二類感染症）と *Salmonella* Typhi, パラチフス（二類感染症）と *Salmonella* Paratyphi

腸チフス typhoid fever（病原体；*Salmonella* Typhi チフス菌）の症状は, 悪寒を伴って階段状に上昇する発熱と, 脾腫, バラ疹（淡紅色の小丘疹）などで特徴づけられる全身性感染症である. **パラチフス** paratyphoid（病原体；*Salmonella* Paratyphi A パラチフス A 菌）の症状も腸チフスに似て, 両者は鑑別しにくい. わが国では, パラチフスの起因菌は S. Paratyphi A に限定し, 以前パラチフスの病原体とされていた S. Paratyphi B および S. Paratyphi C, 現在はサルモネラ食中毒の原因菌として扱う. S. Choleraesuis は敗血症を起こして腸チフスやパラチフスに似た全身感染を起こす. *Salmonella* には多くの血清型が存在するが, S. Typhi, S. Paratyphi A, S. Choleraesuis 以外は, S. Enteritidis, S. Typhimurium などとともにサルモネラ食中毒の原因菌とする.

S. Typhi, S. Paratyphi A, S. Choleraesuis は, 小腸上皮細胞に侵入した細菌が粘膜固有層でマクロファージの食菌作用から逃れて腸間膜リンパ節に移行する. さらに血流を介して脾臓や肝臓に運ばれて胆嚢に移行し, 胆嚢から十二指腸に排出された細菌は, 再び小腸粘膜上皮細胞に再侵入する.

S. Typhi および S. Paratyphi A はヒトにのみ感染する. したがって, その感染巣はヒトであり, 患者や保菌者の糞便と尿, およびそれに汚染された手指, 食品, 飲料水が感染源になる. 保菌者の多くは胆嚢内保菌者である.

2 細菌性赤痢（二類感染症）と *Shigella*

細菌性赤痢 bacillary dysentery, shigellosis（病原体；*Shigella* シゲラ属）の主症状は腸炎（下痢）である. *Shigella* には, S. dysenteriae 1 志賀赤痢菌（A群赤痢菌）, S. flexneri フレックスナー赤痢菌（B群赤痢菌）, S. boydii ボイド赤痢菌（C群赤痢菌）, S. sonnei ソンネ赤痢菌（D群赤痢菌）の 4 菌種がある. このうち志賀赤痢菌などの S. dysenteriae は**テネスムス** tenesmus（しぶり）や膿血便など重症な腸炎を起こすが, 本菌による赤痢の国内発生例は最近ではほとんど見られなくなっている. 一方 S. sonnei の感染は軽症な下痢あるいは無症候に経過する場合が多い. 細菌性赤痢は合併症として**溶血性尿毒症症候群** hemolytic uremic syndrome（HUS）を起こすことがある. これは S. dysenteriae 1 の感染によるものであり, 志賀毒素（Stx）が病原性因子と考えられている.

Shigella は大腸の上皮細胞に侵入し, ファゴソーム膜を破壊して細胞質で増殖する. そして, 細菌は隣接する上皮細胞に再侵入する（粘膜固有層に出て基底膜側から侵入することもある）. この再侵入の繰り返しによって上皮細胞が破壊または剝離し, 腸炎が起こる.

Shigella の主要な感染巣はヒトであり, 患者または保菌者の糞便またはそれにより汚染された手指, 食品, 飲料水が感染源になる. 赤痢は人獣共通感染症であり, サルも *Shigella* に感染する. ヒトからサル, またサルからヒトへの感染も起こる.

3 コレラ（二類感染症）と *Vibrio cholerae* O1, *Vibrio cholerae* O139

コレラ cholera（病原体；*Vibrio cholerae* O1 コレラ菌）の症状は下痢であり, 発熱例は少なく, むしろ低体温となる. 重症例では, 2～3日の潜伏期間を経て, 水様性下痢と嘔吐が突然始まり,「コレラ顔貌」,「洗濯婦の手」などの脱水症状が見られる. 下痢は米のとぎ汁様便が頻回続き, 体液の喪失は 1L／時間を超えることもある. 図8-2 にはコレラ多発地域で使用されるコレラ患者用の簡易ベッド（コレラコット）を示した.

V. cholerae は小腸の上皮細胞に定着して増殖する. そして, 産生した**コレラ毒素**の ADP リボシルトランスフェラーゼ活性によって上皮細胞の cAMP 濃度を高め, 細胞内のイオンや水を腸管腔へ流失させて下痢を惹起する.

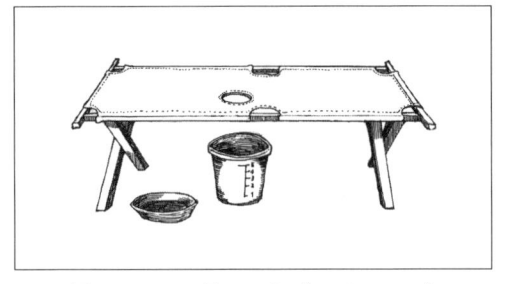

図 8-2　コレラコット (cholera cot)
コレラ患者用の簡易ベッド．ベッドの中央には穴があり，その下にはバケツを置いて，下痢便の容量を測る．たらいは吐物用である．
D. Mahalanabis *et al.*, Clinical management of cholera, in W. B. Greenohgh Ⅲ (ed). Cholera, p. 273, 1992, Plenum Publishing Corporation の図を模写

　1992 年，インドとバングラデシュで流行したコレラは *Vibrio cholerae* O1 ではなく，*Vibrio cholerae* O139 によるものであった（このコレラはベンガルコレラ Bengal cholera とよばれる）．*V. cholerae* O139 は，コレラ毒素を産生するなど *V. cholerae* O1 がもつ病原性因子を有し，コレラとベンガルコレラの臨床症状は区別できない．従来は *V. cholerae* O1 のみがコレラの原因菌とされていたが，現在では *V. cholerae* O139 もコレラの原因菌として扱うことになっている．

4 腸管出血性大腸菌感染症（三類感染症）と enterohemorrhagic *E. coli*

腸管出血性大腸菌感染症（病原体；enterohemorrhagic *Escherichia coli*, EHEC）の主症状は下痢（鮮血便；all blood no stool）である．これは，**溶血性尿毒症症候群** hemolytic uremic syndrome（HUS）（溶血性貧血，血小板減少，急性腎不全），さらに神経症状（意識の低下，昏睡，四肢麻痺，痙攣）に進行することもある．EHEC に多い血清型は O157：H7 であるが，O26：H11，O111：H−，O128：H2 などもある．

　EHEC は免疫学的に区別される 2 種のベロ毒素 VT1, VT2 を産生し，このたん白質合成阻害作用が溶血性尿毒症症候群と神経症状の病原性因子と考えられている（図 8-3）．しかし，その病原メカニズムは不明である．VT1 は *S. dysenteriae* 1 が産生する志賀毒素と同一である．

5 消化性潰瘍と *Helicobacter pylori*

消化性潰瘍 peptic ulceration（病原体；*Helicobacter pylori* ヘリコバクター・ピロリ）の病型は胃潰瘍と十二指腸潰瘍である．*H. pylori* は**ウレアーゼ**を産生し，尿素を分解して得られたアンモニアで胃酸を中和する．*H. pylori* はこれによって胃での増殖が可能になり，さらに，鞭毛運動によって胃の粘液層にもぐり込んで上皮細胞に感染する．そして，VacA たん白質による細胞の空胞化や CagA たん白質による IL-8 の産生誘導などによって，胃や十二指腸に潰瘍を起こす．また，*H. pylori* による胃潰瘍は胃がんや **MALT リンパ腫** mucosa-associated lymphoid tissue lymphoma に進行することが多いと考えられている．

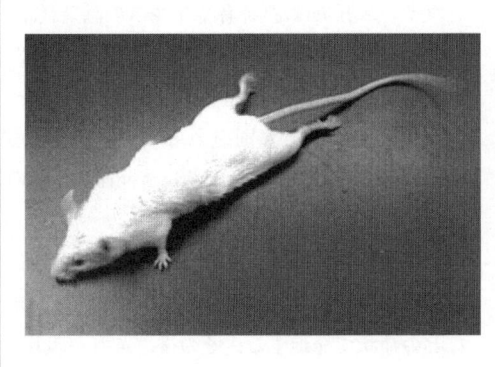

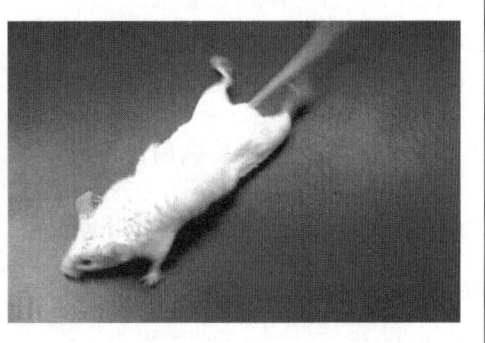

図 8-3　VT1 接種マウスに見られた神経症状
ベロ毒素 VT1 を接種したマウス（100 ng / mouse）には，下肢の麻痺と痙攣および尾部の震えが観察される．
石川暁志，博士論文より（2003 年）

6 偽膜性大腸炎と Clostridium difficile

偽膜性大腸炎 pseudomembranous colitis（病原体；*Clostridium difficile* クロストリジウム・ディフィシレ）の特徴は下痢と大腸に内視鏡的な偽膜が形成されることである．偽膜性大腸炎は**菌交代症**の一種であり，抗細菌薬の投与を受けることの多い入院患者（特に老人）が発症しやすい．抗細菌薬（アンピシリン，クリンダマイシン，セファロスポリン系など）の過剰投与は，腸管の細菌叢を破壊し，通常は常在細菌として少数しか存在していない *C. difficile* を異常に増殖させる．その結果，本菌のエンテロトキシン（toxin A）がサイトカインの遊離と水分の過分泌を促し，またサイトトキシン（toxin B）は大腸上皮細胞のアクチンを脱重合して細胞骨格を破壊する．

7 細菌性食中毒

サルモネラ食中毒と *Salmonella*
エルシニア食中毒と *Yersinia enterocolitica*
病原性大腸菌性食中毒と pathogenic *Escherichia coli*
腸炎ビブリオ食中毒と *Vibrio parahaemolyticus*
ビブリオ食中毒と *Vibrio fluvialis*, *V. mimicus*
カンピロバクター食中毒と *Campylobacter jejuni*, *C. coli*
ウエルシュ菌食中毒と *Clostridium perfringens*
セレウス菌食中毒と *Bacillus cereus*
エロモナス食中毒と *Aeromonas hydrophila*, *A. sobria*
プレジオモナス食中毒と *Plesiomonas shigelloides*
ブドウ球菌食中毒と *Staphylococcus aureus*
ボツリヌス食中毒と *Clostridium botulinum*
細菌性食中毒と原因細菌
以上は 8-10-1 を参照とする．

8-4-2 ウイルス感染症と病原体

1 急性灰白髄炎（二類感染症）と poliovirus

急性灰白髄炎 acute poliomyelitis, ポリオ polio, 小児麻痺 infantile paralysis（病原体；poliovirus ポリオウイルス，*Picornaviridae* ピコルナウイルス科，RNA ウイルス）は，軽症では，かぜ様症状（発熱，倦怠感）と腸炎症状で終わるが，重症例では，随意筋の麻痺（特に下肢の麻痺）が現れる．poliovirus は 1 型，2 型，3 型に区別され，麻痺型患者からは 1 型が最も多く分離される．ポリオワクチンにはソーク Salk ワクチン（不活化ワクチン）とセービン Sabin ワクチン（弱毒生ワクチン）がある．現在，わが国ではセービンワクチンを経口接種しているが，これはソークワクチンに変更される予定である．

2 無菌性髄膜炎と echovirus

主にウイルス性の髄膜炎を**無菌性髄膜炎** aseptic meningitis（病原体；echovirus エコーウイルスなど，*Picornaviridae* ピコルナウイルス科，RNA ウイルス）といい，これは echovirus のほか，Coxsackievirus, enterovirus, mumps virus なども原因になる．原因ウイルスの種類に関わらず，無菌性髄膜炎は，発熱，頭痛，嘔吐などを定型的な症状とする．痙攣を起こすことはまれである．

3 手足口病と Coxsackievirus A

手足口病 hand, foot, and mouth disease（病原体；Coxsackievirus コクサッキーウイルス，*Picornaviridae* ピコルナウイルス科，RNA ウイルス）は，水疱性口内炎ともよばれ，頬，舌，口唇のほか，手，足，脚部，臀部などに水疱性丘疹を生じる．これは Coxsackievirus A 16 と enterovirus 71 の交互または同時感染が原因になる．

4 A 型肝炎と hepatitis A virus

ウイルス肝炎は，病原体ウイルスの感染経路によって，経口感染型（A 型肝炎，E 型肝炎）と血液または性行為感染型（B 型肝炎，C 型肝炎，D 型肝炎，8-6-2 6, 7, 8 参照）に大別される（表 8-5）．**A 型肝炎** hepatitis A（病原体；hepatitis A virus（HAV），A 型肝炎ウイルス，*Picornaviridae* ピコルナウイルス科，RNA ウイルス）の特徴は**急性肝炎**であり，2～6 週間の潜伏期間を経て，38℃ 以上の高熱，食欲不振，吐気，嘔吐などの症状で発症する．その後，黄疸が現れ，4～8 週間で自然に治癒する．急性肝炎の 40～70％ は A 型肝炎によるものである．A 型肝炎は慢性化することはなく，また終生免疫が成立する．

表8-5 ウイルス肝炎

ウイルス肝炎	病原体	感染様式	潜伏期間*	特徴
A型肝炎	hepatitis A virus（HAV） *Picornaviridae*科 RNAウイルス	経口感染 性行為感染	2〜6週間	急性肝炎のみ（慢性化しない）
B型肝炎	hepatitis B virus（HBV） *Hepadnaviridae*科 DNAウイルス	血液感染 性行為感染 母子感染	4〜26週間	急性肝炎と慢性肝炎 （慢性肝炎は，肝硬変と肝がんに進展）
C型肝炎	hepatitis C virus（HCV） *Flaviviridae*科 RNAウイルス	血液感染	1〜8週間	急性肝炎と慢性肝炎 （慢性肝炎は，肝硬変と肝がんに進展，以前は，輸血後肝炎ともよばれた）
D型肝炎	hepatitis D virus（HDV） 欠陥ウイルス ゲノムはRNA	血液感染 性行為感染	およそ4週間	急性肝炎と慢性肝炎 （慢性肝炎は，肝硬変と肝がんに進展，HBVと混合感染して重症化）
E型肝炎	hepatitis E virus（HEV） 所属ウイルス科（未分類） RNAウイルス	経口感染	2〜8週間	急性肝炎のみ（慢性化しない） 妊婦は重症化しやすい

* 潜伏期間は，急性肝炎について示した．

　HAVの感染経路は**糞口感染** fecal-oral infectionであり，A型肝炎はHAVに汚染された生カキや魚介類の摂取が原因になることが多い．他のウイルス肝炎とは異なり，発生に季節性が見られることもA型肝炎の特徴である．1〜5月に多発する（3月，4月がピーク）．近年では男性同性愛者の性行為（oral-anal interaction）によるHAV感染が増加している．

　わが国での抗HAV抗体保有率は年々低下し，20歳代での抗体保有者はほとんどいない．30歳代では50％に上昇し，40歳代になるとおよそ80％の者が抗HAV抗体を保有するようになる．抗体非保有者のA型肝炎は重症化しやすい．

5 E型肝炎とhepatitis E virus

　E型肝炎 hepatitis E（病原体；hepatitis E virus（HEV），E型肝炎ウイルス，ウイルス科は未分類，RNAウイルス）は多くの点でA型肝炎と似ている．潜伏期間2〜8週の後に，発熱，全身倦怠感，食欲不振，吐気，嘔吐で発症し，黄疸が出現する．E型肝炎はA型肝炎と同様に，2か月程度で自然に治癒する急性肝炎であり，慢性化することはなく，終生免疫が成立する．

しかし，A型肝炎とは異なり，妊婦が妊娠第三期に罹患すると，劇症化して予後不良になりやすい．

　HEVはHAVと同様に経口的に感染するが，HEVは糞便で汚染された水系感染が多い．1955〜1956年にかけて，インドのニューデリーで飲料水を介した大流行があった（患者3万人）．わが国でのE型肝炎の発生はまれであるが，発症には至らない抗HEV抗体陽性者が徐々に増えていることから，今後は国内での発生が増加することが予想されている．HEVはブタ，ヒツジ，ニワトリなどからも検出され，E型肝炎は人獣共通感染症の可能性が示唆されている．

6 突発性発疹とhuman herpesvirus 6

　突発性発疹 exanthem subitum，別名小児バラ疹 roseola infantum（病原体；human herpesvirus 6ヒトヘルペスウイルス6，*Herpesviridae*ヘルペスウイルス科，DNAウイルス）は，95％以上が生後6か月から2歳の幼児期に発生する．本疾患は，突然の発熱で発症し，高熱が3〜4日持続する．しかし，第4病日には急に解熱し，今度は体幹を中心に発疹が出現して他の部位に拡がる．発疹は3〜4日で消失する．病原体ウイルスは

両親から児へ唾液を介して経口感染すると考えられている．human herpesvirus 7 も突発性発疹と同様の症状を起こす．

7 進行性多巣性白質脳症と JC virus

進行性多巣性白質脳症 progressive multifocal leukoencephalopathy（病原体；JC virus JC ウイルス，*Papovaviridae* パポバウイルス科，DNA ウイルス）は，ぼんやりする，健忘，痴呆などで自覚され，その後は，嚥下障害，運動失調，てんかん，失語，失行，失認など多彩な神経症候が出現し，6 か月以内に死亡する例が多い．発症年齢が 40 ～ 60 歳であることから，潜伏期間は数十年あると考えられている．本症は，白血病やエイズ患者，または，臓器移植後や自己免疫病のために免疫抑制剤の投与を受けている者など免疫不全状態にある者のごく一部に発症する．その発症メカニズムは不明である．病原体は経口感染すると考えられている．

8 ウイルス性食中毒

カリシウイルス胃腸炎と Norovirus
ロタウイルス胃腸炎と rotavirus
アデノウイルス胃腸炎と adenovirus
ウイルス性食中毒と原因ウイルス
以上は 8-10-2 を参照．

8-4-3 真菌症と病原体

1 アフラトキシン中毒と *Aspergillus flavus*

食中毒（8-10）を参照．

8-4-4 原虫感染症と病原体

1 アメーバ赤痢と *Entamoeba histolytica*

アメーバ赤痢 amebic dysentery, amebiasis（病原体；*Entamoeba histolytica* 赤痢アメーバ）の症状は下痢（粘血性）と腹痛（回盲部）であり，これを繰り返すうちに慢性化して大腸炎に進展することがある．*E. histolytica* の生活環にはシストと栄養型があり，糞便中の成熟シストが食物や飲料水を介して感染する．また，男性同性愛者間の性行為（oral-anal-interaction）によっても感染する．栄養型が腸管組織に侵入して腸アメーバ症 intestinal amebiasis を起こす．アメーバ赤痢は熱帯地方の非衛生地域に多発する．

2 クリプトスポリジウム症と *Cryptosporidium parvum*

クリプトスポリジウム症 cryptosporidiosis（病原体；*Cryptosporidium parvum* クリプトスポリジウム・パルバム）の症状は，腹痛を伴う下痢（水様性），発熱，吐気，嘔吐などである．*C. parvum* は，ヒト，ウシ，ブタ，ヤギ，サル，イヌ，ネコ，ネズミなど多種類の哺乳動物の腸管に寄生し，オーシストの経口摂取によって感染する．わが国など温帯地方では夏期に多く，野外での生水飲用，河川，湖沼，プールでの遊泳が感染の原因と考えられている．*C. parvum* は健康成人にも感染するが，小児，高齢者，HIV 感染者やエイズ患者など易感染性宿主は特に感受性が高い．*C. parvum* は塩素やオゾン消毒に抵抗性を示し，通常の上水濃度では殺滅できない．1996 年，埼玉県越生町では *C. parvum* 水道水を汚染して，町民 13,400 人のうちおよそ 9,000 人が集団感染した．

8-5 気道感染症

気道感染する代表的な感染症を表 8-6 に示した．

8-5-1 細菌感染症と病原体

1 ジフテリア（二類感染症）と *Corynebacterium diphtheriae*

ジフテリア diphtheria（病原体；*Corynebacterium diphtheriae* ジフテリア菌）は，病原体の感染局所に壊死組織，線維素，血球からなる偽膜を形成し，呼吸困難を起こす急性の上気道感染症である．偽膜の形成部位によって，咽頭ジフテリアと喉頭ジフテリアに分ける．咽頭ジフテリアは 1 ～ 2 歳の小児に，喉頭ジフテリアは乳児に好発する．喉頭ジフテリアは症状が重く，クルー

表 8-6 気道感染症

感染症名	病原体	症状	治療，予防
細菌性			
ジフテリア[2]	*Corynebacterium diphtheriae* ジフテリア菌	偽膜形成	PC, 抗毒素, ワクチン
流行性脳脊髄膜炎	*Neisseria meningitidis* 髄膜炎菌	髄膜炎	PC
インフルエンザ菌髄膜炎	*Haemophilus influenzae* インフルエンザ菌	髄膜炎	TC, ABPC
ストレプト咽頭炎	*Streptococcus pyogenes* 化膿レンサ球菌	咽頭炎	PC
猩紅熱	*Streptococcus pyogenes* 化膿レンサ球菌	皮膚発疹	PC
TSLS[*1]	*Streptococcus pyogenes* 化膿レンサ球菌	組織壊死	PC
百日咳	*Bordetella pertussis* 百日咳菌	咳	TC, CEP, ワクチン
結核	*Mycobacterium tuberculosis* 結核菌	結核結節など	INH など, ワクチン
大葉性肺炎	*Streptococcus pneumoniae* 肺炎レンサ球菌	肺炎	PC, TC
原発性非定型肺炎	*Mycoplasma pneumoniae* 肺炎マイコプラズマ	肺炎	EM, TC
レジオネラ症	*Legionella pneumophila* レジオネラ・ニュモフィラ	肺炎	EM
肺炎クラミジア感染症	*Chlamydia pneumoniae* 肺炎クラミジア	肺炎	TC, EM
類鼻疽	*Burkhoderia pseudomallei* 類鼻疽菌	心臓, 肺の膿瘍	TC
ウイルス性			
重症急性呼吸器症候群[1]	SARS CoV[*2] SARS コロナウイルス	肺炎	なし（対症療法）
麻疹	measles virus 麻疹ウイルス	発疹, 脳炎	ワクチン
風疹	rubella virus 風疹ウイルス	麻疹様発疹	ワクチン
流行性耳下腺炎	mumps virus ムンプスウイルス	髄膜炎, 睾丸炎	ワクチン
水痘	varicella-zoster virus 水痘・帯状疱疹ウイルス	水疱	ワクチン
帯状疱疹	varicella-zoster virus 水痘・帯状疱疹ウイルス	発疹	ワクチン
インフルエンザ	influenza virus インフルエンザウイルス	頭痛, 発熱	アマンタジン, ワクチン
呼吸器シンシチウム	RSV[*3] 呼吸器シンシチウムウイルス	発熱, 鼻炎, 肺炎	なし（対症療法）
伝染性単核球症	EB virus[*4] EB ウイルス	発熱, 肝脾腫	なし（対症療法）
伝染性紅斑	human parvovirus B19 ヒトパルボウイルス B19	紅斑（レース様）	なし
かぜ症候群	rhinovirus ライノウイルスなど	水様性鼻汁など	なし（対症療法）
真菌性			
ニューモシスチス肺炎	*Pneumocystis carinii* ニューモシスチス・カリニ	肺炎	ペンタミジン
アスペルギルス症	*Aspergillus fumigatus* アスペルギルス・フミガーツス	肺炎	AMPH

ABPC：アミノベンジルペニシリン，AMPH：アムホテリシン B，CEP：セファロスポリン類，EM：エリスロマイシン，INH：イソニアジド，PC：ペニシリン，TC：テトラサイクリン
1，2；それぞれ一類感染症，二類感染症
[*1] TSLS；toxic shock like syndrome（毒素性ショック様症候群）
[*2] SARS CoV；severe acute respiratory syndrome coronavirus（重症急性呼吸器症候群コロナウイルス）
[*3] RSV；respiratory syncytial virus（呼吸器シンシチウムウイルス）
[*4] EB virus；Epstein-Barr virus（EB ウイルス）

プ croup 症状（犬吠様咳嗽，吸気性呼吸困難，喘鳴）が進行し，気道閉塞のために窒息死することも多い．偽膜の形成は *C. diphtheriae* が産生するジフテリア毒素のたん白質の合成阻害作用による．*C. diphtheriae* の感染巣はヒトであり，感染は患者の分泌物の飛沫，またはそれによって汚染された器具への接触によって起こる．

2 インフルエンザ菌髄膜炎と *Haemophilus influenzae*

インフルエンザ菌髄膜炎（病原体；*Haemophilus influenzae* インフルエンザ菌）は，上気道炎に続いて，発熱，食思不振，嘔吐，傾眠，痙攣で発病する．中耳炎

などからほとんどが菌血症を発症する．インフルエンザ菌髄膜炎は生後3か月から3歳未満の乳幼児に好発し，髄膜炎や肺炎を起こす．成人には呼吸器系の慢性疾患を起こしやすい．臨床分離株のほとんどは *H. influenzae* b である．

③ 流行性脳脊髄膜炎と *Neisseria meningitidis*

流行性脳脊髄膜炎 epidemic cerebrospinal meningitis（病原体；*Neisseria meningitidis* 髄膜炎菌）は，発熱，激しい腹痛，嘔吐で突然発症し，項部硬直，ケルニッヒ徴候など髄膜炎に共通した所見と，それに加え，大小の出血斑が現れるのが特徴である．敗血症を起こすと，播種性血管内凝固（DIC）によってショック死することが多く，致命率は高い．病原体は患者および保菌者の鼻咽腔からの分泌物の飛沫によって感染する．

④ ストレプト咽頭炎，猩紅熱，TSLS などと *Streptococcus pyogenes*

Streptococcus pyogenes 化膿レンサ球菌の感染によって引き起こされる感染症の病型は，(1) ストレプト咽頭炎，(2) 猩紅熱，(3) 毒素性ショック様症候群（TSLS），(4) 丹毒，(5) レンサ球菌性産褥熱，(6) リウマチ熱（自己免疫病），(7) 糸球体腎炎（免疫複合体病）など多彩である．**ストレプト咽頭炎** streptococcal pharyngitis の症状は，発熱，咽頭痛または扁桃痛が強く，悪心，嘔吐，ときに腹痛が起こる．咽頭に小出血斑，扁桃表面に点状の滲出物が見える．**猩紅熱** scarlet fever はストレプト咽頭炎の発症から少し遅れて，頸部や前胸部に点状の小丘疹の発赤が出現し，それが次第に体幹と四肢に拡がる．顔面は口唇周囲のみが蒼白に見え（口囲蒼白），また，舌乳頭の腫脹により苺舌を呈する．近年の猩紅熱は軽症化し，このような典型例は少なくなっている．猩紅熱はスーパー抗原性の発熱性外毒素が原因になると考えられているが，その発症メカニズムは不明である．ストレプト咽頭炎と猩紅熱は患者分泌物中の *S. pyogenes* が飛沫感染して起こる．

一方，**毒素性ショック様症候群** toxic shock like syndrome（TSLS）は，レンサ球菌性毒素性ショック症候群 streptococcal toxic shock syndrome（STSS），または劇症型溶血レンサ球菌感染症ともよばれる（図8-4）．TSLS は *S. pyogenes* の飛沫感染の他に，打撲，外傷，術後傷，分娩後の感染によるものもある．TSLS では，発熱，四肢の筋肉痛，血圧低下，心拍数の増加などの後に，軟部組織の壊死や播種性血管内凝固（DIC），また急速な多臓器不全が起こる．このような病態は *Staphylococcus aureus* による**毒素性ショック症候群** toxic shock syndrome（TSS）と類似している．TSS に比べて TSLS の死亡率は高い．

本症候群は「人喰いバクテリア」の表現で報道されて以来，認識が高まった（1985年）．TSLS には *S. pyogenes* の発熱性外毒素や M たん白質などが関与していることが明らかになっているが，その発症メカニズムは不明な点が多い．

⑤ 百日咳と *Bordetella pertussis*

百日咳 whooping cough, pertussis（病原体；*Bordetella pertussis* 百日咳菌）は小児の痙攣性咳を主徴とする急性呼吸器感染症である．主な病変は気管支上皮の炎症であり，百日咳に特有の咳（連続性，発作性の咳と吸気性の笛声音）が出現する．この発作中には吸気する間がなく，1吸気中に数回〜数十回の反復性の咳をした後，吸気と共に空気が声門に吸引されるとき笛声音が聞かれる．しかし，乳児期早期ではこのような典型的な症状を示さず，単に息を止める状態が続いてチアノーゼ，痙攣，呼吸停止という重症発作を起こすことがある．百日咳患者のほとんどがワクチン未接種者である．患者の鼻咽腔や気道分泌物中の *B. pertussis* が飛沫によって感染する．*B. pertussis* は繊維状赤血球凝集素によって気管支上皮細胞の繊毛に付着し，百日咳毒素が百日咳特有の臨床症状を起こす．

パラ百日咳 parapertussis（病原体；*Bordetella parapertussis* パラ百日咳菌）は百日咳よりも軽症であるが，臨床的な鑑別は困難である．

⑥ 結核と *Mycobacterium tuberculosis*

結核 tuberculosis（病原体；*Mycobacterium tuberculosis* 結核菌）の病型は，肺結核，肺外結核，粟粒結核の三型に分類される．わが国では肺結核がほとん

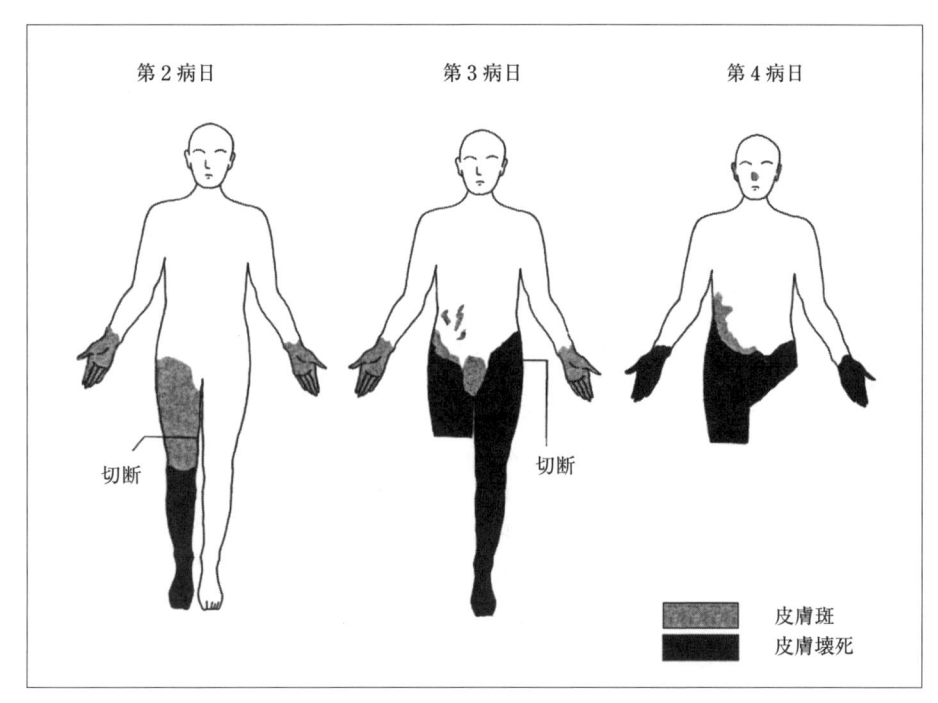

図 8-4 毒素性ショック様症候群（TSLS）

第1病日；右下肢の疼痛，第2病日；右下腿と両手掌に皮膚斑，入院，右下肢の皮膚斑は右鼠径部へ拡大し，皮膚斑は壊死に進展，右大腿部切断，第3病日；右鼠径部皮膚斑は壊死に進展，左大腿部と左足関節以下は壊死，両腰部の皮膚壊死，会陰部に皮膚斑，左大腿部切断，第4病日；両手掌の皮膚斑は壊死に進展，両側耳介，鼻尖部，右側腹部に皮膚斑，突然両側瞳孔が散大，第5病日；血圧低下著明，第13病日；死亡
（清水可方ら（1993）感染症学雑誌，第67巻，第3号，図は改変）

どである．肺結核の発病初期症状は咳，痰，発熱など一般の気道感染の症状と変わらないが，それが進行すると全身倦怠，胸痛，食欲低下などを伴う．そして，肺組織の破壊が起こると，体重減少，呼吸困難になる．

M. tuberculosis には乳幼児期と思春期に感染しやすく，また女性に比べて男性（長身・瘦型）が感染しやすい．易感染性宿主，経済的弱者，医療従事者などは特に高リスク者である．*M. tuberculosis* は，患者の咳やくしゃみによって直接的に経気道飛沫感染する．結核の診断はエックス線検査やツベルクリン反応検査などによって行われる．また，予防はBCGワクチンのほかに，近年では感染者の発病を防ぐ目的で**化学予防**も行われる．化学予防には，INH（イソニコチン酸ヒドラジド，別名イソニアジド）を原則6か月間内服する．これにより，発病は50〜70％予防でき，その効果は10年以上持続すると考えられている．

世界の感染症による死亡者数のうち，結核はエイズに次いで多い．結核の患者および死亡者数の大半は発展途上国でのものであるが，先進国でも再興感染症に位置づけられている．わが国の結核患者は1950年代から減少を続けていたが，1997年には38年ぶりに増加した．そして，1999年厚生省（現厚生労働省）は「結核緊急事態宣言」を発表した．*M. bovis* ウシ型結核菌による結核は人獣共通感染症である．

7 大葉性肺炎と *Streptococcus pneumoniae*

大葉性肺炎 lobar pneumonia, streptococcal pneumonia（病原体；*Streptococcus pneumoniae* 肺炎レンサ球菌）は，上気道の炎症に続き，悪寒，発熱，咳，喀痰，呼吸困難，チアノーゼを呈し，胸部エックス線像で肺野に異常な陰影が見られる．大葉性肺炎は，*Staphylococcus aureus* 黄色ブドウ球菌や *Klebsiella pneumoniae* 肺炎桿菌による肺炎とともに古典的な肺炎であるが，細菌性市中肺炎のほとんどは *S. pneumoniae* が原因である．*S. pneumoniae* は，肺炎のほか，髄膜炎，心内膜炎，中耳炎なども起こす．最近ではペニシリン耐性

肺炎レンサ球菌（PRSP）が臨床上の問題になっている（7-3-2 ②参照）.

8 原発性非定型肺炎と *Mycoplasma pneumoniae*

原発性非定型肺炎，別名原発性異型肺炎 primary atypical pneumoina（病原体；主に *Mycoplasma pneumoniae* 肺炎マイコプラズマ）は，ペニシリンが効かない肺炎として認識されたものであり，一般的な肺炎には見られない胸部エックス線像（間質性びまん性の肺浸潤像）を示す肺炎の総称である．これは *M. pneumoniae* によるマイコプラズマ肺炎が大半を占めている．マイコプラズマ肺炎の症状は，インフルエンザと似ており，上気道炎，下気道炎，肺炎などさまざまな症状を示す．マイコプラズマ肺炎は3～5年の周期（オリンピックの年）で流行するといわれているが，これは感染防御能が低下する人口集団の周期を示していると考えられる．

9 レジオネラ症と *Legionella pneumophila*

レジオネラ症 legionellosis（病原体；*Legionella pneumophila* レジオネラ・ニューモフィラ）の病型には肺炎型とポンティアック熱型がある．**ポンティアック熱型** Pontiac fever type **レジオネラ症**は，発熱，頭痛を主徴として肺炎が見られない．**肺炎型レジオネラ症**は，米国フィラデルフィアでの在郷軍人集会で集団発生したもので（1976年），**在郷軍人病** legionnaires' disease ともよばれる．ポンティアック熱の予後は良好であるが，在郷軍人病は重症化しやすい．

L. pneumophila は水中に生息し，空調用のクーリングタワーや低温シャワー，噴水やジャグジー型バス，またわが国では特に24時間風呂からの感染が問題になっている．また温泉入浴中に転倒し，浴槽水の誤嚥から感染した例も報告されている．これらのほとんどは易感染性宿主への日和見感染である．

10 クラミジア肺炎と *Chlamydia pneumoniae* など

クラミジア肺炎は，肺炎クラミジア感染症（病原体；*Chlamydia pneumoniae* 肺炎クラミジア），トラコーマクラミジア肺炎（病原体；*Chlamydia trachomatis* クラミジア・トラコマチス），およびオウム病（病原体；*Chlamydia psittaci* クラミジア・シッタシ）の総称である．肺炎クラミジア感染症は高齢者に多発し，トラコーマクラミジア肺炎は3歳以下の乳児に多発する．どちらも無熱性であることが特徴である．病原体は患者の咳などを介して飛沫感染する．*C. pneumoniae* の感染は冠動脈疾患や動脈硬化症のリスクファクターになるといわれている．一方，*C. trachomatis* は，トラコーマクラミジア肺炎以外にも，眼疾患（トラコーマ，封入体結膜炎），性行為感染症（尿道炎，鼠径リンパ肉芽腫，子宮頸管炎）の病原体でもある．

11 類鼻疽と *Burkhoderia pseudomallei*

類鼻疽 melioidosis（病原体；*Burkhoderia pseudomallei* 類鼻疽菌）には，劇症型（コレラまたはペスト様症状），急性型（腸チフス様症状），慢性型（諸臓器，皮膚，骨などへの腫瘍の形成）などがあり，その症状は多彩である．類鼻疽の流行地は東南アジアであり（タイ，マレーシア，インドネシア，ベトナムなど），*B. pseudomallei* は流行地の土壌，池，よどんだ流れに生息している．病原体のヒトへの感染は皮膚の傷や気道を介した感染である．

8-5-2 ウイルス感染症と病原体

1 重症急性呼吸器症候群（一類感染症）と SARS coronavirus

重症急性呼吸器症候群 severe acute respiratory syndrome（SARS）（病原体；SARS coronavirus SARS コロナウイルス，*Coronaviridae* コロナウイルス科，RNAウイルス）は，2002年11月に中国広東省に発生し，東南アジアや欧米32か国で流行し，約8,098人の患者と744人の死者を出して，2003年7月に終息した21世紀最初の新興感染症である．わが国では患者の発生はなかった．SARSの症状は肺炎であり，発熱（38℃以上），悪寒，咳，筋肉痛，倦怠感などを伴う．病原体 SARS coronavirus は，くしゃみなど気道分泌物の飛沫感染または接触感染によってヒトからヒトへ伝播する．ま

た，イタチアナグマ，タヌキ，ハクビシンにも感染する人獣共通感染症の可能性も示唆されている．

2 麻疹と measles virus

麻疹 measles，別名はしか（病原体；measles virus 麻疹ウイルス，*Paramyxoviridae* パラミクソウイルス科，RNA ウイルス）の症状は，10〜12日の潜伏期間の後，発熱，鼻水，結膜炎などのカタル症状が出現する．カタル期の終わりには**コプリック** koplik 斑（頬粘膜の下臼歯対側に紅暈を伴う隆起した白色の小斑点）が出現する．カタル期終了時に一時解熱するが，再度急激に発熱し，発疹が全身に出現する．発疹は円形の紅斑から斑状丘疹になって癒合する．発疹出現後 2〜6 日に脳炎を併発することもある（1 / 1,000 人）．measles virus は，伝染力が強く，飛沫感染したウイルスは気道粘膜で増殖した後，リンパ球に感染して扁桃や脾臓，局所リンパ節で再び増殖して全身に拡散する．

亜急性硬化性全脳炎 subacute sclerosing panencephalitis (SSPE) は，変異 measles virus の脳内持続感染が原因になる遅発性脳炎である．SSPE の発症年齢は 80％ 以上が 4〜12 歳であり，男女比は約 3：2，年齢が高くなるほど男児が多くなる．本症は，学業成績の急激な低下（周囲への関心の低下，集中力，計算力，記銘力の低下など）で気づかれ，患者は 2〜3 年以内に死亡する例が多い．わが国での SSPE の年間発生率は人口 100 万人に対して 0.11〜0.15 人であり，麻疹ワクチンの接種歴がなく，0〜1 歳に麻疹に罹患したものが多い．麻疹ワクチンの接種は本症を予防するために有効である．

3 風疹と rubella virus

風疹 rubella，別名三日はしか（病原体；rubella virus 風疹ウイルス，*Togaviridae* トガウイルス科，RNA ウイルス）は，14〜21日の潜伏期間の後，発熱，発疹，リンパ節腫脹を示す．発疹出現後，2〜6日に脳炎を起こすことがある（予後は良好）．rubella virus の妊娠早期での胎児感染は**先天性風疹症候群** congenital rubella syndrome の発症頻度が高い．rubella virus は，飛沫感染して局所リンパ節で増殖し，ウイルス血症を起こした後に，皮膚や呼吸器に二次感染する．

4 流行性耳下腺炎と mumps virus

流行性耳下腺炎 mumps，別名おたふくかぜ（病原体；mumps virus ムンプスウイルス，*Paramyxoviridae* パラミクソウイルス科，RNA ウイルス）は，幼児や学童がよく罹患する．成人が罹患したときには精巣炎や卵巣炎を起こすことがある．流行性耳下腺炎は，まず片側の耳の下が腫れ，続いてもう一方の耳の下に腫れが生じることが多い．腫れが大きいときには耳痛や開口困難を示す．唾液腺の腫脹が起こることもある．わが国では，1989年から MMR 三混生ワクチン（麻疹・流行性耳下腺炎・風疹ワクチン）が使用されていたが，流行性耳下腺炎ワクチンが無菌性髄膜炎を起こすことがあることから，現在では MR 二混生ワクチン（麻疹・風疹ワクチン）に切り換えられている．

5 水痘・帯状疱疹と varicella-zoster virus

水痘 varicella, chicken pox と**帯状疱疹** herpes zoster, shingles（病原体；varicella-zoster virus 水痘・帯状疱疹ウイルス，*Herpesviridae* ヘルペスウイルス科，DNA ウイルス）の病原体は，飛沫または水疱液を介した接触により感染する（痘瘡ウイルスと異なり，痂皮からは感染しない）．水痘は小児（9歳以下）の病気であるが，帯状疱疹は成人に多い．水痘では痒みを伴う小紅斑が体幹や顔面から出現して全身性に拡大する．帯状疱疹では，知覚神経節に潜伏感染しているウイルスが神経細胞内で再活性化して知覚神経に沿って移動しながら増殖している．

6 インフルエンザと influenza virus

インフルエンザ influenza（病原体；influenza virus インフルエンザウイルス，*Orthomyxoviridae* オルソミクソウイルス科，RNA ウイルス）は，鼻汁や咳，くしゃみなどに続発する高熱（38.5〜40℃）と頭痛を主症状とする．インフルエンザの約 70％ は上気道炎であるが，*Staphylococcus aureus* 黄色ブドウ球菌や *Streptococcus pneumoniae* 化膿レンサ球菌の感染と合併して肺炎に進行することもある．また，**ギラン・バレー症候群** Guillain-Barré syndrome（ポリオに似た麻痺性の疾患）や**ライ症候群** Reye syndrome（急性脳症，嘔吐，痙攣，

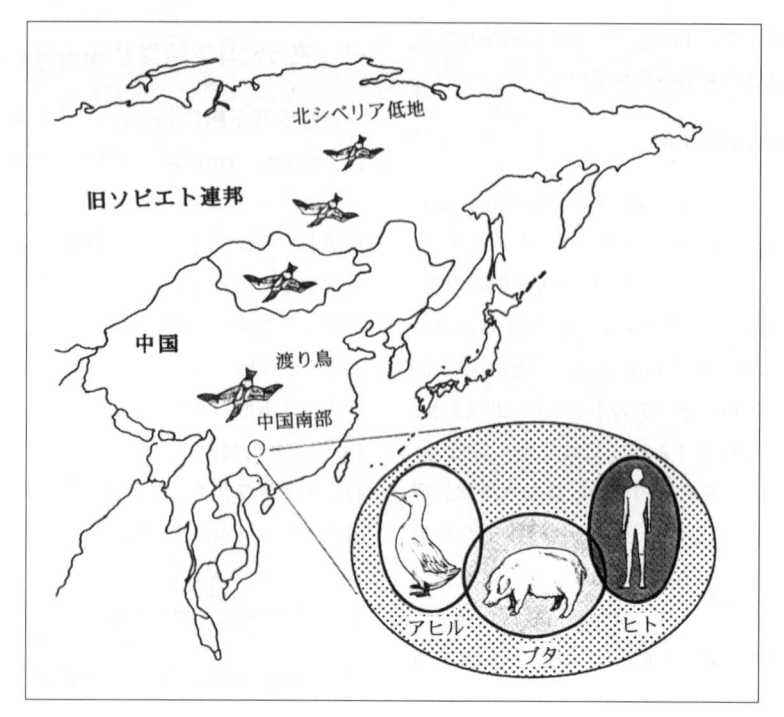

図 8-5 新型インフルエンザウイルスの出現
インフルエンザウイルスの HA および NA 遺伝子の不連続変異は，アヒル，ブタ，ヒトが混然と生活している中国の南部地方で起こると考えられている．変異ウイルスは越冬を終えた渡りガモによって北シベリア低地の湖沼に運ばれて糞便中に排泄される．冬期，糞便中のウイルスは季節風に乗って世界中に散布される．

意識障害）を起こすこともある．

　influenza virus は患者の飛沫から感染するほか，鼻咽頭分泌物によって汚染された物品からの感染もある．インフルエンザは人獣共通感染症であり，influenza virus はブタ，ウマ，アヒルにも感染する．動物のウイルスがヒトに感染することは少ないが，1998 年に香港で発生した H5N1 型インフルエンザはニワトリから直接にヒトに感染したことが確かめられている．influenza virus には，A 型，B 型，C 型があるが C 型感染に重症例はない．インフルエンザの予防には，ワクチンの他に，A 型インフルエンザに対して**アマンタジン** amantadine（パーキンソン病の治療薬）が承認されている（7-2-2 4 参照）．

　influenza virus の**不連続変異** antigenic shift は中国南部の，ヒト，ブタ，アヒルが混然となって生活している地方で生じると考えられている．シベリアの渡りガモはこの地方で越冬する．そして，渡りガモ，アヒル，およびヒトのウイルスはブタに糞食され，ブタの体内でこれら三者のウイルスゲノムの赤血球凝集素（HA）遺伝子またはノイラミニダーゼ（NA）遺伝子の間で組換えが起こって新型ウイルスが出現する（3-5-1 1 参照）．これは越冬を終えた渡りガモによってシベリアへ運ばれ，糞便中に排泄される．湖などの水辺にはウイルスを含んだ大量の糞便が堆積されて凍結する．そして，この新型ウイルスは冬の季節風に乗って世界中に運ばれると考えられている（図 8-5）．

7 呼吸器シンシチウムと respiratory syncytial virus

　呼吸器シンシチウム respiratory syncytium（病原体；respiratory syncytial virus（RSV）呼吸器シンシチウムウイルス，*Paramyxoviridae* 科，RNA ウイルス）は，冬に流行し，発熱，鼻炎，咽頭炎に始まり，大量の鼻汁，さらに呼吸困難の徴候である喘鳴（ぜんめい，ゼーゼーという呼吸音），咳き込みなどが起こる．生後間もない新生児，あるいは 1 歳以下の乳児にとって最も危険な呼吸器感染症である．呼吸器シンシチウムは，乳児ボツリヌス症とともに，**乳児突然死症候群**の原因の大部分を占

める．母乳で育てられた乳児にこの病気の重症例は少なく，これは母乳保育による受動免疫の重要性を示す例として知られている．小児は2歳までにほぼ100%がRSVに感染する．

8 伝染性単核球症，バーキットリンパ腫とEpstein-Barr virus

Epstein-Barr virus（EBウイルス）（*Herpesviridae* ヘルペスウイルス科，DNAウイルス）は**伝染性単核球症** infectious mononucleosis および**バーキットリンパ腫** Burkitt's lymphoma の病原体である．Epstein-Barr virus（EBV）の感染源はヒトの唾液であり，初感染して伝染性単核球症（発熱，咽頭炎，扁桃炎，頸部のリンパ節腫大）を，持続感染してバーキットリンパ腫を起こす．伝染性単核球症は学生たちの間でキスでうつることが多いことから**キス病** kissing disease ともよばれている．

バーキットリンパ腫の大部分は熱帯アフリカの小児に発生し，腫脹は下顎部に多く，次いで腹部に見られる．バーキットリンパ腫の多発する地域とマラリア流行地域は一致している．これはEBVのB細胞への感染に加えて，マラリア原虫に対する抗体産生などB細胞の活性化が繰り返される間に，*myc* 遺伝子と免疫グロブリン遺伝子間の転座が起こり，B細胞ががん化するためと思われる．またEBVは中国南部に多い**鼻咽頭がん** nasopharyngeal carcinoma の原因にもなる．

9 伝染性紅斑とhuman parvovirus B19

伝染性紅斑 erythema infectiosum，俗名リンゴ病（病原体；human parvovirus B19 ヒトパルボウイルスB19，*Parvoviridae* パルボウイルス科，DNAウイルス）の典型的な症状は，顔面の蝶形紅斑と体幹から手掌，足底にまで遠心性に拡がる全身のレース様（網目様）の紅斑丘疹である．これらは7〜10日で消失する．また，不顕性感染することもある（小児では30%，成人では60%程度）．わが国での最近の流行は，1981〜1982年，1986〜1988年，1992年にあり，5〜6年間隔で流行している．病原体ウイルスはヒトのみに感染し，ヒトへの感染は患者飛沫の経気道感染と考えられているが，輸血による感染もある．

10 かぜ症候群とrhinovirus など

鼻かぜ，コロナウイルス感染症，パラインフルエンザ，アデノウイルス感染症など病原体が上気道に感染して鼻汁や鼻づまり，咽頭痛，嗄声，咳などを主症状とするウイルス感染症を**かぜ症候群** cold syndrome と総称する（表8-7）．かぜ症候群の検査所見は乏しく，インフルエンザや呼吸器シンシチウムと区別しにくい．

a）鼻かぜ

鼻かぜ（病原体；rhinovirus ライノウイルス，*Picornaviridae* ピコルナウイルス科，RNAウイルス）の症状は，大量の鼻汁，鼻づまり，くしゃみなどである．rhinovirus は低温（33℃）で増殖するので，感染は鼻腔にとどまり，下気道に達することはない．かぜ症候群の50%は鼻かぜである．インフルエンザが冬に流行するのに対して，鼻かぜは春と秋に流行するのが特徴であり，学童が家庭への運搬役を演じる．rhinovirus は患者の鼻汁中に大量に含まれ，これが手，ハンカチ，鼻紙，食器などを介して鼻腔粘膜や咽頭に感染する．このウイルスには100種以上の血清型があり，鼻かぜワクチンの開発は困難である．

b）コロナウイルス感染症

コロナウイルス感染症（病原体；human coronavirus ヒトコロナウイルス，*Coronaviridae* コロナウイルス科，RNAウイルス）は，鼻汁と全身倦怠感が特徴である．

表8-7 かぜ症候群

病名	症状など特徴
鼻かぜ	大量の鼻汁，鼻づまり，くしゃみ，春と秋に流行，かぜ症候群の50%
コロナウイルス感染症	鼻汁，全身倦怠感，まれに発熱，胃腸炎，かぜ症候群の15〜20%
パラインフルエンザ	呼吸困難（ピューピューという金属性呼吸音），発熱
アデノウイルス感染症	咽頭炎，咽頭結膜炎，百日咳様症候群，下痢，プール熱

また，子供から大人まで広い年齢層に感染し，かぜ症候群の15～20％を占める．human coronavirusは主に上気道に限局して増殖するが，糞便から経口感染して胃腸炎を起こすこともある．

c) パラインフルエンザ

パラインフルエンザ（病原体；parainfluenza virus パラインフルエンザウイルス，Paramyxoviridae パラミクソウイルス科，RNAウイルス）は小児の急性呼吸器感染症の一種であり，年間を通じて流行する．発熱に続き，**クループ**（咽頭気管支炎）とよばれる呼吸困難（金属製のピューピューという呼吸音，あるいは犬の遠吠えに似た苦しげな呼吸音）を起こす．parainfluenza virusは東北大学医学部附属病院で分離されたので，センダイウイルス，またはhemagglutinating virus of Japan（HVJ）の別名をもつ．

d) アデノウイルス感染症

アデノウイルス感染症（病原体；human adenovirus ヒトアデノウイルス，Adenoviridae アデノウイルス科，DNAウイルス）は子供を中心に流行し，そのピークは6～8月である．human adenovirusの血清型は多く，感染症の病態も咽頭炎，咽頭結膜炎，気道の炎症，百日咳様症候群，下痢など多彩である．また，水泳中に感染し，咽頭結膜炎を主訴とする**プール熱**の原因にもなる．プール熱は，結膜の発赤や腫れとともに，発熱，咽頭炎，また，流行性耳下腺炎様の耳下腺の腫脹を起こす．

8-5-3 真菌症と病原体

1 ニューモシスチスカリニ肺炎と *Pneumocystis carinii*

ニューモシスチスカリニ肺炎 Pneumocystis carinii pneumonia（病原体；*Pneumocystis carinii* ニューモシスチス・カリニ）は，白血病やエイズ患者など易感染性宿主への日和見感染症である．エイズ患者の約60％がこれに罹患する．ニューモシスチスカリニ肺炎は人獣共通感染症であり，*P. carinii* のヒトへの感染はげっ歯類の他，イヌやネコなどの伴侶動物が感染源となる．

2 アスペルギルス症と *Aspergillus fumigatus*

アスペルギルス症 aspergillosis（病原体；主に*Aspergillus fumigatus* アスペルギルス・フミガーツス）は，日和見感染症の一種であり，土壌中の *A. fumigatus* などの吸入により肺に初期感染して肺アスペルギルス症を起こす．*A. fumigatus* の反復感染はアレルギーの原因になる．

8-6 尿路感染症，性行為・血液感染症

易感染性宿主や糖尿病，腎臓結石による排尿障害，前立腺肥大，妊婦における尿毒血症など，何らかの基礎疾患をもっている者は**尿路感染** urinary tract infection（UTI）を起こしやすい．**性行為感染症** sexually transmitted diseases（STD）患者の多くは不顕性感染であり，このような自覚症状のない保菌者によって病原体が伝播されることが多い．ウイルス肝炎には性行為や輸血，また血液製剤の投与が原因になるものがある．尿路または性行為・血液感染する代表的な感染症を表8-8に示した．

8-6-1 細菌感染症と病原体

1 膀胱炎，腎盂腎炎と *Escherichia coli*

膀胱炎 cystitis（病原体；主に*Escherichia coli* 大腸菌）は排尿困難や膿尿などを主訴とする．膀胱炎の主な原因菌は *E. coli* であるが，*Pseudomonas aeruginosa* 緑膿菌，*Proteus* プロテウス属，*Staphylococcus* ブドウ球菌属，*Enterococcus* エンテロコッカス属，また女性の場合は，*Candida albicans* カンジダ・アルビカンスなども原因になる．女性の尿道（2.5～4 cm）は男性の尿道（20～25 cm）より短く，また女性の尿道口は肛門に近いことから，女性は男性に比べて膀胱炎を起こしやすい．

腎盂腎炎 pyelonephritis（病原体；主に*Escherichia coli* 大腸菌）は，腎盂および腎髄質の炎症であり，膀胱

表 8-8 尿路感染症，性行為・血液感染症

感染症名	病原体	症状	治療，予防
細菌性			
膀胱炎	*Escherichia coli* 大腸菌	排尿痛	LVFX
腎盂腎炎	*Escherichia coli* 大腸菌	背部痛，発熱	LVFX
糸球体腎炎	*Streptococcus pyogenes* 化膿レンサ球菌	血尿，浮腫	自然治癒
梅毒	*Treponema pallidum* 梅毒トレポネーマ	硬性下疳，先天性異常	PC
りん病	*Neisseria gonorrhoeae* りん菌	前部尿道炎	TC，PC，CEP
鼠径リンパ肉芽腫	*Chlamydia trachomatis* クラミジア・トラコーマチス	接触部位に水疱	TC
軟性下疳	*Haemophilus ducreyi* ヘモフィルス・デュクレイ	軟性下疳	KM，TC
ウイルス性			
AIDS [1]	HIV [2] ヒト免疫不全ウイルス	免疫不全	AZT，インターフェロン
ATL [3]	HTLV-1 [4] ヒトTリンパ球向性ウイルス1	白血病	なし
尖形コンジローム	human pailloma virus ヒトパピローマウイルス	生殖器の疣贅	局所療法
カポジ肉腫	HHV-8 [5] ヒトヘルペスウイルス8	皮膚，粘膜，内臓の肉腫	局所療法
生殖器ヘルペス	HSV-2 [6] 2型単純ヘルペスウイルス	疱疹，先天性異常	アシクロビル
ウイルス肝炎	hepatitis B virus（HBV）B型肝炎ウイルス	肝炎，肝硬変，肝がん	HBIG [7]，ワクチン
	hepatitis C virus（HCV）C型肝炎ウイルス	肝炎，肝硬変，肝がん	インターフェロン
	hepatitis D virus（HDV）D型肝炎ウイルス	肝炎，肝硬変，肝がん	HBワクチン
真菌性			
カンジダ症	*Candida albicans* カンジダ・アルビカンス	紅斑性小疱	AMPH
原虫性			
トリコモナス症	*Trichomonas vaginalis* 腟トリコモナス	腟炎，男子尿道の炎症	MNZ

AMPH：アムホテリシンB，AZT：アジドチミジン，CEP：セファロスポリン類，KM：カナマイシン，LVFX：レボフロキサシン，MNZ：メトロニダゾール，PC：ペニシリン，TC：テトラサイクリン

[1] AIDS；acquired immunodeficiency syndrome（後天性免疫不全症候群）
[2] HIV；human immunodeficiency virus（ヒト免疫不全ウイルス）
[3] ATL；adult T cell leukemia（成人T細胞白血病）
[4] HTLV-1；human T lymphotropic virus type 1（ヒトTリンパ球向性ウイルス1）
[5] HHV-8；human herpesvirus 8（ヒトヘルペスウイルス8）
[6] HSV-2；herpes simplex virus type 2（2型単純疱疹ウイルス）
[7] HBIG；抗B型肝炎ヒト免疫グロブリン

炎を放置しておいた場合に起こりやすい．腎盂腎炎は *E. coli* のほか，*Streptococcus pyogenes* 化膿レンサ球菌や *Enterobacter aerogenes* エンテロバクター・エロゲネスなども原因になる．

2 糸球体腎炎と *Streptococcus pyogenes*

糸球体腎炎 glomerulnephritis（病原体；*Streptococcus pyogenes* 化膿レンサ球菌）は，免疫複合体病（III型アレルギー）の一種であり，*S. pyogenes* の感染後に起こるので，レンサ球菌感染後急性糸球体腎炎 acute poststreptococcal glomerulonephritis ともよばれる．*S. pyogenes* の可溶性抗原は心筋ザルコレンマ下膜と交差抗原性を有する．糸球体腎炎はこの抗原と抗体とからなる多量の免疫複合体が糸球体に沈着し，糸球体上で補体成分による炎症が腎臓機能に障害を与える疾患である（5-2-4 [2] 参照）．

3 梅毒と *Treponema pallidum*

梅毒 syphilis（病原体；*Treponema pallidum* subsp. *pallidum* 梅毒トレポネーマ）には先天性と後天性梅毒がある．**先天性梅毒** congenital syphilis は *T. pallidum* subsp. *pallidum* の胎盤経由による垂直感染である．後

天性梅毒の潜伏期間は10～90日（通常3週間）であり，急性および慢性の症状が起こって再燃を繰り返す．感染後2年以内の梅毒を早期梅毒（*T. pallidum* subsp. *pallidum* 感染部位の皮膚や粘膜への丘疹とびらんの形成），感染後3年以降のものを晩期梅毒（心臓・血管または脳神経症状）という．病原体は，早期梅毒患者の皮膚および粘膜病変からの滲出液を介して，性行為で伝播する．

4 りん病と *Neisseria gonorrhoeae*

りん病 gonorrhea（病原体；*Neisseria gonorrhoeae* りん菌）の症状は男女で異なる．男性は尿道炎が主であり，2～6日の潜伏期間を経て排尿困難と粘性膿の排出によって自覚される．尿道口は発赤し，排尿時に熱感または疼痛を覚える．女性では，感染後数日で無痛性の尿道炎または子宮頸管炎を起こす．女性の尿道炎は男性に比べて軽症であるが，膀胱炎に進展すると頻尿や排尿痛を伴う．また，子宮頸管への感染は卵管に拡散して**骨盤内炎症性疾患** pelvic inflammatory disease を起こし，卵管の癒着による卵管炎が起こることがある．骨盤内炎症性疾患は不妊または子宮外妊娠の原因になることが多い．*N. gonorrhoeae* はヒトが唯一の保有動物であり，患者粘膜からの滲出物を介して，性行為（性器‒口腔‒肛門感染 genitro‒oro‒anal infection）で伝播する．妊婦患者からの新生児は**新生児眼炎** ophthalmia neonatorum を起こすことがあり（失明または結膜炎），これを防ぐために1％硝酸銀溶液またはペニシリンが新生児に点眼される．

5 鼠径リンパ肉芽腫症などと *Chlamydia trachomatis*

鼠径リンパ肉芽腫症 lymphogranuloma inguinale（病原体；*Chlamydia trachomatis* クラミジア・トラコマチス）はリンパ節の炎症を主徴とする．男性は陰茎冠状溝における丘疹または水疱様病巣をもって始まり，リンパ節炎に進行する．近年，わが国での鼠径リンパ肉芽腫症の発生はほとんど見られない．

非りん菌性尿道炎 non‒gonococcal urethritis（病原体；主に *C. trachomatis*）とは，*Neisseria gonorrhoeae* りん菌以外の病原体が原因になる尿道炎の総称であり，

HSV‒2, *Candida albicans* カンジダ・アルビカンス，*Trichomonas vaginalis* 腟トリコモナスなども原因になるが，半数が *C. trachomatis* によるクラミジア尿道炎である．りん病とクラミジア尿道炎の臨床症状は類似しており，またりん病患者の多くは *C. trachomatis* の混合感染である．クラミジア尿道炎は1～2週間の潜伏期間の後に排尿困難と粘液膿の排出によって自覚されるが，多くは無症候性である．クラミジア尿道炎による卵管炎は不妊の原因になる場合がある．また妊婦の子宮頸管炎は産道での母子感染によってその子供に**新生児封入体結膜炎** neonatal inclusion conjunctivitis を起こすことがある（失明）．それを防ぐために新生児にはエリスロマイシンが点眼される．

6 軟性下疳と *Haemophilus ducreyi*

軟性下疳 chancroid（病原体；*Haemophilus ducreyi* ヘモフィルス・デュクレイ）は，潜伏期間3～5日の後，性器に発赤，腫脹，潰瘍が形成される．また，鼠径リンパ節が鶏卵大に腫れて，圧痛がある．軟性下疳は梅毒と似ているが，梅毒は潜伏期間が長いこと（9～90日），病原体が感染した性器が硬いこと（硬性下疳）などの点で両者は異なる．女性は無症候のことがある．病原体は患者病巣の分泌物を介して性行為で感染する．

8-6-2 ウイルス感染症と病原体

1 後天性免疫不全症候群と human immunodeficiency virus

後天性免疫不全症候群 acquired immunodeficiency syndrome，または**エイズ** AIDS（病原体；human immunodeficiency virus type‒1, ‒2（HIV‒1, HIV‒2）ヒト免疫不全ウイルス1型，2型，*Retroviridae* レトロウイルス科，RNA ウイルス）は，病原体の感染2～4週間後の急性期にインフルエンザ様症状を呈する．数年～10年間の長い無症候期が続いた後，**ARC 期** AIDS related complex period に続いてエイズを発症する．ARC 期では，CD4 陽性 T 細胞が減少し始め（200 cell/mL 以下），エイズを発症すると免疫不全状態になって，種々の**日和見感染症**（カリニ肺炎，カンジダ症，サイト

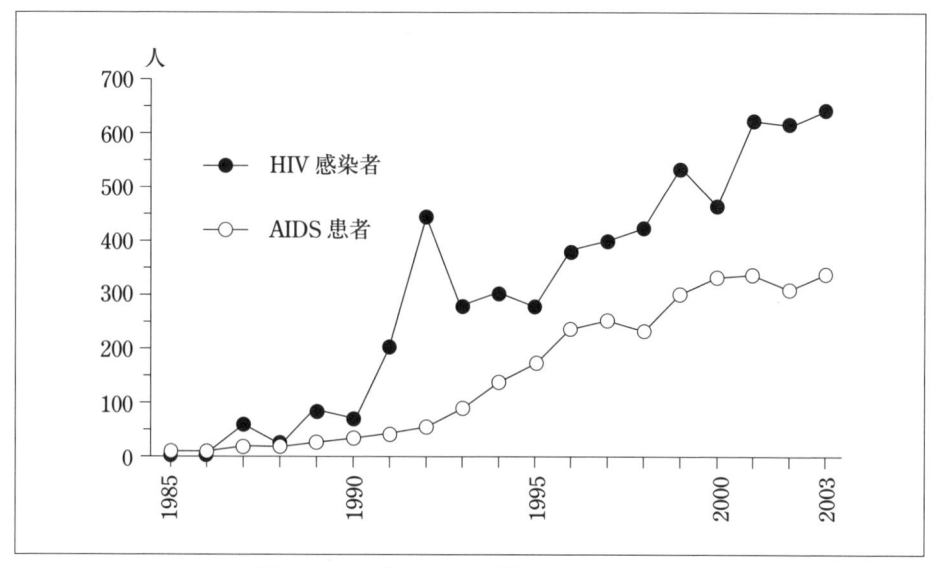

図8-6 わが国の HIV 感染者と AIDS 患者
わが国は先進工業国のうちで唯一，近年における HIV 感染者と AIDS 患者が増加している国である．
(厚生労働省エイズ動向委員会編，平成15年エイズ発生動向年報より)

メガロウイルス感染症，肺結核，サルモネラ症，クリプトコックス症，カポジ肉腫など）を併発する．病原体 HIV は性行為や静脈注射針の共用，輸血，非加熱血液製剤の投与，母子感染（主に産道での感染）などにより感染する．HIV はエンベロープ表面の gp120 が T 細胞の CD4 分子と結合することで感染する．gp120 たん白質は高頻度に抗原変異を起こすため，HIV ワクチンの開発は困難である（3-5-1 ①参照）．わが国のエイズ患者は近年，増加傾向にある（図8-6）．

② 成人 T 細胞白血病と human T lymphotropic virus type 1

成人 T 細胞白血病 adult T-cell leukemia（病原体；human T lymphotropic virus type 1（HTLV-1）ヒト T リンパ球向性ウイルス 1，*Retroviridae* レトロウイルス科，RNA ウイルス）の臨床症状は，リンパ節腫脹，肝脾腫，皮膚症状（粟粒大から米粒大の丘疹，腫瘤），高カルシウム血症による意識障害が主である．病原体 HTLV-1 は，母子感染（母乳），性行為感染（男性から女性への感染がほとんど），輸血感染，汚染注射器などによってヒトからヒトへ感染するが，大部分は母子感染して新生児はキャリアーとなる．そして，新生児キャリアーの1～5％がおよそ50年の潜伏期間を経て発症する（小児は発症しない）．成人 T 細胞白血病（ATL）患者は，日和見感染症（ニューモシスチスカリニ肺炎，帯状疱疹，アスペルギルス肺炎，クリプトコックス症など）を併発する．また，**HTLV-1 関連脊髄膜炎**（HTLV-1 associated myelopathy；HAM），また自己免疫病であ

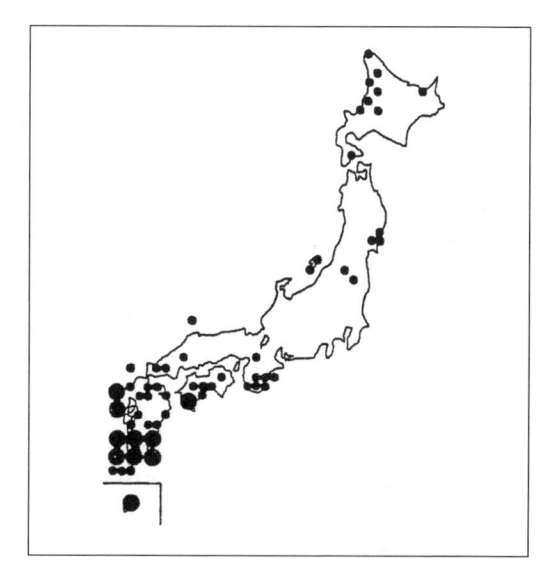

図8-7 成人 T 細胞白血病患者の分布
わが国の成人 T 細胞白血病患者は九州，四国，紀伊半島に多い．その他，佐渡，東北（三陸地方），北海道にも点在する．これらの地域と原日本人の居住地との関連性が論議されている．

る，シェーグレン症候群 Sjögren syndrome（5-2-3 ②）や水晶体誘発性ぶどう膜炎 phacogenic uveitis（5-2-4 ①）照症候群を発症する場合もある．

わが国の ATL 患者とキャリアーは南九州，南四国，紀伊半島また東北地方，北海道に多く（図 8-7），キャリアーはおよそ 100 万人といわれている．HTLV-1 は HIV と同様に CD4 陽性の T 細胞に感染し，逆転写酵素によってゲノム RNA から合成した DNA をプロウイルスとして細胞の染色体に挿入する．HTLV-1 が T 細胞の増殖を促し，HIV はこの細胞の免疫細胞としての機能を阻害する点が両ウイルスでは異なっている．

③ 尖圭コンジロームと human pailloma virus

尖圭コンジローム condyloma acuminatum（病原体；human papilloma virus（HPV）ヒト乳頭腫ウイルス，*Papovaviridae* パポバウイルス科，DNA ウイルス）では，無痛性の疣贅（いぼ）が性器に出現する．この疣贅は乳頭状で，先端に尖った突起が多数見られる．男性では陰茎の各所に発症するが，女性では前腟庭，小陰唇に好発し，子宮頸部に発症することも多い．HPV は皮膚の小創傷より接触感染する．この場合，起因ウイルスの血清型によって，尋常疣贅（上下肢），扁平疣贅（顔面），疣贅足底（足底），尖圭コンジロームなど病変が異なる．これらの予後は一般に良く，数年を経て自然治癒することが多いが，遺伝的素因を背景に紫外線の照射によって誘発される疣贅状表皮形成 epidermodysplasia verruciformis は後に皮膚がんを発生する．また尖圭コンジロームは，子宮頸がんまたは陰茎がんの原因である可能性が高い．

HPV による発がんには，E6，E7 とよばれる 2 種類のたん白質が関与しており，これらのたん白質はがん抑制遺伝子産物を不活化する（E6 たん白質は p53，また E7 たん白質は Rb の活性を抑制する）．

④ カポジ肉腫と human herpesvirus 8

カポジ肉腫 Kaposi's sarcoma（病原体；human herpesvirus 8（HHV 8）ヒトヘルペスウイルス 8，*Herpesviridae* ヘルペスウイルス科，DNA ウイルス）は，皮膚，粘膜，内臓の肉腫病変を呈し，HIV 感染者，エイズ患者，免疫抑制剤被投与者に併発する代表的な日和見感染症である．HHV 8 は，精液，唾液から検出されることから性行為感染すると考えられている．また，産道での感染など母子感染の可能性もある．HHV 8 ゲノムには，サイクリン cycline（第 1 編，8-3-1 ①参照），Bcl-2 様たん白質などをコードするがん遺伝子が報告されている．

⑤ 生殖器ヘルペスと herpes simplex virus type 2

生殖器ヘルペス genital herpes（病原体；herpes simplex virus type 2（HSV-2）単純ヘルペスウイルス 2 型，*Herpesviridae* ヘルペスウイルス科，DNA ウイルス）は，数日の潜伏期間を経て性器の痛みによって自覚される．続いて患部の腫脹と痛みを伴った水疱が現れ，これは 1 週間以内で消失する．しかし，種々のストレス（日焼け，発熱，月経，精神不安定など）によって再発することが多い．生殖器ヘルペス妊婦の出産には，新生児への感染を防ぐために，帝王切開が薦められている．HSV-2 は，子宮頸管分泌物や精液を介して性行為感染する．HSV-1 は，初感染では歯肉口内炎，持続感染の再発では口唇ヘルペス cold sores を起こすことが多い．HSV-1，HSV-2 は新生児ヘルペスや先天性単純ヘルペス congenital herpes simplex の原因になる．HSV-2 は試験管内で細胞をがん化すること，また子宮頸がんは HSV-2 が感染している女性に多いことなどから，子宮頸がんと HSV-2 感染の関係が疑われている．

⑥ B 型肝炎と hepatitis B virus

B 型肝炎 hepatitis B（病原体；hepatitis B virus（HBV）B 型肝炎ウイルス，*Hepadnaviridae* ヘパドナウイルス科，DNA ウイルス）には，HBV の一過性または持続性感染がある．どちらのタイプの感染が起こるかは宿主の免疫状態に依存している．免疫応答が正常な場合は，HBV は一過性に感染して急性肝炎（B 型急性肝炎）を起こす．B 型急性肝炎では，4〜26 週間の潜伏期間を経て，黄疸，全身倦怠感，食欲不振，悪心，嘔吐などが起こる（発熱例は少ない）．この時期には，血中に HBs 抗原が検出され，また HBe 抗原も検出される．B 型急性肝炎の極期には SGOT と SGPT 値が上昇する．極期を過ぎると HBe 抗原が消失し，回復期には SGPT，

SGOT値は正常範囲になってHBs抗原が消失し，HBe抗体が出現する．そして，数か月後にはHBs抗体が出現してHBVに対する終生免疫が成立する．

これに対して，免疫応答が未熟な新生児，あるいは免疫不全者ではHBVが持続性に感染して**HBVキャリア**ーとなる．HBVキャリアーの大半は不顕性感染のまま進行して，慢性肝炎，肝硬変，さらには肝がんへと進展することがある．母子感染によるHBVキャリアーでは不顕性感染がおよそ20年続く．そして，この4～5％が肝がんを発症すると考えられている．HBs抗原陽性産婦からの新生児には**B型肝炎母子感染防止事業**のもとにHBIG（抗B型肝炎ヒト免疫グロブリン）とB型肝炎ワクチンが接種される（9-5参照）．

HBVは患者からの輸血，血液製剤，または針さし事故などの医療行為による感染，精液や腟の分泌物による性行為感染，産道や母乳を介した母子感染など非経口感染である．また，人工受精の精液による感染も報告されている．現在では，供血者血液に対するHBs抗原のスクリーニングがルーチン化されて，輸血によるB型肝炎はほとんど見られなくなっている．

7 C型肝炎とhepatitis C virus

C型肝炎 hepatitis C（病原体；hepatitis C virus（HCV）C型肝炎ウイルス，*Flaviviridae*フラビウイルス科，RNAウイルス）には，HBVと同様に，HCVの一過性と持続性感染によるものがあるが，ほとんどは持続性感染による慢性肝炎である．一過性感染による**C型急性肝炎**は，2～30週間の潜伏期間を経て，倦怠感，吐気，黄疸などが現れる（発熱例は少ない）．C型急性肝炎の**C型慢性肝炎**への移行率は輸血後肝炎ではおよそ60～90％，散発性肝炎では60％とされている．C型慢性肝炎患者は20～30年の間，ほとんど無症候性に推移して，肝硬変へと進行する．肝硬変患者は年率およそ5％の割合で肝がんを発症する．

現在，わが国には150～300万人のC型慢性肝炎患者が存在すると推定されており，1970年代より急増している肝がんの80％はHCVによるものである．HCVの感染は患者からの輸血，血液製剤，未消毒針を連用する覚醒剤注射および医療従事者の針さし事故による．また，入れ墨や鍼治療もハイリスクとされている．HCVの性行為感染は少ないと考えられている．1989年以前は，輸血後肝炎の大部分はC型肝炎であった．しかし，最近では輸血用血液のHCV汚染が**NAT** nucleic acid amplification法によりスクリーニングされており，輸血による新規感染例は少なくなっている．

8 D型肝炎とhepatitis D virus

D型肝炎 hepatitis D（病原体；hepatitis D virus（HDV）D型肝炎ウイルス，ゲノムはRNA）の症状は，食欲不振，全身倦怠感，黄疸など，B型肝炎の症状に類似している．HDVがHBVと**混合感染** mixed infectionした場合には，急性肝炎で終わるものの，2種の肝炎が起こるために重症化，劇症化しやすい．一方，HBVが**二次感染** secondary infectionした場合は，ほとんどがキャリアー化し（70～80％），慢性肝炎となって肝硬変や肝がんに進展する．

HDVはHBVのHBs抗原をそのエンベロープにもち，内部にHDV固有のデルタ抗原をもつ．HDVは，それ自身では増殖不能な欠陥ウイルスであり，増殖にはHBVの共存が必須である．HDVの感染経路は，HBVのそれと同じ非経口感染であり，患者からの輸血，血液製剤，針さし事故，性行為感染などで感染する．ただしHBVとは異なり，HDVの母子感染は起こりにくいと考えられている．

8-6-3 真菌症と病原体

1 カンジダ症とCandida albicans

カンジダ症 candidosis（病原体；主に*Candida albicans*カンジダ・アルビカンス）には，表在性と深在性のカンジダ症がある．表在性のカンジダ症は皮膚や粘膜のカンジダ症であり（鵞口瘡，腟カンジダ症，重症のおむつかぶれなど），深在性のカンジダ症は全身性のカンジダ症である（エイズ患者の口腔内カンジダ症，食道カンジダ症など）．*C. albicans*は，口腔，皮膚，腸管，腟の正常フローラとして存在し，これが内因性感染する．

8-6-4 原虫感染症と病原体

1 トリコモナス症と Trichomonas vaginalis

トリコモナス症 trichomoniasis（病原体；Trichomonas vaginalis 腟トリコモナス）は，カンジダ症とともに腟炎の主要な原因になる．女性の腟トリコモナス症は腹痛で始まり，排尿困難（激痛）を伴う．T. vaginalis は腟の正常細菌叢を形成しているが，腟の pH の上昇に伴って増加する．したがって，その症状は月経時やピルの服用時に悪化する．男性の場合は，尿道炎や前立腺炎などの原因になるが，無症候性であることが多く，このことが性交パートナーへの病原体の伝播の原因になっている．

8-7 接触，創傷感染症

接触または創傷感染する代表的な感染症を表8-9に示した．

8-7-1 細菌感染症と病原体

1 SSSS と Staphylococcus aureus

黄色ブドウ球菌性熱傷様皮膚症候群 staphylococcal scalded skin syndrome（SSSS）（病原体；Staphylococcus aureus 黄色ブドウ球菌）は，熱傷様の皮膚症状と皮膚の剥脱を伴う感染症である．リッター Ritter 病やブドウ球菌性の膿痂疹 impetigo（とびひ）も SSSS に含める．SSSS 患者のほとんどは新生児から6歳以下，特に3歳以下の幼児に好発する．成人の発症はまれであるが，成

表8-9 接触感染症，創傷感染症

感染症名	病原体	症 状	治療，予防
細菌性			
SSSS [*1]	Staphylococcus aureus 黄色ブドウ球菌	表皮剥脱	PC
TSS [*2]	Staphylococcus aureus 黄色ブドウ球菌	血圧低下など	PC
封入体結膜炎	Chlamydia trachomatis クラミジア・トラコマチス	結膜炎	TC
トラコーマ	Chlamydia trachomatis クラミジア・トラコマチス	角膜炎	TC
ハンセン病	Mycobacterium leprae マイコバクテリウム・レプレ	結節性皮疹など	DDS + RFP + CLF
破傷風	Clostridium tetani 破傷風菌	強直性痙攣	抗毒素，ワクチン
ガス壊疽	Clostridium perfringens ウエルシュ菌	組織壊死	PC，抗毒素
ウイルス性			
痘瘡[1]	smallpox virus 痘瘡ウイルス	発熱，発疹，水疱	ワクチン
真菌性			
皮膚糸状菌症	Trichophyton rubrum トリコフィトン・ルブルム	丘疹，水疱，鱗屑など	GRF
プリオン性			
CJD [*3]	prions プリオン（異常型）	脳機能障害，精神症状	なし

CLF：クロファジミン，DDS：ジアミノジフェニルスルフォン，GRF：グリセオフルビン，PC：ペニシリン，RFP：リファンピシン，TC：テトラサイクリン
1；一類感染症
[*1] SSSS；staphylococcal skin scalded syndrome（黄色ブドウ球菌性熱傷様皮膚症候群）
[*2] TSS；toxic shock syndrome（毒素性ショック症候群）
[*3] CJD；Creutzfeldt-Jakob disease（クロイツフェルト・ヤコブ病）

人では高齢者，免疫抑制剤服用者，白血病や腎不全，糖尿病などの基礎疾患のあるものがほとんどである．まだ剝脱が見られない患者でも患部を指で擦過すると表皮の剝脱が起こり，その下に発赤した湿潤面が露出する．これは本疾患を診断するための重要な所見であり，Nikolsky sign とよばれる．SSSS の病原性因子は *S. aureus* の表皮剝脱毒素であるが，この毒素が熱傷様の皮膚症状を発症するメカニズムは不明である．表皮剝脱毒素とアトピー性皮膚炎との関連性が注目されている．

2 TSS と *Staphylococcus aureus*

毒素性ショック症候群 toxic shock syndrome（TSS）（病原体；*Staphylococcus aureus* 黄色ブドウ球菌）は，新生児から高齢者まで幅広い年齢層に発症し，発熱（38.9℃ 以上），発疹（びまん性の斑状紅皮症），低血圧（成人で最高血圧 90 mmHg 以下），多臓器不全（消化管，筋，粘膜，腎臓，肝臓）などを伴う全身性の疾患である．この疾患は，1980 年，腟タンポンを使用した米国の若い女性の間に流行して認識が高まった（図8-8）．

TSS の病原性因子は毒素性ショック症候群毒素（TSST-1）である．TSST-1 にはスーパー抗原性があり（3-4-5 ①参照），種々の T 細胞クローンを同時に活性化させ，短時間のうちに IL-2 など大量のサイトカインを遊離させる．その結果，生体の恒常性が崩れて全身性の症状が現れると考えられているが，その詳細なメカニズムは不明である．

3 トラコーマ，新生児封入体結膜炎と *Chlamydia trachomatis*

トラコーマ trachoma（病原体；*Chlamydia trachomatis* クラミジア・トラコマチス）は慢性に経過する伝染性結膜炎である．発病初期の異物感，眼脂，流涙などに続き，眼瞼の膨脹と下垂，結膜における瘢痕の形成が見られる．病原体は眼の分泌物またはこれに汚染されたタオルや器具などを介して接触感染する．近年，わが国でのトラホームの発生はほとんどない．同じ *C. trachomatis* による新生児封入体結膜炎の症状はトラコーマに似ているが，結膜における瘢痕の形成は見られない．*C. trachomatis* は子宮頸管炎がある母親の産道で新生児に感染する．この場合，生後 5～12 日に発症することが多く，発生率は 20～50 % である．

4 ハンセン病と *Mycobacterium leprae*

ハンセン病 Hansen's disease（病原体；*Mycobacterium leprae* マイコバクテリウム・レプレ）は，ハンセン病腫型 lepromatous leprosy と類結核型 tuberculoid leprosy に分けられる．ハンセン病腫型では，手足，顔面などに結節性皮疹が多発し，それが顔面に出れば獅子面になる．重症化すると，失明や頭髪，眉毛，睫毛の脱失，鼻閉または鼻梁が陥凹する．類結核型は，非進行性の良性疾患で，隆起した紅斑と知覚麻痺が明瞭である．1996 年，ハンセン病患者の隔離を義務づけたわが国のらい予防法

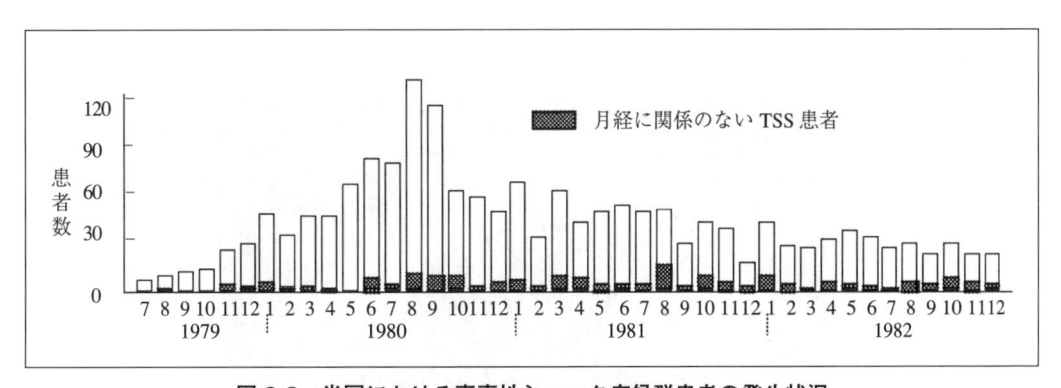

図 8-8 米国における毒素性ショック症候群患者の発生状況

1980 年，米国において毒素性ショック症候群（TSS）が多発し，患者の腟からは高率に *S. aureus* が分離された（TSS 患者；97 %，健常人女性；10 %）．原因は，生理用タンポンに付着して挿入された *S. aureus* の増殖が脱臭や吸収力を上げるための合成ファイバー素材によって高められたと考えられている．TSS は月経以外に，出産や創傷，汗腺炎，リンパ腺炎，深部膿瘍，火傷，皮膚剝離など，また外科手術時のガーゼ，鼻腔内に挿入したパッキング，避妊用スポンジなども原因になる．
(A. L. Reingold（1984）MMWR, 33, 19SS-22SS より)

は廃止された．これによって，らいまたは癩病という病名はハンセン病に改められた．

5 破傷風と *Clostridium tetani*

破傷風 tetanus（病原体；*Clostridium tetani* 破傷風菌）は，4日〜2週間の潜伏期間を経て，開口困難で発病する（I期）．そして，咬痙 lockjaw や嚥下困難，発語障害などに進行し（II期），さらに最も危険な時期である後弓反張 opisthotonus などの全身的な強直性痙攣が現れる（III期，図8-9）．III期では，痛みを伴う数秒〜数分間続く痙攣を繰り返すが，これは突然の光や音によって誘発される．したがって，患者は暗く静かな部屋に安静させる必要がある．

破傷風の致死率は高い（15〜80％）が，その直接原因は破傷風毒素によって起こる窒息（呼吸筋麻痺）である．病原体 *C. tetani* は患者から分離されず，またヒトからヒトへの感染は起こらないので患者を隔離する必要はない．*C. tetani* は芽胞を形成して土壌中に広く分布しており，これが交通事故などによる閉塞性創傷の深部に感染する．また，消化管手術，人工妊娠中絶，抜歯，慢性湿疹，中耳炎が原因になる感染も報告されている．世界の破傷風による死亡は年間約100万人であるが，その70％は開発途上国における新生児が占めている．

6 ガス壊疽と *Clostridium perfringens*

ガス壊疽 gas gangrane（病原体；主に *Clostridium perfringens* ウエルシュ菌）は，組織の壊死，浮腫，悪臭のあるガス発生を主徴とし，破傷風と同様に，閉塞性の創傷に発生することが多い．ガス壊疽の主原因は *C. perfringens*（土壌中では胞子を形成して存在している）の感染であるが，*Clostridium novyi* クロストリジウム・ノビイ，*Clostridium septicum* クロストリジウム・セプティカム，また *E. coli* 大腸菌，*Klebsiella* クレブシエラ属，*Enterobacter* エンテロバクター属なども起因菌になる．

ガス壊疽の病原性因子は α 毒素である．本毒素はホスホリパーゼC活性を有し，これが血管内皮細胞に作用してリン脂質代謝とアラキドン酸カスケードを活性化し，さらに血管収縮作用を有するトロンボキサン A_2 の合成を促進する．その結果，血管収縮（血流障害）が起こり，酸素や栄養の供給が損なわれて組織の壊死が起こると考えられている．*C. perfringens* のエンテロトキシンはウエルシュ菌食中毒の病原性因子である（8-10-1[7]参照）．

8-7-2　ウイルス感染症と病原体

1 痘瘡（一類感染症）と smallpox virus

痘瘡 smallpox（病原体；smallpox virus 痘瘡ウイルス，*Poxviridae* ポックスウイルス科，DNA ウイルス）は，11〜14日の潜伏期間の後に急激に発症し，皮膚および粘膜に紅斑 → 丘疹 → 水疱 → 膿疱 → 結痂 → 落屑が規則正しく進行する急性の全身性，熱性，発疹性疾患で，

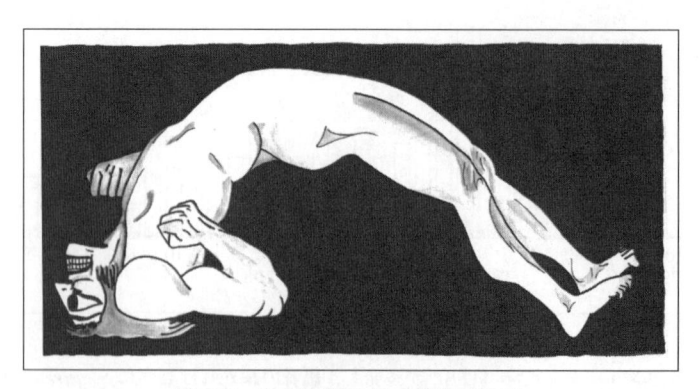

図 8-9　後弓反張を示す破傷風患者

破傷風で今にも死にそうな兵士の図．体が反り返り（後弓反張），頭から足の爪先まで全ての筋肉が痙攣している．兵士は歯をくいしばり（咬痙），苦笑いをしているようにも見える（スコットランドの外科医 Charles Bell によって描かれた油絵を模写したもの）．

致命率は高い．smallpox virus は患者の膿疱や鼻咽頭粘膜分泌物，または飛沫により感染する．WHO は 1967 年から痘瘡根絶計画を発足させ，1980 年には地球からの痘瘡撲滅宣言を出した．これによって 1982 年以降，国際的に痘瘡の予防接種（種痘）は必要なくなった．痘瘡が根絶された理由は，smallpox virus がヒトのみを宿主としてほかに保有動物がいないこと，また痘瘡には不顕性感染がなく患者の発見が容易であったこと，さらに種痘が世界的に徹底して行われたことによる．

8-7-3 真菌症と病原体

1 皮膚糸状菌症と *Trychophyton rubrum*

皮膚糸状菌症のうち，**頭部白癬** tinea capitis（しらくも），**股部白癬** tinea cruris（いんきんたむし），**足白癬** tinea pedis（みずむし），**爪白癬** tinea unguim などは *Trychophyton rubrum* トリコフィトン・ルブルムが原因になる．これらは，患者の皮膚病巣や病原体で汚染された衣類やじゅうたんなどの感染源に直接接触することで感染する．

8-7-4 プリオン病

1 クロイツフェルト・ヤコブ病などと prion

クロイツフェルト・ヤコブ病 Creutzfeldt-Jakob disease（CJD）（病原体；異常型プリオン prion たん白質）は，脳が海綿（スポンジ）状になる疾患であり，痴呆（精神機能全体の解体），ミオクローヌス myoclonus（四肢筋や顔面筋に見られる筋肉の不随意な収縮），PSD（periodic synchronous discharge 脳波の周期性同期性放電）を臨床的な特徴とする．CJD には，孤発性，家族性，医原性，変異型（新型）CJD があり，これら CJD と，クールー kuru，ゲルストマン・ストロイスラー・シャインカー症候群 Gerstmann-Sträussler-Scheinker syndrome（GSS），致死性家族性不眠症 fatal familial insomnia（FFI）を合わせてヒトの**プリオン病** prion disease という．また，スクレイピー scrapie とウシ海綿状脳症 bovine spongiform encephalopathy（BSE）は

それぞれヒツジとウシのプリオン病である．プリオン病は異常型プリオンたん白質の蓄積が原因となる．孤発性および家族性 CJD の発症年齢は 60 歳を中心にほぼ正規分布している．これに対して，医原性 CJD（CJD 患者由来の角膜や乾燥硬膜の移植，また異常型プリオンたん白質に汚染された深部電極の挿入が原因，接触感染），また変異型 CJD（BSE に罹患したウシ由来の牛肉の摂食が原因，経口感染）は若年発症の傾向がある．変異型 CJD は，ウシの BSE のプリオンたん白質がヒトに感染したものと考えられているが，現在のところ，ヒツジのスクレイピーのたん白質がヒトに感染したという報告はない．

8-8 人獣共通感染症

WHO（世界保健機関）と FAO（国連食料農業機関）によって，**人獣共通感染症** zoonosis は，「脊椎動物とヒトの間で自然に移行する感染症」と定義されている（1959 年）．この場合の脊椎動物とは，家畜，野生動物，伴侶動物（いわゆるペット）に限定し，またこれらとヒト間で移行する感染症でも，その病原体の伝播に節足動物の介在が必要なものは除外している．この定義に従うと，現在ではおよそ 110 ～ 120 種の人獣共通感染症が存在する．その主なものを表 8-10 に示した

8-8-1 細菌感染症と病原体

1 炭疽と *Bacillus anthracis*

炭疽 anthrax（病原体；*Bacillus anthracis* 炭疽菌）には，皮膚炭疽，肺炭疽，腸炭疽の 3 病型があり，どれも放置すると急性敗血症を起こして致死的となる．

皮膚炭疽は，*B. anthracis* を含む動物の組織，血液，あるいはその芽胞が汚染した動物の毛，皮革などが皮膚創傷に接触することによって起こる．その症状は感染局所の発赤と浮腫で始まり，水疱を伴った痂皮が形成される．そして病原体はその領域のリンパ節から血流に入って，敗血症を起こす．

表 8-10 人獣共通感染症

感染症名	病原体（保有動物）	症　状	治療，予防
細菌性			
炭疽	*Bacillus anthracis* 炭疽菌（ウシなど）	皮膚炭疽	TC
ブルセラ症	*Brucella melitensis* マルタ熱菌（ウシ，ブタ，ヤギなど）	波状熱	SM + TC
パスツレラ症	*Pasteurella maltocida* パスツレラ・マルトシダ（ネコ，イヌ）	肺炎	PC
鼻疽	*Burkholderia mallei* 鼻疽菌（ウマ）	化膿，肉芽腫	SA，TC
リステリア症	*Listeria monocytogenes* リステリア・モノサイトゲネス	髄膜脳炎	PC，TC
レプトスピラ症	*Leptospira interrogans* レプトスピラ・インタロガンス（ネズミなど）	黄疸，出血	SM，PC
ネコひっかき病	*Bartonella henselae* バルトネラ・ヘンセラ（ネコ，特に仔ネコ）	リンパ節腫脹	PC
オウム病	*Chlamydia psittaci* クラミジア・シッタシ（オウム，セキセイインコ）	肺炎	TC，EM
Q熱	*Coxiella burnetii* Q熱リケッチア（ウシ，ヒツジ）	発熱	TC
ウイルス性			
エボラ出血熱[1]	Ebola virus エボラウイルス（保有動物不明？）	臓器の出血	なし
マールブルグ病[1]	Marburg virus マールブルグウイルス（保有動物不明？）	臓器の出血	なし
ラッサ熱[1]	Lassa fever virus ラッサ熱ウイルス（マストミス）	出血	リバビリン
HFRS[*1]	Hantaan virus ハンターンウイルス（ネズミ）	発熱，腎不全	なし
HPS[*2]	Sin Nombre virus 名無しウイルス（ネズミ）	肺水腫	なし
狂犬病	rabies virus 狂犬病ウイルス（イヌ，キツネなど）	神経麻痺	ワクチン
真菌性			
クリプトコックス症	*Cryptococcus neoformans* クリプトコックス・ネオフォルマンス（ハト）	髄膜炎	AMPH
原虫性			
トキソプラズマ症	*Toxoplasma gondii* トキソプラズマ・ゴンジ（ネコ）	網膜障害など	SA

AMPH：アムホテリシンB，EM：エリスロマイシン，PC：ペニシリン，SA：サルファ剤，SM：ストレプトマイシン，TC：テトラサイクリン
1；一類感染症
[*1] HFRS；hemorrhagic fever with renal syndrome（腎症候性出血熱）
[*2] HPS；Hantavirus pulmonary syndrome（ハンタウイルス肺症候群，別名；成人呼吸窮迫症候群）

肺炭疽は，吸入した土壌中の病原体芽胞が肺胞に達して発芽，増殖することによって起こる．感染初期の肺炭疽の症状は，インフルエンザに似るが，リンパ節の腫脹，水腫，出血，壊死を起こして敗血症となり，さらに呼吸困難，発汗，チアノーゼを呈し，しばしば出血性髄膜炎を伴う．このような場合はほとんどが致死的である．

腸炭疽は，病原体によって汚染された肉の摂食が原因になり，出血性腸炎を起こす．この病型はまれである．炭疽は 3 種の毒素（防御抗原，致死因子，浮腫因子）の協同的な作用によって起こる．

2　ブルセラ症と *Brucella melitensis*

ブルセラ症 brucellosis（病原体；*Brucella melitensis* マルタ熱菌，別名ヤギ流産菌）は，波状熱 undulant fever を特徴とし，午後からの発熱と夜間から早朝にかけての解熱，発汗を繰り返す．*B. melitensis* はウシやブタ，ヤギ，ヒツジ，イヌなどが保有し，ヒトへの感染は，汚染乳の摂食，保有動物やその汚染物などとの接触，またエアロゾルの吸入などによる．*B. melitensis* は細胞内寄生性細菌であり，感染後，細菌は細胞に侵入し，脾臓やリンパ節内で増殖する．従来，*B. melitensis*（ヤギ流産菌），*B. suis*（ブタ流産菌），*B. abortus*（ウシ流産菌），*B. canis*（イヌ流産菌）のそれぞれは独立した菌種に分類されていたが，現在ではこれらすべてを *B. melitensis* に統合している．

3 パスツレラ症と *Pasteurella multocida*

パスツレラ症 pasteurellosis（病原体 *Pasteurella multocida* パスツレラ・マルトシダ）の病型は急性肺炎である．*P. multocida* はイヌ，ネコの上気道や口腔内に高頻度で常在しており（イヌ；50〜66％，ネコ；50〜90％），ヒトにはこれらが経気道感染する．また，咬傷，擦過傷からの感染もある．*P. multocida* は基礎疾患をもつような高齢者に感染しやすい日和見細菌の一種である．

4 鼻疽と *Burkhoderia mallei*

鼻疽 glanders（病原体；*Burkhoderia mallei* 鼻疽菌）は，皮膚や鼻粘膜に慢性の化膿性または肉芽腫性の病巣を形成し，全身感染，敗血症に進行する致死性の高い感染症である．鼻疽は主にウマの病気であり，ヒトへはウマとの接触で病原体が皮膚や粘膜の傷から感染する．

5 リステリア症と *Listeria monocytogenes*

リステリア症 listeriosis（病原体；*Listeria monocytogenes* リステリア・モノサイトゲネス）の病型は髄膜炎と敗血症が主で，まれに急性の胃腸炎を発症することもある．患者は新生児と乳幼児が半数を占める（胎児へ垂直感染することもある）．成人への感染はその人が易感染性宿主である場合が多い．*L. monocytogenes* は土壌や水などに生息し，家畜（ウシ，ヒツジ，ヤギなど）にも感染する．ヒトへは牛乳，チーズなど乳製品が感染源となって経口感染し，小腸の上皮細胞に侵入する．

6 ワイル病などレプトスピラ症と *Leptospira interrogans*

レプトスピラ症（病原体；*Leptospira interrogans* レプトスピラ・インタロガンス）とは，**黄疸出血性レプトスピラ病** leptospirosis icterohaemorrhagica，**秋季レプトスピラ病** leptospirosis autumnalis，**イヌ型レプトスピラ病** canicola fever の総称である．黄疸出血性レプトスピラ病は**ワイル病** Weil's disease，また秋季レプトスピラ病は単に秋疫（あきやみ）ともよばれる．ワイル病は重症型であり，発熱，悪寒，筋肉痛から，黄疸，出血，吐血，腎不全などを呈する．秋季とイヌ型レプトスピラ病は比較的軽症である．

1915年，稲田龍吉と井戸泰らはワイル病の病原体を分離し，それを *Spirochaeta icterohaemorrhagiae* と命名したが，1918年には野口英世によってその属名が *Leptospira* に改められた．ワイル病，秋疫，またイヌ型レプトスピラ病の病原体はすべてが *L. interrogans* であるが，その血清型がそれぞれ，*L. interrogans* serovar icterohaemorrhagiae, *L. interrogans* serovar autumnalis, *L. interrogans* serovar canicola と異なっている．これらはネズミ，イヌ，家畜の尿に汚染された水や土から主に経皮感染するが，汚染された飲食物からの経口感染もある．

7 ネコひっかき病と *Bartonella henselae*

ネコひっかき病 cat scratch disease（病原体；*Bartonella henselae* バルトネラ・ヘンセラ）は，ネコとの接触後，1〜3週間の潜伏期間を経て，微熱や倦怠感などで発症し，腋下，頸部，鎖骨上部，肘関節などの局所リンパ節に有痛性の腫脹をきたすことが多い．本疾患は小児に多く，病原体の感染巣はネコ（特に12か月未満の仔ネコ）またはイヌである．ネコが原因になる場合，病原体の伝播様式は多様で，ひっかき傷，接触のほかに，咬傷，ネコノミの刺傷が原因になることもある．*Bartonella* のうち，*B. quintana*（塹壕熱病原体），*B. bacilliformis*（オロヤ熱病原体）はヒトが感染巣になり，それぞれシラミとスナバエが媒介してヒトに感染する．

8 オウム病と *Chlamydia psittaci*

オウム病（病原体；*Chlamydia psittaci* クラミジア・シッタシ）は，38℃以上の発熱が必発で，悪寒，頭痛，全身倦怠感などインフルエンザ様の症状を示すのが特徴である．*C. psittaci* は鳥類やほ乳動物を自然宿主とし，ヒトへはオウム，インコ，ハト，またウシ，ブタ，ヒツジなどの排泄物粉塵の吸入によって経気道感染する．オウム病，肺炎クラミジア感染症（病原体；*Chlamydia pneumoniae*），トラコーマクラミジア肺炎（病原体；*Chlamydia trachomatis*）を総称してクラミジア肺炎とよぶ（8-5-1 10 参照）．

9 Q熱と *Coxiella burnetii*

Q熱 Q fever（病原体；*Coxiella burnetii* Q熱リケッチア）は，突然の高熱，頭痛，筋肉痛で発症する．1935年，オーストラリアの屠畜場従業員の間で原因不明の熱性疾患が集団発生した．これは仮りの病名として Query fever（謎の熱，Q熱）とされたが，これが現在でも使用されている．Q熱の症状は発疹チフスと似ているが，病原体の伝播には必ずしもベクターを必要としないこと（図8-10），患者には発疹が出ないこと，また Weil-Felix 反応（第3編，1-7-4参照）が陰性であることなど，他のリケッチア感染症（発疹チフス，日本紅斑熱，恙虫病，ヒトエールリッヒア症など）とは明らかに異なっている．

C. burnetii は，マダニ，げっ歯類，鳥類，野生動物，家畜，ヒトなど広い宿主域をもつ．野生動物と家畜間での病原体の伝播は，マダニに刺されるか，あるいは分娩時の汚物や糞便，尿で汚染された土壌などの粉塵の吸入による．一方，動物からヒトへの伝播経路は粉塵からの経気道感染，非殺菌乳からの経口感染が主で，ダニが媒介する感染例は少ないと考えられている．

8-8-2 ウイルス感染症と病原体

1 エボラ出血熱（一類感染症）と Ebola virus

エボラ出血熱 Ebola hemorrhagic fever（病原体；Ebola virus エボラウイルス，*Filoviridae* フィロウイルス科，RNA ウイルス）は，2～20日の潜伏期間の後，発熱，倦怠感，頭痛などインフルエンザ様症状で突発的に発症する．発症3日目頃から皮膚や粘膜に点状または環状出血が見られ，発症6～10日目頃にはショックにより死亡する．マールブルグ病の臨床症状もエボラ出血熱に類似しているが，重症度はエボラ出血熱のほうが高い．

エボラ出血熱は，1976年にアフリカのスーダンで初めて報告された（死亡率は151人/285人，53％）．流行の起点に近い Ebola 川の名前が病名につけられた．その2か月後には隣国のザイールに拡がり（死亡率は325人/358人，91％），1995年には再びザイールで大規模に流行した（死亡率は244人/315人，78％）．1994年にはタイの森林で Ebola virus に感染したチンパンジーが見つかり，その解剖にあたった研究者がエボラ出血熱に罹ったことにより，初めて動物からヒトへの感染経路が確認された．しかし，チンパンジーはウイルスの自然宿主ではなく，いまだに Ebola virus の自然界での宿主

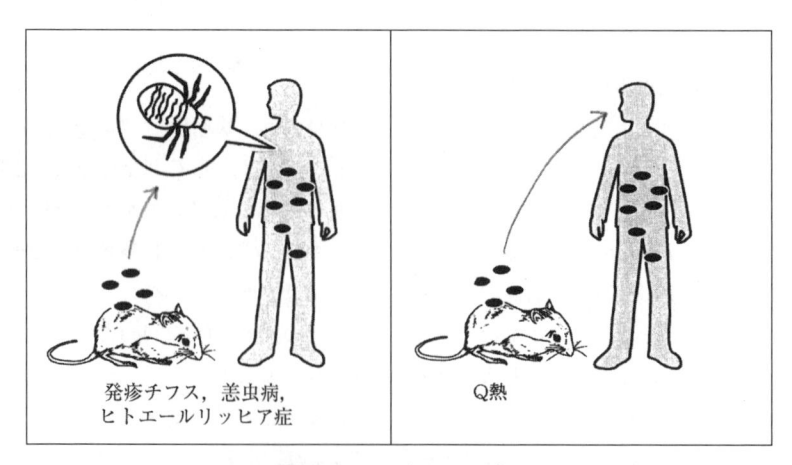

図8-10　リケッチア症
リケッチア症には，病原体の伝播に節足動物の介在が必要なもの（発疹チフス；*Rickettsia prowazekii*，恙虫病；*Orientia tsutsugamushi*，ヒトエールリッヒア症；*Ehrlichia chaffeensis* など）と，必要でないもの（Q熱；*Coxiella burnetii*）がある．

は同定されていない．病原体の自然界宿主からヒトへの感染経路は不明であるが，ヒトからヒトへは患者の血液，体液，排泄物を介して接触感染する．

2 マールブルグ病（一類感染症）と Marburg virus

マールブルグ病 Marburg disease（病原体；Marburg virus マールブルグウイルス，*Filoviridae* フィロウイルス科，RNA ウイルス）は，3～10 日の潜伏期間の後，発熱，頭痛，筋肉痛，皮膚粘膜発疹，咽頭結膜炎で突発的に発症する．重症化すると下痢，鼻口腔や消化管からの出血が起こる．

マールブルグ病は，1967 年にドイツの Marburg において初めて報告された．これはアフリカミドリザルから腎臓を摘出して細胞培養を行っていたワクチンメーカーの従業員が出血熱を発症し，またこれらの従業員と接触した医師，医療技術者および家族も同様の症状を示したものである（死亡率は 7 人 / 31 人，23 ％）．Marburg virus の自然界での宿主，またその自然界宿主からヒトへの感染経路は不明であること，さらに，このウイルスは患者の血液，体液，排泄物を介してヒトからヒトへ接触感染することなど，Marburg virus と Ebola virus の性質は互いに似ている．

3 ラッサ熱（一類感染症）と Lassa fever virus

ラッサ熱 Lassa fever（病原体；Lassa fever virus ラッサ熱ウイルス，*Arenaviridae* アレナウイルス科，RNA ウイルス）は，7～18 日の潜伏期間の後に，突発的または徐々に高熱（39～41 ℃）と全身倦怠感で発症する．そして，発症 3～4 日目に大関節痛，咽頭痛，咳，嘔吐，下痢を起こす．重症化すると顔面頸部浮腫や結膜炎，そして消化管出血が現れる．死亡率は高い（10～15 ％）．

ラッサ熱は，1969 年ナイジェリアの Lassa で初めて報告された．ラッサ熱は西アフリカに限局する風土病の一種であり，現地のヒトでは軽症である．Lassa fever virus の自然界での宿主はマストミス（多乳房のネズミ）であり，ヒトへはこの血液，尿，唾液との接触によって感染する．また，咬傷から感染することもあるが，経気道感染はないとされている．ヒトからヒトへは患者の血液や体液との接触によって感染する．

4 腎症候性出血熱，ハンタウイルス肺症候群と Hantavirus

腎症候性出血熱 hemorrhagic fever with renal syndrome（病原体；Hantaan virus ハンターンウイルス，*Bunyaviridae* ブンヤウイルス科，RNA ウイルス）とハンタウイルス肺症候群 Hantavirus pulmonary syndrome（病原体；Sin Nombre 名無しウイルス，*Bunyaviridae* ブンヤウイルス科，RNA ウイルス）は，どちらも野ネズミの尿や唾液の傷口への接触，そのエアロゾルの吸入，またはこれの咬傷から病原体が感染するのは同じであるが，病原体ウイルスの血清型とそれを媒介する野ネズミの種類，また病型が両疾患では異なっている．

腎症候性出血熱の病原体は血清型 Hantaan virus であり，高麗セシズネズミが感染を媒介する．これは，高熱，たん白尿，毛細血管からの出血による臓器不全に続き，尿毒症や血尿などに進展すると死亡率が高まる（死亡率は 5～10 ％）．腎症候性出血熱は韓国出血熱として古くから知られていたが，原因ウイルスが分離同定されたのは 1976 年である．最初に分離された患者の出身地のハン川（漢江）にちなんで Hantaan virus と命名された．わが国では，1960 年ごろから 10 年間にわたり，大阪梅田地区で発生した，いわゆる"梅田奇病"として知られる．

一方のハンタウイルス肺症候群は，1993 年に米国ニューメキシコ州を中心に成人呼吸促迫症候群様疾患として報告されたものである．ハンタウイルス肺症候群の病原体は血清型 Sin Nombre virus であり，シカネズミが感染を媒介する．ハンタウイルス肺症候群は，発熱，悪寒，筋肉痛，咳などの症状が 1～4 日続き，その後急速に呼吸不全や循環不全などに進行して高い確率で死に至る（死亡率は 65 ％）．腎症候性出血熱，ハンタウイルス肺症候群ともに病原体ウイルスのヒトからヒトへの感染例は報告されていない．

5 狂犬病と rabies virus

狂犬病 rabies（病原体；rabies virus 狂犬病ウイルス，*Rhabdoviridae* ラブドウイルス科，RNA ウイルス）は，急性脳炎の一種であり，不安感，違和感，頭痛，発熱な

どによって発病し，恐水発作または運動知覚神経麻痺を示す．狂犬病の死亡率は高く，放置すると発病から死亡までの期間は2〜6日間である．rabies virus の感染巣は野生のイヌ，ネコ，キツネ，スカンク，アライグマ，コウモリなどの哺乳動物であり，一般的にはこれらの咬傷によって唾液中に含まれるウイルスが伝播される（発展途上国ではイヌからの感染が多い）．このほか，コウモリの生息する洞窟内での経気道感染例もある．わが国では1957年以降，ヒトおよびイヌともに狂犬病の発生はない．

8-8-3 真菌症と病原体

1 クリプトコックス症と Cryptococcus neoformans

クリプトコックス症 cryptococcosis（病原体；Cryptococcus neoformans クリプトコックス・ネオフォルマンス）は，エイズ患者やステロイド療法を受けている易感染性宿主に多発する．クリプトコックス症の病型には，肺炎や肺結核症状を示す肺クリプトコックス症と，中枢神経系に伝播されて発熱や頭痛，斜頸などの症状を示すクリプトコックス髄膜炎がある．C. neoformans は，土壌およびハトの糞便中に好んで増殖し，ヒトへはこの糞便の乾燥粉塵とともに吸入によって経気道感染する．

8-8-4 原虫感染症と病原体

1 トキソプラズマ症と Toxoplasma gondii

トキソプラズマ症 toxoplasmosis（病原体；Toxoplasma gondii トキソプラズマ・ゴンジ）には後天性と先天性がある．ネコ，イヌ，ブタ，ヒツジなどは高い頻度でT. gondii に感染しているが，後天性トキソプラズマ症はネコ（終宿主）の糞便中のオーシストまたは熱処理が不完全な豚肉などのシストの経口感染によって起こる．高年齢者ほど感染率が高くなり，T. gondii の感染率（％）＝年齢×2/3と考えられている．後天性トキソプラズマ症は，発熱，リンパ節の腫脹，肺炎，心筋炎などを発症するが，ほとんどの場合は不顕性感染であり，

感染による健康上の問題は起こらない．問題になるのは，妊婦からの病原体が胎盤を介して新生児に感染する**先天性トキソプラズマ症** congenital toxoplasmosis である（8-11-1参照）．

8-9 節足動物が媒介する感染症

8-9-1 媒介節足動物の種類

昆虫（シラミ，ノミ，カ，サシガメ，ハエ）やダニ（ツツガムシなど）には病原体のヒトへの感染を媒介するものがある．これらの節足動物を媒介動物またはベクター vector という（図8-11）．節足動物が媒介する主な感染症を表9-11に示した．

8-9-2 細菌感染症と病原体

1 ペスト（二類感染症）と Yersinia pestis

ペスト plague（病原体；Yersinia pestis ペスト菌）には，腺ペスト，ペスト敗血症，肺ペストの3病型がある．ペスト敗血症や肺ペストは，腺ペストに比べて重篤であり，治療を行わない場合には数日の経過で死亡する．**腺ペスト** bubonic plague は，ノミの刺口から入った Y. pestis による腋窩または鼠径リンパ節炎である．腺ペストはヒトからヒトへは伝染しない．黒ペストともよばれる**ペスト敗血症** septicemic plague は腺ペストを原発とし，リンパ節の Y. pestis が血液に移行して紫斑様の皮疹を起こしたものである．ペストはかつて黒死病 black death とよばれたが，これはペスト敗血症で死亡する者が多かったためである．**肺ペスト** pneumonic plague には，腺ペストまたはペスト敗血症に由来する続発性肺ペストと，肺ペスト患者からの直接的な飛沫感染による原発性肺ペストがある．1994年，インド西部のスラートを中心にして肺ペストが突発した（患者は2,800人以上，死者は300人と推定されている）．わが国のペスト患者は1926年の8名が最後になっている．

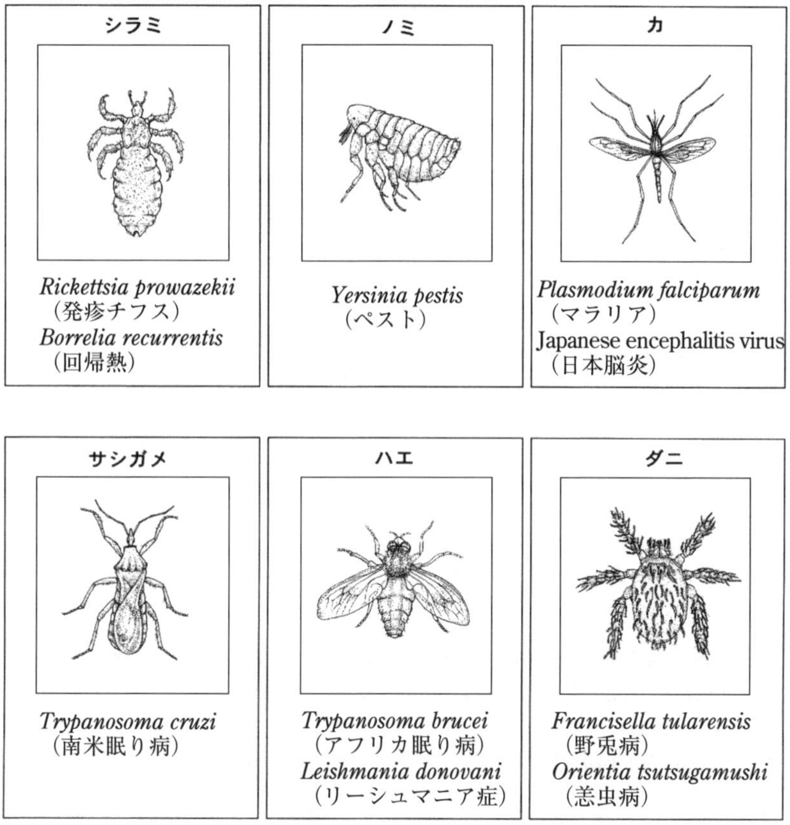

シラミ	ノミ	カ
Rickettsia prowazekii（発疹チフス）*Borrelia recurrentis*（回帰熱）	*Yersinia pestis*（ペスト）	*Plasmodium falciparum*（マラリア）Japanese encephalitis virus（日本脳炎）
サシガメ	ハエ	ダニ
Trypanosoma cruzi（南米眠り病）	*Trypanosoma brucei*（アフリカ眠り病）*Leishmania donovani*（リーシュマニア症）	*Francisella tularensis*（野兎病）*Orientia tsutsugamushi*（恙虫病）

図 8-11　ベクターの種類

Y. pestis はプレーリードッグからノミを介してヒトに感染する可能性がある．

2 野兎病と *Francisella tularensis*

野兎病 tularemia（病原体；*Francisella tularensis* フランシセラ・ツラレンシス）の症状は，発熱（39〜40℃）に前後して起こる，ダニの刺咬部位に関連した局所リンパ節の腫脹などペストの症状と似ている．わが国の野兎病は東北地方の太平洋側山間部と千葉県内部の丘陵地帯が常在地として知られている．野兎病の病名は大原八郎の命名による（1925年，Box 1-8参照）．*F. tularensis* は野兎などげっ歯類に寄生しているマダニによって媒介される．

3 回帰熱と *Borrelia recurrentis*

回帰熱 relapsing fever（病原体；*Borrelia recurrentis* 回帰熱ボレリア）は，発熱，頭痛，筋肉痛，関節痛などが突発して2〜9日間続いた後に，急に熱が下がり，2〜4日の後に再び熱発作が起こる．これを1〜10回またはそれ以上繰り返す．*B. recurrentis* の感染は，ネズミなどを吸血したシラミ（キモノジラミ，アタマジラミ）またはダニによって媒介される．シラミやダニをつぶしたとき，その刺咬口または皮膚の傷から病原体が感染する．病原体のヒトからヒトへの感染はない．

4 ライム病と *Borrelia burgdorferi*

ライム病 Lyme disease（病原体；*Borrelia burgdorferi* ライム病ボレリア）の病期は3期に分けられる．発病後1か月以内の第1期では，ダニの刺咬部から紅斑または丘疹が同心円状に直径を増しながら拡大する（ウシの眼 bull's eye とよばれる）．第2期の症状は髄膜炎，顔面神経麻痺などである．発病後から一生続く，関節，皮膚，神経の慢性疾患を第3期ライム病とよぶ．ライム病の病名は，この疾患が最初に報告された米国，コネチカット州の Lyme に由来する．わが国では1987年に初めて報告されたが，それ以来各地に散発的な発生があ

表8-11 節足動物が媒介する感染症

感染症名	病原体（ベクター）	症状	治療，予防
細菌性			
ペスト[1]	*Yersinia pestis* ペスト菌（ノミ）	腋下の腫脹など	TC, SM, CP
野兎病	*Francisella tularensis* フランシセラ・ツラレンシス（マダニ）	発熱，肉芽腫	TC, SM
回帰熱	*Borrelia recurrentis* 回帰熱ボレリア（シラミ）	発熱	TC
ライム病	*Borrelia burgdorferi* ライム病ボレリア（マダニ）	発熱	TC
発疹チフス	*Rickettsia prowazekii* 発疹チフスリケッチア（シラミ）	発疹	TC
日本紅斑熱	*Rickettsia japonica* リケッチア・ヤポニカ（マダニ）	発疹	TC
恙虫病	*Orientia tsutsugamushi* オリエンティア・ツツガムシ（ダニ）	発疹	TC
HME[*1]	*Ehrlichia chaffeensis* エールリッヒア・チャフィンシス（マダニ）	発熱，発疹	TC
ウイルス性			
CCHF[1]	CCHF virus[*2] CCHFウイルス（マダニ）	出血	なし
デング熱	dengue fever virus デング熱ウイルス（ヒトスジシマカ）	四肢の疼痛	なし
黄熱（病）	yellow fever virus 黄熱ウイルス（ネッタイシマカ）	発熱，出血	なし
日本脳炎	Japanese encephalitis virus 日本脳炎ウイルス（アカイエカ）	脳脊髄炎	ワクチン
原虫性			
マラリア	*Plasmodium falciparum* 熱帯熱マラリア原虫など（ハマダラカ）	発熱	クロロキン
アフリカ眠り病	*Trypanosoma gambiense* ガンビアトリパノソーマ（ツェツェバエ）	リンパ節炎	ペンタミジン
シャーガス病	*Trypanosoma cruzi* クルーズトリパノソーマ（サシガメ）	リンパ節炎	ランピット
カラ・アザール	*Leishmania donovani* ドノバンリーシュマニア（サシチョウバエ）	肝，脾の腫大	アンチモン製剤

CP：クロラムフェニコール，SM：ストレプトマイシン，TC：テトラサイクリン
1；一類感染症
[*1] HME；human monocytic ehrliciosis（ヒト単球性エーリッヒア症）
[*2] CCHF virus；Crimean-Congo hemorrhagic fever virus（クリミア・コンゴ出血熱ウイルス）

る．*B. burgdorferi* のヒトへの感染はネズミ，シカなどを吸血したマダニによって媒介される．*B. burgdorferi* はマダニで増殖し，ヒトへはその唾液腺を介して刺咬傷から感染する．

5 発疹チフスと *Rickettsia prowazekii*

発疹チフス epidemic typhus（病原体；*Rickettsia prowazekii* 発疹チフスリケッチア）は，頭痛，悪寒，体幹の発疹を伴って突然発症し，発熱（39～40℃）と全身の疼痛を訴える．重症例の半数に精神神経症状（うわごと，幻覚，狂躁など）が現れ，治療しなければ致死率は高い（10～40％）．わが国では1946年に30,000人の患者と3,000人以上の死者が出たが，1953年以降，患者の発生は報告されていない．*R. prowazekii* のヒトへの感染は，シラミ（コロモジラミ）によって媒介されるが，感染巣はヒトである．患者を吸血したシラミの糞便中には *R. prowazekii* が排泄されており，これが刺咬傷または皮膚の擦過傷から感染する．

6 日本紅斑熱と *Rickettsia japonica*

日本紅斑熱 Japanese spotted fever（病原体；*Rickettsia japonica* リケッチア・ヤポニカ）は，マダニに刺咬された後，2～8日目頃から頭痛，発熱，倦怠感で発症し，高熱とともに，手足，手掌，顔面に縁辺が不規則の紅斑が多数出現する．ロッキー山紅斑熱など，世界の各地には，地域によってそれぞれ病原体が異なる紅斑熱が報告されている．これまでわが国に紅斑熱は存在しないと考えられていたが，1984年に初めて徳島県阿南市で患者が見つかり，これは日本紅斑熱と命名された．その後，九州，四国，本州の主に太平洋岸の温暖な地域で患者の発生が確認された．病原体は経卵による垂直伝播でダニに受け継がれている．毎年，10～20件の発生

が報告されているが，実際の発生件数はもっと多いと考えられる．

7 恙虫病と *Orientia tsutsugamushi*

恙虫病 tsutsugamushi disease, scrub typhus（病原体；*Orientia tsutsugamushi* オリエンティア・ツツガムシ，旧名，*Rickettsia tsutsugamushi*）は，全身倦怠，食欲不振，頭痛，悪寒，発熱，刺口のリンパ節腫脹などで発症し，暗赤色，不定型斑丘疹状の発疹が出現する．わが国では古くから，阿賀野川（新潟県），最上川（山形県），雄物川（秋田県）流域に集中して，アカツツガムシ（ダニ）が媒介する恙虫病が夏に多発していた．これを古典的恙虫病とよぶ．しかし，1976年頃からは，春～夏，秋～冬にほぼ全国的に患者が急増している（年間600～900人）．これらは新型恙虫病とよばれ，フトツツガムシが媒介することが多い．アカツツガムシは河川敷に，またフトツツガムシは林，畑，草地に生息することが多い．*O. tsutsugamushi* は，*R. japonica* と同様に，経卵による垂直伝播でアカツツガムシに受け継がれている．

8 ヒト単球性エールリッヒア症と *Ehrlichia chaffeensis*

ヒト単球性エールリッヒア症 human monocytic ehrlichiosis（病原体；*Ehrlichia chaffeensis* エールリッヒア・チャフィンシス）の主症状は，発熱，倦怠感，筋肉痛，頭痛，発疹である．本症は人獣共通感染症でもあり，自然界ではシカが感染している．病原体のヒトへの感染は，感染シカの体液を吸ったマダニによって媒介される．感染後，病原体は単球やマクロファージ内で増殖するので，*E. chaffeensis* によるエールリッヒア症はヒト単球性エールリッヒア症とよばれる．これに対して，顆粒球内で増殖する *E. phagocytophilia* による感染はヒト顆粒球性エールリッヒア症とよばれる．また，わが国で古くから**腺熱** sennetsu fever として知られているのは，*E. sennetsu* が病原体となるエールリッヒア症である．この病原体のヒトへの感染を媒介するのは，ボラに寄生する鎌形異形吸虫の幼虫と考えられている．

8-9-3 ウイルス感染症と病原体

1 クリミア・コンゴ出血熱（一類感染症）と Crimean-Congo hemorrhagic fever virus

クリミア・コンゴ出血熱 Crimean-Congo hemorrhagic fever（病原体；Crimean-Congo hemorrhagic fever virus クリミア・コンゴ出血熱ウイルス，*Bunyaviridae* ブンヤウイルス科，RNAウイルス）は，発熱，悪寒，筋肉痛，関節痛などで突発的に発症し，重症化すると全身の出血や血管虚脱を起こす．消化管の出血，肝臓や腎臓の不全などは死亡の原因になる．クリミア・コンゴ出血熱，マールブルグ病，エボラ出血熱，ラッサ熱の4疾患を**ウイルス性出血熱**という．これらに共通するのは，患者の血液や体液によって病原体のヒトからヒトへの感染が容易に起こることである．

クリミア・コンゴ出血熱の病名は，この疾患が多発した地名，中央アジアの Crimea 地方（1944～1945年）とアフリカの Congo（1956年）に由来している．この病原体は野生の哺乳動物やウシ，ヤギ，ウサギ，ヒツジなどの家畜が保有動物となり，マダニがその感染を媒介する．また感染マダニはトリによって拡散されることもある．病原体の保有動物からヒトへの感染は，マダニの刺傷または感染動物の血液や組織との接触による．また，ヒトからヒトへの感染は患者の血液，血液の混じった嘔吐物との接触による．

2 デング熱，デング出血熱と dengue fever virus

デング熱 dengue fever, **デング出血熱** hemorrhagic dengue fever（病原体；dengue fever virus デング熱ウイルス，*Flaviviridae* フラビウイルス科，RNAウイルス）のうち，デング熱は，比較的軽症（軽い発熱と四肢と背部の疼痛，時に全身性の紅斑）である．しかし，デング出血熱（タイ出血熱ともよばれる）はデング熱の症状に加え，皮下出血，鼻出血，歯ぐきの出血など重症例が多く，死亡率も高い．

デング出血熱は免疫複合体病の一種であり，2度目に感染した病原体ウイルスの血清型が最初に感染した型と

異なっている場合に起こる．初感染後に産生される抗ウイルス抗体では2度目のウイルスの感染は防御できず，2度目のウイルスは感染して増殖する．このとき，最初のウイルス抗原に対する抗体と2度目のウイルス抗原との間で抗原抗体複合体が形成され，これが動脈壁などに沈着して血管壁の傷害が起こり，出血につながると考えられている．

病原体ウイルスの感染はヒトスジシマカ，ネッタイシマカによって媒介され，病原体は患者を吸血したカの刺傷から感染する．病原体ウイルスのヒトからヒトへの伝播はない．

3 黄熱と yellow fever virus

黄熱 yellow fever（病原体；yellow fever virus 黄熱ウイルス，Flaviviridae フラビウイルス科，RNA ウイルス）の典型的な症状は，突然の発熱，頭痛，背痛，虚脱，悪心，嘔吐である．症状が進行すると鼻出血，歯茎出血，吐血などの出血症状が見られる．死亡率は5～10％であり，重症例では50％にも達する．黄熱はアフリカと南アメリカでのみ発生し，それ以外の地域での発生は報告されていない．黄熱の常在地域のヒトは不顕性感染者が多い．市街地では患者を吸血したネッタイシマカがベクターになる．また森林地帯ではサルと有袋類を吸血したネッタイシマカによって媒介されると考えられている．

4 日本脳炎と Japanese encephalitis virus

日本脳炎 Japanese encephalitis（病原体；Japanese encephalitis virus 日本脳炎ウイルス，Flaviviridae フラビウイルス科，RNA ウイルス）は，頭痛，吐き気，嘔吐，項部硬直など髄膜刺激症状が初期に現れる．次いで脳症状が出現し，意識は混濁，昏迷し，筋肉は緊張性抵抗を示すことが多い．定型例では高熱，髄膜刺激症状，意識精神障害が見られる．日本脳炎患者は日本（東）と旧ソビエト（北），中国とインド（西），シンガポールとインドネシア（南）に囲まれた地域に多い．日本の場合，病原体ウイルスは肥育ブタが感染巣となり，主にコダカアカイエカの刺傷によってヒトに感染する（ヒトは感染巣にならない）．

8-9-4 原虫感染症と病原体

1 熱帯熱マラリアと Plasmodium falciparum

熱帯熱マラリア falciparum malaria, tropical malaria（病原体；Plasmodium falciparum 熱帯熱マラリア原虫）は，10～30日の潜伏期間の後に，発熱（40℃以上の繰り返し），貧血，脾腫の三大徴候を示す．

ヒトに感染するマラリア原虫には P. falciparum 熱帯熱マラリア原虫以外に，P. vivax 三日熱マラリア原虫，P. malariae 四日熱マラリア原虫，P. ovale 卵形マラリア原虫があり，それぞれ熱帯熱マラリア falciparum malaria 三日熱マラリア vivax malaria, 四日熱マラリア malarial malaria, 卵形マラリア ovale malaria を起こす．このうち熱帯熱マラリアは，最も急性，また悪性で，治療が遅れると脳障害（意識障害，昏睡など）や急性腎不全を起こしてしばしば致死的になる．他の3種のマラリアは比較的軽症である．日本の南西諸島のマラリアは三日熱マラリアである．Plasmodium プラスモジウム属の終宿主はカであり，その体内で有性生殖が行われる．

マラリア原虫のヒトへの感染は，雌のハマダラカが刺咬時に唾液腺から末梢血にスポロゾイトを注入することによって開始する（第1編，8-8-3参照）．P. vivax は Duffy 抗原に付着して赤血球に侵入する．したがって，赤血球膜の表面に Duffy 抗原が欠けている者（西アフリカ人に多い）は P. vivax に抵抗性である．また，鎌状赤血球貧血患者およびその保因者は P. falciparum に抵抗性が高い（3-8-5参照）．

2 アフリカ眠り病と Trypanosoma gambiense

アフリカ眠り病 African sleeping sickness（病原体；Trypanosoma brucei variety gambiense ガンビアトリパノソーマ）はアフリカの赤道をはさんだ南北緯15度付近に分布して発生する．患者は，発熱，浮腫，リンパ節腫脹，知覚異常，中枢神経異常を起こして昏睡 coma となる（眠り病の病名の由来）．ツェツェバエ tsetse fly 唾液腺中の病原体が刺咬によってヒトに感染する．

3 シャーガス病と *Trypanosama cruzi*

シャーガス病 Chagas' disease，別名アメリカ眠り病 American sleeping sickness（病原体；*Trypanosoma cruzi* クルーズトリパノソーマ）はアメリカテキサス州以南，中南米各地に分布する．患者は，サシガメ triatomid bug の刺咬部の硬結 chagoma，片側性の眼瞼浮腫 Romana's sign，次いで発熱，リンパ節腫脹，肝脾腫，心筋障害，全身衰弱を起こす．サシガメは吸血中に糞をする習性をもつ．そして，糞中の病原体が刺咬部の掻き傷から感染する．

4 カラ・アザールと *Leishmania donovani*

カラ・アザール kala-azar（病原体；*Leishmania donovani* ドノバンリーシュマニア）の症状は，発熱，肝脾腫，下痢，肺炎，貧血である．リーシュマニア症 leishmaniasis は病原体の種類とその寄生部位によって，内臓リーシュマニア症（主に肝臓や脾臓に寄生，カラ・アザールは内臓リーシュマニア症の別名である），皮膚リーシュマニア症（皮膚に寄生，病原体；*L. tropica* 熱帯リーシュマニア），粘膜リーシュマニア症（皮膚，粘膜に寄生，病原体；*L. braziliennsis* ブラジルリーシュマニア）に分類される．これらの病原体はスナネズミなど種々のげっ歯類やイヌが感染巣になり，ヒトへの感染はサシチョウバエ sand fly（スナバエ）が媒介する．

8-10 食中毒

食品に起因する急性胃腸炎や神経障害などの中毒症状を総称して**食中毒** food poisoning という．わが国における腸チフス，パラチフス，細菌性赤痢，コレラなど腸管系感染症は，第二次世界大戦直後にはこれらを合わせると年間25万人以上の患者と3万人もの死者があったが，2001年には患者はおよそ800人にまで減少し，死者はでていない．これに対して，2001年の食中毒患者は数万人にも達し，この数は戦後の混乱期とほとんど変わっていない．

食中毒が減らないのは，給食の普及や規模の拡大化，外食人口の増加，調理・半調理食品の普及，海外からの輸入食品の増加などが原因として考えられる．

わが国の食品衛生法では，食中毒原因物質を，微生物，化学物質，自然毒に大別している（9-4参照）．食中毒原因物質としての微生物には細菌，ウイルス，藻類，原虫があるが，食中毒のほとんどは細菌とウイルスが原因物質となったものである．化学物質にはメタノール，ヒ素，シアン化合物，農薬などがあり，自然毒には植物に由来するアルカロイド，青酸配糖体，マイコトキシンなどと，魚介類に由来するテトロドトキシン，サキシトキシン，オカダ酸，シガトキシンなどがある（3-4-1参照）．

8-10-1 細菌性食中毒と原因細菌

細菌性食中毒は，感染型または毒素型に大別される（図8-12）．**感染型食中毒**は食品とともに摂取した原因細菌が体内で増殖するか，または食品内ですでに増殖していた原因細菌を大量に摂取することで起こるものである．これはさらに侵入型と毒素型に細分される．**感染侵入型食中毒**は，*Salmonella* Enteritidis サルモネラ・エンテリティディス，*Yersinia enterocolitica* エルシニア・エンテロコリチカ，enteroinvasive *Escherichia coli* 腸管侵入性大腸菌（EIEC），enteropathogenic *Escherichia coli* 腸管病原性大腸菌（EPEC）など細胞侵入性細菌が原因となる食中毒であり，**感染毒素型食中毒**は，enterotoxigenic *Escherichia coli* 腸管毒素原性大腸菌（ETEC），enteroaggregative *Escherichia coli* 腸管凝集付着性大腸菌（EAggEC），*Vibrio parahaemolyticus* 腸炎ビブリオなどの原因細菌が感染後に腸管で産生した毒素によるものである．一方，**毒素型食中毒**は食品を汚染した細菌毒素によるものであり，原因細菌そのものの感染は必要でない．毒素型食中毒は，*Staphylococcus aureus* 黄色ブドウ球菌と *Clostridium botulinum* ボツリヌス菌の2細菌種が原因になる食中毒である．

```
                    ┌─ 侵入型 ─┬─ Salmonella Enteritidis サルモネラ・エンテリティディスなど
                    │          ├─ Yersinia enterocolitica エルシニア・エンテロコリチカ
                    │          ├─ enteroinvasive Escherichia coli 腸管侵入性大腸菌（EIEC）
                    │          └─ enteropathogenic Escherichia coli 腸管病原性大腸菌（EPEC）
                    │
                    │          ┌─ enterotoxigenic Escherichia coli 毒素原性大腸菌（ETEC）
  感染型 ─┤          ├─ enteroaggregative Escherichia coli 腸管凝集付着性大腸菌（EAggEC）
                    │          ├─ Vibrio parahaemolyticus 腸炎ビブリオ
                    │          ├─ Vibrio mimicus ビブリオ・ミミカス
                    │          ├─ Vibrio fluvialis ビブリオ・フルビアリス
                    └─ 毒素型 ─┼─ Campylobacter jejuni カンピロバクター・ジェジュニ
                               ├─ Campylobacter coli カンピロバクター・コリ
                               ├─ Clostridium perfringens ウエルシュ菌
                               ├─ Bacillus cereus セレウス菌
                               ├─ Aeromonas hydrophila エロモナス・ヒドロフィラ
                               ├─ Aeromonas sobria エロモナス・ソブリア
                               └─ Plesiomonas shigelloides プレジオモナス・シゲロイデス

  毒素型 ───────────┬─ Staphylococcus aureus 黄色ブドウ球菌
                    └─ Clostridium botulinum ボツリヌス菌
```

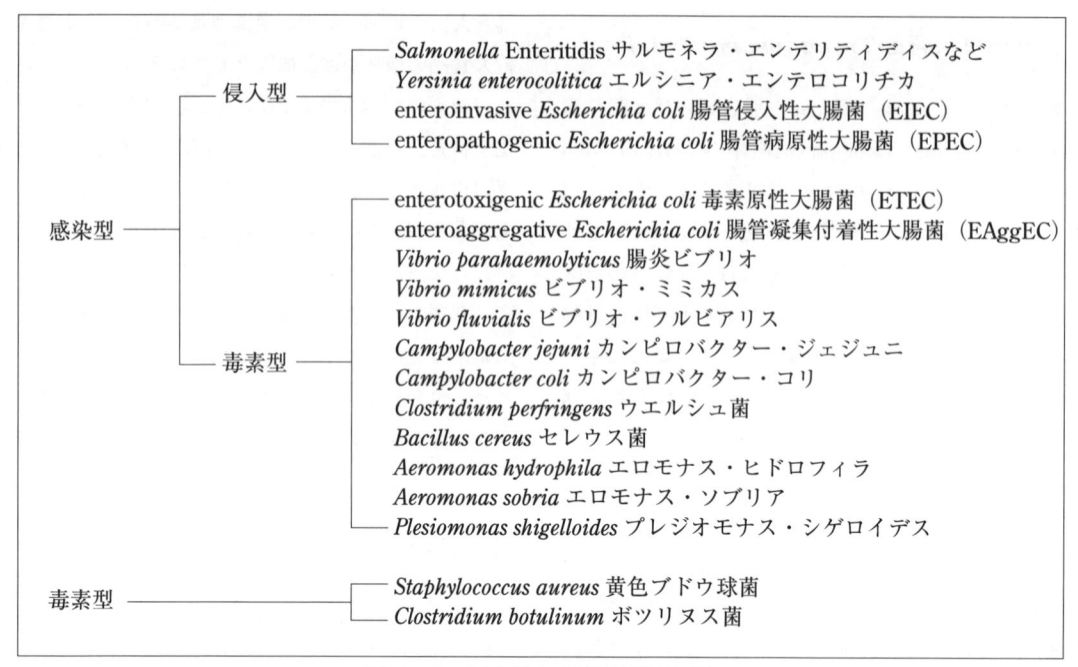

図 8-12　細菌性食中毒の原因細菌

1　サルモネラ食中毒と *Salmonella*

S. Choleraesuis サルモネラ食中毒（原因細菌；*S.* Typhi, *S.* Paratyphi A 以外の *Salmonella*）の主症状は腹痛（上腹部）と下痢（黒緑色の粘血便，海草の佃煮様）であり，発熱を伴うのが特徴である（潜伏期間は 1～2 日）．従来，わが国の細菌性食中毒は，腸炎ビブリオ食中毒とブドウ球菌食中毒が多かった．しかし近年では，栄養素としてのたん白質源が魚介類から肉や卵または卵製品など動物たん白質に変化していることと関連して，サルモネラ食中毒が発生件数，患者数ともに急増し，これが毎年 1～2 位を占めるようになっている（表 8-12）．

サルモネラ食中毒の原因食は食肉，卵，卵製品が主体であり，原因細菌は *S.* Typhimurium ネズミチフス菌のほか，特に卵，卵製品を原因食とするものは *S.* Enteritidis サルモネラ・エンテリティディス（腸炎菌）によるものが多い．これは，1987 年に英国で採卵用のニワトリが *S.* Enteritidis に感染する事故が起こり，この種鶏が世界中に輸出された影響が続いているためである．このような採卵鶏は卵巣経由で卵黄や卵白を汚染し（in egg 汚染），放卵時には糞便で卵殻を汚染する（on egg 汚染）．

サルモネラ食中毒患者は保菌者になりやすく，この保

表 8-12　主な細菌性食中毒

原因細菌	1998 年 件数	患者数	1999 年 件数	患者数	2000 年 件数	患者数	2001 年 件数	患者数	2002 年 件数	患者数
サルモネラ（*Salmonella*）	757	11,471	825	11,888	518	6,940	361	4,949	465	5,833
腸炎ビブリオ（*Vibrio parahaemolyticus*）	839	12,318	667	9,396	422	3,620	307	3,065	229	2,714
カンピロバクター（*Campylobacter*）	553	2,114	493	1,802	469	1,784	428	1,880	447	2,152
病原性大腸菌（ETEC，EHEC）*	285	3,599	245	2,284	219	3,164	223	2,671	96	1,640
黄色ブドウ球菌（*Staphylococcus aureus*）	85	1,924	67	736	87	14,722	92	1,039	72	1,221
ウエルシュ菌（*Clostridium perfringens*）	39	3,387	22	1,517	32	1,852	22	1,656	37	3,847

* 病原性大腸菌は，腸管出血性大腸菌（EHEC），毒素原性大腸菌（ETEC），腸管病原性大腸菌（EPEC），腸管侵入性大腸菌（EIEC），腸管凝集付着性大腸菌（EAggEC）である．このうち，EHEC と ETEC による食中毒がほとんどを占める．

菌者が二次感染源になることもある．*Salmonella* は爬虫類，鳥類，哺乳類など広範囲の脊椎動物を感染宿主としており，これらの動物が感染巣となることも多い．サルモネラ食中毒は人獣共通感染症である．*Salmonella* は小腸の上皮細胞に侵入して粘膜固有層のマクロファージに殺菌，消化される過程で腸管組織に炎症（腸炎）を起こす．

2 エルシニア食中毒と *Yersinia enterocolitica*

エルシニア食中毒（原因細菌；*Yersinia enterocolitica* エルシニア・エンテロコリティカ）の症状は多様である．わが国のエルシニア食中毒は2歳以下の乳幼児に多く見られ，これは下痢（水様便，粘性便）と発熱を主徴とする急性胃腸炎である．年長児や成人では，腹痛（特に右下腹部痛）を主徴とする腸間膜リンパ節炎や虫垂炎型が多く見られる（潜伏期間；5～7日）．豚肉がエルシニア食中毒の原因食になることが多いが，これはブタの解体時に腸管中の *Y. enterocolitica* が肉を汚染するためである．本菌は低温（0～5℃）でも増殖可能であり，冷蔵庫内でも増殖する．*Y. enterocolitica* は *Salmonella* と同様な細胞侵入性と，その他にも耐熱性のエンテロトキシン（ST）など多彩な病原性因子を有している．

3 大腸菌性食中毒と pathogenic *Escherichia coli*

下痢原性大腸菌（ETEC，EPEC，EIEC，EAggEC，EHEC）による食中毒のうち，EHEC が原因になるものは腸管出血性大腸菌感染症として独立した疾患となっているので（8-4-1 4 参照），ここではそれ以外のものについて述べる．EIEC 食中毒（原因細菌；enteroinvasive *Escherichia coli* 腸管侵入性大腸菌）の症状は膿血便が混じった下痢であり，細菌性赤痢の症状に似ている（潜伏期間；8～24時間）．これは EIEC の細胞侵入性および腸管上皮細胞での増殖様式が *Shigella* シゲラ属のそれに類似しているためである．

ETEC 食中毒（原因細菌；enterotoxigenic *Escherichia coli* 腸管毒素原性大腸菌）は大腸菌性食中毒のうちで最も多発する．ETEC はエンテロトキシン（LT，ST）を産生する．LT はコレラ毒素様作用を有し，ST にも LT 作用がある．ETEC 食中毒は**旅行者下痢症** traveller's diarrhea ともよばれるように，旅行者が開発途上国でよく罹る下痢症としても知られているが，開発途上国の小児にも激しいコレラ様の下痢（米のとぎ汁様）と脱水症状を起こすことがある（潜伏期間；8～44時間）．

ETEC 食中毒がコレラ型であるのに対して，**EPEC 食中毒**（原因細菌；enteropathogenic *Escherichia coli* 腸管病原性大腸菌）はサルモネラ食中毒型であり，その症状もサルモネラ食中毒に似ている．しかし，新生児や乳幼児には脱水を伴った重症の下痢を起こすこともある（潜伏期間；17～72時間）．EPEC の病原性因子には小腸の上皮細胞に付着または侵入してこれを掻き取る作用（attaching and effacing）があり，これによって腸炎が起こる．

EAggEC 食中毒（原因細菌；enteroaggegative *Escherichia coli* 腸管凝集付着性大腸菌）の症状は発熱と腹痛であり，重症例では便に鮮血が混じることがある（潜伏期間；7～22時間）．また，小児には慢性の下痢を起こすことも多い．EAggEC には耐熱性エンテロトキシン（EAST1）を産生する菌株があり，EAST1 は感染細胞に炎症性サイトカイン IL-8 を産生させる作用がある．

4 腸炎ビブリオ食中毒と *Vibrio parahaemolyticus*

腸炎ビブリオによる食中毒（原因細菌；*Vibrio parahaemolyticus* 腸炎ビブリオ）の主症状は，腹痛と下痢（水様便，時に粘血便）である．しばしば発熱があり，嘔吐もまれに見られる（潜伏期間；4～28時間）．わが国では欧米に比べて，腸炎ビブリオ食中毒が多発する．これはわが国では汽水域（沿岸海水域）の魚介類を生食する食習慣と関係している．なぜなら，*V. parahaemolyticus* は汽水域に生息しているからである．

本菌には溶血性株と非溶血性株がある．海水や魚介類など環境に生息する菌株の90％が非溶血性であるが，患者由来株の90％は溶血株である．このように環境由来株の非溶血性と溶血性の比率が患者由来株では逆転してしまう現象は**神奈川現象** Kanagawa phenomenon とよばれる．この溶血性は溶血毒素（TDH）による．TDH は *V. parahaemolyticus* の病原性因子であり，環境由来株中には少数しか存在しない TDH 産生株が腸管中で選

択的に優位に増殖することで，患者由来株には溶血性のものが多くなると考えられている．

5 ビブリオ食中毒と *Vibrio fluvialis*, *V. mimicus*

ビブリオ食中毒（原因細菌；*Vibrio fluvialis* ビブリオ・フルビアリス，*Vibrio mimicus* ビブリオ・ミミカス）の症状は，下痢（水様便），嘔吐，腹痛などであり，これはナグビブリオ食中毒（原因細菌；*V. cholerae* O1 と *V. cholerae* O139 以外の *V. cholerae*，すなわち nonagglutinable *Vibrio*）の症状と似ている．*V. fluvialis* による食中毒患者からは *Salmonella* や *V. parahaemolyticus* が同時に分離されることが多い．*V. mimicus* 株にはコレラ毒素様毒素，ETEC の ST 様毒素，*V. parahaemolyticus* の TDH 様溶血毒素を産生するものがあるが，これらが食中毒に関わるメカニズムは不明である．ビブリオ食中毒とナグビブリオ食中毒の病原細菌は，他の *Vibrio* と同様に汽水域に生息し，魚介類を介して感染する．

6 カンピロバクター食中毒と *Campylobacter jejuni*, *C. coli*

カンピロバクター食中毒（原因細菌；*Campylobacter jejuni* カンピロバクター・ジェジュニ，または *C. coli* カンピロバクター・コリ）の症状は，頭痛，不快感に始まり，発熱，嘔吐，腹痛，下痢を起こすが，軽症例が多い（潜伏期間；2〜11日）．*Campylobacter* は多くのブタ，ウシ，ニワトリの腸管に常在しており，これらを解体するときに食肉を汚染する．ニワトリは *Campylobacter* の保菌率が高く，わが国のカンピロバクター食中毒には鶏肉を感染源とするものが多い．また *Campylobacter* は，イヌ，ネコの腸管にも常在し，飼いイヌからの感染例が多く報告されている．

最近，カンピロバクター食中毒の後にギラン・バレー症候群 Guillain-Barré syndrome を発症した例が報告されている．ギラン・バレー症候群は自己免疫疾患と考えられており，*C. jejuni* の LPS と神経細胞表面のガングリオシドの分子相同性により，LPS に対する抗体が神経接合部に結合し，運動ニューロンの機能が障害されて筋力の低下が起こることが示唆されている．*C. jejuni* には細胞侵入性や，エンテロトキシン，サイトトキシン，細胞致死性伸長化毒素を産生する菌株がある．これらがどのように病原性に関わっているかは不明である．

7 ウエルシュ菌食中毒と *Clostridium perfringens*

ウエルシュ菌食中毒（原因細菌；*Clostridium perfringens* ウエルシュ菌）の症状は，腹痛と下痢であり，細菌性食中毒の中では比較的軽症である（潜伏期間；12時間以内）．食肉，ハム，ソーセージなどが *C. perfringens* の汚染源になることが多いが，これは本菌が家畜腸管の正常細菌であることによる．*C. perfringens* は α，β，ε，ι 毒素の産生様式によって，A型〜E型に分類される．そのうち，すべての毒素を産生するものを A型菌といい，A型菌はこれ以外にもエンテロトキシンを産生する．ウエルシュ菌食中毒は，A型菌が食品とともに摂取され，腸管で発芽し，増殖した栄養型が産生したエンテロトキシンによって起こる．また，A型菌は食中毒のほかにも α 毒素によるガス壊疽 gas gangrene も起こす（8-7-1 6 参照）．

8 セレウス菌食中毒と *Bacillus cereus*

セレウス菌食中毒（原因細菌；*Bacillus cereus* セレウス菌）の特徴は，その症状に下痢型と嘔吐型があることである．下痢型の症状は，ウエルシュ菌食中毒に似て，軽症の腹痛と下痢（水様性便）である（潜伏期間；8〜16時間）．その病原性因子はエンテロトキシンである．嘔吐型は潜伏期間が短く（1〜5時間），病原性因子が耐熱性の嘔吐毒素であることなど，後述するブドウ球菌食中毒に似ている．嘔吐型セレウス菌食中毒はにぎり飯や焼き飯が原因食になることが多い．これは *B. cereus* が耐熱性の芽胞を形成するために加熱でも生き残り，またこの加熱処理が芽胞の栄養型への変換と，それによる嘔吐毒素の産生を促進させるためである．

9 エロモナス食中毒と *Aeromonas hydrophila*, *A. sobria*

エロモナス食中毒（原因細菌；*Aeromonas hydrophila* エロモナス・ヒドロフィア，*A. sobria* エロモナス・ソブリア）の症状は，下痢（水様便）と腹痛のほか，吐気，嘔吐，発熱を伴う．軽症例が多いが，散発例ではまれに

赤痢様，コレラ様の重症例が見られる．*A. hydrophila* や *A. sobria* が淡水の常在細菌であることから，これらは飲料水または淡水魚介類を介して感染すると考えられている．エンテロトキシンがエロモナス食中毒の病原性因子と考えられているが，この毒素が食中毒を起こす詳細なメカニズムは不明である．

10 プレジオモナス食中毒と *Plesiomonas shigelloides*

プレジオモナス食中毒（原因細菌；*Plesiomonas shigelloides* プレジオモナス・シゲロイデス）の症状は，下痢（水様便）と腹痛であり，たまに吐気を伴うこともある（潜伏期間；10～25時間）．そして，これらの症状が軽症であること，また散発例ではまれに赤痢やコレラ様の重症例が見られることなど，プレジオモナス食中毒はエロモナス食中毒に似ている．*P. shigelloides* は淡水の常在細菌であり，海水や海産魚介類からはほとんど分離されない．したがって，本菌の感染源も，エロモナス食中毒の場合と同様に，飲料水または淡水魚介類と考えられている．*P. shigelloides* の病原性因子およびその食中毒発症機序は不明である．

11 ブドウ球菌食中毒と *Staphylococcus aureus*

ブドウ球菌食中毒（原因細菌；*Staphylococcus aureus* 黄色ブドウ球菌）は潜伏期間が短いこと（原因食の摂取後，30分～6時間，通常は2～4時間），また，腹痛（上腹部）と下痢（水様便）のほかに，激しい吐気と嘔吐が見られることが特徴である．発熱例は少ない．ブドウ球菌食中毒は毒素型であり，*S. aureus* のエンテロトキシンで汚染された食品の摂食によって起こる．

S. aureus のエンテロトキシンは耐熱性であり，100℃，30分の加熱では不活化されない．*S. aureus* は鼻腔や腸管での常在細菌であり，また，化膿病巣のある手指や皮膚には多く存在する．したがって，ブドウ球菌食中毒はエンテロトキシンが手指を介して食品（折詰め弁当，にぎり飯など）や調理器具を汚染することが原因になる場合が多い．*S. aureus* は増殖温度域が広く（6～46℃），耐塩性（16～18％の食塩濃度でも増殖可能）であるなど強い増殖性を有している．

12 ボツリヌス中毒と *Clostridium botulinum*

ボツリヌス中毒 botulism（原因細菌；*Clostridium botulinum* ボツリヌス菌）は，神経麻痺を起こし，高い致命率をもつ毒素型の食中毒である．他の細菌性食中毒には見られないこの高致死性は，ボツリヌス毒素の神経毒素作用と関係している．ボツリヌス毒素は腸管から吸収され，血液から神経筋接合部に達し，そこからのアセチルコリンの遊離を阻害する（3-6-3 3 参照）．この結果，呼吸筋や心筋の麻痺など全身の筋肉が弛緩され，複視や瞳孔散大に始まり，嚥下障害が起こり，呼吸困難で死亡する（潜伏期間；12～24時間）．他の食中毒が自然治癒するのに対して，ボツリヌス中毒は治療（血清療法）を必要とする．

C. botulinum の感染源は自家製の保存食品（わが国ではいずし，外国では缶詰食品，ソーセージなど）が多い．これは原因菌が芽胞形成性の嫌気性細菌であること，すなわち，*C. botulinum* は芽胞を形成するために加熱殺菌されにくく，また嫌気性であるために真空状態で発芽，増殖して毒素を産生することと関係している．

ボツリヌス中毒が毒素型であるのに対して，**乳児ボツリヌス症** infant botulism（原因細菌；*C. botulinum*）と創傷ボツリヌス症 wound botulism（原因細菌；*C. botulinum*）は感染型食中毒である．乳児ボツリヌス症は，*C. botulinum* が腸内細菌叢の未熟な乳児の腸管内で増殖し，そこで産生されたボツリヌス毒素によって中毒を起こすものである．ハチミツには *C. botulinum* が汚染していることがあるため，厚生労働省は1歳以下の乳児にハチミツを与えないよう警告している．創傷ボツリヌス症は創傷から感染した芽胞が体内で発芽，増殖して産生されたボツリヌス毒素によって起こる．

8-10-2 ウイルス性食中毒と原因ウイルス

近年，わが国の食中毒にはウイルス性のものが多いことが示唆されてきた．このような状況に基づき，1997年食品衛生法施行規則の一部が改正されて small round-structured virus 小型球形ウイルス（SRSV，現在の *Norovirus* 属，Norwalk virus），および rotavirus，adenovirus などが食中毒原因物質として明示された（9

−4参照).

1 カリシウイルス胃腸炎とNorwalk virus

カリシウイルス胃腸炎（原因ウイルス；Norwalk virus ノーウォークウイルス，*Caliciviridae* カリシウイルス科，*Norovirus* ノロウイルス属，RNA ウイルス）は，乳幼児から成人まで幅広い年齢層で流行する．持続期間は1〜2日と短いが，激しい嘔吐が特徴であり（吐くかぜ），遅れて下痢が見られる．腹痛や頭痛，発熱を伴うこともある．Norwalk virus は生カキを介して感染することが多い．したがって，わが国のカリシウイルス胃腸炎は冬季（10月〜3月）に多発する（図8-13）．患者から排泄された糞便または吐物が河川から海に流れ込み，その中の原因ウイルスがカキや貝に濃縮される（ウイルスはカキや貝では増殖しない）．

2 ロタウイルス胃腸炎とrotavirus

ロタウイルス胃腸炎（原因ウイルス；rotavirus ロタウイルス，*Reoviridae* レオウイルス科，RNA ウイルス）は，微熱と嘔吐に引き続いて，下痢が見られることが多い（水様便，小児では白色便）．全経過は5〜7日間で，通常は自然治癒する．病原体ウイルスは糞口感染する．以前，ロタウイルス胃腸炎は**冬季乳児下痢症**，または**乳児白色便性下痢症**とよばれていた．わが国では，1年間に約100万人もの乳幼児がロタウイルス胃腸炎に罹患し，3〜5万人が入院している．また開発途上国では年間12,500万人の乳幼児が罹患し，そのうち80〜90万人が死亡しているとされている．ロタウイルス胃腸炎はETEC食中毒と共に旅行者下痢症の原因と考えられている．rotavirus の非構造たん白質が下痢の原因になるという報告があり，ウイルスによるエンテロトキシンの関与が示唆されている．

3 アデノウイルス胃腸炎とadenovirus

アデノウイルス胃腸炎（原因ウイルス；adenovirus アデノウイルス，*Adenoviridae* 科，DNA ウイルス）の症状は吐気，嘔吐，下痢，腹痛などである．カリシウイルス胃腸炎，ロタウイルス胃腸炎と同様に，わが国での流行は冬季に多い．病原体ウイルスは糞口感染すると考えられている．

8-10-3　自然毒食中毒と原因自然毒

1 マイコトキシン中毒とアフラトキシン

マイコトキシン中毒 mycotoxicosis（原因自然毒；*Aspergillus* や *Penicillium* が産生するアフラトキシン aflatoxin など）は，1960年，イギリスにおいて *A.*

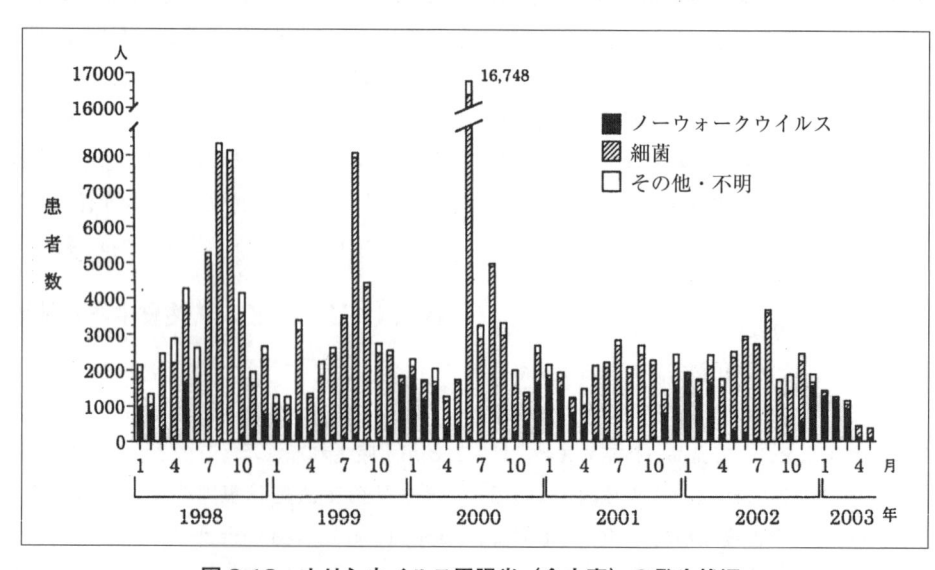

図8-13　カリシウイルス胃腸炎（食中毒）の発生状況
（病原微生物検出情報（2003）Vol. 24, No. 12, 予防医学推進センターより）

flavus アスペルギルス・フラブスが産生するアフラトキシンによるシチメンチョウの集団中毒死事件で注目された. アフラトキシンのうちでも, アフラトキシンB_1は肝毒性が強く (LD_{50}; 0.3 mg/kg アヒル), また強力な発がん性 (肝臓がん) がある (3-7 参照). ピーナッツ, トウモロコシのほか, 米, 麦などアフラトキシンに汚染されている輸入農産物には注意が必要である. その他, 微生物由来ではないが自然毒食中毒の原因となる自然毒には, アマトキシン amatoxins (タマゴテングダケ), アルカロイド (ソラニン solanine; ジャガイモの発芽部, アトロピン atropine; チョウセンアサガオの種子), 青酸配糖体 (アミグダリン amygdalin; 青梅, 杏仁) などがある.

② フグ中毒とテトロドトキシン

フグ中毒 pufferfish poisoning (原因自然毒; *Schwanella alga* シュバネラ・アルガ, *Alteromonas* アルテモナス属, *Vibrio* ビブリオ属などが産生する細菌性の神経毒素テトロドトキシン tetrodotoxin) の症状は, 摂食後30分から3時間で, 口唇, 顔面, 手指のしびれなどで気づき, やがて運動障害が加わり, さらに進行すると言語障害, 呼吸困難, 血圧低下などを起こし, 早いときには摂食後1～8時間で呼吸障害により死亡する. 意識は死亡の直前まで明瞭である.

③ 麻痺性貝毒とサキシトキシン

麻痺性貝中毒 paralytic shellfish poisoning (原因自然毒; 藻類の *Alexandrium* アレキサンドリウム属が産生する神経毒素サキシトキシン saxitoxin) の症状はフグ中毒のそれに似ている. 口唇, 舌, 顔面のしびれから始まり, 四肢に麻痺が広がる. 重症化すると歩行困難, 言語障害, 嚥下障害などを伴い, 呼吸麻痺で死亡することもある. また, 藻類の *Gonyaulax catanella* ゴニオラックス・カテネラが産生するゴニオトキシン gonyautoxin にも同様の作用がある. 麻痺性貝中毒はホタテガイなど二枚貝の中腸腺の摂食が原因になる.

④ 下痢性貝毒とオカダ酸

下痢性貝中毒 diarrheic shellfish poisoning (原因自然毒; 藻類の *Dinophysis* ディノフィシス属が産生する腸管毒素オカダ酸 okadaic acid) の症状は, 摂食後およそ4時間で, 下痢, 悪心, 嘔吐, 腹痛など比較的軽症の消化器障害が現れる. 下痢性貝中毒はムラサキイガイやアサリなど二枚貝の中腸腺の摂食が原因になる.

⑤ シガテラとシガトキシン

シガテラ ciguatera (原因自然毒; 藻類の *Gambiadiscus toxicus* ガンビアディスカス・トキシカスが産生する神経毒素シガトキシン ciguatoxin) の症状は, 下痢, 嘔吐などの消化器症状から発症し, 口唇や舌, または咽頭の尖痛, 口や手足の麻痺, 頭痛, 関節痛, めまいなどが現れる. これらの症状は長期間持続し, 回復は遅く後遺症で悩まされることがあるが, 致命率は低い. シガテラは, 特に, ドライアイスセンセーション dry-ice-sensation とよばれ, 冷たい物に触れると感電したような痛みを覚えるのが特徴である. シガテラは太平洋, インド洋, 日本では西南諸島などサンゴ礁の発達した海域の魚類が原因食になる (Box 14, 15 参照).

8-11 先天性異常疾患

胎盤感染した病原体が胎児に感染して胎児の臓器や器官の正常な発達が妨げられる結果, 出生後に先天的な異常が起こることがある. このような疾患を感染性の先天性異常疾患 という. 感染性の先天性異常疾患 (および病原体) には, 先天性トキソプラズマ症 (*Toxoplasma gondii*), 先天性梅毒 (*Treponema pallidum*), 先天性風疹症候群 (rubella virus), 先天性巨細胞封入体病 (cytomegalovirus), 先天性単純ヘルペス (herpes simplex virus) などがあり, これらは病原体名の頭文字をとって **TORCH** (トーチ) とよばれることが多い (表 8-13).

8-11-1 先天性トキソプラズマ症と*Toxoplasma gondii*

先天性トキソプラズマ症 congenital toxoplasmosis (病原体; *Toxoplasma gondii* トキソプラズマ・ゴンジ) は, 水頭症, 頭蓋内石灰化, 脈絡網膜炎, 低IQ を四主

表 8-13　先天性異常疾患

病原体	感染症の病名	新生児の臨床症状
Toxoplasma gondii（トキソプラズマ・ゴンジ）	congenital toxoplasmosis（先天性トキソプラズマ症）	神経病変（水頭症，頭蓋内石灰化），眼病変（脈絡網膜炎），低 IQ
Treponema pallidum（梅毒トレポネーマ）	congenital syphillis（先天性梅毒）	皮膚病変（斑状丘疹性発疹），骨病変（骨軟骨炎），神経病変（脳神経麻痺）
rubella virus（風疹ウイルス）	congenital rubella syndrome（先天性風疹症候群）	神経病変（感音性難聴），心奇形，眼病変（白内障，脈絡網膜炎，緑内障）
cytomegalovirus（サイトメガロウイルス）	congenital cytomegalic inclusion disease（先天性巨細胞性封入体病）	神経病変（水頭症，頭蓋内石灰化），眼病変（視神経萎縮），低 IQ
herpes simplex virus（単純ヘルペスウイルス）	congenital herpes simplex（先天性単純ヘルペス）	皮膚病変（水疱）眼病変（結膜炎，角結膜炎）

診断に有用な臨床症状にはアンダーラインを付した．

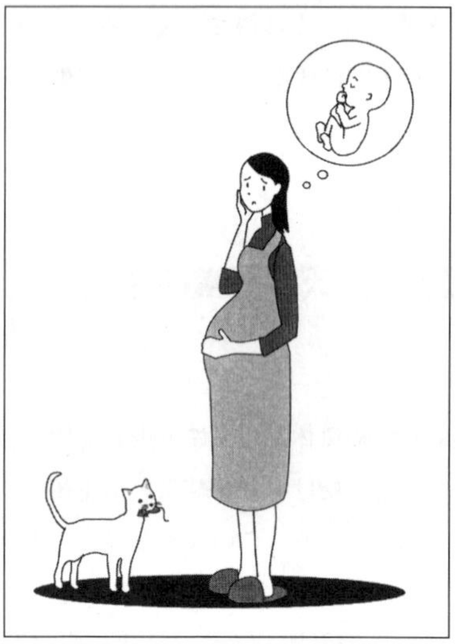

図 8-14　ネコと妊婦

Toxoplasma gondii の妊婦への感染は，ネコ糞尿中のオーシストが直接的に経口感染する場合と，オーシストがブタなどの体内でシストに変態し，これが食肉を介して経口感染する場合がある．オーシストやシストがさらに増殖型の急増虫体に変態して，これが胎盤から胎児に感染すると，新生児は先天性トキソプラズマ症を発症することがある．

徴とする．先天性トキソプラズマ症が問題になるのは，妊婦が *T. gondii* に初感染した場合である．この場合，妊婦には流産，早産，死産などを伴うトキソプラズマ症が起こり，娩出児には先天性トキソプラズマ症が起こる．

日本では，妊婦の 1/800 人が *T. gondii* の初感染を受け，それにより年間およそ 300 人の流産，300〜400 人の先天性トキソプラズマ症の子供が出生していると見積もられている．妊婦への *T. gondii* の感染は，オーシスト（ネコの糞便中に存在），またはシスト（ブタやヒツジの食肉中に存在）の経口感染によって起こる．そして，妊婦の体内でオーシストやシストから増殖型になった急増虫体が胎児へ感染する（図 8-14）．

8-11-2　先天性梅毒と *Treponema pallidum*

先天性梅毒 congenital syphilis（病原体；*Treponema pallidum* 梅毒トレポネーマ）には，出生後 2 歳までに発症する早発性先天性梅毒と，2 歳以降から思春期にかけて発症する遅発性先天性梅毒がある．早発性先天性梅毒は，高頻度に骨病変（骨軟骨炎，骨膜炎，骨髄炎）が現れ，患児は疼痛のために仮性麻痺状態になる．また，皮膚病変（斑状丘疹性発疹，梅毒性天疱瘡）も現れ，梅毒性天疱瘡の水疱は *T. pallidum* の感染源になる．遅発性先天性梅毒の三徴は，Hutchinson 歯（上顎の切歯の咬合面に現れる切痕），実質性角膜炎，内耳性難聴である．

8-11-3　先天性風疹症候群と rubella virus

先天性風疹症候群 congenital rubella syndrome（病原

体；rubella virus 風疹ウイルス，*Togaviridae* トガウイルス科，RNA ウイルス）は，感音性難聴，心奇形，白内障を三主徴とする．先天性風疹症候群の発症リスクは，rubella virus の妊婦への感染時期と関係が深く，妊娠早期の感染はリスクが大きい．妊娠4週までの感染では50％以上，5〜8週で35％，9〜12週で15％，13〜16週で8％の発症があり，妊娠20週までは発症のリスクがある．妊娠10週までの感染では三主徴のうちの2つ以上の重複障害が現れ，また，妊娠15週以降の感染では感音性難聴のみをもつことが多い．風疹は終生免疫が成立する感染症と考えられてきたが，まれに再感染することもある．したがって，抗体の有無に関わらず，妊婦は rubella virus に暴露される機会を避けるべきである．また，風疹に罹患した妊婦には，先天性風疹症候群の発症リスクに応じて，人工妊娠中絶を検討することも必要である．

8-11-4　先天性巨細胞性封入体病と cytomegalovirus

先天性巨細胞性封入体病 congenital cytomegalic inclusion disease（病原体；cytomegalovirus サイトメガロウイルス，*Herpesviridae* ヘルペスウイルス科，DNA ウイルス）の主症状は，水頭症と頭蓋内石灰化である．重症例では死亡することがあり，生存した場合には高度の精神運動発達遅延（低 IQ）や難聴を呈することが多い．先天性巨細胞性封入体病の発生頻度は，世界的に全出生児の 0.3〜0.4％ であり，先天性異常疾患のうちでは最も発生頻度が高い．cytomegalovirus は不顕性感染が多く，成人のほとんどは抗体を保有している（抗体率；40〜100％）．

8-11-5　先天性単純ヘルペスと herpes simplex virus

先天性単純ヘルペス congenital herpes simplex（病原体；herpes simplex virus 単純ヘルペスウイルス，*Herpesviridae* ヘルペスウイルス科，DNA ウイルス）の病型には，全身播種型（肝臓，副腎，肺など種々の臓器の不全），神経病変型（脳炎，髄膜炎），皮膚・眼病変型（水疱，結膜炎，角結膜炎）がある．全身播種型は重症化しやすく，無治療の場合の致死率は高い（70〜80％）．神経病変型はこれに比べて軽症で予後も良い．皮膚，眼病変型の予後は最も良い．herpes simplex virus HSV-1，HSV-2 のどちらも先天性単純ヘルペスの原因になるが，わが国では HSV-2 によるものが多い．幼児期，学童期以降，または成人の HSV 感染の多くが不顕性感染であるのに対して，先天性単純ヘルペスはほとんどが発症して重症化することが多い．わが国の先天性単純ヘルペスの発生率は，およそ 22,000 回の分娩に 1 例という報告がある．

Box 17　「感作ワクチン」－研究の風土色－

　研究理論に国境があるわけでないが，研究の進め方は国によって特色がある．「感作ワクチン」には日本の風土が見える．

　講義の一環として北里柴三郎記念室の見学を課している．記念室の中で一番印象に残った展示物をスケッチしてその理由をレポートさせるのである．スケッチが多いのは破傷風菌の純粋培養に使われた「北里の亀の子シャーレ」である．しかし数人は小さなワクチン瓶を写生してくる．これは1924年（大正13年）のもので展示ケースの中で目立つ存在ではない．瓶に貼られたラベル－右から左へ文字が書かれていたり，大日本帝国政府という文字などーが気になって足を止めるようである．そして何人かは「感作虎列刺ワクチン」に興味を示し，講義では聴いたことがないし参考書にも載っていないと書いてくる．

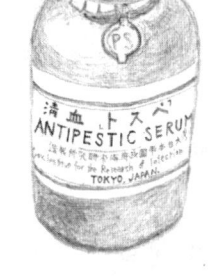

感作コレラワクチンとペスト血清

　確かに「感作ワクチン」とは耳慣れないワクチンである．調べると（北里研究所一覧，1939年），「細菌を殺菌することなく，これに免疫血清を加えて結合させた後，遠心にて上清を除き，沈殿を生理食塩水で洗滌して過剰の血清を遠心にて取り去る．これを再び生理食塩水に混じ0.5％の石炭酸を加えて製す」とある．そして当時の細菌性ワクチンの多くは「感作ワクチン」であった．

　たとえば，「感作腸窒扶斯ワクチン」の項目を見ると，「近年，わが国において毎年おこなわれる腸チフスの予防注射は約500万人にも達するという．この場合，感作ワクチンによる副作用は加熱ワクチンに比べて弱くしかも抗体は早くかつ強く出現するのが特徴である．本ワクチンは腸チフスの予防および治療に用いられる」との説明がある．1つのワクチンに能動免疫と受動免疫を備えさせようとしたものであったことがわかる．

　「細菌を喰い我々を守ってくれるのは細胞である」とメチニコフが書くと，ベーリングは「血液がジフテリア菌を殺すのを確かめた」と応酬したのは1880年代の後半であった．こういうことがあって，パストゥール一門は弱毒生ワクチンを得意としコッホ一門は血清療法に重きをおいた．わが国の病原微生物学はコッホ学派に属し，特に北里一門では血清療法を基本にしてこれに病原体を掛け合わせた「感作ワクチン」を多く製造した．

　「感作ワクチン」の製造は技術を必要とした筈であるが，それぞれの責任者は独自の経験に基づいた高度な技術を有していた．そして，戦後GHQの指導によって生物学的製剤基準が制定されるまで，「感作ワクチン」は味のある独特なワクチンとして存在していた．ワクチンに風土が感じられる時代であった．

9 感染症に関係する法律など

 21世紀を目前にして，わが国の感染症に関係する種々の法律には大幅な改正が加えられた．これらに共通するものは，らい予防法の廃止に代表される感染症の患者に対する人権の配慮，また，予防接種法の改正に代表される「個人は社会のためにあるのではなく社会は個人の幸せのためにある」という考え方であろう．一方，感染症法で，「国民は感染症に関する正しい知識をもつこと」，と明記するように，感染症に対する国民一人一人の義務，自覚，責任も求めている．本章の目的は，現在，わが国で行われている感染症の予防，診断，治療はどのような法律が基盤になっているかを理解することである．

9-1 感染症の予防及び感染症の患者に対する医療に関する法律（感染症法）

 1897年（明治30年）に制定された**伝染病予防法**は，約100年間にわたってわが国の感染症の対策を講じてきた．その間，抗生物質をはじめ種々の化学療法剤の開発，有効な予防用ワクチンの開発，上下水道の完備などの公衆衛生の向上，国民の生活水準の向上，医療技術の向上などにより多くの感染症が制圧あるいは撲滅されてきた．一方で，エボラ出血熱，エイズ，C型肝炎などの新興感染症の出現，すでに克服されたと考えられていた結核など再興感染症の出現，化学療法剤の多用による高度多剤耐性菌（メチシリン耐性黄色ブドウ球菌など）の出現など，人類の感染症との戦いは予断を許さない．

 このような現代社会における感染症を取り巻く状況の変化をふまえ，1907年（明治40年）以来，ハンセン病患者とその家族を苦しめてきた**らい予防法**は1996年（平成8年）に廃止された．次いで1998年（平成10年），これまでの感染症関連法律を全面的に改正して新たに，**感染症の予防及び感染症の患者に対する医療に関する法律**が制定された（以下，この法律を感染症法と略す．感染症法は2003年に一部が改正された）．これに伴い，これまでの伝染病予防法，性病予防法，後天性免疫不全症候群の予防に関する法律（以下，これらを合わせて旧法と略す）は廃止され，また，検疫法および狂犬病予防法の一部が改正された．

 この感染症法には異例とも言える前文がついており，「人類は，これまで，疾病，とりわけ感染症により，多大の苦難を経験してきた．ペスト，痘そう，コレラ等の感染症の流行は，時には文明を存亡の危機に追いやり，感染症を根絶することは，正に人類の悲願といえるものである．医学医療の進歩や衛生水準の著しい向上により，多くの感染症が克服されてきたが，新たな感染症の出現や既知の感染症の再興により，また，国際交流の進展等に伴い，感染症は，新たな形で，今なお人類に脅威を与えている．一方，わが国においては，過去にハンセン病，後天性免疫不全症候群等の感染症の患者等に対する，いわれのない差別や偏見が存在したという事実を重く受け止め，これを教訓として今後に生かすことが必要である．このような感染症をめぐる状況の変化や，感染症の患者等が置かれてきた状況を踏まえ，感染症の患者等の人権を尊重しつつ，これらの者に対する良質かつ適切な医療の提供を確保し，感染症に迅速かつ適確に対応することが求められている．ここに，このような視点に立って，これまでの感染症の予防に関する施策を抜本的に見直し，感染症の予防及び感染症の患者に対する医療

表9-1 感染症の予防及び感染症の患者に対する医療に関する法律（感染症法）による感染症の分類

分類	感染症名，定義など	性格	主な対処方法
1類感染症	エボラ出血熱[*1]，クリミア・コンゴ出血熱，重症急性呼吸器症候群（病原体がSARSコロナウイルスであるものに限る）[*2]，痘そう，ペスト[*3]，マールブルグ病[*1]，ラッサ熱	感染力や罹患した場合の重篤性（死亡率）等，総合的に極めて危険性が高い感染症	・原則入院 ・消毒等の対物措置（立ち入り制限，通行制限措置の場合あり）
2類感染症	急性灰白髄炎，コレラ，細菌性赤痢[*1]，ジフテリア，腸チフス，パラチフス	感染力や罹患した場合の重篤性等，総合的に危険性が高い感染症	・状況に応じて入院 ・消毒等の対物措置
3類感染症	腸管出血性大腸菌感染症	感染力や罹患した場合の重篤性，総合的な危険性は高くないが，特定の職業への就業によって感染症の集団発生を起こし得る感染症	・特定職業への就業制限 ・消毒等の対物措置
4類感染症	E型肝炎，ウエストナイル熱（ウエストナイル脳炎を含む）[*4]，A型肝炎，エキノコックス症[*5]，黄熱，オウム病，回帰熱，Q熱，狂犬病，高病原性鳥インフルエンザ，コクシジオイデス症，サル痘，腎症候性出血熱，炭疽，つつが虫病，デング熱，ニパウイルス感染症，日本紅斑熱，日本脳炎，ハンタウイルス肺症候群，Bウイルス病，ブルセラ症，発しんチフス，ボツリヌス症，マラリア，野兎病，ライム病，リッサウイルス感染症，レジオネラ症，レプトスピラ症	動物，飲食物等の物件を介して人に感染し，国民の健康に影響を与えるおそれがある感染症（ヒトからヒトへ伝染はない）として定められている感染症	・感染症発生状況の収集，分析，およびその結果の公開，提供
5類感染症（全数把握）	アメーバ赤痢，ウイルス性肝炎（E型肝炎及びA型肝炎を除く），急性脳炎（ウエストナイル脳炎及び日本脳炎を除く），クリプトスポリジウム症，クロイツフェルト・ヤコブ病，劇症型溶血性レンサ球菌感染症，後天性免疫不全症候群，ジアルジア症，髄膜炎菌性髄膜炎，先天性風しん症候群，梅毒，破傷風，バンコマイシン耐性黄色ブドウ球菌感染症，バンコマイシン耐性腸球菌感染症	国が感染症発生動向調査を行い，その結果等に基づいて必要な情報を一般国民や医療関係者に提供，公開することによって，発生，拡大を防止すべき感染症	・感染症発生状況の収集，分析，およびその結果の公開，提供
5類感染症（定点把握）	RSウイルス感染症，咽頭結膜熱，A群溶血性レンサ球菌咽頭炎，感染性胃腸炎，水痘，手足口病，伝染性紅斑，突発性発しん，百日咳，風しん，ヘルパンギーナ，麻しん（成人麻しんを除く），流行性耳下腺炎 インフルエンザ（高病原性鳥インフルエンザを除く），急性出血性結膜炎，流行性角結膜炎 性器クラミジア感染症，性器ヘルペスウイルス感染症，尖圭コンジローマ，淋菌感染症 クラミジア肺炎（オウム病を除く），細菌性髄膜炎，ペニシリン耐性肺炎球菌感染症，マイコプラズマ肺炎，成人麻しん，無菌性髄膜炎，メチシリン耐性黄色ブドウ球菌感染症，薬剤耐性緑膿菌感染症	国が感染症発生動向調査を行い，その結果等に基づいて必要な情報を一般国民や医療関係者に提供，公開することによって，発生，拡大を防止すべき感染症	・感染症発生状況の収集，分析，およびその結果の公開，提供
指定感染症	政令で1年間に限定して指定された感染症	1〜3類に分類されない既知の感染症で，1〜3類に準じた対応が必要な感染症（1年限定）	・1〜3類に準じた措置
新感染症	都道府県知事が厚生労働大臣の技術指導，助言を得て個別に対応（要件指定後は，1類感染症と同様の扱い）	ヒトからヒトに伝染すると認められる感染症で，既知のものとは明らかに異なり，伝染力および罹患した場合の重篤性から判断した危険性が極めて高い感染症	・厚生労働大臣が公衆衛生審議会の意見を聴いた上で都道府県知事に対し対応について個別に技術指導，助言を行う．（1類感染症に準じた対応）

感染している，あるいは感染が疑われるサル（＊1），イタチアナグマ，タヌキおよびハクビシン（＊2），プレーリードッグ（＊3），鳥類（＊4），イヌ（＊5）についての届出：診断した獣医師は，直ちに管轄保健所を経由して都道府県知事に届出しなければならない．獣医師の診断を受けていないが感染を疑われる場合は，所有者が届出しなければならない．

に関する総合的な施策の推進を図るため，この法律を制定する．」と，うたわれている．この前文に明記されているように，過去にはハンセン病やエイズ患者には差別や偏見が存在していたことは事実であり，新たに制定された感染症法では，感染症患者の人権には配慮され，特に患者に対する隔離政策は全面的に改められた．

感染症法ではすべての既知の感染症を，新たに1類，2類，3類，4類および5類感染症に分類し直している（1998年の制定時は1〜4類に分類されたが，2003年に一部改正され1〜5類の分類になった）．そして1類から5類へと重篤な感染症から比較的軽微な感染症へと分類している（表9-1）．1類〜5類感染症のうち，

表 9-2 感染症の予防及び感染症の患者に対する医療に関する法律 (感染症法) による感染症の分類と旧法との比較

感染症法による分類		旧法での分類	
分　類	感染症	関連法律	分　類
1類感染症	ペスト	伝染病予防法	法定伝染病
	痘瘡	伝染病予防法	法定伝染病
	ラッサ熱	伝染病予防法	指定伝染病
	エボラ出血熱	なし（新規）	
	クリミア・コンゴ出血熱	なし（新規）	
	マールブルグ病	なし（新規）	
	重症急性呼吸器症候群（病原体がSARSコロナウイルスであるものに限る）	なし（新規）	
2類感染症	急性灰白髄炎（ポリオ）	伝染病予防法	指定（届出）伝染病
	コレラ	伝染病予防法	法定伝染病
	細菌性赤痢	伝染病予防法	法定伝染病
	ジフテリア	伝染病予防法	法定伝染病
	腸チフス	伝染病予防法	法定伝染病
	パラチフス	伝染病予防法	法定伝染病
3類感染症	腸管出血性大腸菌感染症	伝染病予防法	指定伝染病
4類感染症	（旧法と関連するもののみ抜粋）		
	黄熱	伝染病予防法	届出伝染病
	回帰熱	伝染病予防法	届出伝染病
	狂犬病	伝染病予防法	届出伝染病
	炭疽	伝染病予防法	届出伝染病
	つつが虫病	伝染病予防法	届出伝染病
	日本脳炎	伝染病予防法	法定伝染病
	発疹チフス	伝染病予防法	法定伝染病
	マラリア	伝染病予防法	届出伝染病
5類感染症（全数把握）	（旧法と関連するもののみ抜粋）		
	後天性免疫不全症候群	エイズ予防法（註1）	
	破傷風	伝染病予防法	届出伝染病
	梅毒	性病予防法	
	流行性脳脊髄膜炎［髄膜炎菌性髄膜炎］	伝染病予防法	法定伝染病
5類感染症（定点把握）	（旧法と関連するもののみ抜粋）		
	インフルエンザ	伝染病予防法	届出伝染病
	しょう紅熱［A群溶血性レンサ球菌咽頭炎］	伝染病予防法	法定伝染病
	麻疹	伝染病予防法	届出伝染病
	百日咳	伝染病予防法	届出伝染病
	淋病［淋病感染症］	性病予防法	
	そけいリンパ肉芽腫［性器クラミジア感染症］	性病予防法	
削除されたもの	伝染性下痢症	伝染病予防法	届出伝染病
	軟性下疳	性病予防法	
	フィラリア症	伝染病予防法	届出伝染病

註1：後天性免疫不全症候群の予防に関する法律
［　］内の名称は感染症法での名称

原則入院となるのは，1類感染症のみである．

感染症法での分類と旧法での分類の比較を表 9-2 に示した．1類感染症および，4類，5類感染症には，旧法になかった，それぞれエボラ出血熱，クリミア・コンゴ出血熱，マールブルグ病，重症急性呼吸器症候群 severe acute respiratory syndrome (SARS)，およびウイ

表9-3 感染症の予防及び感染症の患者に対する医療に関する法律（感染症法）による届出対象

分類	感染症名	届出対象	届出情報
1類感染症	すべての1類感染症	患者, 疑似症患者, 無症状病原体保持者	氏名, 年齢, 性別等
2類感染症	法令で定めた2類感染症（コレラ, 細菌性赤痢, 腸チフス, パラチフス）	患者, 疑似症患者, 無症状病原体保持者	氏名, 年齢, 性別等
	その他の2類感染症	患者, 無症状病原体保持者	氏名, 年齢, 性別等
3類感染症	すべての3類感染症	患者, 無症状病原体保持者	氏名, 年齢, 性別等
4類感染症	すべての4類感染症	患者, 無症状病原体保持者	氏名等の個人を識別できる情報は除外
5類感染症（全数把握）	省令で定めた無症状病原体保持者の届けが必要な5類感染症（後天性免疫不全症候群, 梅毒）	患者, 無症状病原体保持者	氏名等の個人を識別できる情報は除外
	省令で定めた患者の届出が必要な5類感染症（アメーバ赤痢, ウイルス性肝炎（E型肝炎及びA型肝炎を除く）, 急性脳炎（ウエストナイル脳炎及び日本脳炎を除く）, クリプトスポリジウム症, クロイツフェルト・ヤコブ病, 劇症型溶血性レンサ球菌感染症, 後天性免疫不全症候群, ジアルジア症, 髄膜炎菌性髄膜炎, 先天性風疹症候群, 梅毒, 破傷風, バンコマイシン耐性黄色ブドウ球菌感染症, バンコマイシン耐性腸球菌感染症）	患者	氏名等の個人を識別できる情報は除外
5類感染症（定点把握）	省令で定める指定医療機関のみが届出必要な5類感染症	医療機関 / 届出対象	氏名等の個人を識別できる情報は除外
	RSウイルス感染症, 咽頭結膜熱, A群溶血性レンサ球菌咽頭炎, 感染性胃腸炎, 水痘, 手足口病, 伝染性紅斑, 突発性発疹, 百日咳, 風疹, ヘルパンギーナ, 麻疹（成人麻疹を除く）, 流行性耳下腺炎	小児科 / 患者	
	インフルエンザ（高病原性鳥インフルエンザを除く）	内科または小児科 / 患者	
	急性出血性結膜炎, 流行性角結膜炎	眼科 / 患者	
	性器クラミジア感染症, 性器ヘルペスウイルス感染症, 尖圭コンジローマ, 淋菌感染症	産婦人科（産科, 婦人科）, 性病科, 泌尿器科, 皮膚科 / 患者	
	クラミジア肺炎（オウム病を除く）, 細菌性髄膜炎, ペニシリン耐性肺炎球菌感染症, マイコプラズマ肺炎, 成人麻疹, 無菌性髄膜炎, メチシリン耐性黄色ブドウ球菌感染症, 薬剤耐性緑膿菌感染症	内科, 外科（患者3人以上収容する施設を有する病院のみ） / 患者	

ルス性肝炎, Q熱, クリプトスポリジウム症, 性器クラミジア感染症, メチシリン耐性黄色ブドウ球菌感染症などの新興感染症が追加された. また, 旧法で法定伝染病に指定し, 患者の隔離と居住環境の消毒が義務づけられていた発疹チフス, しょう紅熱（A群溶血性レンサ球菌咽頭炎）, 流行性脳脊髄膜炎（髄膜炎菌性髄膜炎）, 日本脳炎（急性脳炎）は, 軽度な4類または5類感染症に分類されるようになった. 一方, 痘そうは, 撲滅されたとして1998年の制定時には削除されたが, 昨今のバイオテロ等の可能性を鑑み, 2003年の改正時に1類感

染症に追加された．

届出については，1～4類感染症はすべてを，5類感染症は厚生労働省令で定める一部の感染症のみの届出である（表9-3）．4類および5類感染症については，個人が特定される情報を届ける必要がない．

感染症法では，1～5類感染症のほかに，指定感染症，新感染症の2つが追加された．指定感染症とは，既知の感染症のうち1～3類以外の感染症（すなわち，4類または5類感染症）で，1～3類感染症に準じた取扱いが必要と判断された場合，政令で1年限定で定められる感染症である．また新感染症とは，ヒトからヒトに伝染すると認められる感染症のうち，既知の感染症とは明らかに異なるものであり，伝染力および罹患した場合の重篤性が極めて高い未知の感染症である．これは都道府県知事が厚生労働大臣の技術指導，助言を得て個別に対応し，要件指定後は，1類感染症と同様の扱いをする．SARSは，新感染症に指定された初めての新感染症であったが，その後の法改正で1類感染症となった．またエボラ出血熱，マールブルグ病，細菌性赤痢，SARS，ペスト，ウエストナイル熱，エキノコックス症は獣医師による届出を義務づけている（表9-1）．

9-2　予防接種法

安全かつ有効なワクチンが存在する場合，予防接種は感染症の予防法として最も有効な手段の1つである．しかしこの場合でも，多くの人がワクチンの接種を受けて集団の免疫レベルが一定以上に保たれていなければ，個人が受けたワクチンの効果は半減してしまう．予防接種法は，予防接種の組織的な実施法を示し，また万一，予防接種による健康障害が起こった場合にはこれを法的に救済するためのものである．現在，ワクチンの種類または予防接種の対象疾病は**予防接種法**で規定するが，接種対象年齢と標準的な接種年齢は**予防接種法施行令**で，また接種回数や間隔などの接種方式は**予防接種実施規則**で規定している（表9-4）．これによって，予防接種法を改正しなくても，詳細を変更できる（小回りがきく）仕組みになっている．以下に，わが国における予防接種法の施行と改正の変遷を概説する．

9-2-1　予防接種法の施行（1948年）

わが国では1948年（昭和23年）に予防接種法が施行され，**痘瘡**，**ジフテリア**，**百日咳**，**インフルエンザ**，**結核**，**ワイル病**，**コレラ**，**猩紅熱**，**腸チフス**，**パラチフス**，**発疹チフス**，**ペスト**の12疾病に対して初めて組織的な予防接種が行われるようになった．それまでは痘瘡に対してのみ法的な予防接種が行われており，これは1910年（明治43年）に施行された種痘法によるものであった．1948年の法律で定められたこれら12疾病に対する予防接種は，この法律が施行された第2次世界大戦後当時に多く見られた罹患率と致死性の高い伝染病に対応するものであった．このうち結核は，1951年（昭和26年）に制定された結核予防法で規定されることになり，予防接種法の対象疾病からは削除された．

9-2-2　予防接種法の改正

予防接種法は時代の流れに対応して何回かの改正が行われてきたが，そのうちでも，1976年（昭和51年），1994年（平成6年），および2001年（平成13年）の改正は特筆すべきものである．

1　1976年の改正

1976年には主に2つの改正が行われた．第1は，今回の改正の主目的であり，これまでは臨時的な措置として行われてきた，予防接種による健康被害の救済制度を制度化したことである．この健康被害救済制度の背景には，予防接種の当事者は地方自治体の長であり，担当医療関係者の責任は問わない，また予防接種が原因になった副反応や後遺症の治療，死亡に対しては国が責任をとるという意味が含まれている．第2は，予防接種の種類を対象疾病によって，定期接種（義務接種），臨時接種（勧奨接種），緊急時の臨時接種（勧奨接種），任意接種の4つのカテゴリーに分類したことである．これによって，**痘瘡**，**ジフテリア**，**百日咳**，**急性灰白髄炎**，**風疹**（1977年開始），**麻疹**（1978年開始）の5疾病が定期接種の対象とされ，これらの疾病に対する予防接種は

表 9-4 予防接種法によるワクチンの定期接種

ワクチンの種類 (予防接種法)			接種対象年齢と標準的な接種令齢 (予防接種法施行令)		接種方式 (予防接種実施規則)	
			接種対象年齢	標準的な接種年齢	回 数	間 隔
1類疾病	DPT [1]	Ⅰ期	3～90か月	初回：3～12か月	3	3～8週間
				追加：12～18か月 (初回終了後6か月以上の間隔をおく)	1	
	DT [2]	Ⅱ期	11～13歳	小学校6年生 (12歳)	1	
	ポリオ		3～90か月	3～18か月	2	6週間以上
	麻しん		12～90か月	12～24か月	1	
	風しん		12～90か月	12～36か月	1	
	日本脳炎	Ⅰ期	3～90か月	初回：3歳	2	1～4週間
				追加：4歳 (おおむね初回終了1年後)	1	
		Ⅱ期	9～12歳	小学校4年生 (9歳)	1	
		Ⅲ期	14～15歳	中学校2年生 (14歳)	1	
2類疾病	インフルエンザ		65歳以上	65歳以上	年1回	毎年接種
			60～65歳 [3]	60～65歳	年1回	毎年接種

1) 沈降精製百日せきジフテリア破傷風混合ワクチン
2) 沈降ジフテリア破傷風混合トキソイド
3) 心臓，腎臓もしくは呼吸器の機能またはエイズによる免疫機能に障害を有する者．厚生労働省令で定める．

予防接種法で定められた一定の時期に行わなければならないとした（義務接種）．一方，インフルエンザ，ワイル病，日本脳炎は臨時接種，またコレラは緊急時の臨時接種の対象疾病とし，これらの4疾病に対してはワクチンを接種することが望ましいとするとした（勧奨接種）．すなわち，これは罰則のない義務接種である．これ以外の疾病（破傷風，流行性耳下腺炎など）は任意接種の対象疾病となった[*1]．この改正に関連して，1948年の予防接種法では予防接種法の対象疾病になっていた，猩紅熱，腸チフス，パラチフス，発疹チフス，ペストが削除され，また，痘瘡は，WHOによる撲滅宣言（1979年）を受けて，1980年（昭和55年）に予防接種の対象疾病から除外された．

[*1] 流行性耳下腺炎に対するおたふくかぜワクチンは，麻しんおよび風しんワクチンに混合されて新3種混合ワクチン（NMRワクチン）として導入された（1989年）．しかし，おたふくかぜワクチンによる副作用（無菌性髄膜炎の発症）が原因でNMRワクチンは中止され（1993年），現在は麻しんおよび風しんワクチンはそれぞれが単独で接種されることになっている．

2 1994年の改正

1994年の主な改正点は3つであった．

第1は，予防接種の考え方に関するもので，予防接種は義務ではなく国民が努力して接種することを法律的に勧奨するものとしたことである．すなわち，従来の義務接種を，法律的な表現としては国民は接種の努力義務をもつ勧奨接種とした．そして，**ジフテリア，百日咳，急性灰白髄炎，風疹，麻疹**に**破傷風**と**日本脳炎**を加えて，これを勧奨接種（定期接種）の対象疾病とした（ただし，日本脳炎に対する予防接種は，病原体を媒介する力が存在しない寒冷地方などでは実施しなくてもよい）．これら7疾病以外は任意接種の対象疾病とした．なお，ワクチン接種による健康被害の救済はこれまでどおりに行

われるとした.

第2は,ワクチンに関する情報提供の徹底と**インフォームドコンセント** informed consent に関するもので,医療関係者にはワクチンの性質やワクチン接種によって起こる可能性のある健康被害の症状や頻度などに関する十分な情報を提供し,医師はそれにもとづいて被接種者やその保護者にワクチン接種の同意を得なければならないとしたことである.

第3は,ワクチンの接種法に関するもので,従来の集団接種を**個別接種**に変更したことである.これによって勧奨接種のワクチンは各人が個別に接種スケジュールに従って接種することになった.ただし,ポリオワクチンは集団接種とし,また,ジフテリア,破傷風,日本脳炎ワクチンを学童期の児童に接種する場合は,学校において集団接種するのが一般的である.

3 2001年の改正

2001年の改正は,勧奨接種の対象疾病を1類疾病と2類疾病に類型化したことである(表9-4).そして,1994年改正時に勧奨接種の対象疾病とされた,ジフテリア,百日咳,破傷風,急性灰白髄炎,風疹,麻疹,日本脳炎は1類疾病とし,60歳または65歳以上の高齢者に対する**インフルエンザ**を2類疾病とした.1類疾病,2類疾病に対する予防接種は勧奨接種である.1類疾病に対する予防接種には従来通り努力義務を課すが,2類疾病に対する予防接種には努力義務は課さない.インフルエンザは1976年の改正によって臨時接種の対象疾病となっていたが,子供が学校から家庭にインフルエンザを持ち込むことを防ぐため,学童に対しては定期接種が組入れられていた.しかし,ワクチンの感染防御能に疑いがもたれたこと,またワクチンの副作用の問題から,1994年の改正からは学童の定期接種が中止された.2001年の改正は,近年になってインフルエンザによる死亡が高齢者に増加していることに対応したもので,この場合のインフルエンザワクチンは,通常の年2回ではなく,年1回の接種とする.

9-3 結核予防法

結核の予防を目的に,1951年(昭和26年)に結核予防法が制定された.この法律による予防接種には,BCGワクチンが用いられる.これは定期接種であるが,予防接種法とは別の結核予防法で規定される.ツベルクリン反応陰性者(発赤9 mm以下)がBCGワクチンの接種対象になる.BCGワクチンの接種時期は,0~4歳時(標準では生後3か月のツベルクリン反応陰性者)である.従来,小学生および中学生でも,ツベルクリン反応陰性者にはBCGワクチンの接種を行っていたが,2004年(平成16年)4月の法改正で,学童に対するツベルクリン検査およびBCGワクチン接種はともに廃止された.

現在,さらに法改正が行われ,2005年(平成17年)4月以降は,0~4歳時へのツベルクリン検査を行わず,BCGワクチンの全員接種に変更される予定である.すなわち,BCGワクチンは,0~4歳時に全員を対象に1回だけ接種されることになる(7-1-5参照).

9-4 食品衛生法

食品衛生法は,飲食に起因する衛生上の危害の発生を防止し,公衆衛生の向上および増進に寄与することを目的とする法律である.医薬品,医薬部外品以外のすべての飲食物がこの法律の対象となる.そのうち,感染症関連では,食中毒の届出義務などがこの法律で規定されている.食中毒の原因物質は,細菌やウイルスによるもののほか寄生虫,化学物質,植物自然毒,動物自然毒によるものが含まれる(表9-5).

従来,ウイルス性胃腸炎は,その原因ウイルスの特定が困難であったため,食中毒から除外されていたが,検出技術の向上によって1997年(平成9年)5月の食品衛生法施行規則の一部改正で,*Norovirus* ノロウイルス属のNorwalk virus ノーウォークウイルス(以前の小型

表9-5 食品衛生法による食中毒原因物質の分類

	原因物質の種別	具体的な原因物質，原因菌など，[ ]内：感染症法による分類[*1]
1	サルモネラ属	チフス菌，パラチフスA菌以外のサルモネラ属菌［5類感染症］
2	ブドウ球菌属	［5類感染症］
3	ボツリヌス菌	［4類感染症］
4	腸炎ビブリオ	［5類感染症］
5	腸管出血性大腸菌	［3類感染症］
6	大腸菌	病原性大腸菌，細胞侵入性大腸菌，毒素原性大腸菌等［5類感染症］
7	ウエルシュ菌	［5類感染症］
8	セレウス菌	［5類感染症］
9	エルシニア・エンテロコリチカ	［5類感染症］
10	カンピロバクター・ジェジュニ／コリ	［5類感染症］
11	ナグビブリオ	［5類感染症］
12	コレラ菌	［2類感染症］
13	シゲラ属	［2類感染症］
14	チフス菌	［2類感染症］
15	パラチフスA菌	［2類感染症］
16	その他の細菌	エロモナス・ヒドロフィラ，エロモナス・ソブリア，プレシオモナス・シゲロイデス，ビブリオ・フルビアリス，リステリア・モノサイトゲネスなど［下痢症は5類感染症］
17	ノーウォークウイルス[*2]	［5類感染症］
18	その他のウイルス	A型肝炎ウイルスなど［E型およびA型肝炎は4類，その他のウイルス性肝炎は5類感染症］
19	化学物質	メタノール，ヒスタミン，ヒ素，鉛，カドミウム，銅，アンチモン等の無機物，ヒ酸石灰等の無機化合物，有機水銀，ホルマリン，パラチオン等
20	植物性自然毒	麦角成分（エルゴタミン），ばれいしょ芽成分（ソラニン），生銀杏および生梅の有毒成分（シアン），彼岸花毒成分（リコリン），毒うつぎ成分（コリアミルチン，ツチン），朝鮮朝顔毒成分（アトロピン，ヒヨスチアミン，スコポラミン），とりかぶとおよびやまとりかぶとの毒成分（アコニチン），毒きのこの毒成分（ムスカリン，アマニチン，ファリン，ランプテロール等），やまごぼうの根毒成分（フィトラッカトキシン），ヒルガオ科の植物種子（ファルビチン），その他植物に自然に含まれる毒成分
21	動物性自然毒	ふぐ毒（テトロドトキシン），シガテラ毒，麻痺性貝毒（PSP），下痢性貝毒（DSP），テトラミン，神経性貝毒（NSP），ドウモイ酸，その他動物に自然に含まれる毒成分
22	その他	クリプトスポリジウム属（原虫），サイクロスポラ属（原虫），アニサキス属（寄生虫）など
23	不明	原因が特定できない場合

[*1] 感染性胃腸炎はすべて5類感染症
[*2] 以前，小型球形ウイルス（SRSV）とよばれていたもの．SRSVは命名変更により，ノーウォークウイルス（ノロウイルス属）と改名された．

球形ウイルス small round structured virus：SRSV）が食中毒の原因として追加された．また，前述の感染症法の施行により，食中毒原因菌の取扱いが変更された．すなわち従来，コレラ，細菌性赤痢，腸チフス，パラチフスは，旧伝染病予防法で規定されており，それに基づく対応が先行されていた．しかし，1998年（平成10年）の感染症法の施行により，原因菌の種別に関係なく，飲食に起因する健康被害については，食中毒であることが明確化され，*Vibrio cholerae* コレラ菌，*Shigella* シゲラ属，*Salmonella* Typhi チフス菌，*Salmonella* Paratyphi A

パラチフスA菌は食中毒原因菌としても取り扱われることとなった．また，2001年2月に食品衛生法施行規則が一部改正され，「病肉等の販売等の禁止」に該当する疾病にウシ海綿状脳症が追加された．

9-5 B型肝炎母子感染防止事業

B型肝炎母子感染防止事業は，B型肝炎ウイルス（HBV）による母子感染を防止する目的で，1985年（昭和60年）から実施されている．この事業では，妊娠中に妊婦の血液検査を行い，HBs抗原陽性の母親からの出生児には，出生後なるべく早期（12時間以内）および生後2か月にHBヒト免疫グロブリン（HBIG）を接種し，さらに生後2，3，5か月にHBワクチンを接種するとしている．1995年（平成7年），厚生省（現，厚生労働省）児童家庭局長通知によって，B型肝炎母子感染防止事業による予防接種は健康保険での給付の対象として取り扱われることになった．

9-6 薬事法

薬事法は，ヒトおよび動物のすべての医薬品，医薬部外品，医療用具に関する法律である．2002年（平成14年）7月に，薬事法と採血及び供血あっせん業取締法が一部改正された．従来の薬事法ではワクチンや血液製剤などのいわゆる生物学的製剤は，日本薬局方とは別に厚生労働大臣が定めた生物学的製剤基準により規格化され管理されてきた．近年，血液製剤が原因のC型肝炎や薬害エイズ，ヒト乾燥硬膜移植によるヤコブ病，またウシ海綿状脳症の食肉に由来する新型ヤコブ病（いわゆる狂牛病問題）などが問題となっている．そこで，改正薬事法では，これらの危険性を踏まえ，植物以外のすべての生物に由来するものを材料または原料にする医薬品を新たに**生物由来製品**（その中で血液製剤など特に材料からの感染の危険性を考慮する必要がある医薬品を**特定生物由来製品**）として定め，管理するようになった．したがって，生物由来製品には，従来法におけるワクチン，血液製剤など生物学的製剤のほかに，遺伝子組換え医薬品，ホルモン製剤など，これまで一般医薬品として分類されていた医薬品が新たに含まれることになる．生物由来製品では，原材料の産地などの把握や原料が原因で起こる感染の危険を定期的に文献などで調査（監視）し，危険性が認められた場合，速やかに当局に報告するとともに回収するなどの適切な対応をする**感染症定期報告**を義務付けている．さらに，特定生物由来製品では，市販後の追跡調査を徹底し，材料由来の感染が問題となった場合，速やかに対応できるように義務付けられるようになった．また，感染のリスクなどを患者に十分に説明するインフォームドコンセントが盛り込まれている．生物由来製品および特定生物由来製品では，従来法における生物学的製剤と同様，その製造管理者には医師または細菌学的知識を有する者との規定がある．

Box 18　プロの奥意 – 北里柴三郎によるペスト菌の分離 –

　1894年，中国広東から香港に飛び火したペストは，この港町から世界侵出の機会をうかがっていた．これは，14世紀，ヨーロッパ全人口の1/3に当たる4,400万人の命を奪って以来，500年振りのペスト流行の兆しであった．

　日本政府は北里柴三郎（伝染病研究所所長），石神亨（伝染病研究所）と青山胤道（東京大学医学部教授），宮本叔（東京大学医学部），木下正中（東京大学医学部学生），そして岡田義行（内務省）をペスト調査団員に命じた．一行は，6月5日に横浜を出港し6月12日に香港に到着した．13日，研究室をケネディタウン病院に定め，14日には調査を開始した．日清戦争勃発寸前の時勢にあり，また中国人は解剖を極度に嫌ったので，病院から墓場へ運ぶ屍体を消毒の名目で密かに研究室に引き入れて剖検したという．これはイギリス領香港政庁の医官 J. A. Lowson ラウソンの配慮であった．

　北里はペストは炭疽と鼻疽に似ていると考えていた．脾臓が腫れて敗血症を起こすことは炭疽に似ており，リンパ腺が腫れる点では鼻疽に似ている．炭疽の病原体は血液と脾臓からよく検出され，鼻疽の病原体はリンパ腺腫から分離される．香港では，血液，脾臓，リンパ腺に見当をつけて病原体を検索しようと出発前から方針を固めていた．

ラウソン
（社団法人北里研究所所蔵）

　研究を開始したその日，早くも死体が届けられた．青山が解剖し，北里は血液，脾臓，リンパ腺を検鏡した．無数の細菌が見いだされた．しかし，死体は死後11～12時間経ったものであり，ペストとは無関係の腐敗菌（雑菌）をみている可能性があった．そこで，病原性を確かめるため脾臓の小片をマウスの皮下に接種しておいた．マウスは2日後に死亡し心臓血液には死体で見た通りの細菌が純培養されていた．

　夕刻，今度は死亡直後の死体が運び込まれた．この血液にも前と同じ，アニリン色素で菌体の両端が中央より濃く染まる桿菌が検出された．さらに重症患者の指先から血液を採取したが，例外なくこれにも同じ極染性の細菌が検出された．この桿菌が既知のものとは異なることを細菌学的に証明し，動物実験によってコッホの条件を満たした．研究は終了した．6月18日，調査を開始して5日目のことである．北里は医学雑誌 Lancet に投稿した（7月7日付，8月11日号と8月25日号に掲載）．これにはラウソンが協力した．また，Lancet の内容を『「ペスト」病調査復命書』として日本政府に報告した（7月15日付，官報7月31日と8月1日に掲載）．

　1週間足らずでペストの原因が解明されたことに疑念の記事が新聞に出た．「専門學者の本当の専門の奥意を解さざる門外漢の説」と北里はこれを一蹴した．北里の頭にはコッホ学派に受け継がれてきた病原体分離の極意が叩き込まれていた．そこへペストが舞い込んできたのである．香港への出発に際して送別の宴（離盃の宴）が催された時，ペスト病原体は既に北里の手中にあったといえる．

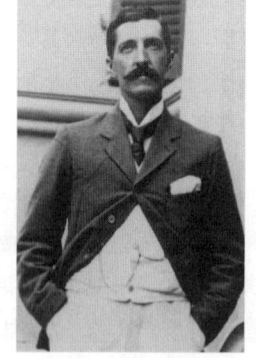

参考資料；（1）S. Kitasato, The bacillus of bubonic plague, Lancet, August 25, 428-430, 1894, （2）北里柴三郎論説集，北里研究所・北里大学，1978, （3）A. Yersin, La peste bubonique, Ann. Inst. Pasteur, 8, 666, 1894

3 病原微生物学各論

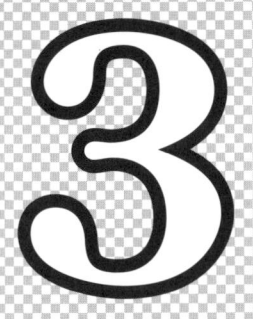

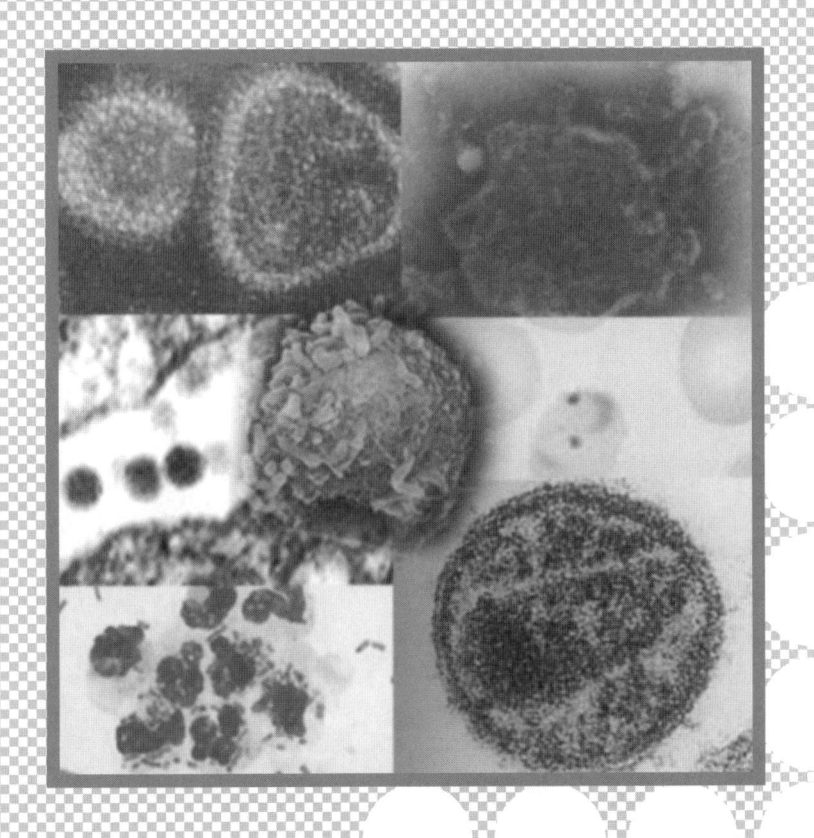

1 病原細菌学

本章では，主な病原細菌を「バーギィーマニュアル・同定細菌学（Bargy's manual of determinative bacteriology, 9th ed.）」に準拠した分類基準に従って述べる（これらの細菌の系統分類については付表1を参照のこと）．

カテゴリー I（グラム陰性細菌）

1-1　グループ1（スピロヘータ）
　　　Leptospira, Borrelia, Treponema

1-2　グループ2（グラム陰性，運動性，微好気性，らせん・ビブリオ状桿菌）
　　　Arcobacter, Campylobacter, Helicobacter, Spirillum

1-3　グループ4（グラム陰性，好気性，桿菌）
　　　Bartonella, Bordetella, Brucella, Chryseobacterium, Flavobacterium, Francisella, Legionella

1-4　グループ4（グラム陰性，好気性，非発酵性，桿菌）
　　　Alcaligenes, Burkholderia, Acinetobacter, Moraxella, Agrobacterium, Pseudomonas, Stenotrophomonas, Sphingomonas

1-5　グループ4（グラム陰性，好気性，球菌）
　　　Neisseria

1-6　グループ5（グラム陰性，通性嫌気性，桿菌）
　　　Aeromonas, Haemophilus, Pasteurella, Vibrio

1-7　グループ5（グラム陰性，通性嫌気性，桿菌，腸内細菌科）
　　　Escherichia, Klebsiella, Plesiomonas, Proteus, Salmonella, Serratia, Shigella, Yersinia

1-8　グループ6（グラム陰性，嫌気性，桿菌）
　　　Bacteroides, Fusobacterium

1-9　グループ8（グラム陰性，嫌気性，球菌）
　　　Veillonella

1-10　グループ9（グラム陰性，偏性細胞内寄生性細菌）
　　　Chlamydia, Coxiella, Orientia, Rickettsia

カテゴリーⅡ（グラム陽性細菌）
1-11　グループ 17（グラム陽性，球菌） 　　　*Enterococcus*, *Peptococcus*, *Peptostreptococcus*, *Staphylococcus*, *Streptococcus* 1-12　グループ 18（グラム陽性，芽胞形成性，桿菌） 　　　*Bacillus*, *Clostridium* 1-13　グループ 19（グラム陽性，芽胞非形成性，桿菌） 　　　*Erysipelothrix*, *Lactobacillus*, *Listeria* 1-14　グループ 20（グラム陽性，芽胞非形成性，桿菌） 　　　*Bifidobacterium*, *Corynebacterium* 1-15　グループ 21（グラム陽性，抗酸菌） 　　　*Mycobacterium* 1-16　グループ 22（グラム陽性，ノカルジア型放線菌） 　　　*Nocardia*
カテゴリーⅢ（マイコプラズマ）
1-17　グループ 30（細胞壁欠如性細菌） 　　　*Mycoplasma*, *Ureaplasma*

1-1　グループ 1（グラム陰性，スピロヘータ）
Gram-negative, spirochaetes

このグループ（グループ 1）に分類される細菌はグラム陰性のスピロヘータである．スピロヘータ spirochaeta（または spirochte，らせん状の髪の意）は，グラム陰性の細長くらせん状に曲がった細菌であり（0.1 ～ 3.0 μm × 5 ～ 250 μm），屈伸性が強く，活発な固有運動を示す．菌体の最外層にエンベロープ（被膜）をもち，その内側に通常の細菌の鞭毛に類似した運動器官である**軸糸** axial filament が菌体に密着しながら，らせん状に巻きついている．分裂は長軸に沿って進行する．スピロヘータは，細菌種によって嫌気性，通性嫌気性，または好気性を示し，また淡水や海水で自由生活するものや口腔内に常在するものがある．ヒトに病原性をもつスピロヘータは一般に人工培地での培養が困難または不可能である．

ここではヒトに病原性をもつ *Leptospira* レプトスピラ属（Family Leptospiraceae レプトスピラ科）と *Borrelia* ボレリア属および *Treponema* トレポネーマ属（Family Spirochaetaceae スピロヘータ科）の 3 細菌属について述べる．これらは Phylum *Spirochaetes* スピロヘータ門の細菌である．

Family *Leptospiraceae* レプトスピラ科

1-1-1　Genus *Leptospira* レプトスピラ属

Leptospira は，DNA の相同性からヒトに病原性をもつ 7 菌種（*L. borgpetersenii*, *L. inadai*, *L. interrogans*, *L. kirschneri*, *L. noguchii*, *L. santarosai*, *L. weilii*）と，非病原性の 3 菌種（*L. biflexa*, *L. hollandia*, *L. wolbachia*）に分類されている．

[形態・性状]　*Leptospira* は，大きさ 0.1 μm（幅）× 6 ～ 12 μm（長さ）の細長いらせん状の細菌で（図 1-1），長軸に沿って回転する．グラム染色やギムザ染色では観察が困難で，染色には鍍銀法や暗視野法が用いられる．*Leptospira* の G + C 含量は 35 ～ 53 mol％ で，基準菌種は *L. interrogans* である．

[培養]　*Leptospira* は，スピロヘータ中ではもっとも容易に培養でき，28 ～ 30℃ の培養温度で血清または血液を加えた培地に発育し，3 ～ 10 日で最大発育に達

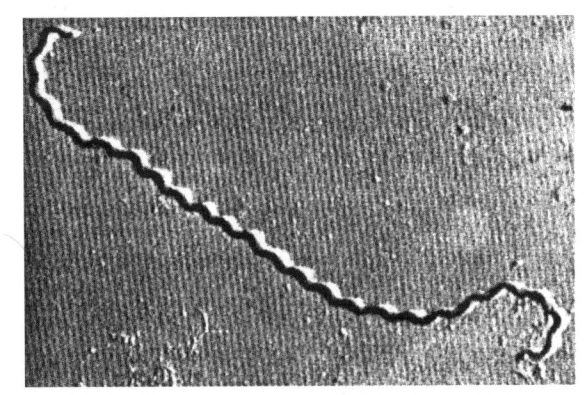

図 1-1 *Leptospira interrogans* serovar Icterohaemorrhagiae（電子顕微鏡像）

する．培養には，コルトフ（Korthof）培地，コックス（Cox）培地，高木・福島培地が用いられる．そのほか，モルモット，または発育鶏卵接種も用いられる．

1 *Leptospira interrogans*
レプトスピラ・インタロガンス

L. interrogans は血清学的に 29 血清群と，250 以上の血清型に分類され，interrogans 群，biflexa 群などの名前がついているので学名による分類と混同されやすい．

[遺伝子性状]　*Leptospira* は大小 2 個の染色体をもつ．*L. interrogans* serovar Icterohaemorrhagiae は 4.6 Mb，*L. interrogans* serovar Pomona は 4.4 Mb の大染色体のほかに，それぞれは共に 350 kb の小染色体をもつ．16 S，23 S，5S rRNA 遺伝子は大染色体上に散在しており，アミノ酸や細胞壁合成に関わる *asd*（β-semialdehyde dehydrogenase）遺伝子は小染色体上にコードされている．

[感染源・感染症]　*L. interrogans* はエンベロープ抗原によって約 160 の血清型に分けられる．それらの中で，*L. interrogans* serovar Icterohaemorrhagiae は，**黄疸出血性レプトスピラ病** leptospirosis icterohaemorrhagica（**ワイル病** Weil's disease，ワイル病の名前は A. Weil に由来する．第 6 編，歴傳参照）を起こし，感染動物の尿や糞で汚染された河川や湖沼などで皮膚から感染するか，または汚染食物や水から経口的に感染する．感染後 3～14 日の潜伏期間を経て，発熱，頭痛，腰痛，眼球結膜の出血，黄疸などを惹起する．重症の場合には，皮膚点状出血，循環不全，腎機能不全を起こし，ときには脳症状，髄膜炎症状を併発することもある．2 週間ほどで血中抗体が現れると細菌は速やかに減少し，腎臓から尿に排泄される．

わが国でのレプトスピラ症の多くは地方病で，関東以西，とくに九州で多く見られ，野ネズミを介して秋に感染するので，**秋季レプトスピラ症**（秋疫）とも呼ばれる．*L. interrogans* serovar Autumanalis 秋疫 A レプトスピラは静岡県の秋疫，長崎県の佐波見熱，岡山県の作州熱の原因菌である．また，*L. interrogans* serovar Hebdomadis 秋疫 B レプトスピラは福岡県の七日熱の原因菌，*L. interrogans* serovar Australis 秋疫 C レプトスピラは静岡県の用水病の原因菌である．

[予防・治療]　予防には死菌ワクチン接種が有効である．治療には免疫血清，ストレプトマイシン，テトラサイクリン，ペニシリンが用いられる．流行地域には石灰窒素の散布が行われる．

Family *Spirochaetaceae*
スピロヘータ科

1-1-2　Genus *Borrelia*
ボレリア属

Borrelia（フランスの細菌学者 A. Borrel に由来）は，ヒト，動物およびトリなどに病原性を示し，血液好性である．ヒトの *Borrelia* には，シラミあるいはカズキダニが媒介する回帰熱ボレリア（*B. recurrentis* など）とマダニが媒介するライム病ボレリア（*B. burgdorferi sensu stricto* など）がある．

[形態・性状]　大きさは 0.2～0.5 μm（幅）× 8～30 μm（長さ）で，ゆるやかならせん状のグラム陰性細菌

表1-1　主な回帰熱ボレリア

種　名	ベクター	保有動物	分　布
B. recurrentis	シラミ	ヒト	全世界
B. anserina	ダニ	トリ	全世界
B. hermsii	ダニ	げっ歯類	カナダ，米国西部
B. turicatae	ダニ	げっ歯類	米国南西部，メキシコ北部
B. parkeri	ダニ	げっ歯類	米国西部
B. duttonii	ダニ	げっ歯類	アフリカ中部，東部，南部
B. hispanica	ダニ	げっ歯類	イベリア半島，アフリカ西北部

である．菌体の両端に7～20本の鞭毛を有し，活発な運動をする．ギムザ染色では青色に染まる．Borreliaは900～1,000 kbの小さい線状染色体と，線状および環状プラスミドをもち，染色体とプラスミドを合わせたDNAのG＋C含量は27～32 mol％と非常に低い．線状染色体および線状プラスミドの両端はどちらもヘアピン構造をとっている．Borreliaの基準菌種はB. anserinaである．

1 Borrelia recurrentis
ボレリア・リカレンティス

[感染症] 回帰熱 relapsing fever の原因菌には，B. recurrentis, B. duttonii, B. novyi など少なくとも十数種類が確認されている（これらを総称して回帰熱ボレリアという，表1-1）．病原体の感染はシラミ，ダニによって媒介される．感染後5～10日の潜伏期間を経て菌血症による3～4日の発熱と，数日の下熱期間を繰り返すので回帰熱の名前がある．わが国の患者は最近報告されていない．

[病原体の分離] Borreliaの分離には発熱期の患者の血液をBSK（Barbour-Stoenner-Kelly）培地，あるいは血清や血清アルブミンなどを加えたBSK培地に接種する．

[治療・予防] 治療には抗生物質の投与が有効である．テトラサイクリンあるいはテトラサイクリンとエリスロマイシンを併用する．有効なワクチンは開発されておらず，ダニやシラミとの接触をさけることで予防する．

2 Borrelia burgdorferi sensu stricto
ボレリア・バーグドルフェリー

ライム病 Lyme disease（または Lyme borreliosis）の存在そのものは1883年に報告されていたものの，その病原体は1982年，W. Burgdorfer によって始めて分離された．DNA－DNA相同性の解析により，これはBorreliaの新種であることが明らかになり，ライム病の病原体はB. burgdorferiと命名された．その後，ライム病は，B. burgdorferi sensu stricto（OspAたん白質の相同性によって分類された．B. burgdorferiの genospecies の一種）の他にも，B. garinii および B. afzelii の3種が原因となることが明らかにされた．

[遺伝子性状] B. burgdorferi sensu stricto B31株のゲノムの全塩基配列が決定された（1997年）．全長910.7 kb（853遺伝子）の小さな線状染色体と，線状プラスミドおよび環状プラスミドを合計17種類以上保有している．プラスミドをすべて合計すると533 kb以上のサイズとなる．最も大きい線状プラスミド（56 kb）には重要な菌体表層たん白質遺伝子（outer surface protein；ospA-G）がコードされており，病原性発現にはOspたん白質が大きく関与していると考えられている．ゲノムのG＋C含量は28.6％ mol（染色体），23.1～32.3 mol％（プラスミド）で，回帰熱ボレリア（B. novyi）のゲノムの塩基配列との相同性は37～59％である．

[感染源・感染症] ライム病 Lyme disease はマダニをベクターとする B. burgdorferi sensu stricto, B. garinii, B. afzelii（これらを総称してライム病ボレリアという）に起因する新興感染症である．

ライム病ボレリアの保有動物は野鼠，野鳥であり，ライム病は，1970年以降，米国北西部を中心に流行が続いている．わが国では B. garinii, B. afzelii がシュルツェマダニ（Ixodes persulcatus）により媒介される．シュルツェマダニは中部以北の寒冷な地域に生息している．マダニ刺咬部に特徴的な遊走性紅斑 erythema migrans（EM）が現れることが多い．EMはライム病に特徴的な病態で筋肉痛，関節痛，頭痛，発熱，悪寒などのインフルエンザ様の症状を伴うこともある（第一期）．次いで循環器症状，神経症状などの多様な症状が現れ（第二期，播種期），さらに，慢性萎縮性肢端皮膚炎，慢性脳脊髄膜炎，慢性関節炎などの症状も現れる（第三期，慢性期）．

[診断・治療・予防] 細菌の分離には患者の皮膚生検体をBSK-II培地に接種し30～35℃で2～4週間培養する．その他，病原体に対する抗体検出法（患者血清のELISA法やウエスタンブロッティング法），DNAプローブ法，PCR法が診断に利用されている．治療には回帰熱ボレリア同様，抗生物質の投与が有効である．予防には野山でマダニに咬まれないことが最も重要である．米国では B. burgdorferi の ospA 遺伝子の組換えワクチンが実用化されているが，わが国には導入されていない．

1-1-3　Genus *Treponema*
トレポネーマ属

Treponema は，0.1 ～ 0.4 μm（幅）× 5 ～ 20 μm（長さ）のグラム陰性のらせん状桿菌で，アニリン系の普通の染色法ではほとんど染まらず，鍍銀法，陰性染色，ギムザ染色が用いられる．*Treponema pallidum* など，ヒトに病原性を示すものは，一般に人工培地で培養できない．染色体の G ＋ C 含量は 36 ～ 54 mol％である．*Treponema* の基準菌種は *T. pallidum* である．

1　*Treponema pallidum*
トレポネーマ・パリダム

T. pallidum は，1905 年，F.R. Schaudinn ショウダンと E. Hoffmann ホフマンによって梅毒患者から分離された（第 6 編，歴傳参照）．*pallidum* の細菌名は，*Treponema*（trepo；曲がった，nema；糸，繊維）と *pallidum*（青ざめた，つやのない）に由来する．*T. pallidum* はヒトや種々の動物に皮膚障害を起こす．

[遺伝子性状]　*T. pallidum* は環状の染色体を有しており，1998 年に Nichols 株において全塩基配列が決定された．全長は 1,100 kb で（1,041 遺伝子），G ＋ C 含量は 52.8 mol％である．12 の菌体膜たん白質遺伝子と数種類の溶血素（hemolysin）遺伝子がコードされており，病原性発現にはこれらのたん白質が大きく関与していると考えられている．同じスピロヘータ科の *B. burgdorferi* の塩基配列と比較した場合，46 ％ の ORF は相同分子種（orthologs）と思われるが，*B. burgdorferi* のプラスミド上の遺伝子との相同性はない．3 亜種に分類される．

1）*T. pallidum* subsp. *pallidum*（梅毒トレポネーマ）

[形態・性状]　大きさは 0.1 ～ 0.15 μm（幅）× 6 ～ 20 μm（長さ）で，規則正しい 4 ～ 14 の屈曲しているらせん形を巻き，その幅は 1 μm で，3 ～ 6 個の維束線と，それを取り巻く原形質と，それを被う皮膜からなる．菌独特の固有運動があり，この固有運動は長軸に沿って回転する回転運動 rotation と，菌体の屈曲運動 flexion，および移動運動 locomotion である．固有運動の中で屈曲運動がくずれないことが他の *Treponema* や *Leptospira* との鑑別になる．染色はアニリン色素では染まらず，鍍銀法または長時間のギムザ染色が用いられる．また無染色標本，墨汁染色法も使用される．

[培養]　病原性株は人工培地で培養はできない．したがって，病原株（Nichols 株など）はウサギの前眼房内接種により角膜実質炎を起こさせ継代するか，ウサギの陰嚢皮下に接種すると硬結を起こし，また精巣実質に注射すると梅毒性精巣炎が起こり継代できる．非病原性株（Reiter 株，Kazan 株など）は，チオグリコール酸培地＋ 10 ％ ウサギ血清で発育する（これらは嫌気的にも発育する）．

[感染源・感染症]　*T. pallidum* subsp. *pallidum*（梅毒トレポネーマ）は，性交時の接触により感染し，梅毒とその子供には先天性梅毒の原因となる．

梅毒 syphilis では，病原体は粘膜，傷口，小腸より体内に侵入し，3 ～ 6 週の潜伏期間の後，主に陰部に，時には唇，乳房などの感染局所に初期病変をつくる．局所部位には潰瘍，リンパ節腫脹（**硬性下疳** hard chancre）などが見られる．約 9 週間で自然消退する（第一期）．また，3 週間～ 3 か月で細菌は感染局所のリンパ節，さらに血流に入り全身に転移することもあり，この場合は，全身の皮膚に発疹，粘膜に圧疹を生じ，眼，関節にも病巣が広がり，また梅毒性脱毛症も起こす．梅毒トレポネーマは第一期と第二期がヒトに感染させやすい時期で，1 ～ 3 年で再発と消退を繰り返す（第二期）．そして，3 ～ 10 年で全身の臓器に結節性梅毒疹をつくり，皮膚の潰瘍，臓器のゴム腫，血管や神経系の障害を起こす（第三期）．

第一期，第二期に不完全な治療を行うと臨床症状は消失するのに感染は持続し，長時間経過の後，脊髄癆，麻痺性痴呆などになる（第四期）．第三期以後，細菌はほ

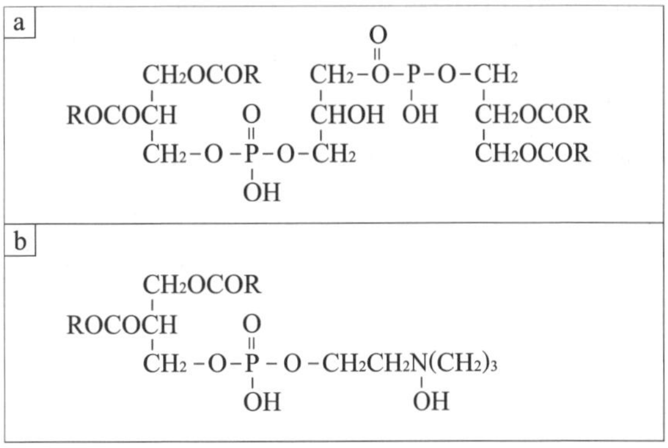

図 1-2　カルジオリピン(a)，レシチン(b)

とんど見つからない．

また梅毒にかかった母親が妊娠すると，病原体は胎児に胎盤から感染し，流産や死産の原因となる．もし出産すると子供にははじめから全身症状が現れる．これを**先天性梅毒** congenital syphilis という．梅毒トレポネーマは，ヒト以外には，サル，チンパンジー，ウサギなどにも病原性がある．

[診断] 梅毒トレポネーマは，梅毒第一期の硬性下疳の組織液，局所リンパ液の穿刺液から暗視野照射法で直接検鏡できることもあるが，梅毒の診断はもっぱら血清反応によって行う．

梅毒の血清学的診断は，大別して，カルジオリピンを抗原とする方法と，梅毒トレポネーマそのものを抗原に用いる方法に分けられる．前者は非特異的な梅毒診断法であり，後者に比べて，感度は優れているが特異性は劣っている．後者は特異的な梅毒診断法である．梅毒の血清学的診断は，後述する方法のうち，2種類以上の方法を用いて試験する必要がある．

a）梅毒の非特異的診断法

1906年，A. Wassermann ワッセルマンは，多数の梅毒トレポネーマを含む先天性梅毒で死産した子供の肝臓抽出液を抗原とした補体結合反応を梅毒の診断に応用した．これを**ワッセルマン反応** Wassermann reaction という．その後，ウシ心臓のアルコール抽出液がワッセルマン反応の抗原として用いられるようになり，さらにこのアルコール抽出液の主成分が**カルジオリピン** cardiolipin とよばれる脂質であることが明らかにされたことによって，カルジオリピンとレシチン（図1-2）を抗原とした**緒方法**などや，カルジオリピン，レシチンおよびコレステロールを抗原とした **VDRL法** など（VDRLは米国の Venereal Disease Research Laboratory の略）が開発された．緒方法および VDRL法は，それぞれ**補体結合反応** complement fixation reaction および**沈降反応** precipitation reaction による梅毒の診断法である．

これらの診断法で検出される患者の抗体は，**レアギン** reagin とよばれ，梅毒トレポネーマに対する非特異的な抗体である（このレアギンという言葉は古くから慣用されている IgG，IgM 抗体であり，後年になってよく使用されるようになったⅠ型アレルギーの原因となる IgE 抗体のことではない．第2編，4-5-1（4）参照）．す

なわち，梅毒トレポネーマの感染によって傷害された組織からカルジオリピンなどの脂質が遊離する．この脂質（**ハプテン** hapten）が梅毒トレポネーマの菌体たん白質（**担体** carrier）と結合することで脂質に対する抗体が産生され（第2編，4-6-2（1）参照），この抗体が脂質抗原と反応するものである．このような抗体は梅毒患者以外にも，マラリア，ハンセン病，回帰熱，発疹チフス，鼠径リンパ肉芽腫，伝染性単核球症，ワイル病などの患者，また，種痘被接種者や妊婦でも産生されることがあり，この場合はワッセルマン反応が陽性（**偽陽性** false positive）となる欠点をもつ．しかし，この非特異的なレアギン抗体は梅毒患者のほとんどで検出されるので，診断的価値をもっている．

b）梅毒の特異的診断法

ワッセルマン反応などがもつ偽陽性反応の欠点を補い，梅毒トレポネーマに対する特異的な抗体を検出する目的で，梅毒トレポネーマそのものまたは梅毒トレポネーマから抽出した抗原を用いた梅毒の特異的診断法も多く開発された．これらのうち，現在広く用いられているのは，**TPHA試験**（トレポネーマ血球凝集試験 Treponema hemagglutination test）と **FTA-ABS試験**（蛍光トレポネーマ抗体吸収試験 fluorescent treponemal antibody-absorption test）である．

TPHA試験は梅毒トレポネーマ（Nichols 株）の菌体成分をヒツジ赤血球に吸着させたものを抗原とした**凝集反応** agglutination reaction の応用，また，FTA-ABS試験は梅毒トレポネーマを抗原とした間接的な**蛍光抗体法** fluorescent antibody test の応用である．FTA-ABS試験は，特異性を高めるために，被検血清中に存在する *Treponema* の共通抗原に対する抗体を非病原性株（Reiter 株）で吸収してから実施する．

[治療] ペニシリン，エリスロマイシン，ヒ素剤（サルバルサンなど），蒼鉛剤が有効である．

2）*T. pallidum* subsp. *pertenue*

pertenue とは非常に薄い，細長いの意味である．この *Treponema* は**苺腫** framboesi（または yaws）の原因菌で接触感染をする．アフリカ，アジアの熱帯地方に見られ，黒人の間の風土病で子供にかかりやすい．非性病性丘疹性疾患である．培養はできない．

3）*T. pallidum* subsp. *endemicum*

endemicum とは地方病，風土病の意味である．この Treponema は非性病性，または地方病性の梅毒の原因菌で，接触によって感染する．

2 *Treponema carateum*
トレポネーマ・カラテウム

T. carateum は，**熱帯白斑性皮膚病** pinta（または carate）の病原体である．熱帯性白斑性皮膚病は，メキシコ，コロンビア・西インド諸島に見られ，患者は皮膚の色素異常を起こし，ワッセルマン反応が陽性となる．

3 *Treponema paraluiscuniculi*
トレポネーマ・パラルイスクニクリ

T. paraluiscuniculi はウサギの性病の病原体であり，生殖器に炎症を生じる．その他，多くの嫌気性トレポネーマがヒトの口腔内（歯垢）に常在する．これらは非病原性で人工培地で増殖する．

1-2 グループ2 （グラム陰性，運動性，微好気性，らせん・ビブリオ状桿菌） Gram-negative, motile, microaerobic, helical-vibrioid, rods

このグループ（グループ2）に分類される細菌は，グラム陰性で，運動性をもつ，らせんまたはビブリオ状の微好気性桿菌である（Bergey's manual determinative bacteriology において，グループ2には好気性細菌も含まれているが，ここに述べるものはすべてが微好気性細菌である）．

ここでは，ヒトに病原性を示す代表的な細菌として，Family *Campylobacteraceae* カンピロバクター科（Genus *Arcobacter* アルコバクター属，Genus *Campylobacter* カンピロバクター属），Family *Helicobacteraceae* ヘリコバクター科（Genus *Helicobacter* ヘリコバクター属），Family *Spirillaceae* スピリラ科（Genus *Spirillum* スピリラム属）の，3細菌科（4細菌属）について述べる．

これらすべては Phylum *Proteobacteria* プロテオバクテリア門に分類され，分類学的にも近縁の細菌である．

たとえば，*Spirillum* のみが Class *Betaproteobacteria* βプロテオバクテリア綱であるが，その他の *Arcobacter*, *Campylobacter*, *Helicobacter* は，すべて同じ Class *Gammaproteobacteria* εプロテオバクテリア綱に所属している．

Family *Campylobacteraceae* カンピロバクター科

1-2-1 Genus *Arcobacter* アルコバクター属

Arcobacter は，1992年に *Campylobacter* から独立したもので，現在4細菌種に分類されている．形態学的には *Campylobacter* に類似したらせん菌である．しかし大気中での増殖が可能で，42℃では発育せず，15℃で発育する．G＋C含量は 28〜31 mol％ である．*Arcobacter* の基準菌種は *Arcobacter nitrofigilis* である．

1-2-2 Genus *Campylobacter* カンピロバクター属

[形態・性状] *Campylobacter* は，大きさ 0.2〜0.5 μm（幅）× 0.5〜5 μm（長さ）のらせん状に曲がったグラム陰性の桿菌で，鞭毛は菌体の一端または両端に1本認められコルクスクリュー状の特徴ある運動をする．莢膜はなく，芽胞も形成しない．*Campylobacter* には，curved rod（曲がった桿菌）という意味がある．これは，以前，micro-aerophilic vibrios（微好気性のビブリオ）として分類されていた細菌に新しい属名が与えられたものである（1963年）．ウシの流産の原因菌（*Vibrio fetus*）．またウシやブタの胃腸炎の原因菌（*Vibrio jejuni*, *Vibrio coli*）として分離され命名されていたものが新属名の制定によって，これらは自動的に，それぞれ *Campylobacter fetus*, *Campylobacter jejuni*, *Campylobacter coli* として命名し直された．これらのうち，*C. jejuni* と *C. coli* はヒトの胃腸炎の原因にもなる．わが国では *C. jejuni* が起因菌となる胃腸炎（**食中毒**）がほとんどで，*C. coli* が分離される頻度は低い．*C. fetus*, *C. jejuni*, *C. coli* のゲノムサイズは小さく（1,100〜1,700 kb），大腸菌の1/3程度しかない．*C. jejuni* の全ゲノム配列は1999年に決定された．*Campylobacter* の G＋C 含量は 31〜34 mol％

であり，基準菌種は C. fetus である．

[培養] 培養は微好気性条件下（5％ O_2，10％ CO_2，85％ N_2）の37℃で行う．細菌種によっては，H_2 ガスの存在が培養に不可欠である．Campylobacter の分離には選択培地が用いられる．例えば，C. fetus subsp. fetus や C. fetus subsp. veneralis の分離には，ブルセラ寒天培地または血液寒天培地（バシトラシン，ノボビオシンなどを添加）を用い，C. jejuni や C. coli の分離には，スキロー Skirrow 培地（バンコマイシン，ポリミキシンB，トリメトプリムなどを添加，第5編，1-2-3 5 参照）またはバッツラー Butzler 培地（バシトラシン，シクロヘキシミド，コリスチン，セファゾリン，ノボビオシンを添加）などを用いる．

増菌培地には CEM 培地，プレストン培地がある．代謝は不活発でアミノ酸または TCA サイクルの中間代謝物よりエネルギーを得ている．その結果栄養要求性が高い．

[血清学的性状] C. jejuni と C. coli は血清型別が可能である．C. jejuni は K 抗原物質の型別で 32 型に分けられる．

[治療] マクロライド系，アミノグリコシド系抗生物質が有効である．クロラムフェニコール，ストレプトマイシン，エリスロマイシン，ネオマイシン，テトラサイクリン等も効果があるが，ペニシリン，セフェム剤には耐性菌が多い．バシトラシン，ポリミキシンBには耐性である．

1 Campylobacter jejuni
カンピロバクター・ジェジュニ

C. jejuni は家禽に感染しやすい．家禽から分離された約 40％のものはカゼイン，RNA，DNA を分解する．ホスファターゼは 90％以上が陽性で，アーリルスルファターゼは 6％が陽性である．0.1％ sodium selenite の培地に発育し，セレナイトを還元する．マッコンキー培地でわずかに発育し，25℃では発育しないが，42〜45℃で発育する．

2 Campylobacter coli
カンピロバクター・コリ

血液寒天で溶血せず，液体培地では常に牛酪様に沈殿する．微好気性であり，好気的にも嫌気的にも発育しない．ゼラチン，カゼインは分解せず，アーリルスルファターゼも陰性であるが，多くの株はホスファターゼが陽性で，DNase 活性もあり（65％），RNase 活性もある．リシン，またはオルニチン脱炭酸酵素は陰性で，フェニルアラニン，またはチロシン脱アミノ反応も陰性である．リパーゼ，M-R，V-P，エスクリン反応は陰性で，マッコンキー培地でわずかに発育する．セレナイトを還元し，リトマス牛乳も還元する．42℃で発育するが，25℃では発育しない．馬尿酸の加水分解が C. jejuni と C. coli の鑑別に使用される．ガスクロマトグラフィーによる菌体脂肪酸の組成も参考になる．

3 Campylobacter fetus subsp. venerealis
カンピロバクター・フィタス

雌ウシの生殖器に寄生する．ウシやヒツジに流産を引き起こす．

Family Helicobacteraceae
ヘリコバクター科

1-2-3　Genus Helicobacter
ヘリコバクター属

Helicobacter pylori は，1983年オーストラリアの Warren と Marshall によって，慢性胃炎患者の胃粘膜から分離された．らせん菌がヒトの胃に存在することは 100 年以上前から報告されていたが，H. pylori 感染が胃疾患の原因となることは，Marshall 自身が H. pylori を経口摂取することにより初めて証明した．H. pylori は最初，Campylobacter pyloridis と命名されたが，後に文法上の問題から C. pylori と訂正された．その後電子顕微鏡レベルでの形態や菌体の脂肪酸組成，また 16S rRNA 遺伝子の解析により，1989年に Campylobacter から新しい属名として Helicobacter が設定され H. pylori となった．

[形態・性状] H. pylori は 0.5〜0.9 μm（幅）× 3.0（長さ）μm のらせん状グラム陰性桿菌である．微好気条件（5〜10％ O_2）で発育し，一端にたん白質およびリポ多糖を含む膜に包まれた数本の鞭毛（有鞘性鞭毛）を有する．ヒトの胃以外に，ネコやイヌの胃から H. felis, H. bizzozeronii, H. salomonis, H. rappini（以前は

Flexispira rappini とよばれていた)，*H. heilmannii* (以前は *Gastrospirillum hominis* とよばれていた) が分離されている．*Helicobacter* の 16S rRNA 遺伝子の塩基配列は菌種間で相同性が高いが，染色体 DNA の G + C 含量は菌種間で多様性が見られる．*H.pylori* の G + C 含量は 35 ～ 39 mol％である．また，*Helicobacter* の基準菌種は *Helicobacter pylori* である．

[培養]　*Helicobacter* の培養は，*Campylobacter* と同様に微好気性条件で行うが，一定の CO_2 濃度 (5 ～ 20％) と多湿が必要不可欠である．新しい血液寒天培地あるいは5％ウマ血清と1％ IsoVitaleX を含む brain-heart infusion 寒天培地を用いる．液体培地でも5％の子ウシまたはウマ血清を必要とする．37℃で増殖するが25℃では増殖しない．37℃で通常3～5日の培養で2mm以下の円形で凸型の半透明なコロニーが現れる．選択培地には Goodwin 培地を用いる (第5編，1-2-3 ⑨参照)．

1 *Helicobacter pylori*
ヘリコバクター・ピロリ

1997年に *H. pylori* の全ゲノム配列が決定された．*Campylobacter* と同様に *H. pylori* のゲノムサイズは平均 1,700 kb と非常に小さい (図1-3)．

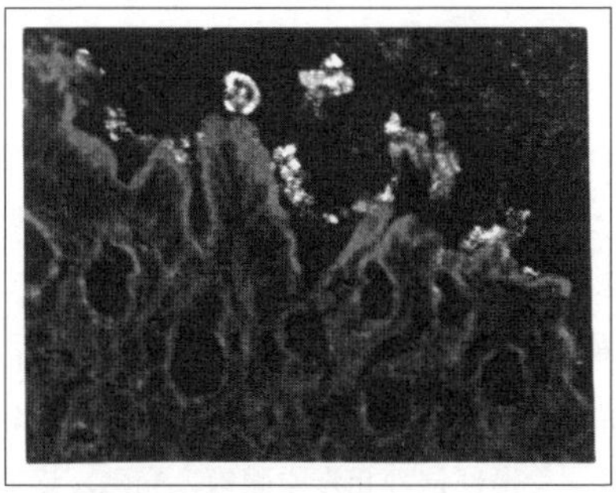

図 1-3　*Helicobacter pylori* の付着像
H. pylori は，胃底腺表層粘膜細胞の内腔側に偏在して付着している．菌体は間接蛍光抗体法で観察 (白く光って見える．中村正彦博士提供)

[病原性]　胃に取り込まれた *H. pylori* はウレアーゼ活性により，胃管腔内にしみ出た尿素を加水分解し，アンモニアを産生することで胃酸を中和し胃内に持続感染する．

$$C=O(NH_2)_2 + H^+ + 2H_2O \xrightarrow{ウレアーゼ} HCO_3^- + 2NH_4^+$$

尿素はウレアーゼにより加水分解を受けてアンモニアと二酸化炭素を生じる．この反応は *H. pylori* の検査法として応用されている (**尿素呼気テスト** ammonia breath test；^{13}C-ウレアを経口摂取後，呼気中の $^{13}CO_2$ を測定する)．

次に管腔内からムチン層へ移動し，胃上皮細胞の多糖抗原である**ルイス抗原** (Lewis b antigen) を細菌の付着因子 (アドヘジン；BabA) が認識して付着する．*H. pylori* には上皮細胞に空胞化を引き起こす**空胞化毒素** (vacuolating cytotoxin；VacA) や好中球活性化たん白質 (neutrophil activation protein；NAP) などが存在し，これらが炎症惹起の直接的な原因と見なされている．

ウレアーゼや VacA は 40 kb の *cag*-Pathogenicity island (PAI) にコードされており，**タイプⅣ型のたん白質分泌機構**を構成している (第1編，6-5-2 ③，表6-5参照)．タイプⅣ型のたん白質分泌機構は多くの細菌での接合伝達による DNA の伝達や，特殊なケースとして *Bordetella pertussis* の百日せき毒素 pertussis toxin の分泌にも使われる．*cag*-PAI は菌の胃粘膜への感染の初期に必要と考えられている．*H. pylori* のリポ多糖 (LPS) は，通常の細菌とは異なり，エンドトキシンとしての毒性は低い．また，LPS の O 抗原はヒトのルイス抗原 (Le^x と Le^y) と同一の抗原性を示す．*H. pylori* 感染は胃炎，胃癌，また胃の**MALT** (mucosa-associated lymphoid tissue) リンパ腫との関連が示唆されており，感染率は人種，地域，年齢により大きく異なる．一般に衛生状態のよい欧米先進国では感染率は低く，東南アジアを含む発展途上国では感染率が高い．わが国では感染率は加齢とともに上昇する．

[治療]　治療には胃酸の分泌を抑制するプロトンポンプインヒビターと抗菌剤としてアモキシシリン，クラリスロマイシンの併用が用いられている．

2 *Helicobacter heilmannii*
ヘリコバクター・ハイルマニィ

H. heilmannii は 1987 年に分離されたもので，*H. pylori* と同様にヒトの胃炎の原因菌と見なされている．人工培地での培養が困難で，現在のところ分離培養による患者からの病原体の検出は一般化していない．マウスやサルには容易に持続感染し，*H. pylori* に比較してより高度ならせん形態や，強力なウレアーゼ活性の存在により，胃での細菌の存在を確認できる．

Family *Spirillaceae*
スピリラ科

1-2-4　Genus *Spirillum*
スピリラム属

1　*Sprillum minus*
スピリラム・ミヌス

　S. minus は 0.2～0.5 μm（幅）×1.5～5（長さ）μm のらせん状のグラム陰性の微好気桿菌である．2～6本の鞭毛が菌体の両側に見られる．人工培養は困難であり，生化学的性状や 16 S rRNA 遺伝子の塩基配列は詳しくわかっていない．

　Spirillum の基準菌種は *S. volutans* である．*S. minus* は鼠咬症，スピロヘータ感染症の原因菌である．鼠咬症の潜伏期間は 7 日～3 週間で，発熱，咬傷部の硬結，潰瘍，痂皮形成，発疹などの症状を来す．治療にはペニシリン，テトラサイクリン，ストレプトマイシンなどが用いられるが，治療しないと致死率は 6.5％ である．

1-3　グループ 4（グラム陰性，好気性，桿菌）
Gram-negative, aerobic, rods

　このグループ（グループ 4）に分類される細菌は，グラム陰性で，好気性の桿菌である．ここでは，Family *Bartonellaceae* バルトネラ科（Genus *Bartonella* バルトネラ属，Genus *Bordetella* ボルデテラ属），Family *Brucellaceae* ブルセラ科（Genus *Brucella* ブルセラ属），Family *Flavobacteriaceae* フラボバクテリア科（Genus *Flavobacterium* フラボバクテリウム属，Genus *Chryseobacterium* クリセオバクテリウム属），Family *Francisellaceae* フランシセラ科（Genus *Francisella* フランシセラ属），Family *Legionellaceae* レジオネラ科（Genus *Legionella* 属），の 5 細菌科（7 細菌属）について述べる．

　これらのうち，*Flavobacterium* と *Chryseobacterium* だけは，その分類学的な位置が他のものと大きく異なっている．この 2 細菌属は Phylum *Bacteroidetes* バクテロイデス門に属し，他の 5 細菌属のすべてが Phylum *Proteobacteria* プロテオバクテリア門に所属している．

Family *Bartonellaceae*
バルトネラ科

1-3-1　Genus *Bartonella*
バルトネラ属

　臨床上重要な細菌種は，*Bartonella bacilliformis* であり，ヒトからのみ分離される．また，*Bartonella henselae* はネコひっかき病の原因菌で，近年注目されている人畜共通感染症である．

[形態・性状]　*Bartonella*（人名 A. L. Barton に由来）は，直径 0.2～0.5 μm，長さ 0.3～1.5 μm のごく小さな桿菌である．鞭毛を有し，運動性をもつ．表 1-2 には，ヒトに病原性があるか，または動物から分離される主な細菌種を示した．

[培養・増殖]　*Bartonella* は，好気性菌で，至適温度は，25～37℃である．

[感染症]　*B. bacilliformis* は，バルトネラ症（ペルー疣病 Verruca peruana（カリオン病），**オロヤ熱** Oroya fever などを引き起こす．*B. henselae* が引き起こす**ネコひっかき病** cat scratch disease（CSD）は，その名のとおり感染ネコによるひっかき傷から感染する（まれに，*Bartonella clarridgeiae* による症例もある）．ヒトでの主な症状は，受傷部位の丘疹や膿疱，発熱，疼痛を伴い，数週間から数か月続くリンパ節腫脹が特徴である．まれに脳症を合併するが，比較的予後は良い．診断は，PCR 法により行う．

[感染源]　*Bartonella* は血液から分離される．また，ネコひっかき病の原因菌である *B. henselae* は，感染ネコまたはイヌによる咬傷，ひっかき傷から感染する．動物間は，ノミによる媒介である．

[予防・治療]　*Bartonella* は，一般に，ペニシリン，ストレプトマイシン，テトラサイクリンに感受性である．

表1-2 主な*Bartonella*

細菌種	感染症または分離される動物
B. bacilliformis	ペルー疣病, オロヤ熱など
B. quintana	塹壕熱
B. henselae	ネコひっかき病
B. elizabethae	ヒト心内膜炎
B. vinsonii	カナダ野ネズミ
B. vinsonii berkhofii	イヌ心内膜炎
B. grahamii	げっ歯類
B. taylorii	げっ歯類
B. doshiae	げっ歯類
B. clarridigeiae	ネコ（ネコひっかき病）
B. alsatica	ウサギ
B. koelerae	ネコ
B. tribocorum	野ネズミ

重症例では，セフェム系，マクロライド系，ニューキノロン系が用いられるが，軽症では自然治癒を待つ．腫脹が強い場合は，排膿を行う．実用化されたワクチンはない．G＋C含量は39～40％である．*Bartonella*の基準菌種は*B. bacilliform*である．

1-3-2　Genus *Bordetella*
ボルデテラ属

J. BordetとO. Gengouは1906年に百日咳の病原体として*Bordetella*を分離した．最初，これは*Haemophilus*に分類されていたが，栄養要求性抗原構造の違いから，*Bordetella*として独立した．

1 *Bordetella pertussis*
百日咳菌

[形態・性状]　*Bordetella pertussis*（Bordetが分離した百日咳の病原体の意味）は，直径0.2～0.3μm，長さ0.5～1.0μm，好気性の球桿菌で，芽胞，鞭毛はない．主な生化学的性状を表1-3に示した．G＋C含量は67.7～68.9 mol％である．*Bordetella*の基準菌種は*B. pertusseis*である．

[培養・増殖]　*B. pertussis*の分離には**Bordet-Gengou培地**を用いる（第5編，1-2-3 8 参照）．3～6日培養で，直径1mm程度の透明なスムーズで光沢のある真珠またはオパール様の小集落を作り，周囲がわずかに溶血する．普通寒天培地および血液寒天培地には発育しない．培地中の（または本菌が産生する）発育抑制物質（主に不飽和脂肪酸）を吸着除去するため，通常，血液，デンプン，メチル化ベータサイクロデキストリン，イオン交換樹脂等を加える．発育に糖を利用しない．グルタミン酸ナトリウムを炭素原とし，ニコチン酸，シスチンなど増殖因子を含む完全合成培地（**Stainer-Scholte培地**）で発育し，それにカザミノ酸を添加して増殖能を上げた変法培地がワクチン製造に用いられている．分離当初の細菌はⅠ相菌と呼ばれ，病原性が強いが，継代中にⅡ相菌，Ⅲ相菌へと**相変異** phase variationを起こし，増殖性の変化および病原性因子の欠落が起こる（表1-3）．

[感染症]　*B. pertussis*は，**百日咳** whooping coughを引き起こす．百日咳の名は，2～3か月間長く続く咳を伴うことに由来する．また，英語名のwhooping coughは，吸気性の笛音を現している（咳発作の合間に一気に吸気するため）．百日咳は，乳幼児に多く発生し，細菌が気道に感染後，1～2週の潜伏期間を得て軽い咳とくしゃみが続く（カタル期）．*B. pertussis*は，気管や気管支末梢の繊毛上皮に粘着して増殖し，その刺激によって分泌液も多くなる．次いで，痙攣性の激しい咳発作が起こる（痙攣期）．肺炎を惹起し，痙攣期には死に至ることもある（特に1歳未満の乳児では死亡率が高い）．

1950年初め，わが国では毎年10万人以上の患者（死者1万人以上）が報告されてきたが，ワクチンの導入により，年々患者数が減少し，1970年代半ばには死亡者なしにまで至った．しかしワクチンの副反応が原因と考えられる死亡事故により，一時，予防接種が中止され，その後のワクチン接種率が低下し，再び患者数が増加した．1981年に改良型ワクチン（後述）が開発され，ワクチン接種率も徐々に回復し，現在では，年間数十例（死亡者は数名）にまで減少している．

*B. pertussis*をはじめ，*Bordetella*は多くの毒素ならびに生理活性物質を産生し，**百日咳毒素** pertussis toxinは，重要な病原性因子である（表1-4）．また，**繊維状赤血球凝集素** filamentous hemagglutinin，パータクチン pertactin，**アグルチノーゲン** agglutinogen 2および3（fimbriae 2, 3）は付着因子として重要である（表1-4）．これらの物質はワクチン成分としても重要である（後述）

表1-3 *Bordetella* の諸性状

性状	*B. pertussis* I相	*B. pertussis* Ⅲ相	*B. parapertussis* I相	*B. bronchiseptica* I相	*B. bronchiseptica* Ⅲ相	*B. avium* I相
各種培地での発育						
Bordet-Gengou 培地（日数）	+(3〜6)	+(2〜3)	+(2〜3)	+(1〜2)	++(1)	+(1〜2)
普通寒天培地	−	+	+	+	++	+
血液寒天培地	−	+	+	+	++	+
チョコレート寒天培地	−	+	+	+	++	+
生化学的性状						
溶血性（β）	+	−	−	+	−	−
色素（褐色）産生	−	−	+	−	−	−
ウレアーゼ産生	−	−	+	+	+	−
オキシダーゼ産生	+	+	−	+	+	+
運動性（鞭毛）	−	−	−	+	+	+
硝酸塩還元	−	−	−	+	+	−
クエン酸	−	−	+	+	+	+
主な毒素産生能						
百日咳毒素	+	−	−	−	−	−
易熱性毒素（壊死毒素）	+	−	+	+	−	+
アデニル酸シクラーゼ毒素	+	−	+	+	−	−
内毒素（リポ多糖, LPS）	+	+	+	+	+	+
感染症						
宿主	ヒト	−	ヒト	哺乳動物	−	トリ
感染症（ヒト）	百日咳	−	百日咳様	上気道炎	−	−
感染症（ブタ）	−	−	−	萎縮性鼻炎	−	−
感染症（その他）	−	−	−	上気道炎	−	上気道炎
血清学的性状						
抗百日咳I相菌血清	++	+	+	++	+	?
抗パラ百日咳I相菌血清	+	±	++	++	+	?
抗気管支敗血症菌I相菌血清	++	++	++	++	++	?
1型因子血清	+	−	−	−	−	?
12型因子血清	−	−	−	+	−	?
14型因子血清	−	−	+	−	−	?
DNA						
G+C含量（mol%）	67.7〜68.9		68.1〜69.0	68.2〜69.5		61.6〜62.6

が，感染症における役割が明確にされていないものも多い．また，百日咳毒素は，その特異な生物活性（毒素の本体は，**ADPリボシルトランスフェラーゼ** ADP-ribosyl transferase であり，多くの **G たん白質** G-protein を標的にして，ADP リボシル化により機能を停止させる，第2編，3-5-3 [1] 参照）により，生化学試薬としても各種研究に応用されている．これらの病原性因子の多くは，いずれも bvg（*Bordetella* **virulence genes**）領域の bvgAS 遺伝子がコードする **Bvg A（transcriptional activator：23 kDa）**および **Bvg S（transmembrane sensor protein**, 135kDa）の2成分制御系により調節されている．これらの調節系のスイッチングは，25℃から37℃への温度変化や，培地中の硫酸マグネシウムやニコチン酸により制御されると考えられている．また，感染初期に重要な付着因子の産生制御と百日咳毒素の産生制御にタイムラグが存在し，百日咳毒素が遅れて産生されるよう制御されていることが知られており，感染の理にかなったものと考えられる．

百日咳の早期診断には，患者からの細菌分離が重要である．カタル期には分離率が高いが，痙攣期以降は低い

表 1-4 *Bordetella* が産生する主な毒素，生理活性物質ならびに付着因子

コンポーネント	百日咳ワクチン 有効性[1]	副反応[2]	*B. pertussis*	*B. parapertussis*	*B. bronchiseptica*	*B. avium*
たん白毒素						
百日咳毒素	◎	○	+	−	−	−
アデニル酸シクラーゼ毒素			+	+	+	−
易熱性毒素（壊死毒素）		△	+	+	+	+
オステオトキシン			+	?	+	+
非たん白毒素						
気管細胞毒素			+	+	+	+
低分子量溶血毒素			+	+	+	−
内毒素（リポ多糖，LPS）		◎	+	+	+	+
付着因子						
繊維状赤血球凝集素	◎		+	+	+	
パータクチン	○		+（69kDa）	+（70kDa）	+（68kDa）	+（? kDa）
アグルチノーゲン（K 凝集素）						
1			+	−	−	−
2，3，4，5，6	○（2，3）		+[3]	−	−	?
7			+	+	+	?
8，9，10			−	+	+	?
11，12			−	−	+	?
13			+	+	+	?
14			−	+	+	?
調節因子						
カルモジュリン様たん白質			+	+	+	?
熱ショックたん白質			+	+	+	?
脂肪酸（増殖抑制因子）			+	+	+	+

[1] 百日咳菌において感染防御因子（ワクチン成分）として効果が認められているもの
[2] 百日咳ワクチンの副反応と関連性があると考えられているもの
[3] 菌株により，すべての因子をもたないものもある

（特に，抗生剤使用後は困難である）．分離には，Bordet-Gengou 培地に咳をふきつけるか，鼻咽腔粘液をコラージュ棒などで塗る．1日目は発育せず，2～3日以降に発育する場合，百日咳を疑う．補助的に血清中抗体測定も役立ち，全菌体を抗原に用いた凝集反応のほか，抗百日咳毒素抗体および抗繊維状赤血球凝集素抗体価を測定するキットも用いられる．また，欧米では，**PCR (polymerase chain reaction)** を用いた検出法が用いられ，効果を上げている．

[感染源] *B. pertussis* は，咳に伴う飛沫が感染源になる．

[予防] 百日咳の予防には，ワクチンの接種が有効である．百日咳菌全菌体をホルマリンなどで不活化した**全菌体ワクチン** whole-cell vaccine と，有効成分を精製した**精製ワクチン** acellular vaccine がある．全菌体ワクチンは，1940 年代後半から使用され，百日咳の制圧に大きく貢献した．しかし，しばしば副反応（発熱および局所反応が主で，致命的なものを含め重篤なものはごくまれである）が問題となり，現在，先進国を中心に多くの国で後述する精製ワクチンに切り替わりつつある．しかし，有効性が高く，安価に製造できるため，全菌体ワクチンはユニセフの予防接種プログラムをはじめ，発展途上国においては，現在でも使用されている．

精製ワクチンは，1981 年わが国で開発され，世界に先駆けて実用化されたワクチンであり，発熱，局所反応等の副反応が大幅に軽減され，より安全なワクチンになっている．精製ワクチンは，百日咳毒素，繊維状赤血球凝集素，パータクチン，アグルチノーゲン 2 および 3

表1-5 種々の百日咳ワクチン

特徴	全菌体ワクチン	精製ワクチン 第一世代	精製ワクチン 第二世代	精製ワクチン 第三世代	混合ワクチン 3種混合	混合ワクチン 4種混合	混合ワクチン 5種混合	混合ワクチン 6種混合
性状	百日咳全菌体を不活化したもの	有効成分を同時に精製したもの 主に,副反応物質の除去を念頭に調製	有効成分を個々に精製したもの 各成分を一定の比率で配合して調製	遺伝子組換え技術を用いて有効成分を発現	百日咳 ジフテリア 破傷風	百日咳 ジフテリア 破傷風 Hib[3]	百日咳 ジフテリア 破傷風 Hib[3] IPV[4]	百日咳 ジフテリア 破傷風 Hib[3] IPV[4] B型肝炎
不活化	ホルマリン等	ホルマリン等	ホルマリン等	遺伝子組換え	各ワクチン成分により様々（毒素以外を主成分としたものもある）			
有効性	+++	++	++	++	接種面では1回で済む点で有効である			
安全性	+	++	++	++	各成分の副反応が相乗的に増強されることがある			
コスト	+++	++	+	+++	製剤化,包装,流通などのコストを削減できる			
日本での認可	○[1]	○	○	−	○	−	○	−
欧米での認可	○[2]	○	○	○	○	○	○	△

[1] 現在,日本では使用されていない
[2] 多くの国では使用されていない.途上国向けの輸出用が主.
[3] インフルエンザ菌（*Haemophilus influenzae* b）ワクチン
[4] 不活化ポリオウイルスワクチン

(fimbriae 2, 3) を主成分とし（ワクチン製造メーカーにより成分が異なる），副反応の主要因である**内毒素** endotoxin（**lipopolysaccharide**）を極力取り除き，**アルミニウムアジュバント** aluminium adjuvant を加え沈降製剤としたワクチンである．現在，種々のタイプが使用されており，百日咳ワクチンをベースとした各種多価混合ワクチンも使用されている（表1-5）．わが国における現在の予防接種プログラムでは，百日咳ワクチンを単独で用いることはなく，**ジフテリアトキソイド** diphtheria toxoid および**破傷風トキソイド** tetanus toxoid を混合した3種混合ワクチン（**沈降精製百日せきジフテリア破傷風混合ワクチン，DPTワクチン**）として接種されている．わが国における接種スケジュールは，生後3～12か月の間に3回，12～15か月の間に1回の合計4回である．

[治療] 百日咳の治療には，エリスロマイシンが第一選択薬として用いられる．耐性菌の出現は，ほとんど認められない．その他，サルファ剤，ストレプトマイシン，テトラサイクリンが有効である．咳発作に対しては，抗ヒスタミン剤等による対症療法が行われる．

2 *Bordetella parapertussis*
パラ百日咳菌

[形態・性状] *B. parapertussis* の形態および性状は *B. pertussis* と類似している．

[培養・増殖] *B. parapertussis* は，Bordet-Gengou培地で2～3日間の培養で集落を認める．普通寒天培地や血液寒天培地で増殖する（表1-3）．褐色色素を産生する．*B. pertussis* と同様に，相変異を起こすが，Ⅲ相菌の性状については，詳細は不明である．G＋C含量は68.1～69.0 mol%である．

[感染症] *B. parapertussis* は，パラ百日咳（百日咳様疾患）を起こす．多くの場合，症状は百日咳より軽い．パラ百日咳の診断法が確立していないため，正確な患者数は不明であるが，最近，しばしば流行が報告されている．百日咳毒素以外（遺伝子は存在するが発現していない）の多くの病原性因子が百日咳菌と共通している（表1-6）．細菌分離，臨床症状のほか，PCR法や，血清学的診断で百日咳毒素抗体の上昇が認められず，繊維状赤

血球凝集素抗体の上昇が認められた場合，パラ百日咳を疑う．

[感染源]　B. parapertussis は，咳に伴う飛沫が感染源になる．

[予防・治療]　パラ百日咳の治療は，百日咳に準ずる．B. parapertussis は，ストレプトマイシンおよびペニシリンに対する感受性が低い．現行の百日咳ワクチンは，パラ百日咳には無効である．

3 Bordetella bronchiseptica
気管支敗血症菌

[形態・性状]　B. bronchiseptica の形態と性状は B. pertussis と類似している．G＋C含量は 68.2～69.5 mol％である．

[培養・増殖]　B. bronchiseptica は Bordet-Gengou 培地でよく発育し，1～2日の培養で集落を認める．普通寒天培地や血液寒天培地で増殖する（表1-3）．クエン酸利用能があり，尿素を分解するので B. pertussis と区別できる．

[感染症]　B. bronchiseptica は広く哺乳動物を宿主とし，しばしばヒトに対して上気道炎を起こす．ブタの**萎縮性鼻炎** atrophic rhinitis（AR）の原因菌である．B. parapertussis と同様に，百日咳毒素以外（遺伝子は存在するが発現していない）の多くの病原性因子が B. pertussis と共通している（表1-4）．**易熱性毒素** heat-labile toxin（**壊死毒素** dermonecrotic toxin）が AR の原因と考えられている．

[感染源]　B. bronchiseptica は咳に伴う飛沫が感染源になる．

[予防・治療]　気管支敗血症治療法は百日咳に準ずる．ヒトの場合，現行の百日咳ワクチンは無効である．動物用には，死菌ワクチンがある．

4 Bordetella avium
ボルデテラ・アビウム

従来，B. bronchiseptica に含まれていた株が，その性状の違いから，新しい菌種として独立した．性状は，B. bronchiseptica と類似しており，トリを宿主とする．相変異は報告されていない．G＋C含量は 61.6～62.6 mol％である．

Family *Burcellaceae*
ブルセラ科

1-3-3　Genus *Burcella*
ブルセラ属

英国軍医 D. Bruce が 1887 年，マルタ熱の患者から分離した．現在，主に6菌種が報告され，さらに生物型が存在する（表1-6）．

[形態・性状]　Brucella（人名 D. Bruce に由来，第6編，歴傳参照）は，直径 0.5～0.7μm，長さ 0.6～1.5μm，球状に近い小桿菌で，芽胞，鞭毛，莢膜はない．主な生化学的性状を表1-6に示した．G＋C含量は 55～58 mol％である．Burcella の基準菌種は B. melitensis である．

[培養・増殖]　Brucella は偏性好気性菌である．普通寒天培地での発育は悪く，トリプチケースソイ（ソイビーン・カゼイン・ダイジェスト培地）に血清およびグルコースを添加したものが広く用いられる．抗体のないウマまたはウシの血清を 56℃で30分間不活化して使用し，グルコース液とともにろ過して用いる（最終濃度5％）．増殖因子としては，チアミン，ナイアシン，ビオチンなどのビタミンが必要である．選択培地として使用する場合，バシトラシン（25μg/mL），ナリジクス酸（5μg/mL），ナイスタチン（100μg/mL）などが，それぞれ個別に使用される．また，Brucella の細菌種の中には炭酸ガスを要求するものもあるので，5～10％炭酸ガスの存在下で培養する．検体が Brucella 陰性と判断するためには，少なくとも4～5週間培養を続ける必要がある．発育温度は，20～40℃，至適温度は 37℃である．

[感染症]　ブルセラ症は，元来，家畜の疾病でヒトにも感染する人畜共通感染症である．B. melitensis は**波状熱**を起こし，その名の示すように特徴ある発熱がある．粘膜から感染した細菌は，多核白血球（好中球）に捕捉されて近くのリンパ節に運ばれ，白血球内の条件によって菌は増殖し，細胞を破壊させる．この時，遊離した菌

表 1-6 *Burcella* の性状

性　状	*B. abortus*	*B. canis*	*B. melitensis*	*B. neotomae*	*B. ovis*	*B. suis* Biovar 1 2 3 4
ファージによる溶菌						
Td	+	−	−	−	±	− − − −
Wb	+	−	−	+	−	+ + + +
Fi	+	−	−	+	−	± ± ± ±
Bk2	+	−	+	+	−	+ + + +
R/O	±	−	−	−	+	− − − −
R/C	−	+	−	−	+	− − − −
酸化作用						
L-アラニン	+	d	+	d	d	d − d −
L-アスパラギン	+	−	+	+	+	− d − −
L-グルタミン酸	+	+	+	+	+	− d d d
L-アラビノース	+	d	−	+	−	+ + − −
D-ガラクトース	+	d	−	+	−	d d − −
D-リボース	+	+	−	d	−	+ + + +
D-グルコース	+	+	+	+	−	+ + + +
D-キシロース	d	−	−	−	−	+ + + +
L-リジン	−	+	−	−	−	+ − + ?
自然宿主	ウシ	イヌ	ヒツジ, ヤギ	樹ネズミ	ヒツジ	ブタ, 野ウサギ
主な疾患	流産	流産	波状熱		流産	ブタの流産

性状（生物型別）	*B. abortus* Biovar 1 2 3 4 5 6 7 9	*B. canis*	*B. melitensis* 1 2 3	*B. neotomae*	*B. ovis*	*B. suis* 1 2 3 4
生化学的性状						
二酸化炭素要求性	[+][+][+][+] − − − −	−	− − −	−	+	− − − −
硫化水素産生	+ + + + − [−][+] +	−	− − −	+	−	+ − − −
カタラーゼ	+ + + + + + + +	+	+ + +	+	+	+ + + +
オキシダーゼ	+ + + + + + + +	+	+ + +	+	−	+ + + +
クエン酸	− − − − − − − −	−	− − −	−	−	− − − −
尿素	+ + + + + + + +	+	+ + +	+	−	+ + + +
色素培地発育（5万倍）						
チオニン	− − + + + + + +	+	+ + +	−	+	+ + + +
フクシン	+ − + + + + + +	[−]	+ + +	−	[−]	[−] − + [−]
特異抗体による凝集						
A	+ + + − + + + +	−	− + +	+	−	+ + + +
M	− − − + + − − −	−	+ − −	−	−	− − − −
R	− − − − − − − −	+	− − −	−	+	− − − −

＋：すべての株が陽性，[＋]：ほとんどの株（90％以上）が陽性，±：陽性株が 11～79％，[−]：ほとんどの株（90％以上）が陰性，−：すべての株が陰性，d：データなし．

は，食細胞によって捕えられるが，いくらかの菌は食細胞中で血流によって，肝，骨，脾などに運ばれ，結核様の肉芽腫をつくる．ここで細菌は数か月間生存し，急性または慢性の症状を現す．このため，ブルセラ症の潜伏期間は非常に長い．急性の場合は感染 1～2 週間後に発症し，発熱とリンパ節，脾臓，肝臓などの腫脹が起こる．慢性の場合，関節の腫脹と低い発熱を伴う過敏症に関連する．培地がよく改良されているので，細菌の分離は困難ではない．動物の抗体検査には，各菌の診断抗原が使用されている．

[感染源] Brucella には家畜のミルクその他に接触して感染する．感染経路は，消化器，呼吸器の粘膜である．屠殺場などでの感染が多い．各細菌種の主な自然宿主を表1-6に示した．

[予防・治療] 急性期のブルセラ症治療には，ストレプトマイシン，テトラサイクリン，アンピシリン，サルファ剤などが効果があるがペニシリンは効果がない．感染した動物の体内から細菌を排除させるのは困難で，治療中は効果があるように見えるが，投薬を中止すると再発することがしばしば見られる．実用化されているワクチンはない．

Family *Flavobacteriaceae*
フラボバクテリア科

1-3-4 Genus *Flavobacterium*, Genus *Chryseobacterium*
フラボバクテリウム属，クリセオバクテリウム属

Flavobacterium は *Cytophaga*-*Flavobacterium*-*Bacteroides* 門に属し，分類学的には長期間混乱が続いた属である．この属で重要な病原菌は *F. meningosepticum* であったが，*Flavobacterium* の基準菌種が非病原性の *F. aquatile* に固定されたことにより，それまでの菌種は他の属に移された．そして，*F. meningosepticum* は新属 *Chryseobacterium* に移されたので，この項ではこれら2属について記載する．なお臨床材料から分離されることがある *F. odoratum* は現在は *Myroides odoratus* となっている．

[形態・性状]
(1) *Flavobacterium* は 0.3〜0.5 × 2.0〜5.0 μm の好気性グラム陰性桿菌で，芽胞，鞭毛はないが，滑走運動を示す．多くの菌が黄色，クリーム色，オレンジ色の色素を産生する．ゼラチン，カゼインを分解し，インドール非産生，エスクリン分解能はない．カタラーゼ陽性，チトクロームオキシダーゼ陽性．G + C 含量は 32〜37 mol% である．*Flavobacterium* の基準菌種は *F. aquatile* である．

(2) *Chryseobacterium* は 0.5 × 1.0〜3.0 μm の好気性グラム陰性桿菌で，運動性，滑走運動はなく，芽胞は形成しない．多くの菌が黄色あるいはオレンジ色の色素を産生する．たん白分解活性が強く，エスクリン分解能がある．インドール産生能をもつものもある．カタラーゼ，オキシダーゼ，ホスファターゼ陽性で G + C 含量は 33〜38 mol% である．*Chryseobacterium* の基準菌種は *C. gleum* である．

[培養・増殖] *Flavobacterium* は大部分が普通寒天培地での生育が可能である．生育適温は 20〜30℃ である．*Chryseobacterium* も普通寒天培地で生育可能で，30℃ で良好に生育し，大部分は 37℃ でも生育できる．

[感染源・感染症] *Flavobacterium* は土壌や淡水の湖沼から分離され，淡水魚に感染するものも見られるが，ヒトには病原性を示さない．*Chryseobacterium* は土壌，水および臨床材料から分離され，日和見感染を起こす．特に *C. meningosepticum* は未熟児，新生児髄膜炎の原因菌として知られ，致死率は高い．免疫不全の成人にも感染し，肺炎，心内膜炎，敗血症，髄膜炎を起こす．

[予防・治療] *C. meningosepticum* は広宿域β-ラクタム剤やアミノグリコシド系を含む多くの抗生物質に耐性を示す．エリスロマイシン，リファンピシン，ミノサイクリンなどには感受性である．

[学名の語源と発音] *Flavobacterium*, *Chryseobacterium* は共に黄色の桿菌という意味．発音はフラボバクテリウム，クリセオバクテリウム．種名 *meningosepticum* の発音はメニンゴセプティカム．

Family *Francisellaceae*
フランシセラ科

1-3-5 Genus *Francisella*
フランシセラ属

Francisella tularensis 野兎病菌にはいくつかの亜種があり，*F. tularensis* subsp. *tularensis* が最も強い病原性を示す．*F. tularensis* subsp. *novicida* は以前は別種とされていた菌であるが，現在では亜種の1つと考えられている．*F. philomiragia* は近年 *Yersinia* から移された菌種で病原性は弱い．この項では *F. tularensis* subsp.

430　第3編　病原微生物学各論

tularensis を中心に記載する．

[形態・性状]　*Francisella* は，偏性好気性グラム陰性桿菌で，大きさは *F. tularensis* subsp. *tularensis* で約 $0.2 \times 0.2 \sim 0.7 \mu$m，*F. tularensis* subsp. *novicida* では $0.2 \times 0.7 \sim 1.7 \mu$m である．本属細菌種には共通して，蒸留水に浮遊させると球菌化するという性質がある．鞭毛はなく，芽胞は形成しない．莢膜を形成する場合もある．カタラーゼは弱陽性，オキシダーゼ陰性で H_2S を産生する．G＋C含量は 33～36 mol％ である．*Francisella* の基準菌種は *F. tularensis* である．

[培養・増殖]　*F. tularensis* subsp. *tularensis* は生育にシステイン（シスチン）を要求する．培養にはシスチン-グルコース-血液寒天培地が一般的に用いられる．37℃，2～4日の培養で光沢と粘稠性のあるコロニーを形成し，コロニー直下や周辺部が緑変する．

[感染源・感染症]　*F. tularensis* は**野兎病** tularemia の原因菌であり，ヒトおよびげっ歯類などの動物に強い病原性を示す．本感染症は北半球全域に分布しており，日本では東北，関東地方に多いが近年ではまれである．ヒトへの感染は保菌動物の調理やダニなどの昆虫類に刺されることにより起こるが，ヒトからヒトへの感染は極めてまれである．通常3～5日の潜伏期間の後に頭痛，発熱の症状が始まり，菌の侵入部位のリンパ節の腫脹が起こる（リンパ節型）．潰瘍を形成する場合も見られる．また，リンパ節の腫脹を伴わず，発熱を主症状とする場合もある（チフス型）．診断には蛍光抗体法による細菌の検出，および凝集反応による抗体検出が用いられる．

[予防・治療]　野兎病ワクチンには死菌ワクチン，生菌ワクチンの両方があるが実際の使用例は少ない．野兎病の治療にはストレプトマイシン，ゲンタマイシンなどのアミノグリコシド系抗生物質が最も有効で，テトラサイクリン系，クロラムフェニコールおよびマクロライド系抗生物質も効果を示す．β-ラクタム剤には耐性である．

[学名の語源と発音]　属名は本属細菌の研究者である米国 E. Francis に由来する．種名 *tularensis* はこの細菌が最初に分離された地名（米国カリフォルニア州 Tulare 地方）に由来する．発音はフランシセラ・テュラレンシス．

Family *Legionellaceae*
レジオネラ科

1-3-6　Genus *Legionella*
レジオネラ属

Legionella は本来土壌や水圏に生息し，アメーバなどの原生動物に寄生して生活する細菌である．このため病因菌として認識されるまでに時間がかかったが，1976年，米国フィラデルフィアで開かれた在郷軍人大会での肺炎の集団発生以来その存在が知られるようになった．この時にはホテルの冷房冷却水中で増殖した細菌が冷却塔から飛散し，それを大会参加者やホテル周辺の通行人が吸い込むことにより感染が広がり，多数の死者を出した．この感染症は**在郷軍人病** Legionnaries' disease，原因菌は *Legionella pneumophila* と命名された．それ以来多くの菌種が分離同定され，現在では約 50 菌種が本属に含まれている．

[形態・性状]　*Legionella* は大きさ $0.3 \sim 0.9 \times 2.0 \sim 20.0 \mu$m のグラム陰性好気性桿菌で，芽胞，莢膜はもたない．検体中の細菌のグラム染色は困難な場合が多い．運動性を有し，多くは1～2本あるいはそれ以上の極鞭毛を有するが，側鞭毛をもつもの，あるいは鞭毛をもたないものも見られる．*L. pneumophila* は線毛を有している．オキシダーゼ陰性あるいは弱陽性，硝酸還元能陰性，ウレアーゼ陰性，ゼラチナーゼ陽性である．菌体脂肪酸に分岐鎖脂肪酸が多く，ユビキノンのイソプレン側鎖は 9～14．糖を酸化あるいは発酵できないので，炭素源としてはアミノ酸を利用する．G＋C含量は 33～34 mol％ である．*Legionella* の基準菌種は *Legionella pneumophila* である．

[培養・増殖]　血液寒天などの通常の病原細菌用培地では増殖しない．生育にはシステインと鉄を要求するので，これらを加えて pH を 6.90±0.05 に調整した B-CYE α (buffered charcoal yeast extract with α-ketoglutarate) 寒天培地が広く用いられている（第5編，1-2-3 [7] 参照）．36℃ が生育至適温度であるが広い温度範囲で生育することができる．*L. pneumophila* では 50℃ まで増殖が可能である．しかし生育速度は遅く，

36℃で4～5日培養することによりコロニーが出現する．

[感染源・感染症] 本属細菌は土壌や水中で原生動物（原虫）や藻類と共生しており，冷却塔，加湿器，温泉，プールなどを介して，あるいは細菌を含む土埃を吸い込むことにより感染が成立する．また，院内感染の原因菌ともなる．ヒトからヒトへの感染は報告されていない．感染症には在郷軍人病とよばれる肺炎型と**ポンティアック熱**とよばれる非肺炎型がある．肺炎型では2～10日の潜伏期間の後に発熱，倦怠感などの非特異的症状，続いて喀痰，胸痛，呼吸困難などの肺炎症状を呈する．非肺炎型は多量の細菌を吸引した際に発症すると考えられており，1～2日の短い潜伏期間の後に感冒様の症状が現れるが，短期間に回復する．肺炎の原因菌としては*L. pneumophila* serotype 1 が最も高頻度に分離されるが，それ以外にも *L. pneumophila* serotype 6，*L. micdadei*，*L. mozemanii*，*L. dumoffii*，*L. gormanii*，*L. longbeachae* など多くの細菌種が原因菌となる．病原因子としては，マクロファージへの感染率を高める Mip たん白，殺菌から逃れるためのカタラーゼやスーパーオキシドジスムターゼ，1.2 kDa の細胞毒，38 kDa のメタロプロテアーゼ，溶血毒，ストレスたん白などが知られている．線毛は気道上皮細胞への付着に必要であり，LPS の O 抗原に存在する特殊な糖は細菌の表面を疎水的にする役割があると考えられている．診断は検体中の細菌を蛍光抗体法で染色，あるいは細菌を分離同定することによって行う．

[予防・治療] 本属細菌は細胞内で増殖するため，治療には細胞内への移行性に優れた薬剤が使用される．通常エリスロマイシン，リファンピシン，ニューキノロン剤などが用いられる．これまでにワクチンは作られていないが，微量の生菌感染で感染防御免疫が成立するのでワクチン開発が可能であると思われる．

[学名の語源と発音] 属名 *Legionella* は在郷軍人 legionnaires に由来する．発音はレジオネラ．種名 *pneumophila* は肺を好む，という意味で，発音はニューモフィラ．

1-4 グループ4（グラム陰性，好気性，非発酵性，桿菌）
Gram-negative, aerobic, non-fermentable rods

このグループ（グループ4）の細菌は，前節（1-3）と同様に，グラム陰性で，好気性の桿菌であるが，好気性が強く，すべてが共通して発酵によるグルコースなどの代謝経路をもたないのが特徴である．ここでは，Family *Alcaligenaceae* アルカリゲネス科（Genus *Alcaligenes* アルカリゲネス属），Family *Burkholderiaceae* バークホルデリア科（Genus *Burkholderia* バークホルデリア属），Family *Moraxellaceae* モラクセラ科（Genus *Acinetobacter* アシネトバクター属，Genus *Moraxella* モラクセラ属，Family *Rhizobiaceae* リゾビア科（Genus *Agrobacterium* アグロバクテリウム属），Family *Pseudomonadaceae* シュードモナス科（Genus *Pseudomonas* シュードモナス属，Genus *Stenotrophomonas*），Family *Sphingomonadaceae* スフィンゴモナス科（Genus *Sphingomonas* スフィンゴモナス属の，6細菌科（8細菌属）について述べる．

これらは分類学的にも近縁の細菌であり，所属する綱は，Class *Alphaproteobacteria*，*Betaproteobacteria*，*Gammaproteobacteria*（それぞれ，α，β，γプロテオバクテリア綱）に分散しているが，すべてが Phylum *Proteobacteria* プロテオバクテリア門である．

Family *Alcaligenaceae* アルカリゲネス科

1-4-1　Genus *Alcaligenes* アルカリゲネス属

[形態・性状] *Alcaligenes*（アルカリ原性の意味）は，直径0.5～1.0 μm，長さ0.5～2.6 μm の桿菌で，芽胞を形成しない．1～8本（場合によっては12本以上）の周毛性の鞭毛がある．通常，カタラーゼ陽性，オキシ

表1-7 主な *Alcaligenes* の性状

性 状	A. eutrophus	A. faecalis	A. latus	A. paradoxus	A. piechaudii	A. xylosoxidans subsp. denitrificans	A. xylosoxidans subsp. xylosoxidans
黄色色素産生	−	−	−	+	−	−	−
硝酸塩還元	+	−	+	±	+	[+]	+
硝酸で嫌気発育	+	−	−	−	−	[+]	+
亜硝酸で嫌気発育	−	+	−	−	−	[+]	+
ゼラチン加水分解	−	−	+	±	−	−	−
糖の利用能							
グルコース	−	−	+	+	−	−	+
アルビノース	−	−	−	+	−	−	−
キシロース	−	−	−	−	−	−	+
フルクトース	+	−	+	+	−	−	±
マンニトール	−	−	−	+	−	−	−
マンノース	−	−	−	+	−	−	±
臨床材料からの分離	−	+	−	−	+	+	+

＋：すべての株が陽性，[＋]：ほとんどの株（90％以上）が陽性，±：陽性株が11〜79％，−：すべての株が陰性

ダーゼ陽性である．主な性状を表1-7に示した．G＋C含量は56〜70 mol%である．*Alcaligenes* の基準菌種は *A. faecalis* である．

[培養・増殖] *Alcaligenes* は，一般的な増殖培地で増殖する．通常，至適温度は20〜37℃である．胆汁酸加培地にも発育する．通常，普通寒天培地上で色素を産生しない．

[感染症] *Alcaligenes* は，主に院内感染，日和見感染を引き起こす．

[感染源] *Alcaligenes* は，土壌，水，汚水等に存在する菌である．ヒトの喀痰，血液，尿，糞便などから分離される．

[予防・治療] *Alcaligenes* は，ペニシリンおよびストレプトマイシンに耐性であるが，多くの薬剤に感受性である．クロルヘキシジンに耐性菌が多いので注意が必要である．実用化されたワクチンはない．

Family *Burkholderiaceae*
バークホルデリア科

1-4-2　Genus *Burkholderia*
バークホルデリア属

Burkholderia は，*Pseudomonas* のrRNA，DNAホモロジーグループⅡに属する細菌種を独立させてできた新属で，日和見感染菌として重要な *B. cepacia* を基準菌種として *B. mallei* 鼻疽菌，*B. pseudomallei* 類鼻疽菌を含む．当初，本属に含まれた日和見感染菌の *B. pickettii* と植物病原菌 *B. solanacearum* はその後さらに新属 *Ralstonia* へと移され，*Ralstonia pickettii*，*Ralstonia solanacearum* となった．*Burkholderia* はその後，新種の報告が相次ぎ，日和見感染菌や土壌細菌20菌種以上を含む大きな細菌群となっている．

[形態・性状] 本属細菌は偏性好気性非発酵性のグラム陰性桿菌で，大きさは0.3〜1.0×1.0〜4.0μmで，芽胞は形成しない．単毛あるいは多毛の極鞭毛を有し運動性があるが，*B. mallei* のみが鞭毛をもたず運動性を欠いている．カタラーゼ陽性で，ヒトに病原性を示す細菌種ではムコイド状の莢膜や線毛を有するものが多い．*B. pseudomallei* は1週間の培養でしわのあるコロニーを形成する．G＋C含量は59〜70 mol%である．代表的な菌種の生化学的性状を *Ralstonia* 属菌種と比較して表1-8に示した．

[培養・増殖] *Burkholderia* は，栄養要求性が特に見られないので，培養には普通寒天培地やハートインフュージョン寒天培地を用いる．グルコース，ガラクトース

などの糖を唯一の炭素源として生育することができる．30～37℃が生育の適温である．

[感染源・感染症]

1 *Burkholderia cepacia* バークホルデリア・セパシア

　B. cepacia は土壌細菌で，植物に病原性を示すものもある．医療機材や臨床材料からも高頻度に分離され，消毒薬にも耐性のものが多いので院内感染の原因菌となる．菌血症，肺炎，尿路感染症などを起こすが，特に**囊胞性線維症** cystic fibrosis の患者では重篤な症状を呈することが多い．線毛，鉄取込み系，ムコイド状多糖などが病原性因子となる．*Burkholderia* の他の細菌種についても *B. cepacia* と同様に日和見感染を起こすことが知られている．

2 *Burkholderia mallei* バークホルデリア・マレイ

　B. mallei はウマに適応した病原菌であるが，ヒトにも感染を起こす．細菌の飛沫の吸引や創傷から感染し，肺炎や鼻出血を起こすので**鼻疽**とよばれる．致死率は極めて高いが，国内での発生例はほとんどない．

3 *Burkholderia pseudomallei* バークホルデリア・シュードマレイ

　B. pseudomallei は *B. mallei* と極めて近縁であるが，ヒトを含めたより広い宿主に感染する．本細菌は通常熱帯地域の湿潤な土壌中に生息しており，創傷から，あるいは細菌が汚染した土埃の吸入により感染し，**類鼻疽** melioidosis を引き起こす．細菌は肺やリンパ節を介して広がり，複雑な症状を呈する．診断は細菌の同定が決め手となる．病原性因子としてはたん白質毒素，鉄取込み系，莢膜多糖などが知られている．

[予防・治療]　本属菌種は共通してペニシリンやアミノグリコシド系の抗細菌薬に耐性を示す．このため治療にはセフェム系抗生物質やシプロフロキサシンなどのニューキノロン，ST合剤，ミノサイクリンなどが用いられる．類鼻疽多発地域ではワクチンが必要とされるが，これまでのところ開発されていない．

[学名の語源と発音]　属名 *Burkholderia* は，タマネギから *B. cepacia* を分離した米国の W. H. Burkholder に

表1-8　*Burkholderia* および *Ralstonia* の生化学的性状

性　状	*B. cepacia*	*B. mallei*	*B. pseudomallei*	*R. pickettii*	*R. solanacearum*
鞭毛	>1	0	>1	1	>1(0)
非蛍光色素	+	−	d	−	d
オキシダーゼ	+	+	+	+	+
脱窒作用	−	+	+	+	+
分解・利用					
ゼラチン	d	+	+	−	−
デンプン	−	d	+	−	−
グルコース	+	+	+	+	+
トレハロース	+	+	+	−	−
アルギニン	+	+	+	−	−
キシロース	d	−	−	+	−
リボース	+	−	+	−	d
生育					
41℃	d	+	+	+	−
4℃	−	−	−	−	ND
病原性					
ヒト，動物	+	+(強)	+(強)	+	−
植物	+	−	−	−	+

+：≧90％陽性，−：≧90％陰性，d：11～89％陽性，ND：データなし．

由来する．発音はバークホルデリア．種名 *cepacia* はタマネギの，という意味で，発音はセパシア．種名 *pseudomallei* は偽の鼻疽の，の意味で，発音はシュードマレイ．

Family *Moraxellaceae*
モラクセラ科

1-4-3 Genus *Acinetobacter*
アシネトバクター属

[形態・性状] *Acinetobacter*（非運動桿菌の意味）は，直径 0.9～1.6 μm，長さ 1.5～2.5 μm の桿菌で，定常期（静止期）には，丸みを帯びる．通常，2個1対か連鎖状に連なった形態をとる．芽胞を形成しない．主な性状を表1-9に示した．すべての菌種で，オキシダーゼ陰性，カタラーゼ陽性である．G＋C含量は 38～47 mol％である．*Acinetobacter* の基準菌種は *A. calcoaceticus* である．

[培養・増殖] *Acinetobacter* は，一般的な増殖培地で増殖する．すべての細菌種が，20～30℃で増殖し，多くの至適温度は 33～35℃である（表1-9）．デオキシコール酸培地，マッコンキー培地で増殖する．

[感染症] *Acinetobacter* は，院内感染，日和見感染による肺炎，敗血症などの原因になる．

[感染源] *Acinetobacter* は，土壌，水，汚水等に生息する細菌であるが，ヒトの喀痰，尿，膿，血液などからもよく分離され，院内感染菌，日和見感染菌としても重要になってきている．

[予防・治療] *Acinetobacter* は，一般的に，ペニシリン，サルファ剤，ストレプトマイシン，クロラムフェニコール，エリスロマイシンなど多くの薬剤に耐性である．治療には，第3世代セファロスポリン系，ミノサイクリン，イミペネムなどが用いられる．最近，高度多剤耐性菌も分離されており，注意が必要である．予防には，消毒など一般的な院内感染防止策を講じる．実用化されたワクチンはない．

1-4-4 Genus *Moraxella*
モラクセラ属

本細菌属は *Moraxella* と *Branhamella* がまとめられ，*Moraxella* となったため，旧来の *Moraxella* と *Branhamella* はそのまま亜属として扱われてきた．しかし最近の 16S rRNA 塩基配列を基にした系統分類により，亜属として両者を区別する意味は失われつつある．本細菌属には鼻腔，咽頭などの常在細菌が多いが，日和見感染菌として重要なものも含まれる．

[形態・性状] *Moraxella* の細菌種は 1.0～1.5×1.5～2.5 μm のグラム陰性球桿菌で，*Branhamella* の細菌種は直径 0.6～1.0 μm のグラム陰性球菌である．低酸素や高温の条件下では多形性を示す．鞭毛，芽胞はなく，線毛を有し，莢膜を形成する場合もある．好気的に生育するが，一部の菌株では嫌気的条件で弱く生育するものもある．オキシダーゼ，カタラーゼ陽性で，糖からの酸の産生はない．G＋C含量は 40～47.5 mol％である．*Moraxella* の基準菌種は *M. lacunata* である．

表1-9 主な *Acinetobacter* の性状

性状		*A. baumanni*	*A. calcoaceticus*	*A. haemolyticus*	*A. johnsonii*	*A. junii*	*A. lwoffi*
増殖	44℃	＋	－	－	－	－	－
	37℃	＋	＋	＋	－	＋	＋
	30℃	＋	＋	＋	＋	＋	＋
	20℃	＋	＋	＋	＋	＋	＋
溶血		－	－	＋	－	－	－
ゼラチンの加水分解		－	－	[＋]	－	－	－
ブドウ糖分解		[＋]	＋	±	－	－	[－]
オキシダーゼ		－	－	－	－	－	－
カタラーゼ		＋	＋	＋	＋	＋	＋

＋：すべての株が陽性，[＋]：ほとんどの株が陽性，±：陽性株と陰性株が約50％ずつ，[－]：ほとんどの株が陰性，－：すべての株が陰性

[培養・増殖]　栄養要求性は特に知られていないが，培地には通常5％CO_2存在下でヒト血液寒天培地やチョコレート寒天培地が用いられる．生育至適温度は33～35℃である．

[感染源・感染症]　*M. lacunata*は角結膜炎の原因菌として分離される．*M. nonliquefaciens*, *M. osloensis*, *M. atlantae*は血液，髄液，鼻腔，咽頭，生殖器などから分離され，小児や免疫不全患者では髄膜炎，呼吸器感染症，関節炎，敗血症の原因菌となるが，その頻度は低い．*M. catarrhalis*は*Branhamella*亜属の中では唯一ヒトに病原性を有する菌種で，近年その重要性が認識されてきた．小児においては気管支炎，中耳炎，副鼻腔炎，肺炎，髄膜炎，敗血症の原因菌となり，成人にも小児と同様の呼吸器感染症や心内膜炎を引き起こし，さらに院内感染の原因菌となることもある．

[予防・治療]　*Moraxella*は，一般にβ-ラクタム系やアミノグリコシド系などの多くの抗細菌薬に高感受性であるが，*M. catarrhalis*の最近の分離株では大部分がβ-ラクタマーゼによるペニシリン耐性を示す．したがって治療にはセフェム系やニューキノロン系の抗生剤が用いられる．この細菌に対する有効なワクチンの開発が望まれている．

[学名の語源と発音]　属名*Moraxella*は結膜炎患者から*M. lacunata*を最初に分離したスイスの眼科医V. Moraxに由来．亜属名*Branhamella*は*Neisseria*属関連菌の研究者S. E. Branhamに由来．発音は*Moraxella*はモラクセラ，*Branhamella*はブランハメラ．種名*catarrhalis*はカタラーリス．

Family *Rhizobiaceae*
リゾビア科

1-4-5　Genus *Agrobacterium*
アグロバクテリウム属

[形態・性状]　*Agrobacterium*（原っぱの桿菌の意味）は，直径0.6～1.0μm，長さ1.5～3.0μmの桿菌であり，芽胞を形成しない．1～6本の周毛性の鞭毛がある．通常，カタラーゼ陽性，オキシダーゼ陽性，ウレアーゼ陽性である．G＋C含量は57～63 mol％である．*Agrobacterium*の基準菌種は*A. tumefaciens*である．

[培養・増殖]　*Agrobacterium*は，偏性好気性で，一般的な増殖培地で増殖する．通常，至適温度は25～28℃であるが，37℃でも増殖する．コロニーは突出した円形でスムーズである．色素は産生しない．マッコンキー培地で増殖するものもある．

[感染症]　*Agrobacterium*は，主に院内感染，日和見感染を引き起こす．

[感染源]　*Agrobacterium*は，土壌，水，汚水等に存在する細菌であるが，一部の細菌種では，植物に病原性をもつ．イネ，ダイズ，トマトなど広く感染するため，この機能を利用し，植物の形質転換用ベクターに応用され，幅広く用いられている．ヒトの喀痰，傷，血液，目，尿，脳髄液などから分離される．

[予防・治療]　*Agrobacterium*は，通常，カルベニシリン，ゲンタマイシン，ポリミキシンB，テトラサイクリンに感受性であり，アミカシン，トブラマイシンに耐性である．実用化されたワクチンはない．

Family *Pseudomonadaceae*
シュードモナス科

1-4-6　Genus *Pseudomonas*
シュードモナス属

*Pseudomonas*は土壌，水，動植物，医療環境などから分離される好気性細菌で，以前は種々雑多な菌群がこの属に分類されていた．そこでこれを整理するためにPalleroniらは本属菌種をrRNAとDNAのホモロジーに基づき，5つのグループに分けた［*Int. J. Syst. Bacteriol.* **23**, 333-339（1973）］．その後，化学分類，系統分類の進歩により，これらのグループは次々と別の属に移され（表1-10），現在では*P. aeruginosa*緑膿菌を基準菌種とするホモロジーグループIのみが本属として残された．他の属に移った細菌群のうち*Burkholderia*については別の項（1-4-2）で扱う．

[形態・性状]　本属細菌は0.5～1.0×1.5～5.0μm

表1-10 以前 *Pseudomonas* に含まれていた細菌種の新しい属名および種名

旧分類による種名	rRNA, DNAによるホモロジーグループ	現在の属名と種名	*Proteobacteria* subclass
P. aeruginosa	I	*Pseudomonas aeruginosa*	γ
P. fluorescens	I	*Pseudomonas fluorescens*	γ
P. cepacia	II	*Burkholderia cepacia*	β
P. pseudomallei	II	*Burkholderia pseudomallei*	β
P. pickettii	II	*Ralstonia pickettii*	β
P. acidovorans	III	*Delftia acidovorans*	β
P. testosteroni	III	*Comamonas testosteroni*	β
P. facilis	III	*Acidovorax facilis*	β
P. flava	III	*Hydrogenophaga flava*	β
P. diminuta	IV	*Brevundimonas diminuta*	α
P. maltophilia	V	*Stenotrophomonas maltophilia*	γ-β
P. aminovorans	—	*Aminobacter aminovorans*	α
P. paucimobilis	—	*Sphingomonas paucimobilis*	α

の偏性好気性非発酵性のグラム陰性桿菌で，1本あるいは複数本の極鞭毛を有し，運動性を示す．芽胞は形成しないが，線毛，莢膜を有するものがある．通常，呼吸の電子受容体には酸素を使うが，一部の菌では硝酸塩を受容体として利用することができ，この場合には嫌気的に生育できる．カタラーゼ陽性で，オキシダーゼは大部分が陽性を示す．*P. aeruginosa* は青緑色の**ピオシアニン**を培地中に産生する．また *P. aeruginosa*，*P. fluorescens* を含む多くの細菌が蛍光性黄緑色素**フルオレシン**（ピオベルディン）を産生する．G＋C含量は58〜70 mol％である．*Pseudomonas* の基準菌種は *P. aeruginosa* である．代表的細菌種の生化学的性状を表1-11にまとめて示した．

[培養・増殖] *Pseudomonas* の大部分は栄養要求性が見られず，炭素源を含む無機培地で生育が可能である（NAC寒天培地など，第5編，1-2-3 ⑤ 参照）．色素産生を確認するには，キングA，B培地が用いられる．*P. aeruginosa* では至適生育温度が37℃で，高温（41℃）での生育が可能であるが，他の細菌種では28〜30℃が生育至適温度である．

[感染源・感染症]
(1) *P. aeruginosa* は一般環境およびヒトや動物の皮膚，腸管などに常在しており，臨床材料や医療器具からもしばしば分離され，代表的**院内感染菌**の1つである．免疫不全症患者には日和見感染し，肺炎などの呼吸器疾患，眼疾患，尿路感染症，髄膜炎，中耳炎，心内膜炎，敗血症，創傷や火傷への感染を引き起こす．特に**囊胞性線維症** cystic fibrosis の患者では呼吸器疾患が慢性，重篤化する．病原因子としてはエキソトキシンA，サイトトキシンなどのたん白毒素や酵素，ムコイド状莢膜の成分であるアルギン酸，線毛，鉄取込み系などが知られている．

(2) *P. fluorescens*，*P. putida*，*P. stuzeri* などの細菌種は本来は土壌細菌であり，*P. aeruginosa* に比べて病原性は弱い．しかし臨床材料からもしばしば分離され，尿路感染症，カテーテル菌血症，関節炎，肺炎などの原因菌となることがある．

[予防・治療] *P. aeruginosa* は多くの抗細菌薬に耐性を示す．その機構としては外膜の低透過性，排出機構，分解酵素の産生，標的部位の変化があげられる．このため治療にはβ-ラクタム系，アミノグリコシド系，ニューキノロン系抗生物質のうち本細菌を標的として開発されたものを用いるが，作用機序の異なる薬剤の併用が効果的である．他の細菌種についても同様の治療が有効である．

[学名の語源と発音] 属名 *Pseudomonas* は，偽りの，あるいは，にせの単細胞生物の意味．発音はシュードモナス．種名 *aeruginosa* は銅にできる青錆で満ちているという意味．発音はエルギノーサ．

第1章 病原細菌学

表1-11 *Pseudomonas*の生化学的性状

性 状	P. aeruginosa	P. fluorescens	P. putida	P. stutzeri	P. syringae	P. alcaligenes	P. pseudoalcaligenes
鞭毛	1	>1	>1	1	>1	1	1
色素							
フルオレシン	+	+	+	−	+	−	−
ピオシアニン	+	−	−	−	−	−	−
オキシダーゼ	+	+	+	+	−	+	+
脱アミノ作用	+	d	−	+	−	+	+
分解・利用							
ゼラチン	+	+	−	−	d	d	d
デンプン	−	−	−	+	−	−	−
レシチン	−	d	−	−	d	−	−
グルコース	+	+	+	+	+	−	−
トレハロース	−	+	−	−	−	−	−
アルギニン	+	+	+	−	d	+	+
カテコール							
オルト開裂	+	+	+	+	−	−	ND
プロトカテキン酸							
オルト開裂	+	+	+	+	+	−	ND
生育							
41℃	+	−	−	d	−	+	+
4℃	−	d	d	−	d	−	−

＋：≧90％陽性，−：≧90％陰性，d：11〜89％陽性，ND：データなし．

1-4-7 Genus *Stenotrophomonas* ステノトロフォモナス属

*Pseudomonas maltophilia*が*Xanthomonas*を経て新属に移され*Stenotrophomonas maltophilia*（基準菌種）となった．属名*Stenotrophomonas*ステノトロフォモナスは限られた栄養源で生育する単細胞生物という意味である．*Pseudomonas*と比べて利用できる炭素源が限られている．本菌は0.5×1.5μmの偏性好気性非発酵性のグラム陰性桿菌で，極多毛の鞭毛と線毛を有し，淡い黄色のコロニーを形成する．生育にメチオニンを要求し，硝酸還元能を有し，オキシダーゼ陰性，ゼラチナーゼ陽性．生育至適温度は35℃で，G＋C含量は67 mol％である．一般環境や臨床材料から高頻度に分離され，日和見感染を起こし，肺炎，髄膜炎，尿路感染症，敗血症の原因菌となる．本菌はβ-ラクタム剤，テトラサイクリン，カナマイシンなどの多くの薬剤に耐性を示す．治療にはチカルシリン-クラブラン酸，ST合剤，シプロフロキサ

シン，ミノサイクリン，セフタジジムなどを用いる．

Family *Sphingomonadaceae* スフィンゴモナス科

1-4-8 Genus *Sphingomonas* スフィンゴモナス属

臨床材料からしばしば分離され，CDC group IIk, biotype 1とよばれていた一群の黄色のグラム陰性細菌が*Pseudomonas paucimobilis*と命名され，さらに新属に移され*Sphingomonas paucimobilis*となった．この細菌の類縁菌には**難分解性有害物質**の分解菌が多く，近年多数の本属新種が報告された．このため最近になって16S rRNA塩基配列に基づいた属の分割整理が提案され，現在では*Sphingomonas*は基準菌種*S. paucimobilis*にごく近縁の菌種のみで構成されている．属名*Sphingomonas*

スフィンゴモナスはスフィンゴシンをもつ単細胞生物の意味である．本属菌種は 0.3〜0.8 × 1.0〜1.9 μm の偏性好気性非発酵性グラム陰性桿菌で，莢膜をもつものがあるが芽胞は形成しない．*Sphingomonas* の大部分は黄色あるいはオレンジ色の色素を産生する．極単鞭毛をもち運動性を有するが，運動性の弱いものや全くないものもある．カタラーゼ陽性で，ユビキノンのイソプレーン側鎖は 10 である．菌体脂肪酸に 3-ヒドロキシ脂肪酸を欠いており，2-ヒドロキシ脂肪酸をもつ．細胞質膜に原核生物では珍しい**スフィンゴ糖脂質**を有する．栄養要求性は特になく，普通寒天培地上で 30℃ 付近で良好な生育を示す．本属細菌は植物，土壌，水，医療環境，臨床材料などから分離され，菌血症，髄膜炎，尿路感染症，創傷感染症の原因菌となることがある．β-ラクタマーゼ産生による β-ラクタム剤耐性を示す株も知られているので，治療にはアミノグリコシド系やニューキノロン系の抗生物質が使用される．

1-5 グループ 4 （グラム陰性，好気性，球菌） Gram-negative, aerobic cocci

このグループ（グループ 4）の細菌は，前々節（1-3），前節（1-4）と同様に，グラム陰性で，好気性であるが，グラム陰性細菌ではまれな球菌であることが特徴である．ヒトに病原性をもつ，グラム陰性好気性球菌として重要なものは，Family *Neisseriaceae* ナイセリア科（Genus *Neisseria* ナイセリア属）の 1 細菌科に所属する 1 細菌属のみである．これは，Phylum *Proteobacteria* プロテオバクテリア門 *Betaproteobacteria* β プロテオバクテリア綱に分類されている．

Family *Neisseriaceae* ナイセリア科

1-5-1 Genus *Neisseria* ナイセリア属

Neisseria は球菌という形態から，以前は *Moraxella* や *Acinetobacter* と共に *Neisseriaceae* 科を形成していたが，現在では後者 2 属は *Moraxellaceae* 科となり区別されている．*Neisseria* の中でヒトに強い病原性を示すのは *N. gonorrhoeae* りん菌と *N. meningitidis* 髄膜炎菌の 2 種のみであり，その他の細菌種は鼻腔，咽頭などの常在菌である．

[形態・性状] *Neisseria* は，直径 0.6〜1.0 μm のグラム陰性球菌で，単独でも存在するが，多くは隣接面が平坦になった**双球菌**の形態をとる．*N. elongata* のみが球桿菌の形態を示す．莢膜や線毛を有するものも多い．好気的に生育し，鞭毛はもたず，運動性は見られない．一部の細菌種では緑黄色の色素を産生し，溶血性を示すものもある．生育至適温度は 35〜37℃ で，オキシダーゼとカタラーゼは陽性である（ただし *N. elongata* はカタラーゼ陰性）．G + C 含量は 46.5〜53.5 mol％ である．*Neisseria* の基準菌種は *N. gonorrhoeae* である．本属細菌種の生化学的性状を表 1-12 に示した．

[培養・増殖] 病原性を示す 2 細菌種は栄養要求性が複雑で，通常の培地中に含まれる脂肪酸などにより生育が阻害される．これらの培養にはチョコレート寒天培地，GC 寒天培地（第 5 編，1-2-3 ⑩ 参照），Thayer-Martin 培地などが用いられる．培養は 3〜10％ の CO_2 存在下で行う．非病原性の菌種には栄養要求性は見られない．

[感染源・感染症]

① *Neisseria gonorrhoeae* ナイセリア・ゴノレェ

N. gonorrhoeae はりん疾（**りん病**）の病原体で，ヒトのみに病原性を示す．感染は性行為によって成立する．感染後 3〜4 日以内に，男性では化膿性尿道炎，女性では腟炎，尿道炎，子宮頸管炎を起こし，治療しない場合にはさらに多様な病変を引き起こす．しかしかなりの割合で**無症候性**の場合もある．最近では性行為の多様化に伴い，咽頭炎や直腸炎も増加している．病原性因子としては，付着に必要な線毛や PII たん白質，IgA_1 を分解する IgA プロテアーゼなどが知られている．

② *Neisseria meningitidis* ナイセリア・メニンジティディス

表 1-12 *Neisseria* の鑑別性状

性　状	*N. gonorrhoeae*	*N. meningitidis*	*N. sicca*	*N. subflava*	*N. flavescens*	*N. mucosa*
糖からの酸産生						
グルコース	+	+	+	+	−	+
マルトース	−	+	+	+	−	+
フルクトース	−	−	+	d	−	+
スクロース	−	−	+	d	−	+
マンノース	−	−	−	−	−	−
ラクトース	−	−	−	−	−	−
普通寒天培地						
での生育	−	−	+	+	+	+
炭酸ガス要求性	+	+	−	−	−	−
硫化水素産生	−	−	+	+	+	+
黄色色素産生	−	−	d	+	+	d
硝酸還元能	−	−	−	−	−	−
亜硝酸還元能	−	−	+	+	+	+
スクロースから						
の多糖産生	−	−	+	d	+	+

+：≧ 90 % 陽性，−：≧ 90 % 陰性，d：11〜89 % 陽性．

　N. meningitidis は**流行性脳脊髄膜炎**の原因菌である．ヒトのみに病原性を示し，鼻咽腔に定着した細菌が飛沫感染する．鼻咽腔粘膜で増殖した細菌は血中に入り，菌血症となり，さらに髄膜炎を引き起こす．症状は軽度のものから劇症まであるが，高熱，頭痛と皮下出血が特徴的で，無治療の場合の致命率は極めて高い．病原性因子としては線毛，Opc たん白質，IgA プロテアーゼおよび莢膜多糖が知られている．本細菌の LPS は *N. gonorrhoeae* と同様に O 抗原を欠く **LOS**（lipopoly saccharide リポオリゴ多糖）の形をとり，糖鎖の分子擬態により宿主の免疫系から逃れる働きをしている．

③ *Neisseria sicca*
ナイセリア・シッカ

　上記 2 菌種以外の菌種は日和見感染菌であり，低頻度で髄膜炎，心内膜炎，中耳炎，副鼻腔炎などを起こす．

[**予防・治療**]　ナイセリア感染症の治療には，ペニシリン系抗生物質が第一選択として用いられるが，近年ではペニシリナーゼ産生菌が増加している．耐性菌には β-ラクタマーゼ阻害剤を含む合剤ペニシリンを用いる．

N. meningitidis の血清型 A と C については莢膜多糖ワクチンが有効であるが，血清型 B では，多糖体が分子擬態の構造をもつためワクチン開発が難しい．

[**学名の語源と発音**]　属名 *Neisseria* は *N. gonorrhoeae* の発見者 Neisser に由来する．発音はナイセリア．種名 *gonorrhoeae* は精液の流れの意味で，膿と精液を間違えて名前をつけた．発音はゴノレエ，*meningitidis* の発音はメニンジティディス．

1-6　グループ 5（グラム陰性，通性嫌気性，桿菌）
Gram-negative, facultative anaerobic rods

　このグループ（グループ 5）の細菌は，グラム陰性の桿菌であるが，通性嫌気性であることが特徴である．通性嫌気性とは，代謝や増殖に必要な ATP を，酸素の存在下では好気的呼吸によって産生し，酸素のない状態では嫌気的呼吸または発酵によって産生するような性質を

いう．ヒトに病原性をもつ主要な通性嫌気性細菌には，*Aeromonadaceae* エロモナス科，*Pasteurellaceae* パスツレラ科，*Vibrionaceae* ビブリオ科，および *Enterobacteriaceae* 腸内細菌科の4細菌科である．

これらすべてが，Phylum *Proteobacteria* プロテオバクテリア門，Class *Gammaproteobacteria* γプロテオバクテリア綱に所属する．これらの細菌は共通して，芽胞非形成性で，グラム陰性の桿菌である．通性嫌気性細菌の分類には，運動性（鞭毛）の有無や，呼吸関連酵素（カタラーゼ，チトクロムオキシダーゼなど）の産生性，糖質（グルコース，ラクトースなど）の分解性，アセトインの産生性（VP試験），含硫アミノ酸の分解性（H_2Sの産生性）などの生化学的性状が利用される．グラム陰性通性嫌気性桿菌のすべてがカタラーゼ産生性およびグルコースを分解して酸を産生する．また，鞭毛による運動性をもつものも多い（表1-13）．

ここでは，*Aeromonaceae*（Genus *Aeromonas* エロモナス属），*Pasteurellaceae*（Genus *Pasteurella* パスツレラ属，Genus *Haemophilus* ヘモフィラス属），および *Vibrionaceae*（Genus *Vibrio* ビブリオ属）の，3細菌科（4細菌属）について述べる．

Family *Aeromonadaceae* エロモナス科

1-6-1 Genus *Aeromonas* エロモナス属

Vibrio が海水を生息場所にするのに対して，*Aeromonas* は河川水や井戸水など主に淡水に生息する．しかし海産魚介類から分離されることもある．ヒトや魚類に病原性をもつ．ヒトには胃腸炎や敗血症を起こす．

[形態・性状]　*Aeromonas* は $0.3 \sim 1.0 \times 1.0 \sim 3.5\,\mu m$ 桿菌である．1～数本の極鞭毛（単鞭毛，叢鞭毛）をもち，運動性がある．DNAのG+C含量は $57 \sim 63$ mol%であり，グラム陰性の通性嫌気性細菌の中ではG+C含量が比較的高い．*Aeromonas* の基準菌種は *A.*

表1-13　主なグラム陰性通性嫌気性桿菌の性状

細菌科と細菌属 (G + C mol %)	基準菌種	運動性	カタラーゼ / オキシダーゼ	グルコース 酸/ガス	ラクトース 分解性	VP試験	H_2S産生性
エロモナス科							
Aeromonas（57-63）	*A. hydrophila*	+	+／+	+／+	d	+	+
パスツレラ科							
Haemophilus（37-44）	*H. influenzae*	−	+／+	+／−	+	N	−
ビブリオ科							
Vibrio（38-51）	*V. cholerae* O1	+	+／+	+／−	−	d	−
腸内細菌科							
Escherichia（48-53）	*E. coli*	+	+／−	+／+	+	+	−
Klebsiella（52-58）	*K. pneumoniae*	−	+／−	+／+	+	+	−
Salmonella（50-53）	*S. Choleraesuis*	+	+／−	+／+	−	−	+
Serratia（53-59）	*S. marcescens*	+	+／−	+／d	−	+	−
Shigella（48-53）	*S. dysenteriae*	−	+／−	+／−	−	−	−
Plesiomonas（51）	*P. shigelloides*	+	+／+	+／−	d	−	−
Proteus（38-40）	*P. vulgaris*	+	+／−	+／+	−	−	+
Yersinia（40-50）	*Y. pestis*	−	+／−	+／−	−	−	−

運動性と生化学的性状は基準菌種のものを示す．VP試験（Voges-Proskauer test）ではアセトイン産生を調べる．+，−はそれぞれ陽性，陰性を示す（*S. dysenteriae* のカタラーゼの場合，*S. dysenteriae* 1は陰性）．dは菌株やバイオタイプなどによって陽性または陰性が異なることを示す（*V. cholerae* O1のVP試験の場合，アジア型は陰性，エルトール型は陽性）．Nは不明を示す．

hydrophila である．

[培養・増殖] *Aeromonas* の臨床分離株にはラクトース発酵性のものがあり，マッコンキー MacConkey 寒天培地や SS 培地上で *Escherichia coli* 大腸菌に間違われやすい．*Aeromonas* は増殖の至適温度によって**低温菌** psychrophile（22～28℃）と**中温菌** mesophile（35～37℃）に分けられる．そのうち，ヒトに病原性をもつものは *A. hydrophila* や *A. sobria* などの中温菌である．これら 2 細菌種は日本では細菌性食中毒の原因菌に指定されている．

[病原性因子・感染症]

1 *Aeromonas hydrophila* エロモナス・ヒドロフィラ，*Aeromonas sobria* エロモナス・ソブリア

エロモナス感染症の主な病型は**胃腸炎**（下痢と腹痛の他に吐気，嘔吐，発熱を伴うことがある）であり，*A. hydrophila* および *A. sobria* の病原性にはエンテロトキシンと溶血素（β hemolysin）が関わっていると考えられているが，その病原性の機序は不明である．

[感染源] *A. hydrophila* や *A. sobria* の感染源は無処理の飲料水や海産魚介類で，経口感染すると考えられている．

[治療] 胃腸炎の症状は比較的軽症であり，特別な治療は必要としない．

Family *Pasteurellaceae* パスツレラ科

Pasteurellaceae は球形あるいはまっすぐな桿菌である．繊維状または大桿菌に見えることもあり，多形態性を示す．非運動性であり，細菌種によっては増殖に特別な発育因子を必要とする．*Pasteurellaceae* の属や細菌種の性状は不均一性が高く，系統発生学的な再分類が必要であるとする意見もある．

1-6-2 Genus *Haemophilus* ヘモフィラス属

Haemophilus はヒトや動物の咽頭喉や上気道の粘膜の常在菌であるが，*H. influenzae* インフルエンザ菌と *H. ducreyi* ヘモフィラス・デュクレイ（軟性下疳菌）はヒトの病原菌として重要である．*H. influenzae* はインフルエンザ患者から分離されたので，このような学名が付けられたが，インフルエンザとは無関係である．

[形態・性状] *Haemophilus* は球状，卵状，または桿状で，幅 1 μm 以下で長さは不定である．DNA の G + C 含量は 37～44 mol％である．グラム陰性，通性嫌気性桿菌のうちでは最も G + C 含量が低い．*Haemophilus* の基準菌種は *H. influenzae* であり，1.83 Mb のゲノムサイズをもつ．本菌はゲノムの全塩基配列が決定された最初の細菌である．

[培養・増殖] *Haemophilus* の増殖には耐熱性（**X 因子**；ヘミン）と易熱性（**V 因子**；補酵素 NAD および NADP）の発育因子を必要とし，普通寒天培地には発育しない．*Staphylococcus* は NAD を産生するので，*Haemophilus* の集落はこの細菌の回りで大きくなる．培養には血液寒天培地を用いる．この場合，ウマまたはウサギの血液が使用され，ヒツジの血液は使用しない．これはヒツジの血液中には NAD 分解酵素があるためである．分離培養にはチョコレート寒天培地（Fildes の消化血液加寒天培地など）が用いられる．*H. ducreyi* など細菌種によっては CO_2 の要求株もある．*H. ducreyi* は培養が特に難しく，ウサギの血液を大量に加えて液体培養する．

[病原性因子・感染症]

1 *Haemophilus influenzae* インフルエンザ菌

H. influenzae は肺炎や細菌性髄膜炎（**インフルエンザ菌性髄膜炎** *Haemophilus influenzae* menningitis）の原因菌である．これらは乳幼児（5 歳未満）に好発し，発熱，吐気，嘔吐などを呈する．*H. influenzae* の感染は，また，心内膜炎，肺炎，気管支炎，中耳炎などの原因にもなる．*H. influenzae* の病原性には多糖体莢膜による食作用抵抗性や血清抵抗性，付着線毛による咽頭喉や上気道粘膜への付着性，トランスフェリン結合たん白質（Tbp1，Tbp2）による鉄の獲得性などが関わっている．莢膜血清型（a～f）のうち，臨床分離株のほとんどは *H. influenzae* b 株であり，この株は polyribosyl ribitol phosphate（PRP）からなる莢膜を保有している．

2 *Haemophilus ducreyi*
ヘモフィラス・デュクレイ

H. ducreyi はヒトにのみ病原性をもつ．性行為によって感染し，**軟性下疳** soft chancre（外部生殖器に有痛性小膿疱や潰瘍の形成と鼠径リンパ節の腫大）の原因になる．軟性下疳の診断補助には伊東反応（アレルギー反応の一種）が用いられる．

[感染源] *H. influenzae* の感染源は患者の鼻咽喉の分泌物であり，飛沫感染する．*H. ducreyi* は軟性下疳患者の外部生殖器に形成された小膿疱や水疱が感染源となり，性行為によって感染する．

[治療] *H. influenzae* によるインフルエンザ菌性髄膜炎の潜伏期間は2～4日である．治療には第3世代経口セフェムが奨められている．欧米ではb型莢膜（PRP）を抗原としたワクチンの接種が行われている．*H. ducreyi* による軟性下疳の治療にはサルファ剤，テトラサイクリン，ストレプトマイシンなどが有効である．

1-6-3 Genus *Pasteurella*
パスツレラ属

Pasteurella は本来ニワトリ，アヒル，ガチョウや野鳥などに急性または慢性の疾病を起こす病原細菌として認識されたもので，*Pasteurella multocida* パスツレラ・ムルトシダ（ニワトリコレラ菌）の弱毒生ワクチンがパストゥールによって作製されたことでも有名である．

[形態・性状] *Pasteurella* は球状，卵状または桿状で，*Haemophilus* によく似ている．幅は0.3～1.0 μm で長さは1.0～2.0 μm である．DNAのG＋C含量は40～45 mol％である．*Pasteurella* の基準菌種は *P. multocida* である．*Pasteurella* には好気性から微好気性のものがある．オキシダーゼ，カタラーゼ，アルカリホスファターゼが陽性で，多くの菌種は極染色性がある．

[培養・増殖] *Pasteurella* は普通寒天培地上での増殖性は悪いが，血液寒天培地ではよく増殖する．

[感染源・感染症] *Pasteurella* のうちでは *P. multocida* の病原性が最も強い．*P. multocida* はニワトリ，アヒル，ガチョウや野鳥などの他にウシやバッファローの出血性敗血症の原因となり，熱帯または亜熱帯地方では家畜への経済的損失になっている．ヒトでは気管支拡張や慢性気管支炎の患者や，またイヌやネコの咬傷部位からも分離されるが，その臨床的な意義は不明である．

[治療] *Pasteurella* はβ-ラクタム系の抗生物質やサルファ剤，トリメトプリム，エリスロマイシン，コリスチンに感受性である．

Family *Vibrionaceae*
ビブリオ科

Vibrionaceae はすべてに運動性があり，また増殖には高濃度（2～3％）のNaClが必要とされる**好塩性** halophilic である．*Vibrionaceae* は海水や河川水に生息し，魚介類やヒトなどに寄生している．これらはヒトに感染して胃腸炎や敗血症などを起こす．

1-6-4 Genus *Vibrio*
ビブリオ属

Vibrio は海水や汽水域に生息しており，生鮮魚介類の生食習慣の多い日本では腸管系感染症の重要な原因菌になる．これらのうち，*V. cholerae* O1によるコレラは世界的にも汎流行し，また感染症新法の二類感染症に分類されている感染症である．また，*V. parahaemolyticus* による腸炎は食中毒の主要な原因菌である．

[形態・性状] *Vibrio* は0.5～0.8×1.4～2.6 μm のコンマ状に湾曲した桿菌である．1～数本の極鞭毛をもつ．これらは外膜に由来する鞘状の構造物に包まれているのが特徴である．*Vibrio* は2つの独立した染色体をもつことが特徴であり，DNAのG＋C含量は38～51 mol％である．*Vibrio* の基準菌種は *V. cholerae* である．*V. cholerae* および *V. parahaemolyticus* のゲノムサイズはそれぞれ4.0 Mbおよび5.1 Mbである．表1-14に *Vibrio* の生化学的性状を示した．

V. cholerae には160種以上のO抗原があり，コレラ cholera の原因菌は *V. cholerae* O1である．これ以外の血清型のものは non-O1 *V. cholerae*，または nonagglutinable *V. cholerae*（ナグビブリオ）とよぶ．O1抗原は

表1-14 *Vibrio, Aeromonas, Plesiomonas* の生化学的性状

	V. cholerae O1	non-O1 *V. cholerae*	*V. mimicus*	*V. parahaemolyticus*	*V. vulnificus*	*V. fluvialis*	*Aeromonas*	*Plesiomonas*
鞭　毛	1	1	1	1	1	1	1	>1
オキシダーゼ	+	+	+	+	+	+	+	+
カタラーゼ	+	+	+	+	+	+	+	+
ブドウ糖発酵	+	+	+	+	+	+	+	+
ブドウ糖ガス	−	−	−	−	−	d	d	−
TCBS培地発育	+	+	+	+	+	+	−	−
インドール	+	+	+	+	+	+	+	+
V-P	d	d	−	−	−	−	d	−
硝酸塩還元酵素	+	+	+	+	+	+	+	+
リシン脱炭酸酵素	+	+	+	+	+	−	d	+
オルニチン脱炭酸酵素	+	+	+	+	+	−	−	+
アルギニン脱水素酵素	−	−	−	−	−	+	+	+
H_2S (TSI)	−	−	−	−	−	−	−	−
尿　素	−	−	−	−	−	−	+	−
ONPG	+	+	+	−	+	+	+	+
乳　糖	−	d	d	−	(+)	−	d	d
白　糖	+	+	+	−	−	+	+	−
マンニトール	+	+	+	+	d	+	+	−
アラビノース	−	−	−	d	−	+	d	−
イノシトール	−	−	−	−	−	−	−	+
サリシン	−	−	−	+	d	+	d	−
4℃発育	−	−	·	−	−			
43℃発育	+	+	·	+	+	d	d	+
食塩　0%	+	+	+	−	−	−	+	+
3%	+	+	+	+	+	+	+	+
8%	−	−	+	+	−	d	−	−
10%	−	−	−	−	−	−	−	−
0/129 抑制 (10 µg)	S	S	·	R	S	R	R	d
(150 µg)	S	S	·	S	S	S	R	S

0/129: vibriostatic agent (2,4-diamino-6,7-diisopropylpteridine), +, −: それぞれ陽性, 陰性, または発育, 発育しない, d: 菌株によって異なる, S, R: それぞれ感受性, 耐性.

A, B, C因子からなり, *V. cholerae* O1はこの因子の構成によって**稲葉型** (A^+, C^+), **小川型** (A^+, B^+), および**彦島型** (A^+, B^+, C^+) の3型に分けられる. またポリミキシンB感受性やヒツジ赤血球の溶血性など生物学的性状の違いから**アジア型** (古典型, ポリミキシンB感受性, ヒツジ赤血球の非溶血性) と**エルトール型** (ポリミキシンB耐性, ヒツジ赤血球の溶血性) に分類される. 最近の流行株はエルトール型 *V. cholerae* O1がほとんどであり, コレラの症状はアジア型に比較すると軽症である.

[**培養・増殖**] *V. cholerae* は普通寒天培地, 普通ブイヨン, ペプトン水でよく増殖する. 増殖至適温度は18～37℃で, 比較的低温に強く, 高温に弱い. また至適pHは8.0～8.6でアルカリ性に強く, 酸性には弱い. 至適条件での増殖は速いが, **自己融解** autolysis も起こしやすい. 増菌培養には**アルカリペプトン水** (pH 8.4

～9.0）を用い，分離培養には **TCBS 寒天培地**が用いられる（第5編，1-2-3 4 参照）．V. parahamolyticus の増殖には Na^+，K^+，Mg^{2+}イオンを必要とするのが特徴である．特に Na^+ イオンは必須で，培地中に NaCl が3％程度存在するとよく増殖する．無塩培地では増殖せず，7％ NaCl 加培地には増殖するが，10％ NaCl 加培地には増殖しない（増殖するものもある）．

[病原性因子・感染症]

1 *Vibrio cholerae*
コレラ菌
Vibrio cholerae O139
ビブリオ・コレラ O139

V. cholerae O1 の重要な病原性因子は**コレラ毒素**（CT）である．本菌はCTと関連して発現される線毛（TcpA）によって小腸の上皮細胞に付着し，そこで増殖してCTを産生する．CTはその ADP ribosyltransferase 活性によって細胞のGたん白質を ADP リボシル化して cAMP 濃度を高め，細胞内のイオンや水を腸管腔へ流出させる（第2編，3-5-3 1 参照）．この結果，米のとぎ汁様の激しい下痢を起こす．V. cholerae O1 は上皮細胞のタイトジャンクション（zona occludens）を弛緩させる毒素（Zot）や溶血素（Hly）なども産生する．これらはCTと協同して複合的に本菌の病原性を高めている．ナグビブリオの V. cholerae O139 は**ベンガル型コレラ菌**ともよばれる．これは1992年に，インドのバングラディシュにおいて突発したコレラの原因菌で，既知のO2～O138血清型のいずれとも凝集しないものであった．V. cholerae O139 によるコレラでは，インドのベンガルでは患者約15,000名と死者230名，バングラディシュでは患者約1万人と推定500人の死者がでた．V. cholerae O139 も CT を産生してコレラと同様な下痢を起こすが，日本では V. cholerae O1 のみをコレラの原因菌に指定している．

2 *Vibrio fluvialis*
ビブリオ・フルビアリス
Vibrio mimicus
ビブリオ・ミミカス
Vibrio parahaemolyticus
腸炎ビブリオ

V. fluvialis，V. mimicus，V. parahaemolyticus による感染症の症状は胃腸炎（下痢，腹痛，発熱）である．V. parahaemolyticus の臨床分離株の多くは**神奈川現象**が陽性である（我妻変法培地など血液寒天培地上で溶血性を示す（第5編，1-2-3 4 参照））．この溶血性は本菌が産生する**耐熱性溶血素**（TDH）によるものである．また V. parahaemolyticus は TDH に類似した溶血素（TRH）を産生し，これにも下痢原性がある．V. mimicus も TDH や TRH に類似した溶血素を産生する．また V. mimicus や V. fluvialis は V. cholerae O1 に類似した溶血素も産生する．このような溶血素がどのようなメカニズムで下痢を惹起するのかは不明である．

3 *Vibrio vulnificus*
ビブリオ・バルニフィカス

V. vulnificus は日和見的に創傷感染して致死性の高い敗血症を起こす．V. vulnificus の病原性因子は莢膜と **Fur**（ferric uptake repressor）である．莢膜は血清抵抗性と食細胞抵抗性に関わり，Fur たん白質は菌体内への鉄の取込みを抑えることで溶血素の発現を促進していると考えられる．

[感染源]　V. cholerae の主要な感染巣はヒトである．感染源は患者の糞便またはこれに汚染した食品や水であり経口感染する（50％発病量；10^4～10^8cfu）．胃の切除や胃酸の低下は感染を助長する．潜伏期間は1～3日である．また，V. fluvialis，V. mimicus，V. parahaemolyticus などの感染巣は海水や海洋魚介類であり，夏季に捕獲された海産魚介類が主要な感染源になる．V. vulnificus は創傷感染し，他は経口感染する．V. parahaemolyticus の50％発病量は 10^7～10^9cfu で，潜伏期間は10～20時間である．

[治療]　コレラの治療には，水分および電解質の喪失を補給するために静脈内輸液（乳酸加リンゲル液）また

表1-15　経口輸液（ORS）の組成

NaCl（塩化ナトリウム）	3.5 g
$NaHCO_3$（炭酸水素ナトリウム）	2.5 g
KCl（塩化カリウム）	1.5 g
glucose（ブドウ糖）	20.5 g
以上を飲料水1,000 mLに溶解する	

は経口輸液 oral rehydration solution（ORS）を行う（表1-15）．抗細菌薬療法としてニューキノロン薬（ノルフロキサシンなど）が汎用される．胃腸炎には対症療法を行うが，V. vulnificus による敗血症にはニューキノロン系抗細菌薬を投与する．

1-7 グループ5（グラム陰性，通性嫌気性，桿菌，腸内細菌科） Gram-negative, facultative, anaerobic rods, Enterobacteriaceae

このグループ（グループ5）の細菌はグラム陰性通性嫌気性桿菌で，これは前節（1-6）と同様であるが，特に，ここでは Family Enterobacteriaceae に所属する Genus Escherichia エシェリキア属，Genus Klebsiella クレブシエラ属，Genus Plesiomonas プレジオモナス属，Genus Proteus プロテウス属，Genus Salmonella サルモネラ属，Genus Serratia セラチア属，Genus Shigella シゲラ属，Genus Yersinia エルシニア属の，1細菌科（8細菌属）について述べる．

Family Enterobacteriaceae 腸内細菌科

腸内細菌科とは分類学上の細菌群の総称名であって，必ずしも動物の腸管内に存在する細菌，または腸管系感染を起こす細菌という意味ではない．事実，腸内細菌科には腸管内に存在するものの，ヒトや動物での常在菌であるものや，土壌，水，植物などの自然界に広く分布して生息している細菌も含まれている．同様に感染症の病型も多様であり，胃腸炎のほかにも，敗血症，または呼吸器や尿路感染症など種々の感染症を起こす．

1-7-1 Genus Escherichia エシェリキア属

Escherichia coli 大腸菌など Escherichia の病原性は弱く，むしろヒトに共生して栄養の消化や吸収に働いている．しかし毒素産生性（腸管毒素，ベロ毒素），細胞付着性，細胞侵入性などを有する E. coli 群もあり，これらは胃腸炎のほか，尿路感染症など非腸管系感染症の原因菌として重要である．このうち，ベロ毒素を産生する下痢原性大腸菌による腸管出血性大腸菌感染症は，感染症新法で三類感染症に分類されている．

［形態・性状］ Escherichia は $1.1 \sim 1.5 \times 2.0 \sim 6.0\ \mu m$ の桿菌で，DNA の G＋C 含量は $48 \sim 53\ mol\%$ である．Escherichia は1相性の鞭毛を保有し，また菌体の外層に莢膜様物質をもつ．しかし，芽胞は形成しない．Escherichia の基準菌種は E. coli で，そのゲノムサイズは 4.60 Mb である．典型的な E. coli は運動性（鞭毛）をもち，ラクトース（乳糖）およびスクロース（白糖）を分解すること，IMViC 試験（indole test；インドール産生性，methyl red test；グルコースの発酵による酸の産生性，Voges-Proskauer test；グルコースの発酵によるアセトインの生成，citrate utilization test；炭素源としてのクエン酸利用能）はそれぞれ＋，＋，－，－，またリシン脱炭酸酵素が陽性である．IMViC 試験による細菌の鑑別を表1-16に示した．E. coli の表層抗原として，O抗原（173種），H抗原（56種），莢膜様抗原（100種以上）があり，これらの組合せによって血清型が分類されている．Escherichia と Shigella は系統発生学

表1-16 IMViC 試験による細菌の鑑別

細菌属	indole test	MR test	VP test	citrate utilization
Escherichia	＋	＋	－	－
Enterobacter	－	－	＋	＋
Salmonella	－	＋	－	＋
Shigella *	－	＋	－	－
Yersinia	＋	－	－	＋
Pseudomonas	－	＋	－	＋

* Shigella の indole test は細菌種，血清型または株間で一定しない．S. dysenteriae では陽性の血清型もあり，S. flexneri や S. boydii も株によって陽性，陰性が異なる．本表では S. sonnei について示した．

的に近縁関係にある細菌属であり，同定上で互いに混同しやすい細菌である．特に E. coli と S. flexneri の染色体 DNA の塩基配列には 70％ 以上の高い相同性がある．通常，染色体 DNA の塩基配列に 70％ 以上の相同性がある場合は同種とされるが，これには国際微生物連盟 International Union of Microbiological Society（IUMS）の裁定委員会で認められる必要がある．

[培養・増殖]　Escherichia の培養には普通寒天培地や乳糖ブイヨンなど胆汁酸濃度の低い培地を用いる．

[病原性因子・感染症]

胃腸炎の原因になる E. coli を下痢原性大腸菌と総称する．これには 5 つのタイプがあり，それぞれが特徴的な病原性因子を保有している（表 1-17）．

1 enterotoxigenic *Escherichia coli* 腸管毒素原性大腸菌

enterotoxigenic E. coli（腸管毒素原性大腸菌，ETEC）は旅行者下痢症 traveller's diarrhea の原因菌の 1 つであり，これには開発途上国への旅行者がよく罹患する．また，食中毒の原因菌として日本国内での分離頻度も高い．ETEC は付着線毛（CFA/Ⅰ，CFA/Ⅱ）を保有し，易熱性または耐熱性のエンテロトキシン（易熱性 LT-1，LT-2，耐熱性 STa，STb）を産生する．LT はコレラ毒素と同様に，腸管の粘膜上皮細胞の GM1 ガングリオシドに結合して細胞内に移行する．そして，その B サブユニットが有する ADP リボシルトランスフェラーゼ活性によって細胞の G たん白質を ADP リボシル化することによって cAMP を上昇させる．その結果，腸管からの水分分泌が亢進されてコレラ型の下痢（米のとぎ汁に似た白色の水様便）を起こす．一方，ST は粘膜上皮細胞のグアニル酸シクラーゼ guanylate cyclase に結合して細胞内の cGMP 濃度を上昇させることによって腸管からの水分分泌が亢進される．

2 enteroaggregative *Escherichia coli* 腸管凝集付着性大腸菌

enteroaggregative E. coli（腸管凝集付着性大腸菌，EAggEC）は 2 週間以上にわたって遷延する下痢の原因菌として分離されることが多く，付着線毛（AAF/Ⅰ）や耐熱性または易熱性エンテロトキシン（EAST1）を産生して下痢を惹起する．この下痢患者は 2 歳以下の乳幼児に多い．

3 enterohemorrhagic *Esherichia coli* 腸管出血性大腸菌

E. coli による胃腸炎でも enterohemorrhagic E. coli（腸管出血性大腸菌，EHEC，ベロ毒素原性大腸菌 verotoxinogenic E. coli，VTEC）によるものは特別に感染症新法で三類感染症に分類され，腸管出血性大腸菌感染症とよばれている．EHEC は 1982 年に米国（オレゴン州およびミシガン州）でのハンバーガー食中毒事件の原因菌として分離されたものであり，O157：H7 の血清型

表 1-17　下痢原性大腸菌の性状

下痢原性大腸菌	病原性因子	下痢の特徴など
腸管毒素原性大腸菌（ETEC） enterotoxigenic E. coli	腸管毒素 LT，ST cAMP，cGMP の上昇	コレラ型；米のとぎ汁様の便，脱水症状 （旅行者下痢症の一種）
腸管病原性大腸菌（EPEC） enteropathogenic E. coli	Ⅲ型分泌システム インチミンなど	サルモネラ腸炎型；水様性便，発熱 成人の他，2 歳以下の乳幼児に多い
腸管凝集付着性大腸菌（EAggEC） enterotoxigative E. coli	付着性線毛 腸管毒素 LT，ST	急性または慢性の水様性便 （培養細胞に凝集塊を作って付着）
腸管侵入性大腸菌（EIEC） enteroinvasive E. coli	Ⅲ型分泌システム 細胞侵入性	細菌性赤痢型；血液，粘液，膿などを含む便
腸管出血性大腸菌（EHEC） enterohemorrhagic E. coli	Ⅲ型分泌システム ベロ毒素 VT1，VT2 たん白質合成阻害	志賀赤痢型；血便 溶血性尿毒症症候群を続発することがある 小児や高齢者に多い

が多いがこれ以外のものある．わが国では1996年，岡山県邑久町や大阪府堺市の学童を中心に，全国的な規模でEHECによる食中毒が起こった（患者数は14,488人，死者は11人）．これを機に，1996年に厚生省はEHECによる食中毒を腸管出血性大腸菌感染症として伝染病予防法の指定伝染病とした．さらに1999年には伝染病予防法を改正して本症を感染症新法の**三類感染症**とした．腸管出血性大腸菌感染症は3～7日の潜伏期間を経て下痢を発症する（患者の半数は血便を呈する）．また下痢開始7日後頃から数％のものが，溶血性貧血，血小板減少，急性腎不全などを主症状とする**溶血性尿毒症症候群** hemolytic uremic syndrome（HUS）を続発する．HUSは2～3週間で自然回復するものもあるが，3～4割の患者は意識状態の低下，昏睡，四肢麻痺，痙攣などの神経症状が見られ，約半数は死亡する．したがって，HUS患者には透析療法を行う必要がある．HUSの病原性因子はEHECが産生する**ベロ毒素** verotoxins（VT1またはVT2，あるいは両者）と考えられている．VT1は*Shigella dysenteriae* 1の志賀毒素と同じものである．VT2は物理化学的および免疫学的性質が志賀毒素とは異なっている．VT2はVT1に比べて，より病原性が強いと考えられている．VT1，VT2には細胞のたん白質合成を阻害する作用があるが，ベロ毒素によるHUS発症のメカニズムは不明である．

4 enteropathogenic *Escherichia coli* 腸管病原性大腸菌

enteropathogenic *E. coli*（腸管病原性大腸菌，**EPEC**）は乳幼児に*Salmonella* Typhimuriumなどによるサルモネラ腸炎型の下痢を起こす下痢原性大腸菌である．EPECは束状線毛（Bfp）によって上皮細胞に付着した後，**III型分泌システム**（第1編，6-5-2 3，表6-5参照）を介して種々のエフェクターたん白質を細胞に輸送する．その中にはEPECの外膜たん白質インチミンintiminのレセプターであるTirたん白質が含まれており，インチミンとTirの結合は上皮細胞に燭台様構造pedestal-like structureを形成させる．このようにして上皮細胞に付着したEPECは，微絨毛の破壊を引き起こして下痢などの腸炎を惹起する．

5 enteroinvasive *Escherichia coli* 腸管侵入性大腸菌

enteroinvasive *E. coli*（腸管侵入性大腸菌，EIEC）は*Shigella*の細胞侵入性プラスミドと相同性の高いプラスミドを保有し，細菌性赤痢型の胃腸炎を起こす．また，多くのEIEC株は，通常の*E. coli*株と異なって，非運動性であり，また乳糖非分解性である．EIECが他の下痢原性大腸菌と最も異なるところは，EIECには細胞侵入性をもつことである．細菌は腸管の上皮細胞に付着後，その細胞に侵入し，そこで増殖する．そして，そこから隣接する細胞に二次侵入する．このプロセスが繰返される過程で，上皮細胞の壊死，または炎症が進行して病巣部位が拡散し，潰瘍が形成されて出血や下痢などが引き起こされる．下痢は一般に1週間前後持続し，水様性下痢から，好中球を含んだ血性粘液便へと進行する．しかし，患者の90％以上は水様性下痢のまま，病状は消失して病気は治癒する．

6 uropathogenic *Escherichia coli* 尿路病原性大腸菌

膀胱炎や**腎盂腎炎**などの尿路感染症は，*E. coli*や*Klebsiella*クレブシエラ属，*Proteus*プロテウス属，*Serratia*セラチア属，*Pseudomonas*シュードモナス属などの菌が起因菌になりやすいが，そのうちでも*E. coli*が大半を占めている．尿路感染症の原因になる*E. coli*を**UPEC**（uropathogenic *E. coli*）とよぶことがある．UPECによる尿路感染症患者の多くは抵抗力の弱い易感染性宿主 compromised hostである．健常人の場合は女性に多い．また敗血症に移行した場合には，エンドトキシンショックや播種性血管内凝固（DIC）などを併発することが多い．UPECの尿道や尿管への付着には，グロボビオース globobioseをレセプターとする線毛（pap線毛，type 1線毛など）の他，非線毛性アドヘジン（AFA I，AFA III，Drなど）が関与している．腎盂腎炎由来の*E. coli*が保有するpap線毛は，**相変異** phase variationによって有線毛菌と無線毛菌の切り換えを行っている．このような変異は，病原体が線毛抗体による生体防御からエスケープして感染を持続するための手段と考えられ，ワクチンの開発を困難にする要因になっている．ま

た腎盂腎炎由来の E. coli には溶血素（HlyA）を産生するものがあり，これは感染部位での炎症に関わっている．非腸管系感染大腸菌の多くは莢膜様の K1 抗原（シアル酸のポリマー）をもつ．K1 抗原は O18 または O7 抗原と協同的に働いて血清耐性や食菌抵抗性に関与している．またシデロフォアやプラスミドにコードされた外膜たん白質（TraT, Iss）も血清耐性に関与し，これらは髄膜炎や敗血症などの全身感染の病原性因子になる．

[感染源] 下痢原性大腸菌の感染巣はヒトまたは家畜（ウシ，ブタなど）であり，患者の糞便やそれに汚染された食品，水などが感染源となって経口感染する．一方，尿路感染症など非腸管系感染大腸菌の感染巣は腸管であり，尿道カテーテルの留置が感染源となる自己感染（内因性感染）例が多い．この場合，グリコカリックス glycocalyx（多糖体などからなる莢膜）がカテーテル上でバイオフィルム biofilm を形成し，これがバリアーとなって抗菌薬の作用を低下させる．

[治療] 下痢原性大腸菌による胃腸炎の潜伏期間は 12～72 時間である．脱水症状が見られる患者には経口輸液が与えられるが，化学療法は行わないのが一般的である．しかし，腸管出血性大腸菌感染症の場合は，下痢の初期にホスホマイシンやカナマイシンなどの抗菌薬の投与が行われる．これは HUS の続発を予防する効果があるといわれている．またγグロブリンの投与や糖脂質レセプター Gb3 によるベロ毒素の吸着などが試みられている．非腸管系感染大腸菌感染症の治療には，ニューキノロン系またはニューセフェム系の抗菌薬が有効である．

1-7-2　Genus *Klebsiella*
クレブシエラ属

Klebsiella はヒトの腸内菌叢を形成し，また土壌，水，植物などにも広く分布している．また，院内感染や日和見感染の起因菌として重要であり，肺炎や尿路感染症を発症して敗血症に進展する場合がある．

[形態・性状] *Klebsiella* は 0.3～1.0 × 0.6～6.0 μm の桿菌であり，DNA の G + C 含量は 52～58 mol％である．*Klebsiella* の基準菌種は *K.pneumoniae* クレブシエラ・ニウモニエである．*Klebsiella* は多量または多様な莢膜（K 抗原）を産生することが腸内細菌科での特徴であり，炭素源が豊富な寒天培地上ではムコイド状のコロニーを形成する．*Klebsiella* の K 抗原は莢膜膨張試験によって 80 個以上に分類されている．運動性（鞭毛）はない．本菌の主要なビルレンス因子は莢膜と O 抗原であり，前者は抗体や補体によるオプソニン作用を阻害して食細胞の貪食作用に抵抗性を示し，後者は補体による溶菌作用を阻害する．またシデロフォアによる鉄の獲得性や type 1 線毛による付着性も重要なビルレンス因子である．近年では基質特異性の広いβラクタマーゼ extended-spectrum β-lactamase（ESBL，第 2 編，7-3-2 ④ 参照）産生菌の分離頻度が増加しており，これは菌交代現象 microbial substitution の原因になる．

[治療] *K. pneumoniae* はペニシリンやマクロライド系抗菌薬には自然耐性であり，治療にはアミノグリコシド系抗菌薬や第二，第三世代セフェム系抗菌薬を用いる．

1-7-3　Genus *Plesiomonas*
プレジオモナス属

Plesiomonas はビブリオ科の *Aeromonas* に分類されていた時期があったが，近年になって腸内細菌科に分類され直されたものである．

[形態・性状] *Plesiomonas* は 0.8～1.0 × 3.0 μm の桿菌で，DNA の G + C 含量は 51 mol％である．菌種は *P. shigelloides* のみである．ビブリオ科は単毛性の鞭毛をもつものが多いが，本菌は端在性で数本の鞭毛をもつ．*P. shigelloides* は *Aeromonas* と同じように淡水を生息場所とするが，淡水に対する指向性は *Aeromonas* よりも強い．また，DNA の相同性はもとより，鞭毛や生化学的性状，DHL 寒天培地上の集落の色（*Aeromonas* は赤色，*P. shigelloides* は無色かピンク色）など両者には違いが見られる．また *P. shigelloides* の O 抗原の中には，*Shigella* と共通抗原性をもつものがある．

[病原性因子・感染症] *P. shigelloides* の病原性は比較的低く，軽度の腸炎（下痢や腹痛，発熱，頭痛など）を起こす．本菌は食中毒の原因菌に指定されている．現時点において，病原性因子やその機序は不明である．

[感染源] *P. shigelloides* は無処理の飲料水や淡水魚の摂取が感染源になると考えられる．

[治療] 特別な治療は必要としない．

1-7-4　Genus *Proteus*
プロテウス属

　*Proteus*はヒトや動物の腸内菌叢を形成する．また土壌や汚水にも分布している．下痢症の原因になることがあるが，尿路感染症や創傷感染の原因菌として知られ，日和見感染や菌交代現象の原因菌として重要である．

[形態・性状]　*Proteus*は0.4〜0.8×1.0〜3.0μmの桿菌である．DNAのG+C含量は38〜40 mol％で，他の腸内細菌科に比べて低い．*Proteus*は周毛性の鞭毛がよく発達している（図1-4）．このために普通寒天培地の表面を**スウォーミング**swarming（遊走）しながら増殖し，他の細菌の集落形成をじゃまして細菌の同定を困難にする原因となる．この現象はSS寒天培地など胆汁酸を含む培地では抑制される．*Proteus*の基準菌種は*P. vulgaris*プロテウス・ブルガリスである．*P. vulgaris*のO1, O2抗原，また*P. mirabilis*のO3抗原はそれぞれOX19, OX2, OXKとよばれ，*Rickettsia prowazekii*（発疹チフスの病原体），*Rickettsia typhi*（発疹熱の病原体），*Orientia tsutsugamushi*（ツツガムシ病の病原体），*Coxiella burnetti*（Q熱の病原体）などのO抗原と共通がある．この共通抗原性を利用して，患者血清との凝集反応により，リケッチア症を診断する反応を**Weil-Felix反応**という（表1-18）．

[病原性因子・感染症]　*P. mirabilis*の**ウレアーゼ産生性**は，本菌による尿路感染症の重要な病原性因子である．

表1-18　Weil-Felix反応によるリケッチア感染症の診断

リケッチア感染症	*P. vulgaris*		*P. mirabilis*
	(O1) OX19	(O2) OX2	(O3) OXK
発疹チフス，発疹熱	＋＋＋	＋	－
紅斑熱	－	＋	＋
ツツガムシ病	－	－	＋＋＋
Q熱	－	－	－

＋，－は，それぞれのリケッチア感染症患者の血清と凝集，非凝集を示す．

ウレアーゼによって尿素を分解して得たアンモニアは，窒素源として尿中での細菌の増殖を促進させ，またアンモニアによる尿のアルカリ性化は，Ca^{2+}やMg^{2+}イオンによる結石の形成を促して，膀胱炎や腎盂腎炎などの尿路感染症を起こしやすくすると考えられている．

[治療]　*Proteus*には多剤耐性菌が多く，治療にはアミノグリコシド系抗菌薬またはカルベニシリンなどを用いる．

1-7-5　Genus *Salmonella*
サルモネラ属

　*Salmonella*は人獣共通感染症または人獣共通伝染病zoonosisの病原体の一種であり，哺乳類，鳥類，爬虫類など広範囲の脊椎動物が自然感染宿主となる．ヒトのサルモネラ症にはチフス性疾患（腸チフス，パラチフス），サルモネラ敗血症，およびサルモネラ胃腸炎がある．これらのうち，腸チフスとパラチフスは伝染性の強い感染症として，感染症新法の二類感染症に区別して分類されている．

[命名・学名の記載法]　*Salmonella*はそのO抗原，H抗原，および莢膜様抗原性の組合せによって2,000種以上の**血清型**serovarに分類される．従来はこの血清型がそのまま菌種として扱われ，*Salmonella*は2,000種以上の菌種に分類されていた．しかしDNAの塩基配列の相同性の観点から，これらのほとんどが同種であることが明らかにされた．その結果，*Salmonella*は*S. enterica*と*S. bongori*の2菌種に分類すること，*S. enterica*はさらに6つの亜種に細分すること，ヒトなど哺乳動物に病原性をもつ*Salmonella*はsuspecies *enterica*に含ませることなどが提案された．これに伴って，たとえば従来，

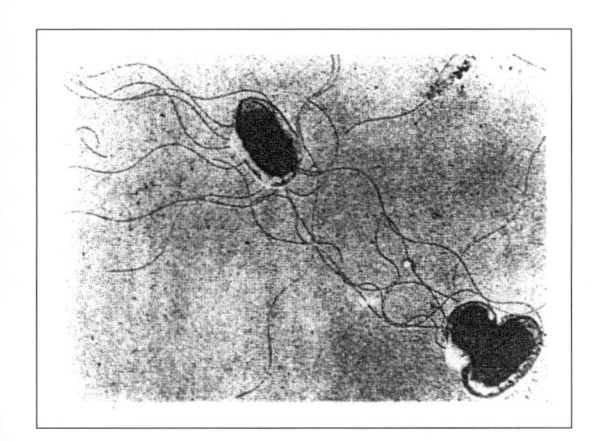

図1-4　*Proteus mirabilis*の周毛性鞭毛

Salmonella typhi と記載されていたチフス菌の学名は，Salmonella enterica subspecies enterica serovar Typhi と記載されるようになった．しかし，このような記載法は煩雑であるために，Salmonella enterica serovar Typhi（または Salmonella Typhi）と略記することも認められている．本書ではこの記載法に従った．

[形態・性状] Salmonella（S. enterica, S. bongori）は 0.7〜1.5 × 2.0〜5.0 μm の桿菌であり，DNA の G + C 含量は 50〜53 mol％である．またその基準菌種は Salmonella enterica subspecies enterica serovar Choleraesuis（S. Choleraesuis）である．Salmonella の一般性状は，ラクトース非分解性，硫化水素産生性，クエン酸利用能陽性，周毛性鞭毛による運動性陽性（S. Gallinarum のみが運動性陰性）などであるが，血清型によって例外もあるので注意が必要である（表1-19）．

Salmonella の O 抗原（LPS 抗原）は 67 種以上に分類されているが，このうち，A，B，C，D，E 型がよく分離される．また，H 抗原（鞭毛抗原）は 2 相性のものが多い．代表的な Salmonella の O 抗原と H 抗原を表1-20 に示した．Salmonella には莢膜抗原（K 抗原）は存在しないが，S. Typhi チフス菌には Vi 抗原（virulence antigen）とよばれる莢膜様抗原がある．**Vi 抗原**は O 血清による O 凝集性を抑制する．これを **O 難凝集性**という．

[培養・増殖] Salmonella はブイヨンや BTB 乳糖寒天培地などでよく増殖する．選択培地には胆汁酸を含む MacConkey 寒天培地や SS 寒天培地が用いられる．また，セレナイト基礎培地は S. Typhi や S. Paratyphi A パラチフス A 菌の増菌培地として優れている（第5編，1-2-3 [2] 参照）．

[病原性因子・感染症] Salmonella は小腸の M 細胞に侵入した後，その粘膜固有層を経由してさらに血流を介して全身感染する．M 細胞への侵入には，**サルモネラの病原島** Salmonella pathogenicity island（SPI）とよばれる染色体上の遺伝子領域にコードされたⅢ型分泌システム type Ⅲ secretion system が関与している．Salmonella がこのⅢ型分泌システムを使って粘膜固有層やリンパ節のマクロファージに細胞侵入した場合には，ファゴソーム内に産生される活性酸素による殺菌作用に抵抗したり，ファゴリソームの形成を阻害したり（SpiC），細胞にアポトーシス apoptosis を誘起させたりして（SpvB），Salmonella はマクロファージの食作用から回避する．Salmonella は，この他にもディフェンシン抵抗性による食菌抵抗性のメカニズムを有している（詳細は，第2編，3-5-5 参照）．

1 *Salmonella* Typhi
　　　　　　　　　　　サルモネラ・チフィ，
Salmonella Paratyphi A
　　　　　　　　　　　サルモネラ・パラチフィ A，
Salmonella Choleraesuis
　　　　　　　　　　　サルモネラ・コレレスイス

S. Typhi や S. Paratyphi A はヒトにのみ感染し，それぞれ**腸チフス** typhoid fever および**パラチフス** paratyphoid fever の原因になる．腸チフスとパラチフスの症状は互いに類似しており，悪寒を伴う発熱，胸腹部でのバラ疹，肝臓や脾臓の腫大，比較的徐脈，腸管の出血や穿孔などを呈し，下痢が見られるのはまれである．胆石保有者では病後保菌者になることが多い．起因菌に対する抗体価が上昇する症例では，患者血清と原因菌の O 抗原や Vi 抗原を用いた凝集反応（**Widal 反応**）が診断に有効である．S. Typhi の Vi 抗原（N-アセチルガラクトサミヌロン酸）は莢膜に似た菌体を覆う物質であり，食細胞の貪食を阻害する．S. Choleraesuis は腸チフス様の全身感染をブタに起こす血清型として知られているが，ヒトのサルモネラ敗血症は本菌が主な原因菌となる．

表1-19　Salmonella の生化学的性状

性状＼菌種	S. Typhi	S. Paratyphi A	一般のサルモネラ
グルコースガス	−	+	+
ラクトース分解	−	−	−
インドール生成	−	−	−
VP 試験	−	−	−
クエン酸利用能	−	−	+
硫化水素産生性	+	d	+
マロン酸利用能	−	−	−
リシン脱炭酸反応	+	−	+
オルニシン脱炭酸反応	−	+	+
d-酒石酸利用能	+	−	+

注：各性状とも多少の例外あり．
　　グルコースガス；グルコース発酵によるガスの産生性

表1-20　O抗原による *Salmonella* の分類

O血清群	血清型	O抗原	H抗原 I 相	H抗原 II 相
O 2 (A)	*S.* Paratyphi A	1, 2, 12	a	[1, 5]
O 4 (B)	*S.* Abortusequi	4, 12	—	e, n, x
	S. Paratyphi B	1, 4, [5], 12	b	1, 2
	S. Sofia	1, 4, 12, 27	b	[e, n, x]
	S. Stanley	1, 4, [5], 12, 27	d	1, 2
	S. Schwartengrund	1, 4, 12, 27	d	1, 7
	S. Saintpaul	1, 4, [5], 12	e, h	1, 2
	S. Reading	4, [5], 12	e, h	1, 5
	S. Sandiego	4, [5], 12	e, h	e, n, z15
	S. Derby	1, 4, [5], 12	f, g	1, 2
	S. Typhimurium	1, 4, [5], 12	i	1, 2
	S. Bredeney	1, 4, 12, 27	l, v	1, 7
	S. Heidelberg	1, 4, [5], 12	r	1, 2
O 6, 7 (C1)	*S.* Paratyphi C	6, 7, [Vi]	c	1, 5
	S. Choleraesuis	6, 7	[c]	1, 5
	S. Montevideo	6, 7	g, m, s, [p]	[1, 2, 7]
	S. Oranienburg	6, 7	m, t	—
	S. Thompson	6, 7, 14	k	1, 5
	S. Irumu	6, 7	l, v	1, 5
	S. Potsdam	6, 7	l, v	e, n, z15
	S. Infantis	6, 7, 14	r	1, 5
	S. Bareilly	6, 7	y	1, 5
	S. Mikawashima	6, 7	y	e, n, z15
O 6, 8 (C2)	*S.* Narashino	6, 8	a	e, n, x
	S. Manhattan	6, 8	d	1, 5
	S. Newport	6, 8	e, h	1, 2
	S. Brockley	6, 8	k	1, 5
	S. Litchifield	6, 8	l, v	1, 2
	S. Bovismorbificans	6, 8	r	1, 5
O 9, 12 (D1)	*S.* Onarimon	1, 9, 12	b	1, 2
	S. Typhi	9, 12, [Vi]	d	—
	S. Enteritidis	1, 9, 12	g, m	[1, 7]
	S. Dublin	1, 9, 12, [Vi]	g, p	
	S. Miyazaki	9, 12	l, z13	[1, 7]
	S. Gallinarum	1, 9, 12	—	—
O 3, 10 (E1)	*S.* Anatum	3, 10	e, h	1, 6
	S. Meleagridis	3, 10	e, h	1 w
	S. London	3, 10	l, v	1, 6
	S. Give	3, 10	l, v [α]	1, 7
O 3, 15 (E2)	*S.* Newington	3, 15	e, h	1, 6
O 1, 3, 19 (E4)	*S.* Senftenberg	1, 3, 19	g, [s] t	—
	S. Krefeld	1, 3, 19	y	l, w
O 21 (L)	*S.* Minnesota	21	b	e, n, x
	S. Good	21	f, g	e, n, x

O1, O14, O27はファージ変換によるものである．
[　] 内のO抗原，Vi抗原，H抗原は株によっては発現していないものもある．

これにはビルレンスプラスミド性がコードするSpvBたん白質（ADP ribosyl transferase活性）によるマクロファージのアポトーシスと関係があると考えられる（第2編，3-5-7 [1] 参照）．サルモネラ敗血症は腹膜炎，骨盤内腫瘍，胆嚢炎，心内膜炎，関節炎などが起こる．

[2] *Salmonella* Typhimurium サルモネラ・チフィミュリウム, *Salmonella* Enteritidis サルモネラ・エンテリティディスなど

チフス性疾患の原因菌以外の *Salmonella* は**サルモネラ腸炎**（嘔吐，下痢，腹痛などの食中毒）の原因になる．日本におけるサルモネラ胃腸炎は *S.* Typhimurium ネズミチフス菌によるものが多かったが，1989年以降は *S.* Enteritidis サルモネラ・エンテリティディスの分離が急増している．これは1987年に英国で採卵用のニワトリ種鶏が *S.* Enteritidis に感染する事故があり，この種鶏が世界中に輸出された影響が続いているためと考えられている．このような感染種鶏に由来する採卵鶏は，放卵時に糞便中の *S.* Enteritidis が卵殻を汚染する（**on egg**）．また卵巣に侵入した *S.* Enteritidis は卵黄や卵白を汚染する（**in egg**）．

S. Choleraesuis, *S.* Dublin, *S.* Enteritidis, *S.* Gallinarum, *S.* Typhimurium はすべてが腸炎の他にもサルモネラ敗血症を起こしやすい．これらの *Salmonella* は共通して50〜100 kbのビルレンスプラスミドを保有しており，この全身感染にはプラスミド性のSpvBたん白質が関与していると考えられる．

[感染源]　*S.* Typhi, *S.* Paratyphi A の感染巣はヒトであり，*S.* Choleraesuis の感染巣はヒトまたはブタである．これらは患者，保菌者または感染ブタの糞便や尿，またそれに汚染された食品や水，手指などが感染源となって経口感染する（50％発病量；約 10^5 cfu）．腸炎の原因になる *Salmonella* の感染巣はヒト，家畜（ウシ；*S.* Dublin），家禽（ニワトリ；*S.* Enteritidis, ヒナ；*S.* Gallinarum），げっ歯類（ネズミ；*S.* Typhimurium），イヌ，ネコ，カメ，野生動物であるが，感染源は鶏卵や鶏卵製品，食肉が主体である（50％発病量；およそ 10^5 〜 10^9 cfu）．

[診断・予防・治療]　腸チフスやパラチフスの血清学的診断には，患者の抗体価の推移を見るヴィダールWidal反応がある．腸チフスワクチンとして，*S.* Typhi の弱毒株（*galE* 株）による生ワクチンが開発されている．WHOは開発途上国への長期旅行者に対してこのワクチンの接種を勧めている．腸チフスとパラチフスの潜伏期は1〜3週間である（サルモネラ敗血症の場合はこれより短い）．腸チフスとパラチフスに対する第一選択薬はクロラムフェニコールである．しかし，近年では多剤耐性菌が急増していることなどの理由からニューキノロン系抗菌薬が汎用される．また *Salmonella* は細胞内寄生性を有するため，ホスホマイシンによる治療も行われている．サルモネラ胃腸炎の潜伏期間は6〜48時間（通常は12時間）である．この治療には，ニューキノロン系抗菌薬や，アンピシリン，またはホスホマイシンが投与される．

1-7-6　Genus *Serratia* セラチア属

Serratia は死体に付着するために霊菌とよばれていた細菌であり，土壌や汚水，動物の腸管などに広く分布してヒトに対する病原性は弱い．しかし，近年になって，院内感染の原因菌として *S. marcescens* が多く報告されるようになった．

[形態・性状]　*Serratia* は 0.5〜0.8 × 0.9〜2.0 μm の桿菌であり，DNAのG＋C含量は53〜59 mol％である．臨床分離株には赤色の色素（**プロジギオシンprodigiosin**）を産生するものがある．*Serratia* は鞭毛を有し，また菌体外にDNaseを分泌するのが特徴である．*Serratia* の基準菌種は *S. marcescens* セラチア・マルセッセンスである．表1-21に *Serratia* と *Klebsiella* など関連菌属の生化学的性状の比較を示した．

[感染症・感染源]　臨床分離される *Serratia* のほとんどは *S. marcescens* であり，このほとんどは易感染性宿主への**日和見感染** opportunistic infection である．感染源はネブライザーやIVHまたは尿道カテーテルなど医原的な**院内感染** nosocomial infection がほとんどである．カテーテルを装着されていた場合，*S. marcescens* はカテーテル上でバイオフィルムを形成しやすく，敗血症，肺炎，尿路感染症などの原因になる．また，輸血用血液

表 1-21 *Serratia* と *Klebsiella* など関連菌属の生化学的性状の比較

性状＼菌属	Klebsiella	Enterobacter	Hafnia	Serratia
運動性（鞭毛）	−	+	+	+
オルニシン脱炭酸反応	−	+	+	〔+〕
リシン脱炭酸反応	d	d	〔+〕	+
赤色色素産生	−	−	−	d
DNA分解酵素	−	−	−	+
アルギニン脱水素酵素	−	d	−	−
硫化水素産生性	−	−	−	−
クエン酸利用能	d	+	−	+
V-P試験	d	+	+	d
尿素分解	d	d	−	−

〔 〕はほとんどのものが陽性．

に本菌が汚染して敗血症を起こした例も報告されている．内毒素（LPS）以外の特別な病原性因子は同定されていない．

[治療] *Serratia* はセファロスポリンやアンピシリン，アミカシンに高度耐性であり，セラチア感染症の治療にはカルバペネム（イミペネムなど）が有効である．

1-7-7　Genus *Shigella*
シゲラ属

Shigella は霊長類（ヒトおよびサル）にのみ自然感染して細菌性赤痢を起こす病原体である．*S. dysenteriae*, *S. flexneri*, *S. boydii*, *S. sonnei* による細菌性赤痢は感染症新法で二類感染症に分類されている．

[形態・性状] *Shigella* は $0.4 \sim 0.6 \times 1.0 \sim 3.0\ \mu m$ の桿菌であり，DNAのG＋C含量は $48 \sim 53\ mol\%$ であり，*S. dysenteriae* が *Shigella* の基準菌種である．*Shigella* はマンニットやラクトースの分解性およびO抗原によって4菌種（*S. dysenteriae*, *S. flexneri*, *S. boydii*, *S. sonnei*）に分類される．この菌種は亜群 subgroup ともよばれ，*S. dysenteriae* はA群，*S. flexneri* はB群，*S. boydii* はC群，*S. sonnei* はD群に分類されている．A〜Cの亜群は副抗原によりさらに細分化され，A群は13型（1〜13），B群も13型（1〜6およびx, y, 1〜5はそれぞれa, bに細分），C群は18型（1〜18）の血清型に分類する．D群のみは単一の血清型である．表1-22に *Shigella* と *Escherichia* の生化学的性状の比較を示した．

[培養・増殖] 選択培地には胆汁酸を含むマッコンキー寒天培地またはSS寒天培地が用いられる（第5編，1-2-3 [2] 参照）．

[病原性因子・感染症] 赤痢 dysentery とは，下痢，腹痛，血便などを伴い，病原体の感染による単独の疾病または他の疾患の臨床症状の一部をさす言葉である．このような赤痢症状は *Shigella*, *Entamoeba histolytica* 赤痢アメーバ，また enteroinvasive *E. coli* (EIEC, 腸管侵入性大腸菌), enterohemorrhagic *E. coli* (EHEC, 腸管出血性大腸菌), *Vibrio haemolyticus* 腸炎ビブリオなどの感染によっても起こる．しかし，これらのうちで最も重要な赤痢は *Shigella* による**細菌性赤痢** bacillary dysentery (shigellosis) である．細菌性赤痢の症状は腹痛や下痢，発熱などに加えて，重症例では**テネスムス** tenesmus（しぶり）を伴う頻回の便意を催し，血便（便状のものが見られない膿粘血のみ）を少量ずつ排泄する．

Shigella のうちでも，*S. dysenteriae* や *S. flexneri* によるものが重症である．*S. dysenteriae* 1（志賀赤痢菌）は特に重症の赤痢を起こしやすく，またHUSや神経症状を示す場合もある．*S. dysenteriae* 1は N-グリコシダーゼ活性によってたん白質の合成を阻害する志賀毒素（Stx）を産生する．志賀毒素はベロ毒素 verotoxin ともよばれる（ベロ毒素の作用は，第2編，3-5-4 [2] 参照）．Stx は *S. dysenteriae* 1の病原性に関与すると考えられているが，そのメカニズムは不明である．疫痢（中

表 1-22 *Shigella* と *Escherichia* の生化学的性状の比較

性状＼菌属	Shigella	Escherichia
TSI寒天	−/A−	A/AG, −/AG, −/A−
シモンズクエン酸利用能	−	−
クリステンセンクエン酸利用能	−	+
鞭毛（運動性）	−	+
リシン脱炭酸反応	−	+
アルギニン脱水素反応	−	+
オルニシン脱炭酸反応	−	+
ラクトース分解	−	+

〔注〕多少の例外あり．

枢神経症状や循環器障害を伴う細菌性赤痢の特異な病型）は S. dysenteriae 1 の感染が原因と考えられ，日本では第二次世界大戦前後に幼児に多発したが，現在ではほとんど見られない．現在は S. sonnei が最も多く分離され，これによる症状は軽症または無症状に経過するものが多い．

Shigella は大腸の M 細胞に一次侵入した後，固有層のマクロファージにアポトーシスを起こして隣接する上皮細胞に二次侵入する．この一次，二次侵入およびマクロファージへの侵入には Salmonella と同様な III 型分泌システムとプラスミド性のエフェクターたん白質（IpaA，IpaB，IpaC）が関与している．上皮細胞へ二次侵入した細菌はさらに隣の上皮細胞に侵入する．Shigella はそれ自体は非運動性であるが，細菌は侵入した上皮細胞のアクチンをコメット状に集積させ，それを利用した運動性によって細菌は隣接細胞への侵入を繰り返す．この結果，上皮細胞は変性，剥離して炎症が拡がって細菌性赤痢の症状が現れる．このようなアクチンの集積に関わるたん白質（VirG）もプラスミド性である．

[感染源] Shigella の自然感染宿主はヒトおよびサルに限られており，主要な感染巣はヒトである．患者や保菌者の糞便またはそれに汚染された手指，食品，水などが感染源となって経口感染する（50％発病量；約 10^1 〜 10^3 cfu）．ヒトとサルの間での感染も起こる．潜伏期間は 1 〜 5 日である．

[治療] 近年分離される Shigella の多くは多剤耐性であり，細菌性赤痢の治療にはニューキノロン系抗菌薬またはホスホマイシンが用いられる．

1-7-8　Genus *Yersinia*
エルシニア属

Yersinia は自然界の動物に広く分布しており，人獣共通伝染病の病原体の一種である．ヒトに病原性を示す重要な *Yersinia* は *Y. enterocolitica*, *Y. pestis*, *Y. pseudotuberculosis* である．腸内細菌科のヒトへの伝播は経口感染であるが，*Y. pestis* はノミによる経皮感染または患者の飛沫によって経気道感染する例外的な病原細菌である．*Y. pestis* によるペストは感染症法で一類感染症に分類されている．

[形態・性状] *Yersinia* は 0.5 〜 0.8 × 1.0 〜 3.0 μm のまっすぐまたは卵円形の桿菌（coccobacillus）であり，DNA の G + C 含量は 40 〜 50 mol％ である．*Yersinia* の基準菌種は *Y. pestis* で，そのゲノムサイズは 4.65 Mb である．

[培養・増殖] *Yersinia* は他の病原細菌と同様に中温菌であるが，増殖の至適温度が 27 〜 30℃ とより**好低温性**であることが特徴である．*Y. enterocolitica* は 4℃ でも増殖が可能な低温菌の性質も有している．*Y. pestis* と *Y. rucheri* を除いて 25℃ では運動性をもつ．しかし 37℃ では，すべての *Yersinia* がその運動性を喪失する．またヘミンやトランスフェリンからの鉄の獲得性を有しており，*Yersinia* の重要な病原性因子となっている．*Y. pestis* の場合，臨床分離には血液寒天などヘミンの存

表 1-23　*Yersinia* の生化学的性状

	Y. pestis	*Y. pseudo-tuberculosis*	*Y. enterocolitica*
オキシダーゼ	−	−	−
運動性　25℃	−	+	+
37℃	−	−	−
リシン脱炭酸	−	−	−
アルギニン	−	−	−
オルニシン脱炭酸	−	−	+
尿　素	−	+	+
ゼラチン	−	−	−
クエン酸（シモンズ）25℃	−	−c	−
V−P　25℃	−	−	+
インドール	−	−	d
KCN　37℃	−	−	+
H₂S（TSI）	−	−	−
ONPG	+	+	+
DNase	+	d	d
マロン酸	−	−	−
ブドウ糖ガス	−	−	−
乳　糖	−	−	d
白　糖	−	−	+
セロビオース	−	−	+
メリビオース	d	+	−
ラフィノース	−	d	−
エスクリン	+	+	d

c＝血清型 IV はクエン酸陽性．

在する培地を使用するのが望ましい．しかし，継代すると普通寒天やペプトン水にも増殖するようになる．Yersinia 3 菌属（Y. enterocolitica, Y. pestis, Y. pseudotuberculosis）の生化学的性状を表 1-23 に示した．

[病原性因子・感染症]　Yersinia は通性細胞内寄生性細菌であり，感染宿主の生体防御因子に抵抗する多数の因子が複雑に関連しあってその病原性を発現している．また，これらの病原性因子の多くを 3 種のビルレンスプラスミド（9.6 kb, 70 kb, 101 kb）にコードしている（表 1-24）．Y. pestis はこれらすべてのプラスミドを保有し，Y. enterocolitica と Y. pseudotuberculosis は 70 kb プラスミドのみをもつ．9.6 kb プラスミドにコードされたプラスミノーゲン活性化因子（Pla）は血液凝固作用を有するフィブリンを溶解して，細菌の生体内への拡散を促進している．また，Pla には補体成分の C3b と C5a を分解する作用もあり，これによって食細胞による殺菌に抵抗している．101 kb プラスミドにコードされた Fra 1 にも同様の作用があり，これらは Y. pestis が全身感染するための重要な病原性因子である．Yersinia の 3 菌種が共通に保有する 70 kb プラスミドには細菌の宿主細胞への付着性因子（YadA）と，Ⅲ型分泌システムおよびこの分泌システムを使って宿主細胞に注入する種々のエフェクターたん白質（Yop）がコードされている．

表 1-24　Yersinia のプラスミド性病原性因子

病原性因子	ビルレンスプラスミド		
	9.6 kb	70 kb	101 kb
Y. pestis	+	+	+
Y. enterocolitica	−	+	−
Y. pseudotuberculosis	−	+	−
プラスミノーゲン活性化因子（Pla）	+	−	−
細胞付着性（YadA）	−	+	−
Ⅲ型分泌システム（Yop）	−	+	−
食作用抵抗性（Fra 1）	−	−	+

(Bacterial Pathogenesis–A Molecular Approach, A. Abigail et al.(ed), American Society for Microbiology, 2002 より改変)

これらは細菌の細胞侵入性（YopE, YopT）や食作用抵抗性（YopJ, YopH）に関わる．Yersinia はさらに染色体性のシデロフォアをもち，これによって環境から菌体内に鉄を取り込んでいる．

1　Yersinia pestis
エルシニア・ペスティス

Y. pestis は経皮または経気道的に感染して腺ペスト，ペスト性敗血症，または肺ペストの原因になる．**腺ペスト** bubonic plague は最も多発する病型である．Y. pestis は感染ノミが刺咬した近傍のリンパ節（腋下，鼠径部，顎部）に運ばれて，そこに疼痛性の腫脹を起こす．これが血液またはリンパ液を介してさらに循環系に入ったものが**敗血症ペスト** septicemic plague であり，LPS による播種性血管内凝固（DIC）やエンドトキシンショックを併発しやすく，死亡率は 3 病型のうちで最も高い．ペストの別名でもある黒死病 black death は，DIC による末梢組織の壊死病変に由来する．**肺ペスト** pneumonic plague は最も重症とされる病型である．これには腺ペストや敗血症ペストからの続発性のものと肺ペスト患者からの飛沫感染による原発性のものがあり，死亡率は高い．肺ペスト患者は二次感染源となる．日本国内でのペスト患者は 1926 年に 8 名の報告が最後になっており，現在までペスト患者の発生も輸入例もない．

2　Yersinia enterocolitica
エルシニア・エンテロコリチカ，
Yersinia pseudotuberculosis
エルシニア・シュードツベルクローシス（仮性結核菌）による腸炎

Y. enterocolitica や Y. pseudotuberculosis は細胞侵入性を有し，経口感染する．Y. enterocolitica 感染症は小児に多く，胃腸炎型が主である．本菌は食中毒原因菌に指定されている．一方，Y. pseudotuberculosis 感染症は主として乳幼児に見られ，重篤例が多い（胃腸炎に加え，敗血症や結節性紅斑・発疹など）．かつては原因不明とされていた**泉熱**は Y. pseudotuberculosis 感染症の 1 病型と考えられている．

[感染源]　Y. pestis の感染巣は野生のげっ歯類であり，腺ペストは感染ノミ，原発性肺ペストは患者の喀痰や飛沫が感染源になる．図 1-5 にマウスの心臓血液中での Y. pestis 像を示した．潜伏期間は腺ペストが 2〜6 日，原発性肺ペストは 1〜14 日（平均 5 日）である．Y. enterocolitica と Y. pseudotuberculosis の感染巣は野生動

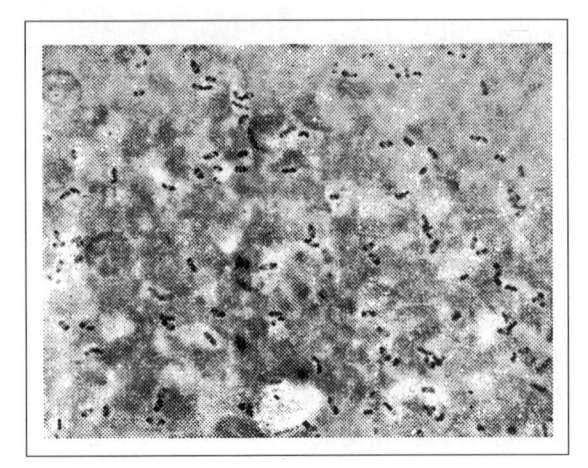

図 1-5 マウス心臓血液中の *Yersinia pestis*（× 1,500 倍）
（春日忠善，ペスト菌（病原微生物学，医学書院，1959 年）より中瀬安清教授の許可を得て転載）

物であり，*Y. enterocolitica* はブタ肉やイヌ，ネコなどの糞便，*Y. pseudotuberculosis* は未処理の山水や井戸水が感染源と考えられている．どちらも経口感染する．*Y. enterocolitica* 感染症の潜伏期間は半日～6 日，*Y. pseudotuberculosis* 感染の場合は 3～18 日である．

[治療] *Y. pestis* によるペストの治療にはストレプトマイシン，テトラサイクリン，クロラムフェニコールなどが用いられる．近年は多剤耐性の *Y. pestis* が分離されていることもあり，この場合はニューキノロン系抗菌薬が有効である．一方，*Y. enterocolitica* または *Y. pseudotuberculosis* による胃腸炎に化学療法は行わない．しかし，重症例ではニューキノロン系やホスホマイシン，アミノ配糖体，ST（サルファ剤，トリメトプリム）合剤を用いる．

1-8 グループ 6（グラム陰性，嫌気性，桿菌） Gram-negative, anaerobic rods

このグループ（グループ 6）は，嫌気性のグラム陰性桿菌をまとめたものである．ここでは，Family *Bacteroidaceae* バクテロイデス科（Genus *Bacteroides* バクテロイデス属）と Family *Fusobacteriaceae* フソバクテリア科（Genus *Fusobacterium* フソバクテリウム属）の 2 細菌科，2 細菌属について述べる．

これらのうち，*Bacteroidaceae* と *Fusobacteriaceae* は，それぞれ Phylum *Bacteroidetes* バクテロイデス門と Phylum *Fusobacteria* フソバクテリア門に属し，その形質は類似しているが，分類学的には互いに離れた位置に存在している．

Family *Bacteroidaceae* バクテロイデス科

1-8-1 Genus *Bacteroides* バクテロイデス属

Bacteroides は，$1.5 \sim 4.5 \times 0.5 \sim 0.8\ \mu$m のグラム陰性桿菌で，多くの細菌種は多形性を示す．一般的に運動性はもたない．*Bacteroides* のうち，大腸内に最も多く常在するのは *Bacteroides fragilis* バクテロイデス・フラジリスである．この細菌はまた他の *Bacteroides* 細菌よりも病原性が強く，臨床検査室で分離される嫌気性細菌の大半を占めている．*B. fragilis* による感染症のうち，菌血症患者からは本菌が高率に分離される．また，糞便 1 g 中に $10^9 \sim 10^{11}$ 個もあり，*Escherichia coli* 大腸菌より 100～1000 倍も多い．*B. fragilis* の中には莢膜をもつものもあるが，その病原性との関係はよくわかっていない．*Bacteroides* DNA の G＋C は 28～61 mol％であり，その基準菌種は *B. fragilis* である．

B. melaninogenicus は *B. fragilis* に次いで分離されるが，この菌は黒褐色ないし黒色の色素（ヘマチン）を産生する．

Bacteroides は発育にヘミンまたはメナジオン（ビタミン K）を必要とする菌が多い．*B. fragilis* は 20％ウシ胆汁培地に発育するので他の *Bacteroides* と区別できる．

テトラサイクリンに耐性菌が多く（プラスミド由来），ペニシリン，セフェム系薬剤にも耐性菌が多い．クリンダマイシン，メトロニダゾール，クロラムフェニコールには感受性菌が多い．その他臨床検査室で分離される菌としては *B. bivius*，*B. oralis*，*B. ruminicola*，*B. ureolyticus* 等がある．

表1-25 バクテロイデス属とフソバクテリウム属の簡易鑑別法

性状 細菌属	変法FM培地 での発育	バクテロイデス 培地での発育	グルタミン酸の 脱炭酸	最終pH 1％ブドウ糖培地	酪酸産生
Bacteroides	−	＋	＋	5.5以下	−
Fusobacterium	＋	−	−	5.6以上	＋

〔注〕多少の例外あり，バクテロイデス培地：GAM培地にネオマイシン，コリスチン，ブリリアントグリーンを加えたもの．

Family *Fusobacteriaceae* フソバクテリア科

1-8-2 Genus *Fusobacterium* フソバクテリウム属

Fusobacterium（紡錘形桿菌の意味）は炭水化物またはペプトンから酪酸を産生する細菌属である．この中で特に疾病と関係ある菌は *Fusobacterium nucleatum* フソバクテリウム・ヌクレアタムである．

Fusobacterium はカタラーゼ陰性，周毛性の鞭毛があるものとないものとがある．糖発酵能は弱く，グルコースからの酸産生も弱い．培養は至適温度が37℃で比較的容易に発育する．チオグリコール酸培地にも発育するがガスを産生せず腐敗臭もない．*Fusobacterium* の基準菌種は *F. nucleatum* である．*Bacteroides* と *Fusobacterium* の簡易鑑別法を表1-25に示した．

選択培地としては変法FM培地がある．この培地はGAM培地を基礎培地として，これにネオマイシンとクリスタルバイオレットを加えたもので，*Bacteroides* その他の細菌属の発育は阻害するが，*Fusobacterium* と *Sphaerophorus* 細菌の発育は阻害しない．

Fusobacterium はペニシリン，クロラムフェニコール，メトロニダゾール等に感受性がある．また，コリスチン，カナマイシンにも感受性であるが，バンコマイシンには耐性である．逆に *Bacteroides* はこれら3剤に共に耐性であるので両者の鑑別にも用いられる．

1-9 グループ8（グラム陰性，嫌気性，球菌）Gram-negative, anaerobic rods

このグループ（グループ8）は，グラム陰性嫌気性球菌をまとめたものである．ヒトに病原性をもつものとして重要なのは，Family *Acidaminococcaceae* アシダミノコッカス科（Genus *Veillonella* ベイヨネラ属）の，1細菌科（1細菌属）のみである．*Veillonella* はグラム陰性であるにもかかわらず，多くのグラム陽性細菌が所属する Phylum *Firmicutes* ファーミキュ門に分類され *Clostridium, Peptostreptococcus, Eubacterium, Peptococcus,* と同じ，Class *Clostridia* に分類されている．これは，細菌の系統分類学的な位置づけと同定分類学的な位置づけが必ずしも一致していない典型的な例である．

Family *Acidaminococcaceae* アシダミノコッカス科

1-9-1 Genus *Veillonella* ベイヨネラ属

グラム陰性球菌では好気性の *Neisseria* ナイセリア属，嫌気性の *Veillonella* ベイヨネラ属が代表的なもので，この菌の最初の分離者 A. Veillon はフランスの細菌学者である．この菌属は口腔，咽頭，生殖器などの常在菌で，まれに口腔内化膿疾患，気管支炎，脳膿瘍その他の化膿疾患の原因菌となる．大きさ0.3～0.5μmの小球菌で双球菌状をしていることが多い．主な生化学的性状は糖分解はほとんどなく，硫化水素産生，硝酸塩還元，イン

ドール陰性，チトクロムオキシダーゼ陰性，カタラーゼは陽性と陰性のものとがあり，鞭毛はない．*V. parvula*，*V. alcalescens* などの菌種がある．*Veillonella* DNA のG＋C 含量は 40.3～44.4 mol％で，本属の基準菌種は *V. parvula* である．

グループ 9 (グラム陰性，偏性細胞内寄生性細菌)

1-10 Gram-negative, obligate-intracellular parasitic becteria

このグループ（グループ9）は，偏性細胞内寄生性をまとめているのが特徴である．これらは，現在でもまだ，人工培地での培養が不可能（または困難）なものである．ここでは，Family *Chlamydiaceae* クラミジア科（Genus *Chlamydia* クラミジア属），Family *Coxiellaceae* コクシエラ科（Genus *Coxiella* コクシエラ属），Family *Rickettsiaceae* リケッチア科（Genus *Orientia* オリエンチア属，Genus *Rickettsia* リケッチア属）の，3細菌科（4細菌属）について述べる．

これらのうち，*Chlamydiaceae* と *Coxiellaceae* は共に Phylum *Proteobacteria* プロテオバクテリア門に所属しているが，*Chlamydiaceae* は，分類学的にはこれと離れた位置にある Phylum *Chlamydiae* クラミジア門に所属している．

Family *Chlamydiaceae* クラミジア科

1-10-1 Genus *Chlamydia* クラミジア属

[増殖]　*Chlamydia*（マントあるいは外套の意）はその増殖サイクルがリケッチアとはかなり異なる．すなわち図1-6 に示すように，基本小体（または小型細胞）elementary body によってまず細胞内に侵入し，網様体（または大型細胞）reticulate body によって2分裂増殖する．前者はギムザ染色で赤紫色，マキャベロ染色によって青く染まり，後者は両染色とも青く染まり，普通の光学顕微鏡でも見ることができる．*Chlamydia* は人工培地には発育せず，発育鶏卵または細胞培養で増殖させることができる．ヒトに病原性をもつ *Chlamydia* は，*C. trachomatis*, *C. psittaci*, および *C. pneumoniae* の3種がある（図1-6，表1-26）．

1 *Chlamydia trachomatis* トラコーマクラミジア

[感染症]　*C. trachomatis* による疾患は大きく3群に分けられ，各々は血清型と深く関係する．
a) 眼のトラコーマ（主としてA，B，Ba，C血清型）
b) 眼と生殖器，場合により一般の感染（主にD～K血清型）
c) 鼠径リンパ肉芽腫（L1，L2，L3 血清型）

a. トラコーマ trachoma

トラコーマは普通は特異的な伝染性の角膜炎である．常に慢性に経過し，ろ胞，乳頭過形成，パンヌス pannus（角膜の表層性血管新生を伴う，び漫性表層混濁），そして末期には瘢痕化する．これらの傷害は眼の上部に限定されるが，治療しなければ更に進展し，重傷の場合には一部または全部眼が見えなくなることもある．トラコーマの病気の歴史は古く，Ebers Papyrus（紀元前約1500年）も当時の難儀の1つはトラコーマであったと記している．古くは熱帯または亜熱帯地方の風土病であったが，現在最も汚染されている地域は北アフリカ，中東，そしてインド亜大陸の北部で，アフリカのサハラ地区，極東，オーストラリア，ラテンアメリカにも流行が見られる．また，北アメリカではインディアンの中にもまれに見られる，比較的非衛生的な地域に流行する傾向にあり，特に子供の感染が多い．また他の細菌との混合感染も多い．

b. 封入体結膜炎　inclusion conjunctivitis

封入体結膜炎（角膜に損傷がある場合には角結膜炎は通常トラコーマの病像を示す）は，トラコーマの場合のような続発がなく血清型も異なる．主として低開発地よりは都市部に多い傾向がある．STD（sexual transmit-

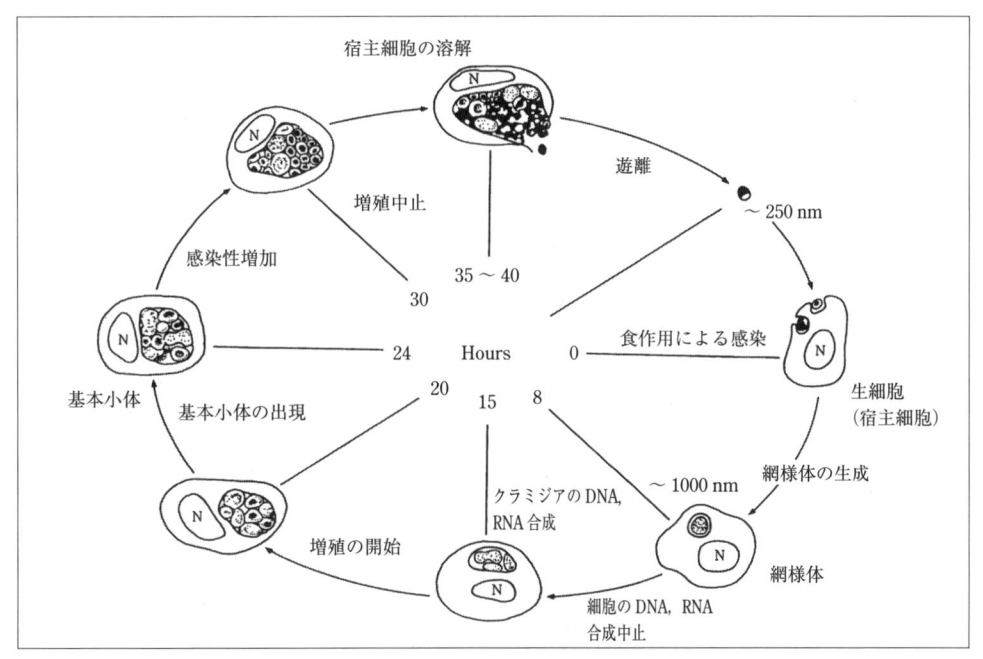

図1-6　*Chlamydia*の増殖サイクル

*Chlamydia*は偏性細胞内寄生性細菌であり，増殖には生細胞が必要である．*Chlamydia*の増殖サイクルには，増殖能はあるが，感染能のない時期（網様体 reticulate body 形成期）と，反対に，感染能はあるが増殖能のない時期（基本小体 elementary body 形成期）がある．

表1-26　*Clamydia*の特徴

特　徴	*C. trachomatis*	*C. pneumoniae*	*C. psittaci*
基本小体	円形	円形または梨形	円形
封入体	卵形（空胞有り）	卵形（空胞無し）	不定形（空胞無し）
ヨード染色性	有り	無し	無し
サルファ薬感受性	感受性	耐性	耐性
主な感染宿主	ヒト，マウス，ブタ	ヒト，ウマ	トリ，哺乳動物（まれにヒト）
G＋C（mol％）	39.8	40.3	39.6
血清型の種類	>15種	1種	不明
DNA相同性（％）			
C. trachomatis	92	－	－
C. pneumoniae	1～7	94～96	－
C. psittaci	1～10	1～8	14～95
感染部位	生殖器，眼（局所性）	気管，血管（全身性）	肺，胎盤（全身性）
感染症	トラコーマ，封入体結膜炎，非りん菌性尿道炎，鼠径リンパ肉芽腫	クラミジア肺炎，アテローム	オウム病

ted disease）の主要なもので，成人の感染は他のヒトの生殖器部分に直接または間接に接触することによる感染が多い．幼児では分娩時母親の生殖器から感染することもある．潜伏期間は1～2週間であるが，新生児は少し短い．トラコーマよりも急激に発病する．点状の斑点のある角膜炎もまれではなく，時にパンヌスも観察され

る．急性型では耳介前方のリンパ腺，また上気道，中耳にも影響する．予後は比較的良い．

c. 非りん菌性尿道炎　nongonococcal urethritis（NGU）

NGU は世界各地で報告されている．典型的なものでは性交後7～14日で尿道異常と排尿困難が始まり，粘液膿が排出される．染色標本では少なくとも5個以上の多核白血球が 100 倍の視野に見える．早朝尿にはその核糸が存在する．1～2週間で自然に治癒する．

d. 鼠径リンパ肉芽腫　lymphogranuloma venereum（LGV）

LGV の流行は熱帯および亜熱帯に多く，性行為によって感染する．潜伏期間は1～3週間で，男性では陰茎冠状溝に無痛の小疱疹あるいは潰瘍が発生する．同性愛者では，直腸への感染も起こる．女性の発症部位は陰唇であるが，男女とも（特に女性は）無症候性に経過することが多い．第2段階で鼠径部のリンパ腺が腫れ始める．急性の場合，熱，関節痛なども見られる．治療しないと数年後には第3段階に進展し，潰瘍，直腸肛門炎，直腸狭窄，そして腟肛門部の瘻管が起こり男性よりも女性に多い．

[培養]　Chlamydia は人工培地に発育しない．したがって眼あるいは生殖器等からこの病原体を分離するには発育鶏卵，あるいは培養細胞を用いる．発育鶏卵の場合は，6～8日卵の卵黄嚢（ヨークサック）内に発育し，ギムザ，Gimenez，あるいはマキャベロ染色で菌体を証明することができる．培養温度は 35℃（C. psittaci は 39℃）で発育する．接種3～4日で鶏胚は死亡するが，継代を重ねると死亡までの日数も早くなる．細胞培養の場合は鶏胚や哺乳動物由来の細胞で培養可能であるが，一般に McCory, Hela, MK 細胞など哺乳動物由来の細胞が多く用いられている．接種後に封入体を観察することができる．感染の効率を増加させるため遠心操作が行われる．また DEAE-dextran 処理や X 線照射も感染効率を高める．

[血清学的検査]

(1) 属特異性抗原：Chlamydia は耐熱性の補体結合性属（群）抗原をもつ（抗原成分は LPS とたん白）．この抗原は複製サイクルの初期に形成され，免疫蛍光法によって観察することができる．

(2) 種特異性抗原：C. trachomatis は，基本小体中の種特異性抗原によって，凝集反応を含む種々の血清学的試験によって C. psittaci と区別できる．現在広く行われている方法はマイクロ IF 法（免疫蛍光法）で，C. trachomatis は 16 以上の血清型に区別される．また，この方法は細菌の同定および患者の抗体測定に用いられている．

[診断]　眼あるいは生殖器患部からの剥離上皮の染色および菌の分離，また抗体測定等が診断に役立つ．染色はグラム染色よりはギムザ，Gimenez，マキャベロ，ヨード染色等が用いられ，封入体の観察が重要である．

[治療]　治療には，テトラサイクリン，エリスロマイシン，また，ミノサイクリン，ドキシサイクリン，メトロニダゾールが有効である．しかし，ペニシリン，セフェム系薬剤，ストレプトマイシンなどによる治療は困難である．

② *Chlamydia psittaci*　オウム病クラミジア

[感染症]　オウム病 psittacosis という病名は最初に A. Morange（1895）が用いたもので，他のトリへの感染の場合はハト病 ornithosis と分けていたが，どちらも C. psittaci を病原体とする感染症である．C. psittaci は，主としてトリに感染し，哺乳類への感染は少ないが，ペット（セキセイインコ，オウム，ハト）の飼育が多くなるにつれてヒトへの感染も問題になっている．オウム病の症状は肺炎で，感染は主にペット鳥の乾燥した糞便の吸入による（口移しで餌を与えて感染した例もある）．潜伏期間は1～2週間であるが，1か月と長いものもある．病気の開始は手足の痛みと不快感で，知らない間に進むが，多くは高熱，悪寒，頭痛によって突然始まる（インフルエンザ様）．患者は咳をするが痰は少なく，呼吸器の障害は重症な場合に起こる．脈は熱に比例して遅くなり，高くなる場合は予後が悪い．肺のレントゲン像も変化が見られ，鼻出血もまれではない．脾臓も肥大し，まれには黄疸をもった肝炎になる．さらに重症な場合は髄膜炎，脳脊髄炎，心筋炎，などと複雑化する．白血球数は普通の場合が多いが，減少する場合もある．若い人よりも老人に症状が重い傾向がある．

[培養]　分離培養は C. trachomatis に準ずる．

[血清学的検査] 補体結合反応，免疫蛍光法などが患者の抗体測定に用いられている．

[診断] 流行中の場合を除き，臨床所見のみでは診断は困難である（特にトリに接触していない場合）．マイコプラズマ肺炎，Q熱，ブルセラ症，インフルエンザなどとの臨床像は類似し，鑑別し難い．非定型肺炎も考慮に入れなければならない．病原体は呼吸器排出液や血液から分離できるが，危険な病原体を扱える設備が必要である．

[治療] テトラサイクリンが有効である．

3 *Chlamydia pneumoniae*
肺炎クラミジア

C. pneumoniae は気管支炎や肺炎の病原体として新たに認められた（1989年，肺炎の5～15％が *C. pneumoniae* による）．近年，冠動脈疾患の動脈硬化変（アテローム atheroma）から *C. pneumoniae* が分離され，**虚血性心疾患**（狭心症，心筋梗塞症，心不全など）と *C. pneumoniae* との関連性が示されるようになった．*C. pneumoniae* は気道のマクロファージに取込まれて冠動脈に達し，血管壁で持続感染する．この過程で *C. pneumoniae* はマクロファージのサイトカイン産生を促し，このサイトカインは酸化LDL oxidized low density lipoprotein やLPSなど内因性動脈硬化症因子と協同的に働いて動脈硬化を悪化させると考えられている．

Family *Coxiellaceae*
コクシエラ科

1-10-2　Genus *Coxiella*
コクシエラ属

1 *Coxiella burnetii*
Q熱リケッチア

Q熱はオーストラリアのクインズランドの屠殺業者の間で発生した奇病で，query（疑問符？の意味）のQをとって命名された．*Coxiella burnetii* コクシエラ・バーネッティイは他の *Rickettsia* とは生物学的活性が異なっているので新しい属になった．*Coxiella* DNAのG＋C含量は，42 mol％であり，基準菌種は *C. burnetti* である．

Rickettsia が細胞の細胞質または核内で増殖するのに対し，*Coxiella* は細胞の空胞内で優先的に発育する．また生理的，化学的作用にも抵抗性が強く，56℃ 30分加熱または0.5％ホルマリンでも感染性を失わない．

Q熱は本来ウシ，ヒツジなどの家畜の病気で牧場，酪農，獣舎，屠殺場などに関係が深く，これらに従事している人達に感染する．潜伏期間は2～4週（平均18～21日）で，症状は一般に軽く，不規則な発熱（39～40℃）が，軽症では2～3日，重症では約2週間続く．発疹は出ないのが特徴で，疲労感，悪寒，全身倦怠に続いて激しい前額頭痛，眼球を動かすときに後眼球痛が現れる．さらに咳，胸痛，肺炎と進み，肺のレントゲン写真で斑状の陰影を見ることもある．予後は一般に良好で，重症例でも数週間で回復し，日本にはこの病気は見られない．血清学的には *Proteus* OX 細菌群に対する共通抗原がなく，したがって Weil-Felix 反応は陰性である．

Family *Rickettsiaceae*
リケッチア科

Rickettsia の名称はリケッチアの研究者 Howard Taylor Ricketts を記念して名づけられたもので，彼は1909年にロッキー山紅斑熱患者の血中に，細菌よりも小さい桿状の小体を発見し，1910年には発疹チフスの患者血中と同患者由来のシラミの腸管細胞内に同様な小体を発見した（第6編，歴傳参照）．*Rickettsia* に関する初めての詳細な報告は Da Rocha Lima（1916）によって行われ，発疹チフスの患者およびそのシラミの腸管細胞内にグラム陰性で，ギムザ染色で紫赤色に染まる小体を見出した．そしてこの病原体は細菌より小さいこと，常に細胞質内に認められること，人工培地に発育しないことなどが既知の細菌と明らかに違うことを報告した．このように，細菌とウイルスの中間の性質をもつ *Rickettsia* は，その後多くの学者達によって分類学的位置も定められ，*Orientia* と共に *Rickettsiaceae* として今日に至っている．

1-10-3　Genus *Orientia*
オリエンチア属

1　*Orientia tsutsugamushi*
恙虫病リケッチア

　恙虫病は，俗に日本洪水病と呼ばれるごとく，夏から秋にかけて河川の氾濫後に地方病として発生する．重症なものは新潟，秋田，山形などの河川流域，軽症なものは伊豆七島その他ほぼ日本全域に分布している．またアジア，南西太平洋諸島にも広がっている．

[臨床像]　野ネズミに寄生しているダニ（トロンビクラアカムシ）によって媒介され，アカムシに刺された刺口部より *Orientia* が侵入し，感染する．刺口部位は病原体の増殖により，直径数 mm の発赤硬結を生ずる．次いで *Orientia* は毛細血管内に入り，血管内皮細胞で増殖する．またリンパ組織でも増殖し，リンパ節の腫脹を起こす．感染後約1週間の潜伏期間の後，40℃前後の発熱を生じ，発熱後2～4日に発疹が現れ，重症例では中枢神経系の障害から昏睡状態に陥る．

[形態]　大きさは 0.5～1 μm の短桿状で，ギムザ染色で紫赤色に染まるが他の染色法ではよく染まらない．*O. tsutsugamushi* DNA の G＋C 含量は 28～30.5 mol％である．本菌は以前，*Rickettsia* に分類されていた．

[増殖培養]　一般に他の *Rickettsia* と同じ発育鶏卵が用いられるが，マウスL細胞のような株化細胞でよく増殖する．感染細胞では細胞質内で増殖し，細胞変性は見られない．マウス腹腔内に接種すると，マウスの死亡直後に，腹壁上皮内に *Orientia* を認める．*Orientia* の生活環はアカムシ成虫内で経卵巣感染により子孫に伝播し，地中で孵化した幼虫は野ネズミなどの温血動物に寄生する．

1-10-4　Genus *Rickettsia*
リケッチア属

1　*Rickettsia prowazekii*
発疹チフスリケッチア

　発疹チフス epidemic typhus の原因菌で種名の *prowazekii* は，この病気の研究中に犠牲となった研究者 S. Prowazek に由来する（第6編，歴傳参照）．発疹チフスはほとんど全世界に分布しており，その流行は年齢，気候，人種などに関係なく，むしろ生活様式に密接な関連があり，戦争のような特に不衛生な生活を営むときに大流行を起こす．

[臨床像]　*R. prowazekii* はコロモシラミやアタマシラミによってヒトに媒介され，直接患者から他の健康者に感染することはない．これはシラミの腸管内で増殖し糞とともに排泄され，シラミに刺されたヒトが，引掻いた時に生ずる小さな傷口などから体内に侵入して感染する．発疹チフスは 39～41℃ の高熱を発する急性伝染病で潜伏期間は 10～14 日，激しい頭痛，そして発疹が特徴で，この発疹は 14～18 日で消失する．死亡率は 20％ を超えることもある．リケッチア症の感染様式を表1-27に示した．

[形態]　*R. prowazekii* は通常桿状型で大きさ 0.3～0.6×0.8～2 μm で球状を呈したり，多形性を示す．グラム染色で陰性に染まるが，染色はなかなか困難である．マキャベロ染色で感染細胞は青く染まり *Rickettsia* は赤く染まる．ギムザ染色で紫赤色に濃く染まる．*R. prowazekii* DNA の G＋C 含量は 29～33 mol％である．

[増殖培養]　*Rickettsia* の増殖は基本的には細菌と同じで2分裂形式をとるが，核酸代謝系をもたないので人工培地には増殖しない．*Rickettsia* はシラミ，ノミ，ダニの腸管細胞内で増殖するので，以前にはシラミの肛門より *Rickettsia* を注入するシラミ体内培養法（ワイグル法）により増殖したが，現在は発育鶏卵卵黄嚢内接種（コックス法）や組織培養法がある．実験動物にはサル，モルモット，畑リス，砂ネズミ，コットンラットが用いられ，感染動物は発病したのち回復して強い免疫を獲得する．

[抵抗性]　*R. prowazekii* は温度に不安定で，室温で数時間，56℃ で数分で不活化される．低温には安定で －70℃ で長時間生存できる．アルコール，ホルマリン，石炭酸などで不活化される．**再賦活化** recovery of activity は *Rickettsia* の特異的な生物学的特性で *R. prowazekii* の浮遊液を 0℃ に長期保存したり，または凍結融解すると感染性，毒性，溶血能，エネルギー産生能などの活性を消失する．しかし再度 37℃ に保ち，補酵素の

表1-27 リケッチア症と感染様式

群	リケッチア症	病原体	媒介動物	保有動物	分布
Q熱群 Q fever group	Q熱 Q fever	*Coxiella burnetii*	ダニ	ヒツジ,ウシ	世界各地
恙虫病群 tsutsugamushi fever group	恙虫病 scrub typhus or tsutsugamushi fever	*Orientia tsutsugamushi*	ダニ	ネズミ	日本,東南アジア
発疹チフス群 typhus group	発疹チフス epidemic typhus 発疹熱 murine typhus	*R. prowazekii* *R. mooseri* (*R. typhi*)	コロモシラミ アタマシラミ ネズミノミ	ヒト ネズミ	世界各地 世界各地
紅斑熱群 spotted fever group	ロッキー山紅斑熱 Rocky mountain spotted fever ブートン熱（マルセーユ熱） Boutonneuse fever 北アジアマダニチフス north Asian tick typhus クインズランドマダニチフス Queensland tick typhus リケッチア痘瘡 rickettsial pox	*R. rickettsii* *R. conorii* *R. sibirica* *R. australis* *R. akari*	ダニ ダニ ダニ ダニ ダニ	ウサギ,ネズミ イヌ,ネズミ 哺乳動物,げっ歯類 ネズミ,有袋類 ネズミ	米国,西半球 アフリカ,インド,地中海 北アジア オーストラリア 北大西洋沿岸,ロシア
塹壕熱群 trench fever group	塹壕熱 trench fever	*R. quintana*	シラミ	ヒト	

NADやcoenzyme Aを付加すると活性を戻す．

[診断] 発疹チフスの診断には患者からの*Rickettsia*の分離が重要で，分離材料としては，一般に発熱時の血液が用いられる．患者が死亡した場合は新鮮な肝，脾，脳などが用いられる．*Rickettsia*を実験室内で扱う場合は，感染を受ける危険性が高いので注意が必要である．抗体は感染後約1週間後より上昇するので，補体結合反応，Weil-Felix反応などが行われる．

[予防・治療] 発疹チフスの予防にはワクチンが有効で，これは発育鶏卵を用いてつくられる．また，シラミの駆除も重要でこれによって感染が起こらなくなる．治療はすべての*Rickettsia*に共通にクロラムフェニコール，テトラサイクリン，エリスロマイシンなどが有効である．

2 *Rickettsia mooseri* リケッチア・ムーセリ, *Rickettsia typhi* リケッチア・チフィ（発疹熱リケッチア）

発疹熱は秋〜冬に局地的に流行することがあり，発疹チフス様の症状を示す．病原体は野ネズミに寄生するノミ（*Xenopsylla cheopis*）により媒介され，全世界に分布している．感染8〜10日後，発熱を伴って発病するが症状は発疹チフスよりも軽い．血清学的検査としては補体結合反応が用いられるほか，*R. mooseri*を雄のモルモットの腹腔内に接種し，発熱後精巣陰囊が発赤腫張してくる**Neill-Mooser反応**，またはラット腹腔内接種により現れる一過性発熱と精巣莢膜内への*Rickettsia*の出現，すなわち**Maxcy反応**などにより*R. prowazekii*と区

別できる．また，媒介昆虫の種類によっても区別が可能であり，発疹チフスのベクターがシラミであるのに対して，発疹熱はノミによって媒介される．

3 *Rickettsia rickettsii*
ロッキー山紅斑熱リケッチア

ロッキー山紅斑熱は，北アメリカのロッキー地方に風土病的に存在し，病原体 R. rickettsii は野ウサギや野ネズミなどの動物間にダニを媒介体として潜伏している．R. rickettsii はマダニの体内から経卵伝播によって，長くダニの子孫に受け継がれる．ヒトへの感染は偶然マダニに刺されたときに起こる．3～10日間の軽い違和感ののち，急激に悪寒・戦慄を伴う高熱，頭痛，背痛，四肢痛を訴える．発疹は3～6日目頃より出現し，神経障害を伴い，不眠や知覚過敏となる．Neill‒Mooser 反応が陽性である．

1-11 グループ 17 （グラム陽性，球菌）
Gram-positive, cocci

このグループ（グループ17）は，グラム陽性球菌をまとめたものである．ここでは Family *Enterococcaceae* エンテロコッカス科（Genus *Enterococcus* エンテロコッカス属），Family *Peptococcaceae* ペプトコッカス科（Genus *Peptococcus* ペプトコッカス属），Family *Peptostreptococcaceae* ペプトストレプトコッカス科（Genus *Peptostreptococcus* ペプトストレプトコッカス属），Family *Staphylococcaceae* スタフィロコッカス科（Genus *Staphylococcus* スタフィロコッカス属），Family *Streptococcaceae* ストレプトコッカス科（Genus *Streptococcus* ストレプトコッカス属）の，5細菌科（5細菌属）について述べる．

このグループは分類学的に均質な細菌によって構成されており，すべてが同一の門（Phylum *Firmicutes* ファーミキュ門である．そして，*Peptococcaceae* と *Peptostreptococcaceae* は Class *Clostridia* クロストリジア鋼に属し，他の *Enterococcaceae*, *Staphylococcaceae*, *Streptococcaceae* は Class *Bacilli* バシリ綱に属する．

Family *Enterococcaceae*
エンテロコッカス科

1-11-1 Genus *Enterococcus*
エンテロコッカス属

Enterococcus（腸球菌）には，現在19菌種が含まれ，これらはランスフィールドの群別分類でD群に属する．*Enterococcus* は自然界に広く分布し，土壌，食物，水だけでなく，ヒトおよび動物の常在菌として腸管，上部気道，皮膚，泌尿生殖器道などから分離される．

[形態・性状] 二連または短連鎖の球菌．カタラーゼおよびオキシダーゼ陰性．通常の血液寒天培地に発育し，菌種により様々な溶血性を示す．6.5％ NaCl あるいは pH 9.6 でも発育できる．40％胆汁酸存在下で，エスクリン aesculin を加水分解する．大部分は非運動性を示すが，*E. gallinarum* および *E. casseliflaus* は運動性を有する．60℃，30分の処理に対して熱抵抗性を示す．*Enterococcus* の G＋C 含量は 34～45 mol％ であり，基準菌種は *E. faecalis* である．

[培養・増殖] *Enterococcus* は通性嫌気性で，発育には数種類のアミノ酸およびビタミンBを要求する．必要なアミノ酸の種類は細菌種によって異なる．10～45℃で発育できるが，至適温度は，35℃である．また，*E. faecium* は 50℃でも生育可能である．本細菌はアジ化ナトリウム，酢酸タリウム，ペニシリンなどに抵抗性で，選択培地としてはアジ化ナトリウムを加えた SF 培地（EF 培地．第5編，1-2-3 13 参照）などがある．

[感染症] *Enterococcus* の臨床検体からの分離は，*E. faecalis* が最も多く（80～90％），*E. faecium*, *E. avium* がこれに次ぐ．尿路感染症，心内膜炎，創傷感染，腹膜炎，胆道感染や敗血症の原因菌となるが，多くの場合，混合感染の1つとして分離される．近年，メチシリン耐性黄色ブドウ球菌（MRSA）感染症に対する治療や家畜・家禽の感染予防を目的としてグリコペプチド glycopeptide 系薬剤が多用されたために，**バンコマイシン耐性株** vancomycin-resistant enterococci（VRE）が分離されるようになってきた．VRE は，多剤耐性であることが多く，治療が困難なことから，重要な難治性感染症や院内感染原因菌の1つとして認識されている

表1-28 *Enterococcus* の主な分類性状

	E. faecalis	*E. faecium*	*E. avium*	*E. durans*
マンニトール	+	+	+	−
ソルボース	−	−	+	−
アルギニン	+	+	−	+
アラビノース	−	+	+	−
ソルビトール	+	v	+	−
スクロース	+	+	+	+
胆汁エスクリン培地	+	+	+	+
発育温度				
10 ℃	+	+	+	+
45 ℃	+	+	+	+
50 ℃	−	+	−	−
6.5 % 食塩耐性	+	+	+	+
60 ℃ 熱抵抗性	+	+	+	+
pH 9.6 での発育	+	+	+	−

+：90 % 以上が陽性，−：90 % 以上が陰性，v：不定

(第2編，7-3-2 ③ 参照)．バンコマイシン耐性遺伝子は，*vanA*，*vanB* および *vanC* が同定されている．*vanA* は，バンコマイシン vancomycin およびテイコプラニン teicoplanin に対して高度耐性を，*vanB* はバンコマイシンに対してのみ中程度〜高度耐性を誘導し，*vanC* はバンコマイシンに対する低度耐性を付与する．*vanA* および *vanB* は *E. faecalis* および *E. faecium* に多く見られ，*vanC* は，*E. gallinarum* および *E. casseliflaus* に多く見られる．

[治療]　*Enterococcus* は，一般に，ペニシリン，グリコペプチド系抗菌薬には感受性であるが，セフェム系，アミノグリコシド系およびリンコマイシン系抗菌薬に対しては自然耐性をもつ．また，獲得耐性によって，すべての薬剤に対して高度耐性を獲得できる．したがって，適切な治療薬を選択するためには感受性試験が必要である．VRE が患者から分離された場合，院内感染防止対策が最も重要となる．

Family *Peptococcaceae*
ペプトコッカス科

1-11-2　Genus *Peptococcus*
ペプトコッカス属

Peptococcus は，*P. niger* 1菌種のみを含む．

[形態・性状]　直径 0.3 〜 1.3 μm の単在，二連，四連または集塊状のグラム陽性球菌．偏性嫌気性．血液寒天培地による嫌気培養で黒色集落を形成する．臨床材料から分離されることはほとんどない．G + C 含量は 51 mol % である．

Family *Peptostreptococcaceae*
ペプトストレプトコッカス科

1-11-3　Genus *Peptostreptococcus*
ペプトストレプトコッカス属

Peptostreptococcus には，13細菌種が含まれている．皮膚，口腔，腸管，泌尿生殖器における**正常細菌叢**を構成する細菌として分離される．病巣からは，通性嫌気性菌との混合感染菌として検出されることが多い．

[形態・性状]　グラム陽性，二連，四連または連鎖状球菌．偏性嫌気性，芽胞非形成性，血液寒天培地上で非溶血を示す．

① *Peptostreptococcus anaerobius*
ペプトストレプトコッカス・アネロビウス

P. anaerobius は，直径 0.5 〜 0.9 μm で，インドール，

表 1-29 *Peptococcus* および *Peptostreptococcus* の主な生化学性状

	P. niger	P. anaerobius	P. asaccharolyticus	P. magunus	P. prevotii
揮発性脂肪酸の最終産物	カプロン酸	イソカプロン酸	酪酸	酢酸	酪酸
インドール	−	−	v	−	−
ウレアーゼ	−	−	−	−	+
アルカリホスファターゼ	−	−	−	v	−
カタラーゼ	+	−	v	v	+
SPS 感受性	S	R	S	S	S
グルコース	−	w	−	−/w	w
ラクトース	−	−	−	−	−
マルトース	−	w	−	−	−
スクロース	−	−	−	−	−

v：不定, w：弱い, S：感受性, R：耐性

ウレアーゼ, アルカリホスファターゼおよびカタラーゼは陰性である. polyanethol sulphnate (SPS) に対して感受性を示す. 産褥熱の原因菌の1つとして知られており, 腟に常在する. 腹部の病巣から高率に検出されるが, 純培養状態での分離はまれである. G + C 含量は33〜34 mol % である. *P. anaerobius* が *Peptostreptococcus* の基準菌種である.

2 *Peptostreptococcus asaccharolyticus*
ペプトストレプトコッカス・アサッカロリティカス

P. asaccharolyticus は直径 0.7〜0.9 μm で, インドール産生 (80〜90%), ウレアーゼ, カタラーゼ, コアグラーゼおよびアルカリホスファターゼ陰性. 糖を分解しない. 腸管における正常細菌叢構成細菌の1つであるが, 皮膚膿瘍や腹膜膿瘍などから分離されていることがある. G + C 含量は 30〜34 % である.

3 *Peptostreptococcus magnus*
ペプトストレプトコッカス・マグナス

P. magnus は直径 0.8〜1.6 μm で, インドールおよびウレアーゼ陰性, アルカリホスファターゼ活性は菌株によって異なる. 腸管, 腟および皮膚の常在菌として分離される. 皮膚創傷, 胸部または腹部膿瘍などから純培養状に分離されることもしばしばある. コラゲナーゼ collagenase および L たん白質 protein L が病原性因子として同定されている. L たん白質は, 菌体表層たん白質で, ヒト免疫グロブリン分子の κ 軽鎖可変領域に特異的に結合することが知られている. G + C 含量は 32〜34 % である.

4 *Peptostreptococcus prevotii*
ペプトストレプトコッカス・プレボティイ

P. prevotii は, 直径 0.6〜1.2 μm で, ウレアーゼ産生, インドールおよびアルカリホスファターゼ陰性. 皮膚, 扁桃, 腟などから分離されている. 病原性の有無は不明である. G + C 含量は 29〜33 % である.

Family *Staphylococcaceae*
スタフィロコッカス科

1-11-4 Genus *Staphylococcus*
スタフィロコッカス属

Staphylococcus には, 現在までに, *S. aureus* 黄色ブドウ球菌, *S. epidermidis* 表皮ブドウ球菌, *S. saprophyticus* 腐生ブドウ球菌など 32 細菌種が含まれる. これらの細菌は自然界に広く存在し, ヒトの皮膚, 糞便, 尿などからも分離される.

[形態・性状] *Staphylococcus* は, 大きさ 0.5〜1.5 μm のグラム陽性球菌で, ブドウの房状に配列する. カタラーゼおよびホスファターゼが陽性でグルコースを含む広範囲の炭水化物を特に酸素の存在下で利用して酸を産生する. ガスは産生しない. 嫌気的条件下でグルコースを発酵する場合は乳酸を産生し, 好気的条件下では少量の

表 1-30 *Staphylococcus* の主な生化学的性状

	S. aureus	S. epidermidis	S. simulans	S. felis	S. capitis	S. intermedius	S. hominis	S. schleiferi	S. haemolyticus	S. hycus	S. waneri	S. lugdunensis
色素産生	+	−	−	−	−	−	−	−	−	−	−	−
コアグラーゼ	+	−	−	−	−	+	−	+	−	d	−	−
クランピング・ファクター	+	−	d	−	−	d	−	−	−	−	−	(+)
耐熱性 DNAase	+	−	−	−	−	+	−	+	−	+	−	−
アルカリホスファターゼ	+	+	(d)	+	−	+	+	+	−	+	+	−
ウレアーゼ	d	+	+	+	−	+	+	−	−	d	+	d
β-ガラクトシダーゼ	−	−	−	−	−	+	−	(+)	−	−	−	−
アセトイン産生	+	+	d	−	d	−	d	(+)	+	−	+	+
好気的培養による酸産生												
トレハロース	+	−	d	+	−	+	d	d	+	+	+	+
マンニトール	+	−	+	+	+	(d)	−	−	d	−	d	−
マンノース	+	(+)	d	+	+	+	+	d	−	+	(+)	+
マルトース	+	(d)	−	−	−	(±)	+	+	(d)	−	(d)	(d)
ツラノース	+	−	−	−	−	d	d	−	+	−	−	+
スクロース	+	+	+	ND	(+)	+	+	−	+	d	+	+
N-アセチルグルコサミン	+	−	d	d	−	−	d	(+)	−	+	−	−
ノボビオシン感受性	S	S	S	S	S	S	S	S	S	S	S	S

	S. saprophyticus
色素産生	d
コアグラーゼ	−
クランピング・ファクター	−
耐熱性 DNAase	−
アルカリホスファターゼ	−
ウレアーゼ	+
β-ガラクトシダーゼ	−
アセトイン産生	+
好気的培養による酸産生	
トレハロース	+
マンニトール	−
マンノース	−
マルトース	+
ツラノース	+
スクロース	+
N-アセチルグルコサミン	d
ノボビオシン感受性	R

＋：90％以上が陽性, ±：90％以上が弱陽性, −：90％以上が陰性, d：11〜89％が陽性, ( )：反応遅延, ND：データなし（または不十分), S：感受性, R：耐性

炭酸ガスと酢酸を産生する．グルコース代謝の最終産生物は常にアセトイン acetoin である．多くの Staphylococcus は 10％NaCl あるいは 40％胆汁培地に発育する．細胞壁溶解酵素リゾスタフィン lysostaphin endopeptidase によって溶菌される．非運動性で，芽胞は形成しない．Staphylococcus の G＋C 含量は 30～40 mol％であり，基準菌種は S. aureus である．

[培養・増殖] 通性嫌気性で，普通寒天培地によく発育する．18～46℃で発育できるが，至適温度は 35～40℃である．不透明な S 型集落を作り，黄色，白色，橙色 3 種類の色素を産生する．血液寒天培地では多くはβ溶血を示すが，その溶血環は Streptococcus pyogenes などよりも小さい．Staphylococcus の選択分離培地には，マンニトール食塩培地，スタフィロコッカス培地 110，テルル酸グリシン培地およびその改良型のフォーゲル・ジョンソン（Vogel-Johnson）寒天培地などが用いられる（第 5 編，1-2-3 11 参照）．

[感染症] S. aureus は，皮膚の化膿性感染症の原因菌として古くから知られており，癤（せつ，フルンケル，化膿菌が毛嚢や皮脂腺に感染することによって起こる皮膚の限局性炎症．できもの），癰（よう，カルブンケル：癤の集合したもの），蜂巣炎，膿痂疹（とびひ），毛嚢炎，中耳炎，結膜炎などを起こす．また，エンテロトキシン enterotoxin を産生する S. aureus は，**食中毒**の原因となる．ブドウ球菌食中毒は典型的な毒素型食中毒で（第 2 編，8-10-1，表 8-12 参照），汚染食品を摂取後，2～6 時間後に，急激な吐き気，嘔吐，腹部の痙攣性疼痛，下痢などの急性胃腸炎として発症する．通常，発熱は見られない．エンテロトキシンは A～E，G および H の 7 種類が知られており，100℃，30 分の加熱により失活しない耐熱性毒素である．

ブドウ球菌性熱傷様皮膚症候群 staphylococcal scalded skin syndrome（SSSS）は，古くは新生児剝脱皮膚炎 dermatitis exfoliativa neonatorum（Ritter 氏病）とよばれ，また表皮剝脱性皮膚炎，ブドウ球菌性膿痂疹ともよばれ，**表皮剝脱毒素** exfoliative toxin エクスホリアチンを産生する S. aureus によって発症する．10 歳以下（特に 3 歳以下）に多く発症し，表皮剝脱毒素が血流に侵入して生じる全身性反応で，皮膚顆粒層の細胞解離，壊死による皮膚の水疱性，びらん性疾患である．軽度なものでは，顔面，頸部および腋窩などに紅斑が見られるのみであるが，新生児では重篤になりやすく，広範囲にわたって表皮が剝離し，びらん面が露出し，発熱，脱水症状が見られるようになる．表皮剝脱毒素には，染色体上に存在する eta 遺伝子にコードされるエクスホリアチン A exforiatin A（ETA）およびプラスミド上に存在する etb 遺伝子にコードされるエクスホリアチン B exfoliatin B（ETB）が知られている．

毒素ショック症候群 toxic shock syndrome（TSS）は，S. aureus の産生する毒素ショック症候群毒素 toxic shock syndrome toxin-1（TSST-1）が原因となっている．症状は，発熱，発疹，下痢，嘔吐，腎臓の機能障害，血圧低下，ショックなどで，急激に発症する．TSST-1 は，**スーパー抗原活性**を有することから，抗原提示細胞の MHC クラス II 分子に非特異的に結合することで T 細胞を活性化し，サイトカインが短時間にかつ大量に誘導されるため，全身的に発熱，低血圧，ショックを生じると考えられている（第 2 編，3-4-5 1 参照）．

S. aureus によって産生される溶血性毒素には，α，β，γ および δ の 4 種があり，α-毒素はウサギ，β-毒素はヒツジ，γ-および δ-毒素はヒトを含む各種動物の血液を溶血する．その他，白血球毒素 leucocidin（ロイコシジン，第 2 編，3-5-2 4 参照）といわれる白血球を死滅させる二成分毒素を産生するものもある．

一方，S. aureus は他の細菌よりも抗生物質などの薬剤に耐性になりやすく，**菌交代現象** microbial substitution を起こし，小児では腸炎の原因になる．

S. epidermidis は，ヒトにおいては皮膚の常在菌であるが，日和見感染症 opportunistic infection の原因菌となる．また，多剤耐性菌が多く分離されている．

S. saprophyticus は，若い成人女性における急性尿路感染症の原因菌の 1 つである．

Staphylococcus は，化膿巣などの臨床材料から多く分離されるが，グラム染色でグラム陽性球菌であることを確認したのち，カタラーゼ反応陽性であれば Streptococcus とは区別される．臨床的には S. aureus とその他の Staphylococcus との識別が重要である．S. aureus の同定に最も重要な試験は**コアグラーゼ産生性**と**マンニット分解性**である．コアグラーゼ反応は，S. aureus の他，S. intermedius および S. hycus の一部が陽性を示す．S.

aureus の産生するクランピング・ファクター clumping factor は，血漿中のフィブリノーゲンを直接フィブリンに変換する．その他，鑑別性状として，*S. epidermidis* は，発育にビオチン要求性があり，培養すると白色の集落をつくるものが多い．*S. saprophyticus* はノボビオシンに耐性があり，集落は白色のものが多い（ときに，橙色，黄色のものもある），などがあげられる．

[感染源] *S. aureus* による食中毒では，汚染されたあらゆる食品が感染となる可能性があるが，穀類およびその加工食品による場合が多い．一般に，卵や乳またはその加工食品による食中毒はほとんど見られない．院内感染では，患者の唾液，便，痰などから感染する他，医療従事者からの感染も可能性があると考えられている．この感染経路の詳細については不明である．院内感染における感染源調査には，コアグラーゼ型，ファージ型，DNA 型などが疫学マーカーとして用いられる．

[治療] メチシリン，セファロシン，ミノサイクリン，アミノグルコシド系など，多くの抗生物質が有効であるが，非常に耐性になりやすいので注意を払わねばならない．また，多剤耐性菌の場合には，有効薬剤の選択が重要となる．たとえば，β-ラクタマーゼを産生する耐性菌の場合には，β-ラクタマーゼによって分解されない β-ラクタム系抗菌薬を選択する．

メチシリン耐性黄色ブドウ球菌（MRSA） は通常，β-ラクタマーゼ耐性ペニシリン，セファロスポリンおよびカルバペネムに耐性である．また，アミノグリコシド系やマクロライド系抗菌薬，たとえば，エリスロマイシン，クラリスロマイシン，アジスロマイシン，リンコマイシン，クリンダマイシンなどへの耐性も一般的である．MRSA の選択薬はバンコマイシン，タイコプラニン，アルベカシンである．しかしながら，近年，これらの薬剤に対する耐性菌の出現も報告されている．

Family *Streptococcaceae*
ストレプトコッカス科

1-11-5　Genus *Streptococcus*
ストレプトコッカス属

Streptococcus は現在 37 細菌種に分類されている．これらすべてがヒトや動物の粘膜層，特に上部気道，腸管および生殖器道の正常細菌叢として存在し，あるものは歯の表層部に微細細菌叢 microflora を形成する．*Streptococcus* は，種の分類とは別に，菌体抽出物による細胞壁多糖体の抗原性の違いにより A～W（I および J を除く）に分類される**ランスフィールドの血清学的分類** Lansfield's serological grouping がある．このランスフィールドの分類法は，*Streptococcus* による感染症を臨床的に分類するためには有用であるが，生物学的および遺伝学的データを基にした分類法とは一致していない．たとえば，*S. anginosus* は通常 F 群に分類されるが，A 群の抗血清に反応するものもある．

[形態・性状] *Streptococcus* は，大きさ 0.5～1.0 μm × 1.0～2.0 μm の，二連または連鎖状のグラム陽性球菌である．連鎖する菌数は，菌種や培養条件によって異なり，一般には液体培養で継代すると連鎖は長くなる．通性嫌気性であるが発育に酸素を必要としない．非運動性で芽胞は形成しない．カタラーゼ陰性で，硝酸塩を還元しない．グルコースを発酵し，乳酸を産生する．血液寒天培地では α または β 溶血あるいは非溶血性を示す．*Streptococcus* の G＋C 含量は 36～46 mol％で，基準菌種は *S. pyogenes* である．

[感染症] *Streptococcus* によるヒトの感染症は多種多様で，化膿性疾患，全身性疾患の他，*S. mutans* による齲歯（虫歯）もレンサ球菌感染症の 1 つである．

1　*Streptococcus pyogenes*
ストレプトコッカス・ピオゲネス（化膿レンサ球菌）

S. pyogenes は，レンサ球菌感染症の原因菌として臨床上，最も重要な細菌の 1 つである．ランスフィールドの型別分類では A 群（group A streptococcus, GAS）に属すが，さらに菌体表層たん白質である M 抗原や T 抗原による血清学的分類によって細分される．

[形態・性状] *S. pyogenes* は馬尿酸を分解せず，線維素溶解がある．VP 反応陰性，アルカリホスファターゼ陽性．トレハロースで，ラクトースを分解するが，リボース，ソルビトール，イヌリン，ラフィノースは分解しない．

[培養・増殖] 寒天や培地成分中に発育抑制物質が存在し，普通寒天培地では極めて発育が悪いため，一般に

表1-31 化膿性疾患に関わる主な *Streptococcus* 鑑別性状

	S. pyogenes	*S. agalactiae*	*S. equi*	*S. zooepidemicus*	*S. dysagalactiae*
ランスフィールドの型別分類	A	B	C	C	C, L
溶血性	β	β	β	β	α / β / −
CAMP試験	−	+	−	−	−
馬尿酸	−	+	−	−	−
エスクリン	V	−	−	V	−
アルギニン	+	+	+	+	+
VP反応	−	+	−	−	−
アルカリホスファターゼ	+	+	+	+	+
糖発酵					
リボース	−	+	−	−	+
マンニトール	V	−	−	−	−
ソルビトール	−	−	−	+	−
ラクトース	+	V	−	+	+
トレハロース	+	+	−	−	+
イヌリン	−	−	−	−	−
ラフィノース	−	−	−	−	−

	S. canis	*S. iniae*	*S. uberis*	*S. suis*
ランスフィールドの型別分類	G	−	−, E	D
溶血性	β	β / α	α	β / α / −
CAMP試験	+	−	−	−
馬尿酸	−	−	+	−
エスクリン	V	+	+	+
アルギニン	+	NT	+	+
VP反応	−	NT	+	−
アルカリホスファターゼ	+	NT	+	+
糖発酵				
リボース	+	NT	+	−
マンニトール	−	+	+	−
ソルビトール	−	−	+	−
ラクトース	V	−	+	+
トレハロース	+	+	−	V
イヌリン	−	−	+	V
ラフィノース	−	−	−	V

V：不定，NT：データなし

は，血液寒天培地を使用して培養する．基礎培地としては，Todd–Hewitt培地（第5編，1-2-3 12 参照）あるいはブレイン・ハート・インフュージョン brain heart infusion 培地を用いる．血液寒天培地ではβ溶血を示す．炭酸ガス培養により多少発育がよくなるが，溶血型やバシトラシン感受性も変化することがあるので注意を要する．

［感染症］　化膿性疾患として，癤（フルンケル），癰（カルブンケル），膿痂皮，蜂巣炎，丹毒，扁桃炎，副鼻腔炎，咽頭炎，中耳炎，肺炎などの他，まれに菌血症を起こし，化膿性関節炎，骨髄炎，髄膜炎などを発症する．全身性疾患としては，咽頭炎 streptococcal pharingitis が原発巣となって，自己免疫疾患として**リウマチ熱** rheumatic fever（発熱・関節炎・心筋炎・小舞踏病・輪状紅斑・皮下結節など）と**糸球体腎炎** glomerulonephritis（血尿・たん白尿・浮腫・乏尿・高血圧など）を発

症することがある．**猩紅熱** scarlet fever は，咽頭炎から S. pyogenes の産生する外毒素である**発赤毒** erythrogenic toxin により，顔面，頸部，前胸部，体幹，四肢に鮮紅色の皮膚発疹を生じる．また，本菌による敗血症により産褥熱を起こす．これら古典的な感染症の他，新興感染症である**毒素ショック様症候群** toxic shock like syndrome（TSLS）は，**劇症型 A 群レンサ球菌感染症**とも呼ばれ，軟部組織の壊死性炎症（壊死性筋膜炎など），ショック，敗血症，播種性血管内凝固（DIC），成人呼吸窮迫症候群（SRDS），多臓器不全などを特徴とし，死亡率が高い感染症である．発症機構については不明な点が多く残されているが，病態が，Staphylococcus aureus による毒素ショック症候群（TSS）に類似することなどから，S. pyogenes の産生するスーパー抗原である**発熱毒素** streptococcal pyogenic exotoxin（SPE）が関与していると考えられている．

S. pyogenes における病原因子には，莢膜，菌体表層たん白質，たん白質毒素，酵素などがある．

S. pyogenes において，多くの臨床分離株は，ヒアルロン酸からなる莢膜を形成する．莢膜保有菌は，寒天培地上でムコイド状の集落を形成する．S. pyogenes の形成する莢膜は，哺乳動物の結合組織に存在するヒアルロン酸と抗原的に同じであるために，感染宿主内では異物と認識されなくなり，食細胞の食作用から逃避することができる．さらに，莢膜を構成するヒアルロン酸は，皮膚角化細胞上の CD 44 に特異的に結合し，**アドヘジン** adhesin として機能するとの報告もある．

菌体表層たん白質には，M たん白質，M 様たん白質，フィブロネクチン結合たん白質，C5a ペプチダーゼなどが同定されている．**M たん白質** M protein は，S. pyogenes の血清型別に用いられる抗原の 1 つで，これまでに 100 以上の M 血清型（M1, M2, M3〜）が存在する．M たん白質は，二量体分子からなり，特徴的な α-helical coiled-coil 構造をとり，好中球などの食細胞による食作用抵抗性に関与する．いくつかの M たん白質は，ヒトのフィブリノーゲン，IgG，血清アルブミン，$β_2$ マクログロブリンおよび補体の不活化に関わる H 因子と結合する．

M 様たん白質 M-like protein は，構造的に M たん白質に類似しており，IgG およびフィブリノーゲンに結合性を有する Mrp たん白質，IgA に結合する Arp たん白質，フィブロネクチン，血清アルブミン，$β_2$ マクログロブリン，H 因子と結合する H たん白質などが知られている．M たん白質とは異なり，M 様たん白質には食作用抵抗性はない．これらの M 様たん白質は，M 血清型によって分布が異なる．

フィブロネクチン結合たん白質 fibronectin-binding protein は，フィブロネクチンをレセプターとして特異的に結合し，細菌の宿主細胞への付着に関与するアドヘシンとして機能する．M 血清型によって，F1 たん白質，F2 たん白質，Fbp たん白質など，構造的に異なる数種類のフィブロネクチン結合たん白質が存在する．

C5a ペプチダーゼ C5a peptidase は，細胞表層に存在するセリンペプチダーゼで，好中球の化学誘導物質 chemoattractant である C5a を Lys-Asp ペプチド間で切断し，不活化する．すべての S. pyogenes が有している．S. pyogenes による感染症患者から，C5a ペプチダーゼの中和抗体が検出される．

S. pyogenes により産生されるたん白質毒素には，発熱性外毒素 SPE および溶血性毒素，ストレプトリジン streptolysin がある．発熱性外毒素は，SPE A, SPE B および SPE C が同定されており，ほとんどの S. pyogenes が 1 つあるいは 2 つ以上の発熱性外毒素を産生する．SPE A は，バクテリオファージによる**ファージ変換**（第 1 編，9-7-2 ② 参照）により産生能を獲得する．この毒素は発赤毒とも呼ばれ，猩紅熱の発症に関与する．SPE B はシステインたん白質分解酵素で，細胞外マトリックスであるフィブロネクチンやビトロネクチンを分解するほか，IL-1β 前駆体を分解して，活性型の IL-1β を産生する．このことから，本毒素は炎症反応やショックに関与すると考えられている．SPE C は SPE A と同様な生物活性をもち，また，ファージ変換により毒素産生性を獲得する．SPE A および SPE C は**スーパー抗原活性**（第 2 編，3-4-5 ① 参照）を有する．これらの発熱性毒素（実際には，ろ過滅菌した S. pyogenes の培養上清）を少量皮内に注射すると，抗毒素抗体をもつヒトでは，24 時間以内に注射部に発赤ができる．この反応を**ディック反応** Dick reaction といい，猩紅熱に罹りやすいかどうか調べることができる．

溶血性毒素には，ストレプトリジン O とストレプト

リジンSの2種類ある．**ストレプトリジンO** streptolysin O（SLO，第2編，3-4-2 ④，図3-3参照）は，他の溶血性毒素，*Streptococcus pneumoniae* のニューモリジン neumolysin，*Clostridium tetani* のテタノリジン tetanolysin，*C. perfringens* の θ-毒素 θ-toxin，*Bacillus cereus* のセレオジン cereosin，*Listeria monocytogenes* のリステリオリジン listeriolysin と同様に，溶血活性はチオール化合物によって活性化し，コレステロールによって不活化される．赤血球を溶血するばかりでなく，マクロファージや白血球に対する膜傷害作用を示す．**ストレプトリジンS** streptolysin S は，抗原性がなく，酸素に対して安定であるが，熱に不安定である．両者とも，血液寒天培地上では β 溶血を示すが，この溶血型は，加える動物の血液，基礎培地の種類などで変化する．

酵素類としては，**繊維素溶解酵素** streptokinase，**ヒアルロン酸分解酵素** hyaluronidase，**DNA分解酵素（A～D型）** deoxyribonuclease type A～D および**シアル酸分解酵素** neuraminidase（sialidase）を産生する．これらは *S. pyogenes* における拡散因子 spreading factors として機能すると考えられている．ヒアルロン酸分解酵素およびDNA分解酵素（特にB型）に対する抗体が，感染後の患者血清中に認められる．

Streptococcus は，ウマまたはヒツジ血液加寒天培地上での溶血型，グラム染色性およびカタラーゼ試験によって *Staphylococcus* と区別する．また，*Enterococcus* とは，胆汁-エスクリン寒天培地，6.5％NaClにおける発育によって区別できる．*S. pyogenes* と他の *Streptococcus* との区別は，最終的には，抗血清を用いた凝集試験が必要であるが，生物学的性状による簡易法として，**小林分類**および**バシトラシン感受性試験**が用いられる．小林の分類法は，ウマおよびヒツジ血液寒天平板培地，およびそれぞれに1％ブドウ糖を添加したものを用いて，被検菌を穿刺培養する．A群（およびB群）レンサ球菌は，ブドウ糖加ウマおよびヒツジ血液寒天平板で溶血が阻止されるのに対して，C群およびG群レンサ球菌は阻止されない．D群レンサ球菌は，ブドウ糖の有無にかかわらず，ヒツジ血液寒天平板で溶血を示さない．バシトラシン感受性試験は，*S. pyogenes* がバシトラシンに高い感受性を示すのに対して，他の *Streptococcus* は，抵抗性であることを利用している．バシトラシン感受性ディスク（0.01～2単位/disk）を用いて，*S. pyogenes* では，15～20 mm の発育阻止帯が見られる．

また，蛍光抗体法を用いた染色でも確定できる．その他，感染の有無は，*S. pyogenes* の産生するストレプトリジンO，ヒアルロン酸分解酵素，DNA分解酵素（B型）に対する抗体が回復期患者血清中に証明されるので，これらの抗体価を測定することによって間接的に診断できる．ストレプトリジンOに対する抗体 anti-streptolysin O（ASO）は，ASO価として示される．

[感染源]　*S. pyogenes* の感染は，主に鼻汁，痰などの飛沫感染により広がる．また，食品中でも増殖しうるため，まれに本菌に汚染された食品による集団感染も見られる．皮膚の化膿性疾患では接触感染による場合が多い．

[治療]　ペニシリン，セファロスポリンおよびマクロライド系抗生物質などが有効である．最近，テトラサイクリンおよびマクロライド系抗生物質に対する耐性菌が出現している．

② *Streptococcus agalactiae* ストレプトコッカス・アガラクティエ

S. agalactiae は，ランスフィールドの分類では，B群 group B streptococcus（GBS）に属する．ヒトの上部気道や腟粘膜に常在する．ヒトからの分離菌では，β 溶血性を示すが，ウシ由来の分離菌では溶血性をもたない．しばしば，母親からの産道感染によって，新生児敗血症，肺炎，髄膜炎などを起こし問題となっている．また，成人においても，髄膜炎，肺炎，腎盂腎炎などから分離されることがある．

本菌は病原性因子として莢膜を形成する．莢膜は多糖体からなり，9つの血清型（Ia，Ib，Ⅱ，Ⅲ，Ⅳ，Ⅴ，Ⅵ，ⅦおよびⅧ）に分類される．莢膜保有菌は，食細胞からの食作用抵抗性および補体抵抗性を示し，宿主の生体防御機構から逃避する．CAMP因子は，*Staphylococcus aureus* の産生する β 毒素の溶血活性を増強する CAMP試験に関与する因子であり，IgGやIgMのFc部分に結合することが知られている．その他，M様たん白質，C5aペプチダーゼ，ヒアルロン酸分解酵素などを産生する．

S. agalactiae は，馬尿酸加水分解，CAMP試験，胆汁-

エスクリン試験および抗血清を用いた群別凝集試験によって同定する．

3 *Streptococcus pneumoniae* ストレプトコッカス・ニューモニエ （肺炎レンサ球菌）

S. pneumoniae は，ヒトの上部気道における正常細菌として分離される．

[形態・性状]　*S. pneumoniae* は，大きさが 0.5 ～ 1.0 μm の双球菌で，2 個の菌体が対をなして並んでいるのが一般的である．4 ～ 6 個の菌体が連鎖状を呈することもある．運動性はなく，芽胞は形成しない．菌体周囲に著明な莢膜をもつ．

[培養・増殖]　*S. pneumoniae* は通性嫌気性菌で，血液寒天培地によく発育し，α溶血を示す．莢膜保有菌は湿潤な粘稠性のある透明集落をつくる．

[感染症]　*S. pneumoniae* による肺炎レンサ球菌感染症の代表的なものは，**大葉性肺炎**（クループ性肺炎）で，病巣は片側の一葉以上の肺区域に広がるのが特徴である．症状としては，発熱，咽頭痛，咳，鼻汁で始まり，黄色の喀痰を排出する．次いで，高熱，悪寒，戦慄，胸痛などが始まり，呼吸困難となる．さらに，咳とともに鉄さび色の痰を排出するようになる．重症になると，チアノーゼが現れ，意識が混濁する．その他，髄膜炎，心内膜炎，中耳炎，敗血症などを起こす．

病原性因子としては，多糖体からなる莢膜が食作用抵抗性因子として機能する．莢膜は抗原性の違いにより現在までに 90 種類の血清型に分類されている．重篤な感染における最も一般的な *S. pneumoniae* の血清型は，成人では 1，3，4，7，8 および 12 で，幼児や小児では 6，14，19 および 23 である．血清型は，**Neufeld 莢膜膨化試験**によって決定する．これは，莢膜を保有する細菌は，これに対応する抗血清と反応すると，莢膜が膨化することを利用している．その他，IgA1 たん白質分解酵素，表層たん白質の PspA，自己融解酵素 autolysin，溶血性毒素であるニューモリジン neumolysin などが同定されている．ニューモリジンは，細胞内に局在し分泌されないが，自己融解酵素によって自己融解後，細胞外に放出され，機能する．

S. pneumoniae の同定は，血液寒天培地上でα溶血を示し，莢膜を保有することの他，胆汁溶解試験，オプトヒン感受性，膨化反応および血清型別によって行われる．胆汁溶解性は 2％胆汁または胆汁酸を中性液体培地に加えて検査する．ペプチドグリカンのアラニンとムラミン酸との間の結合を切断する自己融解アミダーゼの活性化により，自己融解する．*S. pneumoniae* は陽性で，他の *Streptococcus* は陰性である．**オプトヒン感受性**は ethylhydrocuprein hydrochloride（optochin）に対して *S. pneumoniae* は感受性であるが，他の *Streptococcus* は抵抗性である．

[感染源]　*S. pneumoniae* は，ヒトの気道に定着していることが多く，感染は，*S. pneumoniae* の保菌者から咳などによって生じた飛沫を吸い込むことによる，ヒトからヒトへの飛沫感染と考えられる．

[予防・治療]　感染・発病予防法として，肺炎球菌多価ワクチンが認可されている．現在，市販されている多価多糖ワクチンは，重篤な肺炎レンサ球菌感染症の 80％以上の原因となる 23 の血清型に対して効果がある．

耐性菌の出現はほとんどなく，サルファ剤，ペニシリンなどが有効であったが，近年，βラクタム系薬剤に耐性で，多剤耐性となった**ペニシリン耐性肺炎レンサ球菌** penicillin resistant *Streptococcus pneumoniae*（PRSP）が出現し，臨床上，非常に大きな問題となっている．

今日，臨床分離される PRSP は，ミノサイクリンに対しては高い耐性率を獲得しているだけでなく，その他にエリスロマイシン，クラリスロマイシンなどのマクロライド系抗菌薬に対しても耐性を獲得しているものが分離されている．さらに，DNA ジャイレースなどの変異によるニューキノロン耐性菌も少数ではあるが出現している．

4 その他の *Streptococcus*

ランスフィールドの群別分類で C 群に属する *S. equi*，*S. equisimilis* および *S. zooepidemicus*，ランスフィールドの群別分類で G 群に属する *S. canis* などが血液寒天培地上でβ溶血を示す．しばしばウマ，ブタやウシなどの動物によって保菌され，ヒトの上部気道，腸管，腟や皮膚に定着する．咽頭炎，肺炎，蜂巣炎，膿皮症，丹毒，膿痂疹，創傷感染症，産褥熱敗血症，新生児敗血症，心

内膜炎，敗血症性関節炎など，激しい化膿性の感染を起こすことがある．S. pyogenes とは，血清学的診断法やバシトラシン感受性試験によって区別される．ペニシリン，バンコマイシン，セファロスポリン，エリスロマイシンが治療において有効である．

α溶血あるいは非溶血性の Streptococcus には，アンギノサス・グループ（S. anginosus, S. intermedius など），ミティス・グループ（S. mitis, S. sanguis など），ボビス・グループ（S. bovis, S. equinus など），サリバリュース・グループ（S. salivarius など）およびミュータンス・グループ（S. mutans など）に分けられる．これらのグループは，ヒトの口腔や上部気道の常在菌である．

表 1-32　α溶血あるいは非溶血性を示す主な Streptococcus の鑑別性状

	S. mitis	S. pneumoniae	S. sanguis	S. anginosus	S. salivarius
ランスフィールド分類	O, K, −	−	H, −	−, F, A, C, G	H, K, −
菌体外多糖体	−	−	グルカン	−	フルカン
溶血性	α	α	α	α / β	−
エスクリン	−	A	V	+	+
アルギニン	−	−	+	+	−
VP 反応	−	−	−	+	V
過酸化水素	+	+	+	V	−
IgA1 プロテアーゼ	V	+	+	−	−
ノイラミニダーゼ	V	+	−	−	−
アルカリホスファターゼ	V	−	V	+	+
ヒアルロニダーゼ	−	−	−	−	−
糖発酵					
アミグダリン	−	−	−	+	+
アルブチン	−	−	+	+	+
イヌリン	V	+	+	−	V
マンニトール	−	−	−	V	−
ソルビトール	−	−	V	−	−

	S. thermophilus	S. mutans	S. bovis
ランスフィールド分類	−	O, K, −	D
菌体外多糖体	NT	−	V
溶血性	−	α	− / α
エスクリン	−	−	+
アルギニン	−	V	NT
VP 反応	V	+	+
過酸化水素	−	V	−
IgA1 プロテアーゼ	−	−	−
ノイラミニダーゼ	−	−	NT
アルカリホスファターゼ	−	−	NT
ヒアルロニダーゼ	NT	−	NT
糖発酵			
アミグダリン	−	V	NT
アルブチン	V	+	V
イヌリン	−	V	+
マンニトール	−	+	V
ソルビトール	−	V	NT

V：不定，NT：データなし

毒素は産生せず，病原性因子ももたない．しかしながら，特に弁膜性の基礎疾患があるヒトでは心臓弁に付着することがあるため，細菌性心内膜炎の重要な原因菌である．アンギノサス・グループの属する *Streptococcus* は非定型肺炎の一原因菌であり，また髄膜炎の患者から分離されている．

1-12 グループ18（グラム陽性，芽胞形成性，桿菌） Gram-positive, endospore-forming rods

このグループ（グループ18）は，グラム陽性桿菌で，芽胞を形成する細菌をまとめているのが特徴である．ここでは，重要な芽胞形成性病原細菌として，Family *Bacillaceae* バシラス科（Genus *Bacillus* バシラス属）と Family *Clostridiaceae* クロストリジア科（Genus *Clostridium* クロストリジウム属）の，2細菌科（2細菌属）について述べる．

このグループの細菌は，どちらも Phylum *Firmicutes* ファーミキューテス門であり，*Bacillaceae* が Class *Bacilli* バシリ綱に，*Clostridiaceae* が Class *Clostridia* クロストリジア綱に属する．

Family *Bacillaceae* バシラス科

グラム陽性の大桿菌で芽胞をもつ菌群であるが，臨床的に重要なのは好気性または通性嫌気性の *Bacillus* 嫌気性の *Clostridium* である．

1-12-1 Genus *Bacillus* バシラス属

Bacillus のDNAのG＋C含量は33〜69mol%であり，その基準菌種は *B. subtilis* である．

1 *Bacillus anthracis* 炭疽菌

B. anthracis（anthracis；木炭または赤い貴重な石の意味）は炭疽 anthrax の病原体で脾脱疽菌ともいわれる．

R. Koch（1876年）が最初にこの細菌を分離し，L. Pasteur（1881年）がこの細菌の弱毒生菌ワクチンをつくり，伝染病の病原菌として最初に報告された歴史的にも意義ある細菌である（第6編，歴傳参照）．

[臨床像] *B. anthracis* は，本来，ヒツジ，ウマ，ウシなど草食動物の病原体で肉食動物は比較的抵抗性があり，ヒトにも感染する．芽胞をもった細菌は土，糞尿，植物などから食物といっしょに消化管に，または吸入されて粘膜や皮下組織に感染する．*B. anthracis* は組織に入って発芽すると外毒素を産生し，また莢膜をつくるので食作用にも抵抗する．もし細菌が血液中に入れば敗血症を起こし，これは動物の皮や毛を扱う人達の職業病と考えられる．吸入された芽胞は呼吸器に入り，その部位に出血と浮腫を生じ敗血症や髄膜炎に発展する．炭疽の最も普通の型は皮膚炭疽で，病原菌は傷口から体に入り，辺縁が浮腫によって囲まれる暗黒色の壊死巣として現れ，重傷の場合にはリンパ腫脹と敗血症で死に至る．

[形態] *B. anthracis* は大きさ $1.0〜1.2×3〜5\mu m$ のグラム陽性の大桿菌で，組織内または新鮮分離株は短連鎖を示し，菌体が大きな莢膜に囲まれているように見える．継代培養菌では長連鎖を示し，中心に屈折した芽胞が存在するので真珠のネックレス状に見え，両端が竹のふし状に角ばって配列する．鞭毛はもたない．

[培養] *B. anthracis* は好気性で普通寒天培地によく発育する．発育温度は $15〜40℃$（至適温度37℃）で，最初灰白色の大きな粘稠性のあるR型集落をつくる（medusa head クラゲの頭状）．しかし，継代するとS型集落に変異し，変異菌の毒力は減弱する．炭酸ガス培養すると，莢膜の形成が促進されてM型集落をつくる（表1-33）．溶血は起こさないのが特徴で，*B. anthracis* は，またペニシリンの存在下（0.05〜0.5単位／mL）で培養すると若い菌が大きく丸く，真珠のように見えるのでパール試験 pearl test といわれる．

[生化学的性状] *B. anthracis* はカタラーゼ陽性で硝酸塩を還元し，グルコースを分解して酸を産生するがガスの発生はない．VP試験は陽性で，ゼラチンを徐々に液化する．また，卵黄反応が陽性で，7%食塩加培地に発育する．

[病原性因子] *B. anthracis* の主要な病原性因子は外毒素と莢膜である．これらはともにプラスミド性の病原性

因子であり，外毒素は pX O1（184 kb），また莢膜は pX O2（96 kb）上にコードされている（第2編，3-3，表3-1参照）．

外毒素は，**防御抗原** protective antigen（PA；分子量 83,000），**浮腫因子** edema factor（EF；分子量 89,000）および**致死因子** lethal factor（LF；分子量 90,000）の3成分からなる．PA は細胞結合性たん白質であり，EF は不活性型のアデニル酸シクラーゼであり，LF は亜鉛結合性メタロプロテアーゼである．EF と LF は単独ではその活性を示さず，これらが活性を発揮するためにはそれぞれが PA と結合することが必要である．まず，PA が感染した宿主細胞のレセプターに結合すると，これが細胞表層に存在するたん白質分解酵素（フリン furin）によって分解され，分子量 63,000 のフラグメント（PA$_{63}$）が細胞膜に残る．そして，これに EF または LF が結合して PA$_{63}$-EF または PA$_{63}$-LF 複合体が形成されると，これらの複合体はエンドサイトーシスによって細胞内に取込まれると EF または LF の活性が発揮される．

たとえば EF の不活性型のアデニル酸シクラーゼがカルモジュリンによって活性化されると，細胞内での cAMP 濃度が上昇し，これによって浮腫が起こる．また，好中球やマクロファージ内の cAMP 濃度も上昇し，これらの食作用が阻害される．一方，LF もその亜鉛結合性メタロプロテアーゼによって好中球やマクロファージの食作用を阻害するが，LF の主要な病原性はこれがマクロファージからサイトカインを大量に放出させて宿主にショックを起こす致死作用にあると考えられている．

B. anthracis の**莢膜** capsule は，多くの病原細菌が産生する多糖体とは異なり，D-グルタミン酸のポリマーからなるポリペプチドである．この莢膜も多糖体莢膜と同様にマクロファージや好中球の食作用を阻害し，これによって宿主の感染防御能を低下させ，*B. anthracis* の病原性に関与している．

[診断]　アスコリー Ascoli の熱沈降反応は動物の血液，臓器，皮膚などの一部を 15～30 分煮沸し，冷却後にろ過したものを抗原とし，血清と沈降反応を行う．他にまた，*B. cereus* との鑑別には運動性の有無が重要である．またγ-ファージによる溶菌試験は *B. anthracis* の同定に有効な決め手となり，非溶血，莢膜の存在なども役立つ．

動物実験で，マウスに対する LD$_{50}$ は芽胞 5 個以下の強毒株もある．

[予防・治療]　L. Pasteur が初めて弱毒生ワクチンをつくったが，これは現在でも家畜に使用されている．このワクチン株は，*B. anthracis* の強毒株を 43 ℃で継代培養することで作出したものである．炭疽の治療にはβ-ラクタム系，テトラサイクリン系，マクロライド系抗生物質，サルファ剤などが有効であるが，いったん外毒素が産出されると効果がない．したがって，菌血症，敗血症が起こる前に治療することが望ましい．

2　*Bacillus cereus* セレウス菌

B. cereus（cereus；蠟様の，蠟色のという意味）は，その若い培養菌が脂質（poly-β-hydroxybutyrate）の小球をつくるのが特徴である．

[臨床像]　*B. cereus* は，自然界（空気中，水，土など）に広く分布し非病原性菌と考えられていたが，欧米では早くからこの細菌による食中毒例が報告されていた．この細菌は芽胞を有するため特に加工食品などの汚染にも注意しなければならない．セレウス食中毒症状は下痢型，嘔吐型があり，潜伏期間も長い場合と短い場合がある．*B. cereus* は，エンテロトキシンを産生し，感染毒素型食中毒菌として扱われている（第2編，8-10-1，表8-12参照）．

[形態]　*B. cereus* は，大きさ 1.0～1.2 × 3～5 μm の長桿菌で連鎖する傾向があるので *B. anthracis* との区別が重要である．中央性の芽胞を形成し，莢膜はなく，鞭毛はあるものとないものとがある．

[培養]　*B. cereus* は，普通寒天培地によく発育し，粗造性で湿潤灰白色の集落をつくり，R 型（ラフ型）に拡散するものもある．*B. anthracis* とは異なりペニシリナーゼを産生し，10 単位/mL のペニシリン含有培地に発育するので両者は区別できる．選択培地には卵黄とポリミキシンB 10 μg/mL を含む MYP 培地，KG 培地などがある．菌株によって，pulcherrimin（赤色色素）を産生し，また培地によって蛍光色素を産生するものもある．培養温度は 15～45 ℃（至適温度 37 ℃）である．

[生化学的性状]　カタラーゼ陽性で，硝酸塩を還元し，グルコース，フルクトース，トレハロースを分解するが，

キシロース，アラビノース，ガラクトース，ソルビット，マンニトールを利用しない．レシチナーゼ（ホスホリパーゼC）や溶血毒素を産生し，VPは陽性で，ゼラチンはほとんど液化する．またクエン酸の利用能があり，デンプンを水解するものが多い．

3 *Bacillus subtilis* 枯草菌

B. subtilis（subtilis；細長いという意味）は芽胞をもち，空気や環境中の雑菌として存在しているもので，熱抵抗細菌として研究室や検査室汚染することで関心がもたれる細菌である．細長く，大きなグラム陽性桿菌でしばしば鎖状になり，鞭毛は側面に多数存在する．カタラーゼ陽性で，硝酸塩を還元し，7％食塩加培地にも発育する．発育温度は広く，5〜55℃まで発育可能である．R型のクリーム色または褐色の集落をつくる偏性好気性菌で，普通寒天培地にもよく発育する．

4 その他の *Bacillus*

B. megaterium（巨大菌）や *B. thuringienis* にはいずれも病原性はないとされている．*B. thuringienis* の胞子が産生する酵素は各種昆虫の幼虫を殺す性質がある．表1-33に *B. anthracis* とその他の *Bacillus* の簡易鑑別法を示した．

表 1-33 *Bacillus* の簡易鑑別法

	B. anthracis	その他の *Bacillus*
溶血（ヒツジ赤血球）	−	＋
運動性	−	＋（大多数）
ゼラチン	−	＋
サリシン	−	＋
PEA 培地の発育*	−	＋

*PEA 培地はハートインフュージョン培地に0.3％の phenylethyl alcohol を加えたもの．
〔注〕この性状には多少の例外あり．

Family *Clostridiaceae* クロストリジア科

1-12-2 Genus *Clostridium* クロストリジウム属

Clostridium（小さな紡錘形の意味）は偏性嫌気性，グラム陽性の長桿菌で，芽胞の存在する位置によって中央性と端在性に分けられ，それぞれがゼラチンを液化するものとしないもの，計4群に分けられる．ヒトにガス壊疽や食中毒の原因となる *C. perfringens* などボツリヌス中毒の原因になる *C. botulinum*，破傷風の病原体である *C. tetani*，偽膜性大腸炎の病原体である *C. difficile* など *Clostridium* には重要な病原細菌が多く含まれている．これらのすべては，芽胞が端在性でゼラチン液化性である．これらはすべてが外毒素 exotoxin を産生する（表1-34）．*Clostridium* DNAの G＋C 含量は38〜56 mol％で，基準菌種は *C. butyricum* である．

1 *Clostridium perfringens* ウェルシュ菌

C. perfringens はW. H. Welch と G. H. F. Nuttal（1892）によって初めて分離された．また Veillon と Zuber（1898）もこの菌を分離し，*C. perfringens*（perfringens；破壊するの意）と名付けた．英国では *C. welchii* とよばれることもある．

[臨床像] この細菌は12種の毒素や酵素を産出する．それらの中でどの菌型も産生する α 毒素は，ガス壊疽との関連が強い．α 毒素はレシチンを分解するレシチナーゼ lecithinase である．この菌が産生する他の毒もまた病気の進行に関係する．すなわちヒアルロニダーゼ，コラゲナーゼ，プロテナーゼ，デオキシリボヌクレアーゼなどである．

C. perfringens は2つの病気の起因菌となり，それはガス壊疽と食中毒である．

a）ガス壊疽

ガス壊疽 gas gangrene には2つの病型がある．1つは皮下蜂窩炎で壊疽は皮下に限局し筋肉におよばないもの，もう1つは真の意味のガス壊疽で，筋肉にまで病巣が広がり症状も重いものである．ガス壊疽は化膿部位に本菌が混入するか，または土，糞便などから芽胞の吸入によって起こり，戦争や交通事故による外傷や手術などが原因となって発症する例が多い．

芽胞は嫌気性下で発育を始めるため，深部の化膿巣または死んだ組織などは細菌の増殖に好条件となる．細菌が増殖すると酸やガスを産生し，pHが低くなり嫌気性が維持され，毒素や酵素が産生され健康な組織が破壊される．臨床症状は感染後1〜3日で現れ，捻髪音，疼痛，

表1-34 *Clostridium* の病原性因子，酵素

Clostridium	病原性因子，酵素	分子量[1]	感染症，酵素活性
C. botulinum	神経毒素	150	ボツリヌス中毒（A～G型）/ Zn-プロテアーゼ
	C2；2成分 CI/CII	50 / 150	アクチンのADPリボシル化 / アクチン結合性
	C3	25	低分子量たん白質 rho のADPリボシル化
C. butyricum	神経毒素	145	ボツリヌス中毒（E型）/ Zn-プロテアーゼ
C. baratii	神経毒素	141	ボツリヌス中毒（F型）/ Zn-プロテアーゼ
C. argentinens （C. botulinum（type G））	神経毒素	150	ボツリヌス中毒（G型）/ Zn-プロテアーゼ（実験的ボツリヌス中毒）
C. tetani	神経毒素	150	破傷風 / Zn-プロテアーゼ
	テタノリジン	63	溶血作用
C. perfringens	α	43	ガス壊疽 / ホスホリパーゼC 溶血作用，壊死作用，平滑筋収縮作用
	β	40	皮膚壊死作用，腸管の炎症反応と壊死作用
	ε	34	腸管上皮細胞の透過性亢進，中枢神経毒素作用
	ι；2成分 Ca/Cb	40 / 81	アクチンのADPリボシル化 / アクチン結合性
	δ	42	溶血作用
	θ	51	溶血作用
	κ		コラゲナーゼ
	λ		メタロプロテーゼ
	μ		ヒアルロニダーゼ
	ν		DNase
	Ent.[2]	35	ウエルシュ菌食中毒 / 腸管粘膜絨毛の破壊
	Neu.[3]	43など[4]	ノイラミニダーゼ（シアリダーゼ）
C. difficile	Toxin A	400～500	偽膜性大腸炎 / 低分子たん白質 rho のグルコシル化
	Toxin B	360～470	偽膜性大腸炎 / 低分子たん白質 rho のグルコシル化

[1] 分子量；×1,000, [2] Ent.；enterotoxin, [3] Neu.；neuraminidase, [4]；その他，64，105，310

発熱，そして化膿巣からは悪臭を発する．死亡する場合は毒血症またはショックによる．

b）食中毒

C. perfringens による食中毒（ウエルシュ菌食中毒）は細菌が腸管で大量に増殖することによって起こる感染型食中毒である．胃腸炎や下痢などの症状は細菌の産生する毒素が原因になる．実際にはおよそ 10^9 個の細菌を摂取しなければ食中毒は起こらないから，この細菌の食中毒病原性は弱いものに属する．*B. perfringens* の産生する種々の毒素や酵素の中で食中毒に関係するのはエンテロトキシンであり，これはコレラ毒素と同様に，腸管上皮細胞のアデニル酸シクラーゼ活性を増し，いわゆるナトリウムポンプ sodium pump を破壊することによって下痢を起こす．小腸組織の病変もなく発熱もなく24時間ぐらいで治癒する．

［形態］ *C. perfringens* は，大きさ 0.9～1.3 μm × 3.0～9.0 μm のグラム陽性，偏在性有芽胞桿菌で，鞭毛がなく，莢膜がある．

［培養］ 本細菌の発育温度は 20～50 ℃（至適温度 45 ℃）で偏性嫌気性であるがその程度は弱く，したがって培養にはチオグリコール酸培地，ツァイスラー培地，GAM培地，CW寒天（カナマイシン不含；加熱材料用，カナマイシン含有；非加熱材料用）などが用いられる．卵黄培地はレシチナーゼ（α毒素）の検査に必須で，これを用いた場合，卵黄中のレシチンが分解され，脂肪が遊離して集落の周囲が混濁してくる．これに抗α毒素

表1-35 主なClostridiumの生化学的性状

	運動性	レシチナーゼ	リパーゼ	グルコース	硫化水素	ゼラチン	硝酸塩	アセトイン	溶血	毒素産生	エスクリン	乳糖	尿素
C. perfringens	−	+	−	+	−	+	d	d	d	+	d	+	−
C. botulinum	+	−°	+	+	+°	+	−	−	+	+	+	d	−
C. septicum	+	−	−	+	−	+	d	−	+	+	d	+	−
C. novyi	+	+°	d	+	−	+	d	−	+	+	d	−	−
C. tetani	+	−	−	−	d	+	−	−	+	+	−	−	−

°：代表的なもののみを表にしたので反対のものもある．＋：陽性，−：陰性．
d：菌株によって異なる．
エスクリンesculin：エスクロノシドesculonosideのこと．

抗体を加えたときには，集落周囲の混濁は消失する（**ナグラー反応** Nagler's reaction）．また，この細菌には溶血性があり，集落に接している部分は完全溶血，集落から遠い部分は不完全溶血の二重環を示す．

[生化学的性状]　Clostridiumは表1-35のような性状を有する．この表には記載されていない性状として，C. perfringensはリトマス牛乳培地に嫌気培養すると酸産生とガス発生により凝固物を押し上げる激しい活性を示す．このような所見を **stormy clot reaction** とよんでいる．またチオグリコール酸培地に発育したときにあらし**状発酵** stormy fermentationが観察されるのも本細菌の特徴である．

[外毒素]　前述したα毒素を始め，この細菌は合計12種類の毒素または酵素を産生するが，そのうちα，β，ε，ι毒素の産生パターンによって本菌をA，B，C，D，Eの5型に分類する．それを表1-36に示した．これら毒素のうちでα毒素の毒性は最も強く，A型菌は本毒素を多く産生する．したがってA型菌の病原性は最も強い．A型菌の芽胞は耐熱性（100℃ 1hr）である

表1-36　主要毒素によるC. perfringensの分類

	A型	B型	C型	D型	E型	作用
α alpha	+	+	+	+	+	致死，壊死，溶血
β beta	−	+	+	−	−	致死，壊死
ε epsilon	−	+	−	+	−	致死，壊死
ι iota	−	−	−	−	＃	致死，壊死

〔注〕この他にも従属毒素がある．

が，α～ι毒素の熱抵抗性は比較的弱く，70℃ 30～60分の加熱でその毒素活性は不活化される．
[診断]　各種培地にカナマイシン100μg/mLを加え培養すると多くの通性嫌気性細菌の発育は抑制され，嫌気性細菌のみを発育させることができる．鞭毛はなく，莢膜を有する．
[予防・治療]　予防にはトキソイド，抗毒素血清が用いられるが，傷口の死亡組織の剝離清浄なども重要である．治療にはサルファ剤，ペニシリン，テトラサイクリンなどが菌に効果がある．また高濃度の酸素療法も行われるが危険も伴うので注意が必要である．

2 その他のガス壊疽菌

Clostridium novyi（F. G. Novyはアメリカの細菌学者名）は毒素の型から3型があり，表1-35に示したような性質をもつ．莢膜はなく周毛性の鞭毛があり，強い菌体外毒素を産生して*C. perfuringens*に次いで検出される．

Clostridium septicum（悪性水腫菌）は表1-35に示す性質を有し，周毛性の鞭毛があり，莢膜はなく芽胞は卵型で偏在性である．牛乳をゆっくり凝固する．ガス壊疽では*C. perfuringens* A型菌と混合感染することが多い．

その他*Clostridium histolyticum*もまれにガス壊疽菌として分離され，周毛性の鞭毛を有する偏在性芽胞桿菌である．

3 *Clostridium botulinum* ボツリヌス菌

C. botulinum（botulusは腸詰め，またはソーセージの

意味）はボツリヌス症の原因細菌である．ボツリヌス症は，ボツリヌス中毒（毒素型食中毒），乳児ボツリヌス症（感染型食中毒）およびボツリヌス創傷感染症に分類され，わが国では「いずし」によるボツリヌス中毒が北海道や東北地方で散発する．

[形態]　C. botulinum は，大きさが 0.3～1.3 × 3.4～8.6 μm の大型桿菌で，4～6本の周毛性の鞭毛を有し，芽胞は卵形，偏在性である．A 型菌の芽胞は特に耐熱性が高い．

[病原性因子]　すべての C. botulinum はボツリヌス毒素を産生し，これがボツリヌス症の主な病原性因子になる．また，C型菌，D型菌はボツリヌス毒素以外に C2 毒素と C3 酵素を産生するが，これらの病原性は不明である．

ボツリヌス毒素；ボツリヌス毒素はその抗原性の違いによって A～G 型の7種類に分類され，また，毒素遺伝子によって，染色体性（A型，B型，E型，F型），プロファージ性（C型，D型），またはプラスミド性（G型）の3種類に分類される．これらボツリヌス毒素の毒素活性は，B型 > A型 > E型 > F型 ≧ C（C1）型 > D型 ≧ G型の順に高い．ボツリヌス毒素の致死活性は現在知られている毒素のうちで最も高く，ヒトに対する最小致死量 MLD は 1.0 ng/kg である（ボツリヌス毒素のヒトに対する致死活性は青酸 HCN の 10^6 倍高い，第2編，3-3-2 ② 参照）．

どの型の毒素も，毒素成分と無毒成分から構成されている．毒素成分は L 鎖（分子量；約 50,000）と H 鎖（分子量；約 100,000）からなり，L 鎖には Zn-エンドペプチダーゼ活性があり，H 鎖の C 末端側（H_C）にはレセプターとの結合部位，N 末端側（H_N）にはチャンネル形成能をもつ．また，無毒成分（分子量；約 150,000，350,000 または 750,000）は毒素成分を保護して胃内での分解を防ぐ役割をしている．

ボツリヌス毒素は，コリン作動性神経シナプスに作用し，シナプス小胞中のアセチルコリンがシナプス間隙へ放出されるのを阻害する（第2編，3-5-3 ③，図3-8 参照）．アセチルコリンの放出には，シナプス小胞膜上のシナプトブレビンとシナプス前膜上の SNAP-25 およびシンタキシンとの結合を介して，シナプス小胞膜とシナプス前膜との融合が必要である．コリン作動性神経シナプスに達したボツリヌス毒素がその H_C でシナプス前膜上のレセプター（ガングリオシド GT1b あるいは GD1a）に結合すると，毒素成分全体がエンドサイトーシスでシナプス小胞に取込まれる．そして次にこの毒素成分はシナプス膜に孔を形成してシナプス細胞質内に移行するが，これには H_N のチャンネル形成能が関わっていると考えられる．細胞質に移行した毒素成分は，その L 鎖が有する Zn-エンドペプチダーゼ活性によって小胞膜上のシナプトブレビンまたはシナプス前膜上の SNAP-25 およびシンタキシンを分解する．この場合，毒素型によってその Zn-エンドペプチダーゼの標的には特異性がある．すなわち，B型，D型，F型，G型毒素の Zn-エンドペプチダーゼはシナプトブレビンを特異的に分解する．また，A型，E型毒素または C 型毒素の Zn-エンドペプチダーゼは，それぞれ SNAP-25 またはシンタキシンを分解する．これによってシナプス小胞膜とシナプス前膜との融合が阻害され，シナプス小胞からのアセチルコリン（興奮性神経伝達物質）の放出が阻害されることになる．その結果，ボツリヌス症では筋の収縮が起こらなくなり，弛緩性麻痺が起こる．

C2 毒素，C3 酵素；C型菌，D型菌は C2 毒素と C3 酵素を産生する．C2 毒素は **2 成分毒素 binary toxin** の1種であり（第2編，3-3-2 ③ 参照），C I 成分（分子量；50,000）には ADP リボシルトランスフェラーゼ活性があり，これは非筋肉細胞の G アクチンを ADP リボシル化して F アクチンの形成を阻害する．また，C II 成分（分子量；105,000）は標的細胞に結合して C I の細胞内への侵入を可能にする．その結果，ストレス繊維が維持されなくなり，致死作用，血管の透過性亢進，腸管内液体貯留が起こる．C3 酵素（分子量；25,000）にも ADP リボシルトランスフェラーゼ活性があり，これは細胞骨格，細胞接着，細胞内状伝達の制御に重要な働きをしている Rho や Rac など**低分子 GTP 結合たん白質**を ADP リボシル化する．低分子 GTP 結合たん白質が ADP リボシル化されるとこれらの制御が阻害され細胞毒性が生じると考えられている．

[Ⅰ型～Ⅳ型菌群]　C. botulinum は，生化学的性状（表1-35）や，ボツリヌス毒素型，たん白質分解酵素の産生性（カゼイン，肉粒，凝固卵白，凝固血清などの分解性），芽胞の耐熱性，増殖の至適温度などによって

表 1-37 *C. botulinum* の生化学的性状

	群			
	I	II	III	IV
毒素型	A, B, F	B, E, F	C_1, D	G
芽胞耐熱性	120℃ 4分	80℃ 6分	100℃ 15分	
発育至適温度	37〜39℃	28〜32℃	40〜42℃	37℃
発育最低温度	10℃	3.3℃	15℃	不明
たん白質分解酵素産生	＋	－	－	＋
トリプシンによる毒素活性化	－	＋	－	＋
凝固卵白液化	＋	－	－	＋
ゼラチン液化	＋	＋	＋	＋
ブドウ糖	＋	＋	＋	－
マンノース	－	＋	＋	－
リパーゼ	＋	＋	＋	－
レシチナーゼ産生	－	－	－	
類似 Clostridium	*C. sporogenes*		*C. novyi*	*C. subterminale*

＋：陽性，－：陰性

4型菌群（I〜IV型菌群）に大別される（表1-37）．

I型菌群；すべてのA型菌と，たん白質分解酵素産生性のB型およびF型菌をI型菌群とする．I型菌群の特徴は耐熱性の芽胞を形成することである．また，I型菌群のボツリヌス毒素はたん白質としては比較的耐熱性であり，A型毒素の不活性化には80℃で1分，またB型毒素では80℃で15分の加熱を要する．I型菌群のうちで，ヒトのボツリヌス中毒のほとんどはA型またはB型菌によるものであり，ごくまれにF型菌が分離されることもある．また *C. botulinum* が原因菌になる乳児ボツリヌス症や**創傷ボツリヌス症** wound botulism は例外なくI型菌群（主にA型菌，B型菌）である．I型菌群の *C. botulinum* は *C. sporogenes* の生化学的性状と同じであり，両者は毒素産生性の違いによって区別される．

II型菌群；すべてのE型菌と，たん白質分解酵素非産生性のB型およびF型菌をII型菌群とする．II型菌群のうち，ボツリヌス中毒のほとんどはE型菌とB型菌によるものであり，F型菌が分離されるのはごくまれである．II型菌群が示すスクロース，マルトースおよびマンノース発酵性はI型菌群にはみられない特徴的な性状である．また芽胞に耐熱性がないこともII型菌の特徴である．II型菌群は，増殖至適温度が低く（冷蔵庫内で増殖する株もある），腸管や創傷部位などでの増殖には適していない．II型菌群による乳児ボツリヌス症や創傷ボツリヌス症の報告例がないのはこの性質による．II型菌群のうち，E型菌は塩濃度が3.5％以下の海水ではほとんど増殖しないこと，また北海道や東北地方の沿岸（汽水域）に生息していることなどは，わが国ではE型菌によるいずしが原因となったボツリヌス症がこれらの地方に多発していたことと関連がある．たん白質分解酵素をもたないII型菌群のボツリヌス毒素は不活性型のプロトキシンとして産生され，この細菌群が産生するボツリヌス毒素の測定にはトリプシンによる活性化が必要である．

III型菌群；C型菌とD型菌はIII型菌群に分類される．III型菌の特徴は，増殖の至適温度が最も高いこと，増殖に対する酸素許容度は低く，ほかの細型菌と比べて高い嫌気性を要求することである．また，*C. novyi* とは類似した性状をもつ．C型菌とD型菌は，トリ，ウシ，ヒツジのボツリヌス中毒の原因細菌であり，ヒトに対する病原性は低い．

IV型菌群；G型菌のみがIV型菌群に分類される．ほかの細菌群とは異なり糖非分解性であり，またリパーゼを産生しない．G型菌は芽胞形成性が低く，まれに形成された芽胞の大部分は易熱性である．G型菌は動物に実験的なボツリヌス症を起こすが，C型菌とD型菌と同様に，ヒトに対する病原性は低い．最近，G型菌と遺伝

学的に相同性をもつ細菌群は C. argentinense とすることが提唱されている．

[培養] 偏性嫌気性の C. botulinum は，嫌気的条件下で，クックドミート培地，ツァイスラー培地，血液寒天培地などに増殖する．また，BS 培地（BSM botulinum selective medium）は乳児ボツリヌス症患者からの細菌分離に適している．BS 培地は，普通寒天培地などの基礎培地に，卵黄液，チミジンホスホリラーゼ，抗菌薬（サイクロセリン，スルファメトキサゾール，トリメトプリム）を添加したものである．C. botulinum は 28〜42℃で増殖するが，至適温度は I 型〜IV 型菌群によって異なる．通常，I 型菌群と II 型菌群は 30℃で，また III 型菌群と IV 型菌群は 37℃で 2〜4 日間培養する．

[臨床像] ボツリヌス毒素が A 型〜G 型に分類されるのに対応して**ボツリヌス中毒** botulism（または food-born botulism）も A〜G 型の 7 型に分類される．ボツリヌス毒素の毒性（B 型＞A 型＞E 型＞F 型≧C（C1）型＞D 型≧G 型）に応じ，ボツリヌス中毒も A 型，B 型，E 型菌が原因になるものが多い．保存食（ハム，ソーセージ，缶詰，いずしなど）が原因食になりやすい．以前，主に自家製のいずしを原因食とし，北海道や東北地方を中心に多発していた E 型菌によるわが国でのボツリヌス中毒は，現在では散発例がみられるのみである．しかし，1984 年には熊本県の土産物として販売された芥子レンコンによる 36 名のボツリヌス中毒患者が発生し，このうち 11 名が死亡した（原因細菌は A 型菌であった）．ボツリヌス中毒は毒素が汚染した食品を摂食してから 18〜24 時間の潜伏期間を経て発症する場合が多い．臨床症状は，脱力感，倦怠感，めまいに始まり，視力障害（弱視，複視，眼瞼下垂），発声困難，嚥下困難，口渇，嗄声が現れ，血管障害，頭蓋底動脈血栓，急性内耳炎，筋力の下なども起こす．下痢は現れるとは限らない．ボツリヌス中毒の死亡率は高く，治療しない場合，患者の 1/3 は 3〜7 日以内に死亡することが多い．死因は神経筋肉麻痺による呼吸困難によるものが多い．

乳児ボツリヌス症 infant botulism は，感染型食中毒であり（ボツリヌス中毒は毒素型食中毒），食品を汚染した C. botulinum の芽胞が腸管で発芽，増殖する過程で産生した毒素によって起こる．主に 2〜3 か月の乳児が罹患するが，これは乳児の腸内細菌叢が未発達であるためと考えられている．原因食の多くはハチミツであり，その他にコーンシロップ，野菜スープが原因食になることもある．乳児ボツリヌス症は，ボツリヌス中毒と同様に，A 型または B 型 C. botulinum が原因になることが多い．C 型によるものはいままでに 1 例報告されているだけであるが，E 型または F 型毒素を産生するそれぞれ C. butyricum または C. baratii によるものは少なくない．乳児ボツリヌス症では，便秘が続き，吸乳力の低下，泣き声の減弱，また首の座りが悪くなるなど全身の筋力低下（いわゆる floppy baby）症状が現れることが多い．乳児ボツリヌス症の病態は軽症〜重症，また死亡例に至るまで多岐にわたるが，米国では**乳児突然死症候群** sudden infant death syndrome（SIDS）の約 5％が本症によるものと考えられている．わが国の乳児ボツリヌス症は，1986〜1987 年に 10 例が報告されたが，「乳児にはハチミツを与えないように」との厚生省（当時）の指導により減少した．そしてその後は，1990 年，1992 年，1995 年，1996 年にそれぞれ 1 例ずつ，原因食をハチミツ以外のものとする症例が報告されている．

[診断] ボツリヌス中毒の診断には毒素の検出と型別が行われ，乳児ボツリヌス症と創傷ボツリヌス症の場合は，この他に，細菌の分離と同定が行われる．ボツリヌス中毒の診断用検体には，血清，糞便，吐物，胃の内容物，推定原因食品が用いられ，乳児ボツリヌス症では血清や糞便，また，創傷ボツリヌス症の場合は，創傷部の組織や滲出液が用いられる．

毒素の検出には逆受身血球凝集反応，ELISA 法などを用いる．また，マウス接種法（検体抽出液や培養液を腹腔内に接種し生死を 4 日間観察）は，所要時間は長いが，感度において優れている．II 型菌群の毒素の場合は，マウス投与前に毒素をトリプシンで処理する必要がある．細菌の分離には，0.5％グルコース添加クックドミート培地が増菌に用いられる．この場合，芽胞の発芽を促進させるために，0.2％可溶性デンプンを加えることもある．毒素遺伝子に相補的なプライマーを用いた PCR 法による細菌の検出も汎用される．

[予防・治療] ボツリヌス症の予防には，嫌気的条件で貯蔵する食品への C. botulinum の汚染を防ぐことが重要である．果物や野菜の缶詰が比較的安全なのは，酸が C. botulinum の増殖を抑制するためと考えられてい

る．動物のボツリヌス症の予防にはトキソイドワクチンが用いられる．治療の基本は体内の毒素の中和または排除である．毒素の中和には，A型，B型，E型，F型毒素に対する多価ウマ抗毒素が用いられるが，わが国では発生頻度の高いE型ボツリヌス中毒に対する単価ウマ抗毒素も入手できる．また，炭酸ナトリウムには毒素を中和する作用があり，浣腸は毒素の排除のために有効である．

4 *Clostridium tetani* 破傷風菌

C. tetani（tetani；強直性痙攣の意味）は**破傷風**（強直症）の病原体として1884年 A. Nicolaier によって発見された．そして，1889年北里柴三郎によって初めて純培養され，翌年には，治療血清への道が開かれた（第6編，歴伝参照）．

[臨床像] *C. tetani* は，他の *Clostridium* と同様に，土壌，汚物，ときにはヒトまたは動物の糞便中にも存在し，傷口から感染し，局所で嫌気的に増殖を始め外毒素を産生する．この外毒素（破傷風毒素）はボツリヌス毒素と同様に，直接中枢神経系の運動神経に作用し，いわゆる強直の原因となる（第2編，3-5-3 ③，図3-8参照）．症状は感染してから4～6日後に現れることが多いが，6週間後に現れる場合もある．この潜伏期間の違いには病原体の感染部位が嫌気条件に達するために要する時間と毒素が中枢神経に達するのに必要な時間が関与している．破傷風には2つの典型的な症状が現れる．1つは筋肉の強直で，顎の筋肉（咬筋），腹筋および脊椎の筋肉の強直が起こる．他の1つは痙攣で，口によく見られるが，体のどの部分にも起こる．死因は呼吸困難，肺浮腫，窒息などによる．

[形態] *C. tetani* は，大きさ0.5～1.1×2.4～5.0 μm のグラム陽性の桿菌で端在性の芽胞を有する．鞭毛は周毛性で，莢膜はない．太鼓のバチ状の芽胞はこの細菌の特徴で北里研究所（および北里大学）のシンボルマークでもある．

[培養] *C. tetani* は，血液寒天培地，ツァイスラー血液寒天培地などで嫌気培養すると，星芒状の溶血を伴った扁平な光沢がある集落をつくって発育する．高層培地では放射状の発育が穿刺線に沿って見られる．液体培地には肝臓片を加えた肝臓ブイヨンの他，クックドミート培地，チオグリコール酸培地などが用いられる．傷口などからの臨床材料を培養する場合には材料を80℃，10～15分間加熱し，無芽胞細菌を殺菌してから植菌する．

[生化学的性状] 主な生化学的性状は表1-35に示した．ほとんどの糖は分解しないが，糖を加えた培地では芽胞の形成が促進される．硝酸塩の還元はなく，ゼラチンは液化する．この細菌は寒天やゼラチンを分解して極めて不快な臭いのメチルメルカプトンを産生する．

[破傷風毒素] 破傷風は菌体の耐熱性抗原と易熱性抗原によって10型に分けられるが，菌の診断あるいは病原性の立場からは外毒素の血清反応が重要である．**溶血毒** tetanolysin と**神経親和毒** tetanospasmin（いわゆる破傷風毒素）の2つの毒素を産生し，直接病気に関係するのは破傷風毒素である．この毒素はボツリヌス毒素に次いで毒性が強く，結晶化された毒素は1 mgで1万～2万人を殺す力があるという．毒素は熱に弱く，またホルマリンで**トキソイド** toxoid 化され，これは破傷風の予防に用いられる．またジフテリア毒素と同じく，**抗毒素** antitoxin は治療血清として用いられる（第2編，7-1-2参照）．

[診断] 菌の同定は迅速を要するが分離できない場合も多い．生化学的検査や集落の形態，染色上の所見なども参考になるが，速やかに毒素を産生させてマウスなどの足に注射し動物実験をするのがよい．患者の抗体測定には毒素，抗毒素反応を利用して行われる．

[予防および治療] 創傷部の完全な消毒が重要で，特に深い傷口に土壌が混入した場合には注意する．予防にはトキソイドが用いられ，百日咳，ジフテリアトキソイドとの混合ワクチンがある．発症した場合は鎮静剤と大量の抗毒素の注射が行われる．

5 *Clostridium difficile* ディフィシル菌

C. difficile（difficile とは培養が困難なという意味）は，抗生物質を投与した後に起こる**偽膜性大腸炎** pseudomembranous colitis（PMC）の原因菌として注目されている．これは広域スペクトラム抗生物質の使用後，菌交代現象として本菌が増殖し，その産生する毒素によって起こる．下痢，腹痛，発熱，脱水症状などを示すこともある．*C. difficile* の培養は大変難しく，本菌の種名はこ

れに由来している．偏性嫌気性で酸素や過酸化物に極めて感受性である．周毛性の鞭毛を有し，芽胞は亜中心性で，成熟すると先端芽胞となる．血液寒天，BHI寒天，ブルセラ寒天，GAM培地等に嫌気条件でよく発育する．選択培地にはCCFA培地（cycloserine cefoxitin fructose agar）があり，この細菌がサイクロセリン（500 μg/mL），セフォキシチン（16 μg/mL）に耐性であることを利用した培地である．ほとんどの腸内の常在細菌はセフォキシチン16 μ/mLには発育しない．CCFA培地は基礎培地を滅菌し，50℃に速やかに冷却後，薬剤を添加する．培地や検査材料はなるべく酸素との接触を避け，嫌気チャンバーに保存するのがよい．集落は特徴的な黄色または灰黄色，円形で辺縁は多少粗で紫外線照射により黄金色の蛍光を発する．本培地では芽胞の形成はみられない．生化学的性状は果糖，ブドウ糖，マンニットを分解し，酸を産生，エスクリン，ゼラチン陽性，レシチナーゼ，リパーゼ陽性である．多量の酢酸，酪酸，イソカプロン酸を産生し，少量のイソ酪酸，イソ吉草酸，吉草酸も産生する．

菌体外毒素は細胞変性毒，De test 陽性毒の2種があり，毒素は易熱性で C. sordelii の抗毒素で中和される．

第3世代セフェム系薬剤に耐性，バンコマイシン，メトロニダゾール，リファンピシン，アンピシリンに感受性，リンコマイシン，クリンダマイシン，テトラサイクリン，ミノサイクリン，エリスロマイシンに2峰性分布を示す．

グループ19（グラム陽性，非芽胞形成性，桿菌）
1-13 Gram-positive, nonsporing rods

このグループ（グループ19）は，グラム陽性で非芽胞形成性の桿菌をまとめたものである．ここでは Family *Erysipelotrichaceae* エリジペロトリカ科（Genus *Erysipelothrix* エリジペロトリックス属），Family *Lactobacillaceae* ラクトバシラス科（Genus *Lactobacillus* ラクトバシラス属），Family *Listeriaceae* リステリア科（Genus *Listeria* リステリア属）の，3細菌科（3細菌属）について述べる．

このグループの細菌は Phylum *Firmicutes* ファーミキューテス門に属し，*Erysipelotrichaceae* が Class *Clostridia* クロストリジア綱に，*Lactobacillaceae* と *Listeriaceae* が Class *Bacilli* バシリ綱に属する．

Family *Erysipelotrichaceae* エリジペロトリカ科

1-13-1 Genus *Erysipelothrix* エリジペロトリックス属

Erysipelothrix には，*E. rhusiopathiae* ブタ丹毒菌および *E. tonsillarum* の2菌種が含まれる．

E. rhusiopathiae は，自然界に広く分布し，土壌，河水，食物などから分離されるだけでなく，様々な動物によって保菌されている．本菌は，これまでにブタ，ヒツジ，ウシ，ウマ，イヌ，野生ネズミなどの哺乳類，ニワトリ，七面鳥，アヒル，カモなどの鳥類の他，魚貝類，ハエ，ダニなどからも分離されている．*E. rhusiopathiae* は，乾燥に強く，動物体外でも長期生存することが可能である．また，塩漬け，酢漬け，くん煙などによって死滅することなく，これらの処理をした加工食品の中でも長期生存できる．

[形態・性状]　*Erysipelothrix* には，スムーズ型（S-form）とラフ型（R-form）が存在する．S-form は，大きさ 0.8〜2.5 μm の短桿菌である．一方，R-form は，60 μm 以上の長いフィラメントをつくる．非運動性で莢膜および芽胞は非形成性である．本菌の特徴は，ゼラチン培地に穿刺培養すると（22℃，2〜3日間），表面には発育せず，高層部に，いわゆる試験管ブラシ様の発育（"pipe cleaner" または "test tube brush" growth）がみられる．TSI 培地では，硫化水素を産生する．グルコース，マンノース，ガラクトース，マルトース，ラクトースを発酵し，酸を産生するがガスは産生しない．アラビノース，ソルビトール，マンニトール，イノシトール，ラムノース，トレハロース，ラフィノース，キシロース，グリセロール，イヌリン，サリシンなどは分解しない．また，*E. rhusiopathiae* はスクロース非分解であるのに対して，*E. tonsillarum* はスクロースを分

表 1-38　*Erysipelothrix, Lactobacillus, Listeria* の主な性状

	溶血性	運動性	H$_2$S	エスクリン	グルコース	マンニトール	サリシン
Erysipelothrix rhusiopathiae	α	−	−	−	+	−	+
Lactobacillus acidphilus	−	−	−	−	+	v	v
Listeria monocytogenes	β	+(25℃)	+	+	+	−	+

v：不定

解する．カタラーゼおよびオキシダーゼ陰性，インドール陰性，尿素非分解，硝酸塩も還元しない．*Erysipelothrix* の G + C 含量は 36〜40 mol％ であり，基準菌種は *E. rhusiopathiae* である．

[培養・増殖]　*Erysipelothrix* は微好気性または通性嫌気性で，発育にはリボフラビンと少量のオレイン酸を必要とする．血液寒天培地に発育し，小さい集落をつくる．5〜10％ 炭酸ガス培養で生育が促進される．5〜42℃ で発育できるが，至適温度は 30〜37℃ である．また，至適 pH は，7.2〜7.6 である．血液寒天培地上では α 溶血を示す（表1-38）．

[感染症]　*E. rhusiopathiae* は，ブタの皮膚と関節の炎症性疾患である**ブタ丹毒**の原因菌である．ヒトへは皮膚の擦過傷などから感染し，1 週間以内に，特徴的な腫れた赤紫で非小胞性の硬い丘疹斑が，かゆみとヒリヒリする痛みを伴って現れる．病変部の境界がゆっくりと外へ広がり，不快感や機能障害が 3 週間ほど続く．通常は限局性で，全身性の皮膚疾患に広がることはめったにない．ヒトへの感染は日和見的で，菌血症はまれであるが，敗血症性関節炎や感染性心内膜炎を起こすことがある．本菌の病原性因子についてはほとんどわかっていないが，ヒアルロニダーゼ hyaluronidase やノイラミニダーゼ neuraminidase が関節炎の誘発に関与すること，また，莢膜様構造物がマクロファージに対する食作用抵抗性に関与していることが示唆されている．*E. tonsillarum* は，ブタに対する病原性はない．

診断には，感染部の皮膚から *E. rhusiopathiae* を分離する．鮮紅色の丘疹をこすって採取した滲出液の培養が診断の決め手となる．関節液や血液からの細菌分離は，関節炎や心内膜炎の診断に必要である．迅速診断として PCR による *E. rhusiopathiae* の 16S rRNA をコードしている DNA 配列の同定が役に立つ．

[感染源]　ヒトへの感染は主に職業的で，一般に食用または非食用（感染した屠体，油脂，骨などの化成品）の家畜を処理するときに，貫通性創傷後に起こる．通常，皮膚以外の感染はまれである．

[治療]　ペニシリン，エリスロマイシンなどが有効であり，ポリミキシン B，サルファ剤では効果はない．

Family *Lactobacillaceae*
ラクトバシラス科

1-13-2　Genus *Lactobacillus*
ラクトバシラス属

Lactobacillus には 56 細菌種が含まれ，これらは腸管系や生殖器系粘膜における正常細菌叢を構成している．一般に，口腔内には *L. casei*, *L. fermentum*, *L. breve*, *L. acidophilus* が，また腸管内には，*L. acidophilus*, *L. fermentum*, *L. salivarius*, *L. reuteri* などが腸内細菌叢の一部として存在し，消化や免疫の賦活化，感染防御などに重要な役割をしていることがわかってきている．腟内には *L. acidophilus*, *L. casei*, *L. fermenti*, *L. cellobiosus* などが多く常在している．これらの菌種は，いわゆる**Döderlein**（デーデルライン）**桿菌**とよばれ，腟粘膜上皮細胞のグリコーゲンを分解してできたグルコースから大量の乳酸をつくり，腟の自浄作用に役立っている．*L. acidophilus*, *L. bulgaricus*, *L. casei* などは，チーズ，ヨーグルトなどの乳製品や乳酸飲料の原料として用いられる．また，*Lactobacillus* のビタミン要求性株は，微生物定量法に利用されている．例えば，*L. fermenti*（ATCC 9338）はビタミン B$_1$，*L. casei*（ATCC 7469）はビタミン B$_2$ の定量に使用されている．

[形態・性状]　*Lactobacillus* は，0.5〜0.8×2〜8 μm のグラム陽性桿菌で，単在または連鎖をしている．鞭毛はほとんどなく非運動性である．一部の菌種で周毛性鞭毛を有し運動性を示すが，継代培養により消失することが多い．莢膜および芽胞は形成しない．ほとんどの細菌種が炭水化物を分解して乳酸発酵をする．インドールは陰性で，ゼラチンを液化せず，硫化水素も産生しない．カタラーゼ，オキシダーゼ陰性で，集落の色はほとんどなく，まれには黄色か橙色がある．*Lactobacillus* の G＋C 含量は 32〜53 mol％ であり，基準菌種は *L. delbrueckii* である．

[培養・増殖]　*Lactobacillus* の発育には複雑な有機成分を必要とするものが多い．普通寒天培地には発育が悪く，血液，糖，酵母エキス，麦芽エキスなどを加えるとよく発育する．微好気性または通性嫌気性で，至適温度は 30〜40℃，pH は 5.5〜6.0 の比較的酸性培地に発育する．耐酸性菌である．

[感染症]　まれに細菌性心内膜炎および敗血症の原因となる．

Family *Listeriaceae*
リステリア科

1-13-3　Genus *Listeria*
リステリア属

Listeria（本細菌属を最初に分離した J. Lister に由来）には，*L. monocytogenes*，*L. grayi*，*L. innocua*，*L. ivanovii*，*L. seeligeri*，*L. welshimeri* の 6 菌種が含まれる．このうちヒトに病原性を有するのは *L. monocytogenes* のみである．各菌種の性状は表 1-39 に示した．

1　*Listeria monocytogenes*
リステリア・モノサイトゲネス

L. monocytogenes は，環境中に広く分布し，ヒトなどの哺乳動物，鳥類，魚類などの腸管からも正常細菌叢を構成する細菌の 1 つとして分離される．

[形態・性状]　*L. monocytogenes* は，大きさ 0.5×1〜3 μm の球菌状のグラム陽性短桿菌で，V 字状，連鎖状，また *C. diphtheriae* ジフテリア菌に似た柵状などいろいろな形状を示す．37℃ では鞭毛の発現が悪く，20〜25℃ で 4 本の周毛性鞭毛を有する．室温におけるブイヨン培養菌では，"転げ回る tumbling movements" 様の特徴的な運動がみられる．莢膜および芽胞は形成しない．硫化水素を産生せず，尿素非分解性，カタラーゼ陽性，オキシダーゼ陰性，インドール陰性，硝酸塩還元陰性，VP，MR 両試験とも陽性．エスクリンと馬尿酸は陽性．グルコースを発酵的に分解するがガスは産生しない．ヒツジの赤血球を加えたトリプチケースソイ寒天平板培地，ブレインハートインフュージョン寒天平板培地に 24 時間培養すると小さな，灰色の透明な集落ができ，幅の狭い β 溶血環がみられる．G＋C 含量は，36〜42 mol％ である．*L. monocytogenes* が *Listeria* の基準菌種である．

[培養・増殖]　*L. monocytogenes* は通性嫌気性であり，発育温度は 0〜45℃ である（至適温度 30〜35℃）．また，4〜5℃ の低温でも発育する（世代時間は 24〜48 時間）．選択培地にはテルル酸カリウム，グアノフラシン，ポリミキシン B などの薬剤添加培地が使用される．

[感染症]　ヒトの**リステリア症** listeriosis は散発的に起こり，臨床像も一定していない．最も多く見られるのは髄膜炎で，脳炎や敗血症がそれに次ぐ．感染例の多くは，新生児および小児である．また，*L. monocytogenes* は**胎盤通過能**を有することから，妊婦が子宮内感染すると，母親の子宮から胎児に感染し，胎児敗血症を起こし，流産，死産あるいは新生児死亡の原因となる．回復後も，後遺症として，水頭症，精神障害，運動障害などの中枢神経症状が認められることが多い．健常な成人においては，無症状あるいは風邪様の症状を示すが，まれに，腹痛や下痢を起こす．基礎疾患をもった易感染性の成人（例えば，糖尿病，アルコール中毒，結核，がんなど）では，重篤な敗血症や髄膜炎，脳炎など中枢神経系の感染が起こる．

[病原性因子]　*L. monocytogenes* は，マクロファージに食菌されて，その細胞内で増殖する**通性細胞内寄生細菌**である．本菌を，マウスの胃内に投与すると，腸管に到達後，さらに深部組織に侵入するために，パイエル板 M 細胞や腸陰窩の未分化吸収細胞に侵入し，腸管粘膜

表1-39 *Listeria* の特徴的な生化学的性状

性状 菌種	β溶血	硝酸塩還元	酸産生性				CAMPテスト	
			マンニトール	ラムノース	キシロース	α-メチル-マンノシド	*S. aureus*	*R. equi*
L. monocytogenes	+	−	−	+	−	+	+	−
L. ivanovii	+	−	−	−	+	−	−	+
L. innocua	−	−	−	v	−	+	−	−
L. welshimeri	−	−	−	v	+	+	−	−
L. seeligeri	(+)	−	−	−	+	v	(+)	−
L. grayi subsp. *grayi*	−	−	+	−	−	NS	−	−
L. grayi subsp. *murrayi*	−	+	+	v	−	NS	−	−

v：不定, NS：不明

を通過する．粘膜固有層では，マクロファージに食菌されて，一部が細胞内で生存・増殖し，腸間膜リンパ節を経てリンパ行性あるいは血行性に肝臓，脾臓へと移行する．

L. monocytogenes を培養上皮細胞に感染させると，細胞へ付着し侵入する．上皮細胞への侵入には，外膜たん白質である**インターナリン A** Internalin A および**インターナリン B** Internalin B が関与し，それぞれ *inlA* および *inlB* 遺伝子にコードされている．インターナリン A は，上皮間細胞接着分子である E-カドヘリン E-cadherin（L-CAM1，L-CAM2）に特異的に結合し細胞侵入を誘導する．一方，インターナリン B は，細胞内シグナル伝達の誘導に関与し，最終的に細胞骨格の再構築を誘起することにより細胞侵入を促進していると考えられている．

細胞侵入直後は，*L. monocytogenes* はファゴゾーム膜に囲まれているが，**リステリオリジン O** listeriolysin O を分泌することによりファゴゾーム膜を溶解し，細胞質へ脱離する．*L. monocytogenes* の産生するリステリオリジン O は，孔形成性の細胞毒素 cytotoxin の1つで，*Streptococcus pyogenes* により産生されるストレプトリジン O streptolysin O と *Streptococcus pneumoniae* により産生されるニューモリジン neumolysin と高いアミノ酸相同性を有し，溶血活性は，還元条件下で発揮するが，酸化条件下では抑制される．また，コレステロールで不可逆的に失活する．リステリオリジン O をコードする *hly* 遺伝子を破壊した変異株では，マウスに対する病原性が低下するとともに，細胞侵入後，ファゴゾームから脱離できず，感染細胞内での増殖ができない．また，マクロファージに対する殺菌抵抗性が著しく低下する．*plcA* にコードされるホスホリパーゼは，ホスファチジルイノシトール phosphatidylinositol を基質とする PI-PLC で，リステリオリジン O とともにファゴゾーム膜の溶解に関与すると推定されている．

細胞質内に逃れた *L. monocytogenes* は，ActA たん白質によって菌体表面に F-アクチンの凝集塊，いわゆるアクチンテイル actin tail を形成し，細胞質内を 1.5 μm/sec という速さで動くことができる．この細胞質内での運動性により，*L. monocytogenes* は隣接する細胞に拡散することができるようになる．アクチンテイルの形成は，細胞接着斑に局在する VASP（vasodilator-stimulated phosphoprotein）あるいは MENA と呼ばれるたん白質が ActA に結合し，さらにアクチン重合たん白質の1つであるプロフィリン profilin がつながり，菌体表面での F-アクチンの伸長が促進されると考えられている．さらに ActA には，プロフィリン結合たん白質の1つである Arp2/3（actin related protein）複合体が結合し，アクチンテイルの形成を促進している．

感染細胞から隣接細胞に入ったときにみられる偽足様構造の二重膜を破るのにレシチナーゼ lecithinase（またはホスファチジルコリン特異的ホスホリパーゼ C，PC-PLC）が必要とされており，病原性因子の1つとして同定されている．レシチナーゼをコードしている遺伝子は，*plcB* と命名されている．レシチナーゼは，膜リン脂質を加水分解することにより宿主細胞膜を破壊する．メタロプロテアーゼ metalloprotease は，*mpl* 遺伝子にコー

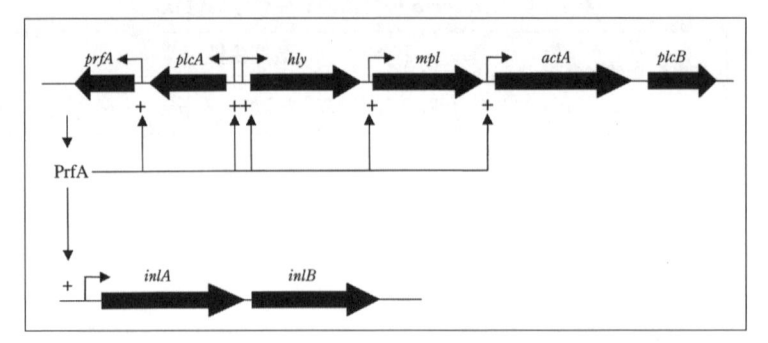

図 1-7　*L. monocytogenes* における病原性因子の発現調節機構

ドされ，おそらくレシチナーゼの活性化や機能的成熟に関与すると考えられている．

これらの病現因子の発現は，PfrAによって調節されている．PrfAは正の調節たん白質として，それ自身と隣接する *plcA*，*hly* および *mpl / actA / plcB* オペロン以外にも，*inlA* および *inlB* の転写を活性化する（図1-7）．

[診断]　リステリア感染が臨床的に疑われる場合でも，診断には *Listeria* の分離が必要である．新鮮分離時には嫌気性または 5～10％ の炭酸ガス培養のほうがよく発育する．血液や髄液からの分離にはチオグリコール酸培地がよい．臨床材料から *Listeria* を分離する場合，よく双球菌状にみえることがあるが，血液寒天培地で β 溶血を示すので，α 溶血を示す *Enterococcus* とは区別される．また β 溶血をする *Staphylococcus* との区別は，カタラーゼ試験が役立つ（*L. monocytogenes* はカタラーゼ陽性）．グラム染色で脱色が過ぎるとグラム陰性菌の *Haemophilus* と間違えることもある．運動性は特徴的で 37℃ よりは室温で判定するのがよい．半流動培地では表面から 1～2 mm 下に特徴的な雨傘様の発育 "umbrella-like" formation をする．

[感染源]　ヒトへの感染経路は十分に明らかにされていないが，主に汚染された食品の摂取による経口感染と，粉塵などの吸入による気道感染が考えられる．*L. monocytogenes* は，4℃ での発育が可能なこと，および耐塩性を有することから，冷蔵食品や保存食品が感染源となることが多く，生肉，加工肉，牛乳，チーズ，ヨーグルトなどの乳製品，野菜などのほか塩漬け野菜などの食品も原因となる．感染動物によって直接食品が汚染されることはほとんどない．感染はまた，母親から胎児へ，分娩前と分娩中の直接接触によっても起こる．家畜への感染は，飼料としてのサイレージに由来し，糞便から土壌，野菜への汚染が広がる．

[治療]　ペニシリン，テトラサイクリン系の薬剤が効果的である．セファロスポリンは有効ではない．

1-14　グループ20（グラム陽性，芽胞非形成性，桿菌）
Gram-positive, irregular, nonsporing rods

このグループ（グループ20）は，前節（1-13）と同様に，グラム陽性で芽胞非形成性の桿菌であるが，桿菌の形態が不規則で多形性を示すことが特徴である（V字形，Y字形，一端または両端が膨れた棍棒状のジフロイド様，放線菌や真菌に似た形など）．また，このグループの細菌は基本的にはグラム陽性菌であるが，あるものはアルコールで容易に脱色されてグラム陰性菌と見誤るもの，増殖の酸素要求性も偏性嫌気性，通性嫌気性，微好気性，好気性など種々のものが含まれている．さらに，脂肪酸の産生パターンも様々であり，また，多くは非運動性であるが，中には明瞭に運動性をもつものもあるなど，このグループの細菌が示す性状は多様である．したがって，このグループの細菌は他のグループ，特にグループ19，グループ22の細菌と混同し，またグループ18の嫌気性で芽胞形成性の *Clostridium* が増殖形の状態にあって

無芽胞である場合はこれとも混同しやすい．

系統分類においてもこのような多様性が見られ，このグループの細菌は広範な分類群に分散している．たとえば，Genus *Actinomyces* アクチノミセス属，Genus *Bifidobacterium* ビフィドバクテリウム属，Genus *Corynebacterium* コリネバクテリウム属，Genus *Propionibacterium* プロピオニバクテリウム属などは Phylum *Actinobacteria* アクチノバクテリア門に，Genus *Eubacterium* ユウバクテリウム属，Genus *Acetobacterium* アセトバクテリウム属などは Phylum *Firmicutes* ファームキューテス門に，また Genus *Gardnella* ガルドネラ属は Phylum *Proteobacteria* プロテオバクテリア門に属している．

ここでは *Bifidobacterium* と *Corynebacterium* について述べるが，これらはどちらも Phylum *Actinobacteria*, Class *Actinobacteria* アクチノバクテリア綱に属し，分類学的に互いに近縁な細菌である．

Family *Bifidobacteriaceae* ビフィドバクテリア科

1-14-1　Genus *Bifidobacterium* ビフィドバクテリウム属

Bifidobacterium（bi は 2 つ，findo は分割，すなわち bifid は二又の意味）は，1990 年，H. Tissier によって小児の糞便から分離された．グループ 19 およびグループ 20 に属するグラム陽性で無芽胞の桿菌群は PYG 培地（peptone yeast extract broth に glucose を加えた培地）で培養したときに産生する脂肪酸の種類に特徴がある．たとえば，*Bifidobacterium* が産生する脂肪酸の主成分は酢酸と乳酸である（酢酸：乳酸 = 3：2）．また，*Actinomyces* の場合は酢酸，乳酸，コハク酸を産生し，*Eubacterium* は酢酸または酪酸，*Propionibacterium* はプロピオン酸と酢酸，*Lactobacillus* は乳酸が主成分である．このような脂肪酸の産生パターンは細菌の鑑別に役立つ．

表 1-40　主なグラム陽性，形態不規則性，非芽胞形成性，桿菌の鑑別

性状 細菌種	酸素要求性	形態	集落	カタラーゼ	エスクリン	インドール	グルコース	PYG 培地での脂肪酸の産生性 (48 時間 35 ℃)
Actinomyces bovis	M or OA	ジフテロイド様	S	−	+	−	+	酢酸，乳酸，コハク酸
A. israelii	M or OA	ジフテロイド様	R	−	+	−	+	酢酸，乳酸，コハク酸
A. naeslundii	F	ジフテロイド様	S	−	+	−	+	酢酸，乳酸，コハク酸
A. odontolyticus	M or OA	ジフテロイド様	S	−	d	−	+	酢酸，乳酸，コハク酸
A. viscosus	F	ジフテロイド様	S	+	+	−	+	酢酸，乳酸，コハク酸
Bifidobacterium eriksonii	OA	Y〜V字型	S	−	+	−	+	酢酸，乳酸
Eubacterium alactolyticum	OA	V型，cross stich	S	−	−	−	+	酢酸，酪酸，カプロン酸
E. lentum	OA	ジフテロイド様	S	−	−	−	−	酢酸
E. limosum	OA	Y〜V字型	S	−	d	−	+	酢酸，酪酸（イソ酪酸，イソカプロン酸）
Propionibacterium avidum	F	ジフテロイド様	S	+	+	−	+	プロピオン酸，酢酸
P. acnes	OA (F)	ジフテロイド様	S	+	−	+	+	プロピオン酸，酢酸
P. granlosum	F	ジフテロイド様	S	+	−	−	+	プロピオン酸，酢酸
Lactobacillus catenaforme	OA	短桿菌，単一または鎖状	S	−	+	−	+	乳酸

OA：偏性嫌気性，M：微好気性，F：通性嫌気性，S, R：それぞれスムーズ，ラフ，+，−：それぞれ陽性，陰性，d：細菌の株によって異なる，PYG：peptone yeast extract broth（PY）に glucose を加えたもの，*Lactobacillus catenaforme*：グループ 19

表 1-41 ヒト由来 *Bifidobacterium* の性状

菌 種	アラビノース	キシロース	リボース	マンノース	セルビオース	ラクトース	マルトース	ラフィノース	メルジトース	イノシトール	エスクリン	GC 含量 (mol %)
B. bifidum	−	−	−	−	+	−	−	−	−	−	−	62
B. adlescentis	+	+	+	+	+	+	+	+	+	−	+	58〜62
B. infantis	−	−	+	+	−	+	+	+	−	(+)	−	60
B. breve	−	−	+	+	+	+	+	+	(+)	−	+	58〜60
B. longum	+	+	+	−	−	+	+	+	+	−	−	60〜61

表 1-40 には，これら細菌を鑑別するための性状を示した．嫌気性のグラム陽性多形性桿菌は，Y〜V字形，棍棒状を呈し，ときに異染性．鞭毛を欠く．集落は灰色〜乳白色で，平滑半球状である．ブドウ糖を発酵して，酢酸や乳酸を生成する．

[形態・性状] *Bifidobacterium* のほとんどの細菌種は偏性嫌気性である．また鞭毛による運動性はない．20〜45℃の範囲で増殖するが，至適温度は38℃である．本細菌属は耐酸性である．*Bifidobacterium* 染色体の G＋C 含量はおよそ 60 mol％ である．また，*Bifidobacterium* の基準菌種は，*B. bifidum* である．

人乳，ニンジンなどに *Bifidobacterium* の発育因子（ビフィズス因子）がある．ヒト，各種動物の腸管，腟，口腔などに常在し，腸管感染の防御，免疫機能の増強，腸内腐敗抑制，たん白質やビタミンの代謝などに係わる有益な菌として，乳酸菌製剤，乳製品などに応用される．表 1-41 にヒト由来の *Bifidobacterium* の生化学的性状を示した．

Family *Corynebacteriaceae*
コリネバクテリア科

Corynebacteriaceae は棍棒状の形態を示す桿菌群で，分類学的には未だ不確定要素も多いが，*Corynebacterium diphtheriae* ジフテリア菌を中心とした菌群である．ヒトおよび動物に病原性を有するもの，有しないもの，また植物に病原性のあるものなどが含まれるが，臨床的には *Corynebacterium* のみが重要である．

1-14-2 Genus *Corynebacterium*
コリネバクテリウム属

Corynebacterium は次のような特徴を有する．
(1) グラム陽性桿菌（多形性）
(2) 芽胞を形成しない
(3) 分裂後，菌体が柵状に並んで見える
(4) 好気または通性嫌気性菌
(5) カタラーゼ陽性
(6) チトクロムオキシダーゼ陰性

この属にはヒトに病原性を有する *Corynebacterium diphtheriae* コリネバクテリウム・ジフセリエ（ジフテリア菌）がある．その他，植物に病原性を示すものもある．また，病原性の証明されていないものは自然界に広く生息し，水や土壌，また，ヒトや動物の皮膚および粘膜からも分離される．検査室でよく分離される菌は *C. diphtheriae*，*C. equi*，*C. haemolyticum*，*C. hofmanii*，*C. pseudodiphtheriticum*，*C. xerosis*，*C. pyogenes*，*C. kutscheri*，*C. renale*，*C. ovis*，*C. pseudotuberculosis*，*C. bovis* などである（表 1-42）．*Corynebacterium* を構成する細菌種の性質は"雑多"であり，それを反映して，染色体の G＋C 含量も 46〜74 mol％ と細菌属の中でも幅が広い．*Corynebacterium* の基準菌種は，*C. diphtheriae* である．

表 1-42 ヒトおよび動物に感染する主な *Corynebacterium* の鑑別

性状 菌種	*グルコース	*白糖	*マルトース	*ラクトース	溶血性	カタラーゼ	運動性	尿素	ゼラチン	硝酸塩	異染小体	その他の特徴
C. diphtheriae	+	−	+	−	d	+	−	−	−	+	+	病原性，特異外毒素，ファージ型別可能
C. pseudotuberculosis	+	d	+	d	+	+	−	d	d	d	−	病原性，特異外毒素
C. xerosis	+	+	+	+	−	+	−	−	−	+	−	非病原性（乾燥菌症）
C. renale	+	−	+	−	−	+	−	+	−	−	−	病原性
C. kutscheri	+	+	+	−	−	+	−	+	+	+	−	マウス，ラットに特異的感染
C. pseudodiphtheriticum	−	−	−	−	−	+	−	+	−	+	−	
C. equi	−	−	−	−	−	+	−	d	−	+	+	莢膜あり
C. bovis	+	−	+	−	−	+	−	−	−	−	−	9％食塩培地に発育
C. pyogenes	+	+	+	+	+	−	−	−	d	−	−	水溶性ヘモリジンのあるものあり
C. haemolyticum	+	+	+	d	+	−	−	−	−	−	−	

* 糖分解性は peptone-meat extract broth を使用した場合（*C. equi* は OF 培地）．+，−：それぞれ陽性，陰性，d：菌種によって+，− は異なる．

1 *Corynebacterium diphtheriae*
ジフテリア菌

Corynebacterium diphtheriae（coryne は棍棒，bacterion は桿菌，また diphtheria は皮膚の意味）はジフテリアの病原菌で，E. Klebs が患者の偽膜 pseudomembrane で観察し（1883年），翌年 Löffler が分離に成功した．また 1890 年には，北里柴三郎と E. Behring によってジフテリア毒素に対する**抗毒素** antitoxin を用いたジフテリアの免疫，治療の新分野が築かれた．

ジフテリア diphtheria は急性の接触性熱疾患で，口腔咽頭の偽膜形成と炎症を主症状とし，ジフテリア毒素が本疾患の病原性因子である（第2編，3-5-3 2 参照）．ジフテリア毒素はまた末梢神経および心臓にも障害を与える．ジフテリア毒素を産生しない *C. diphtheriae* もかなり分離される．このような細菌を保有する者は，単に咽喉頭炎のみを起こす場合があり，保菌者になりやすい．

[形態・性状] *C. diphtheriae* の大きさは $0.3～0.8 \times 1.0～8.0\,\mu m$ で，一端または両端が膨れて棍棒状を示す．菌体が柵状に配列するのが特徴である．また，グラム陽性であるが，染色は不均一であり，菌体の配列はビーズ状（数珠玉状）に見える．*C. diphtheriae* の特徴である**異染小体** metachromatic granule（ボルチン顆粒 volutin granule，polymetaphosphate が成分）が見られる．鞭毛と莢膜はなく，また，芽胞も形成しない．

[培養] *C. diphtheriae* は普通寒天培地にほとんど発育しない．非選択培地として，血液寒天培地，またはレフレル培地（レフレル凝固血清斜面培地 Löffler's coagulated serum slant）を用いる．また，選択培地には，荒川培地，クラウベルグ培地，Tinsdale 寒天培地，亜テルル酸カリウム添加血液寒天培地，HB（hemolytic blood）ジフテリア寒天培地を用いる．

細菌の分離にはレフレル培地が用いられるが，*C. diphtheriae* 以外の細菌も発育するので，雑菌の混入しやすい場所からの分離には不適当である．この培地は *C. diphtheriae* の継代培養や異染小体染色に用いられる．

選択培地には亜テルル酸カリウム添加血液寒天培地が汎用される．亜テルル酸塩が他の細菌属の発育を抑制し，また，*C. diphtheriae* は亜テルル酸塩を金属テリリウムに還元して集落の中心部が黒色となる．発育温度は 15～40℃（至適温度は 37℃）である．表 1-43 に示したごとく *C. diphtheriae* は集落の性状などによって 3 型に分けられる．gravis 型，intermedius 型，mitis 型はジフテリア毒素産生性の強さ，すなわち，それぞれ，強，中，弱を表している．

[生化学的性状] *C. diphtheriae* と他の類似菌との鑑別に用いられる糖分解を始めとする生化学的性状を表 1-42 に示した．糖分解には確認培地の DSS 培地（dextrose sucrose starch agar）が用いられる．

[感染源・感染症] *C. diphtheriae* の病原巣はヒトであ

表 1-43 *C. diphtheriae* の型鑑別

性状＼型	gravis 型	intermedius 型	mitis 型
形態	短くて不規則な桿菌，異染小体少ない	長く柵状，異染小体少ない	長く彎曲，異染小体多い
亜テルル酸塩添加血液寒天での発育性状	中心部灰黒色，周辺青白く，放線状，脆い	小さく灰黒色	暗灰色から黒色
集落の性状	2～3 mm（S型）	1 mm（S～R型）	1～2 mm（S型）
液体培地での発育性状	菌膜形成，沈殿多い	顆粒状沈殿	均等混濁
アルカリ化	早い	遅い	変化なし
デンプン分解性	＋	－	－
溶血性	－または＋	－	＋
ジフテリア毒素産生性	強	中	弱

り，ジフテリア患者の咽頭，気管，鼻腔などの分泌物，特に偽膜が感染源となりやすい．これらの直接的な接触または，汚染された器物との接触によって感染する．ジフテリアは *C. diphtheriae* の産生するジフテリア毒素に起因する疾患で，細菌が鼻粘膜または咽頭粘膜で増殖すると毒素を産生し，その毒素によって粘膜組織に障害が起こり，次第に周囲の組織に病巣が拡がる．局所は線維素性壊死を起こし，**偽膜** pseudomembrane が形成される（偽膜は *Streptococcus* などの感染でも形成される）．ジフテリア毒素は血流にも入り，副腎その他の充出血，心筋および横隔膜，軟口蓋，眼の毛様筋の脂肪変性などが起こり，循環障害，後麻痺などを起こす．

ジフテリア毒素はホルマリンによって**トキソイド** toxoid になり，毒性を失うが，抗原性，免疫原性があるのでワクチンとして使用される（第2編，7-1-2 ② 参照）．また毒素をウマなどに免疫して得た抗毒素は治療に用いられる．

[診断] ジフテリアの診断は *C. diphtheriae* 分離することが重要である．この場合，*C. diphtheriae* と他の細菌，特にジフテロイドとの鑑別が重要で異染小体，糖分解能などの試験が役だつ．ジフテロイド diphteroid とは，細胞の形や大きさが変化しやすく，グラム染色では菌体が不均等に染まり，また細胞の形態も柵状に配列するなど，*C. diphtheriae* 以外の Corynebacterium（表1-42），または Actinomyces や Eubacterium，Propionibacterium など（表1-40），グラム陽性，桿菌，非芽胞形成性，不規則細菌を総称したものである．症状的には偽膜の形成を特徴とするが，偽膜は他の細菌によっても形成されるし，ジフテリアでも偽膜を形成しない場合もある．次の試験もジフテリアの診断に役だつ．

Schick 試験：一定微量の毒素を皮内に注射して発赤反応の有無によって生体の抗毒素の有無を検査する試験．

Moloney 試験：菌体成分を皮内に注射したとき，激しいアレルギー反応が起こるかどうかを検査する試験（ワクチンの副作用を防ぐためにも用いられる）．

改良 Elek 試験：100 単位の抗毒素を浸した 1×8 cm の沪紙を培地の上に置き，試験する菌をこの上から十字になるように植える．24～48 時間，37℃ で培養すると沈降線が 45°角で現れるか否かを検査する試験．沈降線が現れるのは毒素産生菌で，非産生菌および他の菌では沈降線が出ない．

[予防・治療] ジフテリアの予防には百日咳ワクチンと破傷風トキソイドとの混合ワクチンを用いる．治療にはエリスロマイシン，ペニシリンなどが効果がある．抗毒素も有効であるが，血清病やアナフィラキシーに注意する．

1-15 グループ 21（グラム陽性，抗酸菌）
Gram-positive, mycobacteria

このグループ（グループ21）には，いわゆる抗酸菌

とよばれる Family *Mycobacteriaceae* マイコバクテリア科（Genus *Mycobacterium* マイコバクテリウム属）の，1細菌科（1細菌属）細菌が含まれる．*Mycobacteriaceae* は，分類学的には *Corynebacteriaceae* と同様に，Phylum *Actinobacteria* アクチノバクテリア門，Class *Actinobacteria* アクチノバクテリア綱に所属する．

Family *Mycobacteriaceae* マイコバクテリウム科

1-15-1 Genus *Mycobacterium* マイコバクテリウム属

Mycobacterium は歴史的にも，また病原細菌としても重要な細菌属である．A. Hansen はある患者に桿菌を見いだし（*Bacillus leprae*），これが leprosy（いわゆる「らい」，現在のハンセン病 Hansen's disease）の病原体であることを示唆した（1880年，第6編，歴傳参照）．その後，R. Koch も結核の病原体として桿菌の一種を分離し（*Bacterium tuberculosis*），この細菌が結核の病原体であることを実験的に証明した．そして，この時の証明に用いられた実験的な条件をコッホの条件 Koch's postulate として一般化した（1882年）．これらはそれぞれ，*M. leprae*, *M. tuberculosis* として *Mycobacterium* に分類された（1896年，第6編，歴傳参照）．

Mycobacterium は，わずかに彎曲するか，真直ぐの桿菌である．また繊維状あるいは菌糸様の分岐を示すこともあるが，容易に断裂して桿菌状になる（*Mycobacterium* は mycobacteria マイコバクテリアまたはミコバクテリアに由来し，カビ状の小桿菌の意味である）．運動性がなく，莢膜，芽胞，菌糸はいずれも見られない．*Mycobacterium* は色素に染色されにくいという特性をもつ．したがって，その染色には，スライドグラスに塗抹した細菌をフェノールフクシン液などと共に軽く蒸気がでる程度に火炎で加熱するなどの強力な方法（チール・ネルセン Ziel-Neelsen 染色法など，第5編，1-1-4 ④ 参照）を用いる必要がある．この難染色性は菌体（細胞壁）に脂質が多く，特にクロロホルムに溶解性のミコール酸 mycolic acid を含むことによる．しかし一旦染色されると色素を強く保持し，酸，アルコール，煮沸などによっても脱色されにくい．これが *Mycobacterium* は抗酸菌 acid-fast bacteria ともよばれる理由である．このような *Mycobacterium* は同じ抗酸性をもつ *Corynebacterium*, *Nocardia*, または *Rhodococcus* と間違われやすい．しかし，*Mycobacterium* は抗酸・抗アルコール性 acid-alcohol-fast でもあるが，これら3属には抗アルコール性は見られないこと，また前者のグラム染色性は弱いが後者はグラム染色で強く染色されることなどの性質の違いから，両者は区別される（表1-44）．

Mycobacterium には71菌種が存在し，これらは**迅速発育菌群** rapid growers と**遅発育菌群** slow growers の2群に大別される．この場合，寒天培地上にコロニーを形成する時間が7日以内（3～5日）の菌種を迅速発育菌群といい，遅発育菌群はコロニー形成に7日以上（7～60日）を要するものをいう．病原性をもつ *Mycobacterium* は遅発育性のものが多い．たとえば，71菌種のうちの31菌種にヒトまたは動物に対する病原性が認められ，そのうちの25菌種は遅発育菌性である．

これら遅発育菌性25菌種のうち，*M. tuberculosis*, *M. microti*, *M. bovis*, *M. africanum* は DNA の相同性が高

表1-44 *Mycobacterium* とこれに類似する細菌属の区別

特徴	*Mycobacterium*	*Corynebacterium*	*Nocardia*	*Rhodococcus*
形態	桿菌，繊維状（桿菌に断裂）	桿菌（棍棒状），柵状配列	菌糸（桿菌，球菌に断裂），気菌糸	菌糸（桿菌，球菌断裂），気菌糸なし
抗酸性	あり（強い）	あり（弱い）	あり（部分的）	あり（部分的）
抗酸・抗アルコール性	あり	なし	なし	なし
グラム染色性	あり（弱い）	あり（強い）	あり（強い）	あり（強い）
集落形成時間	2～60日	1～2日	1～5日	1～3日
ペニシリン感受性	耐性	感受性	耐性	感受性

いために**結核菌群** Mycobacterium tuberculosis complex とよばれる．また，M. leprae は現在でも人工培地での培養が不可能な Mycobacterium である．これら結核菌群と M. leprae 以外は非定型抗酸菌とよばれる．そして非定型抗酸菌は，色素産生性によって Runyon Ⅰ～Ⅳ群の4群，すなわち**光発色菌** photochromogens（Ⅰ群），**暗発色菌** scotochromogens（Ⅱ群），**非発色菌** non-photochromogens（Ⅲ群）と，**迅速発育菌**（Ⅳ群）に分けられる（表1-45）．

Mycobacterium 染色体の G＋C 含量は 61～71 mol％ であり，M. tuberculosis が Mycobacterium の基準菌種である．

1 *Mycobacterium tuberculosis* マイコバクテリウム・ツベルクローシス（結核菌）

M. bacterium は，ヒト以外にも，他の霊長類やイヌなどにも感染し，その感染部位によって肺結核，腸結核，腎結核などを起こす．

[形態・性状] M. tuberculosis は，大きさが 0.3～0.6×1～4 μm のグラム陽性桿菌で，抗酸性，抗アルカリ性，抗アルコール性，抗煮沸性である．形態は，培地，培養条件，また検体の採取場所などによっても異なり，いわゆる**多形性** pleomorphism を示す．抗酸菌染色（Ziel-Neelsen 染色）で赤染する**抗酸顆粒** acid-fast granule（Ziel 顆粒）と Fontès 染色で赤く染まった菌体内に紫色（グラム陽性）に染まって見える**ムッフ顆粒** Much's granule などがある．

[培養] M. tuberculosis の培養には小川培地（第5編，1-2-3 ⑭ 参照）が最もよく使用され，外国では Löwenstein-Jensen 培地も使用されている．両培地とも鶏卵の卵黄を主成分としている．一般の細菌に用いられている肉水，ペプトン，寒天などはこの細菌の発育を阻害するので，よく精製したものでないと使用できない．

M. tuberculosis は発育が非常に遅く，コロニーの形成に小川培地では 3～6 週間を要する（平均 4 週間）．これは分裂速度に関係し，通常の細菌の世代時間は 20～30 分であるのに対し，結核菌の場合は 20～22 時間であることによる．

その他，キルヒナ Kirchner 培地が，小川培地が不向きな薬剤感受性試験などに用いられる．液体培地ではツイーン tween を含むデュボス Dubos 培地，ツベルクリンの製造に用いるソートン Sauton 培地などがある．また選択培地として Middlebrook 7 H 10，同 7 H 11 培地にペニシリン，ナリジキシン酸，シクロヘキシミド，リンコマイシン，カルベニシリン，アムホテリシン B，ポリミキシン B などの薬剤を加えたものがある．

M. tuberculosis の集落は，R型（ラフ型）で**コード cord 形成**（紐状発育）をするのが特徴で，色は淡黄灰白色である．S型（スムーズ型）になると病原性が弱くなる．液体培地では液の表面に乾燥性の菌膜 pellicle をつくり，ジュウタン状に発育する．ツイーンを含む Dubos 培地では均質に発育する．

[生化学的性状] Mycobacterium の生化学的性状を表1-45 に示した．このうち，M. tuberculosis の主要な性質は次のようなものである．

① 抗酸性，抗煮沸性

M. tuberculosis は染色しにくいが，加熱などによって一旦染色されると，酸，アルコール，煮沸などによる脱色に抵抗性をもつようになる．

② 色素産生性

M. tuberculosis は phthiocol 誘導体の黄色の脂溶性色素を産生し，他の抗酸菌が産生するカロチノイド系の色素と区別される．この色素は水に不溶である．

③ ナイアシン産生性

M. tuberculosis は多量のナイアシンを産生する．また，M. tuberculosis は，90％以上の株がナイアシン産生陽性で，M. microti, M. ulcerans などにもナイアシン産生株が多い．このようなナイアシン産生性は，M. tuberculosis と他の Mycobacterium との鑑別に用いられる．

④ カタラーゼ産生性

M. tuberculosis はカタラーゼ試験（68℃ 20分，加熱に耐えるもの）が陰性であるが，他の非定型抗酸菌の多くは強陽性である．

⑤ アミダーゼ産生性

アミダーゼ（デアミダーゼ）は，尿素，アスパラギン酸その他のアミド化合物を脱アミノしてアンモニアを生ずる酵素である．M. tuberculosis は尿素の分解作用が強く，またニコチンアミドも分解する．M. bovis は尿素を分解するがニコチンアミドは分解しない．反対に，M.

表 1-45 主な *Mycobacterium* の生化学的性状

群別	菌種	発育至適温度	発育期間（平均）	コロニー（形）	コロニー（色）	普通寒天発育	尿素発育	硝酸塩	カタラーゼ 68℃	中性赤	ナイアシン	発育温度 25℃	37℃	40℃	45℃	52℃	ツイーン80分解	ニコチンアミダーゼ	ピラジナミダーゼ	アリルサルファターゼ	5%食塩発育
結核菌群	*M. tuberculosis*（ヒト型）	37℃	12〜25日	R型	淡黄灰白色	−	−	+	−	+	+	−	+	+	−	−	d	+	+	−	−
	*M. microti**（ネズミ型）	37℃	28〜60日			−	−	−	−	+	−		+					+	d	−	−
	M. bovis（ウシ型）	37℃	24〜40日	R型	淡黄灰白色	−	−	−	−	+	−	−	+	+	−	−	−	+	d	−	−
	M. africanum	37℃	31〜42日			−	+	+	−	+	+		+	+				+	+		−
非定型抗酸菌 I群 光発色菌	*M. kansasii*	37℃	10〜20日	RまたはS		−	−	+	+	d	−	−	+	+	−	−	+	+	d	d	−
	M. marinum	32℃	5〜14日		淡黄灰白色	−	+	−	+	−	−	+	±		−	−	+	+	+	+	−
	M. simiae	37℃	7〜14日			−	+	−	+	−	+		+	+	−	−	−	+	+	±	−
II群 暗発色菌	*M. scrofulaceum*	37℃	10日	SまたはR	黄〜橙色	−	+	−	+	−	−	+	+	±	−	−	−	+	+	−	−
	*M. flavescens**	37℃	7〜10日			−	+	+	+	+	−	+	+	+	−	−	+	+	+	±	+
III群 非発色菌	*M. avium*（トリ型）	40℃	2〜3週	S型	淡黄灰白色	−	−	−	−	−	−	(干)	+	+	±	−	−	−	+	−	−
	M. intracellulare					−	−	−	−	−	−	±	+	+	(干)	−	−	−	+	d	−
	M. xenopi	42℃	14〜28日	SまたはR	白〜淡黄色	−	−	−	−	−	−	−	+	+	−	−	−	−	+	+	−
	*M. terrae**	37℃	10〜21日			−	−	+	+	−	−	+	+	d	−	−	+	+	+	d	−
	*M. triviale**	37℃	10〜21日	R		−	−	+	+	−	−	+	+	+	−	−	−	+	+	+	+
	*M. nonchromogenicum**					−	−	−	−	−	−	+	+	+	−	−	±	−	+	+	−
IV群 迅速発育菌	*M. fortuitum*	37℃	3〜5日	R		+	−	+	+	+	−	+	+	d	±	−	±	−	−	+	+
	M. chelonei	37℃	3〜5日		白黄橙色	⧧	−	−	⊖	⊕	−	+	+	d	(干)	−	−	−	−	+	+
	*M. vaccae**					+	d	d	−	d	−	+	+	+	+	−	+	+	+	⊕	+
	*M. smegmatis**	37℃	3〜5日	S		+	+	+	d	−	−	+	+	+	+	−	+	+	+	⊕	+
培養不能菌	*M. leprae*																				

⊖：ほとんどーであるが、ある株は＋（陽性）のものもある、⊕：3〜4週目に＋になる、d：株によって異なる．
* ヒトには非病原性、または病原性の低いもの．このうち、*M. flavescens* は、迅速発育菌とされることが多い．

avium は尿素を分解せず，ニコチンアミドは分解する．非定型抗酸菌の Runyon Ⅰ，Ⅱ，Ⅲ群はホルムアミダーゼが陰性で，これが陽性のⅣ群との区別ができる．

⑥ 硝酸塩還元性

M. tuberculosis は硝酸塩を亜硝酸に還元するが，*M. bovis*，*M. avium* などは陰性である．

⑦ その他

M. tuberculosis の同定には他にいろいろな方法がある．耐熱ホスファターゼ，ペルオキシダーゼ試験，中性紅反応，発育温度域，普通寒天培地に発育の有無，光発色性，抗結核剤に対する感受性試験，モルモット，マウスの動物実験，ファージ型別などが行われる．

[菌体成分]

① ミコール酸 mycolic acid

M. tuberculosis にはその細胞壁に多様の，また多種類の脂質が含まれている．この細胞壁成分の特殊性が難染色性（染色されにくい性質）や抗酸・抗アルコール性（脱色されにくい性質），また耐熱性や消毒剤抵抗性に関わっている．この脂質を構成する脂肪酸は *M. tuberculosis* に特徴的なミコール酸である（α炭素に長鎖のアルキル基とβ炭素に−OH基を有する総炭素数が C_{70-90} のα−アルキルβ−ヒドロキシ長鎖脂肪酸）．*M. tuberculosis* は，α−ミコール酸，メトキシミコール酸，オキシミコール酸などを含有する．

② コードファクター code factor

コードファクターは，2分子のミコール酸がトレハロースの−OH基にエステル結合したものである（トレハロース 6,6′−ジミコール酸）．これは培養のコード形成と本菌の病原性因子と考えられていたものである．しかし，コードファクターと同じ基本構造をもつ脂質が *Corynebacterium* や *Nocardia* にも存在することなどから，これはコード形成また病原性にも直接関係していないことが明らかになっている．

③ スルホリピド

スルホリピド（2,3,6,6′−アシルトレハロース 2′−硫酸）は，コードファクターと協同して，食作用の促進作用や反対にファゴリソームの形成阻害作用によって細胞内寄生性を高める役割をしている．これによって結核性病変の空洞形成が促進される．

④ ペプチド糖脂質 GPL

GPL（フェノールフチオセロールジミコセロジン酸に糖鎖が結合したもの）は，ファゴリソームの形成を阻害し，リンパ球の増殖反応を抑制し，細胞性免疫を低下させる．

⑤ ワックス D wax D

ワックス D（ミコール酸，アラビノガラクタン，ムコペプチドの複合体）は *M. tuberculosis* の細胞壁の骨格ともいえる成分である．これにはアジュバント活性があり，**フロインド完全アジュバント** Freund's complete adjuvant の主成分である（第2編，4-6-3 [1] 参照）．

⑥ 精製ツベルクリン PPD

ツベルクリン tuberculin は *M. tuberculosis* の培養ろ液を加熱濃縮したものである．これはツベルクリン皮膚反応（遅延型アレルギー）の抗原として結核に対する免疫の診断に用いられてきたもので，旧ツベルクリン old tuberculin（OT）とよばれる．現在のツベルクリン反応には，OT を硫安分画で部分精製したものが抗原として用いられており，これを**精製ツベルクリン** purified protein derivative（PPD）という．*M. tuberculosis* の感染や BCG の接種を受けている者に PPD を皮内注射すると，遅延型アレルギーとして皮膚の発赤と硬結が 24〜48 時間をピークとして現れる．このため，結核に対する免疫の状態を知ることができる（第2編，5-1-3 [4] 参照）．

⑦ ESAT-6 など

M. tuberculosis の培養ろ液には細胞性免疫を誘導する複数の低分子量たん白質が見いだされている．この中には，結核の診断に有用な EAST-6 の他に，CFP-10（分子量；10,000）や TB 10.4（分子量；10,400）などが存在する．これらは Ag85 抗原や 19k 抗原などと組合わせた成分ワクチンとして有効性が示唆されている．

[感染源・感染症] 感染巣はヒト（結核患者）であり，患者が咳やくしゃみによって発するしぶき（気管支分泌物のエアロゾル）が感染源になる．これが空中を浮遊している間に水分が蒸発する．この飛沫を吸入することによって感染する．結核は梅毒と同じように伝染性の肉芽腫をつくる疾患である．*M. tuberculosis* はどの臓器にも感染するが，普通は肺に感染しやすい．ヒトの結核は *M. bovis*（ウシ型結核菌）によっても起こるが，ウシ型結核は少なくなっている．*Mycobacterium* はほとんどが

呼吸器から感染し，発症は細菌の病原性の強さよりは，その吸入量，宿主の過敏性，宿主の感受性などが影響する．感染は成人よりも子供または高齢者のほうに多い．細菌の吸入後，片方の肺の肺胞にマクロファージや多形核白血球の増加する炎症性反応が起こる．細菌は近くのリンパ節に入り，そこでマクロファージに食菌される．この初期段階で細菌が胸腔または血流中に入ると，他の臓器にも転移し，種々の臓器に多数の結核結節ができる．これが**粟粒結核**である．子供の場合は，よく粟粒結核や結核性髄膜炎を起こす．

初期の感染で回復しない場合は，炎症の際に関連した種々の細胞からなる**結節**をつくる．結節は石灰化して治るか，または中心部に細菌と宿主細胞の塊が現れて乾酪化壊死（**空洞化**）を起こす．この乾酪部はまた石灰化によって固くなり，細菌は休眠状態 dormant となり何年もそこで生残する．また，乾酪部はしばしば軟らかくなるか液化して，細菌は急速に増殖し，肺組織の各所に散らばる．この部分に酸素が供給されると細菌は増殖し，新しい結節をつくり，周辺の肺組織を壊死に追い込む．ある場合にはこの結核結節は線維壁によって被われ，数年間も存続し，気管支に細菌を排泄する．

症状が消失しても再感染は起こり得る．再感染の経路は初感染とは明らかに異なり，また慢性的である．細菌はリンパ節を侵し，肺の頂端に見られる．再感染の経過は初感染で獲得した細胞性免疫による典型的な過敏症反応（アレルギー反応）である．結核に対する感受性は年齢により異なり，5歳以下のものに感受性が強く，この年齢のものは死に至る場合もある．10代で感受性は低下するが，加齢に伴い感受性は増加し，老年で最高に達する．

[診断]　結核の診断は，臨床症状，喀痰中の細菌検査，胸部X線検査，ツベルクリン皮内反応によって行う．

① **臨床症状**；局所症状として，長引く咳（2，3週間以上），痰，胸痛，血痰，腰痛，背部痛（脊椎カリエス），血尿（腎結核），また全身症状として，発熱，悪寒，寝汗，倦怠感，食欲不振，体重減少などを示す場合は結核を疑う．また，結核患者との接触や感染の既往歴がある者や，糖尿病，HIV感染，消耗性疾患などの基礎疾患を有する者，さらに免疫抑制剤を投与している者などが上記のような症状を示す場合も注意を要する．

表1-46　ガフキー号数

ガフキー号数	細菌数		表示法
1	全視野に	1～4	+ 少数
2	数視野に	1	
3	1視野に（平均）	1	
4	1視野に（平均）	2～3	⧺ 中等
5	1視野に（平均）	4～6	
6	1視野に（平均）	7～12	
7	1視野に（平均）	13～25	
8	1視野に（平均）	26～50	⧻ 多数
9	1視野に（平均）	51～100	
10	1視野に（平均）	101以上	

* 蛍光法ではこれよりも細菌数は多くなる．

② **喀痰中の細菌検査**；喀痰中の *M. tuberculosis* を検査すること（喀痰結核菌検査）は結核の確定診断である．喀痰の採取は少なくとも3日間行い，喀痰が採取できない時には胃液検査も試みる．喀痰結核菌検査には，喀痰塗沫の抗酸菌染色と培養検査がある．抗酸菌染色の結果は，わが国では**ガフキー Gaffky 分類**で表す（表1-46）．ガフキー1号や2号は偽陽性のことがあり，ガフキー3号以上なら結核の可能性が高い．抗酸菌染色では検体に多数の細菌が含まれていないと検出できないので注意を要する．蛍光顕微鏡による細菌の検査は感度が高く，蛍光法は抗酸菌染色法に比べて約10倍の感度がある．したがって，蛍光法は患者の排菌を確認するためには優れた方法である．

細菌の培養には小川培地が用いられる．培養検査は，原因菌の同定や非定型結核菌感染症との鑑別，また薬剤感受性検査のためにも必要である．しかし，培養検査には長時間を要する．このため，PCR法を用いた遺伝子診断による迅速な診断が可能になっている．また遺伝子診断法は，抗酸菌染色法，蛍光法または培養検査に比べて感度も高い．しかし，この反面，遺伝子診断法は偽陽性診断される欠点もある．

③ **胸部X線検査**；胸部X線では，肺結核の空洞に関して，その病側（左肺，右肺，または両側），拡がりと面積の程度と経過を知ることができる．

④ **ツベルクリン皮内反応**；ツベルクリン皮内反応では，ツベルクリン（PPD）を前腕屈側に皮内注射し，注射局

所の発赤を48時間後に測定する（4 mm以下；陰性，5〜9 mm；偽陽性，10 mm以上；陽性）．結核は感染した者の5〜10％が発病する．発病率は高くないが，感染するとリンパ球（T細胞）が感作され，それが記憶細胞として長期間残存する．したがって，感作T細胞が存在する場合は，現在，結核にかかっている者以外にも，過去に感染したことがある健常者，BCG被接種者はツベルクリン反応が陽性になる．また，結核と非定型結核との区別も困難である．一方，新生児や高齢者，HIV感染者，ステロイドや免疫抑制剤，また抗がん剤の使用中の者は結核を発病していても陰性になることがある．

[予防]　BCG（Bacille de Calmette et Guérin）は結核の予防に生菌の感染免疫が最も有効なことから，*M. bovis*のVallée株を胆汁加馬鈴薯培地に長期継代し，ヒトに対して病原性の弱い弱毒株をつくり，これを接種することによって，*M. tuberculosis*に対する免疫をつくらせる生菌ワクチンである．また，*M. tuberculosis*に感染したことが判明した場合，発病を防ぐために，イソニコチン酸ヒドラジドの内服が奨められている（化学予防）．

[治療]　一次抗結核剤としてストレプトマイシン（SM），パラアミノサリチル酸（PAS），イソニコチン酸ヒドラジド（INH），二次抗結核剤としてカナマイシン（KM），バイオマイシン（VM），カプレオマイシン（CPM），エチオナミド（TH），エタンブトール（EB），サイクロセリン（CS），ピラジナミド（PZA），チビオン（Tb1），リファンピシン（RFM），サルファ剤（SA）などがある．INHとRFPは結核の治療のための基本的な抗細菌薬であるが，近年ではこれら2剤に同時に耐性を示す多剤耐性結核菌が出現し，これは結核の治療を困難にしている．この問題に対して，INH，RFP，SM（またはER），PZAなどを同時に投与する併用療法が適用される（第2編，7-4参照）．

[消毒薬に対する作用]　化学薬品の*Mycobacterium*に対する作用は70％アルコール，0.1％昇汞水，1〜5％石炭酸，1〜5％クレゾールが比較的効果があるが，他の細菌に著しい効果のある逆性石鹸（ベンザルコニウム）は全く効果がない．

2　*Mycobacterium tuberculosis* complex その他の結核菌群

M. tuberculosis, *M. microti*, *M. bovis*, *M. africanum*の4菌種を結核菌群という．これらのうち，*M. microti*を除き，*M. tuberculosis*, *M. bovis*, *M. africanum*はヒトの結核の病原体として臨床的に重要である．これら3菌種は生化学的性状によって鑑別されるが，ミコール酸のパターンまたはDNA-DNAハイブリダイゼーション法やPCR法による遺伝子型では区別できない．現在，臨床検査室での*M. tuberculosis*の検出にはPCR法が用いられており，これで陽性とされた場合は結核菌群として報告されるが，この95％以上は*M. tuberculosis*によるものと考えられている．

1) *Mycobacterium bovis*
マイコバクテリウム・ボビス（ウシ型結核菌）

*M. bovis*は，硝酸塩非還元性，ナイアシン非産生性，ニコチンアミダーゼ非産生性の他，微好気性，ピラジナミド（PZA）に耐性，thiophen-2-carboxylic acid hydrazide（TCH）に感受性などが*M. tuberculosis*の性状とは異なっている．また，*M. tuberculosis*が自然感染または実験的感染の宿主はそれぞれ主にヒトまたはモルモットであるが，*M. bovis*の場合はウシ，ヒト，ブタ（自然感染宿主）およびモルモット，ウサギ，ノネズミ（実験的感染宿主）など，感染宿主域は広いのが特徴である．

BCGは，*M. bovis*をウシ胆汁添加馬鈴薯培地で十数年にわたって継代培養することで弱毒化したものであり，今日世界的に結核ワクチンとして用いられている．*M. bovis*はグルセリンを含む培地での増殖は不良であるが，BCGはこの培地によく増殖する．また*M. bovis*が微好気性であるのに対してBCGは好気性であり，*M. bovis*のミコール酸パターンは*M. tuberculosis*と同じであるが（α-ミコール酸，メトキシミコール酸，オキシミコール酸など），BCGのミコール酸パターンはこれと異なる．

2) *Mycobacterium africanum*
マイコバクテリウム・アフリカヌム

*M. africanum*は，*M. tuberculosis*と*M. bovis*の中間型生化学的性状をもつ．たとえば，西アフリカの患者から

分離された株は M. tuberculosis 型の生化学的性状をもち，中央アフリカの患者から分離された株は M. bovis 型の生化学的性状をもつ．M. africanum を独立した菌種とすることに必ずしも意見の一致は得られていない．

3) **Mycobacterium microti**
マイコバクテリウム・ミクロティ（ネズミ型結核菌）

M. microti は，ハタネズミの結核菌であり，ヒトに対する病原性は証明されていない．

3 非定型抗酸菌 atypical mycobacteria

非定型抗酸菌は結核菌群と M. leprae 以外の抗酸菌の総称で MOTT（mycobacteria other than tuberculosis）とよばれることもある．非定型結核菌は，結核菌群よりも発育が速く，集落が湿潤で抗生物質の効果も耐性のものが多く，ナイアシンを産生しない．E. H. Runyon は，このような性状をもつ菌群を4群に分類した．非定型抗酸菌症（MOTT症）は，M. kansasii, M. avium, M. intracellurare によるものが大半を占める．

I群：光発色菌群（フラン器等の暗室培養では無色であるが，光をあてて培養すると黄色の集落に変わる）

M. kansasii が毒性が最も強く，M. tuberculosis に似た病変を起こす．M. marinum は水中に生息し，低温（25℃）で発育しヒトの皮膚に病変を起こす．

II群：暗発色菌群（暗いところでも発色し，集落は黄橙色）

M. scrofulaceum, M. flavescens などがある．肺病変からも分離されるが，雑菌として口腔，胃，腸からも分離される．

III群：非発色菌群（発色なし）

M. avium, M. intracellulare などがある．この2菌種は非常に性状が似ているので区別しない場合もある．非定型抗酸菌の中では最も多く分離され，M. kansasii についで毒力も強い．一般の雑菌としても分離される．

IV群：迅速発育菌群（発育が速く，1週間以内に集落が見られる）

M. fortuitum, M. smegmatis があり，一般に非病原性であるが，まれには病気の原因となる．

4 *Mycobacterium leprae*
マイコバクテリウム・レプレ
（ハンセン病菌）

M. leprae は，ハンセン病 leprosy の病原体として古くから知られているが，人工的な培養方法は未だに模索中で成功していない．大きさは 0.3～0.5×1.0～8.0 μm のグラム陽性桿菌で抗酸性を示す．莢膜，芽胞，鞭毛はもたない．抗酸性は M. tuberculosis（ヒト型結核菌）よりも弱く，したがって脱色には1％の塩酸アルコールを使用する．M. leprae はハンセン病の病変部，特に活動期の病巣には多く検出され，組織球細胞の中で，菌体が塊 clumps や束状 bunches に多数かたまって見られる．時に globi と呼ばれるものが細胞の内外に観察される．

診断にはレプロミン反応 Lepromin test がある．これには**光田反応**と **Fernandez 反応***の2つがある．またカルジオリピンとレシチンを1:1に混合し，カオリンで吸着させた凝集反応があるが，この場合，結節型は陽性で，他の型および健康人では陰性になる．M. leprae の感染力はあまり強くないが，家族感染が起こるので幼児は母親からの隔離が必要で，治療はスルホン剤が有効である．

* Fernandez 反応の抗原は Dharmendra 抗原が使用される．これは加熱殺菌したハンセン病結節からクロロホルムで菌を集め，エーテルで脱脂乾燥した食塩水浮遊液である．光田抗原は加熱（120℃，20分）したハンセン病結節に20倍量の生理的食塩水を加え，すりつぶした乳剤でろ過後0.5％に石炭酸を加えたものである．両方とも皮膚の組織反応であるが，Fernandez 反応は48時間後早期に現れ，ツベルクリン反応に類似するが，光田反応は遅く3～4週を要する．これは菌体不溶成分に対する結核様肉芽腫形成のためで，両者ともハンセン病および予後の判定に役だつ．

5 *Mycobacterium lepraemurium*
マイコバクテリウム・レプレミュリウム

M. lepraemurium は野ネズミにかなり多く感染していて，形態的には M. leprae に似ている．抗酸性，抗アルコール性は M. leprae よりも強い．M. leprae よりも培養が簡単であるので，多くの学者が研究をしているが，未だ人工培地には成功していない．

1-16 グループ22（グラム陽性，ノカルジア型放線菌）
Gram-positive, nocardia-form actinomycetes

このグループ（グループ22）は，サブグループ1；ミコール酸を含有する細菌，サブグループ2；*Pseudonocarudia* と関連細菌属，サブグループ3；*Nocardioides* と *Terrabacter*，サブグループ4；*Promicromonospora* と関連細菌属から構成されている．ここではサブグループ1に属する Family *Nocardiaceae* ノカルジア科（Genus *Nocardia* ノカルジア属）の1細菌科（1細菌属）細菌について述べる．*Nocardiaceae* は，*Corynebacteriaceae*, *Mycobacteriaceae*, *Bifidobacteriaceae* と共に，Phylum *Actinobacteria* アクチノバクテリア門に所属している．

Family *Nocardiaceae* ノカルジア科

Actinomycetales アクチノマイセス目の中では好気性のグラム陽性桿菌で菌糸体が形成され，気中菌糸および栄養菌糸が形成される．菌糸上に胞子を産生するものとしないものがある．

1-16-1 Genus *Nocardia* ノカルジア属

E. Nocard によって最初にこの細菌が報告された．ノカルジア症の病原菌で，*Nocardia asteroides* ノカルジア・アステロイデス，*Nocardia brasiliensis* ノカルジア・ブラジリエンシス，*Nocardia otitidiscaviarum* ノカルジア・オティティジスキャビアルムなどの菌種がある．ノカルジア症には，足菌腫と肺ノカルジア症の2つの病型がある．足菌腫は *Nocardia* ばかりでなく *Streptomyces* ストレプトマイセス属，*Actinomyces* アクチノマイセス属によっても起こる．

[形態・性状] *Nocardia* は，線維状の構造（幅は 0.5～1.2 μm）を示し，真菌のように菌糸および菌糸体をつくる細菌属である．胞子の形成はなく抗酸菌染色陽性の菌は病原性が強く，運動性はない．*Nocardia* 染色体の DNA 含量は 64～72 mol% であり，*Mycobacteria* と同様に高い G+C 含量をもつ．*Nocardia* の基準菌種は *N. asteroides* である．

[培養] *Nocardia* は好気性で，サブロー寒天培地，ツァペック・ドックス寒天培地のような簡単な培地に発育するが，コロニーの形成には 37℃で3～5日を要する．集落の外形，硬さなどは一定しないが，産生する色素（黄，赤，白，褐，黒色など）が菌種の同定に役立つ．

[感染源・感染症] *Nocardia* は，土壌や水などの環境に存在し，ほこり（埃）として空気中に飛散する．肺感染は細菌の吸入によって起こる．外傷から組織に感染することもある．肺ノカルジア症の原因菌は *N. asteroides* である．その初期症状は発熱，胸膜炎，体重の減少などである．足菌腫 mycetoma は，黴腫またはマヅラ足 madura foot ともいわれ，慢性化膿性進行性肉芽腫で皮下組織や骨を侵し，感染は皮膚の外傷部に *N. brasiliensis* が汚染することから始まる．

[診断] 化膿などの分泌物中の細菌を顕微鏡で観察する．細菌は薄く（幅は 0.5～1.2 μm），高度に分岐した菌糸を持つ．抗酸菌染色も顕微鏡観察に役立つ．また好気性および嫌気性培養をすると *Actinomyces* との区別がつく（*Actinomyces* は嫌気性，*Nocardia* は好気性）．*Nocardia* はサブロー寒天培地で小さな黄色集落をつくり，次第に暗赤色に変わる．

[治療] サルファ剤単独およびサルファ剤とアンピシリン，トリメトプリムなどとの併用，ヨード剤，X線照射，足に生じた足菌腫の場合には切断など予後は悪い．

1-17 グループ30（細胞壁欠如性細菌，マイコプラズマ）
cell wall-less bacteria, mycoplasmas

このグループ（グループ30）は，細胞壁をもたない

細菌，すなわちマイコプラズマ mycoplasma が含まれる．マイコプラズマは，通性嫌気性または微好気性グループと偏性嫌気性グループに大別され，さらに，それぞれのグループは培養にステロールを要求するものとこれを要求しないものとに分かれる．ここでは，通性嫌気性または微好気性で培養にステロールを要求するもののうちFamily Mycoplasmaceae マイコプラズマ科（Genus Mycoplasma マイコプラズマ属，Ureaplasma ウレアプラズマ属）の1細菌科（2細菌属）について述べる．Mycoplasmaceae は Phylum *Firmicutes* ファーミキュテス門に所属している．

Family *Mycoplasmaceae* マイコプラズマ科

1-17-1 Genus *Mycoplasma* マイコプラズマ属

Mycoplasma（カビ状の菌の意味）は人工培地に増殖する菌の中では最も小さい細菌で，1896年 E. Nocard および E. R. Roux がウシ肺疫の病原体として最初に分離し，これを **PPO**（pleuropneumonia organism）と名付けた．その後これに性状がよく似ている細菌が次々と分離され，一括して **PPLO**（pleuropneumonia like organism）とよばれるようになり，さらに現在の *Mycoplasma* と改名された．

組織培養には動物の血清を必要とするが，*Mycoplasma* は細菌ろ過器を通過するので，培養細胞を汚染する．これはウイルスワクチンの製造（主に生ワクチン）や培養細胞を用いる研究などで障害になる．

Mycoplasma の特徴は，1）300 nm の大きさの最少増殖単位であること，2）細胞壁をもたないこと，3）固形培地で特徴的なコロニーをつくること（いわゆる目玉焼状コロニー），4）増殖にステロールまたは天然の血清たん白が必要なこと，5）ペニシリンおよび細胞壁合成阻害剤に耐性であること，6）細菌ろ過器を通過すること，などである．

Mycoplasma の染色体 G+C 含量は 24〜36 mol % であり，*M. mycoides* が *Mycobacteria* の基準菌種である．

[感染症] *Mycoplasma* のうち，ヒトに病原性が認められるのは *M. pneumoniae* のみで，これはマイコプラズマ肺炎（**原発性非定型肺炎**）の原因菌である．その他の *Mycoplasma* は正常細菌叢を形成しているもので，その病原性は不明なものが多い．そのうちで *M. salivarium* は，歯周炎の患者より高率に分離され，患者の抗体価も上昇するので，歯科疾患との因果関係が注目されている．

[培養] *Mycoplasma* は一般の細菌のように同定の最初の手技，すなわちグラム染色が難しいので，集落の形態観察を重点におく．*Mycoplasma* は一般の培地にはほとんど発育しないので PPLO 培地（図1-8）を用いる．ほとんどの *Mycoplasma* が発育にステロールを必要とするので，普通培養にはウマの血清を用いる（*Ureaplasma* の培養には Taylor-Robinson 培地，U9 培地（図1-9）などを用いる）．培養条件は *Mycoplasma* は湿度を好むので，培養にはフラン器を加湿する必要がある．好気的に発育するが，嫌気的に培養したほうがよいものもある．集落は成長が遅く，しかも小さいので，その観察は拡大鏡を使用する必要があり，Dienes 染色，Klieneberger 染色が用いられる．

PPLO 寒天培地

PPLO agar	2.38 g
蒸留水	70 mL
121℃，15分	
ウマ血清（非加熱）	20 mL
25％酵母エキス	10 mL
ペニシリンG 10万単位/mL	1 mL
2.5％酢酸タリウム	1 mL

PPLO 液体培地

PPLO agar の代わりに PPLO enrichment broth を用い，ブドウ糖（1％）を加える．

図1-8 PPLO 培地

PPLO agar（Difco）は，ウシ心臓抽出物，ペプトン，NaCl，寒天を含む．PPLO enrichment broth（Difco）は，ウシ心臓抽出物，ペプトン，NaCl，クリスタルバイオレットを含む．

```
U 9 液体培地
    U 9 基礎培地              95 mL
    ウマ血清（非加熱）         4 mL
    10％尿素液                0.5 mL
    1％フェノールレッド        0.1 mL
    ペニシリン G 10 万単位/mL  1.0 mL
         pH 6.0

U 9 寒天培地
    U 9 液体培地に寒天を加える．
```

図 1-9　U9 培地
U9 基礎培地（Difco）には，ペプトン，デキストロース，NaCl，KH_2PO_4 が含まれる．

[生化学的性状]　主な生化学的性状は表 1-47 に示した．

[血清学的性状]　補体結合反応，受身赤血球凝集反応，蛍光抗体法等が患者の抗体検査に用いられている．

[診断]　非特異反応として寒冷凝集反応がある．**寒冷凝集素**は患者血清中の IgM であり，0～5℃で赤血球を凝集させる．マイコプラズマ肺炎の患者に増加するといわれ，マイコプラズマ肺炎患者の 40～70％が寒冷凝集素反応陽性であり，また，寒冷凝集素反応陽性の 85～90％の者が，マイコプラズマ肺炎患者であるとの報告もある．しかし，寒冷凝集素は他の疾患（後天性溶血性貧血，トリパノソーマ感染症，肝疾患，伝染性単核症，扁桃腺炎，インフルエンザ，レイノー症候群，悪性貧血等）でも上昇が見られるので注意が必要である．

[治療]　Mycoplasma は細胞壁をもたず，したがって，ペプチドグリカンをもたないので，ペニシリン，セファロスポリン系抗生物質には耐性である．しかし，エリスロマイシン，テトラサイクリン系抗生物質には感受性である．

1 *Mycoplasma pneumoniae*
マイコプラズマ・ニューモニエ
（肺炎マイコプラズマ）

一般の肺炎（大葉性肺炎）とは臨床像が異なる肺炎の存在が知られ，これは原発性非定型肺炎（原発性異型肺炎）と名づけられた．**原発性非定型肺炎**は *M. pneumoniae* を始め，クラミジア，ウイルスなど，多くの病原による症候群であり，*M. pneumoniae* は不顕性感染から上気道炎，気管支炎，肺炎などまで広い疾患スペクトルを示す．

M. pneumoniae による原発性非定型肺炎（マイコプラズマ肺炎）の臨床症状は，無症状で胸部 X 線撮影で偶然発見されるものから，全身的な合併症を伴う重症例まで多様である．主な症状は，激しい長期の咳，鼓膜炎の合併による耳痛，小児では頸部リンパ腺の腫大などで，発熱のあるものも多く，下痢，はきけ，発疹などが見られる．白血球数は他の細菌の混合感染がない場合には変

表 1-47　主なヒト由来マイコプラズマの生化学的性状

	ブドウ糖発酵	アルギニン分解	尿素分解	ホスファターゼ活性	嫌気性発育	好気性発育	イースト要求性	増殖速度	集落形態	モルモット血球溶解	ヘモアドソープション
M. hominis	−	+	−	−	+	+	−	迅速	目玉焼状	おそい（α）	−
M. salivarium	−	+	−	−	+	−	+	〃	〃	おそい（α）	−
M. orale	−	+	−	−	+	±	+	中等	〃	おそい（α）	+
M. buccale	−	+	−	+							−
M. faucium	−	+	−	−							+
M. fermentans	+	+	−	d	+	±	−	中等	顆粒状	おそい（α）	−
M. pneumoniae	+	−	−	−	+	+	+	緩慢	顆粒状	迅速（β）	+
U. urealyticum	−	−	+	+		+		遅い			+

d：株によって異なる．

化がなく，他の細菌性肺炎と区別ができる．胸部X線像は間質性の散布性浸潤影から大葉性に至る多様なX線像を示す．典型的なものは境界不鮮明で，淡く均等な浸潤影が肺門から末梢に広がり，初期には陰影内に血管影を透視できるものが多い．

2 動物の *Mycoplasma*

ヒト以外のマイコプラズマ感染症の病原体として最初に分離されたのは，ウシ肺疫の病原体 *M. mycoides* である．その他，ヤギ，ヒツジの伝染性無乳症の病原体 *M. agalactiae*，ウシの乳房炎，関節炎の病原体 *M. bovis*，ブタの流行性肺炎の病原体 *M. hyopneumoniae*，ニワトリの気嚢炎，滑膜炎の病原体 *M. synoviae*，同じく慢性呼吸器疾患として *M. gallisepticum* などが明らかにされている．

1-17-2 *Ureaplasma urealyticum* ウレアプラズマ・ウレアリチカム

Ureaplasma は，Shepard（1954）によって非りん菌性尿道炎患者より分離されたが，それまで知られていた *Mycoplasma* よりもかなり小さい集落をつくるので，tiny-form PPLO または T-*Mycoplasma* と呼ばれた．この細菌は，その後，尿素を分解することが判明したので *Ureaplasma urealyticum* と命名された．*Ureaplasma* はヒトの生殖器の正常細菌で，その病原性は弱いとされているが，非りん菌性尿道炎との関連性は今後の解明を待たなければならない．また慢性前立腺炎患者の前立腺のマッサージ後の尿より高率に分離される報告もある．また口腔，泌尿生殖器等から多く分離される *M. hominis*，*M. fermentans*，*M. salivarium*，*M. orale* 等の *Mycoplasma* も考慮に入れなければならない．

2 病原真菌学

本章では，*Zygomycota* 接合菌門，*Ascomycota* 子嚢菌門，および *Deuteromycota* 不完全菌門に属する主な病原真菌について述べる．

2-1　***Zygomycota*** **接合菌門**
　　　Absidia corymbifera，*Rhizopus oryzae*，*Mucor ramosissium*

2-2　***Ascomycota*** **子嚢菌門**
　　　Pneumocystis carinii

2-3　***Deuteromycota*** **不完全菌門**
　　　Aspergillus fumigatus，*Candida albicans*，*Cryptococcus neoformans*，*Trycophyton rubrum*

2-1　Division *Zygomycota* 接合菌門

Division *Zygomycota* 接合菌門のうち，Class *Zygomycetes* 接合菌綱のなかの Order *Mucorales* ムコール目に属するものと，Order *Entomophthorales* エントモフトラ目に属するものが病原性を示す．なお，前者が通常の真菌培養で成育するのに対して，後者はその多くが人工培地では成育しない（ただし，地方病的疾患であるエントモフトラ症 entomophthoramycosis の病原真菌である *Entomophthora coronata* エントモフトラ・コロナータは寒天培地で急速に発育する）．ヒトの**真菌症** mycosis の原因になる真菌のほとんどは前者に含まれ，そのうち，*Absidia* ユミケカビ属，*Rhizopus* クモノスカビ属および *Mucor* ケカビ属が，**接合菌症** zygomycosis（同義語，ムコール症 mucormycosis）の代表的な起因菌となる．

これらの真菌に共通する最大の特徴は，菌糸にほとんど隔壁をもたないということである．この菌糸から，垂直に特別な枝（**胞子嚢柄** sporangiophore）が伸び，その頂点に**胞子嚢** sporangium が形成される．胞子嚢のなかには多くの**胞子嚢胞子** sporangiospore が生じ，成熟すると胞子嚢を破って胞子が散乱する．これらの基本的な性状は *Absidia*, *Rhizopus* および *Mucor* に共通するが，胞子嚢の形状，胞子嚢柄の出方や**仮根** rhizoid が形成される場所などの違いで属が特定される（図2-1）．

2-1-1　*Absidia corymbifera* アブシジア・コリムビフェラ

[形態・性状]　本属は仮根と仮根を結ぶ菌糸（走出子；ストロン）から胞子嚢柄が伸長し，決して仮根から直接胞子嚢柄が射出することはない．また *Rhizopus* クモノスカビ属や *Mucor* ケカビ属のものに比較して胞子嚢が小さく梨形であるとされるが，むしろ胞子嚢柄と柱軸との境が漏斗状の形状（アポフィシス）を示すことが特徴的である．また，通常胞子嚢の直下部に隔壁を有する．なお，アポフィシスは胞子嚢が開裂したときにより明瞭

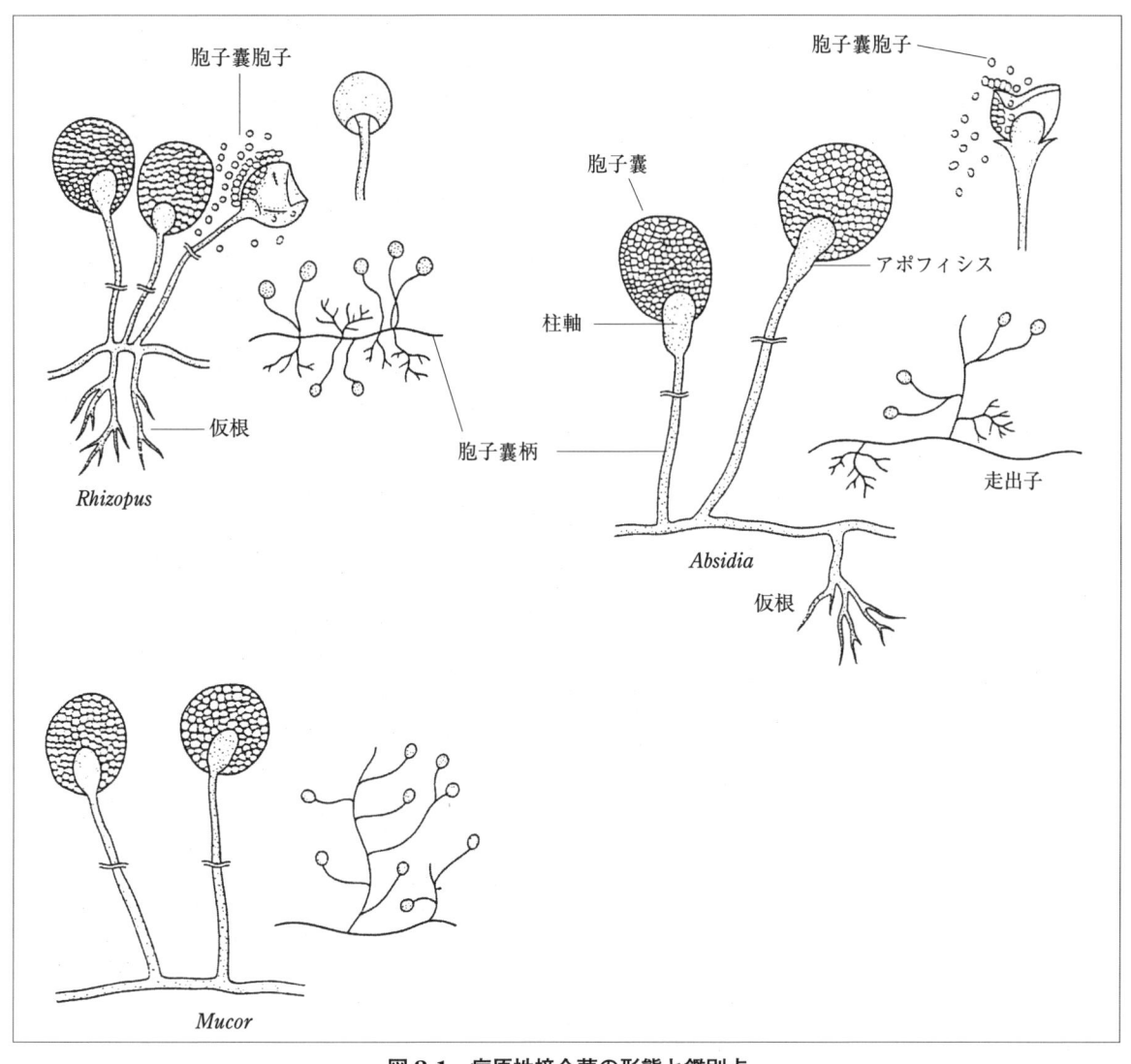

図 2-1 病原性接合菌の形態と鑑別点

に認識することができる．胞子嚢胞子は無色～灰黒色で，球形～卵円形で一般にその表面は平滑である．

[培養・増殖] 通常はサブロー・ブドウ糖寒天培地を用いるが，ポテトデキストロース寒天培地を用いると胞子嚢の形成が良好な場合もある．発育はきわめて速やかで，培養数日で，直径 6 cm 程度の集落を形成し，その表面は羊毛状～綿毛状で，オリーブ色調の灰色を呈する．

[感染症] 本真菌属のうち，*Absidia corymbifera* アブシジア・コリムビフェラは接合菌症の最も代表的な起因真菌の1つである．*A. corymbifera* をはじめ，*Mucorales* ムーコル目のものによって惹起される感染症はムーコル症と呼称されてきたが，最近では接合菌症と呼ばれるのが一般的である．なお，古くから使われていた藻菌症 phycomycosis という病名は最近では使用しない．

わが国にみられる**深在性真菌症** deep seated mycosis のうち，接合菌症の頻度はカンジダ症，アスペルギルス症およびクリプトコックス症に次ぐが，最近増加の傾向にある（表2-1）．

本症の病型については画一された分類はないが，胞子嚢胞子の吸入が主たる感染経路であることから気道系の感染が主体である．また，誤嚥による気道系から，あるいは食物から起因真菌が消化管に入り病巣を形成することもまれではない．また，これらの初感染巣から血行

506　第3編　病原微生物学各論

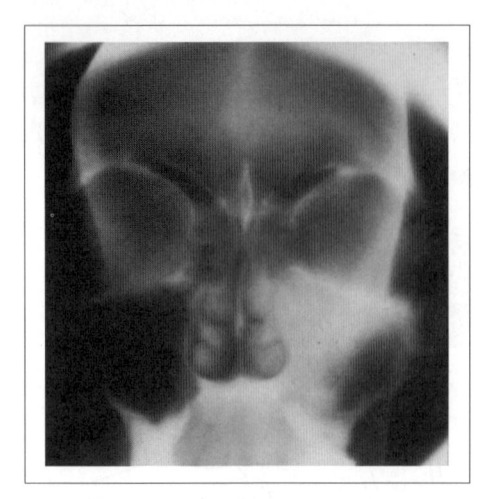

図 2-2　上顎洞接合菌症の CT 像

を介して脳や全身に病原が散布される全身性の接合菌症は致命的である．

接合菌症のうち，**上顎洞接合菌症** maxillary sinus zygomycosis は臨床的に経験される頻度の高いものの1つである．多くは鼻腔や副鼻腔から侵入して感染し，副

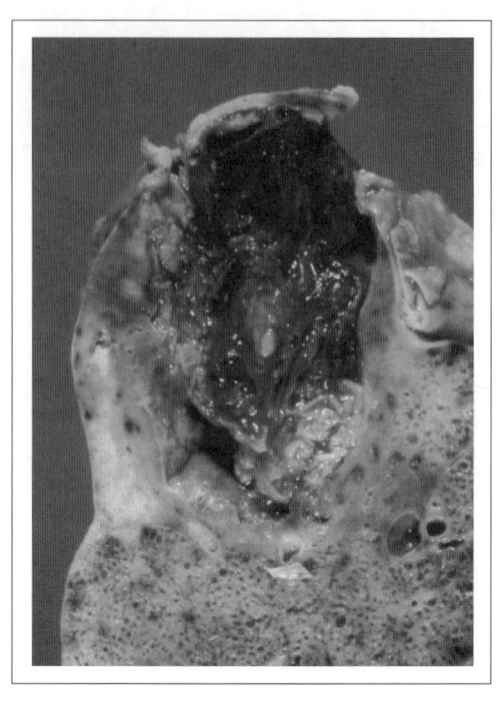

図 2-3　肺接合菌症（剖検肺の肉眼所見）
ほぼ円形で境界不明瞭な出血性の梗塞巣をみる．

表 2-1　主な深在性真菌症の培養検査法

真菌症	主な病原真菌種	病態と検査材料（生検・剖検材料除く）	分離培養──純培養
カンジダ症 candidiasis または candidosis	*Candida albicans* *Candida tropicalis* *Candida parapsilosis* *Candida glabrata* など	気管支肺カンジダ症：喀痰，気管洗浄液（喀痰はゼラチン様の醗酵臭を有することが多く，血痰は少なくない） 腎・尿路カンジダ症：中間尿 胃・腸管カンジダ症：胃液，胆汁，膵液（糞便培養による病原診断は困難） カンジダ性髄膜炎・脳腫瘍：髄液 カンジダ敗血症：血液	SA-CP 培地に画線培養，37℃，2～4日で白色酵母様集落を形成する（抗生剤耐性の細菌との鑑別に留意） ↓ SA 培地に斜面培養し，形態学的，生化学的および血清学的に種に同定する
アスペルギルス症 aspergillosis	*Aspergillus fumigatus* *Aspergillus flavus* *Aspergillus niger* など	気管支および気管支肺アスペルギルス症：気管洗浄液（一般に血痰をみることが多く，気管支型，菌球型では灰白色～黄褐色の菌塊の出現度が高い） 肺アスペルギルス症，アスペルギルス性膿胸：気管洗浄液・胸腔穿刺液 アスペルギルス性敗血症：血液	SA-CP 培地に画線培養，37℃，3～6日で白色，綿毛状～ビロード状の集落（*Penicillium*, *Scopulariopsis*, *Paecilomyces* との鑑別） ↓ CZ 培地，MA 培地(省略可) spot culture にする（発育速度が極めて遅い場合は 20～40%の割合でブドウ糖を加える）
クリプトコックス症 cryptococcosis	*Cryptococcus neoformans*	肺クリプトコックス症：気管洗浄液（喀痰の喀出は少なく，粘液性で血痰はまれである） 中枢神経系クリプトコックス症：髄液	SA-CP 培地に画線培養，37℃，3～4日で白色，光沢性の集落をみる（*Candida*，抗生剤耐性細菌との鑑別） ↓ SA 培地に斜面培養，形態学的，生化学的に同定
接合菌症 zygomycosis ムコール症 mucormycosis	*Mucor ramosissimus* *Rhizopus orizae* *Absidia corymbifera*	肺ムコール症：気管洗浄液 脳ムコール症：髄液 胃・腸管ムコール症：胃液，糞便	SA-CP 培地に画線培養，37℃，3～4日で綿毛状，白～暗灰色の急速に巨大化する集落 ↓ SA 培地に spot culture する（生前診断は極めて困難）

SA-CP 培地：サブロー（Sabouraud）寒天培地＋クロラムフェニコール 200 μg/mL
CZ 培地：ツァペックドックス（Czapek Dox）寒天培地
MA 培地：麦芽（malt）寒天培地

鼻腔炎から硬口蓋の破壊，菌球の形成へと進展する（図2-2）．この病型のものはコントロール不良の糖尿病患者に続発することが多く，濃厚な鼻汁とともに多くは片側性の顔面腫脹を伴う．この時点で根治的治療が行われれば治癒も可能であるが，さらに進展して眼窩の炎症とともに眼球の突出と視力の消失，さらに脳への進展をみると脳梗塞巣を形成し，急激な死の転帰をとる．

肺接合菌症 pulmonary zygomycosis もまた上顎洞接合菌症と同様に臨床的によく経験されるものであるが，続発性の肺接合菌症の多くは急速に病像が進展するために，発症早期の診断と適確な治療が行われない限り救命は困難である．胸部X線では不規則な肺炎像とともに梗塞像をみるのが通例である．血栓症や肺梗塞（図2-3）などを伴った気管支肺炎で，血痰を伴う胸痛を主訴とする．

本症の診断は臨床像とともに，臨床材料の培養検査が主軸となるが，これについては他の深在性真菌症起因菌の培養法とともに一括して表2-1に示した．

[予防・治療]　極めて易感染性の高い患者では，無菌病棟など起因真菌への暴露を可及的に避けることが肝要となる．また皮膚，粘膜の軽微な外傷も進入門戸となることから外傷面の消毒に留意する．深在性接合菌症の治療はアムホテリシンBの点滴または同薬のエアゾール吸入によって行う．抗真菌薬の使用の実際を表2-2にまとめた．

2-1-2 *Rhizopus oryzae* リゾプス・オリザエ

[形態・性状]　本真菌属の最大の特徴は胞子嚢柄が暗褐色の仮根（比較的太く，かつ分岐している栄養菌糸＝仮根）の部分から射出され，その胞子嚢柄が褐色調を呈していることである．胞子嚢は球形で，その柱軸は半球状である．また，胞子嚢胞子は球形〜卵円形でほとんど無色である．

[培養・増殖]　培養法は *Absidia* ユミケカビ属と同様で，発育速度もきわめて速やかであるが，集落は白色から次第に褐色調を帯びた灰色に変化し，集落表面は綿毛状である．

[感染症]　本真菌属のうち，*Rhizopus oryzae* リゾプス・オリザエは *Absidia corymbifera* アブジジア・コリムビフェラとともに，接合菌症の代表的な病原真菌である．感染経路と病型および予防・治療法は *Absidia* ユミケカビ属の場合と同様である．

2-1-3 *Mucor ramosissium* ムコール・ラモシッシムス

[形態・性状]　発育はきわめて速やかで，白色から次第にオリーブ灰色〜黄褐色を呈する．胞子嚢は球形で，球形〜楕円形の表面平滑な胞子嚢胞子を形成する．本真菌属の上記2属との基本的な違いは，*Mucor* は決して仮根を形成しないことである．また，胞子嚢へ移行する胞子嚢柄の先端が膨化していない点は，*Absidia* ユミケカビ属のものとも大きく異なる．

[培養・増殖]　培養法は *Absidia*, *Rhizopus* と同様で，発育もきわめて速やかであるが，培養集落は白色から次第にオリーブ灰色〜黄褐色を呈し，集落表面は綿毛状である．

[感染症]　*Absidia* ユミケカビ属や *Rhizopus* クモノスカビ属のものに比べて本真菌属のものが接合菌症の起因真菌となる頻度は低いが，*Mucor ramosissimus* ムコール・ラモシッシムスが代表的な起因菌種となる．感染経路と病型および予防・治療法は *Absidia*, *Rhizopus* の場合と同様である．

2-2 Division *Ascomycota* 子嚢菌門

Ascomycota 子嚢菌門は**有性生殖** sexual reproduction（主に配偶子嚢接着）によって，子嚢果 ascocarp と呼ばれる保護器官内に袋状の子嚢 ascus が形成され，その内部で減数分裂によって子嚢胞子 ascospore が形成される真菌群である．病原性真菌にはこの範疇に入るものもあるが，医学領域では真菌症名（皮膚真菌症 dermatomycosis を除く）が不完全菌名の後に-osisをつけて呼称されていることから，ここでは，*Pneumocystis carinii* を除き，すべて後述する不完全菌門として取り扱う．

表 2-2 抗真菌薬の使用法と留意点および副作用への対応法

薬剤	投与法		副作用発現の予防と対処法
アムホテリシンB	1) 点滴静注	初回 1 mg を 5%ブドウ糖に溶解，1 時間かけて点滴．以後 5，10，15，30 mg/5%ブドウ糖液 500 mL 以上と経日的に漸増（維持量，0.75 mg〜1.0 mg/kg）し，いずれも 12 時間かけて持続点滴．	1) 悪寒・戦慄・発熱 ＊投与前あるいは投与時にステロイド剤使用 　ハイドロコートン；0.7 mg/kg　プレドニゾロン；10〜15 mg/body ＊投与前あるいは投与時に解熱剤使用 　アセトアミノフェン，イブプロフェン　等 2) 嘔吐 ＊投与前，投与時に制吐剤投与 　メトクロプラミド，ドンペリドン，プロクロルペラジン　等 3) 腎障害（腎障害の経日的増悪傾向では投与中止） ＊投与期間中水分の十分な補給 ＊投与前および投与終了毎にナトリウムの負荷 ＊投与時に尿のアルカリ化；$NaHCO_3$　3〜5 g/回/日 4) 低カリウム血症 ＊投与期間中高カリウム食の充分な補給（バナナ，ホウレンソウ等） ＊投与期間中のカリウムの補給；カリウムとして 5〜6 mEq/kg/日 5) 血栓性静脈炎 ＊輸液ボトルに 1000 U のヘパリンを添加 ＊小児翼状針の使用
	2) 髄腔内注入	初回；0.1〜0.25 mg/3 mL 2 日目；0.25〜0.5 mg/回/日　週 2〜3 回	
	3) 吸入	1 回 10 mg 以下　1 日数回	
	4) 気管内注入	5〜20 mg/回/日	
	5) 大量内服	シロップ 2,400 mg/日　分 4 注意 ・溶解液としては生食などの電解質液を用いると沈殿を生じる ・溶解液は遮光，冷蔵保存（24 時間以内） ・点滴ボトル，点滴ルートはアルミホイルなどで遮光 注意　白血球輸注との併用は禁忌	
フルシトシン	経口	尿路真菌症・消化管真菌症 　；100 mg/kg/日　分 4 真菌血症・真菌性髄膜炎・真菌性呼吸器感染症 　；100 mg/kg/日　分 4 またはアムホテリシン B（0.3〜0.35 mg/kg/日）との併用で 　；100 mg/kg/日　分 4 注意 　血流透析患者では透析後の投与 注意　併用禁忌の薬剤あり	1) 血液障害 ＊投与前に腎機能をチェックし投与量を決定する ＊耐性化防止のため 25 μg/mL 以上の血中濃度を保ち，造血器障害の発現を抑える目的で 125 μg/mL を超えないようにする 2) 悪心・嘔吐 ＊1 回分を 15 分間隔で分服してもよい 3) 腎機能障害 ＊腎機能障害患者へのフルシトシン投与量（mg/kg/日） 　Ccr（mL/分） 　　；>40　→　100〜200　6 時間毎（1 日 4 回） 　　；40〜20　→　50〜100　12 時間毎（1 日 2 回） 　　；20〜10　→　25〜50　24 時間毎（1 日 1 回） 　　；<10　→　25　　48 時間毎（25 mg/kg/日）
ミコナゾール	1) 点滴静注	カンジダ症 600〜1,600 mg/日　分 2〜4 クリプトコックス症；1,200〜2,400 mg/日　分 2〜4 アスペルギルス症；1,200〜2,400 mg/日　分 2〜4 →すべて 1 回 30〜60 分かけて点滴静注 →肝代謝が速やかで 1 日 4 回投与するか 12 時間持続点滴が好ましい	1) 心肺機能障害 ＊2 時間以上かけて持続点滴，200 mg 当たり 50〜200 mL 以上の希釈液として使用 2) 悪心・嘔吐 ＊投与前・後に制吐剤投与 　メトクロプラミド，ドンペリドン，プロクロルペラジン　等 3) 低ナトリウム血症 ＊各種輸液でナトリウムを調製
	2) 髄腔内注入	5〜20 mg/日　1〜7 日間隔	
	3) ゲル経口用	口腔カンジダ症・食道カンジダ症 　；200〜400 mg/日　分 4 注意　併用禁忌の薬剤あり	
フルコナゾール	経口または静脈内	カンジダ症　；50〜100 mg/日 クリプトコックス症（アスペルギルス症） 　；1 回 100〜400 mg/日 アムホテリシンシロップ 2,400 mg からの変更 　；100 mg/日 注意 　重症または難治性の場合は 1 日量 400 mg までの増量が可能（治療開始時から 400 mg 投与を推奨） 注意　併用禁忌の薬剤あり	1) 腎機能障害 ＊腎機能障害患者へのフルコナゾール投与量（mg/kg/日） 　Ccr（mL/分）；≧50　→　通常用量 　　　　　；11〜50　→　半量 　　　　　；透析患者　→　透析終了後通常用量
イトラコナゾール	経口	深在性真菌症；100〜200 mg/日 1 日 1 回食直後 注意 　胃酸分泌低下患者では炭酸飲料での服用が効果的 注意　併用禁忌の薬剤あり	1) 肝機能障害 ＊長期投与では肝機能検査を定期的に行う 　肝機能障害患者では 100 mg 1 回投与にて半減期が 13〜20 時間延長するとの報告があり，投与間隔に注意が必要
ミカファンギン	点滴静注	アスペルギルス症 　通常，成人で 100〜150 mg，重症で 300 mg 1 日 1 回 カンジダ症 　通常，成人で 50 mg であるが，重症または難治性カンジダ症では 1 日，150 mg まで増量可能である．1 日 1 回 注意 　75 mg 以下の投与量では 30 分以上，75 mg を超えて投与する場合は 1 時間以上かけて点滴静注する．	前臨床試験，臨床治験において，相互作用（配合変化），副作用の発現は指摘されているが，これらの真の評価は今後の知見の集積が必要

表 2-3 深在性真菌症の血清・血液生化学的診断法

深在性真菌症	検出対象	診断法
カンジダ症	易熱性糖たん白抗原	ラテックス凝集反応
	カンジダマンナン抗原	ラテックス凝集反応
	カンジダマンナン抗原	ELISA法
	カンジダマンナン抗体	ELISA法
	D-アラビニトール	比色酵素法
アスペルギルス症	ガラクトマンナン抗原	ラテックス凝集反応
	ガラクトマンナン抗体	ELISA法
クリプトコックス症	グルクロノキシロマンナン抗原	ラテックス凝集反応
	グルクロノキシロマンナン抗原	ラテックス凝集反応
深在性真菌症 (含:カリニ肺炎)	$(1\rightarrow 3)$-β-D-グルカン	発色合成基質法
		比濁時間分析法
		発色合成基質法

備考: 1. 抗体の検出系は, 画像診断とともに, 菌球型肺アスペルギルス症で有用な補助診断法となるが, その他のものでは迅速診断法とはならない.
2. 真菌の種属に特異的な塩基配列を直接各種の臨床材料から検出・同定する遺伝子診断法はキット化されているものもある.
3. カンジダ症のキットでは, 起因菌種によって感度がかなり落ちるもの, 検出できないものがある.
4. クリプトコックス症のキットでは, *C. neoformans* var. *gattii* による感染症で感度が低い.
5. ここには, PCR法を除く, 真菌成分の検出法としてキット化されているもののみを示した.

2-2-1 *Pneumocystis carinii* ニューモシスチス・カリニ

Pneumocystis carinii は, 形態や生活環が原虫に似ていること, 抗原虫薬であるペンタミジンが奏功することから, 従来は原虫に分類されていたが, その後の研究で, 16S rRNA の塩基配列の相同性などから最近では代表的な子嚢菌系酵母 ascomycetous yeast である *Saccharomyces cerevisiae* に近い真菌に属するというのが一般的な理解となりつつある. また, 原虫にはない $(1\rightarrow 3)$-β-D-グルカンが細胞表層(細胞壁)に存在し, このことが *P. carinii* による深在性真菌症(カリニ肺炎)の血液生化学的の診断に応用されている(表2-3).

[形態・性状] 感染組織の所見から *P. carinii* の生活環が推定されている(図2-4). すなわち, 基本的な形態として, 厚膜型の成熟嚢子(cyst シスト)と薄膜型である小形および大形栄養型(trophozoite)の両者があるが, その中間型(precyst 前嚢子)も存在する. 円形〜卵円形を示す嚢子は 7〜10 μm で, 嚢子内に 2〜8 個の嚢子内小体 intracystic body をもつ. これらは主に肺胞内に遊離して存在している. 成熟して嚢子内小体が 8 個になると, 細胞膜が破れ嚢子内小体が遊出して, 栄養型になり, その残骸は皿状または半月状の嚢子になる. 栄養型は 2〜3 μm でアメーバ様の運動性をもっている.

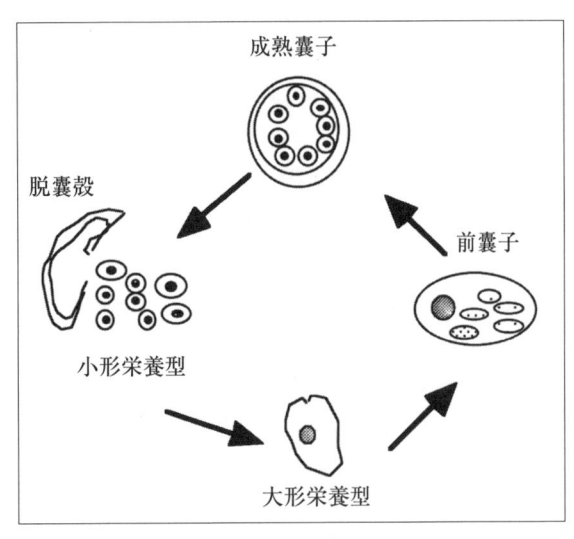

図 2-4 *P. carinii* の生活史(模式図)

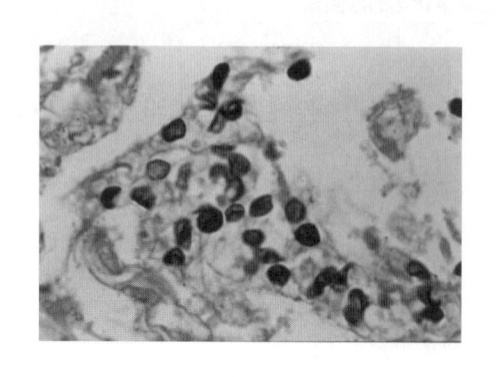

図2-5 カリニ肺炎の組織像
肺胞内に存在する P. carinii はメセナミン銀染色（Grocott染色）で黒色調に染まる．（×280倍）

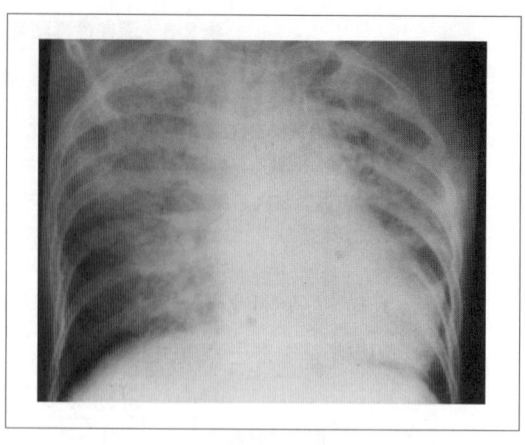

図2-6 カリニ肺炎の胸部X線像
両側全肺野にびまん性の間質性肺炎像をみる．

そして，肺胞上皮細胞の表面に付着し，分裂あるいは接合によって成熟して，厚膜型の囊子になる．

[培養・増殖]　P. carinii の培養については多くの試みがなされており，細胞培養で数代にとどまるものの，継代培養が可能であるとの報告もあるが，少なくとも細菌や真菌の培養に用いるような人工培地での培養は不可能である．

[感染症]　P. carinii は通常，ヒトには不顕性感染を起こすが，何らかの免疫機構の破綻をきたしたときに，致命的な肺炎（**カリニ肺炎** P. carinii pneumonia）を引き起こす．カリニ肺炎は白血病，悪性リンパ腫，固形がんや臓器移植後などの患者に合併する日和見感染症の1つである．とくにAIDS患者に60％あるいはそれ以上と高い頻度でみられる．また，わが国における造血器疾患剖検例でも13.9～18.5％と高い頻度でみられている．

P. carinii は肺胞内の滲出液や肺胞壁からの脱落物質などの中で増殖し肺胞を充満してガス交換を障害する．そのために高濃度の酸素吸入を行っても，動脈血中の酸素ガス分圧は上昇せず，肺胞-毛細管ブロック徴候を示す．組織学的には肺胞は網状構造を示し，P. carinii はメセナミン銀染色（グロコット染色）で陽性（黒褐色）に染色される（図2-5）．

カリニ肺炎は，急性，ときに亜急性に進行して悪化する．息切れ，咳，全身倦怠感，食欲不振，その後チアノーゼ，発熱，胸部不快感から，さらに悪化すると多呼吸，呼吸困難を訴える．胸部X線上，びまん性網状粒状の浸潤影をみる（図2-6）．

顆粒球減少症患者やAIDS患者で，末梢血中のCD4陽性T細胞が20％以下あるいは$200/\mu L$以下で本症を発症する危険性が大とされる（しかし臨床検査値で本症を疑わせる所見はない）．確定診断は喀痰や気管支洗浄液の塗抹染色を行うか，肺生検材料の染色で，P. carinii を検出する．染色法にはいくつかあるが，囊子の染色にはメセナミン銀染色（グロコット染色）がよい．一方，抗原検出法として，PCR（polymerase chain reaction）法が実用化されている．

[予防・治療]　本症の予防はハイリスク患者にST合剤の内服（治療量の約1/4量）やペンタミジンの吸入（300 mg/回，1～2回/月）が行われる．

治療は現在のところスルファメトキサゾール（SMX）とトリメトプリム（TMP）との合剤（ST合剤）が第一選択薬となる．内服か静注であるが，中～重症例では後者が選択されるのが通例である．いずれも，SMX 100 mg/kg/日，TMP 20 mg/kg/日，を1日3～4回に分けて（分3～4）投与するのが通例である．副作用（骨髄障害，肝障害，腎障害，Stevens-Johnson症候群，光線過敏症など）や7～10日で改善しないときは，ペンタミジン（4 mg/kg/日の筋注または静注）に変更する．なお，本剤の使用に耐えられない場合は，ヒドロキシスチルバミンの4 mg/kg/日の静注に変更する．その他，副腎ステロイド剤，酸素吸入あるいは顆粒球コロニー刺激因子（G-CSF）などが適応される．

2-3 Division *Deuteromycota* 不完全菌門

真菌類はその生活史に有性世代をもつ接合菌，子嚢菌および担子菌と，有性生殖がないかまたは不明な菌群である不完全菌とに類別される．したがって，不完全菌類のものでも有性世代が明らかになれば，その該当する菌群に移属されることになるが，皮膚真菌症を除く真菌症名が，たとえばcandidosisやaspergillosisのように不完全菌名の後に-osisをつけて呼称されていることから，ここではすべて不完全菌として取り扱う．

2-3-1 *Aspergillus fumigatus* アスペルギルス・フミガーツス

*Aspergillus*アスペルギルス属には132種，18変種が包含され，自然環境内に最も普遍的に存在する真菌の1つである．しかしながら，日常の臨床検査材料から**アスペルギルス症** aspergillosisの起因真菌として分離される真菌種は圧倒的に*Aspergillus fumigatus*アスペルギルス・フミガーツスが多く，そのほか*A. flavus*アスペルギルス・フラブス，*A. niger*アスペルギルス・ニーゲルなど約10種程度に過ぎない．これらの真菌種は寒天培地上で速やかに発育し，ビロード状〜綿毛状で，緑色〜黄褐色の集落を形成するが，*A. niger*は黒色調の集落である．顕微鏡下における基本形態は通常の気中菌糸から分化した分生子柄conidiophoreとその先端が亜球形〜フラスコ形，あるいは棍棒状に肥大した頂嚢vesicleとその頂嚢の表面に分生子形成細胞である徳利状のフィアライドphialideが並ぶ．このフィアライドは真菌種によって一段の配列である場合と頂嚢の表面に円筒状の細胞（メツラmetura）が配列し，その細胞からフィアライドが生じる場合とがある．そして，このフィアライドの先端から球形〜亜球形で表面平滑から刺状の分生子conidium（複数形-conidia）が次々に生じ，球基的分生子連鎖 basipetal conidial chainを形成する（図2−7）．また，頂嚢の部分と分生子連鎖の部分は**分生子頭** conidial head [*1]と呼称され，集落の低倍率の観察による分生子頭の形状や集落表面の性状，集落の色，顕微鏡観察による頂嚢の形状，フィアライドの配列様式などの形態学的特徴によってアスペルギルス種の鑑別・同定がなされる（表2−4）．

[形態・性状]　アスペルギルス症の最も代表的な起因真菌となる*A. fumigatus*は被子器perithecium（成熟後も開裂しない子嚢果ascocarpをいう）を形成しない．
　本真菌の特徴は典型的な円柱状の分生子頭を形成すること，梗子sterigmaが1段（uniseriate）でフラスコ型の頂嚢を形成することである（図2−8）．なお，本菌の頂嚢，梗子および分生子柄先端は無色〜緑色調を呈し，分生子の細胞壁は一般に滑面である．

[培養・増殖]　臨床材料などからの分離培養ではサブロー寒天培地が用いられるが，種の同定に際してはツァペックドックス（Czapek Dox）寒天培地あるいは麦芽（malt）寒天培地における集落colonyの性状が指標となる．*A. fumigatus*の集落は25〜35℃，2週間ほどの培養で緑色〜青緑色を呈するが，古くなると暗緑色を呈する．

[感染症]　わが国で経験されるアスペルギルス症の多くは*A. fumigatus*によって惹起され，そのほとんどはその分生子（胞子）を吸入することによって発症する**肺アスペルギルス症** pulmonary aspergillosisである．この病型には，(1) *Aspergillus*がアレルゲンとなって発症する**アレルギー性気管支肺アスペルギルス症** allergic bronchopulmonary aspergillosis，(2) 何らかの機転で形成された肺の空洞内に吸引された菌体が腐生的に菌球を形成する非侵襲性の**菌球型肺アスペルギルス症**（肺アスペルギローム pulmonary aspergillom），(3) 呼吸器実質内に菌糸が伸長して感染巣を作る**侵襲型肺アスペルギルス症** invasive pulmonary aspergillosisの3つに大別される．慢性壊死性肺アスペルギルス症 chronic necrotizing pulmonary aspergillosisを含めて，侵襲型肺アスペルギルス症は最近増加の傾向にある．その他，まれに末期感染症として播種性アスペルギルス症 disseminated aspergillosisや消化管アスペルギルス症 aspergillosis of the digestive canalが経験される．

[臨床像]　侵襲型肺アスペルギルス症は，血液疾患や

[*1]：宗教儀式で聖水をふりかけるときに用いられる潅水器はaspergillumと呼ばれるが，アスペルギルス*Aspergillus*という属名は本菌の分生子頭が，このaspergillumの形に似ていることに語源を発している．

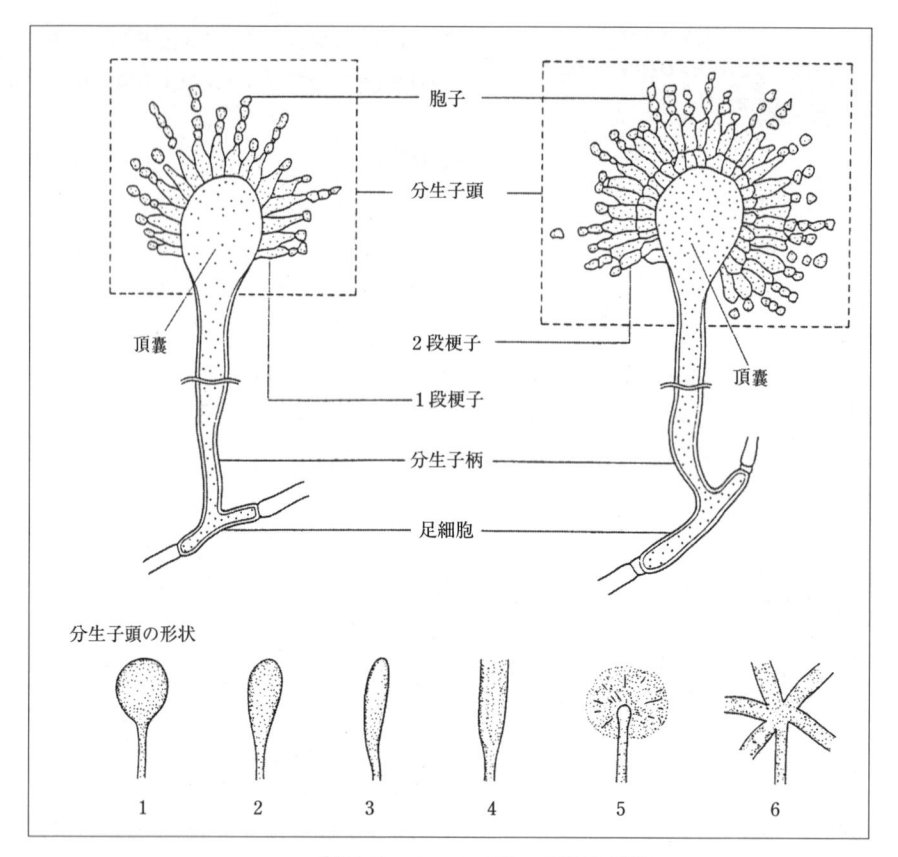

図 2-7　*Aspergillus* の基本形態

1：globose（球状），2：subglobose（亜球状），3：elliptical（楕円状），clavate（棍棒状），
4：columnar（円柱状），5：radiate（放射状），6：divergent columnar（放射性円柱状）

表 2-4　主要な *Aspergillus* の性状

CZ寒天培地上における集落の色調	胞子柄 細胞壁	胞子柄 色調	梗子	分生子頭の形状	菌核	被子器	袋細胞	真菌群名
帯灰青緑色	滑面	無色	1段	棍棒状	無	無	無	*Aspergillus clavatus*
緑色	滑面	無色	1段	放射状	無	有	無	*Aspergillus glaucus*
灰緑色	滑面	無色	1段	密な円柱状	無	無/有	無	*Aspergillus fumigatus*
緑色	滑面	無色	1段	柱状	無	無	無	*Aspergillus restrictus*
黄緑色	滑面	褐色	2段	柱状	無	有	有	*Aspergillus nidulans*
オリーブ色〜暗褐色	滑面	褐色	2段	放射性円柱状	無	無	有	*Aspergillus ustus*
白色	滑面	褐色	2段	円柱状	無	無	有	*Aspergillus flavipes*
帯黄褐色〜緑色	滑面	無色	2段	放射〜粗円柱状	無	無	有	*Aspergillus versicolor*
シナモン色〜褐色	滑面	無色	2段	密な円柱状	無	無	有	*Aspergillus terreus*
白色〜クリーム色	滑面	無色	2段	球状	有	無	無	*Aspergillus candidus*
黒色〜黒褐色	滑面	無色	2段	球状〜放射性円柱状	有	無	無	*Aspergillus niger*
黄緑色〜緑色	粗面	無色	2段	球状〜放射状	有	無	無	*Aspergillus flavus* (*Aspergillus oryzae*)
黄色	粗面	黄色	2段	球状〜放射状	有	無	無	*Aspergillus ochraceus*

ツァペックドックス（Czapek Dox）寒天培地上における性状．

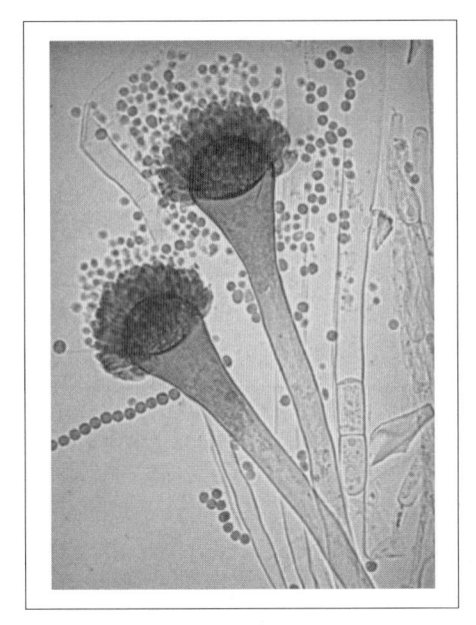

図2-8 *Aspergillus fumigatus* の顕微鏡像
（スライド培養，8日目．×400倍）

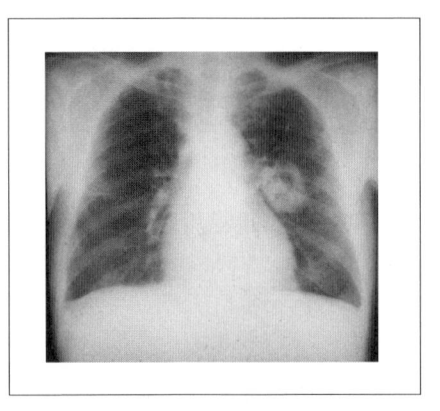

図2-9 肺アスペルギロームの胸部X線像
球状陰影と三日月状の含気層をみる．

重篤な呼吸器感染症に続発する頻度が高く，がんや肝疾患に続発することもまれではない．なお，本病型の範ちゅうに入る慢性壊死性肺アスペルギルス症は糖尿病に続発する頻度が高く，菌球型肺アスペルギルス症（肺アスペルギローム）は結核や気管支拡張症あるいは肺嚢胞などが先行する，いわゆる肺空洞形成疾患 pulmonany cavitary disease に続発し，胸部X線上の特徴（図2-9）から侵襲型のものに比べ，かなり高い頻度で臨床的に確定診断される．

アレルギー性気管支肺アスペルギルス症には，アトピー性と必ずしもアトピー性を前提としない非アトピー性のものがある．前者はいわゆる外因性気管支喘息 extrinsic asthma（EA）で，その組織学的病変性状は通常の気管支喘息と同様の組織病変で，真菌菌体は組織内に証明されない．アレルギー性気管支肺アスペルギルス症 allergic bronchopulmonary aspergillosis（ABPA）は比較的中枢側の気管支が拡張し，その中に菌体を含む栓子が存在する．これより末梢側で閉塞性気管支炎や肉芽腫性病変があり，好酸球性肺炎を伴うことがある．**粘液性気管支閉塞** mucoid imfarction of bronchi（MIB）では粘液と浸出物が混在し，気管支壁は薄く軟骨や粘液腺なども萎縮し，好酸球の浸潤が著明で，栓子の中に真菌菌体は存在するが壁への侵入はない．

菌球型肺アスペルギルス症（肺アスペルギローム）の空洞壁は線維性組織で被われ，慢性の非特異的炎症を伴うが菌糸の侵入はない．空洞内には壊死物質を含んで菌糸体が絡まった菌球が見られる（図2-10）が，この菌球は侵襲型肺アスペルギルス症の一部の結節性病変内に形成される場合もある．

侵襲型肺アスペルギルス症では，中心部が壊死に陥り，その周辺が化膿巣を示す結節性病変で，幅3～6μmで多数の中隔を有し，45°前後の角度でY字状分岐を示す菌糸が，病巣中心部から周囲に向かって放射状に伸びるのが特徴的である（図2-11）．

肺アスペルギロームは長期間無症状に経過することが多い．空洞内面のびらんや空洞壁の血管の破綻，空洞壁内への菌糸の侵入などによって血痰が高頻度にみられるほか，咳嗽，体重減少，全身倦怠感などもみられる．また，咳嗽時に粟粒大～米粒大の淡褐色～暗褐色の菌塊 fragment，mycotic grain が喀出されることがある．細菌による混合感染を伴っている場合を除けば一般に発熱はまれであるが，本病型のものの胸部X線所見は極めて特徴的で，様々な形状の菌球陰影とこれを取り巻く含気層があり，この菌球は体位の変換によりしばしば移動する．

侵襲型肺アスペルギルス症では発熱，乾性咳嗽，呼吸困難がみられ，比較的広範囲の出血性梗塞があると胸痛を伴うが，これらの症状は基礎疾患自体によるものか，先行した細菌性感染によるものか判然としない場合が多い．また，胸部X線上でも本症に特徴的な所見はなく，通常の浸潤影から大葉性肺炎様陰影を呈する．楔状の典型的な肺梗塞像を認めることがあり，また，梗塞部血管

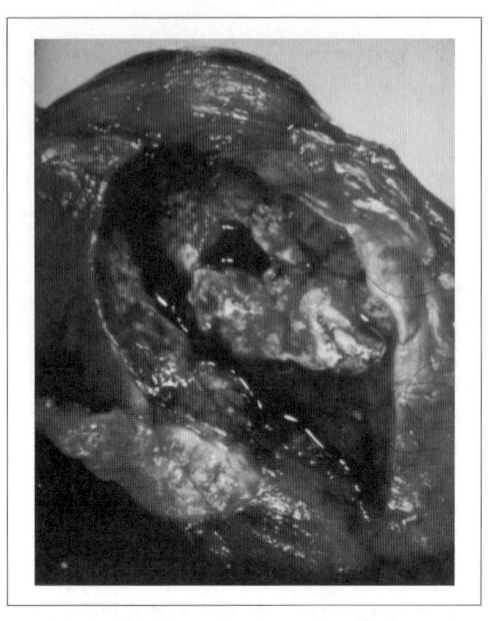

図 2-10 肺アスペルギローム (図 2-9) の部分切除肺
空洞割面内に壊死物質を含んだ菌塊をみる.

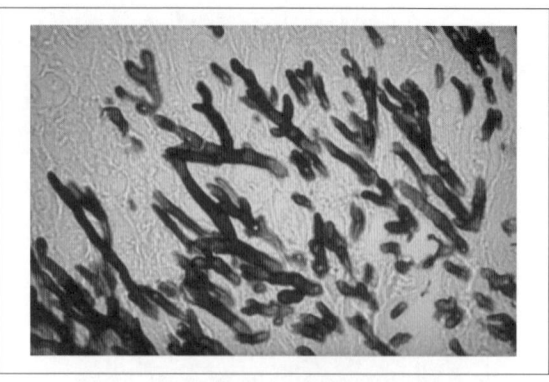

図 2-11 侵襲型肺アスペルギルス症の組織像
病巣中心から 2 分岐性に伸長する菌塊をみる.
(Grocott 染色, × 400)

から末梢域が壊死に陥り,その収縮によって周囲に空気層が形成されることによって,この梗塞像は経過とともに菌球様の所見を呈することもある.

[診断]　アレルギー性気管支肺アスペルギルス症では,遷延・反復する喘息発作と時に発熱を伴う.また,これらによる全身倦怠感や体重減少を認めることもある.一般に末梢血好酸球増加,赤沈の中等度亢進や白血球増加,血清総 IgE 値の上昇などがみられるが,病勢や治療薬の影響によってこれらの異常所見が得られない場合もある.胸部 X 線では肺浸潤影が両側性ないし片側性にみられ,多くの場合その陰影は上中肺野である.

肺アスペルギロームは特徴的な胸部 X 線所見,喀痰検査および血清学的検査などによって,その診断は比較的容易である.ただ,菌体の喀出をみる頻度は一般に低く,たとえ喀痰中に菌体が認められてもすでに死滅していることが多いことから,培養で真菌が検出される頻度はさらに低くなる.したがって,真菌検出には蓄痰を用い,しかも反復検索が肝要で,直接塗抹標本の精査が不可欠となる.他方,本症では流血中に Aspergillus に対する特異抗体を検出する頻度は高く (90％以上),しかも偽陽性反応も少ないことから,血清学的診断はかなり有用であるが,アレルギー性気管支肺炎などと異なり,本症では皮内反応で陽性をみる頻度はかなり低く (約20％),診断法としては有用ではない.

侵襲型肺アスペルギルス症の生前診断はかなり困難とされていたが,易感染性が高く抗生剤に不応性の発熱がみられる患者について積極的な検査を行うことによって,かなり生前診断が可能となった.気管支鏡下での擦過診や肺生検が最も確実な診断法となるが,その適応はかなり限定される.また,喀痰培養によって Aspergillus を検出すれば肺カンジダ症と違ってかなり高い診断学的意味をもつが,喀痰中に病原が見いだされる頻度は肺アスペルギロームに比べて高いものの必ずしも満足できるものではない.また,血清学的検査のうち,抗体検出系は本症の多くが急性の転帰をとるために実際的ではない.しかしながら,本症の早期診断に抗原検出系は有用で,しかも臨床応用が可能な Aspergillus のガラクトマンナン検出用のラテックス試薬や ELISA 法が開発され,その優れた有用性が指摘されている (表 2-3).また,真菌類の細胞壁に共通して存在する β-D-グルカンを検出するキットも本症の診断に有用である.

[治療]　アレルギー性気管支肺アスペルギルス症は,喘息発作を伴う肺浸潤影がみられる急性期には,気管支拡張剤や去痰剤とともに副腎皮質ホルモン薬の全身投与が必要である.また,抗真菌薬 (アムホテリシン B またはミコナゾール) の吸入療法の併用は,時として効果的である.本症は再燃を繰り返すことによって肺線維症へと進行する場合があり,再燃が疑われる場合は早めにステロイド剤の増量や再投与を行うことが肝要となる.

肺アスペルギロームは外科的切除が根治的であるが,その適応は限定される場合が多い.また,生命に危険の

ある大量喀血を伴う症例では気管支動脈の塞栓術が施行されるが，完全な止血のためには高度の技術が必要となる．手術適応のない症例に対して抗真菌薬の空洞内注入は効果的で，なかでも気管支鏡による経気管的空洞内注入法は広く繁用され，アムホテリシンBまたはフルシトシンの10 mg程度を2～3回/週注入する．

侵襲型肺アスペルギルス症は，発症早期の診断と治療の開始がその予後を大きく左右する．アムホテリシンBの点滴静注が本症の第一選択薬であるが，本剤とフルシトシンとの併用も推奨される．アムホテリシンBは成人では初回1 mgを点滴静注し，徐々に増量して0.6～0.75 mg/kg/日を維持量として隔日または連日点滴静注する．原則として2 gを1クールとするのが一般的である．なお，本剤は副作用が強く，悪寒，発熱，低カリウム血症を伴うことが多く，腎障害は時として致死的である．これらの副作用はカリウム剤や副腎皮質ステロイド剤の投与，輸液量の調節によってかなり抑制できる（表2-2）．フルシトシンは核酸誘導体であることから，治療経過中に病原菌が耐性を獲得することが多く，血中濃度を25 μg/mL以上にすることが肝要である．また，本剤は血中濃度が高くなると骨髄抑制作用を発現するので，腎機能の低下の程度に応じて減量することが肝要である．また，ミコナゾール（持続点滴），イトラコナゾールおよびミカファンギンも本症の治療に供される（表2-2）が，フルコナゾールは本症の治療に十分ではない．

2-3-2 *Candida albicans*
カンジダ・アルビカンス

Candida カンジダ属のなかには約196菌種が包含されているが，このうち医学的に重要な真菌種は *Candida albicans, C. tropicalis, C. guilliermondii, C. krusei, C. parapsilosis, C. kefyr, C. glabrata*（旧名 *Torulopsis glabrata*）の7種である．これらは，いずれも固形培地上で白色～淡黄白色の酵母様の集落を形成し，主に生化学的性状によって真菌種の同定が行われる．医学領域で問題となる酵母 yeast（酵母様真菌 yeast like fungi）の生化学的性状を表2-5に一括して示した．

[形態・性状] カンジダ症 candidosis における代表的な起因真菌で，特殊な培地（コーンミール・ツイン80寒天培地，第5編，2-2参照）を用いると仮性菌糸 pseudohypha と厚膜胞子 chlamydospore を形成すること，血清中で発芽管 germ tube を形成することなどが他のカンジダ属菌種との鑑別点となる（第5編，2-4-4参照）．しかしながら，*C. albicans* でもまれにこのような形状を示さないものがあり，生化学的性状や血清学的性状を考慮しなければならない場合もある．

他方，表2-5からも分かるように，マルトースを利用できる *C. albicans, C. tropicalis, C. guilliermondii* および *C. parapsilosis* の4真菌種のうち，*C. guilliermondii* のみがラフィノースを利用し，*C. parapsilosis* のみが可溶性デンプンを利用できない．したがって，この生化学的性状検査のみでは *C. albicans* と *C. tropicalis* とは区別できないことになる．

近年，機器分析による化学分類や分子遺伝学的手法によって，酵母類の分類や同定を行おうとする試みがなされているが，これらは今なお一般的ではない．

[培養・増殖] サブロー・寒天培地（臨床材料からの分離培養では，細菌の増殖を阻止するために本培地にクロラムフェニコールなどを加えることもある），37℃，2日～4日で，白色の酵母様集落を形成する（*candida* も *albicans* もラテン語で白を意味する）．増殖法は糸状菌と異なり，菌糸を形成せず分生子から出芽によって娘細胞が形成され，その断裂によって新しい分生子が形成される．

[感染症] カンジダ症はアスペルギルス症とともに，最も高頻度に経験される内臓真菌症である．造血器疾患など，いわゆる易感染性宿主 compromised host に続発する代表的な内因性の真菌症で，その診断は容易ではなく，培養検査や血清学的検査を反復して行うことが肝要となる．

病型的には消化管カンジダ症，腎・尿路カンジダ症，肺カンジダ症などが高い頻度でみられ，持続点滴や高カロリー栄養輸液の輸注など留置カテーテル誘発性のカンジダ血症や，カンジダ性肝膿瘍，全身播種性カンジダ症もまれではない．

臨床的にはカンジダ性敗血症，気管支肺カンジダ症あるいは尿路カンジダ症などが最も高頻度にみられ，剖検例では食道，胃および十二指腸などの上部消化管に最も高い頻度でみられる．この消化管カンジダ症は臨床的に

表 2-5 主な酵母または酵母様真菌の性状

酵母または酵母様真菌	形態学的所見 仮性/真性菌糸	厚膜胞子(分生子)の形成	発芽管の形成	莢膜の有無	糖の発酵性 グルコース	マルトース	スクロース	ラクトース	糖の利用能 デキストロース	ガラクトース	ラクトース	マルトース	ラフィノース	スクロース	セロビオース	酵素活性 ウレアーゼ	フェノールオキシダーゼ	硝酸塩の利用能
Candida albicans	+	+	+	−	+	+	△	−	+	+	−	+	−	+	−	−	−	−
Candida tropicalis	+	−	−	−	+	+	○	−	+	+	−	+	−	+	−	−	−	−
Candida guilliermondii	+	−	−	−	+	−	+	−	+	+	−	−	+	+	+	−	−	−
Candida krusei	+	−	−	−	+	−	−	−	+	−	−	−	−	−	−	○	−	−
Candida parapsilosis	+	−	−	−	+	△	△	−	+	+	−	+	−	+	−	−	−	−
Candida kefyr	+	−	−	−	+	−	+	○	+	+	+	−	+	+	○	−	−	−
Candida glabrata	+	−	−	−	+	−	−	−	+	−	−	−	−	−	−	−	−	−
Cryptococcus neoformans	*	−	−	+	−	−	−	−	+	+	−	+	○	+	+	+	+	−
Cryptococcus albidus	−	−	−	+	−	−	−	−	+	○	○	+	+	+	+	+	−	+
Rhodotorula glutinis	−	−	−	−	−	−	−	−	+	○	−	+	+	+	+	+	−	+
Saccharomyces cerevisiae	*	−	−	−	+	○	○	−	+	+	−	+	+	+	−	−	−	−
Trichosporon beigelii	+	−	−	−	−	−	−	−	+	○	+	+	○	+	○	○	−	−
Geotrichum candidum	+	−	−	−	−	−	−	−	+	+	−	−	−	−	−	−	−	−

＋：陽性，−：陰性，○：一般に陽性であるが陰性の場合もある，△：一般に陰性であるが陽性の場合もある．＊：まれに形成するものもある．
Candida kefyr, *Candia glabrata* は従来，*Candida pseudotropicalis*, *Torulopsis glabrata* と呼称されていたものである．
Cryptococcus neoformans は分類学的には *C. neoformans* var. *gattii* と *C. neoformans* var. *neoformans* に類別されるが，前者は canavanine-glycine bromtymol blue（CGB）培地を培養2～5日で青変させ，後者はこの培養期間で CGB 培地を青変しない．
Cryptococcus albidus は分類学的には *C. albidus* var. *albidus* と *C. albidus* var. *aerius* とに類別されるが，両者の最も基本な鑑別点は前者ではデンプンの産生能を有するが，後者ではこれを産生しないことである．
Rhodotorula glutinis と近縁種である *R. rubra* との鑑別点は前者では硝酸塩の資化性を有することにある．

気付かれる頻度は高くないが，重篤化すれば全身性カンジダ症の播種源となる頻度が高い．

鵞口瘡や消化管あるいは上気道や膀胱，腟カンジダ症などの粘膜カンジダ症では，米粒大〜指頭大までの病変が斑状〜散布性にみられるのが最も一般的で（図2-12），さらに進行してこれらの病変が集合を成す場合や，粘膜の広範な壊死や潰瘍を形成する場合もある．そして，この偽膜表面や壊死性〜潰瘍性病変の表面には大量の酵母様真菌が存在し，粘膜，組織内へ侵襲する旺盛な偽菌糸や菌糸を認める．組織内カンジダ細胞は，分芽細胞が伸長し，連鎖したウインナソーセージ様の偽菌糸を形成

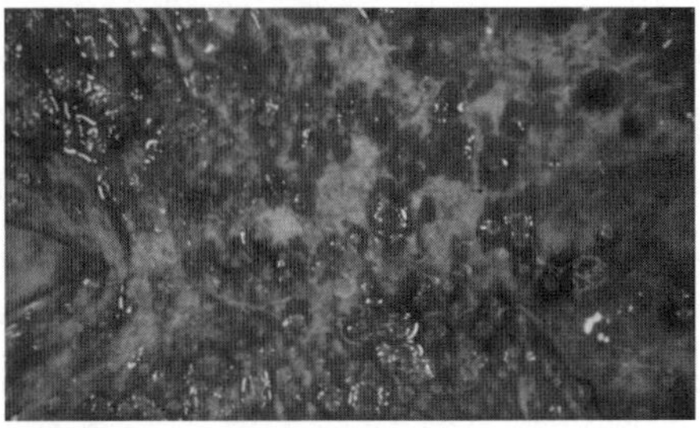

図 2-12 胃カンジダ症
胃粘膜の全域に，充出血を伴った隆起性病変をみる．

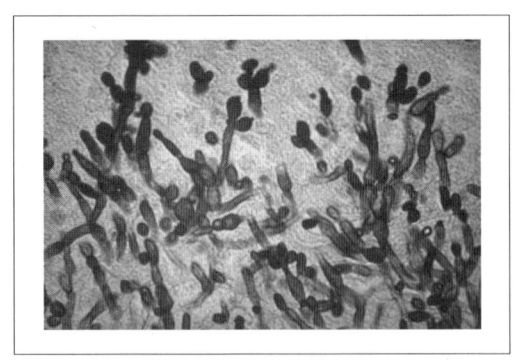

図 2-13 胃カンジダ症の組織像
出芽した細胞が伸長し，菌糸様にみえる偽菌糸と球形の分生子（胞子）が共存するのが特徴的である．（Grocott染色，×400）

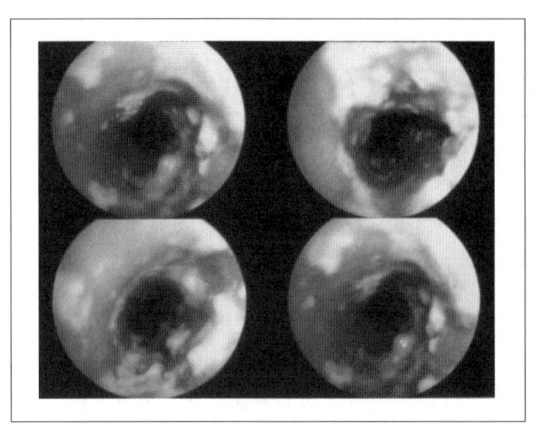

図 2-14 食道カンジダ症の内視鏡像
粘膜状に充出血を伴う白色の隆起性病変を散在性にみる．

し，その末端や周囲に類円形の胞子が共存してみられる像が特徴的である（図2-13）．

食道カンジダ症で最もしばしばみられる症状は嚥下障害で，ときに胸骨下部の疼痛や嘔吐をみることもあるが，ほとんど無症状の場合もある．小腸や大腸のカンジダ症では発熱とともに腹痛や下痢を伴うこともある．これらの消化管カンジダ症では内視鏡下で粘膜上に白色で，時に充出血を伴う顆粒状の隆起をみる（図2-14）．

全身性カンジダ症やカンジダ性敗血症では病原真菌の全身散布によって，髄膜炎，心内膜炎，肺炎，関節炎，腹膜炎，喉頭炎，眼内炎や尿路感染症などの諸症状を呈するが，臨床症状の所見として本症に特異的なものはなく，抗生剤不応性の不明熱で疑われることもまれではない．

気管支肺カンジダ症では，咳，発熱，痰（しばしば粘液性膿性痰）の喀出を伴う．気管支カンジダ症では気管支拡張症の所見を呈し，気管支鏡では斑点状ないし偽膜様の病変をみる．肺カンジダ症の胸部X線では斑点状陰影や気管支肺炎様の陰影をみるが，病勢が進行して大葉性肺炎像を呈する場合もあり，また血行性に Candida が播種して起こる肺カンジダ症では，広範囲な粟粒性の陰影を呈する．

肝・胆道系カンジダ症は多くの場合，全身性カンジダ症の部分症としてみられる．抗生剤不応性の発熱時に超音波検査によって，肝内に低エコー low echoic な限局性病変としてカンジダ性肝膿瘍がみられることもある．

尿路カンジダ症では腎盂炎，膀胱炎としてみられ，まれに尿道炎を伴うことがある．腎カンジダ症では発熱と側腹部痛がみられるのが一般的であるが，細菌感染症に比べてその症状は緩慢である．いずれの場合も持続する発熱と尿培養で Candida が繰り返し培養される．

[診断] 確定診断は病巣由来の Candida の検出によるのが原則である．血液，腹水，胸水あるいは髄液などの閉鎖部から Candida が検出される場合はかなり高い診断学的意味をもつが，Candida は生体内外に広く分布しており，培養検査は反復して行うのが原則である．

全身性カンジダ症の確定診断には流血中からの Candida の検出が必要であるが，その陽性率は約50％と低く，培養による生前診断は困難な場合が多い．なお，全身性カンジダ症の場合にカンジダ尿症を伴うことが多いが，カンジダ尿症が全身性カンジダ症の裏付けとなるものではない．

肺カンジダ症の診断に際して，喀痰や気管切開部から Candida を検出してもその病因的根拠は乏しいが，肺胞洗浄液の培養は診断により有益である．肺カンジダ症の最も確実な診断法は，経気管支肺生検や開放肺生検による塗抹・培養並びに病理組織学的検索であるが，胸部X線上異常陰影を認め，血液培養で Candida を検出すれば積極的な治療の開始となる．また，この際 Candida による眼内炎の存在は診断に大いに役立つ．

尿の定量培養で，カテーテル採尿や中間尿では 10^4 個/mL，自然尿では 10^5 個/mL以上の菌数があれば尿路感染症と判断するが，膀胱や腎盂などから直接 Candida が検出される場合は，たとえ数コロニーでも診断学的意味をもつ．通常，腎カンジダ症では発熱と側腹部痛を伴うとされ，これらの症状と血中や尿中から Candida が

検出されれば確実である．

　消化管カンジダ症の確定診断は病変から得られた直接擦過標本内に Candida を検出することであるが，内視鏡下で粘膜上の白斑病変の存在で診断されることも多い．なお，糞便培養は消化管カンジダ症の診断には有益ではない．

　カンジダ症の血清診断や血液生化学的診断も他の真菌症と同様に著しく進歩した．免疫不全症患者で，抗生剤不応性の発熱を伴う場合に，流血中からカンジダ抗原や Candida の代謝産物や菌体構成成分を検出することは，診断学的にかなり高い意義をもつが，検出試薬の感受性や特異性を十分考慮して判断することが肝要である．また対血清（ペア血清）を用いた抗体価の上昇や消長は，診断や治療効果の判定に有益である場合がある．

[治療]　発症早期の診断と治療の開始がその予後を大きく左右するが，口腔カンジダ症や上部消化管カンジダ症にアムホテリシンBシロップ剤の経口投与はかなり効果的で，アゾール系薬剤，とくにフルコナゾールの内服も汎用される．発症早期の治療にフルコナゾールなどのアゾール系薬剤は効果的であるが，難治性カンジダ症の治療にはアムホテリシンBの点滴静注が第一選択剤となる．抗真菌薬の実際の使用法や，副作用発現の予防や対処法については表2-2を参照されたい．

2-3-3　*Cryptococcus neoformans*
クリプトコックス・ネオフォルマンス

　クリプトコックス属のうち，病原性を示すのは *Cryptococcus neoformans* のみであるが，本真菌種には *C. neoformans* var. *neoformans*（血清型 A, D, A-D）および *C. neoformans* var. *gattii*（血清型 B および C）の2つのタイプがある．わが国で問題となるのは前者である．また，本真菌には有性生殖が知られており，雌と雄との細胞の接合によって菌糸を形成し，特別な分生子造成器官として担子器を形成する．担子菌類に属し，その有性世代の菌名は *Filobasidiella neoformans* である．

[形態・性状]　*Cryptococcus neoformans* は細胞表層に，マンノース，キシロース，グルクロン酸などから成る厚い**莢膜** capsule をもつことが最大の特徴である（図2-15）．この莢膜は食作用に抵抗性を示したり，その他，免疫応答に関与するであろうことが示唆されているが，菌そのものの病原性との関わりについては，不明な点も多い．また，髄膜炎や脳炎との関わりから酵素活性としてフェノールオキシダーゼ陽性である（表2-5）ことがその病原性を左右する因子ではないかとする報告もあるが明確ではない．そのほか，菌体外酵素としてウレアーゼや DNA 分解酵素を産生するが，これらは病原性との関わりはほとんどない．

[培養・増殖]　*C. neoformans* は土壌などに広く分布し，ハトなど鳥類の糞中で増殖し，その乾燥によって空中に飛散する．

　サブロー寒天培地で37℃，3～6日の培養で光沢性をもった白色集落を形成する．培地中の糖濃度を2％（通常のサブロー寒天培地は4％）に下げた培地で培養すると集落の光沢性は増し，顕微鏡下で厚い莢膜の形成が観察される．増殖法は *Candida* 属のものと同様に，単細胞状で，決して菌糸を形成することはない．

[感染症]　わが国にみられる**クリプトコックス症** *Cryptococcosis* のほとんどは，*C. neoformans* var. *neoformans* によって惹起され，カンジダ症，アスペルギルス症に次いで頻度の高い真菌症である．本症は髄膜炎を続発して初めて気付かれることが多いが，病原体は経気道的に体内に侵入することから初感染巣が必ず肺（多くは肋膜直下）にある．この初感染巣は原発性のものでは比較的慢

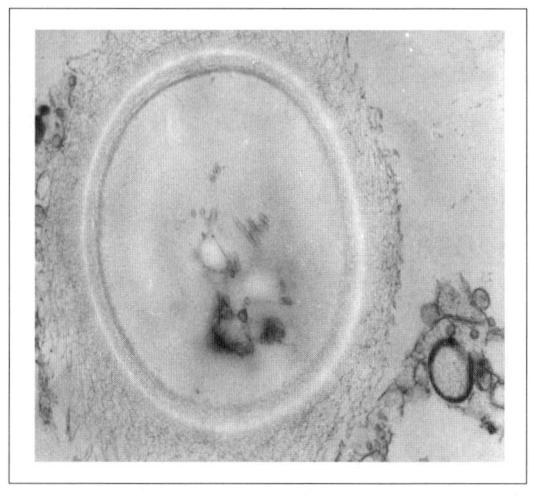

図 2-15　クリプトコックス細胞の電子顕微鏡像
類円形細胞の周囲に辺縁不規則な厚い莢膜をみる．(肺病巣内の菌体，×5000倍)

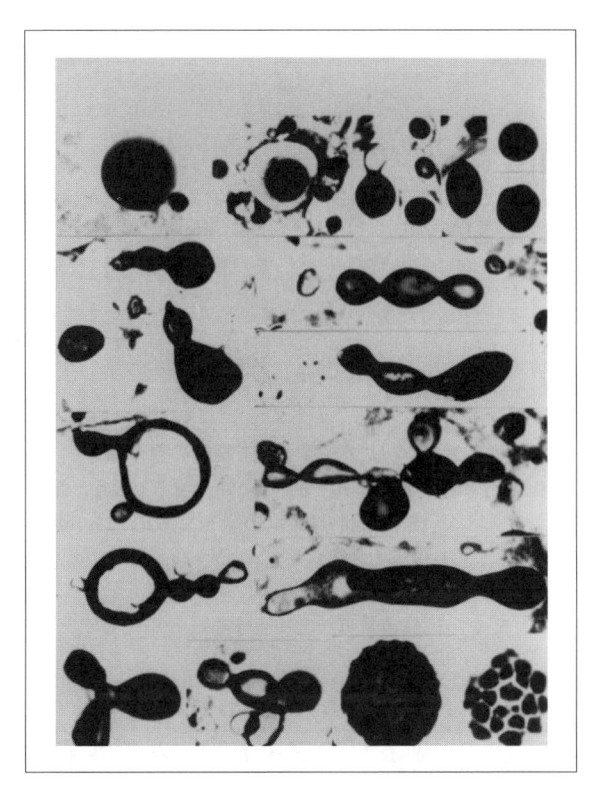

図 2-16 組織内クリプトコックス細胞の異常菌体
慢性病変内では，球状の菌体以外に，偽菌糸状，中空状あるいは多極性の分芽像など異常菌体がみられることがある．

性の肉芽腫としてみられ，ほとんど無症状で集団検診などで偶然発見されることもある．他方，続発性の肺クリプトコックス症は悪性リンパ腫，白血病などの血液疾患や，全身性エリテマトーデス（SLE），副腎皮質ホルモン剤の長期連用患者あるいは AIDS など免疫不全症患者などにみられ，このような患者では髄膜脳炎を高い頻度で併発する．

本症はカンジダ症やアスペルギルス症に比べてかなり頻度は低く，カンジダ症やアスペルギルス症が経年的に確実に増加の傾向を示しているのに対して，AIDS 患者にみられるものを除けばほとんど増加の傾向はなく，ほぼ横ばい状態である．これは恐らく起因菌の病原性に関連するものと考えられる．すなわち，カンジダ症やアスペルギルス症は，感染に対する抵抗力が極端に低下して初めて感染・発症するのに対して，クリプトコックス症は，その起因菌の病原性が前二者に比べて強いために，感染・発症に必ずしも細胞性免疫能の低減を前提にしないと思われる．このことは原発性のクリプトコックス症がかなり経験されることで裏付けされる．なお，AIDS 患者を対象とした場合はクリプトコックス症の続発する頻度はかなり高く，わが国における頻度は明らかに増加の傾向にある．

C. neoformans によって形成された感染病巣は，病理組織学的には囊胞性病変 cystic lesion と肉芽腫性病変 granulomatous lesion があり，前者では全く細胞反応はなく，後者では種々の細胞の浸潤がみられる．例えば肝臓，脾臓，リンパ節，肺など固定マクロファージ sessile or fixed macrophage やリンパ球が多い臓器では肉芽腫性病変が，またこれらの細胞が少ない脳や腎臓あるいは膵臓などでは囊胞性病変が形成されるのが一般的であるが，宿主の細胞性免疫能や病原菌のもつ莢膜の厚さなどによって形成される病変の性状が左右される．

病巣組織内菌体は菌体周囲に莢膜をもった類円形の細胞としてみられ，ムチカルミン染色ではこの莢膜に一致する部分の莢膜が明瞭に染色される．また，この菌体は病理組織学的に精査した結果，必ずしも類円形の細胞ばかりではなく，仮性菌糸性の増殖像がみられたり，多極性の分芽を示す細胞（図 2-16）としてみられるなど，その寄生形態は多様である．そして，この異常菌形は慢性病変にみられ，しかもその出現頻度は臨床経過が長いほど高い傾向にある．

原発性肺クリプトコックス症では無症状に経過することが多いが，軽度の咳や微熱，全身倦怠感，体重減少などを伴うこともある．原発性のものでは孤立性の結節状陰影としてみられるが（図 2-17），病像が進展したり免疫不全症患者などに続発するものなどでは，肺炎様の陰影や粟粒状の陰影としてみられる．

髄膜脳炎では，慢性〜亜急性で頭痛，悪心，嘔吐，意識障害などの脳圧亢進症状，項部硬直，ケルニッヒ徴候などの髄膜刺激症状を伴う．なお，髄液はたん白の増加と糖の減少がみられ，細胞数は数百でリンパ球が主体である．

[診断]　喀痰から C. neoformans が分離培養された場合は本症を疑うが，本真菌は腐生的に気管支に存在する場合があり，気管支肺生検や経皮的肺生検あるいはせめて肺胞洗浄液などで起炎菌をみつけることが肝要である．

髄膜炎では髄液の遠沈沈渣を墨汁標本で観察し，莢

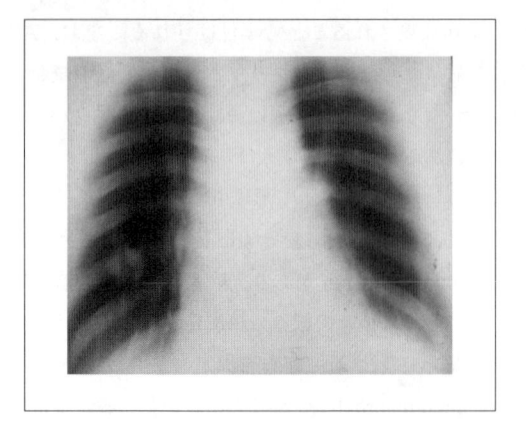

図 2-17　限局性肺クリプトコックス症のX線像
クリプトコッコーマとも呼ばれる所見で，右下葉に境界やや不明瞭な孤立性の結節性病変をみる．

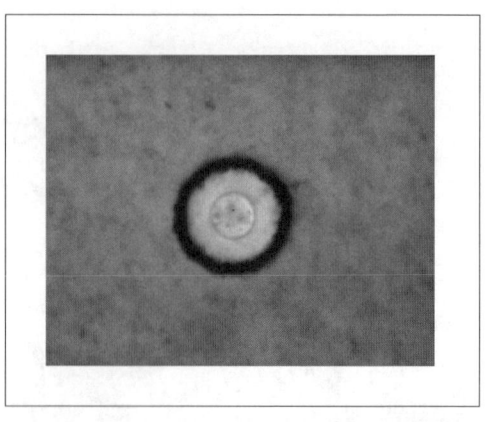

図 2-18　クリプトコックス細胞の墨汁標本
髄膜炎患者の髄液に墨汁を加えて顕微鏡下で観察．墨汁を入れない菌体周囲の透明域が莢膜である．（×400倍）

膜をもった円形の菌体がみられれば，それだけで確定診断となる（図 2-18）．なお，髄膜炎では髄液の中に本菌が存在しながら，培養では陰性であることがよく経験されることから，髄液の直接塗抹標本の精査は必ず行うことが大切である．

本症における血清学的診断は，かなり有効である．例えばラテックス試薬（表 2-3）では肺クリプトコックス症で，血清中から 75～80％ の頻度で抗原が検出され，本菌による髄膜炎では髄液からほぼ確実に抗原が検出される．

[診断]　X線上，結節性の陰影を示す，いわゆる肺クリプトコッコーマ cryptococcoma では抗真菌薬が病巣内に十分浸透しないことから，全身投与による抗真菌療法は効果的ではない．確定診断された症例では切除するのが根治的である．クリプトコックス性気管支肺炎では強力な抗真菌薬療法が必要で，アムホテリシンBとフルシトシンの併用が最も効果的である．また，副作用の軽減を目的として，フルシトシンの経口投与に，アムホテリシンBの局所投与（吸入療法，経気管支注入）を試みるのも効果的である．その他，アゾール系の抗真菌薬の投与も有効であるが，この際には十分量の投与が前提となる．

髄膜炎では気管支肺炎の場合と同様の治療法が基本であるが，アムホテリシンBの髄腔内投与もかなり効果的である（表 2-2）．なお，この場合抗真菌薬の全身投与との併用が前提となる．また，肺の初感染巣の有無を必ず確認してから抗真菌薬療法を中止することが大切である．

2-3-4　*Trychophyton rubrum*
トリコフィトン・ルブルム

ヒトの真菌症（真菌感染症 fungal infectious diseases）のうち，最も高い頻度でみられるのは**皮膚真菌症** dermatomycosis で，なかでも皮膚糸状菌 dermatophyte によって惹起される**皮膚糸状菌症** dermatophytosis は最も代表的なものである．皮膚糸状菌には Genus *Trichophyton* 白癬菌属，Genus *Microsporum* 小胞子菌属および Genus *Epidermophyton* 表皮菌属の3真菌属が包含される．これらの病原真菌は，ケラチン分解酵素を有していることや形態学的性状あるいは感染部位など，いくつかの共通点をもつことから便宜的に皮膚糸状菌（類）として一括呼称されている．これら，3属の集落性状，形態および特徴を表 2-6 および図 2-19 にまとめた．

皮膚糸状菌のうち最も分離頻度が高いのは *Trichophyton* である．この真菌属の集落は白色から紅色～褐色に至るさまざまな色調を呈し，その表面は綿毛状～粉末状である．大分生子は2細胞性またはそれ以上の多細胞性で，表面平滑な棍棒状からソーセージ状を呈し，*T. ajelloi* を除いてその外壁は薄い．大分生子の形成は一般に貧弱であるが，特殊な培地（例；チアミン加ウシ心浸出液，トリプトース寒天培地）を用いるとその形成能が増す．小分生子は1細胞性で，一般にその形成は豊富で

単生または群生する．

T. rubrum は頭部白癬以外のほとんどの白癬の原因菌の1つで，その分離頻度もわが国では最も高い．

[形態・性状] 属の特定に不可欠な大分生子の形成能は一般に悪く，まれに散見される大分生子は3～11細胞性とされるが，多くは3～8細胞性である．小分生子は棍棒状で菌糸側壁または側生した分生子柄上に着生し，しばしばブドウ状を成す．

[培養・増殖] 発育は遅く，サブロー寒天培地を用いて，27～35℃で，約1週間培養すると，顆粒状～綿毛状の集落を形成し，その集落表面は白色～赤色調を呈する（図2-20）．本真菌種の最大の特徴は集落の裏面が暗赤色を呈することであり，このことから T. rubrum は紅色白癬菌ともよばれる．この赤色調はデキストロースを含む植物性多糖寒天培地（例；ポテト・デキストロース寒天培地）で培養すると，より増強される．

[感染症] 皮膚糸状菌によって惹起される感染症は**白癬** tinea と一括してよばれるが，これには皮膚の角質，表皮，爪および毛髪に限局してみられる，浅在性白癬（頭部白癬，体部白癬，股部白癬，足・手白癬および爪白癬）と真皮ないし皮下に病変が及ぶ深在性白癬（ケルズス禿瘡，白癬菌性毛瘡など）の2つに類別されるが，最近ではこの両者を一括して浅在性白癬とする傾向にある．

体部白癬は，陰股部を除く生毛部，すなわち顔面，体部，四肢などがおかされるもので，一般に強い痒みを伴

表2-6 主な皮膚糸状菌の形態学的性状とその特徴

真菌種	集落の性状	顕微鏡下の形態	毛髪穿孔試験	近縁種との鑑別に役立つ特徴
Trichophyton rubrum	顆粒状～綿毛状で白色～黄白色～紅色	大分生子（円筒形～長い葉巻形）の形成は少なく，菌糸に側生する．小分生子は棍棒状～洋梨形	陰性	発育は遅く，集落はろう状を呈せず，1%デキストロース加コーンミール寒天で鮮紅色色素の産生
T. mentagrophytes *	顆粒状～綿毛状で灰白色～淡黄白色	棍棒形～葉巻形の大分生子を形成，小分生子は亜球形～球形	陽性	大分生子の形成はまれ
T. schoenleinii	無毛状でろう様の集落 白色～クリーム色	大・小分生子をほとんど形成せず	陰性	集落に紫色調はなく，菌糸はシャンデリア状で，チアミン要求性なし
T. violaceum	無毛状の集落で紅色～紫色調を呈す	通常，分生子を欠く	陰性	発育はきわめて遅いが，チアミンの添加で発育促進，集落は紫色調をもつ
T. verrucosum	無毛状～ビロード状 白色～淡黄白色	大分生子の形成はまれ 洋梨形の小分生子を形成	陰性	発育は遅く，集落には放射状の辺縁をもたない
Microsporum gypseum	顆粒状～粉状の集落 黄褐色～シナモン褐色	歪曲しない楕円形～紡錘形の大分生子を形成．大分生子は3細胞以上	陰性	隔壁，外細胞壁はともに薄い
M. canis	綿毛状の集落で白黄色～橙色	歪曲しない楕円形～紡錘形の大分生子を形成．大分生子は3細胞以上	陽性	隔壁よりも外細胞壁が厚い 米飯上で濃黄色色素を産出
M. audouinii	ビロード状の集落で，白色～灰白色～褐色	大分生子（不整紡錘形）をほとんど形成せず，小分生子（棍棒形）もまれ	陰性	集落裏面はサーモンピンク～褐色を呈するが，集落は紅色調を示さない
Epidermophyton floccosum	ビロード状の集落で，オリーブ色～黄緑色	3～5細胞性で棍棒形の大分生子の形成は豊かで，典型的には群生する	陰性	近縁種の E. stockdaleae は毛髪穿孔試験陽性である

* Trichophyton のうち，T. mentagrophytes と同様に毛髪穿孔試験陽性である T. terrestre は37℃では発育しない．また，T. mentagrophytes と集落性状が近似する T. equinum は発育にニコチン酸を要求する．

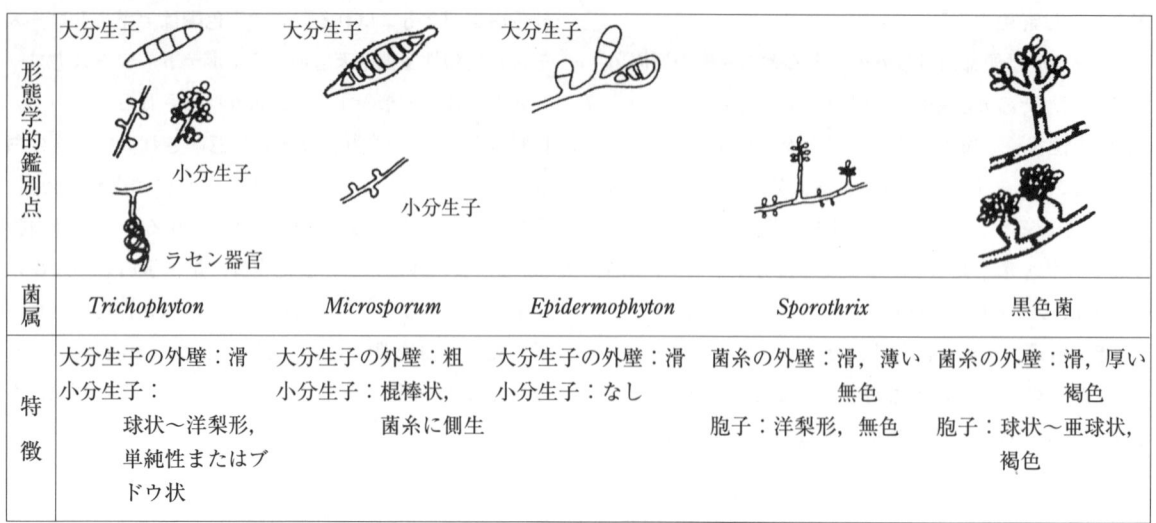

形態学的鑑別点	大分生子 小分生子 ラセン器官	大分生子 小分生子	大分生子 小分生子		
菌属	*Trichophyton*	*Microsporum*	*Epidermophyton*	*Sporothrix*	黒色菌
特徴	大分生子の外壁：滑 小分生子： 　球状〜洋梨形， 　単純性またはブドウ状	大分生子の外壁：粗 小分生子：棍棒状， 　　　　　菌糸に側生	大分生子の外壁：滑 小分生子：なし	菌糸の外壁：滑，薄い 　　　　　無色 胞子：洋梨形，無色	菌糸の外壁：滑，厚い 　　　　　褐色 胞子：球状〜亜球状， 　　　褐色

図2-19　主な皮膚糸状菌の形態学的性状とその特徴

うが，リンパ節の腫大，全身症状を伴うことはない．特殊なものとして，ステロイド（外用）の使用による異型白癬や白癬菌性毛瘡などは，広範に病変がみられ，難治性で，とくに後者では細菌感染を伴った場合は激しい痛みを訴えることがある．

また，一般にみずむしと俗称される足・手白癬は，紅斑，小水疱，痂皮などからなる痒みの強い病変で，周辺に拡大する傾向が強い．これらの病型は臨床局面の特徴によって大きく3つに類別される．

爪白癬は，爪の混濁，肥厚，変形などを伴うが，爪囲の発赤，腫脹などを呈することがない点で，爪カンジダ症と大きく異なる．

[予防・治療]　確定診断は，病変の角質片の直接鏡検で皮膚糸状菌の菌体（図2-21）を確認するか，分離・培養によって本真菌を検出することによって行われる．両者がともに陽性であれば診断はより確実である．

皮膚や頭髪を清潔に保つことが予防の第1である．また，家族内に白癬に罹患している人がいれば，タオル類やバスマットを共有しないことが好ましい．治療は一般に抗真菌薬の外用であるが，爪白癬や角質増殖型あるいはケルズス禿瘡などではテルビナフィン，イトラコナゾールの内服が必要となる．

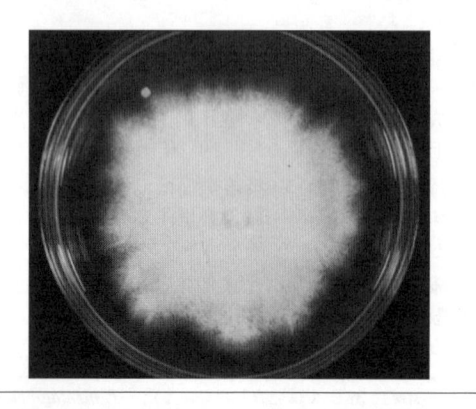

図2-20　*Trichophyton rubrum* の集落
（35℃，2週間培養）

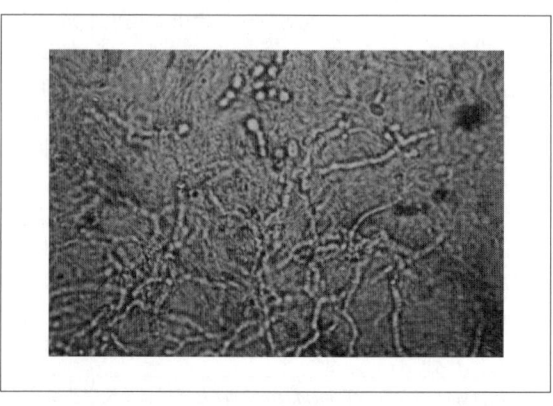

図2-21　白癬患者痂皮の直接鏡検所見
一部分節像を示す菌体（菌糸）をみる．（×200倍）

3 病原原虫学

本章では，*Amoebida* アメーバ目，*Kinetoplastida* キネトプラスト目，*Diplomonadida* ジプロモナス目，*Trichomonadida* トリコモナス目，*Eucoccidida* 真コクシジウム目に属する主な病原原虫について述べる．

- 3-1 *Amoebida* アメーバ目
  Acanthamoeba culbertsoni, *Entamoeba histolytica*, *Naegleria fowleri*
- 3-2 *Kinetoplastida* キネトプラスト目
  Leishmania donovani, *Trypanosoma burcei*, *Trypanosoma cruzi*
- 3-3 *Diplomonadida* ジプロモナス目
  Giardia lamblia
- 3-4 *Trichomonadida* トリコモナス目
  Trichomonas vaginalis
- 3-5 *Eucoccidida* 真コクシジウム目
  Cryptosporidium parvum, *Plasmodium falciparum*, *Toxoplasma gondii*

3-1 Order *Amoebida* アメーバ目

Amoebida アメーバ目は葉状偽足（仮足）を形成するのが特徴である．偽足は葉状偽足のみのものと，トゲ状偽足をもつものがある．その形態は，塊状，葉状，棒状など様々で，生理的または環境条件によっても多様に変化する．内質，外質の区別は明瞭なものが多い．淡水中で自由生活しているものが多いが，動物に寄生性をもつものもある．ヒトの消化管に寄生して病原性をもつものとして *Entamoeba histolytica*（アメーバ赤痢の病原体）は重要である．自由生活するアメーバの中にも，*Acanthamoeba* や *Naegleria* にはヒトに寄生して脳炎を起こすものがある．

3-1-1 *Acanthamoeba culbertsoni*
カルバートソニアメーバ

Acanthamoeba アカントアメーバ属は抗原性の違いから多数の種に分類されているが，そのうち *A. culbertsoni* はヒトに病原性が強く，アメーバ性肉芽腫性脳炎の病原体である．この原虫は淡水に生息し，自由生活している原虫である．

[形態]　*A. culbertsoni* には栄養型とシスト cyst（嚢子）が存在する．栄養型は分裂と増殖をしている時期の虫体であり，その大きさは 20～40 μm である．栄養型は細いトゲのような偽足を出しているのが特徴である．栄養型は増殖環境が悪くなると被嚢して抵抗性のシストに変化する．シストは感染性をもつ．

[病原性]　*A. culbertsoni* は**日和見感染**しやすく，ヒト

の咽頭や鼻腔粘膜には栄養型が不顕性感染していることが多い．この虫体が感染部位から脳に伝播した場合には**アメーバ性慢性肉芽腫性脳炎**を発症して，精神症状，痙攣，頭痛，片麻痺，発熱などが起こる．この脳炎は病理学的には出血が少なく，脳の病巣部には栄養型とシストの虫体が検出される．

A. culbertsoni（あるいは *A. polyphaga*）が眼に感染すると，角膜炎を起こすことがある．これはコンタクトレンズ装着者に多い．

[治療] 効果的な化学療法薬はない（しかし，アムホテリシンBとミコナゾールなどの抗真菌薬が有効との報告がある）．

3-1-2 *Entamoeba histolytica* 赤痢アメーバ

E. histolytica はアメーバ赤痢の病原体である．WHOの統計によると，現在，熱帯地域の開発途上国を中心に約5億人の赤痢アメーバの感染者が存在すると考えられている．

[形態] *E. histolytica* には，*A. culbertsoni* と同様に，栄養型（直径20〜40 μm）とシスト（直径12〜15 μm）が存在する（図3-1，第1編，3-4-2，図3-6cも参照）．栄養型は偽足を出して活発に運動する．その形態は不定で，細胞質内は光学顕微鏡学的に性状の異なる外質と内質に分けられる．外質は均質・透明であるが，内質は顆粒状であり，偏在性の核の中心にはカリオソームが存在し，捕食した赤血球などが観察される．栄養型は増殖環境が悪くなると感染性をもつシストに変化する．シストは正円形であり，栄養型に比べて小さい．シスト細胞質内の核，類染色質体，グリコーゲン胞などの構造体はヨード・ヨードカリ液で染色すると鮮明になる．成熟シストに感染性がある（未熟シストは感染性をもたない）．成熟シストは腸管内で脱嚢して4核の栄養型となり，これは分裂して8個の栄養型になる．

[培養] 検体中の *E. histolytica* は，田辺・千葉培地（リンゲル液＋アスパラギン＋ウマ血清＋米粉），Balamuth培地，Dobell培地などで増殖するが，これは雑菌との共生で純培養ではない．

[病原性] *E. histolytica* が患者の糞便を感染源として経口感染すると，大腸粘膜に潰瘍を形成して下痢，粘液血便を起こす．これが**アメーバ赤痢** amebic dysentery であり，潜伏期間は7〜20日である．アメーバ赤痢の虫体はさらに血流を介して肝臓に感染して膿瘍を形成することもあり，これは治療が困難である．一般に，アメーバ赤痢は**細菌性赤痢** bacillary dysentry に比べて軽症である．表3-1にアメーバ赤痢と細菌性赤痢の臨床的な鑑別法を示した．*E. histolytica* はサルとイヌにも自然感染する．また実験的には子ネコにも感染する．

[疫学・免疫] アメーバ赤痢の主な流行地は熱帯または亜熱帯地域であるが，温帯地域にも分布しており，わが国では年間100例前後の報告がある．わが国および欧米のアメーバ赤痢患者は男性に多いが，これは男性同性愛者間での性感染症としての発生例を反映したものと思われる．またアメーバ赤痢はAIDS診断のための指標感染症である（4-4-1，表4-9参照）．*E. histolytica* は局所感染することと関連して，この原虫に対する免疫は獲得しにくい．

[診断・治療] 診断には患者糞便からの *E. histolytica* 虫体を検出する．この場合，非病原性の *Entamoeba coli*

表3-1 アメーバ赤痢と細菌性赤痢の鑑別

	細菌性赤痢	アメーバ赤痢
発 病	急激に発病	徐々に発病
症 状	全身症状が出現，発熱，脱水，広範な腹部圧痛	軽微な全身症状，腹部圧痛（回盲部）
経 過	発病時に最も顕著な症状	発症と無症を繰り返し慢性化
便の性状	多量の粘血便，新鮮血液が存在，白血球多数	量は正常，粘液にチョコレート色の血液が混在，白血球は少ない

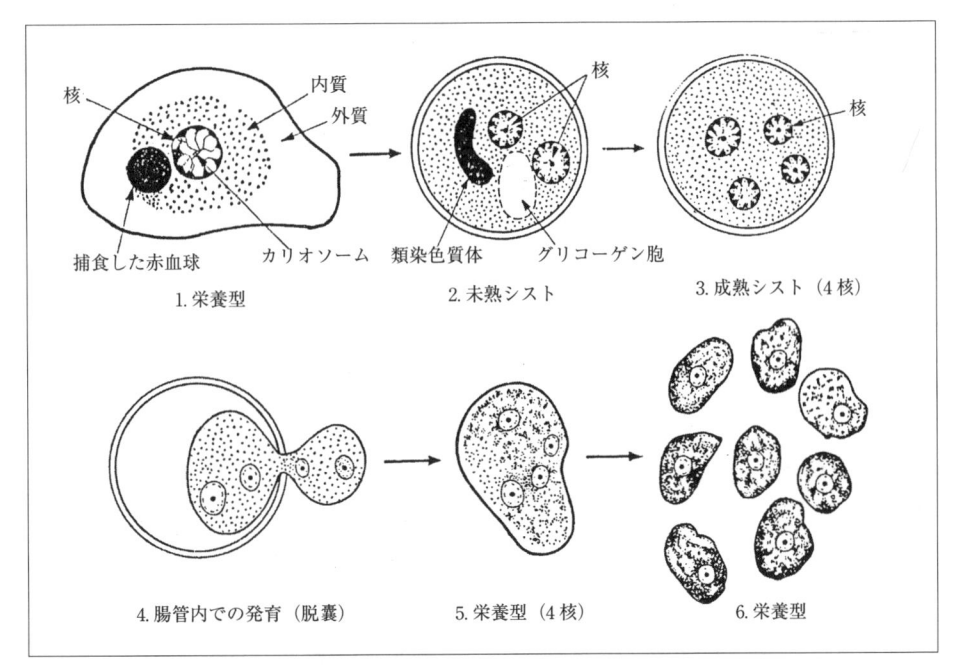

図 3-1　赤痢アメーバの形態と生活史
(赤尾信吉博士提供)

大腸アメーバとの鑑別が重要である．どちらも下痢便や粘血便からは栄養型が，また有形便からはシストが検出されやすい．*E. coli* の栄養型は，*E. histolytica* のそれに比べて，運動性は不活発であり，外質と内質との区別が不明瞭で，核も不明瞭である．また，カリオソームは核の中心から外れて存在し，捕食した赤血球などが少ない．また，前者の成熟シストには 8 個の核が存在するが，後者の場合は 4 個である．虫体の検出と共に，補体結合反応による診断，また近年では，PCR 法による遺伝子診断も可能になっている．

3-1-3　*Naegleria fowleri*　ネグレリア・フォーレリ

Naegleria ネグレリア属は，*Acanthamoeba* アカントアメーバ属と同様に，湖沼や河川など淡水に生息して自由生活している原虫であるが，*N. fowleri* は**原発性アメーバ性髄膜脳炎**の病原体として重要である．

[形態]　*N. fowleri* の形態には栄養型，鞭毛型，シストの 3 型がある．栄養型は，大きさが 11 〜 40 μm で，運動性をもち，2 分裂で増殖する．内質には 1 個の核をもち，核には大きなカリオソームが存在する．栄養型は鞭毛型になったり，シストになったりする．鞭毛型は，長径 8 〜 13 μm, 短径 5 〜 6 μm で，前端から 2 本の鞭毛を出して水中を活発に泳ぐ．これがヒトの鼻腔に入ると栄養型になって粘膜から感染する．シストは，大きさが 10 〜 17 μm で，1 個の核とその中に大きなカリオソームをもつ．シストは脱嚢して 1 個の栄養型になる．

[疫学・病原性]　原発性アメーバ性髄膜脳炎は，湖や川で水泳した後，3 〜 7 日の潜伏期間の後に，突然の疼痛と発熱をもって発症する．その後，精神や運動障害が急速に進み，1 週間の経過で死亡する場合が多い．

[診断・治療]　原発性アメーバ性髄膜脳炎には脳の種々の部位に出血性膿瘍が見られ，この病巣から栄養型の虫体が検出される．この脳炎に有効な治療薬はない．

3-2　Order *Kinetoplastida*　キネトプラスト目

血液や組織に寄生する鞭毛虫類でヒトに病原性を発揮する原虫は，*Leishmania* リーシュマニア属と *Trypanosoma* トリパノソーマ属の 2 種類に分けられる．こ

れらは昆虫の腸管で増殖し，この昆虫が哺乳動物を吸血し，動物体内の血液または組織に侵入した原虫はそこで増殖し，病害を起こす．細長い形をして活発に運動するが，運動器官としての鞭毛を1本もっている．鞭毛の基部には**キネトプラスト** kinetoplast が存在する．キネトプラストは好塩基性でDNAを含む大型の顆粒であり，電子顕微鏡像から，鞭毛のミトコンドリアと考えられている．その機能は鞭毛線維の回転運動に関わるとされている．

Genus *Leishmania*
リーシュマニア属

Leishmania リーシュマニア属は，**サシチョウバエ**や**スナバエ**によって媒介され，哺乳動物の細胞内に寄生する原虫である．ヒトに寄生する数種が知られているが，形態学的には同じである．皮膚病変のみを示す *L. tropica* 熱帯リーシュマニア，内臓病変がみられる *L. donovani* ドノバンリーシュマニア，皮膚および粘膜に激しい病変を認める *L. braziliensis* ブラジルリーシュマニアがある．*L. donovani* の感染によって起こる**カラ・アザール** kala-azar（内臓リーシュマニア症）は熱帯，亜熱帯地域に分布する原虫症である．

3-2-1 *Leishmania donovani*
ドノバンリーシュマニア

[形態]　*L. donovani*, *L. tropica*, *L. braziliensis* は共に，直径2～4μmで，ヒト体内では無鞭毛期に増殖する．
[病原性]　サシチョウバエなどに刺された部位に小丘疹ができるが，すぐに消失する．潜伏期間は3～12か月で，発熱から始まる．脾腫が著しく，肝腫，浮腫が特徴的で，顔や手に灰色の色素沈着がみられ，黒熱病（kala-azar）ともよばれる．貧血，粘膜出血が認められる．細菌感染に伴って無顆粒細胞症を示し，死亡する．
[診断・治療]　診断には髄液，脾臓または肝臓の生検材料に原虫を証明する．生検材料を実験動物や培地に接種することも行われる．血清診断は感度と特異性に問題がある．カラ・アザールは，治療しないと70～90％の死亡率となる．アンチモン剤を長期間投与する．ときにペンタミジンやアムホテリシンBなどが使われる．

Genus *Trypanosoma*
トリパノソーマ属

Trypanosoma トリパノソーマ属は，昆虫を媒介して哺乳動物に感染する．この原虫は，昆虫の吻（昆虫の吸い型口器）から排出される吻群 salivaria group と肛門から排出される肛門群 stercoraria group とに分けられる．吻群には *Trypanosoma burcei* ブルーストリパノソーマ，肛門群には *Trypanosoma cruzi* クルーズトリパノソーマがある．媒介昆虫の体内から哺乳動物への感染の仕方で分けているが，代謝，増殖，免疫，培養などの性質もこの両者では異なる．

3-2-2 *Trypanosoma burcei*
ブルーストリパノソーマ

アフリカトリパノソーマ症（**アフリカ睡眠病** African sleeping sickness）の起因原虫で，吸血性の**ツェツェバエ**によって伝播され，髄膜脳炎を発症し高い致死率を示す．臨床的にも疫学的にも異なる2つの病態と原因原虫が知られている．

西アフリカまたはガンビア地方に流行している睡眠病で *Trypanosoma burcei* variety *gambiense* ガンビアトリパノソーマと東アフリカまたはローデシア地方にあるアフリカトリパノソーマ症で *Trypanosoma burcei* variety *rhodesiense* ローデシアトリパノソーマである．この両原虫は，ウシなどの家畜にみられるナガナ病の病原虫 *Trypanosoma burcei* variety *burcei* ブルーストリパノソーマと形態学的に区別がつかないので，分類学上はこの亜種と考えられる．
[形態]　*T. burcei* variety *gambiense* と *T. burcei* variety *rhodesiense* は，形態学的にも血清学的にも酷似しているが，媒介するツェツェバエ（tsetse fly, *Glossina*）の種や，原虫の生物学的，または酵素学的性質によって区別できる．ガンビアトリパノソーマは *G. palpalis*，またローデシアトリパノソーマは *G. morsitans* グループのツェツェ

バエが媒介する．ツェツェバエがヒトを刺すと，唾液と共に注入されて血液に入った虫体の増殖によって，虫血症となり，虫体は約30μmくらいの細長い形となる．これを**血液型** trypomastigote という．分裂増殖が緩徐になると，虫体は鞭毛が短くやや太くずんぐりした形に変化する．

[病原性]　ツェツェバエに刺された部位で *Trypanosoma* の増殖が始まり炎症反応が起こる．虫体はリンパ系や血液によって全身に移動するが，このときリンパ節の腫脹がみられる．虫血症の著しい期間は，心臓や中枢神経系の毛細血管に虫体が多数みられる．脳内では出血と髄鞘が脱落した脳炎が顕著となる．

ツェツェバエに刺されて2〜3日後に発疹が出現する．その2〜3週間後に虫血症が起こり熱発作が始まる．頸部のリンパ節腫脹が特徴的で，軽度の浮腫，頭痛，脱力感を伴う．睡眠病の病態については，*T. burcei* variety *gambiense* によるものは慢性化し，2〜3年後に特有な睡眠状態になり死亡する．一方，*T. burcei* variety *rhodesiense* によるものは，急性な経過をとり，1年以内に死亡する者が多く，睡眠状態にはならない．

[診断・治療]　流行地では特徴的なリンパ節腫脹が診断の手がかりとなる．確定診断には，リンパ節，血液や髄液などから虫体を顕微鏡的に検出する．また血液や髄液の IgM 抗体を定量する ELISA 法によって特異抗体を検出する．治療としては，スラミン，ペンタミジンを血流中に虫体が見出される時期に使用すると有効で，治癒する例が多い．

3-2-3　*Trypanosoma cruzi* クルーズトリパノソーマ

T. cruzi を病原虫とするアメリカトリパノソーマ症（シャーガス病 Chaga's disease）は，中南米に多い悪性の風土病で，小児が感染すると急性の熱病，成人では慢性の心臓または消化器の疾患を呈する．

[形態]　ヒトや哺乳動物の血液中にいる *T. cruzi* の**血液型** trypomastigote（錐鞭毛期）は，*T. burcei* と似ているが，キネトプラストが大きい．また波動膜が明瞭でなく，分裂も増殖もしない．これが細胞内に侵入すると，鞭毛が消え全体が円形をした**細胞内型** amastigote（無鞭毛期）となり，2分裂を始める（第2編，3-7-2 ③，図3-17参照）．そして細胞内が細胞内型で充満すると虫体は血液型となり，宿主細胞を破壊して血液中に放出され，新しい細胞へ侵入して増殖する．血流中の虫体を吸血性の昆虫**サシガメ**（*Triatoma*）が取り込むと腸管内で増殖し，昆虫の肛門近くで感染能をもった血液型となる．サシガメがヒトを吸血すると，傷口の近くに脱糞し，体内に侵入し感染する．

[病原性]　侵入部位で虫体は増殖し，ここに好中球やリンパ球の浸潤が起こり，丘疹ができる．続いて虫体が全身に移動し，骨格筋，平滑筋，グリア細胞などに侵入発熱（高熱）する．肝臓や脾臓が腫脹し，心臓障害から頻脈と心肥大がみられる．このような症状が数週間から数か月続いた後，急性期の患者の5〜10％が心臓疾患または髄膜炎で死亡する．感染細胞で虫体が増殖し細胞は破壊され，その周囲に炎症性反応が起こる．このとき筋肉細胞に対する抗体が産生され，自己免疫反応も発生する．消化管の平滑筋の機能は消失し，その蠕動運動が減退する．

[診断・治療]　急性期では末梢血に血液型の虫体を検出することが確実な診断である．しかし，慢性期になると虫体の検出は不可能である．実験室内診断には，マウスやモルモットなどの動物に接種する方法と培養法，また抗体を検出する血清免疫法が用いられる．有効な治療薬はない．

3-3　Order *Diplomonadida* ジプロモナス目

3-3-1　*Giardia lamblia* ランブル鞭毛虫

G. lambria はジアルジア症 giardiasis（またはジアルジア性下痢）の原因原虫である．

[形態]　*G. lambria* は栄養型とシストよりなる．栄養型は，長径12〜20μm，短径6〜12μmの左右対称の洋ナシ型で，虫体前半部は円形を呈し，後半部は細長

くなっている．虫体前半部の腹側面に吸着盤があり，腸管の粘膜に吸着して寄生する．核は虫体前半部に左右対称にある．鞭毛は4対の8本が認められる．シストは，7〜15μmの長楕円形で4個の核を有し，内部には鞭毛や楯板などがあり，成熟した形で便中に出現する．

[病原性]　*G. lambria* の感染を受けても多くは無症状のキャリアーとして推移する．キャリアーは感染巣として重要である．6〜10歳くらいの小児は，成人より感受性が高く，感染率も発症率も高い．また低ガンマグロブリン血症患者，IgAまたはIgMの欠損症患者は重篤化する．

ヒトへの感染は成熟シストの経口摂取による．虫体の寄生部位は，十二指腸から小腸上部の粘膜上皮である．粘膜の病理変化は，粘膜細胞の絨毛の肥厚または短小化，微絨毛の消失，粘膜上皮細胞の脱落と再生の亢進などである．粘膜下組織内にはリンパ球，形質細胞などの浸潤がみられる．さらに進行すると粘膜固有層の浮腫や出血になる．

症状は，1〜2週間の潜伏期間で始まり，消化器症状や吸収不良が起こる．消化器症状は主に下痢であり，最も重要な特徴は脂肪性の下痢である．胆嚢炎または胆管炎がみられることもある．

[疫学]　わが国での成人の感染率は不明であるが，小児には数％程度の感染があるといわれている．欧米では赤痢アメーバと同様に，男性同性愛者間の性感染症として重要視されている．

[診断・治療]　有形便ではシスト，下痢便では栄養型およびシストを直接証明するのが最も確実な診断法である．血清抗体の定量も補助手段として有用である．治療には赤痢アメーバと同様に，メトロニダゾールやチニダゾールなどのニトロイミダゾール系薬剤が用いられる．

3-4　Order *Trichomonadida* トリコモナス目

3-4-1　*Trichomonas vaginalis* 腟トリコモナス

T. vaginalis は，男女間の性行為を通して感染する腟

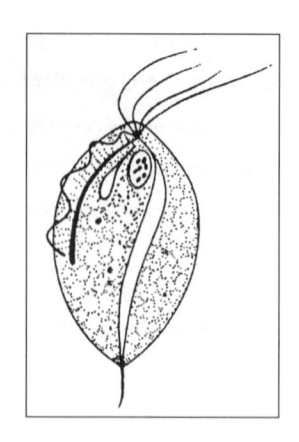

図3-2　腟トリコモナス
（赤尾信吉博士提供）

トリコモナス症 trichomoniasis の病原体である．産婦人科領域では，帯下 leucorrhea（こしけ）の病原体として，*Candida* カンジダ属とともに重要な原虫である．*T. vaginalis* は，大量のグリコーゲンを消費してエネルギー代謝を行っている．

[形態]　*T. vaginalis* の大きさは，長径10〜18μm，短径6〜15μmで，紡錘形の虫体の前方に大きな核を1個もつ．5本の鞭毛（4本の前鞭毛と1本の後鞭毛）を有し，運動性は活発である．そのうちの4本は遊離鞭毛で，1本の後鞭毛は細胞体との間に波動膜を形成する（図3-2）．栄養型のみでシストは存在しない．

[培養]　トリコモナス用システインブイヨン（浅見）培地に検体を接種し，37℃で7日間培養する．24時間毎に鏡検し，運動性のある原虫の有無を調べる．

[病原性]　*T. vaginalis* は帯下の原因原虫であり，腟炎，膀胱炎，尿道炎を起こす．腟粘膜に性周期によって大量に蓄積されるグリコーゲンを消費するため，腟内のpHは5以上となり清浄度の維持が難しくなる．

[疫学]　*T. vaginalis* は性的に成熟している女性の5〜10％，婦人科外来を訪ねた人の30％，風俗営業の女性では50〜80％もの者が感染している．男性にも1〜2％の感染がある．

[診断・治療]　腟内分泌物を浅見培地で培養するか，腟内分泌物を直接塗抹標本を作成して虫体を検査する．治療にはトリコマイシン，ニトロイミダゾールなどが有効である．

3-5 Order *Eucoccidida* 真コクシジウム目

3-5-1 *Cryptosporidium parvum* クリプトスポリジウム・パルバム

C. parvum は下痢を主徴とする**クリプトスポリジウム症** cryptosporidiosis の病原体である．この原虫は1907年に E. E. Tyzzer によってマウスの胃から分離され，*Cryptosporidium muris* と名づけられた．その後，1976年に J. L. Meisel ら，および F. A. Nime らによってヒトからも同じものが分離された．*C. sporidium* は汚染された飲料水の摂取によって感染する．

糞便中に排出されるオーシスト oocyst（卵嚢子）は，約 4.5 μm の楕円形で，内部にバナナ状の4個のスポロゾイト sporozoite と1個の球状体があるのが特徴である．

糞便中のオーシストを口から摂取することによりヒトへの感染が成立する．重症例では，肺や気管支に感染していることがあることから，唾液の飛沫感染も考えられる．原因不明の胃腸炎または下痢患者の5％前後が本虫に起因する．託児所や家族内での感染，病院内感染のほか，水道水やプールの汚染による集団感染もみられる．成人よりは小児，特に乳幼児に高い感染率を示す．ヒト，ニワトリ，ネコ，ウシ，モルモット，ネズミなどに感染がみられ，人獣共通感染症の病原体の一種である．

クリプトスポリジウム症は一般に下痢を主徴とする．AIDS など免疫不全症患者や免疫抑制剤の服用者では，水様性の下痢で死亡することもある．健康者では，無症状の場合もあるが，軽い下痢から重い下痢のほか，嘔吐，腹痛，発熱，悪心，体重減少を伴う．通常は2～3週間で症状は自然消滅する．

3-5-2 *Plasmodium falciparum* 熱帯熱マラリア原虫

P. falciparum は**熱帯熱マラリア** falciparum malaria, tropical malaria の病原体である．マラリア malaria という病気はヒポクラテスの時代からすでに記載がある．湖沼などからたちのぼる，「悪い（mal），空気（aria）」，というイタリア語に由来している（マラリア研究の初期には，A. Laveran, R. Ross, G. B. Grassi, P. Manson など多くの人が関わっている．第6編，歴傳参照）．マラリアは，世界中で年間3～5億人の感染者と1～2億人の患者がいて，毎年100～150万人が死亡している．わが国では輸入伝染病として重要である．

Plasmodium プラスモジウム属はヒトの赤血球と蚊の体内でそれぞれ無性生殖と有性生殖の世代の交代をする．そのヒトへの感染はハマダラカにより媒介される．*P. vivax* 三日熱マラリア原虫，*P. malaria* 四日熱マラリア原虫，*P. falciparum* 熱帯熱マラリア原虫と *P. ovale* 卵形マラリア原虫の4種がヒトに感染して寄生する．

[**形態・生活環**]　*Plasmodium* の生活環は複雑である．ヒトの肝細胞，赤血球内では主に無性生殖を行い，熱発作と貧血を起こす．蚊体内では有性生殖を営む（8-3-3②参照）．

Plasmodium はハマダラカ（*Anophles* アノフェレス属）の刺咬によって，唾液腺より胞子小体（または胞子体）sporozoite が人体に注入され血流によって肝臓に達する．肝細胞で増殖し娘虫体（または分裂小体）merozoite を形成，再び血流に出て赤血球内に侵入する．娘虫体は発育して指輪形 ring form に，さらに成熟して赤血球表面でアメーバ形 amoebic form になり，核分裂が始まり分裂体 schizont（娘生体の集合体）となる．分裂体は壊れ，娘虫体は再び赤血球に寄生する．この過程を規則正しく繰り返す（無性生殖）．この無性生殖の発育環とは別に，娘虫体は赤血球の中で生殖母体（または配偶子細胞）gametocyte，すなわち，雌性生殖母体 macrogametocyte（13～16 μm）と雄性生殖母体 microgametocyte（9～11 μm）になる．これらが吸血によって蚊の体内に入り，雌性生殖体 macrogamete と鞭毛をもった雄性生殖体 microgamete に発育し，両者が受精し融合体（または生殖体）zygote（20 μm）となる．融合体は腸管の外側に出てオーシスト oocyst（50 μm）となり，この内部で分裂が起こり，多数の胞子小体 sporozoite（5 μm）を形成する．胞子小体はオーシストを破って蚊の体腔に出て唾液腺に集まり，人体への感染を操り返す．

[**病原性**]　*Plasmodium* は保虫者の血液を感染源とし，ハマダラカの媒介によって経皮感染する．マラリアの潜

潜伏期間は2週間くらいで，激しい発熱があり，4～5時間後に発汗とともに平熱にもどる．発熱は分裂体が赤血球を破壊して娘虫体を放出する時期に相応して起こる．したがって，発熱は約48時間ごとに繰り返す．発病後1～2週間で肝臓と脾臓の腫大が起こる．

[疫学・予防] マラリアには，三日熱マラリア，四日熱マラリア，熱帯熱マラリアと卵形マラリアの4種類がある．熱帯，亜熱帯地域に広く分布し，三日熱マラリアは最も広く分布している．わが国では流行地への旅行者による輸入マラリアが増えている．わが国には7種類のハマダラカが存在し，そのうちシナハマダラカは三日熱マラリアの媒介者として重要である．

予防は，カの撲滅およびワクチン接種．感染免疫抗体（凝集反応，補体結合反応による抗体）は作られるが，あまり持続しない（2～3か月）．

[診断・治療] 末梢血液のギムザ染色標本で虫体を証明する．キナクリン，アテブリン，プラスモヒンなどが有効．近年，薬剤耐性マラリアが増加しているので，予防薬としてクロロキンが用いられる．

3-5-3 *Toxoplasma gondii.*
トキソプラズマ・ゴンディ

T. gondii は胎児に経胎盤感染して**先天性トキソプラズマ症** congenital toxoplasmosis を起こす原虫として重要である．この学名は，1908年にG. Nicolle とL. Manceaux が北アフリカでヤマアザラシ（gondii）から三日月形の原虫（toxoplasma）を分離し，それを *Toxoplasma gondii* と命名したことに由来する．*T. gondii* は多くのほ乳類や鳥類にも寄生し，人獣共通感染症の病原体としても重要なものの1つである．

ヒトへの感染は1936年に最初に報告された．成人における高い抗体保有率からみて，これは感染率が高くまた不顕性感染しやすい原虫と考えられている．

[形態] *Toxoplasma* はその生活環において，急増虫体，シスト，オーシストの3形態をとる．

1) **急増虫体** tachyzoite（tachy：早い）は，終宿主または中間宿主で分裂，増殖している虫体である．急増虫体は，長径4～7μm，短径2～3μmの大きさである．一端が丸味をおびた三日月形をしており，光学顕微鏡で中央に1個の大きな核が観察される．急増虫体は栄養型であり，内部出芽（母虫体の中に娘虫体を生じ，これが母虫体を破壊してでてくる）という特殊な増殖形態を示す（図3-3 a）．急増虫体をギムザ染色すると，虫体は青色，核は赤紫色に染色される．

2) **シスト** cyst は，大きさが20～60μmの球形で被囊に包まれている．慢性感染になると，急増虫体は減少し，終宿主や中間宿主の組織（主として脳や筋肉）ではシストが形成される．シスト虫体には多くの緩増虫体 bradyzoite（brady：ゆっくり）が存在し，これがゆっくりと増殖している（図3-3 b）．

3) **オーシスト** oocyst は，初感染をうけた終宿主（ネコ）の糞便中に排出される虫体である．

[病原性] 妊婦が *T. gondii* に初感染すると，原虫は胎盤を経由して胎児に感染する．この場合は多くが流産または死産になるが，分娩に至った場合は新生児は脳脊椎炎による脳水腫（水頭症），脈絡網膜炎，低IQなどを起こすことがある．これを先天性トキソプラズマ症という．一般に *T. gondii* は不顕性感染が多いが，AIDS患者，小児免疫不全患者，また免疫抑制剤を使用している患者では**トキソプラズマ症** toxoplasmosis を発症しやすい．トキソプラズマ症の症状は，頭痛，発熱，リンパ節炎，肺炎，脳炎，脳腫瘍，心筋炎などの急性症状を呈する．

[感染経路・宿主域] *T. gondii* の終宿主はネコであり，その小腸粘膜上皮細胞で有性生殖を行い，糞便中にオーシストが現れ，これが再びネコに感染したり，または中間宿主のヒト，ブタ，ネズミ，イヌ，ウサギ，ニワトリなどに感染して無性生殖する．*T. gondii* のヒトへの感染経路には，経口感染，接触感染，胎児感染の3経路がある．経口感染にはブタやヒツジの生肉中のシストま

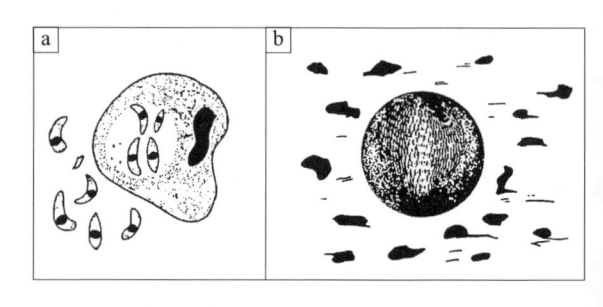

図3-3 トキソプラズマ原虫
aは急増虫体（栄養型），bは組織内のシスト
（赤尾信吉博士提供）

たはネコの糞便中のオーシストが関わり，眼，鼻，傷口などへの接触感染には急増虫体が関わる（経口感染した急増虫体は胃で殺される）．また，妊婦が経口感染または接触感染，いずれかの方法で T. gondii に初感染した場合には急増虫体が胎児感染する．ブタやヒツジの生肉を避け，感染ネコに接触しないこと，また特に妊婦は感染に注意を要す．

[**診断・治療**]　脳脊髄液，リンパ節穿刺液，急性期の血液，穿刺組織などの塗抹またはスタンプ標本をギムザ染色した後で検鏡する．しかし，虫体の直接的な検出は一般的に困難であり，この場合はマウス接種法を用いて虫体を証明する．すなわち，患者または感染動物の髄液や血液などをマウスの腹腔内に接種すると，1～2週間後には腹水が貯留してくるのでこれを採取して検鏡する．この方法で検出されない場合は，感染マウスの脳，肝臓，脾臓などもすり潰して再びマウスに接種することを数回繰返して腹水中に虫体を検出する．またこの時，マウスの血清中の抗体価が上昇していれば，虫体の存在が推定される．

色素試験（Sabin-Feldman dye test）が最も信頼性が高い．この試験では，生虫体はメチレン青で青染されるが，抗体と結合するとメチレン青非染性になる．また間接赤血球凝集反応，ラテックス凝集反応，酵素抗体法なども用いられる．患者血清の IgM 抗体測定は感染時期の推定に役立つ．確実な治療薬はないが，サルファ剤，抗生物質のスピラマイシンは有効といわれている．またインターフェロンは原虫の増殖を抑制する．

4 病原ウイルス学

本章では，主な病原ウイルスをそれが起こす疾患別，症状別に述べる（これらウイルスの系統分類については付表2を参照のこと）．

4-1 呼吸器性疾患ウイルス

adenovirus, coronavirus, influenza virus, mumps virus, parainfluenza virus, reovirus, respiratory syncytial virus, rhinovirus, severe acute respiratory syndrome virus

4-2 消化器腸管系疾患ウイルス

astrovirus, Coxsackie virus, echovirus, enterovirus, Norwalk virus, rotavirus

4-3 神経系疾患ウイルス

B virus, Japanese encephalitis virus, JC virus, lymphocytic choriomeningitis virus, Nipah virus, poliovirus, rabies virus

4-4 リンパ系疾患ウイルス

human immunodeficiency virus, human T cell leukemia virus-1

4-5 肝炎ウイルス

hepatitis A virus, hepatitis B virus, hepatitis C virus, hepatitis D virus, hepatitis E virus, hepatitis G virus, transfusion-transmitted virus

4-6 腫瘍ウイルス

Epstein-Barr virus, human papilloma virus, simian virus 40

4-7 ウイルス性出血熱ウイルス

Crimean-Congo hemorrhagic fever virus, dengue fever virus, Ebola virus, Hantaan virus, Lassa fever virus, Marburg virus, West Nile virus, yellow fever virus

4-8 発疹性疾患ウイルス

human cytomegalovirus, herpes simplex virus, human herpesvirus 6,7,8, human parvovirus B19, measles virus, rubella virus, varicella-zoster virus, variola virus（smallpox virus）

4-1 呼吸器系疾患ウイルス

4-1-1 adenovirus アデノウイルス

アデノウイルスは1953年W. P. Roweらによってアデノイドadenoidの組織より分離された急性上気道感染症，または眼科領域の感染症（プール結膜炎）の病原ウイルスである．アデノウイルスの血清型は多様で，現在までに35以上の血清型が分離されている．ヒト以外の動物（サル，ブタ，イヌ，ヒツジ，ウシ，ウマ，マウス，トリ，カエル）にも固有のアデノウイルスが分離されている．1962年J. J. Trentinらによって，ヒトアデノウイルス12型，18型はハムスターに腫瘍を誘発することが証明された．これがヒト由来のウイルスで腫瘍原性が明らかにされた最初の報告である．

1 アデノウイルスによる疾病

アデノウイルスによる疾病の病型と血清型との関係はいまだ明瞭でない．最も多くみられる病型は，急性呼吸器疾患で，ときには，眼疾患，下痢，発疹などもある（表4-1）．

1995年以降，7型アデノウイルスが原因とみられる呼吸器疾患の集団発生や乳幼児の肺炎，筋炎，胃腸炎，脳炎の重症例が報告され，7型アデノウイルス感染症の急増がみられる．

2 ウイルスの性状

アデノウイルスはアデノウイルス科を構成し，直径70～80 nmの正二十面体のDNAウイルスであり，エンベロープはない．ウイルス粒子の構造と機能はよく研究されている．カプシドは252個のカプソメアよりなる．二十面体の12の頂点にペントン基部があり，これよりファイバーが突出している（第1編，3-6-2 図3-8a参照）．また一辺に6個のヘキソンが配列している．カプシドの中にはコアcoreがあり（直径40～45 nm），二本鎖線状DNA（分子量20～25×10^6）を含む．ウイルスDNAのGC mol%は血清型により異なる（表4-2）．ウイルス構成たん白質は，14種類のポリペプチドよりなる．

ウイルス粒子は，熱，酸，胆汁酸，エーテルに安定で，また4℃でも感染価の低下は少ない．

ファイバーは赤血球を凝集したり，細胞毒性を示す．アデノウイルスはすべての血清型が共通抗原（CF抗原）を有する．血清型は，中和反応（ヘキソン抗原）によって決定する．HA反応（ファイバー抗原）の血球の種類と反応の程度から3亜群に分けられる（表4-3）．また腫瘍原性により3群に分類される（表4-2）．

表4-1 アデノウイルスによる疾病の病型と血清型

急性気道疾患 acute respiratory disease	インフルエンザに似た症状．寒冷凝集反応（-）．3, 4, 7型が多い．
咽頭結膜炎 pharyngoconjunctivitis	プール熱ともよばれる．発熱，咽頭炎，結膜炎が特徴．夏季に多い．3型（多），7, 14型による．
急性濾胞性結膜炎 acute follicular conjunctivitis	非細菌性の結膜炎を起こす．結膜の発赤が主な症状である．成人に多く，3, 7型（主），2, 5, 6, 10型による．
流行性角結膜炎 epidemic keratoconjunctivitis	成人，学童に多い．成人では全身症状なし．時に角膜炎によって失明．小児では全身症状（発熱）．結膜に偽膜形成．8型（主），3, 7, 11型など．
アデノウイルス肺炎 adenovirus pneumonia	小児にみられる．気管上皮の広汎な変性．時に致命的．寒冷凝集反応（-）．3, 4, 7型．
乳児下痢症 infant diarrhea	胃腸障害．

表4-2　アデノウイルスの血清型と発がん性

群	発がん性	血清型	DNA 含量(%)	DNA 分子量($\times 10^6$)	GC mol%
A	高発がん性	12, 18, 31	11.6〜12.5	20〜22	48〜49
B	弱発がん性	3, 7, 14, 16, 21	12.5〜13.7	23	49〜52
C	トランスフォーム型	1, 2, 5, 6	12.5〜13.7	23〜25	57〜59

〔注〕高発がん性は新生児ハムスターを数週間以内に高率に発がんさせ，弱発がん性は数か月後に低率に発がんさせる．トランスフォーム型はハムスターに対する発がん性はないが，ラット胎児培養細胞をトランスフォームする．

表4-3　アデノウイルスの血清型と赤血球凝集反応

血清型	ラット赤血球	サル赤血球
1, 7, 11, 14, 16, 20, 21, 25, 28, 34, 35	非凝集	凝集
8, 9, 10, 13, 15, 17, 19, 22, 23, 24, 26, 27, 29, 30, 32, 33	凝集	非凝集
1, 2, 4, 5, 6, 12, 18, 31	不完全凝集	非凝集

注：サル赤血球には，アカゲザルまたはミドリザルの赤血球を用いる．

3 増殖と培養

ヒトアデノウイルスの自然感染はヒトのみである．ヒトの培養細胞（ヒト胎児腎の初代培養や，HeLa, KB, Hep2 など）のみで増殖するが遅い．CPE は特徴的で，感染細胞は円形化し，凝集する．ウイルスが感染した細胞の代謝は増進し pH が低下する．そして，特徴的な核内封入体が形成される．ウイルスの T 抗原（tumor 抗原）は感染初期に細胞質内や核内に合成される．

細胞内での増殖は，2, 5 型ウイルスは速いが，12, 18 型は極めて遅く収量も悪い．レセプターに吸着したウイルスは，細胞質に侵入し，ペントンを失い核膜孔に達し，コアのみが核内に入る．コアはたん白質がとれ，DNA が出てくる．2, 5 型ウイルスでは，感染後8時間で初期 mRNA がつくられ初期たん白質（T 抗原など）ができる．8時間以降，DNA 合成が開始し，後期たん白質（ウイルス構成たん白質）が合成される．ウイルス粒子は核内で集合した後で放出される（図4-1）．アデノウイルスは宿主細胞の DNA 合成を阻害する．しかし，トランスフォームする細胞（ハムスター細胞）では宿主 DNA 合成が促進される．ウイルスが増殖する系でも非増殖系でも，ウイルス感染後に，DNA 合成に関わる宿主細胞の酵素（チミジンキナーゼなど）が誘導される．しかし，細胞 DNA が複製される前に，宿主 DNA 合成に関与する宿主たん白質合成を阻害する．したがって宿主 DNA 合成も抑制される．

4 病原性

実験動物ではアデノウイルスの病原性（腫瘍原性以外）は発見されない．しかし，すべてのウイルスは培養ラット細胞をトランスフォーム（形質転換，悪性変換）する．

ヒトアデノウイルスによる感染症の症状は急性の上気道疾患が主であるが，その他にも結膜炎，角結膜炎，胃腸炎，肺炎，肝炎など多彩である．しかし，病原性の不明な型も多い．アデノウイルスの感染は，結膜や咽頭粘膜にウイルスが吸着して侵入することにより始まり，粘膜やリンパ組織を中心に病変（局在性）を起こす．通常はウイルス血症は起こらない．時として肺や腸管にもウイルスが広まる．

5 疫学と予防

アデノウイルスは安定であるため，飛沫や下水（糞便），またはプールの水などに長く生存する．感染は飛沫感染や接触感染で成立する．

アデノウイルスには不顕性感染するものが多い（再感染はまれ）．幼児期には 1, 2 型による感染が多く，成長にしたがって，5, 6 型，さらに成長すると 3 型による感染が増加する．アデノウイルス感染症の臨床像は年齢との関連が著明である（小児では罹患率が高く症状も重い）．不顕性感染が経過すると，ウイルスは扁桃腺やアデノイドに長く潜伏する（アデノイドを培養すると高率にウイルスが分離される）．

アデノウイルス感染症の予防法はない．かつて米国では新兵熱を予防するために，3, 4, 7 型アデノウイルス

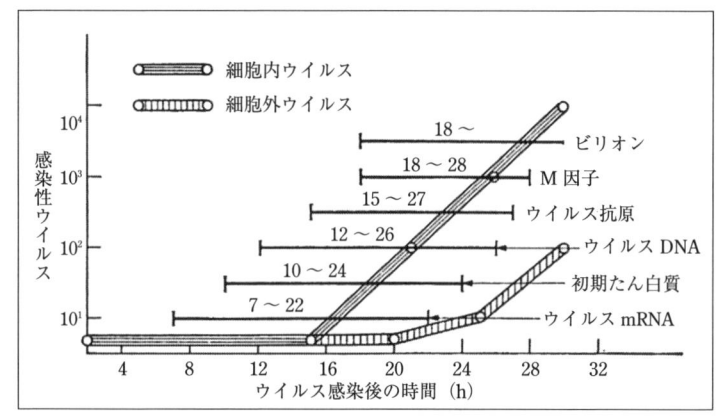

図 4-1 アデノウイルス複製の経時的変化

の混合ワクチンを作った．しかし，ハムスターに対する腫瘍原性が証明されて以来，ワクチンの使用は中止されている．

6 実験室内診断

1）ウイルス分離

眼や咽頭の分泌物，または糞便を材料とし，ヒト胎児腎細胞，HeLa 細胞，KB 細胞に接種する．数週間培養して CPE 陽性の場合は，CF 反応（共通抗原）によりアデノウイルスであることを決定する．サル赤血球とラット赤血球を用いた赤血球凝集反応で亜群を決め，最終的には中和反応で血清型を決める．しかし，すべての血清型の免疫血清を入手するのは困難であり，ウイルス分離は割合容易であるが，血清型の同定は難しい．

2）血清学的診断

急性期と回復期の対血清（ペア血清）について，CF抗体を測定し，4倍以上の上昇があれば診断は確実である．

4-1-2　coronavirus
コロナウイルス

1965 年 D. A. Tyrrell らは，コロナウイルスをかぜ患者よりヒト胎児気管の器官培養を用いて分離した．その後ヒト胎児組織由来の 2 倍体細胞を用いても分離されている．コロナウイルスは粒子形態が特徴的で，ウイルス粒子表面にエンベロープがあり，その外側に先端が少し幅のある突起を有し，全体的には一見すると王冠 corona のようにみえる．また培養が難しいウイルスの1つである．

コロナウイルスによる疾病は，2～3日の潜伏期間の後，軽いかぜ症状を呈する上気道感染である．

コロナウイルスは，コロナウイルス科に分類され，直径が約 100 nm の多形性粒子で，エンベロープをもつ．その外側にペダル状の突起がある．コロナウイルスのある株は，気管上皮の繊毛運動を止める作用を有す（一種の CPE）．細胞を用いたウイルスの培養は一般に困難で，現在でももっぱら培養器官系が用いられる．HA をもつ株もある．

ウイルス核酸は，一本鎖（＋鎖）RNA で，分子量 9×10^6 である．しかし，増殖様式や生化学的性状の詳細は不明である．

かぜ症候群 cold syndrome のうち，15～20％ は本ウイルスが原因と考えられている（第 2 編，8-5-2 [10] 参照）．ライノウイルスによる**鼻かぜ**との区別は難しいが，かぜの病原ウイルスとしては重要である．

4-1-3　influenza virus
インフルエンザウイルス

influenza とは influentia coeli（天体の影響）という意味で，過去に数回世界的大流行が記録されている急性の呼吸器疾患である．1918～1920 年の大流行は，スペイン風邪と呼ばれた（病原体はブタ型インフルエンザウイルスと推定されている）．わが国でも 2,000 万人以上が罹患し，約 40 万近い人が死亡した．1933 年英国の

W. Smith, C. H. Andrewes, P. P. Laidlaw は患者の咽腔洗浄液をフェレットに接種して初めてウイルスの分離に成功した．インフルエンザウイルスにはA，B，Cの3血清型があり，A，B型は抗原変異が起こりやすく，またA型は20〜30年毎に世界的大流行を起こす．このウイルスはムチン mucin との親和性が強いため，ミクソウイルス myxovirus という総称でよばれていたが，現在は，オルソミクソウイルス科に分類される．

1 インフルエンザの臨床像

インフルエンザは短い潜伏期間（1〜4日）の後に，はじめは悪寒，頭痛，発熱，筋肉痛，関節痛などが現れる．次いで全身倦怠感などいわゆるかぜの症状が出現し（同時または少し遅れて咽頭痛，鼻汁，咳なども出現），3〜5日間で典型的な上気道感染症の経過は終了する．*Staphylococcus aureus* 黄色ブドウ球菌や *Haemophilus influenzae* インフルエンザ菌などによる細菌性二次感染（肺炎）を併発しなければ，比較的軽い感染症であることが多い．

2 ウイルスの性状

インフルエンザウイルスはオルソミクソウイルス科に属し，80〜100 nm の球形（多形性に富む）の RNA ウイルスである（図4-2）．2層の脂質からなるエンベロープに長いヌクレオカプシドが包みこまれ，カプシドはらせん状に配列している．ウイルス粒子の外側に約10 nm の2種類の突起 spike，すなわち血球凝集素（HA）とノイラミニダーゼ（NA）（いずれも糖たん白質よりなる）が出ている．HAとNAはエンベロープの内側にMたん白質があり，また更にその中心には，ウイルスRNAと核たん白質（NP）の核たん白質複合体（RNP）がある．RNPには RNA 合成酵素が含まれる．ゲノム核酸は，分子量が 6×10^6 の一本鎖（－鎖）で，8分節よりなる（図4-3，表4-4）．

ウイルス粒子は56℃（5分）の加熱では不活化されるが，40℃では1週間位は安定である．また，ホルマリン，石炭酸，エーテル，デオキシコール酸などでも不活化される．エーテル処理すると，エンベロープが破壊されてヌクレオカプシドが出てくる．HAとNAは亜型（株）特異的抗原で，HAに対する抗体はウイルスを中和する．NAに対する抗体は，ウイルスの感染性は中和しないが，細胞からの出芽を阻害する．RNPは血清型特異的でCF反応で検出される．RNPはS抗原といい，HAはV抗原という．S抗原を用いたCF反応で，インフルエンザウイルスは，A，B，Cの3血清型に分類される．またV抗原を用いて，A型は更に3亜型；A（1934〜1943年に流行），A_1（1946〜1957年に流行），A_2（1957年以降に流行）に分類される．ノイラミニダーゼも抗原性の違いより N_1 と N_2 に分類される．したがって，A，B，C の型はヌクレオカプシドの RNP の CF 反応により決められ，更にA型内の亜型の分類はHAとNAの抗原性によって決定する．B型，C型の亜型は知られていない．ウイルスの表記は，A / Hong Kong / 1 / 68（H_3N_2），B / Hong Kong / 8 / 73 などとする．この場合，Aは血清型を，Hong Kong は分離された地名を，1はその年に分離された1番目のウイルスであることを，68は分離年（1968年，下二桁のみ）を，（H_3N_2）はHAとNAの亜型を示す．B / Hong Kong / 8 / 73 も同

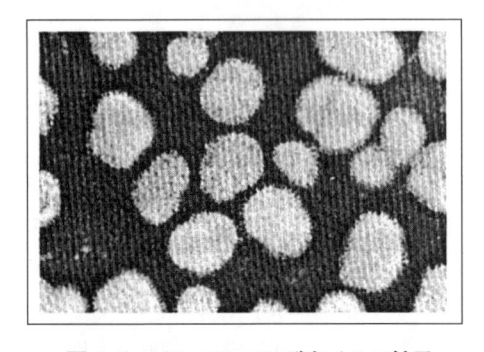

図4-2 インフルエンザウイルス粒子
（電子顕微鏡像 260,000 倍，五十嵐義輝博士提供）

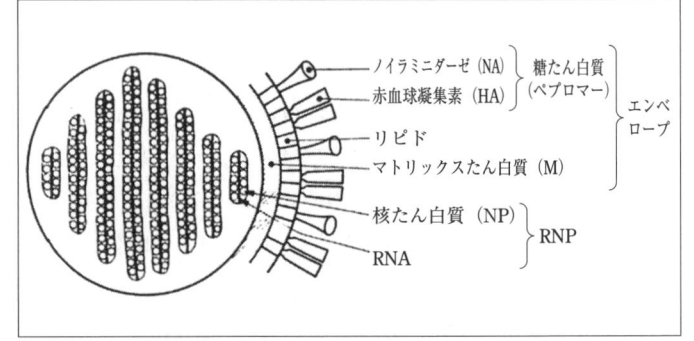

図4-3 インフルエンザウイルスの構造

表4-4 インフルエンザウイルスA／PR／8／34（H₃N₂）のRNA分節とたん白質

RNA分節番号	分子量（×10⁶）	コードたん白質	分子量（×10³）	ウイルス粒子内のたん白質の分子数
1	1.15	P₃ ⎫		
2	0.92	P₁ ⎬（RNA合成酵素）	90	50
3	0.89	P₂ ⎭		
4	0.73	HA（赤血球凝集素）	75	1,000
5	0.64	NP（核たん白質）	60	1,000
6	0.62	NA（ノイラミニダーゼ）	60	200
7	0.47	M（マトリックスたん白質）	25	3,000
8	0.39	NS（非構造たん白質）	2.5	―

表4-5 インフルエンザA型ウイルスの不連続変異

流行年	ウイルスの抗原亜型		流行時の通称
1918～1920	H_SW1	N₁	スペインかぜ
1930～1946	H₀	N₁	
1946～1957	H₁	N₁	イタリアかぜ
1957～1968	H₂	N₂	アジアかぜ
1968～1977	H₃	N₂	香港かぜ
1978～	⎰H₃	N₂	
	⎱H₁	N₁	ソ連かぜ

様である．

患者からの分離当初のウイルス（O相 original phase という）はモルモット赤血球をよく凝集するが，ニワトリの赤血球はあまり凝集しない．しかし，分離後継代を重ねると（D相 derivative phase という），ニワトリの赤血球もよく凝集するようになる．これをO-D変異という．ニワトリ／モルモットの血球凝集比率は，O相≦1／10，D相≧1である．

③ 増殖と培養

インフルエンザウイルスの自然感染はヒトであるが，実験的には実験動物（フェレット，マウス，モルモット，サル，ブタ）に経鼻投与すると発症する（HAの産生はあっても，ウイルスの増殖はほとんどない）．マウスの場合，重篤な肺炎を起こす．また株（脳親和性株）によっては脳内接種で脳炎を起こす（発症機構は不明）．また，発育鶏卵（8～13日齢）では羊膜腔や漿尿膜腔で増殖し継代培養ができる．

培養細胞では，ヒト胎児腎，サル腎，ニワトリ胚腎，イヌ腎（MDCK）などで増殖する．この場合，CPEは微弱であるが，赤血球吸着は著明に出現する．ヒト胎児細胞ではO相をよく保つ．培養液に微量のトリプシンを加えると，サル腎，MDCKなどの細胞でプラークを形成する．

インフルエンザウイルスの細胞への吸着は，ウイルスの赤血球凝集素（HA）と細胞表面のシアル酸残基を含むレセプター（糖たん白質）との結合によって開始される．このレセプターをノイラミニダーゼ（NA）で処理すると，ウイルスの吸着は起こらなくなる．細胞内への侵入は，食胞による取り込み engulfing，またはウイルスのエンベロープと細胞膜の融合によって起こり，ヌクレオカプシドが細胞質内に遊離する．感染初期（2～3時間）にアクチノマイシンDやα-アマニチンを加えると，ウイルスの増殖は阻害される（宿主細胞の代謝が，ウイルス増殖の初期段階に必要）．－鎖のウイルスRNAは相補的なRNA（cRNA）に転写される．cRNAはmRNAとして働くと同時にウイルスRNA複製の鋳型となる．RNAと核たん白質の複合体（RNP）は，まず細胞の核内で合成され，その後細胞質へと移動する．細胞質内で合成されたウイルスたん白質（HA，NAなど）は細胞質膜に取り込まれ（赤血球吸着陽性），ウイルスRNAと集合されて，ウイルス粒子は細胞質膜より発芽 budding によって放出される（第1編，8-4-3 ③参照）．この時，NAの作用が必要である．CPEは微弱で，封入

体の形成はない．

インフルエンザウイルスは，変異や遺伝的再結合などを起こしやすい（表4-5，インフルエンザの不連続変異については第2編，3-4-1 [1] 参照）．また濃厚感染をさせると，HA能はあっても感染性のないウイルスが生ずる（**von Magnus現象**）．これは特定のRNA分節を欠いた不完全ウイルスである．

インフルエンザウイルスは，サイトカラシンB処理で脱核した細胞では増えない．またアクチノマイシンD，マイトマイシンC，グルコサミン，α-デオキシ-D-グルコース，アマンタジンでも阻害される．感染細胞は，赤血球吸着陽性やコンカナバリンA凝集性が上昇する．

4 病原性

気道より侵入したウイルスは，気道粘膜に付着し（粘液中の糖たん白質性インヒビターで相当数のウイルスの感染は阻害される），上皮細胞組織に炎症を起こす．インフルエンザウイルスは呼吸器の抵抗性を弱め（繊毛の壊死など），*Staphylococcus* ブドウ球菌，*Streptococcus* レンサ球菌，*Mycoplasma* マイコプラズマ，*Haemophilus influenzae* インフルエンザ菌などによる二次細菌感染を受けやすく，その結果，病状は悪化し死亡することもある．回復後の獲得免疫は，1〜2年間持続する．感染防御には，血清中のIgG抗体よりも粘液中の分泌型抗体IgAのほうが重要である．しかし流行によって出現してくる新型ウイルスの感染は防ぎ得ない．

健康人の場合，インフルエンザウイルスに感染しても1週間以内には回復する．老人や妊婦，また慢性呼吸器疾患，心疾患などの病気をもつ人（ハイリスク群）に感染すると心筋炎，心外膜炎，脳炎，脳症を引き起こす．またインフルエンザ肺炎の多くは，細菌感染を伴い重篤となるが，その発生はハイリスク群にほぼ限られている．インフルエンザウイルスによる脳炎，脳症は感染後3日〜2週間後，頭痛を伴う意識障害，痙攣が起こる．小児にみられる**ライ症候群** Reye syndrome は肝臓の脂肪変性を伴い，死亡率36〜58％と致命率の高い脳症である．ライ症候群は上気道炎後3〜10日から悪心，嘔吐があり，低血糖を伴い，急速に昏睡状態になる．年齢は3〜16歳に多く，早期発見，治療が重要である．トリのA型インフルエンザ（H_3，H_5およびH_7亜型）の中には強い中枢神経毒性をもつ強毒株があり，1998年香港でトリインフルエンザウイルスの強毒株によるヒトへの感染が初めて報告され，死亡者も出た．

5 疫学と予防

インフルエンザの流行はウイルスの血清型によって異なる．A型は毎年流行があり，2〜3年毎に中程度，10年毎に大流行を起こす．B型は3〜5年毎に中程度の流行，C型の流行は散発的である．A, B型の流行は，その都度多少抗原性が異なる．流行と流行の間，ウイルスがどのように存在しているのかは不明である．世界的規模の流行におけるウイルスの伝播の速さは，交通機関の発達に比例して速くなってきた．

従来のインフルエンザワクチンは，発育鶏卵で増殖したウイルスを不活化（ホルマリンや紫外線などで）した全ウイルス粒子ワクチンであった．現行のワクチンは，ウイルス粒子をエーテルで破壊して発熱物質を少なくしたサブユニットワクチンである．

6 実験室内診断

1）ウイルス分離

患者のうがい水（抗生物質で細菌増殖を抑制する）を発育鶏卵（10〜13日齢）の羊膜腔内に接種し，35℃で48〜72時間培養後，羊水を採取してHAテストをして，ウイルス増殖を確認する．HA陽性の時は，HIテストと中和試験で血清型と株を同定する．

2）血清学的診断

対血清についてHIテスト，CFテスト，中和試験を行い，4倍以上の抗体価の上昇があれば感染陽性とする．

CFテストや中和試験と異なり，HIテストを実施する時は，被検血清中の正常阻止物質インヒビターをRDE，KIO_4などで処理をする．

4-1-4　mumps virus
ムンプスウイルス

ムンプスウイルスは，俗に「おたふくかぜ」とよばれる**流行性耳下腺炎** epidemic parotitis（ムンプス mumps）の病原体である．流行性耳下腺炎は，**精巣炎** orchitis，**卵巣炎** ovaritis，**無菌性髄膜炎** aseptic meningitis，また，

まれには膵炎 pancreatis などを併発し全身性疾患を起こしやすい．

1 流行性耳下腺炎の臨床象

潜伏期間は 2〜4 週で，発熱や耳下腺の腫脹（両側性）がみられ，1 週間ほどで治癒する．唾液腺も同時におかされる．無菌性髄膜炎で始まる例も多い．思春期以降の男性の約 25 ％は精巣炎を併発するが，ほとんどは片側性であり，不妊の原因となることはまれである．また，思春期以降の女性では卵巣炎を合併することが多い．腹痛が強いときは膵炎の合併を考慮する．甲状腺炎もまれに併発する．1 回の罹患で終生免疫を獲得する．

2 ウイルスの性状

ムンプスウイルスはパラミクソウイルス科のルブラウイルス属に属し，形態的には麻疹ウイルスなどと同様に多形性で，ウイルス粒子は平均直径が 170〜200 nm で，リポたん白質性のエンベロープがあり，小さなスパイクで被われている．ゲノム核酸は，分子量が約 5×10^6 前後の一本鎖（−鎖）RNA である．エンベロープにある HA はヒト，トリなどの赤血球を凝集し，また溶血活性や細胞融合能をもつ．

ウイルス粒子はエーテルや熱（56 ℃ 30 分）などで不活化される．

血清型は単一であるが，ニューカッスル病ウイルスやパラインフルエンザウイルスと一部交差反応を示す．

3 増殖と培養

ムンプスウイルスの自然宿主はヒトのみであるが，サル，ハムスター，マウス，モルモットなどが耳下腺または脳内接種で感染する．発育鶏卵の羊膜腔で継代可能である．ヒト羊膜，サル腎，ニワトリ胚，ヒト胎児肺などの初代細胞で増殖し，細胞融合や赤血球吸着を示し，細胞質内に好酸性の封入体を形成する．

4 病原性

ムンプスウイルスは飛沫感染する．この場合，幼児に最も感染しやすい．ウイルスは口腔より耳下腺に達し，ウイルス血症によって，種々の器官（精巣，卵巣，脳，膵）に広がる（この間，約 2〜3 週間）．ウイルスは，罹患者の唾液や血液中に発病後 48 時間まで検出される．

5 疫学と予防

中学生位までにはほとんどの者がムンプウイルスに感染するが，顕性感染はその半分以下（30〜40 ％）である．妊娠初期に妊婦がこのウイルスに感染すると，自然流産する危険性が高くなる．ムンプスウイルスによる先天性奇形は証明されていない．流行性耳下腺炎による死亡率は低い．生ワクチンが開発されており，将来流行性耳下腺炎は地球上より消滅するかもしれない．

6 実験室内診断

1）ウイルス分離

検体には唾液，髄液，尿などが用いられ，これを発育鶏卵（8 日齢）の羊膜腔内に接種する（サル腎培養細胞も可）．HA テストでウイルスを確認し，HI や中和テストで同定する．

2）血清学的診断

発病の 1 週後（急性期）と 3〜4 週後（回復期）の対血清（ペア血清）について，CF, HI, 中和テストなどで抗体の有意な上昇（4 倍以上）を検出する．S 抗原を用いた CF テストによる IgM 抗体の検出は早期診断に適している．

4-1-5 parainfluenza virus パラインフルエンザウイルス

パラインフルエンザウイルスはインフルエンザウイルスの D 型ともよばれた時期があった．このウイルスはパラミクソウイルス科に分類され（インフルエンザウイルスはオルソミクソウイルス科），1〜4 型の血清型が知られている．小児の呼吸器疾患（気管支炎，下気道の炎症）の病原ウイルスである．インフルエンザウイルスとは抗原的に交差反応は認められないが，パラミクソウイルス科のムンプスウイルスやニューカッスル病ウイルスなどとはある程度交差する．直径 90〜180 nm の RNA ウイルス（一本鎖，−鎖）で大小不揃いの粒子よりなる．ウイルス粒子はエンベロープとヌクレオカプシドよりなり，エーテルで破壊される．また，凍結融解でもある程度不活化する．赤血球凝集素（モルモット，ニ

表4-6 パラインフルエンザウイルスの血清型と性状比較

型	代表株	発育鶏卵での増殖	封入体	溶血素	赤血球凝集素
1	HA-2	−	+	+	+
	HVJ	+	+	+	+
2	CA	−	+	−	+
3	HA-1	−	−	+	+
4	M-25	−	+	−	+

HA-2：hemadsorption virus type 2, HVJ：hemagglutinating virus of Japan, CA：croup-associated virus, HA-1：hemadsorption virus type 1.

ワトリ，ヒトの赤血球に対するHA）や溶血素をもつ（表4-6）．ヒト胎児腎やサル腎細胞で増殖するが，CPEは不明瞭で，赤血球吸着反応は陽性になる．CF抗原には，V抗原とS抗原がある．インターフェロンの誘発力がウイルスのうちで最も強く，インターフェロンの大量生産などにもよく使用される（特に1型のHVJ，別名Sendai virus）．

パラインフルエンザウイルスの感染は呼吸器の上皮細胞に限られる．幼児の初感染では，喉頭，気管，気管支，細気管支，肺胞にまで広がることがある．しかし，回復後も獲得免疫は弱く，しばしば再感染をみる（軽症が多い）．

ウイルス分離は，咽頭分泌物や喀痰をサル腎細胞に接種し，HAD test（hemadsorption test, 赤血球吸着テスト）で調べる．ウイルスの増殖は遅い．同定は他のウイルスとの交差反応を考慮しながら，中和またはHIテストによる．血清学的診断は，CFやHIテストによる．幼児の初感染時は著明な血清抗体の上昇がみられる．

4-1-6　reovirus　レオウイルス

reovirusの語源はrespiratory enteric orphanにあり，これの頭文字をとってレオウイルスとよばれる．すなわち，呼吸器や腸管から分離されたがヒトに対する病原性は明確ではないウイルスという意味をもつ．これは分離当初はエコーウイルス（10型）に分類されていたが，二本鎖RNAで分節ゲノムをもち，諸生物活性がエコーウイルスとは異なるために独立ウイルスとなった．このウイルスが所属するレオウイルス科のウイルスは，動植物に広く分布し現在は9属からなるが，ヒトを自然宿主とするものは，4属（オルソレオウイルス属，オルビウイルス属，コルチウイルス属およびロタウイルス属）である．

ヒトのレオウイルスは，3血清型（1，2，3型）が存在し，病原性は明確でないが，上気道炎や胃腸炎患者より分離される．

レオウイルスは粒子の直径が70 nmのRNAウイルスで，2層構造のカプシド（127個または180個のカプソメアよりなる外側カプシドと42個のカプソメアが正二十面体に配列している内側カプシド）をもつ．2層構造中に，二本鎖RNAよりmRNAを合成するRNAポリメラーゼをもつ．ゲノム核酸は分子量15×10^6の二本鎖RNAで，10分節以上のゲノムよりなる．ウイルス粒子にエンベロープはない．

レオウイルスは血清型特異的な赤血球凝集素（ヒト，ウシ赤血球）と群共通のCF抗原をもち，宿主域はきわめて広い．感染細胞の核の周囲に好酸性の封入体を形成する．

レオウイルスは，咽頭分泌物または糞便より分離する（糞便からの分離率が高い）．多くの動物にも抗体が証明され，また下水からも分離される．エーテルや胆汁酸に安定なウイルスであり，経口および経気道感染である．ワクチンはまだ開発されていない．

4-1-7　respiratory syncytial virus（RSV）　RSウイルス

RSVはchimpanzee coryza agent（チンパンジー鼻かぜ因子）とよばれたウイルスであるが，その後，幼児の肺炎や気管支炎などの病原体であることが明らかにされた．また，感染細胞にシンシチウムsyncytiumを形成することにより，respiratory syncytial（RS）ウイルスとよばれるようになった．

RSVはヒトとフェレットに自然感染する．またヒトの体細胞で増殖し，巨細胞と細胞質内封入体を形成する．

ヒトの成人では，ほとんどがRSV抗体をもち，不顕性感染が多い．新生児や乳児がRSVに感染すると肺炎または気管支炎を起こし重篤化する．

ウイルス血症の期間は長いが不安定なウイルスであ

る．RSV はパラミクソウイルス科に属し，性状は同科の他のウイルスと似ている．HA（赤血球凝集素），NA（ノイラミニダーゼ），溶血素の存在は証明されていない．ウイルス粒子は極めて不安定で，4℃で数時間または凍結融解で不活化される．

4-1-8　rhinovirus
ライノウイルス

ライノウイルスは**鼻かぜ** rhinitis（俗名：かぜ common cold）の病原ウイルスである．俗にいうかぜは，1946 年 C. H. Andrewes らによってウイルス感染症であることが証明され（人体感染実験），1960 年 D. A. Tyrrell はその病原ウイルスの分離に成功した．ライノウイルスには現在まで 113 型もの血清型が知られている．

鼻かぜは経気道感染症で，潜伏期間は約 2 日，鼻分泌物にウイルスが高濃度に出現する．これは水様性鼻汁の分泌が促進され，発熱はほとんどなく，細菌感染などによる合併症がなければ 5～7 日で治癒する．

ライノウイルスはピコルナウイルス科に属し，ウイルスの性状はエンテロウイルスに類似しているが，酸には不安定である．ウイルス粒子は，直径が 15～30 nm の正二十面体（32 個のカプソメア）で，エンベロープをもたない．ゲノム核酸は，分子量が 2.5×10^6 の一本鎖（－鎖）RNA である．ウイルス粒子は熱には比較的安定であるが，酸には不安定である．HA 能は証明されない．抗原的には 113 種の血清型に分類されるが，細胞での増殖能より M 型（サルの細胞でよく殖える）と H 型（ヒトの細胞のみで増殖）に分けられる．

ライノウイルスの自然感染はヒトのみであり動物への感染は難しい．培養細胞での培養には，33℃，pH 7.0 で酸素の供給をよくするために回転しながら培養する．H 型ライノウイルスは，ヒト胎児の腎や肺，HeLa，Hep2 細胞で増殖し，M 型ライノウイルスはこれら以外のサル細胞でも増殖する．CPE はエンテロウイルスと類似している（エンテロウイルスに比べ，CPE の出現は，より遅く，不完全，限局性）．

ライノウイルスは血清型の最も多いウイルスで，ワクチンの開発は困難である．鼻かぜの予後は比較的良く，年間を通して世界中に分布し，かぜ症候群中 10～20％にライノウイルスの感染があるという．

ウイルス分離は，発病 3 日以内の鼻分泌物をヒト胎児二倍体細胞に接種し，33℃，回転培養を行う．分離ウイルスの血清型同定は困難であり（既知抗血清が入手困難なため），血清学的診断は実際には行われない．

4-1-9　SARS corona virus
重症急性呼吸器症候群ウイルス

2002 年 11 月，広東省仏山で最初の感染が確認された新型肺炎は，2003 年 3 月香港とハノイで集団発生した．そして，7.3％という高い死亡率をもつこの呼吸器感染症は，**重症急性呼吸器症候群** severe acute respiratory syndrome（SARS）と命名され，病因ウイルスも SARS コロナウイルス（コロナウイルス科）と命名された．SARS コロナウイルス粒子の形態は他のコロナウイルスと同様であり，80～160 nm の円形または楕円形で，エンベロープをもち，粒子表面には長さ 10～24 nm の突起がある．ウイルス核酸は，一本鎖の＋鎖 RNA で，全長は 29,727 塩基からなる．コロナウイルスは 3 グループに分類されているが SARS コロナウイルスはどのグループにも属さない新型コロナウイルスである．ウイルスは Vero 細胞でよく増殖し，またカニクイザルに肺炎を惹起する．自然宿主の探索が行われた結果，ハクビシン，タヌキ，アナグマが SARS コロナウイルスを保有していることが明らかにされた．したがって，これらの動物が感染源と考えられているが，ヒトからの感染の可能性も否定されていない．

SARS の潜伏期間は通常 2～7 日で，38℃以上の急な発熱，痰を伴わない咳で発症する．感染初期は，通常のインフルエンザや感冒と症状が類似しており，これらとの鑑別診断は困難である．SARS は症状が進むと呼吸困難が出現し，肺炎症状が顕著となる．さらに進行すると低酸素状態や呼吸困難に陥り死亡する．インフルエンザと異なり，患者は青年や壮年に多く小児例は少ない．また SARS では呼吸器感染症の他に下痢を伴う胃腸炎症状も現れる．

ウイルスの感染は，咳やくしゃみなどによる飛沫感染と，ウイルスに汚染された便や痰に手で触れたことによる接触感染（経口感染）であり，空気感染は否定されて

いる．したがって院内感染や家族内感染が多いのが特徴である．香港では老朽化した排水管の漏水による集団感染が報告された．また米国の疾病対策センター（CDC）によるSARSコロナウイルスの感染経路の調査から，多数の人にSARSコロナウイルスを感染させる特定の患者（スーパースプレッダー super spreader）の存在が明らかになった．このような患者は基礎疾患として糖尿病や腎疾患，心臓疾患をもっているといわれているが，なぜそうした患者がスーパースプレッダーになるかは不明である．

ウイルスの検査法には，**NAT**（核酸増幅試験 nucleic acid-amplyfication test, PCRとRTPCRを総称したもの）による遺伝子検査法，Vero細胞を用いるウイルス分離法，中和試験，ELISAもしくは間接蛍光抗体法による抗体検査法の3方法がある．なおSARSは感染症法の一類感染症に指定されているため，これらの検査は所轄の保健所または衛生研究所と国立感染症研究所で同時に実施される．

ワクチンは開発されていない．SARSの治療としては，プロテアーゼ阻害剤であるネルフィナビルがVero細胞でウイルスの増殖を抑えることから，今後の抗ウイルス剤として期待されている．抗ウイルス剤のリバビリンやステロイド剤は無効である．

4-2 消化器腸管系疾患ウイルス

4-2-1 astrovirus アストロウイルス

アストロウイルスは直径が28～30 nmの粒子で，ゲノム核酸は，7,200塩基の一本鎖（−鎖）RNAである．ウイルス粒子が5～6個の先端をもつ星状を呈する．非ロタウイルス性および非アデノウイルス性小児胃腸炎の起炎ウイルスとして注目されつつあり，現在までに8種類の血清型が報告されている．培養が困難なため，糞便中のウイルス粒子をELISAで検出する．

4-2-2 Coxsackie virus コクサッキーウイルス

コクサッキーウイルスは，1948年米国ニューヨーク州Coxsackie（地名）の非麻痺型急性灰白髄炎（ポリオ）患者の糞便より，G. DalldorfとG. M. Sicklesにより乳のみマウスの脳内接種で分離されたウイルスである．本ウイルスはA群とB群に分けられ，A群の多くは依然として現在も培養細胞では増殖せず哺乳マウス（乳のみマウス）が最も感受性の高い感染宿主である（原因は不明）．

1 コクサッキーウイルスによる疾病

コクサッキーウイルス感染症の特徴は，軽微なものから致死的なものまで，多様な病状を呈する．

1）ヘルパンギーナ（ヘルペス様口峡炎）

ヘルパンギーナは，発熱（1～4日），咽頭痛，時に嘔吐や腹痛を伴う．A群コクサッキーウイルスで起こる（時にB群でも）．

2）無菌性髄膜炎

無菌性髄膜炎は，発熱，頭痛，嘔吐などの後，急激に発症し，多くは数日で治癒する．大流行も起こすこともある．B群コクサッキーウイルスによる．

3）手足口病

手足口病は，A群コクサッキーウイルスの新株（16型）による伝染である．幼児に多く，手，足，口，腹に紅斑（丘疹紅斑）を発症し，ついで水疱（時に潰瘍）になる．1～2週間で治癒する．

4）流行性胸痛症

流行性胸痛症は，発熱，頭痛，全身の筋肉痛，胸痛などを症状とし，B群コクサッキーウイルスの感染による．胸痛は2日～2週間ほど続く．

5）その他

急性心筋炎，急性心内膜炎，かぜ症候群，肝炎，腎炎，急性膵炎，関節炎，結膜炎，糖尿病にもB群コクサッキーウイルスの関与が考えられている．

2 ウイルスの性状

コクサッキーウイルスはピコルナウイルス科のエンテロウイルス属に所属する．このウイルスは哺乳マウスの脳内に接種し，発病したマウスの病理組織像よりA群，

B群に分けられる．A群コクサッキーウイルスを接種されたマウスは，弛緩性麻痺を示して死ぬ．病変は骨格筋に限定し，筋線維のヒアリン変性 hyaline degeneration が特徴である．一方，B群コクサッキーウイルス接種マウスは，痙攣性麻痺を示して死ぬ．病変は骨格筋に限定されず，脾臓や肝臓の実質細胞，脳の神経細胞の変性壊死を示す．

ウイルス粒子の構造および物理化学的な諸性状はポリオウイルスとほぼ同じである．

哺乳マウスでの病原性よりA群，B群に分けられたコクサッキーウイルスは，中和反応（型特異的）によって更に型（A群は24種の型，B群は6種の型）に分けられる．A群，B群はCF反応で弱い交差を示すことがある．中和反応ではA群間でも弱い交差があり，また代表的ウイルス株で中和されにくい株がある．HA反応は少数の型にみられる．

3 増殖と培養

コクサッキーウイルスの自然感染宿主はヒトのみである．しかし，生後2日以内の哺乳マウスに脳内接種すると発症する．

培養細胞での増殖は，B群はよく殖えるが（1～6型），A群では型によって異なる（7, 9, 16型）．ヒトやサルの腎初代培養，またHeLa，FL細胞などの株化細胞で増え，ポリオウイルスと類似のCPEを示す．

4 病原性

コクサッキーウイルスは，ポリオウイルスと同様に経口感染する．感染初期にウイルス血症があり，咽頭分泌液，糞便よりウイルスが分離される．

A群，B群，またそれぞれ各型のウイルスはともに，非常に広範な病状を呈する．特にB群コクサッキーウイルスによる病状は変化に富み，最近では，自己免疫性腎炎，急性心筋炎，急性心内膜炎の相当数はこのウイルスが原因と考えられている．手足口病（A群，16型）は発疹性疾患である．エンテロウイルス属のコクサッキーウイルスが，なぜこのような広い病原性を示すのかは不明である．

5 実験室内診断

1) ウイルス分離

糞便（発病後数週間のもの）がウイルスの最も良い分離材料である．生後1～2日の哺乳マウスの脳内に接種する．この場合，生後日数が経過すると感受性は低くなり，また，A群のほうが潜伏期間は短い．A群かB群かを病理所見より決定し，型は中和反応によって決定する．

2) 血清学的診断

中和反応（型特異性は高い）やCF反応により，対血清の抗体価の上昇を調べる．CF抗体は，回復後半年ほどで下降するが，中和抗体は数年持続する．

4-2-3　echovirus
エコーウイルス

エコーウイルスは，ポリオウイルスの検出に伴って分離されてきたウイルスである．サル腎細胞にヒト（健康人）の糞便を接種して培養したとき，ポリオウイルスと類似したCPEを示す新しいウイルスが分離された．これらは，血清学的性状がポリオウイルス，コクサッキーウイルスとは異なり，疾患との関係が不明なウイルスであった．echovirus のウイルス名は，enteric（腸管の），cytopathic（細胞変性を示す），human（ヒト由来の），orphan（所属不明，病原性不明）の頭文字に由来する．細胞培養技術が発達した結果，現在ではこのようなウイルスが多く分離されるようになった．

1 エコーウイルスによる疾病

多くの場合，エコーウイルスの感染は不顕性感染であるが，重篤な症状を呈することもある．無菌性髄膜炎は，4, 6, 9血清型によることが多く，時に大流行を起こす．また，下痢（胃腸炎），上気道感染，発熱，筋無力症，筋痛症，心筋症，肝炎，膵炎など，エコーウイルス感染症の臨床症状はコクサッキーウイルスによる疾病とよく似ている．

2 ウイルスの性状と病原性

エコーウイルスはエンテロウイルス属のウイルスとし

ての一般的な性状を有している．経口的に感染したウイルスは，ウイルス血症を起こして全身に運ばれる．この場合，ウイルスの伝播経路の詳細は不明である．エコーウイルスには32の血清型（番号は34まで，ただし，10型はレオウイルス，28型はライノウイルス）がある．

3 増殖と培養

エコーウイルスは，ヒトにのみ感染する．培養細胞では，ヒト羊膜初代細胞やサル腎細胞でよく増殖するが，HeLa細胞などでの増殖は悪い．HAは血清型によって証明されるものと証明されないものがある．

4 実験室内診断

1）ウイルス分離

検体には糞便，時に咽頭分泌物を用い，これらをサル腎細胞に接種してCPEを観察する．同定は中和試験（株によってはHIテスト）で行う．分離したウイルスの病原性を決めることは困難であるし，また，血清型の同定も容易ではない．

2）血清学的診断

対血清中の中和抗体，CF抗体（血清型によってはHI抗体）の4倍以上の上昇を調べる．血清型特異性の高いウイルスである．すべての血清型について検査することは困難である．

4-2-4　enterovirus　エンテロウイルス

1968年以降に分離されたエンテロウイルスは，おのおのの番号によって命名されることになった．現在まで，エンテロウイルス68〜71までが認められている．

1 エンテロウイルス68, 69

エンテロウイルス68は肺炎小児の咽頭より分離され，エンテロウイルス69は無症状の者の糞便より分離された．

2 エンテロウイルス70

エンテロウイルス70は急性出血性結膜炎患者の結膜分泌物より分離された．1969年，ガーナではじめて発生した**急性出血性結膜炎** acute hemorrhagic conjunctivitis は世界各地で流行し，1971年には日本でも流行が起きた．これは，潜伏期間の短い（24〜36時間），眼痛を伴う結膜下出血のある結膜炎である．1981年のインドにおける流行では3,000万人の患者が発生し，うち1,000人に急性灰白髄炎（ポリオ）様の麻痺が合併した．ウイルス分離には，涙液か結膜ぬぐい液を用い（咽頭ぬぐい液や糞便からは分離されない），HeLa細胞，RK-13（ウサギ腎）細胞，BK-1（ウシ腎）細胞，サル腎細胞でのCPEの有無を調べる．37℃に比べ，33℃でよりよく増殖する．

3 エンテロウイルス71

エンテロウイルス71は，脳炎，急性髄膜炎の脳より分離された．1973年以降，日本全国で流行した手足口病の新しい原因ウイルスである．しかし，手足口病はコクサッキーウイルスA16型による場合が多く，エンテロウイルス71は，無菌性髄膜炎症状の原因になることが多い．

4-2-5　Norwalk virus　ノーウォークウイルス

カリシウイルス科は4つのウイルス属に分類されていた．すなわち，ラゴウイルス属 *Lagovirus*，ベジウイルス属 *Vesivirus*，およびノーウォーク様ウイルス "Norwalk-like viruses"，サッポロ様ウイルス "Sapporo-like viruses" である．これらのうち，ヒトの病気と関連するのは，ノーウォーク様ウイルスとサッポロ様ウイルスであるが，これらは2002年の国際ウイルス命名委員会 International Committee on Taxonomy of Virus (ICTV) において，それぞれ正式にノロウイルス属 *Norovirus* とサポウイルス属 *Sapovirus* に変更された．現在のところ，ノロウイルス属の種はノーウォークウイルス Norwalk virus の1種のみ，同様にサポウイルス属もサッポロウイルス Sapporo virus の1種のみである．

ノーウォークウイルスおよびサッポロウイルスは，電子顕微鏡像から，**小型球形ウイルス** small round structured virus (SRSV) とよばれていたものである．これ

らは共にヒトのウイルス性胃腸炎（食中毒）の原因になるが，ノーウォークウイルスのほうがその主要な病原ウイルスである．

1 ウイルスの性状

ノーウォークウイルスは直径が約 38 nm の球状ウイルスである．電子顕微鏡では表面構造が不明瞭な球形ウイルス集団として観察されることが多い．ゲノム核酸は 7.5〜7.7 kb の一本鎖（＋鎖）RNA である．ゲノム上には非構造たん白質をコードする ORF1，構造たん白質 VP1 および VP2 をコードするそれぞれ ORF2 および ORF3 が存在し，ゲノム塩基配列の相同性から 2 つの genogroup（GⅠ，GⅡ）に分類される．ノーウォークウイルスは，ウイルス粒子の形態的特徴やゲノム構造からネコカリシウイルス科，ベジウイルス属のウイルスに近縁であることが明らかにされている．ノーウォークウイルスはヒト以外にウイルスの感染が確認された動物はいない．また，培養細胞による増殖系も存在しない．

サッポロウイルスの性状はノーウォークウイルスに類似している．ウイルス粒子は直径が約 38 nm の球状ウイルスである．しかし，その電子顕微鏡像はノーウォークウイルスとは異なり，カリシウイルスの名前の由来となっている，「ダビデの星」と称される明瞭な表面構造が確認される．ゲノム核酸はノーウォークウイルスよりも若干短く，7.5〜7.6 kb の一本鎖（＋鎖）RNA である．ゲノム上には非構造たん白質と構造たん白質 VP1 をコードする ORF1 と，構造たん白質 VP2 をコードする ORF2 が存在する．サッポロウイルスは，ウイルス粒子の形態的特徴やゲノム構造からウサギ出血熱ウイルスに代表される古典的なカリシウイルスとして知られるラゴウイルス属のウイルスに似ている．サッポロウイルスもノーウォークウイルスと同様にヒト以外の動物には感染せず，また，培養細胞で増殖することもできない．

2 胃腸炎の臨床症状

ノーウォークウイルスによる胃腸炎の潜伏期間は 1〜2 日であると考えられている．乳児〜成人まで幅広く感染するが，一般に症状は軽症であり治療を必要とせず自然に軽快する．しかし，免疫力の低下した老人や乳児では重症化して死亡する例も報告されている．吐気，嘔吐，下痢が主症状であるが，腹痛，頭痛，発熱，悪寒，筋肉痛，咽頭痛などを伴うこともある．ウイルスは症状が消失した後も 3〜7 日ほど患者の便に排出されるために，二次感染には注意が必要である．

サッポロウイルスによる胃腸炎の性状もノーウォークウイルスの場合と同様であるが，患者は乳幼児に多くみられる．

3 診 断

ノーウォークウイルスもサッポロウイルスも培養細胞で増殖させることができないために，診断法は電子顕微鏡によるウイルス粒子の観察が唯一の方法であった．しかし，現在では，ノーウォークウイルスゲノム中の高度に保存された領域を標的とする PCR 反応による診断法が開発されている．また，ノーウォークウイルスゲノムの構造たん白質領域をバキュロウイルスに組み込んで昆虫細胞で発現させたウイルス様粒子から得たポリクローナル抗体を用いた抗原検出システムも開発されている．しかし，サッポロウイルスの場合は，現在でも，もっぱら電子顕微鏡観察による診断が行われている．

4 疫学と予防

ノーウォークウイルスおよびサッポロウイルスによる胃腸炎は秋〜冬に多く発生する．ノーウォークウイルスの主な伝播経路は，生カキの生食または糞便からの経口感染である（サッポロウイルスも同様な伝播経路をとると考えられているが，詳しい調査は行われていない）．ノーウォークウイルスは，患者または感染者の糞便や吐物を介して河川に排出され，海でカキなどの貝類に濃縮される．そして，このようなカキを生食することによって感染は繰返される．また，患者の吐物や便などからの，ヒト→ヒトへの直接的な感染もある．ノーウォークウイルスおよびサッポロウイルスによる胃腸炎の予防には，ウイルスが汚染したカキの生食を避けることが重要である．ウイルスは十分な加熱（85 ℃，1 分以上）によって不活化するが，60 ℃程度では不活化されない．また，胃液の酸性度（pH 3 程度）や低レベルの塩素には抵抗性を示す．

4-2-6　rotavirus
ロタウイルス

ロタウイルスは，幼児に多いロタウイルス胃腸炎の病原体である．この胃腸炎は，1〜3日の潜伏期間の後，初発の諸症状（嘔吐，白色水様下痢，発熱，腹痛）を示し，重症の場合は脱水症状やショックなどで死亡することがある．しかし，通常は1週間位の経過後に自然治癒する．患者の糞便には大量のウイルス粒子が検出される（10^8粒子/g糞便）．

近年，下痢便からウイルスの培養がようやく可能になった．ウイルスは11分節の二本鎖RNA（分子量10〜11×10^6，比重1.36〜1.38 g/cm³）をもち，粒子は直径60〜70 nmで，酸，熱，エーテルに耐性である．

ロタウイルスはヒト，ウシ，ブタ等から分離されるが，それぞれは血清学的に交差反応を示す．

4-3　神経系疾患ウイルス

脳炎，無菌性髄膜炎などの原因ウイルスは，ここで述べるBウイルスや日本脳炎ウイルスなどに限らない．たとえば，コクサッキーA群，コクサッキーB群，エコー，ヘルペス，麻疹，ムンプス，水痘・帯状疱疹，インフルエンザなどの各ウイルスも，向神経性ウイルス群に入れられることもある．臨床所見のみでこれらのウイルスを鑑別することは困難で，鑑別診断のためには，ウイルス分離，血清学的診断によらなければならない．

4-3-1　B virus
Bウイルス

Bウイルス（ヘルペスウイルス科，herpesvirus Bまたはherpesvirus simiaeともよばれる）は本来サルに潜伏感染しているウイルスであり，ヒトへはこのようなサルとの接触で感染する．このウイルスは，1932年，実験室でサルに咬まれて脳脊髄炎になり死亡した患者から分離された．これまでに24例のBウイルス感染例が報告されている．このウイルスはアジア地域のサルに広く自然感染している．ウイルスのヒトからの感染はなく，サルに咬まれたり，サルの組織材料（サル腎培養細胞など）から傷口を介して感染する．この場合，ヒトは激しい急性脳炎や脳脊髄炎を起こして100％の者が死亡するといわれている．Bウイルスは，クリミア・コンゴ出血熱ウイルス，エボラウイルス，ラッサ熱ウイルス，マールブルグウイルス，痘瘡ウイルス，黄熱ウイルスなどと共に危険度がレベル4のウイルスであり（付表3参照），このウイルスを通常の施設で使用することは禁止されている．

4-3-2　Japanese encephalitis virus（JEV）
日本脳炎ウイルス

JEVは，**日本脳炎**Japanese encephalitisの病原ウイルスである．日本列島には，冬期に流行を起こす冬期脳炎（economo型脳炎，嗜眠性脳炎）と夏期に流行を起こす夏期脳炎とがあり，冬期脳炎をA型日本脳炎，夏期脳炎をB型日本脳炎とよんでいた．ところが，A型日本脳炎は研究があまり進展しないうちに自然に消滅したため，A型，B型の区別はなくなり，現在，夏期脳炎を単に日本脳炎とよんでいる．1935年，谷口と笠原は，日本脳炎で死亡した患者（患者名中山）の脳をマウスの脳内に接種して，日本脳炎ウイルス（中山株）の分離に成功した．

1　日本脳炎の臨床像

日本脳炎は4〜10日の潜伏期間の後，急激に発症する．発熱と髄膜脳炎が主症状である（種々の意識障害や神経障害）．発熱は1〜2日のうちに40℃に達し，これが続くと死亡することが多い．治癒に向かえば5〜6日後に熱は下がる．致命率は20〜30％で，回復後も身体的，神経的後遺症を残す．

2　ウイルスの性状

JEVは，トガウイルス科のフラビウイルス属（以前はB群アルボウイルス）に所属する．粒子は，直径40〜45 nmの正二十面体立方対称で，宿主由来の脂質を含むエンベロープをもつ（図4-4）．ゲノム核酸は，一本鎖

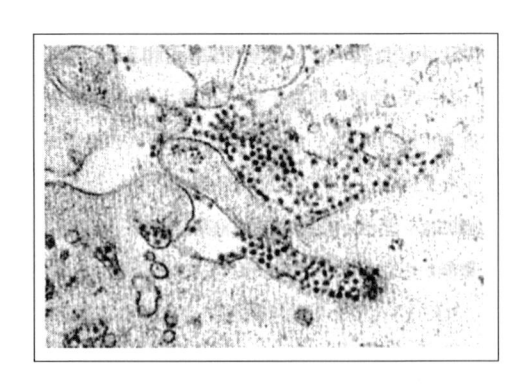

図4-4 日本脳炎ウイルス粒子
サル腎（Vero）細胞内のJEV中山株
（電子顕微鏡像50,000倍，吉岡勇雄博士提供）

（＋鎖）RNA（分子量 4×10^6）で，それ自身感染性をもつ．構造たん白質は，3種類のポリペプチドよりなる（群特異的赤血球凝集素，型特異的中和反応抗原，属共通抗原）．

ウイルス粒子はエーテル，デオキシコール酸塩，酸（弱酸でも），フェノール，温度（室温でも）に不安定である．

赤血球凝集素（HA）を保有し，赤血球凝集反応はガチョウ，または1日齢のニワトリヒナ赤血球と pH 6.2 のもとで起こる．脂質がHAのインヒビターになる．HA反応の至適pH域はウイルス株によって異なる．単一血清型であるが，中和試験の中和速度の差から2種（中山型，ジャガー型）に分かれる．

3 増殖と培養

JEVの自然感染の宿主域は非常に広いのが特徴であり，ヒト，ウマ，ブタ，ウシ，イヌ，ニワトリ，ウサギ，カなどが感染する（不顕性感染が多い）．妊娠中のブタが感染すると死産する．実験的には，マウス，ハムスター，サルに強い感染力を示し，継代可能である．モルモットやウサギには不顕性感染する（脳内接種でも）．また，発育鶏卵の卵黄嚢内接種で鶏胚を殺す．

JEVは種々の培養細胞で増殖する．初代培養では，ハムスター腎，ニワトリ胚，ブタ腎，サル腎などの細胞，株化細胞では，HeLa，PS（ブタ腎由来），BHK21（ハムスター腎由来），Veroおよび MK_2（サル腎由来），カなどの細胞でよく増殖する．しかし，CPEは一般に不明瞭である．ニワトリ胚細胞ではプラークを形成する．

細胞に侵入したウイルス粒子は，脱殻しRNAを放出する．放出されたRNAはmRNAとして働き，細胞のたん白質合成系を利用してウイルスRNA合成酵素を作る．この酵素は，ウイルスの＋鎖RNAを鋳型としてそれに相補的な－鎖RNAを合成する．－鎖は＋鎖RNAとで二本鎖RNAとなる．数個のウイルス構造たん白質が合成される．RNA合成やたん白質合成の進行に伴って，軽度に宿主細胞の高分子合成が抑制される．著明なヌクレオカプシドの形成はなく，また，ウイルス粒子の細胞膜からの出芽buddingも一般には認められない．ウイルス粒子は，ゴルジ体や粗面小胞体などの内腔に見られ，宿主由来の脂質を含んだエンベロープをかぶり，**エクソサイトーシス** exocytosis（pinocytosisの逆過程）によって細胞外に放出される（第1編，6-5-2 7，図6-9参照）．ウイルスの増殖が起こっても，細胞の受ける損傷は軽度であり，CPEも不明瞭である．

4 病原性

JEVは，コガタアカイエカに刺されることにより，皮下の毛細血管に直接注入されるコダカアカイエカはベクター vector として重要であり，ウイルスはカ→ブタ→カ→ヒトの順で伝播される．ほとんどは不顕性感染に終わるが，ごく少数が顕性感染になる．ウイルスは，血管内の内皮細胞，リンパ節，細胞内皮系の細胞で増殖してウイルス血症を起こす．次に内臓（肺，肝，脾，心，腎）に病変を起こし，最後に脳脊髄を障害する（血液から脳にウイルスが達する経過は不明）．

不顕性感染の時も，顕性感染より回復した時も，共にIgM抗体がはじめに産生され，次いでIgG抗体が産生される．中和抗体は血中に長く証明される．CF抗体は中和抗体より遅れて検出されるが，その後速やかに下降する．しかし，免疫状態は長く続く．毎年，カによってウイルス抗原が接種されるためと考えられる．

5 疫学と予防

economo型（冬期，A型）脳炎は，1925年頃までは流行があったが，その後は姿を消した．日本脳炎（夏期，B型）も1970年頃までは毎年数千人の患者が発生していたが，最近は著しく減少した（毎年10名程度）．し

かし，ブタの感染は減少していない．ヒト日本脳炎の流行地は次第に南下し，現在では東南アジアでの流行が増加している．

コガタアカイエカがウイルスの伝播に介在し，初夏になると，相当数（率）のカがウイルスを保有するようになる．カの卵にはウイルスは証明されない．したがってウイルスがどのように越冬するのかは不明であるが，ウイルス保有カ内での越冬，東南アジアからの渡り鳥やヘビ等の越冬動物の体内潜伏などが考えられている．

日本脳炎の治療法はない．予防には日本脳炎ワクチンが用いられる．マウスにウイルスを脳内接種し，発症後採脳し，脳乳剤を精製（アルコール沈殿およびプロタミン処理）したホルマリン不活化ワクチンである．弱毒生ワクチンも開発されつつある．

6 実験室内診断

1）ウイルス分離

血液や髄液からのウイルス分離はむずかしい．死亡例では，発症5日以内であれば脳がよい分離材料になる．マウスの脳内に接種し，麻痺の出現を確認する．同定は中和試験によって行う．

2）血清学的診断

急性期と回復期の対血清（ペア血清）中の抗体価の上昇を調べる．中和試験，補体結合反応，HI反応などを用いるが，臨床経過とCF抗体価とはよく一致する．中和抗体は持続するが，CF抗体の持続期間は極めて短い（通常，ヒトにCF抗体は証明されない）．

4-3-3　JC virus（JCV）
　　　　　　　　　　　JCウイルス

JCウイルスは，免疫不全患者にみられる脱髄性疾患の**進行性多巣性白質脳症** progressive multifocal leukoencephalopathy（PML）の原因ウイルスである（1971年分離）．JCとは，このウイルスが分離されたPML患者名のイニシアルである．PMLは，大脳白質に多巣性の病巣を呈する疾患で，AIDSなど免疫不全患者におけるoligodendrocyteのJCV感染症である．またJCVは，動物に腫瘍を誘発するDNA腫瘍ウイルスでもある．

1 進行性多巣性白質脳症の臨床像

JCVは，幼少期に無症状または一過性のウイルス尿症や呼吸器症状を伴って感染し，その後，腎臓に潜伏感染する．宿主の免疫能の低下，特にT細胞の機能が障害を受けると潜伏ウイルスは再活性化され，尿中に排泄される．PMLの発症に至るJCVの再活性化の誘因として，1）先天性および後天性の免疫不全，2）白血病やリンパ腫などの悪性疾患，およびそれに対する化学療法，3）腎臓移植や骨髄移植，4）糖尿病やその他の慢性疾患，5）妊娠や加齢，などが挙げられる．近年ではAIDSと合併したPMLが注目され，AIDSの流行に伴いPMLも増加している．一般に，PMLは40〜60歳に発症することが多い．初発症状として記憶力低下，錯乱，注意力低下，痴呆などの大脳精神症状が多く，その他，多彩な症状を伴う．症状の進行は速く，発症後，概ね3〜6か月で死の転機をとる．

2 ウイルスの性状

JCVはパポバウイルス科，ポリオーマウイルス属のウイルスで，環状二本鎖DNA（分子量 3×10^6）をゲノムとし，ウイルス粒子の直径は約45 nmで，エンベロープはもたない．また，72個のカプソメアで囲まれた正二十面体の小型ウイルスである．実験的にJCVを接種するとハムスター小脳に腫瘍が誘発される．腫瘍細胞の染色体にはウイルス遺伝子が組込まれる．組込まれたウイルス遺伝子の一部は常に発現し，T抗原（tumor抗原）が産生される．T抗原の発現は腫瘍の成立と維持に必須である．JCV感染とヒト脳腫瘍との関係は証明されていない．

3 増殖と培養

初代ヒト胎児脳細胞（入手困難）以外にJCVを培養できる適当な培養細胞がなかったが，近年ではヒト神経芽腫由来の株化細胞やP^tSV_{40}のT抗原を発現しているCos7細胞での培養が可能となった．

4 ウイルスの生活環

ほとんどのヒトは，幼児期において，尿を介してJCVの経口感染をうける．この場合，幼児は無症状または一

過性の呼吸器症状が起こる．その後 JCV の大部分は排除されるが，一部は腎臓に潜伏感染する．加齢に伴って腎臓内の JCV は増殖が活発になり，その一部は尿中に排泄される．尿中の JCV は未感染の子供に感染して，このサイクルは繰り返される．そして，免疫能が低下すると，潜伏ウイルスの増殖が活性化され，PML を発症するようになる．健康人の尿と PML 患者の脳より直接クローニングされた JCV の転写調節領域の構造は異なる．また，欧米と日本国内で分離される JCV のゲノムタイプも異なる．免疫能の低下と PML 発症の詳細な関連は不明である．

5 疫学と予防

米国の疫学的調査によれば，50 歳以上の者が全 AIDS 患者の約 10 ％を占め，また全 AIDS 患者のうちの PML 患者は 50 歳以上の者が 13 ～ 20 ％を占めていた．また，6 歳頃には約 50 ％の子供が JCV に対する抗体が陽性で，30 ～ 40 歳までに 70 ％が陽性となる．わが国でも，成人の約 70 ％が抗体陽性である．ワクチンや治療薬はまだ開発されていない．

6 実験室内診断

JCV 感染の診断は，尿沈渣中の細胞に核内封入体とウイルス抗原の検出，ウイルスに対する血清抗体検査（HI テスト），PRC 法による尿，脳組織，脊髄液よりの JCV DNA の検出などが行われる．また，PML の診断は，脊髄液中の JCV のゲノム解析，脳の画像診断（CT，MRI），病理組織学的検査などにより行われる．

4-3-4 lymphocytic choriomeningitis (LCM) virus
リンパ球性脈絡髄膜炎ウイルス

LCM ウイルスはアレナウイルス科に属し，50 ～ 60 nm の多形性ウイルスである（ゲノム核酸は一本鎖，－鎖）．このウイルスはマウスに広く不顕性感染がみられる．ヒトが感染すると，脊髄液にリンパ球の増多がみられ，**無菌性髄膜炎** aseptic meningitis を起こす．

このウイルスは免疫病のモデルによく使用される．成熟マウスへの脳内接種では急性の脳炎を起こすが，哺乳マウスに腹腔内接種した場合には，ウイルスは体内に長期間残る（終生感染系，尿と糞便にウイルスを排泄）．これらのマウスでは，抗原抗体複合体が腎糸球体に沈着して腎炎を起こす．またマウスが胎内感染を受けると，免疫学的寛容になり，ウイルスは子マウスで長く体内に残る．

4-3-5 Nipah virus
ニパウイルス

1997 ～ 1998 年，マレーシアの養豚地帯で日本脳炎と似た脳炎症状を起こす致死率の高い感染症が流行し始めた．そして，この病原体として新たなウイルスが分離され，これはウイルスが分離された村の名前からニパウイルスと命名された．

1 ウイルスの性状

ニパウイルスは，パラミクソウイルス科の *Respirovirus* レスピロウイルス属（または *Paramyxovirus* パラミクソウイルス属）に属し，電子顕微鏡では直径が 160 ～ 300 nm の多形性のパラミクソウイルス様の粒子として観察される．ゲノム核酸は，一本鎖（－鎖）の RNA であり，オーストラリアで分離されたヘンドラウイルスと 80 ％の相同性をもつ．

2 ニパウイルス脳炎の臨床像

ニパウイルス脳炎のヒトでの臨床症状は**脳炎**が主体である．4 ～ 18 日の潜伏期間の後，発熱から始まり，頭痛や眠気，続いて，首の硬直，麻痺，吐き気，めまい，そして，方向感覚の喪失，混乱状態，異常行動，記憶喪失などの症状が現れる．死亡率は 40 ～ 70 ％である．重症例では，3 ～ 30 日後に昏睡に陥り死亡する．

3 疫　学

ヘンドラウイルスとニパウイルスはどちらも**オオコウモリ**（フルーツコウモリなど）を自然宿主とし，ヒト以外に，ヘンドラウイルスは主にウマに感染し，ニパウイルスは主にブタに感染するが，その他，イヌ，ネコ，ウマにも感染する．ニパウイルスのヒトへの感染は，日本脳炎ウイルスとは異なり，カによる媒介はない．患者は養豚業者が多いことから，ウイルスのヒトへの感染は感

染ブタの血液，尿，組織などとの直接的な接触が原因になると考えられている．一方，ウイルスのブタへの感染もオオコウモリの尿や唾液（コウモリがかじった果物など）との接触によると考えられている．マレーシアでの流行では，オオコウモリからヒトへの感染が証明された例はなかった．しかしその後，2001〜2004年にバングラディッシュでの流行はブタとの接触歴のない者であったことなどから，ブタを介さずにオオコウモリとの接触またはコウモリのかじった果物などからの感染も疑われている．また，この流行では家族内でのヒトからヒトへの感染が存在した可能性も示唆されている．わが国では現在まで，患者の国内発生は報告されていない．

4 診断，予防，治療

ニパウイルス脳炎の診断は，血清や尿，咽頭ぬぐい液，剖検例では脳，肺，腎臓などの検体について，ウイルス分離やPCRによるウイルス遺伝子の検索，またELISA法による抗体検査などで行う．予防には，主に東南アジア地域におけるブタやオオコウモリとの濃厚な接触を避けることが重要である．対症療法以外に有効な治療法はない．

4-3-6　poliovirus ポリオウイルス

ポリオウイルスは，**急性灰白髄炎** acute poliomyelitis（俗にいう小児麻痺 infantile paralysis またはポリオ polio）の病原体である．本疾患は，主に小児に脊髄前角の病変を起こし，後遺症として運動麻痺が残る．急性灰白髄炎は紀元前より存在が知られていたが，経口的に感染し，体内侵入ウイルスが腸管内で増殖し，最終的に神経機能を障害することが判明したのは20世紀の中程になってのことである．

K. Landsteiner と E. Popper（1909年）は，死亡患者の脊髄をサル脳に接種し，サルに麻痺を起こさせることに成功し，急性灰白髄炎はウイルスによることを証明した．1949年，J. Enders（図4-5），F. C. Robbins，T. H. Weller は，非神経系体細胞（皮膚，精巣由来）を試験管内で培養し，この培養細胞でポリオウイルスが増殖することを証明した．彼らが開発した細胞の培養技術および培養細胞を用いたウイルスの培養法は，ウイルスの定量，ウイルス病の診断，ウイルスの分子生物学などの道を開いた（Enders は1954年，ノーベル医学生理学賞を受賞）．またこれらの技術はワクチンの開発を容易にし，J. E. Salk は細胞培養によって大量培養したウイルスを不活化してポリオワクチンの開発に成功し，次いで A. B. Sabin は弱毒変異株ウイルスの作出に成功して弱毒生ワクチンを開発した．現在，日本を含む先進国では急性灰白髄炎の流行はほとんどなくなった．

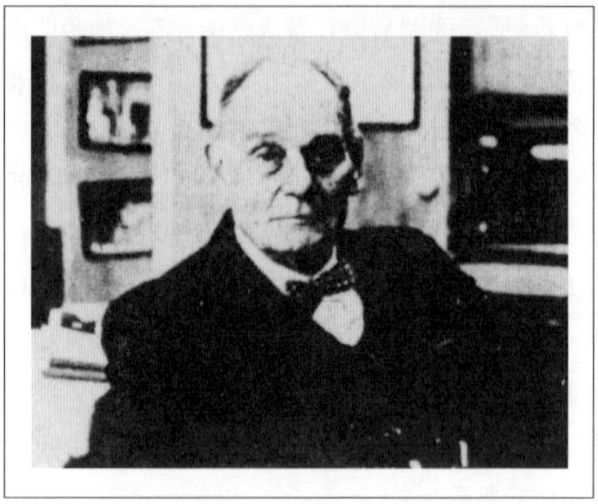

図4-5　J. Enders 博士
（斉藤充司博士提供）

1 急性灰白髄炎の臨床像

急性灰白髄炎は消化器系伝染病の1つで，主に経口感染する．感染者のほとんどは不顕性感染で，1名の麻痺患者の周囲には約1,000名ほど感染者がいると考えられている．

1）麻痺型ポリオ

感染者の約0.1％が麻痺型ポリオを発症する．1〜2週間の潜伏期間の後，かぜ様症状（発熱，頭痛，上気道の炎症，胃腸障害など）を経過して，中枢神経症状に移行する．臨床症状は侵された神経系によって異なり，脊髄型と延髄型に分類される．

① 脊髄型

脊髄型は麻痺型ポリオの大半を占め，発熱の消失とともに弛緩性の麻痺が現れる．麻痺（一側と両側）は速やかに進行するが，次第に回復に向かう．

② 延髄型

延髄型は，延髄の脳神経が侵されるもので，えん下困

難や発声困難が現れ，えん下性肺炎や窒息を起こしやすい．呼吸中枢や循環中枢が侵されると死亡することがある．

2）不全型ポリオ

いわゆる夏かぜ様症状（発熱，頭痛，悪寒，嘔吐）で経過し，髄液に変化なく中枢神経は侵されない．数日で治癒する．感染者の5～10％が発症する．

3）非麻痺型ポリオ

非麻痺型ポリオは，不全型ポリオの症状に無菌性髄膜炎の症状（頸部の疼痛，硬直など）を加えたものであり，髄液に変化がある．感染者の約1％が発症する．

2 ウイルスの性状

ポリオウイルスはピコルナウイルス科のエンテロウイルス属に所属し，直径28 nm（分子量$6.4～6.8×10^6$）の正二十面体の粒子で，エンベロープはもたない（図4-6）．カプシドを構成するカプソメアは，32個または42個と考えられる．核酸は一本鎖（＋鎖）RNA（分子量$1.8～2.8×10^6$）であり，これがmRNAとして機能する．感染性RNAが抽出可能であり，また高度精製濃縮ウイルスは結晶化する．構造たん白質は4種類のポリペプチドよりなる．

ウイルスは，エーテル・デオキシコール酸塩，酸（pH 3），低温では失活しない．また細菌用消毒剤にもかなりの抵抗性を示す．しかしホルムアルデヒド，フェノール，ヒドロキシルアミン，56℃30分加熱，紫外線，乾燥（凍結乾燥）では不活化される（ただし，1 M $MgCl_2$の存在下では56℃の加熱にかなり抵抗性がある）．

ポリオウイルスは中和試験または補体結合反応よって1型～3型に区別される．また，補体結合反応や沈降反応により，D抗原（完全ウイルス粒子，型特異的）とC抗原（RNAを欠損した粒子，型共通）が区別される．C抗原は細胞内で増殖している時にも生成されるが，D抗原を56℃で加熱，紫外線照射，強アルカリなどで処理して得られる．赤血球凝集性は証明されていない．

3 増殖と培養

ポリオウイルスの自然感染宿主はヒトのみである．サルやチンパンジーは脳内または脊髄内接種で実験的に発症させることができる．また2型ポリオウイルスは，マウスとハムスター（幼若）の脳内接種で感染させることができるが，その他の実験動物には感染しない．培養細胞では，サルやヒト由来の初代細胞および株化細胞（HeLa，KB，MK_2）で増殖しCPEを示す．細胞質内に好酸性の封入体を形成する．感染性RNAをトランスフェクションさせるとウサギ腎細胞でも増殖する．しかし，産生された子ウイルスはもはやこの細胞に感染しない（レセプターの関与）．

細胞内での増殖には，それが特別なレセプターをもった細胞（感受性細胞）であることが必要である．細胞に吸着して侵入したウイルスは，脱殻（アンコーティング）し，ウイルスRNA（mRNAとして働く）が細胞質に放出される．その後速やかに，宿主細胞のDNA，RNAおよびたん白質の合成が阻害され（shut off），感染約30分後にはウイルスRNAの合成が細胞質内で開始される．約2時間後には，カプシドたん白質の合成（細胞質内）が始まり，その後，これらの集合が始まり細胞質膜に近い所でウイルス粒子の結晶構造が見られる．そして，細胞は破壊されてウイルスの放出が起こる（第1編，8-4-3 4，図8-16b参照）．アクチノマイシンDで宿主細胞を処理してDNAからのRNA合成を阻害してもウイルスの増殖は阻害されない．グアニジン，2,6-アミノプリンはウイルスの増殖を阻害する．

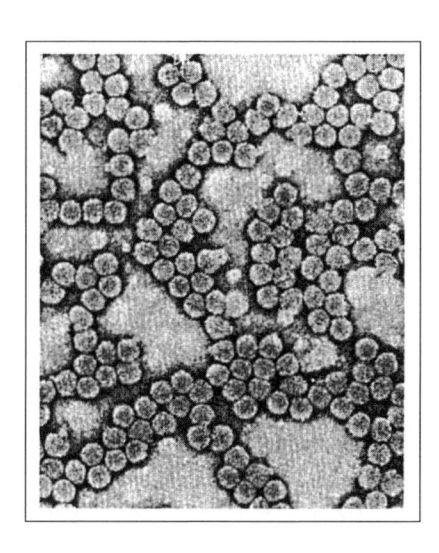

図4-6 ポリオウイルス粒子
（電子顕微鏡像110,000倍，伊東平八博士提供）

4 病原性

ポリオウイルスは，患者の糞便中に長期間排泄され，経口的に感染する．通常1～2週間の潜伏期間がある．ウイルスは咽頭の扁桃腺，小腸のパイエル板，腸間膜リンパ節で増殖し，血流に入って第一次ウイルス血症を起こす．ウイルスは全身の感受性細胞で増殖し，第二次ウイルス血症を介した後，中枢神経（脊髄前角などの運動神経）が障害され，麻痺が起こる．

ウイルスの感染から発症までの間および発病後約1週間は，咽頭からウイルスが分離される．糞便には発病後長期間（数週間）ウイルスが排泄される．発病初期に抗体を投与すると，ウイルスの神経細胞破壊を抑制できる．

ウイルスは，血液を介して全身の抗体産生細胞を刺激するため，麻痺型ポリオや全ての型のポリオで免疫が獲得される．血中には中和抗体が，腸管ではIgA分泌抗体が産生され，生涯続くような非常に強固な免疫が残る．

5 疫学と予防

ポリオウイルスは世界中に分布し，ヒトにおいては腸管内に存在し，経口的に感染が起こる．したがって，ポリオウイルスは神経系ウイルスでなく，腸内ウイルスである．大きな流行は1型によることが多い（理由は不明）．一度流行があるとその後数年間は起こらない．

先進国においては，上下水道などの衛生設備の普及と，ワクチンの普及などによって，急性灰白髄炎はほとんど姿を消した．しかし，思春期または成人期に達しても抗体陰性（4倍以下）の人口が増加してきている．また，高齢者がポリオウイルスの初感染を受けると麻痺型ポリオの発症率が高くなる．したがって，ワクチン接種の不完全な状態が続いて，抗体陰性の感受性人口が増加すると，急性灰白髄炎が再び流行し始める危険性がある．

特別な治療法はないが，ポリオワクチンは極めて優れた予防効果をもつ．ワクチンには，**Salk ワクチン**（1～3型ウイルスのホルマリン不活化ワクチン，現在フランスで使用）と **Sabin ワクチン**（1～3型の各弱毒ウイルスによる生ワクチン，広く世界的に使用）があり，それぞれに特徴がある．不活化Salkワクチン（注射）によって産生される抗体は，主にIgGであり，中枢神経系の障害は抑制できるが，腸管内でのウイルスの増殖は阻止しにくい．一方，弱毒生Sabinワクチンは生きたウイルスを経口的に投与するので，腸管内で増殖して腸管免疫を成立させうる．したがって，ウイルスの腸管内増殖を初期段階で防ぐことができ，自然での不顕性感染の時と同じような免疫状態になる．

6 実験室内診断

1) ウイルス分離

分離用検体には，感染初期（1週間位）では咽頭分泌物，発症後では糞便がよい．また，死亡例では脊髄や脳を用いる．これらの検体をヒトまたはサル由来の細胞に接種し，CPEの出現を調べる．分離されたウイルスは既知の免疫血清を用いて中和試験で同定する．しかし，分離ウイルスはワクチン株であって，ビルレンスの強い野生株でないことが多い．ワクチン株と野生株はウイルスの遺伝的性質をマーカーテストによって区別する必要がある．

2) 血清学的診断

急性期と回復期との対血清（ペア血清）を用いて，抗体価の上昇をCFテスト，中和試験で調べる．CFテストでは，型共通のC抗原に対する抗体が先に検出される．回復期以降になると，型特異的D抗原に比べて，C抗原に対する抗体価が先に下降しはじめる．急性灰白髄炎に1回なった者が，別の型のウイルスの感染を受けると，両方の型の抗体が上昇する．

4-3-7 rabies virus 狂犬病ウイルス

狂犬病ウイルスは**狂犬病** rabies（恐水病 hydrophobia）の病原ウイルスである．1884年 L. Pasteur は狂犬病ワクチンの開発に成功したが，これはウイルス分離以前の出来事であった．このウイルスの宿主域は極めて広く，ほとんどの哺乳動物に感染し，狂犬病は日本，英国以外の世界に広く分布する．

狂犬などの唾液中にウイルスが存在し，咬傷よりウイルスは体内に直接注入される．極めて長い潜伏期間（数週間～数か月，時には数年）の後，全身の違和感，発熱，

咬傷部位の異常，頭痛が始まり，次いで興奮状態，いわゆる恐水病状態（咽頭部けいれん），やがて全身の末梢神経麻痺が起こり死亡する．狂犬に咬まれると95％が発病し，治療しないと100％死亡する．米国疾病対策センター（CDC）によると，発症後の生存例は5名いるが，いずれも症状が出る前にワクチン接種を受けていた者であった．2004年，麻酔薬とリバビリンなどの抗ウイルス剤の計4種によるカクテル療法により，ワクチン未接種で発症後の救命に成功した．

狂犬病ウイルスはラブドウイルス科に属し，幅75 nm長さ180 nmの弾丸型の粒子で，表面にHA突起を有する一本鎖（−鎖）RNAウイルスである（ラブドウイルス科 *Rhabdoviridae* のrhabdosとは，棒または砲弾を意味する，図4-7）．

ウイルス粒子は室温ではかなり安定であるが，乾燥状態で次第に失活する．またエーテル，石炭酸，クレゾールには抵抗性であるが，紫外線，アルコール（80％），硝酸，β-プロピオクラトンでは不活化する．

狂犬病ウイルスは，ほとんどすべての哺乳動物に感染する．また，培養細胞でも馴化させれば種々の細胞で増殖してCPEを示す．また，細胞質内に好酸性の封入体を形成し（**ネグリ小体 Negri body**），ネグリ小体の存在は診断の決め手になる．自然界のウイルス（街上毒 street virus）と弱毒化されたワクチン株のウイルス（固定毒 fixed virus）ではウイルスの性状が異なる．

狂犬病ウイルスは向神経性の強いウイルスである．狂犬による咬傷より侵入したウイルスは，知覚神経を経て長い潜伏期間の後，中枢神経に達し，脳炎を起こす．潜伏期間は咬まれた場所によって異なり，脚60日，腕40日，顔30日などである．

狂犬病の予防，また治療にもワクチンが有効である（第6編，歴伝，梅野信吉参照）．

4-4 リンパ系疾患ウイルス

4-4-1 human immunodeficiency virus（HIV）ヒト免疫不全ウイルス

ヒト免疫不全ウイルス（HIV）は**後天性免疫不全症候群** acquired immunodeficiency syndrome（AIDS，エイズ）の原因ウイルスである（1983年分離）．AIDSは健康であった青壮年者に原因不明の免疫不全症の徴候が顕性化し，カポジ肉腫，カリニ肺炎等の日和見感染が合併した状態の総称として，1981年アメリカで命名されたものである．AIDSは予後の極めて悪い新しいウイルス疾患で，現代のペストとも呼ばれる．

1 ウイルスの性状

HIVはレトロウイルス科，レンチウイルス亜科に分類され，ヒトT細胞白血病ウイルス（HTLV-1）と類似のウイルスである．以前はエイズウイルス，HTLV-Ⅲ，LVA，ARVなどとよばれたが，現在ではヒト免疫不全ウイルス human immunodeficiency virus（HIV）との呼称に統一されている．

ウイルス粒子の直径は約100 nmで，逆転写酵素をもち，ゲノムは一本鎖（＋鎖）RNAで正二十面体のコアをエンベロープが包む（第1編，6-1-3，図6-1c参照）．ウイルスRNAは細胞内でDNAに逆転写され，細胞DNAに組み込まれる．組み込まれたDNAよりウイルスRNAが転写される（第1編，8-4-3 5，図8-16 c参照）．

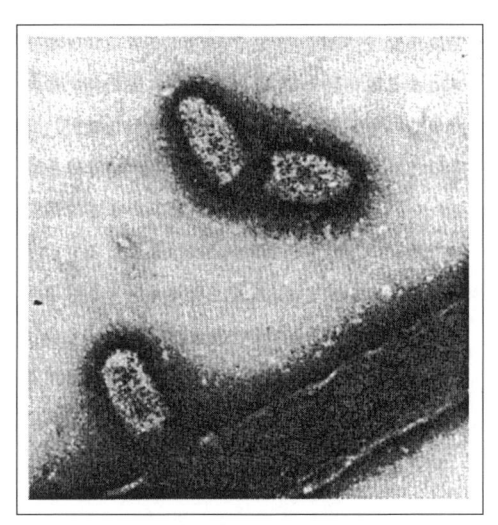

図4-7 狂犬病ウイルス
（電子顕微鏡像160,000倍，岩崎祐三博士提供）

表 4-7 HIV の感染経路

1. HIV 感染者からの血液, 血液製剤の輸血, 輸液
2. HIV 感染者との性行為（異性間, 同性間）
3. HIV で汚染された注射器（針）の共用およびそれによる事故
4. 母子感染（経胎盤, 経産道, 経乳）
5. その他（臓器移植, 外傷患部への HIV 汚染）

2 AIDS の臨床像

患者, またはキャリアーや感染者の血液などの体液を介して HIV が体内に侵入すると感染が成立する（表4-7）. HIV の感染は個体差が大きい.

AIDS は, 1 か月以上持続する発熱, 急激な体重減少と下痢の頻発, 多発性で慢性のリンパ節肥大, 多発性カポジ肉腫の出現および肺炎など日和見感染症の併発を特徴とする.

急性期には, 約 30％ の症例にインフルエンザ様または伝染性単核球症様の症状が見られる. この時期には HIV に対する抗体が産生される. その後は全く症状のない**無症候期**（キャリアー慢性肝炎）に入るが, この時期にもリンパ組織には多数の HIV が存在し, HIV の増殖は進行している. 無症候期の長さは平均 10 年であり, この時期には CD4 陽性 T 細胞が除々に減少する. そして **ARC 期** AIDS related complex period となり, 引き続いて AIDS を発症する. ARC 期では体重の減少が著しくなり, また神経症状が現れる. AIDS を発症すると種々の日和見感染を起こしやすくなる.

3 AIDS の臨床検査所見

HIV が感染して 2〜4 週間後の急性期では, HIV の p24 抗原が増加してウイルスが血中に出現する. 続いて p24 抗体（および gp120 抗体）が増加し, CD 4 陽性 T 細胞は一時的に減少する. 無症候期では, ウイルスの増殖が持続して p24 抗体も持続するが, p24 抗原は減少する. ARC 期に入ると, Th1（CD4 陽性 T 細胞）が急激に減少し始め, IL-2 や IFN-γ の産生も減少を始める. しかし, Th2（CD4 陽性 T 細胞）と IL-4, IL-10 のレベルは保たれている. 続いて, p24 抗体がさらに減少し始め, これと対照的に p24 抗原が増加を始める. そして, AIDS を発症すると, 患者の CD4 陽性 T 細胞は 200〜300 cell / mL 以下に減少して免疫不全状態になる. この時期では p24 抗体がさらに減少し, 反対に p24 抗原が増加しウイルスが再び血中に現れる（表 4-8）.

ARC 期や AIDS 発症後に起こる Th1 と IL-2 の減少は特に細胞性免疫の低下を引き起こし, AIDS の診断基準のための指標感染症となる日和見感染の重複が観察される（表 4-9）.

4 増殖と培養

末梢血由来単球を PHA（phytohemagglutinin フィトヘマグルチニン, 植物凝集素）で刺激し, IL-2 を添加してウイルスを培養する. CD4 陽性 T 細胞が HIV の許容細胞である.

5 疫学と予防, 治療

HIV には, 日本を含む欧米で流行している 1 型（HIV-1）と西アフリカおよびその関連国で流行している 2 型（HIV-2）の 2 つのタイプが存在する. HIV-2 は, 病原性および感染力ともに HIV-1 より弱い.

AIDS 患者は 1979 年から既にいたことが判明してい

表 4-8 抗原と抗体の出現および CD4 陽性細胞の増減

CD4 細胞数：	感染後増減しながら徐々に減少, AIDS の発症が近づくと低下する. 300〜200 個/μL になると日和見感染を受けやすくなる.
HIV 抗原：	抗体が出現する以前と AIDS 期に検出される.
HIV 抗体：	1) 通常 6〜8 週間後に IgG 抗体が検出され, 一生持続する. IgG 抗体出現の 1〜2 週間前に IgM 抗体が検出される. 2) エンベロープの gp160, gp120, gp41 に対する抗体は終生高い抗体価を示す. コアたん白質の p24 に対する抗体価は末期に低下する.
HIV DNA：	PCR 法により約 3 週間後より検出される.
HIV RNA：	PCR 法により, DNA と同じ時期かやや遅れて検出される.

表 4-9 AIDS診断のための指標感染症

細菌感染症	サルモネラ菌血症（*S. Typhi* を除く *Salmonella*），結核（*Mycobacterium tuberculosis* など），非定型抗酸菌症（*M. tuberculosis*, *M. bovis*, *M. avium*, *M. microti* を除く *Mycobacterium*），化膿性細菌感染症（*Haemophilus*, *Streptococcus* など）
真菌症	カンジダ症（*Candida albicans*），クリプトコックス症（*Cryptococcus neoformans*），カリニ肺炎（*Pneumocystis carinii*），ヒストプラズマ（*Histoplasma*）
原虫症	クリプトスポリジウム症（*Cryptosporidium parvum*），アメーバ赤痢（*Entamoeba histolytica*），トキソプラズマ症（*Toxoplasma gondii*）
ウイルス感染症	カポジ肉腫（human herpesvirus 8），サイトメガロウイルス感染症（cytomegalovirus），単純ヘルペス感染症（herpes simplex virus），進行性多巣性白質脳症（JC virus），HIV脳症（HIV）

る．WHOは2004年末までの世界のHIV感染者を3,940万人，1年間のAIDSによる死者310万人と推定している．AIDSの予防には，HIVの感染経路（表4-7）に注意することが重要である．ワクチンや特効薬はまだないが，逆転写酵素阻害剤とプロテアーゼ阻害剤の併用投与（カクテル療法，第2編，7-2-2 4，7-4参照）により血中のHIV量を減少させ，発症の遅延や発症後の生存期間を長びかせることができる．

6 実験室内診断

HIVに感染しているか否かの診断で最も確実なのは抗体検査である．その他特殊な場合にのみ，ウイルスの分離，PCRによるウイルスRNAやDNAの検出，p24抗原の検出など病原体に関する検査を実施する．

HIV粒子の構造たん白質を抗原に用いたゼラチン凝集法または酵素抗体法でまずスクリーニングを行う．次に確認試験として，HIV粒子の抗原たん白質のp24，gp41，p31，p55，gp120，gp160に対する特異抗体をウエスタンブロット法で検出を試みる．このうち，p24に対する抗体は感染後，最初に検出される．

培養細胞でのウイルスの分離は可能であるが，特殊な施設（P3実験室）と技術的な訓練が必要で，そのうえ日数もかかることから（最短2か月），迅速診断の目的には適さない．

4-4-2 human T cell leukemia virus-1 (HTLV-1)
ヒトT細胞白血病ウイルス-1

HTLV-1はレトロウイルス科オンコウイルス亜科に属し，**成人T細胞白血病** adult T cell leukemia（ATL）の病因ウイルスである．ウイルスの伝播には地域特異性があり，ATLは日本南西部（沖縄，九州，四国）やカリブ海沿岸，アフリカに多発する．ウイルス核酸は一本鎖（＋鎖）RNAであるが感染細胞内で，ウイルス粒子に存在する逆転写酵素でRNAは相補的なウイルスDNAに逆転写される．ウイルスは，ヒトリンパ球のT細胞に感染し，長期の潜伏期間（平均50年といわれる）を経たのちATLを引き起こす．また本ウイルスによる神経系の病気も報告されており，HTLV-1による**痙性脊髄麻痺症** HTLV-1 associated myelopathy（HAM）を起こす．更に慢性肺疾患，関節炎やぶどう膜炎などとの関連性も指摘されている．

ウイルスの伝播は，母子感染，夫婦間感染や輸血によるが，ほとんどは母子感染で，ウイルスを保持している母親から母乳により新生児に感染する．成人以降にHTLV-1に感染しても，潜伏期間が長いためATLを発症する可能性は低い．ワクチンは開発されていない．診断法が確立されたため，現在ではHTLV-1の輸血による感染はほとんどないといわれている．

4-5 肝炎ウイルス

ウイルス肝炎 viral hepatitis には，肝炎ウイルス hepatitis virus が患者の糞便を介して経口感染する型と血液を介して感染する型が知られている．肝炎ウイルス

にはDNAおよびRNAのウイルスが存在する．肝炎ウイルスの培養は一般に困難である．ウイルス性肝炎は，現在7種類に分類されている．このうち，B型，C型，D型肝炎は慢性に経過し，難治性であったり，キャリアーが感染源になる．1963年，B. S. Blumbergはオーストラリア抗原（現在のHBs抗原）の存在を発見し，これによりB型肝炎の日常検索が容易になった（1976年，Blumbergはノーベル医学生理学賞を受賞）．表4-10にウイルス肝炎の特徴を示した．

4-5-1 hepatitis A virus（HAV） A型肝炎ウイルス

日本は世界的にA型ウイルス肝炎 viral hepatitis A（A型肝炎）の少ない国であるが，秋〜春にはかなりの患者が発症する．A型肝炎は経口感染により発生する急性肝炎であるが，腸管でのウイルスの増殖は認められない．

1 A型肝炎の臨床像

A型肝炎の潜伏期間は2〜6週間で平均30日である．38℃以上の発熱で発症し，全身倦怠，食欲低下，嘔吐などに続き，遅れて黄疸がみられる．これらの症状は1週間を過ぎると軽減する．A型肝炎のおよそ1％が劇症肝炎となり，この場合の予後は悪い．

2 ウイルスの性状

HAVは，一本鎖（＋鎖）RNAの小型球形のヘパトウイルス科，ヘパトウイルス属（以前はピコルナウイルス属）である．熱抵抗性で（60℃1時間の加熱では全く不活化されない），乾燥にも強い．宿主の高分子合成系を阻害せず，CPEも起こさない．既知のピコルナウイルス属との遺伝子配列には相同性が低く，血清型は1種類である．ウイルス粒子はVP1，VP2，VP3たん白質各1組からなる基本単位が60個集まって正二十面体構造をとる．

3 増殖と培養

肝炎ウイルスのうちでHAVは，例外的にヒトとサルの培養細胞で増殖する（ウイルスの分離には8週間以上の培養が必要）．

4 病原性

HAVは経口的に感染して肝臓に達し，肝細胞で増殖した後に胆汁と共に糞便に排出される．ウイルスそのものには肝細胞傷害性はなく，細胞性免疫（細胞傷害性T細胞）による肝細胞破壊が肝炎の原因になる．サルに感染性があり，チンパンジー，マーモセットなどは急性肝炎を発症する．

5 疫学と予防，治療

HAVに対する抗体陽性率は，0〜20歳代では数％であるが，50歳代以上では70〜80％となり急激に上昇する．日本では年間10〜20万人がA型肝炎を発症している．1〜5月の間に多発し，3〜4月に最も多い．劇症肝炎では，血漿交換などの治療を行っても約30％が死亡する．免疫グロブリンまたはA型肝炎ワクチンの投与でそれぞれ3〜4か月または5年以上の予防が

表4-10 ウイルス肝炎の特徴

	A型肝炎	B型肝炎	C型肝炎	D型肝炎	E型肝炎	G型肝炎
ウイルス核酸	RNA	DNA	RNA	RNA	RNA	RNA
潜伏期間	2〜6週	7〜20週	2〜16週	3〜20週	2〜9週	2〜9週
感染経路	糞，経口	輸血，母子感染	輸血	輸血	糞，経口	輸血？
症状　発症	急激	緩徐	緩徐	緩徐〜急激	緩徐	緩徐
慢性化	ない	5〜10％	40〜60％	70〜80％	?	?
死亡率	劇症30％	<1％	*	*	妊婦17〜30％	
季節性	1〜5月	1年中	1年中	1年中	流行地1年中	1年中

＊：慢性肝炎またはキャリアー化した場合は，肝硬変〜肝がんへと進行し，予後は悪く，死亡率も高い．

可能である．

6 実験室内診断

A 型肝炎を発症すると強い抗体産生をともなう．したがって，ELISA または RIA 法による IgM 抗体の検出が A 型肝炎の血清学的診断に重要である（IgA と IgG 抗体の検出は診断に不必要）．患者糞便中のウイルスは培養細胞での増殖速度が遅く，盲目継代を含め 8 週間以上の培養が必要である．動物接種や培養細胞でウイルスの分離は可能であるが，診断には適さない．

4-5-2　hepatitis B virus（HBV）
B 型肝炎ウイルス

かつて，輸血経験者や静注麻薬の常習者などに頻発した肝炎は血清肝炎と呼ばれていた．この血清肝炎が **B 型ウイルス肝炎** viral hepatitis B（B 型肝炎）であり，ウイルス肝炎の最初の報告である．HBV の培養系が存在しないため，ウイルスは培養できないが，現在では遺伝子技術による組換えワクチンが開発されている．

1 B 型肝炎の臨床像

B 型肝炎は HBV に汚染された注射針などによる血液感染や母子感染あるいは性的接触によって感染し，50～60 日の潜伏期間を経て発症する．感染したウイルス量が多いと最短 30 日で発症するが，ウイルス量が少ない場合の潜伏期間は 150 日にも及ぶ．また，不顕性感染も少なくない．乳幼児や免疫不全状態の者以外は慢性化することはなく，一部の劇症肝炎を除けば比較的予後も良好である．成人の慢性肝炎患者の約 30 ％ はキャリアーで，肝硬変や肝がんまで進行する例もある．

2 ウイルスの性状

HBV はヘパドナウイルス科，ヘパドナウイルス属の不完全環状二本鎖 DNA ウイルスである（一部一本鎖 DNA をもつ）．B 型肝炎患者の血中には，直径が 42 nm の球状粒子（Dane 粒子），22 nm の小型球状粒子（コア粒子），22 nm の管状粒子（オーストラリア抗原）が認められる（図 4-8）．Dane 粒子は，二重構造をとり，コア粒子とそれを取り巻くエンベロープからなる．エン

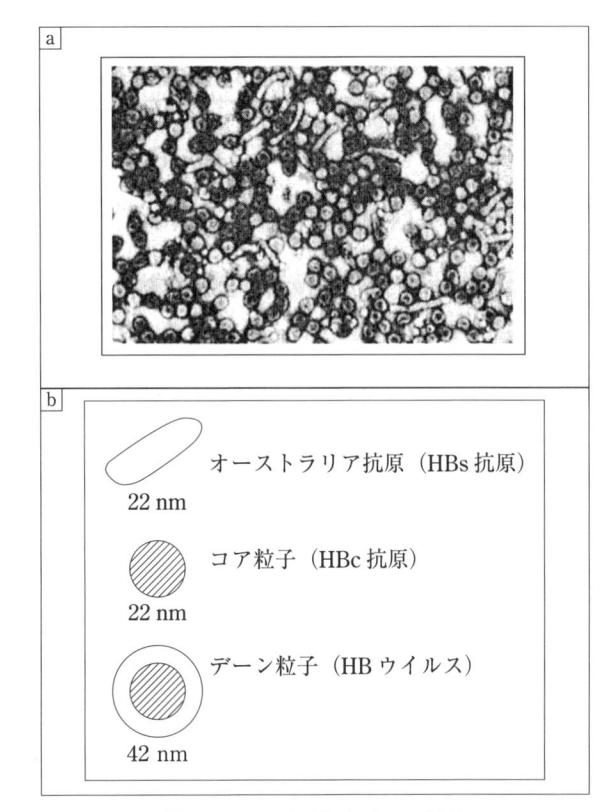

図 4-8　B 型肝炎ウイルス粒子
a：血漿沈渣の電子顕微鏡像 30,000 倍，高橋隆博士提供
b：ウイルス抗原の模式図

ベロープには，表面たん白質抗原として HBs 抗原のほか，pre-S1 抗原や pre-S2 抗原がある．コア粒子の表面には HBc 抗原があり，その内部には HBe 抗原，ゲノム DNA や DNA ポリメラーゼなどが含まれる．以下に，B 型肝炎患者の血中におけるこれら抗原やその抗体の意義について述べる（表 4-11）．

1）HBs 抗原

HBs 抗原は肝細胞の細胞質で合成される．HBs 抗原が陽性であることは HBV 感染が起こっていることを示す．しかし，B 型劇症肝炎では HBs 抗原が検出されない場合もあり，HBs 抗原陰性は HBV 感染を否定するものではない．HBs 抗体は HBV に対する中和抗体で，HBs 抗体陽性は HBV の感染あるいは HB ワクチンによる免疫獲得を意味している．

2）HBc 抗原

HBc 抗原は肝細胞の核内で合成される．HBc 抗原の存在は，Dane 粒子が存在する可能性を意味している．Dane 粒子から HBs 抗原を界面活性剤などで除去すると

表 4-11 血中 HBV マーカーの意義と測定法

HBV マーカー	意 義	測定法
HBs 抗原	HBV 感染状態	RPHA IAHA RIA EIA
HBs 抗体	過去の HBV 感染（ウイルス中和抗体）	PHA RIA EIA
HBc 抗体（低）	過去の HBV 感染（HBs 抗体陽性の場合が多い）	PHA RIA EIA
HBc 抗体（高）	HBV 感染状態（ほとんどの場合 HBs 抗体陽性）	PHA RIA EIA
IgM 型 HBc 抗体（低）	慢性肝炎の増悪期	RIA EIA
IgM 型 HBc 抗体（高）	高抗体価　　急性肝炎	RIA EIA
HBe 抗原	血中 HBV が多く感染力が強い	RIA EIA
HBe 抗体	血中 HBV が少なく感染性が弱い	RIA EIA
関連 DNA ポリメラーゼ	血中 HBV 量（HBV の増殖）	
DNA	血中 HBV 量（HBV の増殖）	

RPHA：逆受身赤血球凝集反応，IAHA：免疫粘着赤血球凝集反応，RIA：ラジオイムノアッセイ，EIA：酵素抗体法，
PHA：受身赤血球凝集反応

HBc 抗原が露出してくる．HBc に対する IgM 抗体は，急性〜一過性肝炎では高力価であり，慢性肝炎の急性増悪期では陽性であるが低値となる．これは急性肝炎と慢性肝炎の鑑別に重要である．

3) HBe 抗原

HBe 抗原は肝細胞の核内で合成される．HBe 抗原が陽性であることは，活発な HBV の増殖やその強い感染力を示している．HBe 抗原陽性血漿には，Dane 粒子が多く含まれ，DNA 合成酵素活性も高い．一般に感染初期には HBe 抗原が検出され，やがて HBe 抗体が検出される．通常，HBe 抗体が陽性であることは，HBV の増殖が衰え，また，その感染力も弱いことを示すものである．HBe 抗原と HBe 抗体の測定は，HBV 感染の経過を把握するのに適する．

4) DNA ポリメラーゼ

HBe 抗体陽性でも HBV の旺盛な増殖が認められる症例が存在する．HBV DNA あるいは HBDNA ポリメラーゼが血中 HBV 量を示す最も確かなマーカーとなる．

3 増殖と培養

HBV に感受性を示す培養細胞系は存在しない．ヒト，チンパンジーなどごくわずかの宿主内でのみウイルスは増殖する．

4 病原性

HBV には直接的な肝細胞傷害作用はなく，宿主の免疫応答，特に CD8 陽性細胞傷害性 T 細胞が関与した細胞性免疫によって肝炎は発生する．慢性肝炎では HBc 抗原や HBe 抗原などの内部抗原に対する免疫応答，また急性肝炎では内部抗原だけでなく，pre-S 抗原を中心とする表面抗原に対する免疫応答が重要である．HBV キャリアーは肝がんに移行しやすい．

5 疫学と予防

我が国の HBV のキャリアーは約 2％ と推定されていたが，最近の若年層のウイルスキャリアーは 1％ 前後に低下した．持続感染はほとんど乳幼児期に成立する．主要感染経路である母子垂直感染の予防はキャリアー低下に大きく貢献する．HBs 抗原陽性妊婦から出生した児に対して抗 HBs ヒト免疫グロブリンと B 型肝炎ワクチンの投与がなされるようになり（B 型肝炎母子感染防止事業による），キャリアーの発生は 0.03％ 程度に低下した．

6 実験室内診断

B 型肝炎は，A 型肝炎，C 型肝炎，およびヘルペス属ウイルス（EB ウイルスやサイトメガロウイルス）による肝炎との鑑別が重要であり，これにはそれぞれの原因ウイルスマーカーの検索が必要である．日常検査でよく用いられるものは，表 4-11 に示した．

4-5-3 hepatitis C virus（HCV）
C型肝炎ウイルス

1 C型肝炎の臨床像

HCVの伝播は，経口感染ではなく，主に母子感染または輸血である．日本人全体の約2％がHCV感染キャリアーといわれ，現在ではC型肝炎は輸血後肝炎の大半を占めると思われている．中和抗体はできにくいとされており，C型肝炎患者の血液中にほとんどウイルス粒子は見つからない．すなわち，HCVに対する抗体は，ウイルスの感染を中和する抗体ではなく，ウイルスが感染していることの指標である．C型肝炎はウイルス感染後2週間～6か月の潜伏期間を経て発症する．急性肝炎が完全に治癒せず，ウイルスを保有したまま慢性化すると，肝硬変や肝がんに進展する率が高いといわれている．ワクチンなどによる予防法は確立されていない．治療にはインターフェロンが投与される．

2 ウイルスの性状

HCVは，フラビウイルス科，フラビウイルス属のウイルスでウイルス核酸は一本鎖（＋鎖）RNAである．ウイルス粒子は，30～60 nmのエンベロープを有する球状粒子である．現在でも培養が不可能なウイルスの1つである．このウイルスは非A非B肝炎ウイルスとよばれた時代が長く続いたが，米国カイロン社の研究者達によりウイルス遺伝子の一部が解析され，C型肝炎ウイルスと名付けられた．

3 病原性

急性C型肝炎の約40％は治癒するが，残りの約60％はキャリアーあるいは慢性化する．キャリアーは数年～数十年を経て肝硬変，さらに肝がんに進行する．

4 疫学と予防

イギリス以外では人口の0.3～3.0％がHCVに対する抗体陽性である（B型肝炎ほど国による差が少ない）．日本では2.0％（50歳代では4～5％）が抗体陽性で，その80％がキャリアーである（100万人以上と推定）．抗体陽性者の約40％は輸血歴をもち，1％前後は母子感染による感染と考えられている．HCVの性行為感染は起こりにくいと考えられている．血液に対する一般的な注意以外に，特別な予防法はない．インターフェロン療法が行われる．

5 実験室内診断

遺伝子組換え技術による発現たん白質や合成ペプチドをウイルス抗原とし，EIA，RIA，PHAなどによりウイルス抗体の検出が行われる（早期診断が可能）．

4-5-4 hepatitis D virus（HDV）
D型肝炎ウイルス

D型肝炎ウイルス viral epatitis D（D型肝炎）は，デルタ肝炎ともいわれ，HBVの存在下でしか感染しないD型肝炎ウイルス（欠損ウイルス）による肝炎である．この肝炎はHBVのキャリアーが多いアジアや太平洋沿岸諸国では，台湾での報告がある以外は少ない．

1 D型肝炎の臨床像

D型肝炎は3～20週間の潜伏期間の後に発症する．潜伏期間はHBVの増殖状態に依存するため，幅が広く平均して約35日である．この肝炎は急激に発症し，重症～劇症肝炎となることが多く，致命率は高い．症状は他の肝炎と基本的には変わらない．

2 ウイルスの性状

HDVはそれ自身に増殖能がなく，HBVの共存下でのみ増殖できる（HBVはHDVのヘルパーウイルスである）．この意味でHDVは"satellite 随伴ウイルス科（衛星ウイルス科）"ともいうべきウイルス科と"*Deltavirus* デルタウイルス属"ともいうべきウイルス属に分類されている．HDVは，直径36 nmの球状粒子であり，HBVに由来するDane粒子，小型球状粒子，管状粒子などとともに血中に存在する．ウイルス粒子の表面を覆うたん白質抗原は大部分がB型肝炎ウイルスに由来するHBs抗原であり，内部に環状一本鎖RNA（かなりの部分が二本鎖RNA）とHDVに由来するたん白質抗原（デルタ抗原）がある．この抗原はウイルスの複製に重要な役割

を果たしている．

③ 増殖と培養

HDV の培養細胞系は確立されていない．

④ 病原性

HDV は，増殖や感染の成立に HBV の存在が必要で，HDV 単独では感染は起こらない．HDV による肝細胞傷害は，免疫機序を介さないウイルスの直接的な作用と考えられている．

⑤ 疫学と予防

日本の D 型肝炎患者は HBs 抗原陽性者の 1％ 前後にみられる程度で，あまり問題にならない．感染様式としては，HBV と HDV の混合感染と B 型肝炎キャリアーに対する HDV の重感染の 2 通りがある．混合感染では B 型肝炎と D 型肝炎を同時に発症し，劇症化することは多い．しかし，キャリアー化することは少ない（1〜3％程度）．重感染は，感染時に重症の肝炎となり，また 70〜80％ がキャリアー化する．キャリアー化した D 型肝炎は肝硬変に至り，肝がんの発生をみることもある．

⑥ 実験室内診断

デルタ抗原とそれに対するデルタ抗体を測定する免疫学的検査法とウイルスの RNA を検出する直接的方法がある．抗体は IgG デルタ抗体と IgM デルタ抗体を RIA 法で測定する．

4-5-5　hepatitis E virus（HEV）E 型肝炎ウイルス

インドでの水系感染により集団発生した急性肝炎が，A 型および B 型肝炎ではないことが確認され，経口感染型肝炎として E 型ウイルス肝炎 viral hepatitis E（E 型肝炎）が確立された．

① E 型肝炎の臨床像

E 型肝炎の潜伏期間は 2〜9 週間（平均 40 日）で，A 型肝炎の潜伏期間よりやや長い．臨床症状は A 型肝炎に類似している．集団発生では若年〜成人（15〜40 歳）で感染者が多いが，小児では軽症である．E 型肝炎の特徴は，患者の多くは妊婦であること，また，その劇症化率と死亡率が高いことである（妊婦の死亡率は 17〜30％）．

② ウイルスの性状

HEV はカリシウイルス科に分類されていたが，現在はこの科から外され，未分類のままである．HEV の大きさは 27 nm の球状でエンベロープはない．ウイルスの核酸は 7200 塩基で一本鎖（＋鎖）RNA で，ポリ A 鎖を 3′ 端に有する．E 型肝炎は，急性であり，慢性化はしない．シカ，イノシシ，ブタなどの肉からの感染が報告されている．しかし，ウイルスは加熱で容易に不活化するので，ブタ肉などは十分に加熱調理すれば安全である．

③ 増殖と培養

HEV は通常の培養細胞系では培養不可能である．実験動物では，チンパンジー，タマリン，グリーンモンキーのほか，アカゲザルとカニクイザルが感受性をもち，ウイルスはこれらの動物を用いて増殖する．ウイルスはこれらサルの胆汁中に多量に排出する．生体内でのウイルスの増殖の詳細はいまだ不明である．

④ 病原性

E 型肝炎は A 型肝炎と同様に通常 1〜2 か月で治癒するが，妊婦は予後不良のことがある．HEV は経口的に感染し，腸管から門脈を介して肝臓に達し，肝細胞で増殖後，胆汁とともに腸管に排出され，糞便とともに体外に排出される．一般的には 6 週間前後の潜伏期間を経て一過性の急性肝炎を発症し，慢性化することなく治癒する．妊婦が高い死亡率を示す理由は不明である．

⑤ 疫学と予防

E 型肝炎は，インド，ネパール，中国，パキスタン，エジプト，メキシコなどでの集団発生が知られている．日本では，イノシシやブタの肉，輸血による感染が報告されている．他の肝炎と同様に対症療法で十分であるが，劇症肝炎では血漿交換による治療も行われる．HEV は

経口感染するので水系の汚染には注意が必要である．ワクチンは現在開発中である．

6 実験室内診断

HEV抗体は，急性期から治癒後数か月間，血中に証明される．抗体はウイルスの構造たん白質を遺伝子操作技術で発現させた抗原を用いたELISA法により検出する．

4-5-6 hepatitis G virus (HGV)
G型肝炎ウイルス

HGVはフラビウイルス科，フラビウイルス属に分類される．**G型肝炎ウイルス** viral hepatitis G（G型肝炎）の原因ウイルスである．ウイルス核酸は一本鎖（＋鎖）RNAである．ウイルスは非経口感染（輸血感染？）と考えられている．インターフェロンの投与によってウイルスの増殖は一時的に抑制されるが，投与を中止すると再びウイルスが産生される．

4-5-7 transfusion-transmitted virus (TTV)
TTウイルス

TTVはサーコウイルス科に属するウイルスである．ウイルスの大きさは直径30～32 nmの小型球状ウイルスで，エンベロープはない．ウイルス核酸は，3,800塩基の一本鎖DNAである．ウイルスは，経口および非経口感染する．TTVは，分離された患者名のイニシャルTTから命名されたが，現在は輸血伝播性ウイルス transfusion-transmitted virus (TTV) とよばれている．TTVは培養が困難なためウイルスDNAをPCRやハイブリダイゼーション法で検出する．

4-6 腫瘍ウイルス

腫瘍ウイルスの種類を表4-12に示した．P. Rousはニワトリに自然発生した肉腫が細菌ろ過性病原体によって起こることを明らかにした（1910年）．この病原体は**ラウス肉腫ウイルス** Rous sarcoma virusとよばれ，腫瘍ウイルスの第1号であり，今日，ヒトT細胞白血病ウイルス1 human T-cell leukemia virus-1 (HTLV-1) と共にレトロウイルス科のRNA腫瘍ウイルスに分類されているものである．一方，DNA腫瘍ウイルスとしては，E. Shopeがワタオノウサギcotton tailの乳頭腫から分離し（1933年），現在，Shope papilloma virusとよばれているものが最初の例である．続いて，L. Grossはマウス白血病組織中に白血病と唾液腺がんを起こすウイルスの存在を示し（1953年），StewartとEddyもマウスに唾液腺がんの他にもいろいろな型の腫瘍をつくるウイルスを分離した（1958年）．これらは現在，ポリオーマウイルス polyoma virusとよばれているものである．DNA腫瘍ウイルスは，ポックスウイルス科，ヘルペスウイルス科，アデノウイルス科，およびパポーバウイルス科のウイルスによって構成されている．このうちのパポーバウイルス科 *Papovaviridae* は，**papilloma**（乳頭腫），**polyoma**（種々の形の腫瘍），**vacuolating**（空胞形成性）の頭2文字ずつをとったものである．

細胞の増殖がその正常な増殖サイクルから逸脱して異常に進行している状態を**がん**（癌）cancerといい，このような細胞から形成された新しい組織を**腫瘍** tumorという．腫瘍には他の組織に転移する腫瘍（悪性腫瘍 malignant tumor）と，転移しない腫瘍（良性腫瘍 benign tumor）がある．動物にがんまたは腫瘍を引き起こすウイルスをそれぞれ**がんウイルス** oncogenic virusまたは**腫瘍ウイルス** tumor virusという．がんとは悪性腫瘍をさす言葉であるが，一般的に，がんと腫瘍（悪性腫瘍，良性腫瘍）は同義語的に使われることが多い．これに準じて本書では，がんウイルスと腫瘍ウイルスを腫瘍ウイルスに統一して用いた．

腫瘍ウイルスを培養細胞に感染させると，細胞の形態や増殖性，抗原性などが変化して悪性化する．このように，細胞が生体外で悪性化することを**トランスフォーメーション** transformation（悪性転換，形質転換）という（図4-9）．

細胞をトランスフォーメーションまたはがん化させる遺伝子を**がん遺伝子** oncogenes（*ras*遺伝子，*myc*遺伝子など）という．健常な脊椎動物の細胞にはがん遺伝子と相同性を有する**プロトがん遺伝子** proto-oncogenesが存在する．がん遺伝子はプロトがん遺伝子が変異した

ものであり，腫瘍ウイルスは細胞のがん遺伝子がウイルスのゲノム上に移行したものと考えられている．プロトがん遺伝子は細胞の増殖や分化に必要な遺伝子であり，細胞の増殖因子やそのレセプター，たん白質リン酸化酵素，Gたん白質，転写因子などをコードしている．また，正常細胞には**がん抑制遺伝子** tumor supressor gene（*Rb* 遺伝子，*p53* 遺伝子，*APC* 遺伝子など）が存在しており，この遺伝子の不活化によっても細胞はトランスフォーメーションまたはがん化する．

今日では，魚類から霊長類までさまざまな動物よりがんウイルスまたは腫瘍ウイルスが分離されている（表4-12）．これらは特定の宿主動物またはその細胞にのみ腫瘍を起こし，通常の自然宿主には腫瘍を起こさない．たとえば，ヒトのアデノウイルス12型（adenovirus type 12）やサルのSV40（simian virus 40）はハムスターに腫瘍を引き起こすが，本来の宿主であるヒトやサルには腫瘍原性はない．ヒトの腫瘍ウイルスのうちで細胞のがん化メカニズムが解明されているものは，ヒトT細胞白血病ウイルス1（HTLV-1，既述）とヒトパピローマウイルス（HPV）のみである．その他のEBウイルス（EBV），ヒト単純ヘルペスウイルス（HSV-2），B型肝炎ウイルス（HBV），C型肝炎ウイルス（HCV）などは疫学的，血清学的な知見，またはがん細胞からウイルスが分離されるなどの傍証的観点からがん原性が疑われているものである．

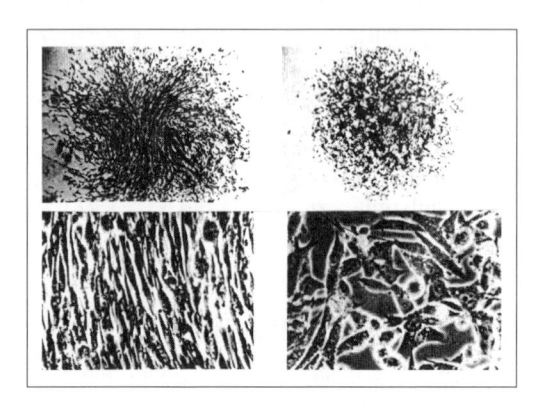

図4-9 SV40による細胞のトランスフォーメーション
左図は正常なHLE細胞，右図はトランスフォームしたHEL細胞（それぞれの下図は上図の拡大図）

表4-12 腫瘍ウイルスの種類

腫瘍ウイルスの種類	ヒトおよび動物の腫瘍ウイルス
DNAウイルス	
パポーバウイルス科 *Papovaviridae*	ヒトパピローマウイルス（子宮がん，陰茎がん，皮膚がん） JCウイルス，BKウイルス， サルSV40，ウサギ乳頭腫ウイルス，マウスポリオーマウイルス
ヘルペスウイルス科 *Herpesviridae*	ヒトEBウイルス（バーキットリンパ腫，鼻咽頭がん）， ヒト単純ヘルペスウイルス2型（子宮頚がん）， ヒトサイトメガロウイルス， サルヘルペスウイルス，ニワトリマレック病ウイルス，カエル腎腫瘍ウイルス
ポックスウイルス科 *Poxviridae*	ヒト伝染性軟疣腫ウイルス サルヤバウイルス，ウサギ粘液腫ウイルス，ウサギ線維腫ウイルス
アデノウイルス科 *Adenoviridae*	ヒトアデノウイルス トリアデノウイルス
ヘパドナウイルス科 *Hepadnaviridae*	B型肝炎ウイルス（肝がん）
RNAウイルス	
レトロウイルス科 *Retroviridae*	ヒトT細胞白血病ウイルス（成人T細胞白血病，HAM[*1]） ニワトリ肉腫ウイルス，マウス肉腫ウイルス，マウス乳がんウイルス
フィラビウイルス科 *Flaviviridae*	C型肝炎ウイルス（肝がん）

[*1] HAM；HTLV-1 associated myelopathy，別名 TSP；tropical spastic paralysis（熱帯性痙性麻痺）

4-6-1 Epstein–Barr virus（EBV）
エプスタイン・バーウイルス

1958年，D. P. Burkitt は，アフリカ大陸の特定地域の小児（4～7歳）に悪性リンパ腫の多いことを見出した．バーキットリンパ腫 Burkitt's lymphoma の由来の細胞を培養していた M. A. Epstein は，培養細胞中にヘルペスウイルス様ウイルス粒子を発見し，1964年，M. A. Epstein と Y. M. Barr の連名で発表した．これをエプスタイン・バーウイルス EB ウイルス（EBV）とよぶ（図4-10）．1966～1968年に，Klein, Henle, Old などにより，EBV は，リンパ腫，鼻咽頭がん，伝染性単核球症の病原ウイルスであるとされた．90％以上の健康人が EBV に対する抗体を保有しており，多くの場合，EBV は不顕性感染するものと考えられる．

1 ウイルスの性状

EBV はヘルペスウイルス科に属する．細胞外への感染性粒子の放出がほとんどないウイルスで，一般的なウイルスとはかなり性状を異にする．電子顕微鏡により，ウイルス粒子は培養リンパ芽球細胞で観察される．直径90～110 nm のヌクレオカプシドの外側に直径120 nm のコート粒子，エンベロープ粒子は140～150 nm の大きさで，コアの直径は70～75 nm のヘルペス様 DNA ウイルスである．物理学的性状は未だ不明でよくわかっていない．

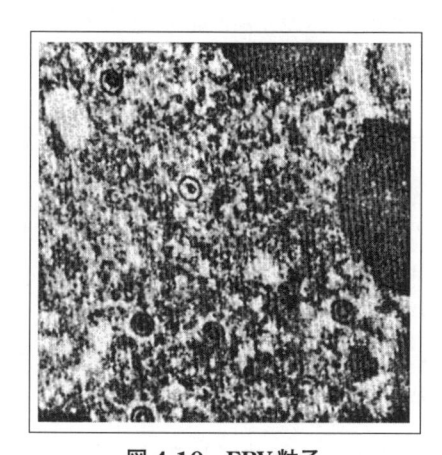

図4-10 EBV粒子
バーキットリンパ腫細胞内の EBV
（電子顕微鏡像 30,000 倍，高田満博士提供）

2 ウイルス感染細胞と抗原

バーキットリンパ腫や伝染性単核球症患者の細胞のうち，EBV の遺伝子（DNA）を保有するのは B 細胞のみである．試験管内で白血球に EBV を感染させると，B 細胞がリンパ芽球に変化し，継代可能な培養細胞となる．リンパ芽球には，新しい抗原が検出される．

1）ウイルスカプシド抗原 virus capsid antigen（VCA）

VCA はウイルス粒子の抗原であり，VCA 陽性細胞はウイルスを産生していることを示す（図4-11）．この抗原に対する抗体の存在は過去における EBV の感染を示している．ほとんど（50～100％）のヒトが抗 VCA 抗体を保有している．

2）EBV 特異的核抗原 EBV associated nuclear antigen（EBNA）

EBNA は細胞の染色体に組込まれた EBV 遺伝子によって細胞核内に産生される抗原である．補体螢光抗体法により容易に検出が可能で，EBNA 陽性はその細胞に EBV ゲノムの存在を示す．

3）初期抗原 early antigen（EA）

EA はウイルス感染初期に細胞質に出現する抗原である．抗 EA 抗体は，感染初期に現れるし，また，バーキットリンパ腫が悪化した時にも出現する．病気の経過をみるのに重要な抗原である（図4-12）．

4）膜特異抗原 membrane antigen（MA）

MA はバーキットリンパ腫細胞や EBV 感染 B 細胞の細胞表面（未固定）に形成される抗原で EBV のエンベロープと共通である．生体防御能（補体や NK 細胞による細胞傷害活性）との関連で注目される．

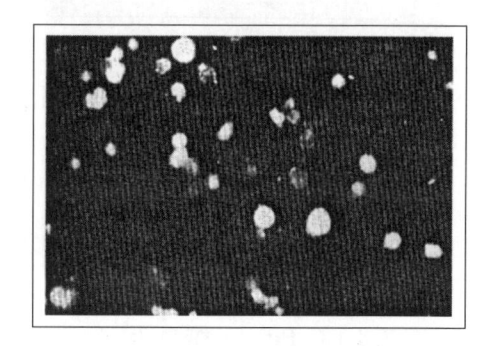

図4-11 EBV のカプシド抗原（VCA）
（バーキットリンパ腫細胞，螢光抗体法，高田満博士提供）

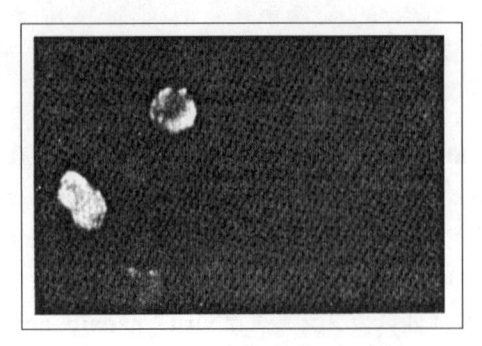

図 4-12　EBV の初期抗原（EA）
（EBV 感染 B 細胞，蛍光抗体法，高田満博士提供）

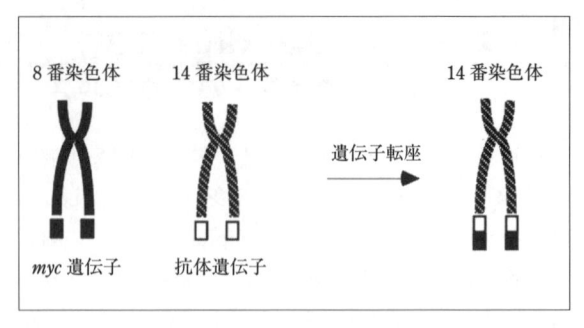

図 4-14　*myc* 遺伝子の転座

5) 細胞膜抗原 surface antigen（SA）

SA は EBV でトランスフォームした細胞の膜表面に出現する抗原である（図 4-13）．生体内で EBV 感染細胞は，抗 SA IgM 抗体（伝染性単核球症患者血清に出現する異好抗体 heterophile antibody）と補体により傷害を受ける．

3 実験室内診断

1) ウイルス分離

ウイルス粒子は分離できない．病巣組織を培養して，ウイルス抗原を検索することは可能であるが，実験室内診断法としては一般的でない．

2) 血清学的診断

Paul-Bunnell 反応による異好抗体（ヒツジ赤血球を凝集する IgM 抗体）の上昇と，EBV に対する抗体を調べる．用いる抗原は，ウイルス粒子そのものではなく感染細胞を用いる．蛍光抗体法で各種抗原に対する抗体価を測定し，ウイルス感染の経過をみる．

4 バーキットリンパ腫

EBV はアフリカの子供にできるバーキットリンパ腫（顔面の変形を伴うがん）の病原体として分離された．またこのウイルスは中国南部に多い**鼻咽頭がん** nasopharyngeal carcinoma の原因にもなる．バーキットリンパ腫の多発する地域とマラリア流行地域は一致している．これは EBV の B 細胞への感染に加えてマラリア原虫に対する抗体産生など B 細胞の活性化が繰り返される間に，*myc* 遺伝子と免疫グロブリン遺伝子間の転座が起こり，免疫グロブリン遺伝子の転写促進に伴って *myc* 遺伝子の転写も活性化されることで B 細胞ががん化するものと考えられている（図 4-14）．

4-6-2　human papilloma virus（HPV）ヒトパピローマウイルス

ヒトパピローマウイルス（HPV）は，パポーバウイルス科，パピローマウイルス属のウイルスである．

1 ヒトパピローマウイルスの性状

パピローマウイルス属はポリオーマウイルス属とともに *Papovaviridae* パポーバウイルス科を構成する（表 4-12）．パポーバウイルス科のウイルスは $25 \sim 47 \times 10^6$ の分子量からなる環状二本鎖の DNA ゲノムをもつ．ウイルス粒子は，直径 45〜55 nm で，エンベロープをもたない．HPV などパピローマウイルスを増殖させる細胞培養系はまだ確立されていない．

2 ヒトパピローマウイルスの分類

パピローマウイルス属ウイルスの感染宿主域は広く，

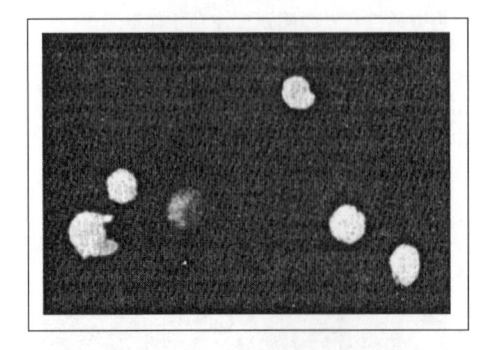

図 4-13　EBV の膜抗原（SA）
（バーキットリンパ腫細胞，蛍光抗体法，高田満博士提供）

ヒト，ウシ，ウサギ，ハムスター，イヌなどに自然感染する．しかし，これらの動物を感染宿主とするウイルス間にDNAの塩基配列の相同性は認められない．ヒトパピローマウイルス（HPV）には多くの型が存在する．これらの型はHPVが試験管内で培養できないこともあり，パピローマ（乳頭腫）組織からクローニングしたウイルスDNAの塩基配列を調べ，それの相同性が50％以下であれば異なる型とし，50％以上であれば亜型する．この方法でHPVは70以上の型に分類され，それぞれはHPV1，HPV2，…のように記載し，亜型はHPV1a，HPV1b，…のように記載する．

3 ヒトパピローマウイルスのがん原性

HPVは尖圭コンジローム condyloma acuminatum（性器周辺の粘膜にできる乳頭腫）から分離された．HPVは皮膚の小創傷より接触感染して疣贅（疣 warts）を誘発する．この場合の疣贅には，上下肢にできる尋常性疣贅，顔面にできる扁平疣贅，足底にできる疣贅足底，外陰部にできる尖圭コンジロームなど病変ごとに起因ウイルスの血清型が異なる．これらの予後は一般に良く，数年を経て自然治癒することが多いが，遺伝的素因を背景として紫外線の照射によって誘発される疣贅状表皮発育異常 epidermodysplasia verruciformis は後に高率（約30％）で皮膚がんに進行する．

HPV16，HPV18は子宮頸がん cervical cancer や陰茎がん penis cancer の病原体ウイルスであり，このがん原性には，E6，E7とよばれる2種類のたん白質が関与している．これらのたん白質はがん抑制遺伝子産物を不活化または抑制する．すなわち，E6たん白質はp53を不活化し，また E7たん白質はRbの活性を抑制する．

4-6-3 simian virus 40（SV40） サルウイルス40

腫瘍ウイルスとしてのポリオーマウイルス属ウイルスの代表は，マウスのポリオーマウイルス，サルのSV40であるが，ヒトのJCウイルスまたBKウイルスもポリオーマウイルス属に分類されている．このうちJCウイルスは遅発性ウイルス感染症である進行性多巣性白質脳症（PML，JCウイルス，4-3-3参照）の原因ウイルスである．マウスのポリオーマウイルスやサルのSV40がヒトに腫瘍またはがん原性を示すという報告はない．しかしSV40の場合，これはヒトの細胞をトランスフォームする．また，これがPML患者の脳から分離されたとの報告がある．JCウイルス，BKウイルスは多くのヒトに不顕性感染しているもののヒトに対するがん原性は報告されていない．しかし，これらをハムスターに接種すると腫瘍を誘発する．

1 ウイルスの遺伝子構造

ポリオーマウイルス属のウイルスは，ヒトパピローマウイルス（HPV）と同様に，環状の二本鎖DNAをゲノム核酸とする（図4-15 a）．BKウイルスとSV40の遺伝子構造は互いに類似している（BKウイルスの遺伝子構造を図4-15 bに示した）．ウイルス遺伝子は初期遺伝子（EARLY，腫瘍に関与するT抗原をコードする遺伝子），後期遺伝子（LATE，ウイルスの構成たん白質 VP1，VP2，VP3をコードする遺伝子）およびウイルスゲノムの複製や転写を調節する遺伝子の3部からなっている．ウイルス遺伝子には制限酵素 *Eco*R1で切断される部位が1個所ある．その点を0として時計回りに全体の長さを1とすると，0.67の位置にDNAの複製開

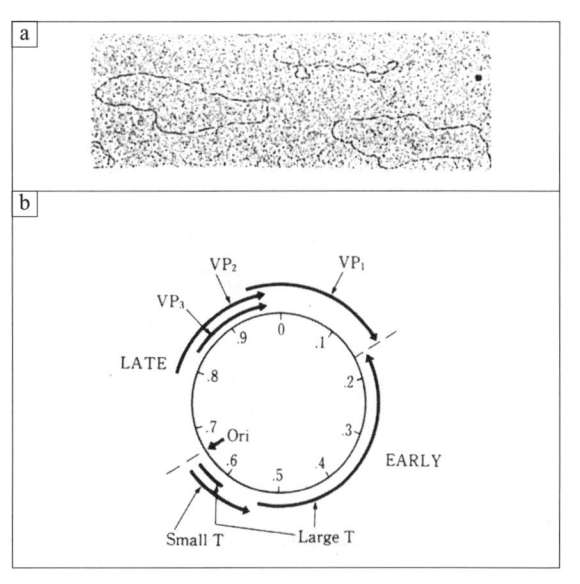

図4-15 ポリオーマウイルスのゲノム
a：SV40より抽出精製した環状DNAの電子顕微鏡像（内田清二郎博士提供）
b：BKウイルスの遺伝子構造

始点（Ori）が存在する．また，0.65および0.71の位置にそれぞれ初期遺伝子および後期遺伝子の転写開始点がある．初期遺伝子は反時計回りに転写され，後期遺伝子は時計回りに転写される．

2 がん原性

初期遺伝子産物であるT抗原（Small T抗原，Large T抗原）には2つの働きがある．第1は細胞の分裂増殖を強制的に促進させるがん原性として働くものであり，第2はウイルスの調節部分に結合してDNAを複製させたり，後期遺伝子の転写を開始させるウイルス増殖性として働くものである．DNA腫瘍ウイルスに感染した細胞ががん化するためには第2の働きが機能してはいけない．T抗原の働きを第1までで止めるか，第1～第2とするかは感染する細胞によって決定される．たとえばSV40では，これがサルの細胞に感染すると第1～第2のT抗原機能が発現されて細胞は変性に陥る（CPEを示す）が，ハムスターの細胞ではT抗原の働きが第1までに抑えられて細胞はがん化する．すなわち，サルの細胞はSV40の増殖に対しては**許容性** permissiveであり，ハムスターの細胞は**非許容性** non-permissiveである．

4-7 ウイルス性出血熱ウイルス

4-7-1　Crimean-Congo hemorrhagic fever virus クリミア・コンゴ出血熱ウイルス

クリミア・コンゴ出血熱ウイルス（CCHFウイルス）はブニヤウイルス科，ナイロウイルス属のRNAウイルスである．ウイルス粒子は80～120 nmの球状で，ゲノム核酸は一本鎖（－鎖）のRNAである．本ウイルスは**クリミア・コンゴ出血熱** Crimean-Congo hemorrhagic fever（CCHF）の原因ウイルスで，主にマダニの刺咬により感染するが，感染ダニをつぶしたりすることでも感染する．また，患者の血液や体液との接触により感染するため，院内感染でヒトからヒトへ感染することもある．現在では，27種類以上のマダニがこのウイルスを保有するといわれている．ウイルスは，ヒツジ，ヤギ，ウシなどにも感染する．野鳥が感染ダニを拡散させる原因となる．ウイルス性出血熱ウイルスには，クリミア・コンゴ出血熱の他，後述するエボラウイルス，ラッサ熱ウイルス，マールブルグウイルス，黄熱ウイルスのように，レベル4に分類され，取扱いに注意を要するものが多い（付表3参照）．

CCHFはロシア南西部クリミア地方，中央アジア，中近東，東欧，アフリカのコンゴに分布している．潜伏期間はダニの刺咬による感染では通常1～3日であるが，感染血液や組織との直接接触による場合は通常5～9日で，突然の発熱，頭痛，筋肉痛，リンパ腫脹，発疹出血傾向（血便，血尿，鼻血など）が認められ，致死率は約30％である．

CCHFの治療法は対症療法であるが，リバビリン（日本では未認可）が有効という報告もある．また，予防法は，ダニが多数生息する地域へ立ち入らないことである．

4-7-2　dengue fever virus デング熱ウイルス

デング熱ウイルスは，フラビウイルス科，フラビウイルス属のRNAウイルスである．ウイルス粒子は40～70 nmの大きさの球状で，ゲノム核酸に一本鎖（＋鎖）のRNAをもつ．ウイルスはカを媒介動物とし，4つの血清型に分かれる．1953年，フィリピンでの流行以来東南アジアの都市で流行し，その後，次第に都市周辺に拡大した．ネッタイシマカが本ウイルスの伝播を媒介するには16～20℃以上の気温が必要であるが，地球の温暖化のため，媒介カの生息域も北上し，1994年台湾の台北市で流行した．

デング熱ウイルスによる感染症にはデング熱，デング出血熱，**不明熱**がある．不明熱は原因不明の発熱，全身または局所の痛みを伴う全身倦怠感，頭痛を訴える最も軽症のデング熱ウイルス感染症である．**デング熱** dengue feverはウイルス感染後2～15日の潜伏期間の後，突然発病し，高熱（40℃）とともに，多くは頭痛，関節痛，筋肉痛，リンパ節腫脹を伴う．一般には良性の

経過をたどる．**デング出血熱** dengue hemorrhagic fever（DHF）の初期症状はデング熱と同様で2～5病日で症状は急激に悪化し，低血圧によるショック症状を示す．皮下出血，溢血，鼻出血など出血傾向もみられ，血尿，気管・内臓からの大量出血により死亡することもある．デング出血熱のショックは，毛細血管の透過性亢進により血漿が血管外に失われることで，循環する血液量が低下するもので，生命の危険性がある．デング出血熱は**免疫複合体病**の1種であり，その発病は，異なる血清型のデング熱ウイルスがある期間をおいて感染した場合，既に産生されている抗体と新たに感染したウイルスの共通の抗原との間に起こる免疫反応が原因になって起こると考えられている（第2編，5-1-3 ③ 参照）．ウイルスの診断は赤血球凝集抑制抗体を測定する．

4-7-3　Ebola virus
エボラウイルス

エボラウイルスは**エボラ出血熱** ebola hemorrhagic feverの病原ウイルスである．1976年，スーダン南部とコンゴ（旧ザイール）北部の病院で299名の出血熱性の患者が発生し，そのうち150名が死亡した．この疾患を流行地域を流れるエボラ川にちなんでエボラ出血熱という．さらに1995年5月までに約160名の患者が発生し，121名が死亡した．

エボラ出血熱は，突然高熱を発し，筋肉痛，嘔吐，下痢，急激な脱水症状を起こし，発病後5～7日経つと麻疹に似た発疹が現れ，鼻，歯ぐき，消化管，腟，皮下など全身から出血が認められ，発病後7～16日にショック，循環器障害，腎不全などで死亡する．死亡率は85～90％と高率である．ヒトへのウイルスの感染には，創傷を介した経皮感染が主であるが，その他に飛沫感染もある．患者からの感染性は非常に高く，患者の血液，尿，出血便，唾液などは感染源として重要である．

エボラウイルスは，マールブルグウイルスと同様に，フィロウイルス科のフィロウイルス属に属し，ミドリザル腎由来の株化細胞，例えばVero細胞でよく増殖し，多形性を示す大型で管状またはフィラメント状を示す．ウイルス粒子は100～300（直径）×1,500 nm（長さ）であり，ゲノム核酸は一本鎖（－鎖）RNAである．マールブルグウイルスと形態的に近似している．近縁ウイルスはない．

4-7-4　Hantaan virus
ハンターンウイルス

ハンターンウイルスは**腎症候性出血熱** hemorrhagic fever with renal syndrome virus（HFRS）の病原ウイルスである．腎症候性出血熱（俗称，韓国型出血熱 Korean hemorrhagic fever）は，高熱・出血傾向と腎障害を主徴とする重篤な疾患で，ユーラシア大陸の北部に広く分布し，地方病的に流行する．1976年以降，実験用ラットを感染源とする感染が日本国内で多発した．1983年，感染ラット肺より培養細胞を用いてウイルスが分離された．

腎症候性出血熱は悪寒戦慄を伴って発熱し，3～7日間高熱が稽留し，突然下熱する．第6病日前後をピークとして腎障害，多発性点状出血をきたし，死亡することがある（致命率はおよそ2％）．

本症は，ハンターンウイルス（またはHFRSウイルス）による．ハンターンウイルスは，ブニヤウイルス科のハンタウイルス属に属する．ウイルス粒子は，クリミア・コンゴ出血熱ウイルスと同様に球状で，また一本鎖（－鎖）のRNAをゲノム核酸にもつ．ハンターンウイルスは，マウス，ラットなどを介してヒトに感染するが，ヒトからヒトへの直接感染はないとされる．

4-7-5　Lassa fever virus
ラッサ熱ウイルス

ラッサ熱ウイルスは**ラッサ熱**の病原ウイルスである．1969年，アフリカのナイジェリア，ラッサ地方でアメリカ人看護師がこのウイルスに感染し，重篤な熱性出血性発疹で死亡した．この疾患をラッサ熱という．ラッサ熱ウイルスは，アレナウイルス科のアレナウイルス属に属し，50～300 nmの球状で突起をもつ一本鎖（－鎖）のRNAウイルスである．野ネズミのマストミス mastomysが自然宿主で，ウイルスはこれに持続感染している．その後もリベリアやナイジェリアで散発的に発生がみられた．ラッサ熱患者の死亡率は発症の30～60％

である．

1～3週間の潜伏期間の後，急性の全身症状（出血性発疹，口腔潰瘍，腸炎，肺炎，心筋炎，筋痛）を呈し，ショック死する．

ラッサ熱ウイルスの感染源はマストミスの尿であり，尿中に排泄されたウイルスが経口的にヒトに感染すると考えられている．またヒトからヒトへの感染には，患者の唾液，尿，糞便などが感染源になると考えられている．したがって，医療従事者は，患者の排泄物などから感染する可能性がある．このウイルスはレベル4に分類されており，特別な研究施設でなければ取り扱ってはならないウイルスの1つである（付表3参照）．

4-7-6　Marburg virus
マールブルグウイルス

マールブルグウイルスは**マールブルグ病** Marburg disease の病原ウイルスである．1967年，西ドイツのマールブルグとフランクフルトおよびユーゴスラビアのベオグラードの研究所で，アフリカミドリザルを取り扱った者に重篤な熱性出血性患者が25名発生し，5名が死亡した．1975年に南アフリカのヨハネスブルグでも同様の患者が出た．患者のすべてがミドリザルを取り扱った者であった．これらの疾患はマールブルグ病と命名された．マールブルグウイルスはフィロウイルス科に属し，Vero細胞で増殖する．これは多形性を示し，大型で管状またはフィラメント状の50～80（直径）×665（長さ）nmのRNAウイルスである（一本鎖，－鎖）．近縁ウイルスはない．ヒトへの感染は，創傷を介しての経皮感染と患者との濃厚接触による飛沫感染による．本ウイルスは，レベル4のウイルスであり，特別な施設でなければ取り扱ってはならない．マールブルグ病の死亡率は発症者の約30％である．

4-7-7　West Nile virus
ウエストナイルウイルス

ウエストナイルウイルスは，フラビウイルス科，フラビウイルス属のRNAウイルス（一本鎖，－鎖）で，日本脳炎ウイルス血清群に分類される．ウイルス名は，1937年にウガンダのウエストナイル州で初めて分離されたことに由来する．本ウイルスによる**ウエストナイル熱** West Nile fever は，アフリカや中近東で流行が認められる．3～6日の潜伏期間の後，突然頭痛を伴って発熱し，デング熱様の症状を呈する．本ウイルスの媒介はイエカ Culex の C. univittatus, C. pipiens, C. molestus, C. vishnui, C. antennatus などによるといわれ，このうち C. univittatus は自然宿主と考えられている．自然界ではトリ→カ→トリの生活環でウイルスは保持されている．エジプトではカラス，ハトからもウイルスが分離されている．

ウエストナイル熱は2002年ニューヨークで大流行した．これはアフリカから密輸された野鳥，または渡り鳥からのカがカラスの集団に定着したものと考えられている．また空港からの飛行機の機内にまぎれこんだカがほかの国にウイルスを持ち込むおそれも指摘されており，一年中カが生息する地域にウイルスが持ち込まれた場合には地方病として定着してしまう可能性もある．

4-7-8　yellow fever virus
黄熱ウイルス

黄熱 yellow fever は，パナマ運河建設に従事した労働者に多くの犠牲者がでたこと，野口英世のレプトスピラ原因説の誤りと野口自身がこれに感染して犠牲者となったこと，W. Reed リードによってウイルス原因説が証明されたこと，M. Theiler タイラーによって弱毒生ワクチンが作出されたことなど，その研究過程で興味ある歴史的出来事を多く生んだ感染症である（野口，リードについては第6編，歴傳参照）．黄熱はわが国には存在しない．

1　ウイルスの性状

黄熱ウイルス yellow fever virus は，*Flaviviridae* フラビウイルス科，*Flavivirus* フラビウイルス属に属する．ウイルス粒子は，およそ40 nmの球状でエンベロープをもつ．10,862塩基からなるゲノム（一本鎖RNA，＋鎖）の全塩基配列が判明している．*Flaviviridae* フラビウイルス科，*Togaviridae* トガウイルス科，*Bunyaviridae* ブンヤウイルス科の大部分は**アルボウイルス** arthropod-borne virus, arobovirus 群であり，吸血性節足動物（カ，ダニ，ハエなど）の媒介によって感受性の脊椎動物に感染する．

2 ウイルスの増殖環

黄熱は，ウイルスを維持する感染巣（脊椎動物）の種類と感染を媒介するベクター（カ）の種類によって，**都市型黄熱** urban yellow fever と**森林型黄熱** jungle yellow fever に分けられる．都市型黄熱の感染巣はヒトであり，ベクターはネッタイシマカ *Aedes aegypti* である．カとヒトとの間でウイルスの増殖環が形成される．森林型黄熱はヒト以外の脊椎動物（主にサル）とカとの間で増殖環が形成される．この場合は，ヤブカ *Aedes africanus*（アフリカ），ヘマゴーガス属 *Haemagogus*（南アメリカ）が主なベクターである．森林型黄熱における増殖環は黄熱ウイルスの維持に重要な役割を果たしており，このカがたまたまヒトを吸血した時に森林型黄熱が発生する．

ウイルスは局所のリンパ節で増殖し，ウイルス血症を経て，種々の臓器，特に肝臓，脾臓，骨髄で増殖する（向汎性 pantropic）．カはウイルス血症中の脊椎動物を吸血することで感染する．ウイルスは9〜10日で増殖し，伝播が可能になる．

3 黄熱の臨床像

ウイルスを保持するカが吸血して3〜6日（時には10〜13日）の後，急激な高熱，頭痛を発症する．3日までの病初期には，顔面紅潮，結膜充血，頸部痛，背部痛，下肢痛，鼻出血，歯肉出血などが起こる．また，発熱のわりには徐脈である（Faget's sign）．次いで，全身の内臓出血，肝臓の壊死性変性，黄疸，吐血をみる．致死率は5〜10％であるが，重症例では50％にも達する．しかし，軽症，または不顕性感染に終わることがあり，これは特に流行地の住民に多い．治癒例では後遺症は残らず，終生免疫が得られる．

4 発生状況

黄熱の発生は，北緯15度〜南緯10度にまたがるアフリカと南アメリカの一部に限られている．1987年から1991年の5年間だけでおよそ2万人の患者と4,500人の死者が報告されたが，その後は，年間2,000〜3,000人の患者が報告されている（実際には20万人程度の患者が発生していると考えられている）．このうち，約90％はアフリカで，残りの約10％が南アメリカでの発生である．アフリカでは森林型黄熱と都市型黄熱が常在している．南アメリカでは森林型黄熱が主である．

5 診断と治療

患者からウイルスを分離するためには，急性期（発病第3日目）の血液を哺乳マウスの脳内に接種する．またウイルスは，発育鶏卵や，初代ニワトリ胚細胞，ハムスター腎細胞，BHK細胞，Vero細胞などでも増殖する．また，PCR法によるウイルス遺伝子の検出も実用化されている．血清学的には，ELISA法で発病早期患者の血清中にウイルスのIgM抗体またはウイルス抗原を検出する．また，急性期と回復期のペア血清についてIgG抗体の上昇を証明する．特異的な治療法はなく，対症療法が主である（循環障害の改善，DICが合併すればヘパリンを使用，アスピリンの投与は禁忌）．

6 予 防

予防の原則は，ネッタイシマカの駆除と予防接種である．予防接種には，1937年に M. Theiler タイラーによって作出された黄熱ウイルス17D株（弱毒生ワクチン）が有効である．このワクチン株は E. Jenner のワクシニアウイルス株と並んで有効性が高く，1回の接種で終生免疫が成立するといわれている．黄熱ワクチンはわが国では製造されていないが，黄熱流行地への旅行者や居住者にはワクチンの接種が義務付けられている．

4-8 発疹性疾患ウイルス

ヘルペスウイルス科は，ヘルペスウイルス亜科（α，β，γ 3亜科）とヘルペスウイルス属（α，β，γ 3属）に分類される．現在まで，αヘルペスウイルス属に3種類（HSV 1, HSV 2, VZV），βヘルペスウイルス属に3種類（HCMV, HHV 6, HHV 7），γヘルペスウイルス属に2種類（EBV, HHV 8），計8種類のヘルペスウイルスが報告されている（表4-13）．従来，

表4-13 ヒトヘルペスウイルスの種類

ヒトヘルペスウイルス（略名）	ヘルペスウイルス属	ITCVのウイルス名
herpes simplex virus type 1 （HSV 1）	α1	human herpesvirus 1
herpes simplex virus type 2 （HSV 2）	α1	human herpesvirus 2
varicella-zoster virus （VZV）	α2	human herpesvirus 3
Epstein-Barr virus （EBV）	γ1	human herpesvirus 4
human cytomegalovirus （HCMV）	β1	human herpesvirus 5
human herpesvirus 6 （HHV 6）	β2	human herpesvirus 6
human herpesvirus 7 （HHV 7）	β2	human herpesvirus 7
Kaposi's sarcoma-associated herpesvirus （KSHV）	γ2	human herpesvirus 8

ヘルペスウイルスの命名は，病名（HSV 1, HSV 2, VZV）や病理像（HCMV），またはウイルスの分離者名（EBV）に基づいて行われてきたが，国際ウイルス命名委員会 International Committee on Taxonomy of Virus（ICTV）はこれらを human herpesvirus 1〜8（HHV 1〜8）に統一することを提唱している．

4-8-1 human cytomegalovirus （HCMV）
ヒトサイトメガロウイルス

ヒトサイトメガロウイルス（HCMV）は，巨細胞性封入体病ウイルス cytomegalic inclusion disease virus またはヒト唾液腺ウイルス human salivary gland virus ともよばれる．ヘルペスウイルス科のうち，HCMV は，後述するヒト HSV，また，トガウイルス科の風疹ウイルスと共に，胎盤通過性ウイルスである．広くヒトに蔓延し，感染のほとんどは不顕性感染であるが，まれに重篤疾患（**巨細胞性封入体病** cytomegalic inclusion disease や**小頭症**など）を起こす．胎盤炎の妊婦では死産になったり，新生児には**先天性巨細胞性封入体病** congenital cytomegalic inclusion disease がまれに起こる．この場合，全身いたる所の上皮細胞に核の巨大化した細胞が見られる（先天性異常疾患については，第2編，8-11を参照）．正常児の60％以上は生後数か月以内にこのウイルスに感染（生後1〜2年で70〜90％）し，唾液や尿中にウイルスを長期間排泄する．

HCMV はヘルペスウイルス科に属し，ウイルス粒子は直径が 65〜180 nm でエンベロープをもつ（図4-16）．ゲノム DNA の分子量は 100×10^6，また GC 含量は 58 mol％ である．感染の種特異性が強く，ヒト細胞に円形化の CPE を示し，塩基性核内封入体を形成する．感染性ウイルス粒子の産生は少なく，細胞外に出たウイルスは感染性を失いやすい．

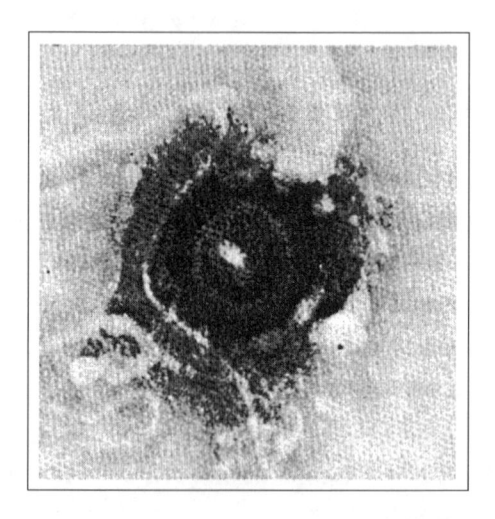

図4-16 ヒトサイトメガロウイルス粒子
（電子顕微鏡像360,000倍，岩崎祐三博士提供）

妊婦の約1％は尿中にウイルスを排泄する．ウイルスは胎盤通過性で胎児は胎盤感染を起こす．先天性感染を受けた小児は免疫寛容にならない．最近，輸血後にサイトメガロウイルス感染症（発熱，肺炎，肝炎）を発症する例が増加している．これはドナーの血液に由来するものか，レシピエントに潜伏感染していたウイルスの再発によるものか不明である．また，がん患者や臓器移植患者などで，潜伏感染していたウイルスが免疫抑制剤の大量長期間使用によって活性化することが問題になっている．

4-8-2 herpes simplex virus (HSV) 単純ヘルペスウイルス

HSVは広くヒトに蔓延し，全世界に常在するごく普通のウイルスである．感染のほとんどは不顕性感染で，まれに重篤疾患（肝炎，脳炎など）を起こす．HSVには2つの血清型（HSV1とHSV2）があり，HSV1（口唇型）は顔面に，HSV2（生殖器型）は生殖器の皮膚粘膜に発疹（ヘルペス herpes）を起こす（表4-13）．

1 単純ヘルペスウイルスによる疾病

潜伏感染および再発は，すべてのヘルペスウイルス科ウイルスの特徴である．ウイルスが潜伏する場所は，三叉神経・脊髄後根のガングリオンの神経細胞と考えられている．潜伏感染が顕症化して再発する機構は不明である．

1) 初感染

生後5年以内に多くの小児はHSV1の初感染をうける．この場合，妊婦から胎児への経胎盤感染，出生児への産道感染および口唇に疱疹をもつ付添人からの感染もある．潜伏感染が多いが，顕性感染の多くは，急性歯肉口内炎，時には角結膜炎（角膜に潰瘍を作り失明することあり）である．まれには脳炎，肝炎，心筋炎，また新生児の全身感染もある．HSV2は若い女性や小児に外陰膣炎，また性交により外陰部皮膚粘膜に感染して性器ヘルペスを起こす．子宮頸がん患者の剝離細胞中にHSV2が証明され，HSV2は子宮頸癌の原因ウイルスであるとの考えは定着しつつある．HSVは生涯体内にとどまって潜伏感染する．

2) 再発

潜伏感染からの多くみられる再発像はHSV1による口唇ヘルペスである．再発には三叉神経切除，妊娠，過労，月経，発熱などが原因になる．口唇部の他，陰部に疱疹（単純性疱疹）を生ずることもある．ステロイドの使用による角膜炎，臓器移植（免疫抑制剤使用）による肺炎などが起こることもある．

2 ウイルスの性状

HSVはヘルペスウイルス科（単純ヘルペスウイルス，水痘・帯状疱疹ウイルス，ヒトサイトメガロウイルス，

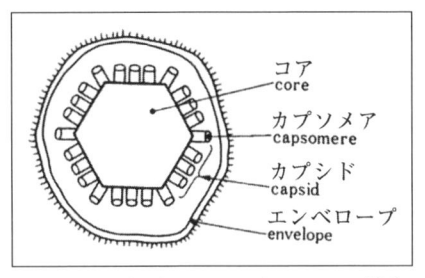

図4-17 単純ヘルペスウイルスの構造

EBウイルスなど）の代表的なウイルスである．細胞核内で増殖し，内側核膜より出芽 budding してエンベロープをかぶる．エンベロープをもつ粒子 enveloped particle の直径は約200 nm，またエンベロープのない粒子 naked particle は直径100 nmである．HSVはDNAウイルスであり，ゲノムを含むcoreの周囲に162個の中空多角柱のカプソメアをもつ正二十面体のカプシド（直径100 nm）が存在し，その外側に脂質と糖たん白質よりなるエンベロープがある（図4-17）．DNAは2本鎖線状で分子量$80 \sim 100 \times 10^6$，GC含量はHSV1が66～68 mol%，HSV2は68～70 mol%である．ウイルス粒子の構成ポリペプチドは24種類知られている．

ウイルス粒子は乾燥状態で非常に不安定である．また56℃30分の加熱で不活化される．エーテル，クロロホルム，デオキシコール酸，トリプシン，ホスファターゼ，リゾチーム，紫外線などでも容易に不活化される．−70℃での凍結保存や感染組織をグリセリン食塩水（15～50%）に入れて凍結すれば6か月間の保存も可能である．

HSVはHSV1（口唇型）とHSV2（生殖器型）に分類されるが（表4-14），両者は中和反応で強く交差する．寒天内沈降反応では，粒子表面たん白質はHSV1とHSV2に共通した抗原が2種類，HSV1特異抗原が2種類，HSV2特異抗原が1種類見出される．赤血球凝集素はない．ウイルス粒子以外に可溶性CF抗原がある．

3 増殖と培養

HSVの自然感染はヒトのみである．しかし，実験的にはウサギ，ラット，マウス，ハムスター，モルモット，サル，または発育鶏卵の卵黄囊に感染する．発育鶏卵の漿尿膜上で増殖しポックを作る．培養細胞ではよく増殖する（HeLa，Vero，ヒト胎児細胞，ニワトリ胚，ウサ

表4-14　単純ヘルペスウイルス1型と2型の比較

性状項目	HSV 1	HSV 2
初感染	小児期	思春期以降
感染部位	口唇・皮膚	陰部
DNA密度	1.725	1.727
GC含量（mol%）	66～68%	68～70%
熱・UV不活化	感受性	HSV1よりも感受性
ポック・プラーク	小	HSV1よりも大
CPE	円形化	融合（巨細胞形成）
ニワトリ胚細胞内増殖	わるい	HSV1よりも良い
核内微小線維・格子様構造形成	なし	あり
チミジンキナーゼの耐熱性	大	小

ギ腎）．HSV 2 は特徴的な CPE（多核巨細胞形成）と，大型のプラークを形成する．

　培養細胞でのウイルスの増殖は，細胞質内での吸着，侵入，脱殻，各素材の複製などを経て，核内で起こる（第1編，8-4-3 [1]，図8-16 a 参照）．宿主細胞の DNA 合成およびたん白質合成は抑制される．ウイルス DNA は核内で合成され，たん白質は細胞質内で合成されたのち核内へ移動し DNA と結合して核たん白質となり，核膜より出芽してエンベロープをかぶってビリオンができあがる．感染早期にウイルス DNA より初期 mRNA（ウイルス DNA の 20～25% 領域）が転写され，ウイルス特異的チミジンキナーゼなどの DNA 合成酵素を含む初期たん白質が合成される．核内で DNA の複製，後期 mRNA（ウイルス DNA の 20～30% 領域）の合成，細胞質でウイルス構成たん白質などの後期たん白質が合成され，すぐに核内へ移動，ウイルス粒子の組立と核膜をかぶって感染性粒子となる．核内封入体を形成する．

　ヒドロキシウレアは後期たん白質の合成を抑制し，Ara-C，Ara-A，IDU，ホスホノ酢酸，アルギニンの欠如はウイルスの増殖を阻害する．

　感染細胞の表面には，ウイルス抗原やIgGレセプターが出現し，またコンカナバリンAで強く凝集される．

4 病原性

　HSVは，ヘルペスウイルス科のなかで，最も感染性ウイルスの産生されやすいウイルスで，かつ実験的には感染宿主域の広いウイルスである．分離されたウイルスの性状は，皮膚向性に神経向性が強い．直接または間接的接触により口腔粘膜に感染したウイルス（HSV 1）は，疱疹，脳炎，肝炎，角膜炎，全身感染などを起こす．皮膚での病変は，上皮に水腫，水疱，細胞増殖などの病変を起こすが，病変は真皮にまでは進展しない（瘢痕は残らない）．皮膚での水疱，角膜の潰瘍部にウイルスが存在し感染源になる．大部分のヒトはウイルス抗体を保有しているが，再発がみられるし，また潜伏感染も成立する（近年，成人の抗体陰性者が増加している）．

　ウサギ，モルモット，ラット，マウス，サルなどの角膜，眼球，脳内，皮下，口腔粘膜，腹腔，鼻腔などに接種すると，角膜炎，脳炎，尿道感染，心筋炎などを起こす．HSV 2はサル，マウス，モルモットに腟内接種でも感染する．

　培養細胞（ヒト，ハムスター，マウス）では，HSV 1，HSV 2とも適当な処理をすると感染細胞はトランスフォーム（悪性転換）する．

5 疫学と予防

　小児は生後10歳までに大部分が初感染を受け，口内炎を起こした者の多くが病後長期間 HSV を排泄する．

　産道感染による新生児全身ヘルペスは致命的経過をとることが多い．

　ワクチンはまだ開発されていない．アシクロビル，IDU，Ara-A，Ara-Cは感染初期に有効である（ただし，耐性ウイルスが出現しやすい）．角膜炎にはインターフェロンが著効を示す．

6 実験室内診断

1) ウイルス学的診断

　患者の水疱内容物，唾液，髄液，または病巣（角膜炎の潰瘍部や剖検材料）などを感受性培養細胞（RK$_{13}$，Vero）に接種し，巨細胞の形成（HSV 2）や細胞の円形化（HSV 1）などの CPE を観察する．中和反応で同定する．HSV 1，HSV 2の鑑別は，ニワトリ胚初代細胞とVero細胞での感染価を比較する（HSV2は両細胞でほぼ同じ価），モルモット免疫血清（系間交差が少ない）での中和試験を行う．

2) 血清学的診断

血清中の中和抗体（初感染ではIgM抗体および補体要求性抗体）または補体結合抗体を検出し，急性期と回復期の差が4倍以上あれば診断は確実である．

ヒトヘルペスウイルス6型（HHV 6）もヒトヘルペス

4-8-3 human herpesvirus（HHV）ヒトヘルペスウイルス

ウイルス7型（HHV 7）も初感染は乳児期に起こる**突発性発疹** exanthem subitum（第6病）の原因ウイルスである．またヒトヘルペスウイルス8型（HHV 8）はカポジ肉腫の病原体である．

1 HHV 6，HHV 7

1）HHV 6，HHV 7による疾患

HHV 6およびHHV 7による突発性発疹は，ウイルスを含んだ唾液などを介した経気道感染症である．7～14日の潜伏期間をおいて，乳児期に好発する熱性発疹性疾患で，急な発熱の後，4日目の解熱期に突然，淡紅色紅斑が全身に出現する．典型的な病像の約80％はHHV 6によるが，約20％はHHV 7とその他の複数の病原体による．

突発性発疹は予後のよい疾患であり，母体の移行抗体が消失する頃に発症のピークがある．

2）ウイルスの性状

HHV 6は1986年にAIDS患者の末梢血より分離されたものである．これに対してHHV 7は，1990年に健常成人のCD 4陽性T細胞の活性化に伴って分離されたものであり，HHV 6とは異なり，T細胞を活性化した時にのみ，潜伏感染していたウイルスが増殖を開始する．HHV 6およびHHV 7は，ヒトサイトメガロウイルスによく似たベータヘルペスウイルス属のウイルスである．両ウイルス共にCD 4陽性T細胞に感染する．

HHV 6

完全粒子は，直径143～200 nm，ヌクレオカプシドは90～125 nm，約160 kbの二本鎖DNAをもつ．162個のカプソメアからなるヌクレオカプシドがエンベロープに覆われ，その間に厚いテグメントをもつ．遺伝子の相同性や抗原性よりvariant Aとvariant Bに分けられる．variant Aは白血病やAIDS患者より分離され，variant Bは突発性発疹患者から分離されている．

HHV 7

完全粒子は，直径170 nmで，エンベロープ，テグメント，ヌクレオカプシドおよびコアからなる．HHV 6によく似たウイルスである．

3）増殖と培養

HHV 6およびHHV 7の主たる標的細胞は，CD 4陽性T細胞である．その他，HHV 6は正常細胞および，実験的には株化細胞（成人T細胞白血病由来のMT-4細胞）にも感染する．HHV 7は，非ホジキンリンパ腫の子供から得られた未熟な株化T細胞のみが実験的な感染細胞である．ウイルスの分離や増殖には，interleukin-2やphytohemagglutinin（PHA）を添加する必要がある．

4）病原性

母子感染の報告はない．発疹期にウイルスに対する抗体が上昇することから，発疹は皮膚における免疫反応の結果として発症する考えられる．

5）疫学と予防

抗体陽転期は，HHV 6が10か月，HHV 7が16か月で，16か月以降は，ほぼ100％の子供が両ウイルスに対する抗体を保有している．

6）実験室内診断

ウイルスの分離，抗体価の測定，PCR法によるウイルスDNAの検出などによる．IgM抗体は発症後5日目より上昇（160～1,280倍）し，約1か月後には下降する．したがって，抗体価の測定による診断が可能な期間は短期間である．

2 HHV 8

HHV 8はエイズ患者のカポジ肉腫から第8番目のヒトヘルペスウイルスとして分離されたもので，**カポジ肉腫関連ヘルペスウイルス** Kaposi's sarcoma associated herpesvirus（KSHV）ともよばれる．HHV 8はCD 19陽性B細胞に感染するといわれ，またCD 45，CD 20陽性リンパ球の免疫グロブリン遺伝子の再構成が認められ，未熟なB細胞にもウイルス粒子が観察されている．

またHHV 8はAIDS患者に合併する特殊なリンパ腫であるbody cavity based lymphoma（BCBL）からも検出され，BCBLはKSHV陽性のprimary fusion lymphoma（PFL）と改名された．PFL から樹立された細胞株には大量の HHV 8 核酸が存在しているため，このウイルスと PFL との関連性が指摘されている．カポジ肉腫が性感染症であると考えられていることから，HHV 8 も接触感染の可能性が強い．

ヒトパルボウイルス B 19 は，わが国では俗にリンゴ

4-8-4 human parvovirus B 19　ヒトパルボウイルス B 19

病（顔面に現れる特徴的な発疹像から）とも呼ばれる伝染性紅斑 erythema infectiosum（第 5 病）の病原ウイルスである．また伝染性紅斑以外にも多彩な病像を示し，多くの臨床的な問題を起こす．

1 ヒトパルボウイルス B 19 による疾患

潜伏期間は 4〜20 日と見られ，その期間，ウイルスは血液中に存在する．ウイルス血症の時期には，ウイルスは口腔内（うがい液）に多く，尿中にも存在する．感染経路は経気道であるが例外的に輸血がある．伝染性紅斑は，顔面に始まり，数日のうちに全身に広がる紅色斑発疹が，顔面の蝶形紅斑と四肢にレース編み目状になったとき典型的といわれる．ヒトパルボウイルス B 19 感染の多彩な臨床像は表 4-15 にまとめた．

表 4-15　ヒトパルボウイルス B 19 感染症の臨床像

1. 感染初期：急性熱性疾患
2. 感染後期〜回復期
    1) 発疹症；突発性紅斑
    2) 関節炎
    3) 血管性紫斑病
    4) 血液異常；貧血，赤芽球減少症（一過性，小児），汎血球減少（一過性）
    5) 神経障害；急性脳症・脳炎，髄膜炎，末梢神経炎
    6) 心臓血管障害；急性心筋炎，不整脈，心不全
3. 慢性疾患：慢性関節炎
4. 胎児感染：胎児貧血（胎児水腫，低出生体重），流産，死産，先天性異常（眼形成異常）

2 ウイルスの性状

ヒトパルボウイルス B 19 は，一本鎖状 DNA（3´, 5´両末端がヘアピン構造で結合している）をもつ．本ウイルスは動物ウイルスでは最小のウイルス（直径約 20 nm）で，エンベロープをもたない．ウイルス粒子の構造たん白質は VP 1 と VP 2 の 2 種類のポリペプチドからなり，他に 1 種類以上の非構造たん白質がある．ウイルス陽性の血清中には，＋鎖 DNA と相補性の－鎖 DNA をもつ 2 種類のウイルス粒子がほぼ同数あり，核酸を抽出すると二本鎖を形成する．ヒトパルボウイルス B 19 のレセプターは，血液型 P 抗原である．弱酸性条件下でミドリザルの赤血球を凝集する（10^6 粒子）．

3 増殖と培養

ヒトパルボウイルス B 19 の培養細胞での増殖は困難であり，エリスロポイエチンで刺激した赤芽球前駆細胞や赤芽球系の株化細胞でわずかに増殖する．ウイルスレセプターが血液型 P 抗原であることが判明したことから，近い将来感受性の高い細胞培養系を作成することも可能である．

4 病原性

ヒトパルボウイルス B 19 は，経気道的に感染し，骨髄の赤芽球系細胞で増殖し，殺細胞性に作用する．その結果，種々の造血障害を起こす．

5 疫学と予防

ヒトパルボウイルスは非常に安定なウイルスで，60 ℃，30 分の加熱，酸（pH 3.0），クロロホルム処理にも抵抗性を示す．ウイルスの不活化には，煮沸，高圧蒸気滅菌，次亜塩素酸ナトリウム，紫外線照射などが有効である．

6 実験室内診断

伝染性紅斑の患者では通常抗体が上昇してから発疹が出る．したがって，診断には IgM 抗体の検出（2〜4 か月持続）が一般的である．ELISA などによるウイルス抗原の検出ならびに PCR 法によるウイルス DNA の検出も意義がある．測定キットは，市販されていない．

4-8-5　measles virus
麻疹ウイルス

麻疹ウイルスは**麻疹**（はしか）measles の病原ウイルスである．麻疹は小児の発疹性疾患で，ほとんどの小児が罹患する．麻疹ウイルスは極めて感染率と発症率の高いウイルスである．血清型は単一であるが，イヌジステンパーウイルス canine distemper virus とウシペストウイルス rinderpest virus と抗原的に交差性を示す．遅発性ウイルス感染症に分類される亜急性硬化性全脳炎（SSPE）からは，麻疹ウイルスと抗原的に区別できないウイルスが分離される．

1　麻疹の臨床像

麻疹は10日ほどの潜伏期間の後，発熱，結膜充血，上気道カタル症状を呈し，口腔粘膜に**コプリック斑** Koplik's spots を形成する（この時期にウイルスを排泄）．そして，その2～3日後，遠心的に広がる典型的な麻疹発疹が現れる．この時期より抗体産生が見られ，血中ウイルス量は減少する．肺炎，脳炎，中耳炎を併発することもある．また，細胞性免疫が低下した小児は時として巨大細胞性肺炎 giant cell pneumonia を起こす．

麻疹ウイルスに初感染した患者は，その後およそ6年を経過した頃，ごくまれに**亜急性硬化性全脳炎**（SSPE）を発症する場合がある．亜急性硬化性全脳炎は変異麻疹ウイルスの脳内持続感染が原因になる遅発性脳炎であり，JC ウイルスによる進行性多巣性白質脳症（PML）と共に，**遅発性ウイルス感染症** slow virus infectious disease に分類されるものである．遅発性ウイルス感染症とは，長い潜伏期間（数か月～数年）の後に発病し，一旦発病すると症状は規則的かつ緩慢に進行して必ず死に至るウイルス感染症をいう．プリオン病もかつては遅発性ウイルス感染症に分類されていた（5-1参照）．

2　ウイルスの性状

麻疹ウイルスは，パラミクソウイルス科，モルビリスウイルス属の RNA ウイルスである．ウイルス粒子は直径120～250 nm（平均140 nm）の大きさであり，多形性を示す．粒子の多形性はパラミクソウイルス科の特徴の1つである．ゲノム核酸は分子量がおよそ 5×10^6 の

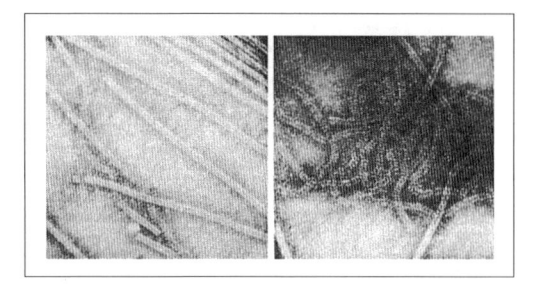

図4-18　麻疹ウイルスのヌクレオカプシド
SSPE 患者の脳細胞中に観察されたもの
（岩崎祐三博士提供）

一本鎖（−鎖）RNA であり，この RNA は mRNA にはならない（⊖鎖ゲノム）．ウイルス粒子は5種類の構造たん白質，すなわち，ゲノム RNA を取り巻くヌクレオカプシド（NP），ヌクレオカプシドに付着している RNA 依存 RNA ポリメラーゼ（P），エンベロープとヌクレオカプシドに付着しているマトリックスたん白質（M），膜融合たん白質（F），赤血球凝集素（HA）から構成されている．このうち，NP，P，M はウイルス粒子の内部たん白質であり，F と HA はエンベロープたん白質である．NP はらせん状であり，その幅は18 nm であるが，長さは $1\,\mu\mathrm{m}$ にも及ぶ（図4-18）．

モルビリスウイルス属の麻疹ウイルスは，同じパラミクソウイルス科のルブラウイルス属（ムンプスウイルスなど），ニューモウイルス属（RS ウイルスなど），レスピロウイルス属（ニパウイルスなど）には見られない特徴をもつ．たとえば，麻疹ウイルスは，(1) 核内と細胞質内に封入体を形成すること，(2) エンベロープはノイラミニダーゼ活性をもたないこと，(3) 赤血球凝集をもつがその HA 活性はサルの赤血球に限られること，(4) ノイラミニダーゼ処理した赤血球でも凝集できることなどである．このうち (4) の特徴は，麻疹ウイルスのレセプターはシアル酸とは異なるものであることを示唆しているが，最近になって麻疹ウイルスのレセプターは CD46 たん白質であることが明らかにされた．

麻疹ウイルスは比較的不安定なウイルスであり，凍結状態での保存はよいが，酸性液，エーテル，紫外線には感受性が高い．

血清型は単一で，CF 抗原や HA 抗原がある．HA 抗原には，通常の等張液で働くものと高張硫安液で働くものと2種類ある．

3 増殖と培養

　麻疹ウイルスはヒトとサルにのみ自然感染し，通常の実験動物への感染はむずかしい．しかし，SSPE 患者から分離された麻疹ウイルスは，マウス，モルモット，ハムスターに対して強い向神経性の感染性をもつ．麻疹ウイルスは発育鶏卵での継代が可能であり，ヒト，サル，イヌなどの培養細胞（初代細胞および株化細胞）でもよく増殖する．特にサル由来の B 95 細胞が感受性が高いためウイルスの分離に用いられる．そしてこれらの細胞に特徴的な CPE（多核巨細胞形成性，シンシチウム syncytium 形成性）を示し，細胞質内と核内とに封入体を形成する．

　麻疹ウイルスは，HA によって細胞表面へ吸着し，F 糖たん白質によって膜融合を起こして細胞内へ侵入する．その後，ウイルス粒子に内蔵された RNA 依存 RNA ポリメラーゼが働き出し，相補的＋鎖 RNA（mRNA）が合成され，ウイルスたん白質やゲノム核酸（－鎖 RNA）の合成が細胞質と核内で行われ，細胞質膜とウイルスエンベロープ成分の組換えが起こり，ウイルス粒子が細胞質膜直下で形成され，出芽によって細胞外に放出される．

　感染細胞の表面にはウイルス抗原（エンベロープ成分）が出現するので赤血球吸着反応やコンカナバリンで凝集反応が見られる．

4 病原性

　気道から侵入したウイルスは，白血球や上皮細胞で増殖し，短期間のウイルス血症を起こす．次に所属リンパ節に達し，リンパ系と粘膜上皮の炎症を起こす．ウイルスの感染後，10 日前後で血中抗体が証明されるようになり，この頃皮膚に発疹が出現する．感染細胞には巨細胞および核内封入体の形成が見られる．細胞性免疫能が低下した小児は麻疹ウイルスに感染しても発疹は出現しない．したがって，発疹は細胞性免疫の結果と考えられる．回復後は非常に強い免疫が残る．

5 疫学と予防

　前駆症状が始まって発疹の出現期までの患者が最も危険な感染源で，口腔や鼻腔粘膜にウイルスが証明される（経気道感染，飛沫感染）．回復後一生涯続く強い免疫を得るので，患者は子供（98％が8歳以下）である．冬期より初夏に散発的流行がある．予防には生ワクチンが使用される．

6 実験室内診断

1）ウイルス分離

　発疹出現前に検体（咽頭や眼の分泌物，血液）を採取しないとウイルスの分離は困難である．ヒトの羊膜細胞または胎児腎細胞などがウイルスの分離に用いられる．分離されたウイルスは，HI テストまたは中和試験で同定する．

　麻疹は臨床的な診断が容易なので，ウイルス分離を必要とすることは少ない．

2）血清学的診断

　中和抗体，CF 抗体，HI 抗体（サルの赤血球を使用）の測定をする．初期抗体の上昇が早いので，急性期の血清は発病後1週間以内にとる必要がある．

4-8-6　rubella virus 風疹ウイルス

　風疹 rubella は，三日はしかともよばれ，軽い麻疹様発疹性疾患である．1941 年 N. Mc. A. Gregg によって風疹が胎児に奇形を生じることが報告されて以来，風疹ウイルスは重要な病原ウイルスになった．風疹ウイルスは培養細胞で増殖しても CPE を示しにくい特性をもつ．

1 風疹の臨床像

　風疹の潜伏期間は2～3週間で，発熱や頭部発疹に始まり，軽い麻疹（はしか）様の発疹が全身に広がる（気付かないこともある）．リンパ節の腫脹も見られるが軽度である．一過性に細胞性免疫能が低下する．

2 ウイルスの性状

　風疹ウイルスはトガウイルス科 Togaviridae　ルビウイルス属 Rubivirus（媒介動物をもたないトガウイルス）に属する．直径 60 nm でエンベロープを有する RNA ウイルスである．リポたん白質のエンベロープが外層にあり，中心に球状（正二十面体？）のヌクレオカプシドを

もつ．核酸は，分子量が 4×10^6 の1本鎖（+鎖）RNA である．

エーテルなど有機溶剤で不活化される．

赤血球凝集素（1日齢のニワトリ，ガチョウ，ハトの赤血球を凝集）があり，低温で作用する．血清型は単一型である．培養細胞で増殖しても，あまり明瞭なCPEは示さない．しかし，他のウイルスの増殖を干渉する（コクサッキーA9ウイルス，エコー11ウイルス，ポリオウイルスなど）．この性質はウイルスの定量に利用される．

3 増殖と培養

風疹ウイルスはヒトとサルにのみ自然感染し，実験的にはハムスター，ウサギ，モルモット（経鼻摂取），哺乳マウス（脳内接種）に不顕性感染を起こす．妊娠ウサギで先天性の奇形を生ずる株もある．

ヒト，サル，ウサギ，ハムスターの培養細胞（ヒト羊膜細胞，Vero細胞，RK_{13}細胞，BHK_{21}細胞など）でよく増殖する．感染細胞には強い細胞変性を示さず，持続感染しやすい．細胞質内に好酸性封入体を形成し，ウイルス粒子は出芽によって放出される（トガウイルス科の一般性状）．

4 病原性

風疹ウイルスは経気道感染によって上気道に感染し，そこで増殖したウイルスはウイルス血症を起こした後，全身のリンパ節に達し，軽い発熱と発疹を主とする症状（時にはリンパ節の腫脹）を起こす．風疹の潜伏期間は2～3週間で，発熱は発疹と前後して見られ，2～3日で下降する．抗体は発疹の現れる直後から血中に検出される．

妊娠初期（特に3か月以内）に風疹に罹患すると，流産，早産，死産の頻度が高いのみならず，**先天性風疹症候群** congenital rubella syndrome（盲目，難聴，心臓奇形，精神薄弱）の奇形児を生む率が高い（表4-16）．また，先天的に風疹ウイルスの感染を受けて生まれた小児の10～20％は，生後1年以内に死亡することが多い．

5 疫学と予防

先天性風疹症候群の新生児はウイルスを排出するの

表4-16　先天性風疹症候群の症状と発症頻度

調査例数	374
心疾患	42（11.1％）
白内障	28（7.5％）
網膜症	280（74.9％）
聴力障害	368（98.4％）
軽症	29（7.8％）
発達障害	18（4.8％）
（以上のうち脳性麻痺）	16（4.5％）

沖縄県の例（1971年）

で，感染源として重要である．風疹は春から夏にかけて流行する．主として小児が罹患し，成人は抗体をもつ人が多い．しかし，結婚適齢期になっても免疫抗体をもたない女性もいる．風疹予防の主目的は先天性風疹症候群の発生予防である．妊娠可能年齢の婦人は風疹ウイルスに対するHI抗体を調べたうえで，陰性の場合はワクチン（生ワクチン）を接種する．ただし，ワクチン接種後，少なくとも2か月（通常3か月）間は妊娠を避けなければならない．妊婦への接種は行わない（第2編，7-1-7参照）．

6 実験室内診断

1）ウイルス分離

先天性風疹症候群の新生児の場合は，あらゆる分泌物にウイルスを排出している．通常は，咽頭分泌物を検体として，RK_{13}細胞やVero細胞などでウイルスの分離を試みる（CPEは著明でない）．分離ウイルスは，HIテストや中和試験で同定する．

2）血清学的診断

中和抗体，CF抗体，HI抗体を測定する．一般にはHI抗体の測定が容易である（リポたん白質のインヒビター，ヘパリン，$MgCl_2$処理）．風疹ウイルスに感染するとすぐにIgM抗体が現れ，次いでIgG抗体が上昇する（IgM抗体の検出が重要）．先天性風疹症候群では，IgM抗体は長期間（～10か月）検出が可能である．妊婦は抗体価を調べる必要がある．

4-8-7　varicella-zoster virus（VZV）
水痘・帯状疱疹ウイルス

VZVは2つの異なる臨床像を呈する感染症，すなわ

ち**水痘** varicella（俗にいう「水ぼうそう」のこと．また，英語では chicken pox というが，これはニワトリの fowlpox 鶏痘とは異なる）と**帯状疱疹** herpes zoster (shingles) の病原ウイルスである．VZV は伝染性は強いが，感染性ウイルス粒子を得にくいウイルスの代表である．

1 水痘と帯状疱疹の臨床像

水痘は小児に多発する急性熱性ウイルス感染症の1つである．軽度の発熱で始まり，発疹（皮疹）を伴って突然発病する．皮疹は，身体の露出部分よりも被覆部分に多く出現する傾向があり，紅疹→丘疹→水疱→痂皮の順に進行する．数日後に痂皮は落屑して，治癒に向かう．瘢痕は残さない．水痘は，健康な小児には軽症であるが，白血病や免疫不全者では重篤となる．

一方，帯状疱疹は，小児期に水痘に罹患した者が成人期以降に発症することが多い．脊髄後根に潜伏感染していたウイルスが活性化すると，肋間神経または三叉神経に沿った皮膚領域に限局して疱疹（水疱を伴う発赤疹）が帯状に出現する．そして，疱疹の出現部位には激しい疼痛（神経痛）が起こる．また，発熱も見られる．時には，角膜炎，顔面神経痛などを併発する．帯状疱疹患者の半数以上は 50 歳以上の者であり，疼痛は高齢者ほど長期間持続する．

2 ウイルスの性状

VZV はヘルペスウイルス科に属し，直径約 200 nm（エンベロープ粒子は直径 150〜200 nm，ヌクレオカプシドは直径 100 nm）のDNA ウイルスである．中心のコアは DNA とたん白質よりなり，その周囲にカプシド（正二十面体に 162 個のカプソメアが配列），さらにその外側にスパイクをもったエンベロープ（脂質と糖たん白質）よりなる．ゲノム核酸は分子量 100×10^6 の線状二本鎖 DNA で，GC 含量は 46 mol％である．

HA 活性はない．エーテルで不活化されるなど，極めて不安定なウイルスである．

3 増殖と培養

VZV はヒトにのみ感染する．ヒト胎児細胞や Vero 細胞で増殖し多核巨細胞性の CPE を示すが，感染性粒子は得にくく，培養液中にはほとんどウイルス粒子は放出されない．また細胞を超音波や凍結融解などで破壊してもウイルス粒子はほとんど遊離されない．

4 病原性

VZV は，経気道感染し，皮膚の上皮細胞が膨張する．エオジン好性の核内封入体を形成する．神経に潜伏感染を起こした水痘ウイルスが，何らかの刺激で賦活化され脊髄後根から病変を起こす（脊髄後根にも病変がみられ，ウイルス抗原が検出される）ことにより帯状疱疹になる．

5 疫学と予防，治療

VZV は水疱内に存在し，これが感染源となる．飛沫感染するが，小児の場合は帯状疱疹患者との接触によって感染しやすい．痘瘡ウイルスとは異なり，痂皮からは感染しない．水痘は最も伝染しやすい感染症の1つであり，成人ではほとんどの者が罹患歴をもつ．わが国では冬から春に流行する．VZV は，ヒトサイトメガロウイルス（HCMV）や単純ヘルペスウイルス（HSV）に比べて，胎児感染はまれである．しかし，生後5〜10日の間に発症した先天性水痘は重症例が多く，死亡率は17〜30％である．軽症の水痘または帯状疱疹には対症療法を行うが，中等〜重症の場合はアシクロビルを投与する．予防には，弱毒生ワクチンが開発されている．

6 実験室内診断

1) ウイルス学的診断

水疱内容物をヒト胎児細胞に接種し培養する．核内封入体をもつ多核巨細胞を観察する．

2) 血清学的診断

水疱の内容物と既知患者血清（回復期血清）との反応によりウイルス CF 抗原を検出する．

4-8-8 variola virus
痘瘡ウイルス

痘瘡ウイルスは，ポックスウイルス科のオルソポックスウイルス属に所属する．これは，わが国では「ほうそう（疱瘡）」と俗称されていた疾患，すなわち**痘瘡** variola または**天然痘** smallpox の病原体である．ヒトに感染性をもつポックスウイルス科，オルソポックスウイルス属のウイルスには，痘瘡ウイルスの他に，牛痘ウイルス cowpox virus（**牛痘** cowpox の病原体），サル痘ウイルス monkeypox virus（**サル痘** monkeypox の病原体），および，ワクシニアウイルス vaccinia virus（**種痘** vaccination に用いるワクチン株）の 4 種類がある．

1 痘瘡の臨床像

痘瘡ウイルスは上気道粘膜，または，時に創傷部位や消化器に感染し，肺や局所リンパ節で増殖して第 1 次ウイルス血症を起こし，さらに，肝臓，脾臓，骨髄，肺などの毛細血管で増殖して第 2 次ウイルス血症を起こす．第 1 次，第 2 次ウイルス血症では，発熱や頭痛を伴ったかぜ（かぜ症候群）様の前駆症状が現れる．そして，ウイルスが皮膚の上皮細胞で増殖を始めると，急激に皮疹（出血斑と発疹）が現れ，皮疹は水疱，膿疱となって痂皮を形成する．痂皮は落屑するが発疹部には瘢痕を残す．痘瘡の潜伏期間は 7 ～ 16 日である．

痘瘡 variola と水痘 varicell の臨床症状は互いに類似しているが，水痘では発疹が被覆部分の躯幹（胴体）に多く出現するのに対して，痘瘡の病変は顔面に多く躯幹には少ない傾向がある．また，水痘では紅疹，丘疹，水疱，痂皮などが一患者に混在して起こっているのに対して，痘瘡ではこのような症状が規則正しくまた同調的に進行する点で水痘と異なる．痘瘡の致命率は，流行によっても異なるが，一般には 30 ～ 40 ％ と非常に高い．治癒した患者は終生免疫を獲得する場合が多い．

牛痘では，雌ウシの皮膚，特に乳房に水疱がみられる．牛痘ウイルスのヒトに対する病原性は弱く，しばしば搾乳者の手，腕，顔などに感染して痘瘡様の水疱を形成するが重症になることは少ない．

サル痘の臨床症状は痘瘡に似ている．これは痘瘡が根絶されつつあった頃にアフリカのザイール（現，コンゴ）で発生したもので（1972 年），報告例の多くが種痘の接種歴をもたない小児であった（死亡率は 16 ％）．サル痘ウイルスのヒトからヒトへの伝播は少ないと考えられていたが，近年では増加傾向にあるという報告もある．種痘が実施されなくなった現在，サル痘がヒトの間で世界的に流行する可能性は否定できない．

ワクシニアウイルスは種痘接種部位に軽度な水疱を形成するのみであるが，易感染性宿主には種痘に伴う種々の合併症が起こることもある（**種痘後脳炎** post-vaccinal encephalitis，**進行性種痘疹** progressive vaccinia，**種痘性湿疹** eczema vaccinatum など）．

2 ウイルスの性状

痘瘡ウイルスはポックスウイルス科に属し，粒子とゲノムのサイズが最も大きいウイルスである（光学顕微鏡でも不鮮明な粒子として観察できる）．ポックスウイルス科の特徴として，粒子は 300 × 230 × 100 nm のレンガ状で，外層には管状の突起物を伴ったエンベロープをもつ（図 4-19）．中心にはゴルジ体に由来する膜で覆われたダンベル dumb-bell 形のコア core があり，その中にゲノムを保有する．ゲノム核酸に，分子量が 80 ～ 240 × 10^6 で線状二本鎖からなる巨大な DNA をもつ（第 1 編，6-2-3，表 6-1 参照）．コアとエンベロープの間にはウイルスの増殖に必要な酵素を含む 2 個の**側体** lateral body をもつ．ウイルス粒子は他のウイルスには見られないほど多種類（30 種類以上）の構造たん白質から構成されている．また，粒子には自前の DNA 依存 RNA ポリメラーゼが内含されているのもポックスウイルス科の特徴である．痘瘡ウイルスやワクシニアウイルスは，ウイルス粒子には結合していない可溶性の赤血球凝集素をもつことも特徴である．

ワクシニアウイルスはポックスウイルス科の基準株であるが，痘瘡ウイルスや牛痘ウイルスとはゲノム構造に大きな違いがある．たとえば，ワクシニアウイルスゲノ

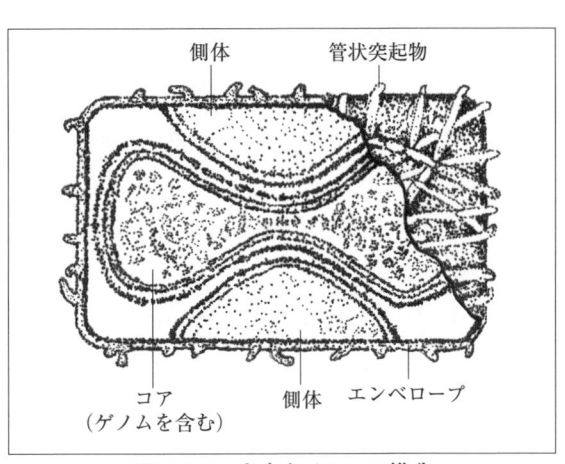

図 4-19　痘瘡ウイルスの構造

ムの制限酵素地図は，その先祖と考えられている牛痘ウイルスのそれとは明らかに異なっており，このウイルスは，現在では消滅してしまっているウイルス属の子孫かもしれない．

ポックスウイルス科のウイルスは乾燥に安定であり（4℃で数年，室温で数か月，100℃で5～10分）．乾燥した分泌物や痂皮の中では数年間にわたって感染性を失わない．また4℃では，エーテルや0.5％フェノールにも耐性である．しかし，酸性条件（pH 3, 60分），50％エタノール，0.01％過マンガン酸カリウム，ホルマリン，デオキシコール酸には感受性である．

3 増殖と培養

痘瘡ウイルスの自然宿主はヒトのみであるが，実験的にはサルや幼若マウスの脳に感染する．また，発育鶏卵の漿尿膜上で増殖してポックpock（被膜した白い斑点）を形成する．種々の培養細胞（ヒト胎児細胞，HeLa細胞，サル腎臓細胞など）で増殖し，細胞変性（CPE）とガルニエリ小体 Guarnieri body とよばれる封入体を示す．痘瘡ウイルスなどポックスウイルス科のウイルスは全増殖サイクルが細胞質内のみで起こる点でDNAウイルスの中でも特異的な存在である（第1編，8-4-3②参照）．リファンピシンは後期たん白質の合成を阻害する．マルボラン，ブレオマイシン，IDUの添加，またアルギニンの欠如はウイルスの増殖を阻害する．

4 疫学と予防

痘瘡は，初めて記録に現れる古代エジプト（紀元前3000年）における流行から1977年の最後の患者まで何億という人々の生命を奪ってきた．1798年，E. Jennerはワクシニアウイルスによる予防接種（種痘）を創始し，その後，世界的にこのウイルス株を用いた痘瘡の予防（種痘）が行われるようになった（第6編，歴伝参照）．しかし，痘瘡の常在地であったインドでは1950年には157,322人の患者と41,092人の死者が報告されている．また，1974年にはアジアだけでも21万人の患者が発生した．このような状況に対して，WHOは1966年から大がかりな痘瘡撲滅計画を立てて世界的レベルでの種痘の実施を開始した．その結果，自然感染による痘瘡患者は，1977年，ソマリアの病院従業員が最後の患者となった．これにより痘瘡ウイルスは自然界から消滅し，2年間の監視期間を経て，WHOは1980年10月に痘瘡の撲滅宣言を出した．現在，地球上に存在する痘瘡ウイルスは，2箇所の研究所（米国のCenters for Disease Control and Prevention：CDC，ロシアのResearch Institute for Viral Preparation）で保存されているものだけである．

現在では国際的に，種痘の定期接種は行われていない．したがって，痘瘡ウイルスに対する抗体を保持しないヒトは年々増加し，これは痘瘡ウイルスを生物兵器とするバイオテロリズムの危険性を増大させている．

5 実験室内診断

痘瘡の実験室内診断には，ウイルス学的診断と血清学的診断がある．ウイルス学的診断には，患者水疱内容物中のウイルス粒子を電子顕微鏡で検索する．痘瘡ウイルス粒子はレンガ状の大型ウイルスであり，水痘ウイルスは正二十面体である．また，水疱内容物や唾液などを発育鶏卵の漿尿膜に接種して形成したポックの形状から診断する．痘瘡ウイルスのポックは小さく，ワクシニアウイルスは大きく，ヘルペスウイルスは非常に小さい．また，牛痘ウイルスの場合は出血性のポックを形成する．

血清学的診断には，水疱内容物と免疫血清との反応によるウイルスに特異的なCF抗原の検出，または蛍光抗体法によるウイルス抗原の検出が迅速診断に用いられる．

5 プリオン

プリオンとは，proteinaceous infectious particle (prion) に由来する言葉であり，たん白質性感染粒子という意味をもつ．プリオンは，真核性物が共通して保有するプリオン遺伝子の産物であり，ヒトではこの遺伝子は第20番染色体上に存在している．そしてプリオン病は，高次構造の変化によって難溶性となった異常型プリオンたん白質が神経細胞に沈着することで脳がスポンジ状に変性する**亜急性海綿状脳症** subacute spongiform encephalopathy である．

5-1 プリオン研究の歴史

ヒツジの海綿状脳症であるスクレイピーは潜伏期間の長いウイルス感染症（スローウイルス感染症）と考えられていた．1932年，P. L. Chell シェルと J. Cuille キュイエは，細菌ろ過器でろ過したスクレイピーヒツジの脊髄乳剤を接種することによって，健常なヒツジにスクレイピーを伝染させることができることを示した．また，1943年，W. S. Gordon ゴードンはスクレイピーヒツジの脳乳剤にホルマリンを加えてワクチンの作成を試みた．しかし，この不活化ワクチンを接種されたヒツジはスクレイピーを発症した．1945年，D. R. Wilson ウイルソンはスクレイピーの病原体が 100 ℃ で 30 分以上加熱しても不活化されないこと，またこれは紫外線にも強い抵抗性をもつことを報告した．

このような性質から，スクレイピーの病原体は，一時期，**非通常ウイルス** unconventional virus とよばれたこともある．しかし，ウイルスとは異なりこの病原体からは核酸がまったく検出されず，また，この病原体を接種することでヒツジ以外にマウスなどの実験動物にも海綿状脳症を起こせることが明らかにされ，このような病原体による脳症は，一般的に，**伝達性海綿状脳症** transmissible spongiform encephalopathy（TSE）とよばれるようになった．

一方，1920年に H. G. Kreutzfeldt クロイツフェルトと1921年に A. Jakob ヤコブによって報告されていた初老期のヒトの脳疾患（亜急性海綿状脳症）であるクロイツフェルト・ヤコブ病はスクレイピーと極めてよく似ていることが報告されていた．また，1966年，D. C. Gajdusek ガイジュセックはパプアニューギニアでの風土病と考えられていた脳症であるクールーが伝達されてチンパンジーに脳症を起こすことを示した．そこで1982年，S. Prusiner プルシナーは，このような伝達性海綿状脳症の病原体を**プリオン** proteinaceous infectious particle（prion，たん白質性感染粒子）とよぶことを提唱した．

現在では，プリオンはすべての真核性物が保有するプリオン遺伝子に由来するプリオンたん白質が異常型に変化したものであることが明らかにされ，このような異常型プリオンたん白質による海綿状脳症は**プリオン病** prion disease と総称されるようになっている．

5-2 プリオン病の種類

動物のプリオン病には，ヒツジの**スクレイピー**

scrapie のほかに，**ウシ海綿状脳症** bovine spongiform encephalopathy（BSE），**ネコ海綿状脳症** feline spongiform encephalopathy（FES），**伝達性ミンク脳症** transmissible mink encephalopathy（TME）などがある．

またヒトのプリオン病には，**クロイツフェルト・ヤコブ病** Creutzfeldt-Jakob disease（CJD），**クールー** kuru のほかに，**家族性 CJD**，**医原性 CJD** iatrogenic CJD，**変異型 CJD** variant CJD（vCJD），**ゲルストマン・ストロイスラー・シャインカー症候群** Gerstman-Sträussler-Scheinker syndrome（GSS），**致死性家族性不眠症** fatal familial insomnia（FFI）が知られている．これらヒトのプリオン病はその感染伝播経路や遺伝性の有無によって，(1) 孤発性プリオン病（CJD），(2) 遺伝性プリオン病（家族性 CJD, GSS, FFI），(3) 後天性プリオン病（クールー，医原性 CJD, vCJD）の 3 タイプに大別される．

このうち，ヒトプリオン病のおよそ 85％を占める孤発性プリオン病（特発性または散発性プリオン病ともよばれる）は，患者家系内に同様な疾患の発生がなく，患者のプリオン遺伝子に変異がない．一方，遺伝性プリオン病はヒトプリオン病のおよそ 10％を占めており，常染色体優性遺伝で，患者のプリオン遺伝子には変異がある．また後天性プリオン病は，ヒトプリオン病のおよそ 5％を占めており，ヒトまたは動物のプリオン病に由来する異常型プリオンたん白質の伝播が原因になって発生する．

5-3 プリオン病の伝染

クールーは食人の風習によってパプアニューギニアの原住民の間で風土病として広がったものであり，医原性 CJD は，角膜や硬膜の移植，眼科や脳外科手術，脳波測定用の電極の挿入，成長ホルモンの投与などによって CJD 患者由来の異常型プリオンたん白質が原因になったプリオン病である．また，スクレイピーは，スクレイピーヒツジの胎盤やこれに汚染された牧草などを食べることでヒツジ間に広がった．このように，ヒトの後天性プリオン病やスクレイピーは同種動物間で伝染する．

プリオン病には種の壁を超えて異なった種の動物にも伝染するものもある．たとえば，BSE および FSE は，それぞれ仔ウシの離乳用配合飼料およびキャットフードに混入されていたスクレイピーヒツジの肉や内臓が原因になったものと考えられている．しかし，スクレイピーがヒトに伝染するか否かは不明である．また，BSE がヒトに伝染するか否かも長らく不明であったが，近年になってこれは牛肉を介してヒトに伝染することが証明され，このような CJD は変異型 CJD とよばれるようになっている．

5-4 プリオンたん白質の性状

5-4-1 正常型プリオンたん白質

正常型 PrP と異常型の性状を表 5-1 に示した．正常型 PrP も異常型 PrP も，PrP 遺伝子からはおよそ 250 のアミノ酸（ヒトでは 253 個，マウスでは 254 個のアミノ酸）からなる前駆体 PrP が合成される．またどちらの前駆体も，N 末端部の疎水性に富む 22 個のアミノ酸はシグナルペプチドであり，翻訳後，小胞体内腔に分泌されるときに切断される．同様に，C 末端側のおよそ 20 個のアミノ酸領域も glycosyl phosphatidyl inositol（GDP）アンカーが付加される時に切り離される．その後，一部は細胞質内でユビキチン化されてプロテアソームで分解されるが，大部分はゴルジ体装置へ運ばれて糖質が付加される．

これらの部位を除いたおよそ 200 個の成熟型 PrP（PrP_{27-30}）のアミノ酸配列は動物種を超えて 95％以上の相同性があり，また，正常型 PrP と孤発性または遺伝性プリオン病に由来する異常型 PrP との間にも差は見られない．しかし，遺伝性プリオン病の PrP では遺伝子の塩基置換に応じたアミノ酸の変化がある．

5-4-2 異常型プリオンたん白質

以上は正常型 PrP と異常型 PrP との間で共通する性状であるが，両者には異なった性状が多く見られる．た

表 5-1　正常型 PrP と異常型 PrP の性状

性　状	正常型 PrP	異常型 PrP
前駆体 PrP		
アミノ酸残基数（分子量）	253 a.a.（33,00～35,00）	253 a.a.（33,00～3500）
成熟型 PrP（PrP$_{27-30}$）		
アミノ酸残基数（分子量）	約 200 a.a.（27,00～30,00）	約 200 a.a.（27,00～30,00）
GPI アンカー	有り	有り
高次構造（α：β）	α＞β（α：β＝42％：3％）	α＞β（α：β＝30％：43％）
細胞内局在	細胞質膜表面（ラフト領域）	細胞質内（二次リソソーム）
脳内濃度（μg/g）	1～5（ハムスター）	12～40（CJD 患者）
合成時間（1/2 合成時間）	＜0.1 h	1～3 h
半減期	～5 h	＞24 h
PIPLC 溶解性	可溶性	不溶性
ptoteinase K 感受性	感受性（消化される）	耐性（PrP$_{27-30}$ が残る）
加熱感受性（121℃, 0.5 h）	感受性（不活化される）	耐性（不活化されない）
消毒剤感受性（ホルマリンなど）	感受性（不活化される）	耐性（不活化されない）

PrP$_{27-30}$；分子量 27,000～30,000 のコアプリオンたん白質，GPI；glycosyl phoshatidyl inositol, PIPLC；phosphatidyl inositol-specific phospholipase C, α；α-helix, β；β-sheet

とえば，正常型 PrP の高次構造には α-helix が多いが，異常型 PrP には β-sheet が多い．また，正常型 PrP は GPI アンカーを介した結合によって細胞質膜表面のコレステロールやスフィンゴ脂質などに富んだ膜ドメインである**ラフト領域**に局在しているのに対して，異常型 PrP は細胞質の二次リソソーム内に蓄積している．さらに，これらの脳内濃度，合成速度，半減期にも差がある．すなわち，異常型 PrP の脳内濃度は正常型 PrP のおよそ 10 倍高く，また異常型 PrP の合成速度は遅く，半減期は長い．

正常型 PrP と異常型 PrP との間で最も異なるのは，たん白質分解酵素，滅菌，消毒剤に対する感受性の差である．たとえば，正常型 PrP は proteinase K の処理で小さく消化されるが，異常型 PrP の場合は PrP$_{27-30}$ が分解されないでそのまま残る．また，異常型 PrP は通常の高圧蒸気滅菌（121℃，0.5 h），紫外線照射などの滅菌，ホルムアルデヒド，エチレンオキシド，エタノールなどの消毒剤に耐性である．たん白質分解酵素に対する抵抗性は，異常型 PrP が凝集して存在するためであり，それぞれの 1 分子に感受性の差はないと考えられている．

5-5　異常型プリオンたん白質の形成

異常型 PrP は proteinase K に抵抗性で，その高次構造には β-sheet が多い．正常型 PrP から異常型 PrP への変換は，ラフト領域の正常型 PrP がエンドサイトーシスされ，エンドソーム内に移行することが必要である．正常型 PrP はラフト領域でのたん白質代謝過程で限定分解を受けて，PrP 分子のほぼ中央付近で 2 分割される．分解された正常型 PrP はもはや異常型 PrP に変換されることはなく，分解を免れた分子のみが異常型 PrP 変換への基質になり得る．

5-5-1　孤発性プリオン病

正常型 PrP から異常型 PrP への変換は PrP の一次構造の変化ではなく高次構造の変化，すなわち，PrP の α-helix 構造から β-sheet 構造への変換である．孤発性プリオン病患者の体内で異常型 PrP がどのようにして形成されるのかは不明であるが，**翻訳後修飾** post-translational modification のされ方，またこれに伴うラフト領

域での caveolin-1 を介したシグナル伝達の受け方（Fyn によるリン酸化）などが異常型 PrP と正常型 PrP では異なっている可能性が示唆されている（図5-1 a）．いったん異常型に変換された PrP は，β-sheet 構造が増加するために，たん白質分解酵素に抵抗性の凝集体（アミロイド amyloid）を形成して脳の神経細胞に沈着されやすくなるものと考えられている．なお，遺伝性プリオン病における異常型 PrP の増加と蓄積のされ方にも，このような考え方の適用が可能であろう．

5-5-2　後天性プリオン病

　また，後天性プリオン病において，外から取込まれた異常型 PrP が体内で増加する機構はいくつかのモデルが提唱されている．1つは，異常型 PrP と正常型 PrP がヘテロ2量体を形成し，この異常型 PrP が鋳型となって正常型 PrP を異常型 PrP に変えるという**ヘテロダイマー説**であり，もう1つは，異常型 PrP が種（たね，シード）となって正常型 PrP が異常型 PrP に変換されるとする**シーディング説**である．図5-1 b にはこれらを折衷した異常型 PrP の増加モデルを示した．

　すなわち，正常型 PrP と異常型 PrP はエンドソームに取込まれ，このエンドソームはリソソームと融合して二次リソソームとなる．正常型 PrP はそのままでは二次リソソーム内のたん白質分解酵素によって分解されるが，そこに異常型 PrP が存在すると，異常型 PrP はたん白質分解酵素に分解されることなく正常型 PrP とヘテロダイマーを形成して，正常型 PrP が異常型 PrP に変化させる．そしてこの変換サイクルは繰り返され，異常型 PrP が種となって，異常型 PrP は2倍，4倍，8倍と指数関数的に増加し，異常型 PrP はアミロイド繊維に重合して脳に蓄積されるとするものである．この場合，ヘテロダイマーの異常型 PrP がどのように正常型 PrP を異常型 PrP に変換させるのか，このメカニズムは不明である．

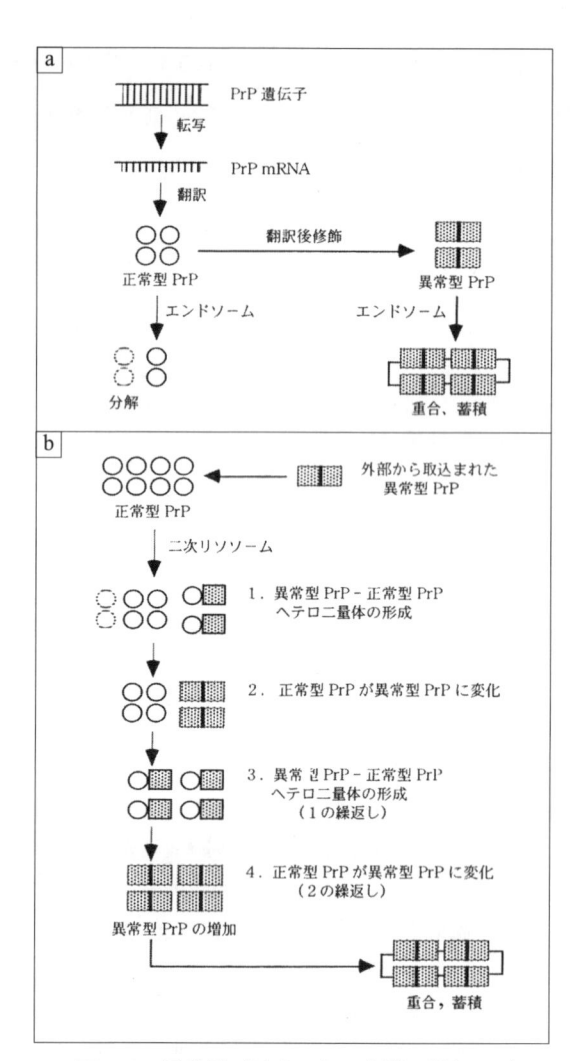

図5-1　異常型プリオンたん白質の増加モデル
a；孤発性プリオン病，b；後天性プリオン病

5-6　プリオンたん白質の機能

　プリオン遺伝子は，真核生物の進化の過程で保存されてきた遺伝子であることから，生命維持には必須であると考えられる．しかし，プリオン遺伝子をノックアウトしたマウスでは，まったく異常がみられず，プリオンたん白質の機能は不明とされていた．その後，プリオン遺伝子ノックアウトマウスを用いた詳細な解析の結果，プリオンたん白質は，プルキンエ細胞の維持，銅(II)結合による抗酸化作用，抗アポトーシス作用，学習や記憶や

体内時計などの脳の高次機能に関わっている可能性が示唆されている．

5-7 プリオンたん白質の体内分布

スクレイピーヒツジや動物実験の結果から，小腸や脾臓などのリンパ組織で増加した異常型 PrP は白血球により血流を介して中枢神経に到達し，脳に海綿状変性の病変を形成すると考えられている．変異型 CJD 患者の剖検例によると，異常型 PrP は，脳のほか，リンパ組織である扁桃および虫垂のろ胞状樹状突起細胞にも蓄積していることが明らかにされている．

5-8 ヒトのプリオン病

5-8-1 クールー
kuru

クールーは 1957 年 Gajdusek により報告された神経病で，ニューギニア東部 Fore フォア族の間に流行していた亜急性海綿状脳症である．kuru は寒さや恐怖に震えを意味するフォア語である．クールーは病名が表すとおり，細かい震え，運動失調，全身の骨格筋の麻痺が起こり，食物の嚥下困難による栄養失調で死亡する（発症すると 6～8 か月で死亡するといわれている）．後述する CJD と比較して知能障害は比較的少ない．フォア族へのキリスト教の導入によって食人儀礼がなくなり，クールーの新たな発生もなくなった．

5-8-2 クロイツフェルト・ヤコブ病
Creutzfeld-Jakob disease（CJD）

CJD は中年から初老期に起こり，全身倦怠から始まりやがて性格変化，行動異常などの精神症状が現れる．その後，歩行障害や視力障害などの神経症状が加わる．さらに進展すると高度の痴呆となる．末期には意識障害が現れ，死に至る．ヒトの PrP は，253 のアミノ酸残基からなり，第 20 染色体短腕上の PrP 遺伝子にコードされている．

CJD は 100 万人に 1 人の割合で発生し，孤発性 CJD とよばれる．そのうち約 10％がプリオン遺伝子に変異のある遺伝性（家族性）のものである．家族性 CJD では PrP 遺伝子のコドン 129, 178, 180, 200, 210, 232 などで変異がみつかっている．これら変異型 PrP は正常型 PrP よりも 100 万倍も異常型 PrP への構造変換を起こしやすいといわれる．PrP 遺伝子の変異は，ヒトのプリオン病であるゲルストマン・ストロイスラー・シャインカー症候群（GSS）ではコドン 102, 105 など，致死性家族性不眠症（FFI）ではコドン 178 に変異が認められ，疾患特異的な変異を有することが知られている．

また，CJD 患者の角膜や硬膜の移植，脳下垂体由来の成長ホルモン投与，また脳波測定の際の汚染電極の挿入により CJD を発病することがあり，これらは医原性 CDJ とよばれる．

5-8-3 変異型クロイツフェルト・ヤコブ病
variant CJD（vCJD）

最近，英国で新しいタイプの CJD 患者が発生した．これは，従来型 CJD が主に 50～70 歳代で発症するのに対して，10～40 歳代前半で発病すること，また脳の組織病変に通常の CJD ではまれなアミロイド斑がみいだされること，神経細胞が脱落した後の空胞がみられること，患者の脳波に PSD（周期性同期性放電）がみられないこと，さらに，移植や脳手術などの危険因子やプリオン遺伝子の変異もみいだされないことなどから新型 CJD（vCDJ）とみなされ，現在では変異型 CDJ variant CJD とよばれている．近交系マウスへの脳内接種による潜伏期間および脳病変の分布パターンを指標とした異常型 PrP のタイピング，異常型 PrP の糖鎖パターンおよび BSE の異常型 PrP を導入したマウスでの脳内病変などの結果から，BSE と変異型 CJD は同一の病原体である可能性が示唆されている．vCJD 患者は英国で最も多く発生している（2002 年 5 月現在までの患者数累計

は 121 例）．わが国では 2005 年に初めて 1 例が報告された．

5-8-4　ゲルストマン・ストロイスラー・シャインカー症候群
Gerstman-Sträussler-Scheinker syndrome (GSS)

ゲルストマン・ストロイスラー・シャインカー症候群（GSS）は 40〜60 歳代で発症する遺伝性プリオン病で，1000 万人におよそ 1〜2 人の発生率である．症状は，PrP 遺伝子のコドン変異部位により異なり，コドン 102 に変異がある症例では歩行障害や四肢の運動障害などの小脳失調症が，コドン 105 に変異がある症例では痙性四肢麻痺がみられ，徐々に進行し痴呆となる．PrP 遺伝子の異常を検出することにより診断は可能である．予後は不良であるが，発症から 5〜10 年以上生存した例もある．

5-8-5　致死性家族性不眠症
fatal familial insomnia (FFI)

致死性家族性不眠症（FFI）は，40〜50 歳代で発症する家族性のプリオン病である．初期症状は進行性の不眠症などが現れ，記憶力低下に続きやがてミオクローヌス myoclonus（急激で反復的な筋肉の攣縮）を経て高度の痴呆となり，昏睡状態になり死亡する．PrP 遺伝子のコドン 178 のアスパラギン酸がアスパラギンに変異し，コドン 129 はメチオニンに変異した家系にみられる．PrP 遺伝子の変異を検出することにより診断は可能である．日本では，数家系が証明されているが，イタリア系の家系に多いといわれる．

5-9　家畜のプリオン病

5-9-1　スクレイピー
scrapie

スクレイピーはヒツジとヤギに起こるプリオン病である．スペイン産のメリノ種のヒツジが起源と考えられるこの病気は，ヒツジの輸出によってヨーロッパ中に拡大した．特に英国北部・アイスランドでは 18 世紀の中頃に大流行した．日本では 1974 年にカナダから輸入したヒツジが感染していたため，北海道，東北，関東，九州に拡大した．現在，スクレイピーのヒツジには 20 以上の系統が知られている．スクレイピーの好発年齢は 3〜4 歳で，遺伝系統が発症率に関与する．スクレイピーのヒツジは，攻撃的になり，落ち着きを失う．そして末期になると，痒みや異常知覚により，牧柵や壁に体を擦りつける．この「こする（scrape）こと」からスクレイピーの名称が生まれた．さらに症状が進むと体重は激減し，歩行不能，視力消失，麻痺，てんかんなどの症状を呈し死亡する．プリオン遺伝子をノックアウトしたマウスにスクレイピー病原体（PrP^{sc}）を接種しても発病しなかったことから，体内に正常型 PrP が存在することが，異常型 PrP の増加およびプリオン病の進展には不可欠であることが示された．

5-9-2　ウシ海綿状脳症
bovine spongiform encephalopathy (BSE)

BSE は 1980 年代に英国で初めて見つかった．英国では 3〜6 歳ウシが主に発症し，潜伏期間は数か月〜数年の長期間である．臨床症状は，神経過敏，攻撃的になったり沈うつ状態となり，食欲が減退し泌乳量の減少，体重減少を伴う．異常姿勢，麻痺，起立不能となる進行性致死性の神経性疾患である．狂牛病 mad cow disease とよばれることもある．BSE はウシの離乳食にたん白質源として加えられていたスクレイピーヒツジの内臓が PrP^{sc} に汚染していたためにウシの間で広がったと考えられている．英国では肉骨粉を餌に用いることを禁止した結果，BSE の発生は年間発生数が最盛期の数万頭から近年では数百頭〜数十頭に激減した．ウシ PrP 遺伝子は 3,407 bp で，ゲノム構造は 3 つのエクソンと 2 つのイントロンから成り，その構造はマウス，ラットやヒツジと同様で，特にヒツジ PrP 遺伝子と 89％の高い相同性を示す．

5-9-3 その他の動物のプリオン病

ネコ海綿状脳症の感染源はスクレイピーヒツジまたはBSEウシの畜産副産物を利用したペットフードと推定されている．ネコ間での感染の報告はなく，脳病変はスクレイピーと同じである．また，同じネコ属のトラ，ピューマ，チータでも海綿状脳症が報告されている．いずれも動物園で飼育された動物で，BSEのウシの畜産副産物が感染源と推定されている．またスクレイピーがミンクに広がった伝達性ミンク脳症や，シカ慢性消耗性疾患，その他サル海綿状脳症などが報告されている．

5-10 プリオン病の診断

プリオン病の診断は，剖検脳について病理検査を行う．病理学的所見は中枢神経系の神経細胞および神経突起の空胞変性，星状膠細胞の増殖などである．また電子顕微鏡所見では，異常型PrPの凝集体（スクレイピー随伴線維様構造物）が観察される（第1編，3-7-2参照）．プリオン病は異常型PrPの蓄積が特徴であるため，脳乳剤をproteinase Kで処理をしたのち，電気泳動にかけ，抗プリオンたん白質抗体と反応させるウエスタンブロット法を用いて異常型PrPの検出を行う．しかし，この方法で検出できるのは脳組織に限られる．一方，遺伝性素因についての検査では，末梢白血球から分離したDNAについてプリオン遺伝子変異を調べる．プリオン遺伝子の変異は，200番目コドンがグルタミン酸からリジンに変異していることが知られている．

変異型CJDでは発病の6か月前に異常型PrPが扁桃および虫垂のろ胞状樹状突起細胞に蓄積していたことから生前診断が可能になった．

ヒツジのスクレイピーの異常型PrPは扁桃組織に蓄積することから，扁桃組織の免疫学的染色や第3眼瞼（瞬膜）にあるリンパ組織の免疫学的染色により検出が可能である．臨床的には正常なヒツジで異常型PrPが免疫組織染色でみいだされたものは2～7か月後にスクレイピーを発病することから，潜伏期間のうちに診断が可能となった．

BSEの診断もヒツジのスクレイピーと同様病理検査が行われる．病変が延髄に必ずみつかることから，延髄からELISA法によるスクリーニングの後，確定診断としてウエスタンブロット法，免疫組織化学染色法，病理組織学的検査法などの総合判定を行う．

5-11 プリオン病の治療

in vitro（試験管内）試験や動物実験によって，プリオン病の治療薬として有効性が報告されている化合物には，PrPに直接作用するコンゴーレッド，カラゲナン，アンスラサイクリン，分枝型ポリアミン，PrP合成ペプチドなど，そうでないキナクリン，クロルプロマジン，PrP遺伝子アンチセンスRNAなどに大別される．

たとえば，コンゴーレッドcongo redやカラゲナンcarrageenanなど硫酸基をもつ酸性化合物やその誘導体にはグリコサミノグリカンに競合してPrPに結合して新たな異常型PrPの生成を阻害する．また，抗生物質の一種であるアンスラサイクリンanthracyclineにも異常型PrPの生成阻害作用が示されている．polyamidoamineなど分枝型ポリアミンはリソソーム内の酸性条件下で異常型PrPに直接結合することが示唆されている．また，PrPの114～122アミノ酸残基にプロリンを2アミノ酸ごとに組み込んだ合成ペプチド（GAPAAPAGPAVPV）が異常型PrPのβ-sheet構造を緩解して感染性の低下をもたらすことが報告されている．

一方，リソソーム内での蓄積性をもつキナクリンquinacrine（抗マラリア薬）やクロルプロマジンchlorpromazine（向精神薬）は，一過性ではあるが異常型PrPの生成を抑制する．これは現在，臨床試験が開始されている．また，PrP遺伝子をノックアウトしたマウスに異常型PrPを接種してもプリオン病を発症しないことから，PrPの発現をPrP遺伝子のアンチセンスRNAによって抑える治療の可能性が示唆されている．

プリオン病は，「コンフォメーション病」の一種であり，α-helixが主体の正常型PrPがβ-sheetを主体と

する異常型 PrP となり，これがたん白質分解酵素に抵抗性のアミロイドを形成して脳の神経細胞に沈着することで発症する．アミロイドにはその構成たん白質の 1 次構造には無関係に共通した薬剤の結合部位が存在する．したがって，プリオン病の治療には，アミロイドーシスやアルツハイマー病などに有効なアミロイド作用薬が応用できる可能性もある．

5-12 プリオン病の予防

現在，臨床に実用可能な治療薬は存在しない．したがって，異常型 PrP に曝露される危険性をできるだけ減らして医原性 CJD や変異型 CJD を予防しなければならない．

異常型 PrP は物理的・化学的処理に抵抗性であり，プリオン病患者に由来する感染性材料の滅菌や消毒には特別の方法をとる必要がある（表 5-2）．患者由来の臨床材料のうち，医原性 CJD の原因として危険性が最も高いのは中枢神経組織，リンパ組織，眼，髄液である．

血液，尿，胎盤も危険性がある．しかし，体液，糞便，唾液などは安全である．硬膜移植による CJD（硬膜 CJD）も医原性 CJD の範疇に入るが，これはヒト由来の硬膜製品（"Lyodura"）が原因になったものである．これは 1987 年に米国で初めて報告された．しかし，この製品の 1 N NaOH 処理が義務付けられて以後，米国における患者は発生していない．わが国でこの製品の使用が禁止されたのは 1997 年であり，旧製品による硬膜 CJD 患者は 85 人にのぼった（2002 年，2 月現在）．

BSE に罹患したウシが原因になる変異型 CJD の予防には，異常型 PrP が含まれる特定危険部位（脳，脊髄，眼，回腸遠部位，特に脳と脊髄）の除去が重要である．

表 5-2 プリオン病患者などに由来する感染性材料の滅菌，消毒法

(1)	消却
(2)	高圧蒸気滅菌（132 ℃，1 時間）
(3)	3 ％ SDS（3 分間以上煮沸）
(4)	60 ％以上のギ酸（2 時間）
(5)	50 ％フェノール（2 時間）
(6)	5 ％次亜塩素酸ナトリウム（2 時間）
(7)	1 N NaOH（2 時間）

4

病原微生物学実習
総　論

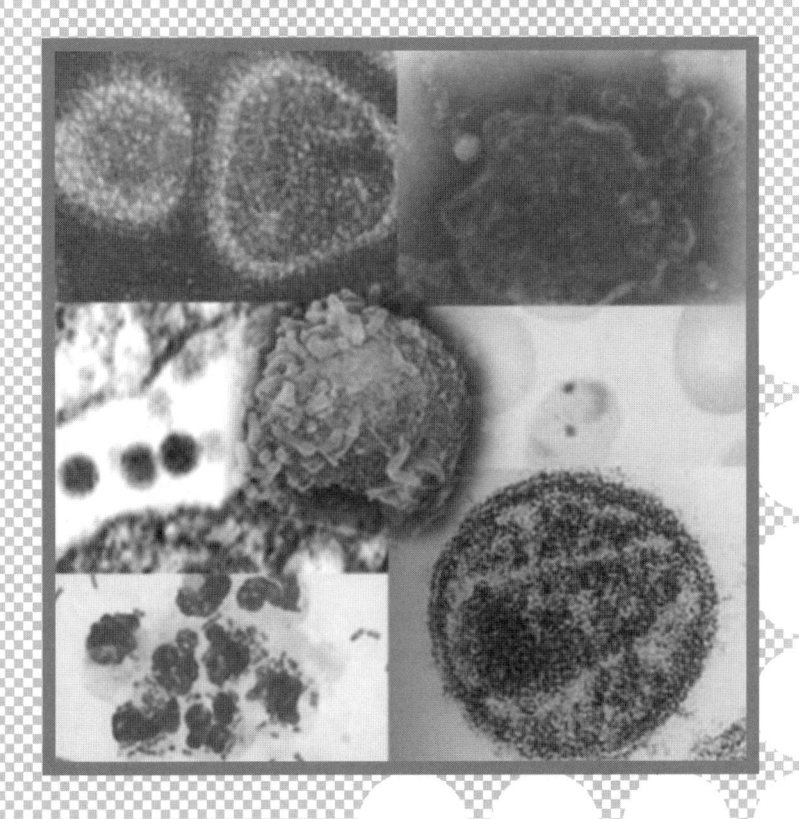

1 微生物学実習の特色

1-1 バイオハザードの防止

　微生物学実習では，肉眼で見ることができない微生物を対象として取り扱う．これらの微生物は，適当な環境下において増殖能をもち，微生物の種類によっては病原性，すなわち，ヒトに感染し病気を起こす能力，を有している．実験室内に浮遊もしくは実験者に付着している無数の微生物が，実験材料へ混入し，**汚染** contamination が起こる可能性はもちろんのこと，実験材料が病原体である場合，取扱いの失敗により実験者あるいは周囲の人々へ病原微生物を感染させてしまうことも考えられる．さらに，病原微生物の汚染は，実験者の気づかぬうちに実験室外へと広範囲に広がってしまうこともありうる．したがって，微生物学実習においては，**バイオハザード** biohazard，すなわち生物または生物由来の材料の取扱いがヒトに病気を引き起こす危険，の防止には常に細心の注意を払う必要がある．

　実験室内でのバイオハザードの発生要因には，次のようなものがある．

1) **エアロゾル** aerosol の吸入による感染．エアロゾルの発生する主な操作としては，白金耳を用いた操作，ピペット操作，遠心操作，注射器の使用，超音波処理などがある．
2) 感染材料の誤飲，感染材料の飛散による皮膚・粘膜への付着，注射針による穿刺など．特に真菌では飛散した胞子を吸入しないように注意が必要である．
3) 実験動物による咬傷，掻き傷などによるもの．

　これらの要因による実験室内感染の多くは，病原微生物についての基礎知識をしっかりと身につけ，厳密な実験操作およびバイオセーフティの認識をすることによって防止できるものである．

1-2 バイオセーフティの認識

　バイオハザードの危険がある場合に必要な安全対策（指針）を**バイオセーフティ** biosafety という．生物または生物由来の材料の取扱いで問題となる病気の多くは，微生物による感染症であり，その対象は，実験室，検査室および医療機関などである．また，感染症の蔓延は，社会的影響も強く，公衆衛生学的な面からも重要な意味

をもつ.

　バイオセーフティを実行する上で病原微生物と感染症およびその関連事項についての基礎知識は不可欠であり，さらに，病原微生物の**バイオセーフティレベル**（微生物の危険度，表1-1および付表3参照）の認識，無菌操作による病原体の正しい取扱い，実験室などの日常的な安全管理が必要となる.

　バイオセーフティの基本は，ヒトと病原体との接触をできるだけ少なくするように，病原体を一定の領域内に封じ込めることである．これには，実験者を病原体から隔離する一次隔離および実験室と外部社会とを隔離する二次隔離とがある．一次隔離は主に，安全キャビネット，二次隔離には施設の構造や設備が関与する．通常，病原微生物の取扱いは，バイオセーフティレベルに従った**物理的封じ込め** physical containment（P1～P4に区分される）の設備または施設で行われる．

表1-1　バイオセーフティレベルの分類と取扱い基準

バイオセーフティレベル	基　準	物理的封じ込めレベル
レベル1	ヒトまたは動物に重要な疾患を起こす可能性のないもの．	P1以上の安全設備を有する指定実験室で取扱う．
レベル2	ヒトまたは動物に病原性を有するが，実験従事者，家畜等および環境等に対して重大な災害となる可能性の低いもの．	P2以上の安全設備を有する指定実験室で取扱う．
レベル3	ヒトに感染すると通常重篤な疾病を起こすが，1つの個体から他の個体への伝播の可能性の低いもの．	P3以上の安全設備を有する指定実験室で取扱う．
レベル4	ヒトまたは動物に重篤な疾病を起こし，かつ罹患者から他の個体への伝播が，直接または間接に容易に起こりやすいもの．また，有効な治療および予防法が通常得られないもの．	P4の安全設備を有する指定実験室で取扱う．

1-3　病原微生物を取扱う上での基本的心得

1　感染予防のために

　実習前には，手指をよく洗い，消毒する．
　実習室内では専用の白衣を着用し，消毒・洗濯する前に他の用途に使用しない．
　実習室内での喫煙，飲食はしない．
　実験台には，実習に必要な器具・器材以外のものは置かない．
　一定の場所で静かに操作し，エアロゾルの発生を極力防ぐ．
　病原体の付着した白金耳，シャーレおよびスライドガラスなどをもち歩かないようにし，使用後は直ちに滅菌または消毒する．
　実習中，微生物の侵入門戸（口，鼻，目など）には手指を触れない．
　実習終了後は，使用した器具等を片付け，実験台を消毒する．

退室時には必ず白衣を脱ぎ，手を消毒する．

2 汚染防止のために

実験材料に雑菌が混入しないように，無菌操作を指示通りに行う．
実習室の窓を閉めて，通気のないようにする．
実習室内は，埃がたたないよう静かに移動する．
実習終了後は，器具，培地などを片付け，病原微生物の付着した実習材料は所定の容器に入れ滅菌する．
さらに，実験台上を噴霧消毒し，手指も洗浄・消毒の後，退室する．

3 その他

ブンゼンバーナーは，使用時以外には，火炎を消しておく．また，使用後はガスの元栓を閉めておく．
引火しやすい薬品に注意する．

2 基本操作

2-1 滅菌と消毒

　微生物学実習において，滅菌操作は最も基本的な操作の一つである．また，滅菌法や消毒法は，病原微生物によるバイオハザード防止のために重要な方法である．滅菌法には，物理的滅菌法（加熱滅菌法，照射滅菌法およびろ過滅菌法）と化学的滅菌法（ガス滅菌法）とがあるが，それぞれ長所や短所があるため，実験室で行う場合には，滅菌の対象，汚染の程度，微生物の種類などを考慮した上で滅菌法を選定する必要がある．ここでは，実験室等で一般的に用いられる滅菌法および消毒法について述べる（それぞれの原理は第2編，第6章を参照）．

2-1-1 滅菌法

1 加熱法

(a) 火炎滅菌

　火炎によって加熱し，微生物を死滅させる．白金耳，白金線，試験管口の滅菌操作などに用い，ブンゼンバーナーの火炎で，20秒以上加熱する．白金耳を焼いて熱いうちに液体培地に入れるとエアロゾルが発生しやすいので注意する．

(b) 乾熱滅菌

　乾燥した高熱の空気中で微生物を死滅させる．乾熱滅菌は高熱を利用するため，ピペット，シャーレ，試験管などのガラス製品，耐熱性の磁性，金属製器具の滅菌に用いられる．ガラス器具は紙に包むか，金属製の箱に入れ，フラスコなどの口は綿栓をするか，アルミホイルで覆ってから滅菌する．滅菌は次のいずれかの条件で行う．

　　　135〜145℃　　3〜5時間
　　　160〜170℃　　2〜4時間
　　　180〜200℃　　0.5〜1時間
　　　200℃以上　　　0.5時間以上

　実際の滅菌には，通常，電気式の自動乾熱滅菌器を用いる．滅菌温度および時間をあらかじめセットしておき，

滅菌物を庫内に収納した後，スイッチを入れる．規定の温度まで上昇し，一定時間が経過すると自動的に電源が切れるので，庫内の温度が十分に下がってから滅菌物を取り出す．

(c) 高圧蒸気滅菌

高圧飽和水蒸気による湿熱で，微生物を死滅させる．培地，水，薬液，耐熱性の金属製器具などのほか，微生物が汚染した器材，廃棄物などの滅菌処理に用いる．滅菌は，高圧蒸気滅菌器（オートクレーブ autoclave）を用いて，次のいずれかの条件で行う．

- 115 ℃（0.7 kg/cm²）　30 分間
- 121 ℃（1.0 kg/cm²）　20 分間
- 126 ℃（1.4 kg/cm²）　15 分間

滅菌を確実にするためには，滅菌器中の空気が操作中，排気口からできるだけ排除され，滅菌物が常に飽和水蒸気で満たされるようにしなければならない．

上蓋式小型自動オートクレーブを用いる場合，まず，オートクレーブの底部に十分水が入っているか確認する．次に，滅菌物を金属製カゴに入れ，オートクレーブに入れる．このとき，綿栓など水蒸気によって濡れては困るものはあらかじめアルミホイルなどで覆っておく．オートクレーブの蓋をしっかりと閉じ，滅菌温度および時間の設定が正しくされているか確認した後，スタートスイッチを押す．滅菌終了後，圧力が常圧まで下がったら，静かに蓋を開け，滅菌物を取り出す．陽圧のうちに蓋を開けると，蒸気が噴き出して危険なだけでなく，培地などが突沸して，綿栓が濡れたり，抜けてしまったりするので注意する．

2 ろ過法

加熱により分解するような成分を含む培地や糖液，血清などの滅菌にはろ過法を用いる．現在，細菌除去の目的には，主にメンブランフィルターを用いたろ過法が一般的である（図 2-1）．メンブランフィルターは，孔径 0.2 μm または 0.45 μm のものを目的に応じて使用する．滅菌する液体の容量に応じて各種のメンブランフィルターろ過器が市販されており，これらの器具は γ 線により滅菌してあり，包装から取り出してすぐに使用できるようになっている．

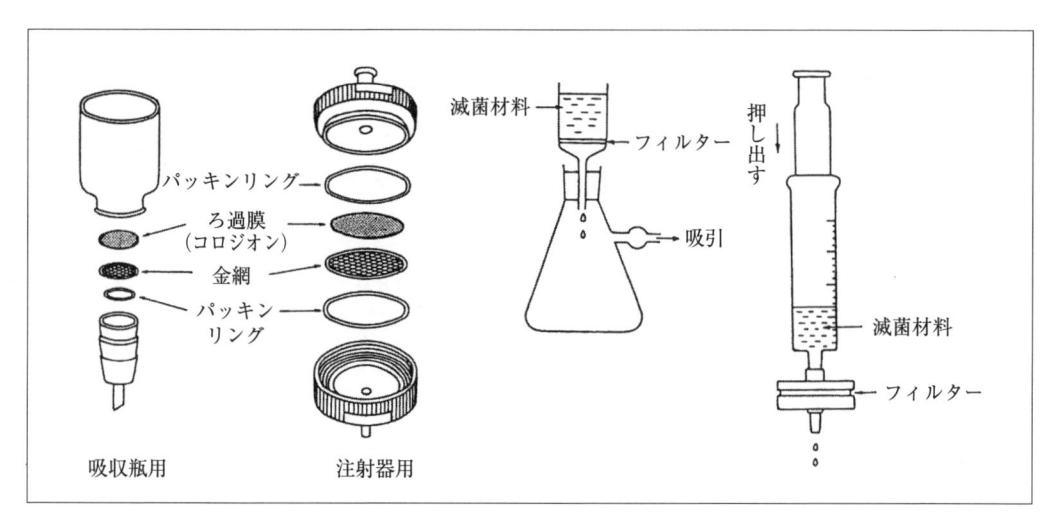

図 2-1　各種ろ過滅菌装置

表 2-1　各種滅菌法に対する指標菌

滅菌法	指標菌
乾熱滅菌	*Bacillus stearothermophilus* *Bacillus subtilis* var. *nigar*
高圧蒸気滅菌	*Bacillus stearothermophilus* *Clostridium tetani*
放射線滅菌	*Bacillus sphaericus* *Bacillus pumilus* *Enterococcus faecium*
ガス滅菌	*Bacillus subtilis* var. *globigii*
ろ過滅菌	*Serratia marcescens* *Pseudomonas diminuta*

3　照射法，ガス法

それぞれの機器にそなえられている取扱い説明書に従って行う．

4　滅菌効果の確認

滅菌の条件を確立するため，あるいは滅菌効果を確認するために生物学的試験と化学的検知法とが利用される．

(a) 生物学的試験法

それぞれの滅菌法に対して最も強い抵抗性を示す病原性の低い細菌を指標菌として用いる．各滅菌法別に使用されている指標菌を表 2-1 に示した．使用法は，各指標菌を一定菌量，ろ紙片に塗布したものを作製して用いるか，あるいは，市販されたものを生物学的インディケーターとして使用する．

(b) 化学的検知法

化学的インディケーターを用いて，滅菌効果の確認を行う．生物学的試験法に比べ操作が簡単で，結果が直ちに判明する．化学的インディケーターには，温度や化学薬剤の暴露に応じて変色する色素をカードやテープに印刷したり，蒸気作用時間に応じて，青色帯が伸びたりするものなど，がある．

2-1-2　消毒法

(a) 煮沸消毒

沸騰水中に注射筒や手術用器具を沈め加熱することで微生物を死滅させる．通常は，シンメルブッシュ消毒器を用いて，15 分以上煮沸する．細菌の栄養型には効果があるが，芽胞の中には数時間の煮沸に耐性を示すものもあるため，滅菌にはならない．沸騰水中に 1～2％の重炭酸ナトリウムを加えると消毒効果が高まる．

(b) 消毒薬

消毒薬は，病原微生物の死滅ないし発育阻止の目的で使用する．消毒薬の殺菌効果は濃度，温度，作用時間によって効果が変化しやすい．また，有機物の共存，水素イオン濃度，微生物汚染の程度によっても殺菌効果は影響を受ける．一般に，消毒薬は常用濃度では細菌の栄養型には効果があるが，芽胞や一部のウイルスには効果が

表 2-2 主な消毒薬の用途、使用濃度および有効スペクトラム

分類	消毒薬	用途および濃度	有効スペクトラム	特徴
アルコール類	消毒用エタノール イソプロパノール	皮膚・手指、実験台、実験器具 (76.9～81.4%) 皮膚・手指、実験台、実験器具 (30～70%)	栄養型細菌、結核菌、リケッチア、スピロヘータおよびウイルスに有効であるが、芽胞には無効である。	アルコール綿で塗布あるいは溶液を噴霧器に入れて対象物に噴霧する。他の消毒薬と混合して消毒効果を高めることができる。
界面活性剤 陽イオン界面活性剤 (逆性石鹸)	塩化ベンザルコニウム 塩化ベンゼトニウム	手指 (0.01～0.05%)、器具類 (0.1～0.5%)	栄養型細菌には有効であるが、結核菌、芽胞、一部のウイルスには無効である。	有機物の存在で効果が低下する。脱臭効果をもつ。
両性界面活性剤	アルキルジアミノエチルグリシン	手指、器具類等 (0.2%)	栄養型細菌には有効であるが、芽胞、エンベロープをもつウイルスには無効である。	特有の臭気をもち、皮膚刺激性が強い。有機物の存在下でも有効である。フェノールは環境中に放出してはいけない。
フェノール類	フェノール クレゾール石鹸液	手指 (1%)、作業台、実験器具等 (2%)、汚物・汚水 (3%)	栄養型細菌、芽胞およびウイルスに有効であるが、結核菌には効力が弱い。	特有の臭気があり、漂白性、金属腐食性をもつ。皮膚への刺激性が強い。有機物存在下で効果が減弱する。
ハロゲン類 塩素化合物	次亜塩素酸ナトリウム さらし粉	飲料水 (0.1～1ppm)、作業台、汚染器具 (500 ppm)、手指 (1000～10000 ppm)	栄養型細菌、芽胞およびウイルスに有効であるが、結核菌には効力が弱い。	特有の臭気があり、漂白性、金属腐食性をもつ。皮膚への刺激性が強い。有機物存在下で効果が減弱する。
ヨウ素化合物	ヨードチンキ ルゴール ポビドンヨード (イソジン)	皮膚・傷口 (ヨウ素として6%) 口腔粘膜、うがい 皮膚・粘膜 (7.5～10%)	栄養型細菌、結核菌、芽胞およびウイルスに有効である。	着色性、金属腐食性をもつ。皮膚・粘膜に刺激性がある。
アルデヒド類	グルタルアルデヒド ホルマリン	実験器具類等 (2%) 金属製器具類 (1%) 燻蒸消毒	栄養型細菌、結核菌、芽胞およびウイルスに有効である。	組織毒性のため生体には使用できない。刺激臭がある。低温下および有機物との共存下で効果が低下する。
カルバミン酸誘導体 (ビグアナイド系薬)	クロルヘキシジン (ヒビテン)	皮膚、粘膜、実験台等 (0.1～4%)	栄養型細菌に有効である。芽胞、結核菌、ウイルスには効果が弱い。	無臭、刺激性がなく、経口毒性も弱い。緑膿菌は高度耐性になりやすい。

なく，また，生体への傷害作用もあるため，被消毒物の種類や性質によって薬剤を選択する必要がある．主な消毒薬について，表2-2に示した．

2-2 無菌操作

無菌操作を必要とする実験や病原微生物を扱う実験では，バイオセーフティのために実験を無菌的環境下で行う必要がある．

2-2-1 クリーンベンチと安全キャビネット

クリーンベンチ clean bench は，無菌環境下で作業するために使用され，外部からの雑菌の混入を避けるために内部を陽圧にした装置で，実験材料の汚染を防止するためのものである．したがって，感染性のある細菌や特に真菌などの微生物は，クリーンベンチでは取扱わないのが原則である．

感染性のある危険度の高い材料を扱う場合には，安全キャビネット内で実験を行う．**安全キャビネット** safety cabinet は，微生物による実験者への汚染だけでなく，微生物の外部環境への汚染を防止するためのものであり，流出空気は必ず除菌フィルター（**HEPAフィルター**）を通過するように設計されている．安全キャビネットは，その構造と規格によってクラスI，クラスIIタイプA，クラスIIタイプBおよびクラスIIIの4つに分類されている．

クラスIとクラスIIの安全キャビネットは，空気の流れが全面の開口部からキャビネット内部に向かうようになっており，内部で発生したエアロゾルが外部（すなわち，実験者に向かって）へ，飛散することを防止する仕組みになっている．両者の安全性に対する違いはない．クラスIとクラスIIの主な違いは，クラスI安全キャビネットでは，作業台の上を前面開口部から流入した空気が流れていくのに対して，クラスII安全キャビネットでは，HEPAフィルターを通過した空気が作業台上を流れ，開口部から流入した空気はすぐに作業台の前端部で下方に吸入される仕組みになっている．すなわち，クラスIIでは，実験材料を空気中の雑菌による汚染から防御するクリーンベンチと同様な機能を併せ持つ．また，クラスIIタイプA安全キャビネットは，標準的な無菌操作用安全キャビネットで，排気は直接部屋に戻してもよい．一方，クラスIIタイプB安全キャビネットは，より危険度の高い化学物質（HEPAフィルターを通過する可能性のある発癌物質など）を取扱う場合に使用し，安全キャビネット内の空気は，密閉式接続陰圧ダクトに排気する．

クラスIIIは完全密閉のグローブボックス型の安全キャビネットである．吸気・排気ともにHEPAフィルターを通過し，さらに排気は二重のHEPAフィルター処理を行う．

2-2-2 基本的な無菌操作

1 無菌操作を行うときの一般的注意事項

実験室内で無菌操作を行う場合には，あらかじめ窓や扉を閉め，空気の流動が起こらないようにしておく．
手指の洗浄，消毒をする．

使用する実験台上には必要なもの以外は置かないようにする．また，実験台は，消毒用エタノールなどで消毒をしておく．

必ず白衣を着用し，長髪の場合には，髪を後ろで束ねておく．さらに，必要に応じて手術用ゴム手袋を着用する．

ブンゼンバーナーを使用して無菌領域を作るため，引火性の薬品等はバーナーのそばに置かない．

実験に使用する器具や材料はすべて滅菌したものを用いる．

2 白金耳および白金線の取扱い

白金耳 loop や**白金線** wire は，固形培地上の集落から細菌を採取し（**釣菌** fishing），固形培地への塗布あるいは液体培地への移植などを行うときに用いる（図2-2）．一般には，白金ではなく，太さ0.5～0.6 mm，長さ6～7 cmのニクロム線を代用する．白金耳の先端は，内径2 mmの輪で，湿菌量が2 mg採取できるようになっている．これを一白金耳という．白金耳および白金線は，白金柄にしっかりと固定して使用する．大量の細菌を取扱う必要がある場合には，渦巻き白金耳あるいは鉤型白金線（白金鉤）を使用する．

白金耳および白金線は，火炎滅菌して使用する（図2-3）．まず，白金耳のニクロム線の部分を還元炎に斜めの角度からできるだけ立てて入れ，熱した後，酸化炎中に移動し，赤熱する（これは，白金耳に生菌が付着している場合，いきなり酸化炎中に入れると菌が飛散しやすいためである）．ついで，白金耳を水平に保持し，白金柄を含む全体の半分位までゆっくりと火炎中を通過させる．白金耳は完全に冷えてから使用する．結核菌（抗酸菌）のように脂質含量の多い細菌では，いきなり火炎中に入れると白金耳に付着した菌塊がはじけて飛散するので，火炎滅菌する前に，砂入り5％フェノール液で菌塊を十分洗い落としてから火炎中に挿入する．あるいは，白金耳を火炎の上方から静かに火炎に向かって近づけ，菌体を乾燥し，還元炎で炭化した後，酸化炎で十分に焼くようにする．

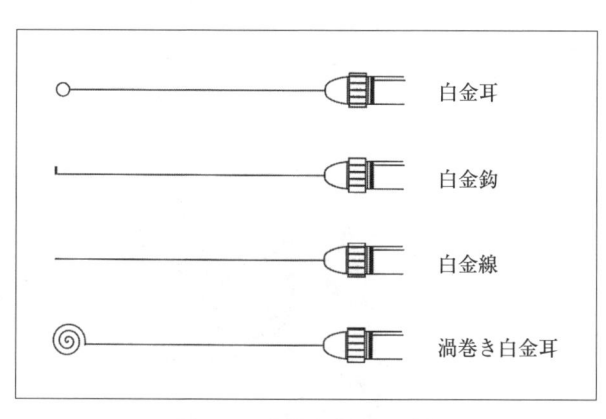

図 2-2　各種白金耳の形状

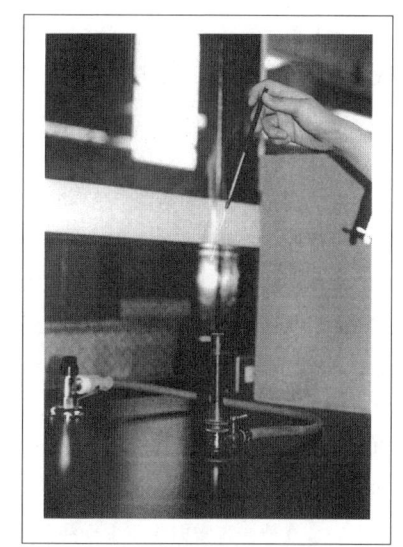

図 2-3　白金耳の火炎滅菌法

3 滅菌試験管の取扱い方

実習で使用するガラス試験管は，綿栓やアルミ栓で管口を閉じ乾熱滅菌後，使用する．滅菌試験管に，液体培地や菌液を分注する場合，まず，試験管を左手でもち，反対の手の小指で綿栓をつかみ，ゆっくりと回転させながら静かに引きぬく．試験管の管口を素早くブンゼンバーナーの火炎で焼き，必要な操作をする（図2-4）．操

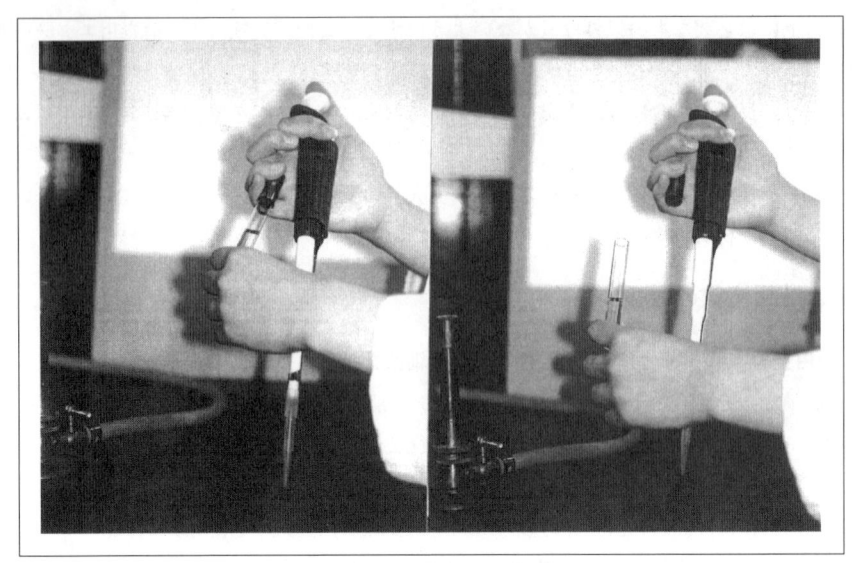

図2-4 試験管の取扱い方

作後は再度，試験管の管口を火炎滅菌し，綿栓をする．
　綿栓の開閉はバーナーの近くで行い，操作中は綿栓を小指で握ったままとし，机上などに置かない．また，操作する際，生菌の付着した白金耳やピペットを保持している手は，細菌が飛散しないよう固定し，なるべく動かさないようにする．

4 ピペット類の取扱い方

　ピペット類は，必ず**安全ピペッター**を使用する（図2-5）．乾熱滅菌したピペット缶から取り出したピペットは，安全ピペッターに装着した後，ガスバーナーの中を軽く通してから使用する．ピペット操作は常にピペットを斜めの角度にして行う．したがって，メニスカスも斜めの角度で読み取ることになる．
　ピペット缶の開閉は素早く行い，必要以外のピペットにはさわらないようにする．無包装の場合，一度引き出したピペットは，ピペット缶に戻さない．ピペットを使用した後は，ピペット缶の口元や蓋の内側を軽く火炎滅菌してから蓋を閉じる．
　マイクロピペットを使用する際には，滅菌済みのチップを用い，使用後のチップを消毒するための消毒液を必ず準備しておく．マイクロピペット操作は，菌液などがマイクロピペット先端部に付着しないよう静かに吸引するよう注意し，操作終了後は，使用したチップを直ちに消毒液の中に浸す．

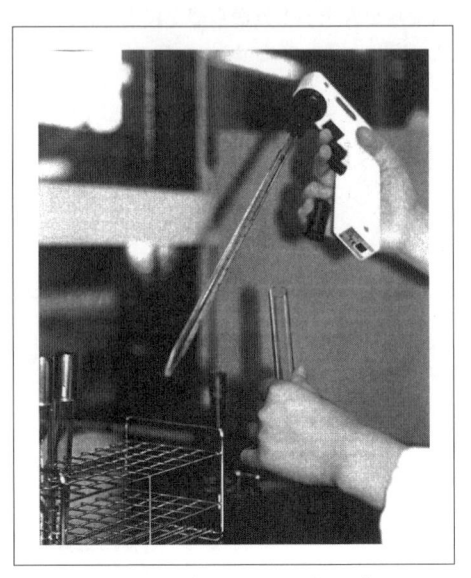

図2-5 ピペットの取扱い方

5 その他の滅菌容器および器具の取扱い方

　シャーレ，その他の無菌操作に使用する容器の開閉操作は，すべてバーナーの近くで行い，操作中は落下細菌の混入による汚染に注意する．細菌の付着した器具等は決められた方法により滅菌処理をした後，洗浄あるいは廃棄する．

3 形態観察

　形態を観察するためには，2点間の距離を識別できる限界としての**分解能** resolving power が問題となる．人間の目の分解能は，約 0.1 mm で，それより小さい物体を観察することができない．そこで，物体を拡大するための道具や装置を利用する必要がある．光学顕微鏡は，人間の目で7色の色彩として感じることができる 780～380 nm の波長の可視光線を用いて物体を拡大する道具である．しかし，光学顕微鏡にも限界があり，1876 年に E. Abbe アッベによって発表された"開口数の概念"によると，識別できる2点間の距離 d と使用する波長 λ との間に d = λ / 2 N.A. の式が成り立ち，N.A. は対物レンズの開口数（numerical aperture）で，可視光線を用いたときの N.A. は，最大で 1.4 のため，最も波長の短い紫の約 400 nm の単色光を用いても，d の値は約 200 nm が限界である．よって，より高い分解能を得るために，より波長の短い電子線（可視光線の約 10^{-3}）を用いたのが電子顕微鏡である．そこで，形態観察に当たっては，観察する対象物の大きさやその目的に合った装置を選択して，観察する必要がある．また，観察の目的にかなった試料の作成法が非常に重要であるが，ここでは省略する．

3-1 光学顕微鏡

3-1-1 光学顕微鏡の構造

　光学顕微鏡 optical microscope の光学系の基本構造は，コンデンサー（集光器），接眼レンズと対物レンズの2組の凸レンズおよび鏡筒により構成される（図 3-1）．対物レンズの焦点 F_1 のやや前に試料 AB を置くと，対物レンズによって拡大された倒立の実像 A_1B_1 ができ，この像を接眼レンズの焦点よりやや内側に結像させると，鏡筒の長さを調節し，ピント（焦点）を合わせることにより，接眼レンズによって拡大された虚像 A_2B_2 を明視の位置に観察することができる．顕微鏡の倍率 M は，M = M_1（対物レンズの倍率）× M_2（接眼レンズの倍率）となる．

　生物顕微鏡の構造を，図 3-2 に示す．

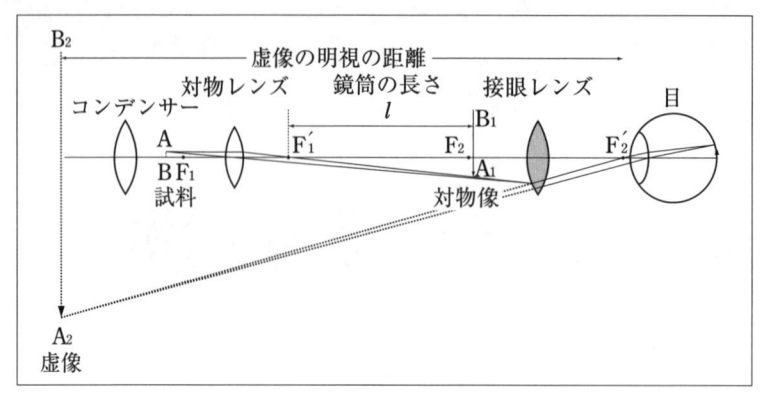

図 3-1 光学顕微鏡の基本構成

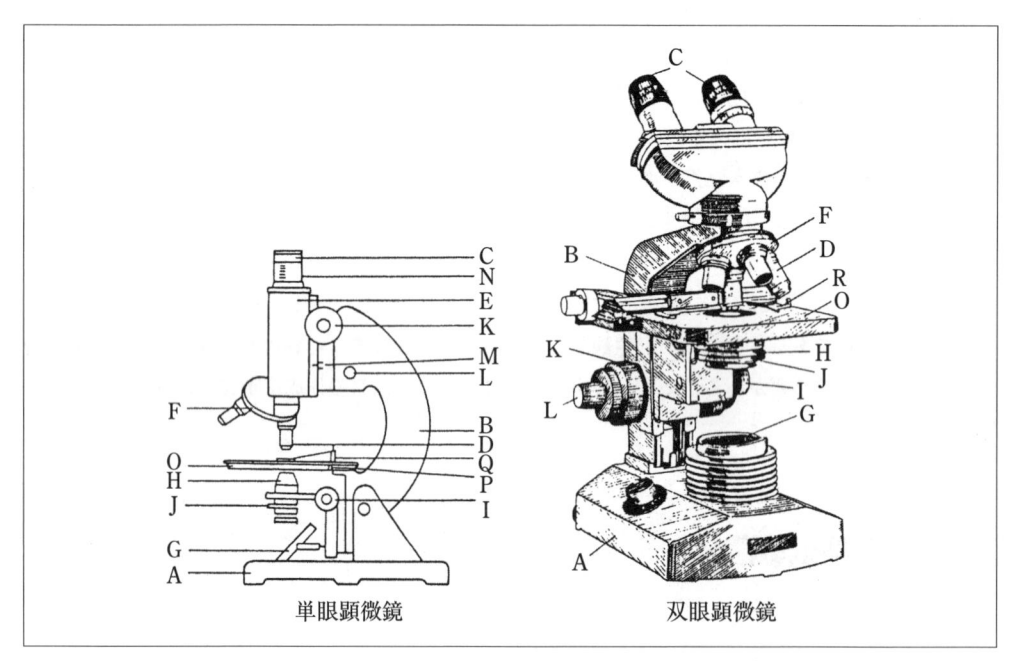

図 3-2 生物顕微鏡の構造と各部の名称

本　　　体：A. 台足，B. アーム
拡大装置：C. 接眼レンズ，D. 対物レンズ，E. 鏡筒，F. レボルバー
照明装置：G. 反射鏡または光源，H. コンデンサー，I. コンデンサー上下ねじ，J. 絞り開閉ねじ
焦点調節装置：K. 粗動ねじ，L. 微動ねじ，M. 焦点位置表示マーク，N. 目盛管
標本安定装置：O. ステージ，P. 中心調節ねじ，Q. バネ圧子，R. 十字（移動）装置

3-1-2　取扱い

（1）標本または試料をステージ上に載せる．ステージは，未固定の場合は水平にした状態で使用する．固定標本の場合は，観察しやすい状態に傾けて使用してよい．ただし，油浸系は，傾けすぎてイマージョンオイル

emersion oil がコンデンサーのほうに流れ落ちることのないよう注意する．視野の移動には十字移動装置を使用する．

（2）光源または反射鏡を視野全体が平等に明るくなるように調節する．無染色標本の場合は，コンデンサーを適当に下げ，絞りを絞って光量を調節する．染色標本の場合は，コンデンサーをいっぱいに上げ，絞りで光量を調節する．

（3）ピントの調節を行う際には，対物レンズを弱拡大にし，横から見ながら粗動ねじを回して鏡筒をステージぎりぎりの位置まで下げる．双眼顕微鏡の場合は，ステージを上下してピントを合わせるので，ステージをぎりぎりまで上げる．次に，接眼レンズでのぞきながら粗動ねじを動かして鏡筒を徐々に上げ，ピントを合わせる．ステージ上下式のものは，ステージを徐々に下げてピントを合わせる．まず低倍率でピントを合わせてからレボルバーを回転し，高倍率に切り換える．油浸の場合は，低倍率の乾式の対物レンズでピントを合わせてから標本の上にイマージョンオイルの小滴を置き，油浸レンズ（100×）に切り換える．このとき，油浸用の対物レンズと標本の間がオイルで完全に埋まるようにする．

（4）観察後，レンズについたイマージョンオイルはレンズペーパーで拭き取る．使用時以外は，絞りは全開にし，レボルバーを回して光源からの光が対物レンズを通過しない状態にしておく．乾式レンズにはオイルをつけないように注意する．

3-1-3　種々の光学顕微鏡

1　倒立顕微鏡

倒立顕微鏡 inverted microscope は，ステージの上方にコンデンサー，下方に対物レンズが置かれ，光源と対物レンズが生物顕微鏡と逆に配置された形の顕微鏡である（図3-3）．照明に長焦点のコンデンサーを利用することにより，シャーレや組織培養用の容器など厚みのある試料をそのまま観察することができる．保温箱を取り付け，試料を一定温度に保つことで，長時間に渡って，生の状態で試料を観察することが可能である．そこで，右外観図（図3-3）のようにマイクロインジェクション装置を取り付けて，インジェクション後の細胞の経時的な変化を観察するようなことにも応用できる．

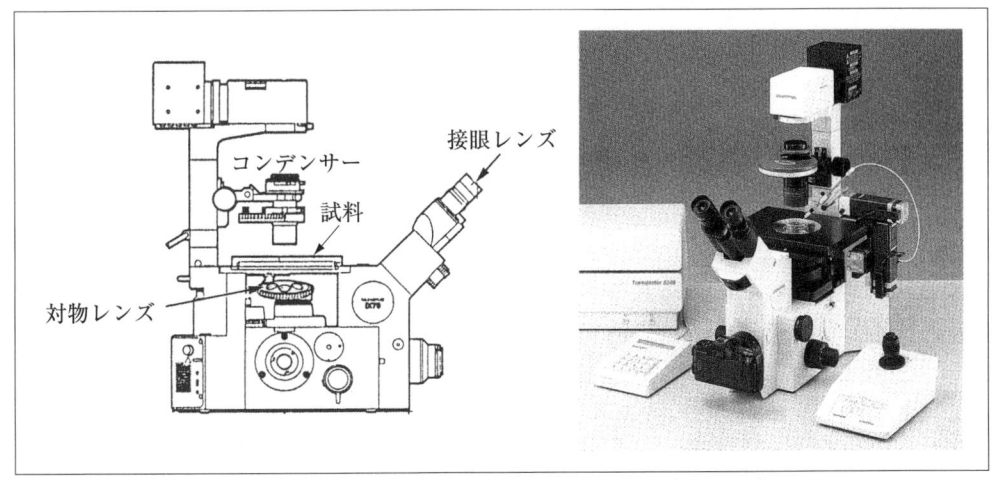

図3-3　倒立顕微鏡の構造と外観（オリンパスIX70）

2 位相差顕微鏡

(a) 原　理

位相差顕微鏡 phase-contrast microscope とは，試料を染色せずに生きた状態で，細菌や細胞の内部構造などを位相差による高いコントラストで観察することができる光学顕微鏡である．光が部分的に屈折率や厚さに違いがある試料を通過するとき，あるいは，周囲より高い屈折率をもった領域を透過するときには，光の速度は遅くなり，通過しなかった光に対して位相差が生じる．この差は普通1/4波長ほどで，視覚で捕えられないため，この位相差を光の強度の違いに変えて，肉眼で識別できるようにした顕微鏡である．

(b) 構　造

図3-4に位相差顕微鏡の光路図を示す．コンデンサーの前焦点の位置に，リング状のスリット（リング絞り）を置き，対物レンズの後焦点面に位相板が取り付けられている．位相板はこのリング絞りの像と完全に重なるような大きさと形になっていて，直接光に一定の大きさの位相変化と吸収を与える．試料面で回折した光は，対物レンズを通り，位相板を通過してきた直接光との干渉によって像を作る．このとき，回折光と直接光が同位相の場合は，光の振幅が増しブライトコントラスト（ネガティブコントラスト）となり，物体が周囲より明るい像が得られ，逆位相の場合は，光の振幅が減少されダークコントラスト（ポジティブコントラスト）となり，物体が周囲より暗い像が得られる．

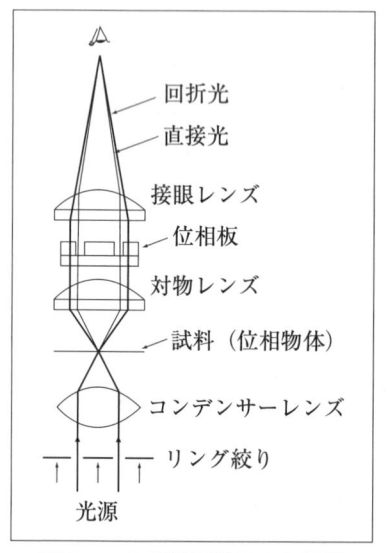

図3-4　位相差顕微鏡の光路図

3 蛍光顕微鏡

(a) 原　理

蛍光顕微鏡 fluorescence microscope は，試料に紫外線や短い波長の可視光線を照射することによって励起された光（蛍光）を観察する光学顕微鏡である．蛍光性のある試料の場合は，その蛍光物質固有の自家蛍光（一次蛍光）を直接観察できるが，蛍光性のない試料の場合は，蛍光色素で処理をしたり，蛍光標識した抗体を結合するなどして，付与した二次蛍光を利用して観察する．

(b) 蛍光色素

主な蛍光色素とその特性を，表3-1に示す．

(c) 構　造

薄い試料を下方から照射して観察する透過型と，厚い不透明な試料を上方から照射して観察する落射型（図3-5）がある．

光源部は超高圧水銀灯ないしハロゲンランプの光源とコンデンサー，励起フィルターからなる．
観察部には選択接眼フィルターと内蔵接眼フィルターが装着されている．
落射型蛍光顕微鏡は，光源から励起フィルターを通過してきた光線をダイクロイックミラーによって，短波長を反射して，蛍光を含む長波長の光線を透過させ，励起光を上部から対物レンズに入射させて，試料の標本面を

表 3-1 主な蛍光色素と用途

蛍光色素名	励起波長（nm）	蛍光波長（nm）	用　途
quinacrine mustard	430〜460	490〜530	染色体
thioflavin	430	550	たん白質修飾
auramine O	460	550	抗酸菌
acridine orange	490	530, 640	一本鎖・二本鎖核酸
rhodamine	500	540	ミトコンドリア
fluorescein-isothiocyanate（FITC）	490	520	抗体の標識（蛍光抗体法）
tetramethylrhodamine-isothiocyanate（TRITC）	490	520	抗体の標識（蛍光抗体法）
texas red	595	615	抗体の標識（蛍光抗体法）

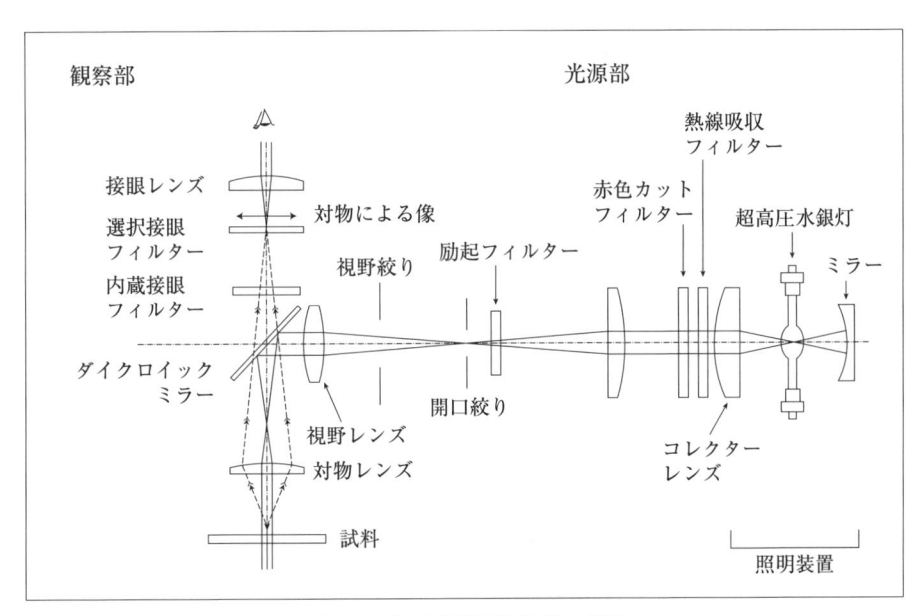

図 3-5　落射型蛍光顕微鏡の構造
（新津恒良，平本幸男編，実験生物学講座（2巻，光学・電子顕微鏡実験法），丸善，1983，図3-19を改変）

照射する．

4　共焦点レーザー顕微鏡

(a) 原　理

　共焦点レーザー顕微鏡 confocal laser microscope は，生の状態で観察できる蛍光顕微鏡の利点を応用し，画像を電気信号の走査によって二次元化し，光源に位相をもつレーザー光線を用いることによって，高コントラストで高い分解能の三次元の画像が得られることを特徴とする光学顕微鏡である．

　光源側に置かれた細孔（ピンホール）を通過した細い光束を点光源として，対物レンズと同じレンズを用いたコンデンサーレンズで集光し，試料内の一点に光を当て，その光を対物レンズで結像する．この結像面に第2のピンホールが置かれ，試料内の焦点の合った点からの蛍光のみがここを通過する．この光を光検出器で電流に変換し，点画像をX軸，Y軸で，二次元的に走査することによって平面画像化する．共焦点とは，点光源と点検出器が共に試料内の1点に対して結像関係にあるという Marvin Minsky（1957）の考案した基本原理（図3-6）

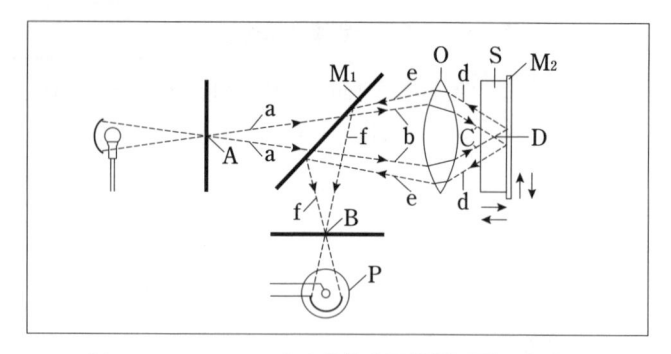

図 3-6　Minsky による共焦点顕微鏡原型の光路図

A は照明光の通るピンホール，a と b は対象を照明する光の経路，B は反射してきた光の通過する共焦点ピンホール，D は標本 S の中で焦点の合った点である．O は対物レンズ，M₁ は光の半分を通す半透明の鏡（half mirror），M₂ は標本の下に置いた鏡で，光線を反射し，光は d，e，f の経路を辿って B を通り，フォトマル P に達する．
（日本電子顕微鏡学会，電子顕微鏡，35，(2)，2000，p.139，図 1 を改変）

に基づいている．

　生体染色のための蛍光色素には，限られた波長のレーザー光に対し励起効率の高いものとして，FITC やローダミンなどの蛍光色素が標識に用いられている．2 種以上の蛍光色素染色による多重蛍光染色の同時励起の観察も可能である．

　走査によって得られた二次元の平面画像を光学的な切片像として，共焦点による浅い焦点深度を利用して，Z 軸方向の各焦点位置での平面画像を画像処理により重ね合わせることによって，三次元の立体的な情報を得ることができる．

3-2　電子顕微鏡

3-2-1　透過型電子顕微鏡

1 原　理

　電子顕微鏡 electron microscope は，分解能を上げるために，波長の短い光源として電子線を用いた顕微鏡である．電子線は目で捕えられないが，真空中でも直進し蛍光板に当たると蛍光を発し，可視化することができる．また，電子線は電磁波で波動性をもち，その波長 λ は，加速電圧 V（陰極と対陰極の間に加えられる電圧）に逆比例し，次の式が成り立つ．

$$\lambda = \frac{12.3 \text{ Å}}{\sqrt{V}}$$

　加速電圧を 100 kV とすると，波長は約 0.04 Å で，前に述べたアッベの式から，分解能が波長のほぼ 1/3 とすると理論上は 0.01 Å となる．ただし，電子顕微鏡で用いられる電子レンズには凹レンズがなく凸レンズのみであるため，光学顕微鏡の場合のように，凹レンズと組み合わせて収差を除くことができない．このため，球面収差，歪像収差，非点収差，回折収差などのいろいろな収差を完全に除くことができず，現実的な理論分解能は 2 Å 程度である．

2 構成と構造

透過型電子顕微鏡 transmission electron microscope (TEM) は，試料を透過してきた電子線によって得られた像を，蛍光板上で可視化して観察する電子顕微鏡で，以下のような鏡体系，排気系，電気系により構成される．

鏡体系 ┬ 照射系（電子銃，集束レンズ）
　　　├ 結像系（レンズ：対物レンズ，中間レンズ，投影（射）レンズ，試料室）
　　　└ 観察系（観察室，カメラ室）

排気系 ┬ 予備排気ポンプ（FP: fore-vacuum pump）
　　　├ 油拡散ポンプ（DP: oil diffusion pump）
　　　└ 主排気管およびバルブ系，真空系

電気系　操作盤，高圧発生装置，電圧および電流安定装置

透過型電子顕微鏡の鏡体の構成の一例を図3-7に示す．照射系の電子銃は，電子線を発生させ，加速する部分で，光学顕微鏡の光源に相当する．集束レンズは，コンデンサーレンズで，電子線を集束して試料を照射する．

結像系は，対物，中間，投影の各レンズと試料室によって構成され，試料を通過した電子線は，3段階のレンズによって拡大され，蛍光板上に結像される．

集束レンズと対物レンズには，可動絞りが用いられる．

観察系は，蛍光板上の像を斜上方の厚い鉛ガラスでできた窓から覗いて観察する観察室とカメラ室によって構成される．焦点合わせを行った後，シャッターを作動すると蛍光板が上に開き，蛍光板の下に取り付けられたカメラ室から1枚ずつ送り出されるフィルムに電子線が当たり，露光される．露光時間に合わせてシャッターが閉じられ，蛍光板が元の状態に戻る．撮影されたフィルムは，受け箱に回収される．

排気系は，鏡体内を高真空に保つための装置である．1Pa程度の真空状態までの予備排気用の油回転ポンプ（RP）は，最も一般的な真空ポンプで，シリンダー内の偏心の回転ローターが油の中で回転し，吸い込んだガスをこのローターを回転しながら圧縮して排出する．次に，油をヒーターで沸騰し，その蒸気にガスを吸着させ，油蒸気を冷却水で冷やし油滴とし，再び沸騰させることを繰り返し，真空度を上げる油拡散ポンプ(DP)で，10^{-3}Paまでの真空状態にする．真空度が真空計で測定される．

電気系には，電子線を加速させるために必要な高電圧を発生させる装置やこのような電圧や電子レンズ電流などを安定に保つための定電圧，定電流装置などがある．

透過型電子顕微鏡の外観の一例を図3-8に示す．

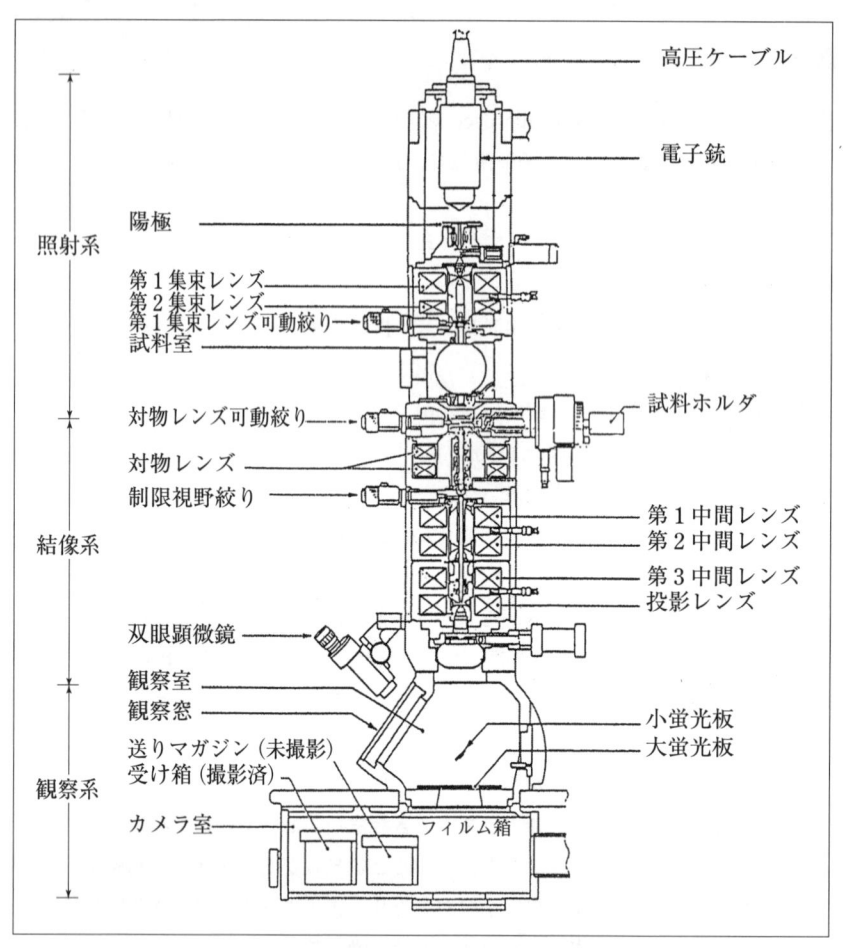

608　第4編　病原微生物学実習総論

図3-7　透過型電子顕微鏡の鏡体の構成
（日本電子　JEM-1010鏡体の断面図）

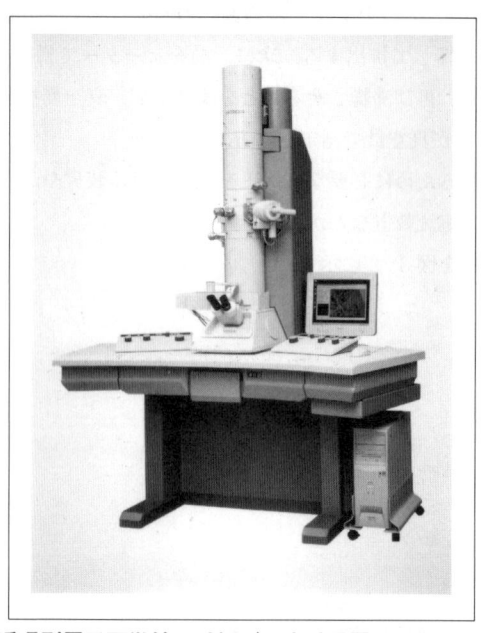

図3-8　透過型電子顕微鏡の外観（日立透過電子顕微鏡 H-7500）

3-2-2 走査型電子顕微鏡

1 原　理

　電子銃から出た電子線が試料に当たると，試料を透過する電子の他に，反射電子，二次電子，X線などが放出される．**走査型電子顕微鏡** scanning electron microscope（SEM）では，電子線を細い線に分画された電子ビームとして試料面に当て，放出される二次電子を捕え，偏向コイルによって試料面を走査させることで点画像を連続した像としてブラウン管上に構成する．

2 構成と構造

　原理上から，試料の表面の微細な構造の観察に用いられる．透過型電子顕微鏡に比べて分解能（30～50 Å程度）は劣るが，焦点深度が非常に深く三次元的な立体像として像を観察することができる．
　図3-9に示すような電子光学系の本体部と電気系により構成される．
　本体部は，電子銃から発生した電子線を微小な電子線束に集束するための集束レンズ，試料に電子線を照射し，試料の表面を二次元的に走査するための偏向コイルを内蔵した鏡筒部の電子光学系と，試料をステージに載せて取扱う試料室，試料表面から発生する電子信号を検出する検出器，鏡筒部および試料室を真空にする排気系により構成される．
　電気系は，本体部を制御する加速電圧電源，レンズ電源，走査電源などの各種電源装置と，信号の増幅をする信号増幅器，信号を像として表示するブラウン管，像の記録のためのカメラ室により構成される．
　生物試料は二次電子の発生率が悪いので，通常は，高真空中で観察するために臨界点乾燥などで乾燥した後，金-パラジウムなどの合金を試料の表面に薄く蒸着する方法がとられる．
　最近は，生物試料を含水のまま，低真空で観察することができる走査型電子顕微鏡も普及している．
　走査型電子顕微鏡の外観の一例を，図3-10に示す．

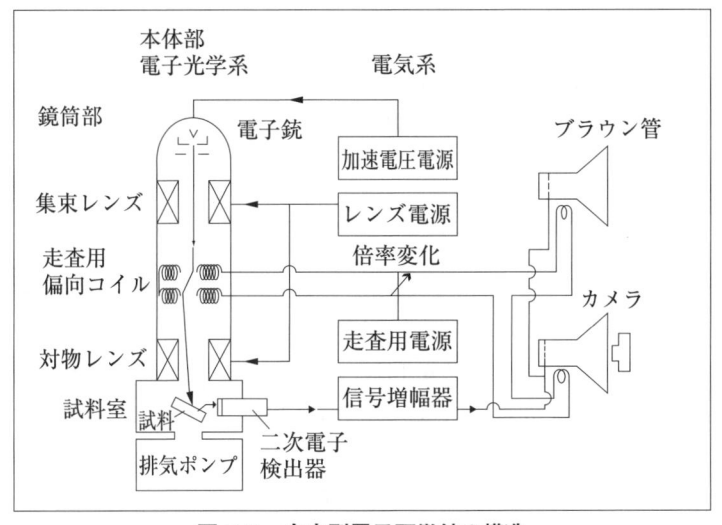

図3-9　走査型電子顕微鏡の構造

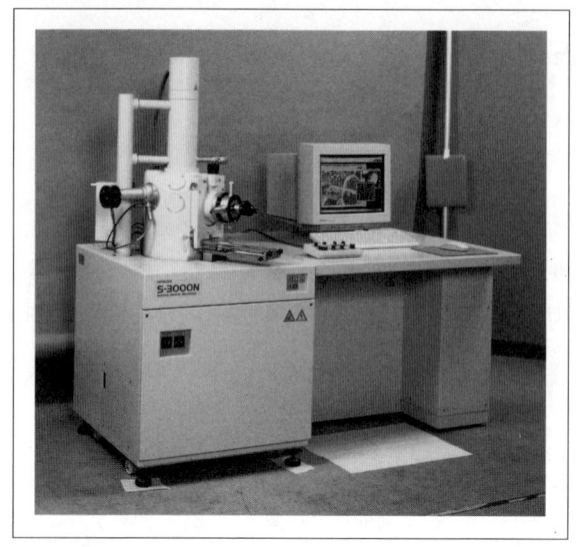

図3-10　走査型電子顕微鏡の外観（日立走査電子顕微鏡 S-3000N）

3-3　走査プローブ顕微鏡

3-3-1　原理

　探針と導電性の試料を nm の距離に接近させ，その間に電圧をかけると両者間にトンネル電流が流れることを利用して，試料表面の形状を調べるために作られた**走査トンネル顕微鏡** scanning tunneling microscope（STM）を基に，導電性のない生物試料にも応用でき，大気中で，また液体中でも観察できる原子間力顕微鏡 atomic force microscope（AFM）が開発された．**走査プローブ顕微鏡** scanning probe microscope（SPM）は，これらを主とし，その後，同じ原理を利用して開発された顕微鏡の総称としてよばれている．

　AFM も SEM と同様に試料の表面の形状を観察することができるが，AFM の特徴は，XY 方向の面内の分解能は2Å程度であるが，垂直方向の分解能は0.1Åで，Z 軸方向の分解能が非常に優れており，分子の識別が可能なほどで，DNA やたん白分子などの生体高分子の構造解析などにも応用されつつある．電子線を用いないため，試料の作成が気軽にでき，電子線による損傷が避けられることも特徴である．

3-3-2　構造

　図3-11に示す原理図のように，極めて鋭利な探針が，カンチレバー（板バネ）の先端に付けられており，この探針を試料の表面に近づけると，探針と試料表面の原子間の相互作用によって，はじめは引力が，さらに近づけると斥力が生じる．これらの Z 軸方向の力の変化は，カンチレバーのたわみや振動の変化量として，カンチレバーに当てたレーザー光の反射で検出される．この変化量が一定になるように微動素子に加える電圧を加減しながら，探針を XY 方向に二次元走査する．各 XY 座標における上下の Z 軸方向の変化をコンピュータ上で三次元的に画像化することによって，試料表面の立体的な形状を捕えることができる．

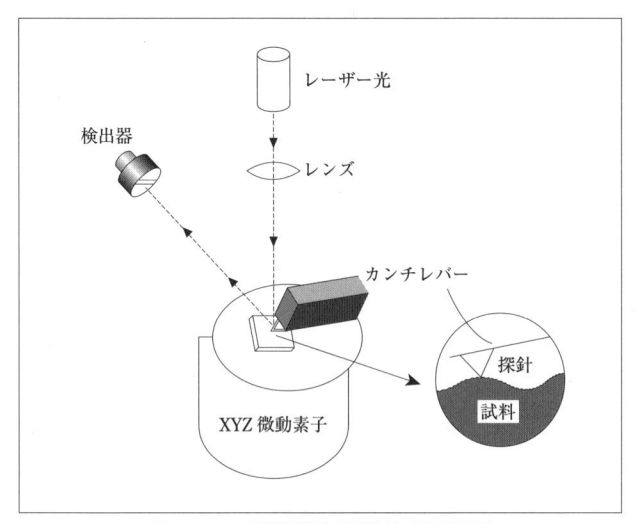

図 3-11　原子間力顕微鏡の原理図

5 病原微生物学実習
各 論

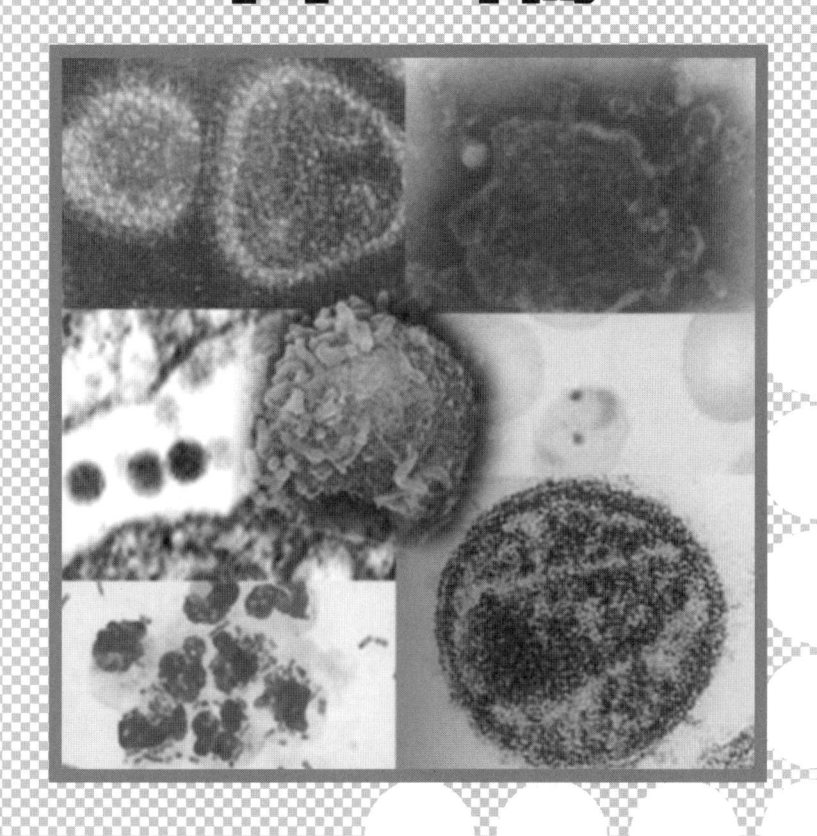

1 細菌学実習

1-1 染色法

1-1-1 色素原液の調製

色素粉末の純アルコール飽和溶液を色素原液という．色素は大部分の細菌を染め出すことができるものが用いられる．通常，次の割合で作製するが，製品により含有量などに差違があるので注意する．

［純アルコール 100 mL に対する粉末色素の量］
- メチレンブルー　　　　　　　　　5 g
- クリスタルバイオレット　　　　　10 g

表 1-1　微生物検査に用いられる主な染色法

染色法	目的	結果	その他
単染色 （メチレンブルー）	細菌形態の観察	菌体：濃青色 莢膜：不染 異染小体：赤紫色の小体 芽胞：不染	
グラム染色	グラム染色性の確認	陽性菌：濃紫色 陰性菌：赤色	Hucker の変法が染めやすい．
莢膜染色 （ヒス法）	莢膜の染色	莢膜：淡紫色 菌体：濃紫色	莢膜は通常の培養で発現しない．
鞭毛染色 （レイフソン法）	鞭毛の検出	鞭毛：赤色	鞭毛は 37 ℃より低温でよく発現する．
芽胞染色 （メラー法）	芽胞の検出	芽胞：赤色 菌体：青色	芽胞形成期に染色する．
抗酸染色 （チール・ネルゼン法）	抗酸菌の確認	抗酸菌：赤色 その他の細菌：青色	抗酸菌（*Mycobacterium*）以外にも *Corynebacterium*, *Nocardia*, *Actinomyces* なども陽性を示すことがある．

サフラニン	2.5 g
フクシン	11 g
ゲンチアナバイオレット	7 g

各色素粉末を乳鉢ですりつぶしながら，純アルコールを少しずつ加えていく．底に少量の色素末が残る．色素原液は褐色細口瓶に密栓し，保存する．

1-1-2 普通染色法（単染色法）

目 的
　単一の染色液で細菌を染色し，その大きさ，形態および配列を観察する．

準 備
- 染色液：メチレンブルーまたはサフラニン液
- その他：3％塩酸アルコール，スライドグラス，ガーゼ，ガラス鉛筆，白金耳，滅菌精製水，洗濯ばさみ，染色バット，消毒液，顕微鏡（10倍接眼レンズ，10倍および100倍対物レンズ），エマルジョンオイル，ろ紙

方 法
① 塗抹；スライドグラス（3％塩酸アルコールに一晩浸し，表面を脱脂する．使用する前にガーゼでよく清拭する）の細菌を塗布しようとする部分にガラス鉛筆で円を印す．印をつけた円の範囲内に菌液を1白金耳とり，薄く塗り広げる．固形培地上の細菌を塗布するときは，スライドグラス上に滅菌精製水（または水道水）を1滴とり，次いで少量の細菌を水滴と混和する．
② 乾燥；スライドグラス上の水滴が乾くまで自然乾燥させる．
③ 固定；塗抹面を上にしてスライドグラスを洗濯ばさみで保持し，火炎の中をゆっくりと3～4回連続して通過させ，菌体たん白質を熱変性させてスライドグラス面に固着させる．
④ 染色；塗抹面を染色液（メチレンブルーまたはサフラニン液）で覆うか，または染色液の入った染色バットのなかにスライドグラスを立て，1～2分間静置する．
⑤ 水洗；スライドグラスを傾けて染色液を流し，または染色バットからスライドグラスを取り出し，水道水を塗抹面の裏から静かに流し，洗浄水に色がつかなくなるまで水洗する．
⑥ 乾燥；標本はろ紙片に挟んで軽く押さえ，水分をとった後，空気中で自然乾燥する．

鏡検：まず，10倍の対物レンズで観察し，視野を確認した後，さらに塗抹面にエマルジョンオイルを滴下し，100倍（油浸レンズ）で観察する．顕微鏡で観察したとき，全視野が細菌でぎっしり埋まっているのは，塗抹が濃すぎたためである．

1-1-3 グラム染色法

目 的
　細菌細胞壁の構成成分の違いにより（第1編，6-4参照），グラム陽性細菌とグラム陰性細菌を染め分ける．

[普通法]
準 備
- フェノールゲンチアナバイオレット液：ゲンチアナバイオレット原液10 mL，5％フェノール水溶液100 mLを混合，ろ過する．

- サフラニン液：サフラニン原液を精製水で 5 ～ 10 倍に希釈する．
- ルゴール液：ヨウ素 1 g，ヨウ化カリウム 2 g，精製水 300 mL（ヨウ化カリウム 2 g を 5 ～ 10 mL の精製水に溶解し，これにヨウ素 1 g を加えて完全に溶解した後，残りの精製水を加える．褐色瓶に保存し，光線を避ける）．
- 脱色液：純アルコール
- その他：普通染色法に準ずる．

方 法
① 塗抹；塗抹，乾燥および固定は普通染色法と同じ要領で行う．
② 染色；フェノールゲンチアナバイオレット液で塗抹面を覆い，1 ～ 2 分間静置する．
③ 水洗；普通染色法に準じて行う．
④ 媒染；標本面にルゴール液を十分注ぐか，ルゴール液の入ったバット内に立て，1 分間静置する．
⑤ 脱色；軽く水洗，続いてろ紙で軽く押さえ水分を吸収させた後，純アルコールで色素が溶出しなくなるまで脱色する．
⑥ 水洗および乾燥；普通染色法に準じて行う．
⑦ 後染色（対比染色）；サフラニン液で 30 ～ 60 秒染色する．
⑧ 水洗および乾燥

鏡検：グラム陽性細菌は濃紫色または暗紫色，グラム陰性細菌は淡赤色に染色される．グラム染色では単染色に比べ，細菌がやや大きく見える．グラム陽性細菌の証明は容易であるが，グラム陰性細菌は背景との対比が悪いため，見えにくくなる．グラム陽性細菌は培養条件によって細胞壁が変化したり，リゾチームなどの作用によりペプチドグリカン層が除去されるとグラム陰性を示すことがある．

[Hucker の変法]

準 備
- Hucker のクリスタルバイオレット液：クリスタルバイオレット原液 20 mL，1 ％ シュウ酸アンモニウム水溶液 80 mL を混合，ろ過する．
- その他：普通法に準ずる．

方 法
普通法と同様に行う．

1-1-4 特殊染色法

目 的
普通染色法で染色されにくい細菌の特性および特異構造について，各種染色法を用いて染色する．

1 莢膜染色法

莢膜（第 1 編，6-3 参照）の有無を調べる染色法である．細菌の莢膜発現を促進するためには，動物を通過させる方法（マウスへの腹腔内接種など）や細菌を血液や腹水の入った培地で培養する方法が用いられる．ここではよく使われる Hiss の染色法を記す．

[Hiss法]

準備
- フクシン原液またはゲンチアナバイオレット原液
- 20％硫酸銅水溶液
- その他：普通染色法に準ずる．

方法
① 塗抹；普通染色法に準じて行う．培養菌のときには，水の代わりにウシ血清（またはウサギ血清）で塗抹するとよい．
② 乾燥および固定；普通染色法に準じて行う．
③ 染色；フクシン原液またはゲンチアナバイオレット原液を精製水で15～20倍希釈した染色液で数秒間，加温染色を行う．
④ 洗浄および乾燥；水洗せず，20％硫酸銅水溶液で洗い，そのまま乾燥する．

鏡検：染色液にフクシンを用いた場合，莢膜は桃色，さらに菌体は真紅色に染色される．また，ゲンチアナバイオレットを用いた場合，莢膜は淡紫色，菌体は濃紫色に染まる．

2 鞭毛染色法

細菌の鞭毛（第1編，6-6-1参照）は菌体から脱離しやすいなどの理由により，その染色はかなり困難な染色法で，確実な結果を得るには習熟が必要である．ここでは比較的容易に染まるLeifson法を記す．

[Leifson法]

準備
- ホルマリン（0.1～0.5％）
- 染色液：① 色素原液（パラロザニリン酢酸塩0.9 g，パラロザニリン塩酸塩0.3 g，95％エタノール100 mL），② 3％タンニン酸水溶液，③ 1.5％食塩水，②と③を等量混合したもの2に対して染色原液1の割合で加える．4℃に静置し完全に透明になった上清液を用いる．室温なら1～2週間，氷室で1～2か月保存可能である．
- その他：普通染色法に準ずる．

方法
① 塗抹；スライドグラスは，完全に脱脂され清浄であることを特に注意する．白金耳で菌液をとり，ガラス鉛筆で印された円内にのせる（この時，白金耳で菌液をかきまわすことは厳禁）．
② 乾燥および固定；空気中で自然乾燥する．火炎固定は行わない．塗抹用の滅菌精製水にホルマリン（0.1～0.5％）を加えてもよい．
③ 染色；ガラス鉛筆で描いた円の内側に染色液1 mLを注ぎ，室温に放置する．透明な染色液の周辺から混濁が現れ，液全体に広がれば染色終了とする．
④ 水洗；染色液を捨てずに，そのまま水洗する．
⑤ 乾燥

鏡検：鞭毛および菌体ともに濃赤色に染色される．

3 芽胞染色法

芽胞（第1編，6-9参照）は多量の中性脂肪をもつ小体で，普通染色法やグラム染色法では染まりにくい．

一般に Möller 法が用いられる.

[**Möller 法**]
準 備
- Ziehl のフェノールフクシン液：フクシン原液 10 mL，5％ フェノール水溶液 100 mL を混合，ろ過する.
- Löffler のメチレンブルー液：メチレンブルー原液 30 mL，0.01％ 水酸化カリウム溶液 100 mL を混合，ろ過する.
- 1〜3％ 硫酸水
- その他：普通染色法に準ずる.

方 法
① 塗抹，乾燥および固定；普通染色法に準じて行う.
② 前処理；5％ クロム酸水溶液中で 2〜5 分処理し，芽胞膜の脱脂を行う.
③ 水洗
④ 染色；Ziehl のフェノールフクシン液で 2〜3 分間加温染色する.
⑤ 水洗
⑥ 脱色；1〜3％ 硫酸水で 2〜3 秒間脱色する.
⑦ 水洗
⑧ 後染色；Löffler のメチレンブルー液で 30 秒〜1 分間染色する.
⑨ 水洗および乾燥

鏡検：芽胞は赤色，菌体は青色に染色される.

4 抗酸染色法

　抗酸菌は菌体に多量の脂質を保有する（第 1 編，5-5 参照）．そのため疎水性で染色しにくいが，一度染色されると酸（性）やアルコールによって脱色されにくいという特性をもつ．この性質を利用して抗酸菌をその他の細菌と染め分けることができる．ここでは代表的な Ziehl‐Neelsen 法を記す.

[**Ziehl‐Neelsen 法**]
準 備
- 5％ フェノール
- Ziehl のフェノールフクシン液（前述：芽胞染色法）
- 3％ 塩酸アルコール
- Löffler のメチレンブルー液（前述：芽胞染色法）
- その他：普通染色法に準ずる.

方 法
① 塗抹；基本的には普通染色法に準じて行う．抗酸菌の場合，細菌の付着した白金耳を直接，火炎滅菌すると生菌が周囲に飛散して危険である．細菌のついた白金耳はまず，砂入り 5％ フェノール液で菌塊を十分洗い落としてから火炎滅菌を行う.
② 乾燥および固定；普通染色法に準じて行う.
③ 染色；Ziehl のフェノールフクシン液をスライドグラス上に十分量のせ，3〜5 分間強く加温染色する．加温染色中，染色液が蒸発したら乾燥しないように染色液を補う.

④ 水洗
⑤ 脱色；3％塩酸アルコールで塗抹部分が無色になるまで脱色する．
⑥ 水洗
⑦ 後染色；Löfflerのメチレンブルー液で30秒～1分間染色する．
⑧ 水洗および乾燥

鏡検：抗酸菌は赤色，その他の細菌および細胞成分は青色に染色される．

5 異染小体染色法

Corynebacterium diphtheriae の鑑別のために，菌体の異染小体（ボルチン顆粒，第1編，6-8参照）を染色する．異染小体は強酸性（pH 1.5～2.0）下で塩基性色素により濃染する．

準備

- ナイセル液：第1液（メチレンブルー 0.1 g，純アルコール 2 mL，酢酸 5 mL，精製水 95 mL），第2液（クリスタルバイオレット 0.1 g，純アルコール 1 mL，精製水 30 mL），使用前に第1液と第2液を2：1の割合で混合する．
- クリソイジン液：クリソイジン 2 g，精製水 300 mL（加温溶解）
- その他：普通染色法に準ずる．

方 法

① 塗抹，乾燥および固定；普通染色法に準じて行う．
② 染色；ナイセル液で20～30秒間染色する．
③ 水洗
④ 後染色；クリソイジン液（サフラニン液で代用可）で10秒間染色する．
⑤ 水洗および乾燥

鏡検：異染小体は黒褐色，菌体は黄色に染色される（サフラニン液を代用したときには赤桃色に染色）．*C. diphtheriae* では，異染小体は菌体の両端または一端，中間に認められるが，培養菌を用いた場合には培養条件によって位置が変動することがある．異染小体は *C. diphtheriae* 以外にも他の *Corynebacterium* 属などでも認められる．

1-2 培地の調製法

1-2-1 基礎培地

1 培地素材

多くの細菌は，炭素源としてグルコース，窒素源としてアンモニウム塩，マグネシウム塩およびリン酸塩などの無機塩類を加えた簡単な培地で増殖することができるが，複雑な栄養要求性をもつ細菌は，さらに複数のアミノ酸やビタミン，酵母エキス，血液成分などを必要とする（第1編，8-1-1 ③ 参照）．現在使われている一般的な細菌の培養には，多くの栄養素やビタミンが含まれている獣肉，カゼイン，植物などを細菌が利用できるよ

うに加工したものを用いている．

(a) ペプトン

一般細菌の主要な窒素源として用いられる．ペプトンの材料として用いられるたん白質には，ミルクカゼイン，獣肉，大豆などがある．カゼインペプトンは，ミルクカゼインをトリプシンで酵素分解したもので，トリプトファン含量が多いが，システインやメチオニンなどの含硫黄アミノ酸含量は少ない．獣肉ペプトンは，ペプシンで酵素分解したもので，細菌が必要とするビタミンや発育因子を含むほか，含硫黄アミノ酸含量がきわめて豊富である．ただし，トリプトファン含量は少ない．大豆ペプトンは，大豆をパパインで分解したものである．チアミン（ビタミン B_1）が豊富に存在する．主に，発育素源として用いられる．カゼイン酸加水分解物（カザミノ酸）は，ミルクカゼインを塩酸で分解したもので，たん白質がアミノ酸まで分解されている．トリプトファンはほとんど分解されるため，含量は少ない．

(b) エキス成分

細菌の主要な発育素源として用いられ，ビタミン効果，発育促進のために加える．肉エキスは，肉の水抽出液を加熱濃縮した褐色を呈するペースト状のもので，酵母エキスは，乾燥酵母末の冷浸出物を乾燥した黄淡褐色の粉末である．栄養要求性の高い細菌に対しては，ウシ心筋の浸出液（heart infusion）や子ウシの脳とウシ心筋の混合浸出液（brain heart infusion）を培養に用いる．

(c) 培地凝固剤

培地を固形化するために用いられるものとして，一般には**寒天** agar を用いる．テングサ，オゴノリなどから浸出した粘液を凍結脱水，乾燥粉末化したもので，ガラクトースおよびガラクトウロン酸を含むガラクタンが硫酸エステル状に結合し，一部はカルシウム塩またはマグネシウム塩となっている．オゴノリ寒天は，ゼリー強度や溶解したときの透明度は，テングサ寒天よりも勝っているが，凝固したときに凝固水が多く出るという欠点がある．一般細菌の栄養にはならないが，菌種によっては寒天中に含まれる微量の不飽和脂肪酸により増殖が抑制されるものもある．

(d) 添加物

細菌によっては，培地中に血液や血清を加えないと発育しないものがある．培地に加える血液には，主にヒト，ウサギ，ヒツジ，ウマなどの脱線維素血液を用いる．クエン酸やシュウ酸で血液の凝固を防止したものも利用できる．血液や血清は，成分中のビタミンや発育促進因子などによる効果の他，培地中の細菌に対する発育阻害物質の吸着および中和などの効果も考えられる．

2 培地の調製と保存

現在使用されている細菌用培地の種類は非常に多く，また，同じような培地でも様々な改良が加えられている．これらの培地の多くが，各培地材料の混合された粉末培地として市販されている．粉末培地から目的の培地を作製する場合には，精製水 1000 mL に対して必要な粉末を加温溶解すればよく，pH の調整や不溶物のろ過は必要ない．

(a) 粉末培地の保存法

粉末培地は吸湿性がきわめて強く，また，種類によっては光線で変質する成分を含むものもあるので，密封し

て，暗所に保存する．特に，一度開封した粉末培地は再度密封して，デシケーターなどの乾燥容器内で保存する．

(b) 粉末培地の溶解

使用法に従って秤量した粉末培地はフラスコの中に入れ，少量の精製水を加えて十分に撹拌する．均一なペースト状または泥状になるまでフラスコを回して，粉末培地の固まりがなくなってから，残りの精製水をフラスコに入れ，再びフラスコを回し，均一な懸濁液とする．精製水を一度に（すべてを）注ぎ込むと粉末培地が固まり，加温（加熱）しても容易に溶けないことがあるので注意する．また，秤量するとき，粉末培地を飛散させたり，吸引したりしないよう注意する．

液体培地の場合，均一になった培地をメディウム瓶や試験管などに一定量分注し，それぞれキャップや綿栓をした後，滅菌する．

(c) pH の調整法

培地の pH を調べるには，指示薬を用いる比色測定法と pH メーターを用いる測定法とがある．比色測定法は，pH 試験紙に培地を滴下し，その色調を標準変色表（試験紙の変色した色調によって pH が決まっている）と比較して pH を決定する．本法は手軽に行え，便利ではあるが，正確性はやや劣る．

培地 pH の修正が必要な場合は，アルカリ側へは 4 ％ 水酸化ナトリウムまたは 10 ％ 炭酸ナトリウムを用い，酸性側へは 10 ％ 塩酸を用いて調整する．しかし，何度も pH の修正を繰り返すと，培地中の塩分が増加するので極力避けることが望ましい．

pH の値は，高圧蒸気滅菌によって変動するため，最終 pH が目的の値になるように注意する．一般に，水酸化ナトリウムで調整した場合，高圧蒸気滅菌によって pH は 0.2 程度酸性側に変化する．したがって，一般細菌の場合には，pH は 7.2〜7.4 に調整してから高圧蒸気滅菌する．正確な培地の pH を測定するときには，滅菌後あるいは滅菌が不要な培地では加温溶解後にガラス電極（pH メーター）で測定する．寒天培地は滅菌後あるいは加温溶解後，精製水で 5 倍に希釈し，ブイヨン培地は溶解後，25 ℃で測定する．

(d) 培地の滅菌法

培地は原則として滅菌してから使用する．培地の滅菌は通常，オートクレーブを用いた高圧蒸気滅菌を行う．滅菌条件は，121 ℃（1.0 kg/cm^2，2 気圧）で 15〜20 分間が一般的であるが，被滅菌物の量，オートクレーブの容量，加温熱量などにより異なるので，あらかじめオートクレーブの効力を知っておく必要がある．滅菌後の液体培地は突沸が起こらないことを確認した後，室温まで冷却する．寒天培地の場合には，培地を泡立たせないように，水平に回して均一な溶液とし，速やかに適当な温度で保温する．高圧蒸気滅菌後の培地中の寒天は，フラスコの底部に沈殿したまま溶けて，上層部と下層部で，寒天濃度が著しく異なることがあるので注意する．溶解後の寒天培地は直ちに約 50〜55 ℃の温浴で冷却，保温する．寒天培地はシャーレに約 20 mL ずつ分注し，固化させる（図 1-1）．

培地の滅菌には，培地成分を加熱によって変質させないようにしなければならない．したがって，加温により変質のおそれのある場合は，温度（圧力）または滅菌時間を調整する．糖は，10 ％ 溶液を高圧蒸気滅菌した後，基礎培地に加える．抗生物質などはろ過滅菌をしたものを，滅菌後 50〜55 ℃に保温した寒天培地に加える．

(e) 培地の保存

調製した培地は，できる限りその日のうちに使用する．保存する必要がある場合には，培地の水分が蒸発し乾燥しないようにビニール袋などに入れ，密封した後，冷暗所に保存する．胆汁酸塩類を含む培地では，保存中に

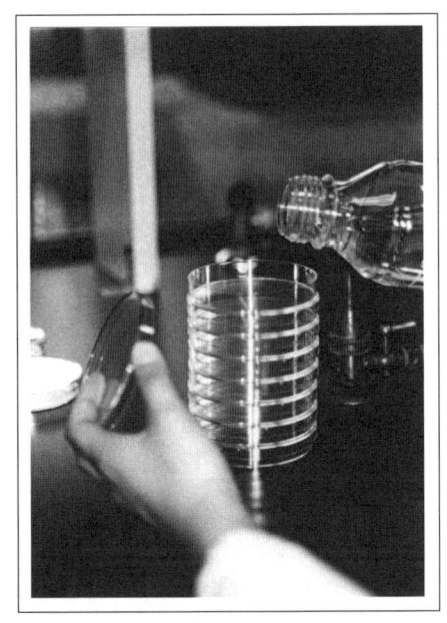

図 1-1　平板培地の作り方　　　　　　　　　　図 1-2　平板培地の乾燥法

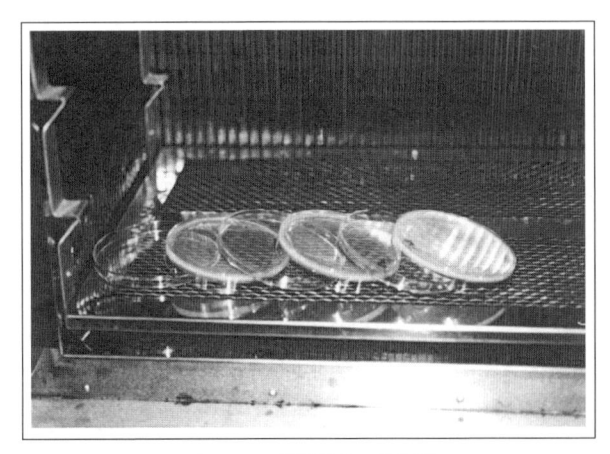

性能が劣化する場合があるため，保存しないで使用する．保存した培地は，使用前に，汚染のないことを確かめてから使用する．

(f) 平板培地表面の乾燥法

調製した平板培地の表面は水滴が付着しているため，そのまま検査材料を塗抹すると，発育集落が互いに融合し，細菌の分離が困難になる．したがって，検査材料を塗布する前に，培地表面を無菌的に乾燥しておく．しかし，乾燥時間が長くなると，培地中の水分が蒸発し，培地の性能に影響することがあるので，必要以上の乾燥は避ける．通常，培地表面の乾燥は 37 ℃の孵卵器の中で，蓋を下にし，シャーレをずらして行う（図 1-2）．乾燥時間は，蓋およびシャーレの壁面に付着している水滴の乾燥程度を目安に 30 〜 60 分程度とする．

(g) 培地の廃棄

使用後の培地類は，速やかに高圧蒸気滅菌などで滅菌処理した後，決められた処理法によって廃棄する．

培地成分に毒物あるいは劇物を含む場合には，「毒物及び劇物取締法」に従って処理する．

1-2-2　培地の種類

細菌の培養に用いられている培地は多種多様であり，物理的性状，組成，形状，および使用目的によって次のように分類される．

1 物理的性状

① **液体培地** liquid medium

各培地成分を水で溶かしたもので，細菌の性状検査，大量培養などのために用いられる．**ブロス** broth または**ブイヨン** bouillon とも呼ばれる．

② **固形培地** solid medium
　液体培地を寒天（1.3～1.5％）などの凝固剤で固化させたもので，培地表面あるいは深部に細菌の集落を作らせることを目的とし，細菌の性状検査，分離培養，純培養あるいは生菌数の算定などに用いられる．
③ **半流動培地** semi-solid medium
　液体培地に寒天濃度を0.3％程度にして半流動的に固めたもので，運動性試験や細菌の保存などに用いる．

2　組　成

① **天然培地** natural medium
　ペプトンや動物臓器浸出物など化学的成分が不明瞭な材料を用いて調製した培地で，細菌の培養に用いる大部分の培地がこれに相当する．
② **合成培地** synthetic（simplified）medium
　化学組成の明らかな物質あるいは純物質のみで調製した培地で，細菌の栄養要求性，性状検査および菌体成分の調製などのために用いられる．
③ **半合成培地** semi-synthetic medium
　合成培地に栄養成分を補充するために，カザミノ酸や微量のペプトンなどを加えた培地である．

3　形　状

① **斜面培地** agar slope, agar slant
　試験管内に分注した固形培地を斜めに固めた培地で，細菌の性状検査，純培養，保存用に用いられる（図1-3）．
② **高層培地** butt
　試験管内に分注した固形培地あるいは半流動培地を立てたまま固めた培地で，細菌の性状検査に用いられる．
③ **高層斜面培地（半斜面培地）** high-rise slant（slant with deep butt）
　試験管内に分注した固形培地を上部1/3を斜面に，下部2/3を高層に固めた培地で，細菌の性状検査に用いられる．
④ **平板培地** agar plate
　固形培地をシャーレに分注して固めた培地で，細菌の分離，生菌数測定などに用いられる．

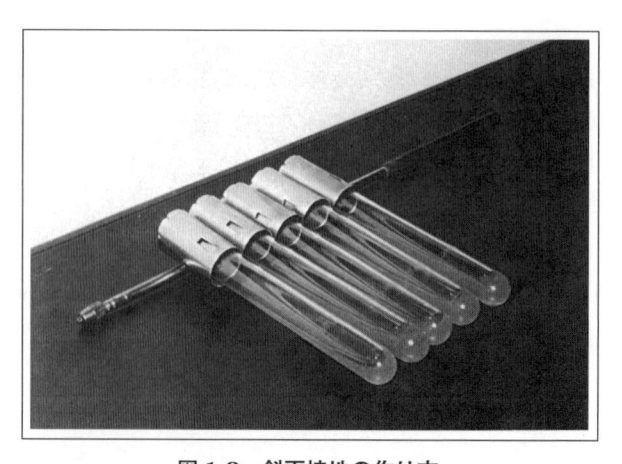

図1-3　斜面培地の作り方

4 使用目的

① 増殖培地 growth medium

細菌の増殖に必要な一般的あるいは特別な成分を含む液体または固形培地で，選択性は低い．主として，細菌の増殖や保存に用いられる．

② 増菌培地 enrichment medium

多種類の細菌が混在している材料から，ごく少数の目的とする細菌を検出するために，目的の細菌のみが増殖し，他の細菌種の発育が阻止されるような物質を加えた選択性の高い液体培地で，目的とする細菌の分離操作を容易とする．*Salmonella* Typhi のセレナイト培地，*Vibrio cholerae* のアルカリ性ペプトン水などが増菌培地である．

③ 分離培地 selective medium

多種類の細菌を含む混合材料から特定の細菌を選択・分離するための固形培地で，選択する細菌の生化学的な特徴を利用し，かつ選択する細菌にとっては無害で，他の細菌の生育を阻害するような物質を含む寒天平板培地である．例えば，腸内細菌を増殖させ，グラム陽性菌の発育抑制のためには胆汁酸塩が，*Staphylococcus* の選択には，高濃度塩化ナトリウムなどが用いられる．通常，目的とする細菌は特徴的な酵素反応を用いて，集落に色などの変化によって選択できるように基質と pH 指示薬などのインジケーターを添加する．*Salmonella* および *Shigella* の分離に用いられる SS 寒天培地，*Vibrio* の分離に用いられる TCBS 寒天培地，*Staphylococcus* のマンニット食塩培地などがこれに当たる．

④ 確認培地 differential medium

純培養された細菌についての生化学的性状を調べるための培地．菌種を鑑別するために，特定の酵素反応に必要な基質と検出試薬あるいは pH 指示薬などを含んでいる．TSI 寒天培地，SIM 寒天培地，LIM 寒天培地などがこれに当たる．

1-2-3 各種培地の調製法

1 一般細菌の増殖用培地

［普通ブイヨン nutrient broth］

培地 1,000 mL 当たり

肉エキス	3 g	塩化ナトリウム	5 g
ペプトン	10 g	pH 7.0 ± 0.1	

最も簡易な一般細菌増殖用培地である．一般細菌の培養および各種固形培地の基礎培地として用いる．普通ブイヨンでは，肉エキスは発育素および塩類の供給源に，ペプトンは主として窒素源となる．塩化ナトリウムの添加は塩類の補給のほか，浸透圧の調整，すなわち，培地に血液を加えた場合に溶血を防止する役割も果たしている．ブイヨンはそれ自身多くの菌種の増殖に好適であるばかりでなく，他の各種固形培地の基礎培地としても極めて有用である．

[トリプトソイブイヨン培地（ソイビーン・カゼイン・ダイジェスト培地）tryptosoy broth (soybean casein digest broth)]

培地 1,000 mL 当たり

トリプトン	17 g	塩化ナトリウム	5 g
ソイペプトン	3 g	リン酸二水素カリウム	2.5 g
ブドウ糖	2.5 g	pH 7.3 ± 0.2	

　一般細菌，特に栄養要求のきびしい菌種の培養，各種固形培地，半流動培地の基礎培地あるいは血液培地に用いられる．ソイペプトンには，ビタミン，特にビタミンB_1が豊富に含まれており，発育促進物質として役立つ．また，トリプトンはカゼインのパンクレアチン消化ペプトンで，広範囲な菌種の増殖を支持する．これらに加えて，ブドウ糖が細菌のエネルギー源として利用されるため，本培地では血清や血液の添加なしに *Streptococcus*，*Neisseria*，*Corynebacterium*，*Pasteurella*，*Candida* などがよく増殖し，またチアミンを加えなくても *Brucella* がよく発育する．本培地は，菌株の保存および血液寒天培地の基礎培地としては使用できない．

[ハートインフュージョン培地 heart infusion broth]

培地 1,000 mL 当たり

ウシ心臓浸出液	500 g 相当量	塩化ナトリウム	5 g
ペプトン	10 g	pH 7.4 ± 0.1	

　一般細菌，特に栄養要求のきびしい菌種の培養，各種固形培地，半流動培地の基礎培地として用いられる．本培地はウシ心臓浸出液を含むため，普通ブイヨンには増殖しにくい *Streptococcus* あるいは *Neisseria* なども，血液や糖を加えなくてもある程度まで増殖できる．しかし，十分量の増殖を期待するにはやはり血液，その他体液成分や糖の添加が望ましく，現在ではむしろ基礎培地として広く用いられる．

[ブレインハートインフュージョン培地 brain heart infusion broth]

培地 1,000 mL 当たり

仔ウシ脳浸出液	200 g 相当量	ブドウ糖	2 g
ウシ心臓浸出液	250 g 相当量	塩化ナトリウム	5 g
ペプトン	10 g	リン酸一水素ナトリウム	2.5 g
		pH 7.4 ± 0.1	

　一般細菌，特に栄養要求のきびしい細菌および真菌の培養，また，各種の固形培地，半流動培地の基礎培地として用いる．本培地は，脳組織浸出液を加えてあるため，要求のきびしい *Streptococcus* や *Neisseria* なども補助物質を加えることなく，十分増殖する．また，脳浸出液を含有するため培地の酸化還元電位が低く，寒天 0.1 % を加えれば嫌気性菌の培養にも用いられる．本培地にはブドウ糖が添加されているので，細菌の増殖はすぐれているが，ブドウ糖が分解されて生じる酸によって，増殖した細菌が急速に死滅する．血液寒天培地の基礎培地として用いた場合，*Streptococcus* などの溶血性の判定には使用できない．

[ミューラー-ヒントン培地 Müeller-Hinton broth]

培地 1,000 mL 当たり

ウシ脳肉汁液	300 g 相当量	デンプン	1.5 g
カザミノ酸	17.5 g	pH 7.4 ± 0.2	

　抗生物質の感受性試験用培地として用いられる．本培地は，パラアミノ安息香酸含量が低く，サルファ剤の感

受性試験に適する．

以上の液体培地を固形培地として用いる場合には，寒天を終濃度1.5％となるように加える．

［血液寒天培地の調製法］

高圧滅菌後，50℃の恒温槽で保温しておいた基礎培地に，ヒツジまたはウマ脱線維素血液を滅菌ピペットで無菌的に5～10％の割合で加え，血液が均一になるようによく混和する．このとき泡立たないように特に気をつける．混和後，無菌操作によって，滅菌シャーレに15～20 mL分注する．完全に固化後，無菌試験（37℃，24時間培養）を行い，冷暗所（4～5℃）で保存する．

脱線維素血液（脱線血）は，血液成分から線維素を除いて凝固しないようにした血液である．動物から採血した血液を，滅菌したガラス球（数十個）の入った丸底フラスコに無菌的に加え，直ちに激しく撹拌する．血液中の線維素はガラス球に吸着し，分離される．各種動物の脱線維素血液が市販されている．

2 腸内細菌科細菌用培地

(a) 増殖用培地

［EEM培地 *Enterobacteriaceae* enrichment mannitol broth］

培地1,000 mL当たり

トリプトン	10 g	リン酸一水素ナトリウム	6.5 g
マンニトール	5 g	リン酸二水素ナトリウム	2 g
ウシ胆汁末	20 g	ブリリアントグリーン	0.0135 g
		pH 7.2 ± 0.1	

食品中の*Salmonella*検索に際して，増菌培養の前培養として用いる．本培地中のブリリアントグリーンおよび胆汁末に対して，グラム陰性菌はその影響を受けないため，少数の*Salmonella*でも増殖できる．また，*Salmonella*は培地中のマンニトールを炭素源として利用できるが，*Proteus*は利用できないため，*Proteus*の過剰増殖が抑制され，*Salmonella*の増殖が助長される．加熱しすぎると培養能が低下するため，高圧滅菌はしない．検体は，培地の約1/10量加え，37℃，12～24時間培養する．

［セレナイト基礎培地 selenite broth］

培地1,000 mL当たり

ペプトン	5 g	リン酸一水素ナトリウム	7.5 g
乳糖	4 g	リン酸二水素ナトリウム	2.5 g
		pH 7.2 ± 0.1	

加温溶解後，亜セレン酸ナトリウム4 gを添加して使用する．

Salmonella，特に*S.* Typhiおよび*S.* Paratyphi Aの増菌培地として用いるが，*S.* Choleraesuisでは発育を抑制される．*Escherichia coli*のほか*Shigella*も本培地で発育を抑制されるが，*Proteus*，*Citrobacter*，*Pseudomonas*，一部の*Klebsiella*などはほとんど影響を受けない．亜セレン酸ナトリウムには発癌性があるので，取扱いに注意する．

[ハーナ・テトラチオン酸塩基礎培地 Hajna tetrathionate broth]

培地 1,000 mL 当たり

酵母エキス	2 g	塩化ナトリウム	5 g
ペプトン	18 g	チオ硫酸ナトリウム（無水）	26 g
ブドウ糖	0.5 g	沈降炭酸カルシウム	25 g
マンニトール	2.5 g	ブリリアントグリーン	0.01 g
デスオキシコール酸ナトリウム	0.5 g	pH 7.4 ± 0.1	

加温溶解後，ヨード溶液（ヨウ素 5 g，ヨウ化カリウム 8 g，精製水 40 mL）を添加して使用する．

　本培地は，すぐれた選択性をもつ Salmonella の増菌培地で，他菌の混入が著しい検査材料（例えば糞便および食品）からの Salmonella の増菌に用いる．Salmonella はテトラチオン酸塩を還元する性質を有し，この還元物質が Salmonella のエネルギー源となって発育を促進するが，E. coli はそれによって発育が抑制される．S. Typhi，S. Paratyphi A，S. Sendai，S. Gallinarum の発育には不適である．

(b) 分離培地

[ドリガルスキー改良培地（BTB 乳糖寒天培地）modified Drigalski agar]

培地 1,000 mL 当たり

肉エキス	5 g	ブロムチモールブルー	0.04 g
ペプトン	10 g	寒天	15 g
乳糖	10 g	pH 7.4 ± 0.1	

　腸内細菌科細菌の非選択分離培地で，乳糖分解菌と非分解菌が識別できる．本培地では，乳糖非分解性の Salmonella や Shigella などは青色半透明の集落をつくり，ブロムチモールブルーによって緑色から青色を帯びる．乳糖分解菌である E. coli などは，産生する酸のため，黄色の大きい集落をつくり，培地も黄変する．本培地には選択成分が含まれていないため Enterococcus の発育を抑制する作用がなく，乳糖を分解する Enterococcus も黄色不透明な集落をつくる．また，Proteus の遊走（swarming）に邪魔されることが多いので，選択性のきびしい SS 寒天培地などと併用するとよい．

[SS 寒天培地 Salmonella – Shigella agar]

培地 1,000 mL 当たり

肉エキス	5 g	チオ硫酸ナトリウム	8.5 g
ペプトン	5 g	クエン酸鉄	1 g
乳糖	10 g	ブリリアントグリーン	0.33 mg
胆汁酸塩	8.5 g	中性紅	0.025 g
クエン酸ナトリウム	8.5 g	寒天	13.5 g
		pH 7.0 ± 0.1	

　本培地は，胆汁酸塩主成分であるデスオキシコール酸塩がグラム陽性細菌の発育を抑制する作用をもち，その抑制作用は，クエン酸ナトリウムおよびチオ硫酸ナトリウムとの相乗作用によって強化されている．本培地上に発育した E. coli は，乳糖の分解により生じた酸によって胆汁酸の析出，中性紅の沈着，中性紅と胆汁酸との結合という一連の反応が起こるので，赤色またはレンガ紅色の混濁集落を形成し，Salmonella および Shigella の無色集落とは明らかに区別できる．微量のブリリアントグリーンは胆汁酸塩と協力して，グラム陽性細菌の発育阻

止を一層強くしている．Proteus は胆汁酸塩の存在によって遊走を阻止され，Salmonella のそれに似た孤立集落をつくるが，通常 Salmonella の集落よりも大きい．Citrobacter に対する SS 寒天培地の抑制作用は菌株により異なるが，その集落は Salmonella および Shigella よりも大きく，かつ，多くの場合，集落全体が黒変する．Salmonella 集落中心部の暗色や Citrobacter 集落の黒変は，これらの菌により培地中のチオ硫酸ナトリウムから産生された硫化水素がクエン酸鉄と結合し，黒色の硫化鉄を生ずることによる．

[マッコンキー寒天培地 MacConkey agar]

培地 1,000 mL 当たり

ペプトン	20 g	中性紅	0.03 g
乳糖	10 g	クリスタルバイオレット	0.001 g
胆汁酸塩	1.5 g	寒天	14 g
塩化ナトリウム	5 g	pH 7.0 ± 0.2	

　腸内細菌科細菌の非選択分離および内用液剤や X 線造影剤の大腸菌群分離のために用いられる．本培地に含まれる胆汁酸塩の量は，グラム陽性細菌の発育を阻止し，腸内細菌科細菌には何ら影響を及ぼさない．またクリスタルバイオレットもグラム陽性細菌の発育を抑制し，かつ胆汁酸塩との相乗作用で E. coli にもやや有害的に作用する．一方，E. coli が乳糖を分解して生ずる酸は，中性紅の黄褐色を紅色に変色させると同時に，胆汁酸塩から不溶性の胆汁酸を析出させる．E. coli の酸産生により析出した胆汁酸は E. coli 集落を著しく混濁させるとともに中性紅と結合し，その集落は鮮明なレンガ紅色となる．一方，乳糖非分解性である Salmonella や Shigella は無色透明な集落を形成し，E. coli とは容易に区別できる．Proteus は胆汁酸塩のために遊走を阻止され孤立集落をつくる．

[DHL 寒天培地 desoxycholate hydrogen sulfide lactose agar]

培地 1,000 mL 当たり

肉エキス	3 g	チオ硫酸ナトリウム	2.2 g
ペプトン	20 g	クエン酸ナトリウム	1 g
乳糖	10 g	クエン酸鉄アンモニウム	1 g
白糖	10 g	中性紅	0.03 g
胆汁酸塩	1 g	寒天	15 g
		pH 7.0 ± 0.1	

　Salmonella および Shigella の分離のために用いられる．本培地の特徴は，細菌の発育が良好なことおよび腸内細菌科細菌各菌属の集落が特徴的なことである．一般に，Salmonella および Citrobacter の集落は中心部または集落全体が黒色となる．Proteus は硫化水素産生菌であるが，その集落は通常黒変しないで，集落周辺部が暗褐色を帯びていることから識別できる．Shigella は無色半透明集落をつくる．乳糖のほか白糖が加えられているので，乳糖非分解性の E. coli，Enterobacter，Proteus の一部も赤色集落をつくる．組成中の胆汁酸塩はグラム陽性菌の発育を阻止し，Proteus の遊走を抑制するが，その量が少ないので E. coli に対する強い選択性はもたない．

[EMB 培地 eosin methylene blue agar]

培地 1,000 mL 当たり

ペプトン	10 g	エオジン Y	0.4 g
乳糖	10 g	メチレンブルー	0.065 g

リン酸一水素カリウム	2 g	寒天	18 g
		pH 6.8 ± 0.1	

　水，飲食物中の大腸菌群検査，*E. coli* と *Enterobacter* および *Klebsiella* の鑑別，内用液剤およびX線造影剤の大腸菌群分離などに用いられる．この培地はメチレンブルーの添加でグラム陽性菌群の増殖をある程度阻害し，乳糖分解菌集落をエオジン染色によって判別する．本培地に乳糖分解菌が増殖すると，乳糖分解による集落の酸性化で，集落がエオジン色素を取り込み黒化する．他の培地と異なり，集落が着色しても周囲の培地色に変化がない．*Klebsiella* および *Enterobacter* は pH 6.0 付近になると，ピルビン酸を縮合してアセトインを形成するため，酸性化の進行が停止し，色素摂取が弱いと推定されている．*E. coli* は培地全体が黒褐色を呈し，集落は 3〜4 mm，やや凸状で，培地中の乳糖を分解して酸性となるとエオジン Y のため蛍光を発し，さらにメチレンブルーにより，特有の黒色で金属性光沢をもつ集落となる．

　Enterobacter や *Klebsiella* は *E. coli* より集落が大きく直径 4〜6 mm くらいで，やや凹状を呈し，時には中心部が陥凹している．色は中央が褐色であるが金属性光沢はまれである．

(c) 確認培地
[TSI 寒天培地 triple sugar iron agar]

培地 1,000 mL 当たり

肉エキス	4 g	チオ硫酸ナトリウム	0.08 g
ペプトン	15 g	亜硫酸ナトリウム	0.4 g
乳糖	10 g	硫酸第一鉄	0.2 g
白糖	10 g	フェノールレッド	0.02 g
ブドウ糖	1 g	寒天	15 g
塩化ナトリウム	5 g	pH 7.4 ± 0.1	

　本培地は腸内細菌科細菌の鑑別に常用される最も基礎的な培地で，ブドウ糖，乳糖および白糖分解性，ブドウ糖からのガス産生ならびに硫化水素産生が同時に試験できる多目的培地で，高層斜面（半斜面）として使用する．

[SIM 培地 sulfide indole motility agar]

培地 1,000 mL 当たり

肉エキス	3 g	塩酸システイン	0.2 g
ペプトン	30 g	クエン酸鉄アンモニウム	0.5 g
チオ硫酸ナトリウム	0.05 g	寒天	5 g
		pH 7.4 ± 0.1	

　本培地は，インドール産生，硫化水素産生および運動性を試験するための多目的培地で，高層として使用する．本培地では，*Salmonella*，*Citrobacter*，*Hafnia*，*Proteus* および *Morganella* 以外の菌群は，硫化水素産生陽性とはならない．また，ペプトン量が多いためトリプトファンが豊富で，インドールの産生に適している．*Proteus* の培養では，indole pyruvic acid を産生するため，培地上層部に褐色帯を生じ，他の腸内細菌と明瞭に区別できる（IPA 反応）．

[LIM 培地 lysine indole motility agar]

培地 1,000 mL 当たり

酵母エキス	3 g	L-トリプトファン	0.5 g

ペプトン	12.5 g	ブロムクレゾールパープル	0.02 g
ブドウ糖	1 g	寒天	3 g
L-リシン塩酸塩	10 g	pH 6.7 ± 0.1	

　リシン脱炭酸酵素産生性，インドール産生性および運動性を試験するための多目的培地で，高層として使用する．リシン脱炭酸酵素の産生は主として *Salmonella*, *Citrobacter* および *Shigella* と生物活性の弱い *E. coli* あるいは *Vibrio cholerae* と *Aeromonas* の鑑別に役立つ．本培地には，pH指示薬にブロムクレゾールパープルが添加してあるので滅菌後の培地色は紫色を呈し，本培地中にリシン脱炭酸酵素陽性株を接種すると，陽性菌は，まず，ブドウ糖を分解して酸を産生することで，培地 pH は酸性に傾く．培地の pH が 6.0 以下になると，脱炭酸酵素が活性化され，リシンを分解し，アルカリ性のカダベリンの産生により，酸性に傾いた培地の pH はアルカリ側に変わり，明瞭な紫色を呈する．

[VP 半流動培地 Voges-Proskauer semi-solid agar]

培地 1,000 mL 当たり

酵母エキス	1 g	ブドウ糖	10 g
トリプトン	7 g	塩化ナトリウム	5 g
ソイペプトン	5 g	寒天	3 g
		pH 7.0 ± 0.1	

　VP 試験のために用いられる確認培地の1つである．VP 試験のほかに，ブドウ糖の分解，ブドウ糖からのガス産生および運動性（ガス非産生菌のみ）が同時に試験できる．

[シモンズ・クエン酸ナトリウム培地 Simmons citrate agar]

培地 1,000 mL 当たり

クエン酸ナトリウム	2 g	リン酸一アンモニウム	1 g
硫酸マグネシウム	0.2 g	ブロムチモールブルー	0.024 g
塩化ナトリウム	5 g	寒天	15 g
リン酸二カリウム	1 g	pH 6.7 ± 0.1	

　腸内細菌科細菌，その他の一般細菌のクエン酸塩利用試験に用いられ，斜面として使用する．pH指示薬としてブロムチモールブルーが加えられているので，滅菌後の培地色は緑色を呈する．本培地は合成培地であって，細菌の発育のための窒素源としてはリン酸アンモニウムのみ，また炭素源としてはクエン酸ナトリウムしか加えられていない．被検菌がクエン酸ナトリウムを炭素源として利用することができる場合，細菌の発育とともに培地色が青色から深青色に変化する．

3　Enterohaemorrhagic *Escherichia coli*（EHEC）の分離培地

[CT-ソルビットマッコンキー寒天培地（CT-SMC 寒天培地）CT-sorbit MacConkey agar]

培地 1,000 mL 当たり

ペプトン	20 g	クリスタルバイオレット	0.001 g
ソルビトール	10 g	セフィキシム	0.05 mg
胆汁酸塩 No.2	1.5 g	亜テルル酸カリウム	2.5 mg
塩化ナトリウム	5 g	寒天	14 g
中性紅	0.03 g	pH 7.0 ± 0.1	

大部分の *E. coli* は，ソルビトールを分解し，鮮明なレンガ紅色集落を形成するのに対して，ソルビトールの非分解菌である EHEC O157 血清型株は，無色透明な集落を形成する．培地組成中のセフィキシムは 0.05 mg / L の濃度で，*E. coli* 以外の腸内細菌科細菌，特に *Proteus* の発育を抑制する．亜テルル酸カリウムは，EHEC O157 を他の *E. coli* から選択するために添加する．

4 *Vibrio* の培地

[アルカリペプトン水 alkaline peptone water]

培地 1,000 mL 当たり

ペプトン	10 g	炭酸ナトリウム（10 水塩）	2 g
塩化ナトリウム	5 g	亜硝酸カリウム	0.1 g
		pH 8.3 ± 0.1	

上記組成のうちペプトンと塩化ナトリウムを加温溶解し，別途に炭酸ナトリウムと亜硝酸カリウムを加温溶解する．高圧滅菌した後，両者を無菌的に混和し，小試験管に 7 mL ずつ分注する．

Vibrio（*V. cholerae* および *V. parahaemolyticus*）の増菌に用いられる．本培地はアルカリ性のため，腸管常在菌の増殖阻止に有効であるが，長時間培養を続けると *E. coli* その他の腸内細菌科細菌も増殖する．

[TCBS 寒天培地 thiosulfate citrate bile salts sucrose agar]

培地 1,000 mL 当たり

酵母エキス	5 g	クエン酸ナトリウム	10 g
ペプトン	10 g	チオ硫酸ナトリウム	7 g
白糖	20 g	クエン酸鉄	1 g
ウシ胆汁末	5 g	ブロムチモールブルー	0.04 g
コール酸ナトリウム	3 g	チモールブルー	0.04 g
塩化ナトリウム	10 g	寒天	15 g
		pH 8.8 ± 0.1	

Vibrio はその発育にナトリウムイオンを必要とし，*V. cholerae* では 1～2 %，*V. parahaemolyticus* では 2～4 % の塩化ナトリウム存在下において，最もよく増殖する．また *Vibrio* は，中性環境よりもアルカリ性環境を好み，pH 9.0 においても増殖可能である．*V. cholerae* は直径約 1～2 mm の湿潤した円形集落で，*V. parahaemolyticus* は中心部緑青色の直径 2～3 mm の集落をつくる．また，本培地上では，白糖分解菌である *V. cholerae*, *V. alginolyticus* および *V. fluvialis* は黄色集落を，白糖非分解菌である *V. parahaemolyticus*, *V. vulnificus* および *V. mimicus* は緑色の集落を形成する．

[BTB ティーポル寒天培地 BTB teepol agar]

培地 1,000 mL 当たり

肉エキス	3 g	ブロムチモールブルー	0.04 g
ペプトン	10 g	寒天	15 g
白糖	20 g	Teepol	2 mL
塩化ナトリウム	30 g	pH 7.8 ± 0.1	

V. parahaemolyticus の分離培地として用いる．*V. parahaemolyticus* は 2～4 % 塩化ナトリウム存在下でよく発育するが，他の多くの腸内細菌科細菌では発育が抑制される．本培地上では，*V. parahaemolyticus* は緑青色を呈

し，白糖を分解する *V. alginolyticus* は黄色集落を作る．

[神奈川現象検査用培地（吾妻変法）modified Wagatsuma agar]

培地 1,000 mL 当たり

酵母エキス	5 g	マンニトール	5 g
Bacto-Pepton	10 g	クリスタルバイオレット（0.1％溶液）	1 mL
塩化ナトリウム	30 g	寒天	15 g
		pH 7.8 ± 0.1	

加温溶解後，クリスタルバイオレット溶液を添加し，ヒト洗浄血球液を 100 mL 加え，よく混和する．

V. parahaemolyticus の溶血性（神奈川現象）を検査するために用いる．神奈川現象は，*V. parahaemolyticus* の産生する耐熱性溶血毒による．本試験は，*V. parahaemolyticus* と同定した後に行う．

5 *Pseudomonas* の培地

[NAC 寒天培地 nalidixic acid cetrimide agar]

培地 1,000 mL 当たり

ペプトン	20 g	セトリマイド	0.2 g
リン酸二カリウム	0.3 g	ナリジクス酸	15 mg
硫酸マグネシウム	0.3 g	寒天	15 g
		pH 7.4 ± 0.1	

Pseudomonas の選択分離および鑑別に用いる．本培地は 0.02％のセトリマイドによってグラム陽性細菌およびグラム陰性細菌の大部分を抑制し，さらにナリジクス酸を加えることによって，その選択性を高めている．本培地に発育し，色素（黄緑色～青色，まれに褐色）産生を示す大部分のものが *P. aeruginosa* であるが，*P. aeruginosa* には色素非産生株もあるので，さらに，本培地に発育した菌株については OF（ブドウ糖），オキシダーゼ，アルギニン分解，アシルアミダーゼなどの各試験を行い，ブドウ糖を酸化的に分解し，これらの性状がすべて陽性の場合には *P. aeruginosa* と同定できる．

6 *Campylobacter* の培地

[Skirrow 改良培地]

培地 1,000 mL 当たり

ウシ心臓・脳浸出液	450 g 相当量	バンコマイシン	10 mg
ペプトン	10 g	ポリミキシン B	2,500 I.U.
ブドウ糖	2 g	トリメトプリム	5 mg
塩化ナトリウム	5 g	寒天	15 g
リン酸二水素ナトリウム	2.5 g	ウマ脱線維素溶血液	70 mL
		pH 7.2 ± 0.1	

上記組成（バンコマイシン，ポリミキシン B，トリメトプリム，ウマ脱線維素溶血液を除く）を加温溶解後，高圧蒸気滅菌する．滅菌後，約 50℃ に冷却し，ウマ脱線維素溶血液，バンコマイシン，ポリミキシン B ならびにトリメトプリムを添加し，滅菌シャーレに約 20 mL ずつ分注する．

Campylobacter の選択分離として用いる．*Campylobacter* は，特定の抗生物質に対して耐性を示すことから，こ

れらの抗生物質を添加することによって，他の細菌の発育を抑制し，選択的に本菌のみを発育させることができる．この選択分離培地を用いて，微好気的条件下で 42 ～ 45 ℃で培養を行うことで選択性がさらに高まる．*Campylobacter* は，直径 1 mm 前後のスムース型の水滴様，半透明な集落をつくる．

7　*Legionella* の培地

[B-CYEα 寒天培地　buffered charcoal yeast extract agar]

培地 1,000 mL 当たり

酵母エキス	10 g	ACES（N-2-acetamide-2-aminoethane sulfonic acid）	10 g
活性炭	2 g	α-ケトグルタル酸カリウム	1 g
L-システイン塩酸塩	0.4 g	寒天	15 g
可溶性ピロリン酸鉄	0.25 g	pH 6.9 ± 0.1	

Legionella の非選択培地である．本培地に塗抹する材料は他の細菌の汚染が少ない生検組織や胸水などが適している．それ以外の材料は *Legionella* の選択薬（アンソマイシン 80 mg/mL，バンコマイシン 0.5 mg/mL，ポリミキシン B 40 U/mL）を加える．*Legionella* は人工培地上での増殖が遅く，分離培養には 4 日以上要するため，レジオネラ症の迅速診断には役立たない．

8　*Bordetella* の培地

[Bordet-Gengou 培地]

培地 1,000 mL 当たり

ジャガイモ浸出液	250 mL	グリセリン	10 mL
プロテオースペプトン	10 g	ウマ脱線維素血液	200 mL
寒天	15 g	pH 7.0 ± 0.1	

Bordetella の分離培地である．*B. pertussis* は，3 ～ 4 日培養後，直径およそ 1 mm の正円形，隆起した光沢のある半透明の集落をつくり，Ⅰ相菌では，その周囲には不明瞭な溶血帯（β 溶血）がみられる．*B. parapertussis* は，1 ～ 2 日で *B. pertussis* よりも大きな集落を形成し，集落周囲の培地は褐色になる．

9　*Helicobacter pylori* の培地

[Goodwin 培地]

培地 1,000 mL 当たり

ウシ心臓・脳浸出液	450 g 相当量	バンコマイシン	3 mg
ペプトン	10 g	ナリジクス酸	10 mg
ブドウ糖	2 g	アムホテリシン	2 mg
塩化ナトリウム	5 g	寒天	15 g
リン酸二水素ナトリウム	2.5 g	ウマ脱線維素血液	70 mL
IsoVitale X（BBL）	10 mL	pH 7.2 ± 0.1	

H. pylori の選択分離培地である．微好気的条件下，43 ℃，48 時間培養する．出現した集落についてウレアーゼ試験を行い *Helicobacter* であることを確認する．

10 *Neisseria* の培地

[GC 寒天培地 *Gonococcus* agar]

培地 1,000 mL 当たり

プロテオースペプトン	150 g	塩化ナトリウム	5 g
コーンスターチ	1 g	寒天	10 g
リン酸一水素カリウム	4 g	ヘモグロビン溶液（2％）	500 mL
リン酸二水素カリウム	1 g	IsoVitale X （BBL）	10 mL
ブドウ糖	2 g	pH 7.2 ± 0.1	

滅菌した基礎培地（ヘモグロビン溶液および IsoVitale X を除いた各成分を精製水 500 mL に溶解する）を 50 ℃ に冷ました後，2％ヘモグロビン溶液を等量加え，これに補助液 IsoVitale X を添加する．

Neisseria の分離培地である．本培地は，選択性がなく，*Neisseria* 以外の細菌も増殖できる．5 ～ 10％二酸化炭素培養で，37 ℃，24 ～ 48 時間培養する．

[Marthin-Louis 培地]

GC 寒天培地 1,000 mL に対して，次の成分を添加する．

ブドウ糖　　　　　1.5 g

VCNT 溶液

　バンコマイシン　4 mg，コリスチン　7.5 g，アニソマシン　20 mg，トリメトプリム　5 mg，精製水 10 mL

抗菌薬を添加することにより，他の細菌の増殖を抑制する．5 ～ 10％二酸化炭素培養で，37 ℃，24 ～ 48 時間培養する．*N. gonorrhoeae* および *N. meningitidis* は，直径 1 ～ 1.5 mm の透明な露滴状集落を形成する．

11 *Staphylococcus* の培地

[マンニトール食塩培地　mannitol salt agar]

培地 1,000 mL 当たり

肉エキス	2.5 g	フェノールレッド	0.025 g
ペプトン	10 g	寒天	15 g
マンニトール	10 g	pH 7.4 ± 0.2	
塩化ナトリウム	75 g		

Staphylococcus の選択分離培地である．本培地上に増殖したマンニトール分解性の *Staphylococcus* では，集落は酸産生によって黄変し，マンニトール非分解性の *Staphylococcus* の周囲は色調の変化がない．卵黄加マンニトール食塩培地では，マンニトール分解能のほか卵黄反応がみられ，培地上で *S. aureus* の集落周囲には，やや乳黄色の白色環を形成するので，判定がより明確にできる．

[スタフィロコッカス培地 110 *Staphylococcus* medium no. 110]

培地 1,000 mL 当たり

酵母エキス	2.5 g	塩化ナトリウム	75 g
ペプトン	10 g	リン酸二カリウム	5 g
ゼラチン	30 g	脱脂寒天	15 g

乳糖	2 g	pH 7.0 ± 0.1	
マンニトール	10 g		

Staphylococcus の選択的分離および色素産生能，マンニトール分解能，ゼラチン液化能の判定に用いる．本培地は，食塩耐性を利用して Staphylococcus を選択的に増殖させ，乳糖およびマンニトールにより色素産生が促進され，鮮明な帯黄色となる．本培地では，同時に，マンニトール分解能およびゼラチン液化能を調べることができるが，培地に pH 指示薬を含まないため，集落に試薬を滴下して判定しなければならない．培地中のマンニトールが，発酵されて酸が生じた場合，ブロムチモールブルー水溶液を滴下すると，集落のあった培地部分が黄変する．また，ゼラチンは，硫酸アンモニウム飽和溶液または 20％ スルホサリチル酸水溶液と反応して白濁するが，ゼラチンが分解してペプトン化した部分では，白濁せず透明のままとなる．

[フォーゲル・ジョンソン寒天培地 Vogel-Johnson agar]

培地 1,000 mL 当たり
 （I）フォーゲル・ジョンソン寒天基礎培地
　　酵母エキス　5 g，トリプトン　10 g，マンニトール　10 g，グリシン　10 g，リン酸二カリウム　5 g，塩化リチウム　5 g，フェノールレッド　0.025 g，寒天　15 g
 （II）2％ 亜テルル酸カリウム水溶液　　10 mL
pH 7.2 ± 0.1
　　　　　（I）液を高圧蒸気滅菌後，45～50 ℃に冷却し，（II）液を添加する．

本培地は，Staphylococcus aureus を選択的に増殖させる培地で，Staphylococcus の分離培地の中では最も選択性が強い．Staphylococcus は，Micrococcus，Corynebacterium および酵母などとともにテルル酸塩および亜テルル酸塩に抵抗性の強い菌群に属するが，本培地では亜テルル酸塩とリチウム塩との相乗作用で Staphylococcus 以外の細菌の発育を抑制し，さらに亜テルル酸塩とグリシンの相乗作用で Staphylococcus epidermidis の増殖を強く抑制する．S. aureus の集落は，亜テルル酸塩を還元して黒色となり，マンニトール分解によって生じる酸により，黒色集落の周囲の培地が黄色となる．

12 Streptococcus の培地

[Todd-Hewitt 培地]

培地 1,000 mL 当たり

ウシ心筋浸出液	450 g 相当量	塩化ナトリウム	2 g
ペプトン	20 g	リン酸一水素ナトリウム	1 g
ブドウ糖	2 g	pH 7.8 ± 0.1	
炭酸水素ナトリウム	2 g		

Streptococcus の増菌培養，型別用抗原の作製，ストレプトリジンの産生などを目的として用いる．

13 Enterococcus の培地

[SF 培地 Streptococcus (Enterococcus) faecalis medium]

培地 1,000 mL 当たり

ペプトン	20 g	リン酸一水素カリウム	4 g
ブドウ糖	5 g	リン酸二水素カリウム	1.5 g

塩化ナトリウム	5 g	ブロムクレゾールパープル（0.2％溶液）	16 mL
窒素ナトリウム	0.5 g	pH 6.9 ± 0.1	

Enterococcus の分離培地である．*Enterococcus* は，ブドウ糖を発酵して，酸を産生し，培地は紫色から黄色になる．臨床材料は，37℃，48 時間培養，水および食品からの材料は，45.5℃，48 時間培養する．本培地に，*Streptococcus* は発育できない．

14 *Mycobacterium* の培地

[3％小川培地 3％ Ogawa medium]

基礎培地

リン酸二水素ナトリウム	3 g	2％マラカイトグリーン液	6 mL
グルタミン酸ナトリウム	1 g	グリセリン	6 mL
精製水	100 mL	全卵液	200 mL

基礎培地を加温溶解し，冷却後マラカイトグリーン液，グリセリン，全卵液を混和する．試験管に 7 mL ずつ分注し，90℃，60 分間滅菌する．斜面培地として使用する．

Mycobacterium（主に *M. tuberculosis*）の分離培地である．本培地では，グルタミン酸塩は窒素源として，グリセリンは炭素源として利用され，また，卵は発育促進因子を含む．臨床材料からの分離を行う場合，材料に適した前処理をした後，培地に塗布する．例えば，喀痰を検体とするときには，4％ NaOH 水溶液を同量加え，均等化した後，小川培地に 0.1 mL 接種する．接種後の培地の pH は，*M. tuberculosis* の発育至適 pH 6.8 となる．接種後 2 日間は斜面を水平にしたまま，37℃で培養し，その後，試験管を立てて培養する．接種後 2 週目から 1 週ごとに 8〜10 週まで観察する．

リン酸二水素ナトリウムの含量によって，3％のものを 3％小川培地，1％のものを 1％小川培地という．1％および 3％小川培地では，検体の前処理条件が異なる．

1-3 細菌の培養法

細菌にとって最適な培養条件は，菌種によってそれぞれ異なっている．すなわち，あらゆる細菌を同じ条件で培養することは不可能である．また，ある特定の細菌だけを選択的に培養することも困難であり，そのためには，いろいろと工夫が必要となる．細菌を培養するときの主な目的には，1) ある材料の中から特定の，あるいはすべての細菌を分離する，2) 純粋に 1 種類の細菌を培養する，3) 2 種類以上の細菌を混合培養する，などがあげられる．いずれの場合も，それぞれの目的とする細菌に対して適当な培地および培養法を用いなければならない．

1-3-1 分離培養法

分離培養は，試料の中から目的とする特定の細菌を探し出し，純培養を得るために必要な操作である．一般に，多種の細菌が混在する材料を，固形培地上でそのまま直接塗抹，あるいは希釈液で適当に希釈したものを塗抹し，固形培地表面あるいは深部に個々の菌体を散在させ，孤立した集落（コロニー colony）をつくらせる．

1 画線培養法

　平板培地を用いた画線培養法では，孤立した集落をできるだけたくさん得ることが大きな目的となる．したがって，材料中に存在する細菌数がどれくらいなのかということを考慮しながら塗布する．

① 十分に培地表面を乾燥させた平板培地を左側に置き，無菌操作の準備をする．平板培地は，シャーレの蓋が下になるよう（寒天の入ったほうが上になるよう）に実験台上に置く．

② 白金耳を火炎滅菌した後，材料の入った試験管などを左手にもち，綿栓を右手小指で抜き取り，試験管口を軽く火炎滅菌したのち，白金耳で菌液をごく少量とる．

③ 試験管の管口を火炎滅菌後，綿栓をし，試験管を元の位置に戻す．

④ 平板培地を左手にもち（このとき蓋はそのまま実験台上に置いておく），目の位置よりもやや低めに保持し，白金耳を用いて菌を塗布する．塗布する際，はじめは密に，寒天培地上を数回以上往復させて菌液を希釈し，以後一度塗布した部分には触れないよう，連続した平行線を細かい間隔で描くようにして，培地全面に塗布する．

⑤ 塗布終了後，培地は元の位置に戻し，白金耳は火炎滅菌する．

⑥ シャーレの蓋を下にしたまま，孵卵器に入れ，培養する．

　白金耳による塗抹の方法を図1-4に示した．画線塗抹を行う際の注意点としては，白金耳で寒天面を傷つけないよう，白金耳と培地面が一定の角度となるようにし，また，同じ速さ，同じ圧力の加え方で動かすようにする．培地全面を使って塗布するが，平板の周縁5 mmは必ずあけておく，雑菌の混入を防ぐために，操作は素早く行う，などがあげられる．

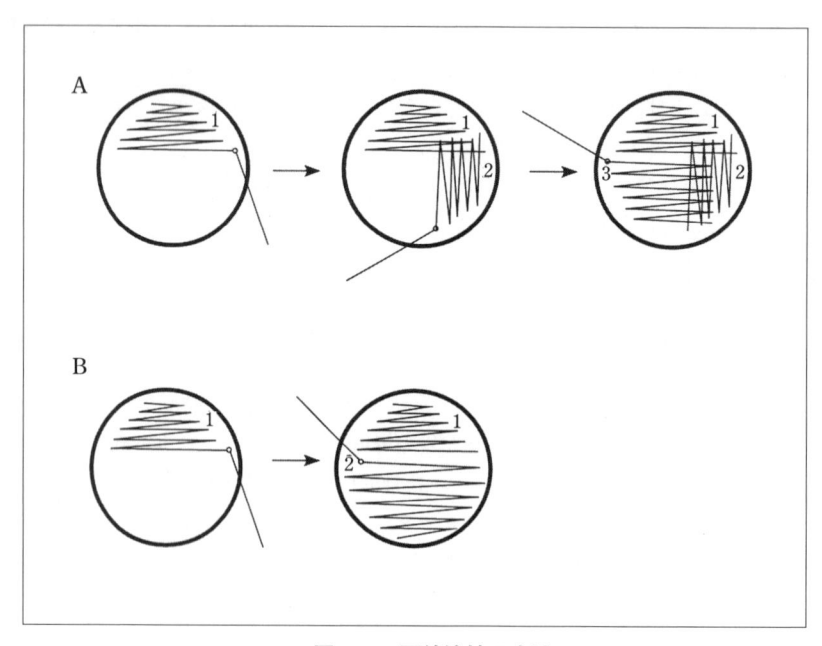

図1-4　画線塗抹の方法

A　被検菌を1白金耳とり，平板培地の区画1に塗抹する．白金耳を火炎滅菌した後，最初の塗抹部分（区画1）上を数回塗抹しながら，区画2を塗抹する．火炎滅菌後，同様に区画3に塗抹する．

B　被検菌を1白金耳とり，平板培地半面に塗抹する．そのまま平板培地を180°回転させ，同様に残りの半面に塗抹する．

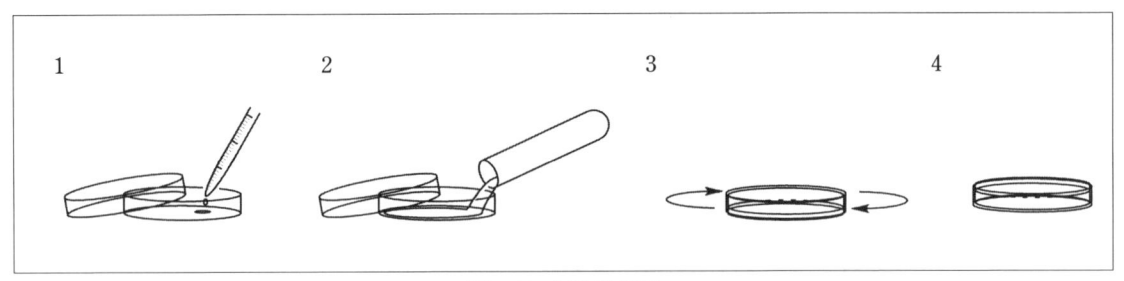

図 1-5　混釈培養法

1. 検体の一定量をシャーレに入れる．
2. あらかじめ滅菌し，50℃に保った寒天培地 15 ～ 20 mL を加える．
3. 蓋をして内容が均等になるようによく混和後，静置する．混和時に内容物が蓋につかないように注意する．
4. 寒天が固まったらシャーレを裏がえして培養する．

2　混釈培養法

一般に，混釈培養法は菌数の少ない材料に用いる（図 1-5 参照）．

①滅菌シャーレに，試験材料を一定量，滅菌ピペットなどで無菌的に加える．通常，培地量の 1/10 ～ 1/20 量ほどの材料を加え，培地濃度に影響が少ないようにする．
②これに，45 ～ 50℃に保持した寒天培地を流し込み，シャーレの蓋をし，均一になるように混和する．
③寒天培地が完全に凝固したら，シャーレを倒置して，孵卵器で培養する．

培地の保温温度を高くしすぎると，死滅する細菌が多くなるので注意する．材料と寒天培地は，実験台上で円を描くようにゆっくりと回しながら混和するが，泡立てたり，蓋に培地をつけないように注意する．

細菌は，寒天表面および深部に集落を形成する．

3　重層混釈培養法

すべての細菌を深部集落として分離したい場合には，重層混釈培養法を用いる．

①混釈培養法と同様にして，試験材料を寒天培地と混和して固める．
②寒天が完全に固まった後，さらに培地上に寒天培地を重層する．
③寒天培地が固化後，シャーレを倒置して，孵卵器で培養する．

1-3-2　純培養法

平板培地上の単一の集落，すなわち 1 種類の細菌のみを増殖させることを**純培養** pure culture という．純培養は，目的の細菌の生化学性状，血清学的性状および遺伝学的形質などを調べる上で不可欠である．1 つの孤立した集落が純粋であるかどうか疑わしい，あるいは隣の集落と密着して 1 つだけ取り出せない場合など，再度分離培養する必要がある．一般に選択性の高い培地では，純粋にみえる集落でも，目的以外の細菌の増殖は抑制されているが，死滅しているわけではなく，多くの細菌の集落の底部やその周囲には生存している可能性がある．このようなときにも，非選択培地で分離培養したのち，純培養に移る．

1　分離培地から斜面培地への純培養

①平板培地上でできるだけ孤立した目的の集落を選択し，シャーレの裏面から印をつけておく．

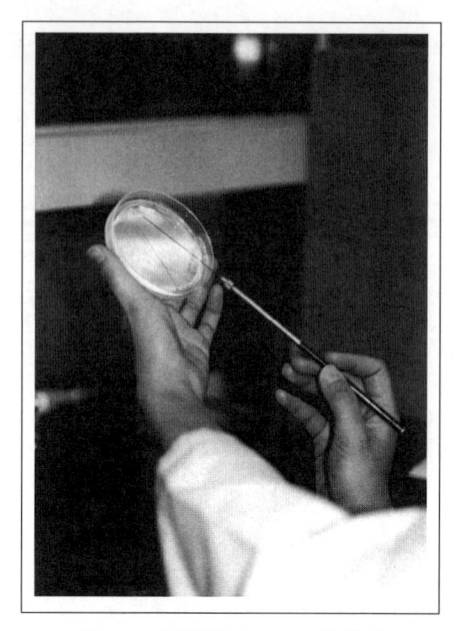

図1-6 平板培地からの釣菌法

② 白金耳を火炎滅菌した後，よく冷まし，左手にシャーレをもち，印をつけた集落の一部を白金耳で釣菌する（図1-6）．
③ シャーレを元の位置に戻し，左手で斜面培地をもち，綿栓をはずし，管口を火炎滅菌後，無菌操作により寒天斜面に細菌を塗布する．この際，試験管壁や培地表面に白金耳の先端が触れぬように注意し，まず，凝固水で白金耳についた細菌の浮遊液を作り，斜面の上方に向かって一線を塗抹，次いで再び白金耳を凝固水に戻し，下方から上方に向かって斜面全体に塗抹する．
④ 管口を火炎滅菌し，綿栓をした後，培地は元の位置に戻し，白金耳を火炎滅菌する．
⑤ 移植の終わった培地は，孵卵器内で培養する．
　平板培地上の集落が密集していたり，小さい場合には，白金耳ではなく白金線を使用する．

　純培養を行うときには特に無菌操作に注意し，雑菌による培地の汚染がないように心がける．そのためには，1) 白金線や白金耳は，使用する直前と使用した直後に必ず火炎滅菌する，2) 試験管は綿栓を抜き差しするたびに，管口を火炎に通す，3) 綿栓を抜いた試験管は常に斜めに保持し，管口を上向きにせず，なるべく火炎近くに向けておく，など無菌操作を確実に行うことが必要である．

2 純培養菌の液体培地への移植

① 左手で液体培地をもち，綿栓をはずし，管口を火炎滅菌後，試験管をおよそ45°に傾けてもつ．
② 目的の細菌を釣菌した白金耳（または白金線）を培地表面近くの管壁にこすりつけるようにして接種する．試験管を立てて接種菌が培地中によく混和するように，試験管を軽く振盪する．
③ 管口を火炎滅菌し，綿栓をした後，培地は元の位置に戻し，白金耳を火炎滅菌する．
④ 移植の終った液体培地は，静置あるいは振盪培養する．

A. 高層培地への接種法（穿刺培養）

白金線を培地表面の中心部からまっすぐ下方に穿刺する．

B. 斜面培地への接種法（画線培養）

白金耳（白金線）を斜面の上方に向かって塗抹し，次いで，下方から上方に向かって斜面全体に塗抹する．

C. 高層斜面培地への接種法（画線培養）

白金線で培地の中心から高層に穿刺し，次いで斜面部に沿って画線を引き，さらに斜面全体に塗抹する．

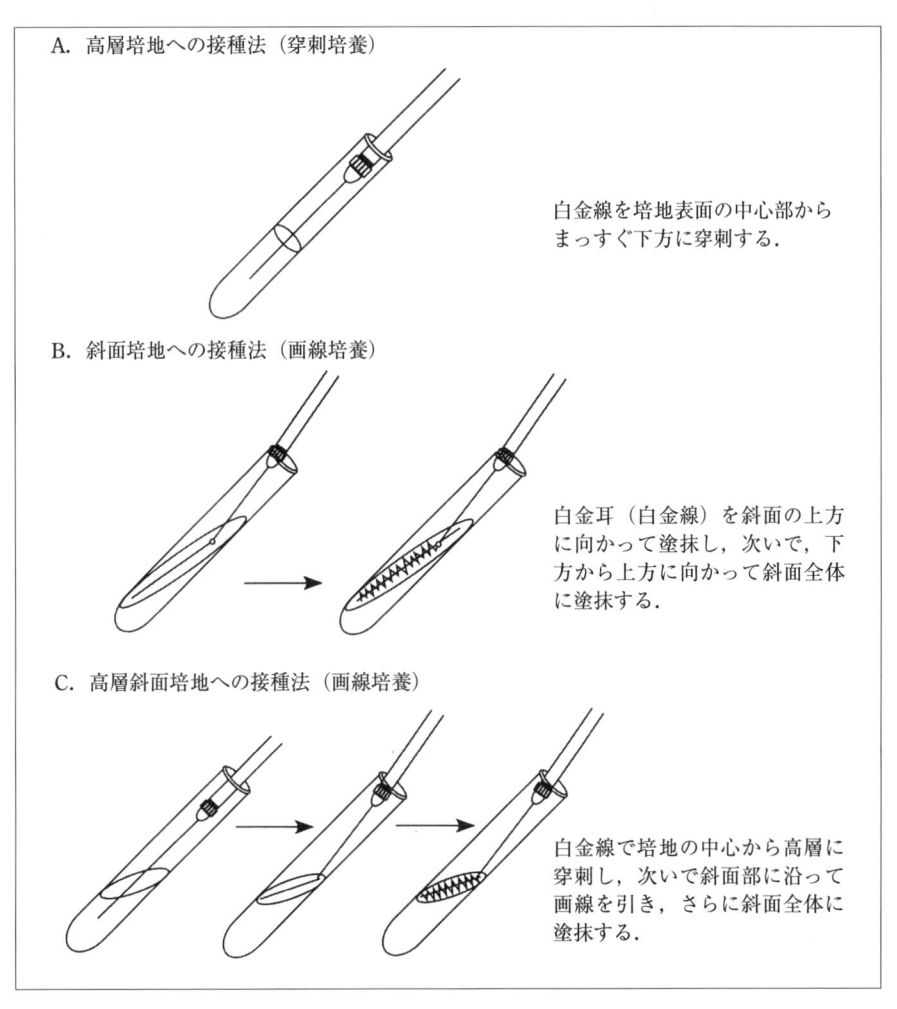

図 1-7　細菌の各種培地への接種法

3　純培養菌の高層培地への移植

　高層培地への穿刺培養には白金線を用いる．無菌操作は斜面培地と同様に行い，火炎滅菌した白金線で，目的の細菌を少量取り，高層培地の表面中心からまっすぐに下方に穿刺する．ただし，この時，白金線の先端は，管底より0.5～1 cm のところで止めておく（図1-7A）．

4　純培養菌の斜面培地への移植

　純培養菌を斜面培地へ移植する場合には，分離培地から斜面培地への純培養と同じ方法で行う．すなわち，火炎滅菌した白金線を冷やした後，少量の菌をとって，新しい斜面培地の凝固水部分から画線を引き，次いで斜面全体に塗布する（図1-7B）．

5　培養菌の高層斜面（半斜面）培地への移植

　斜面と高層の組合わせである高層斜面培地への移植は，白金線で目的の細菌を少量取った後，まず，培地の中心から高層に深く穿刺し，次いで白金線をそのまま斜面に沿って画線を引き，さらに斜面全体に塗抹する（図1-7C）．

1-3-3 嫌気性菌の培養法

1 嫌気培養法

大気中での培地の酸化還元電位は＋250～＋400 mVであるのに対して，嫌気性菌の発育にはより低い酸化還元電位（＋100 mV以下，菌種によって－350 mV以下）の維持が必要である．したがって，嫌気性菌を培養するためには，1）培地中の溶存酸素を除去する，2）酸素が再び培地に溶け込まないように気相から酸素を取り除く，あるいは3）培地中の酸化還元電位を下げる物質を加え，低い電位を維持すること，などが必要である．

(a) 空気遮断法

用いる培地はあらかじめ煮沸急冷し，直ちに培養を開始する．培地深部に酸素が入らないため嫌気性菌が増殖することができる．さらに，還元剤を加えることもある．空気遮断法による培養法には，穿刺法（固形培地に目的の菌を穿刺する），パラフィン重層法（液体培地の場合，流動パラフィンを1.5 cm以上の高さに重層し，培地を煮沸急冷後，菌を接種する），深層培養法（細長い管や口の狭い容器に培地を口まで満たして培養する）およびフィルムパウチ法（ラミネートフィルム2枚を張り合わせた小袋に，溶解した寒天培地と希釈菌液を入れて混合し，0.5 mm厚のホルダーに入れ，シールする）などがある．

(b) 空気置換法と酸素吸収法

空気遮断法では，簡便であるが培地深部でしか必要な嫌気環境が得られない．そこで，環境中の空気を他のガスで置換する方法または酸素を化学的に吸収する方法が，単独あるいは組み合わせて用いられる．

1）嫌気ジャー法

取扱いが比較的容易で厳密な嫌気条件を必要としない細菌を培養するのに適している．真空ポンプを使用する場合，ジャー内の空気を真空ポンプで吸引し，さらに，残存する酸素を完全に水にするために，不活性窒素ガスで置換して，触媒（パラジウムなど）を用いて反応させる．真空ポンプを使わない場合には，水素＋酸素→水 の反応を利用して酸素を取り除くガスパック法と，水を添加し活性化させる酸素吸引・炭酸ガス発生剤を用いる方法がある．

2）スチールウール法

スチールウール表面にできた還元銅の被膜が急速に酸素を吸収して酸化銅になる反応を利用した方法である．スチールウールを0.25～1.0％硫酸銅液に浸して赤銅色にすると，スチールウールの表面に粗い銅の粒が付着する．これを嫌気ジャーに納めると，この鉄と銅の結合物が空気中の酸素を速やかに吸収し，嫌気状態を保持する．さらに，スチールウールを入れたジャーを真空ポンプに連結し，ジャー内の空気を排出し低真空（－60～－70 mmHg）になったところで二酸化炭素ガスまたは混合ガス（窒素90％：二酸化炭素10％）を入れることでより高い嫌気度が保てる．

3）ガスパック法

ガスパックから発生する水素が，ジャー内に設置されたパラジウムを触媒に酸素と反応して水となることを利用したもの．操作が簡単で，かなり高い嫌気度が得られる．ガスパック法は嫌気状態がピークになるまでの時間がスチールウール法よりも長いが，ガスボンベや真空ポンプを必要としない点で便利である．

方　法

　寒天平板は，蓋が下になるようジャー内に置き，ガスパック（BBL社製）に蒸留水10 mLを加え，ただちにジャーの中にセットし，蓋をする．ガスパックから水素と二酸化炭素が発生し，徐々に酸素を消費して嫌気状態になる．ジャーにはあらかじめパラジウム粒子を蓋の下面に装着した金網を入れておく．パラジウムは使用ごとにガスバーナーで焼いて再生する．嫌気状態の指示薬として，Riemsodijkのメチレンブルー指示薬（10％グルコース水溶液：4％水酸化ナトリウム：0.0017％メチレンブルー水溶液＝4：0.1：0.1の混合水）をろ紙に浸したものを用いる．

4）その他の方法

　ピロガロールがアルカリ性で急速に酸素を吸収することを利用したShoetensack法，粉末金属クロムに硫酸を加えて生じた硫酸クロムが酸素を吸収することを利用したRosenthal法，ジャー内でろうそくを燃やして蓋をし，内部の酸素を消費するロウソク法や黄リン法などがある．

（c）嫌気性菌の高度嫌気環境下での培養法
1）Hungate のロールチューブ法

　培地の調製・分注ならびに培養材料の希釈，培地への接種，培養のすべての過程を二酸化炭素ガスや混合ガスの通気下で行うことで空気の侵入を防ぎ，完全嫌気状態をつくる．使用するガスは通常，二酸化炭素ガスか窒素95％：二酸化炭素5％，または窒素85％：二酸化炭素5％：水素10％などの混合ガスを用いる．これらのガスに微量に残っている酸素を取り除くために，混合ガスを還元銅石英管に通す．石英管には1〜2 cmに切った銅線を詰める．これを電気炉に設置し，電気炉の温度を約300℃にして銅の温度が上がったところで少量の窒素ガスを通して還元銅とする．水素ガスはボンベの元栓を開けてケージの圧が上がったところで元栓を閉る．水素ガスを流す前に石英管内に二酸化炭素ガスまたは窒素ガスを流しておく．還元銅になると色が鮮やかな淡紅色となる．ガスの通気下では電気炉はそのままにしておく．時間が経つにつれ，還元銅はガス入口から徐々に黒色に変化して酸化銅になっていくことが確認できる．石英管が半分以上黒くなったところで，再び水素ガスを通して還元銅に戻す．使用するボンベにより，その時間は変わってくる．ガス出口に分岐管やスチールノズルを装置しておくと便利である．

方　法

① 使用培地を温水中で沸騰させ，寒天を溶解して培地中の溶存酸素を除去後，無酸素ガスの通気下で中試験管に10 mLずつ分注し，ゴム栓をする．
② オートクレーブで滅菌する．そのまま保存もできる．すぐに使用する場合，50℃の温水につけ，必要により0.22 μmのフィルターでろ過滅菌した添加物を加える．
③ 培地を45℃以下に冷却した後，嫌気的に希釈した材料を接種する．その後，すばやくブチルゴム栓をし，泡が混入しない程度にすばやく混ぜる．
④ 直ちに試験管をロールチューブ作製器にセットして氷を入れた水槽で回転させ，試験管の内壁に薄い寒天の層をつくらせる．
⑤ 寒天が固まった後は試験管を立てて培養し，余分な水分が底にたまるようにする．形成された寒天中の集落から菌数測定もできる．また，かま形の白金耳で集落を取り出し，分離する．

2）Plate-in-bottle 法

　大型のガラス角瓶の中に長方形の培養皿を入れて培養する．酸素ガスはスチールウールで除去し，ゴムで密閉する．種々の操作は，二酸化炭素を吹き込みながら行う．

3）グローブボックス法

グローブボックスを酸素を含まない混合ガス（水素10％，二酸化炭素10％，窒素80％）で満たし，cold catalystで残存する酸素を水にして嫌気性を保持し，培養する．グローブボックスに両手を差し込んで作業を行う．キャビネット内を水素で置換し，接種や釣菌を行う．上記の混合ガスを一定圧に保つように自動供給するので厳密な嫌気状態を保つことができる．基本的構造は，ものの出し入れをするエントリーロックと本体からなる．使用するガスは上記混合ガスのボンベを用いるか，3種のガスの混合器に各ボンベを接続する方法がある．後者はガスの混合比を変えることができるので便利である．本体チャンバー内にはパラジウムを上にのせたガス攪拌機を置く．攪拌機から送られたチャンバー内のガスがパラジウムを通過する際に酸素が除去される．

2 培　地

嫌気性菌の培養に用いる培地には還元剤であるL-システイン塩酸塩，チオグリコール酸ナトリウム，アスコルビン酸ナトリウムなどを加えて，酸素のない気相で培養する．臨床材料中に存在する嫌気性菌を分離するためには，一夜嫌気的に保存されていた（還元された）培地を用いるとよい．また，嫌気性菌は好気性菌とともに病巣部に存在することが多く，臨床的に意義のある嫌気性菌を分離するためには，好気性菌の発育を抑制し，嫌気性菌を選択的に分離できる培地を使用する．

酸素存在下では生きられない偏性嫌気性菌を培養するには，培養環境から酸素を除去する必要がある．嫌気性菌は酸素に暴露されると急激に死滅するものが多いので，培養する際にも接種試料が酸素に触れるのを最小限にする必要がある．培地には，培地自体の還元力を高めるために肝臓片を肝臓ブイヨンに加える肝片加肝臓ブイヨン，チオグリコール酸ナトリウムやシステインを加え，SH基の自己酸化によって培地中の酸素を除去するチオグリコレート培地などがある．

(a) 嫌気性菌に用いられる一般的な培地

[Zeisslerのブドウ糖血液寒天培地]

普通寒天にブドウ糖を2％となるように添加し，脱線維素血液（ヒト，ウマ，ウシ）20％を加え，平板培地とする．

[GAM培地（岐阜大処方嫌気性基礎培地）GAM broth]

培地1,000 mL当たり

酵母エキス	5 g	肝臓エキス	1.2 g
ペプトン	10 g	塩化ナトリウム	3 g
ダイズペプトン	3 g	リン酸水素二ナトリウム	2.5 g
プロテオーゼペプトン	10 g	可溶性デンプン	5 g
消化血清末	13.5 g	L-システイン塩酸塩	0.3 g
ブドウ糖	3 g	チオグリコール酸ナトリウム	0.3 g
肉エキス	2.2 g	pH 7.3 ± 0.1	

寒天を加えて，平板または半流動高層培地として用いることもできる．

[チオグリコール酸培地　thioglycollate medium]

培地1,000 mL当たり

| 酵母エキス | 5 g | チオグリコール酸ナトリウム | 0.5 g |

トリプトン	15 g	レサズリン	0.001 g
ブドウ糖	5 g	寒天	0.75 g
塩化ナトリウム	2.5 g	pH 7.1 ± 0.1	
L-シスチン	0.5 g		

高圧蒸気滅菌後，急冷し，レサズリンの赤い層が1～2 mmになるようにする．冷暗所に保管する．

組成中の寒天は培地の粘稠度を高めて，機械的に空気中の遊離酸素の培地内への侵入を阻止し，チオグリコール酸塩は培地内の遊離酸素を還元し，培地の酸化還元電位をマイナス側に保持して嫌気性菌の増殖を可能にする．チオグリコール酸塩の存在によって本培地の上層部の電位は＋200～100 mV，下層部は＋100～0.00 mV付近，さらに管底部は－300～200 mV付近に保持され，下層部での嫌気性菌の培養が可能となる．レサズリンは酸化還元電位のプラス側ではレンガ色に発色，マイナス側では無色を呈する酸化還元電位指示薬で，培地の電位状態を表示する．本培地中の赤色を呈している部分では偏性嫌気性菌は増殖を期待することはできないので，上部1/3以上が赤色となったものは使用に適さない．赤色部分が拡大したときには，再度沸騰水中で加温後，急冷すればよい．表層には好気性菌および通性嫌気性菌，内部には嫌気性菌をきわめて広範囲に増殖させることができる．

[BL寒天培地 BL agar]

培地 1,000 mL 当たり

肉エキス	3 g	リン酸二カリウム	1 g
肝臓エキス	5 g	リン酸一カリウム	1 g
酵母エキス	5 g	硫酸マグネシウム	0.2 g
プロテオーゼペプトン	10 g	硫酸マンガン	0.00674 g
トリプトン	5 g	L-システイン塩酸塩	0.5 g
ソイペプトン	3 g	硫酸第一鉄	0.01 g
ブドウ糖	10 g	ポリソルベート80	1 g
可溶性デンプン	0.5 g	寒天	15 g
塩化ナトリウム	0.01 g	pH 7.2 ± 0.1	

Bifidobacterium，*Peptostreptococcus* や *Veillonella* などの嫌気性菌の分離に用いる．また *Bifidobacterium* を用いた乳酸菌飲料の生菌数測定にも使用される．

(b) *Clostridium perfringens* の選択培地

[CW寒天培地 CW agar]

培地 1,000 mL 当たり

酵母エキス	5 g	塩化ナトリウム	5 g
コウシ脳浸出液	50 g 相当量	フェノールレッド	0.05 g
ウシ心臓浸出液	65 g 相当量	寒天	15 g
ペプトン	15 g	pH 7.6 ± 0.1	
乳糖	10 g		

本培地に卵黄液を加えた卵黄寒天では，*C. perfringens* はレシチナーゼC（α-毒素）を産生し，カルシウムイオンの存在で卵黄レシチンの glycerol-phosphorylcholine 結合に作用して，phosphorylcholine と不溶性

diglyceride を生ずる．その結果，本菌の集落周囲に淡黄白色の不透明帯を生ずる（レシチナーゼ反応）．また，本菌は培地に含まれる乳糖を分解し，集落ならびにその周囲が黄変する．本培地に血液を加え血液寒天として用いると，*C. perfringens* は溶血を示す．さらに，その平板を空気に曝露すると集落が緑変する．以上の性状を利用し，*C. perfringens* の検出ならびに菌数測定を行うことができる．

[ハンドフォード改良培地　modified Handford agar]

培地 1,000 mL 当たり

酵母エキス	8 g	オレアンドマイシン	0.8 g
ペプトン	25 g	硫酸ポリミキシン B	15,000 u
ソイペプトン	8 g	カナマイシン	80 mg
クエン酸鉄アンモニウム	1.5 g	寒天	30 g
メタ重亜硫酸ナトリウム	1.5 g	pH 7.6 ± 0.1	
4-メトキシ-6-スルファニルアミドピリミジン	0.15 g		

食品中に混在する *C. perfringens* 以外の細菌で，メタ重亜硫酸ナトリウムから硫化水素を産生する細菌は本培地中に含まれるオレアンドマイシン，ポリミキシン B，カナマイシンおよび 4-メトキシ-6-スルファニルアミドピリミジンによって発育が強く抑制される．しかし，まれに硫化水素を産生せず，本培地に発育する細菌があるが，それらは白色集落を形成するので，*C. perfringens* との鑑別が容易である．なお，硫化水素はクエン酸鉄塩と化合して黒色の硫化鉄となるため，*C. perfringens* は黒色集落を形成する．

(c) *Clostridium difficile* の選択培地

[CCFA 培地　modified cycloserine cefoxitin fructose agar]

培地 1,000 mL 当たり

ペプトン	40 g	チオグリコール酸ナトリウム	0.3 g
リン酸二ナトリウム	5 g	ニュートラルレッド	0.03 g
リン酸一カリウム	1 g	サイクロセリン	0.5 g
塩化ナトリウム	2 g	セフォキシチン	16 mg
硫酸マグネシウム	0.1 g	寒天	15 g
果糖	6 g	pH 7.2 ± 0.1	
L-システイン塩酸塩	0.3 g		

本培地における *C. difficile* は R 型，黄色でかすかに蛍光を発する特徴ある集落を形成し，集落の周囲は黄色を示す．*C. difficile* 以外の菌種はほとんど発育しないが，かりに発育しても集落が小さく，S 型であることが多いので容易に鑑別できる．

1-4　菌量の測定法

菌量の測定には，目的に応じて細胞全体の重量や容量を測定する方法と，細胞数を測定する方法とがある．また，細胞数を測定する場合には，総菌数を測定する方法と生菌数のみを測定する方法とがある．ここでは総菌量

の測定に適した秤量法，総菌数の測定法として比濁法，さらに生菌数の測定法として平板培養法，メンブランフィルター法および液体培地段階希釈法について述べる．

1-4-1　秤量法

　菌体成分の抽出や分画などの目的で，ある程度まとまった量の菌体が必要な場合には湿菌の秤量が適している．液体培養の場合，まず一定量の菌浮遊液をあらかじめ重量を測定しておいた遠心チューブに入れて遠心し，上清を捨てたのち重量を測定し，遠心チューブの重さを差し引いて菌体重量とする．この方法は，培地の混入により誤差を生じやすいが，大量の菌体を測定する場合には比較的正確で簡便な測定法である．また，容量を測定する場合には，一定量の菌浮遊液を目盛付きの沈殿チューブに入れてスウィングローターを用いて遠心し，得られた沈殿の容量を測定する．固形培地上の菌体の量を測定する場合には，渦巻き白金耳で菌をかき取り，秤量瓶に集めて秤量する．

　水分量による誤差を防ぐためには，菌体を乾燥してから秤量する必要がある．菌が生きている必要のないときはデシケーター（塩化カルシウムやシリカゲルなどの乾燥剤を入れておく）に入れて減圧乾燥してから秤量する．菌体の乾燥重量は一定間隔を置いて測定し，秤量値が一定になったときの値を用いる．また，菌が生きている必要があるときは凍結乾燥後の乾燥重量を秤量する．

1-4-2　比濁法

　分光光度計を用いて菌浮遊液の濁度を測定し，あらかじめ作成しておいた濁度と菌濃度の関係を示した標準曲線から菌の濃度を求める方法で，短時間で比較的正確な結果が得られる．OD値のまま菌の濃度を表現する場合もあるが，菌の形や大きさ，培養条件，菌の発育時期や処理方法などによって菌数と濁度が常に比例関係になるとは限らないので注意が必要である．特に，抗生物質などの存在下で菌を培養した場合，菌が凝集したり，フィラメント形成することにより正確な値が得られないことがある．

1　分光光度計による方法

　まず，既に正確な濃度の明らかな菌浮遊液（あるいは国際標準濁度液，表1-2）を用いて段階希釈液を数本作る．分光光度計の波長を650 nmに合わせ，段階希釈に用いた分散媒でゼロ点合わせを行う．次にそれぞれの

表1-2　国際標準濁度液（濁度単位 opacity unit）

10濁度単位と同じ濁度を生ずる菌濃度（$\times 10^9$ / mL）			
E. coli	0.80	P. aeruginosa	1.016
S. Typhi	0.98	S. pneumoniae	1.49
S. Paratyphi A	0.90	S. pyogenes	0.64
S. Paratyphi B	0.88	N. gonorrhoeae	0.76
S. dysenteriae	0.95	N. meningitidis	1.08
S. flexneri	0.96	B. pertussis	10.00
K. pneumoniae	0.83	H. influenzae	2.42
V. cholerae	2.31	B. melitensis	1.62

Joo, I（1961）*Proc. 6 th Intern. Cong. Microbiol. Stand.*, Hoffman, p245 参照

希釈菌液の OD 値を測り，実測値をプロットして標準曲線を作成しておく．同じ菌株を同じ条件で測定する場合にのみ，この標準曲線を用いることができる．すなわち，標準曲線作成に用いたのと同じ波長で被検菌液の OD 値を測定し，標準曲線からその菌濃度を求める．このとき，標準曲線の直線部で測定できるように被検菌液を希釈することで，より正確な濃度を測定することが可能である．

2 McFarland 比濁法

1% 塩化バリウム溶液および 1% 硫酸溶液を比率を変えて混合することにより，濃淡の異なった白濁液を調製することができる（表 1-3 参照）．この白濁液は菌液中の菌数とほぼ等しいことから，一定濃度に調製された白濁液と菌液とを肉眼で見比べることにより，1 mL 当たりのおよその菌数を推定することができる．McFarland 比濁法では 0.5 ～ 10 番までの 11 段階の白濁液を調製し，これを標準液として被検菌液と比較し，該当する標準液の番号から菌液中の菌数を推定する．硫酸バリウムは沈殿しやすいので，使用前によく振り，均一にしてから比較する．また，標準液とサンプルは同種の試験管を用いる．

3 自動増殖測定装置法

自動増殖測定装置（菌濃度測定用光度計）を用いて一定間隔で培養液の透過度（吸光度）を測定することにより，被検菌の発育をモニタリングして増殖曲線を作成する．

1-4-3 生菌数測定法

総菌数中には死菌の数も含まれており，実験目的によっては正確な情報が得られないことも考えられる．生菌数のみを求めるには平板培地を用いて CFU（colony forming unit）を求める直接法（平板培養法およびメンブランフィルター法）と，液体培地を用いて最確数（most probable number, MPN）を求める間接法（液体培地段階希釈法）がある．

1 平板培養法（直接法）

被検菌浮遊液の段階希釈液を作成し，適当な希釈液を一定量（0.05 ～ 0.5 mL）寒天平板培地に正確に注ぎ，

表 1-3 McFarland 比濁法標準液

番号	1%塩化バリウム (mL)	1%硫酸 (mL)	相当（大腸菌）菌数 ($\times 10^8$ / mL)
0.5	0.05	9.95	1.5
1	0.1	9.9	3
2	0.2	9.8	6
3	0.3	9.7	9
4	0.4	9.6	12
5	0.5	9.5	15
6	0.6	9.4	18
7	0.7	9.3	21
8	0.8	9.2	24
9	0.9	9.1	27
10	1.0	9.0	30

コンラージ棒で全面に均一に塗り拡げる．孵卵器で1〜3日間培養し，生じた菌の集落数からもとの菌数を算出する（寒天平板表面塗抹法）．このとき同一希釈液を複数枚の寒天平板培地に塗抹し，得られた生菌数の平均をとるようにする．この方法は，すべての生菌が集落をつくり，また，単一の集落は1個の生菌に由来するという仮定のもとに測定するものである．また，被検菌浮遊液を段階希釈し，混釈培養法あるいは重層混釈培養法により得られた集落数からもとの生菌数を算出する方法（寒天平板混釈法）もある．

2 メンブランフィルター法（直接法）

抗菌性物質が混入している被検菌浮遊液や，大容量の被検菌浮遊液中の生菌数を求める場合に適した方法である．まず，滅菌されたフィルターならびにフィルター装置を用いて，被検菌浮遊液をろ過する．試料中の菌濃度が濃い場合は，必要に応じて希釈した後に試料をろ過する．また，抗菌性物質が混入した被検菌浮遊液の場合には，さらにPBSなどで3回以上ろ過洗浄する．ろ過後のフィルターを目的の平板培地の表面に置き，培養後に形成された集落数から生菌数を求める．

3 液体培地段階希釈法（間接法）

この方法は，菌液の濃度が低く，平板法では求められない場合などに用いられる．まず，被検菌浮遊液を段階希釈し，適当な希釈液を一定量ずつ数本の液体培地に加えて培養する．菌の増殖のみられた希釈液の希釈倍率から被検菌液中の生菌数を間接的に求める．

1-5 菌株の保存

1-5-1 微生物保存の目的および意義

微生物株については，研究対象あるいは遺伝資源として，来歴，性状，有用（または毒性）代謝産物産生性，病原性などを含む種々の遺伝学的情報に裏打ちされた純培養菌の保存が必要不可欠である．

具体的な目的としては，
1) 新鮮分離株や新規に作製した微生物変異株を研究用として保存する．
2) 種々の性状が明らかになっている微生物株を同定あるいは性状検査をするための**標準株** type strain として保存する．
3) 教育・実習用として保存する．
4) あるいは，これらの微生物株を分譲するために保存する．

などがあげられる．

微生物株は，汚染や遺伝的な変異を起こし，重要な病原性や生化学的性状が喪失しないように，各菌株に適した方法により保存されなければならない．

1-5-2 保存方法

微生物株の保存法は，菌株の種類，設備，保存期間などにより適切な方法を選択する．比較的抵抗性の強い細

菌については，単に低栄養で発育可能な培地（半流動培地や液状培地）で，空気と遮断することにより，数年以上の保存が可能であるが，現在は，この方法では遺伝的な安定性に乏しいことがわかっている．最も長期間性状変化を起こすことなく微生物株を保存できる方法は，凍結乾燥保存および凍結保存とされている．これらの方法で保存できない微生物株については，短期間の継代培養や動物を用いた継代法を行わざるを得ない．

1 穿刺培養保存法

　保存の目的には，細菌の発育をある程度抑制し，貧栄養で発育可能な培地で継代する．保存中の培地の乾燥を避けるために，半流動高層寒天培地（普通寒天培地を用いるときは，2倍希釈くらいで使用）への穿刺培養法も用いられる．培養後，パラフィンをしみこませたコルク栓で密封し，4～8℃または室温で保存する．しかしながら，本法は長期保存法としては欠点が多い．一般に3～6か月，長い場合でも1年おきに移植しないと保存した細菌を死滅させてしまう恐れがある．また，プラスミドの脱落や変異株の復帰変異も起こりやすい．さらに，雑菌に汚染される機会も多い．

　保存用培地の**クックドミート培地** cooked meat medium を用いた場合，乾燥を避ければほとんどの細菌を1年以上保存できる．保存期間はそれぞれの菌株によって異なる．

2 ゼラチン・ディスク（stamp）法

　菌株を凍結しないで乾燥する方法である．ペプトン1％，塩化ナトリウム0.5％，牛肉エキス0.4％，ゼラチン10％，アスコルビン酸0.25～0.5％（pH 7.6；ろ過滅菌後，添加する）を含む分散媒を作製し，濃厚な菌浮遊液（10^9～10^{10} CFU/mL）を作る．硬いパラフィンを加熱融解し，沸騰させた中にろ紙を2分間浸した後，パラフィンから取り出し，冷ます．このワックスペーパー上に濃厚菌液を滴下し，シャーレに入れ，真空デシケーター中で，真空度100～300 Torr，室温で2～3日減圧乾燥する．乾燥後，ワックスペーパーをはがし，乾燥状態で保存する．培養時には，湿った白金耳でディスクを拾い上げ培地に移す．本法は，酸素の供給を制限して代謝を抑えると同時に培地の水分の蒸発を防ぐので，一般に数年，長い場合には10年以上の保存が可能である．

3 凍結保存法

　細菌の凍結保存に用いる分散媒には，凍結乾燥に用いる分散媒のほか，液体培地に増殖または懸濁した菌液の10～50％グリセロールストックが推奨されている．凍結速度は，多くの細菌では急速凍結を行う．耐低温性バイアル（スクリューキャップ付き）に1～2 mLずつ分注し，超低温槽もしくは液体窒素タンク中に保存する．長期保存には，保存温度が－20℃では不適切であり，－70℃以下で，温度が安定していることが必要である．一般に，*Spirohaetas* は，一部を除いて凍結保存できない．

4 凍結乾燥保存法

　凍結乾燥は，乾燥部，除湿部，および真空装置からなる凍結乾燥装置を用いる．乾燥部は，凍結させた材料を昇華させるためのもので，アンプル取付け部分が枝状にたくさんついている多岐管式と，容器ごと中に入れるチャンバー式のものがある．除湿部は，昇華した水蒸気を除くためのもので，コールドトラップ式および除湿剤によるものがある．真空装置は，到達真空度10^{-3} Torr以下の油圧式真空ポンプが用いられる．

　凍結乾燥保存に用いる分散媒の処方はいくつか知られているが，代表的なものは次のとおりである．

1) 20％スキムミルク，滅菌は115℃，13分．
2) 5％ブドウ糖加3％スキムミルク，pH 7.4（*Vibrio* では pH 7.8），滅菌は115℃，15分．
3) 1％グルタミン酸ナトリウム加10％スキムミルク（*Vibrio* では0.1％システイン加とする）．滅菌は121℃，

15分.
4) ウマ血清 300 mL, ブドウ糖 30 g, ブイヨン 1.3 g, 純水 100 mL, ろ過滅菌.

細菌浮遊液の準備：保存する微生物株は栄養豊富な増殖培地で培養した対数増殖期の細菌を用い，分散媒中，適当なものを選んで濃厚な均等浮遊液（$10^9 \sim 10^{10}$ CFU/mL）を作る．針先の長い分注用の注射針をつけた滅菌注射器で，あらかじめ乾熱滅菌した凍結乾燥用アンプルに 0.1～0.3 mL ずつ分注する．

予備凍結：ドライアイス・アセトンなどの寒剤を用いて，アンプル中の試料を素早く凍結させる．具体的には，寒剤中でアンプルを素早く回転し，アンプルの内壁にできるだけ薄く材料を広げ，一挙に凍結させる．凍結させたアンプルの乾燥開始までは，超低温槽中に保管してもよい．

凍結乾燥：チャンバーとコールドトラップはあらかじめドライアイス・アセトン（または冷凍機）で $-40\,°\mathrm{C}$ 以下に冷却しておく．多岐管式の場合，予備凍結したアンプルを注意深くゴム管部分に挿入し，直ちにコックを開いて吸引する．昇華により気化熱が奪われるため，アンプル内の試料は $-40\,°\mathrm{C}$ 以下となり，アンプルの外側に霜がつく．この霜は 1 時間ほどで溶け，水滴となり，その水滴は徐々に小さくなり乾く．アンプルの外側がすっかり乾くまでに要したとほぼ同時間さらに乾燥を続ける．凍結乾燥が終了した時点で，真空のままアンプルの頸部をバーナーで熔封する（コールドトラップの冷却と真空吸引は，最後のアンプル熔封まで続ける）．

凍結乾燥の成否は，一部のアンプルを抜きとり開封し，保存した細菌の生存を確認する．生存率ができるだけ高いほうがよく，少なくとも生存率 10％以上が望ましい．適切な条件下で乾燥され真空状態で熔封されたアンプルは，冷暗所に保存すれば多くの場合 10 年以上生存可能である．長期保存すべきアンプルは乾燥終了後，アンプル内の真空度を放電により確認しておく．

凍結乾燥した微生物を再び培養するときには，アンプル開封後，速やかに増殖に適した液体培地 0.1～0.2 m*l* に懸濁し，それを増殖用培地に接種する．一部の細菌では，マグネシウムを含む培地を用いないと生残菌が回収できない場合があるので注意する．

1-6 細菌の分離培養と同定

未知の微生物について，各種の性質に基づき既知の**分類単位** taxon のなかで，どの微生物と一致するのかを決定する作業を**同定** identification という（第 1 編，4-2 参照）．細菌は主として細胞形態，培養所見，栄養・生理，生化学的性質などの生物学的性状によって分類されているため，細菌を同定するためにはこれらの生物性状を調べなければならない．しかし，最近では，生化学的試験法や分子遺伝学的検査法などの確立およびそれに基づく同定キット，同定自動機器などの開発によって同定法も迅速・簡便な方法へと変化している．

臨床的に疾病の原因菌を同定することは，診断・治療はもちろんのこと，病原体が感染性をもつ場合には，その病原体の伝播・拡散を防止することが必要であり，早期に病原細菌を分離・同定することが大変重要である．

1-6-1 細菌同定の基本的手順

細菌の同定は，細胞形態，グラム染色性，酸素要求性（好気性または嫌気性），エネルギーの獲得様式（呼吸または発酵）などの性質に加え，血清学的（免疫学的）性状および分子遺伝学的性状などを比較検討した上で行われる．これまでに，細菌の同定に必要な検査についての基本的な作業過程についてはすでに確立している．臨床材料から病原細菌を同定する場合，基本的な同定のための作業過程を図 1-8 に示した．病原細菌においては，

好気性・通性嫌気性

グラム陽性球菌
カタラーゼ
- ＋: *Staphylococcus*
- −: *Streptococcus*, *Enterococcus*

グラム陽性桿菌
芽胞形成
- ＋: *Bacillus*
- −: カタラーゼ
  - ＋: *Corynebacterium*, *Listeria*
  - −: *Lactobacillus*, *Erysipelothrix*

グラム陰性球菌
Neisseria, *Moraxella*

抗酸性菌
Mycobacterium

グラム陰性桿菌
糖分解性
- 発酵
  - オキシダーゼ
    - ＋: *Vibrio*, *Aeromonas*, *Plesiomonas*, *Actinobacillus*, *Haemophilus*
    - −: *Escherichia*, *Citrobacter*, *Salmonella*, *Shigella*, *Klebsiella*, *Enterobacter*, *Serratia*, *Proteus*, *Yersinia*
- 非発酵
  - オキシダーゼ
    - ＋: *Pseudomonas*
    - −: *Acinetobacter*

特殊な培地または培養が必要な菌種: *Bordetella*, *Brucella*, *Campylobacter*, *Helicobacter*, *Legionella*, *Mycoplasma*

偏性嫌気性

グラム陽性球菌
Peptostreptococcus

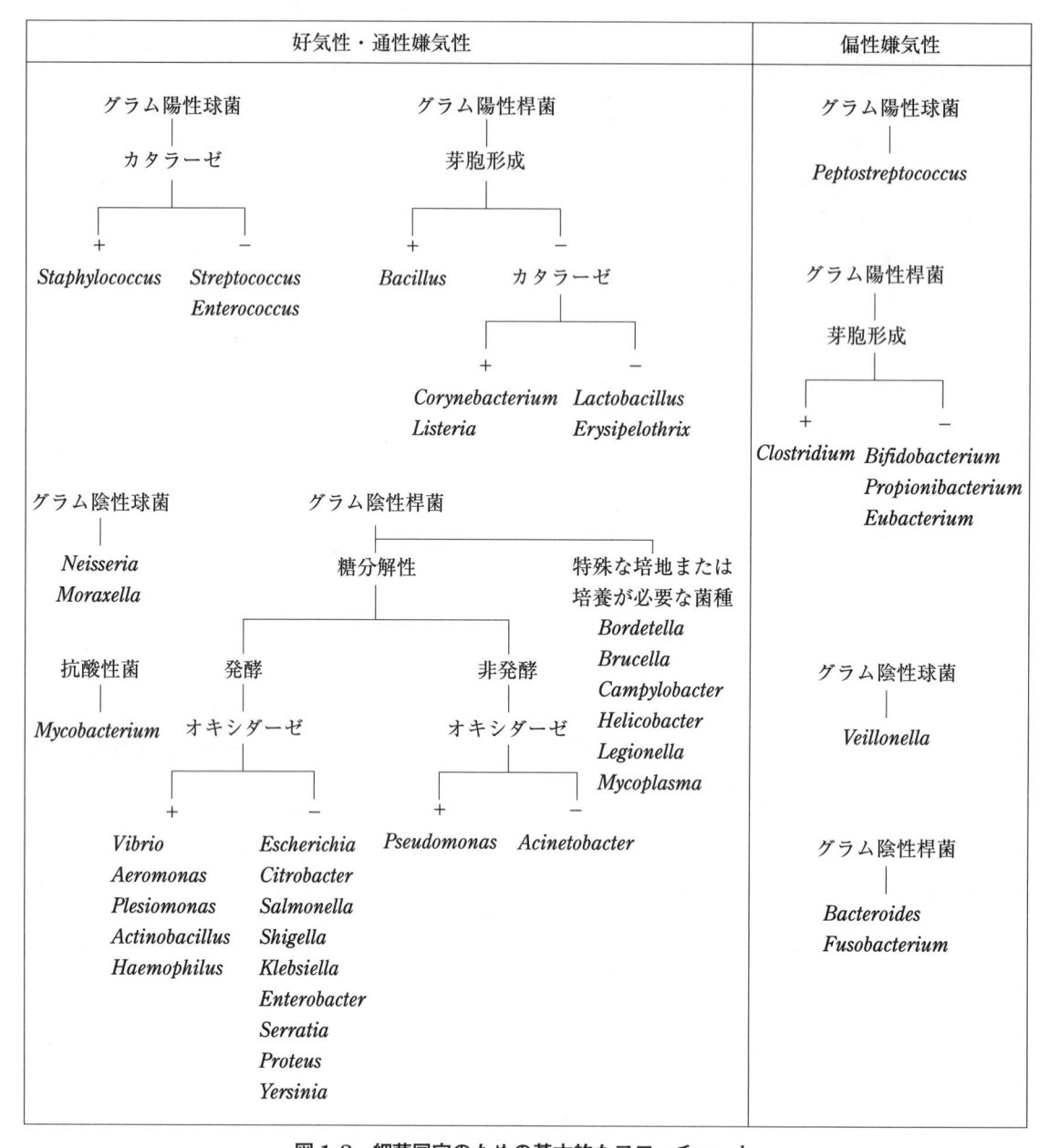

グラム陽性桿菌
芽胞形成
- ＋: *Clostridium*
- −: *Bifidobacterium*, *Propionibacterium*, *Eubacterium*

グラム陰性球菌
Veillonella

グラム陰性桿菌
Bacteroides, *Fusobacterium*

図1-8 細菌同定のための基本的なフローチャート

感染症についての原因菌の確率的な推定から，適当な分離培地を選定し，分離細菌について系統的検査をすることなく，同定に必要ないくつかの性状を検査し，迅速に同定する方法をとる場合もある．通常は，細胞形態，グラム染色性，培地上でのコロニー性状，酸素の必要性などの性状によって大別し，その後，詳細な生化学的性状などを検査し，最終的に血清学的検査法によって目的とする細菌を同定する．また，これらの作業は，純培養によって得た細菌を用いて行わなければならない．

1-6-2 生物学的性状試験

1 増殖至適環境

細菌が発育・増殖するための至適環境条件は，菌種によって異なり，細菌の分類に役立つことがある．

(a) 温度

細菌は，その至適増殖温度によって，5～20℃に至適温度をもつ低温菌，25～40℃が至適温度である中温菌および 50～60℃ で発育できる高温菌に分けることができる．一般に，哺乳動物の常在菌としてみられる細菌は，中温菌に属し，至適温度が 37℃前後であるのに対して，土壌など自然環境中に分布する一部の非発酵菌では 30℃ で培養したほうがよく発育する．また，*Campylobacter* などは，42℃でも良好に発育することから，臨床材料からの選択的分離を行うときにはこの性質を利用して培養する．*Enterococcus* の多くも 60℃，30 分の処理に対して耐性を示すことで，*Streptococcus* と区別する．

(b) pH

一般に，多くの細菌の至適 pH は 7.0～7.6 であるが，*Vibrio* では，pH 7.6～8.2 のアルカリ側，*Lactobacillus* および *Mycobacterium* などでは pH 5.0～6.0 の酸性側でよく発育する．*Vibrio* の増菌培地であるアルカリペプトン水は，pH 8.3 に調整する．また，*Legionella* の至適 pH の範囲が，6.9 ± 0.05 と非常に狭いのが特徴である．

(c) 栄養要求性

細菌は，その発育に炭素・窒素および無機塩類を利用し，これらを含む人工培地で増殖できる．しかしながら，菌種によっては特殊な発育因子やビタミンなどを必要とするものもある．また，糖やアミノ酸の利用能は細菌の鑑別に必要な性状の 1 つである．

(d) 酸素，炭酸ガス濃度による増殖の違い

細菌の発育には酸素の有無が強く関係しており，その利用能によって**好気性細菌** aerobe，**通性嫌気性細菌** facultative anaerobe，**微好気性細菌** microaerophile および**偏性嫌気性細菌** obligatory anaerobe に分類される．

好気性細菌：好気的酸化（呼吸）によってエネルギーを得ており，酸素が存在する環境でのみ増殖できる．一般に，オキシダーゼ，カタラーゼ陽性を示す．*Pseudomonas aeruginosa*，*Mycobacterium tuberculosis*，*Corynebacterium diphtheriae* など．

通性嫌気性細菌：酸素の存在下では呼吸によって，酸素のない状態でも発酵によってエネルギーを得ることができる．*Escherichia coli*，*Salmonella*，*Shigella* など．

微好気性細菌：発育に酸素を必要とするが酸素に対する耐性が低いため，5％程度の微量な酸素存在下でのみ発育できる．*Campylobacter*，*Helicobacter pylori* など．

偏性嫌気性細菌：発育に酸素を必要とせず，発酵によってエネルギーを得る．酸素は有害物質として作用し，酸素存在下では発育が阻害され死滅する．酸素に対して極度に敏感な嫌気性細菌は厳密な嫌気環境で培養しなければ増殖しない．*Clostridium tetani*，*C. botulinum*，*Bacteroides*，*Peptostreptococcus* など．

また，5～10％ 炭酸ガス存在下で発育が促進される細菌もある．*Brucella*，*Neisseria* など．

2 増殖培地上の特徴

(a) 細菌集落の特徴

平板培地上における細菌の集落の形態は，しばしば菌種の選別のための一助となる（図1-9参照）．集落の培地表面への隆起の状態（扁平，台状，凸状隆起，ドーム型，乳頭状など），辺縁の形（正円，波状，分葉状，不正菌牙状，鋸歯状，樹枝状など），透明度（透明，半透明，混濁），光沢（金属様光沢，真珠様光沢など），色などを観察する．遊走性にも注意する．

(b) 溶血性

溶血性試験は，*Streptococcus* の鑑別に必要な検査法の1つである．血液寒天培地上に発育した細菌は，培地中に含まれる赤血球に対する溶血性によって，**α型溶血**と**β型溶血**に分類される．α型溶血は，細菌の産生する溶血性物質によって，オキシヘモグロビンがメトヘモグロビンに変化したもので，集落は境界不明瞭なメトヘモグロビンの緑帯を形成する．培地中の赤血球は溶血していない．β型溶血は，培地中の赤血球が完全に溶血したもので，集落の周囲には，大きくて透明な溶血環を形成する．溶血性の種類は，用いる血液の種類と濃度，基礎培地の組成，培養条件により影響を受けるので注意を要する．

(c) 色素産生性

細菌の中には色素を産生するものがあり，鑑別のための重要な検査の1つである．細菌色素は固形培地の表面において強く産生される．色素には，水溶性のもの，例えば，*Pseudomonas aeruginosa* の産生する**ピオシアニン** pyocyanin（緑色色素）と，不溶性のもの，例えば，*Serratia* により産生される**プロディギオシン** prodigiosin（赤色色素）や *Staphylococcus aureus*，*Flavobacterium* などによって産生される**黄色色素**とがある．水溶性色素は，培地中に拡散するが，不溶性色素は培地中に拡散せず，集落のみが着色する．

(d) 運動性

細菌の運動性は，鞭毛の有無を知る上で重要な性状の1つである．SIM培地やLIM培地などの半流動培地を用いて，被検菌を穿刺培養し，その発育状況を観察する．運動性を有するものは，穿刺線から全面に広がって発育するのに対して，運動性のないものは穿刺線に沿ってのみ発育する．偏性好気性菌の場合には，培地表面下に傘状に広がって発育する．

3 細菌の顕微鏡学的検査

細菌の新鮮標本や染色標本の顕微鏡学的観察によって，菌種の鑑別や同定には欠かせない情報を得ることができる．本検査では細菌の形態学的な特徴（大きさ，球菌，桿菌，鞭毛，芽胞，異染小体，莢膜など），染色性（グラム染色，抗酸菌染色，その他の特殊染色）および生標本による固有運動などを観察する．細胞形態による桿菌および球菌の区別，グラム染色性による陰性および陽性の区別によって，細菌は4区分（グラム陰性桿菌，グラム陰性球菌，グラム陽性桿菌およびグラム陽性球菌）に分けることができる．

A 隆起

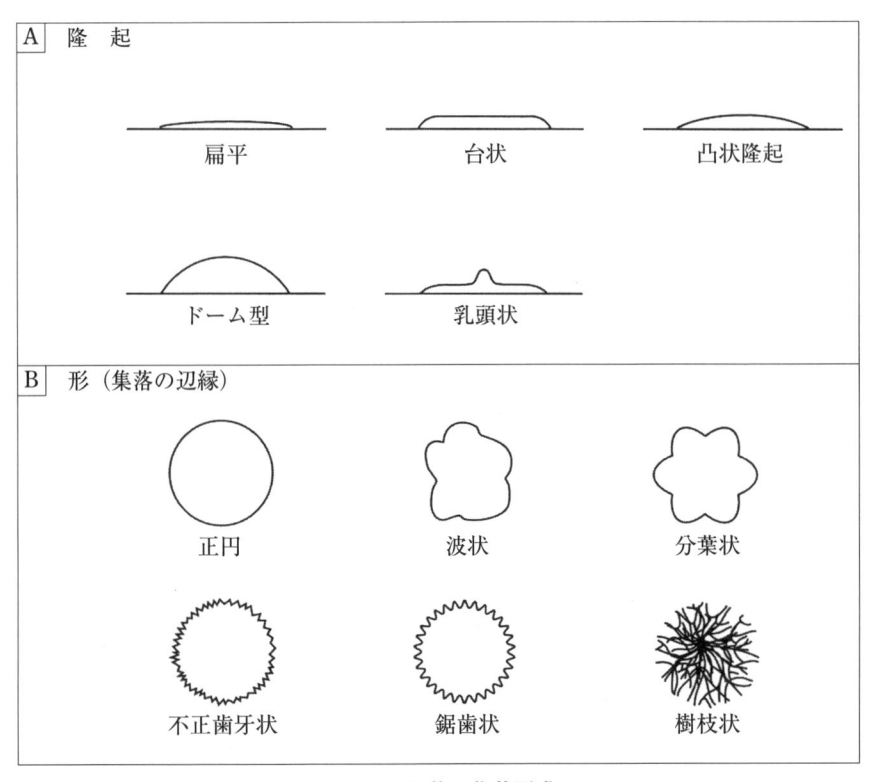

扁平　　　台状　　　凸状隆起

ドーム型　　　乳頭状

B 形（集落の辺縁）

正円　　　波状　　　分葉状

不正歯牙状　　　鋸歯状　　　樹枝状

図 1-9　細菌の集落形成

1-6-3　生化学的性状試験

1　炭水化物利用試験

(a) 糖分解試験

　糖分解試験には，糖の分解が酸化によるものか発酵によるものかを調べる OF 試験 oxidation-fermentation test と，分解する糖の種類を調べる試験とに大別される．

[Hugh-Leifson の OF 試験]

　2 本の OF 培地に被検菌を穿刺培養する．1 本は好気的に，1 本は流動パラフィンを重層して嫌気的に培養する．35 ℃，48 時間以上培養した後，判定する．酸化的に糖を分解する細菌は，好気的に培養した培地でのみ酸を産生し，pH 指示薬であるブロムチモールブルーが黄変する．発酵的分解をする細菌は，好気的および嫌気的培養ともに黄変する．*Pseudomonas* および *Corynebacterium* などの検査に重要である．

[OF 培地]

　　培地 1,000 mL 当たり

ペプトン	2 g	ブロムチモールブルー	0.03 g
塩化ナトリウム	5 g	寒天	3 g
リン酸二カリウム	0.3 g	pH 7.1 ± 0.1	

高圧蒸気滅菌後，終濃度が1％になるようにブドウ糖を加え，高層培地として用いる．

[Barsiekowの培地を用いた糖分解試験]

細菌の分類基準として糖の分解能は，古くから用いられてきた．糖としては，単糖類（キシロース，アラビノース，ラムノース，グルコース，フルクトース，ガラクトース，マンノース），二糖類（サッカロース，マルトース，ラクトース，トレハロース），三糖類（ラフィノース），多糖類（デキストリン，デンプン，イヌリン，グリコーゲン），多価アルコール類（グリセリン，アドニット，ドルシット，マンニット，ソルビット，イノシット）および配糖体（サリチン，エスクリン）などが用いられる．これら1種類の炭水化物0.5～1％を含む液体培地で，被検菌を35℃，18～24時間培養し，pH指示薬であるブロムチモールブルーの色調変化によって判定する．糖類の分解によって生じるガスは，主として炭酸ガスと水素である．液体培地を用いる場合，**ダーラム**Durham**管**を入れてガス産生性を調べることができる．

[Barsiekowの培地]

ペプトン水	100 mL
糖	0.5 g
0.2％ブロムチモールブルー溶液	1.2 mL

約2 mLずつ小試験管に分注し，100℃，15分ずつ3回，間けつ滅菌する．

(b) Voges-Proskauer（VP）反応

VP試験は，グルコースの分解産物である**アセチルメチルカルビノール** acetylmethylcarbinol（アセトイン acetoin）の産生能を調べるための試験で，腸内細菌科細菌の分類および *Listeria* の同定に有用である．

VP半流動培地に被検菌を穿刺培養し，35℃，24～48時間後，α-ナフトール溶液（無水エタノールに5％α-ナフトールを溶解する）0.6 mLと，40％KOH水溶液0.2 mLとを加え，激しく混和し，37℃，15分および1時間後に反応を観察する．赤色に変化した場合，陽性と判定する（カラー口絵　参照）．

(c) メチルレッド（MR）反応

MR試験は，グルコースの分解による**酸産生**を調べる試験である．腸内細菌科細菌の分類および *Listeria* の同定に有用である．ブドウ糖リン酸ペプトン水に被検菌を接種し，30℃で3～5日間培養し，これにメチルレッド試薬を加える．陽性のときは赤，陰性のときには黄を示す（メチルレッドの変色域はpH 4.2～6.3である）．

(d) 胆汁エスクリン試験

細菌が10～40％の胆汁存在下で，**エスクリン**（エスクリングリコシド）を加水分解して，エスクレチンとグルコースを産生するかどうかを調べる．*Enterococcus*, *Klebsiella*, *Enterobacter*, *Serratia*, *Listeria* および *Bacteroides* の鑑別に用いられる．胆汁エスクリン培地（斜面培地）に被検菌を接種し，35℃で18～48時間後に判定する．斜面部が黒色～暗褐色に変化した場合を陽性とする．

[胆汁酸エスクリン培地]

培地1,000 mL当たり

ペプトン	5 g	エスクリン	1 g
塩化ナトリウム	5 g	クエン酸鉄	0.5 g

| 肉エキス | 3 g | 寒天 | 15 g |
| 胆汁 | 40 g | pH 7.0 ± 0.1 | |

2 アミノ酸分解試験

(a) インドール試験

細菌がトリプトファンから**インドール**を遊離できるかどうかを調べる試験である．被検菌をペプトン水，LIM 培地，SIM 培地などで 35 ℃，24 ～ 48 時間培養後，試験管にクロロホルム 0.5 mL を重層し，さらに，Kovac 試薬あるいは Ehrlich 試薬を直接滴下する．培地表面に赤色リングが形成された場合，陽性と判定する．

Kovac 試薬
　　p-dimethylaminobenzaldehyde　5 g，アミルアルコール　75 m*l*，濃塩酸　25 mL

Ehrlich 試薬
　　p-dimethylaminobenzaldehyde　1 g，エタノール　95 m*l*，濃塩酸　20 mL

(b) PPA 試験と IPA 試験

PPA（phenyl pyruvic acid）試験は細菌が酵素反応によって**フェニルアラニン**を脱アミノ化し，フェニルピルビン酸を産生する能力を調べるものである．フェニルアラニン培地に被検菌を接種し，35 ℃で一夜培養した後，10 ％塩化第二鉄水溶液を培養した斜面に滴下する．斜面と凝固水が緑色になれば陽性と判定する．

IPA（indole pyruvic acid）試験は，**トリプトファンを脱アミノ化**し，インドールピルビン酸を産生する能力を調べる．SIM 培地を用いて被検菌を培養し，高層上部の培地表面に褐色環が形成されている場合，陽性と判定する．いずれの試験も *Proteus*，*Morganella*，*Providencia* の鑑別に有用である．

［フェニルアラニン培地］
培地 1,000 mL 当たり

DL-フェニルアラニン	2 g	リン酸二ナトリウム塩	1 g
酵母エキス	3 g	寒天	12 g
食塩	5 g	pH 7.3 ± 0.1	

10 ％塩化第二鉄水溶液
　　塩化第二鉄　12 g，濃塩酸　2.5 mL に蒸留水を加え 100 mL とする．

(c) アミノ酸脱炭酸試験

アミノ酸を脱カルボキシル化し，アミンを形成してアルカリ性にする酵素活性を有しているかどうか測定する試験である．Moller 培地や Falkow 培地を用いる．塩基性アミノ酸であるアルギニン，リシンおよびオルニチンの組合せを用いての試験は，腸内細菌科細菌の鑑別，同定に有用である．**リシン脱炭酸酵素**の検査には，LIM 培地が用いられる．本培地には指示薬としてブロムクレゾールバイオレットが添加されているので，陽性の場合には，ブドウ糖が分解され，培地は酸性となり黄変するが，引き続きアミノ酸が脱炭酸され，アンモニアが産生されるためアルカリ側に傾き，紫色に変化する．

(d) 硫化水素産生試験

酵素反応によって，含硫アミノ酸（メチオニン，システインなど）から**硫化水素**（H_2S）を産生したかどうか

を細菌集落の黒変によって調べる．TSI培地，SIM培地などが用いられる．陽性の場合には，細菌によって産生された硫化水素と培地中に含まれる鉄イオンとが反応し硫化鉄がつくられ，培地や細菌集落が黒変する．腸内細菌科細菌など硫化水素産生菌の鑑別，同定に用いられる．

(e) 尿素分解試験

細菌がウレアーゼ urease によって，尿素を分解し，2分子のアンモニアを生成するかどうかを培地のpHの変化で観察する．Christensenの尿素培地を用いる場合には，斜面部に被検菌を接種後，35℃で6日間は培養を続け，観察する．ウレアーゼ陽性のときには培地がアルカリ側に傾き，フェノールレッドによって培地の斜面部が濃桃赤色に変化する．

③ 酸素に関連した試験

(a) オキシダーゼ試験

オキシダーゼを有するかどうかの試験で，*Neisseria*，*Pseudomonas*，腸内細菌科細菌の鑑別，同定に用いられる．オキシダーゼ陽性となる細菌は好気性菌に限られ，またカタラーゼ陽性のものが多い．チトクロームオキシダーゼテストともよばれる．dimethyl-*p*-phenylenediamine 塩酸塩（毒性が少なく高感度であるが高価）または tetramethyl 化合物（感度は低いが安定）の1％水溶液を滴下する．直接平板法では，平板状の集落にdimethyl 化合物の1％水溶液を滴下すると，陽性の場合，集落はピンクから数十秒の後，黒色に変わる．ディスク法では，ろ紙にtetramethyl化合物水溶液をしみこませ，これに細菌を塗りつける．陽性の場合には，数秒後に着色する．

(b) カタラーゼ試験

カタラーゼを有するかどうかの試験で，*Streptococcus* と *Staphylococcus* の鑑別，*Listeria*，*Corynebacterium*，*Moraxella* の鑑別に用いられる．次のような検査法がある．1) スライドに3％過酸化水素水を1滴のせ，細菌の集落を白金耳（ニクロム線は不可）で拾ってよく混ぜる，2) 斜面培養したものに3％過酸化水素水を1 mL注ぐ，3) ろ紙の小片に細菌を広げ，試験管内の3％過酸化水素水につける，4) 毛細管の一端に細菌を詰め，試験管内の3％過酸化水素水につける．陽性の場合，1) および2) では，酸素の気泡が多量に，かつ，継続的に出る．3) および4) では，ろ紙や毛細管が浮く．血液はカタラーゼ活性をもつので，培地として血液寒天を用いてはならない．

④ 硝酸塩還元試験

細菌が，硝酸塩を亜硝酸または窒素ガスに還元する能力を調べる．*Haemophilus*，*Neisseria* の鑑別，腸内細菌科細菌の同定に用いられる．硝酸塩から亜硝酸塩と窒素ガスへの還元は，通常，細菌が硝酸塩から酸素を引き出す嫌気的環境下で起こる．本試験は，培地中に含まれる硝酸塩の消費あるいは還元過程で産生される亜硝酸塩を検出することによって細菌の硝酸塩還元能を調べる．被検菌を硝酸カリウム培地（液体培地または寒天斜面培地）に濃厚接種し，35℃，18～24時間培養する．亜硝酸の検出には α-ナフチルアミン液（α-ナフチルアミン 0.1 g を30％酢酸水 200 mL に溶解し，ろ過後，使用する）とスルファニル酸液（スルファニル酸 0.5 g を30％酢酸水 150 mL に溶解する）をそれぞれ1 mL ずつ加え，よく混ぜる．亜硝酸が存在すれば，30分以内に培地が桃赤色に変化する．亜硝酸が検出されない場合には，硝酸塩が残存していることを確認するために培地に少量（20 mg）の亜鉛末を添加する．硝酸塩が残存していれば，亜硝酸塩に還元され，桃赤色に変化する．対照として，硝酸塩還元能陽性菌を接種した培地と接種しない培地を用意し，被検菌の成績と比較する．

［硝酸カリウム培地］
　　培地 1000 mL に対して
　　肉エキス　　　　　3 g　　　　　　硝酸カリウム　　　　1 g
　　ペプトン　　　　　5 g　　　　　　pH 7.0 ± 0.1
　寒天培地の場合には，寒天 12 g を加える（pH 6.8）.

5　有機酸塩の利用試験

［クエン酸塩利用試験］

　細菌が，代謝のための唯一の炭素源としてクエン酸塩を利用できるかどうかを調べる試験で，腸内細菌科細菌の鑑別，同定に用いられる．本試験は，被検菌がクエン酸を唯一の炭素源として利用し，また同時にリン酸二水素アンモニウムを窒素源として利用すると，細菌が増殖し，培地全体がアルカリ側に傾く．この培地中の pH の変化を pH 指示薬で判定する．代表的な培地として，Simmons のクエン酸塩培地がある．被検菌を斜面部に少量接種し，35℃，24～48時間培養する．斜面に菌の発育がみられ，培地が青色に変化していれば陽性である．陰性の場合，菌の発育もみられず，培地の色調も変化していない．

6　ゼラチン液化試験

　細菌がゼラチンを液化するたん白質分解酵素，**ゼラチナーゼ** gelatinase を産生するかどうかを測定する．ゼラチン液化作用をもつ細菌には，*Vibrio cholerae*，*Pseudomonas aeruginosa*，*Bacillus anthracis*，*Staphylococcus aureus* などが含まれる．ゼラチン液化試験には Kohn の方法と Frazier の方法とがある．

　Kohn の方法は，ゼラチン-活性炭培地に，被検菌を濃厚接種し，35～37℃で18～24時間培養してゼラチンの液化作用を観察する．このとき非接種の対照培地を必ず置く．陽性の場合，遊離した活性炭粒子は試験管の底に沈み，試験管をゆっくり振って粒子を懸濁させると，もうろうとした黒雲のようにみえる．陰性の場合には，培地中に遊離した活性炭は観察されない．

　Frazier の方法では，ゼラチン寒天平板培地に，微量の新鮮培養菌を画線塗抹する．35℃で，48時間培養後，Frazier 試薬（塩化第二水銀 12 g，濃塩酸 16 mL，精製水 80 mL）を培地表面に注ぐ．陽性の場合，細菌の発育周囲に明瞭な透明体ができるが，陰性の場合には透明体はみられない．

7　特殊試験

(a) オプトヒン感受性試験

　Streptococcus pneumoniae を他の α 型溶血を示す *Streptococcus* から区別する．被検菌を血液平板培地上に塗布した後，**オプトヒン** optochin（ethylhydrocupreine）含有ディスクを置いて，35℃で18～24時間培養する．*S. pneumoniae* ではオプトヒンに高い感受性を示すため，5 mm 以上の発育阻止帯がみられる．

(b) 胆汁溶解性試験

　Streptococcus pneumoniae を他の α 型溶血を示す *Streptococcus* から，また，胆汁溶解性の *Haemophilus influenzae*，*H. aegyptius* と非溶解性の *Haemophilus aemophilus* を区別するための試験である．Todd-Hewitt ブイヨン（10 mL）を用いて被検菌を35℃，18～24時間培養後，遠心によって集菌する．リン酸緩衝液 1 mL に浮遊させ，2本の試験管に等分する．1本に10％デオキシコール酸ナトリウム溶液 0.5 mL，対照には生理食塩水 0.5 mL を加える．35℃で10～15分放置後観察すると，陽性の *S. pneumoniae* の培養菌液では透明化がみられる．

(c) バシトラシン感受性試験

Streptococcus pyogenes を他のβ型溶血性を示す *Streptococcus* と区別する．血液寒天培地上に被検菌を塗布し，その上にバシトラシン bacitracin 含有ディスクを置いて，35℃，18～24時間培養する．*S. pyogenes* ではバシトラシンディスク周囲に阻止帯を形成する．

(d) CAMP 試験

被検菌が，*Staphylococcus aureus* のβリジンと相乗的に作用してヒツジ赤血球を溶血する物質を分泌しているかどうかを調べる．*Streptococcus agalactiae* と他のβ型溶血性を示す *Streptococcus* とを区別するために用いられる．方法はヒツジ血液寒天培地の中央に *S. aureus* を画線塗抹する．それと直角の方向に被検菌を2～3cm画線塗抹する．35℃で，18時間培養後，2種の菌の接点で，増強したくさび形の溶血がみられる場合に陽性とする．

(e) コアグラーゼ試験

主に *Staphylococcus* の鑑別・同定に用いられ，コアグラーゼの活性によって血漿を凝固させるかどうかを調べる．*S. aureus* は，結合コアグラーゼと遊離コアグラーゼの2種類をもつ．結合コアグラーゼは，のせガラス法によって検出する．スライドガラス上に滅菌生理食塩水1滴を滴下し，これに寒天培地で一夜培養した被検菌を一白金耳混合する．さらに，ウサギ血漿試薬を静かに混ぜると，陽性の場合，15秒以内に大きな凝集塊がみられる．結合および遊離コアグラーゼを検出するには，試験管法を用いる．ウサギ血漿 0.5 mL を滅菌小試験管に取り，これに一夜培養した被検菌を 0.5 mL 加える．35℃で，30分ごとに4時間まで凝固の有無を観察する．陽性の場合，完全に固まり試験管を横に傾けても液が流れない．凝固物が生じない場合には，24時間後に再度観察する．

(f) DNase 試験

細菌が DNA 分解酵素（DNase）を産生するかどうかをみる試験で，*Staphylococcus*，*Serratia*，*Streptococcus* にみられるが，耐熱性 DNase は *S. aureus* 特有のものである．被検菌を DNase 試験用寒天培地に画線塗抹し，35℃，24～48時間培養後，1N 塩酸を注ぐ．陽性の場合，細菌の発育周囲に透明帯を生じる．トルイジンブルーを添加した培地では，25～30℃で48時間培養する．陽性菌では発育周囲に赤色帯を生じる．

(g) 卵黄（レシトビテリン）試験

卵黄中に含まれるレシトビテリン lecithovitellin に作用する酵素（レシチナーゼ）を産生するかどうかを調べる試験で，*Clostridium*，*Bacillus cereus*，*Staphylococcus aureus* などの鑑別に用いられる．卵黄寒天培地（普通寒天 100 mL に卵黄液 10 mL を加えたもの）に被検菌を塗布し，35℃で24～48時間培養する．集落の周囲に真珠色の混濁帯ができているものを陽性とする．

(h) 耐塩性（好塩性）試験

細菌の発育性に対する塩化ナトリウムの影響に関する試験である．*Staphylococcus*，*Enterococcus*，*Vibrio* などの鑑別に役立つ．耐塩性試験は，6.5% NaCl 添加培地での発育をみる．好塩性試験は，発育に NaCl の存在が必要な細菌の鑑別に用いられる．液体培地に NaCl を 0，1，3，6，8，10% になるように加え，35℃で18～24時間培養した後，菌の発育性を観察する．*V. parahaemolyticus* は 3% NaCl 濃度で最もよく発育し，NaCl を含まない培地では発育できない．

1-6-4 免疫学的試験

　細菌は，各種酵素活性の有無を調べる生化学的性状以外に，細胞表層の構成成分の違いによって異なる抗原性を有する．この抗原性の違いは菌種の同定のみならず，同一菌種内の亜種や血清型別などの細分類にも広く利用されている．病原細菌においては，その菌体構成成分や代謝産物に対する特異的抗原を免疫学的に検出し，識別や同定のために利用する．

1　沈降試験

　沈降反応 precipitation reaction とは，可溶性の抗原と対応する抗体との間で生じた沈降物を観察する方法で，検体中に含まれる抗体や病原体（抗原）を検出する．支持体を用いるゲル内拡散法のほか，支持体を用いない重層法および混合法などがある．ゲル内拡散法は抗原（または抗体）が抗体（または抗原）を含むゲル内を拡散していく単純拡散法 simple diffusion と抗原と抗体の両方が拡散していく二重拡散法 double diffusion がある．本実験では，ゲル内二重拡散法の代表的な **Ouchterlony法** について記す．Ouchterlony法では抗原および抗体の検出だけでなく，同定も行うことができる．

[ゲル内二重拡散法（Ouchterlony法）]
準　備
・抗原液
・抗体液
・精製粉末寒天
・窒化ナトリウム
・リン酸緩衝液
・その他：パンチ，毛細管ピペットまたはマイクロピペット，シャーレ，テープ

方　法
① リン酸緩衝液に精製粉末寒天を終濃度0.8％（0.6～1.0％）となるように加え，加温溶解後，pH 7.4（±0.2）に調整し，高圧蒸気滅菌する．防腐剤として窒化ナトリウムを0.1％の割合で加え，冷暗所に保存する．
② 水平に置いたシャーレに溶解した寒天液を流し込み，室温で固め，約3～5 mmの寒天の薄層を作り，目的に応じた大きさの小孔を寒天層中に作成する（各小孔の大きさおよび小孔間の距離は一定でなければならないので，市販のパンチを使用することを薦める）．
③ 小孔の水分をろ紙で吸い取り，毛細管ピペットまたはマイクロピペットを用いて，抗原および抗体液を小孔に注入する．
④ 反応は寒天の乾燥をさけるため，シャーレの周囲をテープで封じ，湿潤箱に入れる．
⑤ 室温に置き，1～7日間毎日観察する（目的に合わせる）．
⑥ 沈降線を観察する．

判　定
　抗原液中に含まれる1つの抗原に対する抗体が抗体液中に存在する場合，1本の沈降線を形成する．また2本の沈降線が2本形成されていれば，抗原液中に2つの抗原が含まれ，抗体液中にもそれぞれに対する抗体が含まれていることを示す．既知の特異的抗体を用いて，未知の抗原の特異性について検討した場合には，図1-10に示したような関係がみられる．

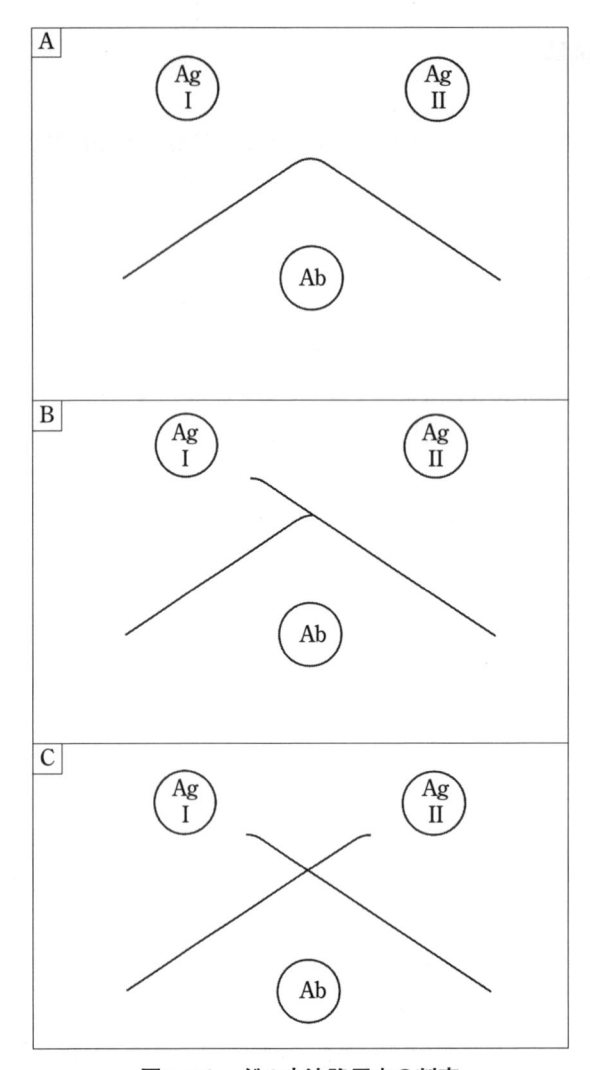

図 1-10　ゲル内沈降反応の判定
A. 抗原Ⅰと抗原Ⅱが同じ場合，沈降線は融合する（同一抗原）．
B. 抗原Ⅰの一部が抗原Ⅱと交叉反応する場合，spurを形成する（共通抗原）．
C. 抗原Ⅰと抗原Ⅱが異なり，両抗原に対する抗体が存在する場合には沈降線は交叉する．

2 凝集試験

　凝集反応 agglutination とは，菌体成分や細菌代謝産物に対する特異的な抗原抗体反応を菌体あるいは担体の凝集塊により肉眼的に観察する方法である．沈降試験との違いは，沈降試験では抗原が可溶性たん白質であるのに対して，凝集試験では，抗原が細菌や血球などの粒子状ということである．本法は分離された細菌の鑑別および同定だけでなく，臨床における迅速診断にも広く用いられている．リケッチア症の診断に用いられる **Weil-Felix 反応** や，*Salmonella* Typhi および *S.* Paratyphi A の診断に用いられる **Widal 反応** は凝集反応の一例である．

(a) ためし凝集反応 proof agglutination test（スライドガラス凝集反応 slide agglutination test）

分離した細菌の同定には，ためし凝集反応を用いることが多い．すなわち，スライドグラス上で既知の特異抗体と被検菌を混合して，凝集塊が観察されるか否かを調べる．主に，*Shigella*, *Salmonella*, *Escherichia coli* などの血清群および型別に用いられている．

方　法
① 被検菌は，寒天平板，確認培地，あるいは斜面培地に発育した純培養菌を用いる．
② スライドガラスに血清と生理食塩水を少し離して滴下する．
③ 被検菌を白金耳（線）の先に少量とり，血清滴のそばでガラス面によくすりつけ，少しずつ血清と混和しながら全体に広げ，均等な浮遊液とする．
④ 白金耳を火炎滅菌した後，同様に，生理食塩水についても行う．
⑤ 静かにスライドガラスをゆり動かして水滴を混和する．

判　定
陽性の場合，血清滴に明瞭な菌の凝集塊がみられる．30秒以上経っても混和した液が一様に乳白色になったままで，凝集塊がみられない場合は陰性とする．ただし，対照滴でも凝集がみられたときは自己凝集であるから，判定はできない．

(b) 試験管内凝集反応

方　法
① 小試験管10本前後を一列に並べ，それぞれ0.5 mLずつ生理食塩水を分注する．
② 血清を第1管に0.5 mL入れ，よく混和した後，その0.5 mLを第2管に入れ，同様に最後から2管目まで2倍希釈列を作る．最後の試験管は対照管（生理食塩水のみ）とする．
③ 各試験管に抗原液0.5 mLずつ加え，混和後37℃，2時間反応，さらに室温（または4℃）で一夜おいて翌日判定する．

判　定
判定は肉眼的に行い，－〜＋＋＋で示す．大まかな基準は次の通りである．

　　　＋＋＋（著明な凝集）　　　　：管底に凝集塊が膜状にはりついて沈殿するが，上清は透明．
　　　＋＋（はっきりした凝集）　　：管底に凝集塊が広がっている．上清はやや混濁する．
　　　＋（弱い凝集）　　　　　　　：管底の凝集塊は微細で，上清は混濁する．
　　　－（凝集していない）　　　　：管底に菌体は点状に沈殿し，上清は混濁する．

＋を示した血清の最終希釈倍率をその血清の凝集素価とする．

(c) その他の凝集法

その他，担体を用いた凝集法として，ラテックス凝集法，共同凝集法およびレクチン凝集法がある．これらの方法は検体中の細菌あるいはそれに由来する抗原物質の存在を証明することにより，細菌の同定を行うものである．

3 標識抗体法

標識抗体を用いた抗原と抗体のイムノアッセイは感度が非常に高く，病原体の検出に広く用いられている．

標識抗体法は放射性同位元素，酵素あるいは蛍光物質で標識した特異抗体を被検菌に反応させ，その抗原抗体複合体をそれぞれの標識体の特性を利用して検出する方法である．最近では，放射性同位元素による標識は次第

に蛍光や化学発光に置き換わってきている．

(a) ラジオイムノアッセイ radioimmunoassay（RIA）

放射性同位元素 radioisotope（RI）を用いて抗原抗体反応を観察する．^{131}I または ^{125}I で標識した抗原（標識抗原）と検体（非標識抗原），さらに抗体を加え反応を観察する．検体中に標識抗原と同一の抗原が存在する場合，非標識抗原が抗体と結合し，標識抗原の結合を競合的に阻害する．これにより，抗体と結合できなかった遊離の標識抗原を測定することにより，検体中の抗原量を定量することができる．RI を用いる実験はすべて RI 実験施設内で行う．

(b) 酵素抗体法 enzyme-linked immunosorbent assay（ELISA）

酵素を結合させた抗体（酵素標識抗体）を用いた抗原抗体反応により物質を定量する（図 1-11）．抗体を標識する酵素としてはペルオキシダーゼやアルカリフォスファターゼなどが用いられ，これらの標識抗体は抗原と結合した部位のみで基質の分解を起こすので，感度よく抗原を定量できる．

(c) 蛍光抗体法

蛍光色素を結合させた抗体を用いて抗原の同定や所在部位を探索する．生きた細胞上の抗原の同定が可能なため，細胞浮遊液中の特定の細胞の同定に用いることもできる．生きたまま免疫蛍光標識された細胞浮遊液を蛍光活性化セルソーター fluorescence activated cell sorter（**FACS**）に通すと，この装置は各細胞の蛍光強度を測定し，その蛍光に従って細胞を分別する（**フローサイトメトリー法**）．この方法により，異なる蛍光色素で標識された抗体で染め分けられた異なる表面抗原をもつ細胞集団を分離することも可能である．

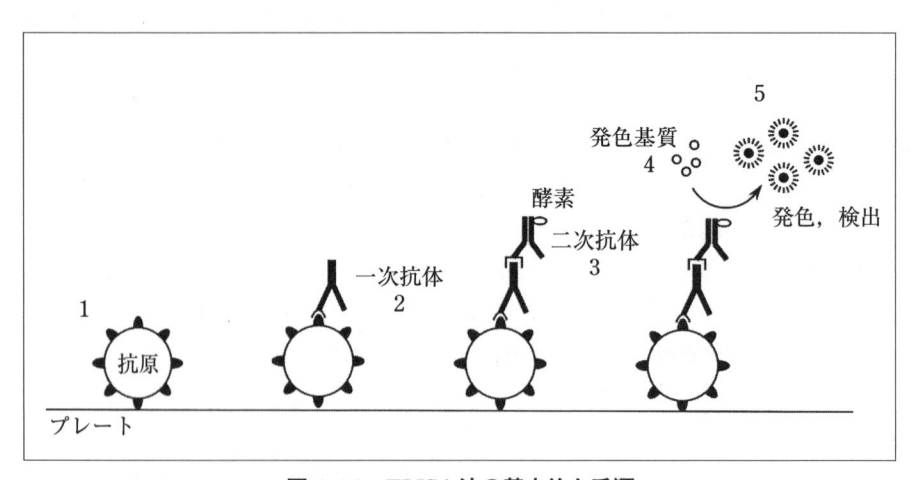

図 1-11　ELISA 法の基本的な手順
1. 抗原のプレートへの固相化
2. 一次抗体との反応
3. 標識した二次抗体（一次抗体に対する抗体）との反応
4. 発色基質を加える
5. 発色量の定量

1-6-5 分子遺伝学的試験法

細菌の同定を行う上で，予想される細菌のもつ特異的な遺伝子領域を検出することは，きわめて重要な情報を提供するものである．ここでは特異的な塩基配列を検出するDNA-DNAハイブリダイゼーション法と，特異的なRNAを検出するDNA-RNAハイブリダイゼーション法，さらに特異的なDNA領域を検出するのに有用なPCR法について述べる．

1 DNA-DNAハイブリダイゼーション法

サザンブロッティング法Southern blottingとよばれる．制限酵素で完全消化したDNAをアガロースゲル電気泳動法により分離後，アルカリ溶液にて変性させ，ゲルからフィルターに転移（トランスファー）し，ラベルした既知のDNAプローブとハイブリダイゼーションすることにより，用いたDNAプローブと相補的な塩基配列をもったDNA断片を検出する．

試 薬

フェノール-クロロホルム，3 M酢酸ナトリウム，エタノール，70％エタノール，TE（10 mM Tris-HCl, pH 8.0 / 1 mM EDTA），Loading dye（30％グリセロール / 0.25％ BPB），変性溶液（1.5 M NaCl / 0.5 M NaOH），中和溶液（1 M Tris-HCl, pH 7.4 / 1.5 M NaCl），10 × SSC, pH 7.0（1.5 M NaCl / 0.15 Mクエン酸ナトリウム），6 × SSC, 2 × SSC, 0.1 × SSC, 125 ng/μLランダムプライマー，5 mM dATP, dGTP, dTTP混合液，5 ×ランダムプライミング緩衝液（250 mM Tris-HCl, pH 8.0 / 25 mM MgCl$_2$ / 100 mM NaCl / 10 mM DTT / 1 M HEPES, pH 6.6），[α-^{32}P]dCTP（3,000 Ci/mmol），Klenow断片，Sephadex G50，プレハイブリダイゼーション液（6 × SSC / 5 × Denhardt's reagent / 0.5％ SDS / 1 μg/mLpoly（A）/100 μg/mL salmon sperm DNA / 50％ formamide），0.5％ SDS液

- BPB：bromophenol blue
- DTT：dithiothreitol
- 5 × Denhardt's reagent：1 mg/mL Ficoll 400 / 1 mg/mL polyvinylpyrrolidone / 1 mg/mL bovine serum albumin（Fraction V）
- EDTA：ethylenediaminetetraacetic acid
- HEPES：N-2-hydroxyethylpiperazine-N'-2-ethanesulfonic acid
- SDS：sodium dodecyl sulfate

方 法

① 1-7-1（p.676）の方法に従って細菌の染色体DNAを調製し，得られたDNA（10 μg）を適当な制限酵素により完全に消化する．

② 消化後，反応液に等量のフェノール-クロロホルムを加え，ボルテックスミキサーで撹拌する．室温で14,000 rpm，5分間遠心し，水層を新しいマイクロチューブに移す．0.1容量の3 M酢酸ナトリウムと2.5容量の冷エタノールを加えて-20℃に30分間（または-80℃，10分間）保存する．

③ 14,000 rpm，10分間，4℃で遠心し，沈殿を回収する．1 mLの70％エタノールを加えて洗浄後，さらに14,000 rpm，5分間，4℃で遠心し，沈殿を回収する．乾燥後，10 μLのTEに溶解する．

④ 消化したDNA断片10 μLに2 μLのLoading dyeを加えてよく混ぜる．0.8％アガロースゲルにサンプルをアプライし，低電圧（< 1 V/cm）でゆっくりと電気泳動する．

⑤ 泳動後，ゲルをエチジウムブロマイド溶液に浸してDNAを染色し，UVイルミネーターで泳動パターンを確

認し，写真撮影をする．

⑥ 染色したゲルを滅菌精製水で洗浄後，10倍容量の変性溶液に浸して45分間振盪してDNAを変性させる．ゲルを滅菌精製水で洗浄後，10倍容量の中和溶液に浸して30分間振盪する．さらに新しい中和溶液に浸して15分間振盪する．

ブロッティング

① DNAの変性中にブロッティングの準備をする（図1-12）．まず，10 × SSC, pH 7.0で濡らしたWhatman 3 MMろ紙をガラス板の上にのせ，両端を10 × SSCに浸しておく．

② この上に空気が入らないように変性処理後のアガロースゲルをのせ，さらに10 × SSCで湿らせたナイロン膜をのせる．ゲルの周りをサランラップで覆い，10 × SSCで濡らしたWhatman 3 MMろ紙を2枚その上にのせる．ペーパータオルを高さ5 cmほどその上に積み重ね，一番上に適当なおもり（〜1 kg程度）をのせ，一晩放置してDNAをナイロン膜にトランスファーする．

③ ブロッティング終了後，ナイロン膜を取り出し，向きがわかるように印を付けておく．ナイロン膜を6 × SSCに浸けて5分間振盪する．膜を取り出して表面の緩衝液を軽くろ紙に吸収させた後，UVクロスリンカーを用いて254 nmのUVを照射してDNAをナイロン膜に固定する（照射条件はUVクロスリンカーの取扱い説明書を参照）．

DNAプローブの調製

DNAプローブは目的の塩基配列をもつDNAにラジオアイソトープを用いて標識することで調製する．調製法としては，ニックトランスレーション法やランダムプライミング法などが知られているが，ここではランダムプライミング法を行う．

① 0.5 mLチューブに25 ngの鋳型DNA（30 μL）と約125 ngのランダムプライマー（1 μL）を入れ，2分間ボイルする．

② ただちにチューブを氷中で急冷し，1 μLの5 mM dATP, dGTP, dTTP混合液，10 μLの5 ×ランダムプライミング緩衝液，5 μLの10 mCi/mL［α-^{32}P］dCTP（3,000 Ci/mmol）および滅菌水を加え，50 μLの反応液を調製する．そこへ，5 UのKlenow断片を添加し，室温で1時間放置する．

③ 必要ならば図1-13に示すようなSephadex G50カラムで遊離の［α-^{32}P］dCTPを除去する．

ハイブリダイゼーション

① DNAを固定したナイロン膜を6 × SSCに浸して数分間放置する．ナイロン膜をハイブリダイゼーションバッグに入れ，0.2 mLのプレハイブリダイゼーション液を加えて，できるだけ泡を除いてシールした後，42 ℃の

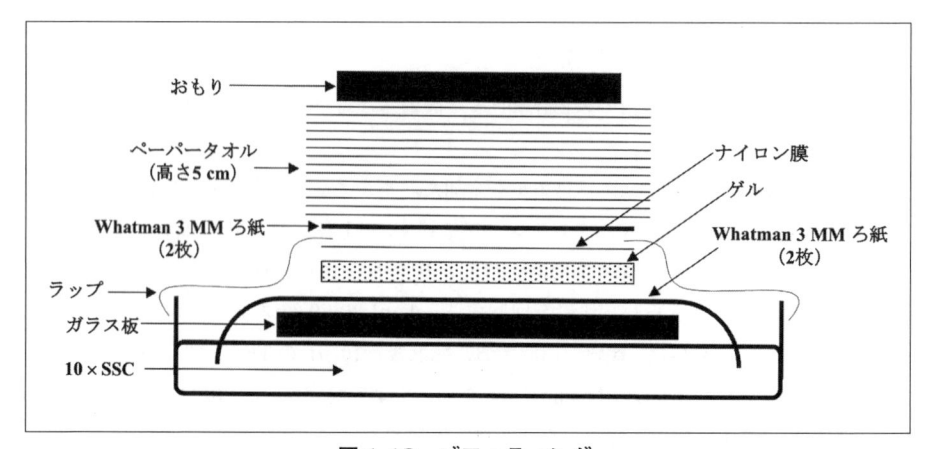

図1-12　ブロッティング

恒温槽で2時間保温する．

② ハイブリダイゼーションバッグの角を切り，プレハイブリダイゼーション液を捨てる．適量のプレハイブリダイゼーション液と，あらかじめ100℃で5分間熱変性後，急冷したDNAプローブを加えて，できるだけ泡を除いてシールし，42℃の恒温槽で一晩保温する．

③ 2×SSC，0.5％SDS液（ナイロン膜1 cm²当たり1 m*l*使用）にナイロン膜を浸けて室温で5分間振盪して洗浄する．次に2×SSC，0.1％SDS液にナイロン膜を浸けて室温で15分間振盪して洗浄する．さらに，0.1×SSC，0.1％SDS液にナイロン膜を浸けて65℃で30分間振盪して洗浄する操作を3回繰り返す．

④ 室温でナイロン膜を0.1×SSCにより洗浄後，水分を除いて完全に乾燥する前にサランラップで包み，オートラジオグラフィーを行う．

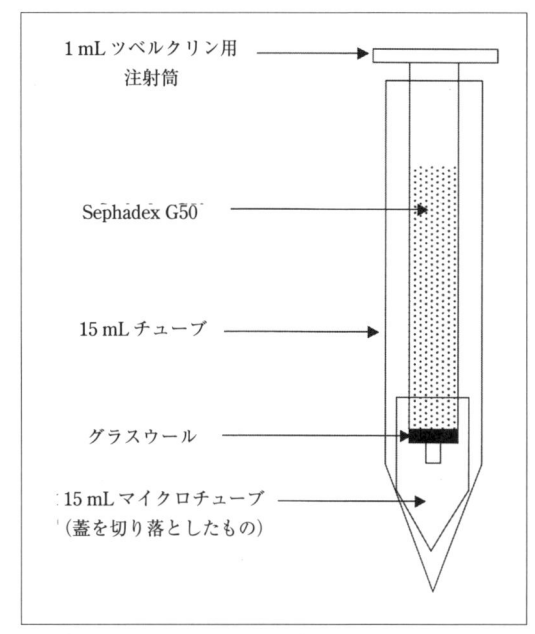

図1-13　スピンカラム

２　DNA‒RNAハイブリダイゼーション法

ノーザンブロッティング法 Northern blotting と呼ばれる．変性アガロースゲルでRNAを分離後，ナイロン膜にトランスファーし，ラベルしたDNAプローブとハイブリダイゼーションすることにより，DNAプローブと相補的な塩基配列をもったRNAを検出する．

試　薬

PBS，solution D（4 Mグアニジウムチオシアネート／25 mMクエン酸ナトリウム／0.5％サルコシルナトリウム／0.1 M 2-メルカプトエタノール），3 M酢酸ナトリウム（pH 5.2），フェノール液，クロロホルム，イソプロピルアルコール，10×MOPS（pH 7.0，0.2 M MOPS／50 mM NaOAc／10 mM EDTA），37％ホルムアルデヒド，5×染色液（25％グリセロール／0.125％ BPB／0.125％ XC／0.5％ SDS／5 mM EDTA／0.5 mg/mL EtBr），DEPC処理滅菌水

MOPS：3-（*N*-morpholino）propanesulfonic acid
XC：Xylene Cyanol

方　法

RNAの調製

① 細菌をPBSで洗浄後，細菌塊をほぐし，2 mLのsolution Dを加えて混ぜた後，0.2 mLの3 M酢酸ナトリウムを加えて混合する．さらに2 mLフェノール液を加えて撹拌後，0.4 mLクロロホルムを加えて20秒間激しく撹拌し，氷上に15分間放置する．

② 7,000 rpmで20分間遠心し，上清を新しいチューブに移す．等量のイソプロピルアルコールを加え，-80℃で10分間放置する．

③ 7,000 rpm，20分間，4℃で遠心し，上清を捨てる．沈殿を70％エタノールで洗浄後，乾燥させ，適量のDEPC処理滅菌精製水を加えて65℃で10分間程度保温し溶解する．

電気泳動

① RNA 分子は，高次構造をとりやすいので，変性ゲルを用いて電気泳動を行う．まず，1.5 g のアガロースに 15 mL の 10 × MOPS と 110 mL の滅菌精製水を加え，電子レンジを用いて溶解する．60 ℃ くらいに冷えたところで 25 mL の 37 ％ ホルムアルデヒドを加え，しっかり混ぜた後，ゲルメーカーに注ぐ．

② 3.5 μL の RNA（20 μg）に 5 μL のホルムアルデヒド，1.5 μL の 10 × MOPS，2 μL の 37 ％ ホルムアルデヒド，3 μL の 5 × 染色液を加えてよく混ぜる．サンプルを 65 ℃ で 10 分間加熱後，急冷してゲルにアプライする．1 × MOPS を用いて 100 V で数時間泳動する．UV イルミネーターで泳動パターンを観察し，必要ならば写真撮影し保存する．

③ DNA－DNA ハイブリダイゼーション法の場合と同様に，ブロッティング（ただし，泳動後の変性操作は必要ない）およびハイブリダイゼーションを行い目的のバンドを検出する．

3 PCR 法

PCR（polymerase chain reaction）法は耐熱性 DNA ポリメラーゼを用いて特定の DNA 領域を試験管内で増幅する方法であり，遺伝子工学の基本的な手法の 1 つとして様々な領域で利用されている．臨床面でも培養が困難な細菌（*Mycobacterium leprae*, *Rickettsia*, *Spirochaeta* など）の同定，あるいは病原遺伝子や薬剤耐性遺伝子の検出などに広く使われている（表 1-4）．また，AP（arbitary-primed）-PCR 法などは細菌の疫学的検査に応用されている．ここでは細菌の染色体 DNA を鋳型とした標的遺伝子領域を検出するための基本的な PCR 法について述べる．

反応液

10 × PCR 緩衝液	10 μL	50 μM プライマー①	1 μL

表 1-4　特異的な塩基配列を利用した病原体の検出同定

Bacillus anthracis	*capA* 遺伝子
Bacteroides fragilis	neuraminidase 遺伝子
Bordetella pertussis	toxin 遺伝子
Chlamydia trachomatis	OMP protein 遺伝子
Clostridium difficile	toxin A 遺伝子
Clostridium difficile	toxin B 遺伝子
Corynebacterium diphtheriae	DP toxin 遺伝子
Escherichia coli（EHEC）	Verotoxin 遺伝子
Escherichia coli（ETEC）	LT toxin 遺伝子
Haemophilus influenzae	*bexA* 遺伝子
Helicobacter pylori	urease AB 遺伝子
Legionella pneumophila	16S rRNA 遺伝子
Mycobacterium tuberculosis	16S rRNA 遺伝子
Mycoplasma pneumoniae	16S rRNA 遺伝子
Staphylococcus aureus	*mecA* 遺伝子
Staphylococcus aureus	enterotoxin A（*sea*）遺伝子
Streptococcus pneumoniae	pneumolysin 遺伝子
Streptococcus pyogenes	16 S rRNA 遺伝子
Vibrio cholerae	cholera toxin（*ctx*）operon 遺伝子
Vibrio parahaemolyticus	hemolysin 遺伝子

50 μM プライマー②	2 μL	染色体 DNA	10 ～ 100 ng
10 mM dNTP 溶液	1 μL	5 U / μL *Taq* DNA ポリメラーゼ	0.5 μL

滅菌精製水で全量を 100 μL とする．

① 0.5 mL のマイクロチューブに上記の反応液を調製する．必要に応じてミネラルオイルを1滴加え，チューブの蓋をしっかり閉める．サーマルサイクラーにチューブをセットし，適当なプログラム（94℃ 30秒，55℃ 30秒，72℃ 1分を25サイクル 等）を実行する．
② 反応終了後，5 ～ 10 μL の反応液をアガロース電気泳動法により分離し，生成産物を確認する．

　反応液を調製するとき，染色体 DNA の代わりに細菌の一夜培養液を1 ～ 2 μL 程度用いてもよい．うまく増幅されないときは，サイクル数や反応時間などを用いる鋳型 DNA の濃度や，増幅したい DNA の長さに応じて変更するとよい．

1-6-6　腸内細菌科細菌の分離培養と同定

　細菌感染症において原因菌を分離同定し，さらに，分離した細菌の薬剤感受性を明らかにすることは，適切な診断および効果的な治療を行うために必要不可欠である．本実習では，細菌の同定に必要な培養性状，生化学的性状および免疫学的性状を調べるための基本的な手技を習得する．そのために，腸内細菌科細菌を用いて，分離培養，確認培養および血清学的診断法について学習し，実際に細菌の分離培養および同定を行う．

1　分離培養

　腸内細菌科 *Enterobacteriaceae* に属する細菌は，グラム陰性桿菌，無芽胞通性嫌気性で，非運動性細菌以外は周毛性の鞭毛を有する．普通寒天培地に発育し，グルコースを発酵によって分解し，酸または酸とガスを産生する．また，硝酸塩を亜硝酸塩に還元する．チトクロームオキシダーゼ反応陰性，多くの場合，カタラーゼ陽性である．腸内細菌科には，*Escherichia*，*Salmonella*，*Shigella*，*Klebsiella*，*Proteus*，*Yersinia*，*Serratia*，*Citrobacter* などが含まれる（第3編，1-7参照）．本実習では，次の5つの腸内細菌科細菌のうち，乳糖分解菌および乳糖非分解菌を1種類ずつ含む混合菌液から，それぞれの細菌を分離し，同定する．

Escherichia coli　　　　　　　　*Klebsiella pneumoniae*
Salmonella Typhimurium　　　　*Proteus vulgaris*
Shigella flexneri

準　備
　混合菌液
　分離培地：BTB 乳糖寒天培地，SS 寒天培地
　白金耳
　マジックペン

方　法
① 与えられた混合菌液を分離培地（BTB 乳糖および SS 寒天培地）に画線培養する（1-3-1 図1-4 参照）．それぞれの培地は，寒天表面の余分な水分を孵卵器内で乾かしてから使用する．BTB 乳糖寒天培地は，非選択培地であるため，菌液をなるべく希釈するようにして画線培養し，選択力の強い SS 寒天培地では，塗抹量を多くして画線培養する．使用した寒天培地には，日付，実験者氏名および材料名を平板の裏側に記入する．
② 塗布した平板培地を37℃，18 ～ 24時間培養する．
③ 各分離培地上の細菌の孤立した集落の性状について観察し，表1-5 を参考にして必要事項を記録する．

表 1-5　分離培地上で観察される各腸内細菌の集落の性状

	BTB 乳糖寒天培地	SS 寒天培地
Escherichia coli	乳糖分解菌．直径 2～3 mm の不透明な大きい集落を形成し，培地を黄変する．	ほとんど発育しないが，発育しても集落は，紅色を呈する．集落の大きさは，直径 1.0～1.5 mm 程度．
Salmonella Typhimurium	乳糖非分解菌．直径 1.0～1.5 mm の青色半透明集落を形成し，培地を青変する．集落は辺縁正．	集落は，直径 1.5 mm 位で，中心部は暗色を帯びる無色半透明である．
Shigella flexneri	乳糖非分解菌．直径 1.0～1.5 mm の青色半透明集落を形成し，培地も青色に変わる．集落はやや扁平で辺縁正．	直径 1.0～1.5 mm の辺縁正の半透明集落を形成する．
Klebsiella pneumoniae	乳糖分解菌．直径 2～3 mm の集落を形成する．培地を黄変する．	*E. coli* と類似した集落を形成する．
Proteus vulgaris	乳糖非分解菌．直径 1.5～2.0 mm の青色半透明集落を形成する．スウォーミングをするものがある．	*Salmonella*（*S*.Typhimurium など）に類似した集落をつくるが，やや大きい．スウォーミングは阻止される．

2　確認培養による生化学的性状検査

分離した腸内細菌科細菌は，各種確認培地により生化学的性状を調べ，さらに血清学的検査によって同定を行う．

(a) 確認培地の調製

腸内細菌科細菌の性状検査に用いる 5 種類の確認培地，TSI 培地，SIM 培地，LIM 培地，VP 半流動培地およびSimmons クエン酸ナトリウム培地を作成する．

方　法

① 各確認培地の粉末を必要量計量し，三角フラスコなどのガラス容器に入れ，精製水を少しずつ加え，よく混合した後，加温溶解する．
② 培地をガラス小試験管におよそ 3 ml ずつ分注し，モルトン栓をする．
③ 7～8 本の小試験管を輪ゴムでしっかりと止めた後，金属製カゴに入れ，高圧蒸気滅菌(121 ℃, 15 分間)する．
④ TSI 培地は高層斜面培地，SIM 培地，LIM 培地および VP 半流動培地は高層培地，Simmons クエン酸ナトリウム培地は斜面培地となるよう固化させ，室温に放置する．

(b) 確認培養

準　備

　各種確認培地
　白金線
　マジックペン

方　法

① 各分離培地上の孤立した集落から同定しようとする集落，すなわち，乳糖分解菌および乳糖非分解菌をそれぞれ 1 つずつ選択する．この際，できるだけ選択性の低い分離培地から集落を選択する．

② 試験管立てに 5 種類の確認培地を TSI 培地，SIM 培地，LIM 培地，VP 半流動培地および Simmons クエン酸ナトリウム培地の順で並べておく．
③ 選択した集落を白金線により釣菌し，TSI 培地，SIM 培地，LIM 培地，VP 半流動培地および Simmons クエン酸ナトリウム培地の順で，順次，接種する．白金線は，途中，火炎滅菌することなく 5 種類の培地に接種し，その後，火炎滅菌する．
　（1）TSI 寒天培地：高層に管底まで穿刺し，次いで，斜面にそって下方から上方へ画線塗抹し，斜面全体に塗布する．
　（2）SIM 培地，LIM 培地，VP 半流動培地：白金線を用いて，寒天部分の 2 / 3 程度まで穿刺する（管底 5 〜 10 mm には穿刺しない）．この時，白金線が前後左右に振れないように注意する．
　（3）Simmons クエン酸ナトリウム培地：斜面の下方から上方に画線し，次いで斜面全体に塗布する．
④ 終了後，37 ℃で 18 〜 24 時間培養後，各確認培地における生化学的性状を観察する．

観察および判定（カラー口絵参照）

（1）TSI 寒天培地：乳糖および白糖の分解，ブドウ糖発酵，ガス産生性，硫化水素産生性を調べる．

乳糖および白糖の分解：乳糖または白糖のどちらかを分解できる場合，斜面部を黄変するが，非分解の場合，斜面部は赤色を呈する．

ブドウ糖発酵：発酵は高層部を黄変し，非発酵では高層部は培地色のままである．

ガス産生性：ガスの産生は培地の亀裂または気泡の発生で確認する．

硫化水素産生性：硫化水素を産生する場合，高層部または斜面底部が黒変する．

（2）SIM 培地：硫化水素産生性，インドール産生性，運動性およびインドールピルビン酸（IPA）産生性を調べる．

硫化水素産生性：硫化水素を産生する場合，高層部全体または穿刺線に沿って黒変する．

インドール産生性：培地に直接 Ehrlich の試薬（または Kovac の試薬）を 0.2 〜 0.3 mL 滴下する．陽性の場合，滴下後，5 分位で赤色を呈する．陰性の場合，変化はみられない．

運動性：運動性を有する場合，細菌の発育が穿刺線から拡散してみられ，培地全体が混濁するが，非運動性細菌では，穿刺部位のみに発育がみられる．

IPA 産生性：陽性の場合，高層部の培地表面 5 mm ほどが茶褐色を呈する．陰性では，培地色のままである．

（3）LIM 培地：リシン脱炭酸酵素産生性，インドール産生性および運動性を調べる．

リシン脱炭酸酵素産生性：陽性の場合，高層部が明瞭な紫色を呈し，陰性の場合には，黄色を呈する．培地の上層のみが紫色の場合には陰性とする．

インドール産生性および運動性：SIM 培地と同様．

（4）VP 半流動培地：Voges-Proskauer（VP）試験，ガス産生性および運動性（ガス非産生菌のみ）を調べる．

VP 試験：培養後，α-ナフトールアルコール液 0.2 mL（約 3 滴）と 40 ％水酸化カリウム水溶液 0.1 mL（約 2 滴）を加え，試液層が赤色ないし深紅色を呈した場合，陽性とする．通常，試薬を加えた後，数分から 15 分以内で明瞭な呈色を示すが，最終判定は 1 時間後室温で行う．

ガス産生性：培地中に気泡または亀裂を生ずることによって観察できる．

運動性：SIM 培地と同様．

（5）Simmons クエン酸ナトリウム培地：クエン酸塩利用性を調べる．

クエン酸塩利用性：培地斜面部が青変しているもの，または培地色が変化しなくても斜面部表面に細菌の発育が認められるものをクエン酸塩利用性陽性とし，緑色（培地色）の場合には陰性とする．

表 1-6 主な菌属の生化学性状

菌　種	TSI培地 糖分解 ブドウ糖	乳糖	白糖	斜面	高層	H₂S	SIM培地 H₂S	Indol	運動性	IPA
Salmonella Typhimurium	+	−	−	R	YG	+	+	−	+	−
Salmonella Typhi	−	−	−	R	Y	+	+	−	+	−
Salmonella Paratyphi A	+	−	−	R	YG	−	−	−	+	−
Citrobacter freundii	+	+	+	d	YG	+	+	−	+	−
Citrobacter diversus	+	+	+	d	YG	−	−	+	+	−
Escherichia coli	+	+	+	Y	YG	−	−	+	+	−
Shigella flexneri	−	−	−	R	Y	−	−	−	−	−
Klebsiella pneumoniae	+	+	+	Y	YG	−	−	−	−	−
Klebsiella oxytoca	+	+	+	Y	YG	−	−	−	−	−
Enterobacter cloacae	+	−	−	R	YG	+	+	+	+	−
Hafnia alvei	+	−	−	R	YG	−	−	−	+	−
Serratia marcescens	d	+	+	Y	Y (G)	−	−	−	+	−
Proteus vulgaris	d	+	+	Y	Y (G)	+	+	+	+	+
Proteus mirabilis	+	−	−	R	YG	+	+	−	+	+
Yersinia pestis	−	−	−	R	Y	−	−	−	−	−
Yersinia pseudotuberculosis	−	−	−	R	Y	−	−	−	−	−
Yersinia enterocolitica	−	+	+	Y	Y	−	−	d	−	−

菌　種	LIM培地 LDC	Indol	運動性	VP半流動培地 VP	Gas産生性および運動性	SC培地 クエン酸利用能
Salmonella Typhimurium	+	−	+	−	+	+
Salmonella Typhi	+	−	+	−	+	−
Salmonella Paratyphi A	−	−	+	−	+	−
Citrobacter freundii	−	−	+	−	+	d
Citrobacter diversus	−	+	+	−	+	+
Escherichia coli	+	+	+	−	+	−
Shigella flexneri	−	−	−	−	−	−
Klebsiella pneumoniae	+	−	−	+	−	+
Klebsiella oxytoca	+	−	−	+	−	+
Enterobacter cloacae	+	+	+	+	+	+
Hafnia alvei	+	−	+	d	+	−
Serratia marcescens	+	−	+	+	+	+
Proteus vulgaris	−	+	+	−	+	−
Proteus mirabilis	−	−	+	−	+	d
Yersinia pestis	−	−	−	−	−	−
Yersinia pseudotuberculosis	−	−	−	−	−	−
Yersinia enterocolitica	−	d	−	−	−	−

＋：ありまたは反応陽性，−：なしまたは反応陰性
R：赤色，Y：黄色，G：ガス産生性，(G)：菌株によりガス非産生性のものもある，d：菌株により異なる，
H₂S：硫化水素産生性，Indol：インドール反応，IPA：Indol pyruvinic acid，LDC：Lysin dehydrogenase

3 血清学的検査法

Salmonella の血清型別は，最初に O 群別試験を行い，O 群別された検体について H 型別を行う．

O 群別試験で 2 つの多価血清に陰性を示した検体については，さらに Vi 抗原の検出を行う．本実習では，*Salmonella* における血清型の同定を，O 抗原（または Vi 抗原）によるスライド凝集反応および H 抗原による試験管内凝集反応により行う．

(a) スライド凝集反応による *Salmonella* O 群別試験法

準 備

- O 多価血清（O2 群，O4 群，O7 群，O8 群，O9 群，O9, 46 群，O3, 10 群 O1, 3, 19 群に対する O 群血清を含む）
- O1 多価血清（O11 群，O13 群，O6, 14 群，O16 群，O18 群，O21 群，O35 群に対する O 群血清を含む）
- O 群血清（因子血清）
- Vi 血清
- その他：寒天培地，滅菌マイクロチューブ，生理食塩水，ガラス鉛筆，ガラスシャーレ，白金耳，遠心分離機

方 法

本実習では，培地上の純培養菌を直接，白金耳でとって抗原とするため，感染防止上，スライドグラスの代わりにシャーレを用いる．

① ガラス鉛筆でガラスシャーレの内側を数区画に分け，区画毎に O 多価血清，O1 多価血清および生理食塩水を 1 滴（約 30 μL），滴下する．
② TSI 培地から一白金耳をとり，血清および生理食塩水の上方におき，各々をよく混和する．
③ ガラスシャーレを前後に傾斜させながら，凝集の有無を観察する．多価血清で陽性と判定された場合，その多価血清を構成する各因子血清を用いて同様に試験する．

生理食塩水に凝集が観察されず，多価血清にも凝集が認められない場合は Vi 血清による試験を行う．

① Vi 血清および生理食塩水との凝集試験を同様に行う．生理食塩水で凝集がみられず，Vi 血清で凝集がみられた場合，加熱抗原液との反応を試験する．
② 被検菌を生理食塩水に懸濁し，この細菌浮遊液 0.2 mL を，さらに生理食塩水の 2 mL に加えた後，121 ℃，15 分間または 100 ℃，1 時間加熱する．$900 \times g$，20 分間遠心分離後，上清を捨て，沈渣を 0.2 mL の生理食塩水で懸濁し，加熱抗原液とする．
③ 加熱抗原液を用いて，Vi 血清，O 多価血清および生理食塩水との反応を試験し，生理食塩水および Vi 血清に凝集がみられず，O 多価血清で凝集がみられた場合は，同じく加熱原液を用いて O7 群および O9 群血清と同様の試験を行う．

(b) 試験管内凝集反応による H 血清型別試験法

準 備

- H 因子血清
- 1 ％ ホルマリン加生理食塩水
- その他：生理食塩水，小試験管，半流動培地，クレイギー管

方法

① トリプトソイ培地（5 mL）に検体を接種し，37℃で一夜（18〜20時間）静置培養する．

② 一夜培養液に1％ホルマリン加生理食塩水を等量加え，一晩冷蔵庫に静置し，H型抗原液とする．

③ 17本の小試験管を用意し，各血清名を記入する．各々の小試験管に表示の血清を3滴ずつ滴下する．また，H型別用抗原液の自己凝集の対照として，血清の代わりに生理食塩水を0.1 mL加えた小試験管を1本用意する．

④ 18本すべての小試験管にH型抗原別用原液を0.5 mLずつ加え，各試験管の内容物をよく振り混ぜ，50℃の恒温水浴中で1時間反応させた後，凝集を観察する．

⑤ 複数のH抗体因子を含有する血清において凝集が認められた場合，各因子血清を用いて同様の試験を行う．H血清型で1つの血清型が陽性になった場合，逆相の誘導を行う（図1-14）．

① 半流動培地を小試験管に3 mLずつ分注し，高圧蒸気滅菌する．冷却後，相変異誘導用抗血清（陽性を示したH抗血清）を0.1 mL加え，よく混和する．

② 滅菌したクレイギー管を入れ，クレイギー管内の培地表面に被検菌を接種し，37℃で培養する．接種したSalmonellaは，はじめ，抗血清により運動性を妨げられるが，相変異により逆相の鞭毛を発現するSalmonellaの出現により，抗血清に影響を受けず運動できるようになる．相変異したSalmonellaは，クレイギー管と試験管の間の半流動培地表面に達する．

③ 相誘導培地上のクレイギー管外側から白金耳で釣菌した菌を再度培養し，試験管内凝集法により，逆相のH抗原型別を行う．

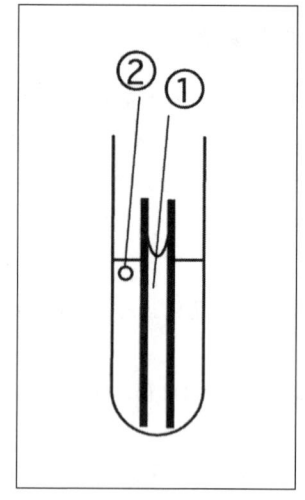

図1-14 *Salmonella* 二相菌の誘導法

Salmonella において，H抗原凝集陽性となった血清を0.1 mL加えた半流動培地（約3 mL）にクレイギー管を入れる．
① クレイギー管内側の培地表面から約5 mm位のところに被検菌を接種する．相変異により逆相の鞭毛を発現する菌が出現し，抗血清に影響を受けずに運動する．
② クレイギー管の外側に遊走してきた菌を釣菌する．

判定

O群血清型別およびH抗原型別の組合わせによって，Kauffmann–Whiteの*Salmonella*抗原表（表1-7）をもとに最終的に*Salmonella*の血清型を決定する．

4 PCR法による *Salmonella* の同定

PCR（polymerase chain reaction）法は特定のゲノムDNAを試験管内で耐熱性DNAポリメラーゼを用いて増幅する方法である．現在，PCR法の臨床細菌学における応用は，培養が困難な菌の同定あるいは病原性遺伝子，細菌毒素遺伝子や薬剤耐性遺伝子の検出に広く使われている．本実習では，PCR法の原理を学び，実際に細菌の全DNAを鋳型としたPCR法により，*Salmonella*特異的な遺伝子の存在を確認する．

準備

・被検菌： *Escherichia coli*　　　　　*Klebsiella pneumoniae*
　　　　　 Salmonella Typhimurium　*Proteus vulgaris*
　　　　　 Shigella flexneri

表 1-7 Kauffmann-White scheme（一部抜粋）

群	血清型	O 抗原	H 抗原 I 相	H 抗原 II 相
A	Paratyphi A	1, 2, 12	a	(1, 5)
B	Paratyphi B	1, 4, (5), 12	b	1, 2
	Stanley	1, 2, (5), 12, 27	d	1, 2
	Schwartengrund	1, 4, 12, 27	d	1, 7
	Saintpaul	1, 4, (5), 12	e, h	1, 2
	Derby	1, 4, (5), 12	f, g	1, 2
	Agona	1, 4, 12	f, g, s	(1, 2)
	Typhimurium	1, 4, (5), 12	i	1, 2
	Bredeney	1, 4, 12, 27	l, v	1, 7
	Brandenburg	1, 4, (5), 12, 27	l, v	e, n, z15
	Heidelberg	1, 4, (5), 12	r	1, 2
C1	Paratyphi C	6, 7, (Vi)	c	1, 5
	Choleraesuis	6, 7	(c)	1, 5
	Livingstone	6, 7, 14	d	l, w
	Montevideo	6, 7, 14	g, m, (p), s	(1, 2, 7)
	Oranienberg	6, 7, 14	m, t	—
	Thompson	6, 7, 14	k	1, 5
	Virchow	6, 7	r	1, 2
	Infantis	6, 7	r	1, 5
	Bareilly	6, 7	y	1, 5
	Mbandaka	6, 7, 14	y	e, n, z15
C2–C3	Muenchen	6, 8	d	1, 2
	Newport	6, 8	e, h	1, 2
	Litchifield	6, 8	l, v	1, 2
	Bovismorbificans	6, 8	r	1, 5
	Hadar	6, 8	z10	e, n, x
D1	Typhi	9, 12, (Vi)	d	—
	Enteritidis	1, 9, 12	g, m	(1, 7)
	Dublin	1, 9, 12, (Vi)	g, p	—
	Panama	1, 9, 12	l, v	1, 5
	Gallinarum	1, 9, 12	—	—
E1	Anatum	3, 10	e, h	1, 6
E2	Newington	3, 15	e, h	1, 6
E4	Senftenberg	1, 3, 19	g, (s), t	—
L	Minnesota	21	b	e, n, x

- PCR 反応液：*Salmonella sifA* に対するプライマーセット（1200 bp の DNA 断片が増幅される），0.2 mM dNTP 混合液（10 mM の dATP, dTTP, dGTP, dCTP を等量混合したもの），*Taq* DNA ポリメラーゼ（0.5 単位）を PCR 緩衝液（10 mM Tris−HCl, pH 8.3, 50 mM KCl, 1.5 mM MgCl$_2$, 0.001% gelatin）に加えたもの
  滅菌蒸留水
- 1.5 mL エッペンドルフチューブ
- 0.2 mL マイクロチューブ

PCR装置（サーマルサイクラー）

方　法

① 滅菌蒸留水 500 μL を 1.5 mL マイクロチューブ 5 本に分注する．
② 各被検菌をそれぞれ白金耳を用いて TSI 培地から少量かきとり，滅菌蒸留水 500 μL に懸濁する．
③ 懸濁液 10 μL を 0.2 mL マイクロチューブ内の PCR 反応液 40 μL に加える．
④ PCR 装置に試料を入れ，増幅プログラム（94 ℃，30 秒間，55 ℃，30 秒間および 72 ℃，1 分間，30 サイクル）を開始する．
⑤ 反応終了後，10 μL をアガロース電気泳動法により泳動し，生成産物（DNA 断片）を確認する．

1-7　細菌成分の分画法

1-7-1　染色体 DNA の抽出法

　細菌の染色体 DNA は非常に高分子で切断されやすいため，抽出中の物理的な切断やヌクレアーゼによる消化をできるだけ防ぐことが重要である．ここではグラム陰性細菌の例として大腸菌，グラム陽性細菌の例としては化膿レンサ球菌からの染色体 DNA の抽出法について詳しく述べる．

1　グラム陰性細菌の場合

試　薬

　TE（10 mM Tris-HCl, pH 8.0：1 mM EDTA），20 mg/mL リゾチーム，30 % SDS，フェノール，TES（20 mM Tris-HCl, pH 7.5：100 mM NaCl：5 mM EDTA），エタノール，10 mg/mL RNase A，20 mg/mL プロテイナーゼ K，3 M 酢酸ナトリウム，グリセロール

　RNase A：250 mg の RNase A に 0.5 mL の 1 M Tris-HCl, pH 7.5, 0.15 mL の 5 M NaCl，25 mL の 100 % glycerol を加え，滅菌水で 50 mL にメスアップする．1 mL ずつ 1.5 mL チューブに分注したのち 100 ℃ で 15 分間加熱する．−20 ℃ に保存する．

方　法

① 2 L の三角フラスコ内の LB 培地 250 mL に染色体 DNA の調製を行う大腸菌を植菌し，一晩培養する．一夜培養液を全量 250 mL の遠心チューブに移し，5,000 rpm，10 分間，4 ℃ で遠心し，集菌する．デカンテーションにより上清を除き，菌体を 10 mL の TE に懸濁する．菌の懸濁液を 50 mL の遠心チューブに移して 6,000 rpm，10 分間，4 ℃ で遠心し，上清を除いた後，菌体を遠心チューブごと −70 ℃ で約 20 分間凍結させる．
② 駒込ピペット等を用いて凍結した菌体を 5 mL の TE に懸濁し，2.5 mL のリゾチームを加えて 37 ℃ で 60 分間反応させる．反応後，SDS を 300 μL 添加し，70 ℃ で 10 分間保温する．8 mL のフェノールを加え，約 10 分間チューブを静かに転倒混和する．
③ 10 mL の TES を加え，3,000 rpm，10 分間室温で遠心する．上層を 100 mL ガラスビーカーに移し，そこに 2.5 倍容量の冷エタノールをゆっくりと加え，約 10 分間室温で放置する．
④ ガラス棒を用いて DNA を巻き取るように回収する．1.5 mL のポリプロピレンチューブに 5〜10 mL の TE を入れ，そこに DNA の巻き付いたガラス棒の先を浸け，4 ℃ で一晩かけてゆっくりと溶解させる．

⑤ 25 μL の RNase A を加え，37 ℃で 30 分間反応後，12 μL のプロテイナーゼ K を添加し，さらに 37 ℃で 60 分間保温する．

⑥ 5 mL のフェノールを加え，約 10 分間チューブを静かに転倒混和し，3,000 rpm，10 分間室温で遠心して水層を回収する．5 mL のクロロホルムを加えて静かに転倒混和し，3,000 rpm，10 分間室温で遠心して水層を回収する．再度 5 mL のクロロホルムを加えて静かに転倒混和し，3,000 rpm，10 分間室温で遠心して水層を回収する．

⑦ 上層を 100 mL のビーカーに移し，10 分の 1 容量の 3 M 酢酸ナトリウムを加え，さらに 2.5 倍容量の冷エタノールを加えて 10 分間放置する．

⑧ ガラス棒を用いて DNA を巻き取ったのち，DNA の巻き付いたガラス棒を 10 mL の冷エタノールに浸けて DNA を軽く洗浄する．DNA の巻き付いたガラス棒を 5 mL の TE に浸け，4 ℃で一晩かけてゆっくりと溶解させる．得られた DNA 溶液は 4 ℃で保存する．

2 グラム陽性細菌の場合

試　薬

TE，mutanolysin，50 %（w/v）リゾチーム，20 % SDS，溶菌緩衝液（2 % Tween-20：50 mM Tris-HCl，pH 8.0：50 mM EDTA，10 mg/mL RNase A，1 mg/mL プロテイナーゼ K，TE 飽和フェノール，フェノール-クロロホルム，クロロホルム，95 % エタノール

方　法

① 500 mL の三角フラスコ内の Todd-Hewitt 培地 50 mL に染色体 DNA の調製を行う化膿レンサ球菌を植菌し，一晩培養する．全量の一夜培養液をグラム陰性菌の場合と同様に遠心して集菌後，TE で菌体を洗浄する．

② 5 mL の TE に懸濁し，500 U の mutanolysin を添加する．37 ℃で 1 時間保温した後，リゾチームを 100 μL 加え，さらに 37 ℃で 1 時間振盪しながら保温する．

③ 8,000 rpm，10 分間，4 ℃で遠心後，上清を除去し，得られた菌体を-20 ℃で凍結，室温で融解する．さらにこれを 2 回繰り返す．

④ 2.5 mL の TE を加え，65 ℃の温浴にチューブを浸け，直ちに 0.2 mL の SDS，0.5 mL の溶菌緩衝液および 0.2 mL の滅菌精製水を加えて 15 分間保温する．25 μL の RNase A を添加し，37 ℃で 30 分間反応させる．その後，200 μL のプロテイナーゼ K を加えて 37 ℃，1 時間保温する．

⑤ 3.5 mL の TE 飽和フェノールを加えて静かに撹拌後，6,000 rpm，10 分間，4 ℃で遠心し，フェノール層を取り除く．3.3 mL のフェノール-クロロホルムを加えて静かに転倒混和し，遠心後フェノール-クロロホルム層を取り去る．1 mL のクロロホルムを加え，同様に転倒混和，遠心後，クロロホルム層を取り除く．

⑥ 2.5 倍容量の 95 % エタノールを加えて DNA を沈殿させる．後はグラム陰性菌の場合と同様である．

1-7-2　プラスミド DNA の抽出法

　細菌の多くが保有するプラスミドは分子量やコピー数が様々であるので（第 1 編，6-2-1 ② 参照），目的やプラスミドの種類によって適切な抽出法を用いる必要がある．ここでは大腸菌から pBR322 や pUC18 などの分子量が小さく，コピー数の多いプラスミドをスモールスケールあるいはラージスケールで抽出する方法を詳しく述べる．

1 MiniPrep 法（アルカリ法）

試薬
　Sol I（25 mM Tris-HCl, pH 8.0：10 mM EDTA, pH 8.0：50 mM glucose），Sol II（0.2 N NaOH：1％ SDS），Sol III（3 M 酢酸ナトリウム，pH 4.8），フェノール-クロロホルム，イソプロピルアルコール，エタノール，TE（0.1 mg/mL RNase A を含む）

方法
① 中試験管内の LB 培地 2 mL にプラスミド DNA の調製を行う大腸菌を植菌し，一晩振盪培養する．このとき LB 倍地にはプラスミド上の薬剤耐性遺伝子に対応した抗生物質を添加しておく．1.5 mL の一夜培養液をマイクロチューブに入れ，14,000 rpm，1 分間遠心する．上清をアスピレーターを用いて除去した後，ボルテックスで菌体をほぐす．

② 100 μL の Sol I を加え，ボルテックスで菌体を懸濁する．そこへ 200 μL の Sol II を加えて静かに数回転倒混和する．ただちに 150 μL の Sol III を加え，静かに数回転倒混和する．

③ 室温で 14,000 rpm，5 分間遠心し，新しいマイクロチューブに上清をとる．1 mL のエタノールを加え 5 分間放置する．

④ 14,000 rpm，5 分間，遠心し，上清を捨てる．1 mL の 70％エタノールを加え，再び遠心後，上清を除去し，沈殿を乾燥させる．50 μL の TE に溶解し，−20℃に保存する．

2 LargePrep 法（Ammonium acetate 法）

試薬
　Sol I，Sol II，7.5 M 酢酸アンモニウム（pH 7.6），イソプロピルアルコール，2 M 酢酸アンモニウム（pH 7.4），70％エタノール，TE，10 mg/mL RNase A

方法
① 2 L の三角フラスコ内の LB 培地 200 mL にプラスミド DNA の調製を行う大腸菌を植菌し，一晩振盪培養する．このとき MiniPrep の場合と同様に LB 倍地にはプラスミド上の薬剤耐性遺伝子に対応した抗生物質を添加しておく．全量の一夜培養液を 250 mL 遠心チューブに移し，6,000 rpm，10 分間室温で遠心して集菌する．菌体を 6 mL の Sol I に懸濁して 50 mL の遠心チューブに移す．ここに 12 mL の Sol II を加えて静かにチューブを転倒混和する．

② 9 mL の冷 7.5 M 酢酸アンモニウムを加えて直ちに転倒混和し，6,000 rpm，10 分間室温で遠心して上清を回収する．

③ 0.6 容量のイソプロピルアルコールを加え，室温で 10 分間放置する．6,000 rpm，10 分間室温で遠心して沈殿を回収する．

④ 沈殿を 4 mL の 2 M 酢酸アンモニウムに溶解し，室温で 10 分間放置する．6,000 rpm，5 分間室温で遠心して上清を回収する．

⑤ 4 mL のイソプロピルアルコールを加えてよく混ぜ，6,000 rpm，5 分間室温で遠心して沈殿を回収する．

⑥ 2 mL の 70％エタノールを加え，6,000 rpm，5 分間室温で遠心して沈殿を回収する．乾燥後，2 mL の TE に溶解する．

⑦ 5 μL の RNase A を加えて，37℃で 30 分間保温して RNA を分解する．1 mL の 7.5 M 酢酸アンモニウム（pH 7.6）および 3 mL のイソプロピルアルコールを加えて室温に 10 分間放置する．室温で 6,000 rpm，5 分間室温で遠心して沈殿を回収する．2 mL の 70％エタノールで洗浄後，乾燥させ 500 μL の TE に溶解し，−20℃に保存する．

1-7-3 リポ多糖成分の抽出法

　リポ多糖（LPS）はグラム陰性細菌の外膜を構成するO特異多糖O-specific polysaccharide，Rコア多糖R-core polysaccharide およびリピドA lipid A からなる（第1編，6-4-1 ③ 参照）．O特異多糖は，細菌の血清型により糖の種類や配列が異なり，血清型を決定するための重要な因子となっている．一方，Rコア多糖およびリピドAは血清型において共通の構造をもつ．リポ多糖はエンドトキシン endotoxin ともいわれ，リピドAに種々のエンドトキシン活性がある．

試　薬

　エタノール，アセトン，ジエチルエーテル，90％フェノール，固定液（エタノール：酢酸：水＝40：10：50，v/v），過ヨウ素酸溶液（14％過ヨウ素酸：エタノール：酢酸：水＝5：40：5：40，v/v），銀染色用試薬

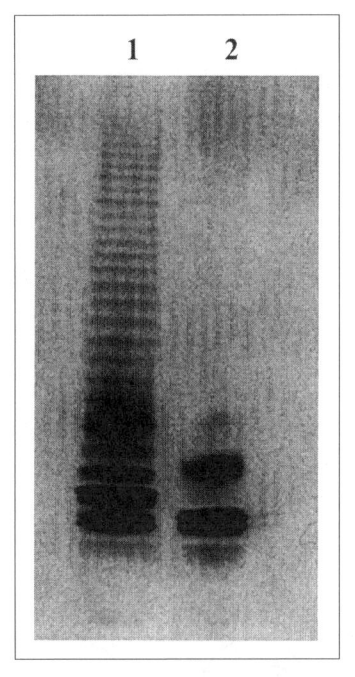

図1-15　*Salmonella* Minnesota のスムーズ型（レーン1）およびラフ型（レーン2）のLPSをSDS-PAGE法により分離したときの銀染色像

方　法

① リポ多糖成分を調製する細菌をLB培地などを用いて培養する（培地の種類や量，培養条件などは目的に応じて検討が必要である）．培養液を100℃で30分間加熱して殺菌した後，菌体を精製水，エタノール，アセトン，ジエチルエーテルで順次洗浄後，乾燥菌体を調製する．

② 200 mLのビーカー内で乾燥菌体1 gあたり10 mLの精製水に懸濁し，スターラーを用いて68℃で撹拌する．これに同量の68℃に加温した90％フェノールを加え，さらにスターラーで10分間撹拌する．

③ 氷冷後，50 mLの遠心チューブに移し，10,000 × g，30分間，0℃で遠心し，水層を回収する．回収した水層を透析チューブに入れ，精製水で透析し，凍結乾燥する．

④ 調製したリポ多糖の分析にはSDS-PAGEによる分析が適している．たん白質の分析と同様にLaemmliの系

で14％ゲルまたはグラジエントゲル（5～15％）を用いてSDS-PAGEを行う．泳動後，アクリルアミドゲルを固定液中で30分間振盪し，さらに過ヨウ素酸溶液中で5分間振盪した後，水で15分間4回洗浄する．次に銀染色を行い，リポ多糖を検出する（図1-15）．

1-8 遺伝子の導入法

1-8-1 接 合

　接合 conjugation によるDNAの移行は，プラスミド上に存在する *tra* 遺伝子領域に支配されており，DNAが直接供与菌から受容菌へと移行し，その形質が伝達される（第1編，9-7-3参照）．*tra* は30個以上の遺伝子が連なってオペロンを形成しており，その遺伝子産物により特殊な線毛を合成する．このようなプラスミドをもつ菌（供与菌）ともたない菌（受容菌）を共存させると，図1-16に示すように供与菌は線毛を介して受容菌と一時的に細胞融合を引き起こす．これと同時に供与菌内ではプラスミドの複製が誘導され，*tra* 上の *oriT* の一方の鎖に切れ目が入り，そこから受容菌へ移動しながら複製が起こることによりDNAが移行する．接合を有性生殖 sexual mating と呼ぶこともある．ここでは供与菌としてクロラムフェニコール耐性遺伝子をコードする接合伝達可能なプラスミドR100-1を保有する大腸菌C600株，受容菌としてリファンピシン耐性のブタコレラ菌RF-1株を用いた実験例を示す．

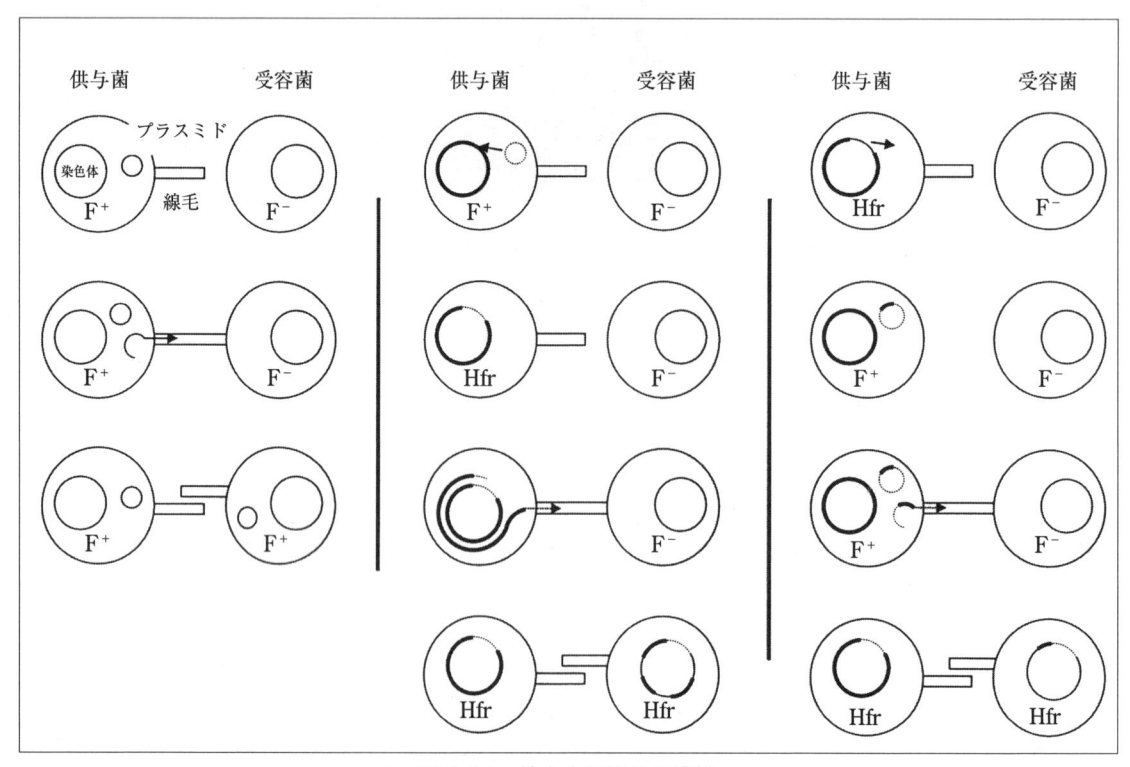

図1-16　接合と組換えの機構

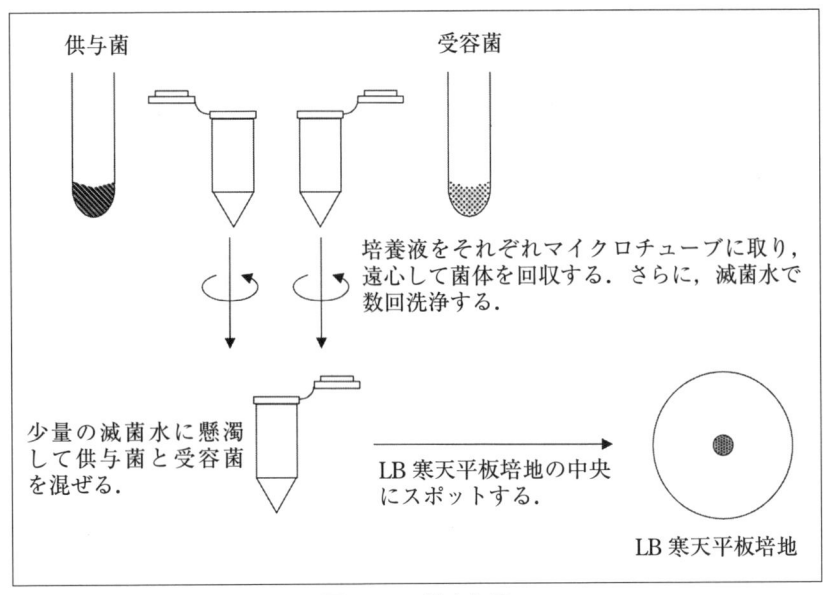

図 1-17　接合伝達

試　薬
滅菌精製水，LB 寒天培地，LB 液体培地，選択培地

方　法（図 1-17）

① 中試験管内の LB 培地 2 mL（それぞれクロラムフェニコール，リファンピシンを含む）に供与菌 C600 株および受容菌 RF-1 株を植菌し，一晩培養する．一夜培養液をそれぞれ 500 μL ずつマイクロチューブにとり，14,000 rpm，2 分間遠心して沈殿を回収する．

② それぞれの菌体を 500 μL の滅菌精製水に懸濁し，14,000 rpm，2 分間遠心して沈殿を回収する．さらにこの操作を 2 回繰り返して菌体を洗浄した後，少量の滅菌水に懸濁し，供与菌と受容菌とを混ぜ合わせる．

③ 混合液を LB 寒天培地の中央にスポットし，37 ℃で一晩培養する．

④ 白金耳を用いて菌体をかきとり，1 mL の LB 液体培地に懸濁する．懸濁液を 10〜100 μL とり，クロラムフェニコールおよびリファンピシンを含む LB 寒天培地に塗り広げて 37 ℃で培養後，接合伝達体を分離する．

1-8-2　形質導入

形質導入 transduction とは，ファージにより供与菌のある遺伝形質が受容菌へと伝えられることである（第 1 編，9-7-2 参照）．これは宿主菌（供与菌）の染色体の一部がファージのゲノムとして取り込まれたものが受容菌に渡され，相同組換えを起こすことにより染色体に組み込まれることによる．このような形質導入を起こすファージと宿主の組合わせには *Escherichia coil* と P1 ファージ，*Salmonella* Typhimurium と P22 ファージ，*Streptococcus pyogenes* と A25 ファージなどが知られているが，ここでは P22 ファージによる *Salmonella* Typhimurium 間での形質導入法を紹介する．

試　薬
LB 液体培地，LBEDO 液体培地，クロロホルム，LB 寒天培地（カナマイシン含有）
LBEDO：LB 液体培地 100 mL，50 × E salts 2 mL，1 M D-glucose 1 mL

方　法

① 中試験管内の LB 培地 2 mL に供与菌 S. Typhimurium（目的の遺伝子にカナマイシン耐性遺伝子が導入されている）を植菌し，一晩培養する．100 μL の供与菌一夜培養液に 10 μL の P22 ファージ液を加え，37℃で5分間保温してファージを感染させた後，14,000 rpm, 2 分間室温で遠心して沈殿を回収する．

② 菌体を 5 mL の LBEDO 培地に懸濁し，37℃で 5 時間以上培養する（一晩培養させてもよい）．

③ 1.5 mL の培養液をマイクロチューブに移し，100 μL のクロロホルムを加えて 1 分間ボルテックスミキサーを用いて混和する．14,000 rpm, 5 分間室温で遠心して上清（P22 ファージ液）を回収する．

④ 中試験管内の LB 培地 2 mL に受容菌 S. Typhimurium（野生株）を植菌し，一晩振盪培養する．100 μL の受容菌一夜培養液の入ったマイクロチューブを 3 本用意し，調製したファージ液をそれぞれ 10, 100, 200 μL ずつ添加する．37℃で 15 分間保温した後，1 mL の LB 液体培地を加え，さらに 1 時間培養する．

⑤ 培養後，14,000 rpm, 2 分間室温で遠心して集菌し，100 μL の LB 液体培地に懸濁後，カナマイシン含有 LB 寒天培地に塗抹し，37℃で一晩培養する．得られたコロニーを寒天平板培地上で画線培養を繰り返して形質導入体を純化する．

1-8-3 形質転換

　形質転換 transformation とはプラスミドなどの DNA が細菌に取り込まれ，その結果，細菌の形質が変わることである（第 1 編，9-7-1 参照）．プラスミドを効率よく菌に取り込ませるには，菌が DNA を取り込みやすくなるように処理したコンピテント細胞の状態にする．コンピテント細胞の調製法には様々な方法が知られているが，ここでは簡便な塩化ルビジウム/塩化カルシウム法，高効率コンピテント細胞調製法およびエレクトロポレーション法について述べる．

1 コンピテント細胞の調製（塩化ルビジウム/塩化カルシウム法）

試　薬

　LB 液体培地，Sol A（10 mM MOPS, pH 7.0：10 mM RbCl），Sol B（10 mM MOPS, pH 6.5：10 mM RbCl：50 mM CaCl$_2$），DMSO

　DMSO：dimethyl sulfoxide

方　法

① 200 mL の LB 液体培地に 2 mL のコンピテント細胞を作成したい菌の一夜培養液を加え，37℃で OD$_{600}$ が 0.4 〜 0.6（菌種によって最適値が異なる）になるまで振盪培養する．

② 培養後，培養液を 250 mL の遠心チューブに移し，氷上で 10 分間冷却する．6,000 rpm, 10 分間，4℃で遠心し，沈殿を回収する．

③ 菌体を 20 mL の冷 Sol A に懸濁し，50 mL の遠心チューブに移して 6,000 rpm, 10 分間，4℃で遠心して沈殿を回収する．

④ 菌体を 2 mL の冷 Sol B に懸濁し，氷上に 15 分間放置する．6,000 rpm, 10 分間，4℃で遠心して沈殿を回収し，再度 4 mL の冷 Sol B に懸濁し，60 μL の DMSO を加える．

⑤ 適量ずつマイクロチューブに分注し，液体窒素中で急速に凍結させ，−80℃で保存する．

2 高効率コンピテント細胞の調製

試　薬

　SOB 培地，TB（10 mM PIPES-KOH, pH 6.8：15 mM CaCl$_2$：250 mM KCl：55 mM MnCl$_2$），DMSO

　SOB：20 g/L Bacto-tryptone：5 g/L Bacto-yeast extract：0.5 g/L NaCl：2.5 mM KCl：10 mM MgCl$_2$

方 法

① 3 L 三角フラスコに 250 mL の SOB 培地を用意する．これに直径 1 〜 3 mm の単集落をかきとって植菌し，18 ℃で激しく振盪しながら培養する．OD_{600} が 0.4 〜 0.8 に達したところで氷上で 10 分間冷却する．

② 培養液を 250 mL の遠心チューブに移し，6,000 rpm，10 分間，4 ℃で遠心し，沈殿を回収する．菌体を 100 mL の冷 TB に懸濁し，さらに氷上で 10 分間冷却する．

③ 6,000 rpm，10 分間，4 ℃で遠心して沈殿を回収し，20 mL の冷 TB に懸濁して最終濃度が 7 ％になるように DMSO を添加し，さらに氷上で 10 分間冷却する．

④ 適量ずつマイクロチューブに分注し，液体窒素中で急速に凍結させ，−80 ℃で保存する．

3 形質転換

方 法

① 1または2で作成したコンピテント細胞（100 〜 150 μL）を氷上で溶かし，プラスミド DNA 溶液（1-7-2 参照）を加える．

② 氷上で 30 分間放置後，42 ℃の恒温槽中で 2 分間保温する．すみやかに氷上に移し，5 分間放置する．

③ 1 mL の LB 液体培地を加え，37 ℃で 1 時間保温する．

④ 14,000 rpm，1 分間遠心して菌体を回収し，100 μL の LB 液体培地に懸濁後，プラスミド上にコードされている薬剤耐性遺伝子マーカーに対応する抗生物質を含む LB 寒天培地に塗抹し，37 ℃で一晩培養後，形質転換体を分離する．

4 エレクトロポレーション法

高電圧パルス放電を与えることにより，DNA が細胞内に取り込まれる現象を利用して形質転換を行う方法である．メカニズムの詳細は不明であるが，高電圧パルスにより，細胞膜に一過的に修復可能な孔が形成され，細胞外の物質と細胞内の物質が吸引交換されると考えられている．

方 法

① 5 mL の LB 液体培地に 100 μL の一夜培養液を添加し，3 〜 4 時間振盪培養する．

② 1 〜 2 mL の培養液をとり，14,000 rpm で 1 分間遠心して沈殿を回収する．500 μL の冷滅菌水で 2 回洗浄した後，40 〜 50 μL の冷 10 ％グリセロールに懸濁する．

③ プラスミド DNA 溶液を加えて氷上で 30 分放置後，エレクトロポレーション用のキュベットに移す．

④ エレクトロポレーションシステムを用いて高電圧パルスをかける（条件は細胞とプラスミド DNA の種類によって異なるので，システムの取扱い説明書を参照すること）．すぐに 1 mL の LB 培地を加えて細胞を懸濁し，新たなマイクロチューブに移して，37 ℃で 1 時間保温する．

⑤ 14,000 rpm，1 分間遠心して菌体を回収し，100 μL の LB 液体培地に懸濁後，プラスミド上にコードされている薬剤耐性遺伝子マーカーに対応する抗生物質を含む LB 寒天培地に塗抹し，37 ℃で一晩培養後，形質転換体を分離する．

1-9 薬剤感受性の測定法

抗生物質および化学療法剤に対する細菌の感受性の程度を調べる薬剤感受性試験は，**拡散法** diffusion method

と**希釈法** dilution method に大別される．

目 的

拡散法ならびに希釈法により細菌の薬剤感受性を調べ，薬剤感受性および**最小発育阻止濃度** minimum inhibitory concentration（MIC）の求め方について学ぶ．

1-9-1 拡散法

一定量の被検菌を感受性測定用寒天培地の表面に塗布し，一定量の抗生物質または化学療法剤を含むディスクをその上に置く．35℃で18〜24時間培養するとディスクから寒天培地中に拡散した薬剤の濃度勾配に従って被検菌の阻止円が形成される．この阻止円の大きさから薬剤感受性を測定する（図1-18参照）．

準 備

ミューラー・ヒントン寒天培地

ディスク（径6.35 mm の円形ろ紙に一定量の薬剤をしみ込ませたもの）

その他：滅菌生理食塩水，ディスクペンサーまたは滅菌ピンセット，滅菌綿棒

方 法

① 分離培地上の被検菌を滅菌生理食塩水に 0.5 McFarland（約 10^8 CFU/ml）濃度になるように懸濁する．
② 滅菌綿棒を菌液に浸し，ミューラー・ヒントン寒天培地上に均等に塗抹する（菌液は調製後，15分以内に塗抹する）．
③ 専用のディスクペンサーまたは滅菌ピンセットを用いてディスクを寒天培地上に置く（ディスクは各々の中心からの距離が 24 mm 以上になるように配置する）．
④ 35℃，18〜24時間培養する．

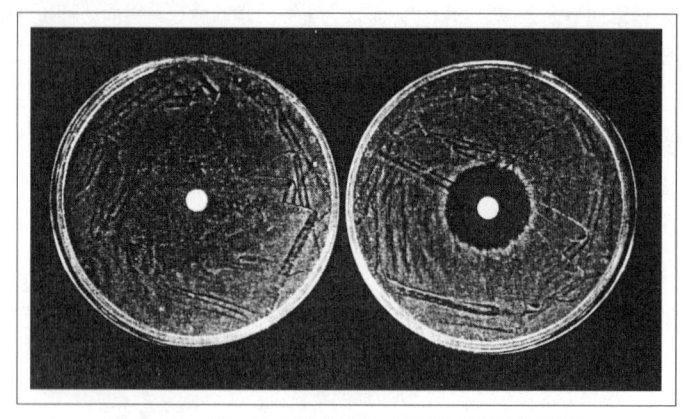

図 1-18 ディスク拡散法による薬剤感受性試験

判 定

形成された阻止円の直径を測定する．阻止円の大きさから NCCLS（National Committee for Clinical Laboratory Standard；米国），昭和薬品もしくは栄研化学のディスク法の判定基準に従って最小発育阻止濃度 MIC を測定する．

1-9-2 希釈法

希釈法には寒天希釈法（図1-19）と液体希釈法があり，2倍段階希釈濃度の薬剤を含む培地に，一定量の被

検菌液を接種または塗布し，37℃で18～24時間培養した後，被検菌の発育の有無を判定する．

[寒天希釈法]

準　備

　ミューラー・ヒントン寒天培地

　薬剤粉末

　ゼラチン含有生理食塩液（BSG）：NaCl 8.5 g, KH$_2$PO$_4$ 300 mg, Na$_2$HPO$_4$ 600 mg, ゼラチン 100 mg, 蒸留水 1000 mL

　その他：化学天秤，滅菌精製水（またはアルコール），小試験管，ピペット，シャーレ

方　法

① 力価の明らかな薬剤粉末を化学天秤で 0.1 mg の単位まで正確に秤量し，滅菌精製水（水に不溶あるいは難溶の薬剤は必要に応じてアルコールや緩衝液を用いる）を加えて 1000 μg/mL の薬剤原液を調製する（力価を単位に用いる薬剤もすべて μg/mL を使用する）．

② 薬剤原液を滅菌精製水で 2 倍希釈し，500, 250, 125, 62.5, 31.3, 15.6, 7.8, 3.9, 2.0 …… μg/mL となるように 2 倍段階希釈系列を作る（この際の希釈に用いるピペットは必ず，希釈の度ごとにとりかえる）．

③ ミューラー・ヒントン寒天培地を溶解，滅菌後，約 50～60℃ になったところで上記の薬剤希釈液を培地の 1/9 量加え，よく混ぜ合わせ，シャーレに 10 または 20 mL ずつ分注して平板とする．

④ ミューラー・ヒントン培地を用いて一夜培養した菌液（約 10^8～10^9 CFU/mL）を接種直前に BSG で約 10^7 CFU/mL となるように希釈する．菌の接種は白金耳を用いて，2 cm 程度画線塗抹する．

⑤ 37℃，18～24時間培養後，判定する．

判　定

　菌の発育が完全に阻止された最小濃度を MIC とする．数個（5個以内）の集落がみられる場合は発育阻止とみなしてよい．ただし，小さい集落が多数みられる場合は，その菌はその薬剤によって耐性が誘導されたもので発育と認める．

[液体希釈法]

準　備

　寒天希釈法に準ずる．ミューラー・ヒントン培地は寒天を含まない．

方　法

① 薬剤原液の調製は寒天希釈法と同様に行う．

② 希釈用滅菌試験管 11 本にミューラー・ヒントン培地を 1 mL ずつ分注し，薬剤原液の 1 m*l* を第 1 試験管に加え，混合する．別のピペットを用いて第 1 試験管の 1 mL を第 2 試験管に移し，混合する．同様の操作を第 10 試験管まで繰り返し，薬剤の 2 倍段階希釈系列を調製する．第 11 試験管は対照とし，薬剤を含まない培地とする．

③ ミューラー・ヒントン培地を用いて一夜培養した菌液（約 10^8～10^9 CFU/mL）を約 10^5 CFU/mL となるように希釈し，各希釈系列の試験管に加える．

④ 37℃，18～24時間培養後，判定する．

判　定

　菌の発育が肉眼的に観察されない最小濃度を MIC とする．希釈系列中に不連続な発育が認められた場合は判定を保留し再試験する．同じ現象が再現された場合には，最終的に発育を阻止した最小濃度を MIC とする．

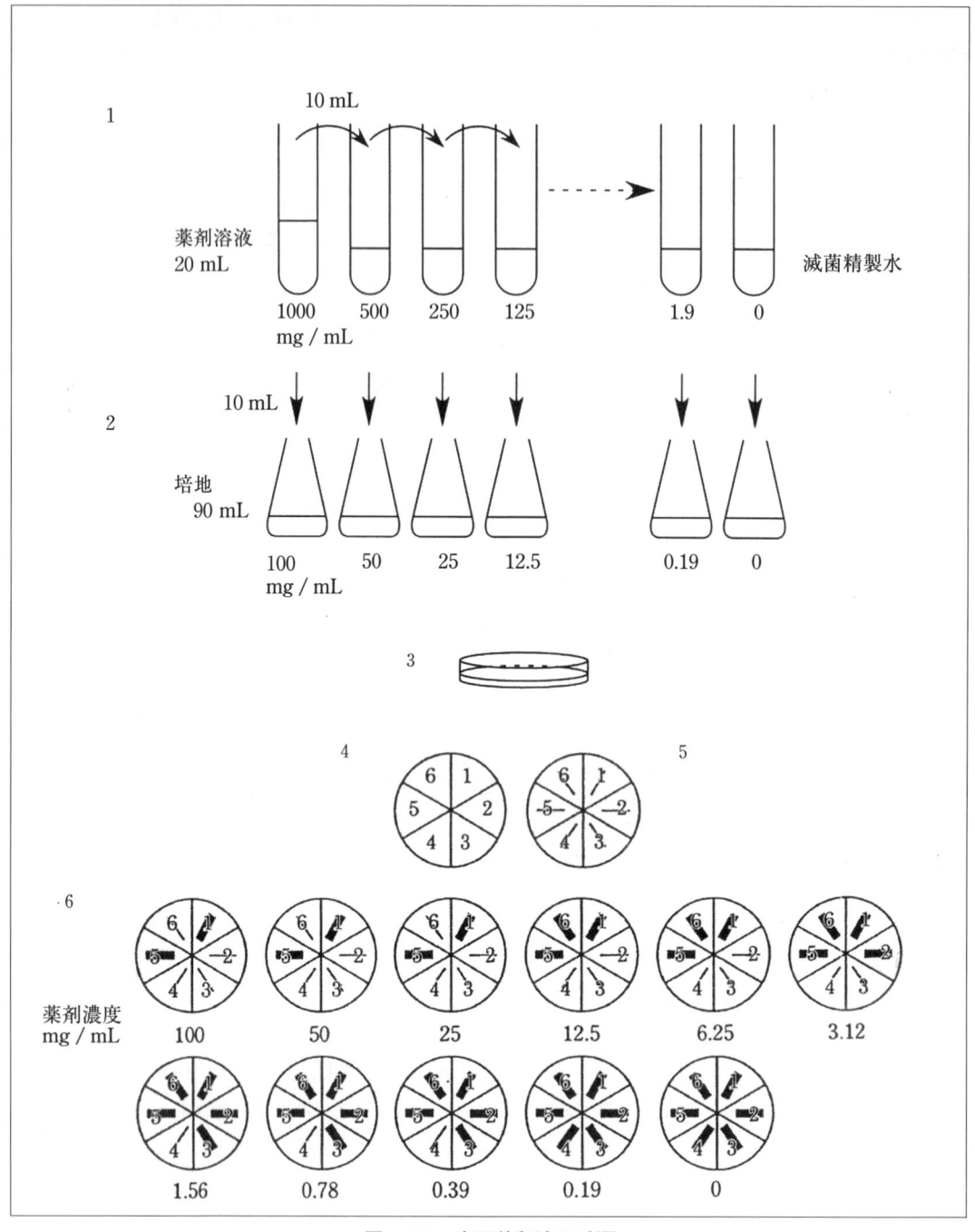

図 1-19　寒天希釈法の手順

1. 薬剤の2倍希釈液を調製する．
2. 滅菌ミューラー・ヒントン寒天培地と混釈する（50〜60℃）．
3. 培地を固める．
4. マジックインキで区画を書き，接種する菌の番号を記す．
5. BSGで希釈した菌液を接種し，37℃で18〜24時間培養する．
6. 判定．

1-10 細菌を用いた各種試験法

1-10-1 日本薬局方に基づく試験法

1 無菌試験法

　無菌試験法は，本試験法によって増殖しうる細菌の有無を試験する方法であり，メンブランフィルター法または直接法を用いる．本試験は，無菌操作に習熟した者が行い，判定は微生物学全般の基礎知識を有する者が行う．この試験に使用する水，試薬・試液および器具，器材など必要なものはすべて滅菌したものを用い，操作は厳密な無菌的環境で行う．日本薬局方では，眼軟膏剤，注射剤および点眼剤が適用とされている．

(a) メンブランフィルター法

　本法はメンブランフィルターを用いて試料をろ過し，そのフィルターを培地に入れるか，またはろ過器に培地を入れて培養する方法である．

準　備

メンブランフィルター（直径 20 〜 50 mm，孔径 0.45 μm 以下）
ろ過器（各種の滅菌が可能であり，メンブランフィルターを装着したとき，漏れや逆流のないもの）
無菌試験用チオグリコール酸培地 I （嫌気性菌を含めた細菌用）

L-システイン	0.5 g	カゼイン製ペプトン	15.0 g
寒天	0.75 g	チオグリコール酸ナトリウム	0.5 g
塩化ナトリウム	2.5 g	レザズリン溶液（1 mg / mL）	1.0 mL
ブドウ糖	5.0 g	精製水	1000 mL
酵母エキス	5.0 g	pH 7.1 ± 0.2	

　全成分を加え，加温溶解した後，水酸化ナトリウム溶液を加え，滅菌後のpHが7.1 ± 0.2になるように調整する．必要ならば温かいうちにろ紙を用いてろ過する．よく混和した後，培養終了時に培地の淡赤色部分が上部1 / 2以下にとどまるような表面積と深さの比をもつ容器に所定量ずつ分注し，オートクレーブを用いて121 ℃20分間滅菌した後，暗所室温で保存する．保存中に水分が蒸発して流動性に変化が認められたもの，または上部1 / 3以上が淡赤色に変わった培地は使用してはならない．

ソイビーン・カゼイン・ダイジェスト培地（好気性菌および真菌用）

カゼイン製ペプトン	17.0 g	ブドウ糖	2.5 g
ダイズ製ペプトン	3.0 g	精製水	1000 mL
塩化ナトリウム	5.0 g	pH 7.3 ± 0.2	
リン酸水素二カリウム	2.5 g		

　全成分を加え，加温溶解した後，水酸化ナトリウム試液を加え，滅菌後のpHが7.3 ± 0.2になるように調整する．必要ならば温かいうちにろ紙を用いてろ過し，適当な試験容器に所定量ずつ分注し，オートクレーブを用

いて121℃20分間滅菌した後，暗所室温で保存する．

方　法

メンブランフィルターをろ過器から外し，半分に切断するか，あらかじめ試料溶液を2等分し，それぞれにつき同一ろ過操作を行うことによって得られた2枚のメンブランフィルターを，それぞれ100 mLの無菌試験用チオグリコール酸培地Iおよびソイビーン・カゼイン・ダイジェスト培地に入れる．または，メンブランフィルターを装着したろ過器内に試料溶液を2等分にろ過後，培地をそれぞれ100 mLずつ入れる．

培養および観察

無菌試験用チオグリコール酸培地Iは30〜35℃，ソイビーン・カゼイン・ダイジェスト培地は20〜25℃で14日間以上培養し，少なくとも5〜9日目に1回，および培養最終日の計2回，菌の発育の有無を観察する．試料によって培地が混濁し，判定が困難な場合，新しい培地に移植し，同じ温度で7日間以上培養して観察する．

判　定

試験の結果，菌の発育を認めないときに無菌試験適合とする．菌の発育が認められたときは，不適と判定する．ただし，各種要因，汚染菌の性状などから無菌試験自体に問題があったと推測された場合には，再試験を行うことができる．再試験の結果，菌の発育が認められないときには無菌試験適合とし，菌の発育が認められたときには不適と判定する．

(b) 直接法

本法は，試料の全部または一部を直接培地に加えて培養する方法であり，メンブランフィルター法を適用できない医薬品およびメンブランフィルター法より本法の適用が合理的である医薬品に適用する．準備，方法，培養，観察および判定は，メンブランフィルター法に準ずる．

2 発熱性物質試験法

発熱性物質試験法は，発熱性物質の存在をウサギを用いて試験する方法である（第2編，3-5-1参照）．発熱を引き起こす物質としては，グラム陰性細菌由来の内毒素（エンドトキシン）およびグラム陽性細菌により産生される外毒素がある．

目　的

静脈注射時に見られる悪寒・戦慄を伴う発熱の原因となる物質が存在するか否かを調べる．

準　備

　　ウサギ（体重1.5 kg以上）　　直腸体温計
　　固定器　　　　　　　　　　　塩化ナトリウム

方　法

① 試験動物を固定器に固定し，体温を測定する．体温の測定は，体温計を直腸内に60〜90 mmの範囲内で一定の深さに挿入し，十分な時間後，読み取る．

② 第1回体温測定の数時間前から，その日の最終体温測定まで飼料を与えない．

③ 試料の注射前，体温を1時間間隔で3回測定し，第2回および第3回の測定体温が，ほとんど一致したとき，第3回の値を対照体温とする．第2回および第3回の測定体温が，一致しない場合，または一致してもその値が39.8℃を超えるときは，その試験動物を試験から除外する．

④ 試料は37℃に加温し，第3回の体温を測定した後15分以内に，耳静脈内に注射する．試験用量は別に規定するもののほか，試験動物体重1 kgにつき，試料10 mLとする．注射用水を除く他の低張な薬液には，必要

ならば試験する前に，発熱性物質を含まない塩化ナトリウムを加えて等張としてもよい．
⑤ 注射後の体温測定は，注射後1時間間隔で3回行う．対照体温と最高体温の差を体温上昇とする．

判　定

第1回の試験には，試験動物3匹を用いる．注射後の体温上昇が0.6℃以上の試験動物が，2匹または3匹のときは，発熱性物質陽性と判定する．また，体温上昇が0.6℃以上の試験動物が1匹であるとき，または3匹の体温上昇の合計が，1.4℃を超えるときは，さらに試験を行う．第2回の試験には試験動物5匹を用い，体温上昇0.6℃以上の試験動物が2匹以上のときには，発熱性物質陽性と判定する．

3　エンドトキシン試験法

エンドトキシン試験法は，カブトガニ（*Limulus polyphemus* または *Tachypleus tridentatus*）の血球抽出成分より調製されたライセート試薬を用いて，グラム陰性菌由来のエンドトキシンを検出または定量する方法である（第2編，3-5-1参照）．本法には，エンドトキシンの作用によるライセート試液のゲル形成を指標とするゲル化法および光学的変化を指標とする光学的測定法がある．光学的測定法には，ライセート試液のゲル化過程における濁度変化を指標とする比濁法および合成基質の加水分解による発色を指標とする比色法がある．エンドトキシン試験は，ゲル化法，比濁法または比色法によって行う．ここではゲル化法のみを記す．日本薬局方では注射剤中に発熱惹起量のエンドトキシンが含まれていないことを確認することにより，注射剤の安全性を確保する．

[ゲル化法]

本法は，エンドトキシンの存在によるライセート試液の凝固反応に基づいて，エンドトキシンを検出する方法である．

準　備

　ライセート試液　　　　エンドトキシンフリー注射用水
　エンドトキシン標準液

方　法

① 表1-8に従い，A，B，CおよびD液を調製する．一定量をライセート試液の入った試験管に加える．これらの4種の液を一組として試験を2回行う（AおよびB液の試料溶液は，反応を促進または阻害する因子が存在しないことをあらかじめ試験する）．

表1-8

液	エンドトキシンおよび被添加液
A	試料溶液
B	エンドトキシン標準液／試料溶液
C	エンドトキシン標準液／エンドトキシンフリー注射用水
D	エンドトキシンフリー注射用水

② これらの試験管を37±1℃に保ち，振動を避けて60±2分間静置した後，穏やかに約180°転倒し，内容物を観察する．

判　定

流出しない堅固なゲルが形成されているときには陽性とする．また，ゲルを形成しないか，または形成したゲルが流出するとき，陰性とする．BおよびC液の2回の試験結果がいずれも陽性で，D液の2回の試験結果がいずれも陰性のとき，試験は有効とする．A液の2回の試験結果がいずれも陰性のとき，被験試料はエンドトキシン規格に適合とする．A液の2回の試験結果において，1回が陰性で，他の1回が陽性のとき，試験をさらに2回行う．この2回の試験結果がいずれも陰性でないとき，被験試料はエンドトキシン規格に不適とする．

4 微生物限度試験法

微生物限度試験法は，医薬品などに存在する増殖能力を有する特定の微生物の定性，定量試験法である．本試験法には生菌数試験（細菌および真菌）および特定微生物試験（*Escherichia coli*, *Salmonella*, *Pseudomonas aeruginosa* および *Staphylococcus aureus*）が含まれる．

(a) 生菌数試験

本試験は，好気的条件下において増殖しうる中温性の細菌および真菌の生菌数を測定する試験である．本試験では低温菌，高温菌，好塩菌，嫌気性菌，または増殖に特殊な成分を要求する細菌などは，大量に存在していても陰性となることがある．本試験には，メンブランフィルター法，寒天平板混釈法，寒天平板表面塗抹法および液体培地段階希釈法（最確数法）の4つの方法がある．ここでは，細菌のみに用いられる液体培地段階希釈法（最確数法）を示す．

［液体培地段階希釈法（最確数法）］

準 備
　リン酸緩衝液（pH 7.2），ペプトン食塩緩衝液（pH 7.0）およびソイビーン・カゼイン・ダイジェスト培地
　試験管
　ピペット

方 法（図 1-20 参照）
① 試料 10 g または 10 mL を量り，リン酸緩衝液（pH 7.2），ペプトン食塩緩衝液（pH 7.0）または本試験で使用する液体培地と混和して 100 mL とし，試料溶液とする．
② 9～10 mL のソイビーン・カゼイン・ダイジェスト培地を入れた 12 本の試験管（各段階希釈において 3 本の試験管を使用する）のうち，最初の試験管 3 本の新しい各々に 1 mL の試料溶液を加えて 10 倍希釈試験管とする．
③ 次いで，この 10 倍希釈試験管の各々から 1 mL とり，次の 3 本の試験管の各々に混和し，100 倍希釈試験管とする．

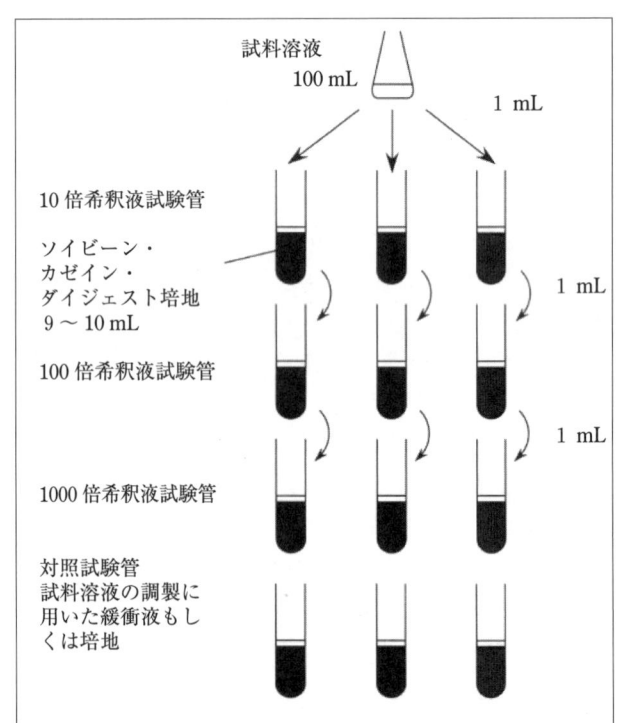

図 1-20 液体培地段階希釈法（最確数法）の手順

④ さらに 100 倍希釈試験管の各々から 1 mL とり，3 本の新しい試験管の各々に混和し，1000 倍希釈試験管とする．
⑤ 残りの 3 本の試験管には，対照として試料溶液の調製に用いた緩衝液もしくは培地 1 mL をそれぞれ加える．
⑥ これらの試験管を 30～35 ℃で 5 日間以上培養する．結果の判定が難しい場合またはあいまいな場合は，寒天培地または液体培地に約 1 mL を移植し 30～35 ℃で 24～72 時間以上培養し，増殖の有無を判定する．

(b) 特定微生物試験

本試験は，*Escherichia coli*, *Salmonella*, *Pseudomonas aeruginosa* および *Staphylococcus aureus* を測定する試験

である．本試験で検出の目的とする4種の微生物は，最終製品だけでなく，原料および製造工程の中間体などにおける微生物汚染を評価する場合に特に重要であり，また，それらの中に存在することが好ましくない微生物の代表である．各細菌の試験手順については，第14改正日本薬局方（B-534）を参照されたい．

1-10-2　衛生試験法に基づく試験法

1 大腸菌群試験

し尿汚染の指標として，1) 大腸菌群試験，2) ふん便性大腸菌群，3) 腸球菌の検査を行う．すなわち，ヒトおよびその他の温血動物の腸管に常在し，自然界あるいは冷血動物の腸管には生息しないこれらの細菌をし尿による汚染の指標細菌として検査する．また，一般衛生的な汚染指標として，4) 標準平板菌数以下の指標菌数の測定を行う．いずれも食品，飲料水，自然環境水などの汚染指標として適用される．ここでは大腸菌群試験のみを記す．

大腸菌群試験には，乳糖ブイヨン法，BGLB法，デオキシコレート寒天培地法およびメンブランフィルター法があるが，ここでは一般的な乳糖ブイヨン法を記す．

[乳糖ブイヨン法]

広い範囲の試料に適用できるが，乳糖ブイヨンの選択性が低いので，栄養源の少ない試料に適している．ガス捕集用にダーラム管（発酵管）を入れた試験管を用いる．

準　備

ダーラム管（長さ30 mm，内径5 mm，外径6 mm程度の一端を閉じたガラス管）

試験管（内径18〜24 mm）

乳糖ブイヨン培地　1000 mL 当たり

肉エキス	3 g
ペプトン	10 g
乳糖	5 g
ブロムチモールブルー	0.024 g
pH 7.2 ± 0.1	

全成分を加え，加温溶解し，ダーラム管入り試験管に分注した後，高圧蒸気滅菌する．

BGLB（brilliant green lactose bile）培地　1000 mL 当たり

ペプトン	10 g
乳糖	10 g
ウシ胆汁末	20 g
ブリリアントグリーン	0.0133 g
pH 7.2 ± 0.1	

全成分を加え，加温溶解し，ダーラム管入り試験管に分注した後，高圧蒸気滅菌する．

EMB（eosin methylene blue）培地　1000 mL 当たり

ペプトン	10 g
乳糖	10 g
リン酸一水素カリウム	2 g
エオジンY	0.4 g
メチレンブルー	0.065 g

寒天　　　　　　　　　17 g
　　pH 7.2 ± 0.1
全成分を加え，加温溶解し，ダーラム管入り試験管に分注した後，高圧蒸気滅菌する．
普通寒天斜面培地　1000 mL 当たり
　　肉エキス　　　　　　　3 g
　　ペプトン　　　　　　　10 g

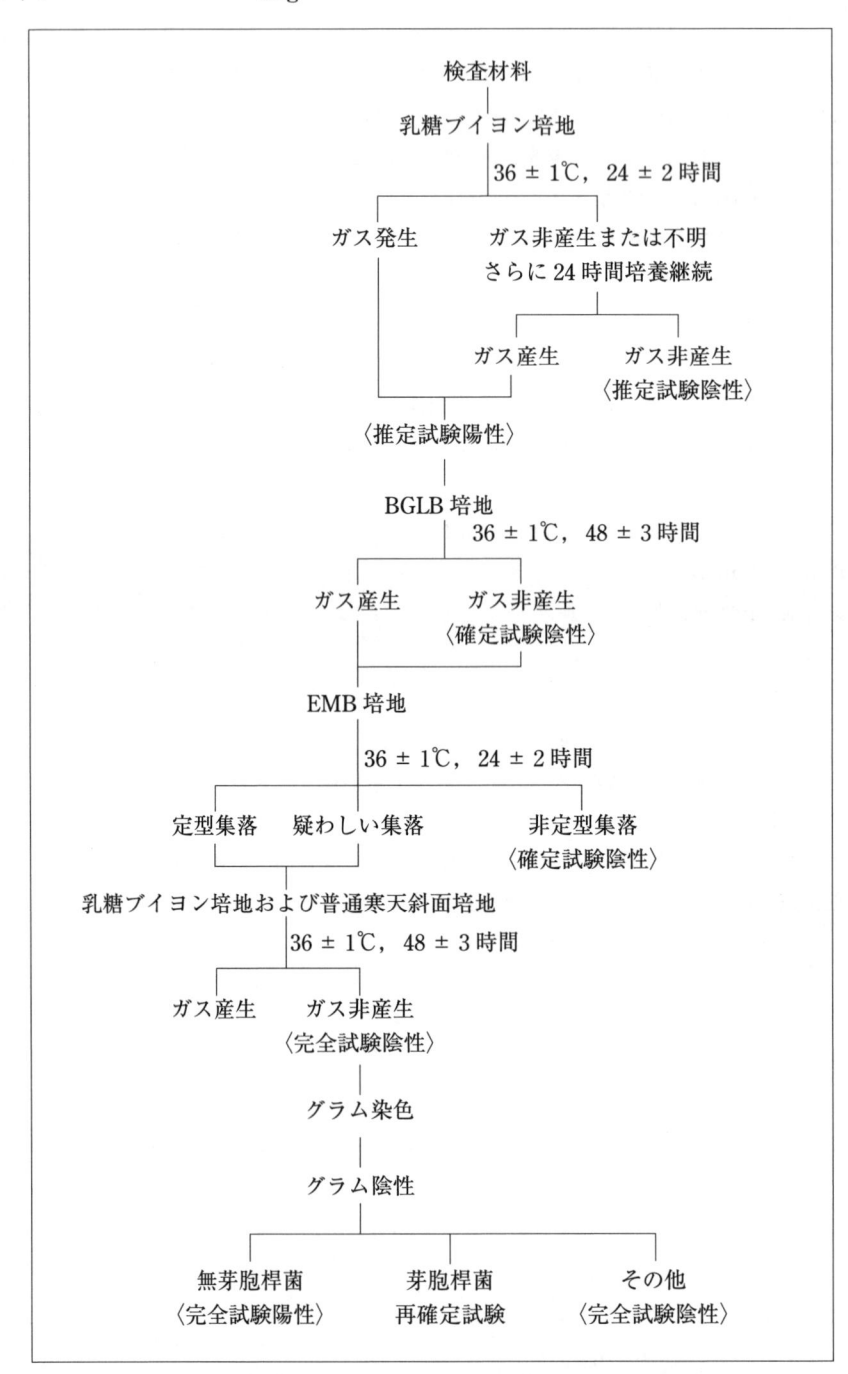

```
                        検査材料
                          │
                     乳糖ブイヨン培地
                          │
                    36 ± 1℃, 24 ± 2 時間
                    ┌─────┴─────┐
                 ガス発生    ガス非産生または不明
                    │      さらに 24 時間培養継続
                    │           ┌─────┴─────┐
                    │        ガス産生    ガス非産生
                    │                   〈推定試験陰性〉
                    │           │
                    └─────┬─────┘
                     〈推定試験陽性〉
                          │
                      BGLB 培地
                          │
                    36 ± 1℃, 48 ± 3 時間
                    ┌─────┴─────┐
                 ガス産生    ガス非産生
                    │       〈確定試験陰性〉
                    │
                     EMB 培地
                          │
                    36 ± 1℃, 24 ± 2 時間
               ┌──────┼──────┐
           定型集落  疑わしい集落  非定型集落
                                〈確定試験陰性〉
               └──────┬──────┘
          乳糖ブイヨン培地および普通寒天斜面培地
                    36 ± 1℃, 48 ± 3 時間
                ┌─────┴─────┐
             ガス産生    ガス非産生
                │       〈完全試験陰性〉
             グラム染色
                │
             グラム陰性
        ┌───────┼───────┐
      無芽胞桿菌   芽胞桿菌    その他
     〈完全試験陽性〉 再確定試験 〈完全試験陰性〉
```

図 1-21　乳糖ブイヨン法による大腸菌群の定性試験手順

塩化ナトリウム	5 g
寒天	15 g
pH 7.2 ± 0.1	

全成分を加え，加温溶解し，試験管に分注した後，高圧蒸気滅菌する．滅菌後，斜面にする．

方　法（図 1-21 参照）

[定性試験]

　推定試験，確定試験および完全試験の 3 段階に分けて行う．

① 推定試験

　10 mL の乳糖ブイヨンダーラム管培地に 1 mL あるいは 1 g の試料を加え（大量の試料を加える必要のある場合には，2 倍濃度の培地に試料を加える），36 ± 1 ℃で培養し，48 ± 3 時間まで観察する．ガス発生をみないものは推定試験陰性とする．ガスの発生をみた場合には次の確定試験を行う．

② 確定試験

　ガス発生をみたダーラム管培地から 1 白金耳を BGLB ダーラム管培地に移植し，36 ± 1 ℃で 48 ± 3 時間まで培養後，観察する．ガスを発生したダーラム管から EMB 培地平板に画線塗抹し，分離培養を行う．分離培養にて 36 ± 1 ℃で 24 ± 2 時間培養後に典型的な大腸菌群の集落（緑色金属光沢の集落）またはそれに疑わしい集落を認めた場合には確定試験陽性として完全試験を行う．

③ 完全試験

　確定試験の平板培地上の典型集落の 1 個またはそれ以上，疑わしい集落の場合には 2 個以上を乳糖ブイヨンダーラム管培地および普通寒天斜面培地に移植し，36 ± 1 ℃で培養を行う．乳糖ブイヨンで 48 ± 3 時間以内にガスを発生した場合，対応する普通寒天培地上の細菌についてグラム染色を行い，その結果，グラム陰性無芽胞桿菌であれば完全試験陽性とする．

[定量試験（最確数法）]

　連続 10 倍段階希釈した試料の各希釈段階を 5 本ずつの乳糖ブイヨンダーラム管培地に加え，(1) 定性試験と同様の方法で推定試験，確定試験および完全試験を行い大腸菌群の有無を調べ，陽性管数から最確数法により試料 100 mL または 100 g 中の最確数を算出する．

2　変異原性試験

　化学物質の変異原性を微生物を用いて検出する試験法である．この試験は細菌の栄養要求性を用いて，その復帰突然変異を指標に変異原を検出する方法で，異なった特性をもつ *Salmonella* Typhimurium および *Escherichia coli* を組み合わせて用いることにより，変異原を幅広くスクリーニングすることができる．*Salmonella* Typhimurium を用いる試験法は B. N. Ames 博士によって開発された変異原性試験法で，エイムス試験 Ames test と呼ばれる（第 1 編，9-6-5 参照）．

[エイムス試験]

準　備

　標準変異原物質溶液

　最小グルコース寒天平板培地

Vogel-Bonner 培地 E	100 mL	寒天溶液	700 mL
グルコース溶液	100 mL	精製水	100 mL

高圧蒸気滅菌した Vogel-Bonner 培地 E，グルコース溶液，寒天溶液および精製水をそれぞれ約 60 ℃まで放

冷した後，混合する．この混合寒天溶液 30 mL ずつを直径 90 mm の滅菌シャーレに分注し，水平な机上に並べて放冷し，固化させて，最小グルコース寒天平板培地として用いる．この寒天平板培地は上下を転倒させて 37 ℃ の孵卵器内に 1〜2 日放置して水分を調整してから用いる．

Vogel–Bonner 培地 E

$MgSO_4 \cdot 7H_2O$	2 g	K_2HPO_4	100 g
クエン酸・H_2O	20 g	$NaNH_4HPO_4 \cdot 4H_2O$	35 g

この順番で試験を精製水に溶解し，全量を 1 L とし，高圧蒸気滅菌後，冷蔵庫に保存する．

グルコース溶液

グルコース　　20 g

精製水　　　　100 mL

これらを混合，溶解した後，高圧蒸気滅菌する．

寒天溶液

寒天　　　　15 g

精製水　　　700 mL

混合したのち，高圧蒸気滅菌する．

0.1 mol／L ナトリウム–リン酸ナトリウム緩衝液

0.2 mol／L リン酸二ナトリウム溶液

0.2 mol／L リン酸-ナトリウム溶液

それぞれ 2 倍に希釈する．これらを混合し，pH 7.4 に調整したのち，高圧蒸気滅菌する．

0.2 mol／L ナトリウム–リン酸ナトリウム緩衝液

$Na_2HPO_4 \cdot 12H_2O$ 35.8 g を水 500 mL に溶かした 0.2 mol／L リン酸二ナトリウム溶液に，$NaH_2PO_4 \cdot 2H_2O$ 4.68 g を水 150 mL に溶かした 0.2 mol／L リン酸-ナトリウム溶液を加え，pH 7.4 に調整したのち，高圧蒸気滅菌する．

軟寒天

塩化ナトリウム・寒天溶液　　　10 容

L–ヒスチジン・D–ビオチン溶液　1 容

以上の割合で混合する．使用するまで約 45 ℃ に保温し，固まらないようにする．

塩化ナトリウム・寒天溶液

NaCl　　　0.5 g

寒天　　　0.6 g

精製水で全量 100 mL とする

高圧蒸気滅菌した後，密栓して室温に保存する．

L–ヒスチジン・D–ビオチン溶液

L–ヒスチジン・HCl　24.0 mg

D–ビオチン　　　　30.9 mg

精製水で全量 250 mL とする

高圧蒸気滅菌したのち，冷蔵庫に保存する．

S9 mix

S9 画分*	1.0 mL	0.1 mol／L NADH 水溶液	0.4 mL
0.3 mol／L $MgCl_2$ 水溶液	1.0 mL	1 mol／L ナトリウム–リン酸ナトリウム緩衝液	5.0 mL

1.65 mol／L KCl 水溶液	0.2 mL
0.1 mol／L NADPH 水溶液	0.4 mL
1.0 mol／L グルコース−6−リン酸水溶液	0.05 mL
精製水	2.75 mL
pH 7.4	

全量 10.0 m*l* を氷冷調製し，ろ過滅菌する．

* S9 画分：ラットにあらかじめフェノバルビタールと 5,6−ベンゾフラボン，またはポリ塩化ビフェニル（PCB）を経口投与し，薬物代謝系を誘導した肝臓の細胞磨砕液の 9,000 × *g*，上清．

その他：滅菌精製水または DMSO，マイクロチューブ，マイクロピペット

方　法

試験溶液，標準変異原物質溶液および溶媒（滅菌水または DMSO）のそれぞれについて，2 枚以上の最小グルコース寒天平板培地を用いて，試験菌株ごとに，代謝活性化を行わない試験と代謝活性化を行う試験を行う．

① 代謝活性を行わない場合

アルミキャップ付き試験管に試験溶液，標準変異原物質溶液または溶媒（滅菌水または DMSO）100 μ*l*，0.1 mol／L ナトリウム−リン酸ナトリウム緩衝液 0.5 mL および菌懸濁液 0.1 mL を加える．これを恒温槽で 37 ℃ で 20 分間保温する．次いで，軟寒天 2 mL を加え，泡が生じないように素早く混合したのち，最小グルコース寒天平板上に注ぎ，一様に広げて寒天が固化するまで遮光して，室温に放置する．これを 37 ℃ の孵卵器に入れ 48 時間培養する．

② 代謝活性を行う場合

アルミキャップ付き試験管に試験溶液，標準変異原物質溶液または溶媒（滅菌水または DMSO）0.1 mL，S9 mix 0.5 mL および菌懸濁液 0.1 mL を加え，以下，①代謝活性化を行わない場合と同様に操作する．

コロニーの計数と記録

復帰突然変異により，最小グルコース寒天平板上に生じたコロニーを計数する．必要があれば実体顕微鏡で寒天平板を観察して試験菌株の増殖阻害の有無を確認する．各実験群について，寒天平板当たりの復帰変異コロニー数とその平均値を記録する．さらに，被験物質群の平均値から溶媒対照群（自然復帰変異コロニー）の平均値を差し引いた誘発復帰変異コロニー数を求めて記録する．

試験結果の評価

はじめに，試験が適切に行われたかどうかを溶媒対照群と標準物質群の復帰変異コロニー数および試験菌株の増殖阻害の有無から判定する．次いで，被験物質について，復帰変異コロニー数の平均値または誘発復帰変異コロニー数に基づき用量−反応曲線を作図し，濃度に比例してコロニー数が統計的に有意な増加を示したとき陽性と判定する．試験結果が，1) 擬陽性の結果を示した場合，2) 陽性を示す用量があるが，明確な用量依存性に乏しい場合，および 3) 実験上問題があった場合には再試験を行う．1), 2) の場合にはその用量の前後の公比 2 以下の試験溶液を用いて試験を追加する．また，被験物質が抗菌性を示した場合は復帰変異頻度を求めて判定する．

1-11 免疫学的実験法

1-11-1 補体による殺菌作用

生体は，異物の侵入に対して抗原非特異的および抗原特異的防御機構により抵抗し，これを排除する．非特異

的防御機構の1つとして，**補体** complement がある（第2編，4-4-2参照）．補体は，血清中に存在する約20種の因子からなるたん白質群で，病原細菌などの異物の侵入により活性化され連鎖反応を起こし，次のような作用をもつ．

1) 細菌の表層に結合し，細胞膜に孔をあけ溶菌させる（膜傷害作用）．
2) 細菌に結合し，補体レセプターを介しての貪食を促進させる（オプソニン効果）．
3) 貪食細胞を局所に遊走させる．
4) アナフィラトキシン作用により局所炎症反応を促進する．

本実習では，補体感受性細菌および抵抗性細菌を用いて，補体による殺菌作用について定量的に測定し，感染初期段階における補体の生体防御機構について理解する．

準 備

感受性菌：*Escherichia coli* 培養菌液（1×10^8 CFU/mL）

Salmonella Choleraesuis LPS 変異株培養菌液（1×10^8 CFU/mL）

抵抗性菌：*Salmonella* Choleraesuis 野生株培養菌液（1×10^8 CFU/mL）

ブタ血清	滅菌小試験管
LB 液体培地	コンラージ棒
LB 寒天培地	マイクロピペット
リン酸緩衝生理食塩水（PBS）	滅菌チップ
エッペンドルフチューブ	恒温水槽

方 法

① 6本の滅菌小試験管（A）～（F）にブタ血清 0.2 mL を加える．

② 試験管（A），（B），（C）は，37℃，試験管（D），（E），（F）は56℃の恒温水槽で，それぞれ30分間，保温する．

③ 各試験管に LB 液体培地 0.7 m*l* を加えた後，試験管（A）および（D）には *E. coli* 培養菌液 0.1 mL を，試験管（B）および（E）には，*S.* Choleraesuis LPS 変異株培養菌液 0.1 mL を，試験管（C）および（F）には *S.* Choleraesuis 野生株培養菌液 0.1 m*l* をそれぞれ加え，37℃の恒温槽で30分間保温する．

④ それぞれ10倍希釈列を作り，（A）および（B）は原液，10^{-1}，10^{-2} 希釈液を，（C），(D），(E），(F）は 10^{-3}，

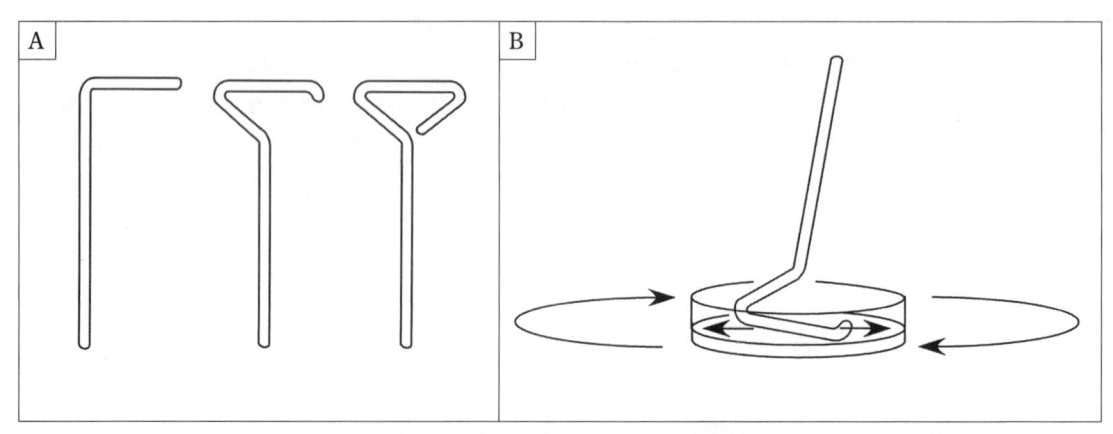

図 1-22 コンラージ棒を用いた平板塗抹法

A．コンラージ棒の形状
B．菌液を 0.05 ～ 0.2 mL 平板培地上に接種し，コンラージ棒で寒天の表面に均一に広げて集落をつくらせる．

10^{-4},10^{-5}希釈液をそれぞれ0.1 mLずつLB寒天培地に接種し,コンラージ棒を用いて均一に塗布する(図1-22).
⑤ 37℃で一夜培養し,生菌数を算定する.

1-11-2 マクロファージの食作用

細菌やウイルスの感染初期段階において,生体防御の主役として働くマクロファージの食作用機能(第2編,4-4-3参照)について実習し,病原体の感染時における生体防御機構を理解する.本実習では,培養マクロファージに細菌を感染させた後,マクロファージに取り込まれた菌数を測定し,マクロファージの貪食能について調べる.さらに,マクロファージ貪食能に対する補体のオプソニン効果についても考察する.

準 備

Salmonella Typhimurium 培養菌液(1×10^6 CFU/mL)	1% Triton X-100
血清無添加 RPMI1640 培地	普通寒天培地
ゲンタマイシン(100 μg/mL)添加 RPMI1640 培地	滅菌小試験管
リン酸緩衝生理食塩水(PBS)	滅菌チップ
マウス血清	コンラージ棒
マウス非働化血清	ティッシュカルチャー・チャンバー

方 法

① *S.* Typhimurium 培養菌液を2本の滅菌試験管に 0.1 m*l* ずつ分注し,1本目にはマウス血清 0.1 mL を,2本目にはマウス非働化血清 0.1 mL を加え,37℃で15分間保温する.
② マクロファージ由来の培養細胞(例えば RAW264.7 細胞など)を培養したティッシュカルチャー・チャンバー内の培養液を無菌的に取り除き,新たに血清無添加 RPMI1640 培地 0.5 mL をチャンバー内に入れる.
③ マウス血清あるいは非働化血清で処理した *S.* Typhimurium 培養菌液 0.1 mL をそれぞれ培養マクロファージに接種し,37℃,5%炭酸ガス培養器内で30分間培養する.
④ *S.* Typhimurium を接種したチャンバー内の培養液を無菌的に取り除き,細胞外の細菌を除去した後,ゲンタマイシン添加 RPMI1640 培地を 0.5 m*l* 入れ,37℃,5%炭酸ガス培養器内で60分間保温し,マクロファージに取り込まれなかった細菌を殺滅する.
⑤ 培地を捨て,感染マクロファージを PBS 1 mL で2回洗浄する.
⑥ 次に,1% Triton X-100 0.2 mL を添加し,室温に5分間放置する.
⑦ PBS 0.8 mL を加え,均一に混和した後,細胞溶解液を滅菌小試験管に回収する.
⑧ PBS を 0.9 mL ずつ4本の滅菌小試験管に分注し,細胞溶解液 0.1 mL を1管目に加え,順次同様の操作により10倍の階段希釈を行い,得られた 10^{-2},10^{-3},10^{-4}希釈液を 0.1 mL ずつ普通寒天培地上に塗布する.
⑨ 37℃で一夜培養後,マクロファージに取り込まれた細菌の生菌数を算定する.

1-11-3 アポトーシスの検出

アポトーシス apoptosis は,直接的な細胞膜の傷害による**壊死** necrosis とは異なる細胞死の1つとして定義されている.アポトーシスの特徴は,細胞の形態学的変化およびエンドヌクレアーゼによるクロマチン DNA のヌクレオソーム単位(約180塩基対)での断片化である.形態学的な変化には,細胞表面の微絨毛の消失,細胞体積の減少,細胞の断片化,クロマチンの濃縮,核の断片化などが観察され,これらのアポトーシスを起こした細

胞は，貪食細胞により除去される．

　アポトーシスの解析法は，大きく分けて形態学的な観察とヌクレオソーム単位の断片化を検出する方法がある．本実習では，アポトーシスを誘導した培養細胞を用いて，アガロース電気泳動法によるDNA断片化の解析を行う．

準　備
　　HeLa細胞
　　TNF-α溶液（10 μg/mL）
　　アクチノマイシンD溶液（5 mg/mL）
　　リン酸生理食塩緩衝液（PBS）
　　TBE緩衝液（89 mM Tris base, 89 mM boric acid, 2 mM EDTA）
　　TET緩衝液（10 mM Tris-HCl, pH 7.5, 10 mM EDTA, pH 8.0, 0.2％ Triton X-100）
　　TESS緩衝液（50 mM Tris-HCl, pH 7.5, 100 mM EDTA, pH 8.0, 100 mM NaCl, 1％ SDS）
　　TES緩衝液（10 mM Tris-HCl, pH 7.5, 1 mM EDTA, pH 8.0, 1％ SDS）
　　プロテイナーゼK（20 mg/mL）　　　　　　　アガロース
　　RNase A溶液（10 mg/mL）　　　　　　　　　エチジウムブロマイド水溶液
　　Tris-HCl飽和フェノール　　　　　　　　　　微量遠心機
　　クロロホルム・イソアミルアルコール（24：1）　　ボルテックス
　　無水エタノール　　　　　　　　　　　　　　恒温槽
　　70％エタノール　　　　　　　　　　　　　　電気泳動槽
　　3 M酢酸ナトリウム　　　　　　　　　　　　UVイルミネーター

方　法
① HeLa細胞に，TNF-α（最終濃度10 ng/mL）およびアクチノマイシンD（最終濃度5 μg/ml）を加え，5％炭酸ガス培養器内で37℃，3時間，保温する．

② アポトーシスを誘導したHeLa細胞（約$5×10^5$個）をエッペンドルフチューブに集める．

③ 遠心（2,000 rpm，4℃，5分間）後，上清を捨て，PBSで洗浄する．

④ 再度，遠心（2,000 rpm，4℃，5分間）し，上清を捨てた後，TET緩衝液を500 μL加え，混和する．

⑤ 遠心（15,000 rpm，4℃，10分間）後，上清（低分子DNAとRNAを含む）を新しいエッペンドルフチューブに移し（チューブA），残ったペレットにTESS緩衝液を500 μL加え，混和する．

⑥ 遠心（15,000 rpm，4℃，10分間）後，上清（高分子DNAを含む）を新しいエッペンドルフチューブに移す（チューブB）．

⑦ チューブAおよびチューブBにRNase Aを10 μL加え，37℃，1時間保温する．

⑧ 次に，プロティナーゼK溶液を10 μL加え，55℃で2時間保温する．

⑨ Tris-HCl飽和フェノールを500 μL，クロロホルム・イソアミルアルコール500 μL加え，ボルテックスでよく混和する．

⑩ 遠心（15,000 rpm，4℃，5分間）後，水層を新しいエッペンドルフチューブに移し，クロロホルム・イソアミルアルコール500 μLを加え，ボルテックスでよく混和する．

⑪ 遠心（15,000 rpm，4℃，5分間）後，水層を新しいエッペンドルフチューブに移し，エタノール1 mL，3M酢酸ナトリウム50 μLを加え，転倒混和した後，-20℃で4時間以上静置する．

⑫ 遠心（15,000 rpm，4℃，5分間）後，上清を捨て，70％エタノールで洗浄する．

⑬ 遠心（15,000 rpm，4℃，2分間）後，上清を捨て，ペレットを乾燥する．

⑭ TES 緩衝液に溶かし，60 ℃ で 10 分間保温する．
⑮ 1.5 ％ アガロースゲルで電気泳動を行う．
⑯ アガロースゲルをエチジウムブロマイド水溶液で染色後，UV イルミネーターで DNA 断片を観察し，写真撮影を行う．

2 真菌学実習

病原真菌の同定は，検体の採取部位や検体の性状などにより真菌種を限定することがある程度可能である．各臓器から分離される主な酵母および糸状菌の分離，同定の手順を図2-1にまとめた（酵母と糸状菌に属する真菌は，第1編，4-4-2を参照）．

真菌種の同定には，酵母様真菌では形態学的観察のほかに生化学的，血清学的検査が行われるが（第3編，2-3-2，表2-5参照），糸状菌では形態学的観察が主で，生化学的，血清学的検査はほとんど行われない．

真菌感染症の中で，表在性真菌症の診断は視診と顕微鏡検査，培養検査などにより比較的簡単に行えるが，深在性真菌症では日和見感染性真菌による感染が多く，特に生化学的，血清学的検査が重要となる．

2-1 検体の直接検査法

細菌検査の方法で採取された検体を，のせガラス上におき，5〜20％KOH液（毛髪などでは1〜5％KOH，爪では20％KOHなど），あるいはKOH液にDMSO*20％を加えるか，またはラクトフェノール・コットンブルー液**，またはパーカーインク：KOH（1：1）液を滴下して検体を軟化，透明化させてからふたガラスを圧迫し，薄層化したものを低倍率（400〜600倍）で鏡検して真菌を検索する．あるいは0.1％アクリジンオレンジ加KOH液で処理して蛍光顕微鏡で観察する．検体が液状ならば，その遠心沈殿物を同様な方法で処理する．一方，ギムザ，ヘマトキシリン・エオジン，PASなどの染色法で組織中の真菌を確認する（表2-1）．*Cryptococcus*クリプトコックス属の疑いがあれば，インディアインク，または墨汁で陰影染色して莢膜を調べる（脳脊髄液から莢膜のある分芽菌が見いだされたら，直ちに決定してもよい）．また，検体から真菌を検出できれ

表2-1 主な組織染色法と真菌要素の染色

染色法	真菌の染色	その他
PAS	濃赤染	放線菌，細菌は赤染しない
グロコット	黒染〜黒褐色	グリコーゲン，ムチンも黒褐色
グッドパスチャー	青紫色	グラム陰性細菌は赤色
グリドリー	深紅色	放線菌，ノカルジアには不適 組織……黄 粘膜軟骨，弾力繊維……紫色
ウンナパペンハイム	赤	組織は緑
ムチカルミン	ムチンは紅色（クリプトコックス属）	核は黒染し，その他の組織は黄色

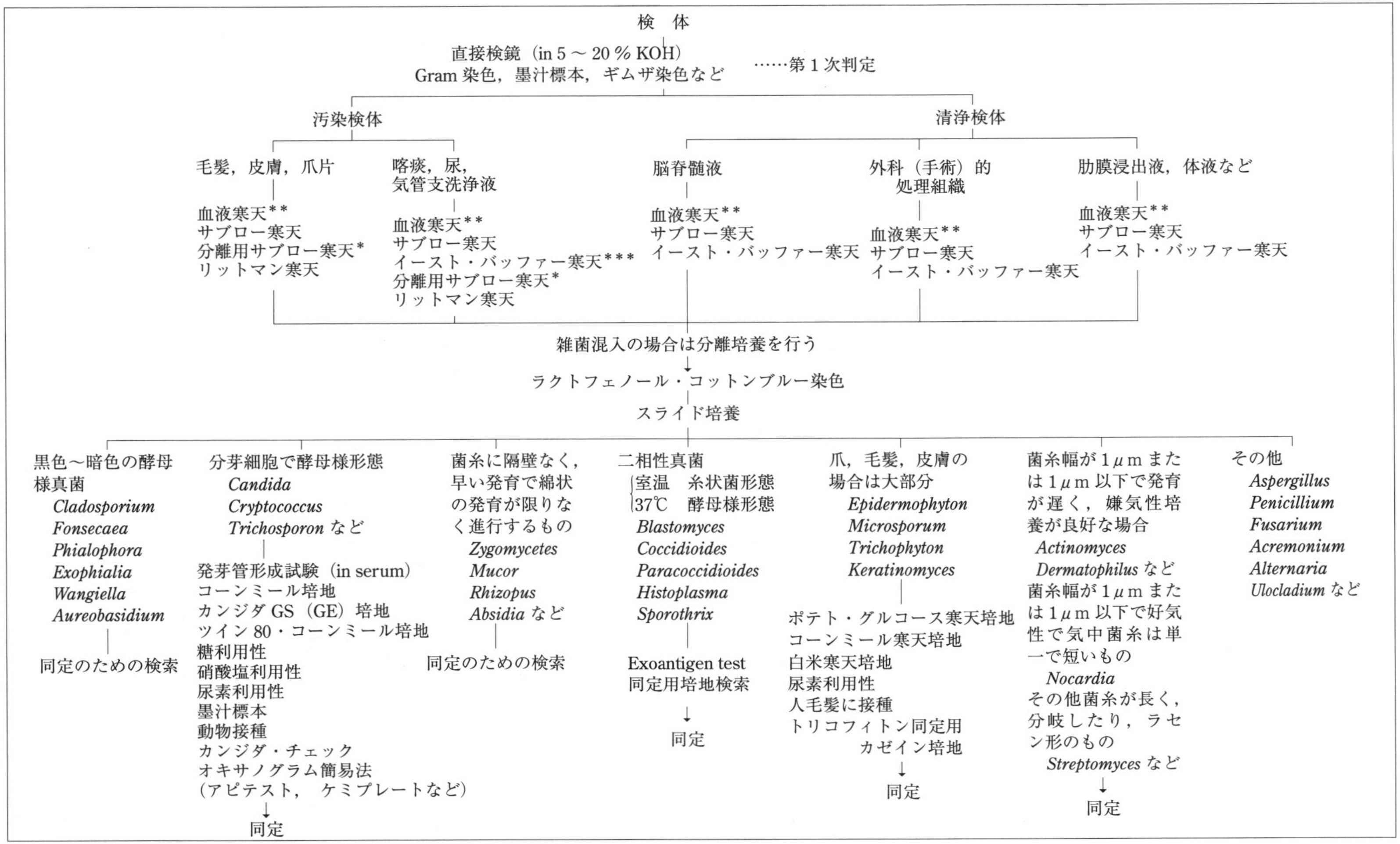

第2章 真菌学実習

検体

直接検鏡（in 5〜20％ KOH）
Gram 染色、墨汁標本、ギムザ染色など ……第1次判定

汚染検体

毛髪、皮膚、爪片
血液寒天**
サブロー寒天
分離用サブロー寒天*
リットマン寒天

喀痰、尿、
気管支洗浄液
血液寒天**
サブロー寒天
イースト・バッファー寒天***
分離用サブロー寒天*
リットマン寒天

清浄検体

脳脊髄液
血液寒天**
サブロー寒天
イースト・バッファー寒天***

外科（手術）的処理組織
血液寒天**
サブロー寒天
イースト・バッファー寒天***

胸膜浸出液、体液など
血液寒天**
サブロー寒天
イースト・バッファー寒天***

雑菌混入の場合は分離培養を行う

ラクトフェノール・コットンブルー染色
スライド培養

黒色〜暗色の酵母様真菌
Cladosporium
Fonsecaea
Phialophora
Exophiala
Wangiella
Aureobasidium

同定のための検索

分芽細胞で酵母様形態
Candida
Cryptococcus
Trichosporon など

発芽管形成試験（in serum）
コーンミール培地
カンジダ GS（GE）培地
ツイン80・コーンミール培地
糖類利用性
硝酸塩利用性
尿素利用性
墨汁標本
動物接種
オキサシラム簡易法
（アピテスト、ケミプレートなど）

同定

菌糸に隔壁なし、
早い発育で綿状
の発育が限りな
く進行するもの
Zygomycetes
Mucor
Rhizopus
Absidia など

二相性真菌
（室温 糸状菌形態
37℃ 酵母様形態
Blastomyces
Coccidioides
Paracoccidioides
Histoplasma
Sporothrix

Exoantigen test
同定用培地検索
↓
同定

爪、毛髪、皮膚の
場合は大部分
Epidermophyton
Microsporum
Trichophyton
Keratinomyces

ポテト・グルコース寒天培地
コーンミール寒天培地
白米寒天培地
尿素利用性
人毛髪に接種
トリコフィトン同定用培地
カゼイン培地
↓
同定

菌糸幅が1μmまた
は1μm以下で発育
が遅く、嫌気性培
養が良好な場合
Actinomyces
Dermatophilus など

菌糸幅が1μmまた
は1μm以下で好気
性で気中菌糸は単
一で短いもの
Nocardia
その他菌糸が長
く、分岐したり、ラ
セン形のもの
Streptomyces など

同定

その他
Aspergillus
Penicillium
Fusarium
Acremonium
Alternaria
Ulocladium など

図 2-1 真菌の分離、同定の手順

* chloramphenicol 50〜100 μg/mL
  cycloheximide 400 μg/mL
または streptomycin 100 μg/mL
  penicillin 100 μg/mL 添加

マイコセル培地またはマイコバイオティックアガーという。

** 37℃、他は25〜30℃培養 ブレインハートインフュージョン培地で代用も可

*** yeast extract agar に buffer（P. B. 2 mL）を加え、pH 6.0 とした培地

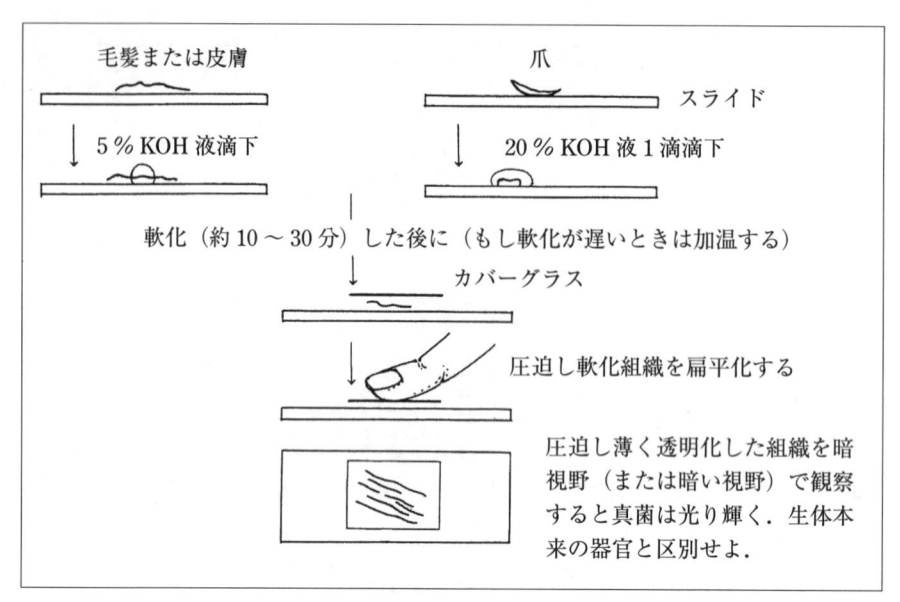

図2-2 直接検査法

ば，その形態学的特徴によって鑑別することができる．例えば，放線菌症では顆粒を見いだし，検鏡すれば，特徴により菌種を同定することができる（図2-2）．

* DMSO：dimethyl sulfoxide. 透過力がすぐれ，耐冷，無毒である．菌類の保存にも用いる．
** ラクトフェノール・コットンブルー液：結晶石炭酸20 mL，純乳酸20 mL，精製水20 mL，グリセロール40 mLのアマン氏液に，コットンブルー 0.05 gを加温溶解．

2-2 培 養

真菌の培養には，通常37℃と20〜27℃（室温）の2種類の温度と2種類以上の培地を用いる．培養時間は，数日〜1か月にわたって観察する（特に，黒色分芽菌には発育の遅いものもある）．温度の違いで集落の変化する二相性真菌に注意しなければならない．

真菌の培養に用いる主な培地として，次のようなものがある．

［サブロー寒天培地 Sabouraud agar］

培地1,000 mL 当たり

ペプトン	10 g
ブドウ糖	40 g
寒天	15 g

pH 5.6 ± 0.1

高圧蒸気滅菌後，平板または斜面培地として使用する．真菌の分離，増殖用培地として広く使われている．低pHおよび高濃度の糖を含むことで，細菌の発育を阻止し（ただし，抑制力は弱い），選択的に真菌を増殖させる．菌株保存用培地としても用いられる．

[麦芽寒天培地 malt agar]

培地 1,000 mL 当たり

麦芽エキス	30 g
寒天	15 g
pH 5.5 ± 0.1	

　加温溶解後，試験管に必要量分注し，高圧蒸気滅菌した後，高層あるいは斜面培地として用いる．平板培地として用いる場合には，寒天を 5 g，さらに増量する．乳製品中の真菌数計算用培地として用いるほか，一般乳酸菌の培養にも用いられる．

[コーンミール寒天培地 corn meal agar]

培地 1,000 mL 当たり

コーンミール浸出末	2 g
寒天	15 g
pH 6.0 ± 0.1	

　高圧蒸気滅菌後，平板培地として用いる．*Candida albicans* などの厚膜胞子および仮性菌糸の形成を促進する作用があることから，これらの真菌の同定に使用される．厚膜胞子形成の観察のためには，Tween 80 を 1 ％添加すると，形成が促進される．

[カンジダ GE 培地 Candida GE agar]

培地 1,000 mL 当たり

酵母エキス	10 g	ニトロフラン誘導体（グアノフラシン）	0.5 g
ペプトン	8.5 g	寒天	13 g
ブドウ糖	30 g	pH 6.0 ± 0.1	

　加温溶解後，平板培地として用いる．高圧蒸気滅菌してはいけない．*Candida* の選択培地で，グアノフラシンによって，細菌の増殖を抑制する．*Candida* は，直径 3～5 mm の円形，湿潤性，不透明，丘状～半球状を呈し，麹様臭気を有する特徴的な集落を形成する．*C. albicans* は，はじめクリーム色～灰白色の集落を形成するが，次第に淡褐色に着色する．カンジダ GS 培地（栄研）も同じものである．

[ツァペックドックス培地 Czapek Dox agar]

培地 1,000 mL 当たり

ブドウ糖	36 g	塩化カリウム	0.5 g
硝酸ナトリウム	2 g	硫酸第一鉄	0.01 g
リン酸一水素ナトリウム	1 g	寒天	13 g
硫酸マグネシウム	0.5 g	pH 6.0 ± 0.1	

　高圧蒸気滅菌後，約 50 ℃に冷却し，あらかじめ検体を入れてあるシャーレに約 20 mL 分注し，混釈培養する．培養は，30 ℃または 22 ℃で，約 7 日間行う．*Aspergillus* の培養に適している．

2-3　同　定

　まず真菌の形態学的特徴によって科と属を同定する．特に不完全菌亜門（第 3 編，2-3 参照）では，胞子形成性，胞子形，胞子形成器官および明暗色の 4 種で定められる．これらの観察にはスライド培養法を用いる．培

養性状は，二次的要因とする．

1 生化学的検査

糖の発酵，利用性，酸やガスの発生，硝酸カリ・セルロースなどの利用性，ビタミン特にサイアミン（10 mg／L）・金属イオン・アミノ酸などの要求性，メラニン・チロシン・ウレアーゼ・色素などの産生性，ジャーム・チューブ形成試験 germ tube test，溶血性，牛乳のペプトン化，ゼラチンの液化，デンプンの水解性，培地への亜テルル酸カリウム添加による集落の呈色などを調べる．

2 動物接種実験

実験動物に接種して，毒力，病巣の変化などを微生物学的，病理学的に検索する．

3 血清学的検査

一般に真菌の抗原性は弱く，かつ類属反応があること，また抗原になる菌体の微細化が困難なので，菌種同定や診断に血清反応を利用することは少ない．しかし，カンジダを主とする酵母真菌の同定には，カンジダ・チェックとして利用されている（709頁，図2-7）．また蛍光抗体法による血清学的同定が開発されつつある．

4 免疫学的診断法

特定の方法による血清反応が一部用いられ，補体結合反応，沈降反応，凝集反応，血球凝集反応などの方法があるが，類属反応も生じやすい．皮膚反応として，トリコフィチン（黄白癬），スポロトリチン（スポロトリクム症），コクシジオイジン（コクシジオイデス症），ヒストプラスミン（ヒストプラスマ症），ブラストマイシン（南北のアメリカ分芽菌症）の各反応がある．液体培地に2～3か月以上培養した無菌ろ過培養液を用い，皮膚反応を調べる．真菌抗原の皮内反応によって，アレルギー性疾患を調べることもできる．

5 抗真菌剤に対する感受性試験

抗真菌剤に対する感受性の差異で真菌を同定する．方法は，液体培地または寒天培地希釈法による．簡便なディスク法を用いるのもよいが，市販品はない．

2-4 Candida 属

2-4-1 集落の観察

方 法
① サブロー寒天平板，カンジダ GS 平板および Tween 80 加コーンミール寒天平板培地に，それぞれ真菌を白金耳で塗抹する．
② 37℃で48時間培養する．
③ 生じた集落の性状を観察する．
　Tween 80 加コーンミール寒天平板培地では一部に穿刺培養（寒天培地に斜めに穿刺する）を行う．

要　点

サブロー寒天平板上の集落は，直径約2～3 mm，正円形，表面は平滑（大きい集落では中央部が粗となることがある），均一でクリーム様構造，乳白色～淡黄褐色，麹様発酵臭をもつ．カンジダGS平板では，直径約3～4 mm，正円形，表面は平滑，クリーム様構造，淡褐色～淡黄褐色，麹様発酵臭をもつ集落を作る．

2-4-2　グラム染色性と真菌の形態

準　備

Huckerのクリスタルバイオレット液，サフラニン液，ルゴール液，無水アルコール，スライドグラス，白金線，菌株－ *Candida albicans*

方　法

① 細菌のグラム染色と同様にグラム染色性と形態を観察する（616頁参照）．

要　点

C. albicans はグラム陽性の3～6×3～12 μmの卵円形で分芽形式をとる．
（注：カンジダGS平板の代わりにカンジダGE培地でもよい．）

2-4-3　仮性菌糸および厚膜胞子の観察

のせガラス培養（図2-3）

準　備

シャーレにV字管，スライドグラス，カバーグラスを入れて滅菌したもの1組，滅菌シャーレ，ピンセット，ミクロスパーテル，白金線，滅菌精製水，無水アルコール，Tween 80加コーンミール寒天平板培地，菌株－ *Candida albicans*

方　法

① Tween 80加コーンミール寒天培地の粉末を加温溶解し，高圧蒸気滅菌後，約50℃にさまし，滅菌シャーレに約10 mLずつ分注し，厚さ2 mmの平板に固める．

② 図2-3に示すように，のせガラス培養の準備をする．

③ ミクロスパーテル（無水アルコールを用いて火炎滅菌）でTween 80加コーンミール寒天培地を10 mm平方角に切る．同じミクロスパーテルでその1片をV字管上のスライドグラスの中央に置く．

④ 分離培地に発育した真菌の少量を白金線でとり，図2-4に示すように対角線上に寒天に少し切り込むように画線塗抹する．滅菌ピンセットでカバーグラスを気泡ができないようにかぶせる．

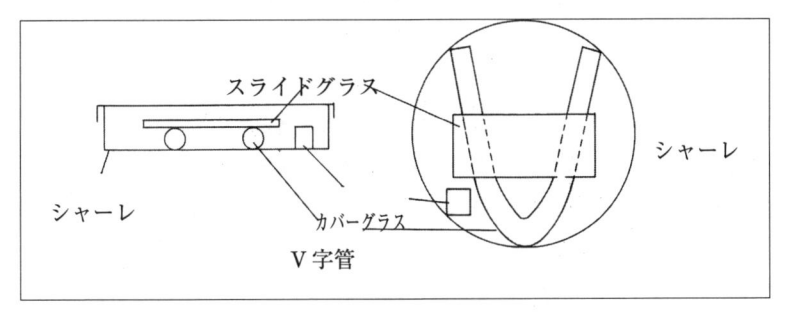

図2-3　のせガラス培養の準備

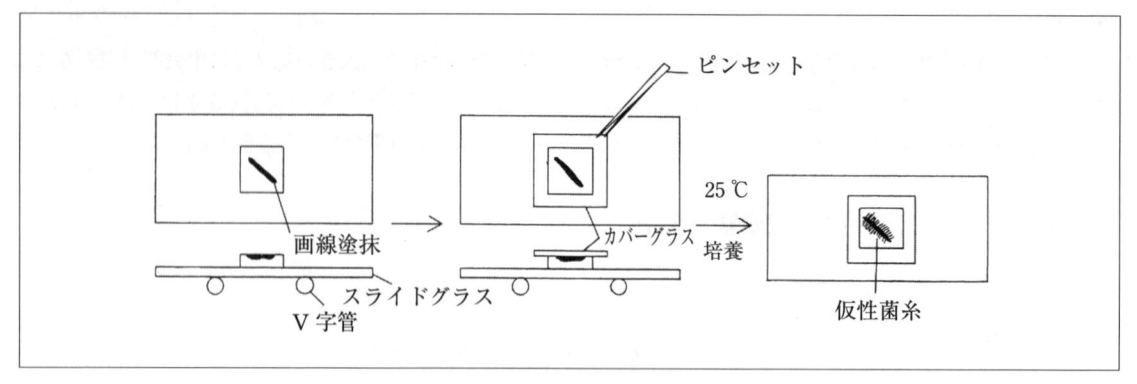

図 2-4 塗抹の仕方

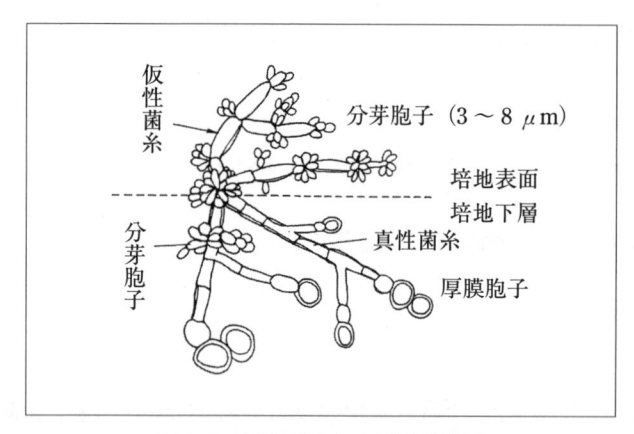

図 2-5 仮性菌糸および厚膜胞子

⑤ 培地が乾燥しないように，約 4〜5 mL の滅菌精製水をシャーレの底に静かに流し込む．シャーレの蓋をし，この状態のまま 25 ℃ の孵卵器で培養する．
⑥ 培養 3〜4 日後より毎日，スライドグラスごと取り出し（カバーグラスには手を触れない），100 倍拡大で図 2-5 に示すような仮性菌糸および厚膜胞子の形成部分を見つけ，続いて 400〜600 倍拡大で微細構造を観察する．

要点

C. albicans のほか，*Histoplasma capsulatum* など 2〜3 種の酵母様真菌で厚膜胞子を形成する．

2-4-4 ジャームチューブ形成試験（発芽管形成試験）

方法

① ヒト血清 2〜3 滴をスライドグラス上にとり，白金線でとった真菌とよく混ぜる．
② ピンセットで，気泡が入らないように，カバーグラスを静かにかぶせる．
③ 乾燥を防ぐため，精製水約 4〜5 mL を入れたシャーレの中の V 字管の上に置き，蓋をする．
④ 37 ℃ で 2〜4 時間培養する．
⑤ 培養後，スライドグラスごと静かに取り出し，400 倍拡大で発芽の有無を観察する．
　真菌の菌糸には隔壁 septum が存在するものと存在しないものがある（第 1 編，3-3-2 ① 参照）．このうち，

管状で隔壁のない菌糸を発芽管 germ tube という．

要　点　*C. albicans* と *C. stellatoidea* は発芽し，他の *Candida* は発芽しない．

2-4-5　糖利用能試験（糖資化性試験）（auxanographic 法）

方　法

① 糖利用能試験用培地を加温溶解し，高圧蒸気滅菌後，50〜53℃に保つ．
② 滅菌試験管に滅菌 10 mL メスピペットで滅菌精製水を 1 mL 分注し，真菌（無糖培地に培養した真菌）1 白金耳を浮遊し，濃厚菌液を作る．
③ 50〜53℃に保った培地に，②を混入する．
④ 密栓後，よく混合し，あらかじめそれぞれの糖を含有したディスクを付着した平板に，平等に手早く流し水平に固める．
⑤ 37℃で 18〜24 時間培養する．
⑥ 各ディスクの周囲の菌の発育の有無を観察する（図 2-6）．

表 2-2　病原酵母の糖利用能

（糖利用試験により陽性になる菌種別確率表，単位は%）

真菌種	Glu	Gal	Suc	Mal	Cel	Tre	Lac	Raf	Ino	Rbi	Sor	Dul
C. albicans	100	100	80	80	0	100	0	0	0	60	60	0
C. guilliermondii	100	100	100	25	100	100	0	10	0	75	50	50
C. krusei	100	0	0	0	0	0	0	0	0	0	0	0
C. parapsilosis	100	100	100	100	40	67	0	0	0	67	100	0
C. pseudotropicalis	100	100	100	0	40	0	100	100	0	20	60	0
C. rugosa	100	100	0	0	0	0	0	0	0	50	100	0
C. stellatoidea	100	100	0	100	0	00	0	0	0	0	50	50
C. tropicalis	100	80	100	100	60	100	0	20	0	100	100	20
C. zeylanoides	100	0	0	0	0	0	0	0	0	0	100	0
Cr. albidus	100	21	100	100	96	54	39	39	75	4	68	87
Cr. laurentii	100	100	100	100	100	67	93	93	93	53	47	53
Cr. neoformans	100	95	95	100	47	59	0	73	95	59	95	50
Cr. terreus	100	43	7	14	93	50	57	0	36	0	86	50
Cr. uniguttulatus	100	0	100	100	0	71	0	14	100	29	43	0
Geotrichum	100	100	0	0	0	0	0	0	0	0	50	0
R. glutinis	100	55	91	82	0	100	0	64	0	45	27	0
R. pilimanae	100	33	100	17	0	83	0	100	0	67	67	0
R. rubra	100	64	91	91	0	100	0	73	0	45	36	0
S. cerevisiae	100	78	89	78	0	67	0	89	0	0	12	0
T. candida	100	100	100	100	100	100	50	100	0	100	100	0
C. glabrata	100	0	0	0	0	100	0	0	0	0	0	0
T. maris	100	100	0	0	0	0	0	0	0	33	67	0
Tr. beigelii	100	94	80	86	97	63	91	46	46	6	29	51
Tr. capitatum	100	0	0	0	0	0	0	0	0	0	0	0
Tr. penicillatum	100	80	20	0	0	0	0	20	0	20	40	40

C. …*Candida*　　*Cr.* …*Cryptococcus*　　*R.* …*Rhodotorula*　　*S.* …*Saccharomyces*　　*T.* …*Torulopsis*　　*Tr.* …*Trichosporon*

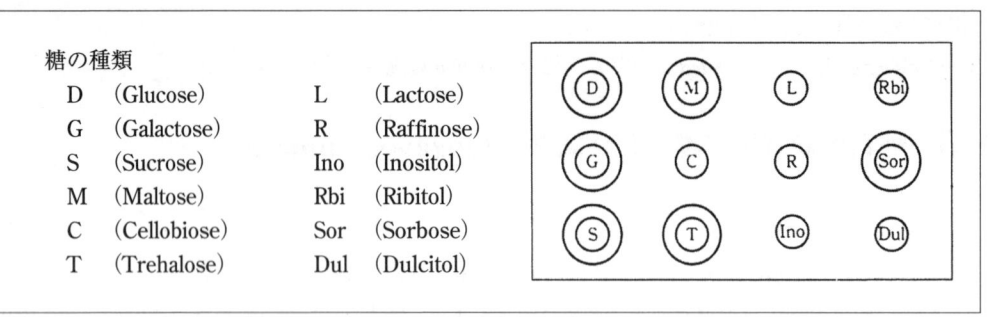

```
糖の種類
  D  （Glucose）      L   （Lactose）
  G  （Galactose）    R   （Raffinose）
  S  （Sucrose）      Ino （Inositol）
  M  （Maltose）      Rbi （Ribitol）
  C  （Cellobiose）   Sor （Sorbose）
  T  （Trehalose）    Dul （Dulcitol）
```

図 2-6　*C. albicans* の auxanographic 法（ケミプレート）での発育例

要　点

糖を利用する菌はディスクの周囲に発育する．*C. albicans* はブドウ糖（Glu），白糖（Suc），麦芽糖（Mal）を利用し，乳糖（Lac）を利用しない．他の *Candida* の糖利用能を表 2-2 に示す．なお不完全な発育のときはさらに 24 時間培養後，発育を観察する．また糖発酵試験（2-4-6 参照）でも糖の利用能を調べることができる．

2-4-6　糖発酵試験（Guerra 法）

糖発酵試験用培地の作り方：ペプトン 1 g，酵母エキス 0.5 g，ブドウ糖，乳糖，白糖，麦芽糖の各被検糖 2 g を精製水 100 mL に溶解し，0.2％ BTB 指示薬 0.5 mL を加え，4％水酸化ナトリウム液で培地の pH を 7.2 に補正する．補正した培地はダーラム管を入れた小試験管に 4 mL ずつ分注し，綿栓をし，100℃，15 分，3 回間けつ滅菌する．

方　法

① ブドウ糖，乳糖，白糖，麦芽糖の各被検糖が入った発酵試験用培地に白金線で真菌（無糖培地で培養した真菌）を接種する．

② 25℃で 1 週間（通常最低 1 か月間）培養する．

③ 培地の変色およびガスの産生ならびに真菌の生育を観察する．

（注：ガス産生の観察方法には，ダーラム管の代わりに混合パラフィン（流動パラフィン 1：パラフィン 5）を培地に重層する方法がある．培養液上面に生育する酵母があるので，パラフィン重層法がダーラム管法よりよい．ガス産生のときはパラフィンを押し上げる．）

要　点

糖を分解して酸を産生すると培地が黄変し，ガスを産生するとダーラム管内に気泡がたまる．*C. albicans* はブドウ糖と麦芽糖を分解して酸とガスを産生し，白糖を分解して酸のみを産生する．また乳糖は分解しない．

試験菌の生育を菌体の沈殿または菌膜形成で調べると，糖の種類による糖の資化性を知ることができる．

2-4-7　血清学的分類

血清学的同定は現在のところ *Candida* 属で実用化され，同定用因子血清（カンジダ・チェック）が市販されている（図 2-7）．

方　法

① スライドグラスを弱く加温し，ガラス鉛筆で区切り，番号をつける．

② わく内に各因子血清を 1 滴と，対照として生理食塩水 1 滴を滴下し，白金線で真菌を各因子血清および生理食塩水に混ぜる．

```
                                    因子血清 1
                          (+)                    (−)
                        因子血清 4
                   (+)              (−)
               因子血清 5           因子血清 8
           (+)        (−)        (+)        (−)
        因子血清 6   因子血清 9              因子血清 11
       (+)    (−)   (+)   (−)            (+)    (−)
     SYブロス 因子血清13b 因子血清34            因子血清13
     (−) (+) (+) (−)    (+)                   (+)
```

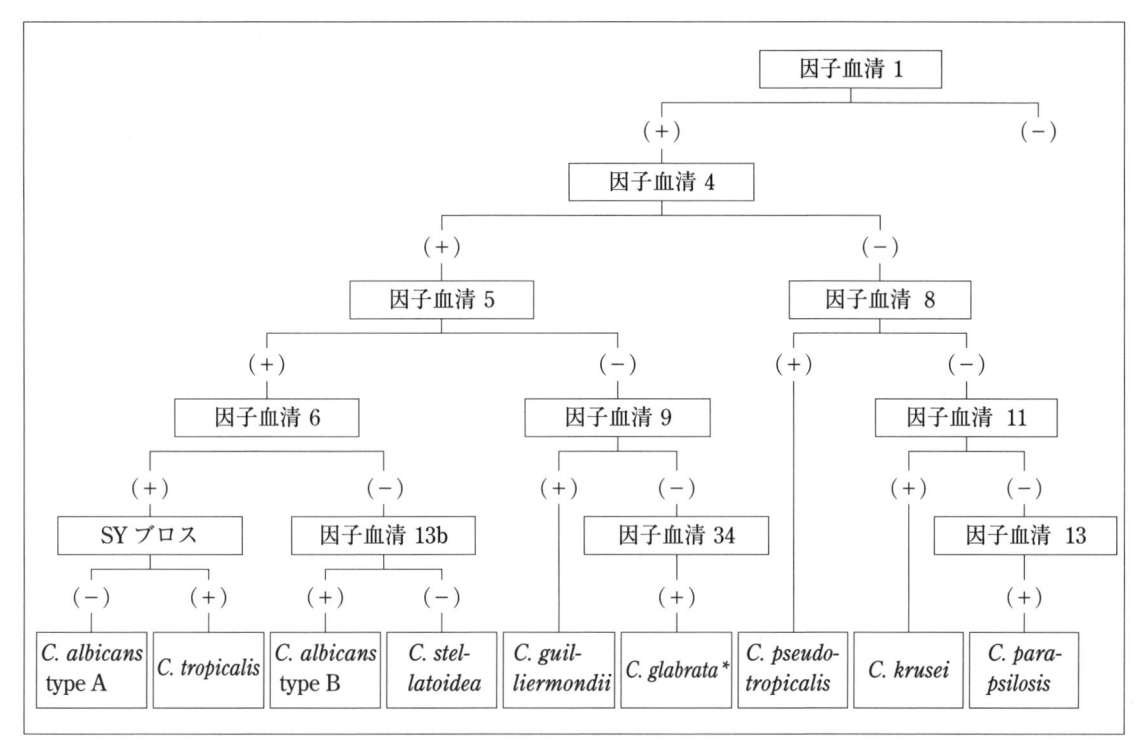

図 2-7 Candida の血清学的同定手順

葉：C. albicans type A / C. tropicalis / C. albicans type B / C. stellatoidea / C. guilliermondii / C. glabrata* / C. pseudotropicalis / C. krusei / C. parapsilosis

表 2-3 Candida 属の因子血清型

菌　種	1	4	5	6	8	9	11	13b	13	34
C. albicans type A	+	+	+	+	−	−	−	−〜+	−	−
C. albicans type B	+	+	+	−	−	−	−	+	−	−
C. tropicalis	+	+	+	+	−	−	−	−	−	−
C. stellatoidea	+	+	+	−	−	−	−	−	−	−
C. guilliermondii	+	+	−	−	−	+	−	−	−	−
C. parapsilosis	+	−	+〜−	−	−	−	−	+	+	−
C. krusei	+	−	+〜−	−	−	−	+	−	−	−
C. pseudotropicalis	+	−	−	−	+	−	−	−	−	−
C. glabrata	+	+	−	+	−	−	−	−	−	+

③ スライドグラスを親指と人差指でもち，上下に動かし，よく混ぜあわせる．
④ 生理食塩水の菌を対照に各因子血清に対する凝集の有無を観察する．

要　点

　C. albicans type A は因子血清 1, 4, 5, 6 に凝集する．他の Candida の因子血清型を表 2-3 に示す．C. albicans type A と C. tropicalis の区別は，SY ブロスに生育（C. albicans type A），無生育（C. tropicalis）とする．

2-5 *Cryptococcus neoformans*

2-5-1 集落の観察

方法
① サブロー寒天平板培地に真菌を白金耳で塗抹する．
② 37℃で48時間培養後，生じた集落の性状を観察する．

要点
　C. neoformans は，直径約2～3 mm，正円形，表面は光沢のある粘稠性，均一構造，白色～淡黄褐色の集落を作る．

2-5-2 莢膜の観察（墨汁法）

方法
① 墨汁（製図用墨インク）1滴をスライドグラス上に滴下し，白金線でその中に真菌をよく混ぜる．
② ピンセットでカバーグラスをかぶせ，100～400倍拡大で観察する．
③ 墨汁の濃厚なときは精製水で希釈して用いる．墨汁の代わりにインディアインクを用いてもよい．

要点
　C. neoformans は厚い莢膜に包まれた2.5～20 μmの円形分芽細胞として観察される．

2-5-3 硝酸カリウム利用能試験

方法
① 硝酸カリウム利用能試験用培地（培地1000 mL当たり，ブドウ糖20 g，リン酸二水素カリウム1 g，硫酸マグネシウム0.5 g，寒天15 g，pH4.7±0.1）を加温溶解し，高圧蒸気滅菌後，ろ過滅菌したチアミン（vitamin B$_1$） 1 mL（400 μg/mL）を加え混合したのち，45～50℃に保つ．
② 滅菌小試験管に滅菌10 mLメスピペットで滅菌精製水を2 mL分注後，それに真菌1白金耳を浮遊し，濃厚菌液を作る．
③ 滅菌5 mLコマゴメピペットで濃厚菌液の1 mLを滅菌シャーレに取り，45～50℃に保った上記の培地と混釈し，平板に固める．
④ 培地の表面を乾燥後，2％硝酸カリウム液を白金耳で培地の一端に穿刺し，他端に対照として2％硫酸アンモニウム液を穿刺する．
⑤ 25℃で24～48時間培養する．
⑥ 硫酸アンモニウム液の穿刺部分の真菌の発育を対照に，硝酸カリウム液の穿刺部分の真菌の発育の有無を観察する．

要点
　硝酸カリウムを利用する真菌は穿刺部分で発育する．*C. neoformans* は硝酸カリウムを利用しない．本試験は他の硝酸カリウムを利用する *Cryptococcus* との分別に用いる．

2-5-4 殿粉様物質形成試験

方　法
① 殿粉様物質形成試験用培地平板（培地 1000 mL 当たり，ブドウ糖 10 g，リン酸二水素カリウム 1 g，硫酸マグネシウム 0.5 g，硫酸アンモニウム 1 g，酵母エキス 0.5 g，寒天 15 g）に真菌を白金耳で画線塗抹する．
② 25 ℃で 1 ～ 2 週間培養する．
③ ルゴール液をキャピラリーで 1 滴，菌苔上に滴下し，菌苔と集落周辺の色調の変化を観察する．

要　点
　殿粉様物質を形成すると菌苔と集落周辺が青色～黒紫色になる．*Cryptococcus* は殿粉様物質を形成する．本試験は *Torulopsis* との分別に用いる．

2-5-5 尿素分解試験

方　法
① Christensen 尿素培地の斜面を作製し，真菌を白金線で斜面部に塗抹する．
② 25 ℃で 48 時間培養する．
③ 培地の変色を観察する．

要　点
　尿素を分解すると培地が深紅色となる．*Cryptococcus* は尿素を分解する．本試験は *Candida* や *Saccharomyces* との分別に用いる．

2-6 *Aspergillus* 属

2-6-1 集落の肉眼的および顕微鏡的観察

方　法
① サブロー寒天平板を亀の子コルベンにつくり，白金耳で真菌を培地の中心部の 1 点に塗抹する．
② コルベンを倒置して 25 ℃で 1 ～ 2 週間（通常 3 ～ 4 週間）培養し，発育速度（集落の直径），集落の表面の性状（粉状，短毛状，長毛状，放射溝，隆起，扁平，波状，色），集落の裏面の性状（色）を観察する（図 2 −8）．
③ 続いて集落の一部を鉤型白金線でかき取り，スライドグラス上で細かくほぐす．
④ ラクトフェノール・コットンブルー液を 1 滴かけ，ピンセットでカバーグラスをかぶせ，上から軽く圧して薄層とする．
⑤ 100 ～ 600 倍拡大で菌糸および胞子を観察する．
　シャーレに培地をやや多めに流し込み，中央に真菌を接種し，周囲をセロテープで密封して培養してもよい．DMSO を加えると観察しやすい．

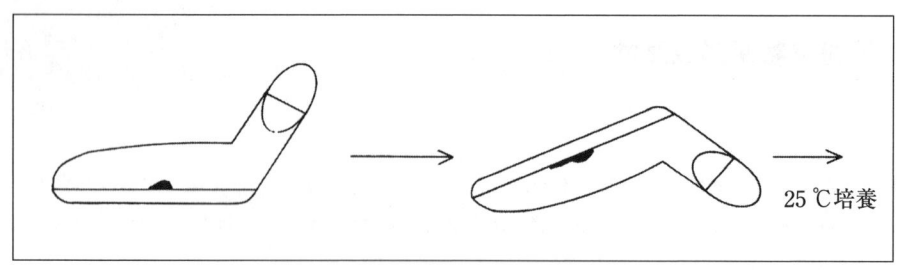

712　第5編　病原微生物学実習各論

図2-8　亀の子コルベンによる培養法
(注1：*Aspergillus*，*Penicillium* の集落観察にはツァペックドックス培地を用いる)
(注2：*Aspergillus* は多数の分生子を形成するので**胞子の飛散に注意**)

要 点

Aspergillus は，発育が良好，集落の表面はビロード状～じゅうたん状で緑青色～緑黄色，裏面は無色～黄色．顕微鏡的には隔壁をもつ菌糸と無色の分生子柄，乳棒状の頂囊，1段の梗子，球状の分生子が観察される（本法は胞子の着生状態を観察するには不適当である）．

なお，*Penicillium* の同定は，特定の培地と温度で培養し，集落の大きさにより分類される．

2-6-2　分生胞子の観察：のせガラス

準 備

シャーレにV字管，スライドグラス，カバーグラスを入れて滅菌したもの1組，カバーグラス，滅菌シャーレ，ピンセット，ミクロスパーテル，鈎型白金線，無水アルコール，ツァペックドックス寒天培地またはコーンミール寒天培地，ラクトフェノール・コットンブルー液，マニキュア液，グリセロール，菌株–*Aspergillus nigar* など

方 法

① ツァペックドックス寒天培地またはコーンミール寒天培地の粉末を加温溶解し，高圧蒸気滅菌後，およそ50℃にさまし，約10 mLずつ，滅菌シャーレに分注し，厚さ2 mmの平板に固める．
② のせガラス培養の準備をする（図2-3参照）．
③ ミクロスパーテル（無水アルコールを用い火炎滅菌）でツァペックドックス寒天培地を5～6 mm平方角に切る．同じミクロスパーテルでその1片をV字管上のスライドグラスの中央に置く．
④ 亀の子コルベンに発育した真菌の少量を鈎型白金線で取り，図2-9に示すように培地片の側面の4か所に点状に塗抹し，滅菌ピンセットでカバーグラスをかぶせる．

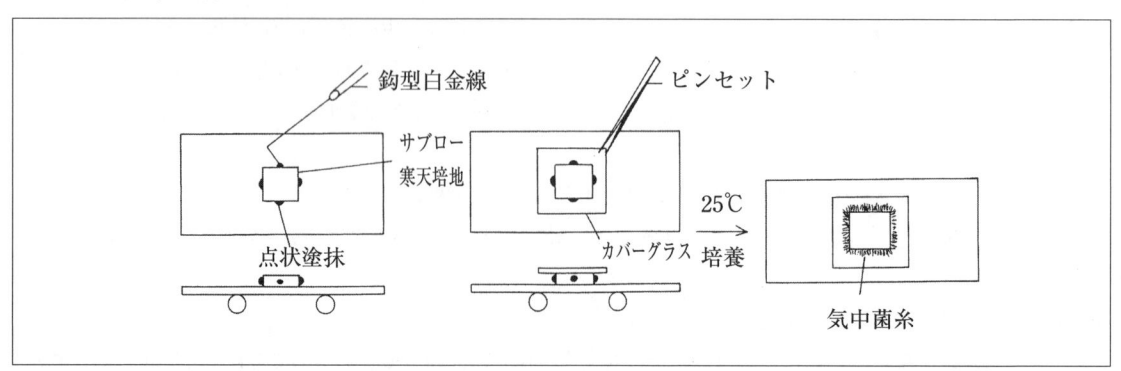

図2-9　塗抹の仕方

⑤ 培地が乾燥しないように，約 4 ～ 5 ml の滅菌精製水をシャーレの底に静かに流し込み，シャーレの蓋をし，25℃で 3 日間培養する．
⑥ 培養後，ときどきシャーレの上から肉眼的に菌苔の発育状態を観察し，気中菌糸が十分発育したところでスライドグラスごと取り出し，40 ～ 50 倍拡大で胞子の形成状態を観察する（分生子頭の観察）．
⑦ 胞子が十分形成されたら，図 2-10 に示すようにラクトフェノール・コットンブルー液 1 滴を別のスライドグラス上に滴下し，ピンセットで培地片上のカバーグラスを静かにはがし，真菌が付着している面を下にして気泡が入らないようにのせる（1 枚目の標本）．次にスライドグラス上の培地片をピンセットと鈎型白金線で静かに取り除き，ラクトフェノール・コットンブルー液 1 滴を滴下し，ピンセットで別のカバーグラスを気泡が入らぬようにかぶせる（2 枚目の標本）．永久標本とする場合にはラクトフェノール・コットンブルー液をろ紙で吸い出し，代わりにグリセロール少量を注加したのち，カバーグラスの周囲をマニキュア液で封じる（**注：胞子の飛散に注意**）．2 枚目の標本は無染色か他の染色法を用いるとよい．
⑧ 2 枚の標本を 100 ～ 600 倍拡大で鏡検し，菌糸と胞子の着生状態および微細構造を観察する．

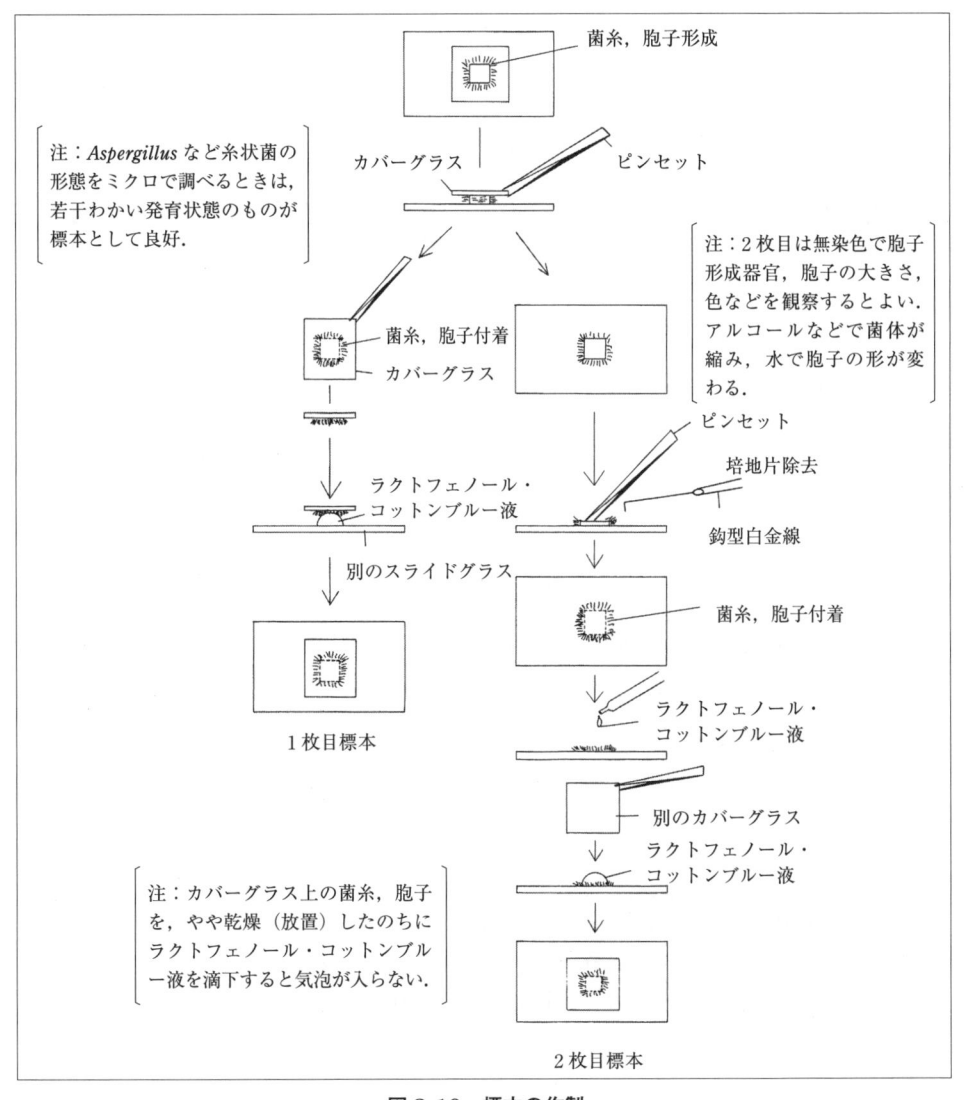

図 2-10　標本の作製

3 ウイルス学実習

3-1 ウイルスの培養

目的 ウイルスの培養とそれに関する基本的技術を習得する．

3-1-1 孵化鶏卵によるインフルエンザウイルスの培養（漿尿膜腔内接種培養法）

A. 検卵
卵に強い光を当てて内部を透視し，受精卵と不受精卵との区別，鶏胚の発育状態の観察と生死の確認，ならびにウイルスを接種する部位の選定をする（図3-1）．

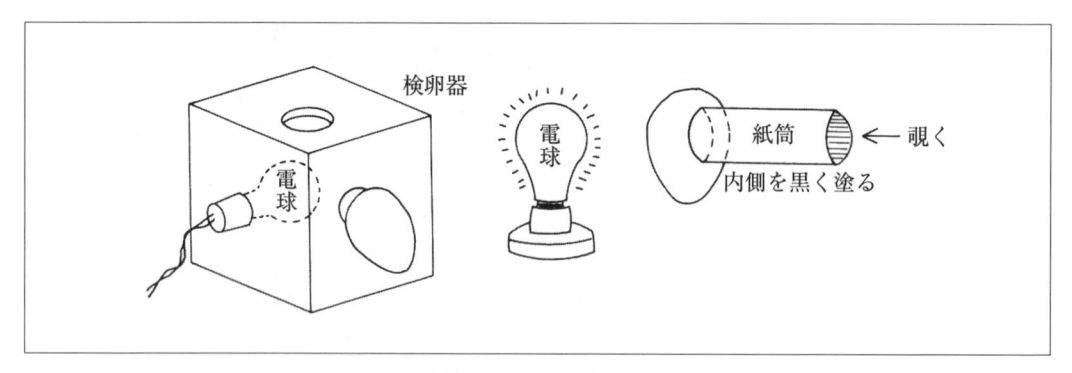

図3-1 検卵の仕方

B. 接種部位の設定
図3-2のようにして接種孔の位置を卵殻に鉛筆で印す．
① 気室境界線を引く．気室は無構造で明るく輝いているように見える（図3-3）．
② 鶏胚の頭部に近く，血管の多く見られる側面に×印（A）を付ける．
③ 気室部の卵殻の中心と×印（A）を結ぶ経線を想定し，その線と気室境界線との交点から5 mmほど上に×印（B）を付ける．
④ Aの×印から2～3 cm離れたところに，氏名，接種材料名などを記入する．

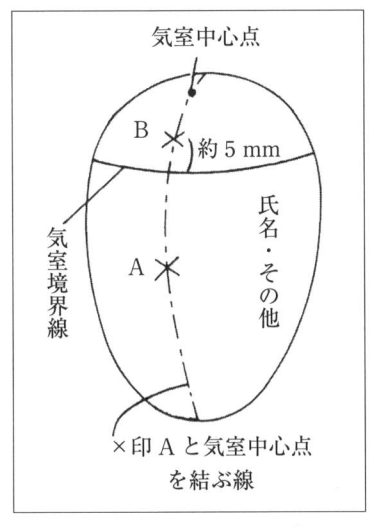

図 3-2　接種部位の設定

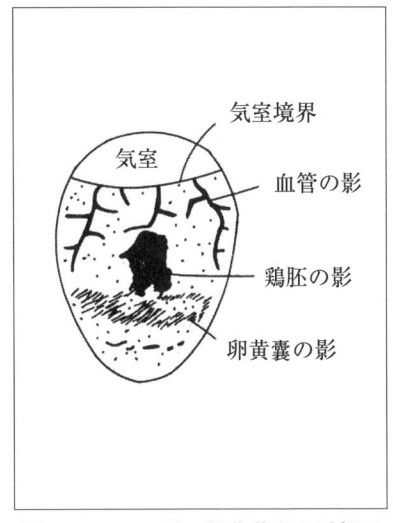

図 3-3　10 日齢の孵化鶏卵の透視図

C. 消　毒

卵を卵台に立てたまま，Bの×印を中心に半径1 cm 程度の円内をヨードチンキ綿で拭き，続いて同じ部位をアルコール綿で拭く．

D. 穿　孔

有柄針（図3-4）など，必要な器具を滅菌する（図3-5）．ウイルスの接種孔を有柄針を用いて作成する．図3-6のように有柄針をきき手でもち，その先端を一度Bの×印に当てがい，次いで10 cm ほど離してから一気に×印をめがけて卵殻を突き，ピンホールをあける．

E. 接　種

① 2 mLの注射器にウイルス液を 0.2 mL 取る．ウイルス液の入った注射器は図3-7のようにもつ．図3-7左は，注射器を移動する場合と注射針を接種孔に刺し込んだり，引き出す場合のもち方である．人差指で⇒印の方向に軽く力をかけて内筒を固定し，その状態を維持し，注射針をBの接種孔に刺し込む．ウイルス液を接種した後は，図3-7右のように戻し，注射針を引き抜く．以上はガラス製注射器を用いる場合の手技であり，プラスチック製注射器の場合は内筒を人差指で固定する必要はない．

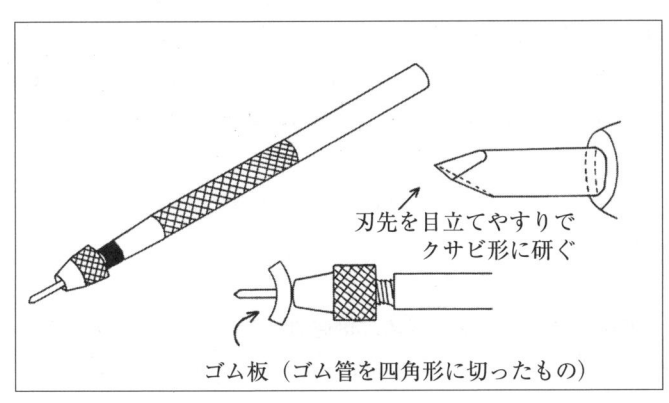

図 3-4　有柄針

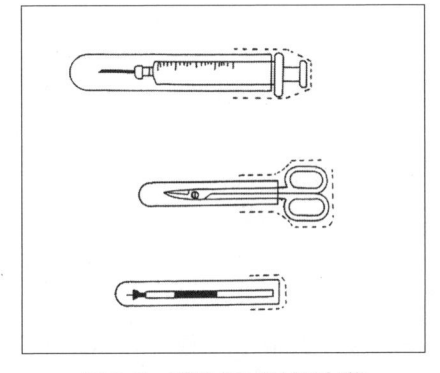

図 3-5　滅菌する器材の包装
点線の範囲をアルミホイルでゆるく包み，さらに硫酸紙で全体を包んで高圧蒸気滅菌し，乾燥器に入れる．

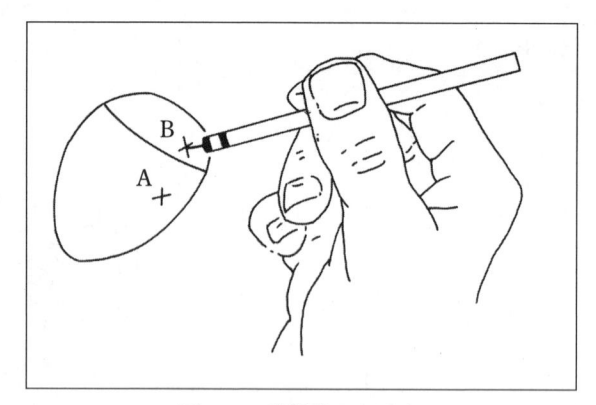

図 3-6 接種孔のあけ方

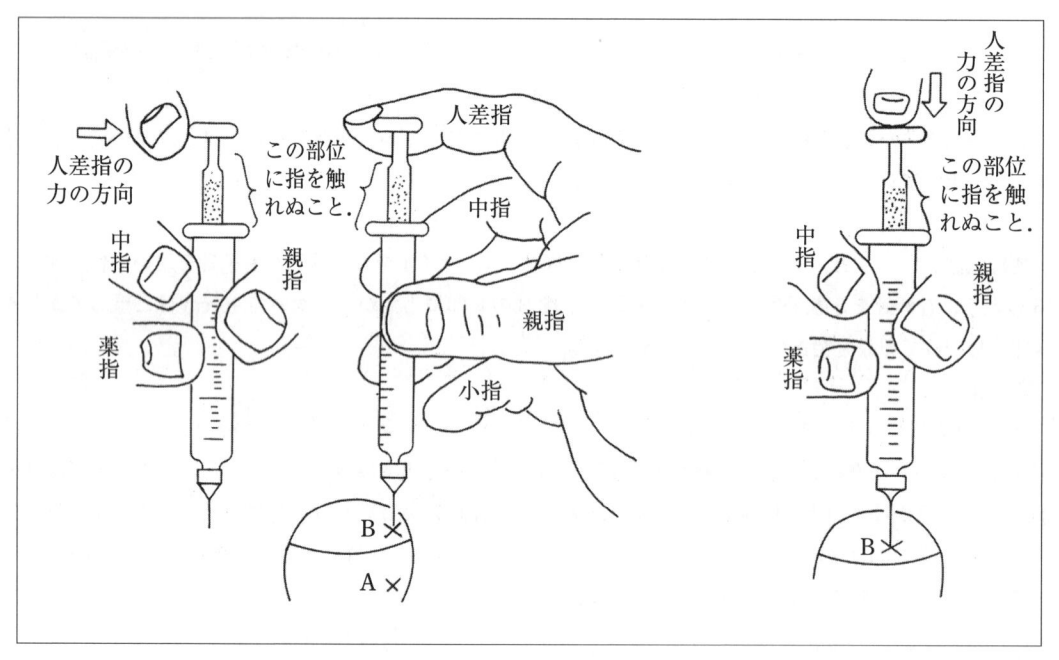

図 3-7 注射器の使い方

② 使用後のガラス製注射器は，あらかじめシュンメルブッシュなどに入れておいた石ケン水を静かに1～2回吸排した後に，その中に漬け，実験終了後，煮沸消毒する．プラスチック製の注射器は再使用しないので，高圧蒸気滅菌した後，廃棄する．

③ 接種した孵化鶏卵（以後，接種卵と呼ぶ）の接種孔をヨードチンキ綿で拭う．その部位が乾いたら，ロウソクに火をつけ，溶けたロウを1滴落として接種孔をふさぐ．

F. 培 養

接種卵は気室部を上に向けたまま，35℃，湿度約60％の孵卵器に納め，48時間培養する．

ウイルスを接種後，24時間以内に鶏胚が死亡した場合は事故死として除く．なお，ウイルスを接種していない孵化鶏卵を，同時に培養する．

48時間培養後，検卵し，4℃前後の冷蔵庫に一夜放置し，鶏胚を致死させる．

G. 開卵と漿尿液採取

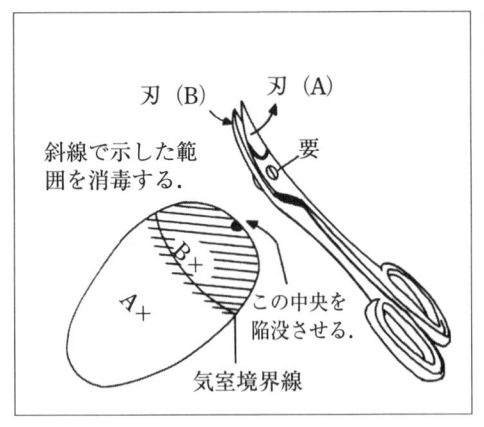

図 3-8　開卵の仕方 (1)

図 3-9　開卵の仕方 (2)

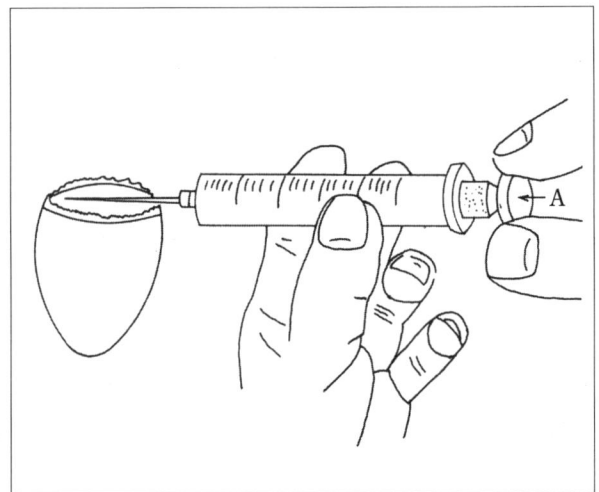

図 3-10　漿尿液の取り方

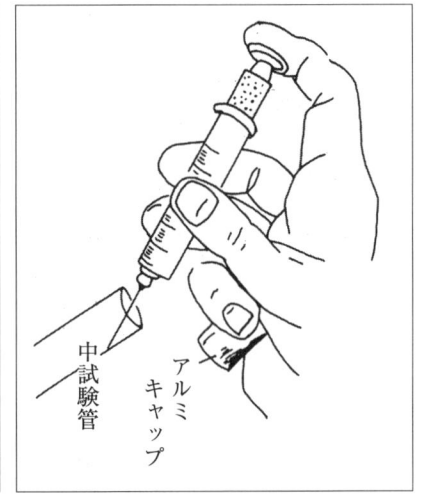

図 3-11　漿尿液の移し方

① 図 3-8 に示した部分を接種のときと同じ要領で消毒する．
② 図 3-9 のように，きき手に卵殻バサミをもち，もう一方の手で卵をもつ．この場合，指には力を入れずに手の上に乗せておくような気持ちで保持する．
③ 図 3-8 のように，閉じた卵殻バサミの要の部分で気室部中央を強打して陥没させ，図 3-9 のように卵をさらに傾け，刃先 (A) を気室に刺し込み，刃先 (B) は外に出したまま小刻みに開閉し，ハサミの位置は変えずに，卵のみを回転させながらラセン形に卵殻を切る．気室部境界線より 2 mm 程度手前までの卵殻を切除し，卵台へ戻す．
④ 続いて，図 3-10 のように，10 mL の注射器で漿尿液を吸い取る．この場合，内筒の A の部位をきき手でもち，もう一方の手で外筒の中央を下側から保持し，注射針を向い側の気室境界間近の漿尿膜腔内に 1〜2 mm 刺し込み，ゆっくり内筒を引き，漿尿液を取る．
⑤ 採取した漿尿液は，図 3-11 のように注射針の先端を軽く内壁に触れたまま，中試験管に移す．一方，外筒が試験管の口に触れたり，内部に入ったりしないように注意する．
⑥ 使用した注射針，卵殻屑および接種卵は，それぞれ図 3-12，図 3-13，および図 3-14 のように処理し，高

圧蒸気滅菌する．接種卵の廃棄は，実験動物施設利用内規に従って行う．

H. 赤血球凝集試験によるウイルスの検出と定量（3-2-3 参照）

赤血球凝集試験（HA 試験）により赤血球凝集価（HA 価）を算出する．HA 価が 10 倍以下の場合は，ウイルスの増殖陰性とする．

3-1-2 培養細胞によるポリオウイルスの培養

① 増殖用培地で調製した 2.0×10^5 細胞/mL の HeLa 細胞浮遊液を 6 本の 2 オンスビン（培養ビン）に 5 mL ずつ分注し，37 ℃の孵卵器で 3〜4 日間培養する．

② 細胞を毎日観察し，単層の細胞層ができたら次の工程に移る．

③ ポリオウイルスの原液をハンクス液で 1：10,000 に希釈し，原液とともに氷冷しておく．

④ 6 本の 2 オンスビンを A_1 と A_2，B_1 と B_2 および C_1 と C_2 の 3 群に分ける．次に，培養液を捨て，細胞層を 2 mL のハンクス液で 1 回洗浄してから，C 群にハンクス液，B 群に希釈ウイルス液，A 群に未希釈ウイルス液（原液）の順に，1 本のピペットでそれぞれの液を 0.5 mL ずつ添加する．C 群は細胞対照である．

⑤ ゴム栓をし，37 ℃の孵卵器に 60 分間置いてウイルスを吸着させる．この間，10 分おきにティルティングする．

⑥ 吸着後，細胞層を 1 回につき 2 mL のハンクス液で 3 回洗浄してから，維持用培地を 5 mL ずつ添加し，37 ℃

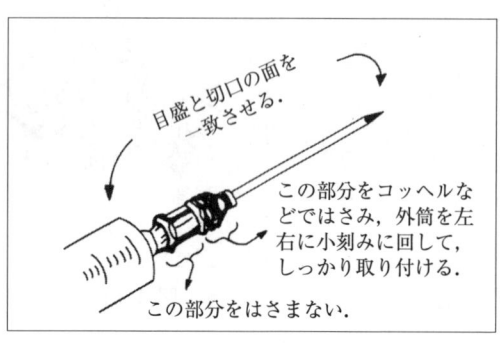

図 3-12 注射針の付け方

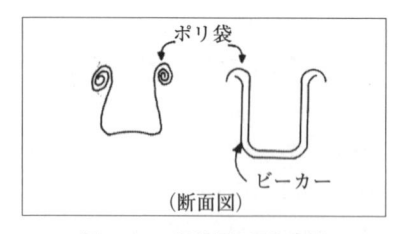

図 3-13 卵殻屑の回収容器

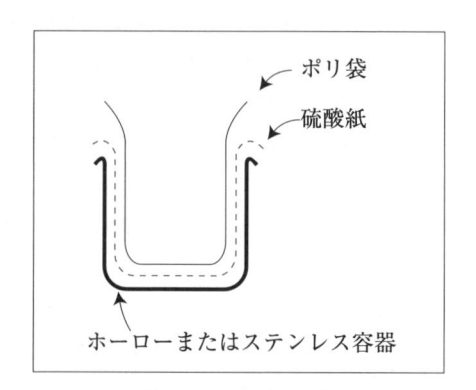

図 3-14 接種卵の滅菌
高圧滅菌器に入れる前にポリ袋と硫酸紙を内部に畳み込む（断面図）．耐熱性のプラスチックバッグを使う場合は何度も繰り返して使用できる．

⑦ 細胞を毎日観察し，ウイルス接種群に CPE が認められたら，次の要領でウイルスを採取する．
⑧ A 群と B 群のほとんどすべての細胞が CPE を示したら，A_1，B_1 および C_1 の 2 オンスビンを 3 回凍結融解する（A_2, B_2 および C_2 は凍結融解しない）．それぞれの培養液を遠心管に移し，3,000 rpm，15 分間遠心し，その上清をそれぞれ，3 本ずつの小試験管に小分けして凍結保存する．
⑨ それぞれの上清の感染価を測定し（3-2-1 参照），結果について考察する．

3-2 ウイルスの定量

目的 ウイルスを定量的に扱うための方法とその技術を習得する．

3-2-1 プラーク形成法によるウイルスの定量

1 ポリオウイルスの定量

A. 細胞培養
① 継代後，3〜4 日目に密な単層細胞層を形成させた HeLa 細胞を用意する（4 オンスビン使用）．
② 培養液を捨てた後，トリプシン液を 1 mL 添加し，細胞層全面にいき渡らせ，1 分間水平に保つ．
③ 次いで培養面を上に向け，約 45°の角度で 10 分間処理する．
④ 容器の片隅に溜まったトリプシン液を吸引除去する．このとき，トリプシン液を細胞に付けないようにする．
⑤ 培養液を 10 mL 添加し，駒込ピペットで細胞を剝離させ，その細胞浮遊液を遠心管に移し，600 rpm，5 分間の遠心で細胞を集める．
⑥ 上清を捨て，沈殿した細胞を 10 mL の培養液に浮遊させる．この細胞浮遊液の細胞数を算定し，2×10^5 細胞/mL の細胞浮遊液を 26 mL 調製する．
⑦ この細胞浮遊液を図 3-15 のように，プレート（平板）の各穴へ 1 mL ずつ分注し，直ちに炭酸ガス培養器に入れる．プレートを両手で水平にもち，前後・左右に振盪して細胞を均一に浮遊させた後，37℃で 24 時間培養する．

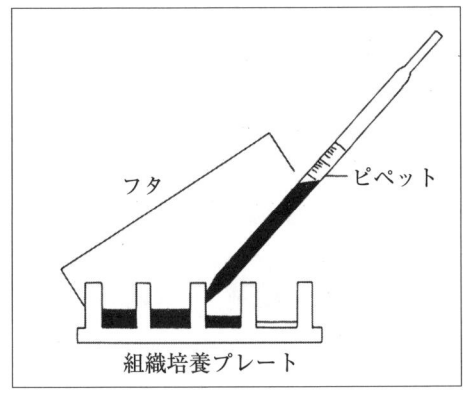

図 3-15　培養液などの分注法 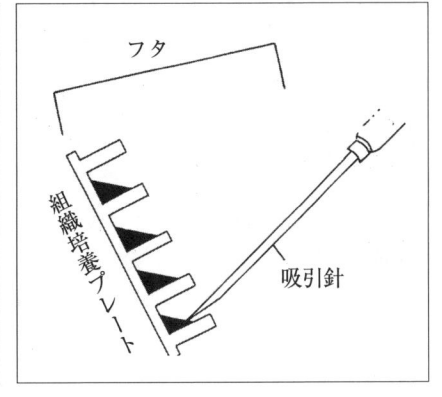　　　図 3-16　培養液などの吸引法

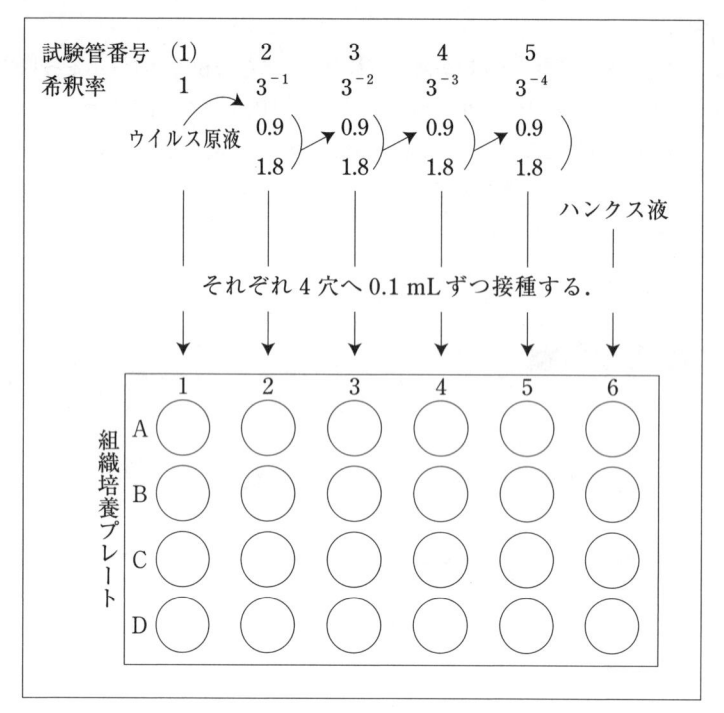

図3-17の説明図（試験管番号1〜5、希釈率 $1, 3^{-1}, 3^{-2}, 3^{-3}, 3^{-4}$、ウイルス原液0.9 mL、ハンクス液1.8 mL、組織培養プレートA〜D列・1〜6列）

図 3-17

第2〜5の小試験管を4本並べ，ハンクス液を1.8 mLずつ添加する（第1管は，ウイルス原液の容器をそのまま使う）．次いで1 mLピペットでウイルス原液を1 mL吸い取り，その0.9 mLを第2管に注入し，残りのウイルス液をピペットごと捨てる．新たな1 mLピペットで第2管の内容を混ぜ，その1 mLを取り，第3管に0.9 mL注入する．残りはピペットごと捨てる．以下同様に各希釈ごとに新たなピペットを用い，第5管まで希釈する．

B. ウイルス接種

① プレート（平板）の培養液を図3-16のようにして除去する．
② 細胞層を洗浄するためにハンクス液を各ホールに1 mLずつ分注しておく．
③ ウイルスをハンクス液で図3-17のように3倍階段希釈する．
④ ②のプレートのハンクス液を除去する．次いで図3-17の第6列の4穴にハンクス液を0.1 mLずつ添加する．そのピペットで第5管の内容を混ぜ，0.5 mLを吸い取り，第5列の4穴に0.1 mLずつ接種する．ピペットに残った0.1 mLは元の第5管に静かに吹き戻す．このピペットで第4管の内容を再び混ぜ，その0.5 mLを吸い取り，第4列の各穴へ0.1 mLずつ接種する．以下，第5管のウイルス接種と同じ要領で，1本の同一ピペットで順次，ウイルスを接種する．
⑤ プレートを前後左右に傾けてウイルス液を細胞層に広げたら水平な所に静置する．
⑥ 15分毎に⑤の操作を行い，ウイルス接種60分後に未吸着ウイルスを液ごと吸引除去する．
⑦ 次いで，全穴へハンクス液を0.5 mLずつ添加しておき，次の寒天重層培地を準備する．

C. 寒天培地重層

B-⑥のハンクス液を除去したら，あらかじめ用意しておいた寒天重層培地（42〜43℃）を全穴へ1 mLずつ添加する．その後，10分間室温で静置して培地を固める．

D. 培養

培地が固まったらプレートを反転し，直ちに炭酸ガス培養器に納め，37℃で培養する．

E. 寒天培地二次重層

24時間後，中性紅 neutral red 含有寒天培地を，全穴に0.5 mLずつ分注し，固まったらすみやかに炭酸ガス培養器へ戻し，さらに24時間培養する．

F. プラーク数算定と PFU の算出

① 各穴中のプラーク数をプレートの裏側より，1個1個に印をつけながら数えると共に，プラークの大きさ，プラークの縁の形状（円滑，ヒダ状），プラークの内部の状態（透明，白濁，赤味を帯びている，中央と周辺が異なる）および寒天培地の状態（色調，濁りの有無，表面の形状）などを観察し記録する．

② プラークを1個形成するウイルスの最少量を1プラーク形成単位（PFU）と定め，①で算定したプラーク数に基づき，ウイルス原液1 mL当たりのプラーク形成単位数を算出する．以下に，その算出例を示す．

表3-1の計算例のように (2)〜(5) の4種の値が得られた場合は「プラークの有効な算定」のなされた所の値を取る．「プラークの有効な算定」とは通常図3-18のようにプラーク同士の融合のないこと，および細胞数の部分的な死による染色むらのないことである．どれも有効なときは，数が最も多い所を取る．このことが上の例に当てはまるならば，(4) の 1.9×10^3 PFU / mL を取る．

表3-1 成績の一例

	希釈度	各穴中のプラーク数				平均値 (a)
(1)	3^0	無数にあり，算定不能				∞
(2)	3^{-1}	55	48	50	43	49
(3)	3^{-2}	16	19	17	20	18
(4)	3^{-3}	8	6	7	7	7
(5)	3^{-4}	0	2	0	1	0.8
	対照	0	0	0	0	0

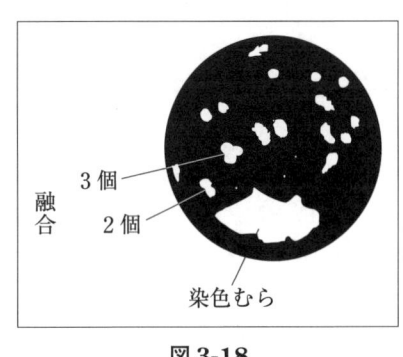

注 ウイルス液の摂取量は 0.1 mL / 穴とする．

図3-18

（計算）

$$\frac{\text{プラーク数の平均値 (a)}}{\text{摂取量 (mL)}} \times \frac{1}{\text{(a) の所の希釈度}}$$

この値が1 mL当たりのPFUである．

(2) の場合 $\dfrac{49}{0.1} \times \dfrac{1}{3^{-1}} = 1{,}470 \fallingdotseq 1.5 \times 10^3$ (PFU / mL)

以下同様にして，

(3) 1.6×10^3 PFU / mL, (4) 1.9×10^3 PFU / mL, (5) 6.5×10^2 PFU / mL

2 単純ヘルペスウイルスの定量

① Vero細胞を10％ウシ胎児血清（FBS）加ダルベッコ変法イーグル培養液（DMEM）で $1.5 \sim 2.0 \times 10^5$ 細胞 / mLに調製し，2 mLずつ12穴プレート全穴に植え込み，炭酸ガス培養器で37℃，16〜24時間培養する．

② 以下のようにウイルス（herpes simplex virus type Ⅰ SKa）をPBSで希釈する．

ウイルス液（mL）	0.2	0.2	0.2	0.2	0.2	0.2
PBS（mL）	1.8	1.8	1.8	1.8	1.8	1.8

③ 培養細胞の培養液を吸引除去し，PBSを1 mLずつ各穴に加える．

④ PBSを吸引除去し，希釈したウイルス液を各穴に0.2 mLずつ接種する．対照とする穴にPBS 0.2 mLを接種する．

⑤ 室温（25℃）で30分間ウイルスを吸着させる．5〜10分おきにプレートを傾けて，まんべんなくウイルスを吸着させる．

⑥ 吸着操作終了後，2×DMEM 50 mL，7.5％ $NaHCO_3$ 3 mL，3.0％グルタミン2 mL，FBS 2 mL，1.2％メチルセルロース43 mLを含む重層用培地を2 mLずつ各穴に加え，炭酸ガス培養器で培養する．

⑦ ウイルス接種96時間培養後，重層用培地を吸引除去し，80％エタノールを各穴に2 mLずつ加え，室温で10分間放置し細胞を固定する．80％エタノールを吸引除去後，20％エタノール，0.5％クリスタルバイオレット液1 mLを全穴に加え，10分間放置し細胞を染色した後，水洗し，プラーク数を計測し，表3-1に準じて感染価を算出する．

3-2-2 細胞変性によるウイルスの定量

A. HEL-R 66 細胞の培養

① 1.5×10^5 細胞/mLの細胞浮遊液を35 ml調製する．

② この細胞浮遊液を32本の組織培養試験管に1 mLずつ分注し，ゴム栓をして，組織培養用試験管台に挿入する．

③ 培養試験管台を図3-19のように約10度傾けてもち，その角度を保って，前後に約5回軽く振盪する．この間，左右に約10度ずつのローリング rollingを加える．以上の操作は培養液がゴム栓につかないように培養液の動きを見ながら行う．

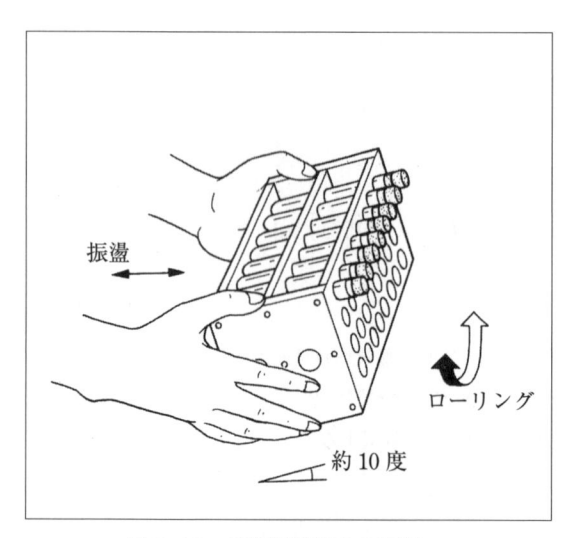

図 3-19 培養試験管台の振盪

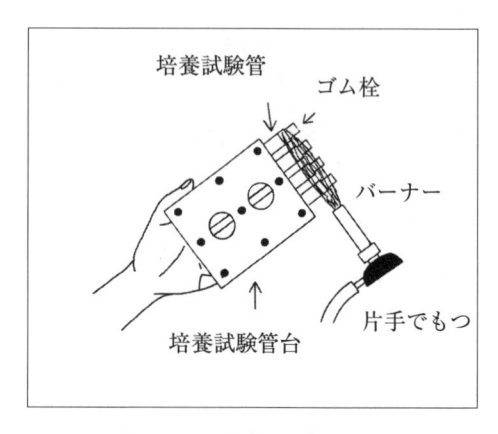

図 3-20 試験管口部の滅菌

図のように，培養試験管台とバーナーをそれぞれ片手でもち，バーナーの長くした炎で，まず一方向から，すべてのゴム栓の付け根を軽くあぶる．次に手首を180°返して，反対側のゴム栓の付け根をあぶる．

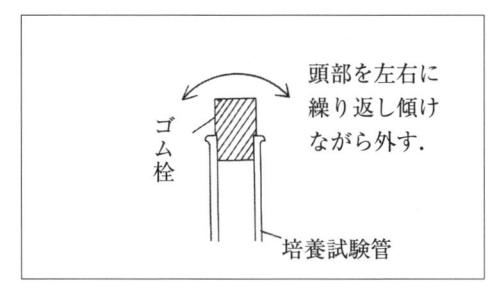

図 3-21 ゴム栓の取り方

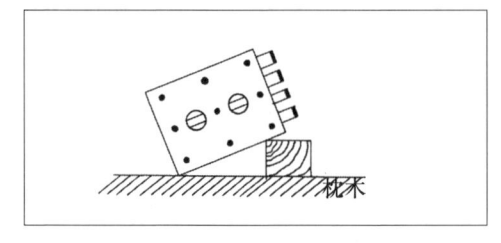

図 3-22 培養試験管台の置き方

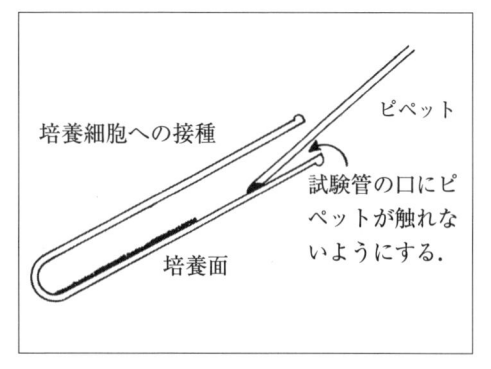

図 3-23 培養細胞への接種

④すみやかに，孵卵器に納め 37 ℃で 3 日間培養する．毎日観察し，培養 3 日後に次の要領でウイルスを接種する．

B. 水痘・帯状疱疹ウイルスの接種と培養

① A の培養細胞層を次のように洗う．まず図 3-20 のように，試験管台をもち，ゴム栓の付け根にバーナーの炎を軽く当てる．続いて図 3-21 のようにゴム栓を左右に動かしながらはずし，清浄な場所に置く．なお，ゴム栓を外すときに試験管が回転し，培養面の向きが変わらないように注意する．

②図 3-20 のように試験管の口をバーナーであぶったら，培養面を下に向けて図 3-22 のように適当な角材を枕木にしてねかせる．

③滅菌した吸引針（734 頁，図 3-39）をきき手にもち，もう一方の手で図 3-20 のように試験管台を支持し，培養液を吸引除去する．再び試験管口をあぶり，培養面を上に向けて図 3-22 のように置く．

④試験管台をねかせたまま，すべての培養試験管にハンクス液を 0.5 mL ずつ添加する．次に A-③と同じ要領で試験管を振り，細胞層を洗い，ハンクス液を吸引除去し，培養面を下に向けて枕をする．

⑤ 3 本の小試験管に希釈液を 2.7 mL ずつ分注し，第 2〜第 4 管とする．1 mL のピペットでウイルス原液を 1 mL 吸い取る．その 0.3 mL を第 2 管に加え，再び 1 mL 吸い取り，第 1 列の 7 本の培養試験管に 0.1 mL ずつ接種する．ピペット内に残ったウイルス液はピペットごとに捨てる．次に，新たなピペットで第 2 管の内容を混ぜ，第 3 管に 0.3 mL，第 2 列に 0.1 mL ずつ分注し，ピペットを捨てる．以下同様に，各希釈ごとにピペットを更新して，段階希釈すると共に，そのウイルス液を培養細胞に接種する（図 3-23，図 3-24）．対照の 4 本の培養試験管にはハンクス液を 0.1 mL ずつ分注する（図 3-24）．

⑥ A-③のように試験管台を振って，接種したウイルス液を細胞層に広げ，試験管の口をバーナーであぶる．次にゴム栓をバーナーの炎に通してから軽く閉め，水平な場所に置く．

⑦ 15 分ごとに試験管台を振盪してウイルス液を広げ，ウイルス接種 60 分後に吸収除去する．

⑧細胞層を B-④と同じ要領で洗い，維持液を 1 mL ずつ添加し，ゴム栓をしっかり締めて 37 ℃で 3 日間培養する．

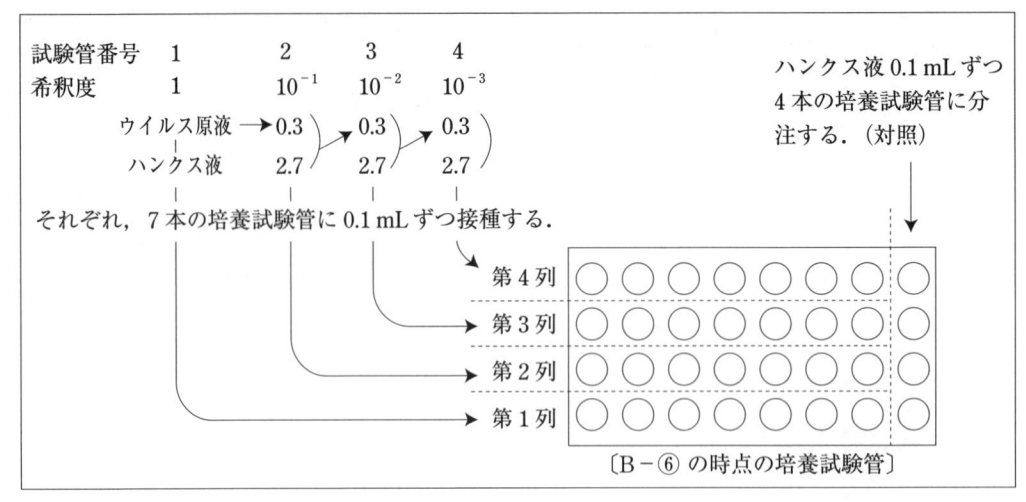

724　第5編　病原微生物学実習各論

```
試験管番号    1      2      3      4           ハンクス液 0.1 mL ずつ
希釈度        1     10⁻¹   10⁻²   10⁻³         4本の培養試験管に分
                                               注する．（対照）
       ウイルス原液→0.3 →0.3 →0.3
       ハンクス液   2.7   2.7   2.7

それぞれ，7本の培養試験管に 0.1 mL ずつ接種する．

                              → 第4列  ○○○○○○○ ○
                              → 第3列  ○○○○○○○ ○
                              → 第2列  ○○○○○○○ ○
                              → 第1列  ○○○○○○○ ○
                                      〔B-⑥の時点の培養試験管〕
```

図3-24　術　式

C. 観察と TCID$_{50}$ の算出

毎日鏡検し，CPE を記録する．培養3日後の時点で明らかに CPE が出現している培養細胞を感染陽性とし，TCID$_{50}$ を算出する[*1].

[*1] 50％有効量（ED$_{50}$）の計算法

ウイルスの量子的測定におけるデータから TCID$_{50}$，EID$_{50}$ および LD$_{50}$ などを算出したり，ウイルスの中和抗体価やインターフェロンの力価および各種薬剤の毒性量や有効量を算出する場合の計算法には，Behrens-Kärber 法，Reed and Münch 法および Probit 法などがある．

3-2-3　赤血球凝集反応によるインフルエンザウイルスの定量

方　法（表3-2）

① 試験管立てに9本の小試験管を並べる（第1管～第9管）．
② 10 mL のピペットで希釈液（PBS）を第2管～第9管へ 0.5 mL ずつ分注する[*1]（図3-25）．
③ インフルエンザウイルス液（PBS で10倍に希釈した漿尿液）を1 mL のピペットで 0.6 mL 吸い取り，第1管へ 0.5 mL 入れる．ピペットに残った 0.1 mL を元に戻し，改めて第1管のウイルス液を 0.5 mL 吸い取り，第2管に吹き込む．続いてその内容を"吸い込み，吹き出す"操作を6回繰り返して十分に混和する[*2]．この混和した 0.5 mL を吸い取り，第3管に吹き込み，先のようにして十分に混和する．以上の2倍階段希釈[*3]を1本のピペットで第8管まで繰り返し，第8管目の 0.5 mL を取り，ピペットごとピペット煮沸用容器に捨てる．
④ 第9管から逆方向に第1管に至るすべての試験管に赤血球浮遊液を 10 mL のピペットで 0.5 mL ずつ添加し，直ちに両手で試験管台をもち，前後に10回強く振盪して内容を混ぜる．
⑤ 試験管台を静置し，室温で30分間反応させる．
⑥ 反応後，試験管台を静かに頭上に掲げ，その真下より，管底に沈着した赤血球の分布状態（管底像という）を図3-26を参照し観察記録する[*4].
⑦ 完全凝集を示すウイルス材料の最高希釈倍数を赤血球凝集価（HA価）とする．

表 3-2 赤血球凝集反応によるインフルエンザウイルスの定量の術式

試験管番号	1	2	3	4	5	6	7	8	9
ウイルス希釈倍数（A）	10	20	40	80	160	320	640	1280	対照
ウイルス液 mL	0.5	0.5	0.5	0.5	0.5	0.5	0.5	0.5	—
希釈液 mL	—	0.5	0.5	0.5	0.5	0.5	0.5	0.5	0.5
								0.5 捨てる	
赤血球浮遊液添加 mL	0.5	0.5	0.5	0.5	0.5	0.5	0.5	0.5	0.5
ウイルス最終希釈倍数（B）	20	40	80	160	320	640	1280	2560	—
管底像（1例）	+	+	+	+	+	+	±	−	−

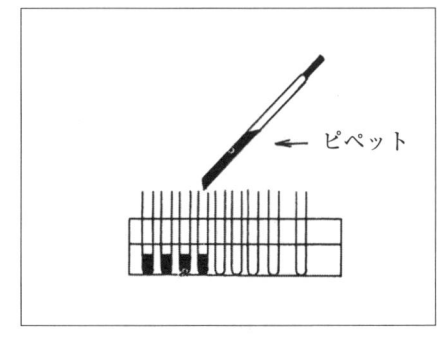

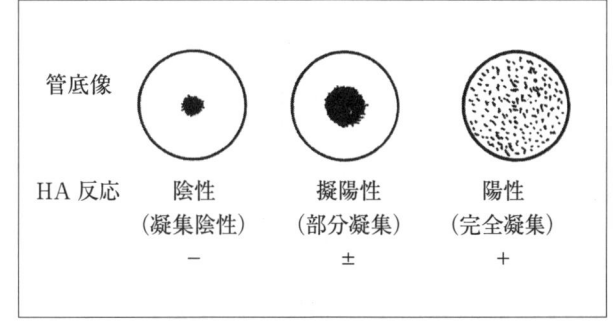

図 3-25 分注操作法　　　　図 3-26 HA 反応の判定

[*1] 試験管を試験管立てに置いたまま PBS を分注する．ピペットは図 3-25 のように約 45°に傾け，途中で角度を変えない．PBS を計り取る場合もこの角度を保って目盛を読む．

[*2] 吸い込むときは，ピペットの先端を管底につける．吹き出すときは，先端を液面より上の管壁に触れさせる．決して空気をピペット内に吸い込まないようにする（ピペッティング）．

[*3] 2 段階希釈は通常 1 本のピペットで希釈する．

[*4] インフルエンザウイルスの場合，HA 価は通常赤血球添加後の最終希釈倍数で表し 640 となる．他のウイルスでは階段希釈したときの希釈倍数（A）を用い 320 となる．しかし，赤血球凝集反応を起こす最小量を 1〔凝集〕単位（HA 単位）という定義により表現すると，両者とも 640 HA 単位/mL となる．

3-2-4　インフルエンザウイルスの酵素活性の測定によるウイルスの定量

ウイルス粒子構成成分であるノイラミニダーゼにより基質であるフェツインから遊離したシアル酸をチオバルビツール酸で発色させ，酵素活性を測定する．ノイラミニダーゼ活性は抗体（NI 抗体）により特異的に失活するため，NI 抗体測定にも用いられる．

試　薬

0.4 M リン酸緩衝液（pH 5.9），12.5 mg/mL フェツイン液，過ヨウ素酸試薬（過ヨウ素酸 4.28 g をリン酸 62 mL に溶解し，精製水を加え全量を 100 mL とする），亜ヒ酸試薬（亜ヒ酸ナトリウム 10 g，無水硫酸ナトリウム 7.1 g，濃硫酸 0.3 mL，精製水 100 mL に溶解する），チオバルビツール酸（TBA）試薬（TBA 1.2 g，無水硫酸ナトリウム 14.2 g，精製水 200 mL に溶解する），ブタノール試薬（n-ブタノール 95 mL に濃塩酸 5 mL を加える）．

方法

① 小試験管を用いて生理食塩水でウイルス液を1：64まで2段階希釈し，各希釈液を0.1 mLずつ中試験管に分注する．対照には，ウイルス液の代わりに生理食塩水0.1 mLを中試験管に入れる．
② 0.1 mLフェツイン液を入れてよく振り，ゴム栓をして37℃で18時間反応させる．
③ 各試験官を室温または20℃まで冷却後，過ヨウ素酸試薬0.1 mLを加えてよく振り，室温に20分間静置する．
④ 1 mL亜ヒ酸試薬を加え，茶褐色に変色したら，色の消えるまでよく振り，TBA試薬2.5 mLを加える．
⑤ ゴム栓をゆるめ，100℃で15分間煮沸し，冷却後，ブタノール試薬4 mLを加えて振盪後，1,000 rpm 5分間遠心する．
⑥ 遠心後，上清のブタノール層の吸光度549 nmの波長で測定し，その吸光度を横軸の希釈率に対しプロットする．

3-3 抗ウイルス抗体の検出と定量

目的 ウイルスの同定および血清抗体の定量などに応用される抗原抗体反応の基本的概念を理解する．

3-3-1 赤血球凝集抑制反応による抗インフルエンザウイルス抗体の定量

A. 血清の前処理[*1]

RDE（receptor destroying enzyme）3容に抗血清（被検血清）1容を加え，37℃で1夜作用させた後，56℃，30分間加熱する（RDE処理法[*2]）．

[*1] 非特異的〔赤血球凝集〕阻止体（インヒビター）の除去またはその作用を失活させるための処置．

[*2] インフルエンザウイルスに関しては，他に次のような前処理法がある．KIO_4処理法：$M/90\ KIO_4$水溶液3容に抗血清1容を加え，室温で60分間作用させた後，1％グリセリン食塩水または10％グルコース水溶液を3容加える．トリプシン—KIO_4処理法：2,000単位/mgの結晶トリプシンを抗血清に8 mg/mLの割合に溶かし込み，56℃，30分間加熱する．室温に冷却してから，前述したKIO_4処理をほどこす．

B. 抗原の調製

赤血球凝集反応で求めたインフルエンザウイルスのHA価を基に，16 HA単位/mLのウイルス液（抗原）を作る．

C. 本試験

① 本試験（表3-3）とDの抗原二次力価測定の術式に従い，小試験管を試験管立てに並べる．
② 1または5 mLのピペットで希釈液を小試験管に分注する．
③ 血清の階段希釈は1本の同じピペット（1 mL）でやってよい．血清を1 mLのピペットで0.3～0.4 mL吸い取り，第10管（血清対照）に分注する．再び0.3～0.4 mL取り，第1管に分注する．次に0.25 mLだけ吸い取り，第3管目より2倍階段希釈を始める．第9管内での希釈が終わったら，その0.25 mLを吸い取りピペットごと煮沸容器に入れる．
④ ウイルス液を第1～第9管に0.25 mLずつ添加し，試験管立てを両手でもち，前後に激しく振って混和する．次に，室温で1時間静置して，抗原と抗体を反応させる．

表 3-3 術 式

試験管番号	1	2	3	4	5	6	7	8	9	10 対照(a)	11 対照(b)
血清希釈倍数	4	8	16	32	64	128	256	512	1024		
血 清 mL	0.25	0.25	0.25	0.25	0.25	0.25	0.25	0.25	0.25	0.25	—
希釈液 mL	—	0.25	0.25	0.25	0.25	0.25	0.25	0.25	0.25（0.25すてる）	0.25	0.5
ウイルス浮遊液 mL 16 HA 単位/mL（抗原）	0.25	0.25	0.25	0.25	0.25	0.25	0.25	0.25	0.25	—	—
赤血球浮遊液 mL	0.5	0.5	0.5	0.5	0.5	0.5	0.5	0.5	0.5	0.5	0.5
血清最終希釈倍数	16	32	64	128	256	512	1024	2048	4096	—	—
管底像の一例	−	−	−	−	−	±	+	+	+	−	−
HI反応の有無	+	+	+	+	+	−	−	−	−		

D. 抗原の二次力価測定

① 計算上 16 HA 単位/mL になるように調製した B のウイルス液の HA 価を調べる．次の術式（表 3-4）に従い，ウイルス液を希釈する．

② C-④ の反応時間が満たされたら，本試験と二次力価測定のすべての試験管に赤血球浮遊液を 0.5 mL ずつ分注する．C-④ と同じ要領で混和し，1 時間静置（室温）する．

E. 判 定

表 3-4 術 式

試験管番号	1	2	3	4	5
抗原希釈倍数	2	4	8	16	32
抗 原	0.5	0.5	0.5	0.5	0.5
希釈液	0.5	0.5	0.5	0.5	0.5（0.5すてる．）
赤血球浮遊液	0.5	0.5	0.5	0.5	0.5
抗原最終希釈倍数	4	8	16	32	64
管底像の一例	+	+	+	±	−

① 本試験と抗原二次力価測定の管底像を観察し，記録する．本試験において，赤血球の凝集を完全に抑制した血清の最高希釈倍数を，その血清の HI〔抗体〕価とする．

表 3-3 の術式の例では，HI〔抗体〕価は 256〔倍〕となる．HA 単位と同様に HI 単位で表すと，256 HI 単位/mL となる．

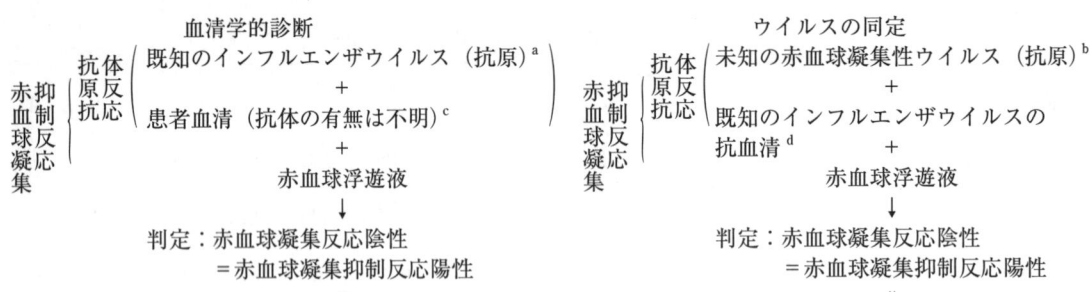

```
血清学的診断                                     ウイルスの同定
              既知のインフルエンザウイルス（抗原）ᵃ              未知の赤血球凝集性ウイルス（抗原）ᵇ
赤 抑 抗              ＋                       抗 赤 抑           ＋
血 制 体              患者血清（抗体の有無は不明）ᶜ             体 血 制   既知のインフルエンザウイルスの
球 反 原              ＋                       原 球 反        抗血清ᵈ
凝 応 抗              赤血球浮遊液                  抗 凝 応         ＋
集     体              ↓                          集             赤血球浮遊液
                     判定：赤血球凝集反応陰性                              ↓
                     ＝赤血球凝集抑制反応陽性                         判定：赤血球凝集反応陰性
                     ‖                                            ＝赤血球凝集抑制反応陽性
              結論：患者の血清中にaというインフルエンザウイ              ‖
                   ルスの抗体があった（注の3を参照）．             結論：bの未知のウイルスはdというインフル
                                                                エンザウイルスである．
```

(注) 1. aとbのウイルスは 16 HAU / mL の濃度にする．
2. cとdの血清は，通常 2 倍階段希釈する．その結果，本文のように HI〔抗体〕価が求められる．
3. 血清学的診断は単にaというインフルエンザウイルスの抗体があったというのではなく，通常，急性期（発病の 3 日以内）の血清と回復期（発病 2～3 週後）の血清の HI〔抗体〕価をそれぞれ測定し，（回復期の HI 価／急性期の HI 価）の値が 4 以上であれば，その患者はaというインフルエンザウイルスの感染を受けたために，抗体価が上昇したのであろうと血清学的に診断する．

3-3-2 中和反応による抗体の定量〔マイクロプレート法〕

A．マイクロプレートによる細胞培養

① 株化細胞の継代培養（A～B，735 頁）に従い，$2～3 \times 10^5$ 細胞／mL の HeLa 細胞浮遊液を調製する．
② 細胞浮遊液をマイクロプレートの各穴に 0.1 mL ずつドロッパー（0.05 mL 用）で分注する．
③ マイクロプレート用のフタをかぶせ，37 ℃の炭酸ガス培養器で培養する．
④ 翌日，細胞層の完成を確認した上で次項のBまたはCの実験に供する．

B．マイクロプレートによるウイルスの感染価測定

① 凍結保存しておいたウイルスを 37 ℃の温水中で素早く融解し，氷冷しておく．
② 小試験管に無菌的に分注した維持用培地でウイルスを 10^{-8} まで 10 倍階段希釈しておく．希釈の仕方は 720 頁B-④，723 頁B-⑤を参照する．
③ 単層の細胞層ができているマイクロプレートの培養液を無菌的に吸引除去する．

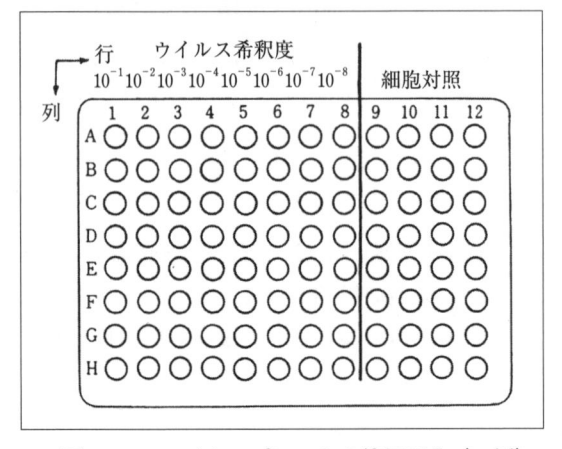

図 3-27　マイクロプレートの使用区分（一例）

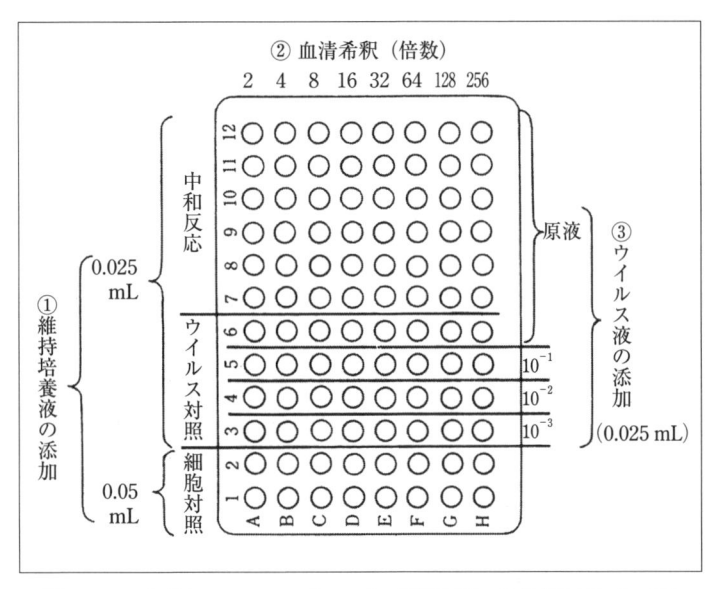

図 3-28 トランスファープレート（移植板）の使用区分（一例）

④ 維持用培地のみを細胞対照の穴へ，続いて希釈倍数の高いほうから低いほうの順に，各希釈ウイルス液をそれぞれに該当する列の穴へ 0.1 mL ずつ 1 本のドロッパー（0.05 mL 用）で分注する（図 3-27 参照）．
⑤ 翌日から倒立顕微鏡を用いて細胞を毎日観察し，CPE の様子やその他の変化を記録する．
⑥ 培養 2 日後の結果から，ウイルスの感染価を 50％ 有効量の計算法（724 頁）に従って算出し，以後，同一ロットのウイルスを使う場合はその同じ感染価で実験を進める．

C. 中和試験

① トランスファープレート（移植板）を支持台にセットする．トランスファープレートの使用区分を図 3-28 に示した．
② トランスファープレートの各穴に血清の希釈液として維持用培地をドロッパーで分注する．分注量は図 3-28 に示した．
③ 0.025 mL のダイリューター（希釈棒）で血清を 2 倍階段希釈する（第 7 列～第 12 列の計 6 列）．
④ 維持用培地で調製した 100 TCID$_{50}$ / 0.025 mL のウイルス液の感染価を再認識するために，小試験管で 10^{-1}，10^{-2} および 10^{-3} に希釈しておく．次に，10^{-3}，10^{-2}，10^{-1} および原液（100 TCID$_{50}$ / 0.025 mL）の順にウイルス液を 1 本のドロッパーで添加する（図 3-28 参照）．続いてトランスファープレートを支持台ごとミキサーで振盪し，内容をよく混和してからフタをかぶせ，炭酸ガス培養器に入れ，1 時間反応させる．この反応時間の間に次の作業を進める．
⑤ 単層の細胞層ができているマイクロプレートの培養液を除去し，新たな維持用培地を 0.05 mL ずつドロッパーで加えておく．
⑥ ④の反応が終了したら，トランスファープレートを⑤のマイクロプレートに重ね合わせてウイルス—血清反応液その他をマイクロプレートに移す．次にトランスファープレートを外し，マイクロプレートにフタをかぶせ炭酸ガス培養器に入れて培養する．
⑦ 翌日から毎日観察して CPE の出現を記録する．中和抗体価は 100 TCID$_{50}$ のウイルスの 50％ を中和した血清の希釈倍数で表す．なお，中和抗体価はウイルスの感染価を判定するまでに要した培養日数と同一の培養期間（例えば 2 日）後の CPE の有無から算出する．

3-3-3 補体結合反応による抗体の定量(微量法)

補体結合反応に関する基準は,何を抗原にしても原則的には同じである.

A. 抗原の力価測定

① ゼラチン・ベロナール緩衝液(GVB)で1:8希釈した抗血清を,恒温水槽中で56℃,30分間加熱非働化する.
② 2単位の補体を調製し,その補体の力価を確認するために,図3-29のように希釈し,それぞれ氷冷しておく.
③ 抗原を図3-30のように2倍階段希釈しておく(S抗原とV抗原の2系列).
④ 対照抗原(正常抗原またはN抗原とも呼ばれる)をGVBで1:2に希釈しておく.

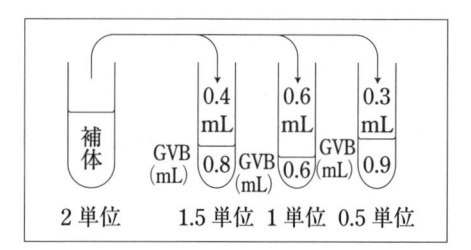

図 3-29

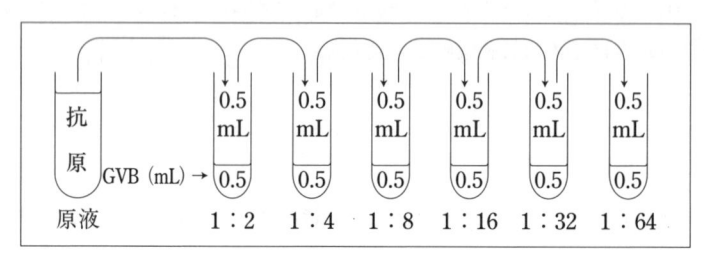

図 3-30

図 3-31 マイクロプレートの使用区分と結果(一例)

⑤ プレートの第2列から第12列までの88穴にGVBをドロッパーで0.025 mLずつ分注する（S抗原とV抗原用に2枚）（図3-31参照）.

⑥ ②の抗原を希釈の高いほうから順に対応する行（A～F）の穴（12穴）に0.025 mLずつ1本のドロッパーで分注する.

⑦ 第1列と第2列のそれぞれ8穴に①の1：8希釈血清を0.025 mLずつ分注する．次に8本のダイリューターを第2列の8穴にそれぞれ垂直に立て，第7列まで2倍階段希釈をする.

⑧ G行の12穴にGVBをドロッパーで0.025 mLずつ添加する．そのドロッパーで1：2希釈対照抗原をH行の12穴に0.025 mLずつ添加したらプレートミキサーで振盪混和する.

⑨ GVBを第12列の8穴にドロッパーで0.025 mLずつ分注する．そのドロッパーで②の補体0.05 mLを希釈の高い方から，それぞれ対応する列の穴に添加する．第1列から第7列の56穴にも2単位の補体を添加する.

⑩ プレートミキサーで十分に混和してから，粘着テープでシールし，4℃で1夜反応させる.

⑪ プレートを37℃の孵卵器に5分間置いた後に溶血系をドロッパーですべての穴に0.025 mLずつ添加する．十分に混和した後，再び37℃の孵卵器に戻し，30分反応させる．この間10分おきに撹拌する.

⑫ 図3-31の結果から，まず血清の抗体価を求める．完全不溶血を示した最高希釈が抗原の1単位とするから，1：32希釈の抗原が1単位になる．したがって，本試験で4単位の抗原を使うとすれば，1：8に希釈する.

B. 抗体の力価測定（本試験）

「A. 抗原の力価測定」は図3-31のC行のみを実施することになる．ただし，使った血清や抗原の対照を置くこと，および補体の二次力価測定をすることが必要である．そこで，2種類の抗原（インフルエンザウイルスのS抗原とV抗原）で5種類の抗血清の抗体価を測定する場合のプレートの使用区分のみを例示した（図3-32）.

図3-32中の○印内の番号順に実施する．③の補体添加終了後，×印の穴を除き液量が4滴（0.1 mL）分な

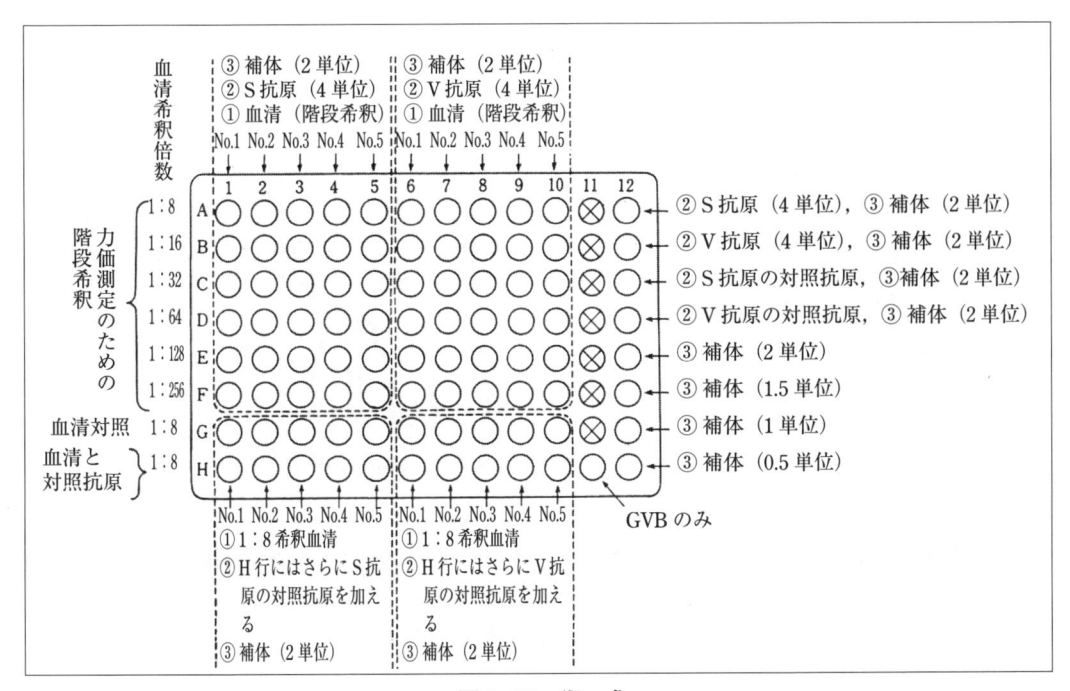

図3-32 術式

い所に GVB を添加し，すべてを4滴分にする．粘着テープでシールし，4℃で一夜反応させた後，溶血系を添加し，37℃で30分反応させた後，判定する．

3-4 細胞培養（組織培養）

目的 細胞を生体外で培養するための基本を，初代培養と継代培養を通して習得する．

3-4-1 鶏胚細胞の初代培養

① 孵化鶏卵を検卵し，気室境界線を印す．次に，気室部の卵殻を消毒した上で切除する．
② 卵殻膜をピンセットで剥がし取る．この場合，図3-33のように先端を2〜3 mmにせばめてもったピンセットで気室辺縁の卵殻膜をつまみ，矢印のように気室の境界に沿ってセロファンテープを剥がすときの要領で取り去る[*1]．
③ 同じピンセットの先端で露出した漿尿膜の中央を切りさき，そのさけ目から鶏胚の頸部を羊膜ごと軽くはさみ，鶏胚を引き出し，約10 mLのPBSを入れておいたシャーレに移す．
④ ピンセットを一方の手にもち換え，きき手にもった曲線眼科用バサミで頸部および前肢と後肢の付け根を切断する．次いで，腹部を正中線に沿って一気に切開し，そのハサミで内臓をかき出し，残りの組織を新たなPBS入りシャーレに移し，振り洗いする．

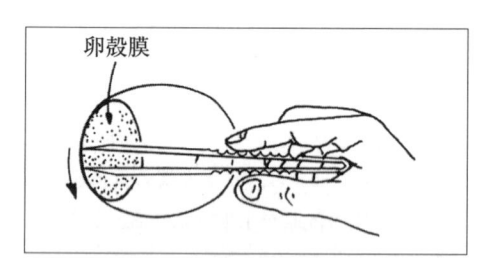

図3-33 卵殻膜のはがし方

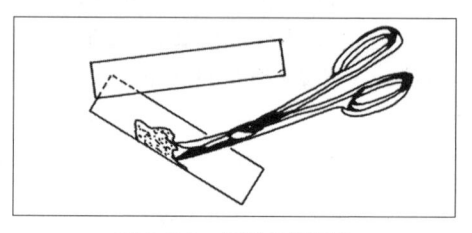

図3-34 組織の細切法
ずり落ちてくる組織を，ハサミの先端ですくい上げながら，細切する．

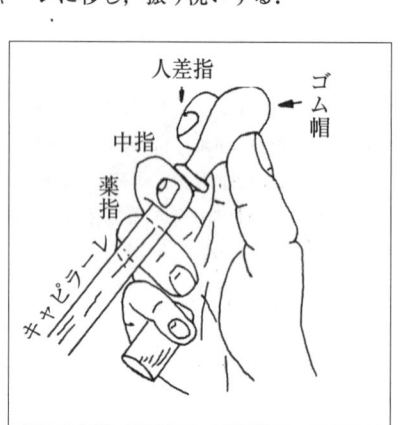

図3-35 駒込ピペットのもち方
薬指の第1と第2関節の甲と中指で固定し，小指でアルミキャップ等をもつ．親指と人差指をゴム帽から離しても駒込ピペットが落ちないようにする．

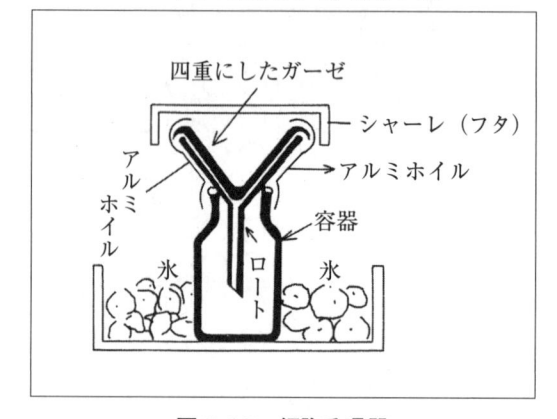

図3-36 細胞ろ過器
ロートに四重にしたガーゼを置き，ロートとガーゼおよび容器との境に帯状に切ったアルミホイルを巻きつける．シャーレなどでフタをし，高圧蒸気滅菌しておく．

⑤ 洗った組織を，空のシャーレに移し，図3-34のようにシャーレを保持して，曲線眼科用バサミで，1 mm角の大きさに細切する．次に2〜3 mLのPBSを加え，先端の口の広い駒込ピペットでフラスコに移す．

⑥ 約20 mLのPBSを加え，軽く振り混ぜてから静置し，沈降した組織細片のみを残し，上層の液を吸引除去する．

⑦ あらかじめ37℃に保温したトリプシン溶液を20 mL加え，マグネチックスターラーで5分間撹拌し，⑥と同様に，上層の液を除去する．

⑧ 新たなトリプシン溶液（37℃）を20 mL加え，マグネチックスターラーで10分間撹拌する．次いで約1分間静置し*2，上部の分散した細胞を含む液層を駒込ピペットで別途，新しいシャーレを氷の上に置いて氷冷容器に移す．フラスコ内に未消化の組織片が残っていたら，再びトリプシン溶液を20 mL加え，10分間のトリプシン処理と，その分散細胞の採取を組織がなくなるまで繰り返す．

⑨ プールした分散細胞液に仔ウシ血清を5％になるよう加え，細胞ろ過器（図3-36）に通し，そのろ液を50 mLの遠心管に移して1,000 rpm，5分間遠心する．

⑩ 上部のトリプシン液を吸引除去し，次いで，ハンクス液を約20 mL加え，ピペッティングで細胞を浮遊させた後，再び1,000 rpm，5分間遠心する*3．

⑪ 上清を捨て，10 mLの培養液を加え，細胞を浮遊させる．これを細胞浮遊液の原液とする．この0.5 mLを小試験管に取り，等量の0.5％トリパンブルー溶液*4を加え，よく撹拌したら，手早く，血球計算盤に注ぎ，生細胞数を数え，原液1 mL当たりの細胞数を算出する．この値を基にして3×10^6細胞/mLの細胞浮遊液を調製し，培養容器に分注して37℃で培養する．

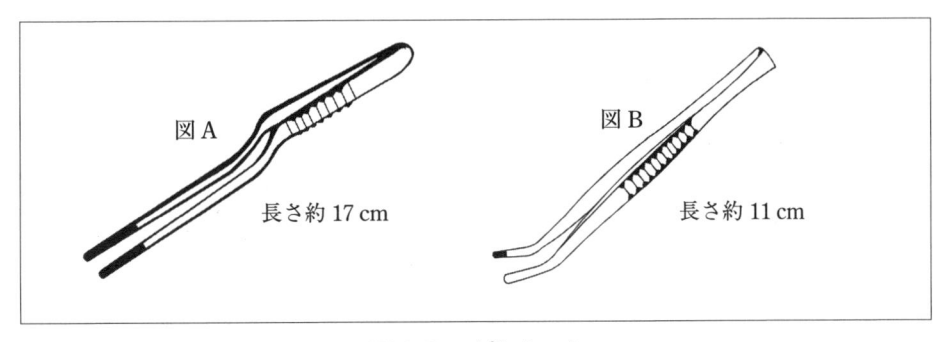

図3-37　ピンセット

図A　長さ約17 cm
図B　長さ約11 cm

＊1　図3-37の図Aのような耳鼻科用ピンセットおよび図Bのように先端を曲げた解剖用ピンセットが便利である．

＊2　静置する場合は，図3-38のように未消化の組織が片すみに集まるような置き方をする．スターラーの回転数は通常150 rpm前後であるが，組織細片がよどまない程度の回転数にし，決して泡立つほど強めてはならない．培養液などの吸引除去は図3-39（1）のような吸引装置を用い，吸引針を図3-39（2）のように扱う．

＊3　10 mLのピペットでハンクス液を吹き込み，続いて静かに吸排操作を繰り返し，泡立てずに撹拌する（ピペッティング）．この場合，図3-40のように大型のゴム帽，または綿管を中間に取り付けたゴム管を用いると，術者の口腔経由による雑菌汚染防止および病原体を扱う場合の危険防止に役立つ．

＊4　トリパンブルーは細胞に対して毒性を示すから，算定は10分以内に終わらせる．

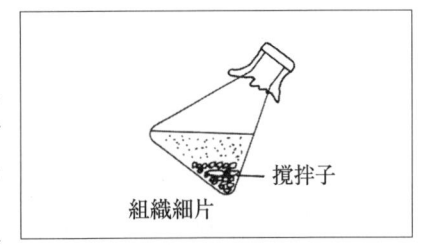

図3-38　分散した細胞浮遊液の取り方

撹拌子
組織細片

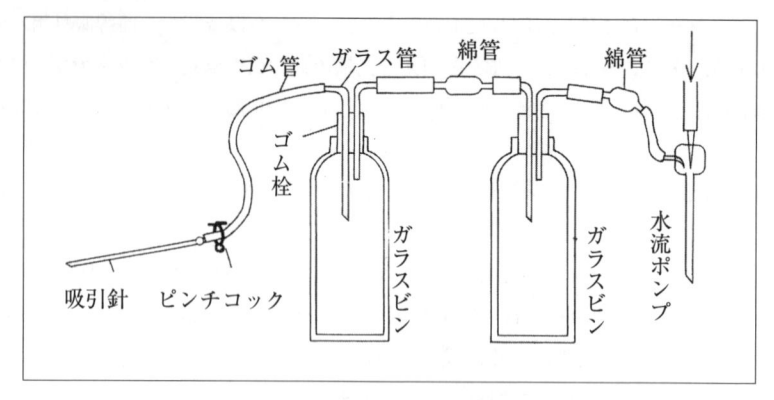

図 3-39（1） 吸引装置

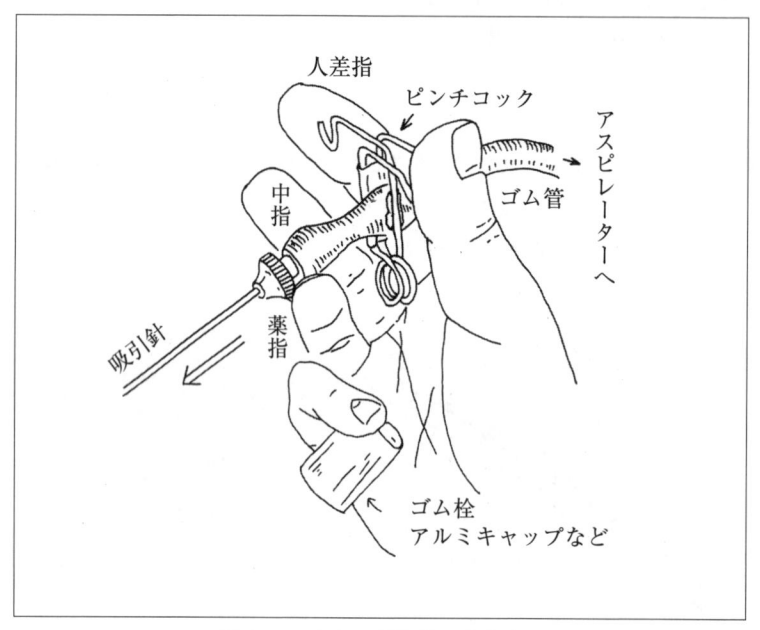

図 3-39（2） 吸引針のもち方

吸引針の根元を薬指の甲と中指ではさみ，ピンチコックは人差指と親指で開閉する．吸引針の消毒はもう一方の手の親指と人差指でもった消毒アルコール綿で吸引針をはさみ，その付け根から先端にかけて（←の方向）2～3回しごき，次いで，その部位をバーナーの炎の中に1～2往復させる．この消毒を2回続けて行い，最後に先端のみをわずかに赤くなる程度まで焼いたら，冷えるのを待つ（15～30秒）．以上の操作は，ピンチコックを少し開き，空気を吸いながら行う．

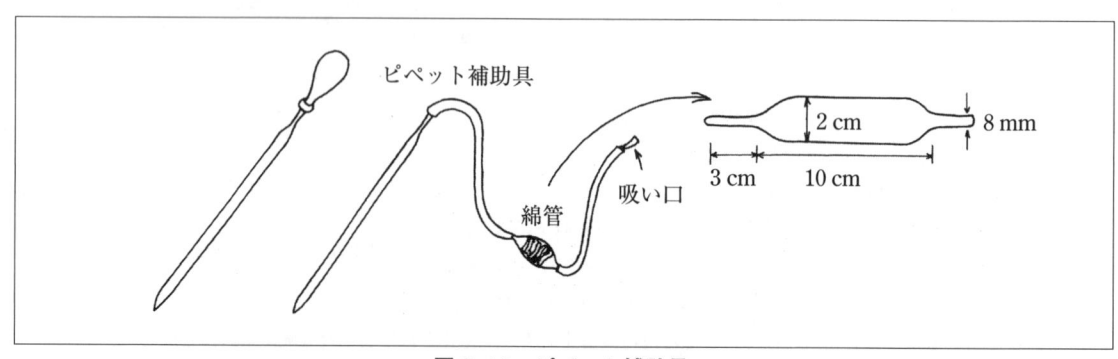

図 3-40 ピペット補助具

綿管の形状の一例を上に示した．この中に，細長く切った綿を詰め，ゴム管に接続する．吸い口はガラス管などで作る．

3-4-2　株化細胞の継代培養

A. 培養液の除去（図3-41）
① 培養容器のゴム栓を覆っているアルミホイルを外し，その内側をバーナーの炎に一瞬当て，清浄な所に置く．
② アルコール綿でゴム栓と容器の境目を拭く．
③ アルコール綿で拭いた部分を炎に軽く当てる．
④ ゴム栓を右に回して，炎の間近で外し，容器の口を軽く炎であぶる．続いてゴム栓を軽く炎に通し，容器に戻す．ただし強くネジ込まないようにする．
⑤ 滅菌した吸引針（図3-39（2））で培養液を除去したら，ゴム栓を戻し，容器を立てて置く．

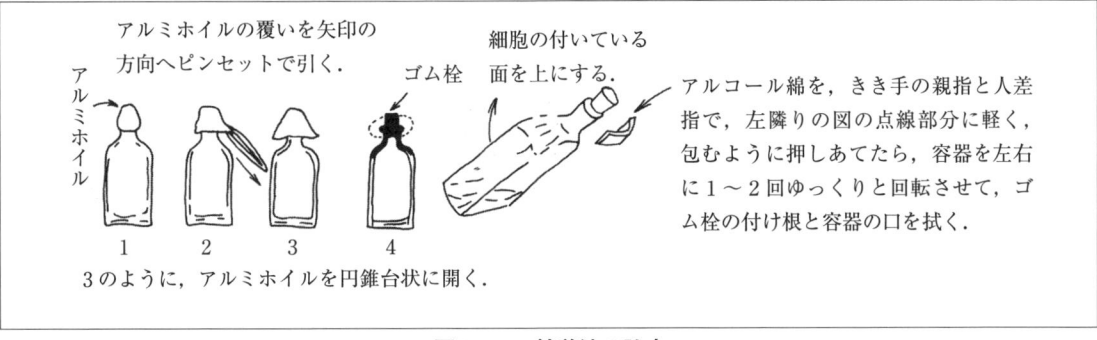

図3-41　培養液の除去

B. 細胞層の洗浄
① 安全ピペット（市販のもの）でハンクス液を3 mL添加する．このとき，容器は培養面を斜め上に向けてもつ．
② 培養面を下に向け，図3-42のように水平にもち，前後左右に数回傾けて細胞層を洗う．
③ ハンクス液をA-⑤と同じ要領で除去する．

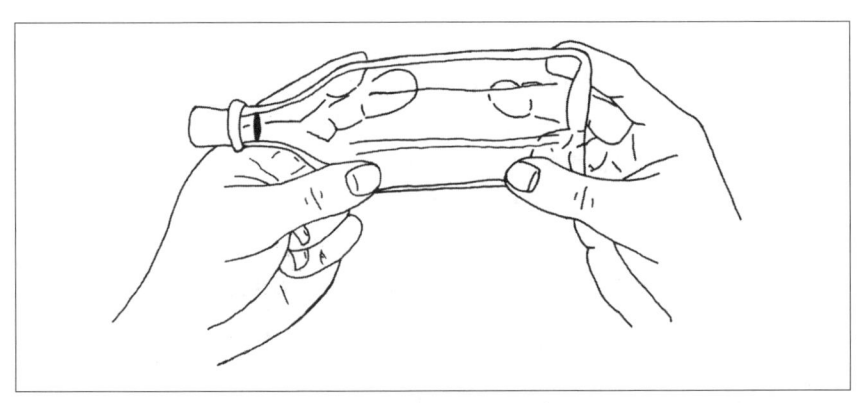

図3-42　細胞面の洗い方

C. トリプシン処理
① B-①と同じ要領でトリプシン溶液を2 mL加える．
② B-②と同じ要領でトリプシン溶液を細胞層全面にゆき渡らせる．

③ 水平な所に置き，室温で10分間トリプシンを作用させる．その間，時々，培養面を観察する．細胞層は通常透明で，その所在を認めづらいが，トリプシンの効果が現れると，白色半透明のかなり明瞭な層になる．さらに作用させると個々の細胞が顆粒状に見えるようになり，剝離した細胞の流動がわかる．この時点で片手で容器を水平にもち，その底部をもう一方の手の掌に軽く数回打ち当てると，ほとんどの細胞が剝離する．
④ 培養液を5 mL添加したら，容器を頭上にかかげ，培養面を見ながら駒込ピペットでトリプシンと培養液の混液を未剝離の細胞層に吹きつける．
⑤ 細胞がすべて剝離したらその浮遊液を遠心管に移し，600 rpm，5分間遠心する．
⑥ 上清を吸引除去したあと，沈殿している細胞を5 mLの培養液に再浮遊させる．

D. 培 養

① この細胞浮遊液の濃度（細胞/mL）を算定し，一定の細胞数（例，2×10^5個/mL）を新たな培養容器に注入し，ゴム栓をする．
② 容器を図3-42のようにもち，前後左右に数回振盪して細胞を均一に浮遊させたら，すみやかに孵卵器に入れ，37℃で培養する．
③ 毎日観察し，細胞が培養面を90％前後覆うほどに増殖したら継代する．

3-5 ウイルスの核酸

3-5-1 ウイルス核酸の型別

アクリジンオレンジ染色法によるウイルス核酸の簡易型別について記す．
① カバーグラス上のウイルス感染細胞をPBSで2～3回洗い，Carnoy固定液（エチルアルコール600 mL，クロロホルム300 mL，氷酢酸100 mL）で15秒間固定する．
② 95％，70％，50％，30％のエチルアルコールに各2分間順に浸す．
③ 1％クエン酸水溶液に数秒つけ，次に蒸留水で洗う．
④ McIlvaineのクエン酸・リン酸ナトリウム緩衝液（0.1 Mクエン酸溶液，0.2 Mリン酸ナトリウム溶液を等量混合，pH 4.95）に5分間浸す．
⑤ アクリジンオレンジ溶液（McIlvaine緩衝液に0.01～0.001％に溶解）で5分間染色する．
⑥ McIlvaine液で5分間洗浄し，マウントして紫外線下で鏡検する．

表3-5 アクリジンオレンジ染色の色調

ウイルスの核酸	色調	局在	ヌクレアーゼ感受性 DNase	RNase
1本鎖 DNA	淡紅色	核	＋	－
〃 RNA	〃	細胞質	－	＋
2本鎖 DNA	黄緑色	核	＋	＋
〃 RNA	〃	細胞質	－	±

3-5-2　ウイルス DNA の電気泳動

A. DNA の制限酵素による消化

① BK ウイルス DNA と λ ファージ DNA の 0.1 mg / mL 溶液を準備する．
② 制限酵素 *Eco*RI と *Hin*dIII の 4,000 U / mL 溶液を用意する．
③ 微小試験管 6 本に，DNA と制限酵素を次表に従ってマイクロピペットで加え，泡だてないよう注意しながらよく混和する．
④ 37 ℃ の恒温槽に浸し，60 分間反応させる．
⑤ すべての試験管に 6 倍の LB 液〔8 ％ シュークロース，0.025 ％ブロムフェノールブルー*，0.03M EDTA〕4 μL を加え，酵素反応を止める．
＊ BPB は，電気泳動の状態を知るためのマーカーとして加えるが，数十ヌクレオチド対以下の DNA 断片は，BPB よりも速く移動する．

B. DNA のゲル電気泳動

① 三角フラスコに，アガロース（Seakem, ME）1.4 g，10 倍トリス−酢酸緩衝液（以下泳動用緩衝液）10 mL〔0.4 M Tris−acetate（pH 7.9），0.05 M NaOAC，0.01 M EDTA〕，精製水 90 mL を測りとる．
② 120 ℃，5 分間オートクレーブにかける．
③ 温度が 80 〜 90 ℃ に下がってから，溶液をよく混和し，50 ℃ の恒温槽に 30 分間入れる．
④ ゲル溶液を気泡が入らないよう静かに泳動槽に注ぐ．
⑤ 室温に 30 分間放置してゲルを固める．
⑥ クシを静かに慎重に抜き取る．
⑦ ゲルを泳動タンクにセットする．
⑧ 左右のタンクに泳動用緩衝液を満たす．あふれないように注意する．
⑨ A で準備した BK ウイルスと λ ファージの DNA サンプル 6 種類を，ゲルのクシの溝に 10 μL ずつ加える．
⑩ 電極をセットし，100 ボルトを 90 分間通電し，DNA を泳動させる*．
＊ 泳動距離は，温度，寒天濃度によって異なる．BPB の先端がゲルの 2 / 3 位に移動したら止める．

試験管 No.	DNA（1 μg）	H₂O	10 × RM *	制限酵素
1	BK　10 μL	10 μL	—	
2	〃　〃	7 μL	2 μL	*Eco*RI　1 μL
3	〃　〃	7 μL	〃	*Hin*dIII　〃
4	λ　〃	7 μL	〃	〃　〃
5	〃　〃	6 μL	〃	〃　2 μL
6	〃　〃	10 μL	—	—

＊ RM（酵素反応液）：*Eco*RI 用〔50 mM Tris−HCl（pH 7.5），7 mM MgCl₂，100 mM NaCl，7 mM メルカプトエタノール，0.01 ％ BSA〕と *Hin*dIII 用〔10 mM Tris−HCl（pH 7.5），7 mM MgCl₂，60 mM NaCl〕の RM は異なる．

C. DNA の染色

① 左右のタンクより泳動用緩衝液を 500 mL 取り，ethidium bromide 液（5 mg / mL）を 50 μL 加え，0.5 μg / mL 溶液を準備する．

② ヘラを用いてゲルを静かに泳動装置からはずし，染色バット中の ethidium bromide 液に 30 分間浸し，DNA を染色する．
③ ゲルをすくい上げ，トランスイルミネーター上にのせる．
④ 紫外線を照射して，DNA バンドの位置を調べる．
⑤ レッドフィルター（MCRI R60）を用いて，ポラロイドカメラで DNA バンドの写真を撮る．

D. DNA の大きさの測定
① C の写真プリントを用いて，各 DNA バンドの先端までの泳動距離を計る．
② HindIII 制限酵素によって消化した λ ファージ DNA 断片（23.130，9.419，6.557，4.371，2.322，2.028，564 および 125 塩基対）の泳動距離（cm）とその大きさとの関係を示す標準曲線を描く．
③ BK ウイルス DNA を HindIII で消化した DNA 断片の大きさを ② のグラフより求める．

3-5-3　培養細胞への外来遺伝子の導入と発現

　遺伝子や DNA を動物細胞内へ導入することにより，遺伝子の機能，遺伝子の発現調節機能などについて解析することができる．

1　リン酸カルシウム法による外来遺伝子の導入

方　法

① 外来遺伝子の導入を行う前日に COS7 細胞，CV-1 細胞を 1.5×10^5 個になるように 10％ウシ胎児血清加 MEM 培地で希釈し，35 mm シャーレに 2 mL ずつ植え込み，37℃で 18～24 時間培養する（細胞株により適当な細胞数は異なる）．
② 外来遺伝子の導入を行う 4 時間前に培養液を除き，10％ウシ胎児血清加 MEM 培地 0.8 mL と置換し，さらに 4～6 時間培養を続ける．
③ SV40 の転写調節領域の下流に β-ガラクトシダーゼ遺伝子をもつ発現プラスミド（pCH110 または pSV β-gal）1 μg とキャリアー DNA としてウシ胸腺 DNA 2 μg を混合後，精製水を加えて全量を 34.4 μL とし，2 M $CaCl_2$ 5.6 μL を加える．
④ 2×HBS 液（HEPES 10 g，NaCl 16 g，KCl 0.74 g，$Na_2HPO_4 \cdot 2H_2O$ 0.25 g，Dextrose 2 g を 1 L の精製水に溶解し，5 N NaOH で pH 7.1±0.05 に調節後，ろ過滅菌する）40 μL に ③ で作成した DNA 溶液 40 μL を加えたのち，室温に 40 分放置し，DNA-$CaPO_4$ 複合体を形成させる．
⑤ DNA-$CaPO_4$ 複合体をシャーレに滴下し，緩やかに培養液と混ぜ合わせる．
⑥ 炭酸ガス培養器で 4～6 時間培養し，DNA-$CaPO_4$ 複合体を取り込ませる．
⑦ 4～6 時間培養後，2 mL の 10％ウシ胎児血清加 MEM 培地と置換し，炭酸ガス培養器で培養する．
⑧ 48 時間後，β-ガラクトシダーゼ活性を測定する．

2　β-ガラクトシダーゼ活性の測定

方　法

① 48 時間前に β-ガラクトシダーゼ遺伝子をもつ発現プラスミドを導入した細胞を 2 mL の PBS で 2 回洗う．
② 1 mL の PBS を加え，ラバーポリスマンを用いて細胞を剥がす．細胞浮遊液をプラスチックチューブに移し，4℃，7,000 rpm，2 分間遠心し，細胞を集め TM 緩衝液（$MgCl_2 \cdot H_2O$ 0.4 g，トリスヒドロキシメチルアミノメタン 2.4 g を 900 mL の精製水に溶解し，濃塩酸で pH 7.5 に調整後，全量を 1 L にする）50 μL に再浮遊

する．

③ ドライアイス/エタノール中で5分間凍結した後，37℃5分間保温し融解する．この凍結融解を3回以上くり返し，細胞を破壊後，15,000 rpm で10分遠心し，上清（酵素抽出液）を新しいプラスチックチューブに移す．

④ 酵素抽出液のたん白量を Bradford 法で測定する．シャーレ間によるたん白量の違いは多くても30％程度であり，それ以上違う場合は条件が違いすぎて好ましくない．

⑤ 酵素抽出液 5 μL に Z buffer（Na_2PO_4　8.51 g，NaH_2PO_4　4.79 g，KCl　0.74 g，$MgSO_4$　0.12 g，β-mercaptoethanol 5.4 g を精製水に溶解し，pH 7.0 に調整し，全量を 1 L とする）195 μL（または，100 μL に Z buffer 100 μL）を加え 37℃で保温する．

⑥ 反応液が淡黄色に変色したら 100 μL の 1 M Na_2CO_3 を加え反応をとめ，OD_{420} で吸光度を測定し，下の式に従ってβ-ガラクトシダーゼの活性を求める．

β-ガラクトシダーゼ活性

$$\frac{OD_{420} / 0.0045}{\text{反応時間（min）} \times \text{酵素抽出液量（mL）}} \quad (\text{units} / \text{mL})$$

6 細菌學者歷傳

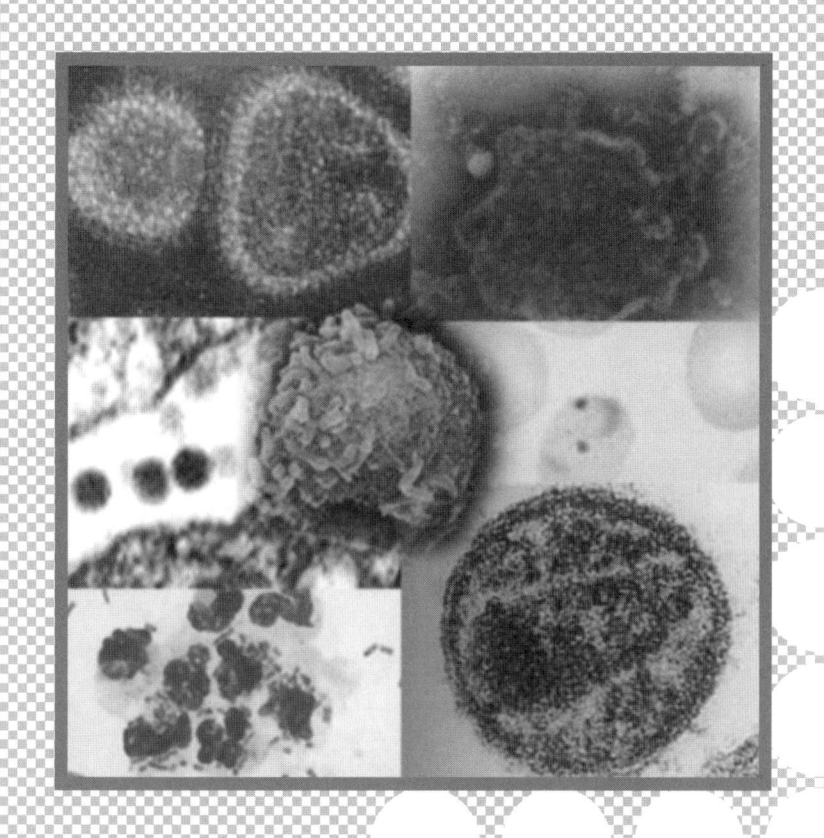

細菌学を創ったひとびと
～大発見にまつわるエピソード～

第三改訂版

原著者　志賀　潔
編集者　田口　文章

　戦前に南山堂書店より出版された志賀潔先生による名著，**「細菌及免疫學綱要」**の各項目の脚注として「細菌學者歴傳」が記載されています．この「細菌學者歴傳」は，細菌学の歴史を創った第一人者達が如何に苦心して研究成果を生み出したのかというエピソードを学者の人物紹介とともに挿入してあるので，大変に好評を博したようです．志賀潔先生の「細菌學者歴傳」は，これから科学を学び将来の科学者となる多くの学生さんにも読んでもらいたいと願って，各頁に散りばめられていたエピソードを編集し一冊に纏めたのが「細菌学を創ったひとびと　～大発見にまつわるエピソード～」であります．

　この度新教科書に採録するにあたり，第三改訂版「志賀潔の細菌学を創ったひとびと　～大発見にまつわるエピソード～」として装いも新たに編集しなおしました．原著「細菌學者歴傳」は，志賀潔先生の作品ですから，ご自身については何も語っていません．志賀潔先生ご自身も赤痢菌の発見者として「細菌學者歴傳」に名を連ねるべき科学者であります．このことに思いを寄せて，最後の「36番に志賀潔」を追記しました．赤痢菌発見者の志賀潔先生を知る情報であることを期しています．これは，志賀潔先生の御次男志賀亮氏の筆による≪遺稿「回想録」から≫（北里メディカルニュース，1982年）を編集者田口文章が編纂したものであります．

目　次

1. レーウェンフック　Leeuwenhoek, A.
2. スパランツァニー　Spallanzani, L.
3. パストゥール　Pasteur, L.
4. コッホ　Koch, R.
5. 浅川　範彦
6. ライト　Wright, A. E.
7. メチニコフ　Metschnikoff, E.
8. ポレンダー　Pollender, A.
9. ダーバイン　Davaine, C. J.
10. 北里　柴三郎
11. ベーリング　Behring, E. A.
12. ルー　Roux, E.
13. ハンセン　Hansen, G. H. A.
14. セリ　Celli, A.
15. クルーズ　Kruse, W.
16. ペッテンコッファー　Pettenkofer, M.
17. 野口　英世
18. ブルース　Bruce, D.
19. ショウダン　Schaudinn, F. R.
20. ワイル　Weil, A.
21. ラベラン　Laveran, A.
22. ロス　Ross, R.
23. グラッシー　Grassi, G. B.
24. スミス　Smith, T.
25. マンソン　Manson, P.
26. ジェンナー　Jenner, E.
27. 梅野　信吉
28. リケッツ　Ricketts, H. T.
29. エールリッヒ　Ehrlich, P.
30. 秦　佐八郎
31. リード　Reed, W.
32. プロバゼック　Prowazek, S.
33. パイフェル　Pfeiffer, R.
34. コール　Kolle, W.
35. 遠藤　滋
36. 志賀　潔（追記）

1. アントニー・レーウェンフック （1632～1723年）
Antonie Leeuwenhoek

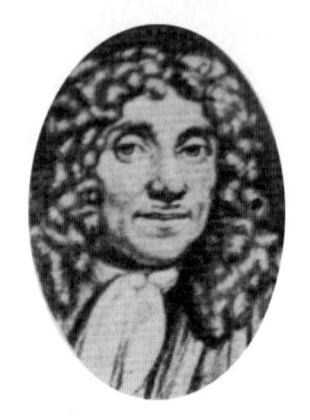

アントニー・レーウェンフックは，1632年オランダのDelftデルフト市で生まれた．父親は醸造家であったが早く死に，母の手で育てられた．16歳で学校を中退し，アムステルダム市の乾物屋の雑役人となった．21歳の年にデルフト市に帰って自分で洋服屋を始めたが，レンズを磨くことが好きで，独学できわめて精巧な顕微鏡を創り上げた．その拡大力は270倍に達したようである．彼はこの顕微鏡を使って，歯垢や汚水などを検査し，色々な形態をした微細な生き物，すなわち，細菌を視て独りで楽しんでいた．レーウェンフックは毎朝食塩で歯を磨いていたが，それでも，その歯垢に小さな生きた動物が生活しているといって喜んでいた．

ある老人が，生まれてこのかた，歯を磨いたことがないというのを聞いて，「おお，その臭い動物園には，さぞ，色々な動物が繁殖しているだろう」とワクワクしながらその歯垢を分けて貰い，すぐに自分で作った顕微鏡でのぞいたという．

歴史家は，レーウェンフックが母国語のオランダ語以外に他の外国語を知らなかったのを幸福だと言っている．当時の博学者，高学歴者と称する人達は，ラテン語を話して得意となっていた．レーウェンフックは，こうした高等教育を受けなかったこと，またその時代の博学というナンセンスから遠ざかっていられたからこそ，非常識と思える大発見をなし遂げられたのである．レーウェンフックは次から次へと顕微鏡を改良し，250台もの顕微鏡を自分の秘密の部屋に並べて独りで楽しんでいた．お金ならいくらでも払うから1台譲ってくれと王侯貴族から依頼されても，1台も手離そうとはしなかった．85歳になった時，もう高齢なのだから顕微鏡をのぞくことを止めて楽隠居でもしたら良いでしょうと友人に勧められると，目を丸くして「最も実り多い時期というのに，隠居！ (Die Früchte, die im Herbste reifen, halten sich am besten)」と答えたという．人間85歳は，レーウェンフックにはようやく秋であったらしい．1723年91歳になり死期が近づいた時，レーウェンフックは自分がオランダ語で書いた論文2編を友のHoogvlietホグプリートにラテン語に訳して貰い，英国ロンドンにある王立アカデミーに投稿することを依頼して死を迎えた．

2. ラザロ・スパランツァニー （1729～1799年）
Lazaro Spallanzani

顕微鏡を発明したレーウェンフックの死んだ6年後に，イタリア北部のScandianoスカンディアノ市に第二の細菌学者ラザロ・スパランツァニーが生まれた．父親は将来法律学者にしようと考えていたが，スパランツァニーは幼いころから自然科学に興味をもち，生き物はどのようにして誕生するのかに疑問を感じ，これを解決しようと決心していた．16世紀以来一般に信じられていた「生物は無生物よりできる」との自然発生説 abiogenesis (generatio spontanea) は，英国の生理学者Harveyハービーが1650年に唱えた「すべて動物は卵より生ずる omne animal ex ovo」との新原則により，世界の博学者達は多少動揺してきた時代であった．英国のカトリック神父で，実験を好む学僧であったJ. Needhamニーダムは，盛んに自然発生説を固持していた（1745年）．コルク栓で密閉しておいた煮沸した肉汁を数日後に顕微鏡で調べてみると，小さな生き物が活発に運動しているのが観察された．そこでニーダムは，これを無生物より生物が発生した実験的証明だと考え，飛び上がって喜び，この実験結果を英国王立アカデミーに報告した．

このニーダムの発見は，英国王立アカデミーの会員および世界の有識者を大変に驚かし，世界中で評判となった．ところが，スパランツァニーだけはこれに納得せず，必ずニーダムの実験には誤りがあるはずだと信じ，どうして肉汁から生物が発生したのか一夜書斎で考えた．そこでニーダムの実験は，煮沸時間の不足が原因ではないかと思いついた．そこで肉汁をガラス瓶に入れて1時間煮沸し，またこれを密閉するのにニーダムはコルク栓を用いたが，スパランツァニーはガラス瓶の口を細くし，これを火で熱して溶封した．この肉汁は何日たっても腐敗せず，小さな生き物の発生も観察されなかった．

このようにして，スパランツァニーはニーダムの実験をくつがえし，「総ての生き物は生き物より生ず (Life comes from life, omne vivum ex vivo)」という原理を樹立した．これを契機としてスパランツァニーの名は全欧州に響き渡り，一流の科学者となった．ドイツのフリードリッヒ大王は親書を送って，スパランツァニーをベルリンアカデミーの会員に推挙した．一方，フリードリッヒ大王と何ごとにも競争するオーストリアの女王Maria Theresaマリア・テレサは，スパランツァニーをPaviaパビア大学の教授に任命し，フリードリッヒ

大王の向こうを張ったという．

この時スイスの de Saussure ドサウスュルは，「微生物は2個が会合して増えるのではなく2個に分裂して増殖するのである」との考えを発表した．さすがのスパランツァニーもこのドサウスュルの先見性には敬服した．元来，スパランツァニーは，他人が有名になることを喜ばぬ性格であったが，ドサウスュルのみは尊敬していたという．

フランスのナポレオンが世界征服の途につこうとする年，またドイツのベートーベンが生まれた年の1799年に，偉大な発見者スパランツァニーは中風が原因で死亡した．エジプトの歴代王は，自分の遺体をミイラにして永遠に伝え，またギリシャ人やローマ人は，立派な自分の大理石像を作らせて後世に残させた．これに反し，スパランツァニーは，その小さな胸像がパビア大学に淋しく立っているのみである．

3．ルイ・パストゥール （1822～1895年）
Louis Pasteur

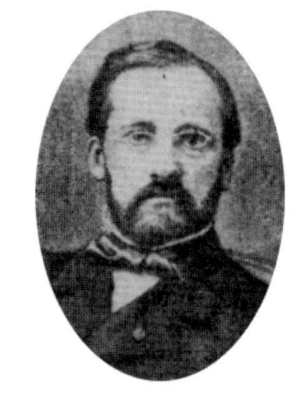

(1)

スパランツァニーの死後（1799年），約30年間は，微生物の研究が全く世間から忘れられていた．その間に蒸気機関の発明や，電信の開通があって，世は交通貿易の発達に驚くべき発展があった．しかし，顕微鏡でしか見えない微生物に，人体をたおす偉大な力があること，さらにデンプンからアルコールを造る魔力のような力のあることをまだ誰も知ることはなかった．

1831年10月のある日，9歳の子供は，フランス東部の一山村において8人の農夫が次々と狂犬に咬まれて死亡した惨状を見た．そして，その狂犬の恐ろしさを目のあたりにし，狂犬とはなんだろうと父親に聞いた．狂犬病は悪魔の仕業であると父親は答えた．その子供こそが大細菌学者ルイ・パストゥールであった．

小学生の頃のパストゥールは，注意深い静かな性格で，絵を好んで描いていた．パリにのぼってフランス一番の名門校である高等師範学校に入学した時のある日，J. B. Dumas デューマの化学研究室の前を偶然に通りかかった．その時デューマの偉大な人格を慕い，化学に一生を捧げることを決意したのである．その後パストゥールは，化学実験において酒石酸は2種類の結晶以外に，さらに2種類あることを発見して，この時すでに非凡な才能を現した．当時すでに，フランスの Cagniard de la Tour カニヤル・ド・ラトールやドイツの T. Schwann シュワンは，酵母やブドウ酒を検査して微細な生物の存在を認め，シュワンは，ブドウ酒が腐敗して飲めなくなるのはこの微生物の作用によることを見抜いていた．

パストゥールが Strasburg ストラースブルグ大学の教授となり，ストラースブルグ大学の学長の令嬢と結婚したのは，歴史上まれにみる幸福な家庭をつくる第一歩であった．パストゥールは日夜自分の研究室で研究に没頭していたが，夫人は彼の留守の家庭をよく守り，夫が将来大成功することを心から祈っていた．その後，パストゥールは Lille リール大学理学部の学部長に転出した．

リール市はブドウ酒の醸造で名高い所である．ある日，醸造家 Bigo ビゴーがパストゥールの研究室を訪ねて言うには，今やフランスの多くの醸造家は大災害に遭遇している．一日に数千フランの大損害をこうむっているから，ぜひ救済の方法を講じてくれないかと依願した．パストゥールは静かにこれを聞いていたが，翌日はビゴーのブドウ酒庫を訪ねていた．そして，腐敗したブドウ酒をビンにつめて研究室に持ち帰り，顕微鏡を使ってそれを検査した．パストゥールは腐敗したブドウ酒の中には，酵母のほかに，見慣れない酵母より小さな微生物が無数に運動しているのを見て，カニヤルの説を思い出した．

その動く微細な物が何物であるかを知ろうとし，その夜は睡眠をとらずに研究に没頭した．翌日も研究室内にいて徹夜をし，腐敗酒にアルコールが検出されず乳酸が存在するのを証明し，机をたたいて喜び「酵母はデンプンよりアルコールを造るものであるが，この微細な生き物は乳酸を造るものだろう」と叫んだ．この発見により人類史上初めてブドウ酒が腐敗する発酵という現象の意義がようやく明白になろうとする機運が生まれた．この微細な物は生き物で，糖を乳酸に変化させるものであった．

(2)

パストゥールがブドウ酒などの発酵 fermentation は微生物の生きた作用であることを発見したことは，化学の出身者であるパストゥールが生物学へ入っていくために最も有益な事柄であった．パストゥールがこれをパリ科学院雑誌に報告すると，ただちにパストゥールの名声は学界をかけめぐった．

パストゥールは研究室に研究助手も技術員もいないので，ただ独りで働いていた．自分でフラスコなどを洗い，また機

器の組み立てもした．その間夫人は，パストゥールの唯一の研究補助員であった．毎晩子供を寝かせた後机に向かい，夫の口述した内容を文章に直し，夫が研究室にいる間にその報告書を清書する毎日であった．彼女は全生命を夫の研究に捧げていたのである．

　パストゥールは，自分の母校であるパリの高等師範学校の理学部長に就任した．しかし，着任してみると，研究室も研究費も全くなかった．パストゥールは学校の屋根裏に小さい部屋を見つけ，ネズミを追い出し，自分の費用で顕微鏡やフラスコを買い研究を始めた．

　その当時，化学者の法王と全世界で尊敬されていたドイツの J. F. von Liebig リービッヒは，得意の純化学的仮説をもって糖分子がアルコールに転化するには酵母は必要ではない，たん白質の作用により糖の分子は転化してアルコールとなると発表した．リービッヒの仮説は，パストゥールの発酵説に対して大敵であった．パストゥールは，たん白質が存在しなくても単に糖の水溶液に酒石酸アンモニウムを加えれば，酵母が増殖してアルコールを作ることを証明するために，ほとんど寝食を忘れて研究に没頭した．その間夫人は，助手となり伴侶となってパストゥールの研究を助けた功績は偉大なものであった．パストゥールは，酵母が生き続けられる時間を知ろうとして6月より9月までの3か月間は，パリの社交場に足を運ばなかった．しかし，夫人はこれに少しも不満を言わなかったことはもちろん，夫の研究に興味をもって夫を助けたのであった．「糖を十分に加えるならば，酵母は3か月間あるいはそれ以上もその働きを停止せず」と結論を得たのである．

　こうして，「フランスで醸造される幾百万ガローンのブドウ酒も，ドイツビールの大海のごとき量も人が造るのではなく，極めて小さな微生物が造るのである」と，彼は得意に周囲の人に話した．これを契機にパストゥールの名は一挙に高くなり，かつての先生達も最大の表現でパストゥールをほめたたえた．なかでも，恩師デューマは狂わんばかりに喜び，公開講演会において我がフランスの最も偉大な学者の一人である，とまでパストゥールを賞賛した．これは学会の美談で，これによってわれわれはフランス人の国民性をうかがうことができると思う．

　キリスト教の教義が，科学の発達を妨害したのは事実である．科学者の研究は，馬鹿げたほど宗教の迫害にあった．自由であるべき科学者の発表が，いかに宗教のために束縛されたか，この迫害や束縛のあったヨーロッパに科学が発展し，かえって自由であるかのようにみえる日本など東洋の地に，科学が発達しなかったのは不思議な現象というべきである．パストゥールが発酵は微生物によるものであることを明らかにし，また，ブドウ酒などの腐敗が雑菌の作用によるものであることを証明して，この雑菌が空気中に存在することを唱えたところ，宗教家はこれを自然発生説（abiogenesis）の敵，宗教の仇と叫んだ．神はそのような無用のものを造ったはずがない，人体に有害である生物を造るはずがない，と叫んだのである．

　パストゥールは，カトリックの敬けんな信者であったため，牧師や神父などの反対には少なからず困惑を感じた．当時のキリスト教神父もブドウ酒を好んで飲んでいたに違いない．しかし，神がブドウ酒を飲む者をこらしめるために，細菌を造ってブドウ酒を酸敗させるのである，と彼らに説明する勇気がパストゥールにはなかったとみえる．それでもパストゥールはなおも熱心に，ブドウ酒の腐敗は空気中の雑菌が混入するためであることを証明するための実験を続けた．自然発生説論者が主張する，「空気を遮断するために無機物，たん白質などから微生物が発生しなくなるのだ」ということに反証する目的で，フラスコの口を引き伸ばしてそれを火で加熱すれば，腐敗しないことを証明した．しかし，反対者は，空気を熱するとその生命発生の活力が失われるためだと，パストゥールを攻撃した．

　ある日，Balard バラー教授が，パストゥールの研究室を訪ねてきた．バラー教授は薬学者で臭素原子 Br を発見し学界を驚かせた人である．彼はパストゥールの実験を見て，「君は独りでそれほどまでに苦労する必要もあるまい．フラスコの首を火炎で加熱し，引き伸ばして，ツルの首（swan's neck）のように曲げてみたまえ．雑菌は空気中のゴミとともに長い首のところに付着する．空気はフラスコの酵母の"スープ"（煎汁）にまで自由に達することができるが，スープが腐敗することはなかろう」と言った．その時，バラー教授は鉛筆を取って気軽にツルの首のようにしたフラスコの図を描き，明日またきてみようと言って帰った．パストゥールはバラー教授の言うとおりの実験を早速してみた．実験は見事に成功した．バラー教授は，これを見て喜んで言われた．なるほど，これは空気中のゴミとともに雑菌がこのフラスコの細い首に付着したためである．パストゥールは，全くそうであると信じたい，しかし，それをいかにして証明できますでしょうかとたずねた．バラー教授は，それはむずかしくないことだ，この数個のフラスコの1個を取り，斜めにして，内に入っているスープを，首のところまで流せば，必ずスープは腐敗するであろう，と簡単に言ってのけた．パストゥールはそのとおりに実験をした．結果は，また，見事に成功したのであった．

　しかし，自然発生主義者達は，パストゥールの考えに反撃しようと時期をうかがっていた．たとえば，M. Pouchet プーシェ（ルーアン博物館長），M. Joly ジョリー教授と M. Musset ムュゼ（トゥルーズ大学の自然発生主義者）は，共同してパストゥールに反撃してきた．彼らはパストゥールの実験と同様に，ただし酵母の代わりに枯草の煎汁をフラスコに入れて，その細い首を閉じた．ご苦労にも微生物のいるはずがないと思われるピレネー山脈のMaladetta マラデッタ高地の頂上にまでよじ上って，山頂にてその細い首を折り，辛うじて下山し，これを孵卵器に納めた．数か月の後に微生物が発生してフラスコの内容液が濁ったのを見て，彼らはパストゥールに対する勝利の声をあげたのであった．彼らは，パストゥールの報告に挑戦する目的で，パリ科学院にて会員の面前において公開実験をしようと申し込んだ．

その申し込みを受けて，パストゥールも自分の実験を再度行い，再現良く満足な成績を得た．数日の後，科学院専門委員会は「パストゥールが実験し，そしてプーシェ，ジョリーヒとムュゼ達により確かめられた実験結果は，正確であった」と結論を出した．敵も味方も等しく正確なり，との結論はおもしろい．英国人J. Tyndall チンダルが，枯れ草の煎汁には*Bacillus subtilis* 枯草菌なる細菌が存在し，これに強固な芽胞が存在することを発見したのは，その数年後のことであった．このような経緯から，自然発生説を否定するパストゥールの実験の正確なことが初めて立証されたのである．

(3)

パストゥールは，コンピーニュ宮殿で皇帝ナポレオン三世に拝謁した．会見のあと他の客はみな動物狩を楽しみに出て行ったが，パストゥールは一人宮殿に残り，パリより荷車で運ばせた機器のなかから，顕微鏡を取り出して色々な標本を皇帝に見せて説明した．「病気は必ずこのような微生物により起こるものであろう」との意見を申し上げたという．

ある夕暮パリ市のSorbonne ソルボンヌ大学で学術講演会が開催された．そこには親王妃殿下をはじめ，著名人，紳士数百名もの聴衆がいた．パストゥールはプロジェクターで多くの細菌を示した後，会場を暗くして，会場の一方より細い光線を入射させ，その光道に細かなゴミの跳躍する様子を示して，「聴衆諸君よ，この会場はこんなにゴミが充満している．このゴミは，時として病原体を付着しており，病気と死の原因となるものである」と説明した．宮中での大宴会においても，パストゥールは皿やフォークをナプキンで丁寧に拭って清めていたと聞く．自分の信念の堅固な実行者であった．

科学はぜいたくな遊戯でも趣味や道楽でもなく，国家を益するために存在するものである．この考えを示すために，パストゥールは助手のDuclaux デュクローと一緒に，パストゥールの故郷Arboig アルボアに行き，ブドウ酒の研究を始めた．ガスもない片田舎のアルボアにおいて，デュクローは色々と工夫して小さな研究室を造った．酸敗したもの，苦みのあるもの，粘稠なもの，油状のものなどのブドウ酒を取り寄せて研究を開始した．

パストゥールは，ある日ブドウ酒の鑑定家達を集めて，「私はブドウ酒の腐敗したものをこの顕微鏡で当てるから，諸君のプロの鑑定と比べてみよう」と言い出した．鑑定家達が，赤い丸い鼻でブドウ酒の匂いをかぎ分け，さらに舌に載せて味わって出した結果と，パストゥールがただ1滴のブドウ酒をガラス板の上に載せて顕微鏡で観察して出した結果は，ぴたりと一致した．顕微鏡によるこの結果をみて，赤鼻先生達は，驚異の目でパストゥールを見た．彼等がパストゥールを評して，「さても，さても……利口な男だ」と，大いにほめそやしたのは無理もないことである．

そこでパストゥールは，どうすればブドウ酒の変敗を防ぐことができるのかを知る研究を開始した．彼はデュクローとともにブドウ酒の発酵が終わった時，そのブドウ酒を沸騰点以下で数回加熱して，消毒する方法を発明した．この方法は，ブドウ酒を変敗から救済し，醸造家への福音で，以降現在に至るも「pasteurization 低温殺菌」とよばれるものである．この方法の確立によって，フランス国家に巨万の利益をもたらしたことを考えると，科学の魔力的偉大な力に驚かぬ者はいなかろう．

(4)

1865年に不思議な運命が，パストゥールを訪れた．彼の恩師デューマは，パストゥールに絹を作るカイコの病気を解決する方法を相談にきた．デューマ翁の故郷Alais アレー地方は，南フランスの有名なカイコの産地であるが，微粒子病（pébrine）と称する伝染病のまん延によって，カイコ事業はほとんど全滅の危機に陥ったのだ．デューマ翁は涙を流して，懇願しフランス国家のみならず地方の救済のために，パストゥールを動かし，新しい活躍の場を与えようとしたのである．パストゥールは，翁の持って来たマユを取り耳に当てて振り，これは面白いものだと言い，直ちに南仏へ行くことを決心した．例になく，夫人，子供と助手とを伴ってアレーに行ったパストゥールは，初めてカイコの飼育方法や桑の樹（アレー地方では金のなる木と呼ぶ）を見た．またカイコの病気の状態は，皮下組織に存在する微粒子によることを発見した．すぐに農民達に顕微鏡の使用方法を教え，微粒子の検査方法を示し，カイコ病の予防法を講義した．その後，助手のGernez グルネはパストゥールの研究を継続し，微粒子は生物でカイコの幼虫体内において増殖することを確認し，微粒

子による病気の予防法を確立した.

パストゥールは43歳のとき不幸にして脳出血で,ほとんど瀕死の重体に陥り,ついに一生半身不随となった.研究室ができあがった時に幸いにして回復に向かった.彼は,転地養生もせず,Smilesスマイル博士の自叙伝を読んで奮起し,回復不可能な病体で再度研究に猛進しようと決心した.デューマ翁はパストゥールの成功をみて涙を流して喜んだという.アレー市に偉大な科学者パストゥールの功績を永遠に伝えるために彼の銅像を建てたのはこの時である.

パストゥール45歳の時,カイコの微粒子病の研究は終わり,今や彼の研究は人類に向けられていった.病気は寄生する小さな生き物によって起こるものである,微生物は自然に発生するとの考えを実験で否定できたのであるから,この考えで人の病気を撲滅して,全世界を健康な地とすることができないはずがない,とパストゥールは考えた.

1870年の冬,プロシア軍にパリが攻撃された普仏戦争(独仏戦争の別名)の時,パストゥールは研究を中止して故郷に行き,自分の子が軍医として働いている軍隊を見舞った.そこで傷病兵の惨状を見て,彼の愛国心は猛然と燃えあがった.「プロシア憎むべし,復讐しないでいられるか」と叫んだ.彼がビールの改良を考えて,ドイツビールを打ち負かし,フランスビールを世界一のものにしようと研究したのはちょうどこの時であった.彼が祖国フランスを強めるために,フランス工業の振興に努力したことを見逃すことはできない.

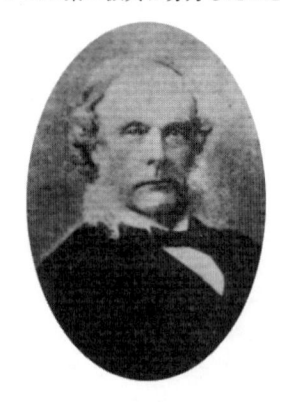

英国の外科医 J. Lister リスターは,パストゥールに手紙を送り,「化膿の原因は微生物によるとのパストゥールの考えより出発して,この考えを外科手術に応用して非常な成功を収めた」ことを報告した.化膿は微生物に原因するとの説は,医学に与える功績は莫大なものであると賞賛した.パストゥールはこの手紙を読んで,子供のように小躍りして喜んだ.

J. Lister

ここに,パストゥールを激怒させた大事件が起こった.フランスが世界に誇る大生理学者 Claude Bernard クロード・ベルナールが死亡したのを機会に,友人が集まってベルナールが完成できなかった研究の遺稿を出版した.その遺稿集の中にパストゥールの酵母の発酵を否定する実験の記載があった.パストゥールはこれを見て,パストゥールが同窓として親交を重ね,かつ互に意見交換して学界のために尽くしてきたこの親友が,自分の説に反対する理由など存在するはずがないと考えた.そこで,彼はベルナール自身の手書きの原稿を取り寄せて慎重に調べた結果,それは出版社の書き誤りであることを発見した.それでようやく彼の極度の興奮した感情を鎮めたという.パストゥールは,自分を信じることがいかに強固であったかをみることができる.

パストゥールは,常に自分から実験する人であった.したがって,机上の空論などは彼の眼中にはなかった.パストゥールは大金を投じて板ガラスを買い,移動式温室を造った.これをたずさえて,夫人および助手とともに,アルボアのブドウ園へと急いだ.時はちょうど夏のまっただ中でブドウの房はまだ熟していなかった.パストゥールは,温室とブドウの木を良く消毒し,温室に消毒したブドウの木を植えた.ブドウの成長するのを待って,再びアルボアを訪ねた.温室内のブドウと実験対照的に温室外にあるブドウを収穫し,夫人に汽車でパリまで運ばせて自ら試験を開始した.予期したように,温室内で成長した消毒ブドウは酵母を持たないから発酵しなかったが,温室外で成長したブドウは発酵してブドウ酒を造った.パストゥールは,ブドウを酵母から隔離することで発酵を喰い止められることを実験で証明した.パストゥールが実験において真剣だったのは,この一事でもわかる.こうして,パストゥールは,ベルナール説を完全にたたきつけたのであった.

パストゥールが人類の疾病の研究に向かおうとしたちょうどその時,ドイツの片田舎の開業医 Robert Koch ローベルト・コッホが新しい方法を考え,微生物の純粋人工培養に成功した.これはパストゥールも考えていたが,いまだ成功し得なかったのであった.パストゥールの研究は,こうしてここに一大転換と発展をみるに至ったのである.

(5)

パストゥールは天才的な研究家で,何ごとも深く考え,その真理の珠を捕えなければ止まらず,一寸でも真理の輝きを認めれば,消防自動車が火事場に向かってうなりを立てて走るように,脇目もふらずに突進するのであった.これに反し,コッホは冷静な性格で,着実に実験の階段を踏み堅めて一歩一歩と進むのであった.パストゥールは,性格からどんな小さな事実も見逃すまいと常に努力していたので,彼の頭脳は休む暇がなかった.

パストゥールは,元来化学者であったが,糖発酵の原理をつきとめ,ブドウ酒およびビールの醸造方法を改良して,ブドウ酒の酸敗する原理を確立した.さらにカイコ病の原因とその予防方法を定めた後,微生物による疾病をいかにして予

防し，またいかにして治療すべきかを考えていた．ちょうどこの時期にパストゥールは，血気旺盛な三人の若い助手すなわち，Joubert ジュベール，E. Roux ルーと C. Chamberland シャンベランを得た．

ある日，東部フランスの山奥にいる獣医 Louvier ルービェールが，炭疽病（anthrax）にかかったウシを治すというので，それを見に行った．この獣医の治療法というのは，まず病気のウシの体を手でマッサージして温め，次に皮膚を少し切ってそこにテレビン油を塗り，最後に毛布に酢を浸してウシの体を包むのである．パストゥールは，これを見てルービェールと一緒に実験に取りかかった．4頭の健常なウシに炭疽菌の培養液を注射して発病させ，その2頭はルービェールに治療させ，他の2頭を対照としそのままにした．その結果は，治療をした2頭のうち，Aは快復しBは死んだ．対照のCは助かりDは死んだ．パストゥールは「もし，君がAとCに治療を施したのであれば，大発見をしたところだ」と，ルービェールをからかったという．

パストゥールは，この快復したAとCのウシに，もう一度炭疽菌を注射してみた．注射したその局部にはなんの反応も起こらず，2頭のウシは健康であった．この時，パストゥールは，初めて予防注射のことを思いついた．ウシを極めて軽く病気にさせれば，免疫にすることができると考えた．1878～1880年，彼は炭疽病に対するワクチンを試作して，炭疽病を防ぐ予防注射に成功したのである．

鶏コレラの病原菌は Peronçito ペロンシトが発見した．パストゥールは1880年に鶏コレラの予防法を考えた．ある日，鶏コレラ菌を培養して数週間放置してあった古い培養液をニワトリに注射した．翌日，注射されたニワトリに発病の徴候はあったけれども，その次の日には全く快復しているのを見て，心のなかで「シメタ」と思った．その時はちょうど夏休みで，ルーとシャンベランは旅行に出ていて留守であった．パストゥールは，自分一人で鶏コレラ菌を注射した後快復したニワトリと，健康なニワトリとに致死量の鶏コレラ菌を注射した．夜の明けるのを待って，研究室に飛んで行きニワトリを観察した．ちょうどこの朝，ルーとシャンベランは旅行から帰って来た．彼ら二人がパストゥールより後れて研究室に行ってみると，早く来て見よと呼ぶパストゥールの大声が動物舎から聞こえた．二人が急いで行ってみると，パストゥールが，昨日鶏コレラ菌を注射したニワトリのうち，健康であった未処理のニワトリは死に，その前に古い鶏コレラ菌を注射し，発病後快復したニワトリは健康であった．パストゥールは，このようにして疾病の予防に成功したのである．

この方法は，培養した細菌をもって行うものであるから，E. Jenner ジェンナーの天然痘に対する牛痘ウイルスを用いるワクチンよりも確実で，そのうえ科学的であるとパストゥールは説明した．この時，パストゥールは58歳であった．

当時の学者は，ラテン語やギリシャ語を話して，得意になっていた時代である．パストゥールは，ある日フランス医学院で講演し，集まった聴衆の医学者達に鶏コレラの予防実験の結果を示した．すると青衣を着けた老医学大家達は，ニワトリの実験などを見せつけられたので，軽蔑されたと憤慨した．80歳になる外科医の老大家 Jules Guérin ジュール・ゲランのごときは，パストゥールの不遜な言葉にかっと怒り出し，自分より20歳も若いパストゥール目がけてまさに鉄拳を下そうとした．しかし友人らに制止されたので，乱闘に至らずにようやく納まった．それでも納まらないのはゲラン翁であった．翌日ゲランは，パストゥールに決闘状を送りつけた．ゲランからの決闘状を受け取ったパストゥールは，これをフランス医学院の書記に送って処分させ，一向に取り合わなかった．学問は決闘によって決するべきものでないことを教えたのである．

(6)

パストゥールの指示を受けて，ルーとシャンベランの二人の助手が，炭疽菌の毒力を弱めて，ワクチンの製造に成功したのは1881年である．パストゥールは，これをフランス科学院に報告した．ゲランとの喧嘩以来，彼はフランス医学院に行くのを止めた．この報告を読んだ有力な獣医雑誌の編集長であった Rossignol ロシニョールはフランス農学会において演説して，パストゥールの実験結果が果たして真実であるならば，フランスは炭疽病のために，毎年二千万フランの大金を失っているからパストゥールの研究成果は真に国家への一大福音である．しかし，もしそれが間違いであったら，彼には高言を取り消させなければならないと発言した．

これを聞いたパストゥールは奮然と立って，予防接種実験を大々的に行うことを決心した．パストゥールはルーとシャンベランの二助手を伴い，Pouilly-le-Fort ピュイリールホールの牧場において48頭の綿羊（ヒツジのこと），2頭のヤギおよび数頭のウシに炭疽ワクチンの注射をした．議員，学者，獣医師等および数百人の農民がこの野外大実験を見ようと集まった．パストゥールはビッコをひいて（脳出血快復後のこと），そこに来た．ある者は彼に同情し，またある者は苦笑した．この群集の中にロンドンタイムズの新聞記者 Blowitz ブローピッツもいた．

パストゥールは，用意した家畜の半数に第1回のワクチンを注射した後，見物人に使用したワクチンの説明をした．12日後，再び見物人の前で第2回目のワクチンを注射した．若

い助手 L. Thuillier チュイリエールは，毎日実験家畜の体温を検査する役目をおおせつかったが，幸いにして発熱する動物は見出されなかった．この間にルーとシャンベランの頭には，白髪が増えたという．そのようなこともあり得るであろう．パストゥールは，「この実験に成功すれば祖国の名誉のため，さらには応用医学の最も偉大な発見となる」と固い信念を持っていた．彼の友人の中には「ナポレオンのように偉大な我々の父パストゥール "Napleonic, mon cher Pasteur"」と言って，彼の肩をたたく者もあった．

1881年5月31日，試験家畜にも対照動物にも同じように強毒な炭疽菌の致死量が接種された．さすがにこの夜だけはパストゥールも，一晩中眠りもせず，また夫人のなぐさめの言葉も耳に入らず，独り黙々として試験の結果を気遣いつつ夜を明かしたという．

1881年6月2日は，パストゥールの研究に対する判決の出る日であった．大臣や議員など何百人もの観衆が集まった．ロンドンタイムズのブロービッツ記者も来ていた．午後2時パストゥールは，助手を伴って実験場に現れた．ヒツジの群は1頭ずつ検査されるのであった．ワクチンを注射された24頭の綿羊はすべて普通にはねまわり草を食べていた．それとは対照的にワクチン注射をされなかった同数の綿羊は，皆歩みも弱々しく見るもあわれな状態で，しかも口や鼻より出血する動物さえいた．こうして心配されていた予防注射実験は，大成功に終った．パストゥールをののしり，または彼に反対した人々は，今日は皆口をそろえてパストゥールをほめたたえ，自分の不徳をわびるのであった．

ブロービッツ記者はロンドンタイムズに電報を打ち，「ピュイリールホールの公開実験は，期待を上回る大成功であった」と通信した．この報道はやがて全世界に伝わった．フランス政府は，Légion d'Honeur レジオンドヌール勲章を与えてパストゥールの功績をほめたたえた．

炭疽病ワクチン接種は大規模に計画され，パストゥールの研究室で多量にワクチンを製造した．ルー，シャンベラン，チュイリエールの三人の助手は，これをかついで各地に出張し，数十万頭のヤギや綿羊にワクチンの注射をした．

パストゥールは，さらに狂犬病の研究に没頭しつつあった．そんなある日，予期せぬニュースがパストゥールの耳に入ってきた．それは，ワクチン注射を受けたヤギや綿羊が，炭疽病を発症したとの各地方からの報告であった．報告書は，パストゥールの机上にうず高く積まれる程に多かった．パストゥールは，その原因を追究しようと努力したが解決できなかった．

1882年パストゥールは，スイスのジュネーブで炭疽病ワクチンの講演をした時，会場にいたローベルト・コッホが立って「パストゥールの演説内容について反対意見がある，これは他日雑誌上に報告する」と述べた．果せるかな，コッホのパストゥールに対する反論が，医学雑誌に現れた．「パストゥールのワクチンI号およびII号は，パストゥールが言うようにはマウス，ラットおよびウサギに対する毒性が一致しない．またワクチンには雑菌が入っていた．これは学問上許されることではない」と手厳しく論じていた．パストゥールはこれに答えて「コッホの生まれる20年も前から我が輩は，細菌の培養法および分離法に手を染めている．我が輩のワクチンに雑菌が入っているとコッホより批評されるのは心外である」と弁明した．しかし，パストゥール自身コッホが細菌学の能力に優れていることは認めていた．

フランス国民は，コッホの言動に反抗してかえってパストゥールをより偉大にさせようと，彼をフランス学士院会員に推薦した．ここにフランス人の国民性の本質を学ぶことができる．時の評論家 Ernest Renau エルンスト・ルノーは，「君！真理というものはふざけたもので，捕まえたと思うと逃げ出し，見つけたと思うと姿を消す．あきらめればまた現れ，一生懸命に自分の味方にしようとすればするほど，頑強に抵抗する」とパストゥールに忠告した．この言葉もまた真理なのである．

(7)

パストゥールが狂犬病の研究に着手したのは1882年で，すでに60歳になっていた．おそらく少年時代の彼の脳底に深く刻まれた，農夫が狂犬に襲われた悲惨な出来事が，狂犬病研究の動機となったのであろう．ある日狂犬病に罹っているイヌを研究所に連れてきて，他の健康なイヌを咬みつかせた．ルーとシャンベランは，狂犬に咬まれて狂犬病になったイヌの唾液をウサギやモルモットに注射した．何回かの繰り返し後，パストゥールは「狂犬病の病毒（ウィルスのこと）は神経の中枢に存在するに違いない」との確信を得たとルーに語った．そして，狂犬の脳をウサギの脳に接種させた．ウサギの頭に穴を開け，そこを通して狂犬の脳を接種した．3週間後，病毒を脳に注射されたウサギは麻痺を起こして死んだ．こうして，狂犬病の病毒は人工的には培養できないけれど，ウサギの脳に接種することで保存できることを証明したのである．

パストゥールは，実験の基礎条件を確立し得たので，いよいよ本実験に取りかかった．「ヘコたれるな」と弟子のルーを励まし，狂犬病の病毒をウサギに何百回と繰り返し接種しているうちに，病毒を接種してから発病までの潜伏期間が長くなることを偶然発見した．これは病毒の性質が変化したこ

とによると考え，この病毒をイヌの脳に接種した．病毒は確かに弱まっていることが確認できた．しかし，そのイヌも最後には発病して死亡したことより，完全に無毒になったという訳ではなかった．パストゥールは，病毒を無害にする困難な問題に遭遇したが，研究から一歩も退くことをせず，意志はますます強固となるばかりであった．次にパストゥールはウサギに接種した狂犬病の病毒を，乾燥してみることを試みた．水酸化カリウムを入れたビンにウサギの脳をつるして，1日，2日と乾燥させ，乾燥させた脳をイヌに注射することを続けた．遂に14日間乾燥させた脳は，全く無毒となり注射したイヌは発病しなかった．1日毎に乾燥させた脳をイヌに一つ一つ接種し，3週間から4週間の潜伏期間が過ぎ，発病するか発病しないかを待つのであった．この忍耐力のいる試験に打ち勝った天才パストゥールの根気に，驚かぬ者はいないであろう．

狂犬病の試験にとりかかって，第3年目の終わりになって，初めてウサギの脳への接種法と乾燥法とによって得た弱毒のワクチンを注射した数頭のイヌは，完全に強い免疫となった．これに強毒な狂犬病病毒を接種したが発病しなかった．この証明を得て，初めてパストゥールの努力は酬いられたのである．

この実験期間中にパストゥールの老化が一段と進んだ．パストゥールは実験中に大声を発し，「数年来継続しているのに実験から何の成績も得られず，私は日に日に老いゆくのみである」と，独り言をよく言うようになった．強固な意志と誰よりも強い自信家のパストゥールにこの言葉があり，その実験がいかに困難であったか，また，パストゥールがいかに悩んだかを知ることができる．

パストゥールが狂犬病をワクチンで予防する方法の確立に成功した1884年，夫人は娘に書いた手紙に「あなたの父上は，日も夜も狂犬病のことのみを考えていて，誰とも話しもしなければ，夜も十分に眠りもしない，横になったと思えばすぐ起きあがる．このような生活が私が結婚して以来35年間も続いているのです」と記してあった．夫人の苦労にも，また一雫の涙を誘われる．

ワクチンによる狂犬病予防法をフランスにいるすべてのイヌに実施すれば，狂犬病は姿を消して人への危険がなくなるはずであると，パストゥールは考えた．これを獣医師M. Nocardノカールに相談した．それは不可能です，パリ市内だけでも，イヌの数は10万頭，フランス全国では250万頭もいます．イヌ1頭ずつに14回ものワクチン注射をする人手がありません．もし実施するとしたら幾年かかるか？またワクチンを作るために幾頭のウサギが必要でしょうか，とノカールは質問をした．さすがのパストゥールも，この話を聞いて初めて難しさに気が付き，そうであるならば狂犬に咬まれた人に予防注射を行うこととしよう．この方法ならば実施も簡単であると，ワクチンによる治療法の研究の開始を決心した．そこで，狂犬に咬みつかれたイヌと強い狂犬病毒を注射したイヌとに，14回の予防注射を試みた．ワクチン接種されたイヌはすべて発病をまぬがれ，対照の未接種のイヌはことごとく発病して死んだ．

パストゥールは，先に炭疽病ワクチンで苦い経験をしたので，この狂犬病予防接種法を，まず最初にフランスの最高医学者の専門委員会に提出した．委員会がワクチンの効力を承認したので，ようやくワクチンを人体に応用することになった．その第一号の人体実験者には，パストゥール自身がなろうとまで決心した．しかし偶然にも，Alsassアルザス州のフォン・マイゼンゴット夫人が9歳の自分の子供を抱いて，パストゥール研究所に駆け込んできた．この子供の名前はJosephヨゼフといい，2日前に狂犬に14か所も咬まれたのである．パストゥールは，この子供をVulpianブルパンとGrancherグランシェールの二人の医師にみせた．この二人の医師は，この子供を診断して，確かに狂犬病で死ぬだろうと断定し，パストゥールにワクチン予防注射を勧めた．その瞬間は1885年7月6日の夜で，狂犬病の発症予防の世界で最初の注射が行われたのである．幸いにしてこの子供ヨゼフは，発病しないで助かった．パストゥールの新発見は全ヨーロッパに伝えられ，パリ市ウルム街のパストゥール研究所を目指して西からも東からも，治療を乞う者が引きも切らずに訪れた，という有様が毎日続いた．

ある日，ロシアのSmolenskスモレンスクより19人の農夫が，パリに乗り込んで来た．彼らは19日前に狂犬病のオオカミに咬まれ，そのうち5人は歩けぬほどの重傷を負っていた．彼らの知っているフランス語は，ただ「パストゥール，パストゥール」という言葉のみであった．誰もが彼らが救われるとは考えてもいなかった．パストゥールはすでに手後れなのを知り，ワクチンを朝と夕との2回注射をした．その結果，19人中の3人が発病したのみで，その他の16名はみな健康をとりもどし，元気に故郷へと帰って行った．

Tzarツザールはこれを聞いて聖アンヌダイヤモンド十字架勲章をパストゥールに贈って感謝の意を表し，その上，10万フランの大金を研究所新築の費用にと寄贈した．世界各地より寄贈された金銭を合わせて，パリ市Rue Dutoデュト通りにパストゥール研究所が出来た．これが現在のパストゥール研究所である．

1895年パリ郊外のVilleneuve L'Etaangビルヌブ・レタンの別荘でパストゥールは永眠した．彼は，カソリック信者であったので左手に十字架を握り，右手は静かに夫人の手に載

せ，ルー，シャンベランおよび多数の門下生に取り囲まれて，静かにこの世を去ったのであった．この老偉人を取り巻いた人々の眼には，身代わりとなれぬ悲しさが涙として表れていた．

パストゥール 70 回の誕生祝いが 1892 年 Sorbonne ソルボンヌ大学で催された．この日は，この偉人の人生中で最も記念すべき日であった．世界各国の有名な学者がことごとく参列した．英国のリスターもその出席者の一人であった．多くの学生も集まっていた．大統領に伴われてパストゥールが式場に入った時の光景は，まさに凱旋将軍を迎えるような壮観さであった．近衛兵が進軍の曲を演奏した．パストゥールは立って，短い演説を試みたが，70 歳の老翁の熱烈な音声は，ややもすると絶えようとした．

最後に，彼は学生の一団に向かって，声を張り上げて言った．「わが青年よ，安逸であるなかれ．非難攻撃に会って失望するなかれ．研究室と図書室の静粛な平和に生きよ．そうして，君らまず自分に問え．自分は今までに何をしたか，祖国のために尽すことがあったかと．君は人類の進歩および繁栄のために十分に尽し，無限の幸福を感じるまで励めよ」．彼の愛国的人道的叫びは永遠にフランスの学術と文化に生き続けるであろう．

4．ローベルト・コッホ　　（1843〜1910 年）
Robert Koch

(1)

ローベルト・コッホは，ドイツの Göttingen ゲッチンゲン大学を 1866 年に卒業して医師となった．コッホは，海軍軍医または船医になる希望を学生時代にはもっていた．しかし，大学卒業後，ハンブルグ市の精神病院に臨床医として奉職することになった．この時，すでにパストゥールの名前と優秀さは全ヨーロッパに響きわたり，「病気は微生物によって起こる」との新学説は，若きコッホの耳に絶えず強い刺激として入っていた．この新しい考えは青年医師の熱き血を湧き立たせた．コッホは，パストゥールが言う病気の原因となる微生物を自分でもとらえ，病気との関係を明らかにしたいと熱望するようになった．病原微生物学を研究して，医学界の頂点にある R. Virchow ウイルヒョウ一派の病理学に新しい考えを導入し，古い体質への革命のノロシを揚げたいと夢みていた．

ところが Emma Frantz エンマ・フランツと結婚することになって，彼女の希望を受け入れて田舎で開業医として出発する運命となった．田舎での臨床医の仕事は，もちろんコッホを満足させることはできなかった．パストゥールの病原体原因説を耳にし，またスコットランドの J. Lister リスターがパストゥールの病原説を臨床医学の実地に応用して外科的手術に着々と成功しつつあるとのニュースを聞き，コッホは心をおどらせる日々を送っていた．

コッホは診療時間でも暇をみつけては顕微鏡をのぞいて，微生物の研究を独学で楽しんでいた．このような医者であるから，思わしい収入もなかったのは誰にでも想像できよう．1 日に 10 マルクの収入があった日などは，夫人は大喜びしたといわれている．田舎の数か所を転々として，ついに Wollstein ウォルシュタインという村に落ちついた．第 28 回目の誕生日を迎えた時，夫人は顕微鏡を最愛の夫に誕生祝に贈った．夫人の心尽しがコッホの研究心を満足させたことは想像するに足りる．

ある日コッホは，「開業医はつまらぬ，臨床医学は無能に等しいではないか．ジフテリアに罹って死に瀕した子供を母親が連れて来ても，この病気の原因を知らぬ医師は，治療する方法に迷っている」と憤慨しながら独り言を言った．フランスではパストゥールが，不治の病である結核の原因は微生物によるに相違ない，と宣言した．そこでコッホは，夫人の経済的不満に耳を傾けず，猛烈に細菌の研究に没頭しはじめた．今を去るわずかに 130 年前の 1873 年のことであった．われわれは現代微生物学発展の歴史を顧みて隔世の感を禁じ得ない．

コッホより 150 年前に A. Leeuwenhoek レーウェンフックが観察したように，夫人からの贈物の顕微鏡を使っていろいろな物について検査した．当時，炭疽病（anthrax）はヨーロッパにおいて農家の大敵で，ヤギ，ヒツジが炭疽病のために年間に数万頭も死亡した．そこでコッホは，炭疽病で死んだ動物の死体から血液を採り，標本を作製して顕微鏡で観察した．長い糸状のものが明らかに見えた．この物体は，ときには短くときには長く，成長するようにみえた．しかし，運動しないために生き物と判断することができなかった．この糸状体はフランスの C. J. Davaine ダーバインや M. Rayer レイエーが発見した生き物と考え，さらに炭疽病の原因体であろうと想像した．しかし，生き物であるとの証明がなかったため，独りパストゥールが信じたのみで，世界の人々はこれを全然認めなかったのである．

この微小体が生物であるということを証明する方法はない

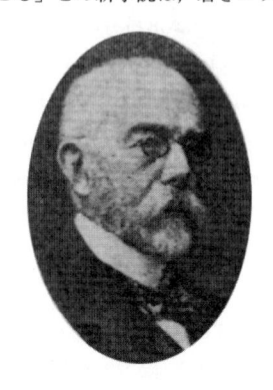

R. Koch

か，いかにこれを証明できるか，コッホは日夜苦心したのであった．コッホは，ヤギやヒツジを買って実験する資金がない．またこれらの動物を買い得たとしても，飼うべき部屋もない．そこで彼は小さなマウスを買って，実験を試みたのであった．実験ができないと決して落胆してはいけない，窮すれば通ずるの理で，一度決心したらどこまでも突進すべきである．

コッホは炭疽病に罹ったヤギの血液を注射器に吸い取り，マウスに注射してみた．翌日このマウスは，病気らしい症状を呈した．そこでマウスの尾の先端を少し切って血液を採り，顕微鏡で観察したらそこに例の桿状体がいることを発見した．この実験でコッホは，この小さな桿状体は増殖するので生き物であると確信するに至った．しかし，それが生き物であることをより具体的に証明するためには，マウスの体外でこれを証明する方法がないか？これがコッホの解決すべき重大問題となった．コッホは夕食後，夫人に「オヤスミナサイ Gute Nacht」と言い，2階の小さな研究室で一夜を明かしたことが何度もあった．このようにコッホが患者をあまりみないで，研究室に閉じこもることを夫人は恨んでいた．

コッホは，パストゥールの発酵スープを思い出して，スープを培養液とし，これに死んだマウスの脾臓の小片を入れた．冬の寒い夜，室内に放置しては温度が低いと考え，手製の保温器を造って，石油ランプでこれを温めるような工夫をした．しかし，努力したこの培養も雑菌の混入によって失敗に終った．そこで次にコッホは，ウシの眼の前房水を採って懸滴法を考え，これに試験マウスの血液を混ぜてみた．コッホの熱心な研究は，こうして炭疽菌の発育することおよび菌体内に抵抗力の強い芽胞が形成されることを発見したのである．

このようしてパストゥールが想像したように，病気の原因は微生物であることがコッホによって証明されたのである．コッホは続いて，懸滴標本で炭疽菌は芽胞を形成し，この芽胞は再び細菌体に成育することを知った．ここに，初めて炭疽の家畜に伝染する経路が，ほぼ想像できるようになった．

(2)

コッホはドイツの片田舎の2階家，それもわずか20坪足らずの研究室でなし遂げた大発見を学界に発表しようと，ウォルシュタインの森を後にして旅立った．それは，1876年，コッホが34歳の時であった．血液の染色標本やマウスを携えてBreslau ブレスラウ大学に行き，老教授 F. Cohn コーンを訪ねた．教授は常にコッホの研究を賞讃し，コッホもまた自分の研究の模様を常にコーン教授に報告していたのである．コーン教授は，青年学士コッホが教授連中を驚かす光景を胸に描きつつ，知名の学者を招待した．コッホの研究報告を皆で聴こうと待ち構えていた．

コッホは，有名な学者や教授の前では何の講義もせず，ただ携えてきたスライドガラスを拭き，血液の染色標本を作って顕微鏡で見せ，また同時にマウスの血液を別な健康なマウスのシッポに接種した．そのマウスが死ぬのを待って解剖し，また血液標本を見せ，3日にわたってこのような実験を示した．大学者達はみなア然として，コッホの手品のような実験を視るばかりであった．当時病理学の新進の教授であったJ. Cohnheim コーンハイムは，コッホの実験をみて大変に驚いた．自分の研究室に走って行き，若い助手達に向って，「急いでコッホの実験を見よ」と叫んだ．助手達は「コッホとは何者ですか，未だかってコッホの名を聞いたことがない．コッホなどという名前は大学教授の中にはいない筈だ」と質問した．コーンハイムは「そんなことは無益な問答，早く行って見よ，実に驚くべき一大発見である」と叫んだ．助手達はあわただしく実験室へと走って行った．のちのP. Ehrlich エールリッヒも，その助手達の中にいたのである．

パストゥールは「伝染病をこの世から人の力によって，消滅させることができる」と叫んだが，わずかその7年後にコッホの大発見が現れたのである．コーンとコーンハイムの両教授は，コッホの研究を完成させて，ドイツ帝国の名誉としようと尽力したのである．そのお陰でコッホは，家財をまとめてブレスラウ市に移り，市の医者となり月75円の手当を貰えるようになった．しかし，コッホ診療所の玄関にはクモの巣が張り，患者の訪れることもなかった．それでやむなくまたウォルシュタインの古巣に帰り，1878年から1880年の3年間再び狭い研究室に閉じこもって，顕微鏡をのぞいていた．

コーンとコーンハイムの尽力により1880年にコッホは，ベルリン市の衛生局の技師に招聘され，L. Löffler レフレルとG. Gaffky ガフキーという優秀な二人の助手を得た．ここで初めてコッホは，自分の思うがままに研究することの自由を与えられたのである．

ある日コッホは，半煮えのまま放置してあったジャガイモ (Kartoffel) の割れ目に，あるものは赤く，あるものは白い小さな円形のものが発生しているのを偶然に見つけた．不思議に思いつつ，試しに白金線をもって赤と白の円形のものを採り，スライド上で標本を制作して顕微鏡で調べた．それは驚くなかれ正しく細菌の群れであった．その赤いものは丸く，白いものは桿状であった．このジャガイモの表面に発生したものは，その一つが同一種の細菌，すなわち，その各々は純培養であるとコッホは直感した．肉汁のみを今までは用いたので各種の細菌が混在していたが，今はジャガイモを用いる

ことで細菌を純粋に培養することができた．コッホは直ちに助手であるレフレルとガフキーの2軍医を呼んで，この新大発見の成功の像をみせた．

(3)

コッホは，慎重に研究を重ねその成績を確信しないうちは，自分の実験とその成績を他人にしゃべることはなかった．ある日コッホは，当時医学界の皇帝と呼ばれていたウイルヒョウを訪ね，「私は，細菌を純粋に培養（Reinkultur）することができるようになりました」と実験成果を話した．しかし，この老学者は若いコッホを鼻先であしらい，まじめに話しを聞かなかった．コッホは大学者が相手にしてくれなかったことに怒りもせず研究室に立ち帰り，結核の研究に今迄以上に熱中した．大学者に鼻先であしらわれたことが，コッホを偉大な科学者にさせた出発点である．

結核は人から人へ伝染する．したがって，微生物によって起こる病気だろうとの想像は，当時の学者も抱いていた．フランスのJ. A. Villeminビルマンは，ヒトの結核を動物に伝染させる方法を考えた．さらにブレスラウのコーンハイムは，結核患者の肺を取り出しその小片をウサギの眼の前房水に植えつけ，結核特有の外見病変が生じるのを眺めた．コッホは，これらの考えや実験から，結核の病原菌発見のヒントが得られるものと考えた．

結核で死んだ一労働者の死体から肺を手に入れ，コッホは独り研究室に閉じこもって，この検体を用いて研究に熱中した．それから数日後，結核の肺をメチレンブルー染色溶液に浸して染色してみた．その結果は驚くべきことに，結核菌が青く染まっているのを発見した．この日以来，コッホの結核研究熱はますます高まり，その原因菌の培養に猛進していった．コッホは血清を加熱して固めた固形培地を考え出し，これを用いて結核菌を発育させることについに成功した．そして，結核の患者や死体より，またウシやモルモットから培養した結核菌の培養したものを43株もっていたという．その熱心さには，実に驚くべきである．

1883年3月24日は，細菌学勃興の記念すべき日であった．ベルリン大学で生理学会が開かれ，この日，コッホは結核菌について発表した．医学界の大家ウイルヒョウを先頭に多くの学者が狭い会場に集まった．エールリッヒも会場にいた．コッホは，研究結果の講演と図説を終えて，討論を待ち受けた．一人の討論者も質問者も出てこなかった．聴衆の目は期せずして皆ウイルヒョウに注がれた．いつも難問を投げかけ討論が好きな老翁ウイルヒョウは，このときばかりは一言も発せず独り会場より消えた．会場となった衛生学教室には記念の額が揚げられてある．

コッホの大発見は，その日の夕方のうちにアメリカ・ニューヨークに達し，次いで全世界に衝撃を与えた．その後世界の学者は，この大発見の話を聞こうとしてベルリン大学に大波のように押し寄せた．不治の病である結核の原因菌である結核菌を試験管内に封じ込め得たということは，まさに驚天動地の出来事であった．

(4)

1883年には，インドよりヨーロッパにコレラが侵入し，全ヨーロッパを脅かしていた．ここに，パストゥールとコッホ，すなわちフランスとドイツとの激しい競争を引き起こした．この二大科学者は，国家の名誉のために，コレラの病原菌を発見しようと争ったのである．しかし，この時パストゥールは，狂犬病の研究に多忙であったので，助手のルーとチュイリエールとをエジプトに派遣した．コッホは自らが現地に入り，ガフキーと共に寝食を忘れて，研究に従事したのである．研究の半ばにしてチュイリエールは不幸にもコレラに感染して倒れた．コッホとガフキーはこの訃報を聞き，すぐに現場のルー博士を訪問し，親しく弔辞を述べ，葬儀の手伝いをもしたという．敵味方共に今は礼を尽して犠牲者を弔ったのであった．やがてコッホは，ベルリンへの帰途についた．その荷物の中には，新しい獲物コレラ菌が入っていた．コッホは内務大臣に報告して言った．「私は一種のコンマ状の桿菌を，コレラ患者の糞便中から発見した．しかし，これを病原菌と断定し得るには至ってないから，さらにインドに出向いてこの研究を続行したい」と願い出た．

コッホはインド・カルカッタへと急いだ．ここでコッホは，コレラによる死者40体を検査して，すべての死体にコンマ状の桿菌を証明した．カルカッタでの研究でコレラの病原菌を発見した．コッホがこの大発見の成果を携えて故国ドイツに帰った時，ドイツ皇帝はKrone mit Stern（戴冠星章）を与えてその功績を賞した．しかし，コッホは勲章を皇帝より授与された時，「私は，ただ可能な限りの努力をしたのみ，そして医学の林に見落されていた黄金を偶然に探し当てただけで，この発見の功績は真の幸運に過ぎない」と謙遜したという．学者の態度は，常にこうありたいものだ．

コッホは，医学者を集めてこう述べた．「コレラはけっして自然に発生するものではない．コンマ菌を飲まぬかぎり，健康な人間は決してコレラに侵されない（Man Leidet nie an Cholera, ohne Kommabacillien getrunken zu haben）」．Münchenミュンヘンの衛生学の老大家M. Pettenkoferペッテンコッファーは，コッホのコンマ菌原因説に猛烈に反対し，コ

ッホからそのコンマ菌の培養を取り寄せてこれを飲んでしまった．こんなコンマ細菌などで，コレラが発症するものではないとコッホを攻撃した．ペッテンコッファーは，環境素因（Disposition）に重きを置き，コッホは単に病原菌のみを考えていた．ペッテンコッファー自身の無謀な試験は，死の瀬戸際よりちょっとばかりのところに，ぶらぶらと歩きまわっていたのだ．何となれば，研究室において誤ってコレラ菌を飲んで死んだ実験者が，その後少なからずいたからである．

コッホの門下が伝染病の病原菌発見に力を注いでいる間に，コッホはツベルクリンを作出し，またその改良に苦心していた．専心一意，結核の治療の研究に従事していた．

晩年，社交界より遠ざかり，第二夫人とともにアフリカのウガンダ地方の探険に行き，その予防および撲滅法を考え続けた．明治41年（1908年）日本に北里柴三郎を訪問し，王者の歓迎を受けた．その後間もなく1910年に心臓病にてこの世を去った．葉巻タバコ中毒がその原因をなしたといわれる．

5. 浅川　範彦 （慶応元年～明治40年・1865～1907年）

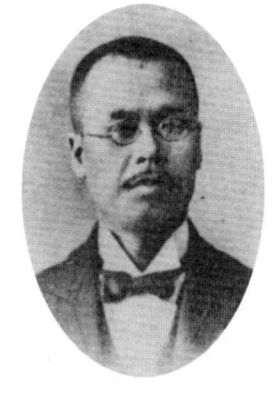

(1)

浅川範彦は，慶応元年（1865年）土佐藩の武士の家系に生まれた．高知県立医学校で医学を学び，卒業後地元で開業した．明治27年29歳になったとき，細菌学を専門に勉強したいと志を立て，北里柴三郎博士の門をたたき弟子にして貰った．伝染病研究所創設にあたっては北里博士を助けて大いに努力し，その基礎造りを手伝った．明治34年（1901年），36歳にして医学博士の学位を授与された．当時学閥に属さずにこの名誉を授けられたのは，異例なことであった．

浅川は鋭い観察力をもって，他人の業績を批判し，熱心な勉強と周到な用意とをもって研究に従事した．その考察力が極めて優れていたので，当時日本の細菌学界において重要な立場にあった．明治29年（1896年），浅川はツベルクリンをモデルとして丹毒菌の培養したものを用いて早くも丹毒の治療を試み，浅川丹毒治療法と称した．またビダールWidal反応が報告されるや，直ちにこれを臨床に広く応用される方法を考えた．チフス菌を食塩水に浮遊させ，これに0.5%ホルマリンを加えて腐敗を防ぎ，ホルマリンはチフス菌の被凝集性に何らの悪影響を与えないことを確認した後，いわゆる浅川診断液なるものを製造した（明治33年，1900年）．これにはビダールも，鼻をあかされ大変に驚いた．何となれば，ヨーロッパではその後2・3年経ってやっとホルマリン加菌液を実地に用いだしたからである．

浅川が理論的研究に卓越した考察力をもっていたことは，彼の破傷風毒素の研究からうかがい知ることができる．ニワトリが破傷風毒素に対して先天性免疫であることに大変に興味を感じ，その原理を明らかにしようと考えた．浅川がこの研究にて，一歩一歩実験を重ねつつ原理を追究してゆく正確な推理論方法は，学会にあっても彼の独壇場であった．ある人は，この研究を評して探偵的研究と言った．

当時，わが国における免疫学に関する知識では，浅川は第一人者であった．彼は，研究室内においては極めて真剣に物事に対処したが，一歩世間に足を踏み出せば円転滑脱世を達観し，その言語行動には明るく伸びやかな気風が現れていた．晩年，僧衣を着けて記念写真を撮り，これを知人友人に贈ったごときは，浅川の人間性の半面を示すものである．浅川は明治40年の早春にわかに42歳の若さで世を去った．北里柴三郎博士が，浅川の死を非常に惜しみ悲しんだ様子がうかがわれる．

(2)

浅川が研究において最も心血を注いだのは，破傷風が産生する毒素の作用であった．この毒素が神経中枢を侵すことを確かめた後，ウサギ脳の硬膜下に毒素を注射し，脳に対する作用を検討した．その結果は，他の接種法で観察されるような普通の破傷風特有な症状を呈することなく，あたかもてんかん様の痙攣発作を反復して死ぬ．モルモットでは速やかに全身症状を呈するので，そのてんかん発作を認めることができないと記載した．浅川は，ウサギにおいていわゆる脳破傷風を証明したのであった．

浅川の研究は，破傷風病論において大成した．「破傷風とは破傷風菌が産生した毒素が血中に移行し，神経中枢を侵すことによって発する毒素による中毒症である」と破傷風発症原理を定義した．さらに進んで，当該毒素が神経を侵す作用原理を追究して，次の結論に達した．いわく，「破傷風毒素が神経中枢を好んで侵すのは，神経細胞中に当該毒素と結合する一種の成分を保有することにある．別な表現をすれば，神経細胞内に存在するこのX成分は，破傷風毒素（T）と結合し，さらに細胞内に入って（T + X）となる新結合物をつくる．この（T + X）化学物が形成されるために，神経細胞

は生活上必要なX成分を失う．加えて，(T + X) となる異常成分が存在するために，神経細胞の生活状態が一変する．

「これがすなわち疾病症状を発する原基にして破傷風毒素中毒の真相である．そうして，破傷風病が神経以外の臓器に病的変化を引き起こさないのは，このX成分が存在しないことによる．私は，破傷風毒素と特異的な親和力をもつこのX成分を破傷風病の発病原基と考える．この考えは，ただ私の説くところのみならず，エールリッヒもまた同一想像を抱いて神経細胞中に破傷風毒素と結合する側鎖の存在を述べ，これをレセプターと名付けた」（細菌学雑誌，明治30年1897年）．このように，浅川は実験によってエールリッヒの側鎖説に有力な証明を与え，東西相呼応して，破傷風に関する免疫学説を建てた観がある．浅川はさらに進んで，次の説をつくった．「神経中枢に存在するX成分の脳および脊髄における含有量を比較すると，脳は脊髄に比べはるかに大量に含有し，モルモットのごときはその脳中には脊髄より，およそ6倍も存在する．そうならば破傷風病は主としてその発病原基が豊かに存在する脳が侵害を蒙るべきなのにその侵害は少なく，主として脊髄の症状を呈する理由はどうしてなのだろうか．私が想うに，脊髄細胞において1Xを消費した時は，脳細胞中にては6X中のただ1Xを消失した時である．したがって，脳においてはなお5Xが残存する．ゆえに，脳細胞の損害は僅微で脳の機能を失うことはない」．浅川の考察は，精緻にして，かつ少しも反対する余地を残さなかったところに，学識の深さを視ることができる．そうして，発病原理と免疫学とにおける考察は，エールリッヒ先生の考えと同じで，明らかに認め得るところである．こうして，浅川は，医学史に大きな足跡を遺した．

6．アルモス・エドワード・ライト （1861～1947年）

Almorth Edward Wright

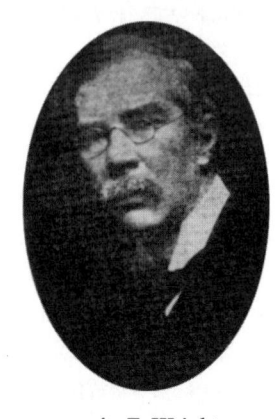

A. E. Wright

アルモス・エドワード・ライトは，1861年にアイルランドで生まれた．ライプツィヒ大学，ストラースブルグ大学，マールブルグ大学で勉学した．ケンブリッジ大学の助手を振り出しに，ついにはロンドン大学の教授となり，Sirの名誉称号を授けられた．ライトは大きな体格の持ち主なのだが，大きな手と太い指とを器用に用いて，オプソニンopsoninの研究をしていた姿をフランクフルトのエールリッヒ研究所で見て，私は感心したことを記憶している．

7．エリー・メチニコフ （1845～1916年）

Elie Metschnikoff

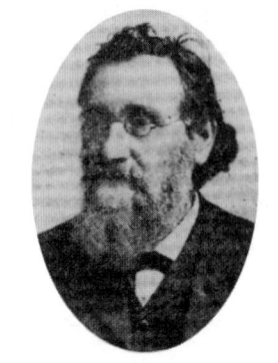

E. Metschnikoff

(1)

エリー・メチニコフは，1845年5月16日，南ロシアのカーコッフの近村Odessaオデッサに生まれた．20歳になったとき研究者になろうとの志を立てた．Kharkoffカーコッフ大学に入り自然科学を学び，4年間の必須課程を2年間で終了した．カーコッフ大学時代のメチニコフは，教授より顕微鏡を借りて，一つの論文を書いてしまうほど研究に熱心であった．学生としてのメチニコフは，無信仰者で"God-Is-Not"とあだ名されていた．卒業の時は首席で金牌を授与され，彼は鼻を高くした．その後，メチニコフの名誉心はますます高潮し，多くの論文を書いて学術雑誌に投書した．しかし，世間がこの青年の存在を認めないのに憤慨し，「われ，もし，カタツムリならば，殻の内に隠れよう」とまで嘆いたという．メチニコフは海洋動物を研究しようと考えたが，ロシアには指導のできる教授がいないため，Gießenギーセン大学とGöttingenゲッチンゲン大学に行った（原文ではWürzburgビュルツブルグ大学）．しかし，学費に困りロシアに帰った．ついに自殺しようと決心した時，Darwinダーウィンの『種の起源』を読み，奮然として立ち「自分は学術的な宗教を得た」と叫んだという．

こうして，メチニコフは再びロシアを飛び出して，ドイツやイタリアに行った．メチニコフは，コッホやレーウェンフックのように沈思考究型の性格ではなく，夢を追って走り廻る型の人であった．そうして，「病毒（ウイルス）に対する人体の抵抗」を説明しようとしたのである．23歳の時ルドミラ・フェオドローヴィチと結婚したが，彼女は肺結核をわずらいメチニコフの熱心な看護も効なく死去した．愛妻ルドミラの苦痛を去らせようとしてモルヒネを多用し，いつか彼自身も苦痛から逃れるためにモルヒネを試みた．メチニコフは淋しく何度かモルヒネを飲んで自殺しようとした．けれども，致死量に達しなかったので幸いに命を保つことができた．彼

は，「ああ，何のために生き永らえようか」とため息をついた時，ガス灯の光に集って来る羽虫のはかない命を眺めて，「適者存栄 survival of the fittest」の原則を研究しようと決心した．その後，オデッサ大学の教授に任命され，ルドミラの死後2年にて15歳の少女オルガと結婚した．メチニコフは初めて温い家庭を味わい，性格もまた別人のように楽天的になったという．

1882年アレキサンダー2世暗殺後の反動政府に嫌気を感じ，オデッサ大学を退職した．1883年パストゥールとコッホの細菌発見に関する噂を聞きながら，メチニコフは新夫人オルガと一緒にイタリアのSicilyシチリア島に行き，海洋動物の研究を続けた．海水を採って単細胞の原生動物を顕微鏡下にながめ，カルミンの細粉を原生動物が体内に摂取する様子を見て興味が一時に湧き出した．このような細胞は病原菌をも摂取するから，これぞ生体防御の本体であろう．「今，偶然にも私は病理学者となった "I suddenly become a pathologist."」と叫んだ．有名な細菌の食菌作用の発見がこのときでき上がった．メチニコフは翌朝家を飛び出し，Messinaメッシナで会合していた有名な教授達に自分の発見を説明した．当時，医学会の法王と称せられたウイルヒョウ（病理学者）翁もこの説を賞賛したので，今度は一瞬にしてメチニコフは細菌学者となった．メチニコフはウイーンに行き動物学者クラウス教授に自分の学説を話し，このような摂取能のある細胞を何んと名付けるべきかと相談した．クラウス教授は字書を引いてギリシャ語を探し，「phagocyte 捕喰細胞」と命名した．ウイーンよりオデッサに帰り，オデッサ大学で「生体の防御能」と題した講演を試み，炎症論および免疫学に新しい道を開いた．

ここにメチニコフの運命を開くべき大事件が起こった．1886年ロシアの百姓が狂犬に咬まれたのでパリのパストゥール研究所に行き，パストゥールより予防接種を受けて救われた（パストゥールの項参照）．オデッサの住民は，これを神に感謝しオデッサ市にパストゥール研究所を設立し，メチニコフをその初代所長に任命した．この瞬間のみ人々は，メチニコフがユダヤ人であることを忘れたのである．彼は所長の職に就き，「私は学説家で，実地家でない．ワクチンの製造には，他に誰かを選定されたい」と言い出した．そこで，ガマレア博士が実地を習得すべくパリに派遣されることになった．

こうして，オデッサのパストゥール研究所において，炭疽病および狂犬病のワクチンの製造を始めたが，ガマレアを初めとする助手達の技術が未熟なため，成果は期待通りには上がらなかった．そのため種々の非難が起こった．さては，メチニコフの人身攻撃まで出て，「彼は医師にあらず，動物学者である．予防医学について知るはずがない」と，罵倒する者さえ出た．1888年，ついにメチニコフは研究の安全地を求めパリに行き，パストゥールを訪問した．

医学界の先覚者であるパストゥールは，メチニコフの説明を聴き，「私も食細胞と病原体との関係に興味をもっている．君は正しい」と言って同情を表した．パストゥールは，メチニコフのために研究室を開放して優遇した．そのときに，オルガの父が死んで相当の財産を遺した．メチニコフは，オデッサに急ぎ帰り，家財を整理しその途中にベルリンでコッホを訪問した．しかし，コッホに冷遇されてパリに帰って来た．夫人オルガは絵を好んだが，今はその夫のために動物を捕え，あるいは試験管を洗って研究を助ける助手となった．

ドイツとオーストリアの学者は，一斉に食菌説に反対した．J. Baumgarten バウムガルテンのごときは，毎年雑誌に食細胞の攻撃を書いた．E. Behring ベーリングも，その急先鋒となって，ラットの血清は炭疽菌を殺すが，食菌作用とはなんら関係はないと論じた．輝きの日がついにきた．メチニコフは一大著書を発行して，食細胞について詳しく述べた．20年前には「生を罪」と考え，幾度か自らその生命を断とうとしたメチニコフは，今はパリの郊外にいて近所の子どもより「おじいちゃん，クリスマスおめでとう」と，声をかけられるのを楽しむようになった．

思想の変化は，その環境よりくることが多い．メチニコフは友達に対して極めて親切で，病気に罹る者があると，夫婦で肉親も及ばぬほどに世話をした．「世話好きメチニコフ」とさえ呼ばれたほど人情味に厚かった．

(2)

老衰を防ぐにはどうするか，老衰の原因は何か，これがメチニコフの注目した問題であった．老衰の原因は，動脈の硬化である．動脈硬化の原因は，アルコールでありまた梅毒である，というのが彼の説明であった．この時，メチニコフは5,000フランの賞金を得，E. Roux ルーは賞金1,000,000フランを得た．その他にメチニコフはロシアの富豪より30,000フランを贈られた．そこでメチニコフは，ルーと相談して，これらの賞金全部を梅毒の原因と動脈硬化予防の研究とに提供することにした．ルーとメチニコフは梅毒患者より病毒をとり，それをチンパンジーに接種して梅毒をうつすことに成功した．メチニコフは，チンパンジーの耳に病毒を接種した後，24時間経ってその耳を切断したら，チンパンジーは健全であったのをみて，彼は梅毒の病毒は一定時間その感染局部に存在することを確認した．この時，Maisonneuve メイソンヌーブという勇敢な学生が進んで自ら試験台を申し出たので，メ

チニコフは新鮮な病毒を採りこれをこの学生の耳に接種した．対照としてチンパンジーにも接種した．学生には1時間経ってカロメル Calomel 軟膏を塗擦した．この学生はその後何ら病症を呈さなかったが，対照のチンパンジーは梅毒の病症を示した．

こうして，メチニコフはカロメル軟膏の塗擦は梅毒の予防に効果があることを，チンパンジーや人体を用いて立証した．この実験が公にされた時，一部の人々は，人体を用いた実験は反道徳的・反人道的問題だとしてメチニコフを攻撃した．メチニコフは梅毒の伝播を予防しようとする研究を攻撃することこそ，反道徳的問題ではないのかと反論した．

次にメチニコフは，第二の問題の解決に向かった．動脈の硬化は自家中毒による，腸内の細菌が産出する毒素は自家中毒の原因である．人は大腸を切り取っても生活することができる．大腸はこのような細菌の宿るところである，という意見であった．これにも，たちまち反対論が起こった．ゾウのように巨大な大腸をもっている動物も長寿である，人類は大腸があっても地球上で最長命を保った生物の一つであるという反論であった．メチニコフは，ブルガリアの住民には100歳以上の長寿者の多いことと，この土地ではブルガリア菌のヨーグルトを常用することを聞いて，これこそ大腸内細菌の繁殖を防ぎ，自家中毒を防ぐ原因であると信じた．そこでヨーグルトを奨励し，会社をつくってこれを売り出した．メチニコフ自身も，またこのヨーグルトを毎日大量に飲用した．そうして，71歳まで長生きした．ブルガリア菌によるヨーグルトは伝統的に今日各国でも，またわが国でも広く販売されている．

編集者追記（メチニコフの名前について）：

不思議なことにメチニコフのローマ綴りによる名前は，本によって様々である．冒頭に載せた写真にあるメチニコフ自身のサインは，Elias Metschnikoff とあり，Elie ではない（サインは割合）．しかし，多くの書籍およびノーベル賞受賞者一覧には，Elie Metchnikoff とあって，Elias ではない．1884年に発表された "Daphna の出芽菌病について…"のノーベル賞受賞論文（独文）は Elias Metschnikoff と明記されている（Milestones in Microbiology, T. Brock 編，ASM 刊，1975年）．1891年，パストゥール研究所研究部長メチニコフの名によって行った「炎症論」の連続講演の原稿が1892年にフランス語で発行されているが，この本の扉には，Elie Metchnikoff と印刷されている．1920年メチニコフ夫人 Olga Metchnikoff は，「Vie d'Elie Metchnikoff（メチニコフの生涯：宮下義信訳，岩波新書，昭和14年）」という伝記を仏文で書いているが，その文中で"……一家のうちで一番年下のイリヤ（エリー）は，……"（同上，11頁）と記している．加藤勝治編，医学英和大辞典，南山堂，第10版によると，"Ilya Ilyich Metchnikoff" と記載されている．

ユダヤ系ロシア人であるメチニコフは，ヨーロッパで大活躍をした．そこで彼自身が，独文では Ilya を Elias にし，Metschnikoff と s を入れて書き，仏文では Elie Metchnikoff と s を入れずに書いたのではなかろうか．とすると，どの綴りが正しくどれが間違いということはないように思われる．

8. アロイ・ポレンダー　　（1800～1879年）
Aloys Pollender

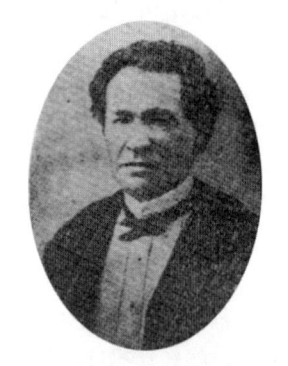

アロイ・ポレンダーは，ドイツの Bonn ボン大学で医学を学び，卒業後，Wipperfürth ワイパーフェルズで開業した．独身生活を守り，乗馬や読書，音楽を楽しむのが趣味であった．患者からは尊敬を受けて，治療を乞うものが甚だ多かった．しかし，薬価の請求を忘れるくらい淡白な性格であった．したがって，生活はあまり富有でなかった．ポレンダーは植物学にも造詣が深かった．しかし，ポレンダーの最も努力したのは，伝染病の研究であった．1841年の秋，ポレンダーは，背に大きな丘状のコブ（Karbunkel）ができている患者を診察した．この患者から，炭疽病に罹って死んだ小牛の皮を裸で背負ったためにコブができたと聞いた．またウシが炭疽病に罹り次から次へと伝染し死亡することの事実を視た．その時ポレンダーの頭には，殖える物体による病気の考えがひらめいた．当時の学者は，このような疾病を天からの罰，悪気または悪魔（Giftgas, miasma）によるものと簡単に片付けていたのである．

1849年，炭疽病で死んだウシの死体を入手して，ポレンダーは病気の原因究明の研究を開始した．ポレンダーはウイーンの Simon Plössl シモン・プロシィー社製世界最高級の顕微鏡を買い入れ，それを使ってウシの血液を検査した．その結果，病気の原因は血液の中に存在する小桿状体であるとの確信を得た．

1870年，コペンハーゲンの博物学者で医師でもある Otto Friedrich Müller オットー・フリードリッヒ・ミューラーが名付けた「ビブリオ桿菌」というのは，「運動する」という言葉から，運動性の細菌の意味である．その後，細菌学者は，

運動の活発な細菌をビブリオと発音していたが，ビブリオに桿菌の名を付けたのはポレンダーであるといわれている．

さらにポレンダーは，この病原体の化学的な研究を行った．いわく，当該小桿状体は，酢酸，塩化水素，塩酸，硫酸，苛性カリでは殺されず，わずか硝酸で溶解される．また，ヨード液にて淡黄色に染まる．これらの化学的性状より，ポレンダーは当該小体が動物体ではなく，すなわち，たん白質から出来ているものではなく，植物性のものであると明言した．今日の細菌の性状の概略を示したのである．

1862年のある日，Franz Müller フランツ・ミューラーが，ポレンダーの発見したものは生き物ではなく，おそらく，疾病の結果体内に生じた結晶体であろうと評した（この説はウイルヒョウ翁も賛成していたらしい）．ポレンダーは，それ以前に，「私の見た小体は結晶体ではなく殖える小桿状体である」と明確に言っていた．ポレンダーの物事を見抜く鋭い眼には，敬服すべきである．

ポレンダーの発見とは無関係に Friedlich A. Brauell フリードリッヒ・ブロウエル（1856年）と Onésime Delafond オネシム・デラホン（1856年）と Casimir J. Davaine カシミール・ダーバイン（1863年）の3人も，炭疽病牛の脾臓や血液に桿状体を見ていた．しかし，彼等はそれが生き物であり，また病気の原因体であるとは考えてなく，その意義も明らかにしなかった．したがって，炭疽菌発見の名誉はポレンダーの専有になったのは当然のことである．今日の細菌学の基礎を開いたのはポレンダーで，その礎石の上に壮大な建築をなしたのはローベルト・コッホであるとの評があるゆえんである．

ポレンダーの家庭生活についてはエピソードがある．60歳の時，老人には珍しく粋な姿で馬に乗って患者の家を廻ったものである．70歳に近い時になって，村内に美人でうたわれた42歳の一女工と結婚した．しかし世間の噂を苦にしてついに新郎新婦は手を取り携えて Düsseldorf デュッセルドルフ市に移り，1869年には Brüssel ブリュッセルに移転して結婚式を挙げた．その後にまた郷都 Barmen バルメン村に帰って来て，開業する運命となった．しかし，高齢は最早医療活動を許さない状況で，窮乏のうちに1879年79歳で永眠した．彼の死後，その妻と一子とは，ブリュッセルの妹の家に寄食することになった．しかし，ポレンダーの研究の記念碑は1929年に，ワイパーフェルズの彼の住んでいた家に建てられ，「アロイ・ポレンダー博士（1800～1879年）は，1849年にこの家において炭疽菌を発見した」と刻まれて，彼の功績は永遠に伝えられている．

9．カシミール・ジョセフ・ダーバイン（1812～1882年）
Casimir Joseph Davaine

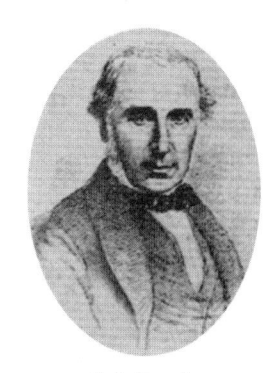

C. J. Davaine

カシミール・ダーバインは，1812年フランスに生まれた．初めパリで開業し，そのおだやかな態度と親切な真情とは，患者の信頼を得た．ダーバインは，余暇を盗み，または睡眠をも惜しんで，人体，動物および植物の寄生虫の研究に従事した．1850年，パリのRayers ライエル研究所において，炭疽病で死んだヤギの脾や，血液内に細長い小体を見た．初めはこれを原虫の類だろうと考えた．この発見は，A. Pollender ポレンダーの発見に後れること9か月であった．ダーバインはこの小体を見て，試みに，脾や血液を採ってウサギやモルモットに接種した．彼の小さな研究室には，この実験動物を置くべき場所もなく，友達の家の床下を借りて飼養したのであった．ダーバインは，1863年に至り，初めてその研究を発表した．さらに1866年，この小体は炭疽病の病原体なのだろう，と考え実験を進めた．すなわち，この小体の存在する血液を動物に接種すれば動物は死ぬが，この小体を証明することのできない血液では何らの症状も起こさなかった．また，この小体をもっている血液を，例えば，百万倍に希釈しても，なおかつ，動物が感染することからこの小体の1個ないし数個が動物を殺し得たのである．これらの事実は，みな，彼の説を立証するものである．彼は，また人体の炭疽病膿汁中にも当該小体を証明した．その他，ダーバインには生理学，寄生虫などに関する多数の研究および発見があって，種々の賞牌および賞金を授けられ，また，フランス皇帝の侍医を拝命した．ダーバインは腹部の悪性腫瘍を病み1882年に歿した．

10. 北里　柴三郎　(嘉永5年～昭和6年，1853～1931年)

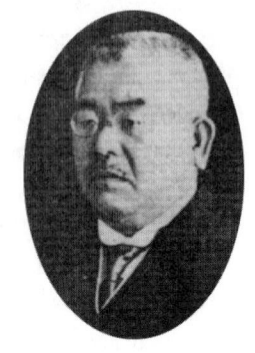

(1)

北里柴三郎

ペルーの黒船艦隊が開国を迫ってきた嘉永5年（1853年），熊本県阿蘇郡北里村に初声をあげた北里柴三郎は，やや長じて明治維新に遭遇した．青雲の志を禁ずることができないものがあったが，家庭の事情で一時志を屈していた．明治4年に熊本の医学所に入学した彼は，オランダ人教師 C. G. Mansfeld マンスフェルドに接して西洋文化の空気に触れ，またその勧誘に従い，ついに医学を志すことになった．明治15年東京大学を32歳で卒業して，直ちに内務省衛生局の公務員となった．明治18年ドイツへの派遣の辞令に勇み立ち，翌明治19年1月ベルリンに着き，コッホ研究所に入って Robert Koch ローベルト・コッホに師事した（1885年）．コッホ研究所にあって研鑽することすでに満3年，1887年（明治21年），コッホの細菌に関する研究は，隆々の勢いで世界視聴の的となっていた．この時，さらに2か年の留学継続を許可された北里先生は，喜び勇んで破傷風の研究に突進した．

これより先ゲッチンゲン大学の C. von Flügge フリューゲ教授は，助手の A. Nikolaier ニコラエル医師とともに破傷風菌を研究した．しかし，破傷風菌の培養には成功せず，「破傷風菌は純培養ができ得るものでなく，他の細菌と共に増殖し得るものである，われらはこれを共生と称する」と報告した（1885年）．これを読んだ北里先生の眼は光った．純培養が破傷風菌に限って不可能という理由がどこにあるか，と独り心に叫んだのであった．こう考えた時，先生の勇猛心はただ突進するのみであった．ある日，研究所内で開催された抄読会の席上で自分の意見を語ると，同僚の C. Fränkel フランケル，R. Pfeiffer パイフェル，E. Behring ベーリングなどは冷然とこれを迎えたが，コッホは北里先生の平素から何かをなしとげなければ止まない熱心さを知っていたので，直ちにフリューゲの研究を追試しなさいと命じ，同時に，もし破傷風菌の純培養に成功すれば，正に細菌学における最高の勲章に値すると激励した．

ベルリン陸軍衛戍病院より破傷風菌患者の膿汁を入手し，破傷風菌の培養を試みた．高層培地に穿刺培養を行ってみると，多くの細菌は好んで培地の上部近くに発育するのに反し，破傷風菌は下深部にのみ発育するのを見て，「シメタ」とテーブルをたたいた．この時，先生の脳底に閃いたのは，酸素を嫌うこと，すなわち破傷風菌は嫌気性菌であろうということであった．そこで，高層培養を試しに80℃に加熱して，上層部の雑菌を死滅させ，その後続いて培養した．培地の表面には細菌の発育を認めないのに，深部にはミノムシ状の細菌集落ができているのを発見した．これより染色標本を作って調べると，特徴的な太鼓のバチ状の細菌を認めた．そこで，この純培養をコッホに示すと，コッホは大いに喜び「破傷風菌の純培養は北里によって成功された」と宣言した．これによって，北里の名は一時に世界の隅々にまで響きわたった．北里先生の研究は，もちろん，この破傷風菌の純培養をもって，動物実験を行い，破傷風を発症させることに成功した．また，水素を培地に通し嫌気性菌の培養法に成功した．亀の甲コルベンと称する特徴的な形をした北里式フラスコを造ったのはこの時である．

キップの装置を用いて培地に水素を通す．そうして十分に水素によって空気を排除したと思うとき，排出管の先へ火を点火してみるのである．この時，空気の排出が不十分であると爆発する．この失敗は破傷風菌培養を試みるとき，誰でも1度はある苦々しい経験である．北里先生もこの失敗をやった．北里式フラスコのガラス片が，四方へ飛散した．隣席で顕微鏡を覗いていた W. Dönitz ドーニッツ博士（この人は東京帝国大学の教師として10余年も，日本で教鞭をとった）は，頭を押えて「バカモノー，マタ，ヤリヤガッター（Pfui！Donnerwetter）」と怒鳴る．見るとテカテカした頭から血が流れている．ドーニッツがびっくりしたのももっともである．隣の部屋からコッホが来て，静かにこの騒ぎを眺めて，こんな失敗があるだろうと注意を与えようと思っていたのだと苦笑する．ドーニッツはヤッキとなって北里の不注意だと憤慨すると，コッホはすましたもので「そう，よろしい（So！Das ist gut）」と言っただけで，北里先生に小言の一つも言わなかった．ドーニッツは不満でたまらないが，仕方なしに沈黙してしまった．コッホがいかに北里先生を，可愛がっていたかがこれによってもわかる．

破傷風菌の培養ブイヨンを細菌濾過器で処理して無菌液を作製し，これを動物に注射した．するとやはり破傷風の症状を呈した．この時，北里先生の頭は毒素という菌産生物に向かった．そうして，麻薬であるコカインやモルヒネを連想した．コカインやモルヒネは増量的に用いれば，漸次これに慣れて中毒を起こさぬようになる．先ず，破傷風毒素の致死量以下をマウスに注射し，一定日の後，致死量またはそれ以上の量を注射した．しかし，そのマウスは何の症状も起こすこ

となく元気であった.

さてこの慣れの性質，すなわち免疫の原因はどこにあるのだろうか．先ず第一に試験されたのは，血清であった．免疫にした動物の血清と毒素とを混ぜてマウスに注射すると，これもまた症状を起こさない．さて，これこそ，毒素を無毒にするものは，血清中に存在することを示すのである．この独創的な困難な試験を完成して，コッホに示した時，コッホの喜びはいかに大きかったか想像に余りある．また，先生の喜びと満足とは，その絶頂に達したというべきであろう．これが，抗毒素即ち免疫体の発見の起原である.

コッホは，北里先生の研究の方法とその成績とを静かに聴取した後，北里先生に破傷風血清の治療への応用研究に進むべきことを勧めた．また一方，ジフテリア菌の研究を担当していたベーリングを呼んで，北里の方法に従って免疫および抗毒素の試験を行うべきことを命じた．そうして，その成績は「ジフテリアおよび破傷風の血清療法について（Ueber das Zustandekommen der Diphtherie‑Immunität und der Tetanus‑Immunität bei Thieren）」と題して，ドイツ医学週報（Deutsche med. Wochenschrift）に発表された．これが正に破傷風菌純培養に成功した翌年の1890年である．血清療法は，このようにして生まれたのである.

(2)

1890年8月（明治23年）ベルリンで開かれた第10回万国医学会において，ローベルト・コッホは初めてツベルクリンを発表した．しかし，コッホは単に結核の治療剤としての希望を述べたのみで，またツベルクリンの名称も付けなかったが，この報告が全世界に大きな衝撃を与えたのは，私（志賀先生）どもの記憶に今なお新たなところである．北里先生は，コッホの忠実なかつ信頼の厚い助手として，ツベルクリンの動物実験に参加した.

北里先生のドイツ留学は3か年から5か年に延長されたけれども，この期間もついに明治23年（1890年）で尽きた．そうしてこの時，コッホのツベルクリンの発表があったのである．当該研究が学界の重大問題であり，またわが国にとっても非常に重要であった．このことが畏くも明治天皇の耳に達して，格別のお思召により恩賜を拝受した．さらに1か年ドイツに滞在し，引き続き肺結核治療法の研究に従事することとなった．実に学界における空前の名誉である．この名誉を拝受した北里先生は，一生を結核治療に捧げようと決心したのはもとより当然である.

ドイツにおける7度目のクリスマスを名残りとして，先生は帰国の途についた．ドイツ政府は特に先生に対して，プロフェザーの称号を授与して学術上における貢献を表彰した．外国人としてこの称号を受けたのは，前後いまだかつてない.

一代の名誉を担って帰国した先生は，福沢翁の助力によって芝公園内に私立伝染病研究所を設けた．これが翌年私立衛生会の所管に移り，さらに転じて官立伝染病研究所となった．大正3年11月内務省より文部省に移管された時，北里先生は私立北里研究所を設立し，また慶応医科大学を創立してその学部長となり，昭和6年6月に死去された.

伝染病研究所の創立とともに，直ちにジフテリアの免疫血清を製造し，これを治療に試み大成功を収めた．ドイツと相並んで，わが国で血清療法を開始したのは，先生の功績の一つである．他の文明国に率先してジフテリア療法を開始したのは，今日わが国医学の隆々たる根源をなしたものといってはばからない．その他，破傷風血清の治療をはじめ，また恙虫病原体，癩菌（ハンセン病菌），ペスト菌の研究に従事された.

先生は外に向かっては，わが国衛生事業の進歩に努力し，また医学会のために手腕を振われた．研究室における先生は，沈思考慮の後研究の大方針を定め，そうして一旦定めた方針も曲げずに目標に向かって猛進し，その成功をみなければ研究を中止しない奮闘家であった．また，その作業に従事されると極めて綿密に，極めて正確に，一歩一歩と進むのであった．これらは，みなコッホより学んだところであると思われる．助手に対しても，またこの方針をもって臨んだ．もし助手の作業に欠陥のあるときは，少しも手心を加えず，大声で叱責せられるのであった．この叱声に縮み上がるものは伸びることができない者で，自ら反省するものは前進する者であると常に話されていた．このことを今も記憶している.

11. エミール・アドルフ・ベーリング (1854～1917年)
Emil Adolf von Behring

12. エミール・ルー (1853～1933年)
Emile Roux

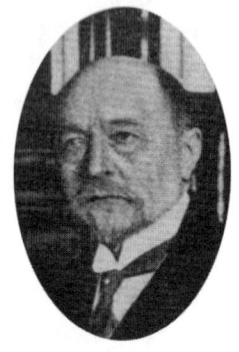

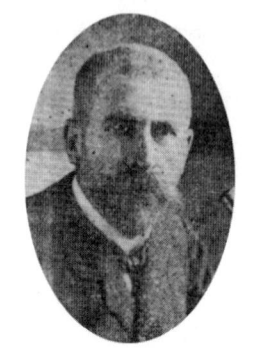

E. A. Behring　　　　E. Roux

(1)

エミール・アドルフ・ベーリングは，ドイツの古都ハンスドルフに生まれた．経済的事情からベルリンの陸軍医科専門学校を卒業後，数年軍務についた．彼は詩人としての才能に富み，美辞麗句を大いに愛好する人であった．軍医として勤務していた期間に，ヨードホルムに殺菌作用のあることを発見した．ベーリングの才能を陸軍医務局は認め，薬理学者ビングの下で勉強させた後，本人の希望でコッホの助手として働くようになった．

(2)

Friedrich Löffler フリードリッヒ・レフレルは，ジフテリアの子供の咽頭を検査して，一種の細菌を発見した．ついで，1884年にジフテリア菌の純培養に成功した．ジフテリア菌をモルモットに接種したら，2～3日で死んだ．モルモットの接種部を検査すると他の細菌と異なり，接種部に少数の菌が発見されるのみであった．また他の内臓にはジフテリア菌を見出すことができなかった．これは，興味のある新しい現象の発見であった．しかし，レフレルは，この新問題に遭遇していながら，これをベーリングやルーにまかせ泰然としていた．彼の軍人気質をみることができる．1888年の初めのことである．

パストゥール研究所のエミール・ルーは，レフレルの実験報告を読み，ジフテリア菌は毒素を産生してモルモットを死なすのであろうと想像した．ここでルーは，同じパストゥール研究所のC. Chamberland シャンベランの発明した細菌濾過器を用い，ジフテリア菌の培養ブイヨンを濾過し，その濾汁をモルモットに注射して強力な毒素の存在を証明した．この時，コッホ研究所において，ベーリングはジフテリア菌の毒素を無毒化する抗毒素を発見した．ルーもまた毒素をもってウマを免疫して，強力な抗毒素を作り，これでジフテリア患者の治療を試みその抗毒素の効果を確認した．ルーはその成績を Budapest ブダペストでの学会において報告した．当時ジフテリア患者は60％が死亡したが，抗毒素を用いた血清治療によって10～16％にまで患者の死亡率を減少させることができた．

(3)

コッホ研究所は，ベルリン市シューマン街の角（三角 Dreieck と呼ばれた所）にあった．コッホは，片田舎のウォルシュタインの町医者ではなくてプロフェッサーとなり，数名の助手を指導して細菌の研究にわき目も振らずに没頭していた．「zum Vaterland 父なる国へ」を歌いながら燃えるような愛国的精神をもって研究室にこもる面々には，フランスのエミール・ルーとその名も同じだったエミール・ベーリングをはじめ G. Gaffky ガフキー，L. Löffler レフレル，P. Ehrlich エールリッヒ，日本よりは血気盛んな青年北里もこれに参加して，鋭意研究に従事した．パストゥールがフランスの国威を輝かしたのはわれわれの目標だ，ドイツの実力と名誉を高めるのは我々の任務だと全員一丸となって研究に励んだ．

この時ベーリングは，30代の軍医であった．彼は，2つの学問上の信条をもっていた．1．血液は生体を循環する最も不可思議なものである．2．病原菌を人体および動物体内にて撲滅し得る化学的物質が存在するはずである．この第2の信条から彼はジフテリアの治療を試みた．ジフテリア菌を接種したモルモットに，金化合物，ナフチルアミンなど多くの試薬を注射した．しかし，ジフテリアは治らないで動物は薬物のために早く死んだ．ベーリングは，最後に三塩化ヨードを試みた．これは試験管内での殺菌力が極めて強いので，必ず動物体内においても同様にジフテリア菌に対して殺菌力があるだろと信じたが，これもまた失敗に終った．

パストゥール研究所のルーの報告を読んでジフテリア菌の培養液の濾汁は毒素を含有するのを知ったベーリングは，三塩化ヨードの試験で死を免れたモルモットにこの毒素を注射してみた．ところが何の症状も呈さないで全て生存することを発見した．すなわちこのモルモットはジフテリア菌に免疫

を得たと考えた．さらにベーリングは，この免疫動物の血液に目標を向けた．免疫動物の血液を採取し，その血清にジフテリア菌の産生した毒素を混合した後，モルモットに注射してみた．動物は死を免れるのをみてベーリングは，跳らんばかりに喜んだ．この血清には毒素を無毒化する抗毒素と名付くべきものが存在するのである．こうしてベーリングは多数の試験を反覆した後これをコッホに示した．

　1892年この免疫血清は，初めて E. von Bergmann ベルグマン医師の診療所にてジフテリアの子供の治療に試みられ，その偉大な効果に全ての者が驚かされ，アメリカより派遣された衛生技師ビッグスはニューヨークのパーク博士に電報で，「ジフテリア治療用抗毒素の製造に成功」と伝えた．これはまさに全世界に鳴り響こうとする第一声であった．

　ベーリングは，血清やワクチン製造に関する研究のために，ベーリング会社（Behring Werke）を設立した．血清とワクチンの販売から経済的に豊になった．広大な土地に多数の実験動物が飼育されていた．ベーリングは，1894年に Halle ハレ大学衛生学教授となり，その翌年には Marburg マールブルグ大学に転任して衛生学教室を主宰した．また，1896年42歳の時，18歳の娘エルス・スピノラと結婚した．ベーリングは，1901年に「ジフテリア治療血清の創始」の功績により第一回ノーベル賞を受賞した．7人の子供の父として研究に専念したが，1917年3月マールブルグで永眠した．

13. ゲルハルト・ヘンリック・アーマー・ハンセン （1841〜1912年）

Gerhard Henrik Armauer Hansen

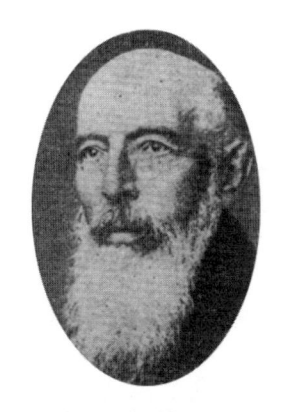

G. H. A. Hansen

　1841年にノルウェーの Bergen ベルゲンに生まれたアーマー・ハンセンは，若い時から研究に興味をもち，大学生の時すでに淋巴（リンパ）腺の病理解剖に関する論文を書いて，大学賞を受賞した．その後，病理解剖学を専攻してレプラ lepra の研究に没頭した（lepra はラテン語であり，英語では leprosy に相当する．leprosy は，日本語で癩病とよばれていたが，1996年のらい予防法の廃止に伴って，ハンセン病と改められた）．

　当時，Danielssen ダニエルセンと Böck ベェックの学説（1847年）が主流で，一般にレプラは遺伝病だと信じられていた．ハンセンは，レプラで死亡した遺体を解剖して，非常に特殊な疾病であることに注目し，レプラは伝染病だろうとの信念を抱くようになった．レプラの研究に興味をもったハンセンは，ヨーロッパ各地を旅行してレプラの発生状況を調査し，ますます伝染病説が確かであることを確信するようになった．すなわち，1. レプラの発生は家族との関係よりは，その地域関係が明瞭であること．2. レプラがある場所に移入されると，その患者を中心にして伝染的に患者が多発すること．3. レプラ患者の子供でもアメリカに移住した場合は，その子供は健全に成長すること．4. 病院に多年勤めた者でレプラに感染した2例は，その家系にレプラの者を発見できなかったこと等によって，彼はレプラの伝染病説を確信し，その調査結果を1874年にノルウェーの医学界に報告した．しかし，残念なことにノルウェー語で書いたため，世界の注目をひかなかった．そこで彼はこれを不満として，当時の極めて粗末な顕微鏡を用いて，ついにレプラ患者の組織細胞内に Leprabacillus（*Mycobacterium leprae*）を発見した．

　1872年当時，ハンセンはオスミウム酸を用い Leprabacillus を染色し得たが，後にコッホが結核菌の染色に成功したので，その方法を応用して明瞭にこれを染色し得たのである．ハンセンは，一生を実にレプラ撲滅のために捧げたのであった．祖国のため，また同胞のために，レプラの撲滅を計画した．

　1877年ノルウェーでレプラ患者の隔離法および消毒法が実施され，1885年にはさらに法律を改正して，厳重に患者を取り締ることとなった．これらすべてハンセンの発案によってできたものである．

　こうして1856年ノルウェー全国に2833人のレプラ患者がいたが，1929年には僅かに90人に減少した．このレプラ取締法は，ヨーロッパ諸国もこれにならって施行した．特にベルリン（1897年），ベルゲン（1909年）およびストラスブルグ（1923年）で開催された万国レプラ会議において，3回ともハンセンの方針の正しさを確認しハンセンを賞賛したのであった．

　60歳の還暦のお祝いに彼の友人および各国の賛同者より贈られた胸像が，ベルゲンの博物館の庭園に建てられて，彼の功績は永遠に伝えられている．1912年2月12日このハンセン病発見者は，71歳にして静かにこの世を去った．

14. アンジェロ・セリ （1857～1914年）
Angelo Celli

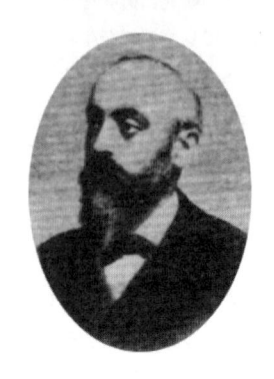

A. Celli

赤痢菌を研究していた時代に著者（志賀潔）は，アンジェロ・セリの名を知り，文献上の親しみのある友であった．アンジェロ・セリは，1857年イタリアのMarken マルケンに生まれ，大学卒業の後，ミュンヘンに留学し衛生学のM. Pettenkofer ペッテンコッファーに師事した．その後故国に帰って1887年，ローマ大学の衛生学の教授となった．

セリは，Fioca フィオカとともに1895年に赤痢患者の糞便より一種の桿菌を発見して，これに Bacillus coli dysentericum と名付けた．その当時の細菌学は，赤痢患者から分離したこの菌を大腸菌と明瞭に識別することができなかった．そのため Bacillus coli dysentericum は，大腸菌の一種，または変種と考えたのであろうが，実際赤痢菌を世界で最初に培養したのかも知れない．

著者（志賀潔）が赤痢菌の純粋培養に成功し，その結果を日本細菌学雑誌に発表（1897年）した後，セリもまたドイツの細菌学会誌 Centr. für Bakteriologie に彼の業績を発表し，互いに赤痢菌の最初の分離者としてのプライオリティーを争ったことがあった．しかし，その後セリは赤痢菌発見としてはわれ関せずの態度をとっていた．

その時，北里柴三郎先生に手紙を送って来た．彼の手紙には，次のように書いてある．

拝啓　北里柴三郎先生

　　　　　　　　　　　　　　　　　ローマにて
　　　　　　　　　　　　　　　　　1899年2月16日

先生の門弟である志賀氏の赤痢の病因論に関する論文大変興味深く拝見いたしました．私もまた同様に，最近（1896年）赤痢菌の毒性物質と免疫に関する研究を数多く行ってきており，赤痢患者に血清療法が使えるかを検討しております．さらに赤痢の血清学的診断をも行ってみようと思っております．

一般に赤痢菌の診断的基準を確認することにより，志賀氏の Bacillus dysenteriae と私の分離した Bacillus coli dysentericum は同一のものであると確信をいだいております．なるべく早い時期にこの考えを細菌学会誌（Centr. für Bakteriologie）に発表したいと考えております．

B. dysenteriae と B. coli dysentericum の同一性をさらに明確にするため，先生方の培養された菌を私に送って下さることをお願い申し上げます．私はそのお返しに，私の培養菌を喜びをもって先生にお送りしたいと思っています．

　　　　　　　　　　　　　　　　　　　　　　敬具
　　　　　　貴方の下僕　　　A. Celli

しかし，生涯でセリの最も努力したのはマラリアの研究であった．1880年に A. Laveran ラベランがアルジェリアの Constantine コンスタンティン市でマラリアの病原体であるマラリア原虫を分離したのに刺激されて，1883年には，助手 Marschiafava マルチアファブとともにマラリア患者の赤血球内に発見されるマラリア色素は赤血球内のヘモグロビンより形成されることを証明した．次いで，イタリア地方に秋期に発生する悪性マラリアが M. quqtana と M. tertiana と異なることを明らかにしたのは，彼の功績であった．

衛生学者セリは，マラリアの研究の次に眼を転じて祖国イタリアの衛生状態を眺めた．そうして同胞2万人余の生命がマラリアによって毎年失われるのをみて，大きな決断をした．それは学者から政治家に転職し，政治を介してマラリア予防を考えたのであった．セリはまず共和党に入り，1892年には代議士に当選した．マラリア撲滅問題を社会にアピールし，ついに法律を制定してマラリアの特効薬であるキニン chinin（キニーネ quinine のこと）を国家管理とし，また大地主・会社・組合にマラリア予防のためにキニンを国民に無償供与させる義務を負わせた．イタリアのマラリア流行は，この政策によって年々著しく減少を示すに至った．心臓病に悩んだセリは，1914年1月，夫人の篤い看護の手に抱かれつつ57歳にて世を去った．

15. ウォルター・クルーズ （1864～1943年）
Walther Kruse

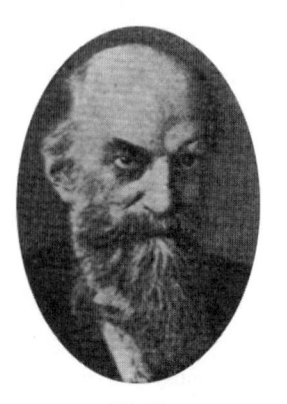

W. Kruse

ウォルター・クルーズは，ドイツの Freiburg フライブルグ大学および Berlin ベルリン大学で，博物学と医学を専攻した．その後大病理学者 R. Virchow ウィルヒョウに就いて病理学を学んだ．一時 Grosbeeren グロスベーレンで開業したこともあったが，1889年コッホ研究所

にて6か月間細菌学の研修を受けた．1892年には弟子のPasqualeパスクアレとともにエジプトに行き，アメーバ赤痢を研究したことがクルーズが赤痢に興味をもった初めであった．

Breslauブレスローに行ってC. von Flüggeフリューゲ教授の助手となり，1898年にはBonnボン大学の細菌学の教授となった．1900年の赤痢大流行の時，クルーズは赤痢患者の糞便を検査したが，アメーバを発見できなかった．そこで次に細菌の培養を試み，赤痢患者の糞便中に赤痢菌を証明した．この記述がドイツでは赤痢菌のことを志賀・クルーズ菌と称するに至った原因である．後にクルーズは細菌学の著書を出版し，1913年にはLeipzigライプツィヒ大学の衛生学教授となった．著者（志賀潔）は明治34年（1901年）7月初めてベルリンに行った折，9月にHamburgハンブルグにおける医学栄養学国際会議に出席した．その時細菌学の部で赤痢菌発見について簡単な報告をした．たまたまその会場にクルーズがいて，私が突然と会場に現れたのに驚いた様子であった．私の口頭演説が終わった時，私はクルーズに挨拶した．ところが彼はいきなり私に培養した赤痢菌を持ってきたかと問うのであった．私は日本からドイツまでの50日間の航海において，私の赤痢菌を1度継代培養を試みたけれども結果は発育しなかったので，今日は持って来られなかったのは残念だったと告げた．クルーズは甚だ不満な様子であった．彼の大きな身体とその特異な顔貌と唐突な挙動とは私の眼にとても怖ろしく映った．ドイツに来て間もない私には無理もなかったことと今でも思っている．クルーズは昭和9年（1934年）10月，大学教授の職を退いた．

16．マックス・ペッテンコッファー (1818～1901年)
Max Pettenkofer

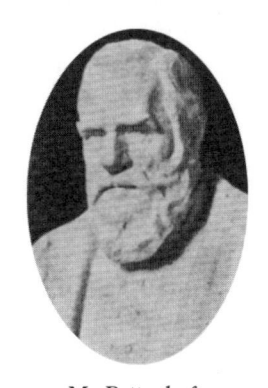

マックス・ペッテンコッファーは，ドイツのMünchenミュンヘン大学，Würzburgビュルツブルグ大学，Gießenギーセン大学で，化学および医学を学んだ．1883年にミュンヘン大学の正教授になった．後に衛生学研究所を創設してその所長となり，1901年に永眠するまでここで研究していた．ペッテンコッファーは今日の衛生学の基礎を作り，化学および理学的面より衛生学の研究を行い，殊に室内の換気法に関する有益な業績を残した．ミュンヘン市の水道はペッテンコッファーの設計したもので，その水質の良質なのは水道敷設の模範とされている．コッホが細菌学を確立して伝染病の細菌病原説を唱えると，ペッテンコッファーは心に甚だ穏やかでないものがあった．彼の主張する地下水説は，統計学的調査に立脚するもので，伝染病の流行は土地と時の素因（örtliche und zeitliche Disposition）によるものと考えたのである．コッホがコレラ菌を発見しても，ペッテンコッファーはコレラの発生はコレラ菌のみでは起こるものでないと主張した．ペッテンコッファーはコレラ菌をXとなし，このXはコレラ発生の唯一の原因ではない．地中にあるYという素因と合してXYとなって初めてコレラが発生するものであるという主張である．インドの四元，中国の五行説を読むような感じがする．

1892年，ペッテンコッファーは自分の学説を立証しようとして，コッホが発見したコレラ菌を入手して門弟R. Emmerichエメリッヒと二人でコレラ菌を飲んだ．その夜ペッテンコッファーは烈しい下痢を起こした．しかし，幸いに中毒症状まで起こすに至らずに治ったけれども，エメリッヒは翌晩劇烈なコレラ症状を発し，コレラ特有の「米のとぎ汁」のような水様便の下痢をし，脱水状態から衰弱，尿閉などを発し，数日の治療によりようやく死を免れた．この件は後々まで有名な話となって世に伝えられている．自分の学術や学説に忠実なのと頑固とを取り違えてはならない．

17．野口 英世 (明治9年～昭和4年，1876～1929年)

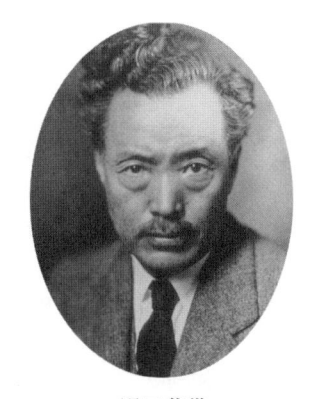

（1）

野口英世は，明治9年（1876年），福島県猪苗代湖畔磐梯山地方の農家に生まれた．清作が彼の幼名である．2年で中学を退学した少年清作は，その時すでに英語，仏語，独語の文を読み，郷里の人々を驚かしたほどの語学の天才であった．彼の伝染病研究所時代には，さらに驚くべきことにイタリア語，スペイン語の文も読めた．著者（志賀潔）がある日，イタリアのセリの赤痢菌に関するイタリア語の論文を示したところ，1週間程でこれを日本語に訳してくれたことを記憶している．今から思うに，野口はこの時初めてイタリア語の文を読んだのだと思う．後日デン

マークのコペンハーゲンに留学した時，1年足らずでオランダ語とデンマーク語を話し，かつ書き得たという．また，黄熱研究のために南アメリカに行ったとき，土地の医師や役人とスペイン語で話したというので，野口の先生であり国際人S. Flexnerフレクスナーも彼の語学の才能には驚いていた（フレクスナーの書いた野口英世伝に出ている）．

野口は，研究も勉強も実に全力を尽したのであった．野口は研究室にいて疲労を覚えると，椅子より降りて板の間にゴロリと横になり，1～2時間の後，眠りより覚めるとすぐに研究するのであった．彼の夫人の話によると，野口は夕食後1～2時間は長椅子の上で眠り，目が覚めるとすぐ机に向い，夜半まで勉強していたという．

フレクスナーは，さらに書き続けている．ある日の早朝のこと，野口が私の自宅に訪ねてきた．こんな早くから何ごとかといぶかりながら会ってみると，昨日は徹夜で研究をして200余枚の脳の組織標本を検査した．前日の夕刻に1枚の標本中にスピロヘータ spirochetes らしきものを発見したので，次から次へと標本を検査していった．やっと200枚の標本から7枚にスピロヘータの存在を認めた．しかし，考えてみると今日まで多くの病理学大家が研究してもいまだ証明されないこのスピロヘータの発見に少々不安の念があったため，早朝だけれどもフレクスナー先生に相談に来たというのであった．野口に朝食を勧めた後に，二人で研究室に行き，野口の示す標本を顕微鏡でのぞいてみた．そしてスピロヘータに相違ないことを認めた．これが不全麻痺 paralysis の病理を決定した当時の思い出を書いたフレクスナーの野口伝の一節である．野口の研究に真剣であった態度が躍如として表れているである．

(2)

野口清作は，幼少の時あやまって火の燃え上がる炉に倒れて左手を火傷した．後に医師渡辺鼎氏の手術を受けて，わずかに2指を使い得るようになったという．野口はこの不自由な手をもって，何ごとも巧みにやってのけた．20歳の時，上京して済生学舎に学び，わずか2年で医術開業試験の前期と後期に合格した．

北里柴三郎先生の伝染病研究所に1898年入って細菌学を学んだ．1899年の春たまたまアメリカの細菌学者フレクスナーがフィリピンのマニラに行く途中東京に立ち寄った．この時野口は，初めてフレクスナーを知ったのである．野口は，わずかの旅費を調達して3等の乗船券を買って太平洋を越え，1899年の12月24日米国東部のフィラデルフィア市に着き，早速 Pennsylvania ペンシルバニア大学にフレクスナーを訪問した．フレクスナーはこの不意の野口の訪問に驚き，彼の生活費について心配し事務当局と折衝した．その当時のアメリカの大学には外国人に対して支出すべき経費はなかった．そこで，フレクスナーは実力をもってするより外に道なしと教え，野口に研究課題を与えた．

こうして，野口は翌正月元旦より小さい一室を与えられ，蛇毒の研究を行うことになった．その数か月の後，蛇毒の免疫に関する研究を仕遂げて，S. W. Michel ミッチェル博士の信用を得て，米国科学アカデミーと Carnegie カーネギー研究所より手当と研究費の補助を受けた．彼は月25ドルの生活費に満足して，朝から晩まで愉快に研究室で暮らし，さらに貧乏生活を意に介するところがなかった．

フレクスナーは，野口の優れた能力として，1. 明敏な頭脳，2. 巧みな技能，3. 驚くべき勤勉の3点を挙げている．野口は先輩より多大の信用を受け，同僚に尊敬された．異国にあってよく地位を占め，あの大成功を遂げ得られたのは，彼の努力と勤勉の賜であった．

1904年に Rockefeller ロックフェラー医学研究所が，ニューヨーク市に新設された．野口はこの時を利用して，コペンハーゲンに留学した．M. Madsen マドセンと S. A. Arrhenius アレニウスの化学的免疫学説に対して，理解をもっていたからである．一面，彼の蛇毒に関する研究は，側鎖説によるものとして，P. Ehrlich エールリッヒの賞揚を得ていたのであった．

そうであるのに，エールリッヒのいるベルリンではなく，コペンハーゲンに行ったことが，エールリッヒに多少の誤解を招いたのではなかろうか．これが次のエピソードを作ったのであると，フレクスナーは言っている．それは，ある日ベルリンの Emil Fischer エミール・フィッシャーの研究室における出来事で，フレクスナーがこの研究室に滞在研究中のことである．エールリッヒがこの研究室を訪れて，例のように研究室の誰彼を相手に熱心に側鎖説を説明し，御得意の最高潮に達した．助手連はいずれもみな仕事を止めて，熱心にこれを傾聴する．エールリッヒは作業机の側を愉快そうにあちらこちらと例の足拍子をとって歩いていると，この騒ぎは何ごとかと訝かり，フィッシャーは自分の研究室から出て来た．この二人の親友は温かい握手をなし，笑いながらエールリッヒは "Warum hast Du mich nicht fortgeschickt ?"（二人は Du-Freund の親友であった "なぜお前はおれを追い出さんのか"）と言うと，フィッシャーは静かに Wir sind hier sehr tolerant"（ここではわれわれは全くの自由さ）と，答えたのであった．この場面を見て，そして，またドイツのこの両学者の無邪気な問答を聴いたフレクスナーは非常に感激したのであった．

(3)

　野口は，免疫学説についてはエールリッヒ説に従っていたが，彼は学説を論ずるよりは寧ろ実践家であった．コペンハーゲンより帰ってロックフェラー研究所に来て，梅毒の診断法の一つであるワッセルマン Wassermann 反応を研究したが，野口は梅毒の病原体であるスピロヘータ・パリダ（Treponema pallidum のこと）の培養をもって梅毒試験の抗原としようと努力したのであった．

　Theobald Smith セオバルト・スミスの培養方法に従って，野口は培地に新鮮なウサギの腎臓1片を入れて試みた．ところがスピロヘータ・パリダにその他のスピロヘータが混ざるため，その純粋培養は極めて困難であった．しかし，野口はこの困難に打ち勝って，ついにスピロヘータ・パリダの純培養に成功した．またこの培養より結核のツベルクリンにならってワクチンを製造して，梅毒の診断に応用しようとした．この臓器を用いる嫌気性培養法は，その後細菌学に新生面を開くように大発展した．

　その後の10年間は，原因不明な伝染病の研究に没頭した．その種類は，黄熱 yellow fever，トラコーマ trachoma，ロッキー山紅斑熱 Rocky mountain spotted fever，ポリオ poliomyelitis，狂犬病 rabies，カラアザール Kala-azar，オロヤ熱 Oroya fever，ペルーイボ verruga peruana などである．1918年に野口は黄熱の研究のため，ロックフェラー研究所よりエクアドルに出張した．これは，南米出張4回（1918～1924年）中の最初であった．これに先んじて野口は大正4年（1915年）に日本に帰って来た折，稲田龍吉博士の熱性黄疸の研究を見学して米国に帰り，北米の地にも不明熱としての熱性黄疸の存在を確かめた．この微生体に Spirochaeta スピロヘータ属と異なる点を確かめて，新しく Leptospira レプトスピラという学名を設けた．

(4)

　次に野口の慧眼は，黄熱に注がれた．前後4回にわたる南米の遠征において，野口は黄熱患者の血液にレプトスピラを発見した（27例中6例）．しかし，ここで野口の研究心を奮起させたのは，Adrian Stokes アドリアン・ストークスの研究で，それによるとアフリカの黄熱にはレプトスピラを証明し得ない，その病毒は濾過性病原体（現在はこれをウイルスと呼ぶ）だという．こうして，問題は未解決の状態にある．レプトスピラは果たして黄熱の原因なのか，あるいは濾過性病原体はレプトスピラの一定発育期にあるものなのか，また

はレプトスピラは混合感染であるのか，これは後の研究として残された．

　1925年のある日，T. Battistini バチスティニーがオロヤ熱患者の血液標本を携えて，ロックフェラー研究所に野口を訪ねて来た．野口はこの標本をすぐに顕微鏡を用いて検査し，Barton バートンが1905年に発見した赤血球内に寄生する小球体の存在を証明して，直ちにオロヤ熱の研究に着手した．ペルーイボと名付けられている疾病に発するイボを採ってサルに接種すれば，オロヤ熱になることはすでに証明されており，1885年ペルーの医学生 Carrion カリオンがこれを自分の身体に接種し，オロヤ熱になった実験からペルーイボまたカリオン氏病とも呼ばれているのである．

　野口はオロヤ熱患者材料より赤血球内の小体を培養し，その培養が動物実験によりオロヤ熱の病原体であることを証明し，さらにまたオロヤ熱とペルーイボが同一原因によることを確定した．さて，この疾病の伝染について Townsend タウンゼントはペルーにおいて調査した結果，昆虫の刺した病毒によって伝染するものだろうとの考えを提案していた．野口は，アフリカへ出発の直前だったため，ロックフェラー研究所より弟子の C. Shannon シャノンを南米に派遣して，昆虫の調査をさせた．その結果は野口の考えのように，スナバエ属の *Phlebotomus verrucarum* と *P. noguchi* の両ハエが病気の媒介者であることを確定したのである．

　野口英世のトラコーマ研究は，2期にわたる．第1期は1910～1913年までニューヨークにおいての研究であるが，何の結果も得られなかった．次に1926年はニューメキシコにおいてアメリカインディアンについて行った研究では，彼は特殊な培地をつくりトラコーマ患者の材料を培養し，出現したすべての細菌集落を採り，これをサルの瞼の内側の結膜に接種して試験したのである．このような実験は，実に根気強い忍耐と努力とを要する．このようにして野口は，*Bacterium branulosis* と称する一種の桿菌を分離した．これをチンパンジーおよびアカゲザルの結膜に接種すると，トラコーマに似た病変を発した．この病変は，他の接種しない眼にも伝染したのである．彼はまたポリオおよびロッキー山紅斑熱のいわゆる濾過性病原体について研究し，またカラアザールも研究した．

(5)

　ついに，野口がアフリカに航行する日はきた．実に1927年10月のことであった．11月17日ゴールドコーストのAccra アクラに上陸し，直ちに研究室を作って研究に着手した．やがて野口はアフリカにおける研究を終わり，ストーク

スの濾過性病毒発見を再確認し，レプトスピラの存在を否定して，帰航の準備をしていた．しかし，不幸にもこの時，すでに野口は黄熱に感染していたのである．症状はたちまちに増悪して，ついに1928年5月21日に永眠した．ああ，彼は生まれて16歳にして故郷を出て，20歳にして東京で学び，中国・満州で防疫に従事し，25歳にして米国に留学し，ロックフェラー研究所にあって伝染病の研究に従事すること30年．その間，欧州に渡り南米に渡航し，研究の足跡は世界に広くゆき渡って，ついにアフリカの異郷において永眠したのである．野口の死を聞いた時，著者（志賀潔）は万感胸に迫り，ついには涙が潜然とおちるのを覚えた．

　ああ，彼が人類のために尽した功績は，永く歴史に伝えるべきで，野口の一生は独り研究に棒げられて，他を顧みる暇がなかったのである．ある参観者が野口の研究室に来て，彼が夜遅くまで研究室にいて研究に余念のない様子をみて，いつ家に帰るのかと尋ねたところ，野口は客に答えて，「家？ここが私の家だ，なぜそんなことを質問するか」と叫んだという．

　しかし，野口は異郷にあって老母親堂を思い，恩師を思うとき，眠ることができぬ夜があったであろう．孝道に厚くまた祖国を思う念は，野口の胸中に燃えていた．彼の血管には，確かに白虎隊の血が流れていたのである．

　英国の病理学者Youngヤングは，アクラにいて野口の研究事項を整理しようとしているうちに黄熱に罹り野口の後を追って5月29日に没した．ストークスも黄熱の濾過性病毒を証明した後，間もなく黄熱を発して逝ったのであった．三人の黄熱研究者は，相前後してアフリカの地において，黄熱病原体研究のためにその生命を棒げたのである．学術と人道に尽した野口の勲功は，天皇の耳に達し，破格の思召をもって，勲功二等に昇叙し旭日重光章を授けるご沙汰があった．

18. ディビッド・ブルース　（1855～1931年）

David Bruce

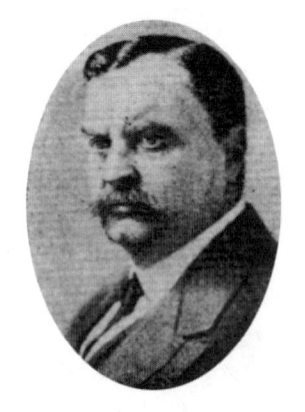

(1)

D. Bruce

　イングランドのエジンバラ医学校を卒業したディビッド・ブルースは，海軍に入って軍医となった．これは1000ドルの年俸を得ようとしたためで，彼は軍医としては熱心でなかった．ブルースは地中海のMaltaマルタ島に送られ，そこで怪しげな細菌学の研究を始めた．給料から高価なサルを買い，妻君を助手とし，患者の血液を採ってサルに注射した．こうしてブルースはマルタ熱の病原体である極めて微細な球菌を発見したのである（*Brucella melitensis*の発見）．現在も人畜共通伝染病として恐れられているブルセラ症のブルセラ Brucella は，発見者の名前 Bruce にラテン語の接尾語 ella を付けたものである．

　ブルースは，マルタ島よりエジプトに派遣されたが，間もなく英国に召還されて Netley ナトレーにある英国陸軍医学校の教授となった．サー・ウォルター・ヘリー・ハッチンソン（ナタール・ツーヅー島の総督）と知り合いとなり，その協力で1894年アフリカに渡航し，熱帯病の研究に従事することになった．ブルースおよび夫人が Zuzu land ツーヅー島英国ナガナ専門委員になれたのは，彼の開運の第一歩であった．

　ナガナ Nagana とは，この地方に流行するウシおよびウマの伝染病である．このナガナのために家畜の損害はおびただしい額に上った．ブルース夫妻は Ubombo ウボモの丘に研究室をつくり，1台の顕微鏡と数本の試験管と注射器を備えた研究所の幼稚園をつくった．そして百姓が集めてきた病気牛馬からの血液を採り，夫人が標本を作製していわゆるままごと的な研究を始めたのであった．彼は，動物の血液の中に小さい竜のような小動物が活発に動いているのを発見した．これはトリパノソーマ *Trypanosoma* であった．

　間もなくブルースは，Pietermaritzburg ピーターマリツバーグに派遣され，その地に流行する腸チフスの研究を命じられた．彼自らこの腸チフスに感染したが，幸運にも辛うじて死を免れた．再びウボモに転勤することとなり，ここでナガナでのツェツェバエによるナガナ病の伝染経路を研究する機会を得た．

Boer ボーア戦争が起こって，ブルース夫婦は 9000 人の英国軍人とともに Ladysmith レディースミスに籠城した．そこには 30 人の軍医がいたけれども，一人の外科医もいなかった．ブルースはかつて研究のためにサル，ウシ，ウマ，イヌを解剖した経験があったため，「メス」を取り外科医書と首引きで傷兵を手術したという快男子である．

(2)

中央アフリカの Victoria Nyanza ビクトリアニャンザ湖畔に睡眠病という病気がある．英国の皇立科学院は，この睡眠病の研究委員会を組織し派遣した．ブルースは，委員に任命されたので多数のサルを買い，精巧な顕微鏡をも購入し，Nabarro ナバロー博士は助手であった．夫人も助手という名義で，一行に加わった．ブルースは，Castellani カステラニーから睡眠病患者の脊髄液にトリパノソーマを発見したことを聞き，直ちに睡眠病の検査を開始した．黒人の患者から採取した脊髄液にトリパノソーマを証明できたが，また同じ地域に住む健康者の脊髄液にもこれを検出した．ブルースはこの結果に対して，自ら次のような疑問点を出して問題を解決しようと務めた．1. 病原体の本来の宿主は何か，2. どのようにして睡眠病は患者より健康者に伝わるか，3. 病毒の本体はどのようなものか，4. 睡眠病のヒトからヒトへの伝播に特殊な環境事情があるかないか．

ブルースは，夫人とともに睡眠病の流行地方を旅行し，この疾病は湖沼および河川付近にのみ発生することから，疾病の発生にはツェツェバエの生存が伴うことを確認した．そして，ウガンダの総理大臣アポロ・カグワに睡眠病がツェツェバエにより伝染することを説明し，このハエ（当地では Kivu キブーと呼ぶ）を撲滅できれば，睡眠病を消滅させることが期待できるだろうと述べた．ハエを少なくできなければ国民も亡ぶだろうとも進言した．そこで，アポロは総理大臣命令を出して，湖沼より 15 マイル以内に居住してはならぬ，睡眠病患者が全て消滅した後にはさしつかえない．キブーが人体を刺せば，睡眠病に感染する．そうしてこのキブーは，湖沼の水辺で生活しているものである．この点に注意すれば，我々ウガンダ国民は永久に健全であるだろうと教えた．ブルースは英本国に帰り，バース騎士司令官（Knight Commander of the Bath）の席を授けられ，ウガンダでの研究の功を表彰された．

さて，アフリカには睡眠病が消滅すると期待されたが，結果はそう簡単にはいかなかった．ニャンザ湖の東岸カビロド地方は，睡眠病の存在しない所であったが突然睡眠病の患者が発生した．英国皇立科学院は，再び専門委員を派遣して原因を調査させた．ブルースは，マルタ熱の研究に多忙なために委員は辞した．Tulloch ツーロッチが委員としてアフリカに行ったが，1 年も経たぬうちに感染して永久の睡眠におちたのは気の毒なことであった．

長身なブルースは，小柄な夫人と共に，再びアフリカに渡航して睡眠病の研究を続けた．ブルースは，3 年間以上人が住んだことのない場所で 2876 匹のハエを採取した．このハエを 5 頭のサルにつけたら，そのうちの 2 頭が睡眠病になって死んだ．そこでブルースはトリパノソーマが野獣でも増殖することを考え，クロコダイルポイント Crocodile Point と呼ばれる野獣が多い危険地帯に行き，野生のブタ，ワニ，鳥類などを片端から捕らえて検査した．その結果，ウシとオットセイにトリパノソーマを発見して新たに予防法をたてた．その後，ニャンザ湖付近では，睡眠病は絶滅した．ツェツェバエの幼虫に病毒が母バエから伝わるのであろうか？ Theobold Smith セオバルト・スミスが米国牛に多発するテキサス熱 Texas fever の病原体を伝播するダニでは，親から子に伝わることを証明した例に従って研究した．しかし，ブルースは"No"であった．ブルースは，1911～1914 年までアフリカにとどまり 60 歳に達した．この時ドイツ人 Taute タウテが，ヒトの睡眠病のトリパノソーマとウシのトリパノソーマは同じでないとして，ウシのトリパノソーマを自身に注射して試験した．ブルースは，この類の実験で陽性の成績を得たとしても真の陽性かどうかは別問題と主張した．ブルース自身はナガナと睡眠病のトリパノソーマが同一種でないという証明は急には解決し得ないものと信じていた．

19. フリッツ・リチャード・ショウダン （1871～1906 年）

Fritz Richard Schaudinn

東プロイセンの Roesseningken ローゼニンゲンという寒村に生まれたフリッツ・リチャード・ショウダンは，初め博物学を学ぼうと考えていたが，F. E. Schulze シュルツのもとで原虫学を修めてベルリン大学の動物学教室の助手となり，1898 年には講師に任命された．ショウダンの研究の第 1 期は，動物細胞の核に関するもので，セントロソーム，中心核などを精密に研究し，核分裂という現象を明らかにした．ついで，アメーバ

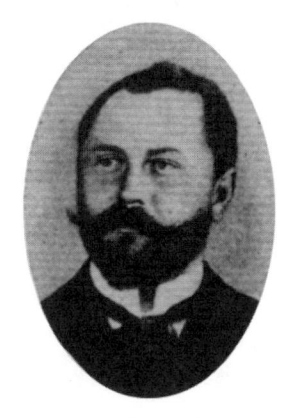

F. R. Schaudinn

発育環の研究をして，原虫の無性生殖と有性生殖を発見した．その結果として，マラリア原虫の発育を明確にすることができた．ショウダンは，このアメーバの研究によって，厚生衛生局よりティーデンマン金賞メダルを受賞した（1903 年）．

1901 年ロビノ Rovigno 研究所に赴任するやマラリアの研究に従事し，マラリアとカの関係を明らかにした．Rhizopode リゾポートカの研究から大腸アメーバと赤痢アメーバとの区別を明確にし，赤痢アメーバを Entamoeba histolytica エントアメーバ・ヒストリティカと命名したのはショウダンであった．フクロウに寄生する Halteridum と Leucozytozoon を研究して，カにより伝染されること，およびトリパノソーマとなり，スピロヘータとなる時期をもつ発育環を明らかにしたのは，学界においても最も興味をひくものであった．

ショウダンの名声はますます揚がり，1904 年にはベルリンの健康政策局に栄転した．翌年の春，ショウダンは E. Hoffmann ホフマン教授の好意によって梅毒の患者材料を供給され，熱心な研究の結果，ついにスピロヘータ・パリダを発見した．その後これを他のスピロヘータから区別するために，「Treponema pallidum トレポネーマ・パリダム」と改めた．そうしてこの大発見の発表には極めて謙譲的な態度をとって，少しもこの功名を自分のこととふ聴しなかったのは，識者の敬服したところであった．

ショウダンは，研究家としての天才であった．いかなる些細な事実をも見逃すことなく幾多の発見をした後，巧みにその原因と結果の関連を検討し，完全なものとする技能は他の者には及ばないものがあった．ショウダンは常に快活に談笑し，研究のまえには困難というものがないようにみえた．こうして前人未踏の真理を探り得たのである．ショウダンは，研究のためには自身を忘れるほどの熱心さで，自身を研究の材料とすることはあたりまえの出来事であった．無害な大腸アメーバを何回となく飲んで大腸アメーバの感染と発育とを研究した．1900 年にその第 1 回自家感染実験を試みた時は，kalomel カロメルの服用で 3 日にしてアメーバの消失を見た．しかし，それより 1 年半の後，再び試験した時はカロメルは何の効果も示さず，昇汞液およびメチレンブルーを浣腸して，アメーバを全く消失させるのに 3 か月を要したという．ショウダンは原虫学を細菌学のように発達させようとしたのである．ショウダンは学術雑誌「Achiv für Protistenkunde」を創刊して，動物学者，医学者および植物学者の研究を一団として生物学の領域を拡張し，発展させようと努めたのであった．

1906 年の春，リスボンで開かれた国際医学会議に出席したが，たまたま以前に飲んだ大腸アメーバによる感染が重症化して帰国し，直ちにハンブルグの Eppendorf エッペンドルフ病院に入院した．自家感染実験が病気の原因であり，劇烈な肛門周囲炎を起こしたのであった．大腸の潰瘍は腹腔にまで達し，緊急手術のかいもなく同年 6 月 20 日，ショウダンの霊はこの世を去った．わずかに 35 歳の学者は，学術界に大きな足跡を残して昇天したのである．ハンブルグの研究所が 1991 年に出版した 615 頁の全著作集は，この天才的研究者の最後を飾るものである．この若い堅実な学者を失ったのは，測り知れぬ人類の不幸，かつ大きな損失で，世界の学者はみなこの不幸を悲しみ弔ったのであった．

20. アドルフ・ワイル　　（1848～1916 年）

Adolf Weil

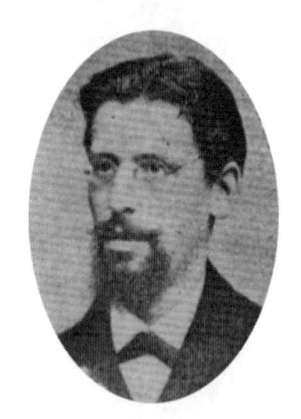

A. Weil

アドルフ・ワイルは，ドイツの Heidelberg ハイデルベルグで生まれた．ハイデルベルグ大学で医学を修め，当時の大学者 Bunzen ブンゼン，Kirschoff キルショフ，Helmholz ヘルムホルツ，Friedreich フリードライヒなどの講義を聴いた．後に同大学の教授となり梅毒学を講義し，フリードライヒの死後を継いで内科を担当した．しかし，咽頭結核を病んでイタリアに行って開業し，後に Wiesbaden ウイスバーデンに帰って逝った．

ワイルは咽頭鏡に改良を加え，咽頭学に精通していた．ハイデルベルグ大学にいた時，内科医としての鋭敏な観察力に優れていたことより，学内において高い尊敬を受けていた．1886 年に，いわゆる急性不明熱の患者 4 例について報告した．この疾病は，7 日の潜伏期間の後に急に症状を発し，脾臓の肥大と黄疸とが特徴で，7～12 日間持続する．1887 年 Wagner ワーグナーは，この疾病を，「Weils einheimische biliöse Tyhus」と名付けた．1888 年，Fiedler フィードラーはこの疾病を単に「ワイル病」と名付けた．このワイル病の病原体は彼の生前，日本の稲田龍吉博士などによって 1914 年に発見され，翌年ドイツにおいて Uhlenhut ウーレンヒュットと Fromme フロンメによって 1915 年証明された．

21. アルフォンス・ラベラン （1845～1922年）
Alphonse Laveran

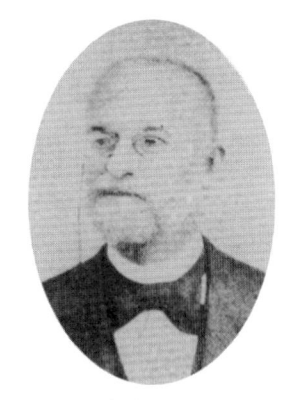

アルフォンス・ラベランは，1845年にパリで生まれ，Strassburg ストラースブルグ大学で医学を学び，歴史に名高いフランスとドイツとの70年戦争に軍医として従軍した．アルジェーにいた時マラリアの研究を始め，コンスタンチンの陸軍病院においてマラリア患者の血液を検査し，赤血球内に運動する小体を発見したのは1880年11月6日のことであった．ラベランは，熱心に顕微鏡をのぞいていた時，赤血球内にある小体が色素を含有して運動するのを見つけ，また赤血球外に飛び出しては鞭毛を出し活発に運動するものを発見した．これは動物性小体でなければならないと考えたのであった．次のような彼の記載を見れば，その精確な観察をうかがうことができる．

"Il existe dans le sang des malades atteints d'impaludisme des élements parasitaires qui se présentent sous les aspects suivants :

Cylindriques, effilés à leurs extrémités presque toujours incurvés en croissant. La longueur de ces corps est de 0.008 â 0.009 mm ; leur largeur de 0.003 mm en moyenne. Les contours sont indiqués par une ligne très fine ; le corps est transparent, incolore, sauf â la partie moyenne, où il existe une tache noirâtre, constituée par des granulations pigmentaires d'un rouge très sombre ; on aperçoit souvent, du côté de la concavité, une ligne très fine que semble relever des extrémités du croissant. Ces éléments ne paraissent pas doués de mouvement. Ils ont parfois une forme ovalaire ;

（マラリア患者の血液には以下のような動物性小体が存在している．この小体は成長している．その形態は湾曲した円筒形で，両端は極端にとがっている．小体の長さは0.008～0.009 mm で，幅は平均して0.003 mm である．小体の輪郭は非常に細い線で縁どられている．小体は中間部分を除いて無色透明で，中間部分には赤黒い色素の細粒によって構成された黒ずんだ斑点がある．小体には，そのくぼんだ面から，三日月形の端を持ち上げているような非常に細い線がしばしば見られる．これらの小体にはもともと運動性は備わっていないようである．小体は時に楕円形になる……．）

1884年にバルトクロスの陸軍軍医学校の教授となったが，かたわらパストゥール研究所でも研究を続けていた．マラリア原虫の発見によって，フランスの科学アカデミーは彼を名誉会員に推薦した．後にコルシカ島に行きマラリアの撲滅を計画し，力の絶滅と湿地の治水を実行して効果を挙げた．1907年にノーベル賞を贈与され，1908年には数人の友人とともに熱帯病理学会を設立した．その会長に選挙されその要職にあったが，晩年に至りその地位を A. Calmette カルメットに譲って引退した．1922年パリにおいて77歳の高齢にて逝った．その日は実に P. Manson マンソンの死後3週間目であって，ラベランはマンソンより1歳若かった．**(1)**

22. ロナルド・ロス （1857～1932年）
Ronald Ross

23. ジョバンニ・グラッシー （1854～1925年）
Giovanni B. Grassi

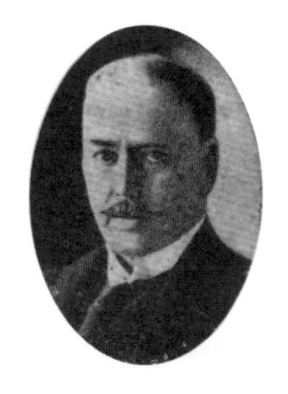

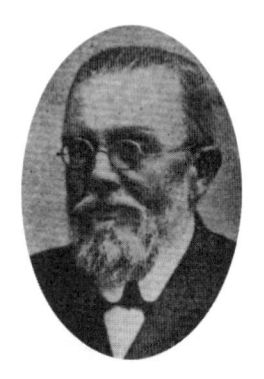

ロナルド・ロスは，軍医としてインドに勤務していたが，学者というほどの人物ではなかった．ジョバンニ・グラッシーは，昆虫やシロアリなどについて研究し，その世界では知られた学者であった．しかし，この二人は，マラリアの研究において相助け相並んでその研究を完成したことを認めない訳にはいかない．奇妙な因縁である．

ロナルド・ロスは，インド・ヒマラヤ山麓にて生まれ，10歳の時に父に伴われて英国に帰って教育を受けた．しかし，彼はラテン語が嫌いで文学や音楽を好んだ．後に船医となってロンドンとニューヨークとの間を航海し，その間に Indian Medical Service の試験に合格したのでインドに渡った．1888年に休暇を得て英国に帰りローザ・ブロッサムと結婚してインドに再度戻り，「Child of Ocean」なる本を出版し，あるゴ

ルフクラブの幹事を勤めた．Madrasマドラスにおいて多数のマラリア患者の血液を検査したものの，プラスモジウム *Plasmodium* を発見することができず，A. Laveranラベランの発見をののしっていた．これは，彼の細菌学入門の初期であった．ロスが35歳の時ロンドンに帰り（1894年），Patrick Mansonパトリック・マンソンの研究室を訪ねた．マンソンは，往年中国の上海で開業していた時，カがフィラリアの伝染を媒介することを発見した．マンソンは，ロスにマラリア患者の血液標本を示して説明した．ロスは，これを見て初めてプラスモジウムを頭に入れることができた．ある日マンソンはロスに，マラリアはカによって伝染すると説明し，インドに帰ってこの分野の研究を行うことを薦めた．ロスは熱心にこれを聴いて，マンソンの手足となって働こうと誓った．「私は単に貴殿の手であって，それは貴殿の研究課題である」と言った．彼は彼自身の能力をよく理解していたのである．

ロスは，この大問題を携え1895年3月28日に夫人および子供を英国に残して単身インドに向った．インドのSecunderabadセクンデラバードに駐在を命じられたからであった．ここでカの調査を開始し，マラリア患者の血液を吸ったカの胃に，いかなる変化が起こるかを観察した．ロスは詳細な書信をもって，マンソンの指導を仰いだのであった．

年は流れて1897年となった．インドの熱風に吹かれて，空しく顕微鏡の前に座るのみであった．

ロスは，一詩を得た．彼の得意の領分である．

　　What ails the solitude？（孤独はなんとわが身をさいなむことか？）
　　　Is this the judgment day？（これは最後の裁きの日であろうか？）
　　The sky is red as blood（空は血のように赤い）
　　　The very rocks decay．（岩までが腐っていく）

この時，フセイン・カーンというマラリア患者が来て，1種のカをロスに示した．このカはロスがいまだ注意しなかったもので，その学名を知らぬゆえ，彼はこれを brown mosquito ブラウンカと呼んだ．このカにカーンの血液を吸わせ，毎日そのカの胃を検査した．時は8月19日，ロスは1匹のブラウンカの胃壁に小球体を発見した．この小球体はカが患者の血液を吸って，4日後に発生することがわかり，また，この小球体が発育することを知った．

彼は，また一詩をうたった．

　　I have found thy secret deeds（わたしはおまえの秘密の行為を見つけた）
　　　Oh, million‐murderling death．（おお，無数のものを殺す死）
　　I know that this little thing．（私は，この小さなものが）
　　　A million men will save ―（百万人を救うであろうことを知っている―）
　　Oh, death, where is thy sting？（おお，死よ，おまえの針はどこにあるか？）
　　　Thy victory, oh grave？（お前の勝利は？　墓場は？）

彼の得意がとくと思われる．

ロスは英国医学雑誌に報告書を送ったが，この小球体の内容については詳しく説明し得なかった．

その後Calcuttaカルカッタに移り，立派な研究室と助手マホメド・ボックスを得てカの研究にふけった．ボックスは，スズメなど鳥を捕えて，鳥のマラリアについて研究した．カがこのマラリアの鳥の血液を吸い，7日にして胃壁に生じた球体が破裂して紡錘状体が出て，この小体はカの体内に入り，ついに唾液腺に集まるのを発見した．これでロスはカが刺すことによって，マラリアが人体に伝えられることを考えた．マンソンのいう，カが水に落ちてマラリア病原体が水に出て，これを飲んだ人にマラリアは伝染するだろうとの想像を否定したのであった．しかしながらロスがこの成功に達したのは，紛れもなくマンソンの指導によったのである．

ロスが助手ボックスとともにスズメについて試験し，カが鳥マラリアを伝染することを確実に証明したのは，1898年6月25日であった．彼はこの結果を，マンソンに電報で知らせた．マンソンは，ロスの成功を大いに喜び，この電報をEdinburghエジンバラの学会において披露した．学会はロスの研究を一大発見なりとし，これによって人のマラリアの伝染の仕方をも明らかにできるものとして大いに賞讃した．

しかし，マンソンはロスを励まし，なお進んでマラリアについて研究し，国家の名誉，英国の名誉のため，ますます奮闘するべきと言い送った．また電報で，R. Kochコッホはイタリアにてカの研究に失敗したと聞く，君は英国のためにこの発見を完成させよと激励した．しかしながら，惜しいことにロスはこの時神経衰弱になって，ついにマラリアの研究を断念した．著者（志賀潔）は1909年にボンベイの学会に派遣された時，ロスも招待を受けて英国より10年ぶりにインドに来たのを見た．彼はこの時に何ら学術講演をなさなかったと記憶している．

(2)

　ジョバンニ・グラッシーがイタリアのPaviaパビアに生まれたのは，L. Spallanzaniスパランツァニーの死後100年目であった．グラッシーは医学を学ぼうとしたが，動物学者となった．最初の研究は，白蛾およびこれに寄生する微生物で，またウナギの研究においての造詣も深かった．グラッシーは観察力に富んだ偉大な研究者であった．

　グラッシーはロスがカの研究に指を染める以前に，カとマラリアとの関係に着眼してその研究を始めた．しかし，カの種類が多いために結果はまとまらず，その研究は成功しなかった．1898年にロスがプロテオソーマProteosoma（鳥のマラリア原虫）の実験に成功した年，グラッシーはロスの報告を知らずに，全くこれと関係なしにマラリアの研究に着手した．その動機は，実に彼の愛国的熱心さより出たものである．コッホがイタリアに遠征して，カの研究に着手したのを聞いた時，ドイツ人には負けたくないと彼は憤然として立ち，この問題を解決しようと決心したのである．

　コッホは，結核治療の研究が思わしく進展せず，また夫人エンマ・フランツとの離婚問題後，世界の各方面に遠征を試みたのであった．コッホはイタリアに来てグラッシーに遇った．グラッシーは，数十種のカが存在する中で，特殊のものがマラリアを伝染するものと信ずると話した．コッホは，これを静かに聞くのみであった．コッホは，自分の研究もまた他人の説も常に冷静に受けとめ考える人であった．

　グラッシーは考えた．カがいてもマラリアの発生しない所がある．しかし，カがいなくてマラリアの発生する所はないと．この信念より，マラリアを伝染させる特種なカを発見しようとしたのである．グラッシーは警官が強盗を捕えようとするとき，村中の人民を一人ずつ調査するように研究を進めるべきものと考えた．

　こうして，グラッシーは1898年7月15日イタリアの低湿の地方を巡廻し，カの専門家となって，至る所でカを調査すること数十種に及んだ．そしてついに，マラリア流行地方に従来から知られた*Anopheles claviger*と名付けられた一種のカが伝播者であるだろうと考えた．グラッシーは，ローマに帰って，その年の6月28日にリンセーアカデミー（Academy of the Lincei）にて*Anopheles claviger*がマラリアを伝染すること疑いなしと講演した．ローマの丘上にBastianelliバスチァニーリーの病院があり，この丘上にはかつてマラリアを発生したことがないと言われている．この病院に入院していたSolaゾラ氏が，自身の身を挺してグラッシーの試験に参加した．グラッシーは疑わしい2種の雌蚊数百匹を捕えてきて，ゾラ氏を刺させた．ゾラ氏は幾週の後にも，全く健全であった．ある日グラッシーは，Molettaモレッタに行きマラリア患者の血液を吸ったカをもってゾラ氏を再度刺させたら10日目に彼は，マラリアの症状を発した．これがグラッシーの研究の成功した最初の実験であった．この研究を助けたのは，Bignamiビグナミーと Bastianelliバスチァニリーの二人であった．この時グラッシーは，ロスの鳥マラリアとカとの試験報告を読み，カの胃壁に生じた小球体の研究を初めて知った．グラッシーは，*Anopheles*の胃における変化と唾液腺における変化を研究して，マラリア病原体であるマラリア・プラスモジウム（*Plasmodium fulciparum*のこと）のカ体内における発育循環を明らかにした．

　さらにマラリア撲滅について人民に教えた．「薄暮に外出することなかれ，マラリアは君らを待ち伏せているからである．暑い夕方に外出するならば手袋とベールとを忘れてはならぬ」と．グラッシーは実地家であった．グラッシーはその予防法の実績を示さんがためにCapaccioカパシオ平原に行き，そこのAlbanellaアルバネラにおいて実験した．時は1900年の初夏である．グラッシーはイタリアの女王より補助金を下賜され，これをもって実験に取りかかった．112人の同志とともに蚊帳を備えた家屋に住み込み，夕刻にはこの蚊帳に納まった．その土地の住民415人は，平常のとおり蚊帳の外に住んでいた．この415人はおおかた皆マラリアに罹ったが，蚊帳内の112人のうち5人を除いて，みな健全であった．ただし，この5人は前にマラリアに罹ったことがあり，その再発をきたしたのであったという．このようにして，グラッシーは，マラリア原虫伝播の方法を明らかにし，またその予防撲滅の根本を確定したのである．

　ロナルド・ロスは，ノーベル賞金10万フランを与えられ，ジョバンニ・グラッシーはノーベル賞にもれた．しかし，グラッシーは熱誠な愛国者である．彼が祖国のために奮起し，彼が同胞のため，かつ世界人類のために，偉大な功績を遺して，安らかにこの世を去った．

24. セオバルド・スミス　　　(1859～1923年)
Theobald Smith

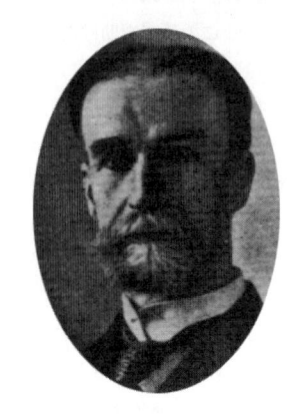

T. Smith

　L. Pasteur パストゥールはこの世から病原菌を撲滅して人類の疾病を消滅させようとし，片や R. Koch コッホはツベルクリンを発見し，これを用いて結核を駆除しようと企てた．ちょうどその頃 1893 年セオバルド・スミスは，アメリカの北部で生まれたウシを南部に移すとテキサス熱 Texas fever になって斃（たお）れ，また南部のウシを北部に送っても北部のウシにこの伝染病が流行する不思議さに注目し，自然環境との関わりに着目した．この観察点は，後日 D. Bruce ブルース，P. Manson マンソン，G. B. Grassi グラッシー，W. Reed リードなどの研究に多大なヒントを与えた．

　1884 年にスミスは，25 歳でコーネル大学を卒業し，その後，再度アルバニ医科大学で医学を修め医師となった．その当時，大学には細菌学の講座はなかった．スミスは臨床医学が好きでなく，顕微鏡でミクロの世界を観察することを好み，大学卒業直後にはネコを解剖し腸の内容物を顕微鏡で検査したという．スミスは，ドイツに行って，コッホの細菌学研究の方法を習得したいと希望したが，その機会を得ることができなかった．スミスはドイツ語に精通し，コッホの研究報告を読んで独りで細菌検査のすばらしさを楽しんでいた．

　ウシに流行する米国南部のテキサス熱が畜産界の大問題となった．1888 年ワシントンの農務局長 D. E. Salmon サーモンは，スミスに命じてテキサス熱の研究をさせた．キルボーンとアレキサンダーとが，彼の助手として働いた．1889 年にスミスは，テキサス熱の中心地である North Carolina ノースカロライナより 7 頭のウシを取り寄せ，また 6 頭の北部牛（健康地より）とともに試験を開始した．南部牛には多数のダニが付いていたが，北部牛にはダニを発見できなかった．試験の結果，このダニに刺された北部牛はテキサス熱を発病し，そうでないものは健全であることを証明した．

　ダニが何か関係するならば，その伝播の方法はいかなるものであろう？　例えば，南部牛と北部牛とを共棲させても，20 日にして北部牛を隔離すれば健全である．しかし，30 日またはそれ以上長く共棲させれば必ず発病するのである．あるいはまた南部牛を引き上げた野原に北部牛を放牧すると，30 日以上経つと発病するのである．スミスは，ダニを卵より孵化させた．この幼いダニは病毒を保有していないものと信じ実験をしたが，これを健牛に着けるとウシは発病した．すなわち病毒は卵に伝わり，幼ダニに移行するのである．牧場においてダニが産卵し，卵が孵化するには 20 日以上を必要とするのであった．この事実は，上記の伝播方法を説明する唯一のものであった．こうしてセオバルド・スミスがダニによって病原体が伝播される事実を証明したことが，マラリアなどの伝染病の研究の手本となったのである．

25. パトリック・マンソン　　　(1844～1922年)
Patrick Manson

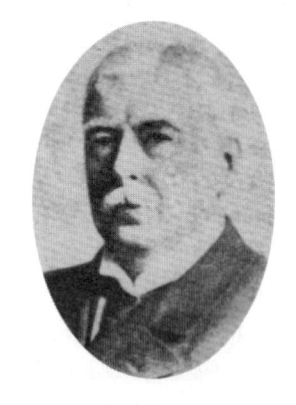

P. Manson

　パトリック・マンソンは英国スコットランド人で，幼少のころは動物採集と魚釣りが好きであった．大学を修了し医師となった 1866 年に上海にいた実兄の勧めに従い，支那（中国）海軍税関付医員となって，台湾高雄に来た．高雄で初めて脚気（カッケ）患者に接し，その他種々の熱帯病に関する知見を得たという．マンソンは高雄に滞在した 3 年間の給与から，自分の受けた大学教育に父親が支払った学資総額 700 ポンドを父に返済したという．この一事によっても，マンソンの真面目な性格をうかがうことができる．その後にアモイに転出し，そこの海員病院に勤め多数の象皮病患者を手術した．

　1873 年英国に帰り，ある日英国博物館において研究中，Lewis ルイスが 1870 年インドのカルッタで血液および乳糜尿にフィラリア・サングイニス *Filaria sanguinis* と名付けた寄生虫を発見したという論文を偶然に見つけた．熱帯の象皮病の病原体は，この虫ではないかとの考えがひらめいた．1875 年マンソンは新婚旅行に出かけて遠くアモイに旅行し，この地でひたすらにフィラリア感染症の研究に着手した．この時，マンソンは中国人の助手二人を傭い，昼夜交代で患者の血液を検査させた．助手の提出した成績は，解釈するのが非常に困難であった．すなわち，昼間の検査では血液中にフィラリアを発見することは極めて稀なのに反し，夜間の検査ではフィラリアを容易に発見したのである．

　大発見は往々にして，このような予期しないところに現れるものである．マンソンは，この大発見をロンドンの有名な

寄生虫学者 H. Cobbold コボルトに連絡した．コボルトは，マンソンの成績，即ちフィラリアの周期性について学界で報告した．すると茶目なヤジが飛び出し「ハハー，フィラリアは昼夜を知るための時計を持っているとみえるネ」と満座を笑わせたという．

1877年にマンソンは，ロンドンにおいて朝8時半に自殺したフィラリア患者を解剖する好機を得た．ミクロフィラリアが患者の肺および大動脈に引っ込んでいるのを発見した．これでマンソンの期待したフィラリアの周期性の説明はついたが，何ゆえに昼間フィラリアが末梢血管より肺や大動脈に逃げ込むのかという理由は不明であった．あるいは生活上の性質によるのであろうか．またはミクロフィラリアは，カがヒトの血液を吸う時に末梢血管に出てくるのではあるまいか．

元来このミクロフィラリアは，口腔も肛門もないので特殊な袋状のものの中に包まれている．患者の血液を採って冷やすと，ミクロフィラリアはこの袋を破って這い出してくるのである．とするとこのミクロフィラリアは，人体内においては発育し得ないはずで，中間宿主の体内においてのみ発育するのであろう．このような作業仮説をたて，マンソンはカに注目し，これを捕えて解剖し，ついにカの胃においてフィラリアが袋を破り，脱皮して胃壁を通り抜けて筋肉に入り，ここで成長する事実を発見した．これは実に1877年のある日のことであった．こうして，フィラリアの発育循環が明らかにされた．マンソンは，中国において各種の動物や鳥類を検査して，種々のフィラリアの種類を発見した．*Bothriocephalus mansoni*, *Oxyspiura mansoni*（元の名 *Filaria mansoni*）などの如きはその例である．

1883年，マンソンは香港に移住して開業した．多数の患者が診察を受けに来る大盛況の毎日で，研究の時間はさておき睡眠の時間もなかった．しかし，1886年マンソンは香港医学会を創立し，翌1887年，香港医科大学を設置して中国人を教育した．孫逸仙もこの医科大学の出身者の一人である．この学校は後に香港大学と改まった．

スプルー病を初めて記録に留めたのもマンソンである．この疾病の本態は，今日なお不明であるが，多くは酒飲家にくる．スプルー sprue とは何かと聞かれると，彼は飲み浮かれる to spree の過去分詞であると言って笑っていた．天津にいた李鴻章が舌癌に罹ったとして，マンソンの来診を求めて来た．マンソンは航海6週の日を費し天津に行ってみると舌癌でなく舌下膿瘍であった．これを切開してたちまち治癒させたという（1887年）．患者も医師もこんな幸せはない．

マンソンは香港に23年間滞在して，故郷のスコットランドに錦を飾って帰った．学術上の名誉はもちろん，彼はまた富有な身となって帰って来たのであった．そうであるのに，天はこの篤学の士を幸福で平和にしなかった．香港ドルの大暴落と家事の不幸な出来事とにより，再びロンドンに出て開業する運命となった．その中にあってもマンソンは研究を怠らず，熱帯各地に依頼して土人の血液標本の送付を求め，毎日これを鏡検することを楽しみとしていた．このために，彼は数種のミクロフィラリアを発見した．

1892年に船員病院で研究することとなり，各植民地より帰来する多数の患者を研究材料として，幾多の発見および報告を出した．マラリア原虫の染色にメチレンブルーを用いたマンソン染色法を確立し，半月状熱帯マラリア原虫を発見したのはこの時代である．

フィラリア研究より推論して，マラリア原虫も中間宿主があって人に伝播するもので，恐らく一種のカが伝播の仲介者であろうと考えたのがマンソンのマラリア原虫・カ媒介説である．この説を発表したのは，1894年であった．ときたま R. Ross ロスがインドから帰って来たので，マンソンはロスにマラリア説を説明して聴かせた．翌年ロスは，インドに帰りマンソンより教えられたとおりに研究を進めて，ついにマラリア原虫の発育環とその意義を明らかにすることができた．この大発見はロスの手でなったとはいえ，マンソンの仮説を証明したに過ぎないのである．

1897年マンソンは，英国植民地のために医学校設立の議案を提出して，ついにロンドン熱帯医学校を設立した（1899年）．開校以来，年とともに隆盛に赴き，かつ熱帯病に関する幾多の研究および発見は，この学校を発祥地としたのである．

1913年にマンソンは，70歳にて隠退し，悠々自適の生活に入ったが，至るところで周囲より親しまれ「heiliger Patrik」と呼びかけられたという．1922年4月9日78歳の高齢にて安らかにこの世を去った．これより数週間遅れて，A. Laveran ラベランもまた逝ったのは奇妙な因縁である．

26. エドワード・ジェンナー （1749～1823年）

Edward Jenner

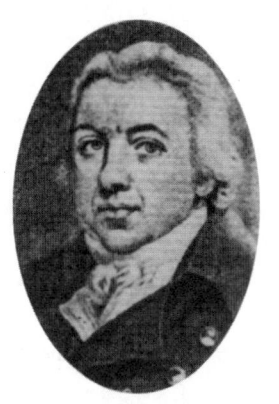

E. Jenner

1749年5月17日，宣教師の三男として生まれたエドワード・ジェンナーは，5歳の時父親を失い，兄の手で育てられた．ジェンナーは幼少のころより博物学に興味をもった．イギリス・ブリストルの Daniel Ludlow ダニエル・ルドローのもとで医学の初歩を学

び，その後ロンドンのセントジョージ大学で医学を修めた．その間 John Hunter ジョン・ハンター教授の家に寄居していた．

1780年のある日，ルドローに診察して貰いに来た百姓の娘が言うには，「私の病気は，天然痘ではないと信じます．なぜなら私は以前，牛痘に感染したことがありましたから」．その言葉はジェンナーの耳に，強い響きを与えたのであった．その10年後の1790年，この百姓の娘の言ったことをハンター教授に話すと，「考えておらずとやって見るがよい」と戒められた．この言葉は若い学徒の脳底に，深く刻み込まれた．その時以来ジェンナーは，天然痘の研究を一日も忘れることなく，ある時は牛痘を採り，あるいは豚痘を採って試験した．こうして彼はこのウシとブタの痘は，天然痘の変種にほかならずとの確信を得るに至った．

この若い熱心な研究者は，何の躊躇もなく自分の長男に豚痘を接種し，一定日の後さらに天然痘の病毒（virus）を種えてみた．この天然痘毒は何らの症状をも起こさなかったので，ジェンナーは自分の考えが正しいことが判明したと喜んだ．さらに進んで研究してみると，痘の採取時期によってその膿を接種した後の成績が同一でないことを知った．すなわち，ある場合には局部発痘のみで予防力が弱く，ある時期の痘胞は全身作用を起こして予防力の確実なことが判った．これは実にジェンナーの鋭敏な観察によるものである．

そうするうちに，ジェンナーの目的が達成される時期が到来した．それは彼の堅忍不抜の賜であった．時は1796年5月14日，ジェームス・フィップス James Phipps という8歳の小児に初めて牛痘を接種した．その材料は牛痘に感染した Sura Nelmes スラ・ネルメスという牛乳搾乳の一少女の膿を用いたのである．これこそ人に感染した牛種痘を，人体に接種した最初の実験である．7月1日に至ってこのフィップスに天然痘を接種してみたが，何らの異状を見ず，もちろん発病もしなかった．ジェンナーはこの予期せぬ好成績をみて，烈しい喜びの衝動を感じたのであった．今日私たちが彼の実験方法をみるに，学術的に何ら非難するところがないほど精確なものである．

ジェンナーは，この研究の成績を英国皇立科学会報に報告しようと考えたが，友人の勧告によって一時思い止まり，1798年に自費出版の著書としてこれを出版した．ジェンナーはまたロンドンに出て，彼の実験を友人らに説明しようと試みたが誰一人相手にする者もなく，むろん種痘を受けようとする者もなかった．世界的な大発見は，世俗の容れるところとならぬのは致し方がない．

ジェンナーは痘苗を，セント・トーマス病院の Cline クラインに与えて，郷里へと帰った．クラインは，2～3人の小児にこの痘苗接種を試みて，効果があることを確かめることができた．ジェンナーの発見は，ようやく学界の注意をひくことになった．この時，クラインは手紙をジェンナーに送り，ロンドンに移住することを勧誘した．そして，クラインは1年の収入として，1万ポンドの保障を与えた．しかし，利のために屈せず，名誉のために動かぬジェンナーの崇高な人格は，この友人の勧誘を断ったのであった．

間もなくして，ジェンナーの有力な礼讃者が現れた．ヘンリー・ヒックスは，ジェンナーの種痘を小児に接種したのを手始めとし，次にはグラフィン・モルトン婦人の一人息子にも接種した．その成績をみたバークレーのグラインはプロイセンのウイリヘルム四世大帝王に種痘を勧めて，その王子などに種痘させた．一方，英国の議会は，10,000ポンドの贈与を決議した．1803年に皇立ジェンナー研究所が設置されて，痘苗の無料配給を図った．その後，痘苗乱造の弊害があって成績不良の事実があったが，その調査のために設けられた委員会は，ジェンナーに有利な報告をしたことにより，1808年英国議会は再び20,000ポンドをジェンナーに贈与して彼の生活を助け，なおまた国立種痘研究所を設立して，ますます種痘の普及を図った．ジェンナーは，最初の種痘を受けたジェームス・フィップスのために住宅を建設し，その庭園に自らバラを植えて彼の優しい心を示したのは懐しい極みである．ロシアの女皇は，その皇子に種痘して，その名を Vaccinoff ワクシノフと付けたのはすこぶる振ったことである．一方では，ジェンナーに年金を与えて表彰した．ロンドンの医学会は，金牌を贈呈し，オックスフォード大学は理学博士の学位を与えた．1805年に皇帝ナポレオンは，軍全隊に種痘を行うよう命じたという．このようにして，ジェンナーの種痘法はたちまち全世界に拡まり，わが国へもジェンナーの発見後数年ならずして伝えられた．

ここに面白いエピソードが伝えられている．英仏戦争が起こって，ナポレオンの英国に対する憎悪の念が最高に達した時のことである．ジェンナーは オックスフォード大学の Wickham ウイックハムが捕えられてナポレオンの陣中にいることを知り，「ドクター・ウイックハムを釈放されたい」との願書をナポレオンに送った．この書面をナポレオンは馬上で受け取り，よく見もしないで捨てた．皇后ジョセフィーヌが傍から，「陛下よ，その願書は，誰からのと思し召し賜うか．それはイギリスのジェンナーよりですぞ」と申された．ナポレオンは直ちに「その男の願いなら許可せよ」と命じて，直ちにウイックハムを自由にするよう前言を取り消したという．

ジェンナーは，1788年にキャサリン・キングスケートと結婚し，二男一女をもうけ，極めて平和な家庭を作った．この

最愛の妻は，彼より先に1815年に逝った．その後，ジェンナーはバークレーに隠退して，静かに世を送った．脳卒中に罹って1823年1月26日に74歳でこの世を去った．

27. 梅野　信吉　（文久2年〜昭和5年，1862〜1930年）

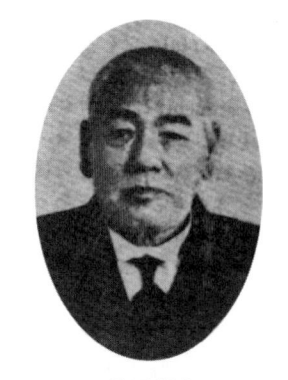

梅野信吉

獣医学博士梅野信吉（福岡県朝倉郡甘木町生まれ）は，明治25年に北里柴三郎博士が私立衛生会伝染病研究所創設の時，同所に入って血清製造技術部の主任となった．明治25年以来40年間，忠実にその職務を果たした努力家であった．容貌魁偉な男子，ますらお（丈夫，男子の美称）であって，先輩を厚く敬い，義俠的精神の動くところは何ごとも恐れない意気があった．しかも，研究には熱心で観察力が緻密な人であった．

血清製造の傍ら牛痘苗（天然痘の予防接種）の研究に精力を注ぎ，ついに犢(とく)（仔牛のこと）体継代法を確立した．勲六等旭日章を賜わったのはこの時である．ハワイ在住の同胞より，精巧な胸像を贈られた．

梅野の説明によれば，一定面積の畑に種子を播くとき沢山播くと芽は密生して出るが発育は遅く小さい．これに反して疎に種子を播くと強大に生長する．これと同じく，犢体に天然痘ワクチンの種（痘苗）をうえる場合，これをある程度希釈して接種すれば発痘が強大である．したがって，痘苗は代を重ねても減弱することがない．彼の犢体継代法は，要するにこの原理に基づいたものである．このようにして，梅野は牛痘苗の大量製造に，世界で初めて成功したのであった．

梅野は，またこの痘苗製造より考え，狂犬病が痘菌と同じくグリセリンに対して抵抗力の強い点より，病毒は両者同一種に属するものと推定し，イヌに対する狂犬病予防ワクチンを製造した．このワクチンは1回の注射によって，イヌを完全に免疫させてしまうというもので，狂犬病のワクチンの発明者であるパストゥールが望んでもなし得なかったものを完成したのである．

これこそ，狂犬病の真の絶滅法であり，その上その実施が容易であるので，この梅野氏法はやがて全世界で行われることになった．この方法は梅野の名とともに，こうして世界の予防医学に永久に伝えられるべきものとなった．

第6編　細菌學者歷傳　777

28. ハワード・テイラー・リケッツ　（1871〜1910年）
Howard Taylor Ricketts

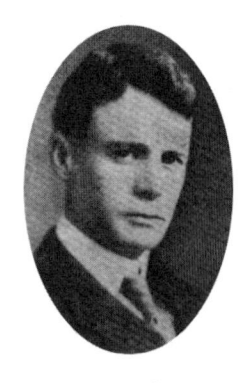

H. T. Ricketts

アメリカ・オハイオ州に生まれたハワード・テイラー・リケッツは，シカゴ大学を出て，後に同大学の助教授となった．アメリカ西部にあるロッキー山地方に多発するロッキー山紅斑熱を研究して，これが特殊なダニによって伝染することを証明した．次いで，発疹チフスの研究に着手し，コロモシラミによって，伝染が媒介されることをも確認した．リケッツは，ついに発疹チフス患者の血液中に発病7〜11日に現れる小さな桿状体を発見したのであった．1910年4月発疹チフスの研究を進めるためメキシコに遠征したが，不幸にも発疹チフスに感染して39歳の若さで1910年5月3日この世を去った．メキシコの細菌学研究所に大理石像が建設され，リケッツの名は細菌学史上に永久の記念を残している．

29. パウル・エールリッヒ　（1854〜1915年）
Paul Ehrlich

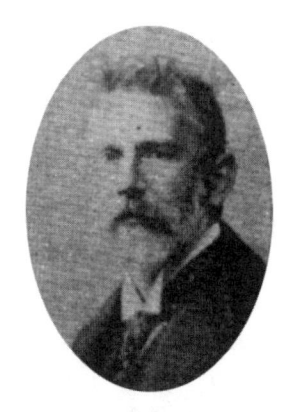

P. Ehrlich

(1)

エールリッヒ先生は，幼少の頃から奇才で，先生が考えることは万人の想像もつかぬものであった．そうしてその瞑想が着々と実現されるのをみた時，世界は初めて彼を天才的学者として敬意を払うようになった．

エールリッヒ先生は，1854年3月ドイツのSilensienシレジア地方のシュトレーレンに生まれた．Breslanブレスラウの中学に入った時，文学の教師は「Das Leben ist ein Traum（人生は夢である）」という題を与えた．パウル少年の書いた文章は，全く化学的であった．いわく，生活，生命は，静かな酸化作用によって起こる．また夢は，脳の酸化作用の変調によって現れる．教師はこの作文に対して「ungenügend 不可」を与えた．この話は

永く逸話として伝えられている．

後に，ブレスラウ，ストラースブルグ，フライブルグ，ライプツィヒなどの大学で医学を学んだ．しかし，解剖学で組織や臓器の名前を暗誦することを嫌い，死体解剖の時間には組織の切片を染色して細胞の構造を研究していた．このように化学に最も興味をもって学生時代にすでに深い造詣があり，先生の化学に関する知識には化学専門の教授も舌を巻いていた．

ある日，有名な教授のWaldeyerワルデイヤーは，何をやっているかとエールリッヒに質問をした．「はい，教授先生，私は色素の結合の研究をしています（Ja, Herr Professor. Ich versuche mit verschiedenen Farbstoffen）」と答えた．この学生の考えは老教授より一歩前に進んでいたのである．エールリッヒは，ラテン語をよく勉強していた．「Corpora non agunt nisi fixata（結合なければ働きなし）」は，彼の脳裏に深く刻まれていた座右の語であった．

エールリッヒは，ローベルト・コッホより10歳若かった．Cohnheimコーンハイムの研究室において，コッホの脾脱疽（炭疽）菌に関するデモンストレーションを初めて見た時，大いに感ずるところがあった．エールリッヒは，コッホが結核菌を発見する以前に病巣組織内に結核菌を見ていたが，結晶体なのだろうと考えていた．1882年3月ベルリンにおいてコッホが結核菌を発見したと聴いて「これぞ本物である」と直感し，直ちにコッホの研究所に行き，結核菌の染色法の研究を開始した．その後エールリッヒは，結核に感染してしまい，エジプトに静養のため転地したのは35歳の時であった．

1890年にエールリッヒは健康を恢復したのでエジプトより帰国し，再びコッホの研究所に入った．今度は免疫の研究に着手し，植物性毒素でマウスを免疫して免疫遺伝を証明した．また，毒素と抗毒素との関係を精細に試験した．エールリッヒの実験が常に正確な計算を伴うことは，彼の独得の研究方法であった．

1896年にエールリッヒは，Steglitzシュテグリッツ地区に「Serum-Institut血清研究所」を設立して，免疫血清の研究に従事した．エールリッヒは，ベーリングのジフテリア免疫血清の検定法に満足せず，もっと確実な方法を確立しようとしたのである．多数のモルモットに色々な組み合わせでジフテリアの毒素と抗毒素とを接種して，毒素と抗毒素は一定の倍数で一定の反応をすることを証明した．また，毒素をトキソイドに変化させ得ることを知って，トキソイドを用いた免疫血清の間接検定法を研究したのはこの時である．間もなくこの検定法はドイツ法として，ドイツ政府より正式に採用されることになった．こうして，エールリッヒの私立血清研究所は，今は国家に代わって免疫血清の検定を行う公認の研究所となった．

1899年，Frankfurt am Mainフランクフルト・アン・マインに国立研究所が創立され，エールリッヒはその所長に任命された．この研究所に「Institut für experimentell Tnerapie 実験治療研究所」と命名したのは，エールリッヒが平素の抱負を達成しようとすることの意志発表とみるべきである．エールリッヒはこの時45歳であった．

(2)

エールリッヒがベルリンのシェテグリッツ時代に発表した抗原抗体反応に関する側鎖説は，この時になってもなお1,2の反対があった．Gruberグリューバーが，エールリッヒがユダヤ人であることの人種的偏見より，攻撃の手を緩めなかったのは見苦しいことで，ドイツ科学界の一大汚点とみられる．またキリスト教徒の頑迷な偏見として非難されるべきものである．エールリッヒは，常にこれに対し「Unverschämt（恥知らず）」と言ってのけていた．

1901年にエールリッヒは研究協力者のMorgenrothモルゲンロス，Marxマルクス，Sachsザックスとジフテリア菌毒素に関する最後の試験を行い，これを学界に報告した．モルゲンロスが「モルモット」の心臓内接種を考えたのはこの時である．この時は先生も，かなり興奮されていた．

フランクフルト研究所の創立当時は，溶血反応の全盛時代であった．パストゥール研究所のJ. Bordetボルデーと大いに議論を戦わしたのはこの時であった．有名なS. Arrheniusアレニウスは遠くスウェーデンのストックホルム市より来て，数週間フランクフルトの研究所に滞在し，得意の計算法を用いて溶血反応を理論的に研究したのもこの時である．この時，著者（志賀潔）のいた研究室が広いので，アレニウスをこの室に迎えた．著者がチフス菌などを取り扱うためその危険を気遣われて，エールリッヒ先生の注意で著者は他の室に移された．こうして，エールリッヒ先生はアレニウスを賓客として待遇し，大いに尊敬を払われた．アレニウスに対する度量をみて，われわれは心から先生の崇高な人格に敬服したのであった．アレニウスがコペンハーゲンのMadsenマドセンとともに膠質化学の立場より免疫を論じたのはこの時からである．

エールリッヒ先生は，各国の雑誌に毎日目を通し，生化学に関したものは特に精読していた．アニリン色素に対しては，一流の大家であった．ドイツ，フランス，イギリスの報告を読んでこれに批評を加え，その取るべきものは他日の研究の材料として見逃さなかった．先生の書斎には書籍および雑誌が山と積まれ，ソファーのバネはそのために沈没してしまっ

ていた．こうして，研究のためには脇目を振らず，その他のことには全く無頓着であった．

ある日，ミュンヘンより Bail ベイルが訪問しようとして電報を寄せたとき，「来るなかれ」と返電した．ベイルの横柄な態度が先生の気に入らなかったとみえる．「来るな」との電報を受け取る前にベイルは，エールリッヒを研究所に訪ねた．エールリッヒ先生はベイルを迎えて，いきなり私からの電報を見たかと質問した．ベイルが「いいえ」と答えると，先生は今までのことを打ち忘れたかのような態度で，彼を親切に案内した．このことが，助手達の笑話となったのを今も記憶している．先生は側鎖説の説明には図解をして，何人にもこれを見せた．紙片がないときは，「カフス」や靴底に「色チョーク」で書いて説明した．夫人はこれをよく知り，家庭では各室の机という机には，必ず小紙片を備えて置いた．先生の道楽ともいうべきものは，探偵小説とタバコで25本入りのハバナ産最上の箱を一日で空にするという愛煙家であった．また夜は時々，高等数学を勉強しておられた．

エールリッヒ先生は，癌の病原研究に着手した．この時主としてこれを助けたのは S. Prowazek プロブァセック（後出）で，組織的検査を行い，マルクスはマウスに癌の移植を行った．この時 Wassermann ワッセルマンは，癌の治療に Selenium－Eosin を用いたが実用には達しなかった．著者は先生の命を受けて2，3の治療試験を試みたが，この研究は先生の最後の目標としておられたのであったろう．

(3)

1902年にエールリッヒ先生は，化学物質による治療法の研究に着手した．著者はその助手として働いたが，先生の高弟モルゲンロスや A. L. S. Neisser ナイセルやザックは，化学療法の研究を気嫌いし空想だろうと考えていた．

化学療法は，先生の20年来の抱負を実現したものである．大学卒業後フローリッヒとゲルハルトの内科教室の助手となり，タウリン，コカイン，メチレンブルーをウサギに注射して，化学物質が臓器に結合する状態を実験した．この実験は生体染色の初めである．その業績は2冊の著書，「化学的物質の構成，分布及び作用（1880年）」と「臓器の酸素需要，色素分析研究（1885年）」に載せられている．

これによれば，細胞は種々の受容体を有し，これが細胞表面にあるために栄養，増殖などの生理的機能を営む．抗体産生もまたこの作用の一方法に他ならないと論ずるのが側鎖説の根拠である．果たして，そうであるなら細胞の受容体を侵すことなく，しかも寄生体ないし病原菌の受容体と結合する物質がなければならない．マラリアの病原体 *Plasmodium* に対するキニン（キニーネ）のようなものを製造する研究は先生の一生の事業であった．

A. Laveran ラベランは，トリパノソーマを発見し，マウスにこれを接種したところ，1～2日にして血液中で増殖し，4～5日にしてマウスは死んだ．これは，試験に最も便利なものである．先生がこの適当な試験材料を得て，化学療法の実験に着手したのは，1902年すなわち著者（志賀潔）が先生に就いた翌年であった．「微生物の狩人」の中で Paul de Kruif ポール・ド・クライフはこう書いている．"He got himself a most earnest and diligent Japanese doctor, Shiga, to do the patient job of watching those mice, of snipping a bit off the ends of their tails to get a drop of blood to look for the trypanosomes, of snipping another bit off the ends of the same tails to get a drip of blood to inject into the next mouse — to do the job, in short, that it takes the industry and patience of a Japanese to do."（「彼は，非常に熱心なそして勤勉な日本人の医師志賀を得て，マウスの観察とか，血液を1滴とってトリパノソーマを捜すためにマウスのしっぽをほんのちょっぴり切ることだとか，あるいはまた，次のマウスに注射する血液を1滴取るためにその同じしっぽの端をいま一度，ほんのちょっぴり切るとかいう――　つまり，日本人の勤勉さとしんぼう強さをもって初めてなしうるような忍耐を要する仕事を手伝わせた．」）このトリパノソーマはパリのパストゥール研究所から送られたものであった．こうして試験したものは atoxyl アトキシルを初め数百種のアニリン色素誘導体で1年余を費やした．

"It was the method of trial and sweating！ Ehrlich tried Shiga sweat."（「試行錯誤の連続で，汗を流す毎日であった．エールリッヒが考え，志賀が汗を流した」）とクライフが書き残しているのは事実であった．

先生は，毎朝試験の方法を書いた紙片を各助手に渡し，正午ごろ各研究室を一巡して試験の成績を問い，"Haben Sie was neues？"「何か新しい発見は？」と尋ねる．その晩，先生は，自宅に帰ってから助手に与える実験方針を紙片に書くのであった．左手に葉巻タバコ箱を抱え，右指は葉巻タバコを持って，助手の試験がうまくいくと，廊下で足拍子をとって小踊りするのである．クライフは筆を進め，

"…… and he told Shiga ; these dyes do not spead enough through the mouse's body！ Maybe, my dear Shiga, if we change it a little－maybe, let us say, if we added sulfogroup to this dye, it would dissolve better in the blood of the mouse！ Paul Ehrlich winkled his brow.（「そして，志賀にいう．今までの色素はマウスの体内で十分拡散しないねぇ志賀君，もしこれをちょっと変えてみる――たとえばだ，

この色素にスルフォン基をつけてみたら，ひょっとするとマウスの血液の中でよく溶けるのではなかろうか．エールリッヒは眉毛を寄せた．」）

先生の脳には化学の百科事典が納めてあった．研究室の机に乱雑に並べた薬品を取り，試験管内にこれを注いで変化をみ，直ちにこの方法をHöchstヘキスト社およびBayerバイエル社にいる先生の特約の化学者に送って，新色素を製造させるのであった．Bendaベンダ博士とBertheimベルトハイム博士は，最後まで先生のために勤めた化学者である．

われわれは，ついにトリパノソーマに対して1種類の色素が極めて有効であることを発見した．先生は，これに「Trypanrotトリパンロート」と名を与えた．しかし，数週間の後，マウスの血液に消去したと思ったトリパノソーマを再び認めた．これは色素に対し抵抗性となったものである．トリパンロートはmal de Cadera（腰の病気のトリパノソーマ）には効果があっても，Naganaナガナには効力が弱い．こうして実地治療上には完全なものでなかったが，化学療法の理想が初めて実現されたのである．

（4）

1906年にフランクフルトの銀行家であるゲオルゲ・シュペイヤーの未亡人フランシスカ・シュペイヤーの莫大な寄付金によって，Speyerシュペイヤー研究棟が建てられた．北里研究所の秦佐八郎が，この研究所に入った．エールリッヒ先生は，スピロヘータ症（回帰熱）の化学療法の研究に着手した．先生はアトキシルを取り，例の机の上で試験管を振って実験し，アトキシルより数百の誘導体が作り得ることをみて，これをベルトハイム博士に相談して製造させた．秦佐八郎は，これを一つひとつ試験していくのであった．

1906年にF. R. Schaudinnショウダンは，梅毒の病原体スピロヘータ・パリダ（Treponema pallidamのこと）を発見した．この報告書を読んだ先生の脳裏には，梅毒の化学的療法がひらめいた．何となれば病原体が発見され，動物試験（すでにパストゥール研究所のE. Rouxルーと E. Metchnikoffメチニコフおよびコッホ研究所のA. L. S. Neisserナイセルのチンパンジーを用いた試験があった）ができる以上，化学療法が実験され得るわけである．その後スピロヘータ・パリダは家兎の睾丸（精巣）に接種すると増殖するとの報告が出た時，秦は直ちにその病毒を取り寄せてウサギに接種した．

1909年8月31日は，記念すべき日である．エールリッヒと秦は，梅毒性潰瘍を生じたウサギに606号（606番目の試験）を注射したら，その潰瘍は乾燥し，その上，萎縮して治り，またスピロヘータが消失するのを発見したのである．ベルトハイム博士も来てみて驚いた．まもなく各国より見学に来る学者が引きも切らぬ盛況を呈した．

先生は，親友Konrad Altコンラード・アルトにその606号を送って患者に実験させ，ケーニッヒベルグの学界にその結果を発表され，先生は606号（Salvarsanサルバルサンと呼ぶ）の発見と化学的構成と動物実験とについて講演された．先生は，先ず606号を1万人の梅毒患者に接種して，その効果を確かめた後，世に出そうと決心した．1910年中には65,000個のサルバルサンが各地の官公立病院に送り出された．その間に問い合わすもの，606号の分与を請うものが引きも切らず，日に数百通の手紙があり，先生はいちいち返信を出すのであった．秘書アルクァルトは，タイピストとして先生の手紙のタイプを打っていた．来訪者の列は研究所外の道路上に数町（数百メートル）も続き，その応接に忙殺されるエールリッヒ先生は，実にいたわしい極みであった．7年間の先生の努力は初めて報われた．しかし，先生はこのために，健康を害された．

著者（志賀潔）が1913年に再び，先生をフランクフルトに見舞った時，先生の痩せ衰えられた面影を見て驚いた．1924年に，三度目にフランクフルトに行った時は，先生はすでに亡くなり，先生の霊前に花輪を捧げて，深く先生の鴻恩を謝し，先生の功績を追慕し，さらに先生の崇高な人格を偲んで，去りがたい気持ちが一杯であった．先生が健康を害したのは，確かにサルバルサンの研究のときに始まる．動物実験よりこれを人体に応用しようとしたときの心遣いと疲労とは，痛ましい限りであった．そうしてまた，平素好まれた葉巻タバコもこれに加わったであろう．欧州戦争の始まった年，ドイツ帝国が亡びようとする序幕の開かれた時，先生はハンブルグの温泉場で静かに永遠の眠りつかれた．1915年8月20日死亡．

先生は，常に語られた．今日の科学研究には4Gがなくてはならぬ．いわく，Geld（金），Geduld（忍耐），Glück（幸運），Geschick（器用さ）である．ある時，日本の産物はT, S, Cであろうと私に尋ねられた．「はい！」と言って私は考えてみたが，Tee（お茶），Seide（絹）までは思いついたけれども，Cは分らなかった．先生はCampher（樟脳）と教えてくれた．

明治大帝の崩御なされました時，私はフランクフルト在留の同胞とともに遥拝を行い，私は日本文の式詞を読んだ．エールリッヒ先生も列席されて，敬意を表された．涙声であった私の式詞の朗読をみておられた先生は，翌日研究所に来て私の手を握って式詞を賞められた．これは私の最大の記念として終生忘れることのできぬものである．

30. 秦 佐八郎　(明治6年～昭和13年, 1873～1938年)

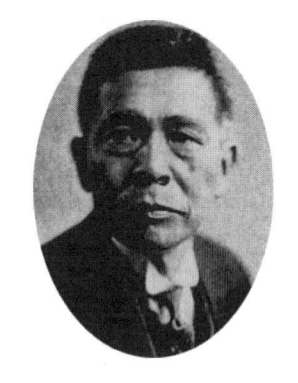

秦　佐八郎

秦博士は，明治6年（1873年）島根県に生まれ，幼くして秦家の養子となった．岡山第三高等学校医学部に入学した．その非凡な学才は在学中から認められ，卒業後井上，荒木両教授に就き，内科学および医化学を修めた．明治31年に上京して伝染病研究所に入り，北里柴三郎博士の下で細菌学を学んだ．彼の明晰な頭脳と精緻な考察力とで着々と業績を挙げた．当時最も危険な病原菌といわれたペスト菌の研究に従事して，彼はいかなる困難をも克服して用意周到，少しも粗漏がなく，精確な実験を実行し得る器量を示した．

明治40年に伝染病研究所からドイツに留学し，初めコッホ研究所に入り，次いでモアビット病理研究所に転出し，さらに明治42年2月にフランクフルトの実験治療研究所に移って，エールリッヒ先生の下で化学療法の研究を学んだ．初めは回帰熱スピロヘータの動物実験を行なっていたが，たまたまイタリア大学で梅毒スピロヘータの増殖が家兎の睾丸（精巣）に接種することで成功したのを聞き，直ちにイタリアに出向いた．家兎睾丸の材料を入手してフランクフルトに帰り，ほとんど寝食を忘れてその実験治療研究に従事した．その結果，大いにエールリッヒ先生の信頼を得た．そしてついに606号（サルバルサン）の実験を完成して，世界に秦の名声を揚げた．

翌年の8月に帰国し，明治45年7月に医学博士の学位を受け，昭和8年に帝国学士院委員を仰せ付けられた．昭和13年11月22日に66歳にて病死した．

黄熱研究委員会の委員長となったウォルター・リードは，好紳士であった．キューバに黄熱が狂暴を極めた時，その原因については色々な説があった．永くキューバに開業していた眼科医 Carlos Finlay キャロル・フィンレーは，黄熱は力によって伝染すると主張していたが，これをまともに考えている者はいなかった．

1900年キューバの San Cristobal de Habana サンクリストバルドハバナにおける黄熱の猛威は，猖獗を極め数千人のアメリカ兵が感染して死亡した．その死者の数は，スペイン兵の弾丸に打たれて死んだのよりも多かった．Leonard Wood レオナルド・ウッド大将の幕僚の3分の1は黄熱で斃れた．ウッド大将はキューバを占領したが，黄熱の敵には震え縮んだ．ワシントンよりハバナに重大電令が発せられたのは，1900年6月26日であった．ウォルター・リード大佐は黄熱に対し特別使命を受けて，キューバの Quemados クマドスに来た．

31. ウォルター・リード　(1851～1902年)
Walter Reed

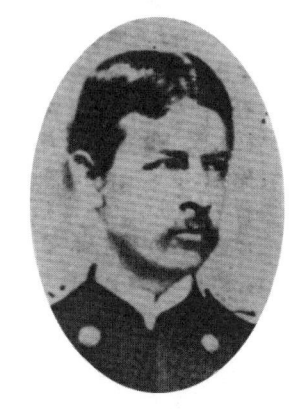

W. Reed

リードは，17歳で大学を卒業し，後にセオバルド・スミスの下で細菌学を学んだ．リードとともにキューバに来た者の1人は，James Caroll ジェームス・キャロル博士であった．Jess Lazear ジェス・ラゼアルは，ヨーロッパで細菌学を学んだ人で細君と二人の子供があり，35歳の血気盛りであった．Aristdes Agramonte アリスティデス・アグラモンテは，キューバ人で黄熱に一度罹ったことがあった．リードを含めたこの4人が，黄熱研究委員となった．

この委員の第一の目的は，病原体の発見であった．彼らは患者の血液その他を精細に検査し培養を試みたが，すべて陰性に終わった．リードは，ついにフィンレー博士をよんで，彼の考えを聴いた．フィンレーは，斑点のある力の卵を示して，これが黄熱伝播者であると話した．リードは，この卵をラゼアルに与えた．この人はイタリアに学び，力についての知識があった．卵を孵化させて一種の綺麗な力が発生するのを見たのである．

リードは，黄熱患者発生の状態を観察した結果，黄熱は決して患者より患者に伝染するのではなく，家屋より一定の距離にある交通のない他の家屋に伝染したり，あるいは患者が死んで後，2週間をおいて突然また，患者が発生したり，その関係は何らかの昆虫に病毒が伝わって，一定の発育を遂げるものと，考えるよりほかはなかった．リードが力を研究しようとしたのは，彼の精確な観察より出発したのである．

キャロル博士は身を挺して，実験に当たりたいとリードに申し出た．8月27日にラゼアルが患者の血液を吸った力を取り，これをキャロルの腕に着けた．キャロルは心に語った．"I am forty-six years old, and in yellow fever the older the fewer-get better"（「おれはもう46だ．黄熱では年をとればとるほどよくなるものは少なくなる」）．彼は，46歳であって妻君と5人の子供があった．

2日後キャロルは，違和を感じた．マラリアに罹ったと考え，研究室に行き自分の血液を採取して検査したが，マラリアの病原体を発見できなかった．翌日キャロルは，黄熱病室に移された．この病院に米国の志願兵でウイリアム・ディーンという人がいた．この人も志願して，同じくカに刺された．2人ともに黄熱に感染したのであるが，幸いにして快復した．ラゼアルは，この2人の犠牲的人体を使った試験をみても，満足しなかった．彼は，精確な学術的研究を実施したいと考えた．そこでLas Animasラザニマの黄熱病室でカに患者の血液を吸わせて，これを飼養していた．研究中に偶然ラゼアルは自分で飼育していたそのカが，自分の手甲を刺しているのを見た．時は9月13日であった．翌日ラゼアルは発熱し遂に黄熱病に罹り，1900年9月25日に死亡した．

リードは，ウッド大将に面会して研究の成績を示し，さらに研究費を請求してキャンプ・ラザアル Camp Lazarを建てた．そして，ウッドはリードに人間を買えるようにと金を与えた．リードは，ここで人道に対する戦争を開始するのであった．リードの道義心が彼にこう命令した．「汝は人を救うために人を殺さねばならぬ」．実験希望者には，200ドル（現在の200万円程度？）を与えることにした．最初の志願者は，オハイオ州からのキッシンジャーとモランの二人であった．キッシンジャーは15～19日前，患者の血液を吸ったカの刺螫（毒を刺すこと）を受けた．彼は発病したが，幸いにして快復した．次にスペイン系移民の5人が志願した．そのうち4人は発病した．

黄熱は，患者の衣類より伝染するとの仮説を否定したいために，キャンプ・ラゼアルに特別実験室を造り，患者および死者の衣類毛布などを入れて，これに志願者を収容した．このNo. 1室は防蚊設備を施したものであった．初めの志願者はクック博士と2人の米兵で，数日間No. 1室に寝起きをしたが発病しなかった．次の志願者は，米兵3人で3週間このNo. 1室に住んだが，3人ともに健全であった．

No. 2室は，綺麗な室であった．床や寝具はすべて消毒されたものを備えていた．ここに，ジョン・モランという者が人道のためと，自分自身を実験に提供した．もちろん手当金は，受け取らなかった．1900年12月21日の正午彼は沐浴を終わってNo.2室に入った．リードとキャロルは容器より15の雄蚊すなわち，Stegomyiaステゴミアを室内に放った．このカは何度か，患者の血液を吸ったものである．モランは床に横たわるや，直ちにカに襲われた．30分間に7回も刺された．われわれはかつてグラッシーがアノヘル（Anopheles claviger）をゾラ氏に刺させた実験を思い起こすが，マラリアはキニンを用いて直ちに治すことができる．しかし，モランの場合はこれと大いに異なり，絶望というべき実験である．クリスマスの朝モランは発病して，クリスマスのプレゼントはその枕頭に淋しく飾られた．しかし，幸いにして快復して，余生を平和に送ることができた．キャロル博士は，人体実験の実施の6年後（1907年）に死んだ．黄熱のためという人もいる．

ウォルター・リードは，1902年に盲腸炎を病み，手術のかいもなく遂に死亡した．夫人と2人の子供は，年に2500ドルの恩給で生活している．キャロル博士およびラゼアル博士の未亡人も，同じく恩給を受けて生活している．

人道のために，進んで身を試験に提供したキッシンジャー一等兵は死を免れたが，その後麻痺が残った．黄熱が原因ということである．彼はただ150ドルと金時計（士官より贈与された）を持って，淋しく床に坐って，金時計の針の進むのを眺めるのみであった．しかし，天が彼に幸いして，彼は貞潔な夫人の厚い看護を受けている．その後ハバナにWilliam Crawford Gorgasウイリアム・クロフォード・ゴルガスとJohn Guiterasジョン・ギィテラスの2人が来て，ステゴミアカの撲滅を図り，3か月にして黄熱を絶つことができたのであった．

32. スタニスラス・プロブァゼック （1875～1915年）

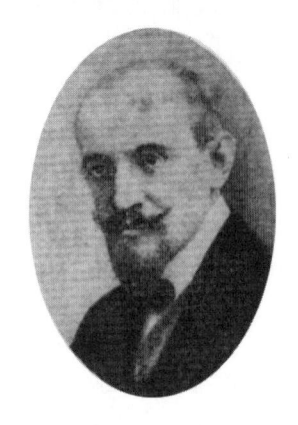

Stanislas Prowazek

スタニスラス・プロブァゼックは，オーストリアのLanowラノウ市の貴族の家に生まれた．幼少のころから，彼はもの思いにふけり，観察力は鋭く，深い考察に優れた性格は郷里の評判であった．学校の成績は群を抜いていた．17歳ですでに博物および哲学に関する論文を発表して世間を驚かせた．

Pragプラハ大学で博物学を学び，特に動物学に興味をもっていた．学生として，「中性紅を用いた原虫の生体染色法 (Vitale Färbung mit Neutralrot an Protozoen)」という論文を発表した．しかし，プロブァゼックの鋭い観察力は，単に原虫の形態的な研究では満足せず，生活体として原虫を取り扱わなければならないことを常に念頭に置いていたのであっ

た．このようにして，彼はHertwigヘブィックが研究した原虫の接合に注目し，この方面の研究に努力した．ウィーンの動物学教室とトリエストの動物研究室で，プロブァゼックが2，3年の間に発表した論文の数は25に達した．その研究材料は，精子からプランクトンなどであった．短い彼の一生を通じて209編の論文を書いたのである．

1901年に著者（志賀潔）がフランクフルトのエールリッヒ先生のもとに行った時，少しばかり後れてプロブァゼックもまたエールリッヒ研究室に来て，先生の癌研究の病原体方面を担当したのであった．

しかし，プロブァゼックは，余力をもって原虫の研究も続けていた．フランクフルトに留まること1年余にして，彼はTriestトリエストでFritz Schaudinnフリッツ・ショウダン（前出）と知り合い，動物学研究所に入って助手となった．プロブァゼックとショウダンは，動物学の大物として学界の花形となった．彼はRovingoロビンの風光明眉な海岸にいて，心ゆくまで研究を続けた．Trypanosoma lewisiトリパノソーマ・ルイスがシラミの体内で発育することを研究したのはこの時であった．彼が目で視ることができない病原体に興味を向けたのもこの時である．1905年にショウダンの後を継いで，ベルリンのカイザー基礎研究所に入った．この時ショウダンは，ハンブルグに居て梅毒の病原体スピロヘータ・パリダを発見して，全世界に大衝撃を与えたのである．

プロブァゼックは，翌1906年ショウダンが死亡すると，その後を継いだ．やがてナイセルの梅毒の研究隊に加わりジャワに行った．しかし，梅毒の病原体が，ルー，メチニコフおよびショウダンによって研究し尽されたのを考えて，研究を天然痘およびトラコーマ病原体へと進めたのであった．こうして，プロブァゼックはその反応物体の内部に存する基本小体に注目したのである．

このジャワの旅行中プロブァゼックは日本に立ち寄った．著者は彼を迎えて，フランクフルト以来の旧交を温めようとし，自分の家に招待して歓談を交えた．またある日，銀座を散歩した後，とあるカフェーに入り，著者は給仕に「カステラにコーヒー」を注文した．プロブァゼックは目を円くして，「貴方はあのカステラニー博士を知っているのですか？」と笑う．それからカステラの説明やセイロン島のCastellaniカステラニー博士の話となり，時の移るのを忘れたのは今は早や二昔前となった．行くものは水のごとし，この尊敬すべき友も，今はこの世から去ったのである．

東洋視察より帰ったプロブァゼックは，直ちにハンブルグの研究所に入り（1907年），原虫研究室の主任となった．1908〜1909年にリオデジャネイロのオズワルド・クルー研究所に行き，1910〜1912年には眼科医レーベル博士とともに，サモア，スマトラ，マリアネンに遠征して，トラコーマ，トリパノソーマ，アメーバなどの研究を続けた．

ハンブルグでは，主としてリケッチアについて研究した．その本体は，今なお不明で，これをもって直ちに病原体となすべきか否やはプロブァゼックも明言しなかったところであるが，いわゆる顕微鏡で見えない病原体の研究に新生面を開いた功績は消えることはないであろう．

1913年にセルビェンSerbienに行き発疹チフスの研究をやり，翌年の夏にはロカ・リマとコンスタンチノーブルで研究した．その冬コトバスKotusに発疹チフスの大流行があった時，陸軍大臣よりの命を受けてその研究に着いた．翌1915年2月に彼は，ついにこれに感染しその月の17日41歳の若さでこの世を去った．ああ彼は，彼が発見した新微生物であるRickettsia prowazekiiリケッチア・プロブァゼキーのために，命を落としたのである．Rickettsリケッツもまた同じ運命に遭遇したのは前に記した．

プロブァゼックは小柄な紳士で，むしろ弱い体質の人であった．実に博覧強記で，またよく読書した．エールリッヒ先生が最新出版のある本を示して彼に尋ねると，プロブァゼックはとうにそれを読了していたので，さすがの先生も舌を巻いて敬服しておられた．また，彼は極めて質素な生活振りであった．かつてフランクフルトを去る時，著者はMarxマルクスやSachsサックスと共に停車場に見送りに行った．彼が電車より降りて来たのを見ると，数冊の本を新聞紙に包んで抱いている．マルクスは彼にこれが君の財産の全部かと尋ねると，プロブァゼックは静かに「はい」と答えるのであった．彼の親しみのある，そして温和にして静かな容貌は今も著者の眼底に深く刻みこまれたように残っている．

33. リカルド・パァイフェル （1858〜1945年）

Richard Pfeiffer

リカルド・パァイフェルは，ドイツのPosenボーセン生まれの軍医で，コッホ研究所に入ったのは1887年であった．コッホ研究所では，A. von WassermannワッセルマンやW. Kolleコールなどと並び称されていた．パァイフェルの業績としては，インフルエンザ菌 Haemophilus influenzae の発見が

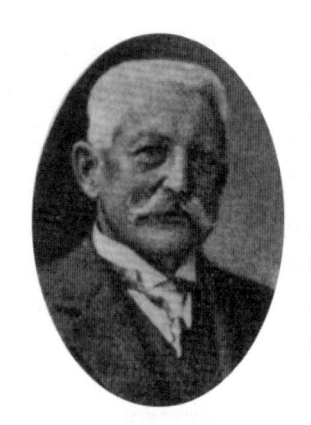

R. Pfeiffer

ある．1894年にはコレラ菌とその免疫血清との関係を研究し，モルモットの腹腔を借りて試験するとコレラ菌が溶解されるのを発見した．この現象をみた彼は，免疫血清が動物体内にあって初めて活動的なものになると考えたのであった．

その後，これが溶血作用の研究によって血清中の補体の作用であることが明らかにされた．そうして，この研究によりコレラ菌の鑑別法が決められ，パァイフェル反応の名称とともに彼の名は永久に伝わることになった．パァイフェルは，またインドにおいて Haffkin ハフキンが盛んに使用していたコレラ予防注射を批判的に研究して，動物試験によれば必ずしもハフキンの言うように弱毒コレラ生菌を用いる必要はなく，むしろ90℃で殺菌した寒天培養菌が有利なことを提言した．今日の予防注射の多くは，このパァイフェルの方法にならって製造されている．1899年に Königsberg ケーニッヒスベルグ大学教授となり，その後1909年には Breslau ブレスラウ大学に栄転した．

編集者の追記：志賀潔先生は本文の初めのほうに「インフルエンザ菌の発見者である」と，リカルド・パァイフェルを紹介しています．ところがインフルエンザ菌の最初の発見者は，実際はパァイフェルと北里柴三郎の2人であります．100年前のドイツ語の原本を調べて最近わかりました．北里柴三郎先生の愛弟子である志賀潔先生が何故このような記載を残されたのかとても不思議でなりません．医学史に興味のある方は，私（田口文章）のこのホームページの「北里柴三郎博士の秘話」を開いて，「インフルエンザ菌，誰が最初の発見者か」を是非読んで下さい．この論文は，日本細菌学会誌にも報告してあります．

34. ウイルヘルム・コール　　(1868〜1933年)

Wilhelm Kolle

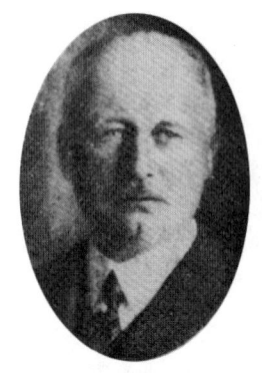

W. Kolle

ウィルヘルム・コールはコッホ研究所で学び，後にベルン大学の教授となり衛生学を教えた．彼には免疫学に関する幾多の研究があり，殊にワッセルマンと，後には Kraus クラウスや Uhlenhut ウレンヒュットと共著で出版した細菌学全書は全世界で愛読されている．

レプラ（ハンセン病）に関して彼は患者の鼻腔における潰瘍に注意し，これはレプラの原発病巣であって，その伝染は主として鼻腔に始まるものであることを指摘した．南アフリカに遠征した時，コッホの研究を続けてウシペスト Rinderpest の免疫試験を行い，有効な血清を製造し，またいわゆる共同法（Simultan-methode）を創成した．ペスト撲滅作戦に加わってペストの研究をしたが，コールはその後ペストの免疫には弱毒のペスト菌を用いるべきであると提唱し，危険のない弱毒ペスト菌を得たと称し，コール・オットー培地に0.5〜5.0％にアルコールを加え，41〜43℃の孵竈（孵卵器）で培養したものを米人ストロング博士にその使用を勧めた．ストロングはマニラの囚人数名にこれを注射したところ，発病して一大問題を引き起こしそうになった．その時以来弱毒ペスト菌の注射は，全く沈黙してしまったのである．

1917年にフランクフルトに招聘され，エールリッヒの後を継いで以来，化学療法の研究に没頭した．Neosalvarsan ネオサルバルサンや Myosalvarsan ミオサルバルサンなどに関する多くの研究があり，また Stovarsol ストバルゾールの報告がある．コールは，他人に対して自らを高ぶる癖があり，友人からあまり親しまれないのは惜しむべきである．

35. 遠藤　滋　　(明治2年〜昭和12年, 1869〜1937年)

遠藤滋君が，昭和5年5月に還暦を迎えた時（1930年），同学の有志は盛んな祝賀式を挙げて祝福した．これは君が30年前に発表した遠藤培地の発明が学界に貢献した偉大な功績に酬いるためであった．

遠藤君は，著者の旧友であり，伝染病研究所時代の先輩である．彼は，宮城医学校を卒業して後，明治27年（1894年），芝区愛宕下町の伝染病研究所に入って北里の助手となり，かたわら養生園（北里柴三郎先生の創立された日本最初の結核療養所，現在の北里研究所病院）に勤務した．遠藤君はチフス菌と大腸菌との鑑別法を熱心に研究し，大腸菌はチフス菌と異なり牛乳を凝固する性質に着眼し，その原因は酸発生に基づくことに注意して，ラクムス乳糖寒天を作り細菌集落の着色により鑑別し得ることを発見した．この報告の発表されるに先立ち，樫田亀一郎氏がほとんど同一の報告を東京医事新誌に発表したのをみて，自分の原稿を撤回したという．君の崇高な人格はすでにこの時に現れ，同僚間ではひそかに君を尊敬した．彼は，写真乾板を暗室内において現像するとき，赤色光線の下で行い得ることに注意し，赤色液を用いれば明るい室内においても現像できるであろうと信じていた．ためしに写真現像液にフクシン液を加えたらたちまち脱色したの

に驚き，目的の達成は失敗に帰した．しかし，この事実により現像液中の亜硫酸ソーダがフクシンを還元して無色にさせることが判り，君は亜硫酸ソーダを作って同僚に示し，手指がフクシンで汚れた時この液を脱脂綿に浸して拭えば，たちまち綺麗に脱色するとしてその使用を推奨していた．

ある日，君の「カフス」がフクシンで染まったのを例の亜硫酸ソーダで拭い，これでよいとして外出した．すると途中で日光を受けたこの「カフス」がたちまちにして赤くなったのに驚き，君は急ぎ途中より引き返して研究室に入り沈思すること数時間，俄然君の脳底にひらめいたことは，「酸類が日光と同様フクシンを酸化して，一旦還元したフクシンの色を再び出現させること」に考えついたのであった．君はこの時夜半まで研究室にいて種々研究し，ここに初めてフクシン遠藤培地製造の曙光を認めたのであった．この夜は恐らくは床の中で眠らないで歓喜の情に興奮したことであったろう．フクシンが還元されて無色となるのはロイコバーゼ leucobase と称し，エールリッヒ先生の既に知っていた事実ではあった．

編集者追記：志賀潔著の細菌学者歴伝には34名の大細菌学者についての記載があるが，「遠藤滋」の名前はこの中には挙げられてない．培地の項目にあったものを追記の形で35人目に加えた．

36. 志賀 潔 （明治3年〜昭和32年，1871〜1957年）

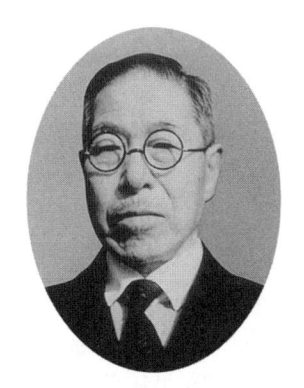

志賀潔は，1871年2月5日（旧暦明治3年12月18日）士族佐藤信の第四子（三男）として宮城県仙台市に生まれ，幼名を直吉という．父は，伊達藩の下級藩士で副奉行付きの書記を務めていた．5歳の頃から父の家塾で漢書の素読を学び，8歳で仙台市育才小学校（現片平町小学校），13歳で宮城中学（現仙台一高）に入学．この頃母の生家志賀家を継ぐことになり名を潔と改める．志賀家は岩手県花巻の出身で，五代前からは仙台にきて医を業とし，先々代は藩医となり士分であった．

1887年東京に遊学，翌年大学予備門（後の旧制一高），1892年帝国大学医科大学（後の東京大学医学部）に進学した．1896年医科大学を26歳で卒業，直ちに伝染病研究所に入り北里柴三郎先生に師事する．翌1897年12月赤痢に関する最初の研究を発表．1901年ドイツ留学のため渡欧，フランクフルトの実験治療研究所で化学療法剤のエールリッヒ先生に師事する．化学療法の最初の研究で先生の助手を務める．1905年帰朝，医学博士となる．

……私はなぜ医業を修めたか？ 養家が医業だったから．なぜ基礎医学の方に進んだか？ 病人を看る職業は私の性に合わないと思ったから．然らばなぜ細菌学を選んだのか？この答えは簡単でないが，当時の細菌学が新興科学随一の花形であったことも理由の一つだろう．もっとも大学ではまだ独立の講座がなく，細菌学は緒方正規先生の衛生学の片隅で講ぜられ，実習の時間もなくて，講義のあとで細菌というものを顕微鏡で順に覗かせてもらった．卒業するとすぐ入所試験を受け伝染病研究所に入ったが，ここで先輩から初めて細菌実習の手ほどきを受けたのである．

……今まで繰り返し述べたように，私の赤痢研究は北里先生の懇切な指導の許になされたものである．私は大学を出たばかりの若僧だったから，先生の共同研究者というより，研究助手というのが本当だった．然るに研究が予想以上の成果をあげて論文を発表するにあたり，先生はただ前書きを書かれただけで，私一人の名前にするように言われた．普通なら当然連名で発表されるところである．赤痢菌発見の手柄を若僧の助手一人に譲って恬然としておられた先生を私はまことに有り難いことと思うのである．

……私は大変運が良かったのだとは私自身が一番認めるのだが，幸運の第一は当時細菌学の世界的ベテランであった北里先生から直接の指導を得たこと，第二はたまたま東京で赤痢の大流行に再会したこと，以上は改めて申すまでもない．この年流行の赤痢がいわゆる本型菌によるもので，これが分離しやすい菌種であったことも偶然の幸せだった．もし異型菌のどれかであったら，なかなか本体を突き止められなかったろう．もう一つの幸運は細菌の凝集反応に関するヴィダールの研究が前年の末に発表されたことだ．腸チフス患者の診断に用いられたヴィダール反応を，いち早く未知病原菌探索の決め手として使ったのは私の手柄といえば手柄だろうが，こんな幸運が重なって私は赤痢の本体をつかむことができたので，同じような条件に恵まれれば赤痢菌の発見者となることは誰にでも，そう難しくはなかったろう．……赤痢の研究が一応まとまって，私は伝研2人目の留学生としてエールリッヒ先生のもとに行ったが，私はここでも大変好い巡り合わ

せに会った．ちょうどエールリッヒ先生が免疫の基礎的研究を完成し，かねて宿志の化学的療法の研究に手を染められるその時期に再会して，化学療法の最初のお仕事の助手を命ぜられた．

……もともと私は科学者として才能に恵まれたという自覚はなく，また生来明敏というよりむしろ遅鈍な性格で，学問の世界に身を投じて自家の学説を立て科学の新しい分野を開拓する如きは，自分の任でないことは自らよく知っていた．私のなすべき事，またなし得た事は，生来の器用さを生かし辛抱強い努力を重ねて，先人の拓いた道をたどってこつこつと仕事を続けていくことであった．細菌学や免疫学がちょうど開拓時代を過ぎて多忙な収穫時期になっていたので，私のような遅鈍な者にも成し得る仕事がいくらでもあったのは，私の幸せであった．……師に恵まれ，同僚学友に恵まれ，有能な協力者や助手に恵まれて，私の志した医学の発展に貧しいながらも若干の足跡を残し得たことは，自らの慰めとするところである．

1914年伝染病研究所の文部省移管に際し北里所長と行動を共にして職を辞す．野にあって新北里研究所の創設に力を致す．1920年朝鮮総督府医院長として渡鮮，京城医専校長を兼ねる．1931年までの11年間京城に在り，医学教育の他医事行政などにも関与する．1925年欧米の大学視察のため渡航，ジュネーブ国際血清委員会に出席．1926年京城大学創立にあたり，医学部教授と同学部長となる．1927年京城大学総長に就任，在職2年7か月．

……2度目のドイツ留学から帰ったのは，1913年の6月である．1年余り日本を見ないうちに明治の御代は過去の時代になり，年号も大正と改まると共に，私の研究生活にも一段落が劃されて次の新しい時期に踏みだすべきとの思いであった．留学中の研究や調査をまとめ……それらもようやく片付き，フランクフルト以来の結核の化学療法研究を続けるべく準備が整った頃，思いがけない事態が発生して身辺は又にわかに多忙になった．いわゆる伝研移管問題の突発である．……この年（1914）は私の生涯にとって最も感懐の深い年である．10月，伝研の文部省移管に際し当局と所信を異にして職を辞した北里先生に従い，同僚20余名と共に野に下ったのである．……

……ここに是非書きとめておきたいのは，この間に恩師エールリッヒ先生の訃音に接したことである．移管問題の頃，即ち1914年の末頃にはエールリッヒ先生の容態はかなり悪くなっていたのである．翌春になって大分健康を取り戻されたとマルクス博士から便りがあった．それで私は御見舞の手紙の中に，あまり御心配をかけない程度に今回の移管問題の事件の経緯を報告した．やがて頂いた御返事に，北里教授とその門下のこうむったこの度の不幸には同情に堪えない．詳しいことは判らぬが，事情は推察するに難くない．学問上の問題が学界以外の力で左右されるのは東西に間々見られる遺憾事だ．元気を阻喪せずに将来を期してほしい．という意味のことが書かれてあり，次のドイツの格言が添えて自分を励まして下さった．

「Ehre verloren, nichts verloren Geld verloren, nichts verlorn Müt verlorn, alles verloren.（名誉や財産を失ってもそれは何も失った事ではない，勇気を失ったらそれはすべてを失った事だ）.」

……新研究所の開所式に先立って北里先生は所員一同を集めて一場の訓示をされた．「所屋建築の業新たに成るを以てここに部署を定め規律を設け更に大いに学業に励まんとす，諸子皆研究所をもって己が家とし，これが発展を期せざるべからず」という趣旨であったが，この時の状況が私の記憶にいまだに生きている．温厳な辞色でこれからの心構えを訓える北里先生に，白髪が目立って増えたことに気がついた．先生はこの度の事件に身を挺して難局を見事に乗り切って来られた．今後もますます御元気であられるだろう．しかし自分達はいつまでも先生に寄りかかっていることは許されぬ．これからは自分達の力だけで歩いて行くことに努めねばならぬ．頭髪幾条かの白きを加えた先生に対して，こんなことを考えていたのである．自分のこういう思いのうちには，先頃幽冥境を異にしたエールリッヒ先生のことも去来していた．私は40代の後半になって初めて自立の覚悟を深くしたのである．

1931年京城大学総長辞任，北里研究所顧問．1936年ハーバード大学名誉学位．1944年文化勲章．1948年日本学士院会員．1949年仙台市名誉市民．1951年文化功労賞受賞．

1900年山口県士族井街清顕の三女市子と結婚，1901年長男直，1905年長女博子，1907年次男亮，1909年次女和子，1911年三女治子，1915年三男章，1917年四男信男，1919年四女祥子，誕生．1944年6月，妻市子胃癌のため死亡（63歳）．同7月長男直任地台湾より帰航の途長崎港外で遭難死亡（45歳）．1945年郷里仙台に疎開，次いで宮城県坂元村（現山元町）に移る．1949年3月三男章戦病癒えずして死亡（34歳）．

……私の生い立ちの頃は，300年の幕藩体制，鎖国主義から脱した日本が，自由民権とか文明開化とかいうかけ声の下に大急ぎで泰西文明の吸収に勉め始めた時である．……明治5年学制が発布されて，寺小屋式の教育から西洋式の学制が曲りなりにも形を整えてきていた．中学に進んだ頃，福澤諭吉の「西洋事情」，「世界國盡」を読んでは遠い西洋の文明国に夢を走らせ，「学問のすゝめ」を読んでは，少年の心にも何か新しい時代の自覚ともいうべきものが芽生えてきた．……日本の片隅で私が少年時代を送っていた十余年の間に，細菌学の分野はどのように拓かれていったか．フランスの天才パスツールは産褥熱の研究，鶏コレラ菌の免疫反応，狂犬病予防接種と躍進を続けていた．イギリスの敬虔な医師リスターはパスツールの病原微生物説を創傷滅菌法にとりいれて，ここに外科手術の操技は画期的な進歩をとげた．ドイツでは地味な道をこつこつ歩いていたコッホが，脾脱疽菌の人工培養に成功し結核菌の研究を完成して，細菌学の研究方法に，確実な基盤を築きあげたのである．1880年代に入ると，これら先人たちによって拓かれた細菌学の分野では，絢爛たる花が開き，次々に実を結んでいった．この年代は細菌学史上特にエイティーンエイティズと呼び病原菌探究の最も華やかな時代である．微生物界の猟人らが，われもわれもと競いたち凱歌は至る所にあがって病原菌発見の報告が相ついで発表された．……しかし，東北の小都市で教育を受けていた私は細菌学の「さ」の字も知らず，パスツール，コッホの名さえも知らなかった．ついでに言えば，後年私が学んだ基礎医学の教程でも細菌学はまだ独立していなかった．……17歳青雲の志に燃えて上京，予備校1年，高等中学3年，医科大学4年，この8年が私の修業時代である．殖産興業，富国強兵，これがこの頃の時代の標語であったようだ．憲法は発布され帝国議会は開かれ，やがて宿願の不平等条約の改正を果たし，日清戦争には驚異的な勝利を収めて，日本は開国30年にしてアジアの第一等国と自称するまでになった．私共は好きな時代に好きな学生時代を送り得たと言えよう．……この頃の学界の情勢を少し眺めてみると，私の修学時代は1890年を中に挟んだ前後10年である．病原菌発見の華やかな舞台はなお続いていた．先人に依って拓かれた肥沃な預野で，結実期の収穫に目のまわるような忙しい時代であったとも言えよう．しかし，1890年頃を境にして細菌学はその主流の方向を転じつつあったことがうかがわれる．即ち，それまでは微生物の病原性の同定や生物学的な研究が中心であったのが，その頃から細菌の病理学や免疫反応，またそれに基づく治療法の研究へと中心問題が移っていったのである．しかして，この趨勢に先鞭をつけた1人はコッホ研究所にあった北里先生であり，免疫現象を解明して血清療法の基礎を造ったのが，たまたま同研究所の客員であったエールリッヒ先生である．

【完】

ここに記載されている内容は，教育を目的として使用する場合に限り自由に使っていただいて結構です．しかしながら著作権を放棄するものではありません．

文責：田口文章

付表 1　病原細菌の系統的分類

Domain *Bacteria* 　バクテリアドメイン
I 　Phylum ***Proteobacteria*** 　プロテオバクテリア門
　　Class ***Alphaproteobacteria*** 　アルファプロテオバクテリア綱
　　　　Order *Rickettsiales* 　リケッチアーレス（リケッチア目）
　　　　　Family *Rickettsiaceae* 　リケッチアセ（リケッチア科）
　　　　　　Genus *Rickettsia* 　リケッチア属
　　　　　　Genus *Orientia* 　オリエンチア属
　　　　Order *Sphingomonadales* 　スフィンゴモナダーレス（スフィンゴモナス目）
　　　　　Family *Sphingomonadaceae* 　スフィンゴモナダセ（スフィンゴモナス科）
　　　　　　Genus *Sphingomonas* 　スフィンゴモナス属
　　　　Order *Rhizobiales* 　リゾビアーレス（リゾビア目）
　　　　　Family *Rhizobiaceae* 　リゾビアセ（リゾビア科）
　　　　　　Genus *Agrobacterium* 　アグロバクテリウム属
　　　　　Family *Bartonellaceae* 　バルトネラセ（バルトネラ科）
　　　　　　Genus *Bartonella* 　バルトネラ属
　　　　　Family *Brucellaceae* 　ブルセラ科
　　　　　　Genus *Brucella* 　ブルセラ属
　　Class ***Betaproteobacteria*** 　ベータプロテオバクテリア綱
　　　　Order *Burkholderiales* 　バークホルデリアーレス（バークホルデリア目）
　　　　　Family *Burkholderiaceae* 　バークホルデリアセ（バークホルデリア科）
　　　　　　Genus *Burkholderia* 　バークホルデリア属
　　　　　Family *Alcaligenaceae* 　アルカリゲナセ（アルカリゲネス科）
　　　　　　Genus *Alcaligenes* 　アルカリゲネス属
　　　　　　Genus *Bordetella* 　ボルデテラ属
　　　　Order *Neisseriales* 　ナイセリアーレス（ナイセリア目）
　　　　　Family *Neisseriaceae* 　ナイセリアセ（ナイセリア科）
　　　　　　Genus *Neisseria* 　ナイセリア属
　　　　Order *Nitrosomonadales* 　ニトロソモナダーレス（ニトロソモナス目）
　　　　　Family *Spirillaceae* 　スピリラセ（スピリラ科）
　　　　　　Genus *Spirillum* 　スピリルム属
　　Class ***Gammaproteobacteria*** 　ガンマプロテオバクテリア綱
　　　　Order *Xanthomonadales* 　キサントモナダーレス（キサントモナス目）
　　　　　Family *Xanthomonadaceae* 　キサントモナダセ（キサントモナス科）
　　　　　　Genus *Stenotrophomonas* 　ステノトロフォモナス属
　　　　Order *Thiotrichales* 　チオトリカーレス（チオトリカ目）
　　　　　Family *Francisellaceae* 　フランシセラセ（フランシセラ科）
　　　　　　Genus *Francisella* 　フランシセラ属
　　　　Order *Legionellales* 　レジオネラーレス（レジオネラ目）
　　　　　Family *Legionellaceae* 　レジオネラセ（レジオネラ科）
　　　　　　Genus *Legionella* 　レジオネラ属
　　　　　Family *Coxiellaceae* 　コクシエラセ（コクシエラ科）
　　　　　　Genus *Coxiella* 　コクシエラ属
　　　　Order *Pseudomonadales* 　シュードモナダーレス（シュードモナス目）

Family *Pseudomonadaceae*　シュードモナダセ（シュードモナス科）
　　　　Genus *Pseudomonas*　シュードモナス属
　　　Family *Moraxellaceae*　モラクセラセ（モラクセラ科）
　　　　Genus *Moraxella*　モラクセラ属
　　　　Genus *Acinetobacter*　アシネトバクター属
　　Order *Vibrionales*　ビブリオナーレス（ビブリオ目）
　　　Family *Vibrionaceae*　ビブリオナセ（ビブリオ科）
　　　　Genus *Vibrio*　ビブリオ属
　　Order *Aeromonadales*　エロモナダーレス（エロモナス目）
　　　Family *Aeromonadaceae*　エロモナダセ（エロモナス科）
　　　　Genus *Aeromonas*　エロモナス属
　　Order *Enterobacteriales*　エンテロバクテリアーレス（エンテロバクテリア目）
　　　Family *Enterobacteriaceae*　エンテロバクテリアセ（腸内細菌科）
　　　　Genus *Escherichia*　エシェリキア属
　　　　Genus *Klebsiella*　クレブシエラ属
　　　　Genus *Plesiomonas*　プレジオモナス属
　　　　Genus *Proteus*　プロテウス属
　　　　Genus *Salmonella*　サルモネラ属
　　　　Genus *Serratia*　セラチア属
　　　　Genus *Shigella*　シゲラ属
　　　　Genus *Yersinia*　エルシニア属
　　Order *Pasteurellales*　パスツレラーレス（パスツレラ目）
　　　Family *Pasteurellaceae*　パスツレラセ（パスツレラ科）
　　　　Genus *Haemophilus*　ヘモフィラス属
　　　　Genus *Pasteurella*　パスツレラ属
　Class *Epsilonproteobacteria*　イプシロンプロテオバクテリア綱
　　Order *Campylobacterales*　カンピロバクターレス（カンピロバクター目）
　　　Family *Campylobacteraceae*　カンピロバクタラセ（カンピロバクター科）
　　　　Genus *Campylobacter*　カンピロバクター属
　　　　Genus *Arcobacter*　アルコバクター属
　　　Family *Helicobacteraceae*　ヘリコバクタラセ（ヘリコバクター科）
　　　　Genus *Helicobacter*　ヘリコバクター属

II　Phylum *Firmicutes*　ファーミキューテス門
　Class *Clostridia*　クロストリジア綱
　　Order *Clostridiales*　クロストリジアーレス（クロストリジア目）
　　　Family *Clostridiaceae*　クロストリジアセ（クロストリジウム科）
　　　　Genus *Clostridium*　クロストリジウム属
　　　Family *Peptostreptococcaceae*　ペプトストレプトコッカセ（ペプトストレプトコッカス科）
　　　　Genus *Peptostreptococcus*　ペプトストレプトコッカス属
　　　Family *Eubacteriaceae*　ユウバクテリアセ（ユウバクテリア科）
　　　　Genus *Eubacterium*　ユウバクテリア属
　　　Family *Peptococcaceae*　ペプトコッカセ（ペプトコッカス科）
　　　　Genus *Peptococcus*　ペプトコッカス属
　　　Family *Acidaminococcaceae*　アシダミノコッカセ（アシダミノコッカス科）
　　　　Genus *Veillonella*　ベイヨネラ属
　Class *Mollicutes*　モリキューテス綱
　　Order *Mycoplasmatales*　マイコプラズマターレス（マイコプラズマ目）

　　　　　Family *Mycoplasmataceae*　マイコプラズマタセ（マイコプラズマ科）
　　　　　　Genus *Mycoplasma*　マイコプラズマ属
　　　　　　Genus *Ureaplasma*　ウレアプラズマ属
　　　　Order *Anaeroplasmatales*　アネロプラズマターレス（アネロプラズマ目）
　　　　　Family *Erysipelotrichaceae*　エリシペロトリカセ（エリシペロトリカ科）
　　　　　　Genus *Erysipelothrix*　エリシペロトリックス属
　　Class ***Bacilli***　バシリ綱
　　　Order *Bacillales*　バシラーレス（バシラス目）
　　　　Family *Bacillaceae*　バシラセ（バシラス科）
　　　　　Genus *Bacillus*　バシラス属
　　　　Family *Listeriaceae*　リステリアセ（リステリア科）
　　　　　Genus *Listeria*　リステリア属
　　　　Family *Staphylococcaceae*　スタフィロコッカセ（スタフィロコッカス科）
　　　　　Genus *Staphylococcus*　スタフィロコッカス属
　　　Order *Lactobacillales*　ラクトバシラーレス（ラクトバシラス目）
　　　　Family *Lactobacillaceae*　ラクトバシラセ（ラクトバシラス科）
　　　　　Genus *Lactobacillus*　ラクトバシラス属
　　　　Family *Enterococcaceae*　エンテロコッカセ（エンテロコッカス科）
　　　　　Genus *Enterococcus*　エンテロコッカス属
　　　　Family *Streptococcaceae*　ストレプトコッカセ（ストレプトコッカス科）
　　　　　Genus *Streptococcus*　ストレプトコッカス属

Ⅲ　Phylum *Actinobacteria*　アクチノバクテリア門
　　Class *Actinobacteria*　アクチノバクテリア綱
　　　Order *Actinomycetales*　アクチノマイセターレス（アクチノミセス目）
　　　　Family *Actinomycetaceae*　アクチノマイセターセ（アクチノマイセス科）
　　　　　Genus *Actinomyces*　アクチノマイセス属
　　　　Family *Corynebacteriaceae*　コリネバクテリアセ（コリネバクテリア科）
　　　　　Genus *Corynebacterium*　コリネバクテリウム属
　　　　Family *Mycobacteriaceae*　マイコバクテリアセ（マイコバクテリア科）
　　　　　Genus *Mycobacterium*　マイコバクテリウム属
　　　　Family *Nocardiaceae*　ノカルジアセ（ノカルジア科）
　　　　　Genus *Nocardia*　ノカルジア属
　　　　Family *Propionibacteriaceae*　プロピオニバクテリアセ（プロピオニバクテリア科）
　　　　　Genus *Propionibacteria*　プロピオニバクテリア属
　　　Order *Bifidobacteriales*　ビフィドバクテリアーレス（ビフィドバクテリア目）
　　　　Family *Bifidobacteriaceae*　ビフィドバクテリアセ（ビフィドバクテリア科）
　　　　　Genus *Bifidobacterium*　ビフィドバクテリウム属

Ⅳ　Phylum *Chlamydiae*　クラミジア門
　　Class *Chlamydiae*　クラミジア綱
　　　Order *Chlamydiales*　クラミジアーレス（クラミジア目）
　　　　Family *Chlamydiaceae*　クラミジアセ（クラミジア科）
　　　　　Genus *Chlamydia*　クラミジア属

Ⅴ　Phylum *Spirochaetes*　スピロヘーテス門
　　Class *Spirochaetes*　スピロヘータ綱
　　　　Order *Spirochaetales*　スピロヘターレス（スピロヘータ目）
　　　　　Family *Spirochaetaceae*　スピロヘータセ（スピロヘータ科）
　　　　　　Genus *Borrelia*　ボレリア属
　　　　　　Genus *Treponema*　トレポネーマ属
　　　　　Family *Leptospiraceae*　レプトスピラセ（レプトスピラ科）
　　　　　　Genus *Leptospira*　レプトスピラ属

Ⅵ　Phylum *Bacteroidetes*　バクテロイデーテス門
　　Class *Bacteroides*　バクテロイデス綱
　　　　Order *Bacteroidales*　バクテロイダーレス（バクテロイデス目）
　　　　　Family *Bacteroidaceae*　バクテロイダセ（バクテロイデス科）
　　　　　　Genus *Bacteroides*　バクテロイデス属
　　Class *Flavobacteria*　フラボバクテリア綱
　　　　Order *Flavobacteriales*　フラボバクテリアーレス（フラボバクテリア目）
　　　　　Family *Flavobacteriaceae*　フラボバクテリアセ（フラボバクテリア科）
　　　　　　Genus *Flavobacterium*　フラボバクテリウム属
　　　　　　Genus *Chryseobacterium*　クリセオバクテリウム属

Ⅶ　Phylum *Fusobacteria*　フソバクテリア門
　　Class *Fusobacteria*　フソバクテリア綱
　　　　Order *Fusobacteriales*　フソバクテリアーレス（フソバクテリア目）
　　　　　Family *Fusobacteriaceae*　フソバクテリアセ（フソバクテリア科）
　　　　　　Genus *Fusobacterium*　フソバクテリウム属

付表 2　病原ウイルスの分類

I　DNA ウイルス（エンベロープ；あり，カプシド対称性；立方対称）
　Hepadnaviridae ヘパドナウイルス科
　　共通性状；大きさ（直径 42 nm），ゲノム（2 本鎖 3.2 kb と 1 本鎖 2 kb の DNA）
　　　Hepadnavirus ヘパドナウイルス属
　　　　hepatitis B virus　B 型肝炎ウイルス
　Herpesviridae ヘルペスウイルス科
　　共通性状；大きさ（直径 200 nm，カプソメア 162 個），ゲノム（2 本鎖 DNA，150 kb）
　　　Alphaherpesvirinae アルファヘルペスウイルス亜科
　　　　Alphaherpesvirus アルファヘルペスウイルス属
　　　　　herpes simplex virus type 1-2　単純ヘルペスウイルス 1～2 型（human herpesvirus 1, 2）
　　　　　varicella-zoster virus　水痘・帯状疱疹ウイルス（human herpesvirus 3）
　　　Betaherpesvirinae ベータヘルペスウイルス亜科
　　　　Betaherpesvirus ベータヘルペスウイルス属
　　　　　human cytomegalovirus　ヒトサイトメガロウイルス（human herpesvirus 5）
　　　　　human herpesvirus 6, 7　ヒトヘルペスウイルス 6, 7 型
　　　Gammaherpesvirinae ガンマヘルペスウイルス亜科
　　　　Gammaherpesvirus ガンマヘルペスウイルス属
　　　　　Epstein-Barr virus　エプスタイン・バーウイルス（human herpesvirus 4）
　　　　　human herpesvirus 8　ヒトヘルペスウイルス 8 型 [*1]

II　DNA ウイルス（エンベロープ；なし，カプシド対称性；立方対称）
　Adenoviridae アデノウイルス科
　　共通性状；大きさ（直径 70～90 nm，カプソメア 252 個），ゲノム（2 本鎖 DNA，35kb）
　　　Mastadenovirus マストアデノウイルス属
　　　　human adenovirus type1-31　ヒトアデノウイルス 1～31 型
　Circoviridae サーコウイルス科
　　共通性状；大きさ（直径 30～32 nm），ゲノム（1 本鎖 DNA，3.8 kb）
　　　Circovirus サーコウイルス属
　　　　transfusion transmitted virus　輸血伝播性ウイルス
　Papovaviridae パポバウイルス科
　　共通性状；大きさ（直径 45～55 nm，カプソメア 72 個），ゲノム（2 本鎖 DNA，5～8 kb，感染性 DNA），増殖（腫瘍原性）
　　　Papillomavirus パピローマウイルス属
　　　　human papilloma virus　ヒト乳頭腫ウイルス
　　　Polyomavirus ポリオーマウイルス属
　　　　BK virus　BK ウイルス
　　　　JC virus　JC ウイルス
　　　　simian virus 40（SV40）　サルウイルス 40
　Parvoviridae パルボウイルス科
　　共通性状；大きさ（直径 18～26 nm，カプソメア 32 個），ゲノム（1 本鎖 DNA，5.6 kb）
　　　Parvovirus パルボウイルス属
　　　　human parvovirus B19 (erythema infectiosum virus)　伝染性紅斑ウイルス

Ⅲ　DNA ウイルス（エンベロープ；あり，カプシド対称性；非対称）

Poxviridae ポックスウイルス科
共通性状；大きさ（直径 230 × 300 nm，レンガ状，ヒトの病原ウイルスでは最大），ゲノム（2 本鎖 DNA, 192 kb），増殖（DNA ウイルスでは例外的に細胞質内で増殖）

Orthopoxvirus オルソポックスウイルス属
- variola virus 痘瘡ウイルス
- vaccinia virus ワクシニアウイルス
- cowpox virus 牛痘ウイルス
- monkeypox virus サル痘ウイルス

Ⅳ　RNA ウイルス（エンベロープ；あり，カプシド対称性；立方対称）

Flaviviridae フラビウイルス科
共通性状；大きさ（直径 40 〜 70 nm），ゲノム（1 本鎖 RNA, 9 〜 11 kb，＋鎖）

Flavivirus フラビウイルス属
- dengue fever virus デング熱ウイルス
- hepatitis C virus C 型肝炎ウイルス
- hepatitis G virus G 型肝炎ウイルス
- Japanese encephalitis virus 日本脳炎ウイルス
- West Nile virus ウエストナイルウイルス
- yellow fever virus 黄熱病ウイルス

Togaviridae トガウイルス科
共通性状；大きさ（直径 60 〜 70 nm，カプソメア 32 または 42 個），ゲノム（1 本鎖 RNA, 10 〜 12 kb，＋鎖）

Rubivirus ルビウイルス属
- rubella virus 風疹ウイルス

Ⅴ　RNA ウイルス（エンベロープ；なし，カプシド対称性；立方対称）

Astroviridae アストロウイルス科
共通性状；大きさ（直径 28 〜 30 nm，5 〜 6 個の先端をもつ星状），ゲノム（1 本鎖 RNA, 7.2 kb，＋鎖）

Astrovirus アストロウイルス属
- human astrovirus ヒトアストロウイルス

Caliciviridae カリシウイルス科
共通性状；大きさ（直径 30 〜 40 nm，小球形），ゲノム（1 本鎖 RNA, 7.5 〜 7.7 kb，＋鎖）

Norovirus ノロウイルス属
- Norwalk virus ノーウォークウイルス

Sapovirus サポウイルス属
- Sapporo virus サッポロウイルス

Picornaviridae ピコルナウイルス科
共通性状；大きさ（直径 24 〜 30 nm，カプソメア 32 個），ゲノム（1 本鎖 RNA, 7.4 kb，＋鎖，感染性 RNA）

Enterovirus エンテロウイルス属
- Coxackie A virus type 1-24 コクサッキー A ウイルス 1 〜 24 型
- Coxackie B virus type 1-6 コクサッキー B ウイルス 1 〜 6 型
- echovirus エコーウイルス
- enterovirus エンテロウイルス
- poliovirus type 1-3 ポリオウイルス 1 〜 3 型

Rhinovirus ライノウイルス属
- human rhinovirus type 1-113 ヒトライノウイルス 1 〜 113 型

Hepatovirus ヘパトウイルス属
- hepatitis A virus A 型肝炎ウイルス

Reoviridae レオウイルス科
  共通性状；大きさ（直径 60 〜 80 nm，カプソメア 32 個，*Reovirus* は 92 個），ゲノム（2 本鎖分節 RNA，計 19 〜 24 kb）
    Orthoreovirus オルトレオウイルス属
      human reovirus ヒトレオウイルス
    Rotavirus ロタウイルス属
      human rotavirus ヒトロタウイルス
    Orbivirus オルビウイルス属
      Changuinolavirus チャンギノラウイルス
    Coltivirus コルチウイルス属
      Colorado tick fever virus コロラドダニ熱ウイルス

Ⅵ　RNA ウイルス（エンベロープ；あり，カプシド対称性；らせん対称）
  Filoviridae フィロウイルス科
    共通性状；大きさ（直径；短径 100 nm，長径 200 〜 300 nm，らせん状ヌクレオカプシド，環状や枝分かれした細長い線状構造，長大），ゲノム（1 本鎖 RNA，19 kb，－鎖）
    Filovirus フィロウイルス属
      Ebola virus エボラウイルス
      Marburg virus マールブルグウイルス
  Orthomyxoviridae オルソミクソウイルス科
    共通性状；大きさ（直径 80 〜 120 nm，らせん状ヌクレオカプシド），ゲノム（1 本鎖分節 RNA，計 13.5 kb，－鎖）
    Influenzavirus A, B　A 型，B 型インフルエンザウイルス属
      influenza virus A, B　A 型，B 型インフルエンザウイルス
    Influenzavirus C　C 型インフルエンザウイルス属
      influenza virus C　C 型インフルエンザウイルス
  Paramyxoviridae パラミクソウイルス科
    共通性状；大きさ（直径 150 〜 300 nm，らせん状ヌクレオカプシド，多形性），ゲノム（1 本鎖 RNA，15 kb，－鎖）
    Rubulavirus ルブラウイルス属
      mumps virus ムンプスウイルス（流行性耳下腺炎ウイルス）
      Newcastle disease virus ニューカッスル病ウイルス
      parainfluenza virus type 2, 4 パラインフルエンザウイルス 2 型，4 型
    Morbillivirus モルビリウイルス属
      measles virus 麻疹ウイルス
    Pneumovirus ニューモウイルス属
      respiratory syncytial virus 呼吸器シンシチウムウイルス
    Respirovirus レスピロウイルス属（*Paramyxovirus* パラミクソウイルス属）
      Nipah virus ニパウイルス
      hemagglutinating virus of Japan（HVJ）[*2]
      parainfluenza virus type 1, 3 パラインフルエンザウイルス 1 型，3 型
  Rhabdoviridae ラブドウイルス科
    共通性状；大きさ（直径 150 〜 300 nm，らせん状ヌクレオカプシド，弾丸形），ゲノム（1 本鎖 RNA，12 kb，－鎖）
    Vesiculovirus ベスキュロウイルス属
      vesicular stomatitis virus 水疱性口内炎ウイルス
    Lyssavirus リッサウイルス属
      rabies virus 狂犬病ウイルス

Ⅶ　RNA ウイルス（エンベロープ；あり，カプシド対称性；非対称）
  Arenaviridae アレナウイルス科
    共通性状；大きさ（直径 50 〜 300 nm，多形性），ゲノム（1 本鎖分節 RNA，計 11 kb，－鎖）

Arenavirus アレナウイルス属
　　　　lymphocytic choriomeningitis virus リンパ球性脈絡髄膜炎ウイルス
　　　　Lassa fever virus ラッサ熱ウイルス
Coronaviridae コロナウイルス科
　　共通性状；大きさ（直径 80〜130 nm），ゲノム（1 本鎖 RNA，30 kb，＋鎖）
　　　Coronavirus コロナウイルス属
　　　　human coronavirus ヒトコロナウイルス
　　　　severe acute respiratory syndrome virus 重症急性呼吸器症候群ウイルス

Bunyaviridae ブニヤウイルス科
　　共通性状；大きさ（直径 100nm），ゲノム（1 本鎖分節 RNA，計 12 kb，−鎖）
　　　Bunyavirus ブニヤウイルス属
　　　　California encephalitis virus カリフォルニア脳炎ウイルス
　　　Phlebovirus フレボウイルス属
　　　　Rift Valley fever virus リフトバレー熱ウイルス
　　　Nairovirus ナイロウイルス属
　　　　Crimean-Congo hemorrhagic fever virus クリミア・コンゴ出血熱ウイルス
　　　Hantavirus ハンタウイルス属
　　　　Hantaan virus ハンターンウイルス
Retroviridae レトロウイルス科
　　共通性状；大きさ（直径 100 nm，多形性），ゲノム（2 量体 RNA，モノマーは 7〜10 kb，1 本鎖，＋鎖），増殖（RNA 依存 DNA 合成酵素をもち，腫瘍原性）
　　　Oncovirinae オンコウイルス亜科
　　　　human T cell leukemia virus type 1 成人 T 細胞白血病ウイルス 1 型 [*3]
　　　Lentivirinae レンチウイルス亜科
　　　　human immunodeficiency virus ヒト免疫不全ウイルス

[*1] Kaposi's sarcoma-associated herpesvirus カポジ肉腫関連ヘルペスウイルス
[*2] Sendai virus センダイウイルス
[*3] human T lymphotropic virus type 1 ヒト T リンパ球向性ウイルス 1 型
　　（*1〜*3 は国際ウイルス分類委員会の正式名称）

付表 3 微生物のバイオセーフティレベル

微生物のバイオセーフティレベルを下記のごとく分類する．ただし，最新の知見に基づき分類の変更，あるいは，新たな微生物の追加が必要とされた場合には，これを適宜行う．

I 細 菌

レベル 1
レベル 2 および 3 に属さない細菌

レベル 2

Abiotrophia defectiva		
Acinetobacter	*A. calcoaticus*	
	A. haemolyticus	
	A. johnsonii	
	A. lwoffii	
Actinobacillus	*A. actinomycetemcomitans*	
	A. capsulatus	
	A. ureae	
Actinomadura	*A. madurae*	
	A. pelletieri	
Actinomyces	*A. bovis*	
	A. gerencseriae	
	A. israelii	
	A. meyari	
	A. naeslandii	
	A. neuii	
	A. odontolyticus	
	A. pyogenes	
	A. radingae	
	A. viscosus	
Aeromonas	*A. hydrophila* subsp. *anaerogenes*	
	A. hydrophila subsp. *hydrophila*	
	A. sobria （毒素株）	
Alcaligenes	*A. denitrificans*	
	A. faecalis subsp. *faecalis*	
	A. xylosoxydans	
Arcanobacterium	*A. bemardiae*	
	A. haemolyticum	
	A. ohocae	
	A. pyogenes	
Arcobacter	*A. butzleni*	
	A. woluwensis	
Bacillus	*B. cereus* （毒素株）	
Bacteroides	*B. fragilis*	
Bartonella	*B. bacilliformis*	

	B. doshiae
	B. elizabethae
	B. grahamii
	B. henselae
	B. peromysci
	B. quintana
	B. talpae
	B. taylorii
	B. vinsonii subsp. vinsonii
	B. vinsonii subsp. berkhoffii
Bilophila	B. wadsworthia
Bordetella	B. avium
	B. bronchiseptica
	B. parapertussis
	B. pertussis
Borrelia	全菌種
Branhamella	B. catarrhalis
Burkholderia	B. cepacia
	B. vietnamiensis
Calymmatobacterium	C. granulomatis
	C. coli
	C. concisus
	C. curvus
	C. fetus subsp. fetus
	C. gracilis
	C. jejuni subsp. doylei
	C. jejuni subsp. jejuni
	C. lari
Cardiobacterium	C. hominis
Chlamydia	C. trachomatis
Chlamydophila	C. pneumoniase [1]
	C. psitaci nonavian strain
Chromobacterium	C. violaceum
Chryseobacterium	C. meningosepticum
Clostridium	C. argentinense
	C. bifermentanse
	C. botulinum
	C. butyricum
	C. chauvoei
	C. difficile
	C. haemolyticum
	C. histolyticum
	C. novyi
	C. perfringens（毒素株）
	C. septicum
	C. sordelli
	C. sporogenes
	C. tetani

Corynebacterium	*C. diphtheriae*
	C. jeikeium
	C. pseudodiphtheriticum
	C. pseudotuberculosis
	C. ulcerans
Edwardsiella	*E. tarda*
Ehrlichia	*E. chaffeensis*
	E. equi
	E. ewingii
	E. muris
	E. phagocytophila
	E. risticii
Eikenella	*E. corrodans*
Enterobacter	*E. aerogenes*
	E. cloacae
Enterococcus	*E. avium*
	E. durans
	E. faecalis
	E. faecium
Erysipelothrix	*E. rhusiopathiae*
	E. tonsillarum
Escherichia	*E. coli*（*E. coli* の K12 株と B 株，C 株並びにその誘導体を除く）
	enteroaggregative *E. coli*（EAggEC）
	enterohemorrhagic *E. coli*（EHEC）
	enteroinvasive *E. coli*（EIEC）
	enteropathogenic *E. coli*（EPEC）
	enterotoxigenic *E. coli*（ETEC）
Fingoldiamagna	（*Peptostreptococcus magnus*）
Fluoribacter	*F. bozemanae*
	F. dumoffii
	F. gormanii
Francisella	*F. novicida*
	F. tularensis subsp. *holarctica*
	F. tularensis subsp. *mediasiatica*
Fusobacterium	*F. necrophorum* subsp. *necrophorum*
	F. necrophorum subsp. *necleatum*
Gardrella	*G. vaginalis*
Granulicatella	*G. adiacens*
Haemophilus	*H. actinomycetemcomitans*（*Actinobacillus actinomycetemcomitans*）
	H. aegyptius
	H. aphrophilus
	H. ducreyi
	H. influenzae
Helicobacter	*H. pylori*
Klebsiella	*K. oxytoca*
	K. pneumoniae subsp. *ozaenae*
	K. pneumoniae subsp. *pneumoniae*
	K. pneumoniae subsp. *rhinoscleromatis*

Legionella	全菌種（*Legionella*-like organisms を含む）	
Leptospira	*L. interrogans*（全血清型）	
Listeria	*L. ivanovii* subsp. *ivanovii*	
	L. ivanovii subsp. *londoniensis*	
	L. monocytogenes	
Mannheimiahae	*M. haemolytica*	
Micromonas	*M. micros*	
Moraxella	*M. catarrhalis*（*Branhamella catarralis*）	
Morganella	*M. morganii* subsp. *morganii*	
Mycobacterium	*M. abscessus*	
	M. asiaticum	
	M. avium subsp. *avium*	
	M. avium subsp. *paratuberculosis*	
	M. avium subsp. *silvaicum*	
	M. branderi	
	M. celatum	
	M. chelonae	
	M. farcinogenes	
	M. flabescens	
	M. fortuium	
	M. gastri	
	M. genavense	
	M. haemophilum	
	M. interjectum	
	M. intermedius	
	M. intracellulare	
	M. inermedius	
	M. kansasii	
	M. leprae	
	M. ulcerans	
	M. lepraemurium	
	M. malmoense	
	M. marinum	
	M. mucogenicum	
	M. nonchromogenicum	
	M. peregrinum	
	M. porcinum	
	M. scrofulaceum	
	M. senegalense	
	M. shimoidei	
	M. simiae	
	M. sphagni	
	M. szulgai	
	M. vaccae	
	M. xenopi	
Mycoplasma	*M. hominis*	
	M. pneumoniae	
Neisseria	*N. elongata* subsp. *elongata*	

	N. gonorrhoeae
	N. meningitidis
Nocardia	*N. asteroides*
	N. brasiliensis
	N. farcinica
	N. nova
	N. otitidiscaviarum
Pasteurella	*P. multocida*（動物のみに疾病を起こす血清型は除く）
	P. pneumotropica
Peptostreptococcus	*P. anaerobius*
	P. asaccharolyticus
	P. prevotii
Plesiomonas	*P. shigelloides*
Porphyromonas	*P. asaccharolytica*
	P. endodontalis
	P. gingivalis
	P. gingivicanis
Prebotella	*P. bivia*
	P. disiens
	P. intermedia
	P. melaninogenica
	P. oralis
Proteus	*P. mirabilis*
	P. penniri
	P. vulgaris
Pseudomonas	*P. aeruginosa*
Rhodococcus	*R. equi*
Rothia	*R. dentocariosa*
Salmonella	*S. enterica* serovar Typhimurium
	S. enterica serovar Enteritidis
	S. enterica serovar Choleraesuis
	その他の血清型
Serratia	*S. marcescens*
Shigella	*S. boydii*
	S. dysenteriae
	S. flexneri
	S. sonnei
Staphylococcus	*S. aureus* subsp. *anaerobius*
	S. aureus subsp. *aureus*
	S. haemolyticus
	S. hyicus subsp. *hyicus*
Stenotrophomonas	*S. maltophilia*
Streptobacillus	*S. moniliformis*
Streptococcus	*S. agalactiae*
	S. anginosus
	S. canis
	S. constellatus subsp. *constellatus*
	S. dysgalactiae subsp. *dysgalactiae*

付表

	S. dysgalactiae subsp. *equisimilis*
	S. equi subsp. *equi*
	S. equi subsp. *zooepidemicus*
	S. intermedius
	S. pneumoniae
	S. pyogenes
	S. sanguinis
	S. suis
Tatlockia	*T. maceachernii*
	T. micdadei
Treponema	*T. carateum*
	T. pallidum subsp. *pallidum*
	T. pallidum subsp. *pertenue*
	T. paraluiscuniculi
	T. pertenue
Turicella	*T. otitidis*
Ureaplasma	*U. urealyticum*
Vibrio	*V. cholerae* serovar non 01
	V. cholerae serovar 01
	V. fluvialis
	V. mimicus
	V. parahaemolyticus
	V. vulnificus
Yersinia	*Y. enterocolitica*
	Y. frederiksenii
	Y. intermedia
	Y. kristensenii
	Y. pseudotuberculosis
Yokenella	*Y. regensburgei*

1) 大量に増殖させる場合はレベル3とする.
* 動物実験においては別途考慮する.

レベル3

Bacillus	*B. anthracis*
Brucella	全菌種
Burkholderia	*B. mallei*
	B. pseudomallei
Chlamydia	*C. psittaci*（avian strain）
Coxiella	*C. burnetii*
Francisella	*F. tularensis*
Mycobacterium	*M. africanum*
	M. bovis（BCG株を除く）
	M. tuberculosis
Rickettsia	全菌種
Salmonella	*S. enterica* serovar Paratyphi A
	S. enterica serovar Typhi
Yersinia	*Y. pestis*

II 真菌

レベル1
レベル2および3に属さない真菌

レベル2

Aspergillus	*A. fumigatus*
Candida	*C. albicans*
Cladosporium	*C. carrionii*
Cladosporium	*C. trichoides*（*C. bantianum*）
Cryptococcus	*C. neoformans*
Exophiala	*E. dermatitidis*
Fonsecaea	*F. pedrosoi*
Sporothrix	*S. schenckii*

レベル3

Blastomyces	*B. dermatitidis*
Coccidioides	*C. immitis*
Histoplasma	*H. capsulatum* [*]
Paracoccidioides	*P. brasiliensis*
Penicillium	*P. marneffei*

[*] *H. capsulatum* var. *capsulatum* と *H. capsulatum* var. *duboisii* の両 variant を含む.

注 *Aspergillus, Chaetomium, Fusarium, Myrotheciu, Penicillium* の毒素産生株はレベル2扱いとする.

III 原虫, 寄生虫

（ ）のついている寄生虫については, （ ）内を規制の対象とする発育期とし, それ以外の発育期は, 規制の対象としない. （ ）がついていない寄生虫については全発育期を対象とする.

レベル1
レベル2に属さない原虫, 吸虫, 条虫および線虫

レベル2

人体寄生性原虫

Acanthamoeba	
Cryptosporidium（oocyst）	
Entamoeba	*E. histolytica*
Giardia	*G. lamblia*
Leishmania	
Naegleria	
Plasmodium	
Toxoplasma	*T. gondii*
Trichomonas	*T. vaginalis*
Trypanosoma	

人体寄生性吸虫

吸虫類の被囊幼虫

Schistosoma（cercaria）

付表　*804*

人体寄生性条虫
　Echinococcus（egg, hydatid, sand, protoscolex）
　Hymenolepis（egg, cysticercoid）
　Taenia solium（egg, cysticercus）

人体寄生性線虫
　鉤虫類の感染仔虫
　回虫類の仔虫包蔵卵
　Angiostrongylus（感染仔虫）

Ⅳ　ウイルス
レベル 1
live vaccine viruses（vaccinia, rinderpest vaccine を除く）

レベル 2
adenovirus（human）
Batai virus
BK virus
Bunyamwera virus
California encephalitis virus
canine distemper virus
coronavirus（human）
cowpox virus
Coxsackie virus（group A, B）
dengue fever virus
echovirus
Eastern equine encephalitis virus
enterovirus（type 68–78）
Epstein-Barr（EB）virus
Gibbon ape lymphosarcoma virus
hepatitis A virus
hepatitis B virus
hepatitis C virus
hepatitis D virus
hepatitis E virus
hepatitis G virus
herpes saimiri virus
herpes simplex virus（type 1, 2）
human cytomegalovirus
human herpes virus 6
human herpes virus 7
human herpes virus 8
human papilloma virus
human parvovirus
human rhinovirus
human rotavirus
human T cell leukemia virus（HTLV 1, 2）
influenza virus（A, B, C）

Japanese encephalitis virus
JC virus
La Crosse virus
lymphocytic choriomeningitis（LCM）virus [*1]
mammalian type B,C retrovirus
measles virus（subacute sclerosing panencephalitis, SSPE）
molluscum contagiosum virus
monkeypox virus
mumps virus
Murray Valley encephalitis virus
Newcastle disease virus
Norwalk virus
O'nyong-nyong virus
orbivirus
parainfluenza virus（1-sendai, 2-4）
Sendai virus 2-4 [*2]
poliovirus
polyomavirus
rabies virus（fixed, live vaccine）
rinderpest virus（vaccine strain）
respiratory syncytial（RS）virus
rubella virus
Semliki forest virus
Simbu virus
sindbis virus
St. Louis encephalitis virus
Tanapox virus
vaccinia virus
varicella-zoster virus
vesicular stomatitis virus
Western equine encephalitis virus
West Nile virus
Yaba monkey tumor pox virus
yellow fever virus 17D

　　＊1　大量に増殖させる場合はレベル3とする．
　　＊2　動物実験を行う場合はレベル3とする．

レベル3

Chikungunya virus
Colorado tick fever virus
Hantaan virus
human immunodeficiency virus（HIV 1, 2）
Kyasanur forest fever virus
Negishi virus
Powassan virus
rabies virus（street strain）
Rift Valley fever virus
simian immunodeficiency virus（SIV）

tick-borne encephalitis virus
Venezuelan equine encephalitis virus

レベル 4
    Crimean-Congo hemorrhagic fever virus
    Ebola virus
    herpes virus B
    Junin virus
    Lassa virus
    Machupo virus
    Marburg virus
    variola virus（major，minor）
    yellow fever virus（17D vaccine strain を除く）

    注：媒介節足動物を用いる場合は別途個別に考慮する．

参考文献

I　邦　文

1　志賀潔，細菌及免疫學綱要，南山堂書店，1929 年
2　宮島幹之助，北里柴三郎傳，北里研究所，1932 年
3　奥村鶴吉編，野口英世，岩波書店，1933 年
4　秦八千代，秦佐八郎小傳，北里研究所，1952 年
5　安斉博，小松信彦，微生物学実習指針，廣川書店，1967 年
6　佐々木正五編，腸管と感染，朝倉書店，1971 年
7　朝井勇宣監修，飯塚廣編集，現代生物学大系 8 巻（微生物），中山書店，1972 年
8　水平敏知，電子顕微鏡－医学生物学への応用－，医歯薬出版，1972 年
9　山中太木編，日本細菌学外史，その三つの側面，1975 年
10　東昇，細菌とウイルス間，岩波書店，1976 年
11　松原謙一，プラスミド，講談社サイエンティフィク，1976 年
12　坂崎利一，新細菌培地学講座（上・下），近代出版，1978 年
13　光岡知足，腸内細菌の話，岩波書店，1978 年
14　戸田忠雄，武谷健二編，戸田細菌学（第 27 版），南山堂，1979 年
15　渡辺淳一，遠き落日，角川書店，1979 年
16　秋元寿恵夫訳（de Kruif, P., 原著者），微生物の狩人（上・下），岩波文庫，1980 年
17　川喜田愛郎，ウイルスの世界，岩波書店，1980 年
18　藤野恒三郎監訳（Brock, T., 原著者），微生物学の一里塚，近代出版，1980 年
19　合田朗，中瀬安清，久保田好之，田口文章，松前昭廣，初歩微生物学，廣川書店，1981 年
20　中村運，微生物からみた生物進化，培風館，1983 年
21　中瀬安清，久保田好之，田口文章，微生物学実習の手引，廣川書店，1983 年
22　新津恒良，平本幸男編，実験生物学講座（2 巻，光学・電子顕微鏡実験法），丸善，1983 年
23　藤野恒三郎，藤野・日本細菌学史，近代出版，1984 年
24　吉川昌之介編，細菌の病原性，丸善，1984 年
25　深沢義村，文部省総合研究，真菌症班編，酵母・酵母様真菌・病原真菌，同定法の指針，文光堂，1986 年
26　最新医学大辞典，医歯薬出版，1988 年
27　日本微生物学協会編，微生物学辞典，技報堂出版，1989 年
28　吉川昌之介，寺脇良郎編，遺伝子からみた細菌の病原性，菜根出版，1989 年
29　日本生化学会編，生化学用語辞典，東京化学同人，1990 年
30　小松信彦，大谷明監訳（Jawetz, E., Melnick, J., Adelberg, E. A., 原著者），ジャウェツ微生物学（上・下），廣川書店，1991 年
31　吉田幸雄，医動物学，南山堂，1992 年
32　清水可方он，A 群溶血性連鎖球菌による toxic shock like syndrome の 1 例，感染症学雑誌，**67**，236 – 239，1993 年
33　免疫学辞典，東京化学同人，1993 年
34　占部治邦，松本忠彦，本房昭三，医真菌学，金原出版，1993 年
35　長塚節，土，中央文庫，1993 年
36　山科郁男監修，川嵜敏祐監訳（Lehninger, A. L., Nelson, D. L., Cox, M. M., 原著者），レーニンジャーの新生化学（上・下），第 2 版，廣川書店，1993 年
37　田宮信雄，村松正実，八木達彦，吉田浩訳（Voet, D., Voet, J. G., 原著者），ヴォート生化学（上・下），東京化学同人，1994 年
38　森亘監訳，ロビンス基礎病理学（第 5 版），廣川書店，1994 年
39　吉村正義著，日本で初めて宇宙を見た男，三栄社，1995 年
40　久米光編著，内臓真菌症対策マニュアル（改訂版），ライフリサーチプレス，1996 年
41　越智淳三訳（Von W. Kahle, Leonhardt, H., Platzer, W., 原著者），解剖学アトラス（第 3 版），文光堂，1996 年
42　檀原宏文，田口文章編，実習微生物学（第 2 版），廣川書店，1996 年
43　長木大三，田口文章，岸田綱太郎訳（Dubos, R., 原著者），パストゥール，学会出版センター，1996 年
44　日本電子顕微鏡学会関東支部編，医学・生物学電子顕微鏡観察法，丸善，1996 年
45　山内一也，立石潤監修，スローウイルス感染とプリオン，近代出版，1996 年
46　志賀潔，或る細菌学者の回想，日本図書センター，1997 年

47 永井美之，渡邊治雄編，ウイルス・細菌感染 New ファイル，羊土社，1997 年
48 天児和暢，写真で語る細菌学，九州大学出版会，1998 年
49 感染症症候群（Ⅰ・Ⅱ・Ⅲ），日本臨床別冊，1998 年
50 東京大学医科学研究所学友会，微生物学実習提要（改訂第 2 版），丸善，1998 年
51 保坂康弘，河合明彦，水本清久，北村敬編，医・薬科ウイルス学（改訂版），医薬ジャーナル社，1998 年
52 桃井健司，網屋慎哉訳（Rhodes, R., 原著者），死の病原体，草思社，1998 年
53 日本細菌学会用語委員会編，微生物学用語集（第 5 版），菜根出版，1999 年
54 新太喜治，永井勲，大久保憲，三井寿美，滅菌・消毒ハンドブック，メディカ出版，2000 年
55 大里外誉一編，医科ウイルス学（改訂第 2 版），南江堂，2000 年
56 多田富雄監訳，免疫学イラストレイテッド（原書第 5 版），南江堂，2000 年
57 中村運，基礎生物学，培風館，2000 年
58 日本薬学会編，衛生試験法・要解，金原出版，2000 年
59 日本電子顕微鏡学会，電子顕微鏡，**35**(1), **35**(2), 2000 年
60 橋本一，薬はなぜ効かなくなるのか，病原菌は進化する，中公新書，2000 年
61 中島泉，高橋利忠，吉開泰信，シンプル免疫学，南江堂，2001 年
62 日本薬局方解説書（第 14 改正），廣川書店，2001 年
63 山崎修道他（8 名）編，感染症予防必携，（財）日本公衆衛生協会，2001 年
64 吉川昌之介，ヒトは細菌に勝てるのか，丸善，2001 年
65 薬科学大辞典（第 3 版），廣川書店，2001 年
66 吉川昌之介，笹川千尋編，医科細菌学（改訂第 3 版），南江堂，2001 年
67 竹田美文，林英生，細菌学，朝倉書店，2002 年
68 水島裕，宮本昭正編著，今日の治療薬 2002，解説と便覧，南江堂，2002 年
69 矢野郁也，内山竹彦，熊沢義雄編，病原微生物学，東京化学同人，2002 年
70 青木薫訳（Watson, J. D., Berry, A., 原著者），DNA，講談社，2003 年
71 栄研マニュアル（改訂第 10 版），栄研，2003 年
72 木村三生夫，平山宗宏，堺晴美，予防接種の手引き（第 8 版），近代出版，2003 年
73 笹月健彦監訳，免疫生物学，免疫系の正常と病理，南江堂，2003 年
74 田中晴雄，土屋友房編，上野芳夫，大村智監修，微生物薬品化学（改訂第 4 版），南江堂，2003 年
75 中島泉，新免疫学入門，南山堂，2003 年
76 長野敬，太田英彦訳（Harris, H., 原著者），物質から生命へ，自然発生説論争，青土社，2003 年
77 山口恵三，岩本愛吉編，新世紀の感染症学（上・下），日本臨床社，2003 年
78 予防医学推進センター，病原微生物検出情報，バイオメディカルサイエンス研究会内，2003 年
79 上野川修一，賢い食べ物は免疫力を上げる，講談社，2004 年
80 高久史麿，矢崎義雄監修，治療薬マニュアル 2004，医学書院，2004 年
81 吉開泰信編，ウイルス・細菌と感染症がわかる，羊土社，2004 年

Ⅱ 欧 文

82 de Kruif, P., Microbe Hunters, Harcout, Brace and Company, Inc., 1926
83 Brock, T., Milstones in Microbiology, Prentice-Hall, Inc., 1961
84 Gortvay, Gy., Zoltán, I., Semmelweise, His Life and Work, Akadé miai, Kiadó, Budapest, 1968
85 Stent, G.S., Molecular Genetics, W. H. Freeman and Company, 1971
86 Goldberger, F., Biological Regulation Development(Vol. 1), Plenum Press, 1979
87 Kornberg, A., DNA Replication, W. H. Freeman and Company, 1980
88 Miller, J., Reznikoff, W. S., The Operon, CSH Laboratory, 1980
89 Lurz, R., et al., Plasmid replication functions. Ⅶ. Electron microscopic localization of RNA polymerase binding sites in the replication control region of plasmid R6-5, *Mol. Gen. Genet.*, **183**, 490-496, 1981
90 Reingold, A. L., *MMWR*, **33**, 19SS-22SS, 1984
91 Tsuchiya, T., et al., Serogical characterization of yeast as an aid in identification and characterization, *Methods in Microbiology*, **16**, 75-126, 1984
92 Alcamo, I. E., Fundamentals of Microbiology, 2nd ed., The Benjamin/Cummings Publishing Company, Inc., 1986
93 Watson, J. D., et al., Molecular biology of the gene(4th ed.), The Benjamin/Cummings Publishing Company, Inc., 1987
94 Torota, G. J., Funke, B. R., Case, C. L., Microbiology—An introduction, 4th ed., The Benjamin/Cummings Publishing

Company, Inc., 1991
95 Bull, A. T., Biodiversity as a source of innovation in biotechnology, *Annu. Rev. Microbiol.*, **46**, 219-252, 1992
96 Hesse, W., Walther and Angelina Hesse— early contributions to bacteriology, ASM News, American Society of Microbiology, **58**, 425-428, 1992
97 Sekiya, K., *et al.*, A ring-shaped structure with a crown formed by streptolysin O on the erythrocyte membrane, *J. Bacteriol.*, **175**, 5953-5961, 1993
98 Mahalanabis, D., *et al.*, Clinical management of cholera, in Greenohgh Ⅲ, W. B. (ed.), Cholera, Plenum Publishing Corporation, 1992
99 Bergy's Manual of Determinative Bacteriology, 9th ed., Williams & Wilkins, 1994
100 Maloy, S. R., Cronan, J. E., Jr., Freifelder, D., Microbial Genetics 2nd ed., Jones and Bartlett Publishers, 1994
101 Neidhardt, F. C. (Ed. in chief), *Escherichia coli* and *Salmonella* (Vol. 1, 2), ASM Press, Washington, D. C., 1996
102 Roit, I., Brostoff, J., Male, D., Immunology(4th ed.), Mosby, 1996
103 Lewin, B., Genes, Oxford University Press, 1979
104 Fedson, D. S., *et al.*, Influenza vaccination in 22 developed countries; an update to 1995, *Vaccine*, **15**, 1501-1511, 1997
105 Mims, C. A., Dimmock, N. J., Nash, A., Stephen, J., Mims' Pathogenesis of Infectious Disease, 4th ed., Academic Press, 1997
106 Brock, T. D., Robert Koch, ASM Press, Washington, D. C., 1998
107 L. Collier, A. Balows, M. Sussman, Topley & Wilson's Microbiology and Microbial Infection, Arnold, 1998
108 Macnab, R. M., Type III pathway exports *Salmonella* flagella, 738-745, ASM News, **66**, American Society of Microbiology, 2000
109 Needham, C., Hoagland, M., Pherson, K. M., Dodson, B., Intimate Strangers: unseen life on earth, ASM Press, Wshington, D. C., 2000
110 Bergy's Manual of Systematic Bacteriology, 2nd ed., Springer-Verlag, 2001
111 Sambrook, J., Russel, D. W., Molecular cloning— a laboratory manual(Vol. 1, 2, 3), CSH Laboratory Press, 2001
112 Salyers, A. A., Whitt, D. D., Bacterial Phatogenesis— A Molecular Approach, 2nd Ed., ASM Press, Washington, D. C., 2002
113 Bauman, R. W., Microbiology, Pearson Benjamin Cummings, 2003

日本語索引

ア

アイソシズマー　160
アーキアドメイン　32
アーキアバクテリア　7
亜急性硬化性全脳炎　258, 329, 369
アクチベーター　139
アクリノール　318
アクリフラビン　318
アグロバクテリウム属　435
アザチオプリン　299
アシクロビル　336, 342
アジスロマイシン　340
アシネトバクター属　434
アジュバント　283
アストロウイルス　542
アスペルギルス症　372
アスペルギルス属　511
アスペルギルス・フミガーツス　511
アスペルギローム　511
N-アセチルグルコサミン　44, 62
N-アセチルムラミン酸　44, 62
アセチルCoA　94
アセトスポラ門　38
アデニル酸シクラーゼ　226
アデノウイルス　533
アデノウイルス胃腸炎　396
アデノウイルス感染症　372
アトピー　286
アトピー性疾患　286
アドへジン　75, 215, 471
アナフィラキシー　286
アナフィラキシーショック　288, 292
アナフィラトキシン　270
アナモルフ　35
アニオン　43
アネルギー　293
アノマー　44
アピコンプレックス門　38
アフラトキシン　211, 240, 396
アフリカ眠り病　244, 390
アポ酵素　83
アポトーシス　280, 293, 697
アマンタジン　337, 342, 370
アミカシン　340
アミノグリコシド系抗生物質　339
アミノ酸　48
　　異化　94
アミノ酸脱炭酸試験　657
アミノ酸分解試験　657
アミロイド　584
アメーバ赤痢　364
アメリカ眠り病　391
あらし状発酵　479

アルカリゲネス属　431
アルカリペプトン水　632
アルギン酸　62, 236
アルコバクター属　419
アルコール発酵　88, 90, 174
アルサス反応　289
アルドース　44
アルミニウムアジュバンド　426
アレウロ型分生子　22
アレルギー　179, 286
　　分類　287
アレルギー疾患　286
アレルギー性気管支喘息　288
アレルギー性気管支肺アスペルギルス症　511, 513
アレルギー性鼻炎　288
アレルゲン　277, 287
アロステリック阻害　83
アロタイプ　276
暗黒期　120
安全キャビネット　598
アンチコドン　140
安定化たん白質　143
αケトグルタル酸　94, 96
α毒素　238
αヘリックス　50
ammonium acetate法　678
Averyの実験　133
IPA試験　657
IR配列　137
Rプラスミド　59
Rh血液型　282
Rh抗原　283
RNA依存DNAポリメラーゼ　248
RNAウイルス　146
RNAポリメラーゼ　137
RSウイルス　540

イ

イオン結合　43
異化　81
　　アミノ酸　94
　　脂質　93
異核細胞　251
鋳型　43
胃カンジダ症　516
易感染性宿主　201
医原性CJD　582
医原的感染　192
維持型持続感染　258
異種移植抗原　298
異種移植片　298
異種抗原　282
異常型プリオンたん白質　582

移植抗原　282
移植片　297
移植片対宿主反応　298
移植免疫　286, 298
異性体　44
異染小体染色法　620
位相差顕微鏡　604
イソタイプ　276
イソニアジド　337
イソニコチン酸ヒドラジド　351
イソプロピルアルコール　314
イソメラーゼ　82
I型アレルギー疾患　288
一次構造　49
一次代謝産物　208
一次リンパ器官　262
一段増殖　119
一酸化窒素　273
イディオタイプ　276
遺伝暗号　135
遺伝学　131
遺伝子　57, 131
　　導入法　680
遺伝子型　134
遺伝子組換えワクチン　325
遺伝子クローニング　159
遺伝子銃　332
遺伝子変換　215
遺伝性血管神経浮腫　302
イドクスウリジン　342
イトラコナゾール　341
イヌジステンパーウイルス　575
イミュノコンプロマイズド・ホスト　201
飲作用　71, 117, 266
インスリン依存性糖尿病　296
インスリン自己免疫症候群　297
インスリン抵抗症　291
インスリン抵抗症a型　297
インスリン抵抗症b型　297
陰性期　20
インタージギテーティング細胞　266
インターフェロン　122, 219, 253
インドール試験　657
イントロン　60
院内感染　183, 192
陰部白癬　303
インフルエンザ　355, 369
インフルエンザウイルス　124, 148, 535
　　模式図　536
インフルエンザ菌　441
インフルエンザ菌髄膜炎　365
インフルエンザワクチン　328
E型肝炎　363

E型肝炎ウイルス 560
E3たん白質 224
EBNA1たん白質 224
EBV特異的核抗原 563
ED経路 90
EEM培地 627
EM経路 87
EMB培地 629
EMP経路 88
ES細胞 135

ウ

ウイルス 5, 24, 532
　学名 35
　形態 25
　増殖 119, 122
　培養法 127
　微細構造 55
　分類 39
ウイルス学 178
ウイルス学実習 714
ウイルスカプシド抗原 563
ウイルス血症 191
ウイルス性肝炎 291, 555
ウイルス性出血熱 389
ウイルス性出血熱ウイルス 566
ウイルス性食中毒 364, 395
ウイルス抑制因子 253
ウエストナイルウイルス 568
ウェルシュ菌 477
ウェルシュ菌食中毒 394
ウシ海綿状脳症 323, 582, 586
ウシ型結核菌 498
渦鞭毛植物門 39
渦鞭毛藻類 24
ウレアプラズマ・ウレアリチカム 502

エ

エアロゾル 591
エイズ 355
エイムス試験 154, 310, 693
栄養菌糸 21
栄養形 22
栄養サイクル 114
栄養失調 203
栄養素 102
液性免疫 201, 274
エキソサイトーシス 72
エキソン 60
液体培地 125, 623
液体培地段階希釈法 649, 690
液胞 79
エコーウイルス 543
壊死 697
エシェリキア属 445
エタノール 314
エタンブトール 341

エチレンオキシド 309
エピトープ 280
エファビレンツ 342
エプスタイン・バーウイルス 563
エボラウイルス 567
エボラ出血熱 384
エムデン・マイヤーホフ経路 87
エラスターゼ 236
エリジペロトリックス属 484
エリスロポイエチン 264
エリスロマイシン 336, 340
エルゴステロール 68, 335
エルシニア・エンテロコリチカ 455
エルシニア・シュードツベルクローシス 455
エルシニア食中毒 393
エルシニア属 454
エルシニア・ペスティス 455
エレクトロポレーション法 683
エレメント 131
エロバクチン 231
エロモナス食中毒 394
エロモナス属 440
エロモナス・ソブリア 441
エロモナス・ヒドロフィラ 441
塩化セチルピリジウム 317
塩化第二水銀 317
塩化ベンザルコニウム 317
塩化ベンゼトニウム 317
炎症性T細胞 265
塩素 314
エンテロウイルス 544
エンテロコッカス属 464
エンテロバクチン 231
エンドサイトーシス 72, 266
エンドトキシン 67, 210, 224, 308
エンドトキシン試験法 226, 689
エンドトキシンショック 224
エントナー・ドウドロフ経路 89, 90
エンハンサー 138
エンベロープ 246
A型肝炎 362
A型肝炎ウイルス 556
A型肝炎（HA）ワクチン 329
ABO血液型 282
ADA欠損症 302
ADPリボシル化因子 226
ADPリボシルトランスフェラーゼ 214, 226, 236
ATP合成酵素 85
Ehrlich 試薬 657
Fプラスミド 59
Fab断片 275
Fc断片 275
H抗原 72
H鎖 275
HA反応 247
HBc抗原 557
HBe抗原 558

HBs抗原 557
HFRSウイルス 567
HI抗体 248
HI反応 248
HTLV-1関連脊髄症 223
HVG反応 298
L鎖 275
LIM培地 630
Mたん白質 471
M様たん白質 471
MALTリンパ腫 361
Mls抗原 222
N末端 49
NAC寒天培地 633
NADPHオキシダーゼ 273
NK細胞 265
NKT細胞 265
NtrB/NtrCレギュロン 9
SD配列 141
SF培地 636
SIM培地 630
SOS修復 153
SS寒天培地 628
ST合剤 341
SV40ウイルス 145

オ

黄色ブドウ球菌性熱傷様皮膚症候群 378
黄熱 390
黄熱ウイルス 568
オウム病 383
オウム病クラミジア 460
岡崎フラグメント 143
オカダ酸 211, 397
オキサペナム 339
オキサロ酢酸 94, 96
オキシゲナーゼ 103
オキシダーゼ試験 658
オキシテトラサイクリン 335
オキシドール 317
オキシドレダクターゼ 82
オーシスト 118
オセルタミビル 337, 342
汚染 591
おたふくかぜ 369
オートクレーブ 308, 595
オプソニン 270
オプソニン化 278
オプトヒン感受性試験 659
オープンリーディングフレーム 136
オペレーター 138
オペロン 136, 138, 232
オペロン説 134
オリエンチア属 462
オリゴペプチド 236
オリゴA合成酵素 255
オルガネラ 6, 77
auxanographic法 707

O抗原　64
O特異多糖　64
OF培地　655
Ouchterlony法　661

カ

科　31
界　5, 31
外因性感染　191
外因性気管支喘息　513
外因性発熱性物質　225
回帰熱　387
回帰熱ボレリア　416
外生胞子　22
外毒素　210
回避物質　74
界面活性剤　315
海綿状脳症　26
潰瘍性大腸炎　296
改良Elek試験　492
火炎滅菌　307, 594
化学結合　43
化学合成生物　8
化学走化性　74, 229
化学的酸素要求量　12
化学変異原　152
化学メディエーター　288
化学療法　180, 334, 342
化学療法剤　180
　作用機序　334
核　78
核孔　78
核酸　50
核小体　78
獲得免疫　201, 261, 267, 274
確認培地　126, 625
核膜　78
学名　34
核様体　57
隔離　204
過酢酸　317
過酸化水素　3, 310
ガス壊疽　303, 380, 477
ガスパック法　642
ガス滅菌　309, 594
仮性菌糸　21, 705
仮性結核菌　455
かぜ症候群　371
画線培養法　638
家族性CJD　582
カダベリン　110
カタラーゼ　103, 233
カタラーゼ試験　658
カチオン　43
ガチフロキサシン　340
活性汚泥　12
活性酸素　103
活性部位　82

滑走運動　74
滑面小胞体　79
可動因子　159
可動化　158
神奈川現象　393
神奈川現象検査用培地　633
カナマイシン　14, 335, 339
加熱法　307
加熱滅菌法　594
化膿レンサ球菌　469
過敏反応　286
株化細胞　127
ガフキー分類　497
カプシド　246
カプソメア　25, 246
カブトガニ　226, 689
花粉アレルギー　288
可変領域　275
芽胞　18, 27, 319
芽胞形成サイクル　114
芽胞染色法　618
芽胞壁　77
芽胞膜　77
カポジ肉腫　376
鎌状赤血球貧血　202, 245
過マンガン酸カリウム　317
カラ・アザール　391
ガラクトマンナン　66
ガラス化モデル　107
ガラス試験管　599
カリシウイルス胃腸炎　396
顆粒球・マクロファージ形成単位　264
カルバートソニアメーバ　523
カルバペネム　339
肝炎ウイルス　555
桿菌　19
ガングリオシド　48, 214, 226
間けつ滅菌　311
ガンシクロビル　342
カンジダ・アルビカンス　515
カンジダ症　377
カンジダ属　515
カンジダGE培地　703
カンジトキシン　240
干渉現象　253
間接法　649
関節リウマチ　290, 295
完全抗原　281
感染症　187
感染症法　204, 401
完全真菌　37
感染性核酸　124, 147, 246
感染多重度　127, 251
寒天培地二次重層　721
乾熱　307
乾熱法　318
乾熱滅菌　308, 594
カンピロバクター・コリ　420
カンピロバクター・ジェジュニ　420

カンピロバクター食中毒　394
カンピロバクター属　419
カンピロバクター・フィタス　420
カンピロバクター・ミヌス　422
寒冷ショックたん白質　109
γ線滅菌　308

キ

偽遺伝子　60
気管支敗血症菌　427
器官特異的自己免疫病　295
気管付属リンパ組織　263
基質　82
キス病　371
寄生　12, 193
寄生体　193
寄生虫　241
寄生虫学　23
北里柴三郎　178
キタサマイシン　340
気中菌糸　21
キチン　45, 66
キトサン　66
キナーゼ　85
キニーネ　341
キネトプラスト　243
岐阜大処方嫌気性基礎培地　644
偽膜　228, 492
偽膜性大腸炎　303, 362, 483
逆位繰返し配列　137, 159
逆性石けん　317
逆転写酵素　125
キャップ構造　138
キャリアー　190
牛疫ウイルス　575
球菌　9
急性灰白髄炎　362, 550
胸管　263
狂犬病　385
狂犬病ウイルス　552
競合試験　196
競合指標　196
競合阻害　83
共焦点レーザー顕微鏡　605
共生　21, 193
胸腺　263
胸腺依存性抗原　279, 282
胸腺非依存性抗原　223, 279, 282
鏡像異性体　44
強直性脊椎関節炎　296
強毒株　197
莢膜　61
　生合成　99
莢膜染色法　617
共有結合　43
巨核球　267
極性効果　150
極性分子　102

巨細胞性封入体病ウイルス 569
ギラン・バレー症候群 330, 369, 394,
菌球型肺アスペルギルス症 511
菌血症 191
菌交代現象 468
菌交代症 303, 362
菌糸 18, 21
菌糸体 21
菌体外酵素 69
cadA/cadBオペロン 110
Q熱 384
Q熱リケッチア 461

ク

空気遮断法 642
空気置換法 642
クエン酸塩利用試験 659
クエン酸回路 91
クックドミート培地 650
グッドパスチャー症候群 289
クッパー細胞 266, 272
組換えウイルスワクチン 332
組換え修復 153
クモノスカビ属 507
クラウン・ゴール 59
クラミジア 5, 17
クラミジア属 458
クラミジア肺炎 368
グラム陰性細菌 37, 62
グラム陰性通性嫌気性桿菌 440
グラム染色法 616
グラム陽性細菌 37, 62
クラリスロマイシン 340
グランザイム 265, 280, 289
グリオキシル酸回路 92
グリコカリックス 9, 13, 62, 236, 244
グリコーゲン 45
グリコシド結合 45
グリコシルホスファチジルイノシトール 243
グリコペプチド系抗生物質 334
グリシンベタイン 108
クリステ 78
クリセオバクテリウム属 429
グリセオフルビン 341
グリセロール 46
グリセロールタイコ酸 63
クリプトコックス症 386
クリプトコックス・ネオフォルマンス 518
クリプトスポリジウム症 364
クリプトスポリジウム・パルバム 529
クリミア・コンゴ出血熱 389
クリミア・コンゴ出血熱ウイルス 566
クリーンベンチ 598
クーラー 26, 582, 585
グルカン 66

グルコサミン 44
グルコース-6-リン酸 94
グルコース-6-リン酸デヒドロゲナーゼ 245
グルコピラノース 44
グルコン酸クロルヘキシジン 317
クルーズトリパノソーマ 527
グルタミン酸 107
グルタールアルデヒド 313
クループ 372
グループ転移 69
クレゾール 315
クレゾール石けん液 315
クレブシエラ属 448
グレープス病 291, 296
クロイツフェルト・ヤコブ病 381, 581, 582, 585
クロストリジウム属 477
クローニング 59
グローブボックス法 643
クロマチン 59, 60
クロマトフォア 71, 87
クロラムフェニコール 340
クロルヘキシジン 317
クロロキン 341
クローン 159
クローン選択説 179
クローン病 296
Goodwin 培地 634
Griffithの実験 133

ケ

蛍光活性化セルソーター 664
経口感染症 359, 360
蛍光顕微鏡 604
蛍光抗体法 664
蛍光色素 604
軽鎖 275
形質転換 133, 155, 682
形質転換動物 135
形質導入 156, 681
珪藻類 24
形態観察 601
形態種 32
系統発生 262
系統分類学 30
経皮吸収ワクチン 332
ケカビ属 507
劇症型A群レンサ球菌感染症 471
血液幹細胞 263, 264
結核 358, 366
結核菌 494
結核予防法 407
結晶性表層 61
血小板 267
血清型IgA 277
血清病 179, 289, 292
欠損干渉粒子 255

ケトース 44
ゲノミクス 181
ゲノム 57, 58, 131
ゲノム科学 135
ケラチナーゼ 240
ケラチン 268
下痢性貝毒 211, 397
ゲルストマン・ストロイスラー・シャインカー症候群 381, 582, 586
ゲル内二重拡散法 661
検疫 204
原核生物 6
嫌気ジャー法 642
嫌気性細菌 4
嫌気性生物 103
嫌気的呼吸 82
嫌気培養法 642
限局性肺クリプトコックス症 520
原形質分離 69
原形質膜 67
健康保菌者 90
原子間力顕微鏡 611
減数分裂 115
顕性感染 91, 241
原生動物 23
ゲンタマイシン 335, 340
原虫 4, 23, 523
　形態 23
　進化 4
　増殖 117
　分類 38
原発性非定型肺炎 368
原発性免疫不全症 299, 300
Guerra法 708
K抗原 62

コ

コアグラーゼ試験 660
コアグリン 226
コアグローゲン 226
鋼 31
高圧蒸気滅菌 308, 595
好アルカリ細菌 105
抗インフルエンザウイルス抗体 726
好塩基球 266
好塩細菌 105
好塩性試験 660
高温生物 104
光学顕微鏡 601, 602
好角質性真菌 240
硬化病 174
交感性眼炎 295
好気性細菌 4, 653
好気性生物 103
好気的呼吸 82
後弓反張 380

日本語索引

抗原　277, 280
　　種類　281
抗原結合部位　275
抗原決定基　280
抗原シフト　218
抗原提示細胞　266
抗原ドリフト　218
光合成　6, 78
光合成細菌　4
光合成生物　8
高効率コンピテント細胞　682
光リン酸化　87
交叉反応性　281
好酸球　266
好酸球走化因子　266
抗酸菌　493
好酸性細菌　105
抗酸染色法　619
高周波滅菌　309
口唇ヘルペス　376
合成培地　25, 624
抗生物質　14, 18, 180, 334
酵素　82
　　分類　83
構造遺伝子　136
高層斜面培地　624
高層培地　624
酵素抗体法　664
抗体　274
抗体依存性細胞傷害　265, 289
抗体応答性　281
好中球　266
高張液　69
好張性細菌　105
後天性プリオン病　584
後天性免疫不全症候群　303, 374, 553
抗毒素　178, 325
合胞体　223
酵母様真菌　37
厚膜胞子　22, 705
五界分類法　5
V型アレルギー疾患　291
呼吸　82, 91
呼吸器シンシチウム　370
呼吸鎖　85
国際標準濁度液　647
コクサッキーウイルス　362, 542
コクシエラ属　461
固形培地　126, 624
古細菌　7
50%感染量　196
50%細胞変性効果量　196
50%致死量　196, 211
50%発病量　196
枯草菌　477
枯草熱　288
五炭糖　44
骨髄　263

骨髄間質細胞　264
骨盤内炎症性疾患　374
コッホ学派　177
コッホの原則　176
コッホの4条件　194
古典経路　268
コード因子　47
コードファクター　496
孤発性プリオン病　583
股部白癬　381
互変異性　152
コリネバクテリウム属　490
ゴルジ体　79
コルチコステロイド　299
コレステロール　48, 68
コレラ　170, 358, 360
コレラ菌　444
コロナウイルス　535
コロナウイルス感染症　371
コロニー形成単位　264
コロニー促進因子　264
混合感染　192
混合ワクチン　326
混釈培養法　639
根足虫　23
コンタギオン　168
コンピテント細胞　682
コンポーネントワクチン　325
コーン・ミール寒天培地　703
Kovac試薬　657

サ

最確数　648
最確数法　690
細菌　17, 413
　　形態　19
　　進化　3
　　同定　651
　　培養法　125, 637
　　微細構造　55
　　分離培養　651
　　分類　36
細菌学実習　615
細菌細胞　55
細菌集落　654
細菌性食中毒　362, 391
細菌性赤痢　360
細菌毒素　208
サイクロセリン　97
再興感染症　183, 357
在郷軍人病　368
最小致死量　211
最小発育阻止濃度　343
サイトトキシン　280
細胞外寄生体　193
細胞骨格　72
細胞質膜　67
細胞傷害性T細胞　265, 279

細胞性免疫　201, 274, 279
細胞毒素　213
細胞内寄生体　94
細胞培養　732
細胞壁　18, 62
細胞変性　127
細胞変性効果　249
細胞膜抗原　564
細胞融解型アレルギー　289
細胞融合　251
細胞溶解毒素　213
サイレント変異　151
サキシトキシン　24, 211, 397
サキナビル　342
殺菌的　321
雑種細胞　251
殺滅　306
ザナミビル　337, 342
サプレッサー変異　151
サブロー寒天培地　702
さらし粉　314
サルファ薬　336, 341
サルモネラ・エンテリティディス　452
サルモネラ・コレレスイス　450
サルモネラ食中毒　392
サルモネラ属　449
サルモネラ・チフィ　450
サルモネラ・チフィミュリウム　452
サルモネラ・パラチフィA　450
III型アレルギー疾患　289
III型分泌システム　229
酸化的リン酸化　85
三次構造　50
産褥熱　169
酸ショックたん白質　110
酸素吸収法　642
三炭糖　44
3％小川培地　637

シ

次亜塩素酸　318
シアノバクテリア　4, 8
ジアミノピメリン酸　63, 96
シアル酸分解酵素　472
シェーグレン症候群　295
自家移植片　298
紫外線　16
紫外線滅菌　311
志賀潔　182
シガテラ　211, 397
シガテラ食中毒　24
シガトキシン　211, 397
資化プラスミド　59
糸球体腎炎　373, 470
軸糸　73
シグナルペプチド　70

シクロスポリン　299
シクロホスファミド　299
シゲラ属　453
試験管
　　取扱い方　600
自己アレルギー疾患　288
自己干渉現象　255
自己寛容性　293
自己抗原　282
自己発生説　77
自己免疫性溶血性貧血　289
自己免疫病　288, 292
自己融解　113
自己誘導物質　235
脂質　45
　　異化　93
　　構造　47
糸状菌　20, 37, 116, 320
シスト　319
自然選択説　132
自然突然変異　150
　　種類　150
自然発生説　171
自然分類　30
自然免疫　261, 267
持続感染　192, 257
ジダノシン　336, 342
七炭糖　44
実験的アレルギー性脳脊髄炎　295
湿熱　307
湿熱法　318
シーディング説　584
シデロフォア　231
自動増殖測定装置法　648
シトクローム　86
ジドブジン　336, 342
シナプトブレビン　228
子囊菌門　37
ジピコリン酸　77, 97, 319
ジフタミド　143
ジフテリア　358, 364
ジフテリア菌　491
ジフテリアトキソイド　426
ジフテリア毒素　227
ジベカシン　340
脂肪酸
　　構造　46
死滅相　113
シモンズ・クエン酸ナトリウム培地　631
シャイン・ダルガーノ配列　141
シャーガス病　391
弱毒化　97
弱毒株　97
弱毒生ワクチン　325
弱毒生おたふくかぜワクチン　328
若年性糖尿病　296
煮沸消毒　596
煮沸滅菌　311

シャペロン　70
ジャーム・チューブ形成試験　706
斜面培地　624
種　31
重金属　317
重鎖　275
終宿主　199, 242
重症急性呼吸器症候群　368
重症急性呼吸器症候群ウイルス　541
重症筋無力症　291
重症複合免疫不全症　202, 302
重層混釈培養法　639
従属栄養生物　8, 102
XII因子　225
宿主　193
宿主-寄生体相互関係　201
宿主対移植片反応　298
樹状細胞　266
出芽型分生子　22
種痘　169
受動免疫　324
種特異性　257
シュードモナス属　435
受容因子　156
腫瘍ウイルス　561
　　種類　562
腫瘍壊死因子　220
主要塩基性たん白　266
腫瘍原性プラスミド　59
主要組織適合抗原　278
受容能力　156
シュワルツマン反応　226
純培養法　639
消化管アスペルギルス症　511
消化性潰瘍　361
条件致死変異　151
猩紅熱　366, 471
常在細菌
　　腟　13
　　皮膚　13
常在微生物　12
硝酸塩還元試験　658
硝酸カリウム培地　659
硝酸カリウム利用能試験　710
硝酸銀　317
照射滅菌法　594
ショウジョウバエ　273
消毒　170, 203, 306, 594
消毒薬　312, 596
小児バラ疹　363
小児麻痺　550
漿尿膜腔内接種培養法　714
上皮増殖因子　227
小胞体　79
初感染　192
初期抗原　563
除去　306
除菌フィルター　598
食細胞　220, 272

食作用　71, 117
食中毒　391
触媒部位　82
食品衛生法　407
植物ウイルス　39
食物アレルギー　288
食物連鎖　11
初代培養細胞　127
人為分類　30
腎盂腎炎　372
真核細胞　55
真核生物　6
進化説　132
真菌　4, 20, 504
　　学名　35
　　形態　21
　　進化　4
　　増殖　116
　　培養法　126
　　分離，同定の手順　701
　　分類　37
真菌学実習　700
真菌症　377, 381
真菌生物
　　増殖　115
真菌中毒症　240
真菌毒素　208
神経親和毒　483
神経毒素　213
新興感染症　183, 355
進行性多巣性白質脳症　258, 364, 548
深在性真菌症　341
シンシチウム　223, 251
侵襲型肺アスペルギルス症　511
人獣共通感染症　381
侵襲性因子　197
腎症候性出血熱　385
腎症候性出血熱ウイルス　567
真正細菌　7
新生児眼炎　374
新生児甲状腺中毒症　291
新生児封入体結膜炎　374
新生児溶血性疾患　289, 299
迅速発育菌群　493
浸透　69
浸透圧　105
浸透圧ショック　66
浸透圧保護物質　107
浸透溶菌　69
真皮　268
じん麻疹　288
σ^{38}レギュロン　109
C型肝炎　356, 377
C型肝炎ウイルス　559
C末端　49
C領域　275
C5aペプチダーゼ　471
CAMP試験　660

cAMP-CRPレギュロン　109
CCFA 培地　646
CD4 分子　257
CI値　196
ＣＴ-ソルビットマッコンキー寒天培地　631
CT-SMC 寒天培地　631
ＣＷ寒天培地　645
Ｇ型肝炎ウイルス　561
GAM 培地　644
GC 寒天培地　635
GVH 反応　298
Ｊ鎖　277
ＪＣウイルス　548
Schick 試験　492

ス

水晶体誘発性ぶどう膜炎　295
水素イオン濃度　105
水素結合　43
水置換モデル　107
垂直感染　199, 259
垂直伝播　199
水痘・帯状疱疹　369
水痘・帯状疱疹ウイルス　577
水痘生ワクチン　328
水平感染　199, 259
水平伝播　199
髄膜炎菌　366
数値分類学　30
スクレイピー　26, 581, 586
スクレイピー随伴繊維　26
スタフィロコッカス属　466
スタフィロコッカス培地110　635
スチールウール法　642
ステノトロフォモナス属　437
ステロイド　47, 48
ステロール　48, 67
ストレプト咽頭炎　366
ストレプトコッカス・アガラクティエ　472
ストレプトコッカス属　469
ストレプトコッカス・ニューモニエ　473
ストレプトコッカス・ピオゲネス　469
ストレプトマイシン　14, 80, 335, 339
ストレプトリジンO　220, 472
ストレプトリジンS　472
スーパーオキシドアニオン　103, 273
スーパーオキシドジスムターゼ　103
スーパー抗原　213, 222, 238
スピリラム属　422
スピロヘータ　19, 414
スフィンゴシン　48
スフィンゴモナス属　437
スフェロプラスト　66

スプライシング　138
スポロブラスト　118
スルファドキシン　341
スルファメトキサゾール　341
スルホリピド　496
Skirrow 改良培地　633
Spallanzaniの実験　171

セ

生活環　199
　マラリア原虫　118
生菌数試験　690
生菌数測定法　648
静菌的　321
制限エンドヌクレアーゼ　160
制限酵素　160
性行為感染症　372
静止相　113
正常型プリオンたん白質　582
正常阻止物質　247
正常微生物叢　12
生殖器ヘルペス　376
生殖質連続説　132
成人呼吸窮迫症候群　225
成人Ｔ細胞白血病　223, 375
精製ツベルクリン　496
精製ワクチン　425
性線毛　76
生態系　10
生体防御因子　201
生体膜　67
正二十面体対称体　25
生物
　種類　10
　進化　3
生物化学的酸素要求量　12
生物学的インジケーター　307
生物学的製剤　323
　種類　324
生物顕微鏡　602
生物災害　704
石炭酸　74, 315
赤痢アメーバ　524
世代時間　111
赤血球　267
赤血球凝集素　124, 218, 247
赤血球凝集反応　247
赤血球凝集抑制反応　248, 726
赤血球形成単位　264
石けん　315
接合　119, 134, 158
接合菌門　37
接合性プラスミド　57
接合体　158
摂取　6
接触性皮膚炎　290
セファロスポリナーゼ　339, 347
セファロスポリンＣ　339

セフェム　339
セフジニル　339
セラチア属　452
ゼラチン液化試験　659
ゼラチン・ディスク法　650
セルロース　45
セレウス菌　476
セレウス菌食中毒　394
セレナイト基礎培地　627
セロトニン　288
線維素溶解酵素　472
全菌体ワクチン　425
尖圭コンジローム　376
染色体外性遺伝子　208
染色体ゲノム　57
染色体性遺伝子　345
染色法　615
全身感染　191
全身性エリテマトーデス　290, 294
全身性紅斑性狼瘡　294
全身性自己免疫病　294, 296
選択毒性　334
先天性巨細胞封入体病　399
先天性単純ヘルペス　376, 399
先天性トキソプラズマ症　397
先天性梅毒　373, 398
先天性風疹症候群　369, 398
先天性免疫　201, 261
セントラルドグマ　134
腺熱　389
潜伏感染　191, 257
潜伏期　120, 190
潜伏期保菌者　190
腺ペスト　386
線毛　72, 74
繊毛虫　23
繊毛虫門　38
Zeisslerのブドウ糖血液寒天培地　644
Zn-エンドペプチダーゼ　228

ソ

ソイビーン・カゼイン・ダイジェスト培地　626
臓器移植　297, 298
増菌培地　126, 625
走査型電子顕微鏡　609
走査プローブ顕微鏡　610
創傷ボツリヌス症　481
増殖　101
増殖曲線　111
増殖至適温度　104
増殖至適環境　653
増殖相　112
増殖培地　625
相対危険度　297
相同組換え　155
挿入配列　159

挿入変異　159
爪白癬　381
相補的結合　52
相利共生性　12
藻類　4, 24
　　形態　24
　　進化　4
　　毒素　208
　　分類　39
属　31
即時型アレルギー　286
足白癬　303, 381
続発性免疫不全　300, 303
鼠径リンパ肉芽腫　374, 460
組織培養　732
粗面小胞体　76, 79

タ

耐塩細菌　105
耐塩性試験　660
ダイオキシン　310
タイコ酸　63
耐酸寛容応答　110
代謝　81
代謝中間体　94
帯状疱疹　369, 578
帯状疱疹ウイルス　577
対数増殖相　113
耐性遺伝子　345
耐性機序　345
代替経路　268
大腸菌群試験　691
大腸菌性食中毒　393
胎内感染　200
ダイニン　174
胎盤感染　200
大葉性肺炎　367
多核細胞　251
多価性　281
多価ワクチン　326
濁度単位　647
タクロリムス　299
多形核白血球　266, 272
多剤耐性結核菌　350, 358
多剤耐性サルモネラ　358
多剤耐性熱帯熱マラリア原虫　358
多剤耐性緑膿菌　358
多剤耐性Rプラスミド　345
多臓器不全　225
脱アミノ反応　94, 151
脱殻　122
多糖　45
多発性硬化症　295
卵形マラリア　390
単価ワクチン　326
単球　265
担子菌門　37
胆汁エスクリン試験　656

胆汁塩　268
胆汁酸エスクリン培地　656
単純拡散　69
単純脂質　46
単純ヘルペスウイルス　571
炭水化物　44
単染色法　616
炭疽　381
炭疽菌　475
炭素源　102
炭素循環　12
担体たん白質　291
単糖
　　構造　44
たん白質　48, 49
たん白質毒素　211
Dharmendra 抗原　499

チ

遅延型アレルギー　287
遅延型過敏症　287
チオグリコール酸培地　644
致死活性　211
致死性家族性不眠症　582, 586
遅滞鎖　143
窒素源　102
窒素循環　12
腟トリコモナス　528
チニダゾール　341
遅発育菌群　493
遅発性感染　192, 258
チミン二重体　153
チメロサール　317
中温生物　104
中間宿主　199, 242
腸炎ビブリオ　393, 444
腸管凝集付着性大腸菌　446
腸管出血性大腸菌　446
腸管出血性大腸菌感染症　355, 356, 361
腸管侵入性大腸菌　447
腸管毒素　213
腸管毒素原性大腸菌　446
腸管病原性大腸菌　447
腸管付属リンパ組織　263
釣菌　599
調節因子　138
腸チフス　360
腸内細菌叢　268
腸内細菌用培地　627
腸内常在細菌　12
超ろ過法　310
直接法　648, 649
チラコイド　71
チログロブリン　296
沈降精製百日せきジフテリア破傷風混
　　合ワクチン　426
沈降トキソイド　326

沈降ワクチン　326
チンダリゼーション　311
Chaseの実験　33
Chediak-Higashi 症候群　302
Tyndallの実験　172

ツ

ツァペック・ドックス培地　703
通性嫌気性　82
通性嫌気性細菌　653
通性嫌気性生物　103
通性細胞内寄生細菌　486
通性細胞内寄生生体　194
恙虫病　389
恙虫病リケッチア　462
ツベルクリン　496
ツベルクリン反応　290
ツボカビ門　37
Ziehl-Neelsen 法　619

テ

手足口病　362, 542
低温生物　104
テイコ酸　63
定常相　113
定常領域　275
低張液　69
ディック反応　471
ディフィシル菌　483
デオキシリボ核酸　51
適応免疫　261
デーデルライン桿菌　13
テトラサイクリン　341
テトロース　44
テトロドトキシン　210, 397
テネスムス　360
デフェンシン　111, 235
テルビナフィン　341
テレモルフ　35
転位　159
デング出血熱　389
デング熱　358, 389
デング熱ウイルス　566
電子顕微鏡　606
転写　134
転写終了領域　136
伝染性紅斑　371
伝染性単核球症　371
伝染病　187
伝染病予防法　401
伝達性海綿状脳症　581
伝達性ミンク脳症　582
天然痘　169
天然培地　125, 624
伝播経路　199
澱粉様物質形成試験　711
テンペレートファージ　60, 120

日本語索引 *819*

増殖　121
D型肝炎　377
D型肝炎ウイルス　559
*D*値　307
DHL寒天培地　629
DI粒子　255
DiGeorge症候群　300, 301
DNA依存RNAポリメラーゼ　248
DNAウイルス　123
DNA塩基配列　135
DNA逆位酵素　229
DNAジャイレース　337
DNA増幅法　135
DNA分解酵素　472
DNAポリメラーゼI　143
DNAポリメラーゼIII　143
DNAリガーゼ　143, 162
DNAワクチン　332
DNA-DNAハイブリダイゼーション法
　　665, 667
DNase試験　660
DPTワクチン　426
T細胞　222, 265
T細胞抗原レセプター　278, 279
Tリンパ球　265
TCBS寒天培地　632
TD抗原　279
TI抗原　279
TSI寒天培地　630
TTウイルス　561

ト

同化　81
透過型電子顕微鏡　606
透過酵素　69
冬季乳児下痢症　396
同系移植片　298
凍結乾燥　102
糖資化性試験　707
糖脂質　48
糖質　44
同種移植抗原　298
同種移植片　298
同種抗原　282
糖新生　93, 95
痘瘡　169, 380
痘瘡ウイルス　578
等張液　69
同定　33, 651, 703
導入ファージ　156
糖発酵試験　708
頭部白癬　381
糖分解試験　655
倒立顕微鏡　603
糖利用能試験　707
トキソイド　325
トキソプラズマ原虫　530
トキソプラズマゴンディ　530

トキソプラズマ症　386
特殊形質導入　157
特殊染色法　617
毒素　208
毒素型食中毒　391
毒素性因子　197, 208
毒素性ショック症候群　356, 379, 468
毒素性ショック様症候群　367, 471
特定生物由来製品　323
特定微生物試験　690
特発性顆粒球減少症　289
特発性血小板減少性紫斑病　289
独立栄養生物　8, 102
突然変異　150
　選択説　133
突然変異説　132
突然変異体　154
突発性発疹　363
ドノバンリーシュマニア　526
トポイソメラーゼ　143
トポイソメラーゼIV　337
ドメイン　32, 275
トラコーマ　379
トラコーマクラミジア　458
トランジション　150
トランスアミナーゼ　337
トランスジェニックアニマル　135
トランスバージョン　150
トランスファーRNA　140
トランスフェクション　252
トランスフェラーゼ　82
トランスフェリン　231
トランスフォーメーション　156, 252
トランスポゾン　122, 159
トリオース　44
ドリガルスキー改良培地　628
トリコフィトン・ルブルム　521
トリコモナス症　378
トリプトソイブイヨン培地　626
トリメチルグリシン　108
トリメトプリム　336, 341
トレハロース　106
トレポネーマ・カラテウム　419
トレポネーマ属　417
トレポネーマ・パラルイスクニクリ
　　419
トレポネーマ・パリダム　417
トロピズム　256
Todd-Hewitt培地　636
Toll様レセプター　273

ナ

内因性感染　191
内因性発熱性物質　225
内在性干渉　255
内在性転写終了領域　137
内性共生説　77
内生胞子　18, 22

ナイセリア・ゴノレェ　438
ナイセリア・シッカ　439
ナイセリア属　438
ナイセリア・メニンジティディス　438
内臓真菌症　240
内毒素　67, 210, 426
内部共生型持続感染　259
ナグラー反応　479
ナリジクス酸　337, 340
軟性下疳　374
ナンセンス変異　150

ニ

ニウモリジン　220
II型アレルギー疾患　289
肉芽腫　290
肉質鞭毛虫門　38
二形性真菌　20, 117
二次感染　192
二次構造　50
二次代謝産物　208
二重鎖RNA依存性プロテインキナーゼ
　　255
二重らせん構造　134
二次リンパ器官　262
二成分制御系　234
ニックトランスレーション　143
二糖
　構造　45
二倍体　59
ニパウイルス　549
二分裂　111
日本紅斑熱　388
日本脳炎　390
日本脳炎ウイルス　546
二名法　34
乳酸発酵　89, 174
乳児突然死症候群　370, 482
乳児白色便性下痢症　396, 482
乳糖ブイヨン法　691, 692
ニューモシスチス・カリニ　509
ニューモシスチス・カリニ肺炎　372
尿素分解試験　658, 711
尿路感染　372
尿路病原性大腸菌　447
ニワトリ白血病ウイルス　148
任意接種ワクチン　328
妊娠　203

ヌ

ヌクレオシド　51
ヌクレオソーム　60
ヌクレオチド　50
　構造　51
　生合成　97
ヌードマウス　298

ネ

ネガティブ選択　253
ネグレリア・フォーレリ　525
ネコ海綿状脳症　582
ネコひっかき病　383
ネズミ型結核菌　499
熱感受性　211
熱ショックたん白質　109
熱帯性痙性対麻痺　223
熱帯熱マラリア　390
熱帯熱マラリア原虫　529
ネビラピン　342
ネルフィナビル　342
粘液性気管支閉塞　513
粘液層　61
粘膜免疫　277
粘膜ワクチン　332
Neill-Mooser 反応　463

ノ

ノイラミニダーゼ　124, 218, 247
ノーウォークウイルス　544
囊子型原虫　242
能動免疫　324
能動輸送　69
農夫の肺　290
囊胞性線維腫　202
ノカルジア属　500
野口英世　182
ノルフロキサシン　337
Neufeld 莢膜膨化試験　473

ハ

肺アスペルギルス症　511
パイエル板　263
肺炎クラミジア　461
肺炎マイコプラズマ　502
肺炎レンサ球菌　473
バイオセーフティ　591
バイオセーフティレベル
　分類と取扱い基準　592
バイオハザード　591, 704
バイオバーデン　307
バイオフィルム　62, 109, 236
バイオレメディエーション　2
倍加時間　112
肺結核　203
敗血症　191
胚性幹細胞　135
培地
　種類　623
　調製法　620, 625
　滅菌法　622
培地凝固剤　621

梅毒　373
梅毒トレポネーマ　417
肺ペスト　386
培養　1
ハウスキーピング因子　197
バーキットリンパ腫　371, 564
麦芽寒天培地　702
白癬　240, 522
バクテリアドメイン　32
バクテリオクロロフィル　87
バクテリオシンプラスミド　59
バクテリオファージ　25
バクテロイデス属　456
バークホルデリア・シュードマレイ　433
バークホルデリア・セパシア　433
バークホルデリア属　432
バークホルデリア・マレイ　433
ハーゲマン因子　225
破骨細胞　272
バシトラシン感受性試験　472, 660
橋本甲状腺炎　290, 296
播種性アスペルギルス症　511
播種性血管内凝固　225
破傷風　303, 380
破傷風菌　483
破傷風トキソイド　426
破傷風毒素　228
破傷風免疫グロブリン　326
バシラス属　475
パスツレラ症　383
パスツレラ属　442
パストゥーリゼーション　311
パストゥール学派　177
バーストサイズ　120
バセドウ病　291, 296
秦佐八郎　80, 82
発育因子　102
発芽　18, 114
発芽管形成試験　706
白金耳　599
白金線　599
白血球　264
白血球粘着異常症　302
発酵　82, 87, 173, 174
発酵食品　14
発疹チフス　388
発疹チフスリケッチア　462
発疹熱リケッチア　463
発赤毒　471
発熱性物質試験　225
発熱性物質試験法　688
発熱毒素　471
ハートインフュージョン培地　626
鼻かぜ　371
ハーナ・テトラチオン酸塩基礎培地　628
パーフォリン　265, 280, 289
ハプテン　281

ハプテン性薬物　291
パラアミノ安息香酸　336
パラインフルエンザ　372
パラインフルエンザウイルス　539
パラチフス　360
パラ百日咳　366
パラ百日咳菌　426
バリアー　267
パリンドローム　60
パール試験　475
バルトネラ属　422
半合成培地　624
バンコマイシン　341
バンコマイシン耐性腸球菌　349, 358
半斜面培地　624
伴性無ガンマグロブリン血症　300
ハンセン病　379
ハンセン病菌　499
ハンタウイルス肺症候群　355
ハンターンウイルス　567
ハンドフォード改良培地　646
反復　60
半保存的複製　144
半流動培地　624
Barsiekow の培地　656
Hershey の実験　133
Hungate のロールチューブ法　643
Pasteurの実験　172

ヒ

ヒアルロン酸　45, 62
ヒアルロン酸分解酵素　472
鼻咽頭がん　371
非エンベロープ性ウイルス　320
光回復　153
微好気性細菌　653
微好気性生物　103
微小管　74
微小莢膜　61
ヒスタミン　270, 288
ヒストン　60
微生物　16
　遺伝　131
　進化　3
　代謝　81
　培養法　125
　分類　30
微生物学実習　591
微生物学的拮抗　12
微生物限度試験法　689
鼻疽　383
脾臓　263
比濁法　647
ビタミンB複合体　102
非たん白質毒素　210
必須アミノ酸　49
非定型抗酸菌　499

日本語索引

ヒト
　進化　5
ヒトゲノム計画　181
ヒトサイトメガロウイルス　569
ヒト唾液腺ウイルス　569
ヒト単球性エールリッチア症　389
ヒト単純ヘルペスウイルス（HSV）
　23, 192
ヒトパピローマウイルス　564
ヒトパルボウイルス B19　574
ヒトヘルペスウイルス　573
ヒト免疫グロブリン　325
ヒト免疫不全ウイルス　124, 320,
　323, 553
ヒドロキシルラジカル　103, 273
ヒドロラーゼ　82
ヒト T 細胞白血病ウイルス　555
非必須アミノ酸　49
ビフィドバクテリウム属　489
皮膚糸状菌症　381
皮膚剥脱毒素　238
皮膚付属リンパ組織　263
ビブリオ　19
ビブリオ・コレラ O139　444
ビブリオ食中毒　394
ビブリオ属　442
ビブリオ・バルニフィカス　444
ビブリオ・フルビアリス　444
ビブリオ・ミミカス　444
ピペット
　取扱い方　600
微胞子虫門　38
非麻痺型ポリオ　551
肥満細胞　266
百日咳　366
百日咳菌　423
百日咳ワクチン　426
病原ウイルス学　532
表現型　134
病原原虫学　523
病原細菌学　413
病原真菌
　分類　37
病原真菌学　504
病原性遺伝子　208
病原性因子　197, 207
病原体　187, 193, 194
病後保菌者　190
標識抗体法　663
標準株　649
表皮　268
表皮剥脱毒素　468
表面免疫グロブリン　265, 275
秤量法　647
日和見感染症　183, 239, 374
日和見病原体　194
ピリ　75
ビリオン　55
ピリミジン塩基　51

ピリメタミン　341
非りん菌性尿道炎　374, 460
ピルビン酸　94
ビルレンス　195
ビルレンス因子　197
ビルレンスプラスミド　59
ビルレントファージ　60, 120
　増殖　121
ヒンジ　275
B ウイルス　546
B 型肝炎　376
B 型肝炎ウイルス　320, 557
B 型肝炎母子感染防止事業　409
B 型肝炎免疫グロブリン　326
B 型肝炎（HB）ワクチン　329
B 細胞　265
B-CYEα 寒天培地　634
BL 寒天培地　645
BTB ティーポル寒天培地　632
BTB 乳糖寒天培地　628
Hiss 法　618
Hugh-Leifson の OF 試験　665
P 部位　141
PCR 法　668
PhoB/PhoR レギュロン　9
PNP 欠損症　300, 301
PP 回路　90
PPA 試験　657

フ

ファゴソーム　79, 272
ファゴリソソーム　79, 272
ファージ　5, 25
　形態　25
　増殖　19, 120
　培養法　127
　分類　39
ファージ変換　157
ファブリキウス嚢　261
ファロペネム　339
フィアロ型分生子　22
フィードバック阻害　84
フィブリン　225
フィブロネクチン結合たん白質　471
ブイヨン　623
フィンブリア　75
風疹　369
風疹ウイルス　576
風土病　200
封入体　79, 251
封入体結膜炎　458
フェニルアラニン培地　657
フェノール　174, 315
フェリチン　231
フェロモン　238
フォーカス　252
フォーゲル・ジョンソン寒天培地　636
フォルミルメチオニルロイシルフェニ

ルアラニン　272
フォンマグナス現象　247
不活化　306
不活化ワクチン　324, 325
不完全真菌　37
複合脂質　47
複合たん白質　50
複製　134
複製開始点　143
フグ中毒　210, 397
不顕性感染　91, 241
腐生菌　20
不全型ポリオ　551
フソバクテリウム属　457
普通染色法　616
普通ブイヨン　625
復帰変異　151
ブドウ球菌食中毒　395
ブドウ球菌性熱傷様皮膚症候群　468
プトレシン　107
不稔感染　249
普遍形質導入　157
不飽和脂肪酸　46
フミガトキシン　240
プライマーゼ　143
プラーク　121, 127, 249
プラーク形成単位　128
プラーク形成法　719
フラジェリン　72, 229
プラスミド
　種類　59
プラスミドゲノム　57
プラスミド性遺伝子　345
フラッシュパストゥーリゼーション
　311
フラボバクテリウム属　429
フランシセラ属　429
プリオン　26, 258, 319, 581
プリオンたん白質
　分類　40
プリオン病　26, 381, 585
　分類　40
プリン塩基　51
フルコナゾール　341
フルシトシン　336, 341
ブルーストリパノソーマ　526
ブルセラ症　382
ブルセラ属　427
プール熱　372
ブルーフリーディング　153
ブレインハートインフュージョン培地
　626
プレジオモナス食中毒　395
プレジオモナス属　448
フレームシフト変異　150
不連続変異　370
フロインドアジュバント　283
プロウイルス　150
フローサイトメトリー法　664

ブロス 623
プロスタグランジン 225
プロセシング 138
プロテアーゼ2A 250
プロテアソーム 279
プロテウス属 449
プロテオミックス 135
プロトプラスト 66
プロファージ 121, 208
プロモーター 136
プロリン 107
ブロントジル 180
不和合性 145
糞口感染 363
分子遺伝学的試験法 665
分子擬態 295
分生子 22, 27
分生胞子菌 116
分節ゲノム 60
分泌型 IgA 277
分離培地 126, 625
分離培養法 637
分類学 30
分類単位 651
分裂小体 243
Fernandez 反応 499
Forssman 抗原 63
Palate-in-bottle 法 643
V 領域 275
VCP たん白質 221
Vi 抗原 62
Voges-Proskauer (VP) 反応 656
von Magnus現象 255
von Magnus粒子 247
VP 試験 656
VP 半流動培地 631
VSG たん白質 244

ヘ

柄子殻菌 116
平板培地 624
　乾燥法 623
　作り方 623
平板培養法 648
ベイヨネラ属 457
ヘキサクロロフェン 315
ヘキソース 44
ベクター 59, 199, 243
ベクタープラスミド 162
ペスト 386
ペスト敗血症 386
ヘテロダイマー説 584
ペナム 338
ペニシリナーゼ 347
ペニシリン 14, 97, 180
ペニシリン G 338
ペニシリン結合たん白質 334
ペニシリンショック 289, 291

ペニシリンスクリーニング 154
ペニシリン耐性肺炎球菌 348
ペニシリン耐性肺炎レンサ球菌 358, 473
ペネム 339
ペプチドグリカン 62, 273
　生合成 97
ペプチド結合 49
ペプトコッカス属 465
ヘプトース 44
ペプトストレプトコッカス・アサッカロリティカス 466
ペプトストレプトコッカス・アネロビウス 465
ペプトストレプトコッカス属 465
ペプトストレプトコッカス・プレボティイ 466
ペプトストレプトコッカス・マグナス 466
ペプトン 125
ヘミン 231
ヘモフィス・デュクレイ 442
ヘモフィラス属 441
ヘリカーゼ 143
ヘリコバクター属 420
ヘリコバクター・ハイルマニィ 421
ヘリコバクター・ピロリ 421
ペリプラズム 67
ペルオキシソーム 79
ヘルパーT細胞 265
ヘルパンギーナ 542
ヘルペス様口峡炎 542
ベロ毒素 227
ベロ毒素原性大腸菌 446
変異型クロイツフェルト・ヤコブ病 585
変異型 CJD 582
変異原 150
変異原性 154
変異原性試験 693
変性 50, 83
偏性嫌気性 82
偏性嫌気性細菌 653
偏性細胞内寄生体 17, 119, 194
ペントース 44
ペントースリン酸経路 89, 90
鞭毛 72, 74, 229
鞭毛染色法 618
鞭毛虫 23
片利共生 193
片利共生性 12
β-ガラクトシダーゼ
　活性測定 738
β 構造 50
β 酸化 93
β-ラクタマーゼ 345
β-ラクタマーゼ産生グラム陰性桿菌 349

β-ラクタマーゼ非産生アンピシリン耐性インフルエンザ菌 350
HEPA フィルター 310, 598

ホ

補因子 83
膨圧 107
膀胱炎 372
彷徨試験 133
胞子 22, 27
胞子体 243
胞子虫 23, 27
胞子嚢 27
胞子嚢胞子 22
紡錘体 115
放線菌 18
防腐 203
防腐剤 321
飽和脂肪酸 46
保菌者 190
補酵素 83
　構造 84
母子感染 200
ポジティブ選択 154
ホスホエノールピルビン酸 94
ホスホジエステル結合 51
ホスホマイシン 97
ホスホリパーゼC 236
保存剤 321
補体 268
補体レセプター 271
発作性夜間血色素尿症 302
ボツリヌス菌 480
ボツリヌス中毒 395, 482
ボツリヌス毒素 228
ポビドンヨード 314
ホモ・サピエンス 5
ホモセリンラクトン誘導体 235
ポリオウイルス 124, 147, 550, 719
ポリシストロン 136
ポリビニルピロリドン 314
ポリペプチド 49
ポリマー 43
ポーリン 66, 348
ポリAテール 138
ポリ Ig レセプター 277
ボルデテラ・アビウム 427
ボルデテラ属 423
ホルムアルデヒド 309, 313
ボレリア・アフゼリィ 416
ボレリア属 415
ボレリア・デュトニィ 416
ボレリア・ノビィ 416
ボレリア・バーグドルフェリー 416
ボレリア・リカレンティス 416
ポロ型分生子 22
ホロ酵素 83
ポンティアック熱 368

日本語索引 **823**

翻訳 134
翻訳後切断 136
Bordet-Gengou 培地 634

マ

マイクロ波 309
マイクロプレート法 728
マイコトキシン 211
マイコトキシン中毒 396
マイコバクテリウム・アフリカヌム 498
マイコバクテリウム属 493
マイコバクテリウム・ツベルクローシス 494
マイコバクテリウム・ボビス 498
マイコバクテリウム・ミクロティ 499
マイコバクテリウム・レプレ 499
マイコバクテリウム・レプレミュリウム 499
マイコプラズマ 18
マイコプラズマ属 501
マイコプラズマ属細菌 37
マイコプラズマ・ニューモニエ 502
マイトジェン 284
マーキュロクロム 317
膜傷害複合体 268, 270, 289
膜特異抗原 563
マクロファージ 265, 697
マクロライド系抗生物質 340
麻疹 369
麻疹ウイルス 575
マスト細胞 266
マッコンキー寒天培地 629
麻痺型ポリオ 550
麻痺性貝毒 24, 211, 397
マラリア 358
マラリア原虫
 生活環 118
マールブルグウイルス 568
マールブルグ病 385
マロニル CoA 95
慢性壊死性肺アスペルギルス症 511
慢性関節リウマチ 295
慢性感染 192, 258
慢性肉芽腫症 302
マントー反応 290
マンナン 66
マンナン結合レクチン 270
マンニット食塩培地 635
Marthin-Louis 培地 635
Maxcy 反応 463
McFarland 比濁法 648
McIlvaine 液 736

ミ

ミアズマ説 168
ミエロペルオキシダーゼ 273
ミエロペルオキシダーゼ欠損症 302
ミクソゾア門 38
ミクログリア細胞 272
ミクロシスチン 18
ミクロ平板法 728
ミコナゾール 341
ミコール酸 493, 496
ミスセンス変異 150
ミスマッチ修正酵素 153
ミスマッチ修復 153
三日熱マラリア 390
光田反応 499
ミトコンドリア 60, 78
ミノサイクリン 335
ミューラーーヒントン培地 626
MiniPrep 法 677

ム

無隔菌糸 21
無菌試験法 687
無菌手術法 174
無菌性髄膜炎 362, 542
無菌性保証水準 306
無性胞子 22
ムッフ顆粒 494
無胞子菌 116
ムンプスウイルス 538

メ

命名 34
メチシリン耐性黄色ブドウ球菌 193, 320, 348, 358, 469
メチラーゼ 348
メチルレッド反応 656
滅菌 172, 203, 306, 594
滅菌試験管 599
滅菌法 307
メッセンジャー RNA 139
メトロニダゾール 341
メバロン酸 95
免疫アジュバント 283
免疫学 178
免疫学的実験法 695
免疫グロブリン 274
免疫原性 280
免疫病 286
免疫複合体病型アレルギー 289
免疫不全症 299
免疫抑制剤 299
メンブランフィルター法 649
Möller 法 619

モ

目 31
モノバクタム 339
モノマー 43
モラクセラ属 434
門 31
Moloney 試験 492

ヤ

薬剤感受性測定法 683
薬剤耐性菌感染症 348, 358
薬事法 409
薬物アレルギー 288, 291
野兎病 387

ユ

誘引物質 74
有隔菌糸 21
有機化合物 43
有機酸発酵 90
有糸分裂 115
有性胞子 22
誘導型酸化窒素合成酵素 273
誘導突然変異 150, 152
ユーカリアドメイン 32
輸血 297, 298
輸入感染症 200
ユーバクテリア 7
ユビキノン 86
ユミケカビ属 504

ヨ

溶菌化 121
溶菌サイクル 120
溶菌斑 121
溶血性試験 654
溶血性尿毒症症候群（HUS）228, 360, 361
溶血毒 483
溶原化 61
溶原化サイクル 120
溶原菌 121
溶原変換 157
ヨウ素 313
葉緑体 60, 78
ヨーグルト 14
四次構造 50
四日熱マラリア 390
ヨードチンキ 313
ヨードフォア 314
ヨードホルム 313
予防接種 204, 327
予防接種法 405
IV型アレルギー疾患 290
四炭糖 44

ラ

ライ症候群 369
ライノウイルス 541

ライム病　387
ライム病ボレリア　416
落射型蛍光顕微鏡　605
ラクトースオペロン　139
ラクトパーオキシダーゼ　268
ラクトバシラス属　485
ラクトフェリン　231，268
ラジオイムノアッセイ　664
ラジオ波　309
らせん菌　19
らせん体　19
らせん対称体　25
ラタモキセフ　339
ラッサ熱　385
ラッサ熱ウイルス　567
ラパマイシン　299
ラブリントモルフォア門　38
ラムノリピド　236
卵黄（レシトビテリン）試験　660
ランゲルハンス細胞　266
藍色細菌　18
ランスフィールドの血清学的分類　469
ランブル鞭毛虫　527
LargePrep 法　678

リ

リアーゼ　82
リウマチ熱　295，470
リウマチ様関節炎　295
リガーゼ　82
リガンド　271
罹患率　203
リーキー変異　151
リケッチア　5，17
リケッチア症　384
リケッチア属　462
リケッチア・チフィ　463
リケッチア・ムーセリ　463
リステリア症　383
リステリア属　486
リステリア・モノサイトゲネス　486
リソソーム　79，272

リゾチーム　268
リゾネリド　336
リッター病　378
リバノール　318
リビトールタイコ酸　63
リピド A　65
リファンピシン　337，351
リボ核酸　53
リボザイム　138
リボソーム　76，141
リボソーム RNA　139
リボ多糖　45，210
　　生合成　99
リボ多糖体　64，274
リボたん白質　65
リボホスホグリカン　243
リムルステスト　226
硫化水素産生試験　657
流行　200
流行性胸痛症　542
流行性耳下腺炎　369，539
流行性脳脊髄膜炎　366
流通蒸気滅菌　311
流動モザイクモデル　67
リン酸カルシウム法　738
リン脂質　47
リン脂質二重層　67
リンネ種　32
リンパ管　263
リンパ器官　262
リンパ球　264
リンパ球性脈絡髄膜炎ウイルス　549
リンパ節　263
リンパ組織　262，263
リンパ濾胞　263
りん病　374

ル・レ

類鼻疽　368
ルシフェラーゼ　238

レアギン　277

レオウイルス　540
レギュロン　139，232
レクチン経路　268，270
レジオネラ症　368
レジオネラ属　430
レセプター　214
レセプター病型アレルギー　291
レプトスピラ・インタロガンス　415
レプトスピラ属　414
レプロミン反応　499
連続培養　113
連続変異　218
Leifson 法　618
Redi の実験　171

ロ

ロイコシジン　220，228，238
ロイコトリエン　270，289
ろ過滅菌　310
ろ過滅菌装置　595
ロキタマイシン　340
六炭糖　44
ロタウイルス　546
ロタウイルス胃腸炎　396
ロッキー山紅斑熱リケッチア　464
ロピナビル　342
濾胞樹状細胞　266
ローリングサークル　158

ワ

ワイル病　383
ワインの病気　175
吾妻変法　633
ワクシニアウイルス　124
ワクチン　324
和合性　145
ワックス D　496
ワッセルマン反応　418
Weil-Felix 反応　384

外国語索引

A

ABPA 513
Acanthamoeba culbertsoni 523
acellular vaccine 425
N-acetylglucosamine 44
N-acetylglucosamine (NAG) 62
N-acetylmuramic acid (NAM) 44, 62
aciclovir 336
acid-fast bacteria 493
acidophile 5
acid shock protein (ASP) 110
acid tolerance response (ASR) 110
acquired immunity 201
acquired immunodeficiency syndrome (AIDS) 303, 374, 553
acriflavine 318
acrinol 318
actinomycetes 18
activated sludge 12
activator 139
active immunization 324
active oxygen 103
active site 82
active transport 69
acute poliomyelitis 362, 550
adaptive immunity 261, 267
adenovirus 396, 533
adenylate cyclase (ACase) 226
adhesin 75, 215, 471
adjuvant 283
ADP-ribosyl transferase 214, 236
adsorbed toxoid 326
adsorbed vaccine 326
adult respiratory distress syndrome 225
adult T cell leukemia (ATL) 223, 375
aerial hypha 21
aerobactin 231
aerobe 103, 653
aerobic bacteria 4
aerobic respiration 82
Aeromonas hydrophila 441
A. sobria 441
aerosol 591
aflatoxin 211, 240
African sleeping sickness 244, 390
agar plate 624
agar slant 624
agar slope 624
AHL 102
AIDS 303, 374, 553
aldose 44

aleuriospore 22
alga 24
algae 4
algal toxin 208
alginate 236
alginic acid 62
alkaline peptone water 632
alkaliphile 105
allergen 277, 287
allergic bronchial asthma 288
allergic bronchopulmonary aspergillosis (ABPA) 511, 513
allergic disease 286
allergic rhinitis 288
allergy 179, 286
allogenic antigen 282
allogenic transplantation antigen 298
allograft 298
allosteric inhibition 84
allotype 276
alternative pathway 268
aluminium adjuvant 426
amantadine 337, 370
American sleeping sickness 391
Ames' test 154, 310
amino acid 48
p-aminobenzoic acid (PABA) 336
amyloid 584
anabolism 81
anaerobe 103
anaerobic bacteria 4
anaerobic respiration 82
anaphylatoxin 270
anaphylaxis 286
anaphylaxis shock 288
ancient bacteria 7
anergy 292
anion 43
ankylosing spondylitis 296
anomer 44
antibiotics 14, 18, 180, 334
antibody 274
antibody-dependent cell-mediated cytotoxicity (ADCC) 265, 289
anticodon 140
antigen 277, 280
antigen-binding fragment 275
antigen binding site 275
antigenic determinant 280
antigenic drift 218
antigenic shift 218, 370
antigen-presenting cell (APC) 266
antisepsis 203
antiseptic 321
antitoxin 325

APC 266
apoenzyme 83
apoptosis 280, 292, 697
apparent infection 191
archaebacteria 7
ARDS 225
Arthus reaction 289
artificial classification 30
aseptate hypha 21
aseptic meningitis 362
aseptic surgery 174
asexual spore 22
ASP 110
aspergilloma 511
aspergillosis 372
aspergillosis of the digestive canal 511
Aspergillus fumigatus 511
astrovirus 542
ATL 223
atopic disease 286
atopy 286
ATP synthetase 85
ATR 110
attenuated live vaccine 325
attenuated strain 197
attenuation 197
attractant 74
atypical mycobacteria 499
autoallergic disease 288
autoantigen 282
autoclave 308
autogenous theory 77
autograft 298
autoimmune disease 288, 292
autoimmune hemolytic anemia (AIHA) 289
autoinducer (AI) 235
autointerference 255
autolysis 113
autotroph 8, 102
avian leukosis virus 148
axial filament 73
azathioprine 299
azithromycin (AZM) 340

B

bacillary dysentery 360
bacillus 19
Bacillus anthracis 475
B. cereus 476
B. subtilis 477
bacteremia 91
bacteria 17

bacterial cell 55
bacterial toxin 208
bacteriochlorophyll 87
bacteriocidal 321
bacteriocinogenic plasmid 59
bacteriophage 25
bacteriostatic 321
BALT 263
Basedow's disease 291
basophilic leukocyte 266
BCG 498
benzalkonium chloride 317
bile salt 268
binary fission 111
binominal system 34
bioburden 307
biochemical oxygen demand 12
biofilm 62, 109, 236
biohazard 591, 704
biological indicator 307
biological substance 323
biomembrane 67
bioremediation 12
biosafety 591
BL agar 645
blastospore 22
blood transfusion 297
B lymphocyte 265
BOD 12
boiling water sterilization 311
bone marrow 263
Bordetella avium 427
B. bronchiseptica 427
B. parapertussis 426
B. pertussis 423
Borrelia afzelii 416
B. burgdorferi 416
B. duttonii 416
B. novyi 416
B. recurrentis 416
botulism 395, 482
bouillon 623
bovine spongiform encephalopathy (BSE) 323, 586, 582
bradyzoite 242
brain heart infusion broth 626
bronchus-associated lymphoid tissue 263
broth 623
brucellosis 382
BSE 323, 582, 586
BTB teepol agar 632
bubonic plague 386
buffered charcoal yeast extract agar 634
Burkholderia cepacia 433
B. mallei 433
B. pseudomallei 433
Burkitt's lymphoma 371

bursa of Fabricius 261
burst size 120
butt 624
B virus 546

C

C5a peptidase 471
cadaverine 110
cAMP 102
Campylobacter coli 420
C. fetus subsp *venerealis* 420
C. jejuni 420
Candida albicans 515
Candida GE agar 703
candidosis 377
canditoxin 240
canine distemper virus 575
capsid 246
capsomere 25, 246
capsule 61
carbapenem 339
carbohydrate 44
carbolic acid 315
carbon cycle 12
carbon source 102
carcinogenicity 154
carrier 190
carrier protein 291
catabolism 81
catalase 103, 233
catalytic site 82
cation 43
cat scratch disease 383
cefdinir 339
cell fusion 251
cell-mediated immunity 201
cellular immunity 274
cellulose 45
cell wall 18, 62
central dogma 134
cephalosporinase 339, 347
cephalosporin C 339
cephem 339
cetylpyridium chloride (CPC) 317
CFU 264, 648
CFU-E 264
CFU-GM 264
Chagas' disease 391
chancroid 374
chaperon 70
chemical bond 43
chemical oxygen demand 12
chemotaxis 74, 229
chemotherapeutic 80
chemotherapy 180, 334, 342
chemotroph 8
chitin 45, 66
chitosan 66

chlamydia 5, 17
Chlamydia pneumoniae 461
C. psittaci 460
C. trachomatis 458
chlamydospore 22
chlorhexidine 317
chlorhexidine gluconate 317
chlorinated lime 314
chlorine 314
chloroplast 78
chloroquine 341
cholera 170, 360
cholesterol 48, 68
chromatin 60
chromatophore 71, 87
chromosome 57
chronic granulomatous disease (CGD) 302
chronic infection 292, 258
chronic necrotizing pulmonary aspergillosis 511
ciguatera 211, 397
ciguatera fish poisoning 24
ciguatoxin 211, 397
cilia 74
ciliate 23
CJD 381, 582, 585
Class 31
classical pathway 268
classification 30
clean bench 598
clonal selection theory 179
clone 159
cloning 159
Clostridium botulinum 480
C. difficile 483
C. perfringens 477
C. tetani 483
CMV 569
CoA 83
coagulin 226
coagulogen 226
coccus 19
COD 12
code factor 47, 496
coenzyme 83
cofactor 83
cold-shock protein (CSP) 109
cold sores 376
cold syndrome 371
colony forming unit 264
colony forming unit-erythrocyte 264
colony forming unit-granulocyte, macrophage 264
colony stimulating factor 264
combined vaccine 326
commensalism 13, 193
compatible 145
competence factor 156

competency 156
competition assay 196
competitive index 196
competitive inhibition 83
complement 268
complement receptor 271
complex lipid 47
component vaccine 325
compromised host 201
conditionally lethal mutation 151
confocal microscope 605
congenital cytomegalic inclusion disease 399
congenital herpes simplex 376, 399
congenital infection 200
congenital rubella syndrome 369, 398
congenital syphilis 373, 398
congenital toxoplasmosis 397
conidium 22, 27
conjugant 58
conjugated protein 50
conjugation 134, 158
conjugative plasmid 57
constant region 275
contact dermatitis 290
contagion 168
contagious disease 187
contamination 591
continuous cultivation 113
cooked meat medium 650
corn meal agar 703
coronavirus 535
corticosteroid 299
Corynebacterium diphtheriae 491
covalent bond 43
Coxiella burnetii 461
Coxsackievirus 362, 542
CPE 249
cresols 315
Creutzfeldt-Jakob disease (CJD) 585, 381, 582
Crimean-Congo hemorrhagic fever 389
Crimean-Congo hemorrhagic fever virus 566
cristae 78
Crohn's disease 296
cross reacting 281
CRP 267
cryptococcosis 386
Cryptococcus neoformans 518, 710
Cryptosporidium parvum 529
crystalizable fragment 275
crystalline surface layer 61
CSF 264
CSP 109
C-terminus 49
CT-sorbit MacConkey agar 631

CW agar 645
cyanobacteria 4, 18
cyclophosphamide 299
D-cycloserine (CS) 97
cyclosporin 299
cystic fibrosis 202
cystitis 372
cytochrome 86
cytolytic toxin 213
cytomegalic inclusion disease virus 569
cytopathic effect (CPE) 127, 249
cytoplasmic membrane 67
cytoskelton 72
cytotoxic T lymphocyte (CTL) 265
cytotoxin 213, 280
Czapek Dox agar 703

D

DD$_{50}$ 196
ddI 342
deamination 94, 151
death phase 13
defective interfering particle 255
defensin 111, 235
definitive host 242
degradative plasmid 59
delayed type allergy 287
delayed type hypersensitivity 287
denaturation 50, 83
dendritic cell 266
dengue fever 389
dengue fever virus 566
deoxyribonucleic acid 51
dermis 268
desoxycholate hydrogen sulfide lactose agar 629
diaminopimeric acid (DAP) 63, 96
diarrheic shellfish poisoning 211, 397
diatom 24
DIC 224, 225
Dick reaction 471
didanosine 336, 342
differential medium 126, 625
difinitive host 199
DiGeorge anomaly 301
dimorphic fungi 20, 117
dinoflagellate 24
dioxins 310
diphthamide 143
diphtheria toxoid 426
dipicolinic acid 77, 319
diploid 59
direct-flame sterilization 307
disaccharide 45
disinfectant 312
disinfection 170, 203, 306

disseminated aspergillosis 511
disseminated intravascular coagulation 225
DNA 51
DNA inverting enzyme 229
DNA ligase 143
DNA polymerase I 143
DNA polymerase III 143
Döderlein bacillus 13
domain 275
Domain 32
Domain Archaea 32
Domain Bacteria 32
Domain Eucarya 32
DOT 352
double-helix structure 134
doubling time 112
drug allergy 288
drug resistance plasmid 59
drug-resistant infectious diseases 358
dry heat 307
DTH 287
duplication 60
dynein 74

E

early antigen (EA) 563
EBNA 563
Ebola hemorrhagic fever 384
Ebora virus 567
EBV 563
EBV associated nuclear antigen (EBNA) 563
ECF 266
echovirus 543
eclipse period 120
efavirenz 342
EHEC 361, 446, 631
elastase 236
electron microscope 606
element 131
elimination 306
ELISA 664
embryonic stem cell 135
emerging infectious disease 183, 355
enantiomer 44
endemic disease 200
endocytosis 72, 266
endogenous infection 191
endoplasmic reticulum 79
endospore 18, 22
endosymbiotic theory 77
endotoxin 67, 308, 426
endotoxin shock 224
enhancer 138
enrichment medium 126, 625
Entamoeba histolytica 364, 524

enteroaggregative *Escherichia coli* 446
Enterobacteriaceae enrichment mannitol broth 627
enterobactin 231
enterohaemorrhagic *Escherichia coli* (EHEC) 361, 446, 447, 631
enteropathogenic *Escherichia coli* 447
enterotoxigenic *Escherichia coli* 446
enterotoxin 213
Entner-Doudoroff pathway 90
envelope 246
enzyme 82
enzyme-linked immunosorbent assay (ELISA) 664
eosin methylene blue agar 629
eosinophil chemotactic factor (ECF) 266
eosinophilic leukocyte 266
EPEC 447
epidemic 200
epidemic typhus 388
epidermal growth factor (EGF) 227
epidermis 268
epitope 280
Epstein-Barr virus (EBV) 371, 563
ergosterol 68, 335
erythrocyte 267
erythrogenic toxin 471
erythromycin 336
erythropoietin 264
ESAT-6 496
ESBL 349, 358
essential amino acid 49
established cell line 127
ETEC 446
ethambutol (EB) 341
ethanol 314
ethylene oxide 309
eubacteria 7
eucaryotic cell 55
eukaryote 6
exfoliative toxin 468
exocytosis 72
exogenous infection 191
exon 60
exospore 22
exotoxin 210
experimental allergic encephalomyelitis (EAE) 295
extracellular enzyme 69
extracellular parasite 193
extrachromosomal genes 208
extrinsic asthma (EA) 513

F

FACS 664
facultative anaerobe 82, 103, 653
facultative intracellular parasite 194
FAD 83
falciparum malaria 390
Family 31
farmer's lung 290
faropenem 339
fatal familial insomnia (FFI) 582, 586
fecaloral infection 363
feedback inhibition 84
feline spongiform encephalopathy (FES) 582
fermentation 82, 174
ferritin 231
fertility plasmid 59
FES 582
FFI 582, 586
fibronectin binding protein 471
filamentous fungi 20, 37
filtration sterilization 310
fimbria 75
fimbriae 72
final host 242
fishing 599
five-Kingdom system 5
flagella 72, 74, 229
flagellin 72, 229
flash pasteurization 311
flowing steam sterilization 311
fluconazole (FLCZ) 341
flucytosine 336
fluid mosaic model 67
fluorescence activated cell sorter (FACS) 664
fluorescence microscope 604
FMN 83
focus 252
follicular dendritic cell 266
food allergy 288
food-born botulism 482
food chain 11
food poisoning 391
food preservative 321
formaldehyde 309, 313
fosfomycin (FOM) 97
fractional sterilization 311
frameshift mutation 150
Freund's adjuvant 283
fuctuation test 133
fumigatoxin 240
fungal toxin 208
fungi 4, 20

G

galactomannan 66
GALT 263
GAM broth 644
gamma ray sterilization 308
ganciclovir (DHPG) 342
ganglioside 48, 214, 226
gaseous sterilization 309
gas gangrene 303, 380, 477
gatifloxacin 340
G-CSF 264
gene 57
gene cloning 159
gene conversion 215
gene gun 332
generalized transduction 157
generation time 111
genetic code 135
genetics 131
genital herpes 376
genome 57, 131
genomics 135, 181
genotype 134
gentamycin (GM) 335
Genus 31
germination 18, 114
Gerstmann-Sträussler-Scheinker syndrome (GSS) 582, 586
Giardia lamblia 527
GILP 243
glanders 383
gliding motility 74
glomerulonephritis 373, 470
glucan 66
gluconeogenesis 93, 95
glucopyranose 44
glucosamine 44
glutamate 107
glutaraldehyde 313
glycerol 46
glycerol teichoic acid 63
glycine betaine 108
glycocalyx 13, 62, 109, 236, 244
glycogen 45
glycolipid 48
glycosidic linkage 45
glycosylphosphatidylinositol 243
glyoxylate cycle 92
GM1 226
GM-CSF 264
Golgi body 79
Gonococcus agar 635
gonorrhea 374
Goodpasture syndrome 289
G6PD 245
graft 297
graft versus host reaction 298
gram negative bacteria 37, 62
gram positive bacteria 37, 62
granuloma 290
granzyme 265, 280, 289
Graves' disease 291, 296
group translocation 69
growth medium 625

外国語索引

growth-phase 112
GSS 582, 586
Guillain-Barré syndrome 330, 369, 394
gut-associated lymphoid tissue 263

H

HAART 342
Haemophilus ducreyi 442
H. influenzae 441
Hageman factor 225
Hajna tetrathionate broth 628
halophile 105
halotolerant 105
HAM 223
hand, foot, and mouth disease 362
Hansen's disease 379
Hantaan virus 567
H antigen 72
hapten 291
Hashimoto's thyroiditis 290, 296
HAV 556
HBIG 326
HBV 320, 557
HCV 559
HDV 559
heart infusion broth 626
heat-shock protein (HSP) 109
heavy chain 275
heavy metals 317
helicase 143
Helicobacter heilmannii 421
H. pylori 361, 421
α helix 50
helper T cell 265
hemagglutinin (HA) 124, 218, 247
hematopoietic stem cell 263, 264
hemin 231
hemolytic disease of the new-born 289, 299
hemolytic uremic syndrome (HUS) 360, 361
hemorrhagic dengue fever 389
hemorrhagic fever with renal syndrome 385, 567
hepatitis A virus (HAV) 362, 556
hepatitis B 376
hepatitis B virus (HBV) 557
hepatitis C 377
hepatitis C virus (HCV) 559
hepatitis D 377
hepatitis D virus (HDV) 559
hepatitis E 363
hepatitis E virus (HEV) 560
hepatitis G virus (HGV) 561
hepatitis virus 555
heptose 44

hereditary angioneurotic edema (HAE) 302
herical symmetry 25
herpes simplex virus (HSV) 571
herpesvirus B 546
herpesvirus simiae 546
herpes zoster 369, 578
heterokaryocyte 251
heterologous interference 255
heterotroph 8, 102
HEV 560
hexachlorophene 315
hexose 44
HGV 561
HHV 573
high frequency sterilization 309
high-rise slant 624
hinge 275
histamine 270, 288
histone 60
HIV 125, 320, 323, 553
HLA 282, 298
holoenzyme 83
homologous interference 255
homologous recombination 156
Homo sapiens 5
horizontal infection 199, 259
horizontal transmission 199
host 193
host-parasite relationship 201
host versus graft reaction 298
hot-air sterilization 308
housekeeping factor 197
HPV 562
HSP 109
HSV 571
HTLV-1 555
HTLV-1 associated myelopathy (HAM) 223
human cytomegalovirus (CMV) 569
human genome project 181
human herpes simplex virus 123, 192
human herpes virus (HHV) 573
human herpesvirus 6 363
human herpesvirus 8 376
human immunodeficiency virus (HIV) 124, 323, 374, 553
human immunoglobulin 325
human monocytic ehrlichiosis 389
human papilloma virus (HPV) 376, 564
human parvovirus B 19 574
human salivary gland virus 569
human T cell leukemia virus-1 (HTLV-1) 555
humoral immunity 201, 274
HUS 228, 361
hyaluronic acid 45, 62

hyaluronidase 472
hybrid cell 251
hydrogen bond 43
hydrogen-ion exponent (pH) 105
hydrogen peroxide 103, 310
hydrolase 82
hydroxyl radical 103
hypersensitivity 286
hypertonic solution 69
hypha 18, 21
hypotenic solution 69

I

iatrogenic CJD 582
icosahedral symmetry 25
ID$_{50}$ 196
identification 33, 651
idiopathic thrombocytopenic purpura (ITP) 289
idiotype 276
IFN 122, 219, 253
IgA 277
IgD 277
IgE 277
IgG 277
IgM 276
immediate type allergy 286
immunocompromised host 201
immunogenicity 280
immunoglobulin 275
immunological adjuvant 283
imperfect fungi 37
imported infectious disease 200
inactivated vaccine 324
inactivation 306
inapparent infection 191
inclusion 79
inclusion body 251
inclusion conjunctivitis 458
incompatible 145
incubation period 190
indigenous microbe 12
indole pyruvic acid 657
induced mutation 150
infant botulism 395, 482
infantile paralysis 362, 550
infection 187
infectious disease 187
infectious mononucleosis 371
infectious nucleic acid 124, 147, 246
influenza virus 124, 148, 369, 535
ingestion 6
INH 351
innate immunity 201, 261, 267
insertion mutation 159
insertion sequence 159

insulin autoimmune syndrome 297
insulin dependent diabetes mellitus (IDDM) 296
interferon (IFN) 122, 219, 253
intermediate host 199, 242
intermittent sterilization 311
intestinal flora 268
intracellular parasite 194
intrinsic interference 255
intrinsic terminator 137
intron 60
invasiveness factor 197
invasive pulmonary aspergillosis 511
inverted microscope 603
inverted repeat sequence 137, 159
invert soap 317
iodine 313
iodine tincture 313
iodophor 314
ionic bond 43
IRES 250
isograft 298
isolation 204
isomer 44
isomerase 82
isoniazid 337
isopropyl alcohol 314
isoshizomer 160
isotonic solution 69
isotype 276
itraconazole (ITCZ) 341

J

Japanese encephalitis 390
Japanese encephalitis virus (JEV) 546
Japanese spotted fever 388
JC virus (JCV) 548
JEV 545
joining chain 277
juvenile-onset diabetes (JOD) 296

K

kala-azar 391
Kanagawa phenomenon 393
kanamycin (KM) 14, 335
K antigen 62
keratin 268
keratinase 240
keratinophilic fungus 240
α-ketoglutaric acid 96
ketose 44
killed vaccine 325
killing 306
kinase 85
kinetoplast 243
Kingdom 5, 31

kissing disease 371
kitasamycin 340
Kupffer cell 266, 272
kuru 26, 582, 585

L

β-lactamase 345
lactoferrin 231, 268
lactoperoxidase 268
lactose operon 139
lagging strand 143
LAL 226
Langerhans' cell 266
Lansfield's serological grouping 469
Lassa fever 385
Lassa fever virus 567
latamoxef 339
latent infection 191, 257
latent period 120
LD$_{50}$ 196, 211
leaky mutation 151
lectin pathway 268
legionellosis 368
legionnaires' disease 368
Leishmania donovani 526
Lepromin test 499
Leptospira interrogans 415
50% lethal dose 211
leukocyte 264
leukocyte adhesion deficiency (LAD) 302
leukotriene 270, 289
LGV 460
life cycle 199
ligand 271
ligase 82
light chain 275
Limulus test 226
lipid 45
lipid A 65
lipophosphoglycan 243
lipopolysaccharide (LPS) 45, 64, 210, 274, 426
lipoprotein 65
liquid medium 125, 623
Listeria monocytogenes 486
listeriosis 383
logarithmic phase 113
log phase 113
loop 599
lopinavir 342
LPG 243
LPS 274
luciferase 238
lyase 82
Lyme disease 387
lymphatic organ 262
lymphatic vessel 263

lymph node 263
lymphocytic choriomeningitis (LCM) virus 549
lymphogranuloma inguinale 374
lymphogranuloma venereum (LGV) 460
lymphoid follicle 263
lymphoid tissue 262, 263
lyophilization freeze-drying 102
lysine indole motility agar 630
lysogenic bacteria 121
lysogenic conversion 157
lysogenic cycle 121
lysogenization 61, 121
lysosome 79, 272
lysozyme 268
lytic cycle 120

M

MAC 270
MacConkey agar 629
macrophage 265
major basic protein (MBP) 266
major histocompatibility antigen 278
malarial malaria 390
male infertility 295
malnutrition 203
malonyl CoA 95
malt agar 702
MAM 222
mannan 66
mannan-binding protein (MBP) 270
mannitol salt agar 635
Mantoux reaction 290
Marburg disease 385
Marburg virus 568
mast cell 266
maternal infection 200
MBP 266, 270
M-CSF 264
measles virus 369, 575
median disease producing dose 196
median infectious dose 196
median lethal dose 196
median tissue culture infectious dose 196
megakaryote 267
Melanconiales 116
melioidosis 368
membrane antigen (MA) 563
membrane attack complex (MAC) 268, 270, 289
mercurochrome 317
merozoite 243
mesophile 104
messenger RNA 139
metabolism 81
metabolite 94

methicillin-resistant *Staphylococcus aureus* (MRSA) 348, 358
methylase 348
mevalonic acid 95
MHC 278
miasma 168
MIB 513
MIC 343
miconazole (MCZ) 341
microaerophile 103, 653
microbe 16
microbial antagonism 12
microbial substitution 303, 468
microcapsule 61
microcystin 18
microglia cell 272
microorganism 16
microtuble 74
microwave 309
Miniliales 116
minimum lethal dose (MLD) 211
minocycline 336
minor lymphocyte stimulating antigen 222
miosis 115
mismatch correcting enzyme 153
mismatch repair 153
missense mutation 150
mitochondria 78
mitogen 284
mitosis 115
mixed infection 192
MLD 211
M-like protein 471
mobile element 159
mobilization 158
modified cycloserine cefoxitin fructose agar 646
modified Drigalski agar 628
modified Handford agar 646
modified Wagatsuma agar 633
MOF 225
molecular mimicry 295
monobactam 339
monocyte 265
monomer 43
monosaccharide 44
monovalent vaccine 326
morbidity 203
MPN 648
M protein 471
mRNA 139
MRSA 193, 320, 334, 348, 358, 469
MSCRAMM 238
Much's granule 494
mucoid imparction of bronchi (MIB) 513
mucosa-associated lymphoid tissue

lymphoma 361
mucosal immunity 277
Müeller-Hinton broth 626
multi-CSF 264
multiple organ failure 225
multiple sclerosis 295
multiplicity of infection 127, 251
mumps virus 369, 538
mutagen 150
mutagenicity 154
mutant 154
mutation 150
mutation and selection theory 133
mutualism 12
myasthenia gravis 291
mycelial fungi 20, 37
mycelia sterilia 116
mycerium 21
Mycobacterium africanum 498
M. bovis 498
M. leprae 499
M. lepraemurium 499
M. microti 499
M. tuberculosis 494
M. tuberculosis complex 498
mycolic acid 493, 496
mycoplasma 18
Mycoplasma 37
Mycoplasma pneumoniae 502
mycotoxicosis 240, 396
mycotoxin 211
myeloperoxidase 273
myeloperoxidase deficiency 302

N

NAD 83
NADP 83
Naegleria fowleri 525
Nagler's reaction 479
NAG-NAM-pentapeptide 97
nalidixic acid cetrimide agar 633
nasopharyngeal carcinoma 371
natural classification 30
natural killer cell 265
natural killer T lymphocyte 265
natural medium 125, 624
natural mutation 150
natural selection theory 132
necrosis 697
negative selection 154
Neisseria gonorrhoeae 438
N. meningitidis 438
N. sicca 439
neolfinavir 342
neonatal inclusion conjunctivitis 374
neonatal thyrotoxicosis 291
neuraminidase (NA) 124, 218, 247, 472

neurotoxin 213
neutrophilic leukocyte 266
nevirapine 342
NGU 460
nick translation 143
nipah virus 549
nitrogen cycle 12
nitrogen source 102
nomenclature 34
nonessential amino acid 49
nongonococcal urethritis (NGU) 374, 460
nonsense mutation 150
normal inhibitor 247
normal-microbial flora 12
Norwalk virus 396, 544
nosocomial infection 183, 192
N-terminus 49
nuclear membrane 78
nuclear pore 78
nucleoid 57
nucleolus 78
nucleoside 51
nucleosome 60
nucleotide 50
nucleus 78
nude mouse 298
numerical taxonomy 30
nutrient broth 625

O

O antigen 64
obligate anaerobe 82
obligate intracellular parasite 17, 119, 194
obligatory anaerobe 653
3% Ogawa medium 637
okadaic acid 211, 397
Okazaki fragment 143
one-step growth 119
oocyst 118
opacity unit 647
open reading frame (ORF) 136
operator 138
operon 136, 138, 232
operon theory 134
ophthalmia neonatorum 374
opisthotonus 380
opportunistic infection 239
opportunistic infectious disease 183
opportunistic pathogen 194
opsonin 270
opsonization 278
optical microscope 601
Order 31
ORF 136
organelle 6, 77
organic compound 43

organ transplantation　297
Orientia tsutsugamushi　462
oseltamivir　337
osmophilic fungi　105
osmosis　69
osmotic lysis　69
osmotic protectant　107
osmotic shock　66
O-specific polysaccharide　64
osteoclast　272
ovale malaria　390
oxacephem　339
oxaloacetic acid　96
oxapenam　339
β oxidation　93
oxidative phosphorylation　85
oxidoreductase　82
oxydol　317
oxygenase　103
oxytetracycline　335

P

palindrome　160
paracytology　23
parainfluenza viurs　539
paralytic shellfish poisoning　211, 397
parapertussis　366
parasite　193, 241
parasitism　12, 193
paratyphoid　360
paroxysmal nocturnal hemoglobinuria (PNH)　302
passive immunization　324
pasteurellosis　383
pasteurization　311
pathogen　187, 193
pathogenicity factor　197
PCR　135, 425
pearl test　475
pelvic inflammatory disease　374
penam　338, 339
penicillin (PC)　14, 97, 180
penicillinase　347
penicillin binding protein (PBP)　334
penicillin resistant *Streptococcus pneumoniae* (PRSP)　348, 358, 473
penicillin screening　154
penicillin shock　289
pentose　44
pentose phosphate cycle　90
pentose phosphate pathway　89
peptic ulceration　361
peptide　49
peptide bond　49
peptidoglycan　62, 273
peptone　125
Peptostreptococcus anaerobius　465

P. asaccharolyticus　466
P. magnus　466
P. prevotii　466
peracetic acid　317
perfect fungi　37
perforin　265, 280, 289
periplasm　67
permease　69
peroxisome　79
persistent infection　192, 257
Peyer's patch　263
PFU　128
pH　105
phacogenic uveitis　295
phage　5, 25
phage conversion　157
phagocyte　220
phagocytosis　71, 117
phagolysosome　79, 272
phagosome　79, 272
phase-contrast microscope　604
phenol　315
phenotype　134
phenyl pyruvic acid　657
pheromone　238
phialospore　22
phosphodiester linkage　51
phospholipase C　236
phospholipid　47
phospholipid bilayer　67
photophosphorylation　87
photosynthesis　6, 78
photosynthetic bacteria　4
phototroph　8
phylogeny　262
Phylum　31
phyrogenetic taxonomy　30
phytoflagellate　23
pili　72, 75
pinocytosis　72, 117, 266
placental infection　200
plague　386
plant virus　39
plaque　121, 127, 249
plaque forming unit (PFU)　128
plasma membrane　67
plasmid　57
Plasmodium falciparum　529
plasmolysis　69
platelet　267
PMC　483
PMN　266, 272
Pneumocystis carinii　509
pneumonic plague　386
polar effect　150
polar molecule　102
polio　362
Poliovirus　124, 147, 550
pollen allergy　288

polycistron　136
polykaryocyte　251
polymer　43
polymerase chain reaction　135, 425
polymorphonuclear leukocyte　266, 272
polypeptide　49
polysaccharide　45
polyvalent　281
polyvalent vaccine　326
polyvinylpyrrolidone　314
porin　66, 348
porospore　22
positive selection　154
post-translational cleavage　136
potassium permanganate　317
povidone-iodine　314
PPD　496
ppGpp　109
preganancy　203
preservative　321
pressurized steam sterilization　308
primary cultured cell　127
primary immunodeficiency syndrome　299
primary infection　192
primary lymphoid organ　262
primary metabolite　208
primary pathogen　194
primary structure　49
primase　143
prion　26, 258, 581
prion disease　26
processing　138
progressive multifocal leukoencephalopathy (PML)　258
prokaryote　6
promoter　136
prontosil　180
proof reading　153
prophage　121, 208
protein　49
proteinaceous infectious particle　581
protein kinase　255
proteomics　135
protoplast　66
protozoa　4, 23
provirus　150
PRSP　348, 358, 473
pseudogene　60
pseudohypha　21
pseudomembrane　228, 492
pseudomembranous colitis (PMC)　303, 362, 483
psychrophile　104
puerperal fever　169
pufferfish poisoning　210, 397
pulmonary aspergillosis　511
pulmonary tuberculosis　203

外国語索引　833

purified protein derivative (PPD)　496
purine base　51
purine nucleotide phosphorylase deficiency　301
putrescine　107
PVR　257
pyelonephritis　372
pyrimethamine　341
pyrimidine base　51
pyrogen test　225

Q

Q fever　384
quarantine　204
quaternary structure　50
quinine　341

R

rabies　385
rabies virus　552
radioimmunoassay (RIA)　664
radio wave　309
rapamycin　299
rapid growers　493
reagin　277
recombinant vaccine　325
re-emerging infectious disease　183, 357
regulator　138
regulon　139, 232
relapsing fever　387
relative risk　297
reovirus　541
REP　351
repeat　60
repellent　74
respiration　82, 134
respiratory chain　85
respiratory syncytial virus (RSV)　540
respiratory syncytium　370
restriction endonuclease　160
restriction enzyme　160
reverse transcriptase　125
reversion　151
Reye syndrome　369
RFLP　161
rhamnolipid　236
rhesus antigen　283
rheumatic fever　295, 470
rheumatoid arthritis　290, 295
rhinovirus　540
rhizopoda　23
RIA　664
ribitol teichoic acid　63
ribonucleic acid　53

ribosome　76, 141
ribosome RNA　139
ribozyme　138
rickettsia　5, 17
Rickettsia mooseri　463
R. prowazekii　462
R. rickettsii　464
R. typhi　463
rifampicin　337
rinderpest virus　575
rivanol　318
RNA　51, 53
RNA polymerase　137
rokitamycin (RKM)　340
rolling circle　158
roseola infantum　363
rotavirus　396, 546
rough endoplasmic reticulum　76, 79
route of transmission　199
Rpf　102
rRNA　139
rubella virus　369, 576

S

sabacute sclerosing panencephalitis (SSPE)　258
Sabouraud agar　702
saccharide　44
SAF　27
SAL　306
Salmonella Choleraesuis　450
S. Enteritidis　452
S. Paratyphi A　450
S. Typhi　450
S. Typhimurium　452
Salmonella-Shigella agar　628
SALT　263
saponated cresol solution　315
saprobe　20
saprophyte　20
saquinavir　342
SARS　368
saturated fatty acid　46
saxitoxin　24, 211
scanning electron microscope (SEM)　609
scarlet fever　471
SCID　302
scientific name　34
scrapie　26, 582, 586
scrapie-associated fibril　26
scrub typhus　389
secondary immunodeficiency syndrome　300
secondary infection　192
secondary lymphoid organ　262
secondary metabolite　208
secondary structure　50

secretory component　277
secretory IgA　277
segmented genome　60
selective medium　126, 625
selective toxicity　334
selenite broth　627
self tolerance　292
SEM　609
semiconservative replication　144
semi-solid medium　624
semi-synthetic medium　624
sennetsu fever　389
sepsis　191
septate hypha　21
septicemic plague　386
septisemia　191
serotonin　288
serum sickness　179, 289
severe acute respiratory syndrome (SARS)　368
severe acute respiratory syndrome virus　541
severe combined immunodeficiency (SCID)　202, 302
sex pili　76
sexually transmitted diseases (STD)　372
sexual spore　22
shigellosis　360
Shine-Dalgarno sequence　141
shingles　369
Shwartzman reaction　226
sickle cell anemia　202, 245
SIDS　482
signal peptide　70
silent mutation　151
silver nitrate　317
Simmons citrate agar　631
simple diffusion　69
simple lipid　46
Sjögren syndrome　295
skin-associated lymphoid tissue　263
slant with deep butt　624
SLE　290
slime layer　61
SLO　472
slow growers　493
slow infection　192, 258
slow reactive substance of anaphylaxis　266
smallpox　169, 380
smallpox virus　578
smooth endoplasmic reticulum　79
soap　315
SOD　103
solid medium　126, 624
soybean casein digest broth　626
SPE　471

specialized transduction 157
Species 31
species specificity 257
Sphaeropsidales 116
spheroplast 66
sphingosine 48
spindle body 115
spiral 19
spirillum 19
Spirillum minus 422
spirochete 19, 414
spleen 263
splicing 138
spontaneous generation 171
spontaneous mutation 150
spontaneous mutation theory 132
sporangiospore 22
sporangium 27
spore 18, 22, 27, 319
spore coat 77
spore wall 77
sporoblast 118
sporozoea 23
sporozoite 243
sporulation cycle 114
SRS-A 266
SSPE 258, 329, 369
SSSS 378, 468
stabilizing protein 143
staphylococcal scalded skin syndrome (SSSS) 378, 468
Staphylococcus medium no.110 635
stationary phase 113
STD 372
sterility assurance level (SAL) 306
sterilization 172, 203, 306
steroid 48
sterol 48, 67
stormy clot reaction 479
stormy fermentation 479
streptococcal pyogenic exotoxin (SPE) 471
Streptococcus agalactiae 472
S. pneumoniae 473
S. pyogenes 469
Streptococcus (*Enterococcus*) *faecalis* medium 636
streptokinase 472
streptolysin O (SLO) 472
streptolysin S 472
streptomycin 14, 180, 335
stroma cell 264
structural gene 136
β structure 50
subacute sclerosing panencephalitis (SSPE) 329, 369
substrate 82
sudden infant death syndrome (SIDS) 482

sulfadoxine 341
sulfamethoxazole 341
sulfide indole motility agar 630
sulfonamides 336
superantigen 213, 222
superoxide anion 103, 273
superoxide dismutase 103
supressor mutation 151
surface-active agents 315
surface antigen (SA) 564
surface immunoglobulin (sIg) 265, 275
SV40 559
symbiosis 12, 193
sympathetic opthalmia 295
syncytium 223, 251
synthetic (simplified) medium 125, 624
syphilis 373
systemic infection 191
systemic lupus erythematosus (SLE) 290, 294

T

tacrolimus 299
tautomerism 152
taxon 651
T cell receptor (TCR) 278, 279
TCID$_{50}$ 196, 249
teichoic acid 63
TEM 607
tempelate phage 61, 120
template 143
tenesmus 360
terbinafine 341
terminator 136
tertiary structure 50
tetanolysin 483
tetanospasmin 483
tetanus 303, 380
tetanus toxoid 426
tetracycline 341
tetrodotoxin 210
tetrose 44
thermophile 104
thimerosal 317
thioglycollate medium 644
thiosulfate citrate bile salts sucrose agar 632
thoracic duct 263
thylakoid 71
thymine dimer 153
thymus 263
thymus dependent antigen 223, 279, 282
thymus independent antigen 279, 282
thyroglobulin 296

TIG 326
tinea 240
tinea capitis 381
tinea cruris 381
tinea pedis 381
tinea unguium 381
tinidazole 341
TLR 273
TLR2 273
TLR3 274
TLR4 274
TLR5 274
TLR9 274
T lymphocyte 265
TME 582
TNF 220
Toll-like receptor 273
topoisomerase 143
TORCH 397
toxic shock like syndrome (TSLS) 471
toxic shock syndrome (TSS) 379, 468
toxoid 325
Toxoplasma gondii 530
toxoplasmosis 386
trachoma 379
transaminase 337
transcription 134
transducing phage 156
transduction 156, 681
transfection 252
transferase 82
transferrin 231
transfer RNA 140
transformation 133, 155, 156, 252, 682
transfusion-transmitted virus (TTV) 561
transition 134, 150
transmissible mink encephalopathy (TME) 582
transmissible spongiform encephalopathy (TSE) 581
transmission electron microscope (TEM) 607
transplantation antigen 282
transplantation immunity 298
transposition 59, 159
transposon 122, 159
transversion 150
trehalose 106
Treponema carateum 419
T. pallidum 417
T. pallidum subsp. *endemicum* 419
T. pallidum subsp. *pertenue* 418
T. paraluiscuniculi 419
Trichomonas vaginalis 528
Trichophyton rubrum 521, 522

trimethoprim 336
triose 44
triple sugar iron agar 630
tRNA 140
tropical malaria 390
tropical spastic paralysis (TSP) 223
tropism 256
true bacteria 7
Trypanosoma burcei 526
T. cruzi 527
tryptosoy broth 626
TSE 581
TSLS 366, 471
TSP 223, 379
TSS 468, 471
tsutsugamushi disease 389
TTV 561
tuberculin 496
tuberculin reaction 290
tuberculosis 366
tularemia 387
tumor necrosis factor (TNF) 220
tumorogenic plasmid 59
turgor pressure 107
two component regulatory system 234
tyndalization 311
type Ⅲ secretion system 229
type strain 649
typhoid fever 360

U

ubiquinone 86
UDP-NAG 97
UDP-NAM 97
ulcerative colitis 296
ultraviolet light 106
ultraviolet light sterilization 311
uncoating 122
unsaturated fatty acid 46
UPEC 447
urinary tract infection (UTI) 372
uropathogenic *Escherichia coli* 447
UTI 372
utricaria 288

V

vaccination 169, 204, 327
vaccine 324
vaccinia virus 124
vaccinia virus complement control protein 221
vacuole 79
VAMP 228
vancomycin resistant enterococci (VRE) 349, 358
variable region 275
variant CJD (vCJD) 582, 585
variant-specific glycoprotein 244
varicella 578
varicella-zoster virus (VZV) 369, 577
variola virus 578
VCA 563
vCJD 582, 585
vector 59, 162, 199, 243
vegetative cycle 114
vegetative form 22
vegetative hypha 21
vero-toxinogenic *Escherichia coli* 446
vertical infection 199, 259
vertical transmission 199
viable but non-culturable 113
vibrio 19
Vibrio cholerae O139 444
V. fluvialis 444
V. mimicus 444
V. parahaemolyticus 444
V. vulnificus 444
vilulence factor 197
viral hepatitis 291
viremia 191
virion 55
virulence 195
virulence antigen 62
virulence plasmid 59
virulent phage 60, 120
virulent strain 197
virus 5, 24
virus capsid antigen (VCA) 563
virus inhibiting factor 253
virus interference 253
vitamin B complex 102
vivax malaria 390
VNC 129
Vogel-Johnson agar 636
Voges-Proskauer semi-solid agar 631
von Magnus phenomenon 247
VRE 349, 358
VTEC 446
VZV 577

W

wax D 496
Weil's disease 383
West Nile virus 568
wet heat 307
whole-cell vaccine 425
wire 599
wound botulism 481

X

xenogenic antigen 282
xenogenic transplantation antigen 298
xenotograft 298
X-LA 300
X-linked agammaglobulinemia 300

Y

yeastlike fungi 37
yellow fever 390
yellow fever virus 568
Yersinia enterocolitica 455
Y. pestis 455
Y. pseudotuberculosis 455
yogurt 14

Z

zanamivir 337
zidovudine 336, 342
zinc endopeptidase 228
zoonosis 381

基礎病原微生物学

定価（本体13,000円＋税）

編　集	檀原　宏文 田口　文章	平成17年8月25日　初版発行 ©
発行者	廣川　節男	
	東京都文京区本郷3丁目27番14号	

発行所　株式会社　廣川書店

〒113-0033　東京都文京区本郷3丁目27番14号
〔編集〕電話 03 (3815) 3656　　FAX 03 (5684) 7030
〔販売〕　　 03 (3815) 3652　　　　03 (3815) 3650

Hirokawa Publishing Co.
27-14, Hongō-3, Bunkyo-ku, Tokyo

キャンベル・ファーレル 生化学 [第4版]

京都大学教授　川嵜　敏祐　監訳　　B5判　1,000頁　8,400円　フルカラー

生化学・分子生物学の教科書として好評を得た第2版に最新の知見を加え，さらに，免疫・脳科学など関連領域の成果を取り込んだ優れた教科書．とても中型教科書とは思われない充実した内容をもつ．読みやすさにもさまざまな工夫が加えられている．アメリカで抜群に売れている教科書である．

新しい機能形態学 ―ヒトの成り立ちとその働き―

共立薬科大学教授　小林　静子
東京薬科大学教授　馬場　広子　編集　　B5判　450頁　5,250円　2色刷
神戸薬科大学教授　平井　みどり

薬剤師養成教育の最も基礎となる知識のひとつに"人体の構造とその働き"が挙げられる．本書は恒常性に重点をおきながら構造と機能の基本が理解できるように，さらに，薬理学や薬物治療学につながるように配慮した．基本的に"モデル・コアカリキュラム"（C8（1）ヒトの成り立ち，（3）生体の機能調節）に沿った構成になっているが，不足分は医学部の"モデル・コアカリキュラム"を一部取り入れている．

薬学生のための 細胞生物学

東京大学教授　堅田　利明　編集　　B5判　240頁　4,200円　2色刷

薬学系基礎課程の学生に必要な「細胞生物学」の基礎をわかりやすく解説した．薬学教育モデル・コアカリキュラム［生物系薬学を学ぶ］に即して，細胞の構造，生命の維持と継続，遺伝情報の発現と制御，膜透過と物質輸送，細胞の情報伝達，細胞間コミュニケーションなどが，細胞生物学的視点からもれなく記述されている．

医療薬学 [第4版]

京都大学医学部付属病院教授・薬剤部長　乾　賢一
　　　　　　　　　　　　　　　　　　　　　　　編集　　B5判　440頁　7,140円
神戸大学医学部付属病院教授・薬剤部長　奥村　勝彦

医薬分業の進展，医療技術の高度化・多様化への対応，医療安全対策など，質の高い薬剤師の養成が緊急課題とされている．実務実習必修化を含む薬学教育6年制も決定し，また薬剤師国家試験出題基準の改訂も行われた．本書は，こうした新しい時代に対応した薬剤師に必要とされる知識・技術・態度をコンパクトに解説した指針であり，教科書である．

2005年版　常用 医薬品情報集

◆薬剤師のための◆　金沢大学薬学部教授　辻　彰　総編集　　B6判　1,450頁　6,090円

汎用医薬品 1,400品目を収載．日常必須の情報＝化学構造式／物性値／作用機序／体内動態パラメータ／服薬指導＝を記載した比類なき医薬品情報集．

ひとりで学べる 薬剤師国家試験・問題と詳解

［全4巻］　　B5判　全2,200頁　セット価 10,290円

- 1巻　基礎薬学
- 2巻　医療薬学〔Ⅰ〕
- 3巻　医療薬学〔Ⅱ〕
- 4巻　衛生薬学・薬事関係法規及び薬事関係制度

廣川書店
Hirokawa Publishing Company

113-0033　東京都文京区本郷3丁目27番14号
電話03 3815 3652　FAX03 3815 3650